AF400265

HANDBUCH DER HAUT- UND GESCHLECHTSKRANKHEITEN

J. JADASSOHN

ERGÄNZUNGSWERK

BEARBEITET VON

J. ALKIEWICZ · R. ANDRADE · R. D. AZULAY · H. J. BANDMANN · L. M. BECHELLI · M. BETETTO
H. H. BIBERSTEIN · R. M. BOHNSTEDT · G. BONSE · S. BORELLI · W. BORN · O. BRAUN-FALCO
W. BURCKHARDT · J. CABRÉ · F. T. CALLOMON · C. CARRIÉ · H. CHIARI · G. B. COTTINI · R.
DOEPFMER · CHR. EBERHARTINGER · H. EBNER · G. EHRMANN · F. FEGELER · E. FISCHER
H. FLEISCHHACKER · H. GÄRTNER · O. GANS · M. GARZA TOBA · P. E. GEHRELS · H. GÖTZ · L.
GOLDMAN · H. GOLDSCHMIDT · A. GREITHER · H. GRIMMER · P. GROSS · TH. GRÜNEBERG · J.
HÄMEL · D. HARDER · W. HAUSER · E. HEINKE · H.-J. HEITE · S. HELLERSTRÖM · A. HENSCH-
LER-GREIFELT · J. J. HERZBERG · G. von der HEYDT · H. HILMER · H. HOBITZ · H. HOFF
G. HOPF · O. HORNSTEIN · L. ILLIG · W. JADASSOHN · M. JÄNNER · R. KADEN · K. H. KÄR-
CHER · FR. KAIL · K. W. KALKOFF · W. D. KEIDEL · PH. KELLER · J. KIMMIG · G. KLING-
MÜLLER · N. KLÜKEN · A. G. KOCHS · FR. KOGOJ · G. W. KORTING · E. KRÜGER-THIEMER
H. KUSKE · F. LATAPI · H. LAUSECKER† · P. LAVALLE · A. LEINBROCK · K. LENNERT · G.
LEONHARDI · W. F. LEVER · P. G. LIEBALDT · W. LINDEMAYR · K. LINSER · H. LÖHE† · L. J.
A. LOEWENTHAL · A. LUGER · E. MACHER · F. D. MALKINSON · J. T. McCARTHY · K. MEINICKE
W. MEISTERERNST · N. MELCZER · A. M. MEMMESHEIMER · J. MEYER-ROHN · G. MIESCHER†
P. MIESCHER · A. MUSGER · TH. NASEMANN · FR. NEUWALD · G. NIEBAUER · W. NIKOLOWSKI
F. NÖDL · B. OSTERTAG · F. PASCHER · R. PFISTER · K. PHILIPP · A. PILLAT · H. PINKUS · W.
POHLIT · H. PORTUGAL · M. I. QUIROGA · W. RAAB · R. V. RAJAM · B. RAJEWSKY · J. RAMOS E
SILVA · H. REICH · R. RICHTER · G. RIEHL · H. RIETH · H. RÖCKL · ST. ROTHMAN · S. A. P.
SAMPAIO · R. SANTLER · E. SCHEICHER-GOTTRON · C. SCHIRREN · C. G. SCHIRREN · H.
SCHLIACK · W. SCHMIDT · R. SCHMITZ · W. SCHNEIDER · U. W. SCHNYDER · H. E. SCHREINER
H. SCHUERMANN† · K.-H. SCHULZ · R. SCHUPPLI · J. SCHWARZ · M. SCHWARZ-SPECK · H.-P.-
R. SEELIGER · R. D. G. PH. SIMONS · J. SÖLTZ'SZÖTS · C. E. SONCK · H. W. SPIER · R. SPITZER
D. STARCK · Z. STARY · G. K. STEIGLEDER · H. STORCK · G. STÜTTGEN · A. SZAKALL† · J.
TAPPEINER · J. THEUNE · W. THIES · G. VELTMAN · J. VONKENNEL · F. WACHSMANN · G.
WAGNER · W. H. WAGNER · E. WALCH · R. WEHRMANN · K. WEINGARTEN · A. WIEDMANN
H. WILDE · A. WINKLER · A. WISKEMANN · P. WODNIANSKY · KH. WOEBER · H. WÜST
K. WULF · J. ZEITLHOFER · J. ZELGER · P. ZIERZ · M. ZINGSHEIM

HERAUSGEGEBEN GEMEINSAM MIT

O. GANS · H. A. GOTTRON · J. KIMMIG · G. MIESCHER† · C. G. SCHIRREN
H. SCHUERMANN† · H. W. SPIER · A. WIEDMANN

VON

A. MARCHIONINI

ERSTER BAND · DRITTER TEIL

SPRINGER-VERLAG BERLIN HEIDELBERG GMBH

1963

NORMALE UND PATHOLOGISCHE PHYSIOLOGIE DER HAUT I

BEARBEITET VON

W.-D. KEIDEL · PH. KELLER · F. D. MALKINSON · R. RICHTER
ST. ROTHMAN · Z. STARY · G. STÜTTGEN

HERAUSGEGEBEN VON

A. MARCHIONINI UND **H. W. SPIER**

MIT 161 TEILS FARBIGEN ABBILDUNGEN

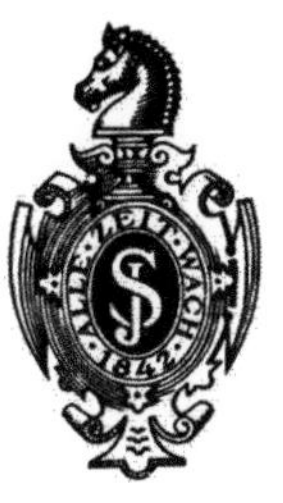

SPRINGER-VERLAG BERLIN HEIDELBERG GMBH

1963

ISBN 978-3-642-87658-5   ISBN 978-3-642-87657-8 (eBook)
DOI 10.1007/978-3-642-87657-8

Ursprünglich erschienen bei Springer-Verlag OHG / Berlin · Göttingen · Heidelberg 1962

Softcover reprint of the hardcover 1st edition 1962

Library of Congress Catalog Card Number 28-17078

Vorwort

Die Physiologie der Haut, des Grenz- und Mittlerorgans zwischen Körper und Umwelt, hat von jeher weit über den Kreis der Physiologen und Dermatologen hinaus Interesse gefunden. 33 bzw. 35 Jahre sind seit dem auch heute noch in vieler Hinsicht grundlegenden Beitrag „Physiologie der Haut" von v. Frey u. Rein, sowie der Darstellung der „Chemie der Haut" von Rothman und Schaaf bzw. dem umfassenden Haar-Kapitel von F. Pinkus vergangen. Wenn die adäquate Darstellung der Fortschritte der letzten 3 Jahrzehnte etwa das Dreifache an Raum gebrauchen wird als die genannten Beiträge im Jadassohn-Werk, so spiegelt sich hierin die breite Entfaltung der hautphysiologischen Forschung in dem genannten Zeitraum, insbesondere in dem letzten Jahrzehnt, wieder.

Die Ursachen dieser Entwicklung sind sicher heterogener Art: Es ist zunächst die mehr oder weniger jeden Zweig der Physiologie stimulierende maßgebliche Verbesserung der Methodik sowohl hinsichtlich der Verfeinerung der apparativen Meßverfahren wie — vielleicht am sinnfälligsten — in bezug auf die chemische Mikroanalytik. Die zur quantitativen Analyse erforderlichen Substanzmengen sind bei vielen Stoffklassen um mehrere Dezimalen kleiner als die früher erforderlichen. Man kann sagen: Die Fortschritte der Methodik eilen derzeit ihrer praktischen Anwendung, diese wiederum der adäquaten physiologischen Auswertung ihrer Ergebnisse mehr oder weniger weit voraus, was bedeutet, daß unübersehbare Forschungsgebiete zugänglich geworden sind, offen vor uns liegen und auf physiologisch geschulte Bearbeiter warten!

Das gilt naturgemäß für jede naturwissenschaftlich-biologische Forschung, für die Dermatologie aber doch insofern spezifisch deutlich, als mit sozusagen jedem Menschen zumutbaren Eingriffen mehr analytisch erarbeitet werden kann, als vordem nur mit Hilfe eines beträchtlichen operativen oder sonstigen Aufwandes.

Dies ist die *eine* Wurzel der aktuellen oder potentiellen Mehrung unseres Wissens auf dem Gebiete der Hautphysiologie. Die andere ist das mit zunehmender Spezialisierung und Anhäufung eines kaum mehr zu übersehenden Befundmaterials immer dringender werdende Bestreben, das Wesen der biologischen Abläufe und deren Zuordnung untereinander klarer zu erkennen, d.h. die Analytik in den Dienst der synthetisch-funktionellen Betrachtungsweise und den damit verbundenen Forschungsrichtungen zu stellen. Naturgemäß setzt eines das andere voraus. Es ist sicher kein Zufall, daß die Baustein-Biochemie von einst mehr und mehr zur chemischen Physiologie der Struktur, des Stoffwechsels usw. sich entwickelt hat, andererseits die Sinnesphysiologie die koordinierenden und dem Ganzen dienenden Funktionen der Einzelsinne in den Vordergrund rückt.

Ohne Zweifel ist gerade die Physiologie der Haut in ganz besonders fruchtbarer Weiterentwicklung, so daß man sich fragen könnte, ob man nicht noch länger mit der Herausgabe gerade dieses Teiles hätte warten sollen. Hier gilt aber auch heute noch die allgemeine Formulierung von J. Jadassohn (im Vorwort Band I/1): „Man könnte wohl sagen, daß für ein zusammenfassendes Werk alles noch zu sehr in Fluß ist; aber man kann doch nicht auf eine Stagnation warten, von der wir hoffen, daß sie sobald nicht eintreten wird."

Wie schon im Originalwerk, so ist die auch in diesem Ergänzungs-Band zum Ausdruck kommende Zusammenarbeit von Physiologen und Dermatologen in unserem Zeitalter zunehmender Spezialisierung als besonders erfreulich herauszustellen. Für die Herausgeber ist es eine große Genugtuung, führende Forscher für die einzelnen Kapitel gewonnen zu haben, gilt es doch, dem Leser nicht etwa fleißige Referate, die hoffnungslos Veraltetes und echte Fortschritte wahllos zusammenstellen, zu bieten.

Der Gesamtstoff ist auf die beiden Bände so verteilt, daß die Kapitel der physikalischen Physiologie und Sinnes-Physiologie in diesem Band I/3 abgehandelt werden, die mehr chemisch orientierte sowie die Gefäß-Physiologie jedoch dem später erscheinenden Band I/4 vorbehalten bleibt. Eine folgerichtige Trennung war allerdings schon aus Gründen einer ausgeglichenen Volumenaufteilung nicht möglich. Sicher wird die Aufnahme wichtiger Kapitel wie Chemie des Coriums und Chemie und Physiologie der Haare bereits in Band I/3 Beifall finden. Die allgemeine Pathophysiologie der Allergie, eines alle Fachdisziplinen durchziehenden pathogenetischen Grundprinzips, konnte in den letzten Jahren insbesondere unter dem physiologisch-chemischen Gesichtswinkel immerhin bereits so weitgehend erhellt werden, daß die Aufnahme eines diesbezüglichen Kapitels dringend geboten erschien.

November 1962

A. Marchionini und H. W. Spier

Inhaltsverzeichnis

Physiologie der Hautsinne. Von Prof. Dr. med. WOLF DIETER KEIDEL-Erlangen. (Mit

Chemistry of the cutis. By Prof. ZDENKO STARY M.D., Sc.D.-Warren (Pa.). (With 17 Figures) 577

Mechanische Eigenschaften der Haut

Von

Philipp Keller-Aachen

Mit 5 Abbildungen

Einleitung

Eine Physiologie der Mechanik der Haut hat sich mit den Faktoren zu befassen, die die Konstanz ihrer räumlichen Gestalt, ihre Konsistenz im Ganzen, den Zusammenhalt ihrer Schichten und die Festigkeit der einzelnen sie aufbauenden Gewebe gewährleisten. Die hier zu behandelnden Faktoren sind Kräfte physikalischer Art, wie sie auch in leblosen Körpern wirksam sind; jedoch sind sie veränderlich in Abhängigkeit von physiologischen Vorgängen. Sie verschwinden nicht völlig, wenn das Organ abgestorben ist. Ihre Größe, sowohl für die tote Haut wie für die lebende in normalen oder krankhaften Zuständen, wird durch quantitativ dosierbare, von außen angreifende Kräfte bestimmt, die zu einer Veränderung oder einer Destruktion eben erforderlich sind. In diesen Grenzen ist die Haut ein Schutzorgan gegen äußere mechanische Einwirkungen (Zug, Druck, Stoß, Reibung u. dgl.).

A. Dehnbarkeit und Elastizität der Haut
I. Anatomische Grundlagen, Spaltlinien

Normalerweise ist die menschliche Haut stets etwas gespannt und überdehnt, und zwar durch Druck von innen (durch Turgor, Fettpolster, Muskulatur, über Gelenken, Körperhöhlen, z. B. Bauch usw., krankhaft über Ödemen und Geschwülsten). Die Haut scheint glatt, ist aber gleichwohl noch gefaltet und gefurcht. Während die Epidermis sich nur dehnen kann, indem sich ihre Falten strecken, ist die Cutis auch elastisch, d. h. sie hat die Fähigkeit, nach Aufhören eines Zuges von selbst ihre ursprüngliche Gestalt wiederzugewinnen; die Epidermis folgt, sofern sie nicht nach einer Entzündung ausgetrocknet und erstarrt ist, durch erneutes Falten dieser Elastizität. Diese beruht auf dem anatomischen Aufbau der Cutis, also vorwiegend auf der Anordnung ihres Hauptbestandteiles, nämlich des *kollagenen Bindegewebes* (nach LEVER 98% der Festsubstanz).

Einmal verlaufen die einzelnen Bindegewebsbündel wellig; zweitens sind sie zu einem Maschenwerk verflochten, das sich verziehen läßt; schließlich steigen einzelne Maschenzüge von der Tiefe aus schräg zur Epidermis empor und werden bei Zug dieser parallel gerichtet (PERNKOPF-PATZELT). Nach L. H. JANSEN sind die kollagenen Fasern, die sich zu Faserbündeln vereinigen können, selbst nicht dehnbar, wohl aber bilden sie ein dehnbares „Flechtwerk", insofern die kollagenen Fibrillen, die die Fasern zusammensetzen, von einer Faser in die andere übertreten können und dabei an den Übergangsstellen gegeneinander gleitend verschieblich bleiben.

Die *elastischen Fasern*, bei denen man nach DICK ein oberflächliches Netz aus zarten und ein tiefes aus groben Fasern zu unterscheiden hat, umspinnen die kollagenen Bündel (wie Efeu einen Baumast) und weisen *Längs*-Dehnbarkeit auf; querliegende Fasern werden seitlich ausgebogen. Sie bilden wirklich ein „Netzwerk", indem sie an den Knotenpunkten fest verschmelzen.

Die spärlichen *argyrophilen Reticulinfasern* spielen für den mechanischen Aufbau der Cutis anscheinend eine geringe Rolle, wohl aber sind sie von Bedeutung für den Aufbau des subepidermalen Grenzstreifens, der den Zusammenhalt von Epidermis und Cutis gewährleistet.

Somit ist die Haut sowohl dehnbar wie elastisch aufgebaut, so daß sie beim Einschneiden sofort auseinanderklafft. Beim Einstich mit einer runden Ahle zieht sie sich in sog. Spaltlinien auseinander (Langer). Das weist darauf hin, daß die Spannung nicht in allen Dimensionen gleichmäßig ist bzw. daß die Haut bei gleichen Zugkräften nicht in allen Richtungen gleich dehnbar ist. Histologisch findet man in der Richtung der Spaltlinien die Hauptmasse der Fibrillen, quer zu den Spaltlinien die Minderzahl.

Um *kosmetisch einwandfreie Narben* zu erzielen, operiert man demnach in Richtung der Mehrzahl der Fibrillen, die man sozusagen nur auseinanderschiebt. Durch die einseitige Dehnbarkeit der Cutis ist das Maschenwerk der Bindegewebsbündel von vornherein schon verzogen, so daß die einzelnen Maschen nicht mehr viereckig sind, sondern rhomboidal verbildet. Bei jeder Dehnung ändern sich also die Gitterwinkel der sich kreuzenden Fasern. Die Fettschichtunterlage nimmt an der Verschiebung nicht teil, wirkt aber als eine Art Kugellager (Jochims).

Excidierte runde Hautstücke ziehen sich zusammen (Langer), wenn auch nicht an allen Körperstellen gleichmäßig stark, und bleiben auch meist nicht rund, sondern werden oval oder queroval. Leichenhaut-Streifen, die durch Gewichte auseinandergezogen sind, sind in Richtung ihrer Spaltlinien (also der Mehrzahl ihrer Fibrillen) am wenigsten weiterhin dehnbar (Jansen-Rottier); nach Entlastung erlangen sie in einigen Stunden ihre ursprüngliche Länge als Zeichen einer vollständigen Elastizität zurück (Langer). Excidierte Haut jugendlicher Personen zieht sich stärker zusammen als die älterer Personen (Evans, Cowdry, Nielson); nach Jansen und Rottier ist das aber nicht generell der Fall: Kadaverhaut zieht sich bei Individuen unter 50 Jahren lediglich häufiger zusammen als bei solchen über 50 Jahren (nämlich in 65% zu 8%); sie kann aber in beiden Klassen auch gleich bleiben oder sich sogar ausdehnen (in 19% gegenüber 33%).

II. Methoden zur Bestimmung der Dehnbarkeit und Elastizität und ihre Ergebnisse

Wird die Haut im lebenden Zustand auf ihre Elastizität hin bestimmt, so ergeben sich recht komplizierte Verhältnisse, bei denen stets mehrere Faktoren in Frage kommen. Die verschiedenen Methoden messen bisweilen einzelne dieser Faktoren bevorzugt, so daß die Resultate nicht ohne weiteres vergleichbar sind. Im Verlaufe der methodischen Untersuchungen zeigte sich dann auch, daß der Begriff Elastizität bei der Haut schwieriger zu definieren ist als bei einem physikalischen Körper und daß besondere Detailbegriffe zu entwickeln sind.

1. Elastometer (Schade)

Die gebräuchlichste Form der *Elastizitätsmessung der Haut in situ* ist von Schade durch die Entwicklung seines „Elastometers" geschaffen worden (1912).

Bei diesem Instrument wird ein Taster mit einem bestimmten Gewicht in die Haut gedrückt, während drei Kontrolltaster, im Umkreis von 3 mm Abstand angeordnet, eine eventuelle Hautverschiebung feststellen sollen. Gemessen wird bei einem Standardgewicht (50 oder 100 g)

1. die Tiefe der Druckdelle, die der Taster in der Haut sofort erreicht,

2. das Ausmaß der in einer bestimmten Zeit (meist 2 min) endgültig erreichten Tiefe der Delle (als Maß der „*Eindringungs-Elastizität*"),

3. der sofort eintretende Ausgleich der Delle nach Aufhören des Druckes,

4. die Erholungszeit, die zum völligen Ausgleich der Formveränderung der Haut erforderlich ist oder, aus praktischen Gründen, der nach einer bestimmten Zeit (meist 2 min) erreichte Ausgleich (als Maß der „*Restitutionselastizität*"). Der in dieser Zeit nicht erreichte Ausgleich heißt nach SCHADE „*Elastizitätsverlust*" und wird in Prozenten der äußersten Hautdeformation (nach 2 min Druckdauer bei 100 g) bestimmt; ist er kleiner als 10%, besteht nach SCHADE normale „Eukolloidität" der gesunden Haut.

Aus der Abb. 1 ersieht man ohne weiteres, daß sowohl mit Beginn wie mit Ende des Druckes sofort Veränderungen der Kurve eintreten, und zwar als Auswirkungen der reinen Hautelastizität, also der elastischen Textur des cutanen Gewebes (gleich einer „Sprungfederelastizität"). Wie ersichtlich, ist damit die Hautdeformation aber nicht abgeschlossen; mit der Zeit vertieft sich die Delle unter Druck (SCHADE spricht von einem „Fließen" des Vorganges), ebenso wie sich nach Entlastung die Hautdelle weiter langsam zurückbildet (die Haut sich erholt). Das deutet auf *langsam* reversible, nicht rein elastische Hautwiderstände hin, die ebensogut plastisch genannt werden könnten, wenn es sich auch nur um vorübergehende plastische Verformbarkeit handelt. Wahrscheinlich liegt hier die Auswirkung von Reibungswiderständen vor in Form einer Verdrängung von Gewebssaft nach der Seite hin oder in die Lymphgefäße u.dgl. Es ist verständlich, daß dieses „Fließen" der Kurve während der Dauer der Belastung bei einem *Ödem* besonders ausgeprägt ist; nach SCHADE ist ein Fließen, das in 2 min mehr als 6 Skalenteile seines Instrumentes ausmacht, pathologisch und bedeutet *Ödem* oder „*Kolloidschädigung*". Ödem bedingt schon Fließen bei kleineren Belastungen (unter 50 g), Kolloidschädigung ein solches erst bei höheren Belastungen.

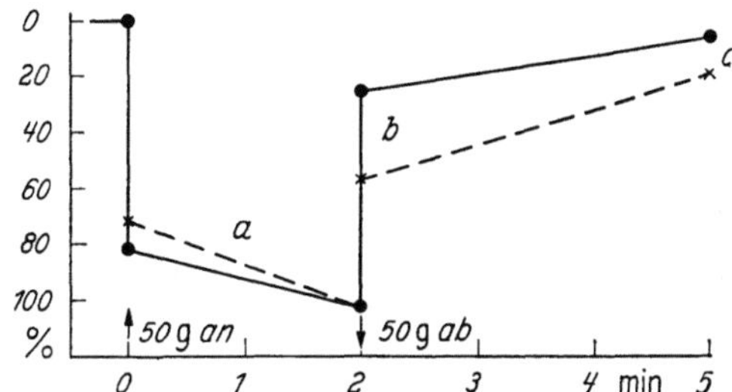

Abb. 1. Eindringungs- und Restitutionselastizität, gemessen mit dem Schadeschen Elastometer bei 50 g Auflage. Durchschnittswerte bei 24 jugendlichen (———) und bei 28 älteren Individuen (- - - - -). Beachte das stärkere Fließen (*a*), die geringere sofortige Restitutionselastizität (*b*) und den größeren definitiven Elastizitätsverlust (*c*) bei älteren Personen. Die maximale Eindringungstiefe nach 2 min Belastung ist gleich 100% gesetzt (Ordinate); die Abszisse gibt die Dauer der Eingriffe an. [Nach KIRK-KVORNING, J. Gerontology **4**, 273 (1949)]

Hier werden demnach andere Faktoren erfaßt als die „*Textur-Elastizität*" der Cutis (JOCHIMS: *Faserspannung*), nämlich solche, die man — nicht sehr genau — als „*Turgor*" zu bezeichnen pflegt. Bei der Beurteilung des Turgors spricht man von einer „saftigen, strotzenden, prallen, festen, schwammigen, ödematösen, myxödematösen, welken" Haut (JOCHIMS).

Für den Turgor ist neben dem Fettgehalt der Wassergehalt der Cutis und in welchem Zustand das Wasser in ihr vorliegt (gebunden oder frei), von Bedeutung. Dabei spielt besonders das *Wasserbindungsvermögen* der sog. *Grundsubstanz* eine Rolle.

Die mesenchymale Grundsubstanz ist eine zwischen den kollagenen, reticulären und elastischen Fasern des Hautbindegewebes liegende hochviscöse klebrige Substanz, in der man neben Elektrolyten und Wasser Proteine, Neutralzucker, mucopolysaccharidhaltige Proteinkomplexe und Mucopolysaccharidsäuren (Hyaluronsäure und Chondroitinsulfat B; BRAUN-FALCO) nachweisen kann. Sie soll von den Fibroblasten, möglicherweise auch den Mastzellen gebildet werden. Das *Wasserbindungsvermögen* der im Gelzustand befindlichen sauren Mucopolysaccharide ist verschieden entsprechend ihrem veränderlichen Polymerisationszustand und wird sowohl durch Hormone (z.B. der Schilddrüse) wie durch vorhandene Enzyme (Hyaluronidase) beeinflußt. (Näheres s. Beitrag STARY in diesem Band.) Diese Wirkstoffe senken durch Hydrolyse und Depolymerisation die Viscosität und steigern den Wassergehalt der Grundsubstanz und erhöhen gleichzeitig die Gewebspermeabilität für Flüssigkeiten, sowohl im Gewebe selbst („Spreading-Effekt") wie in den Capillarwänden („Permeabilitätseffekt"). Auf dem Wechselspiel dieser Faktoren (dem Hyaluronsäure-Hyaluronidaseverhältnis) beruht also letzthin auch der Turgor der Haut. Ist das Wasser nicht an die Grundsubstanz gebunden, sondern frei, so liegt ein Ödem vor.

Der Ausdruck „Turgor" kommt von dem Begriff „Turgescenz" einer Pflanze; hier hält das kolloidal gebundene Wasser die Eigenspannung der Pflanze gegen äußere Kräfte (Schwerkraft) aufrecht. Bei einem „Ödem" der Pflanze wäre das nicht der Fall; hier würde der Wassergehalt der Pflanze dem Druck nachgeben wie das Ödem der Haut dem drückenden Finger, wo eine Delle zurückbleibt. Aber auch beim echten Turgor der Haut ist ein geringes Nachgeben des in der Grundsubstanz gebundenen Wassers auf Druck durch das Elastometer nachweisbar; gelegentlich wird dann, nicht eben präzis, von einem „*physiologischen Ödem*" gesprochen (MENZEL). Dieses wäre dann ein Bestandteil des normalen Hautturgors.

Diese geschilderten Verhältnisse (Wassergehalt der Grundsubstanz, Verhältnis von gebundenem zu freiem Wasser) sind vermutlich die Grundlage für die bei der Messung mit dem „Elastometer" gefundenen Kurven, einmal während der zeitlichen Belastung („Fließen"), zum anderen teilweise für den zeitlichen Ausgleich nach Aufhebung der Belastung (Erholungszeit). Bei *kurz*dauernden Methoden der Elastizitätsmessung (sog. ballistischen Methoden) wird dieser Faktor der Hautdeformation naturgemäß nicht oder unbeträchtlich erfaßt.

Die systematische Anwendung des Elastometers in der Dermatologie bei normalen wie krankhaften Zuständen ist hauptsächlich SCHMIDT-LA BAUME zu verdanken. Nach ihm sind Unterschiede in den verschiedenen Lebensaltern vorhanden. Bei gesunden Kindern ist z.B. der Elastizitätsverlust mit 4 Jahren 0, mit 9 Jahren 2,5%, mit 13 Jahren 6%; bei Erwachsenen kann er normalerweise bis 10% gehen. Während bei der kindlichen Haut ein „Fließen" beobachtet wird, fehlt es bei trockener Altershaut.

Flüssigkeitsaufnahme macht sich bei Kindern unter 10 Jahren momentan durch eine geringere Einsinktiefe bemerkbar; bei Erwachsenen keine Veränderung. Plötzliches *Fieber* ebenso wie *lokale Hauterwärmung* vermindern ein evtl. vorhandenes Elastizitätsdefizit (die Restitutionselastizität ist also verbessert); *Abkühlung* bedingt Abnehmen der Hautelastizität; dieser Elastizitätsverlust durch kalte Bäder wurde von A. THIELE auf auftretende „*Gelosen*" im Bindegewebe bezogen; sie sind bisweilen reversibel. *Esmarchsche Blutleere* oder *Biersche Stauung* beeinflussen die Hautelastizität wenig. Hinsichtlich *pathologischer* Hautveränderungen fand SCHMIDT-LA BAUME bei *Pemphigus vulg.*, bei *Morbus Bazin*, bei *Striae*, bei *circumscripter Sklerodermie* stets einen gewissen Elastizitätsverlust, bei Sklerodermie auch in der Umgebung des Herdes. Massage besserte nachweislich den Zustand. Bei *Psoriasis* und verschiedenen *Ekzemen* beträgt nach MURTFELD der Elastizitätsverlust 15—20%, bei älteren Personen beträgt er an seniler wie normaler Haut bis 10%. Auffallend war ein Elastizitätsverlust im Gesicht und am Rücken von *Acne-Patienten*.

Bei *therapeutischen Eingriffen* sah SCHMIDT-LA BAUME, daß alle austrocknenden Maßnahmen (Puder, Lotionen usw.) ein Elastizitätsdefizit bessern, daß Pflaster und feuchte Umschläge durch Quellung der Haut dagegen einen Elastizitätsverlust hervorrufen.

Überlebende Haut zeigte einen langsam fortschreitenden Elastizitätsverlust, der aber 3 und 56 Std nach der Exstirpation plötzlich schroff anstieg. *Leichenhaut* hatte nach Auflösung der Totenstarre einen Elastizitätsverlust über 50%.

KIRK und KVORNING, die ebenfalls mit dem Elastometer arbeiteten, interessierten sich besonders für *gerontologisch* bedeutsame Hautveränderungen. Sie fanden an der medialen Tibiafläche 10 cm oberhalb des inneren Knöchels bei älteren Personen (60—86 Jahre) gegenüber jugendlichen Personen (18—25 Jahre) einmal eine geringere Eindringungstiefe (2,7 mm gegenüber 3,4 mm) = größere Eindringungselastizität, zweitens einen größeren Elastizitätsverlust (19% gegenüber 8%), allerdings auch (im Gegensatz zu Schmidt-La Baume) ein stärkeres Fließen (s. Abb. 1). Angeblich sollen lokale Applikationen von Oestrogen- Hormon diesen Hautzustand wieder jugendlicher machen (Rothman); männliche Hormone haben geringeren Einfluß.

Nach Inouye finden sich Elastizitätsverhältnisse wie beim Ödem nicht nur im Senium, sondern auch in jedem Alter an den unteren Extremitäten nach längerem Stehen. Einen Elastizitätsverlust bei Schwangeren, maximal im 3. Monat, stellten Guthmann, Anselm und Papenberg, ebenso Decio fest.

Bei der Elastizitätsbestimmung nach Schade ist also 1. die *physikalische Elastizität* der Haut, 2. der *Wassergehalt*, 3. aber auch ihr jeweiliger *Spannungszustand* maßgebend (z. B. Muskelspannung des Biceps, Schmidt-La Baume, s. Abb. 2); dazu tritt noch als wesentlich die Art der Unterlage und überhaupt die Dicke der eigentlichen Hautschicht.

Mit Bethes *ballistischem Elastometer* wiesen Schmidt-La Baume und Fonrobert an Gelatineplatten nach, daß die elastischen Gegenkräfte dieser Platten mit zunehmender Schichthöhe abnehmen. Infolgedessen sind auch bei Messungen der Hautelastizität über straffen Sehnen oder Knochen oder bei angespannter Haut unvermeidliche Fehlerquellen zu erwarten; einigermaßen vergleichbare Messungen müssen deshalb immer an gleicher Hautstelle oder im Verhältnis zu korrespondierenden Hautstellen vorgenommen werden.

Eine normale *Tagesrhythmik* der Hautelastizität wurde aus arbeitsphysiologischem Interesse von Pirtkien nachgewiesen. Er bestimmte die Hautelastizität als Widerstand gegen den Eindruck eines Stiftes an der Interdigitalhaut zwischen Daumen und Zeigefinger der rechten Hand; gemessen wurde die in 5 min erreichte Tiefe der Delle. Sie war am größten zwischen 4 und 8 Uhr frühmorgens, die Haut demnach zu dieser Zeit weniger „elastisch" (s. Abb. 3).

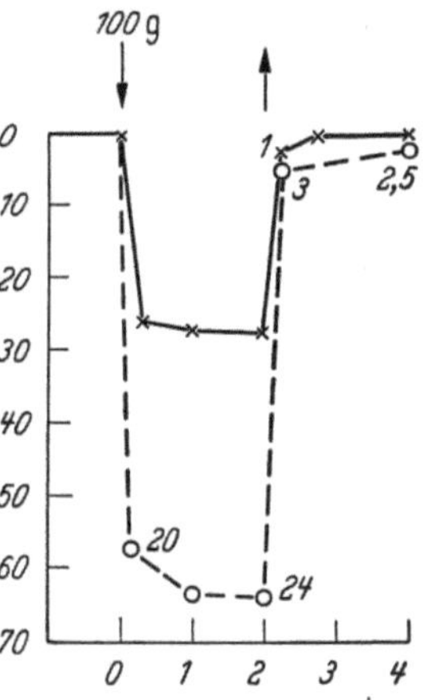

Abb. 2. Einfluß der Hautunterlage auf Eindringungs- und Restitutionselastizität. *a* ———— über Knochenunterlage (Tibiafläche), *b* - - - - über Muskelunterlage (Wadengegend). Elastizitätsverlust bei *a* 0; bei *b* 3,75%. Ordinate: Skalenteile des Elastometers = 0,1 mm Eindringungstiefe. Die kleinen Zahlen in der Kurve bedeuten Skalenteile des Kontrolltasters; in der Wadengegend besteht größere Belastungsleitung; die Hautdelle ist nicht nur tiefer, sondern auch breiter. [Nach Schmidt-La Baume, Arch. Derm. Syph. (Berl.) **156**, 400 (1928)]

Als „elastisch" faßt Pirtkien die Fähigkeit zum Widerstand gegen den eindrückenden Stift auf („Eindringungselastizität"), also ohne Berücksichtigung der „Restitutionselastizität" (Schade).

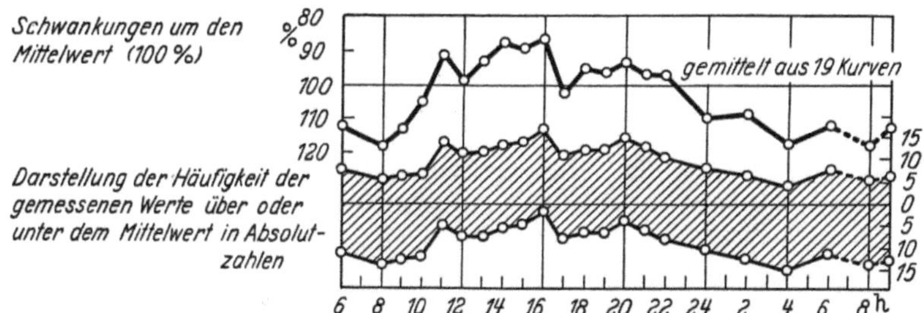

Abb. 3. Darstellung der Tagesschwankungen der Hautelastizität, gemessen als Widerstand gegen Druck. [Nach Pirtkien, Int. Z. angew. Physiol. **16**, 198 (1956)]

Tagsüber ist dagegen der elastische Widerstand der Haut höher (Höchstwert 16 Uhr). Nachts befindet sich die Haut in einer parasympathischen (trophotropen) Phase und ist infolge Einströmens von Flüssigkeit in die Cutis bei besserer Durchblutung der Haut wasserreicher; tags befindet sich dagegen die Haut in dem sympathischen Zustand der Entquellung (ausnahmsweise können Personen gerade die entgegengesetzte Tagesrhythmik zeigen). Pervitin vermag diesen sympathischen Zustand zu provozieren, Somnifen ihn zu bremsen. Im Sommer ist die Haut im allgemeinen durch vermehrten Flüssigkeitsgehalt weniger elastisch.

2. Rohrmethode (Külbs)

Die Bestimmung der Hautelastizität hat besonders in der *Kinderheilkunde* praktische Bedeutung (z.B. zur Unterscheidung einer Dystrophie von der alimentären Intoxikation bei Ernährungsstörungen); hierüber liegen zahlreiche Arbeiten von Jochims vor. Zuerst hat dieser Autor mit einer Methode von Külbs lediglich die Erholungszeit *(Restitutionselastizität)* bestimmt.

Hierbei wird ein Hohlzylinder (äußerer Durchmesser 7 mm, Druck 4 kg) genau 5 sec in die Haut gedrückt, so daß eine ringförmige Delle entsteht. Die Hautstelle wird mit Tusche angefärbt und jede Minute an aufgelegtem Papier festgestellt, wann die Delle eben verschwindet, d.h. auf dem Papier nicht mehr ausgespart bleibt. Normalwert bei gesunden Kindern am Oberschenkel etwa 7—9 min in den ersten 3—4 Lebensjahren; im 3.—6. Lebensjahr vereinzelt längere Zeiten; vom 9.—14. Lebensjahr durchschnittlich rund 20 min.

Da die Methode hauptsächlich den Turgor bestimmt, schließt Jochims daraus, daß Säuglinge und Kleinkinder einen hohen Hautturgor besitzen, der mit dem Schulalter beträchtlich abnimmt, dann aber bis zur Pubertät ziemlich konstant bleibt.

3. Hautwiderstandsmessungen nach Jochims

Der „Hautwiderstandsmesser" von Jochims dagegen versucht die Faserspannung der Haut bei Kleinkindern zu erfassen, aber auf eine von dem Schadeschen Elastometer abweichende Art: nicht durch Druck auf die Haut, sondern durch seitliche (tangentiale) *Verschiebung.*

Das Instrument besteht aus einer Zange, die an die Haut angelegt wird und durch Zusammendrücken eine Hautfalte bildet. Gemessen wird an einer Kraftskala (Federspannung) 1. der Druck, der erforderlich ist, ein etwa 4 cm breites Hautstück zu einer Falte so zusammenzupressen, daß weiterer Druck keine Veränderung mehr bewirkt (= Gesamtwiderstand), 2. bei Nachlassen der Federspannung der Druck, bei dem sich die gebildete Falte eben wieder auszugleichen beginnt. Dieser Druck ist ein Maß für die „Retraktionskraft", jetzt beginnen sich die eigentlichen elastischen Kräfte auszuwirken. Die Differenz beider Druckwerte aber muß annähernd ein Maß für die unelastischen Widerstände der Haut gegen Deformierung sein (hauptsächlich also für den Turgor).

Normale Werte nach Jochims bei gesunden Kindern:

1. p_d (Gesamtwiderstand) = 185—230 g (im Mittel 205 g).
2. p_r (Retraktionskraft) = 8—110 g (im Mittel 98 g).
3. Dicke der maximal zusammenpreßbaren Hautfalte 5,5—10 mm.
4. Die Differenz p_d-p_r (als Maß des unelastischen Widerstandes) 95—125 g (im Mittel 106 g).

Bei dystrophischen Säuglingen, bei denen durch Wasser- und Fettverlust die Haut zu weit geworden ist, aber auch die elastischen Widerstände gelitten haben, kann p_d bis auf 80—90 g, p_r auf 25—30 g, die Differenz demnach auf 60—65 g sinken; die Hautfalte hat nur noch eine Dicke von 2,5 mm. Bei alimentärer Toxikose der Säuglinge verstreicht eine aufgetretene Hautfalte zwar ebenso schlecht wie bei Dystrophie, aber dagegen ist der Wert für p_d ebenso wie die Dicke der Hautfalte fast normal, lediglich die Retraktionskraft p_r ist bedeutend herabgesetzt.

Da bei schlechtem Turgor die Haut mangelhaft gespannt, also zu weit ist, kann man den Dehnungszustand von Säuglingen und Kleinkindern nach Jochims auch mit einer einfacheren Methode bestimmen.

Dabei wird eine etwa 12 cm breite, mit Fettstift markierte Hautplatte mit beiden Händen zusammengestaucht, bis sich eben die Haut zu falten beginnt; mißt man jetzt die Breite der Haut im Zustand der „Entdehnung", so hat man in der Differenz beider Hautbreiten, bezogen

auf die ursprüngliche Hautbreite, ein annäherndes Maß der Hautspannung $\left(\lambda = \dfrac{L-L_0}{L}\right.$;
L ursprüngliche Breite, L_0 Breite der gestauchten Haut$\left.\right)$. Normale Werte bei Säuglingen $\lambda = 0{,}7\text{---}0{,}5$, ebenso bei akuter Intoxikation; bei Dystrophie $\lambda = 0\text{---}0{,}4$ (Jochims).

Die Meßwerte sind ziemlich konstant (Doerks), besonders am Oberbauch und bei einer Ausgangsbreite der Haut von 9 cm. Bei diesen Versuchen zeigt sich auch, daß die Haut im allgemeinen in Richtung der Spaltlinien faktisch am wenigsten gedehnt ist (weil die Spaltlinien in der Richtung der geringsten Dehnbarkeit liegen).

4. Saugglockenmethode (Kaus)

Nachdem die Elastizität der Haut bei dem Elastometer Schades durch Druck in die Tiefe, bei den Verfahren von Jochims durch tangentiale Verschiebung beurteilt wurde, läßt sie sich schließlich noch durch Messung der Vorwölbung in einer *Saugglocke* bei *Unterdruck* bestimmen (Kaus).

Anläßlich der Überprüfung, inwieweit die Saugglockenmethode nach Hecht eine Capillarresistenz zu bestimmen imstande ist, bezog Kaus die Anzahl der hierbei erzeugten Petechien nicht allein auf den angelegten Unterdruck, sondern auch auf die jeweilige Dehnbarkeit der betreffenden Hautstelle.

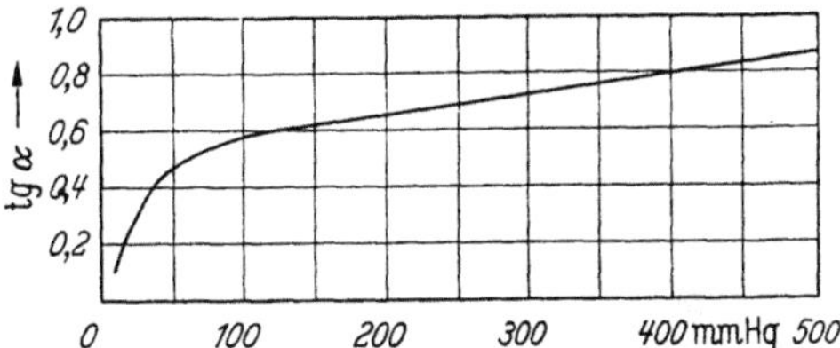

Abb. 4. Darstellung der Abhängigkeit der Extension unter der Saugglocke = tg α von dem Unterdruck. [Nach Kaus, Z. ges. exp. Med. **124**, 448 (1954)]

Zu diesem Zweck benützte er eine Saugglocke von maximal 2 cm Durchmesser und einem besonderen Rand des Ansatzes, wodurch ein Nachrutschen benachbarter Haut ausgeschlossen wurde; die Höhe der in die Glocke eingesogenen Hautkugelkappe wurde durch ein Hebelwerk gemessen. Die relative Extension der Haut unter der Saugglocke ist dann ein Maß für die jeweilige Elastizität der Haut; der tg α = Höhe der vorgewölbten Haut — bezogen auf den Radius des angesaugten Hautkreises (= 1 cm) — ist abhängig von der Größe des angewandten Unterdrucks (s. Abb. 4).

Dabei erweist sich der Verlauf der Kurve nicht als gradlinig; das bedeutet nach Kaus, daß verschiedene elastische Systeme in der Haut bei der Ansaugung beansprucht werden, und zwar bei geringen Belastungen zunächst ein System mit relativ *geringem Elastizitätsmodul* (stark gekrümmte Kurve), bei höherer Belastung (etwa ab 100 mm Hg Unterdruck) ein zweites elastisches System mit *höherem Elastizitätsmodul* (gerade Kurve). Normalwerte: tg α 0,57, mittlere Abweichung $\sigma \pm 0{,}22$ (am Thorax lateral). Außer dem Elastizitätsmodul ist die *Ausgangsspannung* von Belang; wird die Haut am Thorax durch Abduktion des Oberarms und durch Inspiration vorgespannt, so wird tg α bis zu 35% kleiner als ohne Vorspannung.

5. Leitfähigkeitsmessung (Tronnier-Wagener)

Da die Haut, ihrer Elastizität entsprechend, der Fortleitung von Schwingungen, die ihr aufgeprägt werden, einen Widerstand entgegensetzt, so kann auch eine Veränderung der *Schwingungsleitfähigkeit* als Maß der Hautelastizität dienen; dabei spielt der Wassergehalt der Cutis und die Elastizität der Hautunterlage nur eine geringe Rolle, weil die Deformierung der Haut waagerecht zur Hautoberfläche, also ganz oberflächlich erfolgt. Bei dem Verfahren von Tronnier und Wagener erzeugt ein Sendeaggregat mechanische Schwingungen verschiedener Frequenz, die durch einen Sendestift der Haut mitgeteilt werden.

Seitlich in 3,5 mm Entfernung nimmt ein Empfangsstift die fortgeleiteten Schwingungen auf; gemessen wird die Intensität der übertragenen Schwingungen. Diese erweist sich als frequenzabhängig, d. h. die Haut überträgt Schwingungen verschiedener Frequenz verschieden gut; die größten Unterschiede finden sich dabei im Frequenzbereich von 100—1000 Hz (Hertz = Schwingungen/sec).

Es ergibt sich eine Kurve (s. Abb. 5), das sog. „Frequenzleitfähigkeitsspektrum" der Haut mit 3 Maxima, mit dem größten Ausschlag bei 600 Hz (gemessen am Oberschenkel bei einem Auflagegewicht von 50 g auf den Stiften). — Veränderungen dieser Kurve bedeuten Elastizitätsveränderungen der Haut, und zwar treten bei festerer oder dickerer Haut Rechtsverschiebungen der Kurve auf, d. h. es werden dann höhere Frequenzen immer besser geleitet. Das läßt sich für *männliche* Haut gegenüber *Frauen*haut zeigen, noch mehr über einer *Histamin*quaddel oder einem *Sklerodermie*herd; selbst innerhalb eines solchen Herdes finden sich Differenzen.

Auch Veränderungen der Auflagegewichte auf den Stiften, wodurch einmal die Spannung der Haut verändert wird, möglicherweise aber auch die Elastizität verschiedener Hautetagen gemessen wird, beeinflussen das Kurvenbild. Durch Wahl geeigneter Gewichte und bestimmter Frequenzen vermochten Tronnier und Wagener *Altersunterschiede* in der Hautelastizität nachzuweisen. Dabei findet sich in Übereinstimmung mit früheren Ergebnissen bei anderen Methoden im allgemeinen ein Elastizitätsverlust mit steigendem Alter.

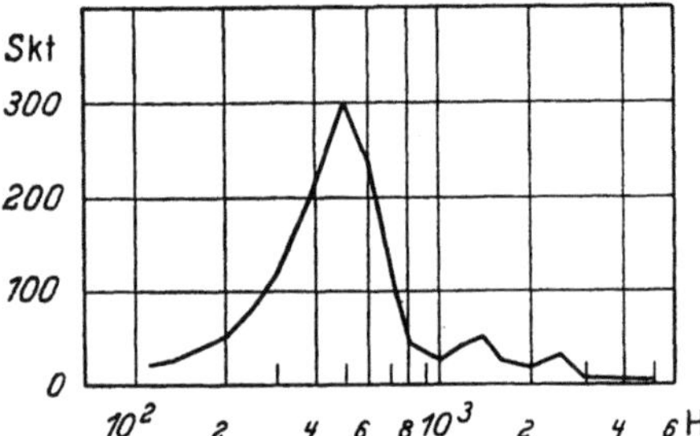

Abb. 5. Frequenzspektrum der menschlichen Haut für die Frequenzen von 100—5000 Hz in Skalenteilen (*Skt*) des Ableseinstrumentes. [Nach Tronnier u. Wagener, Hautarzt **5**, 312 (1954)]

Dieser Verlust geht aber keineswegs gleichmäßig vor sich, sondern verläuft wellenförmig, so daß Zeiten von auffallendem Elastizitätsverlust (in den Jahren von 30—50 und 60—70) mit Zeiten von Elastizitätsbesserung (in den Jahren von 20—30 und 50—60) abwechseln. Die Autoren nehmen an, daß die Altersveränderungen der Haut aus mehreren nicht einheitlichen Prozessen bestehen, die teils gleichsinnig, teils aber auch gegensätzlich zueinander verlaufen; im letzten Fall kompensieren sie sich dann und können wenigstens nach der Frequenzleitfähigkeit sogar als Elastizitätsgewinn erscheinen.

Nach einer Zusammenfassung Tronniers (1959) erhöht sich die *Resonanzfrequenz* der Haut (d. h. es tritt die oben erwähnte Kurvenverschiebung zu höheren Frequenzen auf): bei *infiltrativen Prozessen*, bei *inveterierten* und *lichenifizierten* Veränderungen, bei *circumscripter Sklerodermie*, aber auch bei *Altersatrophie* und *Acrodermatitis atrophicans*, zudem noch nach Behandlung der Haut mit *akanthogenen* Substanzen (Salbengrundlagen). Sie vermindert sich in der *Gravidität*, beim *UV-Lichterythem* (6—12 Std nach der Bestrahlung) und bei bestimmten nicht-akanthogenen Stoffen, die dann zur *kosmetischen* Behandlung von Hautfalten besonders geeignet erscheinen.

Eine *quantitative Messung der Hautfalten* läßt sich mit einem Hautmikroskop bei stets im genau gleichen Winkel auffallenden Licht einer Spaltlampe oder mit einem Interferenzmikroskop durchführen, oder auch mit einem Gerät, wie es zum Prüfen der Glätte einer Metalloberfläche gebräuchlich ist. Dabei wird ein Stift von 0,1 g Aufladegewicht über eine Hautstrecke von 5 mm geführt und seine Ablenkungen stark vergrößert. Nach diesen Messungen sind Hautfalten etwa 55—106 μ tief und 130—186 μ breit; sie lassen sich durch Massage mit bestimmten Salbengrundlagen und Wirkstoffen nachweislich um etwa 30% glätten (Tronnier). Aber die genannten Methoden des Nachweises sind technisch schwierig und nicht immer reproduzierbar; am einfachsten erweist sich noch die Bestimmung der Resonanzfrequenz. Verschiebung der Kurve zu niedrigeren Frequenzen bedeutet Elastizitätsverbesserung der Haut insofern, als das Verhältnis von Gewebsflüssigkeit zu strukturierten Hautelementen vergrößert und damit verbessert wird; solche Messungen gestatten die Überprüfung kosmetischer Produkte, die zur *Glättung* der Haut herausgebracht werden. Nach NEIS ist dazu eine Hautcreme, die Placentaextrakte enthält, besonders geeignet (nachgewiesen durch Lichtschnittmikroskop).

III. Abnorme Zustände der Hautelastizität

Anomalien der Haut bezüglich ihrer Elastizität oder Dehnbarkeit können hier nur unter dem Gesichtswinkel ihrer mechanischen Verhältnisse besprochen werden.

Als erste dieser Dysplasien ist die *Gummihaut* (JADASSOHN) oder Kautschukhaut (RIEHL) zu nennen, bei der die Haut mit geringen Kräften gedehnt werden kann, aber nach Aufhören des Zuges sofort wieder zurückschnellt. Die historisch früheste Bezeichnung *Cutis laxa* ist insofern irreführend, als die Haut keineswegs schlaff ist; aber auch der bisweilen verwendete Name „Cutis hyperelastica" ist insofern nicht zutreffend, da die elastischen Gegenkräfte der Haut schon einem schwachen Zug nachgeben, d.h. *gering* sind; wohl aber kann die Haut als ideal elastisch bezeichnet werden, insofern weder Runzeln noch Falten zurückbleiben (höchstens nach häufiger Beanspruchung: sekundäre Chalasis). Die Haut ist auffallend weich, fein und geschmeidig, etwa wie normale Haut der Augenlider, ohne reichliche Fettpolster. Sie läßt sich bis zu 8—10 cm in Falten abziehen, besonders leicht im Gesicht oder an den Streckseiten der Extremitäten.

Bisweilen ist diese gummiartige Beschaffenheit der Haut, die mehr oder minder große Flächen betreffen kann, gelegentlich auch nur halbseitig beobachtet wird, das einzige Symptom. Bisweilen finden sich aber daneben gleichzeitig Überstreckbarkeit der *Gelenke* (Gelenkschlaffheit), Neigung zu *Hautblutungen* (ohne jeglichen pathologischen Blutbefund) sowie eine besondere *Fragilität* der Haut mit konsekutiven narbenartigen Hautatrophien oder molluscoiden Pseudotumoren *(Ehlers-Danlossches Syndrom)*. In einzelnen Fällen treten noch *Mißbildungen* verschiedenster Art hinzu. Das Leiden wird deshalb heute als eine *mesodermale Keimblattstörung* aufgefaßt mit gleichzeitigen endokrinen oder neuralen Defekten; familiäre Häufung und dominante Vererbung ist oft nachweisbar.

Geringe Grade von überelastischer Haut und Überstreckbarkeit der Finger werden auch normalerweise bei Jugendlichen nicht selten gefunden (bis zu 18%), besonders bei Frauen; aber diese Erscheinungen verlieren sich später (ELLIS-BUNDICK).

Das *histologische Substrat* für das eigentümliche elastische Verhalten der Gummihaut ist noch nicht eindeutig bestimmt; primäre Veränderungen und traumatische Folgen der verletzten minderwertigen Haut sind oft schwierig auseinanderzuhalten (GADRAT-BAZEX). Nach den Befunden von KORTING und E. GOTTRON bei einem 12jährigen Mädchen ist hauptsächlich die *Cutis* betroffen, in der sich sowohl regressive wie progressive Veränderungen abspielen.

Die verschmälerten kollagenen Bindegewebsbündel sind nicht mehr bogig-wellig, sondern parallel zueinander geordnet, ferner streckenweise hyalinisiert oder klumpig-schollig zerfallen. Zwischen den Bindegewebsbündeln findet sich eine eosinophile, eiweißhaltige Infiltration, an deren Rand die Bindegewebszellen eine netzartige Form annehmen können (Sternzellen); auch finden sich immer einzelne Erythrocyten. Die elastischen Fasern ihrerseits liegen sehr dicht, sind oft plump, verfilzt, in sich zusammengeschnurrt oder zerhackt (Elastorrhexis) oder an den Enden pinselartig aufgesplittert.

Die Blut- und Lymphgefäße sind nicht nur maximal erweitert, sondern auch vermehrt und neugebildet, was auch für die Bindegewebs- und Muskelfasern zutrifft. An einzelnen großen Nerven lassen sich Degenerationen aufweisen. Cystische, mit Endothelzellen ausgekleidete Bildungen im Bindegewebe, ebenso wie Pseudotumoren (meist organisierte Hämatome) sind ebenfalls für das Leiden charakteristisch.

Die histologischen Befunde anderer Autoren stimmen im wesentlichen mit diesen Bildern überein. Ödem der papillären Schicht wird von KALZ hervorgehoben. Nach MIESCHER ist die Vermehrung der elastischen Fasern nur eine scheinbare bzw. relativ, bedingt durch Verschmälerung der kollagenen Bindegewebsbündel. Bisweilen werden die elastischen Fasern als vermindert angegeben. Nach GADRAT-BAZEX zeigt die abnorme Haut primär nur verfilzt angeordnete atrophische kollagene Fasern neben hyperplastischem elastischem Gewebe; in der geschädigten Haut dagegen ist posttraumatisch (also sekundär) die Elastica spärlich und Neubildung von Capillaren vorherrschend, so daß sogar ein angiomartiges Aussehen resultieren kann.

Im allgemeinen sind sich die Autoren also darüber einig, daß die hauptsächlichen Veränderungen die kollagenen Bindegewebsbündel betreffen.

Nach L. H. JANSEN beruht die eigentümliche Dehnbarkeit der Haut beim Ehlers-Danlosschen Syndrom auf der Tatsache, daß die sog. *Retinacula* (bindegewebige Septen), die das Stratum reticulare der Cutis mit der Unterlage (Knochen oder Muskulatur) verbinden, schwach oder überhaupt nicht entwickelt sind. Infolgedessen ist es auch leicht, ein solches Stück Haut abzureißen, wenn es durch einen Zirkulärschnitt von der Umgebung losgelöst ist. In der Cutis selbst verbinden sich die Fibrillenbündel weniger solide zu kollagenen Fasern, so daß die Haut einer Faltung leichter folgt. Die kollagenen Fibrillen selbst zeigen elektronenoptisch untersucht keinen Unterschied gegenüber der Norm. Wohl aber ist das von ihnen gebildete Flechtwerk zu nachgiebig. Die elastischen Fasern sind dagegen lediglich relativ vermehrt, elektronenoptisch erscheinen sie normal.

Auch bei der zweiten hier kurz zu erörternden Anomalie ist die Haut überdehnbar, besitzt aber keine Elastizität mehr und hängt deshalb, der eigenen Schwere folgend, in großen Falten herab. Sie wird deshalb als Schlaffhaut, *Dermatochalasis* oder *Dermatolysis congenita* (ALIBERT) bezeichnet, in der französischen und angloamerikanischen Literatur auch gelegentlich als Cutis laxa (BAZIN), welcher Name zwar sachlich richtig, historisch aber schon vergeben ist für die elastische Gummihaut.

Die Dermatochalasis findet sich *regionär* meist an den Glutäen, am Bauch, am Hals, häufig an der Haut der Augenlider (Blepharochalasis), die Hautfarbe ist dabei normal. Die Veränderungen treten *spontan* im Laufe des Lebens auf, bisweilen erst *nach Ablauf entzündlicher Vorgänge* (Exantheme); ob sie dann noch zur Dermatolysis congenita gerechnet werden können, ist zweifelhaft. Das gilt natürlich noch mehr für die *Anetodermien* (JADASSOHN), die infolge ihres Verlustes an elastischen Fasern für das Tastgefühl scheinbare Hautlücken darstellen. Diese treten einmal streifenförmig (die bekannten Striae) auf, dann aber auch als Flecken (Anetodermia maculosa), wobei verschiedenartige Efflorescenzen vorangegangen sein können.

Bei der *Acrodermatitis atrophicans Herxheimer* (Erythromelie) ist eine atrophische schlaffe, in Falten herabhängende Haut oft das Ausgangsstadium dieser Erkrankung; die eigentümlich violett-rote Farbe, das Durchscheinen der erweiterten Gefäße, die Zigarettenpapierfältelung der Haut und die Lokalisation (an den Ellbogen) sichern dann die Diagnose gegenüber der echten primären Dermatolyse.

In den klassischen, spontanen Fällen von Alibertscher Dermatolyse ist der *histologische* Befund zwar nicht eindeutig, konstant aber ist eine Hypoplasie und eine körnige Degeneration der Elastica, während das kollagene Gewebe vermehrt sein kann.

Auch die *Cutis verticis gyrata* wird gelegentlich als schlaffe Erweiterung der Haut zur Dermatochalasis gezählt. Das mag erlaubt sein, wenn man diese Bezeichnung lediglich vom morphologischen Gesichtspunkt auswählt. Kombinationen der häufigen Cutis gyrata mit der seltenen klassischen Form der Alibertschen Dermatolysis sind jedoch nicht bekannt, so daß ätiologisch wohl beide Anomalien zu differenzieren sind.

Wohl aber wird die Dermatolysis von manchen Autoren mit der Recklinghausenschen *Neurofibromatose* in Beziehung gebracht; gemeinsam ist die erbliche Veranlagung, die schlaffe Atrophie umschriebener Hautstellen und manchmal auch die Bildung molluscoider Tumoren.

B. Dehnbarkeit und Reißfestigkeit der Haut

I. Reißbarkeit im ganzen

Die Dehnbarkeit der Haut ist eine Voraussetzung ihrer Elastizität, und die elastischen Kräfte können bestimmt werden als Widerstand gegen eine Dehnung. Sie können aber auch bestimmt werden als Widerstand gegen Druck wie als Restitution der ursprünglichen Gestalt, wobei die Vollständigkeit dieser Wiederherstellung und die Schnelligkeit, mit der das geschieht, als Maß der Elastizität gilt.

Die Dehnbarkeit eines elastischen Körpers zeigt aber je nach ihrer Beanspruchung ein verschiedenes Verhalten. Ist zunächst seine Ausdehnung bis zur sog. *,,Proportionalitätsgrenze"* der ziehenden Kraft proportional und die Restitution vollständig, so hört bei stärkerem Zug, nämlich bis zur sog. *,,Elastizitätsgrenze"*, die Proportionalität auf und es bleibt eine Restdeformierung zurück. Wird der Zug noch stärker, so kann sich das deformierte Material bis zur sog. *,,Zerreißgrenze"* plastisch verhalten, d.h. die Längenveränderung ist überhaupt nicht mehr rückgängig. Da eine ausgezogene Leichenhaut, wenn auch erst nach Stunden, wieder ihre ursprüngliche Länge einnehmen soll (LANGER), ist der zuletzt genannte Bereich bei der Haut unerheblich. Schließlich reißt die Haut.

Nach WÖHLISCH, DU MESNIL DE ROCHEMONT und GERSCHLER (1926) ist die Festigkeit der menschlichen Leichenhaut (Spannung beim Riß) = 1,8 kg/mm², aber der Elastizitätsmodul (die Kraft, die Material von 1 cm Länge und 1 cm² Querschnitt auf die doppelte Ausgangslänge zieht) beträgt im Anfang der Dehnung nur etwa ¹/₃ bis ¹/₄ dieses Endwertes, d.h. der Widerstand der Haut wächst mit zunehmender Ausdehnung.

Ähnliche Ergebnisse erbrachten auch Befunde von DICK an abpräparierter *Leichenhaut*, der die Ausdehnung von Hautscheiben (5 cm Durchmesser) unter verschiedenem hydrostatischem Druck, der von innen wirkte, bestimmte. Die Hautscheiben waren derart in einer Apparatur eingespannt, daß sie ihre ursprüngliche Größe an der Leiche, also auch ihre ursprüngliche Spannung innehatten.

Bis zu einem Druck von etwa 10 cm Wasser dehnt sich die Haut rasch, darüber hinaus immer geringer (bis 35 cm Wasser). Haut eines alten Individuums (65jährig) zeigt dieses Verhalten stärker als die Haut eines 25jährigen; die *alte* Haut dehnt sich also bei steigendem Druck zunächst rascher als die *jugendliche* Haut, die sich gleichmäßiger gegenüber Druckeinwirkung verhält.

Da nach DICK der elastische Widerstand der Haut bei *geringem* Druck hauptsächlich von den *elastischen* Fasern abhängt, beruht dieser Unterschied offenbar auf einem funktionellen Versagen der elastischen Fasern der alten Haut. Geringere Unterschiede finden sich jedoch auch *regionär*, z.B. an Bauch, Ober- und Unterschenkel, wie aus Tabelle 1 hervorgeht, in der die aus den Experimenten berechnete Ausgangsspannung an verschiedenen Hautstellen bzw. in verschiedenen Lebensaltern verzeichnet ist. Haut von Kranken, die lange Zeit an Ödem litten, zeigt besonders niedrigen elastischen Widerstand bei geringer Beanspruchung.

Tabelle 1. *Spannungszustände der Leichenhaut an verschiedenen Stellen und bei verschiedenem Lebensalter* (in 1000 dyn/cm) (nach DICK)

		Epi-gastrium	Oberschenkel		Unterschenkel	
			vorn	seitlich	vorn	seitlich
1.	♀, 14jährig	3	5	7	7	7,5
2.	♂, 25jährig	—	5	7,5	8,5	10,5
3.	♂, 47jährig	4	5	5,5	5,5	6
4.	♂, 65jährig	1	1,2	2	3	—

Auch nach ROLLHÄUSER ist die Zugfestigkeit (Reißfestigkeit) ebenso wie die Dehnbarkeit der menschlichen Leichenhaut altersbedingt. Da mit steigendem Lebensalter der Wassergehalt der Haut abnimmt und die kollagenen Fasern sich vermehren und stärker durchflechten, läßt sich die alte Haut zwar weniger durch Belastung dehnen, sie reißt aber erst bei höherer Belastung. Während die Haut des Neugeborenen um 50—59% gedehnt werden kann, ohne zu reißen, ist bei Erwachsenen eine Verlängerung nur bis 24—48% möglich. Umgekehrt ist die Reißgrenze der Haut bei Neugeborenen 0,25—0,3 kg/mm², bei Erwachsenen dagegen etwa 1,61 kg/mm². Diese Werte sind durch die Cutis bedingt; die Epidermis zeigt bereits eher Einrisse. Es gibt Personen mit besonderer *Bindegewebsschwäche*, die viel niedrigere Zerreißwerte der Haut zeigen; hier findet sich dann meist gleichzeitig auch die Festigkeit der Sehnen herabgesetzt, ein Zeichen, daß es sich um eine Allgemeinstörung handelt.

H. G. WENZEL fand Reißfestigkeit und Elastizitätsmodul der Haut in der Richtung des Hauptfaserverlaufs größer, die Dehnbarkeit aber kleiner. Alle Werte waren am Stamm größer als an den Extremitäten. Geschlechtliche Unterschiede bestanden insofern, als weibliche Haut weniger zugfest ist und einen kleineren Modul hat; außerdem ist im mittleren Lebensalter die Haut der Frauen dehnbarer. Vorangegangene Kachexie beeinträchtigt die Hautfestigkeit. Bei einer Schwangeren entsprachen die Werte denen einer Säuglingshaut, ähnlich verhielt sich die Haut eines Mannes mit Cushingscher Krankheit. Während *Operationsnarben* weniger fest und weniger dehnbar sind, zeigten *Striae* eine bedeutend geringere Festigkeit, sind aber sehr dehnbar (mit Bevorzugung der Faserrichtung). Striae sind also nicht wie Narben ein Reparationsgewebe, sondern sind als Materialfehler besonderer Art auch noch an der Leichenhaut erkennbar.

Nach Untersuchungen von JANSEN und ROTTIER (1957) zeigt die Dehnbarkeit von Leichenhaut (Streifen von 5 cm Länge, 0,5 cm Breite und verschiedener Dicke) neben der Linea alba am Bauch entnommen und von Fett sorgfältig freipräpariert, so stark gestreute individuelle Werte, daß eine Beziehung zum Lebensalter oder zum Geschlecht oder zu einer bestandenen Gravidität statistisch nicht gesichert werden konnte. Auch diese Autoren fanden, daß die Dehnbarkeit der Haut mit steigender Belastung abnimmt und in der Richtung der Spaltlinien, also in der Richtung des größten Faserverlaufes, am geringsten ist. Ihre abweichenden Befunde gegenüber denen von ROLLHÄUSER erklären sie damit, daß dieser die Reißgrenze bei höheren Belastungen (0,5—2 kg/mm²) und deren Altersabhängigkeit prüfte, sie selbst aber nicht über Belastungen von 0,033 kg/mm² hinausgingen. Zwischen ihren Befunden, daß auch die Leichenhaut von Kleinkindern (bis zu 3 Jahren) sich nicht als dehnbarer erwies als die von Erwachsenen, und andererseits der Erfahrung, daß man die Haut dieser Kinder während des Lebens zweifellos leichter abheben kann, besteht offenbar ein Widerspruch. JANSEN und ROTTIER lösen ihn dahingehend auf, daß im letzteren Falle wohl nicht die Elastizität der Haut, sondern ihre Verbindung mit der Unterlage durch die sog. Retinacula eine Rolle spielt.

In neueren Untersuchungen (1958[1]) arbeiteten JANSEN u. ROTTIER mit größeren Zugkräften und legten Wert auf gleichmäßig langsam ansteigende Belastungen. Die Autoren fanden, daß zunächst die Dehnung eines Hautstreifens rasch bis zu einer Belastung von etwa 0,1—0,3 kg/mm² (individuell verschieden) und dann langsamer bis zur Zerreißgrenze zunimmt. Weitere Befunde der Autoren: 1. der Elastizitätsmodul ist im Bereich geringer „physiologischer" (50 g/mm²) Beanspruchung bei Jugendlichen kleiner als bei Personen über 50 Jahre (Frauen zeigen ausgeprägtere Differenzen als Männer); d. h. eine Dehnung tritt bei Jugendlichen schon bei geringerer Belastung auf; 2. die durchschnittliche prozentuale Dehnung kurz vor der Reißgrenze ist bei Jugendlichen größer als bei älteren Personen (100% gegenüber 50—70%, die individuelle Streuung ist allerdings beträchtlich). Die absoluten Werte der Autoren bleiben jedoch immer noch unter denen von ROLLHÄUSER (Reißgrenze: 0,3—14 kg/mm² gegenüber 0,75—2,1 kg/mm²); für die Reißgrenze finden JANSEN und ROTTIER keine deutliche Altersabhängigkeit.

Auch einen Einfluß der *Striae* konnten sie nicht nachweisen, insofern als 21 Frauen über 50 Jahre, von denen 20 Striae zeigten, keine auffallend geringere Reißfestigkeit hatten als 29 Männer gleichen Alters, bei denen Striae stets — mit einer Ausnahme — fehlten. Allerdings scheint den Autoren selbst dieses Ergebnis noch nicht genügend gesichert.

Ferner ist nach JANSEN und ROTTIER weder die ursprüngliche Dicke der Haut noch ihr Wassergehalt, noch die Menge ihrer Grundsubstanz für ihre Elastizität von entscheidender Bedeutung. Unerklärlich bleiben die Differenzen der absoluten Werte für die Dehnbarkeit der Haut und ihre Reißgrenze zwischen den Ergebnissen von ROLLHÄUSER und JANSEN-ROTTIER. Zunächst kommen hierfür *topographische Unterschiede* in Frage, denn ROLLHÄUSER untersuchte Haut in Linea alba oberhalb, JANSEN-ROTTIER solche unterhalb des Nabels.

Nach JANSEN-ROTTIER (1958[2]) sind nämlich die elastischen Verhältnisse der Haut bereits innerhalb der Rumpfregion unterschiedlich: Ein Hautstreifen 8 cm seitlich der Linea alba hat schon eine geringere Reißgrenze als ein solcher direkt neben der Linea alba (0,90 kg/mm² gegenüber 1,17 kg/mm²), dafür beim Riß eine größere Dehnung gegenüber der Ausgangslage (135% zu 116%). Haut oberhalb des Nabels zeigt durchschnittlich (15 Fälle) eine um 27% höhere Reißgrenze als solche unterhalb (1,4 kg/mm² gegenüber 1,1 kg/mm² bei beträchtlicher Streuung), im übrigen aber auch eine um 11% höhere Dehnbarkeit vor dem Reißen; bei geringerer Belastung besteht jedoch kein Unterschied.

Damit lassen sich jedoch die etwa doppelt so hohen Werte bei ROLLHÄUSER noch nicht erklären. In Anbetracht der großen individuellen Streuungen der Werte bei JANSEN-ROTTIER könnte die Zusammensetzung des zufällig zur Untersuchung gelangenden Materials eine große Rolle gespielt haben; dazu kommen dann noch Momente der Abweichungen der Untersuchungsmethoden untereinander. So wird nach JANSEN und ROTTIER z.B. Kadaverhaut nach nur einstündiger Austrocknung bei 18⁰ Zimmertemperatur bei geringer Belastung bereits 10mal weniger elastisch und weist eine 4,5mal höhere Reißgrenze auf als vor jeder Austrocknung geschützte Kadaverhaut; nach 2 Std Austrocknung waren die Unterschiede noch größer. Durch die Austrocknung wurde auch die Ausdehnung beim Riß herabgesetzt. Möglicherweise sind derartige Umstände für die abweichenden Ergebnisse von ROLLHÄUSER verantwortlich.

Elektronenoptisch sind Differenzen an den kollagenen Fibrillen aus dem Corium bei Menschen verschiedenen Lebensalters (1 Std bis 89 Jahren) nicht festzustellen (GROSS und SCHMITT). Mit Osmiumsäure angefärbte Kollagenfibrillen zeigen reguläre Querstreifen, also dunklere und hellere Partien in periodischem Wechsel; durch Dehnung werden vor allem die helleren Streifen deformiert (WOLPERS). Näheres s. Beitrag STARY (dieser Band), BANDMANN (Erg.-Bd. I/1).

II. Reißbarkeit einzelner Hautanteile (Fibrillen, Capillaren)

1. Fasern. *Striae* sind Einrisse der lebenden überdehnten Haut und werden besonders bei bestimmten Zuständen (Gravidität) oder Krankheiten (Cushing, Typhus) gefunden. Histologisch sind *Striae distensae* Risse der *Cutisfasern*, besonders der Elastica.

Was die Anordnung der Striae betrifft, so ist verständlich, daß sie quer zur Zugrichtung auftreten, wenn diese *einsinnig* ist; so verlaufen *Wachstumsstriae* am Oberschenkel bei Jugendlichen in der Regel waagerecht, Striae durch Dickenzunahme der Oberschenkel senkrecht. Bei gleichmäßigem Zug *nach allen Richtungen* (z.B. am Bauch während einer Gravidität) wird jedoch die Cutis in Richtung der geringsten Dehnbarkeit einreißen; dann stimmen die Richtungen der Striae mit den Langerschen Spaltlinien überein.

Das häufige Vorkommen von Striae während der *Schwangerschaft* oder bei *Cushingscher Krankheit* wird durch besondere hormonale Einflüsse während dieser Zustände erklärt, nämlich durch vermehrte Produktion von Glucocorticoiden seitens der Nebennierenrinde in der zweiten Schwangerschaftshälfte, beim Morbus

Cushing sowie in der *Rekonvaleszenz* nach schweren Infektionskrankheiten; dazu
sind freilich meist nur noch jugendliche Personen imstande (Hauser),

Es ist auffallend, daß sich auch bei normalen Individuen Striae bilden können,
obwohl die Kräfte, die die Hautdehnung bedingen, doch für gewöhnlich nicht
ruckweise, sondern nur langsam einzuwirken pflegen; man sollte meinen, daß sich
unter diesen Umständen die Haut anpassen müßte und Hautrisse nicht vorkommen könnten.

2. Gefäße. Außer den Cutisfasern können bei Dehnung der lebenden Haut
bisweilen die *Blutgefäße* reißen, was Petechien-Bildung zur Folge hat. Merk-
würdigerweise werden bei der Entstehung der Striae nicht gleichzeitig Petechien
beobachtet. Wohl sind Striae zunächst entzündlich gerötet, aber durch eine
reaktive Hyperämie nach dem Cutisriß. Petechien entstehen offenbar bevorzugt
durch abrupte plötzliche Zerrung.

Das Entstehen von Petechien an der Haut wird oft als Zeichen einer besonderen
Brüchigkeit der Wand der Capillaren („*Capillarfragilität*") angesehen. Bevor das
jedoch erlaubt ist, muß an die Bedeutung der jeweiligen Dehnbarkeit einer Hautstelle für einen Einriß der in ihr eingebetteten Gefäße gedacht werden, selbst
wenn diese normal sind. Es kommt eben darauf an, ob die elastische Dehnbarkeit
des Gefäßnetzes in der Haut größer oder kleiner ist als die elastische Dehnbarkeit
der Haut selbst, und dieses Verhältnis kann sich besonders im Alter zuungunsten
der Gefäßelastizität ändern.

Die mechanischen Voraussetzungen einer Bildung von Petechien werden hauptsächlich bei der Bestimmung der Capillarresistenz mit der Saugglocke nach
Hecht erfüllt. Wird hierbei die Haut plötzlich gedehnt, so entstehen schon bei
normalen Personen Petechien, abhängig von der Höhe des Unterdrucks, von der
lokalen Dehnbarkeit der Haut, von der Größe der Saugfläche (Kaus), aber auch
von den verschiedensten individuellen Faktoren; die Streuung ist beträchtlich.
Ja, die Streuung einer Klasse gesunder Individuen kann so weit gehen, daß sie in
das Gebiet der Streuwerte bei kranken Personen mit nachweislich verminderter
Capillarresistenz reicht. Besonders Messungen an den Armen ergeben sehr unterschiedliche Werte (Perry, Linden). Die Bestimmung der Capillarresistenz mit
der Saugglocke hat demnach ihren hauptsächlichen Wert auf der Basis einer
individuellen Nullinie, z.B. zur Kontrolle von Veränderungen der Capillarresistenz derselben Person während einer Erkrankung oder im Verlauf einer
Behandlung. Diese individuelle Norm wird auch von Granz betont.

Bei gesunden Personen war, mit dieser Methode bestimmt, der „*kritische Grenzwert*"
(= Unterdruck, der in 1 min unter einer Saugglocke von 2 cm ⌀ eben 1—2 Petechien hervorruft) am Oberarm 18—25 cm Hg und supraclaviculär 12—18 cm Hg (Franke, Granz).
Nach Kaus ist die Zeit, nach der bei einem gleichbleibenden Unterdruck (30 cm Hg, Saugglocke von 2 cm ⌀) am Thorax lateral die ersten Petechien auftreten, 13,8 ± 2,3 sec. Die
Streuung ist zu einem großen Teil durch die individuell verschiedene Dehnung der Haut unter
der Saugglocke bedingt.

Der Ausdruck „Capillarresistenz" ist übrigens insofern irreführend, als bei
einer übermäßigen Hautdehnung in der Regel nicht die Capillaren reißen, sondern
Gefäße des subpapillären Plexus in den tieferen Cutisschichten (Unna, Sack).
Gerade im subpapillären Plexus finden sich zahlreiche kurze Gefäßabschnitte, die
als Verbindungsbrücken zu anderen Gefäßen fixiert sind und einer Zerrung
schlecht nachgeben. Auch histologisch finden sich dort perivasculäre Rhexis-
blutungen. Außer der meist transversalen Zerrung der Blutgefäße durch die Saugglocke spielt der Füllungszustand und Innendruck der Gefäße für ihr Reißen eine
Rolle. Bereits durch den an die Haut angelegten Unterdruck wird die lokale
Blutfülle vermehrt. Ebenso wirkt ein allgemein erhöhter Blutdruck (verminderte
Werte der Capillarresistenz bei Hypertonie; Schweppe, Küchmeister), ebenso

die Zahl der Blutkörperchen (Polyglobulie) oder die Zähigkeit des Blutplasmas (bei Vermehrung der γ-Globuline, WALDENSTRÖM). Alles das sind noch *mechanische* Momente. Dazu treten dann die eigentlichen Veränderungen der Gefäßwand (bei *allergischen Reaktionen*, bei *Avitaminosen* oder den *Blutungskrankheiten*) — auf die einzugehen hier nicht der Ort ist —, wobei meist auch schon ohne jede zusätzliche mechanische Belastung der Haut eine Purpura entsteht. Diese findet sich infolge der aufrechten Haltung besonders an den Beinen.

Bei Hautkrankheiten zeigen die *allergischen Toxicodermien* (z.B. durch Sulfonamide) und die *Purpura Schönlein* die niedrigsten Werte der Capillarresistenz, aber auch bei *seborrhoischparasitären Ekzemen, Psoriasis, Lupus, manifester Lues I* können ebenfalls geringere Werte gefunden werden, während diese beim *spätexsudativen Ekzematoid Rost* normal und bei progressiver Sklerodermie sogar abnorm hoch liegen (GRANZ).

Gegenüber der Bestimmung der Capillarresistenz mit der Saugglocke vermeidet der *Rumpel-Leedesche Versuch*, der lediglich in einer Stauung des Blutabflusses besteht (durch Abschnüren des Oberarmes), die Fehlerquellen, die in der an verschiedenen Körperstellen und durch das Lebensalter bedingten differenten elastischen Dehnbarkeit der Haut liegen. Hier ist es hauptsächlich der Zeitfaktor, der methodisch nicht vernachlässigt werden darf; nach PERRY-LINDEN ist dieser Test bei längerer Dauer (6 min) auch bei normalen Personen (über 21 Jahren) gelegentlich positiv, mit steigendem Alter immer deutlicher.

Sogenannte *Schlüsselflecke* sind größere blaue Flecke als Folge von Blutungen *(Sugillationen)* in die Haut, meist an den Oberschenkeln von Frauen, die Schubladen entsprechend zuzustoßen pflegen oder sich an vorstehenden Schlüsseln stoßen. Sie sollen während der Menses leichter auftreten. Bei einigen Personen ist dazu nur eine geringe Gewalt nötig. Bei einem beschriebenen Fall traten sie bereits nach Küssen auf und wurden als besondere Roheit des Liebhabers von der enttäuschten Braut eingeklagt. Der Bräutigam wurde aber freigesprochen, als die ungewöhnliche Gefäßverletzbarkeit der Frau experimentell nachgewiesen werden konnte. Ob diese Personen Neuropathen sind, was den Ausdruck *Neuropathenflecke* (OTFRIED MÜLLER) rechtfertigen würde, steht dahin.

C. Konsistenz des Corium, Gewebsinnendruck, Spreading-Effect

Blasenbildungen setzen allseitig (in der Epidermis) oder wenigstens einseitig (Epidermis-Cutisgrenze) festgeformte anatomische Strukturen, d.h. wassersperrige Wände voraus. In der Cutis führen Ansammlungen von Wasser dagegen zu einem Ödem, also zu freiem Wasser zwischen der Grundsubstanz (wenn man von Cysten absieht). Normalerweise aber ist frei bewegliche Flüssigkeit im Corium nur in minimalen Mengen oder nicht nachweisbar, vielmehr ist das Wasser an die amorphe Grundsubstanz gebunden und bewegt sich in ihr in dünnen Schichten fort, vielleicht ähnlich wie zwischen zwei Glasplatten auf Grund von Capillarkräften (DURAN-REYNALS). Die Grundsubstanz enthält keine Lücken oder freies Wasser; sie bildet in der Cutis eine zusammenhängende gelartige Schicht und hält die in ihr eingebetteten Bindegewebsfibrillen zusammen.

Aus dem Druck, den man bei einer Injektion ausüben muß, erfährt man, daß die Grundsubstanz einer eingespritzten Flüssigkeit Widerstand leistet (Sperrfunktion). Auch die Ausbreitung von eingespritzten Farbstoffen, die sich in der Grundsubstanz längs den in ihr vorhandenen Fibrillen fortbewegen, erfolgt immer nur bis zu einer gewissen Grenze.

Diese Grenze kann bedeutend erweitert werden durch die 1928 entdeckten „*Spreading-Faktoren*" (DURAN-REYNALS), die direkt auf die Grundsubstanz durch Herabsetzung ihres Viscositätsgrades einwirken; jetzt breitet sich die injizierte Farblösung widerstandslos in der Haut aus wie Tinte in Filtrierpapier.

Als ein Spreading-Faktor wurde zunächst ein Ferment aus Hodenextrakten gefunden, das 1939 von Chain-Duthie mit der in allen Geweben mehr oder minder vorhandenen *Hyaluronidase* identifiziert wurde. Die Mucopolysaccharide der Grundsubstanz bestehen — wie früher erwähnt und unter anderem von Stary in diesem Band näher ausgeführt wird — aus hochgradig polymerisierten Chondroitin-Schwefelsäuren und Hyaluronsäuren, von denen die letzteren für den Wassertransport der Cutis von Belang sind. Durch das Enzym der Hyaluronidase, sofern diese sich in aktivem Zustand befindet, werden die Hyaluronsäuren rasch abgebaut und durch Wasseraufnahme dünnflüssiger, damit wird auch die Grundsubstanz weniger viscös und für Farbstoffe und Flüssigkeiten permeabler. Der jeweilige Grad der Zähflüssigkeit bzw. der Sperrfunktion der Grundsubstanz wird also durch das jeweils im Gewebe vorhandene Hyaluronsäure-Hyaluronidase-Verhältnis bestimmt. Dieses ist für gewöhnlich nach Duran-Reynals für jedes Individuum eine charakteristische und konstante Größe, und zwar nicht nur in der Cutis, sondern gleichzeitig in allen mesenchymalen Geweben des Körpers z. B. auch in der Synovialmembran bzw. der Synovialflüssigkeit, die überwiegend aus Hyaluronsäuren besteht. Der Gehalt der normalen Haut an aktiver Hyaluronidase ist übrigens verschwindend gering, mit Leber und Hirn am geringsten von allen Organen. — Im übrigen steht die Grundsubstanz bezüglich ihres Polymerisationsgrades unter dem Einfluß zahlreicher Hormone (vor allem der Sexualhormone, der Nebennierenrinde, des thyreotropen Hypophysenhormons), die aber in verschiedener Weise wirken. (Näheres s. Stary.)

Bestimmt kann der jeweilige *Zustand der Sperrfunktion* der Haut werden 1. durch die Feststellung, wie schnell und wie weit sich eine nicht resorbierbare *Farbstoffaufschwemmung* (Tusche, Trypanblau, Hämoglobin) ausbreitet, 2. durch die Feststellung, wie rasch eine durch Injektion einer Flüssigkeit in der Haut entstandene *Quaddel resorbiert* wird, 3. durch die Messung des sog. *Gewebsinnendrucks*, d. h. des Druckes, der eben erforderlich ist, um eine geringe Menge Flüssigkeit in die Haut einzuspritzen. Lediglich soweit mechanische Eigenschaften der Cutis (insbesondere ihre Konsistenz) berührt werden, bedarf es hier einer Darstellung.

Die Messung der *intracutanen Farbstoffausbreitung* (Diffusionseffekt) ist quantitativ ungenau, da die Größe des Farbfleckes weitgehend von der Flüssigkeitsmenge, dem angewandten Injektionsdruck und anderen Faktoren abhängig ist, die schlecht regulierbar sind. Die Messung der *Resorptionsgeschwindigkeit*, d. h. Ausbreitung einer injizierten Flüssigkeit in der Cutis und Abtransport durch die Blutgefäße *(Permeabilitätseffekt)*, ist natürlich nicht allein von dem Polymerisationsgrad der Grundsubstanz der Cutis abhängig, sondern auch von dem der Grundsubstanz der Blutgefäßwände, die sich beide, wie experimentell gezeigt werden konnte (Heite, Karst), nicht immer gleichsinnig verhalten. Auch die Messung selbst (Verschwinden einer tastbaren Quaddel oder einer sichtbaren Fluorescenz der gefärbten Flüssigkeit) ist nicht besonders exakt.

Die Messung des *Gewebsinnendrucks* besteht darin, daß der Druck bestimmt wird, der eben erforderlich ist, um einige Kubikmillimeter physiologischer NaCl-Lösung in das Gewebe zu pressen. Natürlich wird der Druck in dieser eingepreßten Flüssigkeitsmenge gemessen, der, wenn auch noch so minimal, so doch immer höher ist als der genuine Gewebsinnendruck; diese relativen Werte nähern sich dem absoluten um so mehr, je empfindlicher die Apparatur das eben beginnende Einströmen von Flüssigkeit in die Cutis bei überwiegendem Außendruck zu messen erlaubt. Am menschlichen Oberschenkel ist der echte Gewebsinnendruck mit etwa 75—170 mm Wasser zu veranschlagen, bei ruhiger Lagerung der Versuchsperson bleibt er auch längere Zeit konstant. Bei Tieren ist wegen der erforderlichen Ruhe Vollnarkose unvermeidlich.

Mit dieser Methode können, auch wenn sie nur relative Werte ergibt, dennoch mit genügender Genauigkeit Veränderungen des Gewebsinnendrucks unter experimentellen Bedingungen (z. B. Hyaluronidase-Injektionen, Röntgenbestrahlungen) nachgewiesen werden. So konnten Heite und Karst an Meerschweinchen (Rückenhaut) den Gewebsinnendruck in 0,2 ml injizierter physiologischer NaCl-

Lösung durch Zusatz von 1 E Kinetin (Hyaluronidase-Präparat) schlagartig herabsetzen (oft auf die Hälfte); dieser Effekt ließ langsam nach, war nach 8—12 Std nur noch geringfügig vorhanden und nach 24 Std verschwunden.

Als *Inhibitoren* des Spreading-Effektes der Hyaluronidase werden *Cortison, Heparin* angegeben, ebenso ACTH-Injektionen bzw. die hierdurch erzielte Nebennierenstimulation. Im Tierversuch wurde jedoch durch ACTH oder Cortison der Gewebsinnendruck nicht verändert. HEITE und KARST nehmen deshalb an, daß der Gewebsinnendruck nicht das ganze Phänomen des Spreading-Effektes bestimmt, sondern daß hierbei auch die Gefäßpermeabilität eine Rolle spielt. Wird die Hyaluronidase nicht lokal, sondern intravasal dem Tier einverleibt, so wird die Permeabilität der Blutgefäße (nachweisbar an der Quaddelresorptionszeit) wesentlich erhöht, nicht jedoch der Gewebsinnendruck. Auch diese Beobachtung ist für HEITE und KARST ein Hinweis, daß insbesondere die direkte Bestimmung des Gewebsinnendrucks die Viscosität der Cutisgrundsubstanz zu messen gestattet, was mit Hilfe der Beobachtung des Spreading-Effektes nicht ohne weiteres möglich ist.

Untersuchungen über die Einwirkung von *Röntgenstrahlen* auf den Spreading-Effekt hatten widerspruchsvolle Ergebnisse (negative s. PRAYTOR, positive s. PRODI-MICELI). CERTA und HEITE fanden bei Meerschweinchen, daß bei 1000 r Nahbestrahlung der Hautinnendruck bereits nach 2 Std gesunken ist, um nach 24 Std wieder den Ausgangswert zu erreichen und zu halten. Bei 2000 und 4000 r ist das unmittelbare Ergebnis noch deutlicher, aber 7 Tage nach der Bestrahlung ist der Gewebsinnendruck bedeutend erhöht, was wenig verwunderlich ist, da sich jetzt die Haut derb und unelastisch anfühlt und Schädigungen (Erosionen, Epitheliolyse, Nekrosen) diesen hohen Dosen folgen. Zusätzliche Hyaluronidase-Injektionen im Verlauf der Röntgenwirkung setzen in den ersten 24 Std nach der Bestrahlung weiterhin den Hautinnendruck herab, wenn auch weniger als bei unbestrahlten Tieren.

Nach BRAUN-FALCO und WEBER bewirken beim Menschen große intravenöse Gaben von Hyaluronidase nur eine geringe und nur sehr kurzfristige Steigerung der *UV-Licht*-Hautreaktion; Tiere verhalten sich hier ganz anders; darüber hinaus verhielten sich verschiedene Tierarten (Kaninchen, Meerschweinchen, Mäuse) recht unterschiedlich.

Der Gewebsinnendruck ist *altersabhängig* (PELLOIA); beim Säugling im ersten Lebensjahr ist er sehr hoch und sinkt dann ungleichmäßig in den folgenden Jahren ab, im allgemeinen weniger bei der Frau als beim Mann.

Bekanntlich enthalten bestimmte virulente pathogene *Bakterien* (Staphylokokken, Streptokokken, Pneumokokken) „Spreading-Faktoren"; sie schaffen sich also in der Cutisgrundsubstanz ein besonderes permeables Feld. Durch wiederholte steigende Impfungen mit Strepto- oder Staphylokokken kann aber nach DURAN-REYNALS beim Kaninchen die Spreading-Reaktion der Haut herabgesetzt werden (über die Nebennieren? als Manifestation einer Alarmreaktion im Sinne von SELYE?); ähnlich können *Kälte*einwirkungen oder *Traumen* wirken. Ebenso kann einmalige massive Applikation virulenter Staphylokokken an der Kaninchenhaut die Permeabilität der gesamten Hautdecke schlagartig herabsetzen, nachweisbar durch einen verminderten Spreading-Effekt, nachweisbar aber auch am synovialen Gewebe durch verlangsamte Resorption einer in das Gelenk injizierten Flüssigkeit.

Therapeutisch wird die Beeinflußbarkeit der Permeabilität der Cutisgrundsubstanz durch Hyaluronidase-Injektionen bekanntlich benutzt, um die Resorption großer Flüssigkeitsmengen, die subcutan verabfolgt werden müssen, zu fördern. Bei Kaninchen sinkt nach KARST und HEITE der Infusionsdruck, der erforderlich ist, um 0,5 ml physiologischer NaCl-Lösung je Minute in das cutane Gewebe zu pressen, bei Zusatz von Kinetin sofort beträchtlich, wenn auch in sehr verschiedenem Maße, was MERLEN auch beim Menschen nachgewiesen hat.

Weitere therapeutische Anwendung der Hyaluronidase in der Dermatologie zur Beseitigung von mechanisch bedingten Ödemen z.B. vor der Resorption einer Paraphimose (RATLIFF), zur Beseitigung von Lymphödemen (SCHWARTZ), zur Auflösung der Grundsubstanz bei noch nicht veralteten Keloiden (BRAUN-FALCO, WEBER) oder bei Elephantiasis (BORELLI) oder bei den mucinösen Infiltraten des prätibialen circumscripten Myxödems (KAMINSKY, SEWINSKY und KAPLAN).

D. Trennung einzelner Hautschichten

Allgemeines

So selbstverständlich die Zweiteilung der Haut in Epidermis und Corium („Cutis") für den Dermatologen ist, so wenig wird oft genug bei experimentell-physiologischen, insbesondere analytischen Untersuchungen beachtet, daß es sich um zwei entwicklungsgeschichtlich, allgemein-histologisch, cytologisch wie biochemisch völlig unterschiedliche Strukturen handelt. Die Folge summarischer „Hautanalysen" sind irreführende oder nicht verwertbare Ergebnisse. Allerdings war bis 1942 lediglich das Essigsäureverfahren (neben Macerationsmethoden [s. S. 31] und der mühsamen und unvollkommenen Gefrierschnitt-Technik) zur Trennung der Epidermis vom Corium bekannt (vgl. SCHIELEIN 1934), wenngleich MENSCHEL bereits (1925) durch seine Quellungsstudien, PATZELT (1926) durch Anwendung von Trypsin den Grundstein für den Ausbau rationeller Trennverfahren gelegt hatten. Wegen unübersehbarer Auslaugungsprozesse ist dieses Verfahren für analytische Zwecke nur sehr beschränkt anwendbar. In der auffallend späten Aufdeckung rationeller schonender Verfahren der Epidermis-Cutis-Trennung mag so andererseits *ein* Grund der bedauerlichen Tatsache zu suchen sein, daß die „Haut" als das seitens der Biochemie und verwandter Forschungsrichtungen wohl am wenigsten bearbeitete Organ bezeichnet werden muß.

Die Gliederung des hier zu behandelnden Stoffes ist insofern nicht einfach, als das so sinnfällige Phänomen der spontanen, pathologischen oder experimentell induzierten *Blasenbildung* intra- oder interstrukturelle Aufhebung der Gewebskontinuität voraussetzt, sind Blasen doch nichts anderes als mit „Gewebsflüssigkeit" im allgemeinen Sinne angefüllte Spalträume, d.h. optisch eindrucksvolle Sekundäreffekte. Ihre Entstehung ist im allgemeinen an ein intaktes Gefäßsystem gebunden, das einen mit zunehmender Blasengröße asymptotisch an 100% heranreichenden Anteil der Blasenflüssigkeit liefert. Strukturtrennung ist sowohl in vivo wie in vitro möglich, Blasen aber werden im allgemeinen nur in vivo gebildet, es sei denn, der Begriff „Blase" wird so weit ausgeweitet, daß man auch die Folgen exogener, unphysiologischer Einschleusung beliebiger Flüssigkeiten in vivo oder in vitro in Gewebsspalten unter „Blasen" subsummiert.

Während eine nicht alterierte Capillare ein Plasmafiltrat mit nur größenordnungsmäßig 0,2—0,7% Eiweiß durchläßt (s. Beitrag KALKOFF, Erg.-Bd. I/4), haben zahlreiche Gesamteiweiß- und Pherogramm-Analysen im Blaseninhalt einen offensichtlich aus dem Capillarsystem stammenden Eiweißgehalt bei vesiculösen und bullösen Dermatosen zwischen 2,3 und 6% Eiweiß ergeben, was in erster Annäherung einer Exsudat-Komponente von 45—100% entsprechen mag (BURBACH 1960, dort auch Lit.). Exogen-traumatische Liberierung aktiver Proteasen, die ihrerseits leukotaktisch wirken und capillarschädigende Polypeptide freisetzen, sieht BURBACH 1960 als den *einen* Weg des Mechanismus der Blasenbildung an.

Daß Proteasen in Extrakten menschlicher Haut, und zwar nur in solchen der Epidermis, aktuell vorhanden sind, hatten WELLS und BABCOCK (1953) nachgewiesen; ob diese identisch sind mit bei der Erwärmung auftretenden Protease, blieb fraglich. Daß Proteasen durch Erwärmung aus der ganzen Haut (also nicht nur aus der Epidermis) gewonnen werden können, hatten R. A. PETERS und BELOFF (1945) an Rattenhaut gezeigt; die Möglichkeit, daß Proteasen bei der Blasenentstehung wirksam sind, ist demnach gegeben, besonders da die Beloff-

Peterssche Hautprotease, eine Endopeptidase, auch — wenn auch nur in geringen Mengen — in der menschlichen Epidermis von PASCHOUD, SCHMIDLI und W. KELLER (1955) gefunden wurde.

Ebenso wies BURBACH (1957) in steril gehaltener, operativ gewonnener menschlicher Mammahaut eine Epidermisprotease nach, und zwar nicht nur fermentchemisch, sondern auch durch Injektion von Extrakten dieser Epidermis in andere Haut, wobei bei Kadaverhaut zweimal subepidermale Spaltungen erzielt werden konnten.

Es sei allerdings nicht verschwiegen, daß bei postoperativ lebender Haut solche Spaltbildungen *bereits durch das Extraktionsmedium* allein (KCl in Phosphatpuffer) hervorgerufen werden konnten. Mit aus der Epidermis gewonnenen Proteasen ist es also mit Regelmäßigkeit noch nicht gelungen, experimentell Akantholyse oder Blasenbildung zu erzeugen.

Andererseits scheinen nach BURBACH (1961[1]) mit der Oberfläche der Epidermis in Kontakt stehende chemische Substanzen nach Maßgabe ihrer Hemmwirkung auf Fermente, die den Energieumsatz der lebenden Epithelzelle steuern, Blasenbildung zu induzieren (s. unten). SPIER u. Mitarb. (1952) sahen Aufhebung des Epithelzell-Dissoziationseffektes von Salzlösungen auf überlebende Haut in vitro durch vorhergehende ,,Abtötung'' mittels HCN-Gas. Darüber hinaus wird der Separationseffekt von Vesikantien durch vorhergehende HCN-Einwirkung sowie Einfrierung gehemmt (BURBACH 1961). Blasenbildung setzt mithin ,,lebendes'' Epithel voraus. Andererseits tritt bei Aufbewahrung überlebender Haut in einer Stickstoff-Atmosphäre Corium-Epidermis-Trennung *spontan* ein (BURBACH); Separierung durch definierte Salzlösungen wird durch vorhergehende Tiefgefrierung nicht gehemmt (FELSHER) — Hinweise, wie vielschichtig die Probleme der Spalt und Blasenbildung sind.

Die *allgemeine* und *spezielle Histogenese* vesiculöser oder bullöser *Dermatosen* wird von STEIGLEDER (d. Hdb., Erg.-Werk Bd. I/2) bzw. LEVER (d. Hdb., Erg.Werk Bd. II/2), die *Biochemie* der Blasenbildung von LEONHARDI (d. Hdb., Erg.Werk Bd. I/4) dargestellt. In diesem Beitrag liegt der Akzent eindeutig auf Darstellung der Methodik der experimentellen Trennung einzelner Hautschichten in vitro und in vivo; die Blasenbildung wird nur insoweit berücksichtigt, als sie unter genügend exakt physikalisch definierbaren Einwirkungen erfolgt. Naturgemäß sind Überschneidungen nicht ganz zu vermeiden.

I. Epidermis-Corium-Trennung; Retecytolyse
1. Mechanische Trennung

Abscherung. VAN SCOTT zeigte 1952, daß man verhältnismäßig einfach eine Spaltung von Epidermis und Cutis erreichen kann. Ein 0,5—1,5 cm breites Hautstück wird zunächst von subcutanem Fett befreit, dann manuell auf das $1^1/_2$- bis 2fache gedehnt und in diesem Zustand auf einem leicht konvex gebogenen Brett befestigt.

Es gelingt dann unschwer, mit Hilfe einer Pinzette die Epidermis abzuziehen, nachdem man zunächst mit einer Rasierklinge ein Ende der Epidermis freigelegt hat und auch weiterhin mit der Klinge gelegentlich fester anhaftende Stellen löst.

Vermutlich spielen dabei *scherende Kräfte* eine Rolle, insofern die Verzahnung von Reteleisten und Papillen durch den Zug abgeflacht wird oder aber die Basalmembran ist weniger dehnbar als die Epidermis bzw. Cutis. VAN SCOTT erörtert als dritte Möglichkeit, daß die Basalmembran durch die Streckung so verdünnt wird, daß ihre Adhäsionskräfte nachlassen. Ein Vorteil dieser Methode besteht darin, daß sie auch bei Temperaturen nahe 0⁰ durchgeführt werden kann.

Bei kleineren Hautstücken kann man naturgemäß mit dem Skalpell nachhelfen (TABACHNIK 1959).

Unterdruck. Die Epidermis kann von der Cutis durch *Zug (Druckverminderung)* abgelöst werden. BLANK und MILLER (1950) banden Haut*läppchen* über das weite

Ende eines Trichters, dessen Auslauf mit einer Wasserstrahlluftpumpe verbunden und unter Druck gesetzt wurde. Bei nach innen gekehrter Epidermis tauchte die Cutis in Ringerlösung ein; nach einiger Zeit bilden sich bei einem Unterdruck von etwa 150 mm Hg (= etwa 0,2 Atm.) Blasen auf der Epidermis. Bei 10 mm Hg setzt Blasenbildung (auf excidierter Abdominalhaut) bereits nach 15—20 min ein. Exakte Corium-Epidermis-Trennung konnte histologisch verifiziert werden. — Bei Kaninchen, d.h. bei Tierhäuten mit dicht stehenden Haarfollikeln, führt auch starker Unterdruck (10 mm Hg) zur Rißbildung in der Epidermis, d.h. nicht zu einer Abhebung größerer Epidermisflächen. Burbach (1957) konnte bei 125 mm Hg nur bei etwa 50% seiner Versuche mit dieser Methode Separierung erzielen.

Am Lebenden versuchte Bielický die absolute Größe des zu einer Blasenbildung erforderlichen mechanischen Insults zu bestimmen, und zwar mit einer Saugglocke, wie sie von Hecht zur Messung der Capillarresistenz empfohlen wurde. Während bei normalen Personen bei einem Unterdruck von 50 mm Hg in 30 min nie eine Blase entstand, traten solche bei Kranken auf, die an *Epidermolysis bullosa, Pemphigus, Senear-Usher-Syndrom* litten, auch gelegentlich bei einer *Dermatitis herpetiformis*. Die Ergebnisse dieser verhältnismäßig groben Methode fielen aber regionär, wie zu verschiedenen Zeiten, unterschiedlich aus.

An symmetrischen Hautstellen waren die Unterschiede nicht erheblich, so daß hier Vergleichsuntersuchungen unter verschiedenen Bedingungen möglich waren; dabei ergab sich, daß bereits Einfetten der Haut bei einem Kranken mit Senear-Usher die Neigung zur Blasenbildung herabsetzte; die erforderliche Zeit der Saugglockeneinwirkung stieg dann fast auf das Doppelte.

2. Thermische Trennung

Nach Baumberger, Suntzeff und Cowdry (1942) läßt sich die Epidermis vom Corium durch Kontakt einer auf etwa $+50^0$ erwärmten Metallplatte mit excidierter Menschenhaut nach etwa 2 min glatt abtrennen. Die bei $48,2^0$ noch unvollkommene Separierung wird bei $49,2^0$ plötzlich vollständig. Die Autoren führen diesen Effekt auf eine thermische Erweichung des Kollagens zurück. Da naturgemäß die aktuelle Temperatur im Bereich der *Basalmembran* entscheidend ist, spielen bei dem auch bei Tierhäuten ohne weiteres auslösbaren Phänomen, insbesondere bei in vivo-Trennung, mehrere Faktoren eine Rolle:

a) Temperatur der exogenen Wärmequelle, b) deren Wärmeleitfähigkeit λ (die bekanntlich der elektrischen Leitfähigkeit etwa proportional ist), c) der λ-Wert der der Basalmembran vorgeschalteten Epidermis, d) Intensität des Wärmeabtransportes jenseits der Basalmembran, *in vitro* naturgemäß von dem λ-Wert des Coriums abhängig, zu dem *in vivo* bei nicht allzu hohen Drucken der Einfluß des konvektiven Wärme-Abtransportes durch Blutcapillaren, evtl. auch Lymphe hinzukommt.

Spielt sich das Phänomen der thermischen Separierung schon extra corpus in einem heterogenen System von etwa 4 in den Wärmefluß hintereinander geschalteten Strukturen mit unterschiedlicher Wärmeleitfähigkeit (λ) bzw. Wärmewiderstand ($1/\lambda$) ab, ist mithin quantitativ schwer berechenbar, so dürfte unter in vivo-Bedingungen die Verwebung physikalischer Faktoren mit den Auswirkungen histologischer Struktureigenschaften, der Hämodynamik usw. derart unüberschaubar sein, daß rationelle, auf Formeln zu bringende Regeln kaum aufzustellen sein werden. (Bezüglich der Vielschichtigkeit der Wärmefluß- und Temperaturprobleme sei auf Hensel 1952 verwiesen.)

Thermische in vivo-Trennung ermöglicht die Gewinnung einer recht sauber isolierten überlebensfähigen Epidermis (O_2-Aufnahme s. Baumberger u. Mitarb.). Wird die Epidermis nicht sofort vom Corium abgehoben, so lagert sie sich wieder fest an, es sei denn, die thermische Schädigung des Coriums ist so beträchtlich, daß es zur Blasenbildung, d.h. zu einer *Verbrennung II. Grades* kommt. Sehr bemerkenswert ist die empirisch gesicherte Tatsache, daß bei einer zur passageren Ablösung ausreichenden Wärmestrom-Intensität bzw. einem adäquaten Temperaturgefälle die spontan wieder angelagerte Epidermis keinen nennenswerten Schaden, das Corium hingegen Symptome lang anhaltender thermisch-toxischer Schädigung zeigt. Die thermische Separierung in vivo ist im Grunde nichts anderes als die passagere (vielleicht deswegen erst 1942 [!] entdeckte) primäre Phase, besser: als ein nur *unter* der Wärmeeinwirkung selbst zu beobachtendes Phänomen im Rahmen der Symptomatik einer *Verbrennung I. Grades* sensu strictiori.

Es ist empfehlenswert, in der Praxis als Wärmequelle Metalle hoher Leitfähigkeit, z. B. dickere Kupferplatten, zu nehmen, von denen alle Flächen mit Ausnahme der polierten Kontaktfläche mit hitzebeständigem und wärmeisolierendem Asphalt-Lack überzogen sind. Durch längeres Verweilen in einem Thermostaten-Wasserbad mit Umlauf läßt sich die Platte exakt auf jede beliebige Temperatur erwärmen. Naturgemäß ist der Temperaturabfall im Versuchszeitraum mit einem Thermoelement zu kontrollieren. Der Kontakt einer gut leitenden Metallmasse ist bereits weit unterhalb der „kritischen" Temperatur von 49,2° äußerst schmerzhaft!

BAUMBERGER u. Mitarb. geben auch Versuchsanordnungen an, bei denen (im allgemeinen wohl unbedeutende) Austrocknung der Epidermis *während* der Abtrennung vermieden werden kann. — *Nach* Abtrennung ist die Epidermis naturgemäß vor Wägung in einer feuchten Kammer aufzubewahren, um grobe gravimetrische Fehler zu vermeiden.

PH. KELLER hatte übrigens schon 1928 gezeigt, daß bei Wärmebestrahlungen mit Infrarot-Lichtquellen oder Solluxlampen ein *Verbrennungsschmerz* bei einer Hauttemperatur von mehr als etwa 44—48° aufzutreten beginnt, daß dieser Schmerz aber erträglich bleibt, besonders wenn die wärmebedingte Beschleunigung der Blutzirkulation einsetzt. Wird jedoch für etwa 15 min die Bestrahlung derart durchgeführt, so haben sich manchmal bereits schlaffe Brandblasen auf der Haut gebildet.

BURBACH erzeugte 1957 im Selbstversuch Brandblasen durch Anwendung eines Apparates, dessen Kontaktfläche durch fließendes Wasser konstant auf 60° gehalten wurde. Etwa $1^1/_4$ Std nach einer Applikation von 30 sec Dauer traten die ersten kleinen Bläschen auf, die in einer weiteren Stunde zu einer großen Blase konfluierten. Der Blasenbildung vorangegangen war eine heftig schmerzende hyperästhetische Zone.

3. Epidermis-Corium-Trennung
und Retecytolyse durch Neutralsalz-Lösungen, Alkalien und Säuren

Schon um 1890 fand HOFMEISTER die nach ihm benannte *lyotrope Reihe* des Einflusses von Neutralsalz-Lösungen (2 n) auf das Ausmaß der Schwellung von Gelatine. Die Anionenreihe lautet: (Perchlorat >) Thiocyanat > Jodid > Bromid > Chlorid > Acetat > Sulfat > Citrat. Für *Kationen*: Calcium > Lithium > Natrium > Kalium.

Ferner ist mehr oder weniger regelmäßig zu beobachten:

Die Schwellung ist im p_H-Bereich des *isoelektrischen Punktes* (I.P.) am geringsten. Der I.P. liegt bei Gelatine und Kollagen etwa bei p_H 5.

Säuren und insbesondere Basen führen als solche zur Quellung und Strukturauflösung, wobei jedoch die Art des jeweiligen An- bzw. Kations ebenfalls von Einfluß ist.

Salzzusatz zu Säuren und Alkalien erniedrigt, Zusatz im I.P.-Bereich erhöht das Quellungsausmaß.

Neutralsalz-Lösungen sind hinsichtlich Umwandlung (von Gelatine und Kollagen) von dem Gel- in den Sol-Zustand wirkungsvoller als Säuren und Basen.

Diese Erkenntnisse der Eiweißchemie usw. zur Bearbeitung des Problems der Epidermis-Corium-Trennung herangezogen zu haben, ist das Verdienst von BAUMBERGER (1942), sowie insbesondere von FELSHER (1947), nachdem schon MENSCHEL (1925) recht ausgedehnte Untersuchungen über den Säuren- und Alkalien-Einfluß auf Nägel, Haare und auch Epidermis (insbesondere solche mit

Tabelle 2. *Versuchsbedingungen der Epidermis-Corium-Trennung*
1. Nach BAUMBERGER u. Mitarb. (1942), 2. FELSHER (1947), 3. STARICCO u. PINKUS (1957),
4. OBERSTE-LEHN (1953), 5. HOLLO u. Mitarb. (1956/58). Einzelheiten und weitere Ergebnisse
bei den genannten Autoren.

Autor	Lösung	pH	Temperatur	Expositionszeit	Trennung	Schwellung (Corium)	Bemerkungen
1.[a]	NH$_4$OH 1 n	11,3	Z.T.	20 min	total		
	NH$_4$OH 1 n:NH$_4$Cl 1 n 7:3	9,7	?	20—60 min	subtotal[d]		37% O$_2$-Aufnahme[c]
	NH$_4$OH 0,32 n („isoosmotisch")	11,0		20—35 min	total, leicht		Auch in vivo nach 35 min reversibel abzutrennen (Ratte), O$_2$-Aufnahme etwa 14%[c]
	N(CH$_3$)$_3$ 1 m	11,0		60 min	total		
	Na$_2$CO$_3$ 1 n	10,3		40—50 min	total		
	Na$_2$CO$_3$ 0,1 m	10,2		2 Std 45 min	total		
	Na$_2$HPO$_4$ 0,1 m	9,6		19 Std	kaum		
5.	KOH 1 n	„14"			total		KOH schneller als NH$_4$OH
	NH$_4$OH 1 n	11,3					
2.[b]	NaOH 0,01 n	12	20°	1 Std	total	4+	
	NaOH 0,01 n in 2 n NaCl	12	20°	2 Std 45 min	schwierig	2+	
	NaOH 0,0001 n	10	20°	2 Std 45 min	total	3+	
	NaOH 0,0001 n in 2 n NaCl	10	20°	7 Std	total	2+	
	Ca(OH)$_2$ halbgesättigt	12			unvollständig	1+	
1.[a]	HCl 1 n	0		40 min	total		
	HCl 0,1 n in 1 n NaCl	1		25 Std	keine		
2.[b]	Essigsäure 0,1 n	2,8	4°	2 Std	total, leicht	4+	reversibel (in vitro). Dopa-Reakt. Ø[3])
	Essigsäure 0,1 n in 2 n NaCl	2,6	4°	24 Std	keine	1+	
	Essigsäure 0,0001 n	5,7	4°	24 Std	keine	1+	
	Essigsäure 0,0001 n in 2 n NaCl	5,8	4°	3 Std	total, leicht	3+	
	NaSCN 2 n	6,8		5 min	total	4+	
	NaJ 2 n	6,8		14 min	total	4+	Dopa-R. mäßig[3])
	NaBr 2 n	6,8		25 min	total	4+	Dopa-R. gut[3])
	NaCl 2 n	6,8		6 Std	total	3+	
	Acetat, Citrat, Sulfat 2 n			24 Std	keine		
3.[a]	Thiosulfat 1 n		Z.T.				
	Dichromat 2 n						
4.[a]	Aqua dest.	(7)	20°	4,4 ± 0,14 Tage	total (spontan)		[4]) auch in Citronen-, Phosphat-, Borsäure-Puffer, Hyaluronidase, Conteben, Germanin. 0,01—5% Antipyrin hemmt
	NaCl 0,9%	7	20°	3 ± 0,23 Tage	total (spontan)		
2.[b]	CaCl$_2$ 2 n	6,8		1 Std 15 min	total		

[a] Menschenhaut.   [b] Hautstücke vorher bei −40° aufbewahrt.   [c] Gegenüber mikrotomgetrennter Epidermis (Ratte).   [d] Basalreihe vorwiegend am Corium adhärierend.

starker Hornschicht) durchgeführt hatte, und auch seitens der Leder- und Woll-Chemie eingehend auf diesem Gebiete gearbeitet worden war.

Einzelheiten und Autoren bei EICHLER (1950), BLIX, FELIX, GRASSMANN u. TRUPKA (1951), FELSHER bei ROTHMAN (1954), STÜPEL u. SZAKALL (1957).

Die für die *Epidermis-Corium-Trennung wichtigsten Befunde* sind in der Tabelle 2 zusammengestellt.

Bei diesem Trenneffekt handelt es sich nicht — oder jedenfalls nicht in erster Linie — um die Auswirkung einer quantitativ dissoziierten Quellung von Epidermis und Corium, vielmehr um eine (weitgehend) reversible Gel→Sol-Umwandlung (Peptisation) in der Sphäre der „Basalmembran" (FRIEBÖS 1921), wie FELSHER überzeugend belegen konnte. Hinsichtlich Einzelheiten des Aufbaues usw. der Basalmembran muß auf die einschlägigen Beiträge im Erg.-Bd. I/2 verwiesen werden.

In Anbetracht der zahlreichen variablen Faktoren:

Wasserstoff-Ionen-Konzentration
Neutralsalzkonzentration
Stellung der Kat- und Anionen in der Hofmeisterschen Reihe
Temperatur
Zeitdauer der Einwirkung
ionencharakteristische Geschwindigkeit des Eindringens in den Ort der Zell- oder Strukturdissoziation

aber auch *Einfluß der Ionen auf die (Über-)Lebensfähigkeit von Epidermis und Corium*

ist es Erfahrungsgut, d. h. nicht (genügend) a priori zu postulieren, ob eine gegebene Lösung in vivo oder in vitro glatte subepidermale Trennung bei zumindest histologisch nicht nachweislicher Epidermis-Alteration bedingt, oder aber eine solche im Zellepithel selbst. Letztere kann wiederum nach Art blander „*Retecytolyse*" (MENSCHEL-UNNA) verlaufen oder „*Akantholyse*", d. h. Colliquation der Intercellularbrücken bedingen. Diese scheinen z. B. gegenüber hochkonzentrierten LiBr-Lösungen recht resistent zu sein (STEIGLEDER u. WEAKLEY 1961). Bei Kaliumsalzen in zu „physiologischer" NaCl-Lösung isomolaren Konzentrationen steht das Ausmaß der Retecytolyse in befriedigender Korrelation zur Hofmeisterschen Anionen-Reihe (SPIER u. Mitarb. 1952). Halbgesättigtes Kalkwasser führt zu entfernt Pemphigus-artiger Separierung oberhalb der Basalschicht (FELSHER) usw. Hingewiesen sei, daß für das Zellepithel etwa 2% NaCl isoton sein mag (SZAKALL).

Nach *Eiweiß-Denaturierung* durch Lipidlösungsmittel, Formol usw. tritt Quellung und Peptisation unter nicht zu extremen Bedingungen nicht mehr auf. Es genügt aber schon die vorhergehende Einwirkung eines nicht primär eiweißdenaturierenden Agens, wie gasförmiger Blausäure, zur Verhinderung vieler Ionen-Effekte (s. oben).

4. Trennung durch fermentblockierende Substanzen

BURBACH (1961[1]) prüfte etwa 40 chemische Substanzen in vivo und an überlebender Tier- und Menschenhaut auf ihre Fähigkeit, Epidermis-Corium-Trennung in vitro bzw. Blasenbildung in vivo zu induzieren. Die als aktiv befundenen Substanzen sind auf Tabelle 3 zusammengefaßt. Ohne auf Einzelheiten hier eingehen zu können, sei die Auffassung des Autors referiert, daß es sich um Folgen von *Fermenthemmungen* handelt. Inhibitoren des *Brenztraubensäure-Oxydase-Systems* sind z. B. *Lewisit, Phenylmercuriacetat, Allylsenföl, Crotonaldehyd, α-Chloracetophenon. Fluoressigsäure, o-Phenanthrolin* und *α,α-Dipyridyl* hemmen *Aconitase, Jodacetamid* hemmt *Phosphoglycerinaldehyd-Dehydrogenase*, d. h. ein glykolytisches Ferment. *Dinitrophenol* andererseits hebt die normalerweise bestehende Kupplung zwischen Atmungskette und Phosphorylisation auf usw.

Tabelle 3. *Chemisch induzierte Spalt(blasen)bildung* (Burbach 1961[1])

Bei den in vitro-Versuchen wurden etwa 1×1 cm große Hautstückchen 1 Std post op. mit der betreffenden Salbe epicutan beschickt und 18—24 Std in Petri-Schälchen bei 37^0 inkubiert.

Substanz	Vehikel	Konzentration %	Menschenhaut in vivo	Menschenhaut in vitro	Tierhaut in vivo	Tierhaut in vitro
Allylisothiocyanat	A.l.	50	1) +	+	+	+
x-Chloracetophenon	A.l.	5—10	1) +	+	+	+
β-Chlorvinyldichlorarsin	A.l.	5—10	1) +	+	+	+
Crotonaldehyd	A.l.	5—10	1) +	+	+	+
Dinitrophenol	A.l.	5—10		±	±	+
α,α-Dipyridyl	A.l.	5		+	±	+
Äthylcarbamat	A.l.	10		+	±	+
	w.L.	10			−	
Fluoressigsäure	A.l.	5—10		+	+	+
Jodacetamid	A.l.	5—10		+	+	+
o-Phenanthrolin	A.l.	10		±	+	
Phenylmercuriacetat	A.l.	10		+	+	
	w.L.	0,15	+		−	
Phlorrhizin	A.l.	5—10		+	±	

1) Nach Angaben der Literatur. A.l. = Adeps lanae. w.L. = wäßrige Lösung.

Bemerkenswert ist ferner, daß separierende Substanzen fast durchwegs *lipid-löslich* sind. Konzentration, Art des Vehikels, Expositionsdauer sind naturgemäß von bedeutendem Einfluß. *Keine* der geprüften Substanzen zeigte unter den gewählten Versuchsbedingungen einen akantholytischen Effekt. Dem *Cantharidin* kommt demnach eine Sonderstellung zu (s. S. 26).

5. Fermentative Trennung

1941 erzielte Medawar die Ablösung der Epidermis vom Corium durch einstündige Inkubation von Haut in einer 0,5%igen Lösung von Handels-Trypsin in Tyrode-Lösung bei 37^0. Der Autor nahm Einwirkung einer in (Pankreatin und) Roh-Trypsin enthaltenen *Elastase*-Komponente auf diejenigen elastischen Fasern an, die, vom Corium heraufkommend, die Basalmembran fixieren. Die elastolytische Aktivität wurde von Balo und Banga an der Aorta bestätigt (1950), und auch Cooper (1958) unterstellt die Richtigkeit dieser Elastase-Theorie. Szabó (1954, 1955, 1957) hat die Trypsin-Methode weiterhin verbessert.

Fan (1958) konnte allerdings zeigen, daß auch gereinigtes bzw. kristallisiertes Trypsin (Difco bzw. Worthington) ebenfalls Epidermis-Corium-Separierung hervorzurufen vermag.

Fan benutzt eine 0,1%ige Lösung von kristallisiertem Trypsin in folgendem Medium: NaCl 0,042%, KCl 0,42% $CaCl_2$ 2% (!), $NaHCO_3$ 0,15%, Glucose 0,1%. Die Epidermis ließ sich von Hautstückchen von Meerschweinchenohren, in diesem Medium bei 40^0 inkubiert, nach 30—40 min ablösen.

Da von Leerkontrollen, d. h. vom Verhalten der Haut im Medium ohne Ferment nichts verlautet, muß die Frage wohl noch offen bleiben, ob der Elastasegehalt von Trypsin eine Rolle spielt oder nicht.

A. Scott (1958) arbeitete mit einer verwandten Endopeptidase, dem *Chymotrypsin*, und fand, daß herausgestanzte kleine Hautstückchen in einer Ringerlösung mit 0,1% Chymotrypsin 75 min bei 37^0 inkubiert in der Mehrzahl (in 75%) eine Veränderung der Epidermis-Cutis-Grenze zeigten; Haut älterer Personen schien widerstandsfähiger zu sein. Bei Abstufung der Versuchsbedingungen erwies sich histologisch zuerst die intercelluläre Substanz (Grundsubstanz) zwischen den Stachel- und den Basalzellen betroffen; bei stärkerer Einwirkung trat eine echte Spaltung zwischen Epidermis und Cutis auf (gleichzeitig mit einer positiven Schiff-Färbung der Basalmembran als Zeichen ihrer Depolymerisation); stärkste Einwirkung führte zu einer Veränderung der Grundsubstanz der Cutis mit Zellzerstörung und Zerfall der Fasern. Applikation einer 1% Hydrocortison-salbe (im O/W-Zustand) auf die Haut vor der Ausstanzung für 4 Std setzte die Fermentwirkung etwas herab. — Allerdings konnten auch bei Inkubation der Haut im *Leer-Medium*, d.h. Kontrollansätzen *ohne* Enzym ebenfalls Spaltungs-erscheinungen beobachtet werden, wenn auch erst bei einer längeren Inkubations-zeit, z.B. bei Ringerlösung in 4 Std (SCOTT), ebenso KCl-Lösung in Phosphat-puffer oder auch KCl-Lösung allein oder hypotonische NaCl-Lösung. Wenigstens waren das die Ergebnisse bei postmortal noch lebender Haut (d.h. innerhalb der ersten Stunden oder Tage nach einer Operation); bei sicher toter Haut treten die Spaltbildungen unter diesen Versuchsbedingungen nicht mehr auf (s. S. 19, 31).

6. Vergleich der verschiedenen Trennverfahren

OGURA, KNOX und GRIFFIN (1960) trennten die Epidermis von autoptischem, bis zur Verarbeitung eingefrorenem Hautmaterial fermentativ (JULIN), durch Wärmeeinwirkung (BAUMBERGER), n/1-NH_4OH (BAUMBERGER), sowie mechanisch (VAN SCOTT) und bestimmten den Gehalt an SH-Gruppen amperometrisch in den so auf verschiedenen Wegen isolierten, im übrigen aber identischen Epidermis-stückchen. Auf Grund ihrer Ergebnisse (die allerdings nicht sehr unterschiedlich waren) empfehlen die Autoren die Ammoniak-Methode, gegebenenfalls nach Auf-bewahrung der Haut in eingefrorenem Zustand, als Methode der Wahl, falls Separierung aus äußeren Gründen nicht mechanisch erfolgen kann.

Nach Aceton-, Äther-, Alkohol-, Formol- usw. -Konservierung gelingt die Trennung mit den bekannten Methoden nicht oder nur sehr unvollkommen.

Dem Dermatologen wie auch jedem Forscher, dem die Epidermis (oder das reine Corium) als Objekt seiner Untersuchungen dient, kann mit OGURA nur dringend empfohlen werden, sich vorher eingehend zu überlegen, welche Trenn-methode im Rahmen seiner Untersuchungen den Vorzug verdient. Wenn immer möglich, sollten einige Kontrolluntersuchungen mit nach VAN SCOTT separierter, d.h. durch abscherende Überdehnung bei $+4^0$ bis Zimmertemperatur gewonnener Epidermis mitlaufen, da dieses Verfahren nur bei Lipidanalysen (durch die Gefahr des Hineinpressens nicht radikal entfernter Fettgewebsreste) etwas heikel ist, im übrigen aber das am wenigsten veränderte Epidermismaterial liefert. Grundsätzlich sollte ferner bei jeder Methodik einwandfreie Trennung histo-logisch ad hoc gesichert werden.

II. Artifizielle Blasenbildung

1. Akantholytische Blasen

Die Unterteilung der Blasen in *akantholytische* Blasen und *Spaltblasen* (Näheres s. STEIGLEDER, Erg.-Bd. I/2) hat sich bekanntlich als ein sehr wichtiges noso-logisches Kriterium insbesondere für den *Pemphigus vulgaris* (P.v.) erwiesen, für dessen Diagnose seit CIVATTE (1943) der Nachweis einer Akantholyse gefordert wird. Letztere ist zwar jetzt als für den P.v. pathognomonisch anerkannt, ist aber insofern nicht spezifisch für diese Dermatose, als z.B. die *Cantharidin-Blase* histologisch nicht von der des P.v. zu unterscheiden ist. Cantharidin ist die wirksame Noxe in blasenziehenden Insekten, von denen es allein in den USA mehr als

200 Arten gibt (SWARTS-WANNAMAKER 1946); in Südeuropa ist es hauptsächlich die Spanische Fliege (Lytta vesicatoria). Nach Cantharidenpflaster oder gleichmäßiger nach frisch bereiteter 0,5% Cantharidinsalbe, die für 6—8 Std appliziert wird, tritt zunächst eine schmerzhafte Rötung auf und nach weiteren 6 Std eine Blase, die sich nach und nach mehr oder minder stark füllt. Nach BURBACH ist die Blasenbildung temperaturabhängig; auf frisch exzidierter Haut bildet sich die Blase bei 37° in 8 Std, bei 4° dagegen überhaupt nicht. Die Blasenbildung setzt eine Sauerstoffatmosphäre voraus und intakte Energievorgänge, fällt also bei sicher abgetöteter Haut aus (BURBACH 1961[2]).

Nach ALLISON und BETTLEY fallen Cantharidin-Blasen bei Patienten mit „atopischem" Ekzem *(spätexsudativem Ekzematoid Rost)* besonders groß aus, und zwar an anscheinend normaler Haut. Patienten mit *seborrhoischem Ekzem* oder mit *Urticaria* verhalten sich jedoch normal.

Die Bildung von Blasen durch Cantharidenpflaster ist eine altbekannte Methode der „Ableitung auf die Haut", z.B. bei rheumatischen Erkrankungen (ASCHNER). Mit dem Blaseninhalt lassen sich nach KÖNIGSTEIN-URBACH Antikörper ebenso übertragen wie mit Serum nach PRAUSNITZ-KÜSTNER, was HAXTHAUSEN (1949) in Zweifel setzte, EPSTEIN und KLIGMAN (1957) aber neuerdings wieder wahrscheinlich machen konnten (s. STÜTTGEN, Erg.-Bd. I/3). Eine intramuskuläre Injektion von Blaseninhalt, wie gelegentlich empfohlen wird, vermag wahrscheinlich nicht nur unspezifische, sondern auch spezifische Wirkungen, gegebenenfalls mit therapeutischem Vorteil hervorzurufen.

Die Bildung einer Cantharidenblase erfolgt intraepidermal; der *Tzanck-Test* des Blasengrundes ist positiv wie bei einer Pemphigus-Blase; es finden sich ballonierend degenerierte Epithelien auch im Zellverband (STEIGLEDER), besonders stark in den Blasen der Patienten mit „atopischem" Ekzem (ALLISON). Das weist auf eine Schichtenbildung in der Epidermis durch Akantholyse hin (entsprechend den histologischen Feststellungen von UNNA 1878 und TOUTON 1882) — jedenfalls ist das der regelmäßige Befund bei Hautgesunden.

Bei Patienten mit *Dermatitis herpetiformis* ruft Cantharidin eine subepidermale Blase hervor (STÜTTGEN). Bei *Erythema exsudativum multiforme* entstehen sowohl intra- wie subepidermale Blasen, aber ohne Akantholyse (BRENNAN). Hier handelt es sich demnach um eine Wirkung nach Art einer isomorphen Reaktion, d.h. eines Koebnerschen Reizeffektes. Sowohl die Bildung einer Cantharidinblase wie die bullöse Reaktion einer *Dermatitis herpetiformis* auf oral verabfolgtes *Kaliumjodid* wird durch Vorbestrahlung mit UV-Licht gehemmt (PH. KELLER).

Nach STOUGHTON u. Mitarb. (1959) setzt Cantharidin in vitro einen enzymatisch akantholytisch wirkenden Faktor in der Haut frei, der interessanterweise ebenso durch Hydrocortison inhibiert werden kann wie durch Spuren von Arsenoxyd. Die Verff. sehen darin eine Möglichkeit, die gelegentlichen Heilerfolge der Fowlerschen Lösung bei Pemphigus vulgaris zu erklären.

Wird nach Entfernung einer Cantharidenblasendecke der Blasengrund mit Hyaluronidase (1 E Kinetin) unterspritzt, so läßt sich mit einer Saugglocke ihm das 2—4fache an Flüssigkeit entziehen als ohne Unterspritzung (BARTELHEIMER). Dasselbe fand BURBACH nach Benetzen des Blasengrundes mit Hyaluronidase oder mit Trypsin-Lösung; BURBACH sieht darin eine Einwirkung auf die noch an der Cutis verbliebene Basalmembran.

Ebenfalls auffällige Akantholyse (neben einer Trennung der Epidermis von der Cutis) fanden STOUGHTON u. NOVAK 1956, wenn die Haut einige Minuten auf 55° erhitzt und dann 24 Std bei 37° belassen wird; ohne eine solche Inkubation, also sofort nach der Erwärmung, war noch keine Akantholyse zu beobachten; sofortige Zellschädigungen treten erst bei einer Erwärmung auf 65° auf. War die Haut vor der Erwärmung mit Metall-Lösungen durchtränkt worden (z.B. Lösungen von Cu-, Hg-, Ag-, As-Verbindungen), so blieb das akantholytische Phänomen bei 55° aus; da diese Ionen die *intracellulären Proteasen* (Kathepsine) *inhibieren*, wird darin ein Hinweis darauf gesehen, daß die Erwärmung eine Protease freisetzt, die die Intercellularbrücken zerstört.

2. Spaltblasen

Die Besprechung der experimentellen *Spaltblasenbildung* in vivo würde weitgehend eine Wiederholung der Ausführungen in der Einleitung sowie im Abschnitt Corium-Epidermis-Trennung bedeuten. Hier seien daher nur Ergänzungen gebracht.

a) Die Reibung als adäquater Reiz

Durch Reiben kann normale Haut mechanisch in ihre Schichten zerlegt werden; das Entstehen von Blasen nach Rudern, Schaufeln, durch Druck von Traglasten usw. ist bekannt. Anstelle von Blasen, die unter einer verdickten Hornschicht (an Hohlhänden und Fußsohlen) beständig sind bzw. auffallen, werden an den Fingerkanten, am Schienbein usw. infolge der dünnen Hornschicht meist nur geplatzte Blasen, d.h. Erosionen beobachtet.

Bei der *kongenitalen Epidermolysis* führt, wenigstens an bestimmten Körperstellen, schon ein geringes Trauma zur Blasenbildung. Ob letztere immer die Folge einer lediglich mechanischen Trennung von Schichten darstellt, oder ob zunächst traumatisch bedingter Zelluntergang und sekundäre seröse Durchtränkung die Gewebsschichten lockert oder voneinander löst, sei zunächst dahingestellt. Jedenfalls ist diese Blasenbildung nicht identisch mit dem Nikolsky-Phänomen.

Es hat nicht an Versuchen gefehlt, die Intensität des Reibens oder die Zahl der Reibebewegungen quantitativ zu bestimmen, die zu einer traumatischen Blase erforderlich ist. So konnte SIEMENS anläßlich der Untersuchung eines Falles von Epidermolysis feststellen, daß schon bei normalen Kontrollpersonen nach 40—120 Kratzstrichen im Verlauf von 2—10 min eine Quaddel und gleichzeitig eine mehr oder weniger straffe Blase entsteht; über den Metakarpophalangealgelenken gelingt das sogar in wesentlich kürzerer Zeit. Diese Hautreaktion erfolgt auf Kratzen mit dem Fingernagel rascher als bei Reiben mit der Daumenkuppe oder gar als bei dem sog. „Kratzreiben", das mit der Kante des Zeigefingernagels lediglich in dorsaler Richtung des Fingers erfolgt.

Durch exakte experimentelle Untersuchungen konnte von NAYLOR die besondere Problematik einer mechanischen Blasenbildung aufgewiesen werden.

Gleitet ein Körper auf der Fläche eines anderen, so nimmt die Reibung zu mit dem Druck zwischen den reibenden Flächen und mit ihrer Unebenheit (Rauhigkeit). Bringt eine Kraft P einen Körper vom Gewicht G auf einer waagerechten Fläche zum Gleiten, so ist $\mu = \dfrac{P}{G}$ die sog. Reibungszahl (der Reibungskoeffizient).

Für eine von NAYLOR entwickelte Apparatur, bei der ein Reibekopf aus Silber oder Polythen über die Haut des mittleren Drittels der Tibiavorderseite gleitet, war die Reibungszahl $\mu = 0{,}5$. Aber diese Reibungszahl bleibt bei der Haut nicht konstant; sie kann sich um mehr als das Doppelte schon im Verlauf des Versuches ändern.

Die Reibungszahl ist reduziert bei trockener, fetter oder sehr nasser Haut; sie ist vermehrt bei feuchter Haut. Alle diese Zustände sind durch Schweißerzeugung, Austrocknen, Entfetten, Anfeuchten experimentell hervorzurufen. Ol. Arachidis, aber auch Talkumpuder oder Wasser setzen wie Schmiermittel die Reibung herab. (Deshalb sollten Soldaten vor Märschen ihre Füße mit Talkum einpudern oder mit Öl einfetten.) Daß dagegen feuchte Haut eine vermehrte Reibungskraft erfordert, ist schwer zu erklären; nach NAYLOR wirken entweder die abgeriebenen Schuppen bei trockener Haut wie Talkum, oder aber der fettige Film der Hornschicht ist bei feuchter Haut irgendwie reduziert.

Während die Reibungszahl der Haut durch kurzfristige Eingriffe (3 Reibebewegungen in 9 sec) bestimmt wurde, versuchte NAYLOR mit seiner Apparatur weiterhin die Bedingungen festzulegen, die zu einer traumatischen *Schädigung* der Epidermis führten. Wird die Reibung eine Zeitlang fortgesetzt, so rötet sich die Haut, die obersten Hautschichten „flocken" (d.h. es lösen sich kleine Teile ab), oft folgt ein leichtes Ödem. Dann „rollt" plötzlich die oberflächliche Epidermis zurück, ein scharf begrenzter, seichter Substanzverlust mit feuchtem Grund erscheint. Mit einer Pinzette kann man abgelöste Epidermisschichten oft am Rand abziehen. Unterbricht man die Reibung vorher, so entsteht eine schlaffe Blase.

Histologisch findet sich bei diesem Vorgang eine Nekrose der oberflächlichen Zellen des Stratum spinosum, weiterhin eine Bildung von Bläschen, die schließlich konfluieren, so daß die nekrotische Zellschicht abgehoben wird; eine echte Akantholyse oder Spongiose liegt nicht vor. Das Ödem in der Cutis geht offenbar von den Blutgefäßen aus.

Um den zu dieser traumatischen Reaktion der Epidermis führenden Insult *quantitativ* zu bestimmen, müßte man nicht nur die Zahl der erforderlichen Reibebewegungen, sondern auch die Reibungszahl der reibenden Flächen messen und den Druck bestimmen, mit dem beide Oberflächen aufeinander einwirken.

Die zur Schädigung der Epidermis erforderliche Arbeit ist dann $W = \mu \cdot G \cdot n \cdot K$ (μ = Reibungszahl, G = Druck, n = Zahl der Reibungen, K = Ausmaß der reibenden Fläche). Sofern es möglich ist, die einzelnen Faktoren entweder konstant zu halten oder durch Änderung der Versuchsbedingungen untereinander auszugleichen, wäre die Zahl der Reibebewegungen (n) allein ein reziprokes Maß für die Widerstandsfähigkeit der Epidermis.

Naylor fand jedoch, daß das Epithel kurzdauerndes intensives Reiben schlechter als weniger starkes, aber längere Zeit durchgeführt, aushält. Nicht allein die Dosis ($\mu \cdot n$) bestimmt demnach die Wirkung, vielmehr muß — ähnlich wie bei anderen biologischen Reaktionen (UV-Licht, Röntgen) — die Intensität mit einem sog. *Schwarzschildschen Exponenten q* versehen werden ($\mu^q \cdot n$). Bei sehr geringfügiger Intensität der Reibung genügt auch bei umgekehrt proportionalem Anstieg von n, d.h. trotz gleichbleibendem Produkt $G \cdot n$, diese Formel nicht mehr; anstelle einer Blasenbildung antwortet die Epidermis mit einer Verdickung, gelegentlich bis zur Schwiele.

Die Ergebnisse variierter Versuchsanordnungen führten Naylor zu dem Schluß, daß Blasenbildung wahrscheinlich weder die Folge einer umschriebenen Erwärmung (Punktwärme) an kleinsten Hautrauhigkeiten, noch ein Histamineffekt ist. Auch eine Abhängigkeit von der Durchblutung ist nicht anzunehmen. Wahrscheinlich liegt lediglich ein mechanisches Abreißen der einzelnen Stachelzellen aus ihrem Verband vor.

Das Reiben kann als *die „physiologische Reizform"* für die Entstehung einer Blase gelten, sowohl an normaler Haut, wie an pathologisch veränderter. Hier kann die Widerstandsfähigkeit der Haut sogar größer sein als normal, wie das z.B. nach Naylor 1955 für Patienten mit Gelenkbeugenekzem *(spätexsudativem Ekzematoid Rost)* zutrifft, bei denen er — in 3 von 8 Fällen — an der klinisch anscheinend gesunden Haut der Unterschenkelstreckseiten erst mit einer vielfach normalen Reibedosis eine Blase erzeugen konnte. Vgl. Leach, Peters u. Rossiter 1943/44 (zit. nach Steigleder, Erg.-Bd. I/2).

Ruppelt fand 1937, daß der Reibungswiderstand einer gepflegten Haut u.U. größer sein kann als der einer derben Haut eines Schwerarbeiters, weil eine Schwiele zwar härter (= weniger eindrückbar) ist, aber trotzdem glatter infolge der abgeschliffenen Hautleisten. Tatsächlich ist dann die Zahl der Fingerleisten im Bereich der Schwiele auch vermindert.

b) Harnstoffblasen

Die intracutane Injektion einer *Harnstofflösung* (0,2 ml) bewirkt eine intraepidermale Blasenbildung mit stärkerer Zelldegeneration bis zur Nekrose. Die

Blase entwickelt sich in wenigen Minuten auf der durch die Injektion gebildeten Quaddel, ohne wesentliche subjektive Empfindungen, abgesehen von kurzfristigem Kribbeln oder Brennen. Maximale Prallheit in 2—3 Std.

Nach HAHN und ELSNER liegt die erforderliche Minimalkonzentration individuell verschieden zwischen 12 und 9%, selten einmal bei 7%. Bei Zunahme der Hauttemperatur steigt die Neigung zur Blasenbildung, ebenso bei Druck auf die Haut; bei Kälte sinkt sie (HAHN und SCHRÖDER). *Zusatz* von Hyaluronidase zur Harnstofflösung verhindert die Blasenbildung wahrscheinlich durch stärkere Diffusionsbeschleunigung. *Unterspritzung* der Haut mit Hyaluronidase (20 Schering-Einheiten Kinetin) befördert jedoch die Blasenbildung und setzt die notwendige Minimalkonzentration der Harnstofflösung um 1—4% herab (BRAUN-FALCO und GEIMER). Zusatz des Hyaluronidase-Antagonisten *Heparin* (Liquemin) zur Harnstofflösung beeinflußt die Blasenbildung nicht eindeutig; intravenöse Gaben von Heparin (12500 E Liquemin) erhöhten die Blasenschwelle für etwa 2 Std, manchmal nach einer vorübergehenden leichten Senkung. Nach HAHN und TAEGER hemmt Histamin die Blasenbildung durch Harnstoff, ebenso wie sie im Bereich einer urticariellen Hautreaktion geringer ausfällt (ELSNER).

Bei Morbus Basedow ist die Blasenschwelle erhöht, bei *Herz- und Gefäßkranken* erniedrigt; durch Verminderung der arteriellen Blutzufuhr wird aber die Blasenbildung im Gegensatz zur Quaddelbildung gefördert (HAHN und SCHRÖDER).

Bei einigen Patienten mit *Pemphigus vulgaris* und einem Fall von *Senear-Usher-Syndrom* beobachteten BRAUN-FALCO und GEIMER eine auffallend niedrige Harnstoffblasenschwelle.

Da nach Gasstoffwechsel-Messungen mit der Warburg-Apparatur Harnstoffzusatz in der für Blasenbildung erforderlichen Konzentration die Atmung der Epidermis aufhebt, ist damit eine Beziehung zu der Pathomechanik der *Kampfgaswirkungen* gegeben, die auch als Atmungsgifte wirken (STÜTTGEN).

c) Kampfstoffblasen

Die blasenziehenden *Kampfgase* (Hauptrepräsentant: Dichlordiäthylsulfid = Lost = Senfgas = Yperit) rufen bei einer bestimmten Konzentration und Anwendungsdauer charakteristische reine Blasen hervor, bei stärkerer Konzentration Nekrosen und an ihrem Rand, wo die Einwirkung geringer wird, eine Einfassung von blasigen Perlenschnüren. Während der Latenzzeit von etwa 2 Std fehlen subjektive oder objektive Erscheinungen (BÜSCHER).

In Tetrachlorkohlenstoff zu 0,2% gelöst, bedingen Losttropfen auf der Haut des Unterarms eingetrocknet bei der Mehrzahl der Versuchspersonen eben eine leichte Rötung; Versuche mit 0,5% wiesen individuelle Unterschiede auf. Blonde Personen sollen empfindlicher sein als braune; farbige besonders widerstandsfähig. Feuchtigkeit, Schweiß, Hitze steigern die Reaktion, Kälte setzt sie herab. Da eine vermehrte Empfindlichkeit der Haut bei Personen gefunden wird, die bereits dem Lost ausgesetzt waren, denkt FERRI an eine Sensibilisierung; experimentell ließ sich aber eine solche Sensibilisierung nicht hervorrufen. Das gelang jedoch MIESCHER 1943 sowohl bei Kaninchen und Meerschweinchen wie beim Menschen.

Blasenbildungen bei Lost beobachtete PLAŇANSKÝ regelmäßig bei Anwendung einer 1%igen alkoholischen Lösung; schon bei geringeren Konzentrationen treten gelegentlich bei einzelnen Individuen Blasen auf.

Nach MUNTSCH ruft Lost nach einer Latenzzeit eine starke Ödembildung in Epidermis und Cutis hervor, die schon nach wenigen Stunden zu einer subepidermalen Blasenbildung führt. Insofern ähnelt also die Lostwirkung morphologisch den Blasenbildungen durch *Monojodacetat*, das sowohl durch Hemmung der Zellatmung wie des Zuckerstoffwechsels bei Blockierung der hauteigenen Sulfhydrilgruppen zellschädigend und entzündungserregend wirkt. Eine 5—15%

Monojodacetat-Eucerin-Salbe (abgepuffert durch NaOH auf p_H 7) lockert den Papillarkörper der Cutis zu einer von spongiotischem Netzwerk durchzogenen Blase auf und hebt die Epidermis ab (STÜTTGEN); es handelt sich also um eine vesiculo-pustulöse Hautreaktion. Der Blaseninhalt kann gelegentlich die darüber liegende Epidermis sprengen und einen subcornealen Riß bedingen.

Das ist die Wirkung auf normale Haut; bei *Dermatitis herpetiformis* kann Monojodacetat als isomorphen Reizeffekt eine glatte, subepidermale Spaltbildung hervorrufen. Genauso wirken auch *Jodkali* oder *Jodspiritus*, die aber bei Normalen niemals eine Reaktion hervorrufen.

3. Experimentelle Blasenbildung durch in loco injizierte proteolytische Fermente

BURBACH (1957) konnte im Selbstversuch durch Injektion einer 0,4—0,5%igen Lösung von kristallisiertem *Trypsin* (Trypure Novo) in semi-isotonischer Phosphatpuffer-Lösung stecknadelkopfgroße Bläschen im Zentrum pfenniggroßer „Papeln" nach 2 Std entstehen sehen. Histologisch fand sich ein streng subepidermal lokalisierter Spalt bei starker Infiltration des den Blasenboden bildenden Corium.

Papain, eine pflanzliche Proteinase aus *Papaya latex*, unterscheidet sich von Trypsin und Chymotrypsin durch Notwendigkeit der Anwesenheit von freien SH-Gruppen als conditio sine qua non seiner Aktivität sowie durch deren geringe Hemmbarkeit durch Di-Isopropyl-fluorophosphat. (Eigenschaften des Papains s. im übrigen KIMMEL und SMITH 1957.)

MILLER und STOUGHTON (1960) konnten durch möglichst oberflächliche Injektion von kristallisiertem Papain + 0,03% Cystein in NaCl-Lösung (Worthington), verdünnt mit Trihydroxymethylaminomethan-Puffer p_H 7,4 1:10 in vivo Quaddelbildung, gefolgt von persistierenden Bläschen, auslösen. Histologisch fand sich bereits nach 1 Std einwandfreie *Epidermis-Corium-Trennung*, späterhin ekzemähnliche *Spongiose*, schließlich Colliquationsdegeneration der Epidermis bei leichter Corium-Infiltration. In der Verdünnung 1:3 rief Papain hämorrhagische Blasen von 3—4 mm Durchmesser hervor. Histologisch erwies sich auch hierbei Epidermis-Corium-Trennung als initialer Effekt, gefolgt von Spongiose, die aber nach 4 Std abgelöst wurde von einwandfrei *akantholytischen* Epithelzellveränderungen. Die Fermentwirkung erstreckte sich auch auf die Anhangsgebilde. Kontrollinjektionen mit hitze-inaktivierten Lösungen riefen Juckreiz und leichtere Quaddelbildung, aber weder Blasen noch die genannten Epidermisveränderungen hervor. Diese Studie zeigt eindeutig, daß ein und dasselbe Agens je nach Konzentration alle 3 Grundtypen der Zell- bzw. Strukturdissoziation hervorzurufen vermag: *Epidermis/Corium-Trennung*, *Spongiose* und *akantholytische Blasen*. Dieser Befund darf aber keineswegs verallgemeinert werden.

III. Artifizielle Zerlegung des Stratum corneum

Zur histologischen Untersuchung des Strat. disjunctum der Hornschicht hatte J. WOLF (1937) durch Abziehen mit Klebestreifen einzelne Zellen unverletzt gewinnen können (Adhäsionsmethode). Dabei stellte der Autor fest, daß der Reifungsgrad der Hornzellen — beurteilt nach dem Aussehen ihrer Granula — am Körper nicht überall der gleiche ist.

Es ist das Verdienst von SZAKALL (1951ff.), dieses Abriß-Verfahren unter Verwendung von Tesafilm (Beiersdorf) weiter ausgebaut und in die dermatologische Forschung eingeführt zu haben. Die ersten Abrisse verschmälern die Hornschicht um durchschnittlich 450—800 mμ, was größenordnungsmäßig dem 10. Teil eines Erythrocyten-Durchmessers entspricht (PASCHER, v. STEINBRÜCK,

Spier). Neben mehr oder weniger zusammenhängenden Hornzellagen sind naturgemäß die ringartigen Follikelmündungen in ihnen sichtbar. Nach mehreren — individuell verschieden vielen — Abrissen läßt sich (bisweilen erst nach Kunstgriffen) das Strat. conjunctum (,,*Barriere*", Szakall), wahrscheinlich identisch mit dem Strat. lucidum der Palmoplantarflächen, als zusammenhängende Schicht nach Petrolätherbehandlung des Films gewinnen. Zur vollständigen Ablösung der Hornschicht mögen im Schnitt 20—30 übereinander angelegte Abrisse — je nach Region, Individuum und Versuchsmodalitäten — erforderlich sein.

Dieses Abrißverfahren scheint an praktischer Bedeutung für vielerlei Forschungsrichtungen an Bedeutung noch laufend zu gewinnen. Mit seiner Hilfe läßt sich z.B. die Penetration exogen angebotener Allergene, Pharmaka usw. prüfen. Nach Spier und Sixt sinkt die Konzentrationsschwelle für einige Kontaktekzem-Allergene bei Reduzierung der Hornschichtdicke um etwa 50% auf etwa $^1/_{30}$. H. Pinkus u. Mitarb. untersuchten mit der Abrißtechnik Zahl und Nachwuchsrate der Hornzellen, andererseits den Einfluß des Abrißtraumas auf die Regenerationsrate der Epidermis.

Nach Monash ist für die Wirkung von Lokalanaesthetica der Abriß der obersten Hornschicht von Bedeutung; Smith, Fischer u. Blank (1961) verglichen Abdominal- und Scrotalhaut vor und nach Abrissen auf Penetrationsunterschiede hinsichtlich des Anaestheticum Lidocain usw.

Von besonderer Bedeutung wurde die Abrißtechnik für rationelle Gewinnung tieferer Hornschichtlagen einschließlich der keratogenen Zone (Barriere Szakall) für quantitative chemische wie physikalische Studien sowie für die Bearbeitung des Problems, welche Hornschichtlagen für Wasserdampfabgabe bzw. Wasseraufnahme von entscheidender Bedeutung sind (Szakall, Blank u.a.). Zur näheren Orientierung muß jedoch auf die entsprechenden Abschnitte im Erg.-Bd. I/4 verwiesen werden.

IV. Macerationsmethoden an toter Haut

An toter Haut läßt sich durch Maceration die Epidermis auf zahlreiche Arten und Weisen von der Cutis lösen. Spalteholz zählt 1926 etwa 58 verwendbare Methoden auf.

Bei Wasserleichen ist die Epidermis gelegentlich schon so weit maceriert, daß sie sich von selbst ablöst. Experimentell wurden Fruchtwasser (Lehmensick), 1% Essigsäure (Horstmann u.a.), Hyaluronidase (Oberste-Lehn), Kochsalzlösungen benutzt. Diese Verfahren erlauben dann die direkte Inspektion des Reliefs der Epidermisunterseite und — weniger deutlich — die Untersuchung der Bindegewebsseite, deren Papillen meist durch die Maceration deformiert sind. Durch die Untersuchungen von Horstmann und Oberste-Lehn wurde gezeigt, daß das ,,Grenzflächenbild" einmal normale, immer wiederkehrende ,,Motive" der Reteleistenstruktur, der Haar- und Schweißdrüsen zu beobachten gestattet; darüber hinaus aber erwies es sich als pathognomonisch für bestimmte Hautkrankheiten, so daß es z.B. die Differentialdiagnose von *Lichen ruber verrucosus* und *verruköser Neurodermie* erlaubt. Die Darstellung des normalen oder pathologischen ,,*Hautgrenzflächenbildes*" mit der von Horstmann verbesserten Macerationsmethode gehört jedoch an einen anderen Ort.

Literatur

Ackmann, R.: Hautwiderstandsmessungen an gesunden Kindern verschiedener Altersstufen. Inaug.-Diss. aus der Univ.-Kinderklinik Kiel 1935. — Allison, J. H., and F. R. Bettley: Investigations into cantharidin blisters raised on apparently normal skin in normal and abnormal subjects. Brit. J. Derm. 70, 331 (1958). — Aschner, B.: Lehrbuch der Konstitutionstherapie. Stuttgart: Hippokrates-Verlag 1954.

Balbi, E.: Jaluronidasi e cute. Minerva, Dermat. Atti S.J.D.E.S. XI. Congr. Neapel 1955, p. 610. — Balo, J., and I. Banga: An elastolytic activity of pancreatic extracts. Biochem. J. 46, 386 (1950). — Bartelheimer, H.: Ein neuer intravital geführter Nachweis der Hyaluronidasewirkung. Klin. Wschr. 29, 485 (1951). — Baumberger, I. P., V. Suntzeff and E. V. Cowdry: Methods for separation of epidermis from dermis and some physiologic and chemical properties of isolated epidermis. J. nat. Cancer Inst. **2**, 413—423 (1942). — BIELICKÝ, T.: Messung der Zusammenhaltbarkeit der Hautschichten mittels Saugdruck. Dermatologica (Basel) **112**, 107 (1956). — BLANK, I. H., and O. G. MILLER: A method for the separation of epidermis from the dermis. J. invest. Derm. **15**, 9—10 (1950). — BLIX, S., F. FELIX, W. GRASSMANN u. J. TRUPKE: Eiweißstoffe. Spezieller Teil in FLASCHENTRÄGER-LEHNARTZ, Physiologische Chemie, Bd. I. Berlin-Göttingen-Heidelberg: Springer 1951. — BONELLI, M., e L. DATOVO: Rilievi sulle frazioni proteiche del liquido di bolla. G. ital. Derm. Sif. **98**, 253 (1957). — BORELLI, S.: Elephantiasis und Hyaluronidase. Hautarzt **7**, 39 (1956). — BRAUN-FALCO, O.: Weitere histochemische Untersuchungen im homogenen Anteil des subepidermalen Grenzstreifens normaler menschlicher Haut. Arch. klin. exp. Derm. **201**, 521 (1955). — Zum Formenkreis der Myxodermien. Derm. Wschr. **133**, 540 (1956). — Zur Histotopographie der Aminopeptidase bei Pemphigus vulgaris. Gleichzeitig ein Beitrag zur Genese akantholytischer Blasenbildung. Derm. Wschr. **135**, 93 (1957[1]). — Histochemie des Bindegewebes. Arch. klin. exp. Derm. **206**, 319 (1957[2]). — Histochemische Befunde bei „Pemphigus mit subepidermaler Blasenbildung. Bericht 24. Tagg der Dtsch. Dermat. Ges. Düsseldorf 1958. — BRAUN-FALCO, O., u. R. GEIMER: Über den Einfluß von Hyaluronidase und Heparin auf experimentell erzeugte Hautblasen. Arch. Derm. Syph. (Berl.) **197**, 42 (1953). — BRAUN-FALCO, O., u. G. WEBER: Zur Behandlung frischer Keloide mit Hyaluronidase. Derm. Wschr. **125**, 465 (1952). — Der Einfluß der Hyaluronidasen auf entzündliche Vorgänge der Haut. Hautarzt **4**, 164 (1953). — BRENNAN, I. G.: Zit. bei STÜTTGEN. — BÜSCHER, H.: Giftgas und wir? 2. Aufl. Leipzig: Johann Ambrosius Barth 1937. — BURBACH, J. P. E.: Bijdrage tot de Kennis van Blaarvorming in de Huid. Academisch Proefschrift, Amsterdam 1957. — Experiments on Blister Formation. I. Proteolytic Enzymes and Hyaluronidase. Dermatologica (Basel) **118**, 379—391 (1959). — II. The contents of Blisters. Dermatologica (Basel) **120**, 345—361 (1960). — III. Chemical Induction of subepidermal Blisters. Dermatologica (Basel) **122**, 120—136 (1961[1]). — IV. The Action of Cantharidin. Dermatologica (Basel) **123**, 42 (1961[2]).

CERTA, H., u. H. J. HEITE: Zum Spreading-Effekt der Röntgenstrahlen, gemessen am Hautinnendruck. Strahlentherapie **99**, 583 (1956). — COOPER, J. H.: Micro anatomical and histochemical observations on the dermal-epidermal junction. Arch. Derm. Syph. (Chicago) **77**, 18—22 (1958).

DEGOS, R.: Dermatologie. Les dystrophies elastiques, p. 725. Paris: Flammarion 1953. — DICK, J. C.: The tension and resistance to stretching of human skin and other membranes, with results from a series of normal and oedematous cases. J. Physiol. (Lond.) **112**, 102 (1951). — DOERKS, G.: Untersuchungen über den normalen Dehnungszustand der Haut von Kindern zur Erprobung des Verfahrens der Bestimmung der Hautdilatation von Jochims. Inaug.-Diss. aus der Kinderklinik des Allgemeinen Krankenhauses Lübeck. Kiel 1945. — DURAN-REYNALS, F.: Alte und neue Erkenntnisse über die mesenchymale Grundsubstanz. Medizinische **1954** I, 532; **1954** II, 595.

EICHLER, O.: Handbuch der 1. experimentellen Pharmakologie, Erg.-Werk. Bd. X: Anionen. Berlin-Göttingen-Heidelberg: Springer 1950. — ELSNER, E.: Die unspezifische Bereitschaft der Haut zur Blasenbildung bei Hautkrankheiten. Arch. Derm. Syph. (Berl.) **161**, 574 (1930). — EVANS, R., E. V. COWDRY and P. E. NIELSON: Ageing of human skin. Anat. Rec. **86**, 545 (1943). Zit. bei ROTHMAN 1954.

FAN, J.: Epidermal separation with purified trypsin. J. invest. Derm. **30**, 271 (1958). — FELSHER, Z.: Studies on the adherence of the epidermis to the corium. J. invest. Derm. **8**, 35—47 (1947). — FERRI, G.: Ricerche sulla sensibilità individuale della cute umana all'iprite e sopra alcuni fattori capaci di modificarla. G. Med. milit. **85**, 919 (1937). Ref. Zbl. Haut- u. Geschl.-Kr. **58**, 366 (1938). — FLESCH, P., S. B. GOLDSTONE and F. D. WEIDMAN: Blister formation and separation of the epidermis from the corium in laboratory animals. J. invest. Derm. **18**, 187 (1952). — FLESCH, P., A. M. KLIGMAN and G. D. BALDRIDGE: An improved method for the separation of the epidermis of laboratory animals. J. invest. Derm. **16**, 81 (1951). — FRANKE, E.: Zit. bei GRANZ.

GADRAT, J., et A. BAZEX: Sur la syndrome d'Ehlers-Danlos. Ann. Derm. Syph. (Paris) **78**, 430 (1951). — GANS, O.: Die Pathologie des Bindegewebes mit besonderer Berücksichtigung der Haut. Hautarzt **4**, 399 (1953). — GRANZ, K.: Über die Capillar-Resistenz bei Hautkrankheiten. Arch. Derm. Syph. (Berl.) **194**, 565 (1952). — GRIESEMER, R. D., and E. GOULD: Method for the study of the intermediary carbohydrate metabolism of epidermis usw. J. invest. Derm. **22**, 299—315 (1954). — GROSS, J., u. F. O. SCHMITT: Zit. bei GANS.

HAHN, H., u. E. SCHRÖDER: Die Entstehungsbedingungen von kurzfristig erzeugbaren Hautblasen. Z. klin. Med. **112**, 325 (1930). — HAUSER, W.: Zur Pathogenese der striae cutis atrophicae. Z. Haut- u. Geschl.-Kr. **25**, 199 (1958). — HAXTHAUSEN, H.: Allergy in diseases of the skin. Progr. Allergy **2** (1949). — HEITE, H. J.: Zur Frage der Tiefenwirkung des hydrostatischen Badewasserdruckes auf die Gewebe. Balneologe **7**, 70 (1940). — HEITE, H.-J., u. M. KARST: Über die Brauchbarkeit der Gewebsinnendruckmessung für Nachweis und quantitative Erfassung des „Spreading-Effektes". Arch. klin. exp. Derm. **201**, 201 (1955). — HENSEL, M.: Physiologie der Thermorezeption. Ergebn. Physiol. **47**, 166—368 (1952). — HERZBERG, J. J., u. B. ROHDE: Über den Mechanismus der Blasenbildung. I. Nachweis der proteolytischen Aktivität des Blaseninhaltes. Dermatologica (Basel) **118**, 396 (1959). — HOLLO, Z. M., and S. ZLATAROV: The action of X-ray irradiation and painting with carcinogenic hydrocarbons on the phosphorus content of the epidermis. J. invest. Derm. **26**, 383—387 (1956). — The effect of methyl-cholantrene and benzpyrene painting on the disulfide bonds of mouse epidermis. J. invest. Derm. **31**, 227—229 (1958). — HORSTMANN, E.: Die Haut, im Handbuch der mikroskopischen Anatomie des Menschen. Bd. 3, Teil 3. Heidelberg: Springer 1957.

JADASSOHN, J.: Dermatologie. Atrophien der Haut, S. 281 u.f. Wien u. Bern: Weidmann & Co. 1938. — JANSEN, L. H.: The structure of the connective tissue, an explanation of the symptoms of the Ehlers-Danlos syndrome. Dermatologica (Basel) **110**, 108 (1955). — JANSEN, L. H., and P. B. ROTTIER: Elasticity of human skin related to age. Dermatologica (Basel) **115**, 106 (1957). — Some mechanical properties of human abdominal skin measured on excised strips. Dermatologica (Basel) **117**, 65 (1958[1]). — Comparison of the mechanical properties of strips of human abdominal skin excised from below and from above the umbilic. Dermatologica (Basel) **117**, 252 (1958[2]). — JOCHIMS, J.: Untersuchungen des mechanischen Verhaltens der Hautgewebe (Cutis und Subcutis) mit einer neuen Methode. Z. Kinderheilk. **56**, 81 (1934). — Untersuchungen über den Hautturgor bei Kindern. Z. Kinderheilk. **57**, 516 (1935). — Turgor und Statik des gesunden und kranken Säuglings. Z. Kinderheilk. **63**, 555 (1942). — Grundzüge einer einfachen klinischen Prüfung der Hautdehnung. Arch. Kinderheilk. **133**, 97 (1947). — Elastometrie an Kindern bei wechselnder Hautdehnung. Arch. Kinderheilk. **135**, 228 (1948). — JOCHIMS, J., u. G. HANSEN: Über Veränderungen der Hautfalte bei der Exsikkation des Säuglings. Z. Kinderheilk. **57**, 85 (1935).

KAMINSKY, A., B. SEWINSKY u. D. KAPLAN: Zit. bei DEGOS. — KAUS, H.: Genese und diagnostischer Wert von unter Saugglocken entstandenen Hautblutungen. Z. ges. exp. Med. **124**, 448 (1954). — KELLER, PH.: Über die Wirkung des UV-Lichtes auf die Haut unter besonderer Berücksichtigung der Dosierung. V. Mitt. Umstimmung der Haut nach UV-Lichtbestrahlung. Strahlentherapie **17**, 197 (1924). — Die Strahlen-Wärmereaktion der Haut. Strahlentherapie **30**, 721 (1928). — KIMMEL, J. R., and E. L. SMITH: The properties of papain. Advanc. Enzymol. **19**, 267—334 (1957). — KIRK, E., and S. A. KVORNING: Quantitative measurements of the elastic properties of the skin and subcutaneous tissue in young and old individuals. J. Geront. **4**, 273 (1949). — KORTING, G. W., u. E. GOTTRON: Cutis laxa. Arch. Derm. Syph. (Berl.) **193**, 14 (1951).

LANGER, K.: Zit. bei F. PINKUS. Handbuch der Haut- und Geschlechtskrankheiten von JADASSOHN, Bd. I/1, S. 65 u. 71. Berlin: Springer 1927. — LEHMENSICK, R.: Einfache Methode zur Darstellung der Wirbeltier-Epidermis und ihrer Anhangsgebilde. Z. Mikr. **52**, 453 (1936). — LENSTRUP, J.: Hyaluronidase in subcutaneous infusion of fluid. Acta pharmacol. (Kbh.) **7**, 143 (1951). — LORINCZ, A. L.: Skin desquamating machine—a tool useful in dermatologic research. J. invest. Derm. **28**, 275 (1957).

MEDAWAR, P. B.: Sheets of pure epidermal epithelium from human skin. Nature (Lond.) **148**, 783 (1941). — MENSCHEL, H.: Zur Kolloidchemie und Pharmakologie der Keratinsubstanzen der menschlichen Haut. Naunyn-Schmiedeberg's Arch. exp. Path. Pharmak. **110**, 1—45 (1925). — MERLEN, J. T.: Symposion über Capillarpermeabilität. Vortrag 1. Hamburg 1953. Zit. bei HEITE u. KARST. — MIESCHER, G.: Sensibilisierung durch Yperit. Schweiz. med. Wschr. **73**, 304 (1943). — MILLER, ROLF F., and RICHARD B. STOUGHTON: Encymatic vesication in vivo. J. invest. Derm. **35**, 141—149 (1960). — MONASH, S.: Location of the superficial epithelial barrier to skin permeation. J. invest. Derm. **29**, 367 (1957). — MUNTSCH, O.: Leitfaden der Pathologie und Therapie der Kampfstofferkrankungen, 4. Aufl. Leipzig: Georg Thieme 1936. — MURTFELD, K. H.: Elastometrie der gesunden und kranken Haut. Diss. Erlangen 1933. Ref. Zbl. Haut- u. Geschl.-Kr. **47**, 32 (1934).

NAYLOR, P. F. D.: The measurement of epidermal strength. Trans. St. John's Hosp. derm. Soc. (Lond.) 1952, No 31, 29. — The skin surface and friction. Brit. J. Derm. **67**, 239 (1955[1]). — Experimental friction blisters. Brit. J. Derm. **67**, 327 (1955[2]). — The reaction to friction of patients with flexural eczema. Brit. J. Derm. **67**, 385 (1955[3]). — NEIS, G.: Das Eindringen von Placenta-Wirkstoffen in die Haut. Aesthetische Medizin **11**, 5 (1962).

OBERSTE-LEHN, H.: Charakteristika der epidermalen Formelemente bei einigen Dermatosen im epidermocutanen Grenzflächenbild. Hautarzt **3**, 351 (1952). — Experimentelle Epidermolyse der Haut als pharmakologische Testmethode. Hautarzt **4**, 258 (1953). — Die morphologische Abgrenzung des Lichen planus. Arch. Derm. Syph. (Berl.) **198**, 449 (1954). — ODLAND, G. F.: The morphology of the attachment between the dermis and the epidermis. Anat. Rec. **108**, 399 (1950). — OGURA, R., J. M. KNOX and A. C. GRIFFIN: Separation of epidermis for the study of epidermal sulfhydryl. J. invest. Derm. **35**, 239 (1960).

PASCHER, G., G. v. STEINBRÜCK u. H. W. SPIER: Zur inhomogenen Verteilung von α-Amino-N, Milchsäure usw. im Strat. disjunctum. Arch. klin. exp. Derm. 204, 140 (1957). — PASCHOUD, I.-M., B. SCHMIDLI u. W. KELLER: Über proteolytische Fermente der normalen Haut. Arch. klin. exp. Derm. 201, 484 (1955). — PATZELT, V.: Zum Bau der menschlichen Epidermis. Z. mikr.-anat.Forsch. 5, 371 (1926). — PELLOIA: Zit. bei BALBI. — PERNKOPF, E., u. V. PATZELT: Anatomie und Histologie der Haut. In ARZT-ZIELER, Haut- und Geschlechtskrankheiten, S. 20 u.f. Berlin u. Wien: Urban & Schwarzenberg 1934. — PERRY, D. J., and J. H. LINDEN: Studies of methods of determining capillary fragility. I. J. invest. Derm. 19, 35 (1952). — II. J. invest. Derm. 20, 251 (1953). — PETERS, R. A., and A. BELOFF: Zit. bei STOUGHTON. — PLAÑANSKÝ, K.: Sammelbericht über Hautveränderungen durch Yperitlösungen. Ref. Zbl. Haut- u. Geschl.-Kr. 55, 144 (1937). — PRAYTOR, H. B.: Intracutaneous hyaluronidase action in normal and roentgen-irradiated rabbits. Arch. Derm. Syph. (Chicago) 66, 506 (1952). — PRODI, G., e R. MICELI: Zit. bei CERTA u. HEITE. — PROSE, PH. H., R. L. BAER and PH. WEINGARTEN: Assay of hyaluronidase in various dermatoses. J. invest. Derm. 16, 169 (1951).

RATLIFF, R. K.: Hyaluronidase in the treatment of paraphimosis. J. Amer. med. Ass. 155, 746 (1954). — ROE, D. A.: A fibrous keratin precursor from the human epidermis. J. invest. Derm. 27, 1 (1956). — ROLLHÄUSER, H.: Die Zugfestigkeit der menschlichen Haut. Gegenbaurs morph. Jb. 90, 249 (1950). — ROTHMAN, ST.: Physiology and biochemistry of the skin. Chicago: University of Chicago Press 1954. — Physiologische und pathologische Verhornung. Arch. Derm. Syph. (Berl.) 200, 23 (1955). — RUPPELT, E.: Über einige mechanische Eigenschaften der menschlichen Haut. Z. Biol. 98, 49 (1937).

SAGANI, S.: Studien über die Struktur und Funktion menschlicher Haut. III. Die dermo-epidermale Verbindung. Med. J. Osaka Univ. 10, 253—265 (1959). — SCHMIDT-LA BAUME, FR.: Wesen und Möglichkeiten der Dermoelastometrie. Derm. Wschr. 85, 1217 (1927¹). — Elastometrie in der Dermatologie. Arch. Derm. Syph. (Berl.) 153, 764 (1927²). — Über Dermoelastometrie. II. Mitt. Untersuchung von Fieber, Bäder- sowie Salben-Applikationswirkungen. Arch. Derm. Syph. (Berl.) 153, 766 (1927³). — Über Dermoelastometrie. Arch. Derm. Syph. (Berl.) 156, 383 (1928). — SCHMIDT-LA BAUME, FR., u. H. FONROBERT: Über ballistische elastometrische Messungen am Gelatineschichtmodell im Vergleich zur menschlichen Haut. Derm. Z. 56, 95 (1929). — SCHWARTZ, M. ST.: Use of hyaluronidase by iontophoresis in treatment of lymphedema. Arch. intern. Med. 95, 662 (1955). Ref. Zbl. Haut- u. Geschl.-Kr. 93, 267 (1956). — SCOTT, A.: A study of the action of chymotrypsin on the skin. J. invest. Derm. 30, 201 (1958). — SCOTT, E. J. VAN: Mechanical separation of the epidermis from the corium. J. invest. Derm. 18, 377 (1952). — SIEMENS, H. W.: Zur Klinik, Histologie und Ätiologie der sog. Epidermolysis bullosa traumatica (Bullosis mechanica), mit klinisch-experimentellen Studien über die Erzeugung von Reibungsblasen. Arch. Derm. Syph. (Berl.) 134, 454 (1921). — SMITH, J. GRAHAM, ROBERT W. FISCHER and H. BLANK: The epidermal barrier. A comparison between scrotal and abdominal skin. J. invest. Derm. 36, 337—344 (1961). — SPIER, H. W., C. G. SCHIRREN, U. DESSIN u. T. EWINGER: Zur Frage der Jod-empfindlichkeit bei der Dermatitis herpetiformis Duhring. Der epicutane Jodkali-Test als unspezifischer Hofmeister-Anioneneffekt. Arch. Derm. Syph. (Berl.) 195, 105—137 (1952). — SPIER, H. W., u. J. SIXT: Untersuchungen über die Abhängigkeit des Ausfalles der Ekzem-Läppchenproben von der Hornschichtdicke. Hautarzt 6, 152 (1955). — STARICCO, R. T., and H. PINKUS: Quantitative a. qualitative dates on the pigment cells of adult human epidermis. J. invest. Derm. 28, 33—45 (1957). — STEIGLEDER, G. K.: Zur Differentialdiagnose des Pemphigus vulgaris aus dem Blasengrundausstrich. Arch. klin. exp. Derm. 202, 1 (1955/56). — STEIGLEDER, G. K., and D. WEAKLEY: A contribution on the mechanism of vesiculation in human skin. The effect of concentrated solutions of LiBr and other neutral salts on epidermis and corium. J. invest. Derm. 36, 359—372 (1961). — STOUGHTON, R. B.: Disruption of epithelial cells by heat and specific chemical agents. J. invest. Derm. 27, 395—403 (1956). — Mechanism of blister formation. Arch. Derm. Syph. (Chicago) 76, 584 (1957). — STOUGHTON, R. B., F. BAGATELL and D. KRUSE: The nature of cantharidin acantholysis. J. invest. Derm. 33, 287 (1959). — STOUGHTON, R. B., and N. NOVAK: Disruption of tonofibrils and intercellular bridges by disulphide-splitting agents. J. invest. Derm. 26, 127 (1956). — STÜPEL, H., u. A. SZAKALL: Die Wirkung von Waschmitteln auf die Haut. Heidelberg: Hüthig-Verlag 1957. — STÜTTGEN, G.: Zur Provokation von Hautblasen durch Jodverbindungen. Arch. Derm. Syph. (Berl.) 195, 502 (1953). — Zur Histogenese von Hautblasen beim Menschen in vergleichender Betrachtungsweise bei Dermatosen und im Experiment. Arch. Derm. Syph. (Berl.) 198, 75 (1954). — STÜTTGEN, G., u. H. WÜST: Die Blasenbildung in den Hautschichten in ferment-chemischer Sicht. Arch. klin. exp. Derm. 206, 403 (1957). — SWARTS, W. B., and J. F. WANAMAKER: Skin blisters caused by vesicant beetles. J. Amer. med. Ass. 131, 594 (1946). — SZABÓ, G.: The number of melanocytes in human epidermis. Brit. med. J. 1954 II, 1016—1017. — J. Path. Bact. 70, 545 (1955). — Tyrosinase in the epidermal melanocytes of white human skin. Arch. Derm. Syph. (Chicago) **76**, 324 (1957). — SZAKALL, A.: Über den Stand der hauptphysiologischen Forschung als Beitrag zu einem zielbewußten Arbeitsschutz. Arch. Derm. Syph. (Berl.) **194**, 376 (1951).

TABACHNIK, J.: Studies on the biochemistry of epidermis. J. invest. Derm. **32**, 563—568 (1959). — TOUTON, K.: Untersuchung über die Entwicklung der Blase. Tübingen 1882. — TRONNIER, H.: Zur Messung der Hautoberfläche unter besonderer Berücksichtigung der Beseitigung von Falten. Med. Kosmetik 8, 145 (1959). — TRONNIER, H., u. H. H. WAGENER: Über die Frequenz-Leitfähigkeit der menschlichen Haut. Dermatologica (Basel) **104**, 135 (1952). — Über den Einfluß von Altersveränderungen auf die Frequenzleitfähigkeit der menschlichen Haut. Hautarzt 5, 312 (1954).

WELLS, G. C., and C. BABCOCK: Epidermal protease. J. invest. Derm. **21**, 459 (1953). — WENZEL, H. G.: Untersuchungen über die Dehnbarkeit und Zerreißbarkeit der Haut. Zbl. allg. Path. path. Anat. 85, 117 (1949). — WÖHLISCH, E., R. DU MESNIL DE ROCHEMONT u. H. GERSCHLER: Untersuchungen über die elastischen Eigenschaften tierischer Gewebe. Z. Biol. 85, 325 (1927). — WOLF, J.: Die innere Struktur der Zellen des stratum desquamans der menschlichen Epidermis. Z. mikr.-anat. Forsch. **46**, 170 (1939). — WOLPERS, C.: Zit. bei GANS.

Elektrophysiologie der Haut

Von
Philipp Keller-Aachen

Mit 10 Abbildungen

A. Membranpotentiale
(Aktiv-elektrische Erscheinungen; die Haut als Stromerzeuger)

I. Grundlagen

Diffundieren zwei verschiedene Elektrolytlösungen ineinander, so können während der Diffusion Potentialunterschiede zwischen beiden Lösungen auftreten, wenn die Ionen beider Lösungen verschiedene Wanderungsgeschwindigkeiten haben und das beweglichere Ion das langsamere nach sich zerrt, ohne sich freilich wegen der elektrostatischen Anziehung von ihm trennen zu können *(chemische Diffusionspotentiale)*. Dasselbe kann der Fall sein, wenn von ein und demselben Elektrolyt verschieden konzentrierte Lösungen ineinander diffundieren; ist z. B. das Kation beweglicher als das Anion, so lädt sich die verdünnte Lösung positiv auf *(Konzentrationspotentiale)*. Solche Diffusionspotentiale machen jedoch unter Bedingungen, wie sie im Organismus vorhanden sind, höchstens 10 mV aus (mV $= {}^1\!/_{1000}$ V). Sind die Wanderungsgeschwindigkeiten beider Ionen dagegen gleich (wie bei der isophoretischen KCl-Lösung), so tritt bei freier Diffusion ein Potential nicht auf (MANEGOLD).

Trennt man jedoch eine 0,1 n KCl von einer 0,01 n KCl-Lösung durch eine Membran, so können wiederum Potentialdifferenzen zwischen beiden Lösungen auftreten, die maximal bis 58 mV betragen, und zwar je ausschließlicher die betreffende Membran infolge ihrer eigenen elektrischen Ladung das eine (entgegengesetzt geladene) Ion passieren läßt, das andere aber sperrt; praktisch heißt das, je „dichter" die Membran ist. Eine Membran ist um so dichter, je kleiner durchschnittlich die Hohlräume im Capillarsystem der Membran sind, so daß die elektrischen Phasengrenzkräfte der Capillarwand mehr und mehr auf den Poreninhalt und den Durchgang dieses Inhalts wirksam werden. Unter Zugrundelegung dieses Vorstellungsmodells hat MICHAELIS die Entstehung dieser sog. „Membranpotentiale" bearbeitet.

Die Entstehung von Membranpotentialen läßt sich auch ohne die Vorstellung erklären, daß eine elektrisch geladene Membran bevorzugt das entgegengesetzt geladene Ion passieren (permeieren) läßt; es können sich die verschieden geladenen Ionen einer Elektrolytlösung an den Grenzschichten der Membran in verschiedenen Konzentrationen anhäufen. Das geschieht z. B. an einer mit Wasser nicht mischbaren Schicht (allgemein als „Öl" bezeichnet), in der sich die im Wasser gelösten beiden Ionen in ungleichem Verhältnis lösen; hier entstehen dann Phasengrenzpotentiale, aber eben nur an den Membrangrenzen (BEUTNER). Ebensolche Grenzpotentiale können auch an Porenmembranen entstehen, wenn das bereits fixierte Ion der Membranladung (meist das Anion) lediglich das entgegengesetzte Ion der Lösung in die Poren bevorzugt eindringen (penetrieren) läßt, ohne daß es permeiert, d. h. die Membran durchwandert.

Welche der beiden Modellvorstellungen (MICHAELIS oder BEUTNER) den Tatsachen in biologischen Membranen besser gerecht wird, ist bisher nicht entschieden. Wir kennen bei biologischen Membranen meist weder den physikalischen noch den chemischen Aufbau, den wir bei künstlichen Membranen (z.B. Kollodium) selbst bestimmen können. Es ist durchaus möglich, daß beide Theorien bei den kompliziert gebauten lebenden Membranen *nebeneinander* ihre Berechtigung haben (H. SCHAEFER), daß also lebende Membranen nebeneinander (mosaikartig) ebenso wassergefüllte Kanälchen enthalten wie Lipoidphasen, durch die sich entsprechend ihrer Lipoidlöslichkeit Stoffe bewegen, nach BRINTZINGER und BEIER „hindurchlösen" können (WARTIOVAARA-COLLANDER).

Da jedoch die Vorstellung einer von Ionen durchwanderten Porenmembran (nach MICHAELIS) anschaulicher ist, sei sie auch in folgendem vorzugsweise zugrunde gelegt, wobei man sich jedoch im klaren sein muß, daß man die gegebenen Phänomene nicht zu streng in die Theorie (die zunächst nur eine Arbeitshypothese ist) pressen darf. Methodisch richtig gewonnene Phänomene bleiben natürlich echt, auch wenn sich ihre theoretische Deutung ändern sollte.

Die meisten biologischen Grenzflächen (sowohl von zu Membranen flächenhaft verbundenen Zellen als auch von Einzelzellen) erweisen sich im lebenden Zustand als *elektronegativ* geladen, d.h. sie lassen Kationen unbeeinflußter passieren als Anionen (Ausnahme: Erythrocyten). Durch Alkalien werden die Membranen stärker aufgeladen, durch Säure mehr oder weniger entladen (also anionendurchlässiger gemacht). Eine in ihrem *isoelektrischen Punkt* befindliche Membran besitzt überhaupt keine Kolloidladung mehr und dient nur noch als mechanische Scheidewand, d.h. hält lediglich besonders große Ionen (Ionendurchmesser plus ihrem Wassermantel = Hydratationshülle) als ein Ionensieb zurück; daneben können dann noch Diffusionspotentiale wie bei freier Diffusion vorkommen.

II. Die Hautpotentiale

1. Konzentrationseffekt

Daß die menschliche Haut sich ebenfalls wie eine elektronegativ geladene Membran verhält, wies zuerst REIN durch verschiedenartige Versuche nach.

Leitete er nacheinander mit verschiedenen Konzentrationen einer isophoretischen KCl-Lösung (wo also ein Diffusionspotential ausgeschlossen ist) an *einer* Hautstelle ab, wobei die indifferente Gegenelektrode an einer verletzten, unwirksamen und deshalb konstanten Hautstelle lag, so waren die Potentiale in einer 0,01 n KCl-Lösung stets positiver als die in einer 0,1 n KCl-Lösung und diese wiederum positiver als in einer 1 n KCl-Lösung. Die Differenzen der Potentiale waren maximal etwa 15 mV, also bedeutend weniger als die theoretisch möglichen Membranpotentiale von 58 mV bei einer *ein* Ion völlig sperrenden Membran. Die Haut ließ also K· besser permeieren als Cl⁻ und war demzufolge elektronegativ geladen.

Das stimmte auch überein mit Ergebnissen, die REIN bei *Elektrosmose*, d.h. Transport von Flüssigkeitsfäden in der Haut bei elektrischer Durchströmung fand. Auch bei Anfärbung der Haut mit verschieden geladenen Farbstoffen sind lediglich basische, positiv geladene Farbstoffe, z.B. Methylenblau, in die Epidermis oder die Follikel durch elektrischen Strom einzuführen, nicht aber saure, negativ geladene Farbstoffe, z.B. Eosin.

Dieser von REIN und in gleicher Weise später von BÜCKING (bei GILDEMEISTER) gefundene „Konzentrationseffekt", der also bei verdünnteren Ableitungslösungen (bei Elektrolyten mit 1-wertigem Kation) stets positivere Potentiale zeigte, wurde von KELLER (1929) nachgeprüft, und zwar nicht nur an Fingern, sondern auch an anderen Hautstellen. Dabei ergab sich, daß die von beiden Autoren angewandte Vorbehandlung der Hautstellen vor Messung des Konzentrationseffektes die Haut bezüglich ihrer elektrischen Aufladung bereits verändert hatte. REIN hatte längere Zeit die Finger vorher in reinem Wasser baden lassen,

Bücking sie mit Seife gewaschen. Dadurch war aber bereits der ursprüngliche „genuine" Konzentrationseffekt der Hautstelle verändert. Unterließ man eine derartige Vorbehandlung, so waren die jetzt gemessenen Konzentrationseffekte keineswegs immer positiv gerichtet (bei geringeren KCl-Konzentrationen positiver), sondern sogar meist negativ gerichtet (bei geringeren KCl-Konzentrationen negativer). Dementsprechend mußte *diese* Membran der Haut, von der der Konzentrationseffekt abhängig ist, nicht immer elektronegativ geladen sein, sondern auch häufig positiv. Die Membranladung ist demnach individuell verschieden, meist genuin elektropositiv, aber jedenfalls leicht umladbar, und zwar bereits durch Seife oder Baden in Wasser. Schon bei der Untersuchung in verdünnten KCl-Lösungen, im Verlauf der Bestimmung des Konzentrationseffektes, ist eine Entladungstendenz zu beobachten. Dies läßt vermuten, daß aus der betreffenden Hautmembran Stoffe herausdiffundieren, die für die elektrische Ladung der Membran von Bedeutung sind.

In Betracht kamen zunächst die Wasserstoff-Ionen; es ließ sich experimentell nachweisen, daß auch längeres Baden der Finger in einer HCl-Lösung bestimmter Konzentration einen zunächst gemessenen ursprünglichen Konzentrationseffekt der Finger (bestimmt mit KCl-Lösungen) unverändert läßt. Diese HCl-Konzentration lag an den Fingern, im Einzelfall verschieden, meist zwischen 0,001—0,0001 n HCl; derartige Lösungen hatten also die ursprüngliche Ladung der Haut nicht mehr wie reines Wasser verändert und der Haut zumindest keine H-Ionen entzogen.

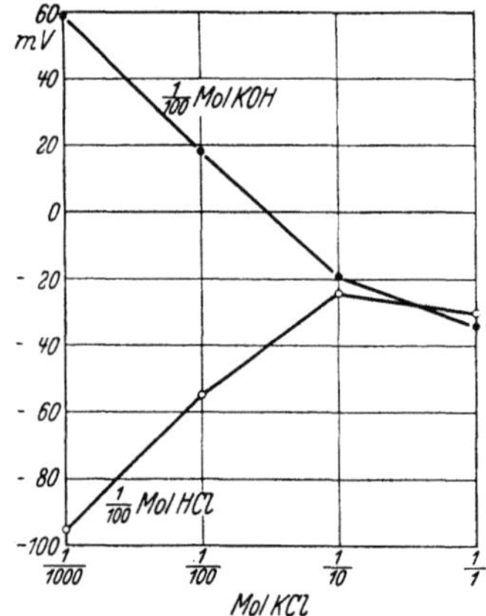

Abb. 1. Konzentrationseffekt (Ableitung der Potentiale nacheinander in $^1/_{1000}$, $^1/_{100}$, $^1/_{10}$ und $^1/_1$ molar KCl) nach Vorbehandlung in Alkalien ($^1/_{100}$ mol KOH) und Säuren ($^1/_{100}$ mol HCl). Die Vorbehandlung vor jeder Ableitung dauerte 5 min. Alkalisch vorbehandelt: 5. Finger rechts; sauer: 4. Finger rechts. ♀ 23. 8. 34; 18 Uhr. [Nach Keller, Balneologe **2**, 394 (1935)]

Der ursprüngliche Konzentrationseffekt einer Hautstelle konnte aber auch durch Lösungen mit zweiwertigen Kationen ($CaCl_2$) oder dreiwertigem Lanthanchlorid kompensiert werden, wozu allerdings konzentriertere Lösungen ($CaCl_2$ 0,1—0,01 n. $LaCl_3$ 0,01—0,001 n) erforderlich waren.

Für die Aufladung der normalen Haut können demnach alle Kationen wichtig sein, und zwar H > La > Ca > K, Na. Durch Abdialyse der in der Haut vorhandenen Kationen (H˙ Ca˙˙ K˙ Na˙) während eines Bades in Flüssigkeiten, die an Kationen ärmer sind, tritt jedoch eine Entladung und schließlich Umladung der Hautmembran ein.

Umgekehrt kann man durch Vorbehandlung mit verschiedenen Konzentrationen von HCl bzw. NaOH-Lösungen (zwischen 0,01 n HCl einerseits und 0,01 n NaOH andererseits) einer Hautstelle jede beliebige Ladung erteilen, die sich dann in verschiedenen Konzentrationseffekten (abgeleitet mit KCl-Lösungen) kundtut, wie man sie auch normalerweise vorfindet (s. Abb. 1).

Nach einer Vorbehandlung mit einer HCl-Lösung, die individuell verschieden etwa einem p_H 3,7—4,1 entspricht, tritt dagegen an der Haut überhaupt kein Konzentrationseffekt mehr auf, also kein Potentialunterschied zwischen den verschieden konzentrierten KCl-Ableitungslösungen. Dieser p_H-Wert entspricht dann dem *isoelektrischen Punkt der Hornschicht* (des Stratum disjunctum), wenn hier jegliche elektrische Aufladung fehlt. (Bei anderen als den isophoretischen KCl-Lösungen würden dann lediglich noch Diffusionspotentiale zu beobachten sein.) Dieser Wert kommt dem von Rein bei der Elektrosmose (die ihrerseits auch noch von der Barriere, dem Stratum conjunctum abhängig ist) gefundenen Wert des isoelektrischen Punktes der Haut (p_H 3—4) nahe. Noch genauer entspricht er dem isoelektrischen Punkt der Hornschichtskleroproteine, der nach Matoltsy bei p_H 4,1 liegt. Der Neutralpunkt der Haut liegt also auf der sauren Seite des physikalischen Neutralpunktes, d.h. in einer sauren Lösung von etwa 4—7 p_H verhält sich die Ladung der Hautmembran, als ob sie sich noch in einem alkalischen Milieu befände. Auf diesen eigentlichen Neutralpunkt der Haut, nicht auf den physikalischen von p_H 7, haben sich unsere kolloidchemischen und wahrscheinlich auch biologischen Betrachtungen zu beziehen, wenn wir von saurer oder alkalischer Haut sprechen. Die Haut (genauer: ihre Oberfläche) verhält sich also wie ein Farbindicator, der etwa bei p_H 3—4 umschlägt, z.B. Methylorange.

Entsprechend den entwickelten Anschauungen über die Vertretbarkeit der H-Ionen durch drei- oder zweiwertige Kationen läßt sich die Haut (bzw. Hornschicht) auch durch Lösungen dieser Kationen *umladen*. Dadurch entstehen dann Kurven, wie sie Bücking (s. Handbuch Jadassohn I/2, S. 71, 1929) erhielt, wenn er statt mit KCl oder NaCl-Lösungen, mit $CaCl_2$ oder $LaCl_3$ den Konzentrationseffekt bestimmte. Hier werden die Hautmembranen durch die ableitenden zwei- bis dreiwertigen Kationenlösungen gleichzeitig während der Messung umgeladen.

Es bewährt sich demnach, die von Rein inaugurierte Standardisierung beizubehalten: der Konzentrationseffekt einer Hautstelle wird mit verschiedenen Konzentrationen einer isophoretischen KCl-Lösung bestimmt, die ihrerseits die ursprünglich vorhandene elektrische Ladung der Hautmembran in kürzerer Zeit nur wenig verändert. Jede andere Elektrolytlösung (besonders mit zwei- oder dreiwertigen Kationen), mit der man den Konzentrationseffekt bestimmen will, lädt bereits die Membran rasch und für längere Zeit um. Man trenne deshalb methodisch stets Umladungen der Membran (durch Vorbehandlung mit geeigneten Elektrolyten) und Ableitungen des Konzentrationseffektes (mit KCl-Lösungen), wenn man die tatsächlichen Verhältnisse klar überschauen will.

Umladungen der Haut finden hauptsächlich durch Kationen statt, und zwar ist nach Keller (1930) dabei ein H-Ion etwa so wirksam wie 2—3 dreiwertige Kationen oder etwa 10—15 zweiwertige oder etwa 5000—10000 einwertige Kationen. Bei der genuinen Aufladung der Haut spielen diese Kationen, soweit sie in der Haut vorhanden sind, natürlich auch eine Rolle; es wäre einseitig, die Ladung lediglich auf die vorhandenen H-Ionen (den p_H-Wert der Haut) zu beziehen, sondern der reichliche Gehalt der Haut an Ca-, Na- und K-Ionen spielt vermutlich auch eine Rolle. Keller bezeichnet demnach die für den Konzentrationseffekt in Betracht kommenden Hautpotentiale als „Kationenpotentiale".

Abgesehen von äußeren Eingriffen (Baden in Wasser, Waschen mit alkalischer Seife) wird die Ladung der für den Konzentrationseffekt maßgeblichen Hautmembran von der Durchtränkung mit *Schweiß* abhängig sein (p_H des Schweißes nach Marchionini 4—5; Ca-Gehalt: 0,0009—0,014%; Na: 0,054—0,445%; K: 0,021—0,126%), besonders wenn durch Verdunsten die Kationenkonzentration noch zunimmt. Dementsprechend konnte Keller bei einem Fall von einseitiger Hyperhidrosis der Hand zeigen, daß die Finger der schwitzenden Hand einen negativeren Konzentrationseffekt hatten als die der nichtschwitzenden Hand.

Die Membranladung der schwitzenden Hand war elektropositiver als die Gegenseite, die Haut demnach reicher an Kationen. Ebenso wurde bei einer anderen Person durch Pilocarpin i.v. binnen 4 min ein Schweißausbruch erzeugt und damit gegenüber vorher der Konzentrationseffekt verändert im Sinne einer gewissen Entladung der elektronegativen Membran.

Nach Herrmann ist der Schweiß für die Wasserstoffionenkonzentration der Hautoberfläche maßgebend; im Schweiß ist maßgebend der Milchsäuregehalt (Ottenstein). Nach Spier u. Mitarb. ist aber die Wasserstoffionenkonzentration der Hautoberfläche eine Resultante aller dissoziierbaren Bestandteile eines wäßrigen Hauteluates; insofern werden auch wasserlösliche Stoffe der äußeren Hornschicht in eine schweißbenetzte Hautoberfläche diffundieren. Innerhalb der Hornschicht spielt der Schweiß für die Wasserstoffionenkonzentration eine unerhebliche Rolle (HERRMANN). Hier sind es nach SPIER und PASCHER (Untersuchungen von wäßrigen Extrakten abgeschabter Hornschicht) teils freie Aminosäuren (meist neutral), teils mehr oder weniger stark dissoziierte Säuren (HCl, Milchsäure, Pyroglutamin-, Urocanin-, Asparagin-Säure u.a.), die für die Wasserstoffionenkonzentration innerhalb des Stratum disjunctum verantwortlich zu machen sind. Nach HERRMANN darf man sich zudem die Wasserstoffionenkonzentration der Hornschicht nicht gleichmäßig vorstellen; die Schichten sollen nach der Tiefe zu immer saurer werden. Wie sich diese gelösten Stoffe in ihrer Gesamtheit auf die elektrische Ladung der Hornschicht auswirken, harrt noch der Untersuchung.

Dabei bleibt aber zu beachten, daß nicht nur die Wasserstoffionen, sondern auch die anderen Kationen für die Aufladung der Hornschicht und damit für ihre Permeationsfähigkeit für Ionen eine Rolle spielen.

Ob der Konzentrationseffekt[1] unmittelbare Lebensäußerungen im eigentlichen Sinne nachzuweisen imstande ist oder nur der Ausdruck einer zufällig entstandenen Situation physikalisch-chemischer Momente ist, steht noch dahin.

2. Grundpotentiale

Untersucht man den Konzentrationseffekt an verschiedenen Hautstellen ohne oder mit Vorbehandlung (mit Wasser, Säuren, Alkalien, Elektrolytlösungen), so schneiden sich die Kurven aller möglichen Konzentrationseffekte bei einer KCl-Ableitungslösung zwischen 0,1- und 1-normal (im Mittel bei 0,5-normal), d.h. eine 0,5 n KCl-Lösung ist für die Ladungsverhältnisse der bisher besprochenen Hautmembran ziemlich unempfindlich (s. Abb. 1). Trotzdem ist das bei einer 0,5 n KCl-Lösung abgeleitete Potential irgendeiner Hautstelle gegenüber dem einer verletzten Hautstelle nicht Null, sondern stets negativ (regionär verschieden zwischen —30 und 60 mV). Dieses negative Hautpotential bleibt auch bestehen, wenn man durch eine geeignete äußere Vorbehandlung die Membran in ihren isoelektrischen Punkt versetzt und demnach entladen hat, so daß ein Konzentrationseffekt ausbleibt. Man muß also annehmen, daß man es bisher nur mit einer oberflächlichen Membran oder Grenzfläche zu tun gehabt hat, und daß noch eine *tiefere Membran* in der Haut anzunehmen ist, deren Ladungssinn durch die bisher besprochenen Vorbehandlungen nicht verändert wird. Die Potentiale dieser Membran, die mit 0,5 n KCl-Lösung abzuleiten sind, sollen als „*Grundpotentiale*" bezeichnet werden.

Diese Grundpotentiale müssen von einer genuin stets elektro*negativ* geladenen Membran ausgehen, da z.B. *Druck* (mit einem Glasstab) auf die Haut immer eine Positivierung hervorruft, die manchmal die ursprüngliche Negativität bis fast auf Null reduziert. Man kann annehmen, daß man durch den Druck die frei-beweglichen Kationen in den Poren der elektronegativen Grundmembran wieder herausdrückt. Diese Druckreaktion ist weitgehend reversibel und nach Aufheben des Druckes stellt sich das ursprünglich negative Potential wieder ein.

Allerdings dauert nach REIN diese Rückbildung der Positivierung nach Aufhebung des Drucks gelegentlich bis zu 40 sec und zeigt auch dann noch eine geringe Hysterese (s. Handbuch Jadassohn I/2, S. 89). REIN sieht hierin einen Widerspruch zu der von GILDEMEISTER

---

[1] Der Terminus „*Konzentrationseffekt*" wird im vorstehenden im Sinne REINS gebraucht (nämlich, daß Konzentrationsveränderungen des die Haut benetzenden Elektrolyten von einer positiv bzw. negativ gerichteten Potentialveränderung begleitet sind) und nicht im Sinne von JACQUES LOEB, der damit eine vermutete „Salzdurchlässigkeit" einer Zellmembran mit steigender Elektrolytkonzentration bezeichnen wollte; weil nämlich die Potentialdifferenzen in einer abgestuften Konzentrationskette mit steigender Konzentration immer geringer werden, nahm er an, daß durch die steigende Elektrolytkonzentration der benetzenden Lösung die elektive Sperrung einer Membran für das entgegengesetzt geladene Ion vermindert wird.

geäußerten Auffassung, daß die Druckpositivierung lediglich auf dem Herausdrücken positiver Flüssigkeitsfäden aus den Hautporen beruht, da dieser Vorgang nur eine Positivierung zu Beginn des Druckes, aber nicht bei seiner Fortdauer erklären würde. (Der Einwand erscheint nicht stichhaltig, da die Druckpositivierung nur in der Reduzierung des negativen Grundpotentials besteht, also während des Druckes anhält.) Da nach KELLER (1931[3]) auch Druck von innen, d. h. durch Bildung einer Quaddel *unter* der zu messenden Hautstelle, eine Positivierung im Elektrolyt an der äußeren Haut hervorruft — und zwar maximal, so daß äußerer Druck zusätzlich nichts mehr ausmacht —, ist auch an Druck-Dehnung der Hautmembran und an Erweiterung der Hautporen zu denken. Je größer aber die Poren werden, um so weniger wirkt die elektrische Ladung der Porenwände auf den Poreninhalt, die elektive Permeation oder Penetration der Kationen verringert sich, und das Potential in dem äußeren Ableitungselektrolyt wird weniger negativ. Auch eine derartige Deutung des Druckphänomens setzt — und das ist hier das Wesentliche — eine ursprünglich negative Ladung voraus.

In Versuchen an der Schweinsblase als Modell (also einer *toten* Membran von umladbarem Ampholytcharakter) positiviert nach SARRE lokalmechanischer Druck stets den Elektrolyten auf der gedrückten Seite. Dabei ließen sich zwei Vorgänge unterscheiden: einmal zerstört der Druck die der Membran capillär anliegende Elektrolytschicht, die eine andere Elektrolytkonzentration aufweist als der darüberstehende Elektrolyt (diese Druckwirkung fällt nach Umrühren des Elektrolyten fort); zweitens verändert der Druck die Membran selbst, wahrscheinlich durch Veränderung der Porengröße der semipermeablen Membran. Auffallenderweise wirkt Druck selbst dann positivierend auf eine Membran, wenn sie durch HCl umgeladen ist und einen dementsprechenden Konzentrationseffekt aufweist.

Das Ergebnis der zuletzt genannten Studie entspricht in etwa der menschlichen Haut, für die übrigens REIN bei elektrosmotischen Versuchen gezeigt hat, daß eine Umladung durch Säuren nicht gelingt, sondern höchstens eine weitgehende Entladung; da bei der elektrosmotischen Durchströmung aber alle hintereinanderliegenden Membranen der Haut beteiligt sind — wie viele es auch sein mögen —, und die oberflächliche Membran leicht umladbar ist (s. Konzentrationseffekt), so kann es nur eine tiefere Membran sein, die der Umladung widersteht.

Dahin konvergieren auch weitere Feststellungen. So wird diese Membran durch Erwärmung entladen, und zwar reversibel (*elektromotorische Thermoreaktion* REIN), wobei steigend bis 35° das negative Grundpotential der Finger (gemessen mit 1 n KCl) um 25—40 mV positiver, also entladen wird. Für diese Untersuchungen sind die Finger, wie später noch zu sehen ist, als Versuchsstelle nicht besonders geeignet, weil hier die (emotional erregbaren) Schweißdrüsen eine große Rolle spielen; jedoch findet sich die Thermoreaktion von REIN auch nach Atropinisierung oder nach Schweißdrüsentätigkeit ausschaltender Leitungsanaesthesie, ferner ebenso an anderen Körperstellen (KELLER 1931[3]), so daß eine Wärmewirkung als solche auf die Grundmembran sichergestellt ist. Nur ist diese Wirkung der Wärme auf die Aufhebung des negativen Potentials der Grundmembran wesentlich geringer (etwa $^1/_3$), nämlich statt 1,6—2,6 mV pro Grad Celsius-Differenz (REIN) nur 0,5—0,9 mV pro Grad Differenz (KELLER). Irreversibel und unverzüglich entladen wird die Grundmembran (an der Körperhaut) durch starke *UV-Licht-Bestrahlungen* (primäre epidermale UV-Lichtreaktion nach KELLER; s. später). Eine Entladung, die durch konzentriertere Alkalien als 0,1 n NaOH erfolgt, kann durch 0,1 n HCl rückgängig gemacht werden, während 0,1 n HCl allein — wie erwähnt — keine Wirkung hat.

Aus der verhältnismäßig schwierigen Beeinflußbarkeit von außen darf geschlossen werden, daß die für das ,,Grundpotential" maßgebliche Membran tiefer liegt als jene, deren Gehalt an Kationen den Konzentrationseffekt bedingt. Wenn letztere der leicht erreichbaren und leicht umladbaren schwammartigen Hornschicht (Stratum disjunctum) zugeordnet wird, so muß die *Grundmembran* dicht darunter liegen, möglicherweise im *Stratum lucidum* (REIN) bzw. in der diesem äquivalenten *Barriereschicht*, dem Stratum corneum conjunctum (SZAKALL). Sie wird nämlich bereits durch oberflächliches Ritzen mit einer Nadel irreversibel für einige Stunden (bis zur Wiederabdichtung) elektromotorisch zerstört.

Tatsächlich sind aber, wie Abrißversuche mit Heftpflaster (Keller 1959) zeigen, die Verhältnisse komplizierter; für die Höhe des negativen Grundpotentials ist die *gesamte* tiefere Hornschicht maßgebend. Abgesehen von den allerersten Abrissen vermindert sich das negative Grundpotential mit weiteren Abrissen stetig, um allerdings erst mit Abriß der sog. Barriereschicht völlig aufgehoben zu sein; das steht in einem gewissen Gegensatz zu den Befunden Szakalls, daß erst mit Beseitigung der Barriereschicht sprunghaft die Wasserdurchlässigkeit der Epidermis zunimmt.

Diese für das Grundpotential maßgebende Membran weist — im ganzen oder in einzelnen ihrer Teile — funktionelle Lebensäußerungen auf, insofern eine Hautstelle (Unterarm) mittags deutliche Abweichungen zeigt gegenüber morgens oder abends (Keller); diese Potentialabweichungen können individuell verschieden gerichtet sein. Größere Versuchsreihen stehen noch aus.

Die positivierende Wirkung des *Druckes* ist *regionär* verschieden und variiert bei derselben Person zwischen 1—20 mV; an der Brust ist sie am höchsten, an den Fingern am niedrigsten, wahrscheinlich entsprechend der jeweiligen Dehnbarkeit der Haut bzw. der in der Haut anzunehmenden maßgeblichen Membran. Auch an einer geschädigten Membran kann man das Druckphänomen nachweisen, solange nur noch eine, wenn auch geringfügige Ladung besteht. Um exakte Messungen eines Hautpotentials zu erhalten, muß daher ein Druck der Elektrode sorgfältig ausgeschaltet sein.

3. Tonuspotentiale

Mißt man unter den genannten Ableitungsbedingungen die Grundpotentiale, so findet man sie regionär verschieden, stets aber fallen die Fußsohlen und die Handflächen (bisweilen auch ein volarer Teil des Unterarmes) durch besonders hohe negative Potentiale auf. Das hatten schon Untersuchungen von Munck und Flockenhaus trotz unzulänglicher Versuchsmethodik gezeigt.

Aber diese exzessiv negativen Potentiale der Handflächen und Finger bleiben bei den meisten Personen während einer Untersuchung nicht konstant. Sie verlieren schon in den ersten 10—15 min an Negativität im Gegensatz zu den von vornherein stabilen Grundpotentialen des übrigen Körpers. Diese veränderlichen Potentiale wurden von Keller als *Tonuspotentiale* aufgefaßt, weil sie durch Atropin zu reduzieren sind und dann konstant werden; sie wurden als den (negativen) Grundpotentialen dieser Hautstellen aufgepfropfte (negative) Potentiale aufgefaßt, und zwar als Folge besonderer vegetativer Erregungszustände einer zusätzlichen Membran an diesen Hautstellen. Es ist wahrscheinlich, daß diese Membran in den *Schweißdrüsengängen* gesucht werden muß, wo sich auch die kurzdauernden Schwankungen des sog. *Tarchanoffschen* emotional ausgelösten Reflexes abspielen; die Tonuspotentiale stellen sozusagen die Ausgangslage dieser Reflexe dar, aber diese Ausgangslage bleibt nicht konstant, insofern ihr negativer Tonus sich langsam verändert (s. Abb. 2).

Die Annahme liegt nahe, daß es sich hier um den Ausdruck eines zentralen Vorgangs handelt nach Art einer psychischen oder nervösen Beruhigung der Versuchsperson im Verlauf des Versuches; es muß sich jedoch um einen lokalen Vorgang an der Hautstelle selbst handeln; denn wenn man verschiedene Finger nacheinander untersucht, indem man nach und nach ihnen eine Elektrolytlösung zusetzt, so tritt der Tonusverlust bei jedem Finger erst mit diesem Augenblick ein (s. Abb. 3). Eine allgemeine Beruhigung der Person oder andererseits ein allgemeiner reflektorischer Vorgang ist also als Ursache auszuschließen. Es muß demnach die Badeflüssigkeit selbst sein, die den Tonus herabsetzt (und zwar wirken hier nachweisbar Salzlösungen stärker als reines Wasser), wobei Wärme den Tonusverlust beschleunigt und Kälte ihn verlangsamt. Ist der Tonusverlust einer Stelle maximal, so vermag ihn auch das zentral wirkende Atropin nicht mehr zu vermehren.

Wie diese Badewirkung auf den Tonusverlust zu deuten ist, ist noch nicht geklärt. Eine Verquellung der Schweißporen ist in der kurzen Zeit (Einstand nach 10—15 min) nicht zu

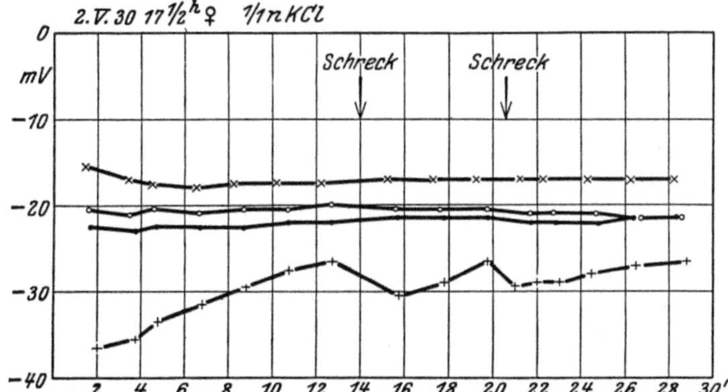

Abb. 2. Regionäre Verschiedenheit: Das Tonuspotential nimmt während des Versuches nur an den Fingern ab, wo auch allein Tarchanoffsche Reflexe (↓) auftreten. ×—× Brust, Mitte. o—o Oberarm, dorsal. •—• Stirn, Mitte. +—+ 2. Finger, rechts. [Nach KELLER, Arch. Derm. Syph. (Berl.) **162**, 588 (1931)]

erwarten; auch sind die Tarchanoffschen Reflexe nach Tonusverlust noch nachweisbar, während diese nach stundenlanger Vorbehandlung der Haut mit feuchten Umschlägen völlig ausfallen (s. später).

Da die Tonuspotentiale einer Hautstelle selbständigen Tagesschwankungen unterliegen, und zwar sowohl nach ihrer Intensität wie nach ihrer Neigung zum Tonusverlust, darf man vielleicht annehmen, daß die Bäder tatsächlich einen beruhigenden lokalen Einfluß auf das vegetative System haben. Schwitzen nach Pilocarpin verändert die Tonuspotentiale nicht. An Fingern mit fehlender Sensibilität (z.B. bei Plexuslähmung oder Leitungsanaesthesie) treten weder Tonuspotentiale noch Tarchanoffsche Reflexe auf.

Die Schweißdrüsen der Hohlhand besitzen offenbar eine besonders hohe elektronegative Membranladung, die sich zu der Membranladung der Epidermis

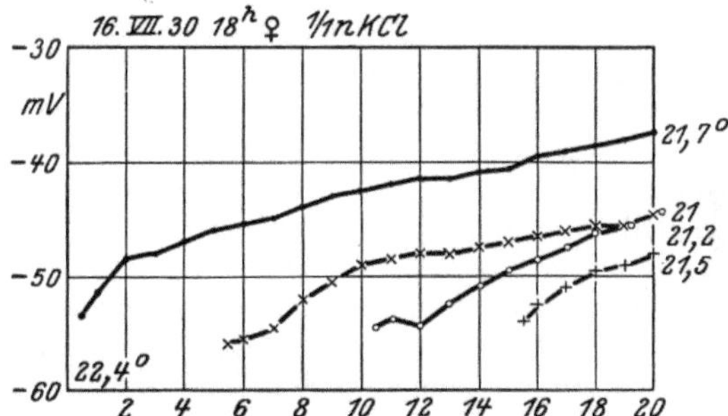

Abb. 3. Die tonusherabsetzende Wirkung tritt an jedem Finger lokal auf; die Endtemperaturen der Lösungen stehen zu der Potentialverminderung in keiner Beziehung. Werden zum Schluß die Ableitungslösungen vertauscht, so bleibt das auf das erreichte Potential ohne Einfluß. •—• 4. Finger, rechts. ×—× 2. Finger, links. o—o 4. Finger, links. +—+ 5. Finger, links. [Nach KELLER, Arch. Derm. Syph. (Berl.) **162**, 592 (1931)]

der Hohlhand addiert; diese sog. Tonuspotentiale aber stehen unter einer vegetativ bedingten Erregung, die individuell verschieden stark ist. Dieser Zustand verliert sich während der Untersuchung zu einem großen Teil durch lokale Wirkung des zur Ableitung verwandten Elektrolyten. Schweißdrüsen anderer Körperstellen, z.B. der Achselhöhle, scheinen keine vergleichbar große Membranladung zu haben.

Für die Tonuspotentiale (und die Tarchanoffschen Reflexe) muß also eine *dritte Membran* angenommen werden; nur liegt diese nicht hinter den beiden ersten (der Hornschicht und der tiefen für die Grundpotentiale maßgebenden Epidermisschicht) sozusagen in Serie geschaltet, sondern diese Schweißdrüsenmembranen sind zusätzlich in Lücken der anderen Membranen eingelassen, d.h. parallel geschaltet (s. Abb. 10). — Die Tonuspotentiale geben unmittelbare Lebensäußerungen wieder, die von denen der Grundpotentiale zu unterscheiden sind.

4. Tarchanoffsche Reflexe

Der psychogalvanische Reflex (ohne Hilfsstrom) wurde von seinem Entdecker Tarchanoff 1890 als Schweißdrüsensekretionsstrom angesehen, weil die drüsenreichere Hautstelle dabei negativ wird. Nachdem frühere Untersuchungen über den Mechanismus dieses Reflexes keine Aufklärung gebracht hatten, wurden von Gildemeister 1928 und Rein 1929 erstmals klare Versuchsbedingungen geschaffen, indem sie die reflektorischen Vorgänge auf *eine* Membran bezogen und die indifferente Bezugselektrode an eine verletzte Hautstelle anlegten, an der Reflexe bekanntlich fehlen. Rein fand dabei lediglich eine negative Schwankung der unverletzten Hautstelle, also einen einsteigend gerichteten Sekretionsstrom.

Mehrfach aber waren bereits beim Tarchanoffschen Reflex *zweiphasige* Ausschläge beobachtet worden; bei Ableitungen von 2 Fingern, beiderseits unverletzter Haut, brauchte das jedoch nicht mehr zu bedeuten, als ein differentes zeitliches Verhalten beider Finger, wobei positive Ausschläge resultieren, wenn der negative Ausschlag eines Fingers den negativen Ausschlag des anderen Fingers überwiegt. Gildemeister entwickelte jedoch eine Hypothese, die auch einer Mehrphasigkeit des Tarchanoffschen Reflexes gerecht werden sollte: eine negative Schwankung sollte auf einem Zugänglichwerden des negativ geladenen Zellinnern beruhen, eine positive Schwankung auf einen Austritt des in den Poren steckenden positiven Zellinhaltes.

Von Keller wurde der Tarchanoffsche Reflex mit Hilfe einer Verstärkerröhre und eines Schleifengalvanometers optisch registriert; dabei wurden die zu untersuchenden Finger druckfrei mit 1 n KCl abgeleitet gegenüber einer verletzten indifferenten Hautstelle. Als zusammengefaßtes Ergebnis zahlreicher Untersuchungen ergab sich, daß der Tarchanoffsche Reflex grundsätzlich in zwei Verlaufsformen, als eine negative und eine positive Schwankung vorkommt, die jede für sich allein, die gelegentlich aber auch zusammen bestehen können. Diese Kombinationen erlauben zunächst Genaueres über die positiven Reflexe auszusagen. Ausnahmslos haben die positiven Schwankungen eine längere Latenzzeit und eine kürzere Dauer als die negativen. Die *positiven* Schwankungen erscheinen demnach meist dem absteigenden Schenkel einer negativen Schwankung aufgepfropft; da ferner die negativen Schwankungen bei fortgesetzten psychischen Reizen sich leichter erschöpfen, kommen die positiven Schwankungen in ihrer charakteristischen Latenz und Dauer immer reiner zur Erscheinung (Abb. 4). — Das Wesen der *negativen* Schwankung kann durch eine besondere Versuchsanordnung geklärt werden.

Da man von der experimentell gesicherten Erfahrung ausgehen kann, daß sich der 2. und 3. Finger einer Hand oder sich entsprechende Finger beider Hände gleich verhalten, untersucht man bei einer geeigneten Versuchsperson, die beide Reflexformen kombiniert aufweist, zunächst nur einen Finger, und zwar so lange, bis nach etwa 3 min hier der negative Reflex erloschen ist und nur noch positive Reflexe zurückgeblieben sind. Jetzt wird auch der Nachbarfinger in die Untersuchung eingeschaltet, d.h. es wird das Becherglas, in das dieser Finger taucht, mit Ableitungselektrolyt beschickt.

Während nun der erste Finger auf Reize hin weiter lediglich mit positiven Schwankungen reagiert, ahmt der zweite Finger den ersten insofern nach, als er seinerseits wieder mit negativen Potentialschwankungen beginnt, zu denen sich die positiven Schwankungen gesellen, um schließlich allein übrigzubleiben (Abb. 5).

Mit diesen bei zahlreichen Individuen übereinstimmend festgestellten Befunden aber ist die Schweiß-Sekretionstheorie der negativen Schwankungen in Frage gestellt, denn es ist unwahrscheinlich, daß diese Sekretion während der vorangegangenen Reizserie bloß an dem von der Elektrolytlösung bespülten Finger stattgefunden hätte. Dagegen lassen sich die negativen Schwankungen zwanglos mit dem Einströmen des Elektrolyten in die sich auf die Reize hin öffnenden Schweißdrüsengänge erklären, die ihrerseits auch von elektrisch negativ geladenen Eiweißwänden umgeben sein müssen und demnach vorzüglich für Kationen permeabel sind, andererseits die Anionen hemmen. — Gleichzeitig schließt der einströmende Elektrolyt den Kontakt mit der tiefergelegenen sezernierenden Schweißdrüsenwand.

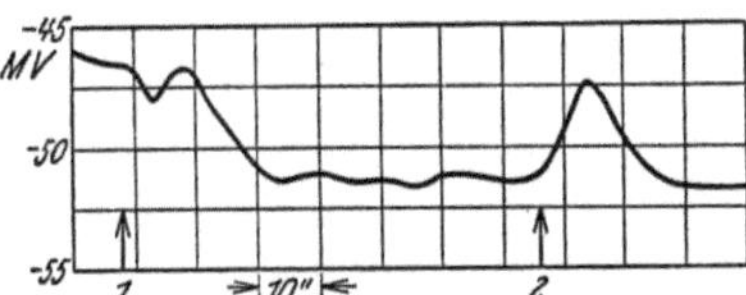

Abb. 4. 22. 6. 31; 17 Uhr (♂). 1. Reiz zeigt negativen Einstellreflex, dem der positive Reflex von kürzerer Dauer und längerer Latenz superponiert ist. 2. und folgende Reize sind stets positiv. — Reize bei ↑. 3. Finger links. Ableitung ¹/₁ n KCl. [Nach KELLER, Z. ges. exp. Med. **82**, 467 (1932)]

Die jetzt nachweisbaren positiven Reflexe könnten dann der Ausdruck einer vorübergehenden Schweiß-*Sekretion* sein. Da auch bei einer solchen die Kationen in der Drüsenwand leichter permeieren als die Anionen und das Gefälle der Ausscheidung vom Körperinnern nach außen geht, muß diese vorübergehende Sekretion mit einer positiven Aufladung des Schweißdrüseninhaltes einhergehen.

Wahrscheinlicher aber ist die Deutung, daß eine kurzdauernde *Kontraktion* der Schweißdrüsen diese positive Schwankung bedingt (KELLER 1932¹); dazu sind aber die Schweißdrüsen infolge der contractilen myoepithelialen Zellen der sezernierenden Drüsenschläuche imstande.

Nach EBBECKE (1953) vermag man mit einer Lupe an den Fingern zu sehen, wie nach emotionalen Erregungen mit einer Latenzzeit von 1,5—3 sec Schweißperlen in den Sekretbechern auftauchen, die rasch wieder verdunsten. Der Erregungsvorgang, der nach und nach mehrere Schweißdrüsen ergreift, ist in etwa 10—15 sec abgelaufen; meist beteiligt sich jede Schweißdrüse nur einmal mit einer eruptiven Schweißauspressung daran (nicht Schweißsekretion, die kontinuierlich verlaufen mag).

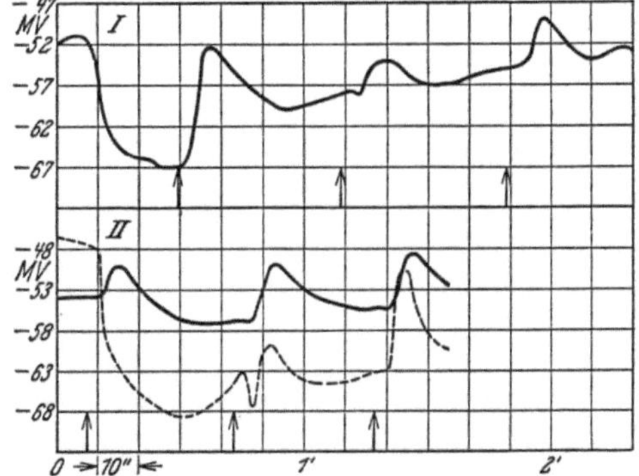

Abb. 5. 7. 10. 31; 18 Uhr (♀). I. Der Versuch wird mit dem 3. Finger begonnen. Zuerst negativer Einstellreflex, diesmal ohne experimentellen Reiz, dann positive Reflexe. II. Etwa in der 3. min. wird nun noch der 4. Finger zu dem 3. hinzu untersucht. Der 4. Finger (gestrichelt) beginnt wiederum mit einem negativen Einstellreflex, obwohl der 3. Finger jetzt nur noch positive Reflexe zeigt. Ableitung ¹/₁ n KCl. [Nach KELLER, Z. ges. exp. Med. **82**, 468 (1932)]

Es sind aber lediglich die Schweißdrüsen der Hände und der Fußsohlen, die auf diese emotionalen Erregungen (aber auch auf Hustenstöße, Preßatmung, genau wie die Tarchanoffschen Reflexe) aktiv funktionieren; die Schweißdrüsen der übrigen Haut dienen jedoch vorzüglich dem Ausgleich des Wärmehaushalts. Diese allen Befunden gerecht werdende Auffassung deutet also die negativen Schwankungen des Tarchanoffschen Reflexes als „Einstellreflexe", d.h. als Einströmen von Kationen (des Ableitungselektrolyten) in die Schweißdrüsen und Erschließen neuer negativer Membranflächen. Personen, die keine negativen Schwankungen zeigen, haben bereits „eingeschaltete" Schweißdrüsen, weil diese von eigenem Schweiß erfüllt sind. Die positiven Schwankungen dagegen stammen aus der Tiefe der Schweißdrüsen (längere Latenz) und sind Folgen der Kontraktionen des Membranmyoepithels, die zu einer Auspressung der Drüsengänge führen.

Für die hohe elektrische Ladung der Schweißdrüsenmembran sprechen noch folgende Befunde: Wenn man die Potentiale gleichgroßer Hautstellen am Arm und am Finger einzeln bestimmt und dann beide Hautstellen durch einen mit KCl-Agar gefüllten Schlauch verbindet, und jetzt beide Stellen zusammen mißt, so erhält man keineswegs das arithmetische Mittel, sondern fast völlig wieder das Fingerpotential allein. Es handelt sich bei diesem Ausgleich nämlich nicht nur um die jeweilige elektromotorische Kraft, sondern um die verfügbare Ladungsmenge beider Stellen, also auch noch um die Kapazität (Ladungsmenge = Potential $\times$ Kapazität). An der Fingerhaut besteht demnach eine größere Kapazität als an der Armhaut (individuell verschieden bis etwa dreimal so groß). Die Kapazität eines Kondensators ist — abgesehen von seiner Größe — einmal von der Dicke der isolierenden Schicht (Körperinneres — schlecht leitende Epidermis — Ableitungselektrolyt) abhängig, dann von der Dielektrizitätskonstante der isolierenden Schicht. Läßt man diese letzteren Faktoren als völlig unbekannt in der Epidermis beiseite, so genügt es, wenn man lediglich eine verschieden große Oberfläche des Kondensators berücksichtigt; denn wenn auch äußerlich gleich große Hautstellen am Finger und Arm der Messung zugrunde gelegt werden, so ist diese Annahme tatsächlich ungerechtfertigt. An der Fingerhaut tritt ja zu der „äußeren" Oberfläche der Epidermis noch die „innere" Oberfläche der Schweißdrüsenschläuche, in denen sich nachgewiesenermaßen die Tonuspotentiale abspielen, hinzu. Die dreifachen Kapazitäten an der Fingerhaut könnten darauf hinweisen, daß die innere Oberfläche etwa doppelt so groß ist wie die der Flächenmessung unterliegende äußere Oberfläche der Epidermis.

Die Haut der Finger und Hohlhand zeichnet sich durch die größte Anzahl der Schweißdrüsen aus, die aber ihrerseits das relativ kleinste Volumen gegenüber anderen Hautstellen aufweisen (Taniguchi und Kuriki 1937).

Nach Maßnahmen, die die Schweißdrüsenporen zum Quellen bringen und damit den Zugang zu den Schweißdrüsenschläuchen verlegen, fallen die Tarchanoffschen Reflexe aus bzw. sind nicht mehr nachweisbar. Die Quellung wird durch lokale Salbenverbände, aber auch bereits durch luftundurchlässigen Verband (Gummifingerling) von 4—6 Std Dauer erreicht; dasselbe sieht man nach heißen Bädern oder bei seröser Durchtränkung der Epidermis (z. B. bei UV-Licht-Dermatitis). Es sei betont, daß man nicht zu der Annahme berechtigt ist, die Reflexe seien durch diese Maßnahmen zum Erlöschen gebracht; sicher ist lediglich, daß sie potentiometrisch nicht mehr nachweisbar sind. Gleichzeitig wird damit die erwähnte Kapazität der Fingerhaut reduziert. Daß die für die Tonusschwankungen und Tarchanoffschen Reflexe maßgebende Membran (eben die Schweißdrüsen) unter dem Niveau der für das Grundpotential maßgebenden Epidermismembran liegen muß, läßt sich weiter dadurch erweisen, daß nicht einmal Kalilauge (bis 2 normal) diese Membranen erreichen und umladen, d. h. ihre Potentialschwankungen unterdrücken kann. Auch UV-Licht, das unmittelbar nach der Bestrahlung das Grundpotential verändert (primäre epidermale UV-Lichtreaktion), läßt während der Latenzzeit des UV-Erythems die Tarchanoffschen Reflexe unbeeinflußt. Letztere bleiben erst mit Auftreten der UV-Dermatitis aus.

Da sich weiterhin die Tarchanoffschen Reflexe als temperaturabhängig erweisen, besteht somit eine Reihe lokaler, d. h. in der Haut selbst liegender Faktoren, von denen die Intensität der Reflexe oder ihre Nachweisbarkeit abhängig sind. Es ist demnach wahrscheinlich nicht möglich, aus der individuellen Intensität der Tarchanoffschen Reflexe etwa quantitative Rückschlüsse auf die jeweilige allgemeine Sympathicus-Erregbarkeit ziehen zu können. Die Reflexe können naturgemäß auch Indicatoren lokaler Nervenstörungen sein; sie werden z.B. bei Leitungsanaesthesie an dem betreffenden Finger oder durch lokale Vorbehandlung mit Chloroform aufgehoben; Chloroform braucht hierbei nicht eine lokale Lähmung des nervösen Apparates zu bedingen, vielmehr verstärkt es vorübergehend den Gleichstromwiderstand und setzt die Membranpermeabilität herab.

5. Komplexe Hautreaktionen

Es erschien aussichtsreich, nach Analyse der einzelnen, das Mischpotential einer Hautstelle zusammensetzenden Potentialformen und deren Zuteilung zu verschiedenen Membranbereichen in der menschlichen Haut bzw. nach ihrer Differenzierung mit Hilfe verschiedener Methodik komplexe Vorgänge der Elektrophysiologie der Haut in Angriff zu nehmen.

a) Ermüdung

So hatte STRAUSS (1927) als „*neurogalvanische Ermüdungserscheinung*" Veränderungen der Potentialdifferenzen zwischen Hand einerseits und Lippenschleimhaut andererseits beschrieben, die nach Anstrengungen auftraten und sich langsam zurückbildeten; in der Dauer der Rückbildungszeit glaubte STRAUSS ein brauchbares Maß der Ermüdung gefunden zu haben. Nachprüfungen von KELLER (1931[1]) zeigten, daß es sich hierbei einmal stets um Veränderungen des Konzentrationseffektes (infolge des Schwitzens) handelte und weiterhin manchmal, besonders bei untrainierten Personen oder nach kürzeren heftigen Anstrengungen, um Veränderungen der Tonuspotentiale, insbesondere um Tarchanoffsche Reflexe. Die Bedeutung der Hautdurchfeuchtung durch Schwitzen bei der *Arbeitsleistung* konnten auch RUTENFRANZ und WENZEL 1958 durch Wechselstromwiderstandsmessungen bestätigen.

b) Bäderwirkungen

Die Einwirkung eines Elektrolytgemisches auf die Haut in Form des frischen Thermalwassers der Aachener Kaiserquelle (eine warme alkalisch-muriatische Schwefelquelle) wurde von KELLER (1935[1, 2]) studiert. Während Elektrolyte mit einwertigen Kationen in den üblichen Konzentrationen die Haut meist elektronegativ laden, solche mit zweiwertigen Kationen aber elektropositiv, neutralisieren sich nach KELLER Gemische von Elektrolyten mit ein- und zweiwertigen Kationen bezüglich der Aufladung gegenseitig, so daß auf diese Weise zwar die eigentümlichen osmotischen Wirkungen höherer Salzkonzentrationen entstehen können, aber ohne Änderung der Epidermisladung. Dieser Antagonismus der verschiedenwertigen Kationen tritt aber nur auf der alkalischen Seite des isoelektrischen Punktes der Hautmembran auf, was in der genannten Quelle durch den Gehalt von Bicarbonat gewährleistet wird. Auch die freie Kohlensäure eines Thermalwassers ist insofern von Bedeutung, als sie eine ursprünglich alkalische Eigenladung der Epidermis beeinflußt, ebenso wie das Bicarbonat das für die saure Eigenladung tut; das Bicarbonat-Kohlensäure-System eines Thermalwassers ist demnach eine Pufferlösung, die eine beliebig geladene Hautstelle rasch auf eine einheitliche, schwach alkalische Ladung bringt. Diese Einflüsse des Thermalwassers betreffen vorzüglich die Kationen-Potentiale der äußeren Hornschicht; für das Grundpotential ist vor allem die Thermoreaktion REINs von Bedeutung, d.h. die Temperatur des jeweiligen Thermalwassers (Ausgangstemperatur der Kaiserquelle 54°).

Wärme vermindert stets das negative Grundpotential, vermindert also die negative Ladung der Epidermismembran und macht sie damit für Anionen permeabler.

c) Ultraviolettes Licht

Histologisch bedingt UV-Licht hauptsächlich Zellzerstörungen in der Stachelzellenschicht, an die sich sekundär Leukocyteneinwanderung und seröse Durchtränkung, schließlich Elimination der geschädigten Epidermisschicht anschließen.

Als Zeichen des Lichtschutzes bleibt eine verdickte Hornschicht zurück. Es war so zu vermuten, daß dabei auch elektrisch wirksame Membranen in der Epidermis Veränderungen erleiden. Diese fanden sich sowohl bei Bestimmung der Potentiale wie auch der Polarisation (Gleichstromwiderstand. s. später). Bei der Analyse der Kationen-, Grund- und Tonuspotentiale während eines UV-Lichterythems fand Keller (1931 [2]), daß auf dem Höhepunkt der Entzündung das Grundpotential stets weniger negativ ist als normal; das bedeutet eine Schädigung und Durchlässigkeit der Barriere. Der Konzentrationseffekt der bestrahlten Stelle zeigt, daß die oberflächlichen Hornschichten der Haut weniger Kationen (besonders H˙) enthalten, offenbar als Folge der serösen Durchtränkung mit dem alkalisch reagierenden Gewebswasser. Die Tarchanoffschen Reflexe sind vermindert oder nicht mehr auslösbar, was aber nicht etwa eine Herabsetzung des parasympathischen Tonus dieser Stelle zu bedeuten braucht. Wenn die Schweißporen durch die Entzündung verschlossen sind, werden die Schweißdrüsenwände für die Messung unzugänglich; jede Haut fühlt sich ja auch während eines UV-Erythems trocken an, und zwar auch dann, wenn nach abgeklungenem Erythem die Lichtschuppe noch nicht abgestoßen ist. Hat sich die Lichtschuppe abgestoßen, so weist die neugebildete Epidermis manchmal dagegen Membraneigenschaften auf, die in allen Teilen eine stärkere Ladung zeigen als normale Haut; das Grundpotential ist negativer, der Kationengehalt reicher und die Tarchanoffschen Reflexe sind gesteigert.

In weiteren Untersuchungen (1933) fand Keller, daß auch bereits in der *Latenzzeit* (d. h. vor Auftreten des Erythems) Potentialveränderungen nachweisbar sind, und zwar *sofort* nach der Bestrahlung. Das Grundpotential wird *unmittelbar* nach der Bestrahlung um 3—25 mV (in Abhängigkeit von der Dosis) positiver. ein Zeichen, daß das UV-Licht eine Entladung der die Membran bildenden Eiweißwände hervorruft, wie ja auch Eiweißlösungen durch UV-Licht denaturiert und ausgeflockt werden (Spiegel-Adolf, Rajewsky). Diese „epidermale Sofortreaktion" des UV-Lichtes ist nicht reversibel wie die Thermoreaktion Reins und nicht mit dieser identisch. Sie tritt auch bei der wassergekühlten Kromayer-Lampe auf und läßt sich durch ein Glasfilter, das für UV-Licht nicht, wohl aber für Lichtwärmestrahlen durchlässig ist, ausschalten. Die Tarchanoffschen Reflexe ebenso wie die lokalen Tonusverluste werden von dieser primären Wirkung nicht betroffen, eben weil die Schweißdrüsen von dem oberflächlich wirkenden UV-Licht nicht erreicht werden. Die Tarchanoffschen Reflexe fehlen — wie oben erwähnt — erst bei Auftreten des UV-Licht-Erythems, vermutlich als Folge eines Verschlusses der Schweißporen in der angeschwollenen entzündeten Epidermis.

6. Hautdefekte

Die Messungen an einer UV-Licht-bestrahlten Haut, bei der Epithelschädigungen (Membranschädigungen) vermieden waren, hatten gezeigt, wieweit die Epidermis an Hautentzündungen teilnimmt, wie überhaupt die Elektrophysiologie eine einzigartige Methode zur Aufklärung der Physiologie der Epidermis darstellt, wenn auch manche elektrischen Erscheinungen ausschließlich physikalisch bedingt, d. h. auf Membranstrukturveränderungen zurückzuführen sind, die keine Lebensäußerungen mehr darstellen.

Eine Potentiometrie epidermisberaubter Haut unternahmen Woeber und Hogrebe mit dem zu erwartenden Erfolg. Als indifferente Elektrode wählten sie den unverletzten, in eine 1 n KCl-Lösung eingetauchten Unterarm in der Annahme, daß diese KCl-Unterarm-Bade-Elektrode einer scarifizierten Hautstelle gleichwertig war. Dagegen jedoch sprechen die Befunde der Autoren selbst insofern, als eine wahrhaft verletzte Hautstelle (Excision, erodierter Primäraffekt, aufbrechender Furunkel usw.) stets positiver als die von ihnen gewählte Bezugselektrode war: die unverletzte Armelektrode in 1 n KCl war immer noch entsprechend negativer, was ja auch allen Erfahrungen über die Grundlagen der Membranpotentiometrie entspricht.

Eigens in dieser Hinsicht vorgenommene Nachuntersuchungen (1959) ergaben dann auch, daß ein Unterarm in einem solchen Armbad gegenüber einer total verletzten Hautstelle stets noch ein negatives Potential hat (bis —25 mV); und selbst wenn der Unterarm an einer umschriebenen Stelle zusätzlich verletzt wird, zeigt sich immer noch ein geringes Potential (bis —7 mV), d.h. die nichtverletzte Armhaut bietet immer noch Möglichkeiten zu einer Potentialbildung, die allerdings individuell verschieden hoch ist. Hieraus ersieht man wiederum, daß stets eine total verletzte Hautstelle als Bezugselektrode verwendet werden muß, wenn man wirklich vergleichbare Potentialgrößen an der zu untersuchenden Membran bekommen will.

Obgleich bei den Untersuchungen von WOEBER und HOGREBE die indifferente Bezugselektrode zu negativ war, so sind immerhin die Feststellungen der genannten Autoren insofern verwertbar und interessant, als z.B. bei einer krankhaft oder absichtlich verletzten Hautstelle nicht nach und nach eine Aufhebung der positiven Potentiale erfolgt, sondern sprunghaft, und zwar vermutlich erst dann, wenn die verletzte Hautstelle vollständig geschlossen mit Epithel bedeckt ist. Daß eine gespannte Epidermis (z.B. vor Durchbruch eines Furunkels) oder eine zarte sich bildende Narbenhaut sich weniger negativ verhält als eine normale Epidermis, ist ebenfalls verständlich; ebenso, daß bei chronisch entzündlichen Hautveränderungen die negative Ladung weniger aufgehoben ist als bei akut entzündlichen. Daß eine neugebildete Haut schließlich negativer sein kann als eine normale Haut, entspricht den erwähnten Befunden nach einer abgelaufenen UV-Lichtentzündung, wo auch die neugebildete Haut eine elektrisch höhere Ladung aufweist, die sich allerdings mit der Zeit wieder verliert.

Diese Befunde weisen darauf hin, daß elektrophysiologische Untersuchungen kranker Haut mit Epidermisdefekten wenig ergiebig sind. Bei den Eigenströmen der Haut handelt es sich nicht um Verletzungsströme, wie z.B. bei der Muskulatur oder den Nerven, sondern um Potentiale, die sich durch verschiedene Adsorption entgegengesetzt geladener Ionen an der Oberfläche der Membran oder durch verschiedene Permeation durch die Membran bilden, und dazu muß die Membran unverletzt sein, d.h. keine Durchschläge, keine Löcher haben. Sind jedoch solche vorhanden, so können sich nur chemische Diffusionspotentiale geringen Ausmaßes bilden, wenn die äußere Elektrolytlösung sich mit dem Gewebssaft mischt, deren jeweiliger Elektrolytgehalt unbekannt ist und wechseln mag.

B. Hautpolarisation
(Passiv-elektrische Erscheinungen; die Haut als Elektrizitätsleiter)

I. Grundlagen

1. Theorie der Membranpolarisation

Jede elektrische Durchströmung einer Hautstelle, hauptsächlich die einer unverletzten, begegnet in ihr einem erheblichen Widerstand. Dieser Widerstand ist bei Gleichstrom höher als bei Wechselstrom und nimmt bei letzterem mit steigender Frequenz ab, bis er etwa bei 20000 Hertz (GERSTNER) konstant wird. Hiermit wird dann wahrscheinlich annähernd der *reelle Ohmsche Widerstand* der Haut bestimmt.

Der höhere Widerstand bei Gleichstrom oder niederfrequentem Wechselstrom (50—5000 Hz) ist dagegen ein „*Scheinwiderstand*", hervorgerufen durch in der elektrisch geladenen Hautmembran auftretende Gegenpotentiale *(Polarisation)*;

diese Polarisation ist es, die den Physiologen hauptsächlich interessiert, gleich-gültig ob man sich zu ihrer Bestimmung des Gleich- oder Wechselstroms bedient. Da bei Gleichstrom nur Ionenverschiebungen in *einer* Richtung stattfinden, so ist hier die Polarisation größer als bei Wechselstrom, wo sich die Ionenverschie-bungen immer wieder umkehren und nicht zu Ionenstauungen führen. Die elektrische Membran der Haut wird ihrerseits durch die sich wieder ausgleichenden Ionenverschiebungen bei Wechselstrom weniger beansprucht als durch die per-manent einseitigen bei Gleichstrom, die mit der Zeit eine Schädigung der elek-trischen Ladungsfähigkeit der Membran („Auflockerung") hervorrufen.

Nach den Ergebnissen führender Elektrophysiologen (Rein, H. Schaefer, Lullies, Storz u.a.) ist die Haut bezüglich ihres Verhaltens bei elektrischer Durchströmung als eine Kombination mehrerer Arten von polarisierbaren Kapa-zitäten und verschiedenen unpolarisierbaren Widerständen anzusehen, die zu den Kapazitäten teils parallel, teils in Serie geschaltet sind (s. Abb. 9).

An Kapazitäten lassen sich in der Haut zwei Formen unterscheiden. Wird bei Gleichstrom die Stromstärke in den ersten $^1/_{1000}$ sec (msec) gemessen (z.B. mit dem Saitengalvanometer oder dem Kathodenstrahl-Oszillographen), so ist die „Initialzacke" (Ladezacke) wesentlich höher als der schließlich (nach 0,5—1 sec) fließende, einigermaßen konstante „Grenzstrom" (auch „*Leitwert*" der Haut genannt), den erst unsere üblichen trägen Galvanometer zu messen imstande sind. Die Stromabfallkurve von Initialzacke zu Grenzstrom ist aber nicht gleich-mäßig, sondern fällt zunächst sehr steil (in 14—22 msec), dann langsamer ab; es sind also zwei Zeitkonstanten an ihr zu unterscheiden, die verschiedenen Ladungsvorgängen ent-sprechen (Krause, Storz, Voelkel).

Der schnell verlaufende Vorgang spricht zunächst für eine dielektrische Kapazität, wie sie für einen Kondensator charakteristisch ist, also für zwei plattenförmige Leiter, die durch einen Nichtleiter oder schlechten Leiter von-einander isoliert sind. Als ein solches Dielektrikum sieht z.B. Ebbecke die schlecht leitende Basalmembran der Hornschicht an, also eine dem Strom ent-gegengerichtete Fläche. Aber auch in den Membranporen, die dem durch-fließenden Strom gleichgerichtet verlaufen, kann eine derartige Kapazität gedacht werden, insofern die negativen Anionen an den Membranwänden adsorbiert sind (darin besteht ihre elektronegative Ladung) und die Kationen in den Poren ihnen gegenüberstehen (Helmholtzsche Doppelschicht); das zwischen ihnen befindliche Wasser bildet das Dielektrikum dieser Doppelschichtkapazität.

Wird der polarisierende Strom abgeschaltet, so entladen sich die an den Haut-kapazitäten angesammelten Spannungen in sehr kurzen Zerstreuungszeiten (Bruchteile von Millisekunden); dabei kann ebenfalls eine rasche Entladung, die der eines Kondensators entspricht, und eine weitere verhältnismäßig langsame, die der einer sog. „Diffusionskapazität" entspricht, unterschieden werden. Da es durch den elektrischen Strom in der Haut zu Ionentransporten kommt, die elektrische Ladung der Membran jedoch den Transport des *einen* Ions besser zuläßt als den des anderen, so kommt es zu Differenzen der Ionenkonzentration an beiden Enden der durchströmten Membran. Somit entstehen hier Potentiale, die mehr und mehr der Durchströmung einen Widerstand leisten und bei Ab-schalten des Stroms sich durch einen entgegengesetzten Strom, wenn auch lang-samer als die der Doppelschichtkapazität, entladen.

Bei Wechselstrom, und zwar mit steigender Frequenz, fallen diese Diffusions-potentiale fort; bei 150 Hz haben die Kationen 3,3 msec, bei 4800 Hz nur 0,11 msec Zeit zu einer Ladungsverschiebung (Graul). Da die „Doppelschichtkapazität" dagegen ohne Ionenbewegung einhergeht, ist sie auch bei Wechselstromdurch-strömung von Bedeutung für die Höhe der Polarisation; sie ist frequenzunab-hängig.

Während die Durchströmung der Haut mit Gleichstrom an mehr oder minder empfindlichen oder trägen Galvanometern lediglich die Stromstärken zu messen und daraus bei bekannter elektrischer Spannung die Widerstände zu berechnen erlaubt, ermöglicht die von GILDEMEISTER in die Elektrophysiologie der Haut eingeführte Durchströmung mit Wechselstrom mehrere Daten: nämlich — bei einheitlicher Spannung — ebenfalls den *Hautwiderstand*, dazu die *Kapazität*, und zwar beide Daten bei verschieden abgestuften Frequenzen (von 50—10000 Hz), wobei sich sowohl die Hautwiderstände verändern (reichend vom Gleichstromwiderstand bis zum Hochfrequenzwiderstand) als auch die Kapazitäten, die — wenn auch nicht genau — ein Spiegelbild der Widerstände bieten, d.h. bei hoher elektrischer Kapazität (Aufnahmefähigkeit) ist der Polarisationswiderstand gering und umgekehrt.

Aus den hieraus zu berechnenden Kurven der Wirk- und Blindwiderstände bei verschiedenen Frequenzen lassen sich dann der *reelle Widerstand* der Haut und der *kapazitive Widerstand* der Diffusions- und der Doppelschichtkapazität annähernd berechnen (LULLIES), so daß manche Physiologen dieses Verfahren als ergebnisreicher bevorzugen (SCHAEFER). In der dermatologischen Praxis hat es sich jedoch — wahrscheinlich wegen der Kompliziertheit der Apparatur — nur vereinzelt eingeführt (GRAUL), ebenso wie der noch zu erwähnende Elektropermeagraph, der dieselben Daten bei Gleichstrom ergibt (KRAUSE, STORZ und VOELKEL).

2. Bedeutung der Methodik

Bei Gleichstrom (oder niederfrequentem Wechselstrom) sind also beide Kapazitäten in der Haut für den Polarisationswiderstand wichtig. Doch ist der durch sie erzeugte Widerstand, wie REIN gezeigt hat, keineswegs konstant, sondern von weiteren Faktoren abhängig. Diese Faktoren konnten erst rein analysiert werden, als REIN die Hautveränderungen bei der Durchströmung (mit Gleichstrom) auf *eine* Membran bezog, indem er die eine der beiden Elektroden an eine indifferente unveränderliche Hautstelle anlegte.

Dazu benötigt man nicht eine verletzte Hautstelle, sondern es genügt (im Gegensatz zur Potentiometrie), daß die indifferente Hautstelle sehr groß gewählt wird, z.B. in Form eines Armbades; bei gleicher Stromstärke ist dann die Stromdichte an der größeren Hautstelle gering und dementsprechend der Widerstand hier zu vernachlässigen, so daß lediglich der Polarisationswiderstand an der kleinen Hautstelle unter der differenten Elektrode zur Geltung kommt.

Derart stellte REIN 1. die Abhängigkeit der Polarisation von der an der differenten Elektrode benutzten Elektrolytlösung fest. Bei KCl- oder NaCl-Lösungen war die Polarisation um so kleiner, je höher die Konzentration lag. Alkalische Lösungen führten stets zu einer Polarisationsvermehrung, saure Lösung (bis zu einem gewissen Grade) zu einer Verminderung. Die den Strom zuführende Elektrolytlösung muß also bei der Messung der Hautpolarisation berücksichtigt und standardisiert werden;

2. ist die Stromrichtung von Bedeutung. Während jeder Durchströmung tritt ein Polarisationsverlust der Haut ein, vermutlich durch Schädigung der Membran selbst. Bei aussteigendem Strom, also an der Kathode, nimmt der Widerstand zunächst schneller ab als an der Anode, steigt allerdings nach 2—3 min wieder an. An der Anode nimmt der Widerstand langsamer, aber dauernd ab; gelegentlich kann hier zunächst auch eine Widerstandsvermehrung beobachtet werden (KELLER und REIN 1928).

REIN fand in Elektrosmoseversuchen an der Anodenseite der Membran eine Säuerung, an der Kathode eine Vermehrung der Neutralsalzkonzentration. Da beide Vorgänge aber, wenn auch auf verschiedene Weise (s. oben: Bedeutung der äußerlich angewandten Elektrolytlösungen) die Polarisation vermindern, so erklärte Rein damit die verschiedenen Verlaufsformen der Polarisationsverminderung bei Gleichstrom, je nachdem, ob dieser einsteigend oder aussteigend an der differenten Hautstelle angelegt ist. Leider ist aber auf die von Rein geforderte Differenzierung der Anode und Kathode in späteren Versuchen kein Wert gelegt worden, obwohl auch nach Barbieri an der Kathode die Stromstärken bei Durchströmung rascher ansteigen als an der Anode (als Zeichen einer Verminderung der Polarisation bzw. leichter eintretenden Membranschädigung); Barbieri schlägt als indifferente Elektrode deshalb die Mundschleimhaut vor. Differenzierung der Hautreaktion bezüglich der Stromrichtung interessiert natürlich vorzüglich den Dermatologen, dem die lokalen Vorgänge in der Hautmembran selbst näher liegen als dem Internisten, der hauptsächlich innere Vorgänge (vegetativer Tonus, Perspiratio insensibilis usw.), von denen die Gleichstromdurchlässigkeit der Haut im allgemeinen abhängig sein soll, vor Augen hat; ihm macht es weniger aus, die Vorgänge gleichzeitig an zwei Membranen undifferenziert zu messen.

Schließlich erweist sich die Größe der Polarisation von der angelegten Versuchsspannung abhängig; sie wird mit steigender Spannung verhältnismäßig geringer. (Durchschläge des Hautisolators treten bei 20 V Dauerbelastung, momentan schon bei 50—100 V auf, unter stechendem Schmerz; damit fällt jeder Widerstand ab und eine Polarisation ist infolge des Kurzschlusses nicht mehr nachweisbar). Die üblichen Spannungen zu Untersuchungen bewegen sich deshalb zwischen 0,1 und 7 V; es ist zweckmäßig, für jede Meßmethode die optimale Spannung festzulegen, d.h. den Wert, der selbst auf die Konstanz der Durch·strömung keinen Einfluß hat.

Aus allen diesen genannten Gründen sind Meßwerte, die unter verschiedenen Versuchsbedingungen gewonnen wurden, schlecht untereinander vergleichbar. Versuchsreihen sollten wenigstens unter Berücksichtigung oben genannter Fehlermöglichkeiten standardisiert, d.h. in sich konstant gehalten werden. Trotz der Warnung Reins ist das — meist aus Bequemlichkeitsgründen — auch heute noch nicht immer der Fall; nicht einmal unpolarisierbare Elektroden werden immer verwandt!

Methodisch richtig ermittelte Widerstandsänderungen beweisen natürlich lokale Veränderungen der Hautmembran. Diese können einmal auf Strukturveränderungen der Haut beruhen — z.B. bei oder nach lokalen Erkrankungen — und lassen dann lediglich darauf schließen, daß Löcher in der Membran als Nebenschlüsse dienen. Andererseits stellen ausgetrocknete Hornschichten ein besonders schlecht leitendes Dielektrikum dar. Es können sich aber auch „funktionelle" Veränderungen einer anscheinend völlig unveränderten normalen Haut zeigen, z.B. Tagesschwankungen ein und derselben Hautstelle (die Regelsberger als *Elektrodermatogramm* studiert hat). Dauernde Polarisationsverminderungen bei Basedow sind als *Charcot-Vigourouxsches Symptom* bekannt, reflektorische Schwankungen auf emotionale Reflexe hin werden als *Veraguthsche Reflexe* bezeichnet. Diese physiologischen Veränderungen und Zustände der Epidermis zu verfolgen, ist die eigentliche Aufgabe des dermatologisch interessierten Elektrophysiologen; insbesondere wird er die elektrischen Phänomene mit ihm bekannten Veränderungen der Feinstruktur der Haut oder physiologisch-chemischen Prozessen in der Haut in Beziehung zu setzen trachten.

II. Allgemeine Ergebnisse

1. Individuelle Unterschiede

Der Gleichstromwiderstand der Haut schwankt je nach der Meßmethode bei verschiedenen Individuen um mehr als das Hundertfache. Zahlenangaben haben deshalb nur Wert, wenn sie einheitlich mit einer einwandfreien Methode gewonnen worden sind. Krause, Storz und Voelkel fanden mit dem Elektropermeagraphen (bei 2 V Spannung, einem Vorwiderstand von 1 KΩ, 10% NaCl-Lösung in runder Elektrode von 3 cm ⌀, gemessen am linken Unterarm Dermatom C 6, Elektroden in Abständen von 8 cm) individuelle Unterschiede von 13,8—6666 KΩ (das betrifft allerdings stets zwei Hautstellen zusammen). Dieser Widerstand (sog. End- oder Grenzstromwiderstand) setzt sich zusammen aus dem reellen Widerstand der Haut (13—95 KΩ) und den Polarisationswiderständen (1,5 bis 800 KΩ) der Doppelschicht- plus der Diffusionskapazität.

Diese Kapazitätswerte, die sich mit besonderen Methoden auch isoliert feststellen lassen, stehen keineswegs zueinander in einem konstanten Verhältnis, so daß sich ihre Einzelbestimmung erübrigen würde; sie sind auch pharmakologisch isoliert zu beeinflussen. Im allgemeinen überwiegt der Polarisationswiderstand der Doppelschichtkapazität, und zwar um so mehr, je höher der Gleichstromwiderstand der Haut überhaupt ist. Je kleiner andererseits der Hautwiderstand ist, um so mehr ist daran der reelle Widerstand beteiligt, aber auch der Polarisationswiderstand der Diffusionskapazität.

Bei *Wechselstrommessungen* verliert zunächst die Diffusionskapazität an Bedeutung, mit steigender Frequenz auch die Doppelschichtkapazität; bei Hochfrequenz (100000 Hz) ist nur noch der reelle Widerstand der Haut wirksam. Nach Gildemeister schwankt der Wechselstromwiderstand bei 365 Hz zwischen 830 und 1230 Ohm und bei Hochfrequenz zwischen 100—165 Ohm.

Frauen haben nach Rein, wenn auch nicht immer, einen niedrigeren Widerstand als Männer (gemessen mit Gleichstrom am Unterarm bei 0,01 n KCl-Lösung), hauptsächlich nachweisbar durch die Stromkurve an der Anode und bei längerer Durchströmung. Auch nach Baitsch (1954), der die Hautleitwerte an den Fingerbeeren mit dem Regelsbergerschen Elektrodermatometer bestimmte, zeigen Frauen statistisch gesichert niedrigere Werte.

Den Wechselstromwiderstand fand Gerstner (1948) bei Frauen ebenfalls niedriger, solange er nur Frequenzen bis 800 Hz anwandte; bei 1600 Hz und mehr waren die Verhältnisse umgekehrt. Lawler u. Mitarb., die mit Frequenzen von 4000 Hz untersuchten, fanden keine signifikanten Unterschiede.

Dementsprechend findet sich auch die sog. „*Phasenverschiebung*" bei Männern durchschnittlich größer als bei Frauen (tg φ 0,138 bei ♂ gegen 0,11 bei ♀; Brazier 0,165 gegen 0,116; Schrumpf). Auch hier scheinen die Ergebnisse frequenzabhängig zu sein, da Lawler bei 4000 Hz keine signifikanten Differenzen der Phasenwinkel fand. Phasenverschiebung bedeutet den Winkel, um den in einem Wechselstromkreis, der sowohl eine Kapazität wie einen Ohmschen Widerstand enthält, die Stromintensität der Spannung voraneilt.

Bei gleichbleibendem Ohmschen Widerstand wächst der Phasenwinkel mit dem kapazitiven Widerstand der Kapazität, ist also ein Ausdruck des Scheinwiderstandes in dem von Wechselstrom durchflossenen Stromkreis (entsprechend dem Polarisationswiderstand bei Gleichstrom). Die Phasenverschiebung drückt das Verhältnis aus vom kapazitiven Widerstand des Kondensators (Blindwiderstand) zu dem Ohmschen Widerstand im Stromkreis (Wirkwiderstand); fällt sie ab, so bedeutet das, daß der Polarisationswiderstand der Kapazität (der Doppelschicht- wie der Diffusionskapazität) immer mehr geschwunden und schließlich bei Null völlig aufgehoben ist, so daß nur noch der Ohmsche Widerstand verbleibt.

Da der Phasenwinkel, der sowohl bei der üblichen Wechselstrommessung aus Widerstand und Kapazität berechnet wie auch direkt durch einen technischen Phasenmesser bestimmt werden kann, von der angewandten Methode (besonders der Elektrodengröße) abhängt, ist er kein sehr brauchbares internationales Verständigungsmittel, zumal auch die Berechnung des Phasenwinkels nicht in allen Ländern einheitlich ist. Die absoluten Werte sind demnach schlecht vergleichbar; Abweichungen sind immer relativ zu beziehen auf die normalen Durchschnitte der jeweiligen Methode.

Der Durchschnittswert für einen normalen Phasenwinkel schwankt nach BARNET zwischen 64 und 78⁰ (hat also einen tg über 1 gegenüber den kleineren Werten von BRAZIER); er war hier mit kleinflächigen Elektroden bestimmt worden, wie sie auch deutsche Untersucher (LUEG) benutzten. Weiterhin ist er frequenzabhängig; z.B. am Vorderarm bei 1000 Hz durchschnittlich 75⁰ und bei 20000 Hz 57⁰ (LAWLER). Wegen der Vieldeutigkeit der gemessenen und mitgeteilten Werte bezweifelt H. SCHAEFER die klinische Brauchbarkeit dieser Methode.

Nach IZAKI ist der Hautwiderstand (bei Japanern) altersabhängig; im zweiten Lebensjahrzehnt relativ hoch, ist er im dritten und vierten dagegen niedrig, um nach dem 40. Lebensjahr wieder anzusteigen; bei Frauen ist dieser Altersanstieg geringer als bei Männern. Die Abnahme der Leitfähigkeit im Alter zeigt sich besonders an der sonnenexponierten Haut. Der Wechselstromwiderstand steigt nach GERSTNER bis zum 45. Lebensjahr an, um dann wieder abzufallen.

2. Topographie

Regionäre Differenzen des Gleichstromwiderstandes bei derselben Person zu gleicher Zeit wurden erstmals von KELLER gemessen und von REIN im Jadassohnschen Handbuch, Bd. I/2, 1929 tabellarisch wiedergegeben; die Unterschiede gehen bis zum 50fachen. Die Haut der Stirn hat regelmäßig einen auffallend niedrigen Gleichstromwiderstand, während das Grundpotential hier zwar oft, aber keineswegs immer weniger negativ ist. Einen wesentlich höheren Gleichstromwiderstand als die Stirn zeigen die Hohlhände, jedoch ist dieser meist niedriger als der der Extremitäten oder des Stammes. Hier — aber nicht für die Stirn — mag die Zahl der *aktiven Schweißdrüsen* eine maßgebende Rolle spielen (238 aktive Drüsen auf 1 cm² an der Hand gegenüber 113 am Arm und 88 am Stamm; THOMSON).

Auch nach KRAUSE, STORZ und VOELKEL zeichnen sich Stirn, Handinnenfläche und Fußsohle — mit seltenen Ausnahmen — durch einen besonders niedrigen „Polarisationsgrad" (= prozentualer Anteil des Polarisationswiderstandes am Gesamtwiderstand einer Hautstelle) gegenüber Körper und Extremitäten (auch Handrücken) aus, während der reelle Ohmsche Widerstand dieser Hautgegenden von anderen Körperstellen nicht abweicht. Auch diese Autoren konnten einen Parallelismus zwischen topographisch verschiedenem Polarisationsgrad und der Schweißdrüsenanzahl nicht feststellen. Hautgegenden mit niedrigem Polarisationsgrad (Hohlhand, Stirn) lassen Tagesschwankungen nach REGELSBERGER vermissen.

Die regionären Differenzen bei hochfrequentem Wechselstrom, der weniger die Polarisation als den reellen Hautwiderstand bestimmt, sind demnach nur gering (BORUTTAU und MANN). Bei Frequenzen von 200 Hz bestehen nach GERSTNER noch topographische Unterschiede; Wirk- wie Blindwiderstand sind am Daumenballen am höchsten, geringer am Unterarm, geringer am Bauch und am geringsten an der Stirn; die Differenzen sind bei höheren Frequenzen weniger ausgesprochen.

3. Lokale galvanische Hautreaktion (Druckreaktion)

Die sog. lokale galvanische Hautreaktion nach EBBECKE (1921) besteht in einer Verminderung der Polarisation nach Reiben oder Drücken einer Hautstelle; der Hochfrequenzwiderstand bleibt dabei unverändert.

Die Reaktion tritt auch noch postmortal (für einige Stunden) oder nach oberflächlicher Entfernung der Hornschicht auf; sie ist also sicher nicht, wie TH. LEWIS annahm, lediglich auf eine Verletzung der obersten Hornschichten zurückzuführen. Wohl aber kann es sich um eine Einwirkung auf das unter der Hornschicht liegende Stratum lucidum handeln (REIN), das allerdings als eine besondere Phase der Verhornung nur an Handteller und Fußsohle histologisch nachweisbar ist. Nach SZAKALL gehört diese aus 2—3 Zellagen bestehende, 8—17 μ dicke Schicht als sog. Barriereschicht noch als unterste Schicht zum Stratum corneum. In ihr

treten erstmals Lipoide auf; sie bildet eine fest zusammenhängende, durch Heftpflaster im Abrißverfahren geschlossen abreißbare Schicht, die wasserundurch-
lässig ist und mit deren Entfernung erst ein deutlicher Wasserverlust der Epidermis
stattfindet (BLANK). Auch eine Kochsalzlösung diffundiert erst nach Entfernung
dieser Barriereschicht durch die ganze Epidermis, und zwar einwärts bei Konzentrationen unter 2% ; darüber zieht sie Wasser aus der Epidermis an (SZAKALL).

Nach unveröffentlichten Versuchen von KAUS tritt nach den ersten Abrissen mit Tesapflaster noch keine dauernde Polarisationsverminderung ein, sondern nur eine einige Minuten
dauernde Polarisationsverminderung, die aber reversibel ist (der lokalen galvanischen Reaktion
EBBECKEs entsprechend); ein Zusammenbruch der Polarisation erfolgt erst nach etwa 10 Abrissen, d. h. mit Ablösen der Barriereschicht; jetzt wird die Durchströmung auch schmerzhaft.
Aber auch nach Entfernung der Barriereschicht bleibt noch ein gewisser Widerstand in der
Haut vorhanden, der einen mit Hochfrequenz gemessenen Widerstand übersteigt.

Mit den Schweißdrüsen hat die lokale galvanische Reaktion nichts zu tun,
sie ist sogar nach KÖNIGSTEIN an der Streckseite der Oberarme oder an der
Innenseite der Oberschenkel besser auslösbar als in der Hohlhand; ebensowenig
hat sie zu tun mit den emotional auslösbaren reflektorischen Schwankungen
(Veraguthsche Reflexe). Die Tatsache, daß sie mehr oder minder rasch reversibel
ist, unterscheidet sie weiterhin von den Veränderungen nach längerer Gleichstromdurchströmung, bei denen immer eine Hysterese zu beobachten ist.

Auf dem Gebiet der Potentiometrie entspricht der lokalen Druckreaktion
EBBECKEs die regelmäßige Aufhebung des negativen Potentials gegenüber einer
verletzten Hautstelle. KELLER hatte jedoch 1931[3] beobachtet, daß Druck den
Polarisationswiderstand gelegentlich vermehren kann, während auch hier die
Potentialwirkung immer positiv gerichtet bleibt. Er prüfte infolgedessen mit
KAUS 1953 die Druckwirkung auf das elektrische Verhalten der Haut systematisch
nach, und zwar bei verschiedenen Versuchsspannungen (von 10—500 mV). Dabei
fand sich nun tatsächlich, daß gelegentlich bei einzelnen Personen auf Druck eine
Stromverminderung auftrat (scheinbare Widerstandsvermehrung), aber nur an
der Anode, während an der Kathode stets die bisher bekannte Stromvermehrung
(Polarisationsverminderung) beobachtet wurde. Die Abweichung an der Anode
kam jedoch nur bei niedrigen Versuchsspannungen (unter 0,3 V) und bei Personen mit nicht zu hohem Gleichstromwiderstand (unter 400 KΩ) vor.

Als Erklärung ergab sich, daß bei Druck ja nicht nur die Polarisation der Membran,
sondern auch stets das negative Potential in dem Elektrolyten an der unverletzten Hautmembran vermindert wird. Dieses negative Potential stellt aber schon — auch ohne jede
äußere Stromquelle — eine elektromotorische Kraft (EMK) dar, die einen in die Haut ein-
steigenden Strom bedingt, sofern ein Stromkreis mit dem positiven Potential einer verletzten
Hautstelle geschaffen ist. An der Anodenseite ist diese zusätzliche Stromquelle (sog. „Haut-
element") dem äußeren Strom gleichgeschaltet, an der Kathodenseite entgegengeschaltet.
Da Druck die EMK dieses Hautelementes weitgehend aufhebt, wird dadurch an der Anode
die gesamte EMK geringer, an der Kathode größer. Der Druck auf die Hautmembran wirkt
also an der Kathode gleichsinnig, er vermehrt die Stromintensität: teils durch Polarisationsverlust, teils durch Erhöhung der Haut EMK. An der Anode kann jedoch ein Moment eintreten, wo — auf Druck — die durch Polarisationsverlust vermehrte Strommenge durch den
gleichzeitigen Spannungsabfall kompensiert ist; dann tritt bei Druck überhaupt keine Änderung der Stromintensität ein.

Geht die Spannung der äußeren Stromquelle unter diesen „Umschlagspunkt" herunter,
so muß der Druck eine Stromvermehrung bedingen. Das bedeutet aber keineswegs, daß der
Polarisationswiderstand durch Druck jemals vermehrt würde, sondern lediglich, daß die an
der Haut liegende Spannung relativ mehr vermindert wird als die Polarisation. Das galvanische Druckphänomen von EBBECKE wird also durch diese Untersuchungen nicht er-
schüttert; es besteht stets in einer Polarisationsverminderung, die allerdings durch eine
gleichzeitige Reduzierung des „Hautelementes" überlagert und verdeckt sein kann.

Die Untersuchungen ergaben nebenbei, daß Druck die Hautpolarisation um so mehr herabsetzt, je höher sie ursprünglich ist; ferner, daß der Gleichstromwiderstand niemals ganz genau
aus der Spannung der angelegten Stromquelle und der gemessenen Stromintensität berechnet

werden kann, weil immer an der gesamt-elektromotorischen Kraft die unbekannte Größe der EMK des sog. „Hautelementes" mitwirkt, additiv an der Anode, subtraktiv an der Kathode.

Da die druckbedingten Vorgänge bei der Messung der Polarisation und der Hautpotentiometrie also stets gleichsinnig verlaufen (sie sind vermutlich verschiedene Ausdrucksformen desselben Vorgangs), so kann man auch bei der Polarisationsverminderung auf Druck sich die Erklärung zu eigen machen, die für die Druckpositivierung des Hautpotentials ausreicht, nämlich daß hierdurch die fragliche Membran gedehnt wird, wodurch ihre Poren erweitert und für den Ionentransport bei der Durchströmung durchgängiger werden; nach Aufhebung des Druckes werden, wenn die Membran elastisch ist, die ursprünglichen Verhältnisse wieder hergestellt. Nach Szakall wird aber die Barriereschicht bei gesunden Personen elastisch und bis zu 75% dehnbar befunden.

4. Ergebnisse an entzündeter Haut

Untersuchungen an pathologisch veränderten Hautstellen bei Durchströmung mit Gleichstrom liegen von Keller und Rein vor: Bei einer entzündeten Haut können 1. bereits die Anfangswerte der Polarisation betroffen sein, 2. besonders aber die Verlaufskurven während der Durchströmung als Kennzeichen einer veränderten Widerstandsfähigkeit einer pathologischen Membran gegen den neuen Reiz der elektrischen Durchströmung (Belastungskurve); derartige Kurven finden sich ausgeprägter an der Kathode. Ist es durch die Entzündung zu einer Durchlöcherung der Membran gekommen, so resultiert eine typisch flache Verletzungskurve ohne jede Polarisation, d.h. da überhaupt kein Polarisationswiderstand vorhanden ist, kann er auch durch die Strombelastung nicht abnehmen.

Bei der *UV-Lichtreaktion* ist auf der Höhe des Erythems (8—24 Std post irradiationem) die Polarisation vermindert, was schon durch Untersuchungen von Regelsberger bekannt war; nach Abklingen des Erythems (4 Tage post irradiationem) tritt jedoch eine Polarisationsvermehrung auf, die etwa 20 Tage andauern kann. Sie ist schon klinisch durch die Trockenheit der Haut und histologisch durch das Vorhandensein einer verdickten Hornschicht (Miescher) kenntlich; jetzt ist die Haut auch unempfindlicher gegen weitere Bestrahlungen und gegen bestimmte chemische Noxen. Von besonderem Interesse ist, daß bereits im Beginn des UV-Erythems (2—5 Std post irradiationem) die Polarisation vorübergehend vermehrt sein kann. Nach Diehl (bei Gildemeister) bleibt übrigens der Wechselstromwiderstand während einer UV-Lichtreaktion unverändert. Diehl bestätigte auch den vermehrten Polarisationswiderstand in der sich nach der UV-Lichtreaktion neubildenden Hornschicht.

Auch bei einem *Röntgenerythem* findet sich die Polarisation erniedrigt, aber nie so beträchtlich wie bei einer UV-Lichtreaktion gleicher Erythemstärke; das UV-Licht hat eben im Gegensatz zu den Röntgenstrahlen eine elektive Wirkung auf die Epidermis. Auch an einer Narbe wird — trotz ihrer Trockenheit — die Polarisation vermindert gefunden.

5. Physiologische Schwankungen

Die eigentlich interessanten Aufgaben der Elektrophysiologie betreffen jedoch die Schwankungen, die ohne äußere Eingriffe oder ohne pathologische Veränderungen an normalen Hautstellen — also anscheinend spontan — auftreten: das sind einmal Zustandsänderungen im Verlaufe des Tages und zweitens reflektorische Schwankungen von kurzer Dauer.

Tagesschwankungen wurden auch bei den Grundpotentialen der Haut festgestellt (Keller 1931[3]), bei Durchströmung mit Gleichstrom wurden sie hauptsächlich von REGELSBERGER ausgiebig studiert und die kurvenmäßige Zusammenfassung dieser sog. Leitwerte (= gemessene Stromstärken) zu verschiedenen Tageszeiten als sog. *"Elektrodermatogramm"* bezeichnet. Dieses Elektrodermatogramm kann einmal als Ausdruck eines allgemeinen nervösen Verhaltens angesehen werden und tritt dann an der ganzen Hautdecke auf; zweitens kann es lediglich in *einer* Hautregion verändert sein als Ausdruck einer gestörten nervösen Versorgung dieser Hautregion oder einer mangelhaften Durchblutung; schließlich kann es rein lokal an einer umschriebenen Hautstelle verändert sein (die dann als Headsche Zone einem inneren Organ zugeordnet wird). Während die Anwendung in der Klinik, auch in der Dermatologie, später behandelt werden soll, muß hier darauf eingegangen werden, was wir über die vermutlichen Verhältnisse in der Haut wissen, die diesen Tagesschwankungen zugrunde liegen könnten.

Schwankungen des Leitwertes (der Stromstärke) treten nach REGELSBERGER im Tage mehrmals auf, für gewöhnlich nach der Nahrungsaufnahme, regelmäßig nach dem Mittagessen. Es ist nicht anzunehmen, daß sich zu dieser Zeit die Membranen vorübergehend strukturell verändern oder daß die absolute Zahl der Schweißdrüsen, eher vielleicht die Zahl der aktiven Schweißdrüsen eine Veränderung erfährt; aber die Polarisationstagesschwankungen finden sich keineswegs nur dort, wo die Zahl der aktiven Schweißdrüsen sehr hoch ist, im Gegenteil: am Handteller sind sie am unausgesprochensten und verwaschensten (REGELSBERGER) oder sie fehlen geradezu (P. SCHAEFER). Da auch die Tagesschwankungen der Potentiale die Eigentümlichkeiten vermissen lassen, die für Schweißdrüsen charakteristisch sind (Tonus, reflektorische Schwankungen), wird es sich also auch bei den Polarisationsschwankungen um "funktionelle" Änderungen der eigentlichen Epidermismembran handeln müssen.

III. Relation der Polarisation zu anderen Hautfunktionen

1. Wasserabgabe

Die Tatsache, daß sich — abgesehen von den Hohlhänden — die ganze Hautdecke (bei normalen Personen) gleichmäßig verhält, daß andererseits mit dem Augenblick des Todes jede Schwankung sistiert, veranlaßte REGELSBERGER anzunehmen, es müsse sich hierbei um vegetative, nervöse Einflüsse, und zwar auf eine im Stratum germinativum gelegene Schicht handeln. Vergleichsuntersuchungen mit anderen rhythmischen Tagesvorgängen ergaben, daß die *Hautwasserabgabe* den Schwankungen des Elektrodermatogramms parallel zu gehen scheint. Da hierbei nicht die Schweißdrüsen in Frage kommen können, ist es nach REGELSBERGER die "Perspiratio insensibilis", also die direkt durch die Epithelzellen abgegebene Wassermenge, die für das Elektrodermatogramm maßgebend ist. Funktionell ist die Wasserabgabe ein Teil der Wärmeabgabe der Haut (neben Leitung und Strahlung) und somit ein Ausdruck der Kompensation einer vorübergehenden Stoffwechselsteigerung. Die elektrische Schwankung wäre demnach — wenn auch nicht ausschließlich — ein Epiphänomen der Perspiratio insensibilis. An narbiger Haut (Sklerodermie) fehlen deshalb sowohl Polarisation wie Tagesrhythmik, aber auch bei der feuchten Haut der Basedow-Kranken ist beides herabgesetzt. Während der Widerstandserhöhung bei einem UV-Lichterythem fehlt ebenfalls die Tagesrhythmik.

Unbestreitbar ist durch diese Beobachtungen ein beachtenswerter Parallelismus zwischen Perspiratio insensibilis und jenem Anteil an dem Hautwiderstand erwiesen, der im Laufe eines Tages Schwankungen erfährt, während ein anderer Anteil an der Polarisation auf unveränderlichen strukturellen Eigenheiten der Haut beruhen mag.

Nach ROTHMAN ist die Perspiratio insensibilis eine aktive Wasserabgabe der Epidermis (teils als Resultat ihres eigenen Wasserverlustes während ihrer Verhornung — von 60—70% auf 10% in der Barriereschicht und auf 2% in den äußeren Hornlagen —, teils als Zeichen

ihrer Durchlässigkeit für subepidermales Gewebswasser), nur nebenbei sind auch die Schweißdrüsen daran beteiligt, aber erst bei „kritischen" Wärmetemperaturen (die individuell verschieden bei 30—33⁰ liegen). Die Perspiratio insensibilis findet sich deshalb auch bei schweiß-
drüsenlosen Individuen, und zwar nicht einmal vermindert (Loewy und Wechselmann);
auch nach Formalinpinselungen der Haut, wodurch die Schweißdrüsenausführungsgänge
verödet werden, ist sie nicht verringert (Moog). An Narben und auf sklerodermatischen Hautstellen ist sie herabgesetzt, ebenso bei Hautentzündungen; bei Basedow ist sie dagegen erhöht
(Schwenkenbecher); in beiden Fällen ist aber jegliche Polarisation ebenso wie die Tagesrhythmik aufgehoben, ein Zeichen, daß die Perspiratio insensibilis doch nicht imstande ist,
die Vorgänge bei dem Elektrodermatogramm restlos zu erklären. — Näheres s. Bd. I/4.

Nach Darrow steht zwar die Feuchtigkeitsabgabe der Haut im allgemeinen
im reziproken Verhältnis zur Höhe des Hautwiderstandes, aber die Relation ist
keineswegs quantitativ proportional: geringe Änderungen der Feuchtigkeitsabgabe können große Widerstandsänderungen bedingen und umgekehrt. Wird
mit der Sauter-Waage der durch die Perspiratio bedingte unmerkliche Gewichtsverlust verschiedener Personen bestimmt, so läuft der Hautwiderstand keineswegs
dem Gewichtsverlust immer parallel und zeigt außerdem bei den einzelnen Individuen regionäre Besonderheiten (Freemann und Darrow). Die Perspiratio
insensibilis kann also nicht als die einzige Grundlage des Polarisationswiderstandes
angesehen werden.

Rutenfranz und Wenzel stellten bei Arbeitsversuchen fest, daß der Scheinwiderstand
und die Kapazität einer Hautstelle bei Wechselstromdurchströmung sich ändert mit der
Größe der körperlichen Arbeitsleistung; damit stieg auch die Kapazität (in Pico-Farad
$= 10^{-12}$ F) an und sank reziprok der Scheinwiderstand (am ausgiebigsten bei einer Frequenz
von 500 Hz). In Parallelität zu der Hautkapazität stieg bei den Versuchspersonen die Wasserabgabe der Haut, die als Schweißverdunstung angesprochen wurde; die gleiche Übereinstimmung fanden sie in der Klimakammer bei Anstieg der Temperatur (18—36⁰). Gemessen
wurde das Verhalten der Haut an der Rückseite der Unterschenkel oder an der Volarfläche
der Unterarme, jedenfalls nicht am Handteller. Der Wechselstromwiderstand sinkt also
mit der Durchfeuchtung der Haut (Schweißwirkung? Durchlässigkeit der Barriereschicht?).

2. Hautspannung

Krause, Storz und Voelkel schließen aus ihren Versuchen mit dem Elektropermeagramm, daß der „Polarisationsgrad" der Haut (d.h. die Größe des Anteils des Polarisationswiderstandes an ihrem Gesamtwiderstand) durch den Quellungszustand des Gewebes bestimmt wird; für diese Auffassung sprechen ihre Befunde, daß am Unterarm und am Handteller bereits durch Heben des Armes der Polarisationsgrad der Haut vermehrt wird und
durch Senken wieder vermindert. Aber die durch die veränderte Armlage bedingte Verschiebung der extravasalen Gewebsflüssigkeit betrifft doch das Bindegewebe und nicht notwendig die Epidermis; wohl aber wird diese mehr oder weniger gedehnt durch den verschiedenen Wassergehalt der Extremität. Verminderung des Gleichstromwiderstandes über
ödematöser Haut oder experimentell gesetzten Hautquaddeln sind bekannt (Keller).

3. Kritik

Regelsberger hatte die Tagesschwankungen mit der Nahrungsaufnahme in
Verbindung gebracht; er fand eine dreigipfelige Tageskurve, d.h. nach den Haupt-
mahlzeiten jedesmal eine Erhöhung der Leitwerte, also eine Verringerung des
Hautwiderstandes. Aber da diese Tagesschwankungen auch an eingelegten
Hungertagen auftreten, hatte er hier einen von den Vortagen eingespielten zeitlich
bedingten Reflex angenommen. Kamen weitere Schwankungen der Tagesrhythmik vor, die sich mit diesen beiden Momenten noch nicht erklären ließen,
so schloß Regelsberger auf psychische Hemmungen. Schließlich kommt auch
noch die jeweilige Wetterlage in Frage. Damit lassen sich dann freilich fast sämtliche Kurventypen bezüglich ihrer horizontalen oder vertikalen Verschiebung
deuten.

Nach RUTENFRANZ ist aber eine sichere Abhängigkeit von den Tagesmahlzeiten überhaupt nicht gegeben. Er stellte — nach Vorversuchen an zahlreichen Personen — in Dauerversuchen an zwei erwachsenen Personen fest, daß Tagesschwankungen in der Regel mit einem Minimum des Polarisationswiderstandes um 13 Uhr und mit Maxima des Widerstandes in zwei Gipfeln um 9—10 Uhr und nachmittags um 17—18 Uhr vorkommen. Während der Schlafenszeit (nachts) kommt es zu einem starken mehrstündigen Abfall der Werte. Das gilt sowohl bei Anwendung von Gleichstrom (2 V) wie für Wechselstrom (2 V, 16 000 Hz). Obwohl es sich bei beiden Personen um geschulte, an die Untersuchungen gewohnte Leute handelte — für elektrophysiologische Untersuchungen sind Massenversuche weniger geeignet, da sich dann die vielfachen Fehlermöglichkeiten nur addieren, aber nicht ausgleichen —, war die absolute Höhe des Hautwiderstandes (Basiswiderstand) an verschiedenen Tagen ohne Erklärung sehr different. Sehr wahrscheinlich spielte dabei die Tagestemperatur eine Rolle.

Nach NESSWETHA ist nämlich in der Klimakammer bei 19^0 der Hautleitwert niedrig, bei 27—30^0 aber sehr hoch; schon die Abkühlung der entkleideten Versuchsperson ist von Einfluß. Beim Übergang in eine Klimakammer mit 18—21^0 Umgebungstemperatur aus einem wärmeren Vorbereitungsraum steigt der Hautwiderstand nach RUTENFRANZ und WENZEL (Wechselstrommessungen bei 1000 Hz) innerhalb weniger Minuten steil an (muskuläre Kontraktion der Haut nach Art der Pilomotorenreaktion ?).

Diese Befunde machen den Einfluß der Temperatur auf die Hautpolarisation wahrscheinlich; die Frage ist nur: wieweit handelt es sich um eine Wirkung der Temperatur auf die Hautmembran selbst, wieweit um eine Wirkung der Temperatur auf den Organismus, wobei die Haut beteiligt ist. DORSCHEID bestimmte die Leitwerte verschiedener Hautstellen an derselben Person gleichzeitig mit der lokalen Hauttemperatur und fand keineswegs immer eine Parallelität beider Werte (keine bei $^1/_3$ der Fälle), ebensowenig wie an derselben Hautstelle der Leitwert im Laufe einer Behandlung mit der Hauttemperatur immer parallel ging (nur bei $^1/_2$ der Fälle).

Und selbst wenn Parallelität bestand, war keine quantitative Beziehung beider Phänomene feststellbar. Diese Untersuchungen wurden bei einer konstanten Zimmertemperatur von 20—21^0 gemacht.

NESSWETHA untersuchte in einer Klimakammer mit veränderlicher Umgebungstemperatur, die auf den ganzen Menschen einwirkte. Berücksichtigt man nun, daß ORMEA in der Klimakammer erst bei einer Umgebungstemperatur von 28—30^0, das ist bei der kritischen Temperatur für einen Schweißausbruch, schlagartig eine Vermehrung des Leitwertes (an der Brust gemessen) eintreten sah, und daß FORELL (1951) bei Fieber durch Peripher ebenfalls die Erhöhung des Leitwertes erst beim Umschwung vom Fieberanstieg zum Fieberabfall beobachtete, so muß man annehmen, daß der Leitwertanstieg erst wesentlich mit dem Schweißausbruch einsetzt, also mit der Einschaltung zahlreicher neuer Stromwege durch wenig polarisationsfähige Membranporen, eben den stark erweiterten Schweißdrüsen.

Es wäre aber ein Fehlschluß anzunehmen, daß auch *unterhalb* der kritischen Schwelle es die Schweißdrüsenfunktion sein müßte, die die Polarisation der Haut bestimmt; dagegen spricht schon, daß mit steigender Temperatur bis zu dem nachweisbaren Schweißausbruch nur wenig, aber mit ihm erst schlagartig der Leitwert ansteigt. Ist es also auch offensichtlich, daß bei manifestem Schweißausbruch die Schweißdrüsen als Stromleiter die Höhe des Leitwertes überwiegend bestimmen, so darf man nicht übersehen, daß *vor* einem Schweißausbruch andere Faktoren der zwischen den Schweißdrüsenausführungsgängen gelegenen „interporalen" Hautmembran für die Polarisation verantwortlich sein müssen (z.B. die

Spannung, unter der die Membran steht; vergleiche die Druckreaktion). Auch diese Membran ist freilich, wenn auch in geringerem Grade, temperaturabhängig (s. die Bemerkungen zur Reinschen Thermoreaktion).

Tagesschwankungen der Hautpolarisation kommen also an sich vor, und zwar individuell verschieden stark, sie können aber gelegentlich fehlen; bei statistisch aufbereiteten Massenuntersuchungen gleichen sie sich demnach meistens aus und werden schließlich zweifelhaft — zu Unrecht, da sie immer noch für einzelne Individuen gelten können. Regelsberger sieht in ihnen Schwankungen der antagonistischen Wirkung von Sympathicus und Parasympathicus, die immer gleichzeitig, aber in verschiedener Stärke, das elektrische Verhalten des Stratum germinativum beeinflussen sollen; dabei soll der Sympathicus eine Verminderung des Hautwiderstandes bedingen, der Parasympathicus eine Vermehrung. Zu einer entgegengesetzten Auffassung kommt Rutenfranz, der die Erniedrigung des Hautwiderstandes besonders in der Nacht in Beziehung zum trophotropen Tonus des vegetativen Systems (Hess) setzt und dementsprechend eine Erhöhung des Hautwiderstandes zum ergotropen (sympathischen) Tonus. Für den Arbeitsphysiologen Rutenfranz ist die Kurve der Tagespolarisationsschwankungen insofern von Interesse, als sie der Kurve der menschlichen Leistungsbereitschaft auffallend parallel verläuft. Der Dermatologe vermißt auch hier, daß die nichtnervösen Faktoren, z. B. Elektrolytverschiebungen, in der Hautmembran unberücksichtigt bleiben.

Nach Untersuchungen von Rutenfranz, Hellbrügge und Niggeschmidt an *Kindern* von 10—11 Jahren wurde festgestellt, daß bei Kindern der Nachmittagsgipfel (Erhöhung des Hautwiderstandes) außerordentlich gering ausfällt, und daß im Gegensatz zu Erwachsenen der Abfall des Hautwiderstandes in der Nacht bereits früher einsetzt und den Tiefpunkt schon um 22 Uhr erreicht; bei Erwachsenen liegt dieser Tiefpunkt erst zwischen 22 Uhr und 24 Uhr. Auch bei Kindern konnte Rutenfranz keine Beziehungen der Tagesschwankungen zur Nahrungsaufnahme feststellen.

IV. Die Hautpolarisation an Händen und Füßen

1. Veraguthsche Reflexe

Emotionale Schwankungen des elektrischen Hautwiderstandes sind erstmals 1888 von Féré beschrieben. Der für gewöhnlich nach Veraguth (1904) benannte psychogalvanische Hautreflex besteht in einer vorübergehenden Verstärkung eines durch die Haut geleiteten Gleichstroms, bedingt durch eine Abnahme des Polarisationswiderstandes; der dem wahren Widerstand der Haut näher kommende Wechselstromwiderstand wird dabei nach Gildemeister bei 5000—6000 Hz nur unbedeutend, bei 10 000 Hz überhaupt nicht verändert (Graul). Der Widerstandsverminderung bei Gleichstrom entspricht eine Erhöhung der Polarisationskapazität (McClendon und Hemingway).

Es wäre gesucht, diesen Veraguthschen nicht dem Tarchanoffschen Reflex, d. h. der Schwankung der Potentiale gleichzusetzen. Gildemeister (1923) hatte die Latenzzeit beider Reflexe bis auf 0,1 sec gleich gefunden; es ist auch unbestritten, daß die Reizbahnen (Perzeptionsorgan, afferente Bahn, Zentra, efferente sympathische Bahn) für beide Reflexe identisch sind. Nichtsdestoweniger können die Vorgänge in der Haut selbst bei beiden Reflexen verschieden sein, was sich auch durch einen Vergleich beider Reflexe an ein und derselben Person beweisen läßt. Da, wie Keller gezeigt hatte, der Tarchanoffsche Reflex sowohl aus einer negativen Eingangsschwankung wie aus positiven zusätzlichen Schwankungen besteht — beide mit etwas verschiedener Latenzzeit und Ermüdbarkeit —, lag die Frage nahe, welche dieser beiden Schwankungen evtl. dem Veraguthschen Reflex entspricht.

Methodisch ist ein derartiger Vergleich durchführbar, weil zwei Finger einer Hand derselben Person sich hinsichtlich ihrer Reflexe nachweisbar gleich verhalten. Es wird dann der eine Finger mit Gleichstrom durchströmt, der andere gleichzeitig (d. h. bei kurzer rhythmischer Unterbrechung der Durchströmung) auf seine Potentiale hin untersucht. Hierbei fand KELLER (1932), daß der Veraguthsche Reflex etwa dieselbe Latenzzeit hat wie der negative Einstellreflex des Tarchanoffschen Reflexes, sich von diesem aber durch seine Kürze unterscheidet.

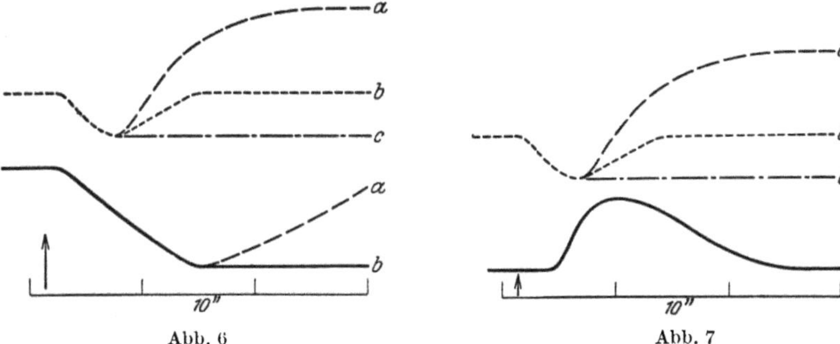

Abb. 6   Abb. 7

Abb. 6. Ablauf des Veraguthschen Reflexes (oben) mit überschießender (*a*), völliger (*b*) und mangelhafter (*c*) Reversibilität im zeitlichen Verhältnis zu einer negativen Tarchanoffschen Schwankung (unten) von kürzerer (*a*) und längerer (*b*) Dauer. Während die Latenzzeit bei beiden Reflexen gleich ist, wird der Veraguthsche Reflex an derselben Hautstelle stets von kürzerer Dauer gefunden als die entsprechende negative Tarchanoffsche Schwankung. Reiz bei ↑. [Nach KELLER, Z. ges. exp. Med. **85**, 437 (1932)]

Abb. 7. Ablauf des Veraguthschen Reflexes (oben) von verschiedener Reversibilität (Bezeichnungen s. Abb. 6) bei gleichzeitiger positiver Tarchanoffscher Schwankung derselben Hautstelle. Die Tarchanoffsche Schwankung hat eine längere Latenz; bezüglich Dauer sind beide Reflexe öfters gleich, meist wird allerdings der Veraguthsche Reflex von etwas längerer Dauer gefunden. Reiz bei ↑ [Nach KELLER, Z. ges. exp. Med. **85**, 437 (1932)]

Von der positiven Tarchanoffschen Schwankung unterscheidet er sich durch eine kürzere Latenzzeit, hat aber etwa dieselbe Ablaufsdauer. Kombinieren sich beim Tarchanoffschen Reflex beide Schwankungen, so kann dadurch eine scheinbare Ähnlichkeit mit dem Veraguthschen Reflex bezüglich Latenzzeit und Dauer auftreten. Diese Verhältnisse sind leichter zu durchschauen an Hand der abgebildeten Kurven (s. Abb. 6, 7, 8). Der Veraguthsche Reflex ist also eintöniger: er vermag sich nur als Polarisationsverminderung auszudrücken, während der Tarchanoffsche Reflex sich sowohl als negative wie als positive Schwankung äußern kann.

2. Basiswiderstand

Außerdem wurde bei diesen Untersuchungen von KELLER festgestellt, daß nach Ablauf eines Veraguthschen Reflexes die ursprüngliche Polarisation eines Fingers sich wieder einstellen kann, daß sie aber auch dauernd erniedrigt bleiben und schließlich sich ebensooft auch vermehrt zeigen kann („gute, mangelhafte, überschießende Reversibilität"). Lediglich infolge eines psychogalvanischen Reflexes kann also der Hautwiderstand *nach* seinem Ablauf geringer

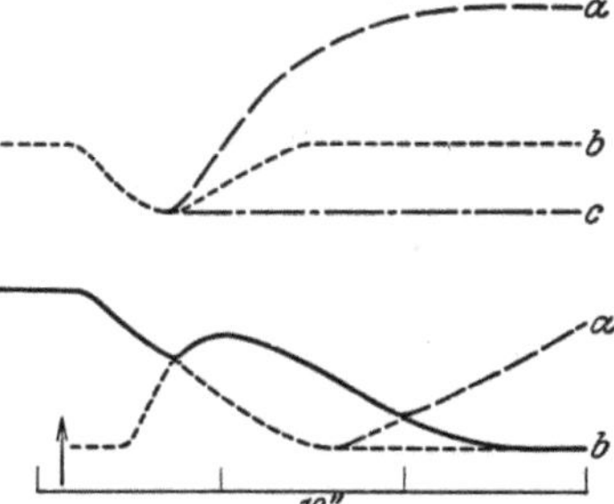

Abb. 8. Ablauf des Veraguthschen Reflexes von verschiedener Reversibilität (Bezeichnungen s. Abb. 6) bei gleichzeitigem kombinierten Tarchanoffschen Reflex (Kombination der Abb. 6 und 7). Man sieht, wie hier durch Überlagerung der Potentialschwankungen in den ersten 10 sec gewisse Ähnlichkeiten im Ablauf des Tarchanoffschen Reflexes (unten) mit dem Veraguthschen Reflex (oben) auftreten können. [Nach KELLER, Z. ges. exp. Med. **85**, 437 (1932)]

oder größer sein als vorher; wichtig zu beachten, damit man nicht diese Veränderungen, die z. B. bereits durch eine schmerzhafte Injektion ausgelöst werden können, auf das eingespritzte Mittel (Pharmakon) bezieht.

Diese Verhältnisse lassen sich am leichtesten deuten durch die Annahme, daß die beim Veraguthschen Reflex angeregte Hautmembran imstande ist, nachher ihr Lumen aktiv zu verengern oder auch zu erweitern, wodurch der elektrische Einfluß auf den Poreninhalt verstärkt oder auch vermindert und damit der Polarisationswiderstand verändert wird. Die reflektorischen Schwankungen spielen sich also auf der Basis einer Tonuspolarisation ab, die dem Tonuspotential der Handflächen nach Keller entspricht und die von Perry und Mount als „galvanic skin response (GSR) level" bezeichnet wird (d.h. also der jeweilige Ausgangsleitwert, von dem aus die reflektorischen Polarisationsschwankungen erst gelten).

Bei dem Tarchanoffschen Reflex hatte es sich gezeigt, daß Bäder, Salbenverbände, Gummifinger den Tarchanoffschen Reflex fast völlig aufheben, oder, vorsichtiger ausgedrückt, den Nachweis einer Membranänderung auf potentiometrischem Wege verhindern; das war auf eine Verquellung der Schweißporen zurückgeführt worden. Vergleichsuntersuchungen zeigten andererseits, daß der Veraguthsche Reflex durch oben genannte Maßnahmen dagegen nicht vermindert wird. Die hypothetisch angenommene Verquellung der Schweißporen spielt also für den Gleichstrom bei Auslösung des Reflexes keine beeinträchtigende Rolle. Wahrscheinlich ist die Annahme berechtigt, daß der Gleichstrom die gequollenen Schweißporen durchschlägt, während diese durchaus als mechanisches Hindernis genügen, um das Eindringen eines Elektrolyten lediglich infolge osmotischer Diffusion in die Schweißdrüsen zu verhindern. Daß Quellung der Haut der Handflächen (45 min in Wasser von 33—35⁰) das Austreten von Schweiß verhindert, haben auch Peiss, Randall und Hertzmann (1956) gezeigt.

Auch H. Schaefer nimmt als Ort des Veraguthschen Reflexes — weil er durch Atropin zu unterdrücken ist — die Membran der Schweißdrüsen selbst an und deutet die Stromschwankungen als Veränderung ihrer Polarisation; daß die Schweißdrüsen aktive Kontraktionsfähigkeit haben, ist bekannt. Bei Personen mit kongenitalem Schweißdrüsenmangel pflegt der Reflex zu fehlen (Wagner, Georgi). Die Hauttemperatur beeinflußt das Ausmaß und den zeitlichen Verlauf des Reflexes; bei steigender Temperatur sinkt die Latenzzeit (Gildemeister, Ellinghaus). Die Hypothese, den Reflex durch Reaktion der Hautcapillaren zu erklären (Densham und Wells), gilt allgemein als widerlegt.

Nach Gildemeister gehört der psychogalvanische Hautreflex in seinen beiden Formen zu einem allgemeinen autonomen Reflex, der ohne Bewußtwerden verläuft und außer an der Haut noch an Puls, Elektrokardiogramm und Atmung nachweisbar ist. Nach Darrow verändert sich ebenfalls dabei die Hautfeuchtigkeit, allerdings erst etwa 1 sec später als die elektrische Schwankung, d.h. also möglicherweise gleichzeitig mit der Kontraktion der Schweißdrüsenmembran, die dem positiven Tarchanoffschen Reflex entspricht.

Beim Menschen läßt sich dieser autonome Reflex durch psychische Reize auslösen, ebenso durch Hyperventilation, Husten, Niesen, Bauchpressen. In seiner Verlaufsform und seiner Intensität ist er abhängig von der vegetativen Erregbarkeit der jeweiligen Versuchsperson, damit wächst aber auch seine Variationsfähigkeit und Unstetigkeit (Dorscheid). Deshalb betonen alle Untersucher, die sich für seine normalen Ablaufsformen und deren experimentelle Beeinflußbarkeit interessieren, die Notwendigkeit, geeignete Personen auszulesen.

Nach Graul sind besonders Kinder von 12—14 Jahren optimale Versuchspersonen; oft gelingen reproduzierbare Resultate erst nach wiederholten Versuchen, d.h. wenn die Probanden selbst mit den Experimenten vertraut geworden sind. Fehlen die Reflexe, so können sie nach Essen und Rogge durch Strychnin (4—7 mg) erregt werden; sind sie gesteigert (bei Thyreotoxikosen), lassen sie sich durch Luminal oder Prominal normalisieren. Von Tieren sind die Reflexe bei Fröschen auslösbar, bei Hunden nur an den drüsenreichen Pfotenballen (Hara).

Die *periphere Reflexbahn* geht nach Schaefer über die Nerven der Schweißdrüsen; an sympathektomierter Haut fehlt der Reflex (Richter). Trotz Dezerebrierung oder Durchtrennung an den Vierhügeln bleibt der Reflex erhalten; Reizung des Tuber cinereum löst ihn aus. Die Latenzzeit für die Strecke Perzeption–Epidermis (Nervenleitungszeit) beträgt etwa 1,2 sec, die Latenzzeit für die reine Epidermisreaktion ist temperaturabhängig und beträgt bei 20⁰ durchschnittlich 3,4 sec. Bei Temperaturerhöhung verringert sich diese Latenzzeit, aber weniger als der van t'Hoffschen RGT-Regel entspricht (bei 10⁰ Erhöhung Verkürzung um das 0,8fache statt um das 2,5fache), so daß chemische Prozesse dadurch unwahrscheinlich werden (GRAUL).

Wie oben bemerkt, stehen die Schweißdrüsen stets unter einem gewissen Tonus, der ihren spezifischen Polarisationswiderstand bestimmt; die reflektorischen Schwankungen spielen sich auf dieser Basis ab. PERRY und MOUNT haben gezeigt, daß dieser Basiswiderstand (der dem ,,GSR level", dem Ausgangsleitwert reziprok ist) an sympathektomierten Extremitäten höher liegt als an normalen, daß er aber auf Pilocarpin-Injektion mit Verminderung anspricht. Umgekehrt läßt sich an normalen Hautstellen der Basiswiderstand durch Atropin heraufsetzen, das an sympathektomierter Haut wirkungslos zu sein *scheint*. ,,Scheint" insofern, als hier vielleicht der Tonuswiderstand seine maximale Höhe erreicht hat und nicht weiter vermehrt werden kann.

Insofern würde also hier das sog. ,,Ausgangswertgesetz" von WILDER in Betracht kommen: ein bei sympathektomierter Haut erhöhter Polarisationswiderstand der Schweißdrüsen ist durch Atropin nicht mehr zu vermehren, wohl aber durch Pilocarpin herabzusetzen; umgekehrt ist bei normaler Haut der niedrige Polarisationswiderstand wohl durch Atropin zu vermehren, aber nicht mehr durch Pilocarpin zu vermindern.

Weiterhin ist aber auffällig, daß Pilocarpin an sympathektomierter Haut überhaupt noch anzugreifen vermag; nach GOODMAN und GILMAN soll aber Pilocarpin direkt auf die Durchlässigkeit der Schweißdrüsenzellen wirken. Das weist darauf hin, daß zwei verschiedene Membranvorgänge (wenn auch vielleicht an derselben Membran) für die Polarisation maßgebend sein können: Einer, der bei normaler Haut vorliegt, einen nervösen Tonus besitzt, auf Atropin anspricht und an dem sich die psychogalvanischen Reflexe abspielen, und einer, der auch noch bei sympathektomierter Haut vorhanden ist, keiner Reflexe mehr fähig ist, aber noch auf Pilocarpin anspricht. Daraus geht schon hervor, daß der Leitwert einer Hautstelle der Hohlhand kein eigentliches Maß für die Sympathicotonie der betreffenden Person sein kann.

In den Versuchen von PERRY und MOUNT verhielt sich wie Pilocarpin auch das cholinergische (parasympathicomimetische) Metacholin und wie Atropin das anticholinergische (parasympathicolytische) Banthin (Metanthelin). Kontrollversuche mit Injektionen von Aqua dest. oder physiologischer Kochsalzlösung (sog. Placebos) zeigten jedoch, daß einzelne Individuen schon hiernach eine Vermehrung der Tonuspolarisation aufweisen können. Statistisch bleibt jedoch bei größeren Versuchsreihen der Unterschied signifikant, insofern Atropin oder Banthine in der Wirkung den Placebos weit überlegen sind, besonders wenn die Versuchsdauer länger als 15 min fortgeführt wird. Immerhin sind ungeeignete Personen durch Vorversuche zweckmäßig auszuscheiden.

Im übrigen fanden PERRY, WRIGHT, MOUNT und LELAND bei zwei Fällen von *progressiver Sklerodermie* (Akrosklerose), daß diese sich an den erkrankten Händen bezüglich ihrer Ansprechbarkeit auf schweißtreibende (Pilocarpin) und schweißhemmende Mittel (Banthin) noch wie normale Personen verhielten, beurteilt nach dem Verhalten ihrer Leitwerte, obwohl histologisch nachweisbar ihre Schweißdrüsen atrophisch waren; die Verff. schließen daraus, daß histologische Untersuchungen über den funktionellen Zustand der Schweißdrüsen nichts Sicheres auszusagen vermögen.

Will man die potentiometrischen Befunde des Schweißdrüsentonus mit denen bei der Messung des Gleichstromwiderstandes vergleichen, so entspricht die Polarisationsvermehrung nach Atropin (PERRY und MOUNT) der Reduzierung des für die Handflächen spezifisch negativen Potentials (KELLER), welche beiden Vorgänge in gleichem Sinne jedoch auch ohne jede pharmakologische Einwirkung eintreten können, besonders bei längerer Versuchsdauer. Diese eigenständige ,,Tonusberuhigung" im Verlauf des Versuches ist bei den einzelnen Individuen verschieden stark, bleibt auch gelegentlich aus. Hier ist jedoch dann Atropin ausnahmslos wirksam, unabhängig von individuellen Unterschieden der vorgenannten Art. Auch in schweißtreibenden und herzklopfenverursachenden

Dosen bleibt Pilocarpin auf das Potential normaler Finger ohne Einfluß (Keller), genauso wie auf den Polarisationswiderstand (Perry-Mount).

1957 hat P. Schaefer mit dem Regelsbergerschen Elektrodermatometer Messungen im Verlauf des Tages an den Fingerspitzen beider Hände durchgeführt, also damit ebenfalls den „GSR level" (= Hautleitwert) gemessen. Aus seinen Ergebnissen geht hervor, daß an den Handflächen — wie bekannt — keine nahrungsbedingten Tagesschwankungen auftreten, daß aber die Leitwerte bei der Messung um 12 Uhr nachts häufig (wenn auch nicht regelmäßig, nicht einmal bei demselben Individuum) bedeutend herabgesetzt sein können (also der Hautwiderstand vermehrt ist entsprechend einer nächtlichen trophotropen Phase) und daß Ilvin imstande ist, die Leitwerte herabzusetzen, sowohl tagsüber als besonders in den Abendstunden, d. h. bei der Neigung in die trophotrope Phase einzutreten. Ilvin (Merck) ist ein Antihistamin mit parasympathikolytischer Wirkung (Hotovy und Roesch).

Schließlich ist nochmals zu betonen, daß die elektrophysiologischen Befunde an den Schweißdrüsen der Hohlhände und Fußsohlen oft geradezu im Gegensatz zu denen an anderen Hautregionen stehen und deshalb nicht mit letzteren kritiklos vermengt werden dürfen; die physiologische Eigenart der Hand- und Fußsohlenschweißdrüsen verbietet das. Diese reagieren nämlich vorzüglich auf emotionale Erregungen und geistige Anstrengungen, aber nicht auf gewöhnliche calorische Reize, wie die Schweißdrüsen des übrigen Körpers (Kuno).

C. Die Anwendung elektrophysiologischer Methoden in Klinik, Diagnostik und Arzneimittelforschung

I. Hautpotentiale

Die Bestimmung der Hautpotentiale aus diagnostischen Gründen hat nur gelegentlich Anwendung gefunden, z.B. neurologisch in segmentären Zonen bzw. im Vergleich zur Gegenseite zum Nachweis von Ausfallserscheinungen oder von Reizzuständen vegetativer Leitungsbahnen (Baird, Espadaler Medina). In der Dermatologie haben Melczer und Kiss festgestellt, daß epitheliale Hautgeschwülste oder senile Keratome bei Bösartigkeit positivere Werte der Grundpotentiale bekommen (bis zu 40 mV); fehlt diese Positivierung, so bestätigt auch die histologische Untersuchung die Gutartigkeit. Auch harmlose Pigmentnaevi sollen sich derart von Melanomen zuverlässig unterscheiden lassen. Um aber eine Korrelation zwischen Stromdurchlässigkeit und Bösartigkeit eines Tumors nachzuweisen, müßten wir — um keinen Zirkel zu begehen — über weitere Methoden verfügen, mit der wir die gegenwärtige oder drohende Bösartigkeit einwandfrei feststellen können; an diesen Methoden aber mangelt es, wie die Autoren selbst annehmen. Ihre Befunde stehen zudem im Gegensatz zu denen von Inch, der bei nichtulcerierten Hautgeschwülsten gegenüber normaler Haut bisweilen negative, bisweilen positive Potentialdifferenzen fand, ohne jede Beziehung zu der Malignität der Tumoren.

II. Hautpolarisation

1. Elektrodermatogramm Regelsberger

Die Bestimmung des Polarisationswiderstandes der Haut für Gleichstrom hat dagegen auf vielen Gebieten ein bedeutendes Interesse gefunden, einmal durch die zahlreichen Arbeiten Regelsbergers (seit 1924), insbesondere aber wegen eines von ihm entwickelten verhältnismäßig einfachen und leicht anwendbaren Instrumentes, des von Siemens-Reiniger hergestellten Elektrodermatometers.

Dieses Instrument ist im wesentlichen ein hochempfindliches Amperemeter, das Stromstärken von 1—60×10^{-7} A verzeichnet und mit Elektroden aus silbernen Scheibchen versehen ist, die durch mit physiologischer Kochsalzlösung getränkten Filzstücken die Haut mit kontrollierbarem Federdruck berühren. Registriert werden die Stromstärken bei einer angelegten Spannung von 2 V (die sog. Hautleitwerte), auf eine Umrechnung in Widerstände der Haut wird in den Kurven meist verzichtet. Da aber Stromstärke und Widerstand nicht in einem linearen, sondern in einem geometrisch progressiven reziproken Verhältnis stehen, sind die Hautwiderstandskurven keineswegs Umkehrbilder der Stromstärkekurven; große Ausschläge in der Stromkurve können in der Widerstandskurve minimal sein und umgekehrt, je nachdem, welcher Meßbereich des Instrumentes zufällig zur Benutzung kommt. Was die Elektroden betrifft, so sind sie nicht unpolarisierbar und ein Unterschied zwischen Anode und Kathode wird nicht gemacht; es wird stets der Widerstand beider Hautstellen, auf die die Elektroden gesetzt werden, zusammen gemessen.

Wenn auch diese Fehler das Verfahren für den Nachweis lokaler Veränderungen an der Hautmembran — also für dermatologische Zwecke — fragwürdig oder geradezu ungeeignet machen, so mag es für den Nachweis von inneren Leiden oder Allgemeinstörungen immer noch genügen.

Klinisch verwertet werden von REGELSBERGER hauptsächlich die rhythmischen Schwankungen im Laufe eines Tages, die zu einer Kurve zusammengefaßt das eigentliche „*Elektrodermatogramm*" ausmachen und weiterhin das sog. „Niveau-Elektrodermatogramm", d.h. die bei demselben Individuum an verschiedenen Tagen gemessenen verschiedenen Absolutwerte des Widerstandes (Grundrhythmik), auf welchem sich die eigentlichen Tagesschwankungen (Kurz- oder Gipfelrhythmik) aufbauen. Die Niveausteuerung soll über vegetative Bahnen erfolgen, die Kurzrhythmik hauptsächlich über den Sympathicus. Die Kurzrhythmik findet sich fast an allen Bereichen der Haut mit Ausnahme jener Bezirke, in denen Schweißdrüsen gehäuft vorkommen, also an den Handtellern und den volaren Seiten der Finger, außerdem an der Stirn; hier ist deshalb nur die individuelle Norm, das sog. Niveau des Elektrodermatogramms zu erfassen.

Im Niveau vermehrte Hautleitwerte (also erhöhte Stromstärken) findet REGELSBERGER mit seinem Elektrodermatometer an der ganzen Hautdecke bei *Morbus Basedow*; diese Widerstandsherabsetzung ist als Charcot-Vigourouxsches Symptom seit langem bekannt. Umgekehrt hält REGELSBERGER niedere Leitwerte („Depressionskurve") für *Vagotonie* charakteristisch; in diesen beiden Grenzfällen sind Tagesschwankungen wenig ausgeprägt. Regionär, d.h. in lediglich umschriebenen Bezirken finden sich erhöhte Leitwerte bei *Sklerodermie* beider Hände, bei Zoster, verminderte Leitwerte dagegen bei *Paraplegien* oder bei infolge Embolie mangelhaft durchbluteten Extremitäten. Hierbei sind die rhythmischen Tagesschwankungen auch völlig oder teilweise aufgehoben. Störungen dieser Tagesschwankungen allein im Sinne einer verwaschenen oder ausgelöschten Rhythmik oder einer zeitlichen Verschiebung finden sich über den jeweiligen *Headschen Zonen* und sollen dann auf ein Magengeschwür, eine Gallenblasenentzündung, einen Leberschaden, eine Lungenerkrankung, eine Coronarinsuffizienz usw. hindeuten. Stets ist es das *vegetative Nervensystem*, insbesondere der Sympathicus, dessen Aktivität mit dem Elektrodermatogramm erfaßt wird, insofern der Hautwiderstand ausschließlich nervös gesteuert sein soll.

Diese Auffassung REGELSBERGERs mag in manchen Fällen zutreffen, aber er übersieht, daß es auch strukturelle Veränderungen in der Haut selbst gibt — unabhängig von jeder nervösen Beeinflussung —, die für den Widerstand maßgebend sein können. Das ist z.B. sicher bei der Sklerodermie der Fall; hier beweist also eine Widerstandsverminderung (= Leitwerterhöhung) keineswegs die ätiologische oder pathogenetische Rolle des Sympathicus. Dasselbe trifft für alle Hautnarben oder alle Hautlücken zu; REGELSBERGER kennt jedoch nur *eine* Grundlage der Hautwiderstandsänderung, nämlich das vegetative Nervensystem, es gibt aber mehrere Gründe; welche davon in Frage kommen, sollte jeweils durch Versuch (z.B. mit anderen elektrischen Methoden: Wechselstrommessung, Potentiometrie usw.) festgestellt werden.

2. Elektropalpation. Vegetonogramm

Ein grundsätzlich anderes, ebenfalls mit dem Elektrodermatometer ausführbares Verfahren ist das der Bestimmung des Hautwiderstandes in den einzelnen Dermatomen; Ziel ist die *elektropalpatorische* Erfassung einer evtl. vorhandenen *Headschen Zone*. Becher (1952) hatte dabei dorsal in bestimmten Dermatomen auffallende Leitwertvermehrungen gefunden, und zwar links als Zeichen eines Ulcus ventriculi, einer Pankreatitis und rechts als Zeichen eines Ulcus duodeni, einer Cholecystitis, einer Appendicitis; bei Nierensteinen waren die jeweiligen Seiten verändert.

Bei Nachprüfungen waren diese Ergebnisse jedoch nur in einem geringen Bruchteil der Fälle vorhanden (Dorscheid z. B. in 9%); sonst mangelten sie oder waren sogar irreführend, weil seitenverkehrt.

Etwas anders bestimmten Gratzl und Martin (1952) die Leitwerte ventral, und zwar nicht nur einmal, sondern mehrmals in bestimmten Zeitabständen. Beurteilt wurde dabei nicht nur die absolute Höhe der Leitwerte in einzelnen Dermatomen, sondern auch ihre zeitlichen Veränderungen (meist Abnahmen). Hierbei war für den Nachweis von Oberbaucherkrankungen (Ulcera ventriculi und duodeni, Cholelithiasis, Nierenkoliken usw.) eine größere Treffsicherheit zu erreichen (35% bei Nachprüfungen durch Dorscheid). Eine Bereicherung der klinischen Diagnostik ergab sich jedoch nicht, weil die manuelle Palpation zur Feststellung genügt hatte. Gratzl und Martin hatten ihrer Methode den Namen „*Vegetonogramm*" verliehen, weil sie erwarteten, damit den verschiedenen Sympathicotonus jedes einzelnen Dermatoms zu bestimmen. Aber lediglich in einem Dermatom, in dem ein Zoster abgelaufen ist, kann noch eine Zeitlang ein besonders erhöhter Leitwert gegenüber anderen Dermatomen, auch gegenüber dem gleichsinnigen der Gegenseite, bestehen.

3. Bewertung in der Inneren Medizin

Auf die ausgedehnte, z. T. recht widerspruchsvolle Literatur in der internen Medizin über Ergebnisse, Bedeutung und Berechtigung der Elektrodermatometrie kann hier nicht eingegangen werden. Erwähnt sei nur die Ablehnung von Sturm und Ludwigs, obwohl auch diese Autoren die von Regelsberger an der ganzen Haut gefundenen buckelförmigen Tageskurven des Elektrodermatogramms mit mangelhaft ausgebildeten Zacken bei Leberparenchymschäden und Cirrhosen feststellen konnten; ebenso fanden sie bei lokalen Veränderungen des Elektrodermatogramms an Headschen Zonen die bezüglichen inneren Organe immer erkrankt, aber sie fanden auch, daß das Elektrodermatogramm nicht zuverlässig ist, insofern als es bei offensichtlichen inneren Erkrankungen versagte: d. h. normale Ausschläge gab, so daß weitere Untersuchungen dadurch nicht erspart wurden. Das Vegetonogramm von Gratzl lehnen Sturm und Ludwigs dagegen völlig ab, weil die Beurteilung des vegetativen Tonus aus dem Gesamtbild an den einzelnen Dermatomen wegen evtl. lokaler Hautveränderungen und vor allem wegen der verschiedenen Dichte der vorhandenen Schweißdrüsen in den einzelnen Dermatomen unmöglich sei.

Nach Nesswetha ist die Beurteilung des vegetativen Tonus nach dem Leitwert deshalb überhaupt unsicher, weil dieser Leitwert nach ihm hauptsächlich von der Wasserabgabe der Haut (Perspiratio insensibilis plus Schweißdrüsentätigkeit) abhängig ist, hierbei aber die Umgebungstemperatur bzw. die Abkühlung des Patienten eine nicht zu vernachlässigende Rolle spielt. Außerdem widerspricht der hohe Leitwert zur Nachtzeit, also während einer sicher trophotropen Phase, der Auffassung, daß hier (nur) der Sympathicus wirksam sei; schließlich findet

Nesswetha, daß Adrenalin und Acetylcholin wohl erheblich auf das vegetative Nervensystem wirken (nämlich auf Blutdruck, Pulsfrequenz, Blutzucker), daß aber das Elektrodermatogramm dabei unbeeinflußt bleibt.

4. Elektrodermatogramm in der Dermatologie

Alle diese Bedenken gelten natürlich auch für die Anwendung der Elektrodermatographie in der Dermatologie, von denen als erste die Untersuchungen von Brill und Goyert (1942) zu erwähnen sind, die beim endogenen Ekzem (spätexsudativen Ekzematoid Rost) einen besonders hohen Leitwert an den Beugeseiten der Arme feststellen wollten gegenüber den Streckseiten, während es bei Psoriasis gerade umgekehrt ist. Das bedeutet also bei diesen Hautkrankheiten eine besonders gestörte vegetative Tonuslage der jeweiligen Prädilektionsstellen, die übrigens beim endogenen Ekzem durch Praephyson günstig beeinflußt werden soll; damit sei auch gleichzeitig die hormonale Abhängigkeit des Elektrodermatogramms von der Hypophyse bewiesen.

Da nach Halter eine Allergisierung mit einer Erregbarkeitssteigerung des vegetativen Nervensystems einhergeht, hat er zusammen mit Wiese versucht, durch die Messung des elektrischen Hautleitwertes die jeweils schädlichen Nahrungs-, Inhalations- oder medikamentösen Allergene ausfindig zu machen. Gemessen wurde an verschiedenen Tagen und an mehreren Dermatomen des Oberkörpers der Leitwert der Haut, nachdem vorher oral, intramuskulär oder intravenös das fragliche Allergen gegeben war.

Nachdem zunächst bei notorischen Allergikern mit Überempfindlichkeit gegen Luminal, Dolantin, Istizin u. a. festgestellt war, daß gegenüber einem Leerversuch zu gleicher Zeit an vorangegangenen Tagen eine erhebliche Erhöhung des Leitwertes durch solche Mittel eintrat, wurde dieser sog. „Elektrotest" auch zur Auffindung fraglicher Allergene benutzt. Dabei fand sich eine sympathicotone Reaktion, d. h. Leitwerterhöhung ungefähr in 30%, was als positiver Nachweis einer Allergie aufgefaßt wurde, auch wenn nur in noch nicht 10% dieser Fälle dabei gleichzeitig eine klinische Verschlechterung zu beobachten war. Wurden diese derart nachgewiesenen Allergene jedoch aus der Nahrung fortgelassen, so trat bei Ekzematikern eine Besserung ein. Fand sich dagegen eine Leitwertverminderung, so bestand auch sonst kein Grund, das betreffende fragliche Allergen für schädlich zu halten.

5. Klimatische Einflüsse

Mehrere Autoren haben versucht, Abweichungen in der elektrischen Durchströmung auf klimatische Verhältnisse zu beziehen. Nach Aichinger und Müller zeigen vegetativ labile, wetterfühlige Personen an einzelnen Tagen besonders große Ausschläge in ihren Tagesschwankungen, in Abhängigkeit von meteorologischen Störungen; diese meteorologischen Störungen können allerdings verschiedener Art sein und sind schwer zu definieren.

Auffallend ist, daß durch ein verhältnismäßig einfaches Mittel (Vasotonin), das einen Auszug aus Roßkastanien und Arnica enthält sowie Vitamin B-Komplex, dieses Übermaß der Polarisationsschwankungen auch an wetterungünstigen Tagen zu normalisieren imstande sei.

Nach Baitsch und Bauer stehen die Tagesgrundwerte, das sog. Niveauelektrodermatogramm, in statistisch gesichertem Zusammenhang zu den „Relativzahlen biologischer Wetterwirksamkeit". Hier sind es also nicht die Tagesschwankungen, sondern hier werden Werte an den Fingergliedern gemessen, wo bekanntlich nach REGELSBERGER überhaupt Tagesschwankungen nicht auftreten. Nach AUE und BECKER, RUTENFRANZ u. Mitarb. ist bei Jugendlichen der sog. *Basiswiderstand*, d.h. der durchschnittliche mittlere Tageswiderstand an den einzelnen Beobachtungstagen nicht nur individuell verschieden, sondern auch von klimatischen Faktoren abhängig. Sie fanden eine statistisch gesicherte Korrelation zwischen Basiswiderstand und „Äquivalenttemperatur" (= Lufttemperatur in Celsius plus 2mal Dampfdruck in Millimeter; gemessen zu verschiedenen Jahreszeiten und in künstlichem Raumklima).

Es fragt sich nur, ob damit nicht zuviel unkontrollierbare Faktoren zusammenkommen, sowohl für die Tagesschwankungen (faktische Nahrungsaufnahme, erwartete Nahrungsaufnahme, emotionale Hemmungen, klimatische Einflüsse, Medikamente) wie für die Tagesdurchschnittswerte; schließlich ist bei der Vielzahl der Gründe nicht mehr mit Sicherheit zu entscheiden, welcher von ihnen jeweils maßgebend ist.

Auf dem 43. Kongreß der Italienischen Dermatologischen Gesellschaft 1959, der dem Einfluß des Klimas auf die Physiopathologie der Haut gewidmet war, berichteten MIDANA u. Mitarb. über ihre Untersuchungen, bei denen sie die einzelnen meteorologischen Faktoren isoliert auf die Haut hatten einwirken lassen. In einer Klimakammer konnten sie verschiedene Höhenlagen (Barometerstände), Temperaturen, Luftfeuchtigkeiten, Windverhältnisse, elektrische Aufladungen produzieren. Dabei fand ORMEA, daß auch längerer Aufenthalt in einer Höhe von 2000 m den Gleichstromwiderstand der Haut (sowohl an den Armen wie an den Fingern) zwar nicht signifikant verändert; es besteht jedoch eine Tendenz zur Vermehrung. Die Verminderung des Luftdruckes verändert auch nicht die Körpertemperatur, abgesehen von einer Temperaturerniedrigung der Füße; Schweiß und Perspiratio insensibilis werden etwas vermindert; die Durchblutung wird deutlich schlechter (capillaroskopisch und plethysmographisch nachweisbar). Veränderungen des elektrischen Feldes um 2000 V bedingen eine Verminderung des Hautwiderstandes; dabei war es gleichgültig, ob das Feld negativ oder positiv gerichtet war, d.h. welche Lage der Körper der Untersuchungsperson zu diesem elektrischen Feld einnahm; ein solches Feld vermehrt die Hauttemperatur und die Schweißbildung. Eine Erhöhung der Umgebungstemperatur setzt in der Klimakammer den Gleichstromhautwiderstand herab, und zwar schlagartig bei etwa 28—30°, am meisten an der Brust, weniger an den Zehen. Bei diesen Temperaturen setzt auch, wie schon KUNO 1934 gezeigt hat, kritisch die Schweißbildung ein. Leichte Winde (20—106 cm/sec) bei einer Umgebungstemperatur von 34° bedingen eine Erhöhung des Gleichstromwiderstandes; dieser erhöht sich um so mehr, je rascher der Wind und je niedriger die Umgebungstemperatur ist (Kälteschauer ?).

Was die Messung des Gleichstromwiderstandes bei den Untersuchungen betraf, so benutzte ORMEA einen Meßapparat von Whelan, bei dem eine Stromstärke von 2 Mikroampere konstant gehalten wurde, um Membranveränderungen durch zu hohe Polarisation zu vermeiden; eben deshalb wurde auch der Strom gewendet und das Mittel des Widerstandes bei beiden Stromrichtungen zugrunde gelegt. Der Elektrodendruck war minimal und standardisiert; die indifferente Elektrode war groß und lag auf scarifizierter Haut. Methodisch waren also einwandfreie Ergebnisse zu erwarten. Die Ergebnisse bei den einzelnen Versuchspersonen allerdings schwankten und der Statistiker DE CASTRO, der zum Abschluß zu den Untersuchungen das Wort ergriff, hielt die Ergebnisse zwar nicht für signifikant, aber auch nicht für bedeutungslos. Da die einzelnen klimatischen Faktoren den Gleichstromwiderstand teils vermehren, teils vermindern, so bleibt ihr komplexes Zusammenspiel im Gesamtklima immer noch ungeklärt (ORMEA); bei dem Durchgang von Warmfronten soll z.B. der Hautwiderstand nach BUCK und AICHINGER eine Tendenz zur Verminderung zeigen und das Umgekehrte bei Durchgang von Kaltfronten.

6. Allgemeine pharmakologische Wirkungen

Da der mit dem Elektrodermatometer gemessene Leitwert der Haut für manche Autoren ausschließlich als ein Symptom des Sympathicotonus gilt, lag es nahe, diese Methode zur pharmakologischen Prüfung sympathikolytischer Mittel zu verwenden.

Nach KÄRCHER läßt sich eine pathologische Tagesrhythmik bei vegetativer Dystonie verhältnismäßig leicht durch Belcaloid normalisieren (das Mittel enthält das zentral sympathikolytische Medikament Reserpin, das peripher sympathikolytische Yohimbin und außerdem noch einen vagalen Ganglionblocker). Nach HÖCHST ist ein gestörtes Vegetonogramm z.B. bei Hautkranken zuverlässiger durch Centramin (ein Calcium-Magnesium-Glykokoll-Komplex) zu beeinflussen als durch eine Calcium-Injektion. Auch WIESE fand Calciuminjektionen für ungeeignet, eine mit dem Elektrodermatogramm nachgewiesene abnorme Tonuslage, wie sie fast immer bei endogenem, weniger oft bei vulgärem oder seborrhoischem Ekzem festgestellt wird, zu normalisieren, was jedoch regelmäßig durch Tabletten oder Injektionen von Calciocrin-Nordmark gelingt, wobei sich gleichzeitig der Juckreiz bessert (Calciocrin = Nebenschilddrüsenextrakt plus Ca-Mg-K-Gemisch).

Nach KÄRCHER kann eine durch Hypophysengesamtextrakt (Adenoton) zum Stillstand gebrachte Tagesrhythmik durch Centramin wieder geweckt werden; eine gesteigerte Rhythmik bei Neurodermie wird durch Adenoton beseitigt; Reserpin läßt die Rhythmik völlig zum Erlöschen kommen.

Diese Ergebnisse haben jedoch nur kasuistischen Wert, solange die Frage, ob das Elektrodermatogramm entweder durch seine Höhenlage oder durch seine Zackenbildung überhaupt auf eine Sympathicotonie hinweist, noch nicht entschieden ist; so betont z.B. auch RUTENFRANZ, daß der Hautwiderstand nachts besonders niedrig ist, nachts aber ein trophotroper Zustand, also eine Vagotonie vorliegt.

Die pharmakologische Beeinflußbarkeit des Hautwiderstandes geht im wesentlichen von der Annahme aus, daß schweißtreibende Mittel den Hautwiderstand herabsetzen, schweißhemmende ihn heraufsetzen müssen. Nun werden die Schweißdrüsen anatomisch zwar sympathisch versorgt, aber funktionell reagieren diese Nervenfasern auf parasympathicotonische Mittel. Der Mensch schwitzt cholinergisch, also auf Parasympathicomimetica (Pilocarpin, Acetylcholin, Doryl) und sein Schwitzen wird gehemmt durch Parasympathicolytica (Atropin, Banthin u.a.). Eine adrenergisch vermehrte Schweißsekretion (auf Sympathicomimetica wie Adrenalin) wird zwar auch beim Menschen beobachtet, aber hier handelt es sich nach ROTHMAN wahrscheinlich lediglich um eine Expression bereits vorhandenen Schweißdrüseninhaltes. Sympathicolytica wie Dibenamin, Hydergin setzen das Schwitzen jedoch faktisch herab.

Obwohl nach einer Zusammenfassung von RUTENFRANZ nun fast alle Autoren zu dem Ergebnis kommen, daß die schweißtreibenden Parasympathicomimetica den Hautwiderstand senken und umgekehrt die schweißhemmenden ihn erhöhen, finden sich bei kritischer Durchsicht der einzelnen Versuchsergebnisse doch erhebliche Widersprüche. So beobachteten z.B. CHALMERS und KEELE bei intradermaler Injektion des parasympathicomimetischen Acetylcholins eine Erniedrigung des Hautwiderstandes; NESSWETHA dagegen keine Erniedrigung bei intramuskulärer Applikation und AVELING und McDOWALL bei i.v. Gaben sogar eine Erhöhung, erst bei herzwirksamen Dosen eine Erniedrigung. CHALMERS und KEELE konnten ihrerseits bei i.v. Gaben von Acetylcholin überhaupt keine Wirkung auf die Schweißbildung beobachten.

Bei Pilocarpin fanden RICHTER, ebenso NESSWETHA eine Erniedrigung des Hautwiderstandes; AVELING und McDOWALL eine geringe Erniedrigung, die aber dann von einem Anstieg gefolgt war. RUTENFRANZ bei iontophoretischer Einführung ebenfalls eine Erniedrigung.

Ganz abweichend waren die Befunde von der Erwartung mit dem stark wirksamen parasympathicomimetischen Doryl, das bei Kindern oral gegeben die Widerstandswerte ansteigen ließ (STOLLBERG). Andererseits erniedrigte iontophoretisch eingebrachtes Doryl den Widerstand für längere Zeit (DASKALOV, MARKOV und MILAROV).

Wird durch ein Parasympathicolyticum wie Atropin die Schweißsekretion gehemmt, so steigt auch meist der Hautwiderstand (für gewöhnlich an den Händen gemessen; RICHTER, PERRY-MOUNT u.a.). Dieselbe Steigerung beobachtete STOLLBERG bei Kleinkindern nach Bellergal. Aber KRAUSE, STORZ und VOELKEL fanden nach Atropin subcutan keine Veränderungen oder sogar Erniedrigungen an der Fußsohle, am Unterarm aber sowohl Erhöhungen wie Erniedrigungen des polarisatorischen Widerstandes.

Bei der Potentiometrie hatte KELLER gezeigt, daß Atropin die Hautpotentiale hauptsächlich dort zu beeinflussen imstande ist, wo besonders negative Tonuspotentiale vorhanden sind, d.h. an den Handflächen, sonst waren die Potentiale an der Stirn dadurch wenig, die an Brust und Oberarmen gar nicht betroffen. Es muß also auch grundsätzlich bei diesen pharmakologischen Versuchen darauf geachtet werden, an welcher Hautstelle untersucht wird; das gilt auch für den Hautwiderstand. Weiterhin muß die jeweilige Tonuslage der Handflächen bzw. der Fußsohlen beachtet werden, insofern die parasympathicotonisch wirkenden Pharmaka anscheinend nur dann Veränderungen zu bewirken vermögen, wenn sie eine antagonistische Tonuslage antreffen (Wildersches Ausgangsgesetz), nicht aber wenn das Organ (die Schweißdrüsen) bereits die Tonuslage innehat, die die Wirkstoffe selbst hervorzurufen imstande sind.

Schließlich muß der Dermatologe noch darauf hinweisen, daß bei durch *Iontophorese* eingebrachten Pharmaka die Iontophorese allein schon die elektrisch geladene Membran verändert. Dasselbe gilt jedoch auch für eine intradermale oder subcutane Injektion. Denn durch die Untersuchungen KELLERs über den Verlauf des Veraguthschen Reflexes war gezeigt worden, daß dieser sowohl in einen verminderten wie in einen erhöhten Hautwiderstand ausgehen kann, auch wenn überhaupt kein Pharmakon gegeben ist; infolgedessen können alle Mittel, die unter Schmerzen appliziert worden sind, lediglich durch die Tatsache, daß sie einen Veraguthschen Reflex hervorrufen, nachher den Hautwiderstand vermindern oder vermehren, ganz unabhängig von ihrer pharmakologischen Bedeutung. Aus allen diesen Gründen ist wohl anzunehmen, daß sich bei den mitgeteilten pharmakologischen Beeinflussungen des Gleichstromwiderstandes der Haut noch Wahres und Falsches ununterscheidbar vermischen und daß man guttut, aus ihnen keine zu weitreichenden Schlüsse zu ziehen.

Auch DORSCHEID betont die noch keineswegs befriedigenden, weil nicht übereinstimmenden Ergebnisse der Medikamentenprüfung auf den elektrischen Hautwiderstand und hält Zurückhaltung bei der Bewertung für geboten. Dabei hat er außerdem die Schwierigkeit einer Beurteilung der therapeutischen oder allgemeinen Wirkung eines Medikamentes im Blick. Um so weniger sind hieraus sichere Urteile für die elektrischen Vorgänge in der Hautmembran zu gewinnen.

7. Lokale pharmakologische Wirkungen

Was lokale pharmakologische Einwirkungen betrifft, so prüfte AICHINGER den mit dem Elektrodermatometer festgestellten Hautwiderstand bei Erythemen verschiedener Stärke, die infolge individueller Empfindlichkeit nach lokaler Anwendung von 5% Pyridin-Carbonsäurebenzylester, einem Vasomotorenmittel, an der Haut entstanden. Dabei fand er bei schwachen Erythemen keine Veränderungen der Leitwerte, bei mittleren eine Leitwertverminderung (= Widerstandsvermehrung), bei stärkeren, die einen Übergang zur urticariellen Reaktion zeigten, eine Vermehrung der Leitwerte (= Widerstandsverminderung). Nach 60 min waren aber alle Elektrodermatometerwerte wieder ausgeglichen. Seine Untersuchungen bestätigen also die Ergebnisse vieler Autoren, daß der Hautwiderstand der Durchblutung nicht proportional ist, daß aber wohl die Epidermis schon bei schwachen Erythemen (s. auch UV-Licht) beteiligt sein kann, ebenso wie bei urticariellen Reaktionen (innere Druckzunahme), daß aber beide epidermale Veränderungen passager sind und nicht dauernd wie bei echten entzündlichen Prozessen, bei denen die Epidermis strukturell verändert ist.

Allen diesen Untersuchungen wird man aber um so kritischer gegenüberstehen, je mehr man sich an die von zahlreichen Autoren nachgewiesenen großen Schwankungen an verschiedenen Tagen, für die kein ersichtlicher Grund gefunden werden kann, erinnert. Außerdem wird man sich daran erinnern, daß in der Elektrophysiologie Massenuntersuchungen mit großen Fehlerquellen wegen des ungleichen Ausgangsmaterials verbunden sind, die selbst durch einwandfreie statistische Verarbeitung nicht beseitigt werden können; viel brauchbarer sind Ergebnisse an geeigneten Individuen, wobei die Versuche immer wieder wiederholt und auf Konstanz überprüft werden können.

Aber die berichteten Versuche, die alle mit dem Elektrodermatometer ausgeführt wurden, müssen auch unter dem Gesichtspunkt betrachtet werden, daß der Methode von zahlreichen Autoren mehr oder minder grobe Fehler zugeschrieben werden. So beanstandet RUTENFRANZ zunächst die von REGELSBERGER verwendeten Elektroden als nicht genügend unpolarisierbar; er konnte auch in besonderen Versuchen die Mangelhaftigkeit dieser Elektroden gegenüber sicher nichtpolarisierbaren Elektroden nachweisen. Vor allem aber beanstandet er die Unempfindlichkeit des Elektrodermatometers bei Stromstärken unter 10×10^{-7} Ampere; weil Stromstärke und Widerstand zueinander in einem geometrisch progressiven reziproken Verhältnis stehen, bedeuten hier schon geringe Schwankungen in der Stromstärke große Widerstandsschwankungen, die also nicht mit dem Instrument einwandfrei zu erfassen sind. Infolgedessen ist in diesem Bereich nicht zu erwarten, daß kleine Tagesschwankungen sich zu erkennen geben; evtl. wird dann eine solche Ruhe zu Unrecht als Tonusruhe angesehen. RUTENFRANZ verwendete deshalb bei seinen Untersuchungen in diesem Bereich ein Lichtzeigergalvanometer von 20facher Empfindlichkeit.

8. Der Elektropermeagraph

Weitere Einwände gegen das Elektrodermatogramm resultieren aus Untersuchungen von STORZ, VOELKEL und KRAUSE mit dem „Elektropermeagraphen". Dieses Instrument besteht — wie schon früher erwähnt — aus einem Hautstromkreis mit einer Spannungsquelle von 2 V, einem Vorwiderstand von 1000 Ω (1 KΩ) und den beiden unpolarisierbaren Flüssigkeitselektroden; an den Vorwiderstand ist ein Verstärkerkreis gekoppelt, der aus einem Gleichspannungsverstärker und dem Schleifenoszillographen besteht; die Stromkurve wird durch Lichtzeiger auf einem laufenden Film registriert.

Gemessen wird zunächst in dem „Elektropermeagramm" der Anfangsstrom, d.h. der Stromwert, der dem reellen Ohmschen Widerstand der Haut entspricht, bevor sich zeitlich ein Polarisationswiderstand hat entwickeln können. Infolge der Trägheit des Verstärkers wird dieser Stromwert allerdings um 3 msec zu spät erfaßt und muß durch Extrapolation errechnet werden; das ist der leidige Punkt des Verfahrens mit einem möglichen Fehler bis $\pm 25\%$ (innerhalb einer Versuchsreihe bleibt er allerdings konstant und ist deshalb weniger erheblich). Alsdann fällt die registrierte Stromkurve schnell ab bis zu einem konstanten Grenzstromwert (der dem Leitwert des „Elektrodermatogramms" entspricht). Dieser ist durch die Hautpolarisation bedingt, aber außerdem durch den nicht polarisierbaren reellen Hautwiderstand. Erst die Differenz von Grenzstromwiderstand und Anfangsstromwiderstand ist der Widerstand, der durch die Hautpolarisation allein bedingt ist. Diese ist, wie erwähnt, sowohl durch eine rasch einsetzende Doppelschichtkapazität wie durch eine langsamer verlaufende Diffusionskapazität bewirkt; die Größe beider Kapazitäten läßt sich aus dem zeitlichen Verlauf der Stromabfallkurve (von Anfangs- zu Grenzstromwert) berechnen.

In 2000 Einzeluntersuchungen fanden die Autoren für den unpolarisierbaren Anfangswiderstand Werte zwischen 13 und 95 KΩ, für den gesamten Polarisationswiderstand Werte zwischen 1,5 und 800 KΩ. Bei niedrigem Polarisationswiderstand ist die Diffusionskapazität verhältnismäßig stärker beteiligt, bei hohem die Doppelschichtkapazität. Bei den einzelnen Individuen verhalten sich alle Werte selbständig, es findet sich unter ihnen keine Korrelation; sie müssen also bei Messungen des Hautwiderstandes je einzeln bestimmt werden.

Dazu ist das Elektrodermatogramm aber nicht imstande, es mißt als Leitwert nur den Grenzstromwert, der von dem Endwiderstand bestimmt wird, der aber nicht nur aus dem Polarisationswiderstand, sondern auch dem reellen Widerstand der Haut besteht. Nach Befunden von Storz u. Mitarb. ist jedoch an einem Endwiderstand unterhalb etwa 60 KΩ vorwiegend der reelle Hautwiderstand beteiligt (er beträgt individuell wechselnd das 2—15fache des Polarisationswiderstandes), während etwa über 60 KΩ der Polarisationswiderstand an dem Gesamtwiderstand vorwiegt, er kann dann das 2—12fache des reellen Widerstandes betragen. Das heißt auf das Elektrodermatometer übertragen: Ausschläge des Instrumentes oberhalb 57 Skalenteilen sind nur unwahrscheinlich durch die Polarisation der Haut bedingt. Da auch die niederen Werte ungenau sind (Rutenfranz), beschränkt sich die Brauchbarkeit des Elektrodermatometers demnach höchstens auf die Skalenteile 10—57 und in diesem Bereich differenziert es nicht den Polarisationswiderstand und den reellen Hautwiderstand, die beide völlig verschiedene physiologische Hautzustände charakterisieren.

Außerdem bemängeln Storz u. Mitarb. den hohen Vorschaltwiderstand des Elektrodermatometers (300 KΩ), der sich besonders bei niedrigen Hautwiderständen auswirkt, insofern dann die an der Haut faktisch liegende Elektrodenspannung zu gering wird; die Hautpolarisation ist aber von der Intensität des gewebsaufladenden Gleichstroms abhängig.

Die Untersuchungen der Autoren mit dem Elektropermeagraphen ergaben individuelle Schwankungen aller Werte an verschiedenen Tagen bis zu 120%, dagegen waren regelmäßige Tagesschwankungen (Tagesrhythmik) nicht erkennbar. Bei Stromstärken über 4 V sinkt der Polarisationswiderstand, nicht aber der polarisationsfreie reelle Widerstand; über 6 V tritt eine Auflockerung der Zellgrenzflächen ein, welche Membranschädigung sich dann bei Rückgang auf niedrigere Spannungen bemerkbar macht (Hysterese).

Ist die Elektrodenflüssigkeit, die die Haut benetzt, eine 8—10% NaCl-Lösung, so sinkt der Hautwiderstand während der Durchströmung, ist sie 1—2%, so steigt er; optimal ist eine 5% NaCl-Lösung. Angelegt werden beide Elektroden in 8 cm Abstand am Unterarm (Dermatom C 6). Das Instrument mißt keine länger dauernden Stromkurven, sondern wird etwa alle Minuten für 1 sec eingeschaltet, so daß Belastungen der Membran durch die Durchströmung vermieden werden.

Leider — vom Standpunkt Reins aus gesehen — werden beide Elektroden nicht differenziert; es wurden also stets die Widerstände zweier Hautstellen gleichzeitig gemessen, so daß Anoden- und Kathodenseite mit ihrem verschiedenen Verhalten nicht erfaßt wurden (was freilich mehr den Dermatologen als den Internisten interessiert). Der Widerstand der Gewebsflüssigkeit im Körperinnern wurde von den Verff. mit 0,25—0,7 KΩ veranschlagt und war zu vernachlässigen.

Die pharmakologische Möglichkeit einer Beeinflussung der Hautmembran durch verschiedene *Kationen* haben Storz u. Mitarb. mit dem Elektropermeagramm nachgewiesen. Werden bei Versuchspersonen etwa gleichen Polarisationsgrades intravenöse Lösungen von K_2SO_4 (Kaliumsulfat) oder $CaCl_2$ (Calciumchlorid) injiziert, so steigt der polarisatorische Widerstand bei Ca und sinkt bei K, ebenso übrigens bei Mg (Magnesiumsulfat); der unpolarisierbare reelle Widerstand wird ebenfalls durch Ca vermehrt, bei den anderen Kationen ist er nicht betroffen.

Durch Na_2SO_4 (Natriumsulfat) wird lediglich die Diffusionskapazität herabgesetzt, bei den anderen Kationen sind an der Veränderung des Polarisationswiderstandes stets beide Kapazitäten, allerdings verschieden stark, beteiligt. Die injizierten Elektrolytlösungen waren jedoch nicht kationenäquivalent; um Wirkungen zu erzielen, mußten gegenüber der verwandten 3% K_2SO_4-Lösung die übrigen Elektrolyte wesentlich konzentrierter werden.

Die Wirkungen der verschiedenen Kationen werden von den Verff. verschieden lokalisiert; Na_2SO_4, das lediglich die Diffusionspolarisation herabsetzt, soll die Ausbildung von Konzentrationseffekten in einem salzhaltigen Milieu erschweren (was nicht notwendigerweise ein Membranphänomen zu sein braucht). Kalium dagegen soll die Membran auflockern und damit die Doppelschichtpolarisation vermindern. Umgekehrt dichtet Ca die Grenzflächen ab. Da sich ein durch Mg herabgesetzter Polarisationswiderstand durch nachfolgende Calciuminjektion wieder ausgleichen oder überkompensieren läßt, wobei die Diffusionskapazität eine verhältnismäßig geringe Rolle spielt, sehen die Verfasser in der Bestimmung des polarisatorischen Widerstandes der Doppelschicht den vorwiegenden Bezugswert für eine Beurteilung der Membranpermeabilität der Haut; der von ihnen sog. „Permeabilitätsfaktor" der Haut läßt sich also durch den reziproken Wert der Doppelschichtkapazität ausdrücken.

Nach Voelkel, der mit dem Elektropermeagraphen arbeitete, führt Aminophenazon, weniger Irgapyrin zu einer Membranauflockerung, Butazolidin erst nach vorübergehender Abdichtung. Vitamin C bleibt in Dosen von 10—500 mg ohne Einfluß, der P-Faktor Rutin jedoch steigert den unpolarisierbaren Widerstand, während er den polarisierbaren Widerstand vermindert.

Zieht man aus den mitgeteilten Befunden zunächst einen grundsätzlichen Schluß, so scheint es ratsam, bei Verwendung elektrophysiologischer Verfahren an der Haut, immer nur von dem zu sprechen, was tatsächlich gemessen wird (also meist der Leitwert, der Hautwiderstand), ohne voreilig abgeleitete Begriffe (wie Membranpermeabilität, Sympathicotonus) in Anspruch zu nehmen, was dann durch feinere und exaktere Methoden später als zweifelhaft entlarvt wird. Weiterhin sollte sich der Kliniker stets fragen, ob die vorhandenen Methoden schon für die klinische Diagnostik reif sind, vor allem sollte man aber auch der lokalen Variabilität der Hautstellen, die sich jeweils unter den Elektroden befinden, Rechnung tragen, damit nicht aus lokal bedingten Veränderungen der Meßwerte unzulässige Schlüsse auf den Allgemeinzustand des Probanden gezogen werden; Nebenschlüsse durch kleinste Hautlücken sind auch bei Hautgesunden, geschweige bei Hautkranken mit Sicherheit nicht immer auszuschließen.

9. Wechselstrommessungen

Wechselstromwiderstandsmessungen haben insofern weniger Fehlermöglichkeiten, als an die Unpolarisierbarkeit der Elektroden geringere Anforderungen zu stellen sind; aus denselben Gründen ist es in der Haut vorzüglich die Doppelschichtkapazität und ihre Polarisation, die hierbei beurteilt wird, weniger die träger reagierende Diffusionskapazität.

Wechselstrommessungen (Frequenz 4000 Hz) bei Hautkranken — gemessen am Unterarm oder Oberschenkel — liegen von M. L. Gougerot (1947) vor. Er fand die *Impedanz* (den Wechselstromscheinwiderstand) der Haut bei Patienten mit akutem Ekzem vermindert (von durchschnittlich 300 Ω normal auf 90 Ω) und entsprechend die Phasenverschiebung verkleinert (von normal tg φ 1,45 auf 0,5); der Phasenverschiebungswinkel ist ein — relatives, weil von der Elektrodengröße abhängiges — Maß für den Widerstand der Kapazität. An der sichtlich erkrankten Haut waren die Werte bei Ekzematikern nochmals auf die Hälfte verringert. Erholen sich diese Werte nach klinischer Abheilung nicht, sondern bleiben niedrige Widerstandswerte der Haut zurück, so ist das nach Gougerot prognostisch ungünstig, was durchaus verständlich ist: die Hautmembran hat noch mikroskopische Lücken. Bei Psoriasis waren die Hautwerte gegenüber Gesunden erhöht.

Von der Beobachtung ausgehend, daß konstitutionelle Ekzeme meist symmetrische Hautstellen befallen, daß aber auch einseitige Kontaktekzeme nach einiger Zeit häufig die kontralaterale Seite mitgreifen, hatte Bohnstedt mit Schulz-Klee (1953) versucht, pathophysiologische Veränderungen dieser kontralateralen Seite *vor* jeder klinisch wahrnehmbaren Reaktion nachzuweisen.

Dazu verwendeten sie Wechselströme von 50 Hz und 1 Volt Spannung, wobei Ströme von der Größenordnung von 5—10 μA (1/$_{100\,000}$ Ampere) resultierten. Bei 8 Fällen asymmetrisch lokalisierten Ekzems fanden sich im anscheinend gesunden kontralateralen Bezirk bereits Widerstandsverminderungen. Experimentell erzeugte Hautreaktionen (mit Testbenzin, Blasenbildung in 24 Std) zeigten bei 14 von 22 Probanden bereits nach 5 Std (Erythem an der Teststelle) hier eine lokale Widerstandsverminderung und bei 9 Probanden auch eine Widerstandsverminderung an der kontralateralen nicht gereizten Hautstelle. Diese Widerstandsverminderung konnte sich schließlich auf die ganze Extremität ausdehnen.

Noch deutlicher waren die Ergebnisse bei Trichophytininjektionen; hier waren die Widerstandswerte der kontralateralen Seite stets vermindert (11 Probanden), selbst wenn die Trichophytin-Reaktion an der Teststelle nicht angegangen war. Die Übertragung der Veränderung des elektrischen Hautverhaltens auf die kontralaterale Seite wird von den Autoren als neurale Überleitung angesehen, reflektorisch bedingt durch Reizung eines Rückenmarksegmentes. Diese Deutung wurde von Bourguignon nach Chronaxiemetrie kontralateraler Hautstellen, wobei er ganz ähnliche Ergebnisse hatte, schon vor Jahren gegeben.

Bei diesen Untersuchungen stellten Bohnstedt und Schulz-Klee auch fest, daß die Hautwiderstände bei Hautentzündungen stets vermindert sind, dagegen meist erhöht bei lichenifizierter Haut. Naevi pigmentosi oder verrucosi zeigten erniedrigten Widerstand, Lentigenes, senile Angiome normale Werte.

Bei Urticaria chronica (12 Fälle) wies die befallene wie die nichtbefallene Haut (wenigstens am Stamm und den oberen Extremitäten) einen erhöhten Hautwiderstand auf, während über einer gewöhnlichen Quaddel der Hautwiderstand (bei Wechselstrom) unverändert war.

III. Galvanische Hautreflexe

Das Studium der galvanischen Hautreflexe zur Feststellung vegetativer Neurosen wurde von Essen 1935 inauguriert; er sah bei Veraguthschen Reflexen (also mit Hilfsstrom) sowohl „torpide" Reaktionsformen mit verlängerter Latenzzeit und verlängerter Dauer als pathognomisch an (bei Magenulcera), wie „erethische" Reaktionen mit kurzer Latenzzeit und kurzer Dauer (bei Basedow). Nachuntersuchungen von Dorscheid ergaben jedoch keine typischen Verlaufsformen der Reflexe, die für eine vegetative Dystonie kennzeichnend waren; wohl aber konnte man die außerordentliche Schwankungsbreite, die große Variabilität der Reflexabläufe für die vegetative Dystonie als charakteristisch ansehen. Dorscheid hatte dabei sowohl die Reflexe nach Tarchanoff ohne Hilfsstrom (Elektroden an Handrücken und Fingerbeugen) wie die nach Veraguth mit Hilfsstrom (Elektroden an 2 Fingern) einer Untersuchung unterzogen.

Bei dieser letzten Anordnung konnte er den merkwürdigen Befund machen, daß bei mehrwöchigen Obstsaftkuren (von Adipösen) der Veraguthsche Reflex regelmäßig geringer wurde oder ganz aufhörte. Ebenfalls wurden durch Saftfasten die Leitwerte an Stamm und Extremitäten allgemein erniedrigt und die Tagesschwankungen (die Nahrungsrhythmik) hörte auf; lediglich an der Stirn, wo die Leitwerte von vornherein hoch sind und Tagesschwankungen fehlen, war der Einfluß der Diät gering. Nach eiweißreicher Aufbaukost kehrten die ursprünglichen Verhältnisse wieder zurück. Wie diese bedeutsamen Befunde, die auf echte Veränderungen der Hautmembran hinweisen, zu erklären sind, steht noch dahin.

Die Registrierung des galvanischen Hautreflexes zur Aufdeckung *seelischer Verhaltungsweisen* oder der Wahrheit von Aussagen (,,*Lügendetektor*'') ergibt nicht eindeutigere Resultate als die Kontrolle anderer vegetativer Reaktionen wie z.B. Herzklopfen oder Erröten (GILDEMEISTER) oder des Pupillenspiels (LANDIS).

D. Kataphorese
I. Grundlagen

Unter Kataphorese (Elektrophorese) versteht man den Transport von Wirkstoffen durch die Haut unter dem Einfluß des elektrischen Gleichstromes. Wäre die Haut lediglich ein homogener Leiter II. Klasse, so würde die Durchströmung durch Ionenwanderung erfolgen und es wäre optimal, ein Medikament möglichst konzentriert und in möglichst dissoziiertem Zustand einzuführen (Iontophorese).

Bei einer normalen unverletzten Haut ist aber, wie REIN experimentell gezeigt hat, die direkte Ioneneinwanderung minimal, besonders bei langsam wandernden Kationen (z.B. Cocain). Tatsächlich erfolgt jedoch ein mengenmäßig bedeutender Transport durch die Haut als Elektrosmose (Elektroendosmose), insofern sich innerhalb der elektrisch negativ geladenen Membranporen der Haut die positiv geladenen Flüssigkeitsfäden mit den in ihnen gelösten Stoffen (auch Nicht-Elektrolyten) in Richtung der Kathode hin verschieben. Die Elektrosmose setzt also Grenzflächenpotentiale voraus; ist die Haut entladen, z.B. an einer Narbe oder in ihrem isoelektrischen Punkt, so ist auch die Elektrosmose nicht mehr nennenswert. An der Entladung sind hauptsächlich die Kationen beteiligt, und zwar $K^{\cdot} < Na^{\cdot\cdot} < Ca^{\cdot\cdot} < Al^{\cdot\cdot\cdot}$; eine Umladung der Haut ist jedoch nicht möglich.

Wieweit jetzt in einer entladenen Haut ein Transport von Ionen und welcher Ionen durch die Haut erfolgt, ist experimentell noch nicht untersucht; daß einer erfolgen muß, ist klar, weil sonst überhaupt ein Strom nicht fließen würde. Aus der Stromintensität (dem Leitwert der Haut) läßt sich auf die Menge der transportierten Ionen schließen.

Will man jedoch bei normaler Haut von einem Pharmakon demnach eine möglichst große Menge durch die Haut bringen, so muß man bei der Kataphorese selbst die vorhandene elektrische Hautladung unverändert lassen oder noch verstärken. Da bei der Elektrosmose gerade die umgekehrten Verhältnisse von Bedeutung sind wie bei der Iontophorese, so wählt man möglichst geringe Salzkonzentrationen oder ein Lösungsmittel von besonders schlechter Leitfähigkeit. REIN zeigte, daß z.B. von 80% Äthylalkohol > von 10% Rohrzucker > von Wasser > von NaCl-Lösung bei einer Gleichstromdurchströmung mengenmäßig die Haut passiert. Auch bei der Elektroendosmose ist natürlich der Hautleitwert ein Maß für die Menge der transportierten Flüssigkeit.

Dieser Auffassung von der Kataphorese als Elektrosmose entsprechend konnte REIN zeigen, daß Cocain in einer alkoholischen Lösung bei Durchströmung die Haut besser zu vertauben vermag als in wäßriger Lösung (obwohl Cocain als Kation auch eine elektronegative Hautmembran unbehindert passieren müßte); eine alkoholische Lösung wirkt jedoch etwa 80mal stärker und bringt außerdem alle Schmerzempfindungen völlig zum Erlöschen, was mit der wäßrigen Lösung nicht gelingt. Obwohl das Verfahren — abgesehen von den Hohlhänden — sehr wirksam ist, hat es sich in der Praxis nicht eingeführt.

II. Anwendung in Therapie und Diagnostik

Die wichtigste Anwendung der Kataphorese in der Therapie ist die Einführung von *Histamin* in die Haut, anwendbar einmal bei rheumatischen Muskel- oder

Gelenkerkrankungen mit bestem Erfolg, dermatologisch vor allem zur Steigerung der Durchblutung schlecht heilender Wunden (Unterschenkelgeschwüre), bei Raynaud, bei Thrombangitis obliterans, Sklerodermie, auch bei Phlebitis. Histamin wird zweckmäßig in Salben verwendet (Imadylsalbe, Forapinsalbe c. Histamin).

Die Salbe wird auf die Haut aufgestrichen und mit einer in Kochsalzlösung getränkten Fließpapierkompresse bedeckt, die gleichzeitig als Elektrode dient. Bei Wunden wird nur die umgebende Haut behandelt, nicht das Ulcus selbst, es sei denn, daß es klein ist und sich nicht restlos schließen will, andernfalls kann durch die Histaminresorption eine unangenehme Schockwirkung im Gesamtorganismus hervorgerufen werden. Bei unangenehmen Wallungen, Speichelfluß oder Herzbeklemmungen muß die Sitzung unterbrochen werden; es werden Stromstärken verwendet, die 1 mA je cm² Haut nicht übersteigen sollen, Dauer 10 min.

Anstelle der Salben können auch 0,5⁰/₀₀ Histaminlösungen verwandt werden. Nach Abramson und Alley ist gelegentlich eine Histaminlösung bis zu einer Verdünnung von 1:4,8 Mill. noch wirksam. Entsprechend unserer Auffassung von Elektrosmose vermindert auch hier Zusatz von Salzen die Wirkung. Einverleibung optimal von der Anode aus. Elektrosmotisch eingeführtes Histamin läßt sich durch Umschalten des Stromes auch wieder der Haut entziehen, so daß eine ursprünglich unbeschickte Elektrode jetzt wirksam wird; bei endogen entstandenem Hauthistamin, also aus allergischen Quaddeln (z.B. bei Licht- oder Druckurticaria), gelingt das jedoch nicht.

Da durch die Gleichstromdurchströmung aber auch in der Haut Histamin freigesetzt wird — und zwar vorzüglich unter der Kathode, die hier wirksamer ist als die Anode —, können bereits nach einfachen Durchströmungen lokale Quaddeln auftreten (Gróf, Kaninchenversuche). Bei Patienten mit Nesselsucht kann derart durch einfache Durchströmung freigesetztes Histamin außer der lokalen Quaddel einen allgemeinen urticariellen Ausbruch hervorrufen (Becker). Nach Lévai (1933) ist durch die galvanische Durchströmung selbst die Haut so aufgelockert, daß eine nachfolgende Histaminsalbeneinreibung jetzt eine urticarielle Reaktion bedingt; auffallend ist, daß diese — wie bei dem Histamintransport — an der anodisch durchströmten Hautstelle intensiver ausfällt als an der kathodisch durchströmten. Eine Histaminsalbeneinreibung einer undurchströmten Hautstelle ergibt dagegen nur eine mäßige vorübergehende Hyperämie. Besserer Histamintransport durch die Haut und bessere Histaminfreisetzung in der Haut findet also an entgegengesetzten Elektroden statt. Wechselstrom förderte ebenfalls, wenn auch nur gering, die Wirkung der Histaminsalbe, Hochfrequenzstrom dagegen erheblich, immer aber noch weniger als Gleichstrom (Lévai).

Weiterhin wurden elektrosmotische Einverleibungen von Medikamenten als aussichtsreich empfohlen:

1. Bei hartnäckigen follikulären Pyodermien verdünnte Lugolsche Lösung oder Ichthyollösung (10—20%).

2. Bei hartnäckigen Fußepidermophytien eine 0,1% Kupfersulfatlösung in Form eines Fußbades; Zuleitung durch Kupferplatte.

3. Eine 5—10% Formalinlösung bei Schweißhänden.

4. Eine 1—2% Natriumsulfid-Lösung bei stark juckenden, harnäckigen Neurodermien. Ebenso kann man hierdurch eine vorübergehende Epilation bewirken, insofern die Haare sich nach Lockerung der Haarwurzeln mit der Pinzette leicht und schmerzlos entfernen lassen (Schoch). In allen diesen Fällen erfolgt die Einleitung vom positiven Pol (Anode) aus.

Einleitungen vom negativen Pol (Kathode) her werden empfohlen bei Keloiden und Sklerodermieherden, und zwar in Form einer 1—5% Jodkalilösung. Im übrigen hat bereits jede galvanische Durchströmung vom negativen Pol aus, auch mit gewöhnlicher Kochsalzlösung, eine einige Stunden anhaltende erweichende Wirkung auf verhärtetes Gewebe (sog. *Sklerolyse*); die Wirkung geht allerdings nach der Behandlung zurück, erst nach mehreren Wiederholungen stellt sich ein Dauererfolg ein. Durch Iontophorese von Thorium X konnten FLEISCHMAYER und WITTEN eine Anreicherung von α-Korpuskeln auf, in und unter der Epidermis erreichen, die dem einfachen Auftragen überlegen war; ob das Verfahren auf die Dauer unschädlich ist, ist noch ungeklärt.

Weitere Indikationen (Acne, Rosacea, Seborrhoe u.a.) s. WOEBER, dieses Ergänzungswerk V/2; bequemere und wirkungsvollere Mittel haben vielfach die elektrophoretischen Methoden verdrängt.

Zu *diagnostischen* Zwecken die Elektrophorese benutzend wies HAXTHAUSEN nach, daß derart eingeführte Noxen (Salze von Nickel, Hg, Chrom oder gelöste Sulfonamide, Chininsalze) bei *Allergikern* ähnliche ekzematöse (also nicht urticarielle) Reaktionen hervorrufen wie der bekannte Läppchentest. Während dieser jedoch meist 12 Std liegenbleiben muß, erlaubt die 5—15 min dauernde Elektrophorese die Entwicklung der Hautreaktion in den ersten Stunden zu beobachten und ebenso den Einfluß sog. Inhibitoren, die die Reaktion zu hemmen imstande sind. Dazu gehören sowohl kurze Vereisungen wie leichte Verbrennungen (50—55^0 für 1 min), ebenso UV-Licht in starken Dosen, nicht aber Grenzstrahlen oder β-Strahlen (P^{32}). Inhibierend wirken ferner intracutane Injektionen von Säuren oder Basen, aber nur in einer auch für die normale Haut toxischen Konzentration; lediglich Sol. acid. arsenicosi 0,1% macht davon eine Ausnahme und wirkt ohne eine solche Schädigung. Antihistamin- oder Hydrocortisonsalben haben keine inhibierende Wirkung, wohl aber Hydrocortison-Suspension i.c. Hydrocortison- oder Fluorcortisonsalben lassen jedoch die allergische Reaktion rascher verlaufen und abheilen.

Lokal elektrophoretisch (von der Anode aus) eingebrachte Pilocarpinlösungen rufen normalerweise eine Schweißreaktion hervor, die mit Filtrierpapier, das mit Preußisch- oder Bromphenolblau getränkt ist, nachweisbar ist. Diagnostisch wichtig ist das Ausbleiben von Schweiß an *leprösen* Hautstellen (BRUN, GAY-PRIETO, JADASSOHN).

Zu physiologischen Untersuchungen wurde die Elektrophorese von FISCHER benutzt. Einführung von 80% Alkohol verursachte Anämie, dann aber Erweiterung und Druckanstieg in den Capillaren. Ein Zusatz von Chinin erweitert die Schaltstücke und den venösen Anteil der Capillaren, außerdem wird dadurch der Capillardruck gesteigert, noch mehr allerdings durch Atropin.

E. Die Beziehungen zwischen subjektiven Empfindungen und elektrischen Vorgängen

I. Bei Gleichstromdauerschließung

Durch die Arbeiten von EBBECKE und REIN waren die wichtigsten Feststellungen über die Empfindungen und die objektiven Hautreaktionen bei Durchströmung mit Gleichstrom bereits 1929 bekannt und demnach im Jadassohnschen Handbuch I/2 referiert. Da sie bei späteren Untersuchungen—auch methodisch—wenig berücksichtigt wurden, scheint eine kurze Rekapitulation zweckmäßig.

An subjektiven Empfindungen unterscheidet EBBECKE 1. solche, die auf Reizung von Nervenästen, 2. solche, die auf Reizung von Nervenenden beruhen und 3. solche, die durch Elektrolytverschiebungen in der Epidermis bedingt sind. Zu den Nervenreizen gehören als Empfindungen bei Schließen oder Öffnen des Stromes: bei 0,2—0,4 mA je 1 cm² an der Kathode ein dumpfer leichter Schlag bei Schließen; bei 1 mA an der Anode ein feiner Stich bei Öffnen; bei mehr als 1 mA an der Anode eine unbestimmte Schließungsempfindung.

Läßt man die Durchströmung andauern, so tritt ein Gefühl des Eingeschlafenseins, des „Schwirrens" auf, das peripherwärts von der Elektrode ausstrahlt und nach Abschalten des Stromes noch kurz andauert; nach REIN handelt es sich hier um eine Einwirkung auf die für den Strom besonders empfindlichen Drucknerven.

Neben diesen Nervenreizen treten nach einer Durchströmungsdauer von mehreren Minuten Empfindungen auf, die sich von Kribbeln zu Jucken und zu Brennen steigern. Dazu genügen Stromintensitäten, die wesentlich unterhalb der oben genannten Ein- oder Ausschaltungsreize bleiben.

Hierbei handelt es sich nach EBBECKE um lokale Gewebsreize, was auch erklärt, daß nun die Art der unter der Elektrode zum Anfeuchten benutzten Elektrolytlösung eine Rolle spielt. An der Anode wird durch höhere Konzentration neutraler Alkalisalze das Jucken verstärkt (REIN), ebenso durch saure Lösungen (EBBECKE), durch reines Wasser aber beseitigt (REIN). An der Kathode wird umgekehrt durch reines Wasser wie durch alkalische Lösungen das Jucken gefördert, durch saure Lösungen aber gehemmt. Das weist also auf elektrolytische oder endosmotische Reizvorgänge in der Epidermis hin; EBBECKE spricht geradezu von einer Ätzwirkung der einwandernden H- bzw. OH-Ionen.

Diese subjektiven Sensationen sind stets mit objektiven Hautreaktionen verbunden. Und zwar zeigt sich das Feld unter der Anode nach der Durchströmung (bei 0,3—0,4 mA je cm² für 3—4 min): sofort leicht gerötet, eingesunken, mit einzelnen blassen, eingetrocknet erscheinenden Flecken (an den Haarfollikeln); nach einigen Minuten tritt eine länger dauernde reaktive Hyperämie auf; nach 24 Std besteht eine passive Hyperämie, daneben finden sich Nekrosen der oben erwähnten blassen Flecke; schließlich bleibt nach Tagen eine Pigmentierung zurück. Diese Vorgänge kann man als eine Austrocknung der Epidermis ansehen mit reaktiver sekundärer Hyperämie. Histologische Untersuchungen von REIN bestätigten diese Auffassung, insofern sofort nach der Durchströmung eine Schrumpfung aller Zellen zu beobachten ist, auch sind keine oxydasehaltigen Leukocyten im Gewebe zu finden.

Umgekehrt ist das Feld unter der Kathode sofort auffallend hyperämisch, erhaben, evtl. angeschwollen-ödematös, oft sogar von einzelnen Quaddeln durchsetzt, die nach ½ Std zu einer großen Quaddel zusammenfließen können. Nach verhältnismäßig kurzer Zeit ist aber jegliche Reaktion wieder vergangen und eine zurückbleibende Pigmentierung fehlt ebenfalls. Histologisch zeigt die Haut sofort nach Durchströmung alle Zeichen einer vasculären Reaktion: strotzend gefüllte Capillaren, Anwesenheit zahlreicher oxydasehaltiger Leukocyten (REIN).

Von besonderer Bedeutung ist, daß dieses Verhalten der Haut z. B. unter der Kathode nur bei neutraler oder noch stärker bei saurer Reaktion der Elektrodenflüssigkeit zu finden ist, daß aber bei alkalischer Elektrodenflüssigkeit die Erscheinungen unter der Kathode den oben geschilderten Erscheinungen unter der Anode gleichen.

Vielleicht liegt es demnach an dem verschiedenen pH der Hautfeuchte an verschiedenen Körperstellen, daß BECKER (1956) bei seinen Untersuchungen über die Gleichstromschwellenwerte für Reizwahrnehmungen (mit polierten Neusilber-Flächenelektroden von 12 mm ⌀) bisweilen unerklärliche wechselnde Erstempfindungen an der Anode oder Kathode fand. Er untersuchte 19 verschiedene Körperregionen (von der Stirn bis zum Fußrücken), ohne allerdings topographische Ergebnisse mitzuteilen. Mit einer Apparatur, die es gestattete — trotz der während der Durchströmung infolge Membranauflockerung und Polarisationsverlusten eintretenden Hautwiderstandsänderung —, mit gleichmäßig bleibenden Stromintensitäten zu arbeiten, verabfolgte er einschleichend Ströme von 0—0,5 mA. Bei Normalen folgten sich regelmäßig die Sensationen als Jucken, brennesselartiges Brennen, Stechen, schließlich bohrender Schmerz. Der Sensation des Brennens entsprachen bei einigen Personen länger persistierende rote Flecken unter den Elektroden, der Sensation des Nadelstichs gelegentlich Quaddeln, der Sensation des Schmerzes stets Verbrennungen 1.—2. Grades.

Bei Hautkranken fand BECKER bei nässenden oder trockenen Ekzemen, bei Neurodermitis, Psoriasis und Urticaria, daß die Sensation des Juckens übersprungen und erst das Brennen empfunden wurde, oft bei niedrigerer Stromstärke als bei Normalen. Bei Urticaria kam es nach Durchströmung besonders leicht zu lokaler und oft auch (nach 30 min) zu universeller Quaddelbildung. Hierin wird — ebenso wie in dem die Durchströmung überdauernden Nachjucken bei sensiblen Personen — ein Hinweis auf eine Ausschüttung von Histamin in der Haut bei Durchströmung gesehen. Hautkranke mit Acne, Scabies, seborrhoischem Ekzem, Lupus, Lues verhielten sich wie normale Personen.

DROBEC und ARTNER bestimmten mit Bleielektroden von 100 bzw. 200 cm², die mit Frottéstoff umkleidet und mit Leitungswasser angefeuchtet waren, die Schwellenstromstärken für die Empfindung; sie liegen bei dieser Methode zwischen 0,012 und 0,03 mA je cm²; Frauen sind wesentlich empfindlicher als Männer; Personen über 60 Jahre sind weniger empfindlich als jüngere. Die Zeit, bis zu der eine Hautrötung auftritt, soll keine besondere Beziehung zur Stromstärke haben, wohl aber ist sie an der unteren Extremität etwa doppelt so lang wie an der oberen. Auch diese Autoren fanden die Hyperämie an der Kathode im allgemeinen stärker.

II. Chronaxiemetrie

JABLONSKA u. Mitarb. benutzten die Chronaxiemetrie der Sensibilität zu differentialdiagnostischen Untersuchungen.

Bei der Chronaxiemetrie wird bekanntlich die Zeit des Stromstoßes bestimmt, die notwendig ist, um bei einer verdoppelten ,,Rheobase" eben eine Empfindung hervorzurufen; die ,,Rheobase" ist die Stromstärke, die bei Dauerschließung eines Gleichstroms die Empfindungsschwelle darstellt. Von der gewöhnlichen elektrischen Reizung mit Dauerschließung unterscheidet sich die Chronaxiemetrie dadurch, daß der Chronaxiewert eine Dosis ist (Nutzzeit × Stromstärke).

Während nun die Chronaxie normaler Hautstellen innerhalb 0,1 und 0,6 bis 0,8 σ ($^1/_{1000}$ sec) schwankt, ist sie in Herden von circumscripter *Sklerodermie* bis auf 1,5—7 σ verlängert; diese Verlängerung findet sich aber auch bei diesen Kranken an der nicht veränderten Haut (1—5 σ, meist aber nicht mehr als 3,5 σ). Da bei der *Hemiatrophia faciei* diese Verlängerung der Chronaxie, besonders die an der gesunden Haut fehlt, ist hiermit differentialdiagnostisch eine Unterscheidung gegenüber einer Sklerodermie ,,en coup de sabre" möglich. Ebenso findet sich die gleiche Verlängerung der sensiblen Chronaxie an nicht veränderter Haut bei der *diffusen Sklerodermie* (Akrosklerose) und ist damit ein differentialdiagnostisches Zeichen gegenüber *Morbus Raynaud*, ebenso wie sie bei *kleinfleckiger Sklerodermie* (Morphea guttata) gegenüber *Lichen sclerosus et atrophicans* (White spot disease) vorhanden ist.

Bei trophischen Unterschenkelgeschwüren soll eine verlängerte Chronaxie ihrer Umgebung charakteristisch sein im Gegensatz zu Geschwüren anderer Ätiologie (Tbc); auch hier wurde gelegentlich beobachtet, daß die kontralaterale gesunde Seite die gleichen Chronaxieveränderungen zeigen kann.

III. Bei faradischen Strömen

Wechselströme (faradische Ströme) geringer Stromstärke (unter 1 mA) verursachen im Innervationsgebiet eines Hautnerven ein ,,Prickeln" (SCHWARZ). Bei höheren Intensitäten kommt es zu einem ,,Schwirren" neben dem bekannten Tetanus der Muskulatur. Durch faradische Reizung der Nervenstämme kann eine Vibrationsempfindung entstehen, die als ,,Hämmern" zu bezeichnen ist (v. FREY).

Als klinisch wahrnehmbare Hautreaktion nach faradischen Reizungen beschreiben WILKINS u. Mitarb. ein lokales Schwitzen, das 10—15 sec nach Berühren mit einer Nadelelektrode in der Umgebung des Reizortes auftritt; optimal auslösbar bei Wechselströmen von 10—30 Hz, die Grenzwerte des wirksamen Stromes liegen aber bei 5 und 10000 Hz. In durch Nervenläsion anaesthetisch gewordenen Bezirken fehlt dieser Reflex, ebenso nach Sympathektomie, bei Novocain-infiltration oder nach Atropingaben. Wird dagegen die Hautanaesthesie durch Leitungsanaesthesie des betreffenden Nerven hervorgerufen, so schwitzt dieses Areal auf calorischen Reiz nicht mehr mit, wohl aber noch auf lokalen faradischen Reiz. Das weist darauf hin, daß das elektrisch provozierte Schwitzen ein peripher nervöser Vorgang nach Art eines Axonreflexes ist (BICKFORD). Wird der betreffende Hautnerv durchschnitten, so erlöscht das faradische Schwitzphänomen nach 6—7 Tagen, wenn also die lokalen Schweißdrüsennerven degeneriert sind.

IV. Elektrostatische Aufladung

Die elektrostatische Aufladung der Körperoberfläche ist individuell verschieden und schwankt zwischen wenigen und mehr als 10000 V, abhängig von der Trockenheit der Haut, der Luftfeuchtigkeit, der Kleidung, insbesondere aber dem Umstand, ob das betreffende Individuum eine gute Erdung hat oder nicht. Durch Reiben der Haut steigt die Aufladung. Nach DAVIS u. Mitarb. läßt sich ein Jucken bei Patienten mit trockener Haut vermindern, wenn man diese durch eine Metallplatte und Leitungsdraht erdet. Bei Dermatitis herpetiformis oder Jucken nicht trockener Dermatosen hilft dieses Mittel nicht.

SONNECK, EDELMANN und HEINE führen den Juckreiz, den vegetativ labile Personen gelegentlich beim Tragen von Unterwäsche empfinden, deren Gewebe synthetische Fasern auf der Basis Polyvinylchlorid enthält, auf die nachweislich hohe elektrostatische Aufladung dieser Wäsche zurück, die besonders schweißabstoßend und wenig elektrisch leitfähig ist. Die Aufladung entsteht durch Reibung an der Haut und der Oberkleidung.

V. Potentialschwankungen bei Hautjucken

Daß juckende gegenüber nichtjuckenden kontralateralen Hautstellen Potentialdifferenzen aufweisen, fand WOHNLICH; derartige Potentialschwankungen in Höhe von 4—6 mV haben bei Jucken eine charakteristische hohe Frequenz, bei Brennen bestehen sie lediglich in einem konstanten negativen Ausschlag (Ableitung mit unpolarisierbaren Elektroden und physiologischer Kochsalzlösung). Es soll sich nicht um Tarchanoffsche Reflexe handeln. Bei Neurodermitis, Lichen ruber, Prurigo wurden mehr positive, bei Urticaria und chronisch entzündlichem Ekzem mehr negativ gerichtete Potentialschwankungen festgestellt. Bei besonders heftigen Juckkrisen wechselte das Vorzeichen der Potentialschwankungen annähernd periodisch.

F. Art, Zahl und Sitz der elektrischen Membranen in der Haut

I. Modellschaltungen

Nachdem man die zahlreichen Einzelbefunde elektrophysiologischer Untersuchungen an der menschlichen Haut kennengelernt hat, fragt es sich, ob man sich synoptisch über den Ort und die Ursachen der elektrischen Vorgänge in der Haut einigermaßen zutreffende Vorstellungen machen kann; hier liegt das durch sein Fachwissen begründete besondere Arbeitsgebiet des elektrophysiologisch interessierten Dermatologen. Dabei sind möglichst viele, aber natürlich nur methodisch einwandfreie Ergebnisse unter einen Gesichtspunkt zu bringen. Das Resultat kann nur ein vorläufiger Entwurf sein, der aber die Möglichkeiten bietet, weiterhin durch gezielte Versuchsbedingungen Klarheit zu schaffen.

Um festzustellen, welche Erfordernisse in der Haut vorhanden sein müssen, um die eigentümlichen Verlaufsformen der Widerstandskurven bei Durchströmung mit Gleichstrom zu erklären, haben zahlreiche Autoren Ersatzschaltungen konstruiert, um an diesen Modellen die verschiedenen möglichen Widerstandskurven zu studieren und um schließlich ein Modell zu finden, das in dieser Beziehung der Haut am meisten entspricht. Es ist von vornherein klar, daß dazu ein einfacher technischer Widerstand nicht genügt, aber auch nicht ein solcher Widerstand, zu dem in Reihe ein Kondensator nach Art einer dielektrischen Kapazität geschaltet ist mit einem parallel geschalteten Widerstand (also ein unvollkommener Kondensator), wie das von EINTHOVEN u. Mitarb. vorgeschlagen wurde. Ein derartiges Schaltbild produziert weder dieselbe Ladezacke bei Beginn der Durchströmung noch denselben Potentialabfall bei Stromabschaltung.

Wohl geschieht das jedoch bei einer Modellschaltung, die den Vorstellungen GILDEMEISTERs entspricht, daß die Haut durch Polarisation ihren Gleichstromwiderstand entwickelt, und zwar sowohl durch eine Doppelschicht- wie eine Diffusionskapazität. Solche Schaltungen sind z. B. von

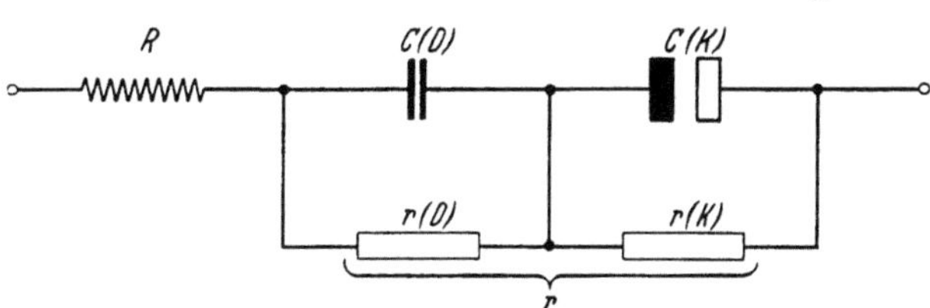

Abb. 9. Ersatzschaltbild der menschlichen Haut bei Elektropermeagraphenmessungen. *R* polarisationsfreier Anfangswiderstand, *C* (*D*) polarisationsfähige Doppelschichtkapazität, *C* (*K*) polarisationsfähige Diffusionskapazität, *r* Polarisationswiderstand. [Nach KRAUSE, R. A., H. STORZ u. A. VOELKEL. Klin. Wschr. **35**, 674 (1957)]

KRAUSE, STORZ und VOELKEL untersucht worden (mit dem Elektropermeagraphen), und es sind Stromkurven gefunden worden, die einer solchen der Haut gleichkommen.

Eine solche Kombination muß als Schaltelemente enthalten 1. einen technischen Widerstand, der natürlich unpolarisierbar ist (entsprechend dem reellen Ohmschen Widerstand der Haut), 2. dazu in Reihe geschaltet eine kleine Kapazität C (D) mit Nebenschluß von hohem Widerstand (entsprechend der Doppelschichtkapazität in der Haut), 3. dazu weiter in Reihe geschaltet eine große Kapazität C (K) mit Nebenschluß von kleinem Widerstand (entsprechend der Diffusionskapazität der Haut). Dieses Modell entspricht der Gleichstromaufladekurve an der Haut 1. bezüglich der Ladezacke, 2. bezüglich Kurvenabfall mit zwei Zeitkonstanten (der rasche Abfall der Doppelschichtkapazität, der langsame Abfall der Diffusionskapazität), 3. dem schließlich resultierenden einigermaßen konstanten Grenzstrom (Abb. 9).

Ein weiterer Schaltversuch lehrte, daß die Kurve nicht mehr stimmt, wenn beide Kapazitäten parallel zueinander geschaltet sind. Sie müssen also auch an der Haut in Reihe geschaltet sein, d. h. Doppelschicht- und Diffusionskapazität können sich auch in der Haut nicht an demselben Ort befinden.

Aus Wechselstrommessungen bei verschiedenen Frequenzen an verschiedenen Schaltmodellen im Vergleich mit der menschlichen Haut war LULLIES (1928) schon zu ähnlichen Ergebnissen gekommen (zit. bei SCHAEFER). Sein Schaltbild umfaßt 1. einen reellen Widerstand, 2. dazu in Reihe eine Doppelschichtkapazität mit geringem Parallelwiderstand, 3. dazu in Reihe eine Diffusionskapazität mit so hohem Parallelwiderstand, daß sie fast nebenschlußfrei ist. LULLIES hatte die Doppelschichtkapazität in das Stratum corneum verlegt, deren Nebenschluß in Hornhautlücken (z. B. Schweißdrüsenausführungsgänge) gesehen und die Diffusionskapazität tieferen lebenden Zellagen zugeordnet.

II. Theorie der Membranorte

Auch GILDEMEISTER war wegen der Höhe der Polarisationspotentiale, die bis 95% der angelegten Spannung ausmachen können (SCHAEFER weist bei jeglicher

Vermeidung einer sog. Zerstreuungszeit, d.h. des Intervalls zwischen Stromabschaltung und Messung sogar volle 100% nach), der Auffassung gewesen, daß dazu mehrere hintereinandergeschaltete polarisierbare Membranen in der Haut erforderlich sein müßten.

Dem widersprach Rein, davon ausgehend, daß nachweislich Konzentrationsänderungen der Elektrodenflüssigkeit den Gleichstromwiderstand der Haut rasch und bedeutend verändern können, was nur durch eine oberflächliche, leicht zugängliche Membran zu erklären sei, die er als im Stratum lucidum liegend annahm. Nach Zeiger zeichnet sich das Stratum lucidum durch die größte Strukturdichte der ganzen Epidermis aus (nachweisbar durch Farbversuche mit hochkolloidalen Farbstoffen). Daß eine einzige Membran solche Polarisationswerte zu erreichen imstande ist, bewies Rein an Kollodiummembranen, die auch gleichzeitig die leichte Beeinflußbarkeit durch die Konzentration der Elektrodenflüssigkeit zeigten. Ausdrücklich aber betont Rein, daß diese *eine* Membran im Stratum lucidum nur zu einem großen Teil für die Polarisierbarkeit der Haut in Betracht kommt, daß aber weitere polarisierbare Membranen in den tieferen Hautschichten anzunehmen seien.

Die Annahme von Th. Lewis und Zottermann, daß vorwiegend die verhornte Epidermis für den hohen Gleichstromwiderstand verantwortlich ist — eine Ansicht, die allerdings auch von Lullies geteilt wird —, lehnt Rein ab, schon weil die Hornschicht — als nicht mehr aktiv — die Polarisationsschwankungen unter nervösem Einfluß nicht zu erklären vermag; auch bleibt noch nach Abtragung der Hornschicht die Ebbeckesche Druckreaktion übrig, die noch das Vorhandensein der Membran beweist. Schließlich ist die Hornschicht keine zusammenhängende Membran, sondern ein poröser Körper, der von dem Elektrolyten durchtränkt wird; hier sind die Grundbedingungen zur Entstehung eines Polarisationswiderstandes überhaupt nicht gegeben.

Was eine im Stratum lucidum oder in der mit dieser der Lage und der Dichte nach äquivalenten Barriereschicht anzunehmende dichte, aber noch elastische und veränderliche Membran betrifft, so könnte sie der Ort sein, an dem sich die galvanische Druckreaktion nach Ebbecke abspielt, die sich bei Durchströmung als Widerstandsverminderung und bei Potentiometrie als Positivierung kundtut. Da die Barriereschicht nach Szakall einen p_H von 4,6—5,2 besitzt, der isoelektrische Punkt der polarisatorisch wirksamen Hautmembran nach Elektroendosmoseversuchen Reins aber bei einem p_H 3—4 liegen muß, befindet sich die Barriereschicht auf ihren isoelektrischen Punkt bezogen also in einem alkalischen Milieu, d.h. sie ist elektronegativ geladen und damit vorwiegend kationenpermeabel. Sie verfügt demnach über die Voraussetzungen, die Rein für die Ergebnisse seiner Elektroendosmose- und Gleichstromdurchströmungsversuche fordert; ebenso wie für die Ebbeckesche Druckreaktion, d.h. Potentialpositivierung und Widerstandsverminderung bei Gleichstrom.

Hier müssen sich auch die Tagesschwankungen abspielen, die nichts mit emotionalen Erregungen zu tun haben, wohl aber mit den durch Nahrungsaufnahme bedingten Feuchtigkeitsschwankungen der Epidermis (Regelsberger) oder Spannungsschwankungen (Keller); daß die Barrieremembran mit ihrem Wassergehalt elastischer wird, hat Szakall nachgewiesen. Ob die dabei feststellbare Vermehrung der Perspiratio insensibilis eine Ursache oder lediglich eine Folge der vermehrten Membrandurchlässigkeit ist, sei dahingestellt, da überhaupt erst bei Dehnung oder Durchlöcherung der Barriereschicht die Wasserabgabe der Epidermis steigt; an eine Durchlöcherung (Nebenschlüsse) ist aber bei den immerhin kurzfristigen Tagesschwankungen nicht zu denken.

Alle diese Vorstellungen bleiben richtig, wenn auch neuere eigene Untersuchungen (KELLER 1959, mit einem Gleichspannungs-Röhrenvoltmeter Typ Nr. GM 6010 von Philips) zeigten, daß sie zu einseitig sind. Abrißversuche mit Heftpflaster bewiesen nämlich, daß die mit 1 n KCl abgeleiteten negativen Grundpotentiale — abgesehen von den allerersten Abrissen — dauernd mit jedem weiteren Abriß sinken, und zwar konstant und irreversibel, auch wenn die Barriereschicht noch nicht erreicht ist. Es müssen also schon die tieferen Lagen der Hornschicht sich an der Bildung der Grundpotentiale beteiligen, bis allerdings mit dem Abriß der Barriereschicht jegliche Potentialbildung aufhört. Was die Höhe der Potentialbildung anbetrifft, so sind die mittleren Hornschichten sogar noch bedeutungsvoller als die Barriereschicht selbst. Ist sie nur noch allein vorhanden, werden nur Potentiale von etwa —2 bis —4 mV gefunden, während eine Hornschicht ohne Abrisse etwa —13 bis —24 mV ergibt, d. h. nicht eine einzige Schicht ist für die Bildung der Grundpotentiale maßgebend, sondern außer der Barriereschicht noch die darüber liegenden Hornschichten, abgesehen von den allerobersten, die durch die ersten 2—3 Abrisse entfernt werden.

Solange aber eine negative Potentialbildung überhaupt vorhanden ist, ist auch noch die Ebbeckesche Druckreaktion auslösbar.

III. Theorie der Membranwirkungen

Bei der Oberflächlichkeit der Membran ist es erklärlich, daß auch die Außentemperatur sie beeinflußt und sie durchlässiger macht, insofern sowohl der Gleichstromwiderstand sinkt (NESSWETHA) wie bei lokaler Erwärmung das negative Grundpotential positiver wird (REIN). Beide Vorgänge werden verstärkt, wenn am Körper bei Schweißausbruch sich die Schweißdrüsen einschalten (bedeutungsvoll für den Stromdurchgang) oder an den Fingern sich durch die Wärme die Schweißdrüsenausführungsgänge erweitern (aber auch nach Atropinisierung, d. h. nach Ausschaltung der Schweißdrüsen ist die Reinsche Thermoreaktion = Entladung des negativen Potentials noch vorhanden, doch auf etwa $1/_3$ reduziert). Die Wärmewirkung auf die Hautmembran zwischen den Schweißdrüsen dürfte auch auf eine Porenerweiterung, aber diesmal in der Membran, beruhen (s. S. 57 und S. 85).

Auch die Widerstandsverminderung bei Hautentzündungen verschiedener Genese wird sich hier abspielen, bei geringer Intensität in Membranlockerung bestehen (dann Verminderung der Polarisation, aber noch veränderliche Strombelastungskurven), bei stärkerer Intensität (Status spongiosus) in Auftreten von Membranlücken (Nebenschlüssen); dann Verlust jeglicher Polarisation mit dem Ergebnis flacher Durchströmungskurven mit fast konstantem Hautwiderstand.

Dasselbe Ergebnis erhält man durch beabsichtigte Traumen (Nadelstiche) und durch elektrischen Durchschlag bei hoher äußerer elektromotorischer Kraft. Hiermit wird die Durchströmung auch schmerzhaft. Wird andererseits die genannte Membran verdickt oder dichter wie z. B. nach einer UV-Lichtbestrahlung, so erhöht sich der Gleichstromwiderstand; potentiometrisch ist dagegen hier keine Veränderung nachweisbar, ein weiterer Hinweis darauf, daß beide Phänomene keineswegs identisch sind. —

Diese Membran ist immer elektronegativ geladen, aber entladbar bis zu ihrem isoelektrischen Punkt (pH 3—4 nach REIN), jedoch nicht umladbar, wie sich sowohl aus Elektrophorese-Versuchen REINs ergibt wie aus der Tatsache, daß das Druckphänomen bei der Potentiometrie, wenn überhaupt eines eintritt, immer in einer Positivierung besteht, d. h. in einer Expression des immer noch elektropositiven Poreninhaltes aus einer demnach immer noch elektronegativen Membran.

Das unterscheidet sie von der leichten Umladbarkeit derjenigen Membran, die den Konzentrationseffekt an der Haut bei der Potentiometrie mit verschiedenen Elektrolytkonzentrationen ergibt. Diesem Konzentrationseffekt entspricht bei der Gleichstromdurchströmung, soweit bisher bekannt, kein Phänomen.

Vielleicht handelt es sich hier überhaupt nicht um einen Membraneffekt, sondern um eine oberflächliche Adsorption von Ionen in der obersten lockeren Hornschicht. Immerhin ist der Konzentrationseffekt imstande, den natürlichen Kationengehalt der Hornschicht (im gesamten, wenn auch nicht im einzelnen) zu beurteilen.

Die Tonuspotentiale und die reflektorischen Schwankungen der Tarchanoffschen Reflexe müssen grundsätzlich als besondere regionäre Eigenschaften der Hohlhände und Fußsohlen, bei manchen Individuen noch einer umschriebenen

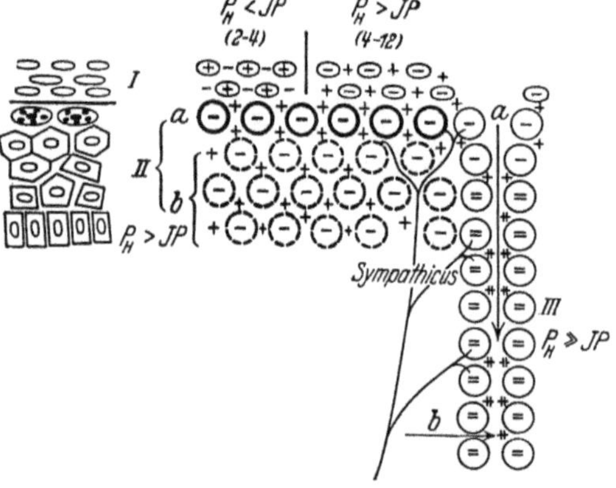

Abb. 10. Schema der elektrophysiologischen Struktur der Epidermis (in Beziehung zum histologischen Aufbau, links). *I* Kationenpotentialmembran, wahrscheinlich Stratum disjunctum der Hornschicht. Leicht umladbar. Elektronegativ bei einem p_H alkalischer als der isoelektrische Punkt (p_H 4), elektropositiv bei p_H saurer als JP. Maßgebend für den „Konzentrationseffekt". Keine Polarisation bei Durchströmung. Keine Reflexe. — *II a* Grundpotentialmembran, wahrscheinlich Stratum conjunctum der Hornschicht. Elektronegativ, schwer entladbar. Empfindlich für Druck und UV-Licht. Maßgebend für das „Grundpotential". *a + b* Totale Epidermis. Maßgebend für Polarisation bei Durchströmung. — *III* Tonuspotentialmembran, wahrscheinlich Schweißdrüsen. Nur an Händen und Füßen. Stark elektronegativ. Maßgebend für Tonuspotentiale und emotional-reflektorische Schwankungen. Veraguthsche Reflexe = Polarisationsverminderungen durch Einschalten neuer Schweißdrüsen. Tarchanoffsche Reflexe *a* negative Einstellreflexe, *b* positive Membrankontraktionen. [Nach KELLER, Klin. Wschr. **12**, 421—424 (1933)]

volaren Zone der Unterarme angesehen werden; sie dürfen keinesfalls an der ganzen Hautdecke vorausgesetzt oder hier unberechtigt zur Erklärung von elektrophysiologischen Erscheinungen herangezogen werden. Sie sind auf die Schweißdrüsen zu beziehen, und zwar auf solche bestimmter Lokalisation bzw. Funktion.

Eine Verteilung der potentiometrisch erfaßbaren Phänomene auf die einzelnen Hautschichten ergibt die schematische Abb. 10 (KELLER 1933). Sie stellt die drei für die Potentialbildung maßgebenden Membranen zusammen dar: 1. Die durch äußere Maßnahmen variable Hornschwammschicht, maßgebend für den Konzentrationseffekt; 2. die für das Grundpotential maßgebende negativ geladene Grundmembran, die allerdings jetzt nicht als eine Membran weniger Zellagen aufgefaßt werden darf, sondern auch noch die unteren Hornschichten mitumfaßt; 3. die an bestimmten Körperstellen vorhandene besonders negativ geladene Schweißdrüsenmembran, an der sich auch die positiven Tarchanoffschen Reflexe abspielen. Die Membranen 1 und 2 sind hintereinander, die Membran 3 ist zu ihnen parallel geschaltet.

Ein besonders elektronegatives Potential der Schweißdrüsenausführungsgänge läßt sich auch mit den Mitteln der Elektrohistologie (RUDOLF KELLER) nachweisen, nämlich durch Vitalfärbungen mit elektropositiven Farbstoffen wie Acriflavin, wobei sich die Ausführungsgänge stark anfärben (SULZBERGER, HERRMANN, KELLER und PISHA 1950).

IV. Unterscheidung der Membranwirkung –
Körper einerseits und Hände und Füße andererseits

Aus der Potentiometrie hatte sich ergeben, daß bei emotionalen Reizen zunächst neue Schweißdrüsen eingeschaltet werden, d.h. aktiv werden, wodurch eine besondere Negativierung dieser Hautstellen resultiert (Tarchanoffscher Reflex, negative Einstellphase). Bei der Gleichstromdurchströmung entspricht dieser Einschaltung aktiv werdender Schweißdrüsen eine Widerstandsverminderung (Veraguthscher Reflex) als Zeichen, daß neue Stromleiter in der Haut auftreten. Die verschiedene Reversibilität nach Ablauf des Veraguthschen Reflexes weist darauf hin, daß die Schweißdrüsen infolge ihrer Kontraktilität die Möglichkeit eines verschiedenen polarisatorischen Widerstandes haben, der bei geringem Porenlumen größer ist als bei weitem Porenlumen.

Es werden also an den Händen bei emotionaler Reizung neue Durchströmungswege geöffnet, sozusagen Nebenschlüsse zu der Epidermismembran, aber diese Nebenschlüsse sind ebenfalls polarisationsfähig; Wechselstrommessungen hoher Frequenz lehren, daß bei einem Veraguthschen Reflex der reelle Hautwiderstand sich überhaupt nicht ändert. Den positiven Schwankungen des Tarchanoffschen Reflexes, die als Schweißauspressung der Drüsen gedeutet wurden, entspricht keine Gleichstromveränderung.

Durch Atropin wird sowohl der Gleichstromwiderstand der Schweißdrüsen (an den Händen) herabgesetzt wie ihr hervorragend negatives Potential aufgehoben, was als maximale Erweiterung der Schweißdrüsenporen aufgefaßt werden kann; derselbe Tonusverlust geschieht durch lokale Beruhigung der Versuchsfelder im Verlaufe eines Versuches. Durch Atropin werden auch sowohl der Veraguthsche wie der Tarchanoffsche Reflex aufgehoben. Es ist interessant, daß die Handflächen nicht an den Tagesschwankungen des Gleichstromwiderstandes teilnehmen; das spricht dagegen, daß an diesen die dortgelegenen Schweißdrüsen überhaupt beteiligt sind.

Neben den Schweißdrüsen an der Hand, die emotional erregbar sind, und damit für die psychogalvanischen Reflexe (sowohl mit Durchströmung wie ohne Durchströmung) maßgebend sind, die aber auch auf eine Erhöhung der Außentemperatur ansprechen (Reinsche Thermoreaktion), sind die Schweißdrüsen des Körpers vorwiegend thermisch erregbar und bedingen bei Schweißausbruch die bedeutende Vermehrung der Leitwerte.

Ob die Schweißdrüsen des Körpers für die Tagesschwankung (die sog. „Nahrungsrhythmik", REGELSBERGER) der Polarisation und der Potentiale verantwortlich zu machen sind, ist fraglich, da diese Schwankungen ohne nachweislichen Schweißausbruch eintreten; Tagesschwankungen sind vielmehr als funktionelle Änderungen der „interporalen" Grundpotentialmembran anzusehen (Spannungsänderungen).

Wird die Barriereschicht durch Tesapflaster abgerissen, so sinkt zwar der Polarisationswiderstand weitgehend ab (eben der der Doppelschichtkapazität), aber es bleibt immer noch ein Gleichstromwiderstand zurück, der höher ist als der Wechselstromwiderstand, d.h. als der reelle Widerstand der Haut. Dieser zurückbleibende Polarisationswiderstand dürfte durch die Diffusionskapazität bedingt sein, die nach LULLIES, STORZ u. Mitarb. an einem anderen Ort der Epidermis liegen muß als die Doppelschichtkapazität, also den tieferen Epidermislagen (möglicherweise unterhalb der Barriereschicht) zugeordnet werden kann (GILDEMEISTER, REIN). Bei Wechselstrom wird sie mit steigender Frequenz um so bedeutungsloser, weil dabei die Zeit zu einer Ionenverschiebung und damit zu einer Ausbildung einer Polarisation zu kurz wird.

Dieser Entwurf einer einheitlichen Erklärung der elektrophysiologischen Phänomene in der menschlichen Haut seitens des Dermatologen soll lediglich einer weiteren experimentellen Durchforschung die Richtung weisen; für die Haut andererseits — nach SCHAEFER ein wegen ihrer zugänglichen Lage zwar sehr beliebtes, aber wegen ihrer Kompliziertheit „recht ungünstiges Objekt" — diese elektrophysiologischen Untersuchungen überhaupt erst nutzbar machen. Deshalb darf man alle elektrischen Veränderungen, sei es bei der Durchströmung, sei es bei Ableitung der Potentialdifferenzen, nicht in *eine* Klasse werfen, sondern man muß sie zu getrennten Gruppen einheitlich verlaufender Erscheinungen zusammenfassen, die man dann den verschiedenen Anteilen der Haut (Epidermis, Schweißdrüsen) zuzuordnen versucht. Grundsätzlich muß man dabei die Körperstellen mit emotional erregbaren Schweißdrüsen (Hände, Füße) von solchen des Rumpfes unterscheiden, wo die Schweißdrüsen nicht emotional, sondern nur wärmeregulatorisch wirksam sind. Dabei wird man die zu untersuchenden Hautstellen selbst in verschiedene Zustände versetzen, sei es durch äußere Reize mit bekannten Wirkungen (UV-Licht, Laugen, Säuren, Druck, Abriß, Kälte, Wärme usw.), sei es von innen durch Diät (Obstsaft-Kuren) oder pharmakologische Wirkstoffe (Leitungsanaesthesie, Atropin, Calciuminjektionen usw.).

Schließlich weiß man dann, was elektrophysiologische Phänomene an der Haut besagen und besitzt damit eine Möglichkeit zu einer methodisch erfaßbaren Physiologie der Haut, und zwar zu einer Physiologie der Epidermis, d.h. des Hautparenchyms im Gegensatz zu der des Hautbindegewebes, für die wir schon seit längerer Zeit Methoden haben (Erythemschwellenwertbestimmung, Dermographismus, Quaddelresorptionszeit, pharmakodynamische Proben nach v. Gröer-Hecht u.a.).

Literatur

Abramson, H. A.: The elementary theorie of elektrophoresis of drugs through the skin. Urol. cutan. Rev. **42**, 279 (1938). — Abramson, H. A., and A. Alley: Skin reactions. I. Mechanism of histamine iontophoresis from aqueous media. Arch. phys. Ther. **18**, 327 (1937). — Abramson, H. A., M. Engel, V. Lubkin and J. Ochs: Reversed iontophoresis of histamine from human skin. Proc. Soc. exp. Biol. (N.Y.) **38**, 65 (1938). — Aichinger, F., u. J. L. Müller: Versuche, meteoropathisch bedingte Dysregulationen im Bereich der peripheren Strombahn medikamentös zu beeinflussen. Medizinische **1953**, Nr 25. — Aue, H., u. Fr. Becker: Untersuchungen über den Einfluß des Wettergeschehens auf den elektrischen Hautwiderstand. Ärztl. Forsch. **9**, 280 (1955). Ref. Zbl. Haut- u. Geschl.-Kr. **93**, 157 (1955).

Baitsch, H.: Über Geschlechts- und Seitendifferenzen im „Niveau"-Elektrodermatogramm. Confin. neurol. (Basel) **14**, 88 (1954). — Barbieri, A.: Dati sperimentali sulla conducibilità elettrica della cute in rapporto al senso della corrente. Atti Soc. med.-chir. Padova **15**, 633 (1938). — Becher, H.: Siehe H. O. Dorscheid. — Becker, E. J.: Untersuchungen schwacher Gleichströme auf ihre Eignung als Prüftest für Hautkrankheiten. Arch. klin. exp. Derm. **202**, 340 (1956). — Bickford, R. G.: The mechanism of local sweating in response to faradism. Clin. Sci. **3**, 337 (1938). — Blank, I. H.: Further observations on factors which influence the water content of the stratum corneum. J. invest. Derm. **21**, 259 (1953). — Bohnstedt, R. M., u. G. Schulz-Klee: Untersuchungen über das Verhalten des Hautwiderstandes gegenüber Wechselstrom. Arch. Derm. Syph. (Berl.) **196**, 367 (1953). — Brazier, M. A. B.: An electrical method for use in the diagnosis of disease of the thyroid gland. Lancet **1933** II, 742. — Brun, R., J. Gay-Prieto et W. Jadassohn: Apparail d'ionophorese et technique du test de transpiration pour le diagnostic de la lèpre. Schweiz. med. Wschr. **89**, 179 (1959).

Darrow, Ch. W.: The significance of skin resistance in the light of its relation to the amount of perspiration. J. genet. Psychol. **11**, 451 (1934[1]). — The significance of the galv. skin reflex in light of its relation to quantitative measurements of perspiration. Psychol. Bull. **31**, 697 (1934[2]). — Davis, M. J., M. P. Moursund and R. M. Landsman: Electrostatic elektricity as a possible factor in pruritus of dry skin dermatoses. Arch. Derm. Syph. (Chicago) **71**, 224 (1955). — Densham, H. B., u. H. M. Wells: Zit. bei McClendon u. Hemingway. — Dorscheid, H. O.: Elektrobiologische Hautuntersuchungen bei inneren Erkrankungen, insbesondere bei vegetativen Funktionsstörungen. Jena: Gustav Fischer 1960. — Drobec, E., u. F. Artner: Beitrag zur Wirkung des galvanischen Stromes auf die menschliche Haut. Klin. Med. **5**, 85 (1950).

Ebbecke, N.: Über elektrische Hautreizung. Pflügers Arch. ges. Physiol. **195**, 300 (1922). — Essen, K. W., u. K. Rogge: Über die pharmakologische Beeinflussung des galvanischen Hautreflexes. Naunyn-Schmiedeberg's Arch. exp. Path. Pharmak. **194**, 527 (1940).

Féré, C.: Note sur les modifications de la résistance électrique sous l'influence des excitations sensorielles et des émotions. C. R. Soc. Biol. (Paris) **5**, 217 (1888). — Fischer, L.: Druckänderungen in den Capillaren der menschlichen Haut unter Einwirkung elektrosmotisch eingeführter Medikamente. Z. Biol. **87**, 197 (1928). — Fleischmayer, R., u. V. H. Witten: Untersuchungen mit Thorium X an der menschlichen Haut. IV. Klinische und autoradiographische Befunde nach Iontophorese. J. invest. Derm. **25**, 233 (1955). Ref. Derm. Wschr. **135**, 409 (1957). — Freeman, G. L., and Ch. W. Darrow: Insensible perspiration and the galvanic skin reflex. Amer. J. Physiol. **111**, 55 (1935).

GEORGI, F.: Zit. bei DORSCHEID. — GERSTNER, H.: Statistische Untersuchungen über den Wechselstromwiderstand der menschlichen Haut im Tonfrequenzgebiet. Pflügers Arch. ges. Physiol. **250**, 125(1948). — GERSTNER, H., u. H. GERBSTÄDT: Der Wechselstromwiderstand der menschlichen Haut. Pflügers Arch. ges. Physiol. **252**, 111 (1949). — GOODMAN, L., and A. GILMAN: The pharmacological basis of therapeutics. New York 1941. Zit. bei PERRY u. MOUNT. — GOUGEROT, M. L.: Recherches sur l'impédance cutanée en courant alternatif de basse frequence au cours de differentes dermatoses. Ann. Derm. Syph. (Paris) **7**, 10 (1947). — GRAUL, E. H., K. PATZSCHKE u. B. SPRENGER: Studien über den sog. psychogalvanischen Reflex an der Haut. Arch. Derm. Syph. (Berl.) **199**, 428 (1955). — GRÓF, P.: Beiträge zum Wirkungsmechanismus der Hautreize. Arch. klin. exp. Derm. **202**, 183 (1956).

HALTER, K., u. H.-E. WIESE: Methodik zur Auffindung nutritiver oder medikamentöser Allergene, vor allem bei Dermatosen, durch Messung des elektrischen Hautleitwertes. Arch. klin. exp. Derm. **201**, 150 (1955). — HAXTHAUSEN, H.: Some experiments with electrophoretic patch tests. J. invest. Derm. **24**, 211 (1955). — HERRMANN, F.: Some data concerning the aqueous on the lipid phase. Acta dermat.-venereol., Proc. 11th Internat. Congr. Dermat. 1957, S. 27. — HÖCHST, H.: Die Beeinflussung pathologisch erhöhter Hautleitwerte durch Elektrolyte. Med. Mschr. **8**, 100 (1954). — HOTOVY, R., u. E. ROESCH: Pharmakologisches über Ilvin und Ilvin-Dupletten. Merck's Jber. Pharm. **68**, 34 (1954/55).

IZAKI, M.: Some observations on senile changes in the skin. Jap. J. Derm. **69**, 674 (1959). Ref. Zbl. Haut- u. Geschl.-Kr. **105**, 177 (1960).

JABLONSKA, S., B. BUBNOW, B. LUKASIAK u. J. KISIEL: Hautfunktionsprüfungen bei den Gefäßkrankheiten, ihre Bedeutung für die Diagnostik und Prognose. Arch. klin. exp. Derm. **206**, 209 (1957). — JABLONSKA, S., B. LUKASIAK u. B. BUBNOW: Zusammenhang zwischen der Hemiatrophia faciei progressiva und der Sklerodermie. Hautarzt **9**, 9 (1958). — JABLONSKA, S., B. MILEWSKI u. B. BUBNOW: Hautfunktionsprüfungen und deren Parallelismus mit histochemisch konstatierten Hautveränderungen. Arch. klin. exp. Derm. **206**, 363 (1957).

KÄRCHER, K. H.: Das Elektrodermatogramm zum Nachweis pharmakologischer Wirkungen. Arch. klin. exp. Derm. **203**, 454 (1956[1]). — Prüfung vegetativ wirksamer Heilmittel durch das Elektrodermatogramm. Arzneimittel-Forsch. **6**, 746 (1956[2]). — KELLER, PH.: Über die Wirkungen des ultravioletten Lichtes auf die Haut. Strahlentherapie **28**, 152 (1928). — Elektrophysiologische Untersuchungen an der gesunden und erkrankten Haut. Die Bedeutung des Konzentrationseffektes. Klin. Wschr. **8**, 1081 (1929). — Die biologischen Grundlagen für die elektrischen Potentiale der Haut. Arch. Derm. Syph. (Berl.) **160**, 136 (1930). — Der Einfluß der körperlichen Anstrengung auf das elektrische Potential der Haut. Klin. Wschr. **10**, 392 (1931[1]). — Die elektrophysiologischen Veränderungen der mit Ultraviolettlicht bestrahlten Haut. Strahlentherapie **39**, 320 (1931[2]). — Grund- und Tonuspotentiale der menschlichen Haut. Arch. Derm. Syph. (Berl.) **162**, 582 (1931[3]). — Die elektrophysiologischen Vorgänge an der Haut beim Tarchanoff'schen Reflex. Z. ges. exp. Med. **82**, 462 (1932[1]). — Vergleichende Untersuchungen über die reflektorischen Schwankungen der Polarisation und des Potentials der menschlichen Haut. Z. ges. exp. Med. **85**, 433 (1932[2]). — Primäre und sekundäre UV-Lichtreaktionen in der Haut. Klin. Wschr. **12**, 421 (1933). — Die Ionendurchlässigkeit der Haut in Badewässern. Balneologe **2**, 291 (1935[1]). — Die Wirkung der Thermalbäder und physikalischer Faktoren auf die Durchlässigkeit der menschlichen Haut. Klin. Wschr. **14**, 1129 (1935[2]). — KELLER, PH., u. H. KAUS: Untersuchungen zur lokalen galvanischen Druckreaktion der Haut. Arch. Derm. Syph. (Berl.) **197**, 12 (1953). — KELLER, PH., u. H. REIN: Polarisationsmessungen an der Haut nach Röntgen- und Ultraviolettlichtbestrahlungen. Arch. Derm. Syph. (Berl.) **155**, 67 (1928). — KELLER, RUDOLF: Die Elektrizität in der Zelle. 2. Aufl. Mährisch-Ostrau 1925. — KÖNIGSTEIN, H.: In ARZT-ZIELER, Haut- und Geschlechtskrankheiten, Bd. 1, S. 172. Berlin u. Wien: Urban & Schwarzenberg 1934. — KRAUSE, R. A., H. STORZ u. A. VOELKEL: Gleichstrommessungen an der menschlichen Haut. Z. ges. exp. Med. **121**, 66 (1953). — Modelluntersuchungen zum Ersatzschaltbild der menschlichen Haut bei Gleichstrommessungen. Ärztl. Wschr. **9**, 444 (1954). — Gleichstrommessungen an der menschlichen Haut bei Quellung und Entquellung des Gewebes. Klin. Wschr. **35**, 674 (1957). KUNO, Y.: The significance of sweating in man. Lancet **1930** I, 912. Ref. Zbl. Haut- u. Geschl.-Kr. **35**, 476 (1931). — The physiology of human perspiration. London: Churchill & Co. 1934.

LANDIS, C.: Siehe DORSCHEID. — LAWLER, J. C., M. J. DAVIS and E. C. GRIFFITH: Electrical characteristics of the skin. The impedance of the surface and deep tissues. J. invest. Derm. **34**, 301 (1960). Ref. Zbl. Haut- u. Geschl.-Kr. **108**, 188 (1961). — LÉVAI, M.: Experimentelles über die Wirkung der Elektrizität auf die Hautresorption im Zusammenhang mit der Histaminiontophorese. Klin. Wschr. **1933**, 1969.

MANEGOLD, E.: Die Physik der Membranen. Kolloid-Z. **61**, 140 (1932). — MATOLTSY, A. G.: Zit. bei SPIER, SZAKALL, FISCHER u. KLASCHKA. — McCLENDON, J. F., and A. HEMINGWAY: The psychogalvanic reflex as related to the polarization—capacity of the skin. Amer. J. Physiol. **94**, 77 (1930). — MELCZER, N., u. J. KISS: Elektrometrie zur frühzeitigen Erkennung der bösartigen epithelialen Umwandlung der Haut und umgebenden Schleimhaut. Hautarzt 8, 395 (1957). — Zur frühzeitigen Erkennung von Melanoblastomen. Dermatologica (Basel) **117**, 242 (1958). — MIDANA, A., and COWORKERS: Meteorological factors of bioclimate and cutaneous physiopathology. Ital. gen. Rev. Derm. 1, 6 (1960). Ref. Zbl. Haut- u. Geschl.-Kr. **107**, 278 (1960).

NESSWETHA, W.: Elektrodermatogramm und vegetatives Nervensystem. Klin. Wschr. **31**, 541 (1953).

ORMEA, F.: Fattori meteorologici del bioclima e resistenza elettrica cutanea. Minerva derm. (Torino) **34**, Suppl., 72 (1959).

PEISS, CL. N., W. C. RANDALL and A. B. HERTZMAN: Hydration of the skin and its effect on sweating and evaporative water loss. J. invest. Derm. **26**, 459 (1956). Ref. Zbl. Haut- u. Geschl.-Kr. **97**, 5 (1957). — PERRY, D. J., and G. E. MOUNT: A comparison of the effect of atropine and placebo on the galvanic skin resistance. J. invest. Derm. **22**, 497 (1954). — Effect of drugs on galvanic skin response level. Arch. Derm. Syph. (Chicago) **72**, 144 (1955). — PERRY, D. J., G. E. MOUNT and CH. D. HULL: Effect of drugs on galvanic skin resistance. Arch. Derm. Syph. (Chicago) **71**, 476 (1955). — PERRY, D. J., G. E. MOUNT, CH. D. HULL and R. H. ZEILENGA: Effect of order of drug administration and repeat placebos on the galvanic skin resistance in human subjects. J. invest. Derm. **25**, 179 (1955). — PERRY, D. J., E. T. WRIGHT, G. E. MOUNT and C. M. LELAND: An observation in acrosclerosis using the galvanic skin response. J. invest. Derm. **30**, 173 (1958).

REGELSBERGER, H.: Der bedingte Reflex und die vegetative Rhythmik des Menschen dargestellt am Elektrodermatogramm. Acta neuro-veg. (Wien) Suppl. 1 (1952). — REGELSBERGER, H., u. H. O. SEYDEWITZ: Frühdiagnose von Leberstörungen mit Hilfe des Elektrodermatogramms. Medizinische **1957**, 1743. — REIN, H.: Über Elektrosmose überlebender menschlicher Haut und ihre Anwendung in der Medizin. Münch. med. Wschr. **71**, 766 (1924[1]). Experimentelle Studien über Elektroendosmose an überlebender menschlicher Haut. Z. Biol. **81**, 125 (1924[2]). — RUTENFRANZ, J.: Zur Frage einer Tagesrhythmik des elektrischen Hautwiderstandes beim Menschen. Int. Z. angew. Physiol. **16**, 152 (1955). — Der Widerstand der Haut gegenüber schwachen elektrischen Strömen. Hautarzt 9, 289 (1958). — RUTENFRANZ, J., TH. HELLBRÜGGE u. W. NIGGESCHMIDT: Über die Tagesrhythmik des elektrischen Hautwiderstandes bei 11jährigen Kindern. Kinderheilk. **78**, 144 (1956). — RUTENFRANZ, J., u. H. G. WENZEL: Über quantitative Zusammenhänge zwischen Wasserabgabe, Wechselstromwiderstand und Kapazität der Haut bei körperlicher Arbeit und unter verschiedenen Raumtemperaturen. Intern. Z. angew. Physiol. **17**, 155 (1958).

SARRE, H.: Untersuchungen über die Veränderungen von Membran-Potentialen bei mechanischer Deformation der Membran. Z. Biol. **92**, 495 (1932). — SCHAEFER, H.: Elektrophysiologie. Bd. 1: Allgemeine Elektrophysiologie, 1940; Bd. 2: Spezielle Elektrophysiologie, 1942. Wien: Franz Deuticke. — SCHÄFER, P.: Ein neuer Elektrodermatogrammtyp und seine pharmakologische Beeinflußbarkeit. Arch. klin. exp. Derm. **205**, 562 (1958). — SCHOCH, M. A.: Therapeutische Erfahrungen mit Natriumsulfid. 16. Jahresverslg der Schweiz. Ges. für Dermat. und Venereol. Ref. Zbl. Haut- u. Geschl.-Kr. **46**, 15 (1933). — SONNECK, H. J., G. EDELMANN u. G. HEINE: Über die Bedeutung der elektrostatischen Aufladung durch PeCe-Wäsche für die Haut. Berufsdermatosen 8, 264 (1960). — SPIER, H. W., u. G. PASCHER: Freie Aminosäuren an der Hautoberfläche. Arch. Derm. Syph. (Berl.) **200**, 59 (1955). — Analytische und physiologische Untersuchungen über die wasserlöslichen Inhaltsstoffe der peripheren Hornschicht (Hautoberfläche). Acta dermat.-venereol. Proc. 11th Internat. Congr. Dermat. 1957, S. 14. — SPIER, H. W., A. SZAKALL, A. FISCHER u. F. KLASCHKA: Belastungen der Haut, ihre Gesetzmäßigkeiten und ihre Folgen. Derm. Wschr. **142**, 1073 (1960). — STORZ, H., u. A. VOELKEL: Über den polarisatorischen Widerstand der menschlichen Haut nach Elektrolytbelastung. Naunyn-Schmiedeberg's Arch. exp. Path. Pharmak. **224**, 13 (1955). — STORZ, H., A. VOELKEL u. R. A. KRAUSE: Zur Auswertung von Gleichstrommessungen an der menschlichen Haut (Elektropermeagramm). Ärztl. Wschr. 9, 617 (1954). — STURM, A., u. N. LUDWIGS: Kritische Bemerkungen zur Elektrodermatometrie und Elektroneuraldiagnostik. Med. Mschr. **1955**, 590. — SULZBERGER, M. B., FR. HERRMANN, R. KELLER u. B. V. PISHA: Experimental factors influencing the function of the sweat ducts. J. invest. Derm. **14**, 91 (1950). — SZAKALL, A.: Über die Eigenschaften, Herkunft und physiologischen Funktionen der die H-Ionenkonzentration bestimmenden Wirkstoffe in der verhornten Epidermis. Arch. klin. exp. Derm. **201**, 331 (1955). — Experimentelle Daten zur Klärung der Funktion der Wasserbarriere in der Epidermis des lebenden Menschen. Berufsdermatosen 6, 171 (1958).

Taniguchi, T., u. S. H. Kuriki: Zit. bei Horstmann.

Voelkel, A.: Beitrag zur Wirkung kapillaraktiver Substanzen. Ärztl. Forsch. **7**, 228 (1953). — Zum Problem der Grenzflächenwirksamkeit von Pyrazolderivaten. Arch. int. Pharmacodyn. **102**, 194 (1955). — Zum Wirkungsmechanismus von Aminophenazon. Arzneimittel-Forsch. **6**, 720 (1956).

Wagner, H. N.: Electrical skin resistance studies in two persons with congenital absence of sweat glands. Arch. Derm. Syph. (Chicago) **65**, 543 (1952). — Wartiovaara, V., u. R. Collander: Permeabilitätstheorien in Protoplasmatologica, Bd. II. Wien: Springer 1960. — Wiese, H. E.: Zur Frage des Nachweises medikamentöser Effekte auf die vegetative Tonuslage Ekzemkranker mittels Elektrodermatographie. Medizinische **1958**, 87. — Wilkins, R. W., H. W. Newman and J. Doupe: The local sweat response to faradic stimulation. Brain **61**, 290 (1938). — Woeber, K.: Spannungsmessungen an Geweben. I. (gemeinsam mit H. Hogrebe Strahlentherapie **76**, 468 (1947). — II. Strahlentherapie **77**, 265 (1948). — III. Strahlentherapie **78**, 287 (1948). — Wohnlich, H.: Der Juckreiz als elektromotorisches Phänomen? Strahlentherapie **79**, 319 (1949). — Elektrophysikalische Studien zum Problem des Juckreizes. Arch. Derm. Syph. (Berl.) **191**, 535 (1950).

Zeiger. K.: Kolloidhistologische Untersuchungen an Epithelien. Z. Zellforsch. **24**. 11 (1936).

Percutaneous Absorption

By
Frederick D. Malkinson and Stephen Rothman-Chicago

With 18 figures (1 in color)

I. Introduction

Historically the topical application of therapeutic agents to the skin dates back to ancient Babylonian and Egyptian medicine. The widespread scientific investigations leading to our current concepts of the physiology of percutaneous absorption, however, are of recent origin. Detailed studies of the subject have extended its implications far beyond the confines of dermatologic therapy and into innumerable branches of medicine, particularly those of pharmacology, toxicology, forensic medicine, and industrial health.

In lower forms of life the skin is of paramount importance to the fundamental physiological processes of respiration, alimentation, and excretion. In marine and amphibious species a wide variety of substances still passes through the skin in either direction with considerable ease. In mammals, however, many of the primitive diverse functions of the skin have been surrendered to specialized organ systems and while the skin still retains a variety of other physiological functions, in the matter of cutaneous permeability it now serves primarily as a barrier to the penetration of a wide variety of substances. The absorption of these materials depends essentially on both their physical and, to a lesser extent, their chemical properties, as well as on the normal or abnormal state of the skin.

The term "percutaneous absorption" denotes the passage of substances from the outside through the entire thickness of the skin and into the circulation. The word absorption emphasizes here the purely physical properties of the skin as a membrane without necessarily implying cellular activity. The first systematic review of percutaneous absorption was published in 1929 by ROTHMAN (1929 and 1932) and more recent reviews include those of ROTHMAN (1954) and LAUG (CALVERY *et al.* 1946).

The chapter on physiology of the skin in JADASSOHNs "Handbook" by VON FREY and REIN, published in 1929, did not deal specifically with absorption through the skin. Yet, one of the authors of this chapter, the late HERMANN REIN, initiated modern research in the field of percutaneous absorption by his electrophysiological studies. Much of it is referred to in his sub-chapter "The Electrophysiology of the Skin". Physiologists and investigating dermatologists will be forever indebted for his brilliant pioneering work.

II. Methods

There are several methods of measuring cutaneous absorption of a given substance. Perhaps the most commonly used method is *chemical detection* of the substance in *urine, feces, blood, various internal organs,* or *expired air* after it has been applied to the skin surface. The limitations of chemical detection are apparent when the material under study is poorly or slowly absorbed and when dilution in body tissues or fluids is great. Furthermore, it is generally of little value in measuring absorption of substances which in themselves are normal body constituents.

Histochemical techniques are useful for demonstrating the penetration of dyes and certain other substances yielding colored end products following specific chemical reactions. In addition this method may reveal quite accurately both the route of absorption and the time required for entry into the skin. Unfortunately, even to the present time this technique has been abused by the admixture of dyes with other substances to serve as "tracers", the assumption being that the dyed material will behave in a manner analogous to its uncolored companion compound. Instead there is almost invariably a dissociation of the dye from the material under study so that the conclusions deduced from this procedure are valid for the dye only.

A newer method for studying percutaneous absorption in human skin obtained from *surgical and autopsy specimens* may have some merit (FLESCH *et al.* 1955). The extent of penetration of a substance can be determined by spot tests producing color changes in the corium (Fig. 1) by colorimetric assays of dermal extracts, or by chemical analysis of epidermal sulfhydryl groups where the material used produces concentration changes in these groupings. Qualitative absorption studies and observations of rate of penetration compare reasonably well with other methods. The disadvantages include limitations on the number of compounds that can be studied (few, for example, produce any alteration in sulfhydryl group concentrations) and the use of dead rather than living skin, although the latter objection could be largely overcome by incubation of the skin at 37°C and 100% humidity.

Fluorescent microscopy may also have a role in measuring percutaneous absorption, but up to now this method has been little used. It is readily applicable to the study of substances which naturally

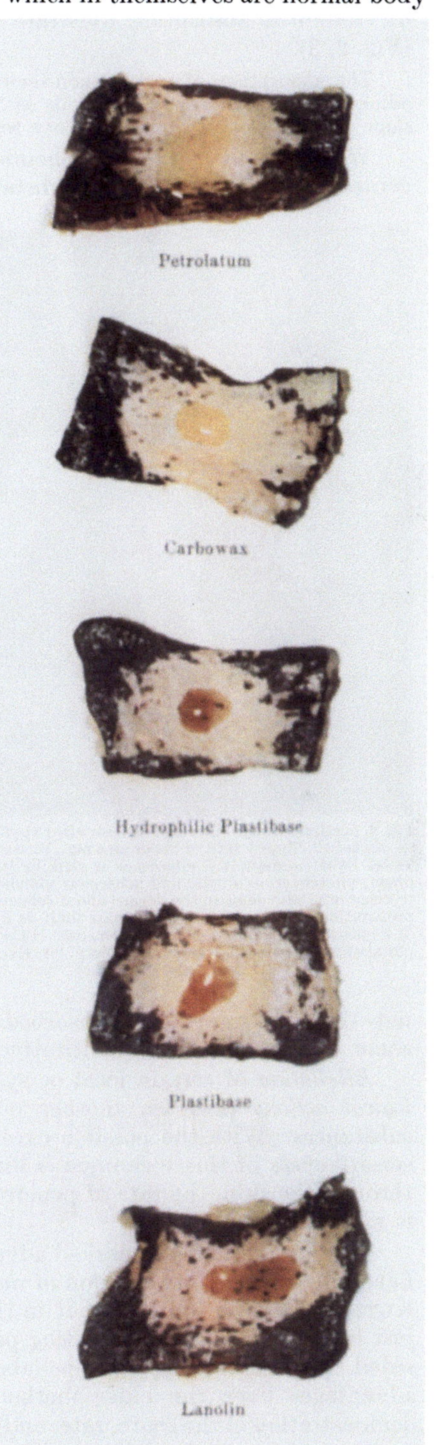

Fig. 1. Ferric chloride spot test in corium for salicylic acid, showing penetration through epidermis from 5 different ointment bases. From FLESCH, SATANOVE, and BROWN (1955). (Reproduced by permission of Dr. Flesch and the Williams and Wilkins Company)

fluoresce upon exposure to ultraviolet light of specific wave length, although the number of such compounds is obviously small. Montagna's (1954) recent studies of vitamin A absorption illustrate the usefulness of this technique quite well (Fig. 2, 3).

The absorption of certain non-fluorescent substances has been studied following the admixture of fluorescent compounds as "tracers", but this method can be criticized on the same grounds as that discussed above for dyed materials.

Where chemical and histochemical techniques are fruitless the study of concentration changes of certain substances after application to the skin ("*remainder analysis*") may be useful. As used by Hediger (1928) and Bürgi (1942) this consists of the application of gases or solutions of the substances to be tested by placement under bell-shaped glass vessels attached to the skin. Measurements of concentration changes within the vessel are then carried out by chemical methods at various time intervals following application. This method has found its greatest value in the study of absorption of substances normally present in the body. Again, the technique is limited by the inability of the chemical method to detect exceedingly small concentration changes. Also it is impossible to correct accurately for penetration of material into the stratum corneum, pilosebaceous apparatus, or sweat ducts even though such material has

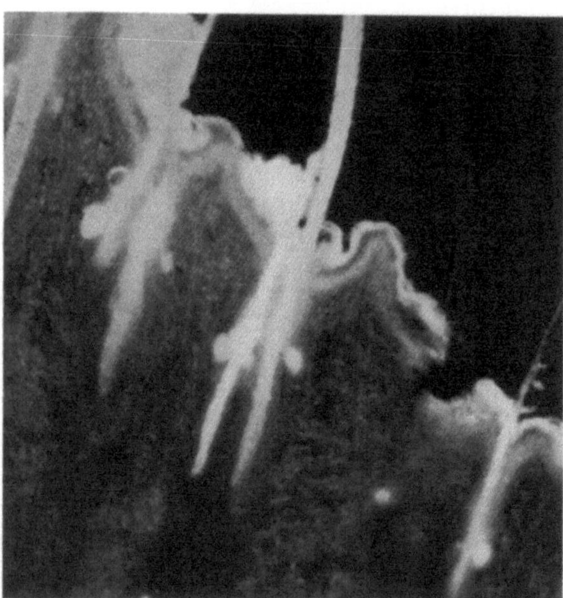

Fig. 2. Section through the skin one hour after application of *vitamin A in alcohol* to clipped skin of the guinea pig. Viewed under near-ultraviolet light, vitamin A fluorescence is striking in the stratum corneum, pilosebaceous ducts, and sebaceous glands. (Vitamin A fluorescence was also seen in the dermis about sebaceous glands in some preparations.) Fluorescence of the hair shaft is due to the presence of a natural red pigment. From Montagna (1954). (Reproduced by permission of the author and the Society for Experimental Biology and Medicine)

not—by definition—been absorbed by the skin. Nonetheless this method has some usefulness where quantitative absorption is large and rapid.

Elicitation of certain local or systemic *toxic, allergic, biological,* or *pharmacological actions* provides another method for evaluating absorption of certain substances. With the possible exception of the allergic reactions, however, the sensitiveness of this technique is limited by the amount of material that passes through the skin, the rate of penetration, and the speed with which the material is metabolized.

The most recent and marked advances in the study of percutaneous absorption have followed the introduction of *radioisotope tracer techniques* (Malkinson 1956; Kutzim 1956). It is likely that in the future the various procedures which have just been described for evaluating percutaneous absorption will be largely superseded by the use of radioisotope-labeled compounds which present many distinct advantages over the older methods. These include precise *autoradiographic* demonstration of the route, rate, and depth of penetration into the skin; extremely sensitive and simplified qualitative and quantitative absorption studies by *measurement* of *radioactivity* in the *skin, urine, feces, blood, internal organs* and *tissues*, and *expired air*; and *quantitative studies in the skin itself* by such methods as autoradiographic densitometry or grain-counting. Furthermore, the use of radioisotope-labeled compounds now permits accurate measurements of the ab-

sorption of substances normally found in body tissues but indistinguishable from them by other qualitative methods.

The construction of windowless and thin end-window counters (NELSON 1956; MALKINSON 1958) for direct surface measurement of residual radioactivity emanating even from weak β-emitters provides still another useful tool for evaluating both the amount and the rate of penetration of isotope-labeled compounds (Fig. 4, 5).

In 1938 MALMEJAC and DESANTI (1938) called attention to the fact that the skin of the inner surface of the upper hind limb of the dog is readily detached and receives its *arterial supply* from a distinct isolated saphenous artery. Several years ago KJAERSGAARD (1954), working in ROTHMAN's laboratory, confirmed this observation and described a technique for perfusing an isolated piece of dog skin in an incubator box. KJAERSGAARD discussed the different aspects of skin

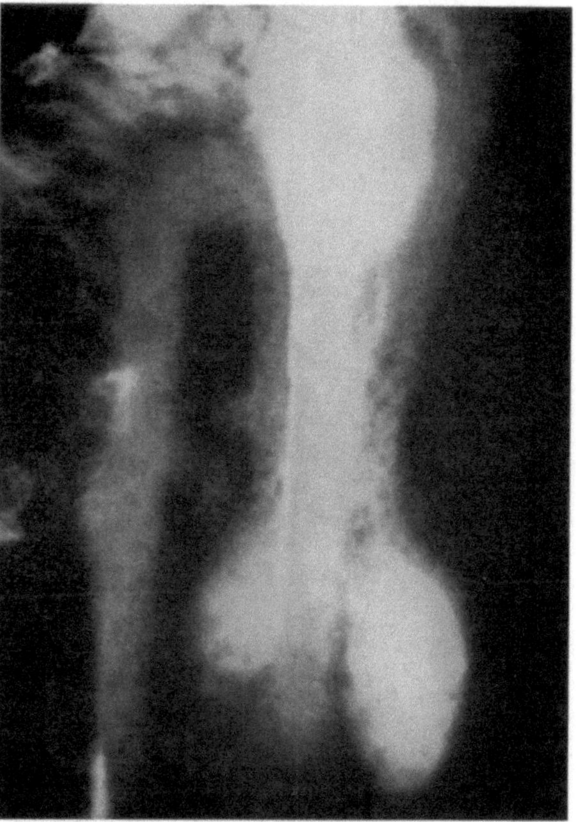

Fig. 3. Vitamin A fluorescence in sebaceous glands and ducts one hour after application of *vitamin A dissolved in chloroform* to the clipped skin of the guinea pig. From MONTAGNA (1954). (Reproduced by permission of the author and the Society for Experimental Biology and Medicine)

metabolism which lent themselves to investigation by this method and emphasized the adaptability of the technique to the study of percutaneous absorption. He stated that material can be applied to the surface of the *perfused skin* and that the outflowing venous blood or other perfusion fluid can be analysed for the presence of this material. AINSWORTH's (1960) recent studies in perfused skin preparations from the pig and rabbit have now firmly established the usefulness of this method.

AINSWORTH has also employed the technique of serial measurements of surface radioactivity following application of radioisotope labeled compounds, as described earlier by NELSON (1956) and MALKINSON (1958). Furthermore, using *radioactive tributyl phosphate*, AINSWORTH (1960) has conclusively demonstrated the validity of both methods—skin perfusion and measurement of disappearance rate of a radioactive test substance from the skin surface—by finding comparable results

with the two techniques in single experiments (AINSWORTH 1960). Both methods
have in turn yielded closely similar results to those obtained from measurements

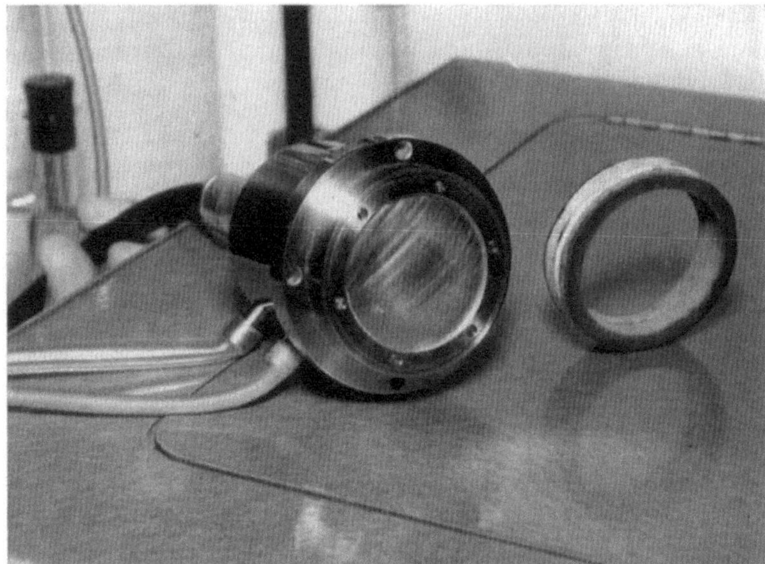

Fig. 4. Gas-flow cell with aluminized thin-end window, and rubber gasket. From MALKINSON (1958).
(Reproduced by permission of the author and the Williams and Wilkins Company)

of whole body radioactivity resulting from the percutaneous absorption of
identical compounds in small laboratory animals.

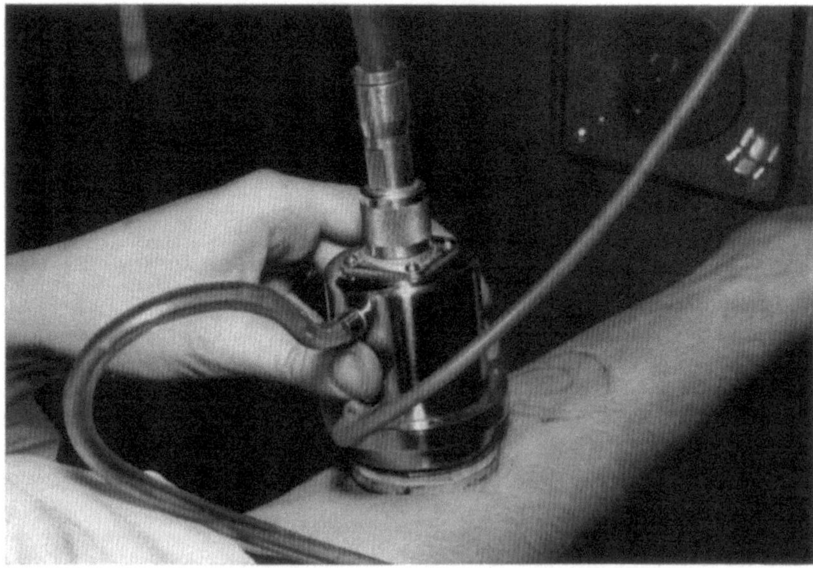

Fig. 5. Gas-flow cell in use. From MALKINSON (1958). (Reproduced by permission of the author and the Williams
and Wilkins Company)

A recent paper on *methodology* by CHOMAN (1960) describes a *modified technique* for *autoradiography*. Uniform tissue sections 25 microns thick are cut on a

freezing microtome and arranged sequentially on a glass plate which is then pressed against a sheet of medical X-ray film. The artificial introduction of radioactive material from the skin surface into the lower epidermis or corium by the cutting knife is obviated by cutting the sections parallel to the skin surface and proceeding from the dermis to the epidermis. Following incubation at 4°C. for a period of time depending on the activity and quantity of the isotope solution previously applied to the skin specimen, the film is developed and calculations of the depth of skin penetration are made by determining the number of serial sections with sufficient radiation to produce darkening of the film.

The main disadvantage to this method is the inability to directly match the autoradiograph against its corresponding tissue section for microscopic examination. Also, it is difficult to assess the *depth of penetration* of substances into the corium by this kind of autoradiograph without an unequivocal demonstration that material is present outside the pilosebaceous apparatus. A knowledge of the depth of penetration into the corium is likewise of little value unless this finding is correlated with the *hair cycle*, since the base of the follicle reaches deeply into the skin when the hair is actively growing (anagen stage) and is much more superficial in the resting, or telogen stage.

A test skin site in which the follicles were in anagen might well show deep penetration of a labeled compound on the autoradiograph without signifying passage of the material from the depths of the follicles into the surrounding corium.

It is obvious, of course, that the reservations concerning this method apply largely to compounds which are poorly absorbed by the skin. Any labeled substance which readily penetrates the barrier or the pilosebaceous apparatus will not show discrete changes on the X-ray film which might represent only follicular pooling.

Precautionary Measures

There are certain precautionary measures which must be taken for all of the in vivo methods so far developed to study percutaneous absorption. Inhalation of volatile substances even with relatively low vapor pressure provides an additional route for systemic absorption with resultant increased blood or tissue levels which may be falsely attributed to cutaneous penetration. Similarly, ingestion of material accidentally or otherwise (by human subjects and experimental animals respectively) also provides possibilities for marked error, as does inadvertent application to or contamination of other mucous membrane sites. Where laboratory animals are used materials must be applied to shaved skin only after suitable periods of time have elapsed to avoid increased absorption through traumatic breaks in the skin.

The protection of application sites by highly *occlusive coverings* may also distort experimental data (see below), although this procedure remains widely used. Laug *et al.* (1947) have shown, for example, that mercury absorption is increased fourfold when inunction sites are covered.

The use of colored and fluorescent "tracers" should be discarded altogether for reasons already given.

The *interpretation* of *autoradiographs* holds some special pitfalls, especially since background radiation, moisture, etc., may in themselves produce darkening of the film. It is also possible that a portion of the molecule containing the isotope may be enzymatically split and display physiological characteristics different from the parent molecule. As a matter of fact, the experimental results of any technique utilizing a radioisotope-labeled compound can be accurately assessed only if the chemical and, if necessary, physical properties of that compound and its metabolites are known or can be determined. For example, the enzymatic splitting of certain labeled substances could conceivable occur directly on the skin surface or in the appendages so that data accumulated thereafter would only be valid for the split segment of the molecule.

III. Pathways of Percutaneous Absorption

1. Transepidermal Absorption

Passage of materials into the skin occurs through two routes, the *transepidermal* and the *transappendageal*, the latter implying absorption chiefly through

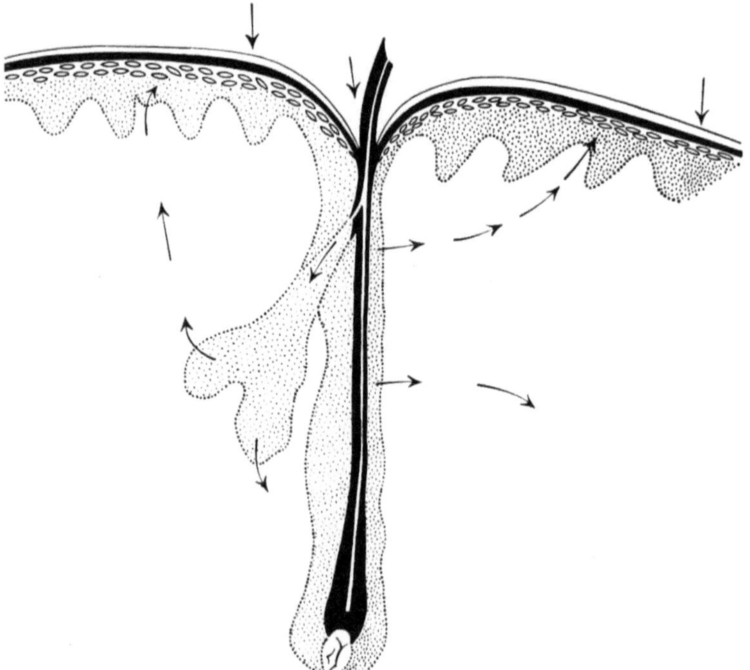

Fig. 6. Schematic presentation of probable routes of penetration into the skin

the *pilosebaceous apparatus* (Fig. 6). Transepidermal absorption may be extremely rapid approaching absorption rates comparable to those for the gastro-intestinal tract, and it is almost invariably accompanied by some degree of transappendageal absorption as well. Transepidermal absorption, particularly as regards water in liquid form, electrolytes, and certain water-soluble non-dissociable substances, is determined essentially by a superficial *barrier* situated between the lower stratum corneum and the uppermost portion of the malpighian layer of the epidermis. The presence of this barrier layer was first demonstrated by Rein (1924, 1925) who showed that isolated human skin behaved like a membrane with a negative electrical charge. He concluded that this charge prevented penetration of anions, while passage of cations was opposed by electrostatic forces. Rein (1929) deduced further that the level at which polarizing currents originate in the skin lies at the boundary between cornified and non-cornified epidermis. As Rothman (1929) has pointed out, this boundary has the characteristics of an electrical double layer, the outside having a strongly acid and the inside a slightly alkaline pH. The upper layers of the stratum corneum (stratum disjunctum) cannot be considered a barrier since they are composed of a coarse and porous framework of keratin fibers which are readily penetrated by anions and cations, large molecules, and even molecular aggregates.

In accordance with REIN's views the situation of the barrier in the transitional area of the epidermis can be clearly demonstrated histologically by the local application of certain dyes (MacKEE *et al.* 1945). These compounds leave a clear uncolored zone in the transitional region after penetrating the stratum corneum from above and then the stratum malpighii from below, following passage into the corium via the pilosebaceous apparatus. Furthermore, both the location of this barrier and its effectiveness can be shown by J. WOLFs technique (1939) of removing the superficial layers of the epidermis with repeated applications

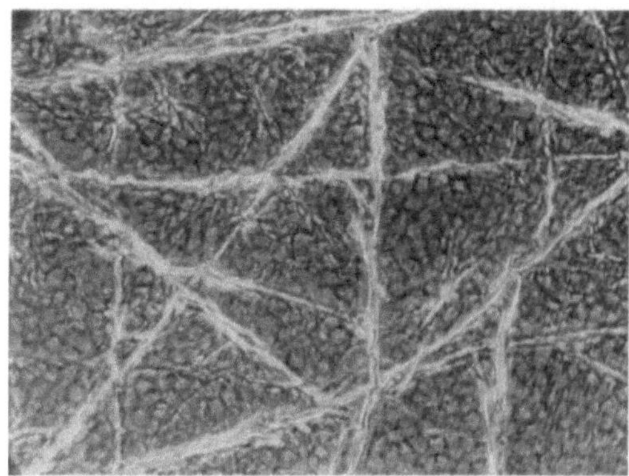

Fig. 7. Unversehrte Barriere. Phasenkontrast - Aufnahme (Vergrößerung 100fach). Durch die groben, hell erscheinenden und als Faser imponierenden Faltungen werden Gebiete von verschiedener geometrischer Gestalt abgegrenzt. Sie entsprechen der makroskopisch sichtbaren Felderung der Hautoberfläche. From STÜPEL and SZAKALL: Die Wirkung von Waschmitteln auf die Haut. (Reproduced by permission of Dr. Szakall and Dr. Alfred Hüthig-Verlag)

of adhesive cellophane tape. Histologically, 24 hours after this procedure, the stratum granulosum may be absent or only one cell layer thick and is covered by several layers of parakeratotic horny cells, while the stratum malpighii remains intact (PINKUS 1951). Physiologically this denudation of the epidermis beyond the barrier level postulated by REIN is accompanied by markedly increased absorption of almost any material placed upon the skin surface.

By application of WOLF's technique SZAKALL (1952) has recently succeeded in isolating the superficial barrier of human epidermis as a continuous membrane (Fig. 7, 8). He has shown this membrane to have a fine fibrillar structure and has demonstrated its great tensile strength and elastic properties. SZAKALL (1955) found that the situation of the barrier coincided with the stratum corneum con-

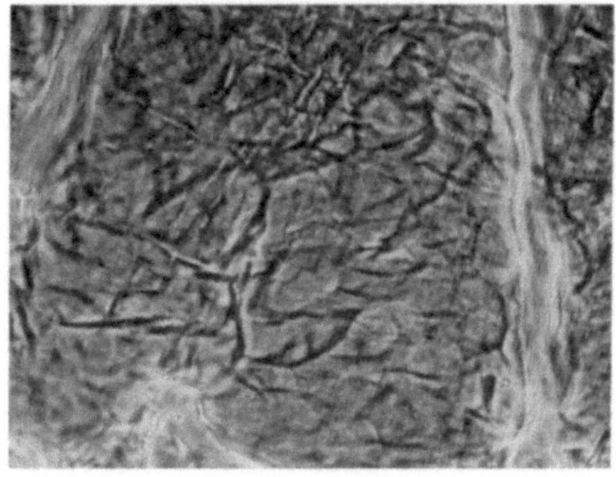

Fig. 8. Unversehrte Barriere. Phasenkontrast - Aufnahme (Vergrößerung 400fach). Man erkennt, daß die als Faser imponierenden Strukturen Faltungen einer Membran darstellen. Keine Zellen sind erkennbar. From STÜPEL and SZAKALL: Die Wirkung von Waschmitteln auf die Haut. (Reproduced by permission of Dr. Szakall and Dr. Alfred Hüthig-Verlag)

junctum lying immediately above the stratum granulosum layer. Further studies, revealed that the barrier showed p_H values of 4.62—5.17 and contained 42% water soluble extractive substances and 58% insoluble keratinous material. Amino acids constituted 17.6% of the water soluble compounds and largely determined the barrier p_H. SZAKALL pointed out that the amino acid content of the barrier was derived from disintegrating epidermal cells during the process of keratinization and did not originate from sweat. Further confirmation of this statement followed the demonstration in psoriatic patients (Grüneberg and Szakall 1955) of a marked lowering of water extractable contents to 1/6 of normal values due to incomplete keratinization (parakeratosis). To Szakall the strongly hygroscopic properties of the water soluble substances suggested some regulation of the water content of the stratum corneum by the barrier.

From absorption studies utilizing testosterone labeled with C^{14} Malkinson (1958) concluded that in human subjects full *reconstitution* of the barrier layer requires 48—72 hours or

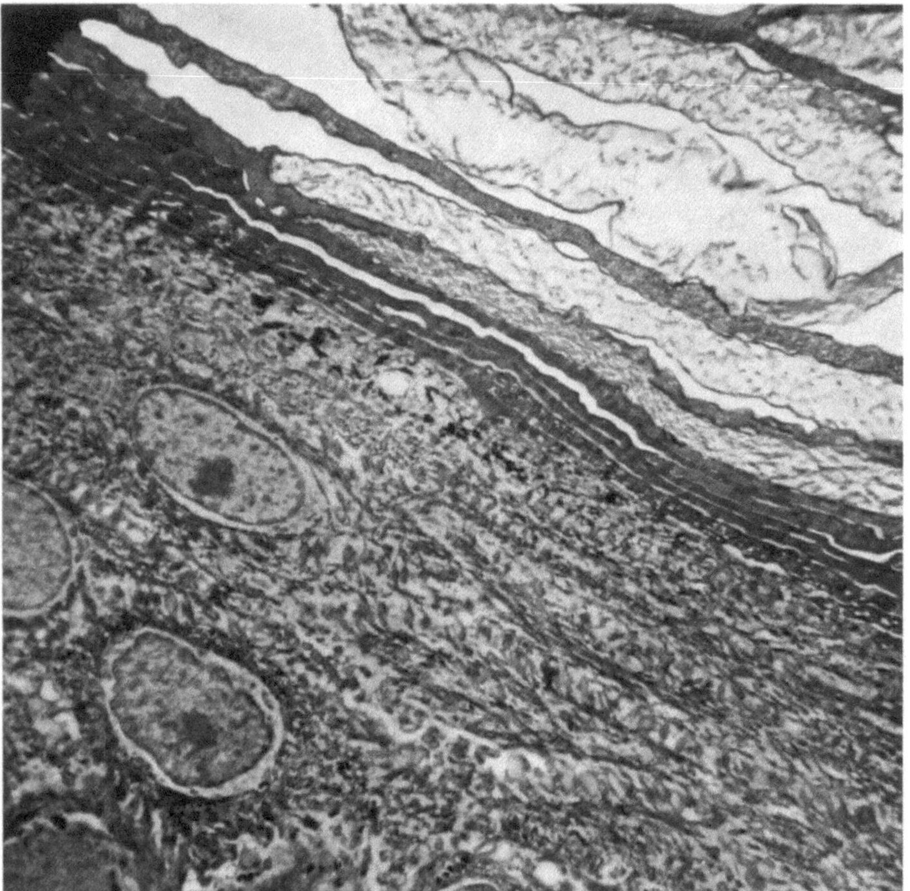

Fig. 9. Electron micrograph of upper portion of intact human epidermis in cross section. The homogenous subcorneal membrane shows lamellar structure (Magnification: 5400×). From Odland (Previously unpublished).

more following its removal by the Wolf technique. Loeffler and Thomas (1951), measuring absorption in rats from solutions of strontium chloride labeled with Sr^{89}, found that restoration of barrier functions in abraded rat skin occurs within eight hours after injury.

Odland has described the *morphologic characteristics* of the *stratum corneum conjunctum* (epidermal barrier) as it appears on examination under the *electron microscope* (Fig. 9).

Studies on the topical application of *anesthetic bases* and the *salts* of these compounds in humans have led Monash (1957) to conclude that the superficial barrier lies chiefly in the outer one-half to two-thirds of the stratum corneum. Utilizing the Wolf stripping technique, this author demonstrated that the time required for solutions of such compounds as *lidocaine (xylocaine)* and *tetracaine (pentacaine)* to produce local anesthesia after topical application was reduced from several hours to only a few minutes by progressive removal of the outer layers of the stratum corneum. By use of the same method MONASH also found a greatly increased rate of absorption for *histamine phosphate*. Histologic examination of specimens obtained from partially stripped areas revealed the stratum conjunctum to be intact. On the palms and soles, however, MONASH found that "about 98 percent or more" of the stratum corneum had to be removed before the skin became easily penetrable to anesthetic salts and their bases. From his

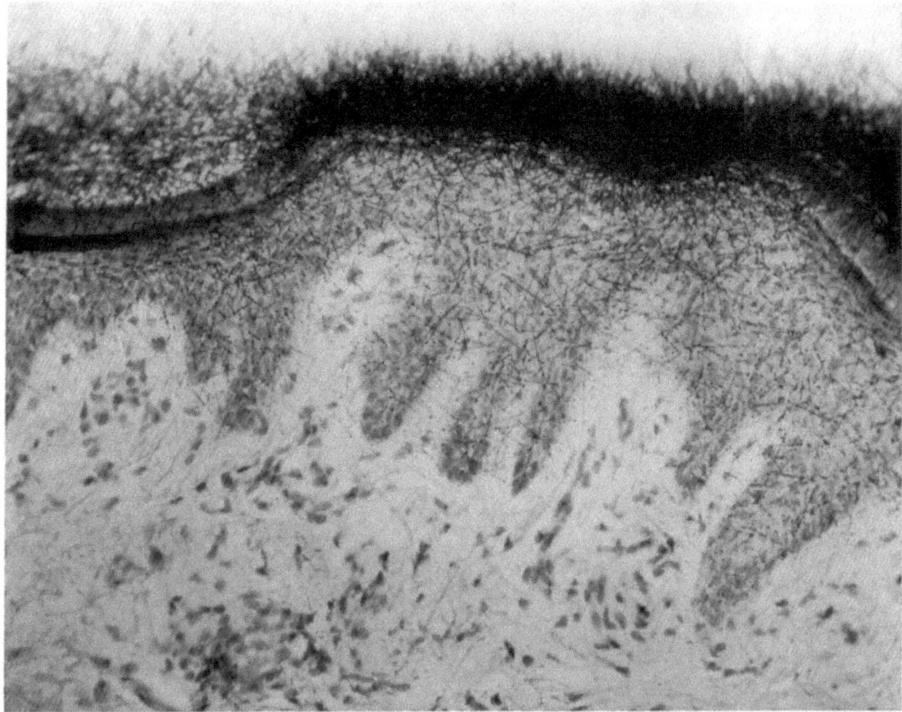

Fig. 10. A section of human skin biopsied 5 days after topical application of *alcoholic solution of thorium X*. The activity is particularly dense on the surface but is also clearly noted throughout the prickle and basal cell layers. There are essentially no alpha tracks in the dermis (Magnification: 330 ×). Note: Histologic detail is lacking in Fig. 10, 11, 12 (and 13) because the critical focus in these photomicrographs is on the tracks or grains in the emulsion beneath the level of the tissue section. From WITTEN, ROSS, OSHRY and HYMAN (1951). (Reproduced by permission of Dr. Witten and the Williams and Wilkins Company)

observations MONASH (1957) concluded that the superficial barrier to percutaneous absorption of the substances studied consisted of almost the entire thickness of the stratum corneum.

While further studies of the type described here are necessary, many prior investigations have already established the fact that the superficial barrier is essentially restricted to the lower portion of the stratum corneum, the stratum conjunctum. While it is difficult to interpret MONASH's findings on the basis of this widely adopted concept of the superficial barrier, one possible explanation may lie in the fact that stripping of the stratum corneum usually results in a considerably uneven removal of keratinous material. Gross observations of skin sites during the stripping procedure show that in some areas removal of the barrier is accomplished with far fewer "strippings" than in adjacent areas within the same site. Therefore, despite the negative histologic findings, the 5 to 20 strippings performed by MONASH may not have left the stratum conjunctum intact at all points within each site. Furthermore, it can often be observed that during the stripping procedure the epidermis immediately surrounding some of the follicular orifices is denuded of its stratum conjunctum well before removal of the barrier in other parts of the stripped area is completed. MONASH's published photomicrographs did not include any sections containing hair follicles and it should be noted again that he was unable to duplicate his findings on the skin of the palm or sole where follicles are absent.

Once a substance passes the superficial barrier from the outside there is apparently no further hinderance to diffuse penetration of the epidermis. It is assumed that this transport usually takes place through the cells themselves and that the intercellular canal system is of little importance (ROTHMAN 1929). The

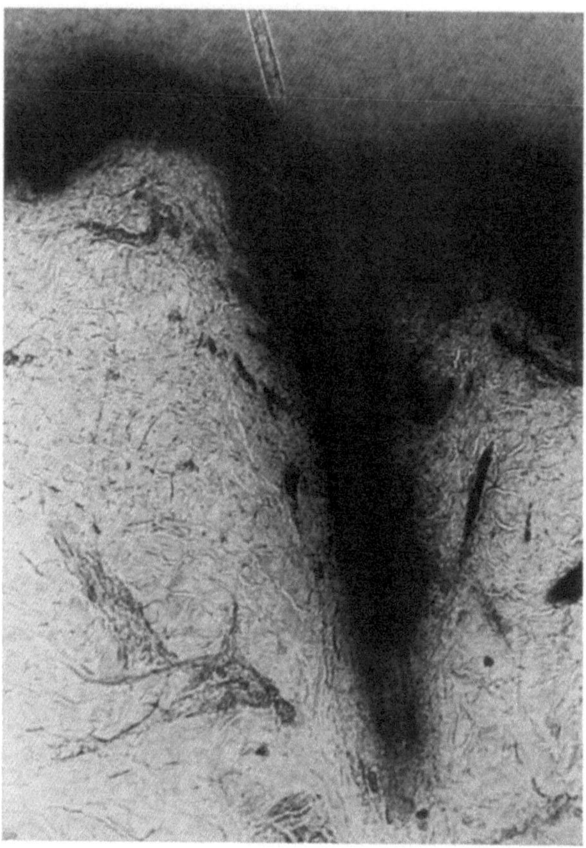

Fig. 11. A section of human skin biopsied 5 days after topical application of an aqueous solution of P³². It is evident that the phosphorus has penetrated and has become localized in the epidermis, hair follicle, and follicular wall (Magnification: 125×). From WITTEN, BRAUER, LOEVINGER and HOLMSTROM (1956). (Reproduced by permission of Dr. Witten and the Williams and Wilkins Company)

same type of cellular penetration also occurs in the basal cell layer and stratum malpighii when the epidermis is entered from below, as indicated by the observations of MACKEE et al. (1945) on the absorption of dyes. Exceptions to this diffuse penetration of cells have been described, however. Traces of mercury have been found in the intercellular spaces after topical applications of ammoniated mercury ointment (MONCORPS 1930), and darkened grains in intercellular location have been described in some autoradiographs following local application of elemental S³⁵ (A. SCOTT 1957).

Further passage of absorbed materials into the corium and then into the circulation via the capillaries almost invariably occurs after penetration of the entire epidermis. For a few substances, however, a *second barrier* seems to exist at the dermal-epidermal junction, although whether the site of this barrier coincides precisely with the basement membrane is not known. FERGUSON and SILVER (1947), using an orthotolidine reagent, found that free chlorine liberated from ointment bases penetrated all layers of the guinea pig or rabbit epidermis within 30 minutes. During the next 24 hours the chlorine disappeared entirely, but no trace of the element could be visualized in the corium at any time. When thorium X solutions were applied to the skin as thorium chloride by WITTEN

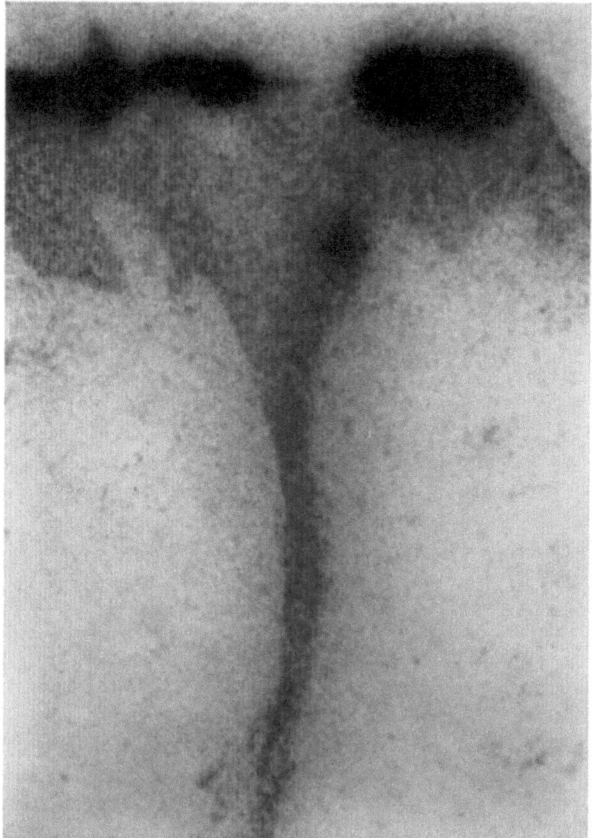

Fig. 12. A section of human skin biopsied 48 hours after topical application of an aqueous solution of P^{32}. In addition to the accumulation of activity on the surface there is a localization of activity in the epidermis and the sweat duct (Magnification: 225 ×). From WITTEN, BRAUER, LOEVINGER and HOLMSTROM (1956). (Reproduced by permission of Dr. Witten and the Williams and Wilkins Company)

et al. (1951, 1953), autoradiographs showed diffusion of thorium X throughout the epidermis with negligible passage of material into the corium (Fig. 10). It is of interest that following iontophoresis, however, passage of thorium X into the corium could be demonstrated (FLEISCHMAYER and WITTEN 1955). WITTEN *et al.* (1956) also studied autoradiographs prepared after topical application of solutions of sodium phosphate labeled with P^{32}. These films showed considerable diffusion of phosphate ions throughout the epidermis as well as passage into the appendages, but there was no significant penetration of material into the corium (Fig. 11, 12). Nonetheless, for most substances the superficial barrier remains the critical one and once it has been breached further diffusion into the corium and general circulation is usually assured.

2. Transappendageal Absorption

The second route for absorption of materials into the skin is via the cutaneous appendages, the pilosebaceous apparatus representing the pathway of chief importance (MacKee *et al.* 1945; Rothman 1943; Sulzberger 1943). Since the upper part of the hair shaft is not directly attached to the follicular wall, this space, containing air and greasy keratin debris, remains continuous with the duct of the sebaceous gland and with the gland itself. Not only are the sebaceous gland cells much more permeable than the transitional epidermal cells, but the superficial barrier of the epidermis is apparently lost below the upper third of the follicle (the level at which the sebaceous gland duct enters the follicle) (Sulzberger 1943). Penetration of substances into the corium then occurs through both the sebaceous glands and the epithelium of the follicular root sheath. Experiments with dyes (MacKee *et al.* 1945) have indicated that substances absorbed by the transfollicular route diffuse into the stratum corneum, pass into the follicles, then penetrate both the sebaceous glands and follicular epithelium to enter the corium and even the subcutaneous tissue; upward passage into the basal layer and stratum malpighii follows and a continuous uncolored band seen histologically at the site of the transitional epidermal layers indicates that the barrier has not been breached either from above or below.

Application with pressure to produce either displacement of follicular air bubbles onto the surface or enforced absorption of air by follicular epithelium (or perhaps by the vehicle itself) is often necessary to introduce materials effectively into the follicles.

The role of *sweat ducts* and *glands* in transappendageal absorption has not yet been fully evaluated. It seems certain, however, that these structures are of considerably less importance than the pilosebaceous units. There is no longer any doubt that materials applied to the skin may enter both the sweat ducts and the acini. MacKee *et al.* (1945) noted impregnation of colored materials in the convoluted and straight ducts as well as in the glands themselves. Autoradiographs have shown the presence of thorium X, applied as thorium chloride, in sweat ducts and sweat glands (Witten *et al.* 1951, 1953) and similar preparations of sodium phosphate labeled with P^{32} (Witten *et al.* 1956) have also shown phosphate lying within sweat ducts and acini (see Fig. 12). No significant passage of material from sweat ducts or glands into surrounding corium has been seen, however. That the pilosebaceous apparatus is the important skin appendage for absorption is also borne out by investigative studies showing very poor absorption of allergens (F. Herrmann 1945) and of histamine and epinephrine (Shelley and Melton 1947) through the palms and soles where sweat glands are present but follicles normally absent. The common clinical observation that the palms are usually spared in contact allergic dermatitis further supports this view.

The factors accounting for negligible absorption through the eccrine apparatus remain unexplained but may include the difficulty of entry of materials into the spiraled convolutions of the intraepidermal duct and relatively poor permeability of sweat duct and gland cells.

IV. Factors Affecting Percutaneous Absorption

In addition to the physiological factors already discussed, a most important factor relating to the percutaneous absorption of substances through the skin concerns the properties of the substance itself. The vehicles into which the materials are incorporated, however, are of subsidiary importance. As will be discussed later vehicles may affect somewhat the quantity of material passing into the skin but are never a critical factor in determining whether or not the material will actually be absorbed. There also remain for consideration the roles of the horny layer, the skin lipid film, and increased cutaneous circulation as they affect percutaneous absorption.

1. Lipid and Water-solubility

The physical properties of a given substance which are important in determining its passage through the skin are its *lipid and water solubilities*. According to the modified MEYER-OVERTON theory (A. NATHANSON 1904; OVERTON 1924) the cell membrane consists of a mosaic pattern of lipid and protein particles. The theory states that substances which are lipid soluble (such as alcohols. aldehydes, and ketones) may penetrate the cell membrane because of its lipid content, while uptake of water by the protein particles also leaves the cell membrane permeable to water soluble substances. Although swelling of epidermal cell membranes following water uptake has not been demonstrated under physiological conditions. the *ratio of solubilities in water and in lipids* is an important determinant for absorption of substances through the skin.

2. Horny Layer

As has already been stated the porous nature of the *stratum corneum disjunctum* readily permits permeation of this layer even by large molecular aggregates. Binding in the form of absorption of some substances to keratin fibers may occur but binding capacity is saturated by such minute quantities of material that the remainder thoroughly permeates the upper stratum corneum. The lack of effectiveness of the stratum corneum disjunctum as a barrier is further supported by the observation (M. OPPENHEIM 1908) that percutaneous absorption is normal in *ichthyosis vulgaris,* a condition characterized by a thickened horny layer without other significant change. In addition *hard keratin* (nails) is penetrated both by water (BURCH and WINSOR 1946) and by water-soluble aniline dyes (ROTHMAN 1954). MILBRADT (1933) has shown that keratolytic agents such as pyrogallol, salicylic acid, and resorcinol promote penetration of dyes, but salicylic acid also produces *"rete-cytolysis"* (STRAKOSCH 1943) and almost certainly facilitates absorption by damaging the barrier cells. In summary, the studies enumerated leave little doubt that the stratum corneum disjunctum plays a negligible role in its inhibitory effects on percutaneous absorption.

3. Lipid Film

The protective effect of the skin lipid film in preventing cutaneous absorption —particularly of electrolytes and water—has been greatly overemphasized in the past. The presence of emulsifiers such as cholesterol, cholesterol esters, and waxes in the lipid layer permits penetration of aqueous solutions at least into the upper horny layer after prolonged contact. This uptake of water accounts for the familiar whitening and wrinkling (maceration) of skin after protracted immersion where the stratum corneum is thick, as on the finger pads. Even fat-soluble substances which theoretically could be held on the skin surface by the lipid layer are readily absorbed. since it seems likely that a certain amount of lipids are constantly permeating the porous stratum corneum disjunctum. LAUG et al. (1947) found that absorption of mercury from ointment bases was unaffected when the skin lipid film was first removed by soap and water. It is true that several workers have shown enhanced absorption of certain substances following application of fat solvents such as alcohol. chloroform, and petroleum ether (CALVERY et al. 1946).

Certainly, however, these solvents accomplish more than mere removal of the skin lipid film; dissolution by these agents of cholesterol from the framework of cell membranes may so alter barrier function as to make it doubtful that the skin can still be considered "normal" (Rothman 1929).

4. Hyperemia

Increased blood flow through the corium has long been considered an important factor in percutaneous absorption. There is little doubt that once a substance has reached the corium its rate of removal is increased if the blood flow is enhanced. The explanation for this obviously lies in a greater concentration gradient between corium and blood in hyperemic skin. It is clear, however, that since the anatomical position of the barrier lies above the capillary bed hyperemia cannot promote absorption of a substance that has not already penetrated the barrier. Also, erythematous skin is not normal skin, and the factors which induce inflammation or the compounds used specifically to induce simple hyperemia may also produce cellular damage sufficient to alter barrier permeability. It is not certain that this conclusion is justified for the study demonstrating that the hyperemic effect of locally applied nicotinic acid ester promotes absorption of heparin (Stüttgen and Weidenbach 1952). It should be remarked, however. that in this investigation the four-minute ointment rubs used for topical applications were not inconsistent with mechanical damage to the barrier.

There is one prominent exception to the insignificant role of erythema in percutaneous absorption: hyperemia is of considerable importance to the penetration of substances in *gaseous* or *vapor* form. The explanation for this lies in the fact that since absorption of gases occurs by diffusion and obviously depends upon concentration differences outside and inside the skin, increased peripheral blood flow facilitating removal of the gas logically promotes inward diffusion.

V. Absorption of Single Compounds and Groups of Compounds

1. Water

The earliest experiments devised to study the question of skin permeability to water yielded negative results (Rothman 1929; Schwenkenbecher 1904). Rothman (1929) also pointed out that, although the horny layer swells when skin remains immersed in water, the epidermal cells below the barrier show no microscopic changes.

Whitehouse *et al.* (1932), using the cumbersome technique of comparing body weights before and after immersion in water, concluded that some penetration of water occurs through human skin. Later studies by Folk (Folk and Peary 1951) also showed that water was absorbed through the skin of the human foot from vapor-tight boots. Subsequently, extensive studies of water transfer in humans were carrier out by Buettner (1953, 1956).

This investigator used several techniques as follows: exposure of suitable skin sites to water solutions of different osmolarity after which water transfer was measured by determining weight changes of bags or cups containing these solutions; exposure of adjacent small skin areas to different vapor pressures and measurement of respective water transfers; and application of a hygrometer to sealed-off skin areas.

Buettner concluded that substantial amounts of water in the form of vapor pass through human skin in either direction by a process of diffusion, the direction and amount (up to $100 \text{ Gms/M}^2/\text{hr}$) depending considerably on the external humidity. According to his studies net transfer into the body occurs when the vapor pressure outside the skin corresponds to an environment in which the relative humidity is 85% or greater. Some criticism (Conference on Percutaneous Absorption 1957) of these conclusions has been raised, however, namely that the molarity of body fluids is such that the percutaneous absorption of water vapor would have to be active against a concentration gradient. There is little support as yet, moreover, for a process of active rather than passive transport through the epidermis. Also a flaw in the cup method (see above) is that water may enter the stratum corneum from the cup, diffuse laterally beyond the brim of the cup, and then be lost to the surrounding air. Thus the cup would show a net weight loss but the water would not have passed into the body.

SZCZESNIAK *et al.* (1951) were the first to demonstrate conclusively that water labeled with an *isotope of hydrogen* was capable of passing inwardly through the epidermis. These workers immersed young male rats for 6—7 hours in water containing 40% deuterium oxide at 35°C and then found an average concentration of 1.38 moles per cent D_2O in the heart's blood. Additional experiments in which only the animals' tails were immersed yielded comparable results with correction for the small skin area exposed. It should be pointed out here that following a mixture of D_2O and H_2O deuterium is found principally in a molecule represented by the symbol HDO.

The theoretical objection that conclusions from these studies with D_2O are not applicable to H_2O is of little importance here since HDO does not differ markedly from H_2O as regards diffusion rates across membranes in biological systems (PINSON 1952).

PINSON, using human subjects, showed that skin exposure to an outside environment saturated with dilute *tritium oxide* vapor was followed by the appearance of tritium oxide in body fluids. His findings indicated that absorption rates paralleled the rate of outward diffusion of water as insensible water loss, and that absorption of tritium oxide occurred similarly whether the subjects were exposed to the vapor or to identical concentrations of the compound in water. In both instances tritium oxide could be found in the urine within 10 minutes after exposure, with concentrations increasing for periods up to several hours later. Warming the skin increased the urine concentration rapidly until it reached a constant value in 1 hour. Cooling the skin was followed by a more slowly increasing urinary concentration of HTO over a five-hour period. PINSON concluded that the amount of HTO absorbed is proportional to such factors as the concentration of HTO in the environment, the length of time of exposure, and the size of the area exposed, and that the HTO penetrated the skin in vapor form. The last assumption, identical to that of BUETTNER, is a significant one since it is known that gases readily pass through the superficial barrier.

DE LONG *et al.* (1953) exposed the skin of a human volunteer for 52 minutes to water vapor with a concentration of tritium oxide averaging 4.2 microcuries per liter. These workers calculated a water absorption rate for this subject of 26 micrograms/cm²/min. corrected to 30°C, a figure exceedingly close to the absorption of 27 micrograms/cm²/min. as determined by PINSON (1952).

Theoretical objections to the use of tritium here can probably be answered similarly to those raised for deuterium. One question remains unanswered in the deuterium oxide and tritium oxide studies, however. Although the inward passage of D_2O and HTO has been definitely established the net absorption of these compounds or of water has not yet been demonstrated. The possibility remains (Conference on Percutaneous Absorption 1957) that for every molecule of D_2O (HDO) or HTO absorbed a molecule of body water is lost by outward passage. As regards this criticism, however, it is of interest that in recent studies with non-isotopic water Buettner and Odland (1957) noted pronounced edema of the hands in three volunteer subjects following immersion of the hands in vapor-tight water-filled bags.

In recent studies dealing in great detail with the *permeability of the superficial barrier* of the skin to *water* and *salt solutions* Szakall (1958) found that during the passage of water inwardly the initial water uptake by the horny layer was the most conspicuous feature which obscured precise quantitative data on penetration of water through the skin. He observed that after stripping of the horny layer the "isotonic concentration" of aqueous solutions at which water does not move either inwardly or outwardly through the granular layer corresponds to the concentration of a 2% sodium chloride solution. These findings are at variance with Buettner's (1953) data.

2. Electrolytes

Until quite recently it was widely believed that the skin was almost completely impermeable to electrolytes, and that what little absorption occurred took place via the transfollicular route. Following application of non-physiological *cations* such as lithium, rubidium, barium, cesium, and strontium, none of these elements could be demonstrated in the urine (Rothman 1929; Whitehouse 1933; Kahlenberg 1924). Using Hediger's technique of "remainder analysis" Lehmann (1937) was also unable to show the absorption of sodium or calcium ions from aqueous solutions of their chloride salts.

Of the *anions* iodide has been the most widely studied and here there has been evidence of slight absorption by the transfollicular route (Traube-Mengarini 1892). Bürgi (1942) showed that small amounts of chloride penetrate the skin. but only from highly concentrated solutions (10—27%) which might have damaged the epidermis by hypertonicity. Using Hediger's technique Antinobin (1926) demonstrated absorption of iodide and chloride ions from normal salt solutions.

There is little doubt that in the past few years the use of radioisotope techniques has added significantly to our knowledge of the percutaneous absorption of electrolytes.

a) Cations

Na. Johnston and Lee (1943) incorporated aqueous solutions of Na^{24} labeled sodium chloride into various ointment bases and rubbed one gram aliquots of these ointments into the right upper arm of volunteer subjects. Absorption of sodium ions was demonstrated by detection of radioactivity over the left hand and in subsequent urine samples. The greatest intensity of radiation was found relatively soon after application of the sodium chloride—probably indicating initially high absorption from mechanical introduction of ointment into the hair follicles—following which it fell rapidly until no measurable activity remained 4—5 days later. (Also see pages 107, 130, 133.)

Ag. Nørgaard (1954) investigated the percutaneous absorption of *silver* ions in humans by topical application of $^1/_2$%, 1%, and 2% silver nitrate solutions containing Ag^{111}. After covering the test sites for 24—48 hours with plastic foil he was unable to demonstrate penetration of silver ions by measurement of residual radioactivity. When he repeated his experiments using silver nitrate incorporated into a wool fat vehicle 98% of the initial radioactivity could be recovered 24 hours later in the ointment removed from the skin surface. A possible explanation for Nørgaard's inability to demonstrate absorption of silver ions may be the well-known protein-precipitating effect of these ions with formation of silver proteinate.

The view that such a barrier to absorption may have been formed in the tissues is supported here by the observation of early crust formation in most of the subjects tested.

Ni and Co. In later experiments NORGAARD (1955) studied the absorption of Ni^{57} from labeled $NiSO_4 \cdot 7H_2O$ solutions applied to normal human skin. Utilizing a technique similar to that described for $AgNO_3$ and correcting for the normal decay rate of the isotope he noted decreases in surface radioactivity ranging from 55—77% 24 hours after application. These findings indicated a remarkable quantitative absorption which was unrelated to the concentrations of nickel sulfate used (0.68—5%). Additional studies with $Ni^{57}SO_4 \cdot 7H_2O$ incorporated into lanolin showed a comparable high degree of penetration. Quantitative absorption did not differ significantly in normal individuals from that observed in subjects known by previous eczematous patch test reactions to be sensitive to nickel.

NORGAARD (1957) carried out further studies on the *penetration of cations* into the skin by utilizing *aqueous solutions* of compounds labeled with Ni^{57}, Co^{56}, and Na^{22}. These solutions were applied to rabbits and guinea-pigs at skin sites prepared by the use of a depilatory, and the animals were then sacrificed at time intervals up to 24 hours later. Radioactivity was measured with a Geiger-Müller counter in the blood and, in some instances, in the urine, kidneys, and liver. Absorption of all three cations was readily detected by this method. In subsequent experiments (NORGAARD 1957) in which radioactivity was measured directly at the skin sites following application of Co^{56} and Na^{22} labeled compounds, NORGAARD found that residual levels of radioactivity fell to 50% for cobalt within two hours and to 50% for sodium within 5 minutes. Such rapid absorption of electrolytes by intact skin is most surprising, but it seems likely that the superficial barrier was damaged in these experiments by prior application to the skin of a strongly keratolytic depilatory. In this regard it is of interest that NORGAARD was unable to detect absorption of either Co^{56} or Na^{22} for periods up to 8 hours after application to unprepared skin sites in humans. Perhaps repetition of the animal work utilizing skin sites in which the hairs are carefully clipped 24—48 hours previously would provide a fuller evaluation of NØRGAARD's findings.

Thorium. Further studies of the penetration of cationic isotopes have been carried out with *thorium X*. WITTEN *et al.* (1951, 1953) prepared autoradiographs from biopsies of normal human skin taken one to seven days after the application of aqueous thorium chloride solutions incorporated into alcohol, lacquer, or ointment vehicles. Alpha tracks were observed in the malpighian and basal cell layers of the epidermis (see Fig. 10) as well as in hair follicles and follicular walls, sweat ducts, and sweat glands. One autoradiograph showed thorium ions in sweat glands at a depth of 1.8 mm. from the skin surface. The presence of thorium ions rather than alpha particles alone in the epidermis and appendages was deduced by the demonstration everywhere of "4-pronged stars" on the autoradiographs (Fig. 13). As the investigators pointed out ready passage of thorium X into skin appendages apparently explains the occasional occurrence of thorium induced histologic changes at depths far beyond those that alpha particles can traverse in tissue.

There are, however, several additional observations from this study that are of significance. This work presents the first conclusive demonstration of passage of a cation through the superficial barrier. That thorium X did not penetrate hair follicles and sweat duct walls to enter the epidermis from the corium below is evidenced by the virtual absence of alpha tracks in the corium. In addition the absence of alpha tracks in the dermis suggests prevention of further penetration of the cation by a barrier which is situated both at the dermal-epidermal junction and in the vicinity of epithelial cells lining the skin appendages. Whether this barrier action is a function of connective tissue (basement membrane) requires further investigation. The significance of alpha tracks found within the sweat ducts and glands indicates without doubt that certain substances penetrate these appendages but that subsequent absorption into the corium does not necessarily follow.

Sr. Loeffler and Thomas (1951) studied absorption from solutions containing Sr^{89} labeled $SrCl_2$ through intact, abraded, and lacerated skin of rats. Penetration

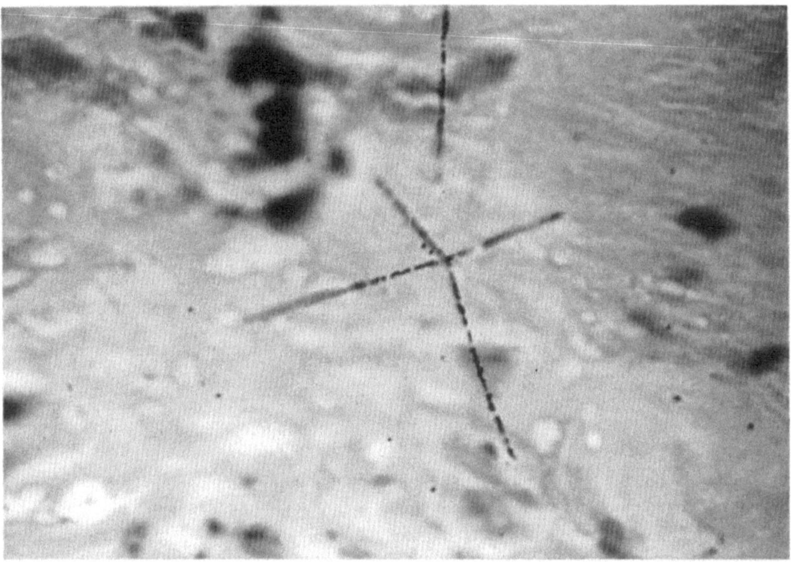

Fig. 13. Photomicrograph of the 4 nuclear tracks (4-pronged star) produced by the disintegration of one atom of thorium. The 4-pronged star shown here lies in the corium but is analogous to the 4 nuclear track figures seen in the epidermis and skin appendages. From Witten. (Previously unpublished)

was rapid under all conditions, with almost all absorption occurring within the first 30 minutes. As in the studies of Johnston and Lee (1943) with sodium chloride this rapid initial penetration may indicate predominantly transfollicular absorption. Quantitative absorption for comparable time periods increased from 10% to 50% when $Sr^{89}Cl_2$ was applied to abraded skin sites, indicating the importance of the barrier in opposing penetration of electrolytes.

Ca. Stüttgen and Betzler (1956) investigated the absorption of Ca^{45} ions by an in vitro technique using excised and plucked guinea pig and mouse skin.

Each skin specimen was fastened across one end of a hollow glass tube and immersed just far enough into Ringer's solution or physiological saline to moisten the membrane, following which the solution was hermetically sealed. While temperatures and volume remained constant an aqueous solution containing Ca^{45} ions was placed on the epidermal surface within the tubing, and samples of Ringer's solution were then assayed for radioactivity at varying time intervals over the next 24 hours.

With this technique the authors found that about 6% of calcium was absorbed within 24 hours. In similar experiments done with skin calcium passage in the opposite direction (from corium to epidermis) was increased 10-fold. Pretreatment of the skin with $1/_2$% mercuric chloride or 20% monoiodoacetate at pH 1.4 for 1 hour doubled the absorption rate of Ca ions inwardly through the epidermis. Similarly cooling the skin at $0°$ for four hours increased calcium absorption, and this was further enhanced by pretreating the skin with mercuric chloride. Heating excised skin for 10 seconds in water at 70°C was followed by decreased absorption.

Throughout these studies increased Ca ion concentrations on the skin surface were accompanied by increased calcium absorption. STÜTTGEN and BETZLER observed that certain deflections in their semi-logarithmic absorption curves were abolished by pretreatment of skin samples with monoiodoacetate. Because of this finding and the knowledge that monoiodoacetate blocks sulfhydryl groups and inhibits glycolysis, the authors concluded that monoiodoacetate speeds absorption of substances through the skin by immobilizing the sources of "energy" that normally oppose such absorption. Treatment of skin specimens with bichloride of mercury was not followed by deflection in the Ca absorption curves and the mode of action of this compound remained unexplained.

Cutaneous absorption of heavy metals and their *salts* see p. 116.

b) Anions

The percutaneous absorption of anions has also been investigated with the use of radioisotope labeled compounds.

Sulfate. BÖNI and co-workers (1954), studying cutaneous penetration of S^{35} labeled *sulfate*, immersed five human subjects for 45 minutes into water baths containing 0.9 gm of sodium sulfate/liter. Measurement of radioactivity in the urine following sulfate precipitation with barium chloride revealed that 2—3% of the labeled sulfate was absorbed within one hour. Significant urinary activity persisted for 3—4 weeks, ultimately disappearing in each subject by the fifth to sixth week.

LOTMAR (1958) studied the absorption of S^{35} labeled *sulfate* ($Na_2S^{35}O_4$) through human and animal skin, confirming earlier observations (BÖNI et al. 1954) that this anion is absorbed in small quantities and is then slowly excreted in the urine over a period of several weeks. In rabbits 2.5 to 3.5 percent of applied aqueous sulfate was absorbed in the first hour of application, while in human subjects much smaller amounts of sulfate penetrated the skin from bath water. LOTMAR explained the prolonged excretion of sulfate lasting from many weeks to a few months on the basis of probable incorporation into chondroitin sulfuric acid with subsequent slow release of sulfate accompanying metabolic turnover of the mucopolysaccharide. The author also noted that the utilization of sulfate appears to vary inversely with the amount of anion absorbed. From post-mortem studies in rabbits LOTMAR (1958) found that after topical application of sulfate, storage was highest in spleen and lungs, less in liver, kidney and cartilage, and very low in bone, muscle, and hair-free skin. A small amount of radioactivity was present in hair keratin and, perhaps, in hair pigment.

Phosphate. STÜTTGEN and BETZLER (1956) investigated the absorption of S^{35} labeled *sulfate* ions and P^{32} labeled *phosphate* ions through excised mouse skin. Using the same technique as that described above for their calcium studies, the authors concluded that these anions penetrated the skin according to a semi-logarithmic absorption curve but in smaller amounts than Ca^{45} ions as follows: $Ca > SO_4 > PO_4$. Like calcium the penetration of sulfate and phosphate ions from the corium into the epidermis was ten times greater than in the opposite direction. In human subjects, however, GEINITZ and WÜST (1955) were unable to demonstrate the absorption of P^{32} labeled *orthophosphate* ($P^{32}O_4'''$) or *pyrophosphate* ($P_2^{32}O_7''''$). Cutaneous absorption of iodide, see p. 122.

3. Lipid Soluble Substances

The Meyer-Overton theory ascribing the cutaneous absorption of lipid soluble substances to a lipid or sterol-phosphatide framework within the cell membrane has already been discussed. The later observations of STARKENSTEIN and HENDRYCH (1936) and of MATSCHAK (1936) lent further support to this hypothesis. These workers showed that if the framework of the cell membranes was damaged by dissolution of cholesterol with fat solvents such as chloroform or ether, or by precipitation of cholesterol with saponins, permeability to water soluble substances was increased. At the same time, however, the epidermis became more impermeable to lipid soluble substances. The reverse effect—*i.e.*, strengthening of the framework to decrease cellular permeability to water soluble compounds—was illustrated by ROTHMAN's demonstration of decreased penetration of potassium iodide from ointment bases containing cholesterol (ROTHMAN 1929).

The percutaneous absorption of a wide variety of lipid soluble substances has been investigated but only the findings pertinent to those of medical interest will be discussed.

a) Phenolic Compounds

There is no doubt that phenol penetrates the skin; in fact, many fatalities have resulted from its topical application. The apparently paradoxical phenomenon that highly concentrated phenol solutions are relatively less well absorbed than more dilute ones (MACHT 1938) is due to the caustic protein-precipitant effect of strong phenol solutions. The coagulated protein-phenol complex forms a protective coat in the form of a crust on the skin surface which hinders penetration. This observation for phenol can be extended to other substances producing caustic changes in the skin such as heavy metal salts (NØRGAARD 1955; MACHT 1938; BÜRGI 1927) and hydrogen sulfide (G. SCHMID 1937). It is of interest that despite the good penetration of phenol through intact skin absorption can be further increased by damaging the skin. Thus penetration is increased by 50% through abraded skin sites and by 130% at sites subjected to thermal burns (M. V. FREEMAN *et al.* 1950).

Salicylic acid penetrates the skin easily from both ointments and alcoholic or aqueous solutions. Undoubtedly the lipid solubility of this compound is a major factor in determining its inward passage, but its ability to produce cytolysis of rete cells indicates that ease of passage may also result from damage to barrier cells. *Salicylate ions* are not lipid soluble and hence sodium salicylate is not absorbed or is absorbed only in traces unless sufficient carbon dioxide is present at the skin surface to liberate free salicylic acid (ROTHMAN 1929; HOPMANN 1939). *Salicylic acid esters* such as methyl salicylate are lipid soluble and penetrate the skin easily (ROTHMAN 1929; E. V. BROWN and W. O. SCOTT 1934). Different esters penetrate at different rates of speed, however. HALPERN *et al.* (1948), for example, found that absorption of diethylamine salicylate occurred three times more rapidly than that of the methyl ester. Possibly such differences are due to different partition coefficients of lipid and water solubility.

Investigations of *salicylate absorption* by COTTY *et al.* (1960) have extended the studies reported earlier (ROTHMAN 1932; E. V. BROWN and W. O. SCOTT 1934; HALPERN *et al.* 1948). Using clipped skin sites prepared in rabbits these workers determined the quantitative uptake and rate of penetration of a number of salicylate compounds by spectrophotometric measurements of plasma salicylic acid and salicylate ester levels. They found that the rate of absorption of methyl salicylate was proportional to its concentration but was unaffected by varying the total amount of salicylate applied. *Volatile vehicles* such as ether, as well as *hydrocarbons, lipids,* and *silicones* produced the highest plasma salicylate levels, whereas *polyethylene glycol vehicles* produced low rates of absorption. When esters and salts of salicylic acid were applied in volatile solvents methyl salicylate was more rapidly absorbed than any other compound tested, while ethyl salicylate also produced high plasma levels. Salicylic acid and several salts showed significantly lower absorption than methyl salicylate, ethyl salicylate, and other esters.

Cotty and his co-workers reexamined the earlier findings of Halpern *et al.* (1948) who described a far more rapid absorption of diethylamine salicylate than sodium salicylate or methyl salicylate based on measurements of urinary excretion of salicylic acid. These repeated studies in rabbits, based again on plasma salicylic acid and ester determinations, showed a rapid absorption of methyl salicylate and a much slower absorption of sodium salicylate and diethylamine salicylate. The findings were confirmed by further application of the same compounds to a volunteer human subject.

Another study by Moriyama (1960) has dealt with the *difference* in absorption of *sodium salicylate* and *salicylic acid*. The importance of pilosebaceous penetration was deduced from the poor absorption of these compounds through the palms and through scar tissue, while histological techniques were used to show the absence of absorption from sweat gland ducts. As shown previously (Rothman 1929; Hopmann 1939), the absorption of the acid was much greater than that of the salt.

Phenol derivatives such as *resorcinol*, *hydroquinone*, and *pyrogallol* are all lipid soluble and these compounds readily enter the skin from any type of vehicle (Valette and Cavier 1947).

b) Hormones

Several hormones have been shown to penetrate normal skin easily and rapidly. Zondek (1929) first demonstrated that *estrogen* was absorbed through the skin of the mouse in quantities sufficient to produce physiological effects. Since these initial experiments several other investigators have reported similar findings in experimental animals and in the human female (Loeser 1937; Baer 1939; Salmon 1938). In the human inadvertent systemic effects have been observed following haphazard topical application of *cosmetic creams containing estrogens* (Goldberg and F. J. Harris 1952). Hadgraft and Somers (1956) have stated that natural estrogens are better absorbed through the skin than the synthetic compounds, but the latter are also easily absorbed (Pockrandt 1954). *Progesterone*, too, penetrates the skin (Isler 1950) but less readily than estrogens (Zondek 1938; Leighty *et al.* 1941).

Moore *et al.* (1938), investigating *testosterone*, found that this hormone was absorbed through the skin in amounts sufficient to maintain the accessory reproductive organs of castrate male guinea pigs and rats in a normal reproductive state. The same workers showed that the free steroid testosterone is more effectively absorbed through the skin than is testosterone propionate. Later investigations by Green *et al.* (1941), hoever, revealed that percutaneous absorption of *testosterone*, *testosterone propionate*, and *methyl testosterone* varied according to the vehicles used. After equal molecular amounts of these compounds were incorporated into different ointment bases methyl testosterone was found to be absorbed in larger quantities than testosterone or testosterone propionate, while the latter two compounds were absorbed in similar amounts. From an alcoholic vehicle, however, testosterone penetrated the skin in greater amounts than either testosterone propionate or methyl testosterone.

Using a gas-flow cell to measure radioactivity directly on the skin surface Malkinson (1958) demonstrated that 42—59% of testosterone-4-C^{14} penetrated normal human skin from a cholesterolized petrolatum ointment within 48 hours. He found absorption to be somewhat more rapid from a vehicle of petroleum ether containing 1% ethyl alcohol. Despite the good penetration of this hormone through normal skin, much larger amounts—78—91%—were absorbed from the same ointment base within three hours following removal of the barrier in human skin by the stripping technique (Malkinson 1958).

In general it can be stated that application of estrogen or testosterone in volatile fat-solvent vehicles is followed by percutaneous absorption of these hormones in amounts producing physiological effects comparable to those obtained from subcutaneous administration of these hormones. The entire subject of percutaneous absorption of sex hormones was reviewed in detail several years ago by Eller and S. Wolff (1940).

Of the **adrenal cortical hormones** *desoxycorticosterone* has been shown to enter the skin rapidly (Valette and Cavier 1947). Using normal skin test sites in human subjects Malkinson and Ferguson (1955) demonstrated absorption of *hydrocortisone-4-C^14* free alcohol from a cholesterolized petrolatum base by detecting radioactivity in the 17-ketosteroid fraction of 24-hour urine specimens. Further urinary analysis showed radioactivity in an eluate of tetrahydrocortisone

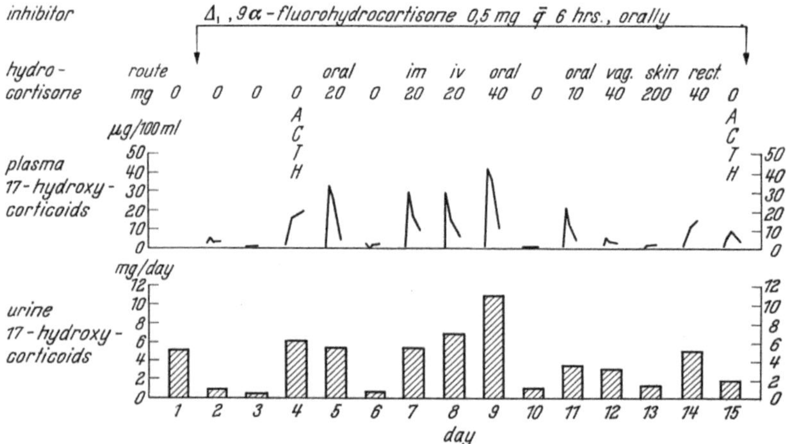

Fig. 14. Plasma and urinary 17-hydroxycorticoid levels in a normal subject. The methods employed were those previously described by Peterson, *et al.* for plasma and by Liddle, *et al.* for urine. Both are modifications of the method of Silber and Porter. Plasma specimens were obtained at 9 a.m. (immediately before treatment), 10 a.m., 12 noon, and 4 p.m. Treatment on days 4 and 15 was with ACTH, 25 units intravenously over a four-hour period. Hydrocortisone was given orally in the form of the free alcohol, intramuscularly and intravenously as the hemisuccinate, and topically as the acetate. The topical preparations employed the following vehicles for the hydrocortisone acetate: Vaginal—lactose suppositories, lactose powder, and a cream; Rectal—suppositories and an ointment; Skin—an ointment. In the tests of transcutaneous absorption, the ointment was applied over the entire body with the exceptions of the head, hands, feet, and the areas protected by bathing suits. From Liddle (1956). (Reproduced by permission of the author and Charles C. Thomas, Publisher)

and tetrahydrohydrocortisone, the two chief urinary excretion products of hydrocortisone. It was estimated that quantitative absorption of hydrocortisone was less than 1%. Liddle (1956), applying hydrocortisone topically to the skin, vaginal mucosa, and rectal mucosa in human subjects, measured blood and urinary 17-hydroxycorticosteroids after suppression of endogenous adrenal cortical secretion with Δ^9,α-fluorohydrocortisone (Fig. 14). He estimated that 2% of topically applied hydrocortisone was absorbed from normal skin but that quantitative absorption of the hormone from mucous membrane surfaces ranged from 26—29%. Scott and Kalz (1956), working with hydrocortisone-4-C^14 free alcohol incorporated into an emulsion base, found from autoradiographs that the steroid penetrated normal skin by both the transepidermal and transfollicular routes. Using the gas-flow cell to measure surface radioactivity Malkinson (1958) showed the importance of the barrier to absorption of hydrocortisone-4-C^14 by demonstrating that after removal of this layer by the stripping technique, uptake of the hormone ranged from 78—90% within a period of 4—6 hours (Fig. 15).

Castor and B. L. Baker (1950) found that the application of *hydrocortisone acetate* in alcohol to the skin of rats produced severe involutional skin changes which indicated that the steroid was absorbed. The penetration of hydrocortisone into rat skin has also been demonstrated indirectly by the hormone's ability to induce involution of the thymus gland (PAULSEN and RERUP 1956). HALTER and P. SCHÄFER (1957) confirmed earlier studies (MALKINSON 1955; LIDDLE 1956; SCOTT and KALZ 1956; CASTOR and BAKER 1950; PAULSEN and RERUP 1956). demonstrating the percutaneous absorption of *hydrocortisone*. These workers found a somewhat prolonged survival time in adrenalectomized rats following post-operative applications of hydrocortisone ointment.

The absorption of *fluorohydrocortisone* through normal mucous membrane surfaces (LIVINGOOD *et al.* 1955) and through inflamed skin in humans (LIVINGOOD *et al.* 1955; FITZPATRICK *et al.* 1955; HIRSCH 1956) has been deduced from the subsequent occurrence of sodium retention, edema, and weight gain. No unequivocal evidence for absorption through normal skin exists, although penetration in small amounts almost certainly occurs.

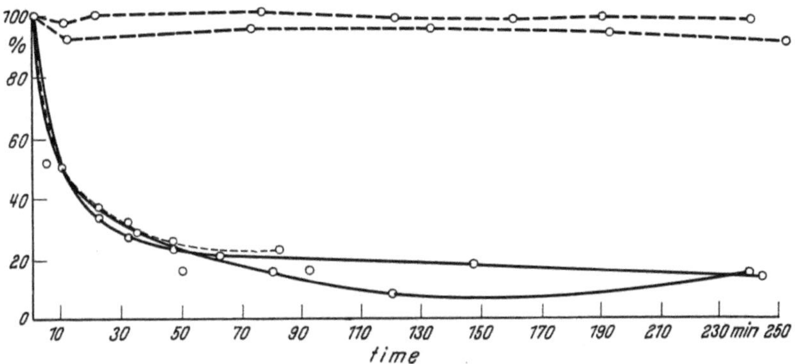

Fig. 15. Hydrocortisone 4-C¹⁴ ointment applied to human stripped skin sites. "*Per cent*" = per cent of initia radioactivity remaining at the application sites (i.e. residual radioactivity). The 2 upper flat curves are controls representing hydrocortisone 4-C¹⁴ ointment applied to normal skin sites. From MALKINSON (1958). (Reproduced by permission of the author and the Williams and Wilkins Company)

MALKINSON *et al.* (1957), applying cortisone-4-C¹⁴ acetate in a cholesterolized petrolatum base to normal human skin, demonstrated radioactivity in the 17-ketosteroid fraction of subsequent 24-hour urine specimens and showed that the activity was present in tetrahydrocortisone, the chief urinary excretion product of cortisone. These workers estimated that less than 1% of the topically applied cortisone was absorbed. CASTOR and B. L. BAKER (1950) found that topical alcoholic solutions of cortisone acetate produced involutional changes in rat skin similar to those seen with hydrocortisone. Since cortisone has been topically ineffective (GOLDMAN *et al.* 1952; SULZBERGER and BAER 1953) for inflammatory —chiefly eczematous—dermatoses that respond well to local hydrocortisone, the demonstration that both hormones are absorbed through normal skin in approximately equal amounts indicates that these steroids are either metabolized differently by the skin or are metabolically inactivated at different rates of speed.

The percutaneous absorption of *adrenal steroid* compounds has recently been reviewed (MALKINSON 1960). Investigations with *6-methylprednisolone* revealed that marked blanching of newly stripped skin sites in human subjects was induced within fifteen minutes to one and one-half hours after application of the steroid. Previous absorption studies (MALKINSON 1958) had indicated that penetration of substances through skin denuded of its superficial barrier depends in part on concentration gradients between the skin surface and the corium. For a given compound an initial rapid penetration is followed by significant slowing as corium levels rise more rapidly than the substance is "cleared" by the circulation, thereby allowing tissue and skin surface concentrations to come into closer equilibrium. This postulated correlation of rapid absorption with rapid clearance now received further support from the demonstration that prior application of 6-methylprednisolone to stripped skin sites in human subjects produced, in association with blanching, a significant decrease in the absorption of *testosterone-4-C^{14}* from these same test sites. As might be expected, studies with C^{14} labeled 6-methylprednisolone applied to stripped skin sites have shown a pronounced fall in the initial absorption rates following the onset of blanching induced by the compound itself (Kirschenbaum and Malkinson. To be published).

Work with water soluble hormones has shown that *insulin* is not absorbed through normal skin (Rothman 1943). Penetration of insulin has been recorded only when skin permeability was pathologically increased (Rothman 1943), *i.e.*, when the skin was injured by shaving or when it had been pre-treated with fat solvents such as petroleum ether (Rothman 1929; S. Hermann and Kassowitz 1935).

Albrieux *et al.* (1943) reported absorption of *iodothyroglobulin* through the epilated skin of guinea pigs, but the technique for epilation was not recorded in his publication.

The *lactogenic hormone* is the only water-soluble pituitary hormone that has been tested for absorption. It has been found to penetrate the skin of humans (Ehrhardt 1936) and guinea pigs (H. E. Voss 1937), and Walker and Rothman (1950) also noticed systemic effects from this hormone following massage into the bald areas of patients with alopecia areata.

c) Vitamins

As might be expected the lipid soluble *vitamins A, D, and K* penetrate the skin easily (Calvery *et al.* 1946; Eller and S. Wolff 1940). Eddy and Howell (1939) confirmed Helmer and Jansen's earlier work (cited by Laug in Calvery *et al.* 1946) that skin application of *vitamin A* to rats prevented severe vitamin A deficiency, and these authors also showed that carotene was more readily absorbed than vitamin A. Mandelbaum and Schlessinger (1942), using the dark adaptation test, concluded that vitamin A penetrates human skin in significant amounts. Recently Montagna (1954), utilizing the technique of fluorescent microscopy, showed that vitamin A dissolved in alcohol or chloroform is rapidly absorbed by the intact skin of the guinea pig via the pilosebaceous route (Figs. 2 and 3). Sobel and co-workers (1958) have confirmed the results of several earlier studies (Calvery et al. 1946; Montagna 1954; Eddy and Howell 1936; Mandelbaum and Schlessinger 1942) concerning the percutaneous absorption of *vitamin A*. Working with vitamin A depleted rats these investigators applied vitamin A in a lotion or ointment vehicle to covered skin sites daily for periods of 28 days. Vitamin A absorption was demonstrated grossly by resumption of weight gain in these animals while increased levels of vitamin A were found in the serum, liver, and kidneys. Vitamin A concentrations in these latter organs varied directly with the concentration of vitamin A applied to the skin. Sobel and his collaborators (1958) found that oral administration of comparable dosages of vitamin A was far more effective in relieving the signs of deficiency than topical application of the vitamin. They observed, moreover, that vitamin A absorption from the skin was inadequate to reverse the histologic cutaneous changes induced by the vitamin deficiency except at the site of application.

Lawrence and Bern (1958) have again confirmed the absorption of *vitamin A* through animal skin by showing that application of small amounts of the vitamin to normal mouse skin is followed by epidermal hypertrophy, epidermal cell hyperplasia, and an increased epidermal mitotic index. These effects were dose-dependent and rapidly regressed after vitamin A applications were discontinued. SOBEL *et al.* (1959) have shown that *vitamin A acetate* applied to the skin of normal or vitamin A deficient rats is absorbed and carried to the liver and kidney for storage. These workers found that absorption, as measured by organ storage, is greater through the skin of normal than of vitamin A deficient animals, but that sufficient absorption occurs through the skin of vitamin A depleted rats to reverse the signs of vitamin deficiency. Further, inordinately high concentrations of vitamin A in corn oil applied to the skin of normal rats significantly slowed the expected rate of growth in these animals. MALKINSON and CHOW (1961), using the dog skin perfusion technique (KJAERSGAARD 1954), have studied the absorption of vitamin A acetate from petrolatum by spectrophotometric measurements of the vitamin in the perfusate. Two to three percent of the vitamin is recovered over a six-hour period, the peak absorption rate occurring in the second hour after application.

STÜTTGEN and KRAUSE (1959), working with *tritium labeled vitamin A alcohol*, studied the percutaneous absorption of this compound in humans and rabbits in vivo, and in guinea pigs and mice in vitro. Absorption was measured by determining the radioactivity of tissue sections cut parallel to the skin surface at time intervals of 24, 36, and 48 hours after application. Although moderate activity was detected in the epidermis, relatively little material was found in the corium where the method used failed to differentiate absorbed vitamin A from vitamin residues in the pilosebaceous apparatus. Some storage of vitamin A was detected in subcutaneous fat, however. The ability of labeled material to penetrate a cellophane membrane interposed between skin layers led STÜTTGEN and KRAUSE to conclude that much of the tritium may have been transferred to smaller molecules (STÜTTGEN and KRAUSE 1959).

In contrast to the mass of evidence which has accumulated to show some absorption of vitamin A through the skin of animals, the question of vitamin A absorption through *human skin* remains controversial. The claim of MANDELBAUM and SCHLESSINGER (1942) that vitamin A is absorbed in significant amounts through human skin was supported by the later findings of REISS and CAMPBELL (1954). These workers applied 500 I.U. of vitamin A palmitate to the skin of elderly individuals twice daily for a period of three weeks, following which notable hypertrophy of the epidermis was found histologically. In young adults, however, L. FISHER and F. HERRMANN (1957), using planimetric measurements, were unable to demonstrate any epidermal hypertrophy after daily application of 9000 I.U. of vitamin A palmitate for three to five weeks. In an earlier report FLESCH (1952) found no rise in serum total vitamin A levels in a six-year old girl who had been applying six million units of vitamin A palmitate in an ointment vehicle daily for two months. MALKINSON and CHOW (1961), applying three microcuries of C-14 labeled vitamin A acetate in chloroform to the flexor surface of the forearm in one subject, were unable to detect significant radioactivity in serum vitamin A extracts examined serially over the next six hours.

Since HUME *et al.* (1927) first showed that *vitamin D* penetrates intact skin, ASTROWE and R. A. MORGEN (1935), AMRHEIN (1934), and others have confirmed the fact that natural or synthetic vitamin D passes through the skin in quantities adequate for correction of deficiency states. ELLER and S. WOLFF (1940) called attention also to laboratory studies in which extensive application of vitamin D ointment to normal rabbit skin was followed by symptoms of vitamin D intoxication.

Although vitamins A and D are well absorbed by intact skin, neither substance penetrates in quantities similar to those absorbed by the gastro-intestinal tract (EDDY and HOWELL 1939; ASTROWE and R. A. MORGEN 1935).

VOLLMER *et al.* (1942) have reported that percutaneous absorption of *vitamin K* occurs in amounts sufficient to prevent physiological prothrombinopenia of the newborn.

Contrary to expectation, *water soluble, lipid insoluble vitamins* (especially *thiamine* and *vitamin C*) seem to penetrate the skin (Rothman 1943). Dainow (cited by A. E. Schaeffer *et al.* 1956) reported that topically applied niacin (nicotinic acid) produced dramatic healing of skin lesions in pellagra. Greene *et al.* (1955), assaying weight gain and urinary excretion of B complex vitamins in rats deficient in single vitamins, concluded that *thiamine, riboflavin*, calcium *pantothenate*, and *pyridoxine* were rapidly absorbed and utilized following topical application in ointment vehicles. Subsequent experiments by Schaeffer *et al.* (1956) confirmed these initial results.

Villela (cited by Rubin 1960) reported that 22 to 41 percent of topically applied *pyridoxine hydrochloride* was absorbed through the skin and that most of the vitamin was then excreted in the urine as 4-pyridoxine acid during the following 22 hours.

Lipid soluble derivatives of water soluble vitamins can be expected to penetrate the skin and this has been shown for *panthenol* (Burlet 1946), the derivative of pantothenic acid.

Rubin (1960) described the recent work of Stüttgen who found good penetration of tritium-labeled *panthenol* through both human and animal skin. These findings indicated that absorption of panthenol was much more rapid than that of vitamin A as measured by a similar technique (see above).

d) Organic Bases

Free organic bases are lipid soluble and are promptly absorbed through the skin. Medically important compounds in this group are the *alkaloids* of plant origin, *antihistamines, analgesics*, and synthetic *antiseptics*. Water soluble salts of these compounds either penetrate poorly through skin appendages or fail to penetrate at all, even after prolonged contact. For example, *strychnine, nicotine*, and *opium alkaloids* readily penetrate the skin, but the sulfate and hydrochloric acid salts of these compounds are not absorbed (Rothman 1943). Similarly, *histamine* is far better absorbed by the skin than are histamine salts (Shelley and Melton 1949). Among these various compounds the most dramatic example of absorption differences as they relate to lipid solubility has been the demonstration that a topical poisonous alkaloid base will kill a laboratory animal within a few minutes while application of the water soluble salt has no toxic effects at all.

As Rothman (1954) points out the pharmaceutical industry has usually marketed for topical use the poorly absorbed water soluble salts of antihistamines, topical anesthetics, and bactericidal compounds. He adds the pertinent comment, however, that the use of the bases rather than the salts could have its disadvantages since enhanced absorption of compounds so potently antigenic might be followed by a greatly increased incidence of sensitization (Rabeau et Malangeau 1947; Rothman 1950).

e) Heavy Metals and Their Salts

The cutaneous absorption of *mercury* has been extensively studied since it was first used therapeutically by inunction for syphilis. The quantitative absorption of mercury from the skin is small but the metal can be demonstrated chemically in body tissues and excreta (Wile and Elliott 1917; Cole 1928, 1933). It was shown long ago (Calvery *et al.* 1946) that the penetration of mercury occurs exclusively by the transappendageal route. Zwick (1924) found that after topical application it was impossible to demonstrate metallic mercury in the epidermis below the stratum disjunctum either by direct microscopic examination or by chemical methods. More recently, Laug *et al.* (1947) studied quantitative absorption of mercury through the skin and concluded the following: that penetration was quadrupled by covering the inunction site, that in laboratory animals there were no regional differences in absorption, and that absorption was greatly reduced if the excess of ointment applied was removed after inunction.

The lipid soluble mercury compound *mercuric chloride* is absorbed through the skin from aqueous solutions. Recently WERNSDÖRFER (1955), using mercuric chloride labeled with Hg^{203}, studied the passage of this compound through epilated but otherwise intact guinea pig skin from such vehicles as shake lotion, zinc oxide paste, eucerin, and lygal ointment. Following application of these preparations radioactivity could be demonstrated over the heart, liver, lungs, and kidneys as well as in the blood. Prior intraperitoneal injections of 100 mgm. of cortisone or 5 c. c. of horse serum to serum sensitized animals had no effect on mercury absorption. WITTEN et al. (1957), studying absorption of aqueous $Hg^{203}Cl_2$ in humans, found from autoradiographs that radioactive mercury penetrated the entire epidermis as well as the hair follicles and sweat ducts. There were no differences in the localization of mercury found in normal subjects as compared to individuals with contact sensitivity to the metal. Like phenol and silver nitrate, mercuric chloride has a protein-coagulating effect which hinders absorption when applied in concentrations greater than 0.5% (BÜRGI 1942).

Mercuric cyanide, a lipid soluble compound, could not be shown to penetrate the skin when incorporated into soaps (McNALLY and FOSTVEDT 1944), although any contact with soap vehicles is necessarily of short duration. *Mercurous chloride* (calomel) (COLE et al. 1933) and *mercuric oxide* (R. G. HARRY 1941), like metallic mercury, can also be found in the pilosebaceous apparatus after topical application, but these compounds have not been found in the epidermis below the stratum corneum.

Ammoniated mercury is the most poorly absorbed therapeutically useful mercury compound, reflecting its lipid and water insolubility. In the environment of sweat and of the acid p_H of the horny layer, mercury ions are slowly liberated (MONCORPS 1930; PERUTZ 1930), and the subsequent absorption of mercury is extremely small. GIBBS et al. (1941) and ROBERT (1946) have shown that prolonged application of one to ten grams daily of 10% ammoniated mercury ointment is followed by urinary and fecal excretion of such small amounts of mercury as to be without clinical significance regarding toxicity. These same workers have emphasized that the rare instances of mercury poisoning following use of ammoniated mercury ointment have resulted from extreme hypersensitivity to mercury (ROBERT 1946) or from accidental oral contamination (GIBBS et al. 1941). If the skin site is tightly sealed after application of ammoniated mercury, however, both the dissociation of mercury ions and mercury absorption are so greatly facilitated that poisonous symptoms soon result. GROSSENBACHER (1936) found that 27 hours after ammoniated mercury ointment was applied and covered with collodion diarrhea ensued and mercury excretion in the urine could be demonstrated. ROTHMAN (1954) has suggested that retention of sweat beneath the airtight seal promotes formation of mercury bichloride. An *admixture of salicylic acid* greatly facilitates the formation of mercuric ions from ammoniated mercury by increasing the acidity and a higher admixture than 2% salicylic acid may be dangerous.

WILLIAMS and BRIDGE (1958) reported the case of a 52-year old lorry driver who developed the *nephrotic syndrome* after he had been regularly applying an ointment containing fifteen percent *tar*, five percent *ammoniated mercury*, and two percent *salicylic acid* to widespread patches of psoriasis for over ten years. Urinary excretion of 240 micrograms of mercury within 24 hours prompted the use of *dimercaprol*, following which the urinary excretion of mercury rose to 1241 micrograms on the ninth day of treatment. Subsequently there was a progressive fall in urinary mercury excretion and five months later the patient was completely well with normal laboratory findings.

SORBY and PLEIN (1959) have confirmed earlier demonstrations (GIBBS *et al.* 1941; GROSSENBACHER 1936) of the percutaneous absorption of Hg^{203} from labeled *ammoniated mercury* in rats by measuring beta and gamma radioactivity in the kidneys of sacrificed animals. Absorption from ointment bases was further increased by a factor of five when application was made to abraded rather than normal skin sites.

In contrast to poor penetration through the skin absorption of mercury from ammoniated mercury occurs rapidly with occasional lethal results from the *oral* (GIBBS *et al.* 1941) and *vaginal mucous membranes*. Poor penetration from *wound surfaces* (ROBERT 1946) may be explained by slow dissociation of mercury ions at an alkaline pH (ROTHMAN 1954).

LAUG (in CALVERY *et al.* 1946) has reviewed the literature on penetration of *lead* salts through the skin. According to SUSSMAN (1922) lead salts penetrate the skin much less readily than metallic mercury because of an even greater tendency for lead to enter into the formation of insoluble compounds with tissue proteins. The probable site of absorption of lead, like mercury, is through the skin appendages (SUSSMANN). LAUG and KUNZE (1948) using organ (especially kidney) storage as an indicator of cutaneous absorption, found that only very small amounts of lead were absorbed after application of lead acetate, lead oleate, and lead arsenate. *Lead tetraethyl* was the only commonly used industrial compound that penetrated the skin in relatively large amounts (LAUG and KUNZE). The importance of this observations is reflected in the occurrence of fatal poisoning from absorption of this compound (PIQUET and HEMMELER 1948).

Studies on the absorption of other heavy metals such as *copper* and *arsenic* have also been summarized by LAUG (in CALVERY *et al.* 1946). As measured by urinary excretion, copper penetrates the skin from copper oleate applied in a lanolin-petrolatum base and penetration is markedly increased when the skin is damaged. Urine studies have also shown that arsenic and organic compounds of trivalent and pentavalent arsenic enter the skin, absorption of arsenic acid having produced fatal poisoning by this route (MACHT 1930).

Lipid insoluble salts of many of the heavy metals *(arsenic, lead, tin, bismuth, copper, mercury, and antimony)* tend to form lipid soluble oleates in the horny layer with the oleic acid present in sebum. Similar transformations may occur in vitro when a heavy metal or its salt is incorporated into an ointment vehicle containing fatty acids. In either case increased quantitative absorption depends on the amount of lipid soluble compound formed. LAUG *et al.* (1947) have shown, for example, that absorption of mercury is significantly greater from a 16-month old calomel-in-lard ointment than from the same preparation freshly mixed. In the case of mercury the transformation may be detected microscopically as the round shiny droplets high in the follicle take on the appearance of dull, angular particles in deeper portions of the follicle and in the sebaceous glands (ZWICK 1924; WILD 1911; WILD and J. ROBERTS 1926).

f) Fats

The controversial subject of fat absorption through the skin has produced a considerable amount of conflicting data, although it is hoped that radioisotope techniques will resolve some of the discrepancies in the literature.

In accordance with the principle that some degree of water solubility is required for percutaneous absorption, the penetration of fatty substances through the skin should be nil since these compounds are insoluble in water. Nonetheless, in the past many investigators thought that these substances were absorbed after active inunction either because the material disappeared from the skin surface or because the amount that could be recovered weighed less than that originally applied. Animal, vegetable, and mineral fats and oils enter the stratum disjunctum and the pilosebaceous apparatus (ELLER and S. WOLFF 1939), however, and this could fully account for these findings. ELLER and WOLFF have confirmed the reports of others and have shown that the ascending order of penetration into pilosebaceous appendages is mineral, vegetable, and animals fats. Despite widespread investigation, however, there has never been conclusive evidence to show that any of these fatty substances passes into the corium or into the circulation. Moreover, BERNHARDT and STRAUCH (cited by ROTHMAN 1929) showed that after passive application of fat to the skin, no appreciable weight loss in the recovered fat could be detected 48 hours later. DUEMLING'S (1941) attempts to enhance fat absorption by addition of wetting agents resulted in deeper penetration of the follicular lumen, but again no passage into the circulation was directly demonstrated. Investigations into the absorption of hydrogenated lard containing deuterium showed that deuterium oxide could not be demonstrated in the products of combustion of body fats (CYR *et al.* 1949).

Theoretically more hydrophilic fats such as *cholesterol* and *lecithin*, derivatives of these compounds, and *fatty acids* should all penetrate the skin since they are miscible in both fats and water. BARAIL and PESCATORE (1949) worked with C^{14} labeled *spermaceti* (largely cetyl palmitate which is fairly hydrophilic) and could not demonstrate penetration of this substance into the skin after incorporation into U.S.P. cold cream. BUTCHER (1953) applied *linoleic acid* iodinated with I^{131} (mono-iodo-stearic acid) to clipped normal skin of rats and found from autoradiographs that the iodinated fatty acid was present both in the follicles and diffusely throughout the epidermis. The basement membrane at the dermal-epidermal junction acted as a partial barrier to penetration into the corium, however, and passage of iodinated linoleic acid into blood vessels could not be detected. Furthermore, considerable amounts of *stearic acid* present in the epidermis were fixed and retained by epidermal cells until these cells were lost after physiological keratinization and shedding.

g) Water Soluble, Lipid Insoluble Non-electrolytes

Theoretically, absorption of water soluble, lipid insoluble substances through the skin should be nil. Unfortunately, little investigation of this group of compounds has been carried out and certain conflicting observations appear in the literature here as they do for fats. It has been shown that both *sucrose* and *galactose* fail to penetrate the skin from ointment bases and it has been assumed that glucose is not absorbed either (ROTHMAN 1943). In this regard, however, the recent studies of TREHERNE (1956) are of interest. This investigator, using a thin-end window Geiger tube, examined the passage of several C^{14} or S^{35} labeled water-soluble non-electrolytes through rabbit skin in vitro. In this manner he found that C^{14} labeled *glucose* was absorbed, although more slowly than any of the other substances tested. *Methanol, ethanol, ethyl iodide, urea,* and *glycerol* all labeled with C^{14} and *thiourea* labeled with S^{35} also penetrated the skin at varying rates of speed. Compounds with a high ether/water coefficient (ethyl iodide, methanol, and ethanol) penetrated the most rapidly.

Absorption of *amino acids*, which are lipid-insoluble, has been studied very little, but LAUG (in CALVERY *et al.* 1946) cites one report of the penetration of *cystine* as measured by rising urinary sulfur excretion.

Lipid-soluble antigens have been shown by immunologic and allergic reactions
to enter the skin from ointments or wet packs (Walzer 1940; Walzer and Sack
1944; Golovanoff 1926; G. Kimura 1940). In Walzer's experiments (1940)
however, *inunction* of *cottonseed antigen* was continued for fifteen minutes and the
erythema and petechiae appearing at the application sites were ample evidence
that the skin could no longer be considered normal. Since only traces of antigenic
material are sufficient to elicit clinical reactions it seems reasonable to assume
that if absorption occurs it may be only in very small amounts. This conclusion
is well supported by the more recent clinical observations and investigations of
F. Herrmann *et al.* (1944) who demonstrated that the relatively slight absorption
of *protein antigens*, among others, is increased by the use of "penetrasols".

h) Gases

There is widespread agreement in the literature that substances in the gaseous
state at ordinary temperatures are easily absorbed by the skin. The surprising
exception to this general rule is the lipid insoluble gas *carbon monoxide* (Walton
and Witherspoon 1925). Gases are apparently absorbed by a process of simple
diffusion through both the epidermis and the follicles. The important factors
governing this diffusion are pressure or concentration differences outside and
inside the skin, temperature, and lipid and water solubilities (Calvery *et al.* 1946).

Of greatest physiological importance is the process commonly referred to as
„cutaneous respiration", *i.e.*, the *absorption of oxygen* and the *elimination* of
carbon dioxide at the skin surface without regard to their sites of production or
utilization (Fitzgerald 1957). Earlier work (Rothman 1929) suggested that less
than 1% of total body "respiration" occurred through the skin, but more recent
reports have yielded higher values ranging to 1.9% for oxygen absorption and
2,7% for carbon dioxide loss (Fitzgerald 1957). L. A. Shaw and Messer (1931)
stated that O_2 is absorbed by the skin at atmospheric concentrations as low as
0.3—0.5% (3—4 mm Hg as against normal O_2 tension of 40 mm Hg in the skin).
The studies of L. A. Shaw *et al.* (1929, 1930) and others are in agreement that
the rate of O_2 absorption rises with increases in temperature, and that the incre-
ment increases at progressively higher temperatures.

Fitzgerald (1957) strongly supports and amplifies older claims that under
physiological conditions *oxygen* absorbed through the skin surface is utilized in
the metabolism of the skin. He states that this utilization actually occurs within
the epidermis and that little or no oxygen penetrates to the depth of the cutaneous
blood vessels to affect significantly the blood oxygen levels. The theory that
oxygen penetration into the epidermis is closely linked to oxygen utilization in
loco is of further interest in regard to Kihn's findings (1955) that oxygen absorption through the skin of an amputated arm persisted for 24 hours following
amputation. Goldschmidt *et al.* (1934) have shown, however, that under the
abnormal condition of local asphyxia oxygen enters the skin from an oxygen-
filled plethysmograph to raise the oxygen tension in the cutaneous vessels and
maintain a more normal skin color. This demonstration of the biological significance of oxygen absorption by the skin under certain conditions is further
supported by the later studies of Chambers and Goldschmidt (1940) who
showed that oxygen uptake by the lungs is significantly increased as a compensa-
tory mechanism when a pure nitrogen atmosphere surrounds the skin. To but-
tress the claims that the epidermis obtains most of its oxygen requirement from
the atmosphere and that under conditions of local asphyxia inward penetration of
oxygen is significantly increased, Fitzgerald (1957) calls attention to the old
observation that cutaneous blood vessels form a reservoir from which blood can

be withdrawn for long periods of time without damage to the tissues from local anoxia.

L. A. SHAW *et al.* (1929) and others have emphasized that outward passage of oxygen through the skin cannot be detected. FITZGERALD (1957) claimed that this is not due to any structural peculiarity of the skin but is the result of a limited oxygen supply from the blood vessels below together with total utilization of this oxygen within the epidermis.

The inward and outward passage of *carbon dioxide* through the skin has been shown by numerous investigators (HEDIGER 1928; ROTHMAN and SCHAAF 1929; FITZGERALD 1957). Absorption is greater from aqueous solutions of carbon dioxide than it is following exposure to the dry gas (L. A. SHAW and MESSER 1930; GROEDEL and WACHTER 1929). The pharmacologic capillary vasodilatation induced by absorbed carbon dioxide may significantly increase the absorption of other gases to which the skin is simultaneously exposed, as has been shown for radon (MCCLELLAN and COMSTOCK 1949). Under physiological conditions carbon dioxide, derived in part from the skin and in part from blood in the superficial vessels, steadily diffuses outwardly through the skin. If the concentration of atmospheric carbon dioxide is raised to approximately 9.5% (71—74 mm. Hg), however, the direction of flow is reversed and the gas now moves inwardly through the skin (L. A. SHAW and MESSER 1931). This "equilibrium tension" drops as the level of available oxygen from the outside is lowered, since this procedure in turn diminishes carbon dioxide production in the epidermis (FITZGERALD 1957). Low oxygen tension or absence of oxygen may at least partially explain then the earlier determinations (HEDIGER 1928; L. A. SHAW and MESSER 1931) of carbon dioxide equilibrium tension at levels as low as 40 mm. Hg. SHAW and MESSER (1931) have also shown that oxygen absorption is decreased when carbon dioxide concentration is increased over a range of 0.5% to 15%.

BEHNKE and WILLMON (1941), using the technique of enclosing a subject in a necktight gas-filled rubber sack, found by measuring respiratory output of the gas being studied that both *nitrogen* and *helium* were absorbed through the skin. Diffusion rates for helium were over twice that of nitrogen, and absorption of both gases was increased with increased cutaneous blood flow following rises in temperature.

JANITZKY *et al.* (1933) have shown that *radon* is absorbed through human skin by examining the radioactivity of expired air. Uptake was small (0.01%) and was greater from an aqueous solution than from the dry gas. MCCLELLAN and COMSTOCK (1949) have confirmed the absorption of radon from water baths containing the gas and have found absorption to be increased 65—87% by addition of carbon dioxide to the bath water (see above).

DE LONG *et al.* (1953) studied the penetration of *tritium gas* into excised human and rat skin and showed that its absorption is lower than that of tritium oxide by a factor of 10^4. SMITH and his collaborators (1953) confirmed this finding in rats and found that pulmonary absorption of tritium is greater than cutaneous absorption by a factor of 60. Apparently the roughly comparable cutaneous and pulmonary absorption rates observed during exposure to tritium oxide (DE LONG *et al.* 1953) have no parallel in the case of tritium gas. This marked disparity between pulmonary and cutaneous absorption of certain gases is seen also in the case of carbon monoxide. Percutaneous absorption of hydrogen gas has not been studied.

Penetration of the skin by volatile substances such as the vapors of *nitrobenzene, dinitrotoluene,* and *aromatic oils* has also been demonstrated (ROTHMAN 1954).

Absorption of gases such as *ammonia* and *hydrogen sulfide*, which may be injurious to the skin, must be evaluated in the light of possible damage to epidermal and appendageal cells. The absorption of these and certain other gases foreign to the body has been of interest from the viewpoint of toxicology and industrial hazards and will be discussed below.

i) Elemental Sulfur

If elemental sulfur is applied to the skin in ointment vehicles it is absorbed in the form of sulfides (MONCORPS 1929, 1930). Some of this material may then be reexcreted by the skin as hydrogen sulfide (MEYENBERG 1941). Absorption of sulfur from ointment bases in quantities sufficient to produce sulfhemo-globinemia has also been reported (MEYENBERG 1941; BASCH 1926). LIETHA (1942), working with BÜRGI's method and using a sulfurated oil containing elemental sulfur, showed a decrease in sulfur concentration in the affixed glass bell together with an increased sulfur content in the blood.

Several recent studies of sulfur absorption have been carried out with radio-isotope techniques. GEINITZ and WÜST (1955) applied S^{35} in eucerin base to the skin of normal subjects and found radioactive sulfates excreted in the urine two hours later. They estimated that 1% of the applied sulfur had been absorbed.

STÜTTGEN and WÜST (1955) applied S^{35} in anhydrous eucerin to the backs of male subjects and demonstrated absorption by finding significant radioactivity in urinary sulfate fractions two hours later. Sulfate excretion peaks were seen eight hours after application. In "surviving" rat skin studies these workers showed that sulfur may be both maximally reduced to sulfide and maximally oxidized to sulfate in the skin.

A. SCOTT (1957), using elemental S^{35} incorporated into a hydrous emulsifying ointment vehicle containing 2% sulfur, applied this ointment to normal human test sites which were then covered for 24 hours. Autoradiographs prepared from biopsy specimens showed that absorption began within two hours after application and occurred by both the transepidermal and transappendageal routes. Peak concentrations of S^{35} were seen in the corium 16 hours after application and after 24 hours sulfur could no longer be detected in the skin.

A. SCOTT (1957) also studied sulfur absorption in various dermatoses and noted that in *acne* patients sulfur penetration through involved skin was similar to normals but that some material was retained in sebaceous glands for as long as three weeks after application. In patients with *psoriasis* very little sulfur entered the corium at all, while, surprisingly, sulfur penetration into the lesions of *seborrheic dermatitis* ceased just beyond the mid-epidermis with no material demonstrable in either the corium or sebaceous glands. Further observations after successful therapy of these various disorders revealed that sulfur absorption was now normal in the groups with psoriasis and seborrheic dermatitis, but that acne patients still showed prolonged accumulation of sulfur in the sebaceous glands.

k) Iodine and Iodides

The literature on iodide absorption through the skin was reviewed comprehensively by NYIRI and JANNITTI (1932). Since iodine is lipid soluble, it might be expected to penetrate the skin, although according to BLISS (1936) it may be retarded by its interaction with tissue proteins in a manner analogous to phenol and certain heavy metals. NYIRI and JANNITTI (1932) carried out extensive studies of iodine absorption and found that iodine penetrates the normal skin of dogs and rabbits from both colloidal aqueous suspensions and alcoholic tinctures. Since these workers found that 50% of topically applied iodine was lost by evaporation within two hours after application and 88% was lost over the 3-day experimental period, great care was taken to prevent any inhalation of this material. Of the remaining iodine 1—4% penetrated the skin and entered the circulation within the first few hours while the rest (8—11%) formed a depot in the skin from which there was steady iodine absorption over the next several days. In these experiments absorption was measured by urinary excretion and it was noted that the material was always excreted in the form of iodides.

In skin pouch experiments done with rabbits, NYIRI and JANNITTI (1932) found that the site of conversion of iodine to iodides was the skin itself, and again no free iodine was found locally. Obviously the storage of iodine in the skin and presumably in other tissues and organs for several days indicates that determination of iodine absorption by urinary measurements for a limited period understates the quantity of material entering the skin. (It should be noted, for example, that only 30—45% of iodine given subcutaneously or intramuscularly to obviate surface loss can be detected in the urine within the next three days [NYIRI and JANNITTI (1932.)] Perhaps the most remarkable finding recorded by NYIRI and JANNITTI was that "the percentage of iodine penetration through the skin is the same, irrespective of whether the cells have a high or low vitality, or are dead, and irrespective of the direction of penetration". These observations suggest that iodine perhaps penetrates the skin in a vapor state following the laws of simple diffusion.

DIRNAGL and PRESCH (1953) found that I^{131} was absorbed through human skin under spa *bathing conditions*. After adding 10 millicuries of I^{131} to 50 liters of natural spa water diluted 1:4.5 these investigators immersed human subjects for 20 minutes at temperatures of 34—38°C, following which all residual activity was removed by water rinsings. According to the authors the use of hydrogen sulfide gas in the air to bind iodine in its gaseous state effectively blocked respiratory absorption. During the next 30 hours significant radioactivity was detectable over the thyroid gland, indicating an uptake of 70 micrograms of iodine. HOFMANN-CREDNER (1954) also found that iodine was absorbed through the skin under spa bathing conditions, and noted again the accumulation of this substance in the skin. He found much greater penetration of iodine through the skin as compared with iodides.

In a recent paper HAGMÜLLER (1957) has confirmed the previous findings that the rate of percutaneous absorption of *elementary iodine* is much greater than the rate of absorption for *iodide*. Elementary iodine is firmly bound to skin (HAGMÜLLER et al. 1956) and in this study autoradiographs showed that the chief depot site for elementary iodine in the skin is the stratum corneum. HAGMÜLLER found that the quantitative accumulation of iodine in the skin was 230 times greater than that for iodide.

Although the salts of iodine are water soluble and lipid insoluble there is no doubt that iodides are absorbed by the skin. ROTHMAN (1929) has pointed out that iodide ion should enter the skin well since it is an anion which both changes the negative electric charge of the skin and its capacity for swelling in water. In contrast to the findings of NYIRI and JANNITTI (1932) who reported that iodine invariably penetrated the skin as iodide and that iodides themselves were absorbed unchanged, many of the early workers (CALVERY et al. 1946) and, later, G. GÜNTHER (1926) claimed that oxidation of iodides to iodine occurs in the skin and that some absorption of the element follows. Since tissue redox potentials would generally be inadequate for conversion of iodide to iodine, however, these experimental conclusions seem highly improbable. Recently HAGMÜLLER et al. (1956), working with I^{131}, confirmed NYIRI and JANNITTI's claim that at least some iodine is reduced to iodide in the skin.

MILLER and SELLE (1949; SELLE and MILLER 1948), using I^{131} labeled sodium iodide, applied this material in aqueous solution and ointment form to the clipped normal skin of pregnant rabbits and guinea pigs. When the animals were sacrificed 12—24 hours later, examination of the fetuses showed significant radioactivity in many fetal organs and tissues, with the highest concentrations of iodide appearing in the stomach (70%) and in the thyroid gland. Autoradiographs of skin biopsy sections from the parent animal showed some accumulation of iodide in the hair follicles, but there was no conclusive evidence for transepidermal absorption.

The same authors (MILLER and SELLE 1949) also applied aqueous solutions of radioactive sodium iodide (I^{131}) to normal human skin for 30—60 minutes and after removal noted persistence of radioactivity at the application sites 48 hours later. The persistence of greater radioactivity at covered sites compared to those remaining uncovered suggested some form of surface loss. There was no direct evidence favoring the actual absorption of iodide in these subjects, however, and in one volunteer no radioactivity could be demonstrated over the thyroid gland or in the urine.

HAGMÜLLER et al. (1956), using I^{131}, compared the absorption of iodine and iodide through the skin of the rat's tail. Qualitative uptake of radioactive material was measured by assay of activity in the excised thyroid gland. These workers found that iodine was absorbed in quantities 12 times greater than iodide. In another series of animals the tails were exposed to either radioactive iodine or iodide for 20 minutes, following which the tails of half of the animals were amputated 16 hours later. Examination of the thyroid glands in both groups of rats showed that iodine uptake was eight times greater and iodide uptake 33% greater in the intact animals than in the amputated group. These studies again demonstrated the local depot storage of iodine following percutaneous absorption. Other conclusions by the authors based on their investigations were that: 1. iodide absorption increased proportionately to iodide concentration over a wide range; 2. iodine was more strongly bound in the skin than dilute iodine, while concentrated iodide was bound least well; and 3. there was some conversion of iodine to iodide in the skin. KUTZIM (1956), working with I^{131} labeled sodium iodide incorporated into white petrolatum, showed that iodide absorption in rats varied considerably depending upon the state of the skin when applied. 10.7% of this material was absorbed from normal skin, 52.4% from occluded skin, 84.8% from skin previously defatted with ether, and 38.5% from the base of an unroofed bullproduced by prior application of cantharides.

TAS and FEIGE (1958), using human subjects, applied radioactive iodide (I^{131}) in aqueous solution to normal skin sites on the forearm and palm. These areas were covered with *occlusive dressings* for 24 hours and at the end of this period and again 24 hours later absorption was determined by measurements of radioactivity over the thyroid gland as well as in 24-hour urine specimens obtained from the subjects. About 2% of the radioactive iodide was absorbed from the forearm sites while only one third of this amount was absorbed from the palms. Preliminary observations, however, had shown that only traces of radioactive iodide were absorbed from the skin of the forearm when application sites were left uncovered (TAS and FEIGE 1958).

These authors also recorded measurements of *residual radioactivity* at the application sites which had previously been covered. At the end of the 48-hour period following removal of the I^{131} solution they found that 7% of the radioactive material applied to the forearm and 13% of radioactive material applied to the palm could still be detected. TAS and FEIGE believed that the remaining I^{131} resided superficially in the stratum corneum, a conclusion that is supported by the earlier findings of HAGMÜLLER (1957).

The pathway of absorption of iodides was reported long ago by TRAUBE-MENGARINI (1892) to be via the appendages. The autoradiographic findings of MILLER and SELLE (1949) support these earlier studies.

l) Penetration of Microorganisms

Despite the long-standing allegation that the skin is an effective barrier to the penetration of micro-organisms, little systematic study of this subject has been undertaken. Consequently, recent papers by LIZGUNOVA (1959) and by R. KELLER (1958) are of considerable interest.

Lizgunova (1959), working with mice, used the technique of tail immersion in bacterial suspensions to study the penetration of different bacterial species into intact and scarified skin. The absorption of micro-organisms was established by the subsequent development of systemic infection or by the recovery of bacteria from various tissues and organs. *Bacillus anthracoides, Bacillus pyocyaneus, Streptococcus hemolyticus, Pneumococcus,* and *Salmonella typhimurium* were studied. With the exception of *Salmonella,* surprisingly all of these organisms were capable of penetrating undamaged skin. Malnutrition induced among some of the test animals potentiated the number of fatal infections, as might be expected. Systemic pneumococcal infections were observed in forty percent of the test animals when skin sites were scarified prior to bacterial exposure, a four-fold increase in the incidence of infection established through normal test areas. Histologic studies in some of the mice supported the supposition that infection occurs following transepidermal passage of the bacteria.

Alluding to previous claims that suspensions of *Pasturella tularensis, Brucella melitensis,* and *Rickettsia rickettsii* establish systemic infections when placed in contact with normal animal skin (R. Keller 1958), R. Keller studied the absorption of the bacteriophage strain derived from *Bacillus megatherium.* Virus suspensions were placed on the abdominal skin of mice without any previous preparation of the test sites, while in another group of animals the tails were immersed in similar suspensions. In both groups of animals phage could be recovered from the blood stream, although the number of mice yielding recoverable virus decreased with time, only three of 32 animals providing positive samples at the end of two hours. The recovery of virus was quite irregular in these animals but this was thought to be due to phage inactivation by immune mechanisms, presumably mediated by the properdin system.

The epidemiological significance of the two foregoing studies could be great. Confirmation of these findings and further investigations of a similar nature through normal and damaged skin sites would be worthwhile.

m) Miscellaneous

Blank and Gould (1959) studied the penetration of *aqueous solutions of sodium laurate* and *sodium dodecyl sulfate* into excised human skin. Absorption was measured by determining the amount of surfactant recovered from the stratum corneum (removed by the stripping method), the epidermis, and the dermis. For sodium dodecyl sulfate a colorimetric method was compared with the radioactivity of recovered samples from material labeled with S^{35}, while the absorption of sodium laurate was measured by detection of radioactivity following use of the C^{14} labeled compound. Autoradiographs were also prepared from skin sections to which the radioactive surfactants had been applied. It was concluded from these studies that sodium laurate penetrated the epidermis and dermis of the excised skin samples when applied to the surface as a weak, unbuffered, "mildly alkaline" aqueous solution. Sodium dodecyl sulfate failed to penetrate the epidermis or dermis in significant quantities, remaining almost entirely confined to the stratum corneum layer. When applied as alkaline, buffered solutions ($p_H > 10.5$) both surfactants were absorbed into the dermis, presumably as a result of damage to the superficial barrier.

Choman (1960), using the autoradiographic technique described above (page 94), has also demonstrated the penetration of S^{35} labeled sodium lauryl sulfate through guinea pig skin.

Bettley and Donoghue (1960) studied the *effects of soap* and *detergent solutions* on barrier permeability in specimens of epidermis separated from human skin by heat. Single samples of epidermal sheets were placed in the "window" of cells containing water or aqueous soap or detergent solutions, following which water loss through the barrier was measured over an eighteen-day period by weighing the cell once daily. (Although the reader may assume the stratum corneum layer was in contact with the solution used, the exact positioning of the epidermis was not made clear.) The factors of humidity and room temperature were kept constant throughout. The use of a five percent soap solution increased water loss through the barrier by a factor of ten times over that of water alone, while a one percent soap solution increased water loss four-fold. A secondary alkyl sulfate detergent produced only a twofold increase in water loss from solutions of similar concentrations.

In general there was a rapid and increased rate of water loss becoming greater each day until a maximum daily rate of loss was noted after several days. At that time replacement of soap or detergent solution with plain water was followed by a prompt drop in water loss to the levels observed with water alone. These observations are of considerable interest although their interpretation and significance are not yet clear.

The continuous exposure to soap solution which accompanied increased water loss makes the clinical implications of these findings difficult to interpret, although certainly in practical usage soap and detergent solutions might well produce some increase in barrier permeability. The reversibility of increased water loss in excised skin exposed to soap and detergents suggests that these substances do not permanently damage the barrier but in some way temporarily alter cellular permeability. The effects of alkalinity and low surface tension were found to be nil by the investigators.

The study of KNOTH, HERRMANN and MEYHÖFER (1959) deals with the percutaneous absorption of *coal tars* and *coal tar constituents*. Examination by fluorescent microscopy revealed that these materials enter by both the follicular and transepidermal routes.

When the tar preparation "liantral" was painted on the skin surface maximum fluorescence was reached in two hours, even though the material was allowed to remain on the skin for much longer periods of time. However, when the liantral was washed off fluorescence started to fade immediately and soon disappeared altogether, since the compound was no longer being replenished from the skin surface. This relatively rapid disappearance, first from basal cells and soon after from the follicles, is a novel finding and the authors believe that this may explain the fact that tar therapy is not carcinogenic. —

Recent detailed presentations of specific aspects of percutaneous absorption have included the *theoretical consideration* of *physical and chemical factors* (HIGUCHI 1960), comprehensive reviews of systemic manifestations following absorption of toxic substances (MALKINSON 1960; SNYDER 1960), and further work on the percutaneous absorption of water (BUETTNER 1959a u. b; BUETTNER and HOLMES 1959).

VI. Factors Promoting Percutaneous Absorption

Percutaneous absorption can be promoted by two kinds of factors: those which act mainly by physical means, *i.e.*, promoting closer apposition of the substance to be absorbed with the absorbing surface (wetting agents, rubbing), and those which either grossly disrupt the barrier or alter the permeability of barrier cells. In the first category two groups of promoting factors are recognized: those which increase transepidermal absorption and those which increase transfollicular absorption.

1. Factors Promoting Physiological Absorption

a) Vehicles

It has already been emphasized that the absorption of a given substance depends essentially on its own lipid and water solubility and that the role of the vehicle is of secondary importance. No vehicle can "carry" a material through the skin if the physical characteristics of that material do not permit passage through the barrier (ROTHMAN 1929). Similarly, substances absorbed via the transfollicular route become separated from their vehicles within the follicles and penetrate independently (WILD 1911, 1926).

While it is true that vehicles have no significant effects on transepidermal absorption they may be of some importance in promoting transfollicular absorption. This has been well demonstrated by MACKEE *et al.* (1945) who showed that substances which normally do not enter the skin or enter in undetectable traces will penetrate far better following incorporation into a vehicle consisting *of water, propylene glycol, wetting agents, antipyrine,* and *solubilizers*. Enhanced absorption in these experiments always occurred by the transfollicular route, since the materials studied were never shown to breach the barrier either from above or below. SHELLEY and MELTON (1947), using similar vehicles, demonstrated the enhanced absorption of histamine phosphate, pilocarpine nitrate, acetylcholine chloride, and epinephrine hydrochloride by observing the various biological actions of these compounds. That these substances entered through the trans-appendageal route was evidenced by the strict perifollicular localization of the epinephrine vasoconstrictor effect and the histamine wheal. These observations were supported by lack of enhanced penetration of these compounds where follicles are absent, as on the palms and soles. Similar observations have been made with potassium iodide which is poorly absorbed through the follicles from aqueous solutions but is somewhat better absorbed from ointment bases (PERUTZ 1930).

The manner in which vehicles enhance follicular absorption is essentially by *mechanical means.* The incorporation of materials into supple bases greatly facilitates introduction of such preparations into the follicles with resultant displacement or forced absorption of follicular air bubbles. In this way larger amounts of material are brought more rapidly to the absorbing surface of follicular and sebaceous gland epithelial cells. Ointments which are stiff or sticky cannot be easily spread or impressed into the follicles and absorption from such bases is relatively poor (ROTHMAN 1929, 1943; LAUG *et al.* 1944).

Transfollicular absorption may also be promoted by the addition of *wetting agents* (DUEMLING 1941) which, by lowering surface tension, counteract droplet formation and maintain a continuous layer of material along the absorbing surface of epithelial cells.

As was already mentioned the absorption of materials through follicular and sebaceous gland cells occurs independently of the vehicle. This observation prompted the concept that medications should be incorporated into vehicles which had the ability to part readily with the drugs rather than "bind" them strongly. It was assumed that the greater ease of separation promoted greater absorption (ROTHMAN 1943) and this idea was apparently supported by clinical experience. However, a certain degree of dispersion by the vehicle, or some solubility of incorporated substances in the vehicle seems desirable to permit optimal absorption. LAUG (1948) has shown that well-dispersed finely ground calomel penetrates the skin more readily than coarser particles of the same compound.

There is an extensive literature devoted to differences in quantitative absorption of a large number of diverse substances from a variety of vehicles.

A perusal of this literature reveals that the quantitative differences are largely of little practical consequence, and that conflicting or even contradictory data for absorption of certain identical (or closely similar) substances from the same bases are not unusual. Illustrative of the former are the studies of Strakosch and W. G. Clark (1943) who showed that the rate of absorption of sulfonamides through intact skin was the same from *oil-in-water* emulsions as it was from *water-in-oil* bases. Laug *et al.* (1947) found analogous results with mercury. To illustrate the second point Meyers *et al.* (1949) studying potassium iodide absorption in albino rats, found a decreasing order of absorption-promoting effects from the following bases: carbowax > hydrophilic ointment U.S.-Pharmacopoeia > white ointment U.S.-Pharmacopoeia. Skauen *et al.* (1949), studying absorption of sodium iodide through the skin of albino rats, found the absorption-promoting effects of the same bases to be as follows: white ointment U.S.-Pharmacopoeia = hydrophilic ointment U.S.-Pharmacopoeia > carbowax. It is evident then that there may be optimal bases for different substances but that variations in quantitative absorption are relatively insignificant, and consequently there is little reward in searching for *the* best vehicle or type of vehicle.

Brief mention should be made of certain classes of vehicles. Absorption from oil-in-water emulsions is not uniformly enhanced as claimed, but is increased only when application is made to oozing *eroded or ulcerated surfaces*. Obviously the miscibility of these bases with serous exudates permits better penetration of incorporated antibiotics, for example, than would non-miscible greasy ointments (Rothman 1943). On intact skin, as already mentioned, oil-in-water emulsions do not facilitate percutaneous absorption. Even the expectation that penetration might be increased by addition of wetting agents to oil-in-water emulsions was not borne out for such substances as sulfonamides (Strakosch and W. G. Clark 1943) and histamine or histamine salts (Shelley and Melton 1949).

Kutzim (1957), working with I^{131} labeled sodium iodide in rats, found that absorption from edematous skin was better from a lipophilic base while from inflamed skin absorption was better from a hydrophilic base. He concluded, however, that the significance of the vehicle in determining sodium iodide absorption was small compared with the importance of the state of the skin.

The claim has been made that *terpenes* and *terpene derivatives* in essential oils promote absorption. Macht (1938) stated that *oil of wintergreen* was an effective solvent for lipid substances. Valette (1945a and b) and Valette and Cavier (1946a and b) have found better absorption both of lipid and of water soluble substances from *eucalyptol* than from alcoholic solutions. Lindner (1955), studying absorption of atropine and atropine sulfate in the rat, found that atropine was absorbed from *Fenchelöl* (a plant ethereal oil) but not from water. Atropine sulfate was absorbed far better from the ethereal oil than from an aqueous solution. Penetration of sulfanilamide through the skin of experimental animals was also better from the same oil vehicle than from water.

Borelli and Metzger (1957) reported some differences in the percutaneous absorption of the *fluorescent dye acridine orange* depending upon the vehicle into which it was incorporated. They found some (apparently minimal) transepidermal absorption from *a mucinous salve* and from the base *butylene glycol*. Slight penetration of the dye also occurred with the addition of *nicotinic acid esters* to ointment bases. Acridine orange penetrated only the horny layer and a few follicles when it was applied to the skin in oils or in water-in-oil emulsions.

Of course, transepidermal absorption of substances which do not ordinarily penetrate the barrier may be found if the bases or additional incorporated drugs *damage the barrier*. This can be assumed both for butylene glycol and nicotinic acid esters.

The *role of various vehicles* and *bases* in the *percutaneous absorption* of *sulfanilamide* was studied by GEMMELL and MORRISON (1958). Absorption was determined by blood level measurements of the drug at varying time intervals after two 3-minute inunctions of 10% sulfanilamide preparations to previously clipped skin sites in rabbits. The highest mean blood levels (0.89 mgm./100 c.c.) were obtained with the use of lard as a vehicle while the lowest mean blood levels (0.36 mgm./100 c.c.) were found following the application of sulfanilamide in water. In general absorption was somewhat better from water-in-oil bases than from the oil-in-water vehicles.

VALETTE and HUERRE (1957) studied the *role of vehicles* in percutaneous absorption of pharmacologically active agents and hormones. A special vehicle consisting of a mixture of *p-cymene (p-methylisopropylbenzene)* and *polyethylene* proved to be superior to any other vehicle tested. This vehicle was found to have irritating effects. however, so that some degree of barrier damage might have been responsible for its enhancement of percutaneous absorption.

STERN and ADAMIC (1959) found that depletion of *histamine* and *5-hydroxytryptamine* from tissue by 48/80 diminishes percutaneous absorption of *cyanide* through the rat's tail. *Promethazine* had a similar effect. Perhaps this influence can be explained by decreased capillary permeability, although possible effects of the pharmacologic agents used or the compounds liberated on the integrity of the barrier should also be considered.

F. MEYER and KERK (1959) compared the "vehicle effect" of different alcohols. Among *monovalent primary saturated alcohols* optimal absorption was obtained with chain lengths C^6 to C^8. The *polyvalent alcohols*, glycols and glycerine showed no "vehicle effect". With *halogen-substituted hydrocarbons* there were no consistent findings. All these results were obtained by measuring the absorption of eserine from these vehicles through the skin of mice, rats and chicks. The reviewers believe that the differences observed are due to variations in solubility factors and in possible damaging effects of these organic solvents on the epidermal barrier.

GRIGNON and LAMARCHE (1959) found that amniotic fluid (of cows) promotes the percutaneous absorption of *ferrous ions* into sebaceous glands of guinea pigs.

SCHÜTZ (1957) observed that *polyethyleneglycol 400* has a powerful inhibitory effect on the percutaneous absorption of *phenol* in rats.

GEMMELL and MORRISON (1957) have written a recent review of the various methods which have been adopted for the *evaluation of drug release* from *topical applications.*

b) Electrophoresis

Electrophoresis is the process by which substances are carried into the skin by a direct electric current (ROTHMAN 1932, 1943; KOVACS 1949). In addition to ion transfer or iontophoresis this procedure also includes *cataphoresis*, the transportation of non-dissociated molecules and colloids, and *electro-osmosis*, the passage of water through the skin.

Electrophoresis induces penetration of the skin by numerous substances which are otherwise poorly absorbed. This effect can be obtained over suitable time periods with as little current density as 0.1 M.A./sq. cm. The skin will tolerate current densities of 0.5—1.0 M.A./sq. cm., however, without showing any signs of injury. The details of the technique have been described by ROTHMAN (1943). KOVACS (1949), and LAUG (in CALVERY *et al.* 1946). Although electrophoresis has been widely investigated as a therapeutic procedure. the results of local treatment of cutaneous lesions have been unimpressive. The main reason for this is that drugs are transported directly into the corium during electrophoresis whereupon prompt passage of these substances into the circulation greatly limits local pharmacologic effects.

In the absence of skin damage electrophoresis promotes absorption via the transfollicular route. The recent work of Fleischmayer and Witten (1955) with thorium X labeled thorium chloride solutions has indicated from autoradiographs that transepidermal absorption of certain substances may also be enhanced by iontophoresis. That penetration of substances by electrophoresis may occur rapidly and in relatively large amounts for some compounds is well illustrated by Leduc's (1900) famed experiment. *Strychnine sulfate* was applied to the skin of two rabbits electrically connected by a salt bridge. The animal whose skin was in contact with the anode moistened by the alkaloid salt died within a few minutes, while the rabbit in contact with the cathode similarly moistened showed no toxic signs.

When a substance is introduced into the skin by electrophoresis a gauze saturated with a solution of the substance is placed on the skin and this is covered with firm pressure by the active electrode. When the circuit is closed by attaching a second electrode to another skin area ion transfer occurs as follows: if the pharmacologically active part of an electrolyte is a cation (metallic ion, organic base) the drug is applied at the anode (positive pole) and the cation then moves toward the negative pole, *i.e.*, through the skin. The inactive anion moves in the opposite direction, *i.e.*, from the soaked gauze to the metal electrode. A substance with an active anion (bromide, iodide) penetrates the skin from the cathode (negative pole).

The phenomenon of *electro-osmosis* significantly modifies these simple events, however (Rothman 1929; Calvery *et al.* 1946; Rein 1929). Rein's concept that the skin acts as a negatively charged membrane has already been discussed. Water consequently moves inwardly from an anode placed in contact with the skin, and moves outwardly at the cathode. This movement of water, or electroosmosis, can be observed grossly by the shrinkage of skin below the anode and by swelling of skin at the cathode. Since cations and water both move into the skin from the anode, it is apparent that electro-osmosis facilitates iontophoresis of cations. The introduction of anions from the negative pole, however, is counteracted by movement of water in the opposite direction, so that iontophoresis of anions, for example "acid dyes", may be difficult (Rein 1929).

Factors which favor electro-osmosis such as addition of alcohol or sucrose to aqueous solutions also favor iontophoresis from the anode, even though these same factors are somewhat unfavorable for ion transfer. Conversely, high salt concentrations and acidification are unfavorable to electro-osmosis and hinder ion transfer from the anode (Rein 1929). When electro-osmosis is suppressed by these same conditions, however, the entrance of anions from the cathode is enhanced. Again, when addition of alcohol or sucrose increases electro-osmosis the entrance of anions from the cathode is inhibited (Rein 1929).

Abramson and Gorin (1940a and b) advocated some modification of Rein's viewpoint concerning the mechanism of electrophoresis as it has been set forth here. These workers claimed that anions may enter the skin from the anode and cations from the cathode. To explain these findings they postulated that in addition to iontophoretic and electro-osmotic velocities a diffusion velocity factor becomes operable after electro-osmosis has displaced air with liquid. The resultant "liquid bridge" is in contact with liquid on the skin surface outside as well as fluids inside the skin, and diffusion then sets in where concentration gradients are present.

O'Malley *et al.* (1954) studied iontophoresis of I^{131} labeled diiodofluorescein and of Ca^{45}, P^{32}, and Na^{24} labeled electrolytes through rat skin. They found that organ and tissue distribution of these isotopes was analogous to that obtained when these substances were given by other routes. In contrast to Abramson and Gorin's claim (1940a and b), O'Malley *et al.* demonstrated that reversal of the electrical pole at the "driving" electrode resulted in little if any systemic penetration of isotopes into the rat tissues, and that this penetration did not exceed that following physiological absorption when the circuit remained open.

Electrophoresis has found some application for quantitative investigational studies on the effects of *analgesics, antipruritics,* and *antihistamines* (Rasmussen 1949; Shelley *et al.* 1950) as well as for the *introduction of allergens* into the skin for diagnostic purposes (Abramson 1941; Shilkret 1942).

c) Effect of Concentration

With the exception of gases no conclusions can be reached as yet concerning the role of concentration effects in percutaneous absorption.

Strakosch and W. G. Clark (1943) found no increase in absorption of sulfonamides when concentrations were increased from 1—10% in the vehicle. Similarly Laug *et al.* (1947) found that the concentration of mercury in different preparations had little effect on the rate of mercury absorption. Nørgaard (1955), studying the absorption of Ni^{57} from $NiSO_4 \cdot 7H_2O$ solutions, found considerable penetration which was entirely independent of the concentration of the solutions over a range of 0.68—5.0%. Rothman (1954) has reasoned that with non-physiological substances, even in the lowest concentrations tested, the difference between outside and inside concentrations is enough to warrant the maximal penetration rate. In contrast to the studies just cited, Stüttgen and Betzler (1956) found that in vitro absorption of Ca^{45} ions increased with increasing Ca^{45} ion concentrations. Similarly Hagmüller *et al.* (1956) have found that iodide absorption in rats is directly related to concentration over a wide range.

Histamine wheal reactions have been found to increase in intensity with increases in concentration from 0.1 to 1, 5, and 10% (Shelley and Melton 1949). As Rothman (1954) points out, however, it is doubtful that there is sufficient absorption of histamine following surface application of an 0.1% solution to provide the critical tissue concentration (1:1,000,000) needed for whealing. Furthermore, the material was applied for one minute only and was obviously much more rapidly metabolized than substances such as the sulfonamides.

It should be recalled here that any substance having a caustic effect in high concentrations (phenol, heavy metal salts) is absorbed in relatively smaller amounts than when it is applied in lower concentrations which are not injurious to the skin.

d) Effect of Moisture

Moisture has long been considered to enhance percutaneous absorption, particularly by the transepidermal route. The effectiveness of salicylic acid in inducing keratolysis and retecytolysis, for example, diminishes as the vehicles used show diminishing occlusiveness. The absorption-promoting effect of occlusion has been attributed to retention of water normally lost as "insensible perspiration", with subsequent imbibition of this water by skin cells. The more occlusive a given vehicle is the greater is its ability to suppress insensible water loss.

Laug *et al.* (1944) have shown that occlusion permits better penetration of certain mercury compounds and Laug *et al.* (1947) have shown that mercury absorption can be increased 4-fold by occluding the inunction site. The latter authors conclude that increased moisture creates more favorable conditions for retention of substances in close contact with the skin by inducing softening and maceration of the horny layer. Shelley and Melton (1949) also found a prolonged effect of histamine when the solution was applied to skin sites which were then covered.

The observations of Laug *et al.* (1947) on enhanced mercury absorption at occluded skin sites indicate that increased skin moisture promotes transfollicular absorption in addition to its effects on increasing transepidermal penetration.

9*

An increased water content of the epidermis is manifested by swelling of the stratum corneum disjunctum (maceration) but imbibition of excessive water by cell layers below the barrier cannot be shown histologically under physiological conditions. Since it is now established that the superficial barrier is situated at the level of the stratum corneum conjunctum, it is possible that some increased water uptake by cells occurs here, too. Also since it is now known that the percentage of water extractable substances in the barrier layer is high (SZAKALL 1955), "leaching" of some of this material by excessive amounts of retained water may occur. In either case enhanced absorption following water retention in the skin may be the result of modification of or injury to the cells of the superficial barrier, thereby increasing its permeability.

2. Factors Promoting Absorption Through Barrier Dysfunction

It is obvious that *frank injury* to the skin by physical or chemical means temporarily impairs or destroys the integrity of the superficial barrier. LOEFFLER and THOMAS (1951), using abraded skin sites in rats, studied the absorption of strontium chloride labeled with Sr^{89} from aqueous solutions. Whereas only 10% of this compound was absorbed through intact skin, 50% was absorbed from abraded skin sites.

Even substances which normally penetrate the barrier are absorbed much more rapidly and in greater amounts following mechanical disruption of the barrier. FREEMAN *et al.* (1950) found that phenol absorption was increased 50% through abraded skin sites. MALKINSON (1958) found in humans that 78—90% of hydrocortisone-4-C^{14} was absorbed from stripped skin sites within 4—6 hours (see Fig. 15) while normal skin absorbs only 1—2% of this steroid (MALKINSON 1955; LIDDLE 1956). It has also been shown (MALKINSON 1958) that removal of the barrier in humans by stripping is followed by absorption of 78—91% of testosterone-4-C^{14} within three hours, while normal skin sites absorb only 42—59% of this hormone over a 48-hour period.

Injurious chemical agents such as mustard gas, phenol, alkalies, acids, etc., also injure barrier cells and increase skin permeability. WEEKS and OAKLEY (1953), working with rats, found exceedingly slight penetration of tetravalent plutonium from weak nitric acid solutions applied to normal skin. When the p_H of these solutions was lowered sufficiently to produce marked skin damage, however, absorption of appreciable amounts of plutonium was demonstrated.

Alterations of percutaneous absorption may follow *thermal burns*. FREEMAN *et al.* (1950), in their studies on penetration of phenol through injured skin, noted an increase in absorption of 130% after heat burn to the application site. LOEFFLER *et al.* (1951) found that thermal skin burns in rats were followed by varying effects on permeability depending on the initial state of the skin and the severity of the burn. These workers, using radioactive strontium chloride, found increased absorption after mild burns in abraded areas as compared with abraded areas without burn, and explained this on the basis of heat-induced vasodilatation and increased regional blood flow in skin sites from which the superficial barrier was removed. More severe burns in normal and abraded skin, however, resulted in profound protein denaturation and cellular necrosis followed by formation of an artificial barrier through which absorption was negligible.

It has been shown that *pretreatment of skin with caustics* (BÜRGI 1927) and *astringents* (MEYENBERG 1941) decreases skin permeability. LUX and CHRISTIAN (1950) studied the effects of astringents on the permeability of frog skin, however, and found that in this, as in other respects, the skin of amphibiae seems to be very different from human or animal skin. Substances such as aluminum sulfate, aluminium chloride, and aluminium methionate were applied in aqueous solutions or in water-washable bases to intact or excised skin. Following this it was shown that when the skin was immersed in aqueous solutions of electrolytes labeled with I^{131} and Na^{24} the speed of transit of iodide ions through the skin was increased 2—4 times and that of sodium ions 10 times over the rate measured through normal skin.

There are numerous *milder forms of injury or temporary modification of barrier function* which may promote permeability. Two of these—keratolysis with rete cytolysis and hyperemia—have been discussed above. Of considerable importance are the lipid solvents, many of which are used as vehicles for topical applications. Such organic solvents as benzene, petroleum ether, chloroform, ether, benzine, and alcohol increase percutaneous absorption of water soluble substances by solution of lipids contained in the cell membrane framework (ROTHMAN 1929). An example of this are the reports (ROTHMAN 1954; CALVERY *et al.* 1946) of cutaneous absorption of insulin occurring only after pretreatment of the skin with petroleum ether or other solvents as contrasted with the inability of this hormone to penetrate "untreated" skin. That absorption of lipid soluble as well as water soluble substances may be facilitated by the use of organic solvents has been demonstrated for sex hormones (MALKINSON 1958; ELLER and S. WOLFF 1940). ROTHMAN (1954) points out that in addition to modifying cell membranes organic solvents may further promote absorption either via the transepidermal or transfollicular route by dissolving sebum, thereby improving conditions for both wetting and penetration. SZAKALL also showed that pretreatment of the skin with fat solvents or with anionic detergents almost completely destroyed its barrier function. (In addition to these findings, SZAKALL's paper (1958) contains a rather complete bibliography of the recent literature on the epidermal barrier.)

The cholesterol-precipitating effect of saponin is also known to enhance percutaneous absorption and this effect has been shown by MILBRADT (1933) for dyes, iodine, epinephrine, and cincophen.

Exposure of normal skin to *erythema* or *suberythema doses* of *ultraviolet light* has been claimed to increase the rate of absorption for hydrocortisone-4-C^{14} (A. SCOTT and KALZ 1956) and elemental S^{35} (A. SCOTT 1957) as determined by radioautography. The magnitude of this increase remains undetermined but for hydrocortisone it is probably less than 10% (MALKINSON 1958). SCOTT and KALZ have also found that prior exposure of normal skin to grenz rays speeds the rate of absorption of hydrocortisone-4-C^{14}. Irradiation with red and short-wave infrared rays has been shown to promote subsequent absorption of penicillin from wet compresses (CUTNER 1949).

It is generally accepted that absorption is promoted by *inflammation* in the skin. For example, considerable absorption of sodium ions from sodium bicarbonate baths has been noted in patients with exfoliative dermatitis (ELLIOTT and ODEL 1950). A. SCOTT (1959) investigated the penetration of Zn^{65} labeled *zinc chloride* and Hg^{203} labeled *ammonium mercuric chloride* through normal and inflammatory skin sites in human subjects. Absorption was measured by contact Geiger counts and autoradiographs prepared from biopsy specimens. The author concluded that almost fifty percent of the zinc and ten percent of the mercury were absorbed from normal skin sites. Absorption of zinc was claimed to be considerably higher in psoriatic patches. Penetration of mercury was enhanced in patches of *psoriasis* and *seborrheic dermatitis*. Nonetheless the subject of percutaneous absorption through inflamed non-eroded skin has not been systematically investigated for the various dermatitides, and the magnitude of altered barrier permeability remains largely undetermined.

VII. Percutaneous Administration of Medications

The ease with which lipid soluble vitamins, lipid soluble hormones, and organic bases are absorbed through intact skin suggests the possibility of administration of these medications by the percutaneous route. Where systemic effects are sought, the chief advantage of percutaneous administration lies in the use of drugs for which slowly increasing levels in the blood and tissues are desired up to a maximum, following which these levels can be maintained by daily application. The outmoded mercury inunctions for syphilis provide an example of this form of therapy. The chief disadvantage, and a highly important one, of the percutaneous route of administration for systemic effects is the inability to prescribe or to control accurately the time-dosage factors. It is impossible to predict with any degree of precision the amount of a given substance that will be absorbed through normal skin or the period of time required for absorption. There are well-known variations in absorption as regards both rate and quantity among normal subjects and it is a universal experience that many patients are careless in applying the precise amounts of local applications prescribed. The resultant dangers from the possibility of under-dosage on the one hand or over-dosage with toxicity on the other militate against the use of the percutaneous route for administration of medications where systemic effects are desired.

In the case of percutaneous administration of drugs for the purpose of producing local effects this route obviously has superior advantages. In fact it is hardly necessary to mention that the entire concept of local dermatologic therapy rests on the principle that adequate local concentrations of drugs can be obtained without appreciable effects from systemic absorption. Nonetheless *systemic toxic effects* following absorption from abnormal skin sites must always be borne in mind. Both the dosage and the extent of skin inflammation or injury should always be taken into account in the prescription of topical remedies which may produce adverse systemic effects when adequately absorbed.

The local administration of drugs has also been used to obtain higher regional concentrations of certain medications. Perhaps the best known example of this is the "salicyl ester rub" for painful muscles in myalgia. That this procedure is followed by enhanced concentrations of the drug near the muscles, however, has not been shown. As ROTHMAN (1954) has stated, where local application appears superior to systemic administration in the treatment of deep-seated tissues or organs this advantage results primarily from local vasomotor-reflex processes rather than higher drug concentrations. It is hardly feasible to assume that any substance could penetrate the entire thickness of the skin and subcutaneous fat and then pass down into the underlying muscle, before being carried away via the lymphatics and blood stream.

VIII. Percutaneous Absorption of Toxic Substances

There have been numerous reports in the medical literature concerning the percutaneous absorption of various substances in quantities sufficient to produce systemic toxic effects. These substances fall largely into two groups: topically applied medications, and compounds utilized in various industrial processes. A third heterogeneous and much smaller group of toxic materials includes principally the war gases.

1. Medications

The percutaneous absorption of **phenol** through normal and abnormal skin has already been discussed (page 110). The toxic effects that may follow topical

application of phenol have been thoroughly reviewed by DEICHMANN (1949) and
DEICHMANN *et al.* (1950b; FREEMAN *et al.* 1950). By 1900 132 cases of gangrene
of one or more fingers requiring amputation had been reported from the local
application of this compound. Since 1880—13 years after LISTER first introduced
phenol—inmunerable cases of systemic intoxication following the percutaneous
absorption of phenol have been recorded, many of these patients dying quickly
of circulatory and central nervous system depression (DEICHMANN 1949). A relatively recent fatality due to percutaneous absorption of phenol from a burn
dressing soaked with "Foille"[1] was reported by CRONIN and R. O. BAUER (1949),
and a case of acute poisoning from skin contamination following the use of a
phenolic weed spray was recorded by EVANS (1952).

DEICHMANN *et al.* (1950a), studying further the adverse effects of phenol when
applied to the skin, confirmed the old claim that *camphor* reduces the toxicity of
locally applied phenol. These workers found, for example, that it required
4.3 times more phenol dissolved in liquid petrolatum to kill 50% of a group of
rats when 10.86% camphor was added (DEICHMANN *et al.* 1950a).

DEICHMANN and co-workers (1950a) have shown that the mitigating effects of camphor
on phenol toxicity are at least partly due to the property of camphor to "hold" phenol,
thereby reducing the total available phenol that may enter an aqueous phase and reducing
the extent of its local action and absorption.

Both the high toxicity of phenol and its substitution by other more modern.
equally effective and non-toxic antiseptics have contributed to a marked decline
in the medical use of this compound.

Boric acid has been considered in the past to be a benign, non-toxic substance,
and for a time it was even widely utilized as a food preservative. The enthusiastic
use of boric acid both by the medical profession and the lay public was unfortunately followed by many cases of poisoning and death from ingestion of the
compound or from its absorption after topical application to damaged skin sites.
Toxic signs and symptoms include nausea, vomiting, and diarrhea followed by
weakness, renal injury, circulatory collapse, and shock.

Boric acid is both water-soluble and lipid-soluble and KAHLENBERG demonstrated some absorption of this compound through intact human skin by measuring
its urinary excretion (KAHLENBERG 1924; KAHLENBERG and BARWASSER 1928).
No absorption of boric acid from solutions of its salts could be shown, however
(KAHLENBERG 1924). PFEIFFER *et al.* (1945) and R. B. GOLDBLOOM and A. GOLD-
BLOOM (1953) were unable to confirm KAHLENBERG's findings for boric acid,
while VIGNEC and R. ELLIS (1954) failed to demonstrate urinary excretion of the
compound in infants following topical use of 5% boric acid powder. FREIMUTH
and R. S. FISHER (1958) investigated the absorption of certain *boron compounds*
from covered clipped skin sites in rabbits. Boron absorption was determined by
blood and urine examinations during and after the 8-hour period of application.
The absorption of both boric acid and sodium borate (borax) from aqueous solutions
was demonstrated in these animals. It is possible that the occlusive gauze and
plastic covering applied over the test sites in these studies promoted significant
absorption of both boric acid and borax. The same authors confirmed earlier
observations that boric acid is not absorbed from talc and showed that absorption from a 5% aqueous calcium metaborate slurry is nil, presumably because
of that compound's low solubility in water. If boric acid is in fact absorbed through
normal skin, then, it apparently enters only in very small quantities. Since

---

[1] "Foille" was a proprietary antiseptic and analgesic dressing for burns which had been
unacceptable to the A.M.A. Council on Pharmacy and Chemistry because of its phenol content
(1.97%).

relatively large amounts of material are necessary to produce poisoning it is not surprising that no serious cases of boric acid toxicity have occurred following its use on normal skin (JORDON and CRISSEY 1957).

Additional studies on the percutaneous absorption of *boric acid* preparations as measured by urinary excretion of boron were carried out by DRAIZE and KELLEY (1959). Application of these preparations to occluded normal, abraded, and thermally burned skin sites in rabbits confirmed earlier observations (VIGNEC and ELLIS 1954; FREIMUTH and R. S. FISHER 1958) that boric acid is not absorbed in significant amounts through normal skin regardless of the vehicle employed. *Abraded skin sites* permitted slightly greater passage of boric acid, but absorption was not considered to be of toxicological significance. Absorption of boric acid was considerably greater through burned, partially denuded skin sites, however. (These were 3rd degree burns with secondary denudation.) Quantitative variations in penetration through these sites probably reflected a partial "barrier" effect exerted by variable amounts of necrotic tissue remaining in situ.

There was a distinct correlation between the concentration of boric acid in the applied preparations and the quantities subsequently excreted in the urine. In some animals up to one-eighth of a lethal dose (as measured by oral administration) penetrated the skin, although no symptoms of boric acid poisoning were observed.

Many cases of boric acid poisoning and death, however, have followed absorption of this compound through *abnormal skin* sites such as thermal burns, traumatic wounds, excoriations or erosions, and patches of eczematous dermatitis (JORDON and CRISSEY 1957). These authors recently reported another fatality from the topical use of boric acid and reviewed the literature on boric acid poisoning following local application of the compound to damaged skin sites. It is of interest that these authors were unable to show significant blood boron elevations in 22 patients with widespread dermatoses or stasic ulcers even after prolonged topical administration of large amounts of boric acid. As JORDON and CRISSEY point out, however, all of their patients showed rapid healing under treatment —thereby presumably eliminating the possibility of further significant boric acid absorption at affected skin sites—whereas many recorded cases of poisoning from topical boric acid probably resulted from its prolonged use to torpid erosions and ulcerations. Impaired renal function leading to slowed elimination of the drug and variations in tissue capacity for boric acid storage may also account for individual differences in the predisposition to boric acid poisoning (JORDON and CRISSEY 1957).

Elemental sulfur applied topically in ointment vehicles is absorbed from the skin in the form of sulfides (MONCORPS 1929, 1930). After several applications of 25% sulfur in petrolatum to abraded guinea pig and rat skin, BASCH (1926) noted toxic anorexia, weight loss, and paralysis of the hind limbs in these animals accompanied by demonstrable blood levels of hydrogen sulfide. These findings could not be repeated when the sulfur ointment was applied to intact skin. BASCH (1926) also described the occurrence of poisoning in humans following application of sulfur ointments and sulfur powders to damaged and excoriated skin sites in patients with disorders such as scabies and eczematous dermatoses. Symptoms included fever, diarrhea, malaise, vomiting, muscle cramps, and collapse, while fatal poisoning in babies followed application of sulfur to large areas of the skin surface.

Resorcin, a water-soluble, lipid-soluble phenolic derivative, penetrates intact skin readily (VALETTE et CAVIER 1947a) and may, like phenol (FREEMAN *et al.* 1950), penetrate damaged skin with even greater ease. Many instances of resorcin poisoning in children have followed topical application of this substance and these cases have been recently reviewed by CUNNINGHAM (1956). In CUNNINGHAM's own case the application of 15 to 20 grains of resorcin ointment to a widespread dermatitis in an infant was followed by hemolytic anemia and severe toxic symptoms. Although this patient recovered, many fatalities from resorcin poisoning have followed central nervous system depression or methemaglobinemia and hemoglobinuria (CUNNINGHAM 1956).

A most remarkable toxic effect of resorcin following its topical use in adults was first described by BULL and R. FRASER (1950) who reported the rapid development of *severe myxedema* in three patients who had regularly applied resorcinol ointment to large stasic ulcers on the legs. The finding of *excessive* radioactive iodine uptake by the thyroid in all of these patients was identical to the uptake pattern described for hypothyroid patients who have received prolonged antithyroid medication. Further studies in rats by DONIACH and R. FRASER (1950) indicated that the antithyroid action of resorcinol was strikingly similar to that of methylthiouracil. HART and MACLAGEN (1951) later reported another case of myxedema in an adult patient treated with resorcinol ointment for extensive stasic ulcers.

The potential toxic effects from *locally applied mercury compounds* and other substances containing *heavy metals, anthracene derivatives, tars, chrysarobin,* and *salicylates* are well-known. Toxic symptoms following the percutaneous absorption of ammoniated mercury (page 117) and *fluorohydrocortisone* (page 113) have already been discussed. No untoward effects have been described to date from the cutaneous absorption of *hydrocortisone* or *prednisolone,* however.

2. Industrial Compounds

Industrial poisoning occurs after the absorption of toxic substances through one or more of the following routes: the skin, the respiratory tract, the gastrointestinal tract, and the mucous membranes including the conjunctiva. Although the largest number of cases of toxic absorption follows respiratory inhalation, many industrial poisons are absorbed through the skin either preferentially or as an auxilliary portal of entry. Under industrial working conditions percutaneous absorption may be further facilitated by altered skin permeability due to traumatic abrasions and lacerations, thermal and chemical burns, inflammatory dermatoses, excessive perspiration or wetting of skin surfaces, and the widespread use of organic solvents such as benzene and alcohol which damage the subcorneal barrier.

a) Insecticides

Numerous instances of industrial poisoning have followed exposure to the *organic phosphorus compounds* originally developed in Germany for use as *insecticides.* The three compounds which have been most widely used in the United States are *tetraethyl pyrophosphate, hexaethyl tetraphosphate,* and *parathion* (ROHWER and HALLER 1950). The outstanding biochemical property of these substances is to inhibit the enzyme cholinesterase so that these compounds act essentially as cholinergic agents (DUBOIS 1950). Consequently, toxic manifestations resemble those produced by excessive stimulation of the parasympathetic nervous system, the central nervous system, and somatic motor nerves (GROB 1950).

The organic phosphorus insecticides are absorbed through the skin, respiratory tract, conjunctiva, and gastrointestinal tract. Although poisoning often results from entry of material via two or more routes, many cases are on record of toxicity resulting mainly from absorption through the skin (BATCHELOR and K. C. WALKER

1954; Hamblin 1951). The good lipid solubility of parathion, together with its slight water solubility, insure its inward passage by this route.

Experiments conducted at the Communicable Disease Center (U.S.A.) (cited by Batchelor and K. C. Walker 1954) have shown that the acute cutaneous L.D.$_{50}$ for rats ranges from 11—21 mgm./kg. of parathion, and Lehman (1952) has reported that for rabbits the acute cutaneous L.D.$_{50}$ of parathion lies between 40 and 50 mgm./kg. Later investigations by Jensen et al. (1952) with S$_{35}$-labelled parathion showed significant radioactivity in both the blood and the urine following application of this material to the skin of rabbits.

In *humans* excessive exposures to organic phosphorus insecticides have occurred both in processing plants and during spray operations. During the first five years alone in which these compounds were manufactured and used in the United States 198 cases of poisoning were reported (H. K. Abrams et al. 1950) and these undoubtedly did not include all the cases that occurred. Among the eight fatalities recorded (Rohwer and Haller 1950) the majority resulted from respiratory inhalation combined with percutaneous absorption, and one death followed cutaneous exposure alone. (Other cholinesterase agents se page 145.)

Another group of insecticide compounds which readily penetrates the skin in toxic quantities is the *chlorinated hydrocarbons*. In man these substances produce hyperexcitability of the central nervous system in severe cases and convulsions, cardiac failure, and pulmonary edema may be fatal.

Absorption studies with *lindane*, the gamma isomer of *hexachlorcyclohexane*, have shown that rabbits develop toxic symptoms after daily applications of an ointment in doses of 20 mgm. lindane/kg. (Draize et al. 1948). Topical applications of 40% lindane in acetone (Horton et al. 1948) and both oily and aqueous suspensions of lindane (Report to the Council of Pharmacy and Chemistry 1951 a) applied to the skin surface have all produced fatalities in laboratory animals.

The local irritant properties of *lindane* observed in humans (Report to the Council of Pharmacy and Chemistry 1951 a) may further serve to enhance its percutaneous absorption. Several cases of human poisoning resulting solely from absorption of lindane through the skin (Report to the council of pharmacy and chemistry 1951 a) or combined with absorption through the respiratory tract (Mobbs 1948; Danopoulos et al. 1953; Heiberg and Wright 1955) have been reported both in industrial workers and in individuals using the compound for spraying purposes. Moreover, Horton et al. (1948) have concluded from animal experiments that the amounts of lindane which could be safely used to impregnate clothing would be too small for insecticidal effectiveness. It should be emphasized, however, that when used judiciously and in small amounts lindane incorporated into an ointment vehicle is a valuable scabicidal preparation. The application of 30 gms. of a 1% lindane ointment followed 24 hours later by a single additional application of ointment is a safe and effective treatment procedure for scabies.

DDT (2,2-bis(p-chlorphenyl)1,1,1-trichlorethane) is another chlorinated hydrocarbon insecticide which is toxic for humans (Report to the Council on Pharmacy and Chemistry 1951 b). Although DDT in powder form is not appreciably absorbed from intact or experimentally wounded skin (Cameron and Burgess 1945) repeated topical applications of this compound in oily bases or inorganic solvents produce toxic symptoms or death in dogs, rabbits, and other laboratory animals (Cameron and Burgess 1945; Draize et al. 1944; E. L. Taylor 1945). K. R. Hill and G. Robinson (1945) also reported the deaths of two pet dogs following one spraying of 5% DDT in kerosene for "demodex eczema".

Symptoms of poisoning in experimental animals and—less clear-cut—in man are predominantly those of central nervous system excitation followed by depression. Wigglesworth (1945) described poisoning in a laboratory worker following topical application of DDT in acetone, and Case (1945) produced toxic symptoms in two carefully studied human volunteers following percutaneous absorption of DDT. It seems well established that the margin of safety is higher

with DDT than with lindane since DDT is apparently harmless in powder form and in 0.5%
sprays. CAMERON and BURGESS (1945) warn, however, that men handling sprays of concentrations higher than 0.5% must take precautions against skin contamination.

Chlordane (1,2,3,4,5,6,7,8,8-octachloro-4,7-methano-3a,4,7,7a-tetrahydroindane)
is the most potent and dangerous of the chlorinated hydrocarbon insecticides
and because of its lipid solubility it readily penetrates intact skin. Chlordane is
an oily liquid by nature but dry formulations and—to a lesser degree—wettable
powders are also absorbed through the skin (Report to the Council on Pharmacy
and Chemistry 1955). Local irritation occasionally produced at contact sites
undoubtedly enhances percutaneous absorption.

AMBROSE *et al.* (1953), working with rats, found that for chlordane in cottonseed oil the percutaneous route is even more toxic than oral administration of
comparable amounts of the compound. DERBES *and coworkers* (1955) recently
published the first detailed report of death from chlordane in an industrial worker
following spillage of chlordane suspension on the clothing. In addition several
deaths at home and among agricultural workers from skin absorption alone or in
combination with respiratory absorption have been recorded (Report to the
Council on Pharmacy and Chemistry 1955).

The additional members of the group of chlorinated hydrocarbon insecticides—*toxaphene*
(a chlorinated bicyclic terpene), *aldrin* and *dieldrin* (both chlorinated dimethano-naphtha-
lenes)—have also been shown to penetrate the intact skin of laboratory animals in toxic
quantities (LACKEY 1949; CONLEY 1951; B. L. JOHNSON and W. G. EDEN 1953), as has
hexachlorocyclopentadiene (TREON *et al.* 1955), an intermediate in the manufacture of chlordane
and aldrin.

A recent review of poisoning from the insecticide *dieldrin* (W. J. HAYES jr.
1959) has emphasized the dangers of toxicity following the percutaneous absorption of this compound. Measurements of powder particle size have shown
that nearly all the dieldrin in water-wettable powder has been impregnated on particles too large to be inhaled, so that respiratory toxicity is much more unlikely
than has previously been recognized. On the other hand contamination of the
exposed skin of spray-men unaware of the need for protection is inevitable and
continuous, while accidental ingestion of dieldrin also presents a considerable
hazard. Recommended protective measures are described in detail.

b) Carcinogenic Compounds

Certain *amines* are known to penetrate the skin readily and in recent years
the development of urinary bladder carcinomas in chemical and dyestuff workers
exposed to *benzidine* and *substituted benzidine derivatives* has aroused great interest
in this group of compounds. CASE *et al.* (1954), in a detailed study, have included
an historical review of the subject, while BONSER *et al.* (1954) have discussed the
metabolic fate and carcinogenic properties of benzidine and its related compounds.
BARSOTTI and VIGLIANI (1952) examined by cystoscopy 142 of 280 workers exposed
for 17 years to benzidine, alpha-naphthylamine, and beta-naphthylamine. 18 of
these had carcinoma of the bladder and 17 others had papillomas or other un-
classified bladder tumors. Benzidine and beta-naphthylamine were found to be
the two most potent carcinogenic agents. In another series T. S. SCOTT (1952)
recorded 23 cases of papilloma or carcinoma of the bladder among workers exposed
only to benzidine, and reviewed altogether 66 cases of confirmed bladder tumors
arising in employees of a dyestuffs factory. Many additional series in the world
literature before and since have included similar findings.

MEIGS *et al.* (1951) found that both benzidine base and o-tolidine dihydro-
chloride penetrate unbroken human skin as shown by 24-hour urinary excretion

of quinonizable substances. The importance of percutaneous absorption of benzidine compounds under industrial working conditions was suspected by MEIGS and coworkers when urinary excretion of these substances by chemical workers was found to be much higher than could be accounted for on the basis of inhalation alone. Subsequently, a good correlation was found between the degree of contamination of underclothing and glove linings and the urinary concentration of benzidine excretion products (MEIGS *et al.* 1951). It was further emphasized (MEIGS *et al.* 1954) that increases in absorption as measured by urinary diamine excretion were demonstrable under environmental conditions of high air temperature and relative humidity. Excretion of quinonizable substances in exposed workmen dropped sharply after strict personal hygiene was enforced and clean work clothes were provided daily. These findings, together with further studies led MEIGS et al to conclude that skin contamination—principally from work clothing—and consequent percutaneous absorption of benzidine and related compounds provided the principal portal of entry of these substances into the body (MEIGS *et al.* 1954). This conclusion can be supported by the observations of BARSOTTI and VIGLIANI (1952) who noted a sharp drop in incidence of bladder carcinomas when benzidine production was halted at the benzidine sulfate step.

c) Aniline

Aniline also penetrates the intact skin and acute or chronic poisoning may follow. The outstanding feature of aniline toxicity is methemoglobin formation with cyanosis, a sign so prominent that industrial workers commonly refer to aniline poisoning as "the blues". There is no evidence, however, that this substance induces formation of bladder carcinomas (CASE *et al.* 1954). HAMBLIN and MANGELSDORFF (1938) described a typical case of acute industrial poisoning from percutaneous absorption in a worker whose leather shoes became contaminated with aniline oil while he was cleaning up the liquid spilled from a tank. In the past a frequent cause of aniline poisoning from skin penetration has been the use of aniline dye stamps on baby diapers. 17 cases of poisoning from percutaneous absorption of aniline in a nursery using aniline-stamped diapers were reported by GALBRAITH *et al.* (1945) and earlier similar reports were reviewed by these authors.

The *nitro derivatives* of *aniline,* or *nitroanilines,* are also absorbed by the skin with formation of methemoglobin. Fatal and non-fatal cases of poisoning from the combined cutaneous and respiratory absorption of paranitraniline have been described in dock workers and rarely in employees of the dye manufacturing plants (ANDERSON 1946).

d) Triorthocresyl Phosphate

Another toxic substance which penetrates the intact skin is *triorthocresyl phosphate,* widely used as a plasticizer and for cable impregnation and sheaths. The outstanding signs and symptoms of poisoning from this compound arise from central and peripheral nervous system involvement. E. GROSS and A. GROSSE (1932), testing percutaneous absorption, found that application to the skin of the rabbit ear canal produced death within 4 to 17 days. HODGE and STERNER (1943), using triorthocresyl phosphate labelled with P^{32}, demonstrated absorption through the palmar skin of humans and the abdominal skin of the dog. In the dog localization of the compound was subsequently found in the visceral organs, muscles, brain, and bone. HODGE and STERNER (1943) concluded that the magnitude of cutaneous absorption, although quantitatively less than 1%, was sufficient to pose a real hazard in industrial operations permitting considerable or repeated exposure to this highly toxic compound. HUNTER *et al.* (1944) reported three cases of toxic polyneuritis arising from industrial exposure to triorthocresyl phosphate, and concluded that absorption of this substance in these patients occurred through both the cutaneous and pulmonary routes.

e) Miscellaneous Compounds

As has already been discussed, *free organic bases* (nicotine, strychnine, and opium alkaloids) are lipid soluble and penetrate the intact skin easily in contrast to the poor absorption of their water-soluble sulfate or hydrochloric acid salts (ROTHMAN 1943). Nicotine poisoning by absorption of free base through the skin has been shown in experimental animals (FAULKNER 1933; MACHT 1938) and many cases of poisoning following percutaneous absorption have been reported in humans both among industrial workers manufacturing nicotine insecticides and among florists and gardeners (FAULKNER 1933; D. J. B. WILSON 1930; LOCKHART 1933).

Hydrogen cyanide may produce severe toxic effects in humans following its absorption from the skin (DRINKER 1932). WALTON and WITHERSPOON (1925) found that hydrogen cyanide gas penetrates intact skin and produces death in experimental animals exposed to from 5.5 mgm. to 15 mgm. per liter of air. These workers also showed that guinea pigs were killed within eight minutes after exposure of an area of abdominal skin only one inch in diameter. SCHÜTZE (1927) reported that in cats 1.16 and 2.0 volumes percent of hydrogen cyanide produced rapid poisoning and death following absorption of the gas through intact skin. In experiments performed on himself SCHÜTZE (1927) became quite ill after exposing the skin of his forearm to 2.2 and 5.5 volumes percent HCN. The capacity of the skin and mucous membranes to absorb hydrogen cyanide gas was also dealt with later by FAIRLY *et al.* (1934) and FLURY and WATHER (1942). More recently POTTER (1950) described a case of acute poisoning in an industrial process worker who spilled liquid hydrogen cyanide on his hand.

Thioglycolic acid penetrates the intact skin in toxic quantities (DRAIZE *et al.* 1949; VAN DER BURG 1950) and several cases of poisoning have been reported among hairdressers using the "cold wave" process and in women who gave themselves "cold wave" permanents. COTTER (1946) recorded five such cases and showed that in two of these patients signs and symptoms of systemic toxicity could be reproduced by exposure to only the small amounts of thioglycolic acid used for patch testing.

Dinitrophenol poisoning in industry often occurs following penetration through the skin as the chief portal of entry with respiratory tract absorption as an auxilliary route (FAIRHALL 1957). Toxic effects include hyperpyrexia, peripheral neuritis, cyanosis, and death. 27 fatalities occurred in the munitions industries alone in World War I (FAIRHALL 1957) and recently SAITA (1949) has reported occupational poisoning among workers impregnating wood with dinitrophenol.

A. E. COHEN *et al.* (1958) studied the percutaneous absorption of *carbon disulfide vapor* through the skin of rabbits. These investigators measured carbon disulfide in the expired air of these animals and found a cumulative rise in the concentration of expired gas even when chamber concentrations of carbon disulfide (1500 ppm) remained constant. With increasing chamber concentrations of vapor there were further increases in the carbon disulfide concentrations of expired air.

Percutaneous absorption of carbon disulfide vapor was also detected after several daily three-hour exposures by spectrophotometric demonstration of the combination of CS_2 with free amino groups in the serum. Carbon disulfide absorption in these animals could also be detected by measurements of the fall in serum and red blood cell zinc levels.

The authors have pointed out that although great care is taken by industrial workers in the wearing of masks, these same individuals may work in environments of 25,000 ppm or higher with the skin exposed. It was emphasized that repeated exposures of this type could result in *cumulative toxicity*.

Some controversey has existed over potential dangers from the percutaneous absorption of *hydrogen sulfide* gas. SCHÜTZ (1927) could not demonstrate systemic effects in depilated cats and guinea pigs following exposure of $^1/_4$ of the body surface to 100% hydrogen sulfide for 60 minutes. Exposure of his own arm to 25% hydrogen sulfide gas was followed by local erythema and burning sensations, but no systemic symptoms were noted (SCHÜTZ 1927). WALTON and WITHERSPOON (1925), however, succeeded in poisoning guinea pigs after exposing $^1/_2$ of the skin surface to 100% hydrogen sulfide for 38 to 45 minutes, although they were unable to repeat these findings in a dog. LAUG and DRAIZE (1942) were able to poison rabbits by exposing 9.3% of the body surface to pure hydrogen sulfide. G. SCHMID (1937), using aqueous solutions of hydrogen sulfide, found that 17% of the gas was absorbed through the skin from an initial concentration of 0.8% hydrogen sulfide, and that 40% of the gas was absorbed when the concentration was lowered to 0.08%. Local inflammatory changes at the exposed skin sites led to the conclusion that caustic effects from relatively high concentrations of H_2S limited the percutaneous absorption of this compound. YANT (1930) stated that the entire body surface of man may be exposed to 2% hydrogen sulfide for 30 minutes without local or systemic effects. Industrial poisoning by hydrogen sulfide is rare and it seems likely that toxic symptoms result almost entirely from pulmonary absorption of the gas.

McCOLLISTER et al. (1951), working with C^{14}-labeled *carbon tetrachloride* vapor, found that skin exposures in monkeys to 485 parts per million (ppm) and 1150 ppm for periods of 240 and 270 minutes respectively yielded detectable but negligible amounts of radioactive material in samples of blood and expired air. Since these vapor concentrations far exceed the recommended limit of 25 ppm (E. M. ADAMS et al. 1952), absorption of carbon tetrachloride through the intact skin is of no practical significance as a health hazard under controlled industrial conditions.

Among miscellaneous substances which have produced poisoning in industry or at home after absorption through the skin as the only or as an auxilliary route of entry into the body are *nitrobenzene* (STIFEL 1919; D. ERSKINE 1931; B. B. CLARK and PAUL 1935), *nitroglycerine* (E. S. EVANS 1912; RABINOWITCH 1944), *ethylene chlorohydrin* (KOELSCH 1927; MIDDLETON 1930), and *arsenic acid* (MACHT 1930). Additional compounds which have been shown experimentally or, rarely, clinically to be capable of penetrating the skin in toxic quantities are *hydrazine* (KROP 1954), many of the *fluoroacetates* (McCOMBIE 1946), *dinitro-o-cresol* (CORTI 1953), *butyl cellosolve* (CARPENTER et al. 1956), the *boron hydrides* pentaborane and decaborane (KRAKOW 1953; SVIRBELY 1955 a and b), *ethylene dibromide* (ROWE et al. 1952), *carbitol* (HANZLIK et al. 1947), *tetraethyl lead* (LAUG and F. M. KUNZE 1948; PIQUET and HEMMELER 1948; KEHOE and THAMANN 1931), and *ammonia gas* (BÜRGI 1936).

The significance of the percutaneous route of absorption for *trinitrotoluene* (TNT) toxicity has been a controversial and unsettled subject. Investigations by MOORE in 1916—17 (Editorial: Trinitrotoluene 1945) established the skin as the main portal of entry and these findings were supported by the similar conclusions of other workers (cited by VON OETTINGEN et al.). The later work of VON OETTINGEN and his coworkers (NEAL et al. 1944), however, established instead that the cutaneous route is of minor importance compared to inhalation or ingestion of *trinitrotoluene*. Although the wide quotation of the latter study has obscured the conclusions of the earlier ones, the validity of VON OETTINGEN's claims has yet to be confirmed. His studies (NEAL et al. 1944) were carried out in two human volunteers and were confined to observations of absorption through the palms only. Since trinitrotoluene is insoluble in water, it is unlikely that toxic quantities of this material would penetrate the skin by the transepidermal route alone.

Contamination of the skin with *radioactive isotopes* or *isotope-labeled compounds* constitutes an important modern industrial and laboratory hazard. The chief dangers are those of excessive local radiation effects in the skin and percutaneous absorption with widespread dissemination of radioactive material. Appropriate local and systemic decontamination procedures following contamination of intact and abraded skin surfaces have recently been studied and reviewed (MALKINSON 1956; U.S. Atomic Energy Comm. 1947, 1951; LOEFFLER and V. THOMAS 1950, 1951; FINKEL and HATHAWAY 1956).

3. "War gases"

The third group of compounds which may be absorbed through the skin in toxic quantities is composed of the so-called "war gases".

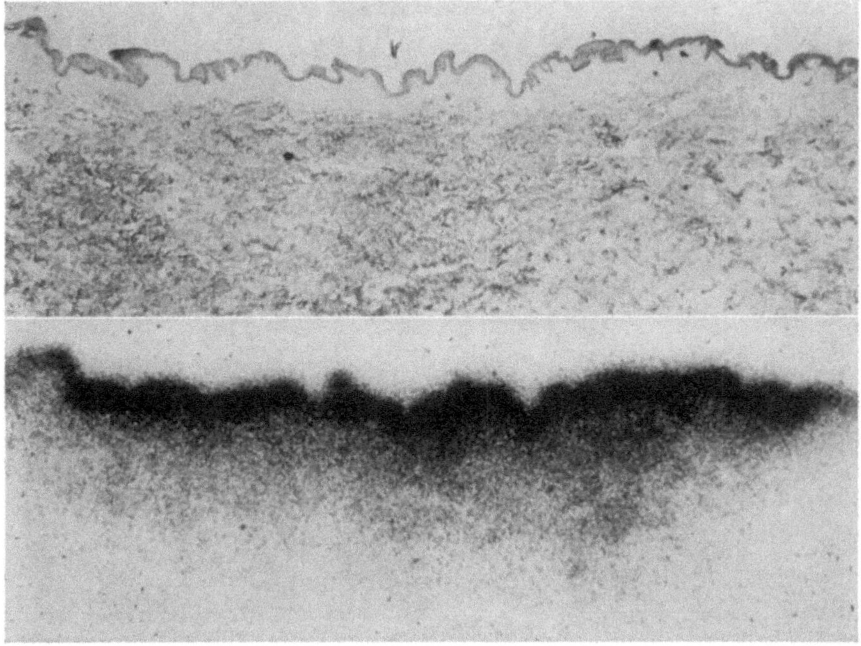

Fig. 16. Human skin exposed for 10 minutes to 475 γ of radioactive mustard. Tissue excised 24 hours after application. Fixation of mustard occurs in epidermis and corium. From AXELROD and HAMILTON (1947). (Reproduced by permission of the American Journal of Pathology)

CULLUMBINE (1946), using the histochemical method of FERGUSON and SILVER for the detection of *free* or *uncombined mustard gas*, found that this vesicant compound penetrates the skin by the transepidermal route. In man the gas could be demonstrated in the epidermis but not in the dermis, disappearing within 30 minutes after application. The findings were similar for guinea pig skin, but in rabbits and goats mustard gas could be demonstrated in the dermis as well as in the epidermis, and traces of the compound could still be found 24 hours after application. AXELROD and J. G. HAMILTON (1947), using mustard gas labeled with S^{35} to study tissue distribution by autoradiographs, showed that 24 hours after 10—15 minute exposures in human skin mustard gas remained fixed by both the epidermis and the dermis (Fig. 16). Six hour exposures of pig skin to mustard gas resulted in high concentrations in the epidermis, dermis, hair follicles sebaceous glands, and blood vessels. Injurious effects in the skin were still slight at the end of 24 hours, however.

It is known that after contact with water mustard is transformed into various highly soluble, reactive, and toxic intermediary products before more inactive end products are formed (GILMAN and PHILLIPS 1946; ANSLOW *et al.* 1948). In fact much more severe lesions develop in human skin if vesicant gases such as mustard and nitrogen mustards are applied to wet rather than dry skin (RENSHAW

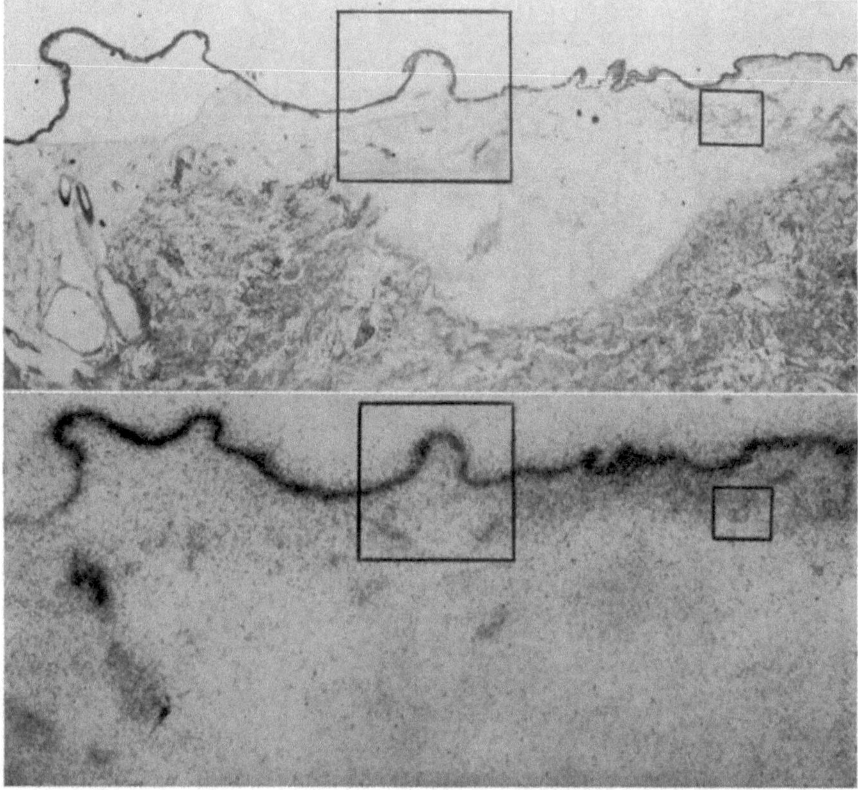

Fig. 17. Human skin exposed for 15 minutes to 475 γ of radioactive lewisite. Tissue excised 24 hours after application. Fixation occurs primarily in hair follicles and sebaceous glands (at extreme left of photomicrograph) and in the epidermis. The squared areas show blood vessels which have accumulated small amounts of activity. From AXELROD and HAMILTON (1947). (Reproduced by permission of the American Journal of Pathology)

1947; CULLUMBINE 1948), and similar observations have been made by J. F. THOMSON *et al.* (1947) for lewisite. CULLUMBINE had carefully stated in his publication (1948) that the histochemical technique employed would detect none of these "breakdown" products of mustard. The conclusions that can be reached from CULLUMBINE's (1946) histochemical observations and the studies of AXELROD and HAMILTON (1947) with radioactive material are that after intact mustard penetrates the barrier it is transformed into intermediary products in the presence of water while still in the epidermis, following which these toxic products are absorbed into the corium.

By the use of autoradiographs, AXELROD and HAMILTON (1947) also studied the distribution in skin of topically applied *lewisite* labeled with As[74]. These workers found that in human skin 24 hours after a 15 minute exposure lewisite was fixed primarily in the epidermis although small amounts were also present in the corium (Fig. 17). The lewisite in the dermis was found localized about some of the blood vessels, in regions of perivascular exudate, and in hair follicles. The compound had already produced massive necrosis of most of the epidermis and dermis. Short exposures of pig skin to lewisite showed that penetration in this species occurred primarily through the transfollicular route (Fig. 18). AXELROD and HAMILTON compared the autoradiographs obtained with applications of

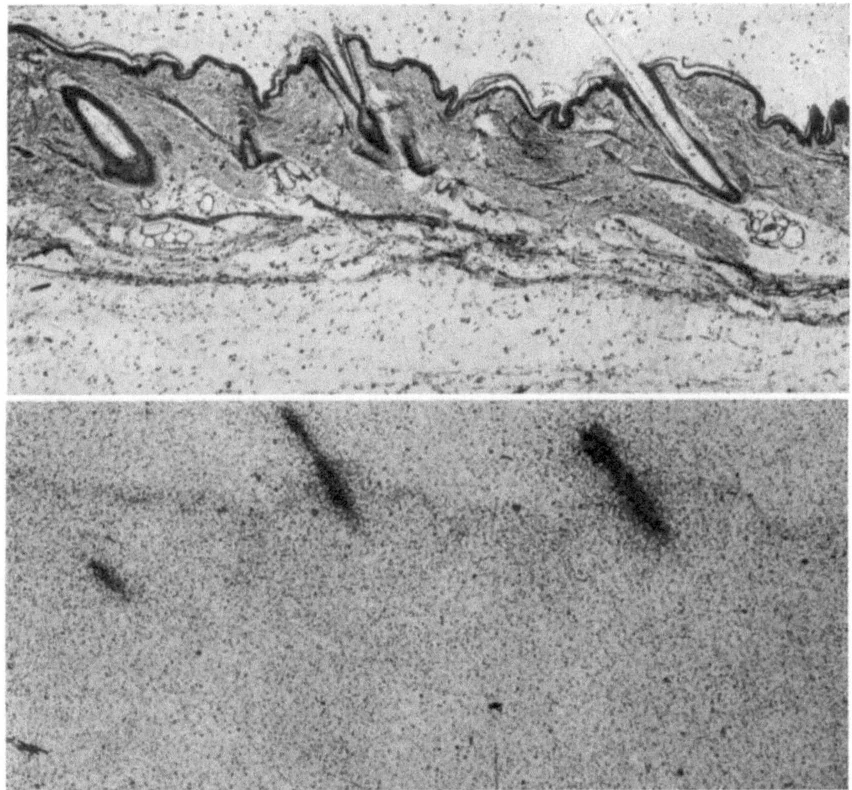

Fig. 18. Pig skin exposed to 1.269 γ of radioactive lewisite for 15 minutes; excised 24 hours later. The bulk of the lewisite is accumulated in hair follicles and hairs, with smaller amounts in the epidermis. From AXELROD and HAMILTON (1947). (Reproduced by permission of the American Journal of Pathology)

lewisite and mustard gas to the skin and concluded that mustard penetrated much, more deeply than lewisite with corresponding exposures. They suggested that this deep penetration explained the extensive destruction and deep burns that eventually resulted from cutaneous exposure to mustard gas (DFP).

Absorption from the skin of *diisopropylfluorophosphate* labeled with P^{32} has been studied by HART *et al.* (1949) and GITTES *et al.* (1951). These workers applied radioactive DFP to rabbit skin and measured both local and systemic absorption by the use of two probe-counters, one inserted subcutaneously close to the site of application and the other at a contralateral site where no material had been placed on the overlying skin (GITTES *et al.* 1951).

The absorption of another anticholinesterase agent—*sarin*—has been investigated recently by BLANK *et al.* (1957). These workers, using sarin synthesized with P^{32}, studied penetration of this compound into human cadaver skin by measuring the radioactivity of dermal extracts. They found that the absorption of sarin was independent of the amount applied provided that the entire surface of the skin specimen was covered with the compound; that absorption was increased approximately two-fold for a 10°C rise in temperature; that penetration was greatly increased when the superficial barrier was removed by successive strippings with adhesive plaster; and that less absorption occurred when sarin reached the skin in vapor rather than liquid form. The average penetration rate for sarin was less than 350 mμ M/cm²/hr. and BLANK *and coworkers* (1957) emphasized that, while sarin did not penetrate rapidly, its extreme toxicity in very small quantities accounts for the severe and rapid systemic reactions that follow its topical application in experimental animals.

Additional studies with sarin by BLANK *et al.* (1958 have been carried out in rabbit and human skin with P^{32} *labeled material.* The route and rate of absorption *of sarin* were compared in normal and injured skin sites using in vivo and excised post-mortem skin specimens. Autoradiographs revealed that the percutaneous absorption of sarin was much more rapid when the barrier had been previously injured, and that penetration was similar whether intact skin in the living animal or excised skin after death was studied. Although the authors state that preferential absorption of sarin occurs by the transepidermal route, it is difficult to adduce conclusive evidence for this from the published autoradiographs. Almost all of the P^{32} labeled sarin remains on the surface when applied to normal skin and the very few developed grains seen in the corium do not permit definite conclusions concerning the route of entry.

This is especially true, as the authors themselves emphasize, because much of the little darkening seen in the corium on the autoradiographs may have originated from electrons ejected from P^{32} remaining on the skin surface. The same workers (GRIESEMER *et al.* 1958) have described a method for measuring the rate of percutaneous absorption of sarin in rabbits based on measurements of the inactivation of blood cholinesterase. The technical difficulties involved and the inability to measure sarin which is inactivated by cutaneous hydrolysis or which remains in the lymphatics are emphasized.

FREDRIKSSON (1958) has also studied extensively the percutaneous absorption of *sarin* and of two analogues of that compound, *1-methyl-hexoxy-methyl-phosphoryl fluoride* and *1-methyl-butoxy-methyl-phosphoryl fluoride.* Penetration was measured by several different methods: physiological effects of the compounds, inactivation of blood cholinesterase, decrease in surface radioactivity of the P^{32} labeled compounds over a period of time as detected locally by a Geiger-Müller tube, and autoradiographs prepared from sections of skin to which labeled compounds had been applied. FREDRIKSSON found that the butoxy analogue was absorbed at a faster rate than sarin and the hexoxy analogue. In contrast to the findings of BLANK *et al.* (1958) the autoradiographs prepared in these studies showed considerable accumulation of material in the follicles, and the author concluded that sarin may well be absorbed by both the transepidermal and transfollicular routes. It was also of interest that, despite the low rate of absorption demonstrated for these highly toxic compounds, thorough washing of skin sites with alkaline solutions within a few minutes after application failed to protect the test animals completely from untoward effects.

Bibliography

Abrams, H. K., D. O. Hamblin and J. F. Marchand: Pharmacology and toxicology of certain organic phosphorus insecticides. General description of their activity and usefulness. Clinical experience. Report to the Council on Pharmacy and Chemistry. J. Amer. med. Ass. **144**, 107 (1950). — Abramson, H. A.: Skin reactions. X. Preseasonal treatment of hay fever by electrophoresis of ragweed pollen extracts into the skin. Preliminary report. J. Allergy

12, 169 (1941). — ABRAMSON, H. A., and M. H. GORIN: Skin permeability. Cold Spr. Harb. Symp. quant. Biol. 8, 272 (1940a). — Skin reactions. IX. The electrophoretic demonstration of the patent pores of the living human skin: its relation to the charge of the skin. J. physic. Chem. 44, 1094 (1940b). — ADAMS, E. M., H. C. SPENCER, V. K. ROWE, D. D. McCOLLISTER and D. D. IRISH: Vapor toxicity of carbon tetrachloride determined by experiments on laboratory animals. Arch. industr. Hyg. 6, 50 (1952). — AINSWORTH, M.: Methods for measuring percutaneous absorption. J. Soc. cosmet. Chem. 11, 69 (1960). — ALBRIEUX, A. S., G. POSE y L. E. PREGO: Accion de una preparación de tiroides a traves de la piel del cobayo. Arch. Clin. Inst. Endocr. 3, 70 (1943—1946). — AMBROSE, A. M., H. E. CHRISTENSEN, D. J. ROBBINS and L. RATHER: Toxicological and pharmacological studies on chlordane. Arch. indust. Hyg. 7, 197 (1953). — AMRHEIN, F. J.: Absorption of vitamin D from the skin. J. Amer. pharm. Ass. Sci. Ed. 23, 182 (1934). — ANDERSON, A.: Acute paranitraniline poisoning. Brit. J. industr. Med. 3, 243 (1946). — ANSLOW jr., W. P., D. A. KARNOFSKY, B. V. JAGER and H. W. SMITH: Intravenous, subcutaneous and cutaneous toxicity of bis (ß-chlorethyl) sulfide (mustard gas) and of various derivatives. J. Pharmacol. exp. Ther. 93, 1 (1948). — ANTINOBIN, A.: Richerche quantitative sull'adsorbimento cutaneo. Arch. int. Pharmacodyn. 31, 351 (1926). — ASTROWE, P. S., and R. A. MORGEN: Dermal absorption of vitamin D. Amer. J. Dis. Child. 49, 912 (1935). — AXELROD, D. J., and J. G. HAMILTON: Radioautographic studies of the distribution of lewisite and mustard gas in skin and eye tissues. Amer. J. Path. 23, 389 (1947).

BAER, R. L.: The influence of estrogenic substances on the skin. J. invest. Derm. 2, 15 (1939). — BARAIL, L. C., and J. J. PESCATORE: Radioactive carbon shows spermaceti in cold cream doesn't penetrate skin. Drug Trade News, vol. 41, December 12, 1949. Quoted by Nuclear Sci. Abstr., vol. 4, No 1370, 1950. — BARSOTTI, M., and E. C. VIGLIANI: Bladder lesions from aromatic amines. Arch. industr. Hyg. 5, 234 (1952). — BASCH, F.: Über Schwefelwasserstoffvergiftung bei äußerlicher Applikation von elementarem Schwefel in Salbenform. Naunyn-Schmiedeberg's Arch. exp. Path. Pharmak. 111, 126 (1926). — BATCHELOR, G. S., and K. C. WALKER: Health hazards involved in use of parathion in fruit orchards of north central Washington. Arch. industr. Hyg. 10, 522 (1954). — BEHNKE, A. R., and T. L. WILLMON: Cutaneous diffusion of helium in relation to peripheral blood flow and the absorption of atmospheric nitrogen through the skin. Amer. J. Physiol. 131, 627 (1941). — BETTLEY, F. R., and E. DONOGHUE: Effect of soap on the diffusion of water through isolated human epidermis. Nature (Lond.) 185, 17 (1960). — BLANK, I. H., and E. GOULD: Penetration of anionic surfactants (surface active agents) into skin. I. Penetration of sodium laurate and sodium dodecyl sulfate into excised human skin. J. invest. Derm. 33, 327 (1959). — BLANK, I. H., R. D. GRIESEMER and E. GOULD: The penetration of an anticholinesterase agent (sarin) into skin. I. Rate of penetration into excised human skin. J. invest. Derm. 29, 299 (1957). — II. Autoratiographic studies. J. invest. Derm. 30, 187 (1958). — BLISS, A. R.: The absorption of certain dyes from the human skin. J. Amer. pharm. Ass. Sci. Ed. 25, 694 (1936). — BÖNI, A. v., O. GÜBELI, R. LOTMAR u. H. U. WIESENDANGER: Zur Resorption von radioaktiv markiertem Sulfat ($-S^{35}O_4$) durch die menschliche Haut. Dtsch. med. Wschr. 79, 1617 (1954). — BONSER, G. M., B. A. CLAYSON, J. W. JULL and L. N. PYRAH: The experimental aspects of industrial bladder cancer. Brit. J. Urol. 26, 49 (1954). — BORELLI, S., and M. METZGER: Fluorescenzmikroskopische Untersuchungen über die percutane Penetration fluorescierender Stoffe. Hautarzt 8, 261 (1957). — BROWN, E. V., and W. O. SCOTT: The absorption of methyl salicylate by the human skin. J. Pharmacol. exp. Ther. 50, 32—50, 373—385 (1934). — BÜRGI, E.: La perméabilité de la peau an mercure. Rev. méd. Suisse rom. 57, 461 (1927). Quoted by BÜRGI 1942. — Über die Durchlässigkeit der Haut für Arzneien und Gifte. Wien. klin. Wschr. 45, 1545 (1936). — Die Durchlässigkeit der Haut für Arzneien und Gifte. Berlin: Springer 1942. — BUETTNER, K. J.: Diffusion of water and water vapor through human skin. J. appl. Physiol. 6, 229 (1953). — Skin water intake in normal persons and during menstrual cycle, pregnancy and cardiac edema, and concentration of sweat. Fed. Proc. 15, 27 (1956). — BUETTNER, K. J., and G. F. ODLAND: Physical factors of the skin barrier layer and water diffusion into the human skin. Paper read before the Amer. Physiol. Soc., Chicago. April 18, 1957. — BUETTNER, K. J.: Diffusion of liquid water through human skin. J. appl. Physiol. 14, 261 (1959a). — Diffusion of water vapor through small areas of human skin in normal environment. J. appl. Physiol. 14, 269 (1959b). — BUETTNER, K. J., and F. F. HOLMES: Diffusion of water vapor through human skin in hot environment and with application of atropine. J. appl. Physiol. 14, 276 (1959). — BULL, G. M., and R. FRASER: Myxedema from resorcinol ointment applied to leg ulcers. Lancet 1950 I, 851. — BURCH, G. E., and T. WINSOR: Diffusion of water through dead plantar, palmar, and dorsal human skin and through toe nails. Arch. Derm. Syph. 53, 39 (1946). — BURLET, E.: Die perkutane Resorption von Panthenol. Jubilee vol. for Emil Barell, p. 92—97, 1946. Quoted by F. C. COMBES and R. ZUCKERMAN, J. invest. Derm. 16, 379 (1951). — BUTCHER, E. O.: Penetration of radioactive stearic acid into the skin of the rat. J. invest. Derm. 21, 243 (1953).

CALVERY, H. O., J. H. DRAIZE and E. P. LAUG: The metabolsim and permeability of normal skin. Physiol. Rev. **26**, 495 (1946). Section on permeability by E. P. LAUG, p. 510—533. — CAMERON, G. R., and F. BURGESS: The toxicity of 2,2-bis (p-chlorphenyl) 1,1,1-trichlorethane (DDT). Brit. med. J. **1945** I, 865. — CARPENTER, C. P., U. C. POZZANI, C. S. WEIL, J. H. NAIR III, G. A. KECK and H. F. SMYTH: The toxicity of butyl cellosolve solvent. Arch. industr. Hlth **14**, 114 (1956). — CASE, R. A. M.: Toxic effects of 2,2-bis (p-chlorophenyl) 1,1,1-trichlorethane (DDT) in man. Brit. med. J. **1945** II, 842. — CASE, R. A. M., M. E. HOSKER, D. B. MCDONALD and J. T. PEARSON: Tumors of the urinary bladder in workmen engaged in the manufacture and use of certain dyestuff intermediates in the British chemical industry. Part I. The role of aniline, benzidine, alpha-naphthylamine, and beta-naphthylamine. Brit. J. industr. Med. **11**, 75 (1954). — CASTOR, C. W., and B. L. BAKER: Local action of adrenocortical steroids on epidermis and connective tissue of skin. Endocrinology **47**, 234 (1950). — CHAMBERS, A. H., and S. GOLDSCHMIDT: The influence of cutaneous atmospheric oxygen absorption upon the apparent total oxygen utilization of the body. Amer. J. Physiol. **129**, 331 (1940). — CHOMAN, B. R.: Autoradiographic studies on percutaneous absorption. J. Soc. cosmet. Chem. **11**, 138 (1960). — CLARK, B. B., and W. D. PAUL: Acute methemoglobinemia following exposure to metadinitrobenzene. J. Iowa St. med. Soc. **25**, 449 (1935). — COHEN, A. E., H. J. PAULUS, R. G. KEENAN and L. D. SCHEEL: Skin absorption of carbon disulfide vapor in rabbits. I. Associated changes in blood protein and zinc. Arch. industr. Hlth **17**, 164 (1958). — COLE, H. N., H. F. DE WOLF, N. E. SCHREIBER, T. SOLLMANN and J. V. CLEVE: Mercurial inunctions in the treatment of syphilis. Excretion of mercury following use of mild mercurous chloride inunctions; mode of absorption of mercury from the skin. Arch. Derm. Syph. (Chicago) **27**, 1 (1933). — COLE, H. N., J. A. GAMMEL, J. E. RAUSCHKOLB, N. E. SCHREIBER and T. SOLLMANN: Clinical excretion of mercury. II. After intramuscular injections of mercuric bromide after simple, and after clean inunction. Arch. Derm. Syph. (Chicago) **17**, 625 (1928). — *Conference on Percutaneous Absorption.* Dermatological Research Laboratories, Mass. General Hospital, Boston, Mass. Jan. 28, 1957. — CONLEY, B. E.: The pharmacology and toxicology of several newer chlorinated hydrocarbon insecticides. An essay submitted to the faculty of the division of the biological sciences in candidacy for the degree of master of science. Department of pharmacology. University of Chicago 1951. — CORTI, A. L.: Fatal poisoning with dinitro-o-cresol. Rev. farm. (B. Aires) **95**, 157 (1953). Quoted from abstract Arch. industr. Hyg. **10**, 353 (1954). — COTTER, L. H.: Thioglycolic acid poisoning in connection with the "cold wave" process. J. Amer. med. Ass. **131**, 592 (1946). — COTTY, V. F., J. SKERPAC, H. M. EDERMA, F. ZURZOLA and M. KUNA: The percutaneous absorption of salicylates as measured by blood plasma levels in the rabbit. J. Soc. cosmet. Chem. **11**, 97 (1960). — CRONIN, T. D., and R. O. BAUER: Death due to phenol contained in foille. J. Amer. med. Ass. **139**, 777 (1949). — CULLUMBINE, H.: The mode of penetration of the skin by mustard gas. Brit. J. Derm. **58**, 291 (1946). — Factors influencing penetration of the skin by chemical agents. Quart. J. exp. Physiol. **34**, 83 (1948). — CUNNINGHAM, A. A.: Resorcin poisoning. Arch. Dis. Childh. **31**, 173 (1956). — CUTNER, M.: The influence of „red light" and of ionization upon the penetration of the skin by penicillin. Brit. J. phys. Med. **12**, 144 (1949). — CYR, G. N., D. M. SKAUEN, J. E. CHRISTIAN and C. O. LEE: A comparison of the absorption of radioactive sodium iodide from lard, wool fat, and petrolatum. J. Amer. pharm. Ass. Sci. Ed. **38**, 615 (1949).

DANOPOULOS, E., K. MELISSINOS and G. KATSAS: Serious poisoning by hexachlorcyclohexane. Clinical and laboratory observations on five cases. Arch. industr. Hyg. **8**, 582 (1953). — DEICHMANN, W. B.: Local and systemic effects following skin contact with phenol—a review of literature. J. industr. Hyg. **31**, 146 (1949). — DEICHMANN, W. B., T. MILLER and J. B. ROBERTS: Local and systemic effects following application of dilute solutions of phenol in water and in camphor-liquid petrolatum on the skin of animals. Arch. industr. Hyg. **2**, 454 (1950a). — DEICHMANN, W. B., R. RUEDEMANN and T. MILLER: Absorption of phenol following application of 2% phenol in calamine and „campho-phenique" to skin of experimental subjects. Fed. Proc. **9**, 30 (1950b). — DERBES, V. J., J. H. DENT, W. W. FORREST and M. F. JOHNSON: Fatal chlordane poisoning. J. Amer. med. Ass. **158**, 1367 (1955). — DIRNAGL, K., u. H. R. PRESCH: Untersuchungen über die Jodresorption in Bade mit Hilfe von Radiojod. Klin. Wschr. **31**, 525 (1953). — DONIACH, I., and R. FRASER: Effect of resorcinol on the thyroid uptake of I^{131} in rats. Lancet **1950** I, 855. — DRAIZE, J. H.: Cited by HORTON et al. 1948. — DRAIZE, J. H., E. ALVAREZ and M. WOODARD: Comparative percutaneous toxicity of 3-mercapto-1,2-propanediol (thioglycerol) and ammonium thioglycolate. Fed. Proc. **8**, 287 (1949). — DRAIZE, J. H., and E. A. KELLEY: The urinary excretion of boric acid preparations following oral administration and topical applications to intact and damaged skin of rabbits. Tox. Appl. Pharm. **1**, 267 (1959). — DRAIZE, J. H., A. A. NELSON and H. O. CALVERY: The percutaneous absorption of DDT (2,2-bis (p-chlorophenyl) 1,1,1-trichlorethane) in laboratory animals. J. Pharmacol. exp. Ther. **82**, 159 (1944). — DRINKER, P.: Hydrocyanic acid gas poisoning by absorption through the skin. J. industr. Hyg. **14**, 1

(1932). — DuBois, K.: Pharmacology and toxicology of certain organic phosphorus insecticides. General description of their activity and usefulness. Report to the Council on Pharmacy and Chemistry. J. Amer. med. Ass. 144, 105 (1950). — Duemling, W. W.: Wetting: New synthetic chemicals of use in finer and more efficient topical dermatologic therapy. Arch. Derm. Syph. (Chicago) 43, 264 (1941).

Eddy, W. H., and J. L. Howell: Topical application of vitamin A. Efficiency judged by growth stimulation. N.Y. St. J. Med. 39, 406 (1939). — Ehrhardt, K.: Über das Laktationshormon des Hypophysenvorderlappens. Münch. med. Wschr. 83, 1163 (1936). — Eller, J. J., and S. Wolff: Permeability and absorptivity of the skin. Arch. Derm. Syph. (Chicago) 40, 900 (1939). — Hormones and vitamins in cosmetics. J. Amer. med. Ass. 114, 1865—1875, 2002—2010 (1940). — Elliott jr., J. A., and H. M. Odel: Percutaneous absorption of sodium in cases of exfoliative dermatitis. J. invest. Derm. 15, 389 (1950). — Erskine, D.: Methaemoglobinemia in four sisters due to furniture polish (metadinitrobenzene) poisoning. Guy's Hosp. Rep. 81, 418 (1931). — Evans, E. S.: A case of nitroglycerine poisoning. J. Amer. med. Ass. 58, 550 (1912). — Evans, S. J.: Acute phenol poisoning. Brit. J. industr. Med. 9, 227 (1952).

Fairhall, L. T.: Industrial toxicology, 2nd edit. Baltimore: Williams & Wilkins Company 1957. 376 pp. — Fairley, A., E. C. Linton and F. E. Wild: The absorption of hydrocyanic acid vapour through the skin. With notes on other matters relating to acute cyanide poisoning. J. Hyg. (Lond.) 34, 283 (1934). — Faulkner, J. M.: Nicotine poisoning by absorption through the skin. J. Amer. med. Ass. 100, 1665 (1933). — Ferguson, R. L., and S. D. Silver: Demonstration in skin of active chlorine from chlorine-liberating ointments. Amer. J. clin. Path. 17, 35 (1947). — Finkel, A. J., and E. A. Hathaway: Medical care of wounds contaminated with radioactive materials. J. Amer. med. Ass. 161, 121 (1956). — Fisher, L., and F. Herrmann: Some effects of topical vitamin A upon human epidermis. Arch. Derm. Syph. (Chicago) 75, 667 (1957). — Fitzgerald, L. R.: Cutaneous respiration in man. Phys. Rev. 37, 325 (1957). — Fitzpatrick, T. B., H. C. Griswold and J. H. Hicks: Sodium retention and edema from percutaneous absorption of fludrocortisone acetate. J. Amer. med. Ass. 158, 1149 (1955). — Fleischmayer, R., and V. H. Witten: Studies of thorium X applied to human skin. IV. Clinical and autoradiographic findings following the introduction by iontophoresis. J. invest. Derm. 25, 223 (1955). — Flesch, P.: Inhibition of keratin formation with unsaturated compounds. J. invest. Derm. 19, 353 (1952). — Flesch, P., A. Satanove and C. S. Brown: Laboratory methods for studying percutaneous absorption and the chemical effects of topical agents upon human skin. J. invest. Derm. 25, 289 (1955). — Flury, F., u. R. Wather: Blausäurevergiftung durch Hautresorption. Arch. Gewerbepath. Gewerbehyg. 11, 311 (1942). — Folk, G. E., and R. E. Peary: Water penetration into the foot. Environmental protection section, Quartermaster Climatic Research Laboratory, No 181, 1951. — Fredriksson, T.: Studies on the percutaneous absorption of sarin and two allied organophosphorus cholinesterase inhibitors. Acta derm.-venereol. (Stockh.) 38, Suppl. 41 (1958). — Freeman, M. V., E. Alvarez and J. H. Draize: Cutaneous absorption of phenol from intact and damaged skin. Fed. Proc. 9, 273 (1950). — Freimuth, H. C., and R. S. Fisher: The effect of p_H and the presence of other elements in solution on the absorption of boron. Jour. invest. Derm. 30, 83 (1958).

Galbraith, J,. C. J. Bloom, F. C. Coleman and H. N. Solomon: Dye poisoning in the nursery. A review of seventeen cases. J. Amer. med. Ass. 128, 1155 (1945). — Geinitz, W., u. H. Wüst: Über die Resorption von anorganischen Stoffen durch die menschliche Haut. Untersuchungen mit Hilfe von radioaktivem Schwefel (^{35}S) und Phosphor (^{32}P). Z. ges. exp. Med. 125, 587 (1955). — Gemmell, D. H., and J. C. Morrison: The release of medicinal substances from topical applications and their passage through the skin. J. Pharm. (Lond.) 9, 641 (1957). — The percutaneous absorption of sulphonilamide. J. Pharm. (Lond.) 10, 167 (1958). — Gibbs, O. S., R. Shank, H. Pond and G. H. Hansmann: Absorption of externally applied ammoniated mercury. Arch. Derm. Syph. (Chicago) 44, 862 (1941). — Gilman, A., and F. S. Phillips: The biologic actions and therapeutic applications of the ß-chlorethyl amines and sulfides. Science 103, 409 (1946). — Gittes, H. R., E. R. Hart and A. S. Marrazzi: Measurement of skin penetration by use of subcutaneous probe-counter in conjunction with radioisotope labelled material. Fed. Proc. 10, 50 (1951). — Goldberg, M. B., and F. I. Harris: Use of estrogen creams. J. Amer. med. Ass. 150, 790 (1952). — Goldbloom, R. B., and A. Goldbloom: Boric acid poisoning. Report of 4 cases. J. Pediat. 43, 631 (1953). — Goldman, L., R. G. Thompson and E. R. Trice: Cortisone acetate in skin disease; local effect in skin from topical application and local injection. Arch. Derm. Syph. (Chicago) 65, 177 (1952). — Goldschmidt, S., B. McGlone and J. S. Donal: Oxygen absorption through the skin. Amer. J. med. Sci. 187, 586 (1934). — Golovanoff, M.: De la sensibilisation par la voie cutanée. C. R. Soc. Biol. (Paris) 94, 6 (1926). — Green, R. R., E. Oppenheimer, M. W. Burrill and D. Nelson: The effects of different types of ointment on the percutaneous potency of androgens. Endocrinology 29, 979 (1941). — Greene, R. D.,

A. E. SCHAEFFER and A. SLOCUM: Utilization of topically applied riboflavin, thiamin, calcium pantothenate, pyridoxine, and vitamin D. Fed. Proc. 14, 435 (1955). — GRIESEMER, R. D., I. H. BLANK and E. GOULD: The penetration of an anticholinesterase agent (sarin) into skin. III. A method for studying the rate of penetration into the skin of the living rabbit. J. invest. Derm. 31, 255 (1958). — GRIGNON, G., et M. LAMARCHE: Étude histologique du pouvoir de pénétration transcutanée du liquide amniotique. C. R. Soc. Biol. (Paris) 153, 680 (1959). — GROB, D.: Pharmacology and toxicology of certain organic phosphorus insecticides. General description of their activity and usefulness. Report to the Council on Pharmacy and Chemistry. J. Amer. med. Ass. 144, 105 (1950). — GROEDEL, F. M., u. R. WACHTER: Über den Gasstoffwechsel in Süßwasser-, Salz-, Luft- und kohlensaurem Wasser und Gasbad. Veröff. Zentr.-St. Balneol., N. F. Nr 16 (1929). — GROSS, E., u. A. GROSSE: Ein Beitrag zur Toxicologie des Orthotrikresylphosphates. Naunyn-Schmiedeberg's Arch. exp. Path. Pharmak. 168, 473 (1932). — GROSSENBACHER, H.: Über die Penetrationsfähigkeit der weißen Quecksilbersalbe durch die Haut. Inaug.-Diss. Bern 1936. — GRÜNEBERG, T., u. A. SZAKALL: Über den Gehalt an Schwefel und wasserlöslichen Bestandteilen in der verhornten Epidermis bei normaler und pathologischer Verhornung (Psoriasis). Arch. klin. exp. Derm. 201, 361 (1955). — GÜNTHER, G.: Experimentelle Studien über die Hautresorption. Prag. Arch. Tiermed. u. vergl. Path. 6, 55 (1926).

HADGRAFT, J. W., and G. F. SOMERS: Percutaneous absorption. J. Pharm. (Lond.) 8, 625 (1956). — HAGMÜLLER, K.: Die Haut als Resorptionsorgan für Jod, autoradiographisch untersucht. Wien. med. Wschr. 107, 825 (1957). — HAGMÜLLER, K., H. HELLAUER and H. SPITZY: Über die Funktion der Haut als Resorptions- und Speicherorgan bei Aufnahme von elementarem Jod und Jodid aus Badelösungen. Arch. klin. exp. Derm. 202, 171 (1956). — HALPERN, B. W., O. GAUDIN et C. STIFFEL: Étude de l'influence des cations sur la perméabilité cutanée et cellulaire vis-à-vis de certains dérivès salicylés: recherches sur l'absorption cutanée chez l'homme et l'animal. C. R. Soc. Biol. (Paris) 142, 819 (1948). — HALTER, K., u. P. SCHÄFER: Resorption von Hydrocortisone durch die Haut. Z. Haut- u. Geschl.-Kr. 23, 193 (1957). — HAMBLIN, D. O., and A. F. MANGELSDORFF: Methemoglobinemia and its measurement. J. industr. Hyg. 20, 523 (1938). — HAMBLIN, D. O., and J. F. MARCHAND: Parathion poisoning. Amer. Practit. 2, 1 (1951). — HANZLIK, P. J., W. S. LAWRENCE, J. K. FELLOWS, F. P. LUDUENA and G. L. LAQUEUR: Epidermal application of diethylene glycol monoethyl ether (carbitol) and some other glycols. J. industr. Hyg. 29, 325 (1947). — HARRY, R. G.: Skin penetration. Brit. J. Derm. 53, 65 (1941). — HART, D. F., and N. F. MACLAGEN: Myxedema from resorcinol ointment. Letters to the Editor. Lancet 1951 I, 530. — HART, E. R., J. H. FLEISCHER and A. S. MARRAZZI: Skin penetration of radioactive anticholinesterases—a direct quantitative method of study. Fed. Proc. 8, 300 (1949). — HAYES jr., W. J.: The toxicity of dieldrin to man. Report on a Survey. CDC Technology Branch, No 16, Summary of Investigations, 1—21, Apr. through Dec., 1959. — HEDIGER, S.: Experimentelle Untersuchungen über die Resorption der Kohlensäure durch die Haut. Klin. Wschr. 7, 1553 (1928). — HEIBERG, O. M., and H. N. WRIGHT: Benzene hexachloride poisoning. Report of a case with recovery. Arch. industr. Hlth 11, 457 (1955). — HERMANN, S., u. H. KASSOWITZ: Aufnahme und Schicksal des auf die lebende Haut applizierten Insulins. Naunyn-Schmiedeberg's Arch. exp. Path. Pharmak. 179, 524, 529 (1935). — HERRMANN, F.: Introduction of allergens into the skin by inunction with „Intraderm". I. Additional experimental data on the inunction test. Ann. Allergy 3, 431 (1945). — HERRMANN, F., M. B. SULZBERGER and R. L. BAER: Penetration of allergens into human skin. N.Y. St. J. Med. 44, 2452 (1944). — HIGUCHI, T.: Physical chemical analysis of percutaneous absorption process from creams and ointments. J. Soc. cosmet. Chem. 11, 85 (1960). — HILL, K. R., and G. ROBINSON: A fatal case of DDT poisoning in a child. With an account of two accidental deaths in dogs. Lancet 1945 II, 845. — HIRSCH, P.: Adrenocortical steroids, their derivatives, and corticotropin. Pharmacologic aspects, uses, and contraindications in dermatology. Arch. Derm. Syph. (Chicago) 73, 342 (1956). — HODGE, H. C., and J. H. STERNER: The skin absorption of triorthocresyl phosphate as shown by radioactive phosphorus. J. Pharmacol. exp. Ther. 79, 225 (1943). — HOFMANN-CREDNER, D.: Experimentelle Untersuchungen zur Jodaufnahme durch die Haut und Lunge beim Menschen. Arch. int. Pharmacodyn. 97, 363 (1954). — HOPMANN, F.: Über den Einfluß des Kohlensäurebads auf die Permeabilität der Haut für Salicylsäure. Balneologe 6, 5 (1939). — HORTON, R. G., L. KAREL and L. E. CHADWICK: Toxicity of γ-benzene hexachloride in clothing. Science 107, 246 (1948). — HUME, E. M., N. S. LUCAS and H. H. SMITH: On the absorption of vitamin D from the skin. Biochem. J. 21, 362 (1927). — HUNTER, D. H., K. M. A. PERRY and R. B. EVANS: Toxic polyneuritis arising during the manufacture of tricresyl phosphate. Brit. J. industr. Med. 1, 227 (1944).

ISLER, H.: Études sur la résorption cutanée. Dermatologica (Basel) 100, 295 (1950).

JANITZKY, A., W. RASCHIG, O. STEINKE u. W. WICHMAN: Untersuchungen über die Frage, ob Radiumemanation durch die Haut des menschlichen Körpers hindurchgeht. Klin. Wschr. 12, 1692 (1933). — JENSEN, J. A., W. F. DURHAM and G. W. PEARCE: Studies on fate of parathion in rabbits, using radioactive isotope techniques. Arch. industr. Hyg. **6**, 326 (1952). — JOHNSON, B. L., and W. G. EDEN: Toxicity of aldrin, dieldrin, and toxaphene to rabbits by skin absorption. J. econ. Entomol. **46**, 702 (1953). — JOHNSTON, G. W., and C. O. LEE: A radio-active method of testing absorption from ointment bases. J. Amer. pharm. Ass., sci. Ed. **32**, 278 (1943). — JORDON, J. W., and J. T. CRISSEY: Boric acid poisoning. A report of fatal adult case from cutaneous use. A critical evaluation of the use of this drug in dermatologic practice. Arch. Derm. Syph. (Chicago) **75**, 720 (1957).

KAHLENBERG, L.: On the passage of boric acid through the skin by osmosis. J. biol. Chem. **62**, 149 (1924). — KAHLENBERG, L., and N. BARWASSER: On the time of absorption and excretion of boric acid in man. J. biol. Chem. **79**, 405 (1928). — KEHOE, R. A., and F. THAMANN: The behavior of lead in the animal organism. II. Tetraethyl lead. Amer. J. Hyg. **13**, 478 (1931). — KELLER, R.: Passage of bacteriophage particles through intact skin of mice. Science **128**, 718 (1958). — KIHN, L.: Weitere experimentelle Beiträge zur Gasdurchlässigkeit der Haut. Arch. phys. Ther. (Lpz.) **7**, 132 (1955). — KIMURA, G.: Studies on absorbing coloring matter as well as heterogeneous protein through skin at times of unbalanced acid-base equilibrium; examination of skin's function of absorbing coloring matter. Orient. J. Dis. Infants **28**, 15 (1940). — KIRSCHENBAUM, B., and F. D. MALKINSON: To be published. — KJAERSGAARD, A. R.: Perfusion of isolated dog skin. J. invest. Derm. **22**, 135 (1954). — KNOTH, W., R. HERRMANN u. W. MEYHÖFER: Fluorescenzmikroskopische Untersuchungen an der Meerschweinchenhaut nach epicutaner Anwendung von Steinkohlenteer, Teerteilstoffen und Benzpyren. Arch. klin. exp. Derm. **209**, 194 (1959). — KOELSCH, F.: Die Giftigkeit des Äthylenchlorhydrins. Zbl. Gew.-Hyg. **14**, 312 (1927). — KOVACS, R.: Electrotherapy and light therapy, 6th edit. Philadelphia: Lea and Febiger 1949. 739 pp. — KRACKOW, E. H.: Toxicity of health hazards from boron hydrides. Arch. industr. Hyg. **8**, 335 (1953). — KROP, S.: Toxicology of hydrazine. Arch. industr. Hyg. **9**, 199 (1954). — KUTZIM, H.: Quantitative Untersuchungen über die Absorption durch die Warmblüterhaut mit radioaktiven Isotopen. I. Mitt. Die Meßmethode. Arch. klin. exp. Derm. **203**, 137 (1956a). — II. Mitt. Arch. klin. exp. Derm. **203**, 323 (1956b). — III. Mitt. Der Einfluß der Salbengrundlagen auf die Absorption. Arch. klin. exp. Derm. **204**, 32 (1957).

LACKEY, R. W.: Observations on the percutaneous absorption of toxaphene in the rabbit and dog. Part III. J. industr. Hyg. **31**, 155 (1949). — LAUG, E. P.: Studies on the permeability of the skin to mercury. J. Soc. cosmet. Chem. 1, 81 (1948). — LAUG, E. P., E. AUGHEY and E. J. UMBERGER: Factors influencing the absorption of mercury from calomel ointments applied to the skin. Fed. Proc. **3**, 78 (1944). — LAUG, E. P., and J. H. DRAIZE: The percutaneous absorption of ammonium hydrogen sulfide and hydrogen sulfide. J. Pharmacol. exp. Ther. **76**, 179 (1942). — LAUG, E. P., and F. M. KUNZE: Penetration of lead. Jour. industr. Hyg. **30**, 256 (1948). — LAUG, E. P., E. A. VOS, F. M. KUNZE and E. J. UMBERGER: A study of certain factors governing the penetration of mercury through the skin of the rat and the rabbit. J. Pharmacol. exp. Ther. **89**, 52 (1947). — LAUG, E. P., E. A. VOS, E. J. UMBERGER and F. M. KUNZE: A method for the determination of cutaneous penetration of mercury. J. Pharmacol. exp. Ther. **89**, 42 (1947). — LAWRENCE, D. J., and H. A. BERN: On the specificity of the response of mouse epidermis to vitamin A. J. invest. Derm. **31**, 313 (1958). — LEDUC, S.: Ann. d'electrobiol. **3**, 545 (1900). Quoted by LAUG in CALVERY et al. (1946). — LEHMAN, A. J.: Chemicals in foods: Report to the Association of Food and Drug Officials on current developments. II. Pesticides, dermal toxicity. Quart. Bull. Food and Drug Off., U.S. **16**, 3 (1952). — LEHMANN, G.: Über die Resorption von Kohlensäure aus Salzlösungen und von Salzlösungen selbst durch die Haut. Arch. int. Pharmacodyn. **55**, 331 (1937). — LEIGHTY, J. A., H. J. WICK and B. E. JEFFRIES: Percutaneous administration of estrogens followed by progestin in inducing sexual receptivity in spayed guinea pigs. Endocrinology **28**, 593 (1941). — LIDDLE, G. W.: Δ^1, 9α-fluorohydrocortisone: A new investigative tool in adrenal physiology. Letters to the Editor. J. clin. Endocr. **16**, 557 (1956). — LIETHA, P.: Die Resorption von Schwefel aus Thiorubrol durch die Haut. Schweiz. med. Wschr. **72**, 650 (1942). — LINDNER, J.: Zur Frage der Resorptionsverbesserung durch „ätherische Öle". Naunyn-Schmiedeberg's Arch. exp. Path. Pharmak. **225**, 163 (1955). — LIVINGOOD, C. S., J. F. HILDEBRAND, J. S. KEY and R. W. SMITH: Studies on the percutaneous absorption of fludrocortisone. Arch. Derm. Syph. (Chicago) **72**, 313 (1955). — LIZGUNOVA, A. V.: Penetration of micro-organisms through the skin. Communication II. The study of the condition and modes of penetration of micro-organisms through the skin in mice. Bull. exp. Biol. Med. (Russ.) **47**, 28 (1959). — LOCKHART, L. P.: Nicotine poisoning. Brit. med. J. 1, 246 (1933). — LOEFFLER, R. K., J. W. HERRON and V. THOMAS: A quantitative study of percutaneous absorption. IV. Absorption of minute quantities of radiostrontium chloride through burned skin. U.S. Atomic Energy Comm. Nuclear Sci. Abstr. **5**, 4995 (1951). — LOEFFLER, R. K., and V. THOMAS: A quantitative study of percutaneous absorption. II. Toxicity and effect upon absorption of two decontaminating solutions, U.S. Naval Radiological Defense Laboratory, San Francisco, Calif., Report AD-254 (B), October, 1950. — I. Absorption of radioactive strontium chloride in minute quantities through intact and mechanically damaged rat skin, U.S. Atomic Energy Comm. Rept. AD-225 B, Nuclear Sci. Abstr. 5, No. 323 (1951a). — V.Treatment of contaminated skin and wounds to prevent absorption of radioactive salts, U.S. Naval Radiological Defense Laboratory, San Francisco, Calif., Report AD-309 (B) (April, 1951b). — LOESER, A. A.: The resorption and action of follicular hormone rubbed into the skin. J. Obstet. Gynaec. Brit. Emp. 44, 710 (1937). — DE LONG, C. W., R. C. THOMPSON and H. A. KORNBERG: Percutaneous absorption of tritium and tritium oxide. Hanford Atomic Products Operation, p. 52. 1953. — LOTMAR, R.: Über die Anwendung der Isotopen-methode in der Balneologie; Überblick über die im Institut für Physikalische Therapie der Universität Zürich durchgeführten Untersuchungen unter Verwendung von radioaktiv markiertem Natriumsulfat (S^{35}). Dtsch. med. Wschr. 83, 218 (1958). — LUX, R. E., and J. E. CHRISTIAN: Permeability of frog skin by means of radioactive tracers. Amer. J. Physiol. 162, 193 (1950).

MACHT, D. I.: Arsensäure-Vergiftung, gewerbliche, durch die Haut. Samml. Vergiftungsf. 1, 103 (1930). — The absorption of drugs and poisons through the skin and mucous membranes. Arch. int. Pharmacodyn. 58, 1 (1938a). — The absorption of drugs and poisons through the skin and mucous membranes. J. Amer. Med. Ass. 110, 409 (1938b). — MacKEE, G. M., M. B. SULZBERGER, F. HERRMANN and R. L. BAER: Histologic studies on percutaneous penetration, with special reference to the effect of vehicles. J. invest. Derm. 6, 43 (1945). — MALKINSON, F. D.: Radioisotope techniques in the study of percutaneous absorption. J. Soc. cosmet. Chem. 7, 109 (1956). — Studies on the percutaneous absorption of C^{14} labeled steroids by use of the gas-flow cell. J. invest. Derm. 31, 19 (1958). — Percutaneous absorption of adrenal steroids. J. Soc. cosmet. Chem. 11, 146 (1960a). — Percutaneous absorption of toxic substances in industry. Arch. industr. Hlth 21, 87 (1960b). — MALKINSON, F. D., and D. CHOW: Unpublished studies (1961). — MALKINSON, F. D., and E. H. FERGUSON: Percutaneous absorption of hydrocortisone-4-C^{14} in two human subjects. J. invest. Derm. 25, 281 (1955). — MALKINSON, F. D., E. H. FERGUSON and M. C. WANG: Percutaneous absorption of cortisone-4-C^{14} through normal human skin. J. invest. Derm. 28, 211 (1957). — MALMEJAC, J., and E. DESANTI: Technique permittant l'enregistrement des variations vasomotrices de la peau. C. R. Soc. Biol. (Paris) 127, 542 (1938). — MANDELBAUM, J., and L. SCHLESSINGER: Absorption of vitamin A through human skin. Arch. Derm. Syph. (Chicago) 46, 431 (1942). — MATSCHAK, H.: Zur Physiologie und Pharmakologie der Sterine. III. Der Einfluß der Sterine in Salbengrundlagen auf die Resorption percutan verabreichter Arzneimittel. Naunyn-Schmiedeberg's Arch. exp. Path. Pharmak. 182, 688 (1936). — McCLELLAN, W. S., and C. R. COMSTOCK: The cutaneous absorption of radon from naturally carbonated water baths. Arch. phys. Med. 30, 29 (1949). — McCOLLISTER, D. D., W. H. BEAMER, G. J. ATCHINSON and H. C. SPENCER: The absorption, distribution, and elimination of radioactive carbon tetrachloride by monkeys upon exposure to low vapor concentrations. J. Pharmacol. exp. Ther. 102, 112 (1951). — McCOMBIE, H., and B. C. SAUNDERS: Fluoroacetates and allied compounds. Nature (Lond.) 158, 382 (1946). — McNALLY, W. D., and G. FOSTVEDT: Nonabsorption of mercuric cyanide from soap. Industr. Med. (Chicago) 13, 543 (1944). — MEIGS, J. W., R. M. BROWN and L. J. SCIARINI: A study of exposure to benzidine and substituted benzidines in a chemical plant. Arch. industr. Hyg. 4, 533 (1951). — MEIGS, J. W., L. J. SCIARINI and W. A. van SANDT: Skin penetration by diamines of the benzidine group. Arch. industr. Hyg. 9, 122 (1954). — MEYENBERG: Über das Einverleibungsvermögen (Resorptionsvermögen) der Haut. Derm. Wschr. 112, 31 (1941). — MEYER, F., and L. KERK: Vergleichende Untersuchungen zur Durchlässigkeit der Haut für einige aliphatische Trägersubstanzen. Naunyn-Schmiedeberg's Arch. exp. Path. Pharmak. 234, 267 (1959). — MEYERS, D. S., M. V. NADKARNI and L. C. ZOPF: The absorption and penetration of therapeutic agents from a carbowax vehicle. J. Amer. pharm. Ass., sci. Ed. 38, 231 (1949). — MIDDLETON, E. L.: Fatal case of poisoning by ethylene chlorohydrin. J. industr. Hyg. 12, 265 (1930). — MILBRADT, W.: Der Einfluß der Saponine auf die Durchgängigkeit der Haut. Z. ges. exp. Med. 87, 745 (1933a). — Experimentelle Untersuchungen zur Herabsetzung und Förderung der Hautresorption. Derm. Z. 66, 37 (1933b). — MILLER, O. B., and W. A. SELLE: Studies in percutaneous absorption of radioiodine. J. invest. Derm. 12, 19 (1949). — MOBBS, R. F.: Toxicity of hexachlorcyclohexane in scabies: letter to the editor. J. Amer. med. Ass. 138, 1253 (1948). — MONASH, S.: Location of the superficial epithelial barrier to skin penetration. J. invest. Derm. 29, 367 (1957). — MONCORPS, C.: Untersuchungen über die Pharmakologie und Pharmakodynamik von Salben und salbeninkorporierten Medikamenten. III. Untersuchungen über die Resorption und Pharmakodynamik des salbeninkorporierten elementaren Schwefels. Naunyn-Schmiedeberg's Arch. exp. Path. Pharmak. 141, 67 (1929). — VI. Über die Pharmakologie und Pharmakodynamik des Ungt. Hydr. praec. alb. Ph. G. Naunyn-Schmiedeberg's Arch. exp. Path. Pharmak. 155, 51 (1930a). — V. Über den Sulfatgehalt und Transmineralisationsvorgänge im Blut beim Menschen nach Schwefelsalbenanwendung. Naunyn-Schmiedeberg's Arch. exp. Path. Pharmak. 152, 57 (1930b). — MONTAGNA, W.: Penetration and local effect of vitamin A on the skin of the guinea pig. Proc. Soc. exp. Biol. (N.Y.) 86, 668 (1954). — MOORE, C. R., J. K. LAMAR and N. BECK: Cutaneous absorption of sex hormones. J. Amer. med. Ass. 111, 11 (1938). — MORIYAMA, S.: Studies on percutaneous penetration. Jap. J. Derm. 70, 919—930 (1960). English summary, p. 197.

NATHANSOHN, A.: Über die Regulation der Aufnahme anorganischer Salze durch die Knollen von Dahlia. Jb. wiss. Bot. 39, 607 (1904). — NEAL, P. A., W. F. v. OETTINGEN and R. K. SNYDER: XI. Absorption of TNT through the intact skin of human subjects, p. 55. In Experimental Studies on the Toxicity and Potential Dangers of Trinitrotoluene (TNT), U.S. Publ. Health Bulletin No 285, 1944. — NELSON, M. F.: Measuring adsorption of cosmetics. Nucleonics 14, 42 (1956). — NØRGAARD, O.: Investigations with radioactive Ag^{111} into the resorption of silver through human skin. Acta derm.-venereol. (Stockh.) 35, 415 (1954). — Investigations with radioactive Ni^{57} into the resorption of nickel in normal and in nickel hypersensitive persons. Acta derm.-venereol. (Stockh.) 35, 111 (1955). — Investigations with radioactive nickel, cobalt, and sodium on the resorption through the skin in rabbits, guinea pigs and man. Acta derm.-venereol. (Stockh.) 37, 440 (1957). — NYIRI, W., and M. JANNITTI: About the fate of free iodine upon application to the unbroken animal skin. An experimental study. J. Pharmacol. exp. Ther. 45, 85 (1932).

ODLAND, G. F.: The fine structure of the stratum corneum conjunctum of Szakall. J. invest. Derm. To be published. — O'MALLEY, E. P., Y. T. OESTER and E. G. WARNICK: Experimental iontophoresis: Studies with radioisotopes. Arch. phys. Med. 35, 500 (1954). — OPPENHEIM, M.: Beiträge zur Frage der Hautabsorption mit besonderer Berücksichtigung der erkrankten Haut. Arch. Derm. Syph. (Berl.) 93, 85 (1908). — OVERTON, E.: Studien über die Narkose. Jena: Gustav Fischer 1924.

PAULSEN, F., and C. RERUP: Penetration of Cortison (hydrocortisone) through the skin of rats. Acta pharmacol. (Kbh.) 12, 187 (1956). — PERUTZ, A.: Die Pharmakologie der Haut. In JADASSOHNs Handbuch der Haut- und Geschlechtskrankheiten, Bd. 5/1, S. 1. 1930. — PFEIFFER, C. C., L. F. HALLMAN and I. GERSH: Boric acid ointment: A study of possible intoxication in the treatment of burns. J. Amer. med. Ass. 128, 266 (1945). — PINKUS, H.: Examination of the epidermis by the strip method of removing horny layers. I. Observations on thickness of the horny layer, and on mitotic activity after stripping. J. invest. Derm. 16, 383 (1951). — PINSON, E. A.: Water exchanges and barriers as studied by the use of hydrogen isotopes. Physiol. Rev. 32, 123 (1952). — PIQUET, J. C., and G. HEMMELER: Poisoning with gasoline containing tetraethyl lead. Ärztl. Mh. 4, 181 (1948). Quoted in Chem. Abstr. 42, 5563—5566 (1948). — POCKRANDT, H.: Wirkungen eines synthetischen Oestrogens (Dienoestrol-Diazetat) auf die Haut bei perkutaner Verabreichung. Z. Geburtsh. Gynäk. 141, 85 (1954). — POTTER, A. L.: The successful treatment of two recent cases of cyanide poisoning. Brit. J. industr. Med. 7, 125 (1950).

RABEAU, H., et P. MALANGEAU: Actions de certains agents chimiques sur la penetration cutanée. Bull. Soc. franç. Derm. Syph. 54, 385 (1947). — RABINOWITCH, I. M.: Acute nitroglycerine poisoning. J. Canad. med. Ass. 50, 199 (1944). — RASMUSSEN, K. A.: The effect of antihistaminics on histamine whealing and on dermographism—elucidated by comparative electrophoretical experiments. Acta derm.-venereol. (Stockh.) 29, 564 (1949). — REIN, H.: Experimentelle Studien über Elektroendosmose an überlebender menschlicher Haut. Z. Biol. 81, 125 (1924). — Zur Elektrophysiologie der menschlichen Haut. Z. Biol. 84, 41 (1925). — Die Elektrophysiologie der Haut. In JADASSOHNs Handbuch der Haut- und Geschlechtskrankheiten, Bd. 1/2, S. 43. 1929. — REISS, F., and R. M. CAMPBELL: The effect of topical application of vitamin A with special reference to the senile skin. Dermatologica (Basel) 108, 121 (1954). — RENSHAW, B.: Observations on the role of water in the susceptibility of human skin to injury by vesicant vapors. J. invest. Derm. 9, 75 (1947). — *Report to the Council on Pharmacy and Chemistry.* Toxic effects of technical benzene hexachloride and its principal isomers. J. Amer. med. Ass. 147, 571 (1951a). — Pharmacologic and toxicologic aspects of DDT (chlorophenothane, US-Pharmacopoeia). J. Amer. med. Ass. 145, 728 (1951b). — The present status of chlordane. J. Amer. med. Ass. 158, 1364 (1955). — ROBERT, P.: Klinische Untersuchungen über die Resorption der weißen Präzipitatsalbe durch die intakte Haut und ulzeröse Wundflächen. Dermatologica (Basel) 92, 85 (1946). — ROHWER, S. A., and H. L. HALLER: Pharmacology and toxicology of certain organic phosphorus insecticides. General description of their activity and usefulness. Report to the Council on Pharmacy and Chemistry. J. Amer. med. Ass. 144, 104 (1950). — ROTHMAN, ST.: Resorption durch die Haut. In BETHES Handbuch der normalen und pathologischen Physiologie, Bd. 4, S. 107, 1929, und Bd. 18, S. 85. 1932. — The principles of percutaneous absorption. J. Lab. clin. Med. 28, 1305 (1943). — Discussion on S. M. PECK, B. FINKLER, G. G. MAYER and T. MICHELFELDER, Effects of various modes of administration of pyribenzamine on the histamine wheal and epidermal sensitivity reactions. J. invest. Derm. 14, 177 (1950). — Physiology and biochemistry of the skin. Chicago: University Chicago Press 1954. 741 pp. — ROTHMAN, ST., u. F. SCHAAF: Chemie der Haut. In JADASSOHNs Handbuch der Haut- und Geschlechtskrankheiten, Bd. 1/2, S. 161. 1929. — ROWE, V. K., H. C. SPENCER, D. D. McCOLLISTER, R. L. HOLLINGSWORTH and E. M. ADAMS: Toxicity of ethylene dibromide determined on experimental animals. Arch. industr. Hyg. 6, 158 (1952). — RUBIN, S. H.: Percutaneous absorption of vitamins. J. Soc. cosmet. Chem. 11, 160 (1960).

SAITA, G.: Occupational dinitrophenol poisoning. Med. d. Lavoro 40, 5 (1949). Cited by FAIRHALL. — SALMON, U. J.: Skin absorption of dihydroxyestrin in humans. Proc. Soc. exp. Biol. (N.Y.) 38, 481 (1938). — SCHAEFFER, A. E., H. L. SASSAMAN, A. SLOCUM and R. D. GREENE: Absorption of topically applied vitamins. J. Nutr. 59, 171 (1956). — SCHMID, G.: Über die Resorption von Kohlensäure und Schwefelwasserstoff durch die Haut. Arch. int. Pharmacodyn. 55, 318 (1937). — SCHÜTZ, E.: Der Einfluß von Polyäthylenglykol 400 auf die percutane Resorption von Wirkstoffen. Naunyn-Schmiedeberg's Arch. exp. Path. Pharmak. 232, 237 (1957). — SCHÜTZ, W.: Über die Gefährdung von Mensch und Tier durch große Konzentrationen einiger giftiger Gase von der Haut aus (Kohlenoxyd, Schwefelwasserstoff, Blausäure, Anilin). Arch. Hyg. (Berl.) 98, 70 (1927). — SCHWENKENBECHER, A.: Das Absorptionsvermögen der Haut. Arch. f. Anat. 1904, 121. — SCOTT, A.: The behavior of radioactive sulphur after its external application to the skin. Brit. J. Derm. 69, 39 (1957). — The behaviour of radioactive mercury and zinc after application to normal and abnormal skin. Brit. J. Derm. 71, 181 (1959). — SCOTT, A., and F. KALZ: The penetration and distribution of C^{14}-hydrocortisone in human skin after its topical application. J. invest. Derm. 26, 149 (1956). — SCOTT, T. S.: The incidence of bladder tumors in a dyestuffs factory. Brit. J. industr. Med. 9, 127 (1952). — SELLE, W. A., and O. B. MILLER: Fetal gastric secretion of radioiodide applied percutaneously to pregnant animals. Fed. Proc. 7, 110 (1948). — SHAW, L. A., and A. C. MESSER: Cutaneous respiration in man. II. The effect of temperature and of relative humidity upon the rate of carbon dioxide elimination and oxygen absorption. Amer. J. Physiol. 95, 13 (1930). — III. The permeability of the skin to carbon dioxide and oxygen as affected by altering their tension in the air surrounding the skin. Amer. J. Physiol. 98, 92 (1931). — SHAW, L. A., A. C. MESSER and S. WEISS: Cutaneous respiration in man. I. Factors affecting the rate of carbon dioxide elimination and oxygen absorption. Amer. J. Physiol. 90, 107 (1929). — SHELLEY, W. B., J. C. McCONAHY and E. W. HESBACHER: Effectiveness of antihistaminic compounds introduced into normal human skin by iontophoresis. J. invest. Derm. 15, 343 (1950). — SHELLEY, W. B., and F. M. MELTON: Studies on absorption through normal human skin. Fed. Proc. 6, 199 (1947). — Factors accelerating the penetration of histamine through normal intact human skin. J. invest. Derm. 13, 61 (1949). — SHILKRET, H. H.: Electrophoretic skin studies. I. Reaction to common grasses. J. invest. Derm. 5, 11 (1942). — SKAUEN, D. M., G. N. CYR, J. E. CHRISTIAN and C. O. LEE: A study of the absorption of radioactive sodium iodide from a variety of ointment bases. J. Amer. pharm. Ass., Sci. Ed. 38, 618 (1949). — SMITH, G. N., L. A. TEMPLE, R. J. EMERSON and T. W. GALBRAITH: The metabolism of tritium gas in the rat. Hanford Atomic Products Operation, p. 43, 1953. — SNYDER, F. H.: Systemic toxicological reactions resulting from percutaneous absorption. J. Soc. cosmet. Chem. 11, 117 (1960). — SOBEL, A. E., J. P. PARNELL, B. S. SHERMAN and D. K. BRADLEY: Percutaneous absorption of vitamin A. J. invest. Derm. 30, 315 (1958). — SOBEL, A. E., B. S. SHERMAN, D. K. BRADLEY and J. P. PARNELL: The influence of concentration on the percutaneous and oral absorption of vitamin A. J. invest. Derm. 32, 569 (1959). — SORBY, D. L., and E. M. PLEIN: A radiometric method for determination of absorption of ammoniated mercury from ointments. J. Amer. pharm. Ass., sci. Ed. 48, 308 (1959). — STARKENSTEIN, E., u. F. HENDRYCH: Zur Physiologie und Pharmakologie der Sterine. II. Die Bedeutung des Cholesterins für Permeabilität und Resorption. Naunyn-Schmiedeberg's Arch. exp. Path. Pharmak. 182, 664 (1936). — STERN, P., u. S. ADAMIC: Die Rolle des Histamins bei der Resorption durch die Haut. Arch. int. Pharmacodyn. 119, 177 (1959). — STIFEL, R. E.: Methemoglobinemia due to poisoning by shoe dye. J. Amer. med. Ass. 72, 395 (1919). — STRAKOSCH, E. A.: Studies on ointments. II. Ointments containing salicylic acid. Arch. Derm. Syph. (Chicago) 47, 16 (1943). — STRAKOSCH, E. A., and W. G. CLARK: Studies on the penetration of sulfonamides into the skin. I. Penetration of sulfonamides from various ointment bases into the intact skin of guinea pigs; and a new method of analysis of tissue sulfonamides. Amer. J. med. Sci. 205, 518 (1943a). — II. Sulfathiazole, sulfadiazine and sodium sulfacetamide. Amer. J. med. Sci. 206, 610 (1943b). — STÜTTGEN, G., u. H. BETZLER: Zur Frage der Permeation von Elektrolyten durch die Haut. I. Vitroversuche mit radioaktivmarkierten Ca^{++}-, SO_4^{--} und PO_4^{---}-Ionen an Meerschweinchen- und Mäusehaut. Arch. klin. exp. Derm. 203, 472 (1956). — STÜTTGEN, G., u. H. KRAUSE: Der Nachweis von tritium-markiertem Vitamin A in den Schichten der Haut nach lokaler Applikation. Hautarzt 10, 504 (1959). — STÜTTGEN, G., u. H. WEIDENBACH: Zur Frage der Beeinflussung der perkutanen Heparinresorption. Derm. Wschr. 126, 1164 (1952). — STÜTTGEN, G., u. H. WÜST: Die Resorption von elementarem Schwefel durch die Haut. Untersuchungen mit Hilfe von radioaktiven ^{35}S. Hautarzt 6, 172 (1955). — SÜSSMANN, P. O.: Studien über die Resorption von Blei und Quecksilber bzw. deren Salzen durch die unverletzte Haut des Warmblüters. Arch. Hyg. (Berl.) 90, 175 (1922). — SULZBERGER, M. B.: In G. M. MacKEE, F. HERRMANN, R. L. BAER and M. B. SULZBERGER: Demonstrating the presence of sulfonamides in the tissues. Science 98, 66 (1943). — SULZBERGER, M. B., and R. L. BAER: Present status of ACTH, cortisone, and compound F in dermatologic management: A guide to the general practitioner. In: Year Book of Dermatology and Syphilology, 1952, p. 7—21. Chicago: Year Book Publ. 1953. — SVIRBELY, J. L.: Toxicity tests of decaborane for laboratory animals. I. Acute toxicity studies. Arch. industr. Hlth 11, 132 (1955a). — II. Effects of repeated doses. Arch. industr. Hlth 11, 138 (1955b). — SZAKALL, A.: Über den Stand der hautphysiologischen Forschung als Beitrag zu einem zielbewußten Arbeitsschutz. Arch. Derm. Syph. (Berl.) 194, 376 (1952). — Über die Eigenschaften, Herkunft und physiologischen Funktionen der die H-Ionenkonzentration bestimmenden Wirkstoffe in der verhornten Epidermis. Arch. klin. exp. Derm. 201, 331 (1955). — Experimentelle Daten zur Klärung der Funktion der Wasserbarriere in der Epidermis des lebenden Menschen. Berufsdermatosen 6, 171 (1958). — SZCZESNIAK, A. S., H. SHERMAN and R. S. HARRIS: The percutaneous absorption of water. Science 113, 293 (1951).

TAS, J., and Y. FEIGE: Penetration of radioiodide (I^{131}) through human skin. J. invest. Derm. 30, 193 (1958). — TAYLOR, E. L.: Danger of inunction with DDT. Letters to the editor. Lancet 1945 II, 320. — THOMSON, J. F., J. SAVIT and E. GOLDWASSER: Tests of 2,3-dimercaptopropanol and related dithiols for decontamination of lewisite on human skin. J. Pharmacol. exp. Ther. 89, 1 (1947). — TRAUBE-MENGARINI, M.: Über die Permeabilität der Haut. Arch. f. Anat. 1892, Suppl., 1. — TREHERNE, J. E.: The permeability of skin to some nonelectrolytes. J. Physiol. (Lond.) 133, 171 (1956). — TREON, J. F., F. P. CLEVELAND and J. CAPPEL: The toxicity of hexachlorcyclopentadiene. Arch. industr. Hlth 11, 459 (1955).

U.S. Atomic Energy Comm., Isotopes Division. General rules and procedures concerning radioactive hazards. Isotopes Branch Circular B-1, Revised 1947. — *U.S. Atomic Energy Comm., TID 388, March 12, 1951.* Health Physics Insurance Seminar.

VALETTE, G.: Sur la pénétration transcutanée des huiles essentielles et de leurs constituents chimiques. C. R. Soc. Biol. (Paris) 139, 904 (1945a). — Sur la pénétration transcutanée des alcaloides. C. R. Soc. Biol. (Paris) 139, 906 (1945b). — VALETTE, G., and R. CAVIER: Sur l'activité de la dihydrofolliculine par voie transcutanée chez le rat. C. R. Soc. Biol. (Paris) 140, 255 (1946a). — Sur l'activité de la testostérone par voie transcutanée chez le rat. C. R. Soc. Biol. (Paris) 140, 825 (1946b). — L'absorption cutanée. J. Physiol. (Paris) 39, 137 (1947a). — Sur l'activité de la désoxycorticostérone par voie transcutanée chez le rat. C. R. Soc. Biol. (Paris) 141, 465 (1947b). — VALETTE, G., and M. HUERRE: Etude de differentes methodes pharmacodynamiques applicables a l'evaluation de l'absorption cutanee des excipients pour pommades. Ann. pharm. franç. 15, 601 (1957). — VAN DER BURG, A. P.: Toxicity of „cold wave" solution. Ned. T. Geneesk. 93, 3400 (1949). Quoted in J. Amer. med. Ass. 142, 852 (1950). — VIGNEC, A. J., and R. ELLIS: Inabsorbability of boric acid in infant powder. Amer. J. Dis. Child. 88, 72 (1954). — VILLELA, G. G.: Cited by RUBIN 1960. — VOLLMER, H., C. ABLER and H. S. ALTMAN: Percutaneous administration of vitamin K. Amer. J. Dis. Child. 64, 462 (1942). — VOSS, H. E.: Die örtliche Wirkung von Sexualhormonen. Klin. Wschr. 16, 769 (1937).

WALKER, S. A., and ST. ROTHMAN: Alopecia areata: Statistical study and consideration of endocrine influences. J. invest. Derm. 14, 403 (1950). — WALTON, D. C., and M. G. WITHERSPOON: Skin absorption of certain gases. J. Pharmacol. (Lond.) 26, 315 (1925). — WALZER, A.: Cutaneous absorption. I. A direct technic for demonstrating the percutaneous absorption of antigens. Arch. Derm. Syph. (Chicago) 41, 692 (1940). — WALZER, A., and S. S. SACK: Cutaneous absorption. II. The value of petrolatum, anhydrous wool fat and other bases in percutaneous absorption of topically applied cotton seed allergen. Arch. Derm. Syph. (Chicago) 49, 427 (1944). — WEEKS, M. H., and W. D. OAKLEY: Absorption of plutonium through the living skin of the rat, Hanford Atomic Products Operation, p. 85, 1953. — WERNSDÖRFER, R.: Untersuchungen über die percutane Resorption von $^{203}HgCl_2$. Klin. Wschr. 33, 626 (1955). — WHITEHOUSE, A. G. R., W. HANCOCK and J. S. HALDANE: The osmotic passage of water and gases through human skin. Proc. roy. Soc. B 111, 412 (1932). — WHITEHOUSE, A. G. R., and H. RAMAGE: Permeability of human skin to electrolytes. Proc. roy. Soc. B 113, 42 (1933). — WIGGLESWORTH, V. B.: A case of DDT poisoning in man. Brit. med. J. 1945 I, 517. — WILD, R. B.: On the official ointments with special reference to the substances used as bases. Brit. med. J. 1911 II, 161. — WILD, R. B., and I. ROBERTS: Absorption of mercurials from ointments applied to the skin. Brit. med. J. 1926 I, 1076. — WILE, U. J., and J. A. ELLIOTT: Mode of absorption of mercury in the inunction treatment of syphilis. J. Amer. med. Ass. 68, 1024 (1917). — WILLIAMS, N. E., and H. G. T. BRIDGE: Nephrotic syndrome after the application of mercury ointment. Lancet 1958 II, 602. — WILSON, D. J. B.: Nicotine poisoning by absorption through the skin. Brit. med. J. 1930 II, 601. — WITTEN, V. H., E. W. BRAUER, R. LOEVINGER and V. HOLMSTROM: Studies of radioactive phosphorus (P^{32})

applied to human skin. I. Erythema and autoradiographic findings following application in various forms. J. invest. Derm. **26**, 437 (1956). — WITTEN, V. H., L. D. GRAYSON and V. H. BIRNBAUM: Studies of the mechanism of allergic eczematous contact dermatitis. I. Findings on human skin with radioactive bichloride of mercury. J. invest. Derm. **28**, 339 (1957). — WITTEN, V. H., M. S. ROSS, E. OSHRY and V. HOLSTROM: Studies of thorium X applied to human skin. II. Comparative findings of the penetration and localization of thorium X when applied in alcoholic solution, in ointment, and in lacquer vehicles. J. invest. Derm. **20**, 93 (1953). — WITTEN, V. H., M. S. ROSS, E. OSHRY and A. B. HYMAN: Studies of thorium X applied to human skin. I. Routes and degree of penetration and sites of deposition of thorium X applied in selected vehicles. J. invest. Derm. **17**, 311 (1951). — WOLF, J.: Die innere Struktur der Zellen des Stratum desquamativum der menschlichen Epidermis. Z. mikr.-anat. Forsch. **46**, 170 (1939).

YANT, W. P.: Hydrogen sulphide in industry. Occurrence, effects, and treatment. Amer. J. publ. Hlth **20**, 598 (1930).

ZONDEK, B.: Folliculin. Klin. Wschr. 8, 2229 (1929). — Cutaneous application of follicular hormone. Lancet **1938 I**, 1107. — ZWICK, G. K.: A microscopic study of mercury absorption from the skin. J. Amer. med. Ass. **83**, 1821 (1924).

Ohne Autor: Editorial. Trinitrotoluene. Brit. J. industr. Med. 2, 106 (1945).

Physiologie der Hautsinne

Von

Wolf-Dieter Keidel-Erlangen

Mit 65 Abbildungen

A. Allgemein-sinnesphysiologische Grundlagen
I. Begriffe der Informationstheorie

Sicherlich ist uns im Laufe der letzten Jahrzehnte eine Fülle sinnesphysiologischer Einzeltatsachen bekannt geworden: ein Umstand, der zu einem guten Teil ursächlich mit der außerordentlichen technischen Verfeinerung der Untersuchungsmethoden zusammenhängt. Aber der eigentliche Erkenntniszuwachs hat mehr mittelbar mit dem technischen Fortschritt des zweiten Viertels unseres Jahrhunderts zu tun. Wo sich nämlich die Technik mehr und mehr mit Problemen zu befassen hatte, die in ihrer Teleologie mit derjenigen unserer menschlichen Sinnesorgane eng zusammenhängen, da hat sowohl die Technik aus einer Analyse des Baues und der Funktion der Sinnesorgane eine Quelle neuer Konstruktionsprinzipien gewonnen, wie umgekehrt die Sinnesphysiologie aus einem vergleichenden Studium der Konstruktionsprinzipien analog arbeitender technischer Nachführ-, Regel- und Nachrichtenübertragungssysteme als heuristischer Prinzipien bei der Aufklärung der Funktion lebender Sinnesorgansysteme größten Nutzen gezogen.

Es sind drei große Gebiete der modernen technischen Forschung, an die in diesem Zusammenhang gedacht werden muß:

a) die *Servomechanismen* (von Reglern bis zu kybernetischen Systemen).

b) *Ver- und Entschlüsselungssysteme* (im Rahmen der *Kommunikations-* und *Informationstheorie*) und

c) *Operationen mit gespeicherter Information*, ausgeführt von *Digital-* und *Analog-Rechenmaschinen*.

Einige Beispiele sollen die Parallelen zu den Funktionen der menschlichen Sinnesorgane deutlich machen: Das Nachführen beider Augen hinter einem unsystematisch bewegten Objekt, etwa einem Schmetterling: das Nachführen des Körpers eines Seemannes bei Schiffsschlingerbewegungen mit stets unterstützt bleibendem Schwerpunkt: das Nachführen des Körpers eines Skiläufers beim Gleiten über (unsystematisch) unebenen Boden: die Fangbewegung der Mantis (Gottesanbeterin) sind komplizierte servomechanistische Aufgaben. Verantwortlich für die Genauigkeit der Ausführung sind in der Reihenfolge der Beispiele: der optische Sinn: der statische Sinn: der kinästhetische Sinn; eine Kombination von optischem und kinästhetischem Sinn. Das zugrunde liegende Prinzip — Reafferenzprinzip (v. HOLST und MITTELSTAEDT 1950) einschließlich der Differentialquotientenempfindlichkeit zur Korrektur der Massenbeschleunigung und Verzögerung bei der Korrekturbewegung — ist dasselbe wie für den Servomechanismus des Ingenieurs, der etwa eine ferngelenkte Rakete oder ein Flugzeug mit

„automatischer Kurssteuerung" trotz störender Witterungseinflüsse auf dem gewünschten Kurs zu führen hat.

Es ist leicht einzusehen, daß zwei getrennte Systemteile für eine solche Aufgabe gebraucht werden: Fühler (oder Steuerkörper), welche fortlaufend eine Information über den aktuellen räumlich-zeitlichen Zustand des Systems geben und ein Auswertesystem, das diesen Zustand mit dem Soll-Zustand vergleicht und allenfalls Anlaß zur nötigen Korrekturbewegung gibt.

Für das biologische System sind die zwei Systemteile leicht zu benennen: Fühler und Steuerkörper ist ganz offensichtlich das periphere Sinnesorgan, Auswertesystem („Meßwerk") das Zentralnervensystem. Ebenso klar ist die Zweiteilung beim technischen System: Fühler im Flugkörper, Auswertesystem in der Bodenstation. Wegen der räumlichen Entfernung braucht dieses System einen Übertragungskanal, in welchem die Information vom Fühler zur Auswertemaschine (die „Afferenz"), aber auch der Korrekturbefehl (die „Efferenz") nach Messung der Ist-Sollwertdifferenz (Stellgröße beim einfachen Regler, „Reafferenz" beim biologischen Objekt) als neue Information übertragen wird.

Die zugrunde liegenden Gesetze für bestmögliche Übertragung der Information (z.B. Verhältnis Signal zu Rauschen) sind allgemeingültig. Sie sind die gleichen, ob der Übertragungskanal der Äther oder nervöse Leitungsbahnen zwischen Sinnesorgan und Zentralnervensystem sind. So erweist es sich als sinnvoll für beide Fälle, den biologischen wie den technischen, den gemeinsamen Begriff Kommunikationssystem zu benützen, speziell vom Sinnesorgan*system* zu sprechen. Dieses schließt Fühler, Übertragungskanal und Auswertesystem, also speziell peripheres Sinnesorgan, nervöse Leitungsbahn und Zentralnervensystem ein. Die Ver- und Entschlüsselungsleistung eines solchen Systems enthält häufig mehrfache Raum-Zeit-Transformationen. In vielen Fällen ist die funktionelle Leistung des peripheren Sinnesorgans überhaupt nur in der Abstimmung der Verschlüsselung auf die zentrale Entschlüsselung verständlich. Hierin liegt der eigentliche Wert dieser Betrachtungsweise für die Sinnesphysiologie.

Im Zuge der sensorischen Kette, des „pathway", vom Reiz über das Sinnesorgan, den „Receptor", zur Erregung der Sinneszelle und des ersten Neurons: von da über eine bestimmte Zahl von Neuronen (WALDEYER) mit „synaptischen Verbindungen" (SHERRINGTON) zu den höchsten corticalen „Integrationsorten"; begleitet von „Empfindungen" (Bewußtseinsinhalt allgemeiner Art) und „Wahrnehmungen" (bestimmte Bewußtseinsinhalte über Umweltzustände oder deren Änderungen) wird nicht nur eine Trias von „Schichten" (HARTMANN) durchlaufen, die nur mit ganz verschiedenen Untersuchungsmethoden untersuchbar sind (Reiz: Physik; Erregung: Physiologie; Empfindung: Psychologie). Vielmehr wird zwischen physiologischer Messung und psychologischer Beobachtung eine Grenze überschritten, die für die Wissenschaft tabu sein muß: die Grenze vom objektiv Meßbaren, der „res extensa" des DESCARTES zur „res cogitans", dem nur introspektiv zugänglichen, subjektiven Bewußtseinsinhalt, der einer unmittelbaren objektiven Überprüfung von der Welt der „res extensa" her unzugänglich ist.

Das Problem wird anschaulicher, wenn man etwa versucht, den Bewußtseinsinhalt „rot" einer objektiven Messung oder auch nur einer allgemein gültigen Beschreibung zugänglich zu machen, mit welcher einem Rotgrün-Blinden die Farbe rot anschaulich gemacht werden sollte. Die Farbe rot kann nur introspektiv „erfahren" werden.

Die Sinnesphysiologie ist gerade dabei, für dieses schwierige Problem von einer ganz unerwarteten Seite her eine Überbrückungsmöglichkeit zu finden. Es zeigt sich nämlich, daß die Anwendung einer besonderen Form der Wahrscheinlichkeitsmathematik, Inhalt der sog. *Kommunikations-* oder *Informationstheorie*, die von der Physik entwickelt worden ist, zu Aussagen führen kann, die sich mit Ergebnissen psycho-physischer Experimente vergleichen lassen, ohne dabei die Grenze, von der wir sprachen, zu verletzen.

Die Informationstheorie, die ihre ersten Anfänge Betrachtungen des deutschen Physikers CLAUSIUS verdankt, sagt in ihrer heutigen Form (SHANNON 1949) aus, daß für jedes beliebige System, in welchem Information von einem Ort zu einem anderen übertragen wird — unabhängig davon, ob dabei die Energieform, in der die Information verschlüsselt vorliegt, geändert wird oder nicht —, der Zustand mit Information gegenüber dem informationslosen Zustand des Systems einen geringeren, berechenbaren Wahrscheinlichkeitsgrad aufweist. Der informationslose Zustand, der zufällige also, hat eine nur statistische Zeitfunktion des Informationsträgers. Offensichtlich ist eine solche als „Rauschen" bezeichnete Zeitfunktion der wahrscheinlichere Zustand.

Da in der Thermodynamik die ungerichtete Energieform, die Wärme, ebenfalls der wahrscheinlichere Zustand — hier der Energie — ist, besteht für den Quotienten Wärmeenergie zu mechanischer Energie dasselbe Wahrscheinlichkeitsverhältnis wie für den Quotienten Rauschen zu Information. Dieses Verhältnis heißt in der Thermodynamik Entropie (CLAUSIUS). Aus den geschilderten Analogiegründen sind daher sowohl die Entropie wie der *Informationsinhalt* in einem logarithmischen Maßsystem mit einem logarithmischen Wert der Zustandswahrscheinlichkeit angebbar und die Grundformel der Informationslehre für den Informationsinhalt I lautet daher

$$I = -\log P$$

mit P = Wahrscheinlichkeit für das informative Code-Signal

R. V. L. HARTLEY (1927, zit. bei WOODWARD 1957) unterscheidet die folgenden Kommunikationssysteme:

a) Kommunikationssysteme, durch welche die *Information kontinuierlich fließt*, und

b) statische Kommunikationssysteme, die für die *Speicherung von Information* dienen.

Es liegt auf der Hand, daß im Bereich der menschlichen Sinnesorgansysteme die nervösen Leitungsbahnen vom Sinnesorgan zum Zentralnervensystem der Gruppe a), dagegen große Teile des Zentralnervensystems, z.B. die sekundären Projektionsfelder der Hirnrinde, der Gruppe b) angehören. Offensichtlich arbeiten dabei die Leitungsbahnen nach dem Prinzip der „Digitalsysteme", d.h. die Information wird — in Form der Aktionspotentiale — in der *Zahl* der Signale verschlüsselt. Dagegen geschieht die Verarbeitung dieser Information und insbesondere ihre Speicherung allem Anschein nach in Form des „Analogprinzips", d.h. daß dort die Information *analog zur Größe* der Information mit praktisch unendlich vielen Zwischenwerten, nicht gequantelt, gespeichert wird. Wir sagen in der physiologischen Nomenklatur: der Nerv gehorcht dem Alles-oder-Nichts-Gesetz, die zentrale Synapse nicht. Ganz entsprechend hat die Technik, allerdings ohne Kenntnis dieser physiologischen Eigenschaften der menschlichen Sinnesorgansysteme, elektronische Digital- und Analog-Rechenmaschinen entwickelt.

Die Information ist völlig unabhängig von der benützten Energieform. So kann z.B. eine akustische Information, ein Wort, auf einem Magnetband, also magnetisch gespeichert werden, oder eine Zahl in einer Rechenmaschine als kinetische Energie in Form einer Welle in einer Quecksilbersäule gespeichert werden. Wichtig ist nur, daß die Information ohne Informationsverlust dem Speicher wieder entnommen werden kann („information is invariant under such a transformation" — WOODWARD).

Die *Informationskapazität* eines Speichers wird gemessen in der Gesamtzahl unterscheidbarer Zustände. Es hat sich als nützlich erwiesen, diese Zahl nicht linear, sondern logarithmisch, und zwar am besten mit Logarithmen der Basis 2 anzugeben. Die Einheit der so gemessenen Informationskapazität heißt „*bit*" (Abkürzung von binary digit). 1 bit sind also zwei unterscheidbare Zustände. 2 bit 4, 5 bit $2^5 = 32$ Zustände usw. Die Information kann in mehreren Schichten gespeichert werden. Hierfür möge ein Beispiel angeführt werden: Ein Schalter habe 8 Schaltstellungen. Zwei in zwei hintereinandergeschalteten Schichten angeordnete Schalter haben dann nicht $8 + 8 = 16$, sondern $8^2 = 64$ mögliche Schaltstellungen, also unterscheidbare Zustände. Die Informationskapazität eines in zwei Schichten strukturierten Speichers ist also gegenüber dem einschichtigen nennenswert, in unserem Beispiel von 4 auf 6 bit vergrößert. Aller Wahrscheinlichkeit nach macht nicht nur die Technik, sondern auch die Struktur des menschlichen Gehirns hiervon Gebrauch. Allgemein formuliert beträgt die Informationskapazität C in bit:

$$C_{\mathrm{bit}} = \overset{2}{\log} n$$

wenn n die Zahl der unterscheidbaren Zustände eines Speichers bedeutet.

Um eine Vorstellung von der Zählart in bit zu bekommen, sei angeführt, daß auf einem Blatt Papier mit Raum für 4000 Symbole wegen der 27 Buchstaben die Gesamtzahl möglicher Zustände 27^{4000} beträgt, eine Zahl, die völlig unanschaulich ist. In bit gemessen beträgt die Informationskapazität dieses Blattes Papier dagegen $4000 \cdot \overset{2}{\log} 27 = 19000$ bit.

Nun noch ein Wort zur Informationskapazität unserer Sinnesorgane: Für die einzelne Sinneszelle des Auges sind 32 verschiedene Helligkeitsstufen unter Optimalbedingungen bei konstanter Adaptationsleuchtdichte unterscheidbar (Ranke 1952 und Kern 1952). Da die macula lutea etwa 4900 Zapfen enthält, von denen etwa die Hälfte gleichzeitig getrennt erregbar ist, beträgt die Informationskapazität des menschlichen Auges $2450 \cdot \overset{2}{\log} 32 = 12250$ bit. Der einzelne Schmerzreceptor kann 19 verschiedene Intensitätszustände unterscheiden, entsprechend 4,25 bit. Die gesamte Informationskapazität des Schmerzsinnes dürfte wegen der großen Raumschwelle und der räumlichen Summation bei gleichzeitiger Reizung verschiedener Hautorte nicht über $20 \cdot 4{,}25 = 85$ bit liegen (Hardy, Wolff und Goodell 1952).

Von der Informationskapazität abzugrenzen ist der Begriff der *Informationsmenge* (Dimension bit). Betrachtet man nicht Speicher, sondern Übertragungskanäle, so definiert man den *Informationsfluß* als Informationsmenge pro Zeit (bit/sec).

Wir wollen als Beispiel ein System wählen, das zwei Codesymbole verwendet, weiß und schwarz. Diese beiden Symbole können entweder zeitlich rein zufällig aufeinander folgen (Informationsinhalt Null) oder in einer gewünschten Reihenfolge (System enthält Information). Die Wahrscheinlichkeit für den zeitlichen Mittelwert der Weiß- und Schwarzzustände kann frei gewählt werden. Wir benennen die beiden Wahrscheinlichkeiten mit P und Q. Der Informationsinhalt H des Informationsflusses ist dann

$$H = - P \cdot \log P - Q \cdot \log Q.$$

Der Informationsinhalt durchläuft, wie man erkennt, ein Maximum bei $P = Q = {}^1/_2$. $H_{\max}$ ist dann $-1 \cdot \log {}^1/_2$. Es ist leicht einzusehen, daß sowohl wenn P wie Q gegen Null geht, auch der Informationsinhalt sich Null annähert, da dann nur mehr schwarze *oder* weiße Codesymbole vorkommen.

Wir wollen auch diese Aussage auf die Sinnesorgansysteme anwenden. Wir sehen, daß der Informationsfluß in einem Neuron, das Sinnesorgan und Zentralnervensystem miteinander verbindet, nur dann maximal ist, wenn die Wahrscheinlichkeit für den zeitlichen Zustand „Aktionspotential" oder „kein Aktionspotential" gleichgroß ist. Das ist nur bei der maximalen Erregung der Fall. Oder anders ausgedrückt: Wenn eine B-Faser mit 1000 Impulsen pro Sekunde und einer Refraktärzeit von 1 msec feuert, dann ist ihr Informationsfluß gleich dem maximal möglichen. Hierfür ist sie gebaut. Es wird in Kauf genommen, daß sie für geringere Impulszahlen bei kleinerer Erregung „überdimensioniert" ist. Einen ähnlichen Erkenntnisgewinn liefert die Informationstheorie für die Entschlüsselung und Speicherung der Information aus den Sinnesorganen im Zentralnervensystem. Die Funktion des Gehirns scheint hierbei gerade darin zu bestehen, daß durch Operationen, wie sie der Grundformel der Informationstheorie entsprechen, die Information mit größerer Genauigkeit aus dem Codesystem zurückgewonnen wird, als sie dem Einzelereignis im Übertragungskanal, im sensiblen oder sensorischen Neuron entspricht.

Wir stehen damit in der Sinnesphysiologie heute vor einem ähnlichen Problem, wie es die Thermodynamik am Ende des letzten Jahrhunderts zu lösen hatte: Über die Bewegung eines einzelnen Gasmoleküls sind nur Wahrscheinlichkeitsaussagen möglich. Trotzdem ist die Gesamtwirkung vieler Gasmoleküle mit größerer Genauigkeit, etwa als Gasdruck, bestimmbar als — entsprechend der Unschärferelation — dem Einzelmolekül anhaftet. In ganz ähnlicher Weise scheinen auch unsere Bewußtseinsinhalte Wahrscheinlichkeitsintegrale über eine große Zahl individueller, elektrophysiologisch meßbarer Einzelabläufe des gesamten Informationsflusses zu sein, und wir verstehen die lange Zeit, die die Entstehung mancher Sinnesempfindungen, etwa des stereoskopischen Sehens,

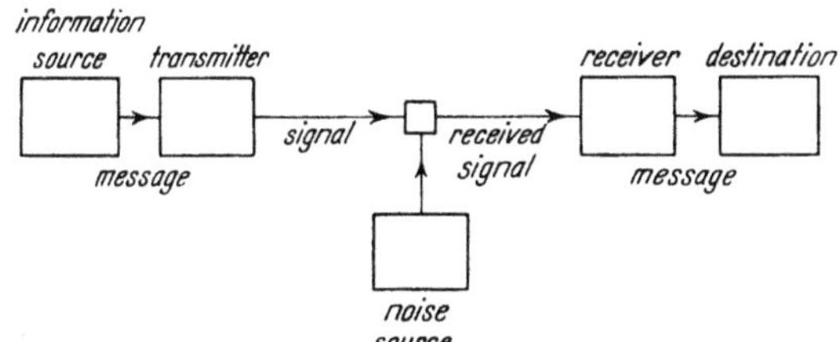

Abb. 1. Gerichteter Informationsfluß in einem Kommunikationssystem in Blockschemadarstellung (Originalabbildung aus Shannon in Shannon und Weaver 1949)

braucht. Freilich, wie das Gehirn diese statistische Mittelung macht, darüber wissen wir noch so gut wie nichts. Aber wir sind immerhin schon in der Lage, im elektrophysiologischen Versuch an höheren Stellen des Sinnesorgansystems den vollen Informationsinhalt dann zu erhalten, wenn viele Hundert registrierte Einzelpotentiale etwa der sensorischen Hirnrinde statistisch gemittelt werden. Endlich wird nach dem eben Gesagten auch die logische Begründung für die eingangs zitierte formale Analogie zwischen Entropie und Information verständlich.

Zur Darstellung des Informationsflusses in einem Kommunikationssystem bedient man sich gerne des *Blockschemas*. Das einfachst mögliche Schema entnehme ich dem klassischen Werk Shannons (1949): Abb. 1.

Da jeder Block in einem solchen System auf den nächsten einwirkt, ihn steuert, weil der Ausgang des Blockes A mit dem Eingang des Blockes B informativ verbunden ist, nennt man diese Kästchen ,,*Steuerkörper*''. Es interessiert dabei weniger, wie ein solcher Steuerkörper gebaut ist, als die Art (die Funktion), nach der die Information im Steuerkörper — gemessen Ausgang gegen Eingang — verarbeitet wird. Als Ergebnis der Messung der Ausgangs-Eingangs-Funktion erhält man die ,,*Charakteristik*'' des Steuerkörpers. Letzter Ausgang gegen ersten Eingang gemessen ergibt entsprechend die ,,*Über-Alles-Kennlinie*'' oder ,,*Gesamt-Charakteristik*'' des Systems.

Das Schema der Abb. 1 ist Symbol eines *Steuerungsvorganges*, bei dem bei einsinnigem Informationsfluß der letzte Ausgang eine — mehr oder weniger getreue — Abbildung der Eingangsinformation ist.

So ist der Flugzeugkurs ein Abbild der Handbewegungen des Piloten am Steuerknüppel und der Kurs selbst enthält letzten Endes die Information, die ursprünglich als Absicht der Kursänderung oder Beibehaltung im Gehirn des Piloten zustande kam.

Nun spielen derartige einfache Kommunikationssysteme eine viel geringere Rolle in der Biologie als man früher glaubte. Zum Unterschied zeigt die nächste

Abbildung das Blockschema eines etwas komplizierteren Kommunikations-
systems, eines *Regelkreises*, auch Regelung, Regelungssystem, Servomechanismus
genannt (Abb. 2).

Derartige Systeme sind in der Lage

a) gegen Störungen der äußeren Bedingungen („Störgrößenaufschaltung")
einen festen Wert des Informationsflusses (den „Sollwert der Regelgröße") inner-

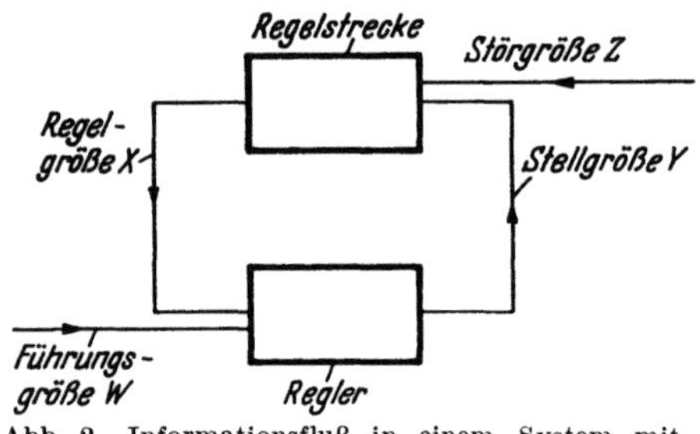

Abb. 2. Informationsfluß in einem System mit
„feedback" und Verpolung (negative Rückkoppelung,
in elektrischen Systemen Gegenkoppelung genannt;
aus DIN-Normblatt 1926)

halb eines Bereiches möglicher Veränderungen (des „Regelbereiches") festzuhalten („Haltepunkt" des „*Haltereglers*")
oder

b) eine als Eingangsinformation vor-
geschriebene gewollte zeitliche Änderung
des Sollwertes gegen Störgrößen getreu
dem Zeitmuster der Information („Pro-
gramm" der „Führungsgröße" des „*Pro-
grammreglers*") einzuhalten (allgemein
„*Folgeregler*").

Im Biologischen ist ein Beispiel für
Regelsysteme der Gruppe a), also für
Halteregler, die Blutdruck- oder Blutzucker-Regelung. Als Beispiel für die
Gruppe b), die Folgeregler, möge ein komplizierteres System genannt werden:
die regelmäßigen Blutspiegelschwankungen der Keimdrüsenhormone. Ein solches
System ist sogar infolge der gegensinnigen Verpolung zweier parallel geschalteter

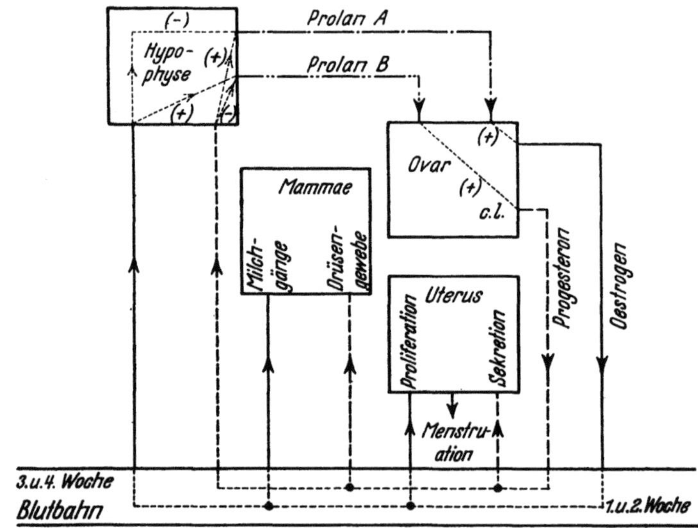

Abb. 3. Selbstprogrammierendes humorales Kommunikationssystem aus dem Bereich der inneren Sekretion mit
zwei parallel geschalteten und vermaschten Informationskreisen (— bedeutet Sekretionshemmung,
+ Sekretionsförderung)

geschlossener Informationsketten ein primitives „selbstprogrammierendes Kommunikationssystem". Das vereinfachte Schema der Abb. 3 läßt beispielsweise
klar erkennen, daß die Injektion der Keimdrüsenhormone selbst den ganzen
Regler außer Takt bringen kann, da der injizierte Wirkstoff, das Keimdrüsen-
hormon, Regelgröße ist, während diese Gefahr bei der Gabe der hypophysären
Wirkstoffe, etwa des Prolan A oder B, viel geringer ist. Diese stimulierenden
Hormone sind nur Informationsträger, aber nicht selber Regelgröße.

Alles Wissenswerte über Prinzip und Technik der rückgekoppelten Kommunikationssysteme ist übersichtlich in Monographien dargestellt worden, die für genauere Information vom interessierten Leser herangezogen werden sollten. Genannt seien für technische Systeme Oppelt (1954), für biologische Systeme R. Wagner (1954); Ranke (1960).

In ähnlicher Weise sind alle Informationsflüsse über die Sinnesorgane zweifellos Teile solcher unmittelbar oder mittelbar mit Einschaltung von Bewußtseinsinhalten, Körperstoffwechseländerungen oder Lokomotionsbewegungen rückgekoppelter Kommunikationssysteme. Hierfür bietet die Thermoreception mit dem „Ziel" Konstanterhaltung der Körperkerntemperatur beim Warmblüter ein evidentes Beispiel. Aber wenn nur gründlich nachgesehen wird, findet man auch für die anderen Sinnesorgansysteme die Regelgrößen: In der Mechanoreception etwa die Einengung der muskulären Belastung auf ein verarbeitbares Maß mit Schutz vor Überlastung oder bei der Schmerzreception die Sicherstellung eines engen Bereiches von Bedingungen des Zellstoffwechsels, unter denen keine toxischen (schädigenden: „Nociception") Stoffwechselprodukte auftreten.

Das Ergebnis des Zusammenwirkens aller dieser Regelkreise, in deren Informationsfluß die Sinnesorgane als wichtigste Fühler eingeschaltet sind, zu denen aber auch enteroceptive Fühler wie der Carotissinus hinzugezählt werden müssen, ist eine der wichtigsten Voraussetzungen für die Erhaltung des Lebens: die *Homeostasis* (Cannon), die Sicherstellung optimaler und konstant bleibender physikalisch-chemischer Bedingungen für die im Innern des Körpers ablaufenden Lebens-(= Stoffwechsel-)Vorgänge, die neben der Quantität und Qualität der Bewußtseinsinhalte das Allgemeingefühl „Gesundheit" im Bewußtsein auslösen. Krankheit ist nur ein anderer Ausdruck für eine gestörte Homeostasis, deren völliges Zusammenbrechen den Tod bedeutet.

II. Verschlüsselung der Information im Sinnesorgan („Codierung")

Im Rahmen der beschriebenen rückgekoppelten Informationssysteme fällt dem peripheren Sinnesorgan die Aufgabe des Verschlüsselungsprozesses ausgewählter Informationen über die Umwelt in eine körpereigene Code-Form zu. Zur quantitativen Untersuchung der Verschlüsselungsleistung einer Sinneszelle bestehen methodisch mehrere Möglichkeiten, deren gemeinsame Grundlage der Vergleich der Ausgangszeitfunktion des Steuerkörpers Sinneszelle (der Erregung) mit dem Eingangssignal (dem Reiz) ist. Dieser Verschlüsselungsapparat besteht zumindest aus zwei hintereinander geschalteten Systemen: der Sinneszelle selbst (meßbar am Dendriten- und Soma-Potential) und dem Ausgang zum Nerven (meßbar am Neuritenpotential). Der Informations-Code des Neuriten ist für die Informationsleitung über große Entfernungen im Körper besonders geeignet, da eine Größenänderung des Neuritenpotentials den Informationsinhalt nicht verändert.

Das hierfür bestgeeignete System ist das „*Puls-Frequenz-Modulations-System*", nach dem die Nervenfaser tatsächlich arbeitet: Je größer die Reizstärke ist, desto häufiger folgen die Impulse im Nerven aufeinander. Präziser formuliert: Die Impulsfolgefrequenz ist eine Funktion der Reizstärke. Das Signal selbst, der einzelne Nervenimpuls, ist dagegen in seiner Amplitude konstant, die Nerveneinzelfaser gehorcht dem Alles-oder-Nichts-Gesetz. Auch die Impulsdauer ist bei einem bestimmten Faserdurchmesser invariant und beträgt für die dicksten und damit schnellstleitenden Fasern etwa 1 msec. Durch dieses System wird die Informationsleitung unabhängig von Stoffwechselschwankungen, die sich in der

Amplitude des Einzelsignals auswirken. Da die Information im Zeitmuster steckt, dessen Übertragungsgenauigkeit von der Faserdicke abhängt, wird damit das „Stoffwechsel-Rauschen" im Nerven selbst wirksam unterdrückt. Die Energie für den Informationsfluß wird aus dem Sinneszell- und Nervenstoffwechsel gewonnen. Sie begrenzt den Informationsfluß — durch Leitungsblock — aber erst dann, wenn $^1/_5$ ihres Normalwertes unterschritten wird, wie etwa bei extremer Kühlung oder völliger Anoxie.

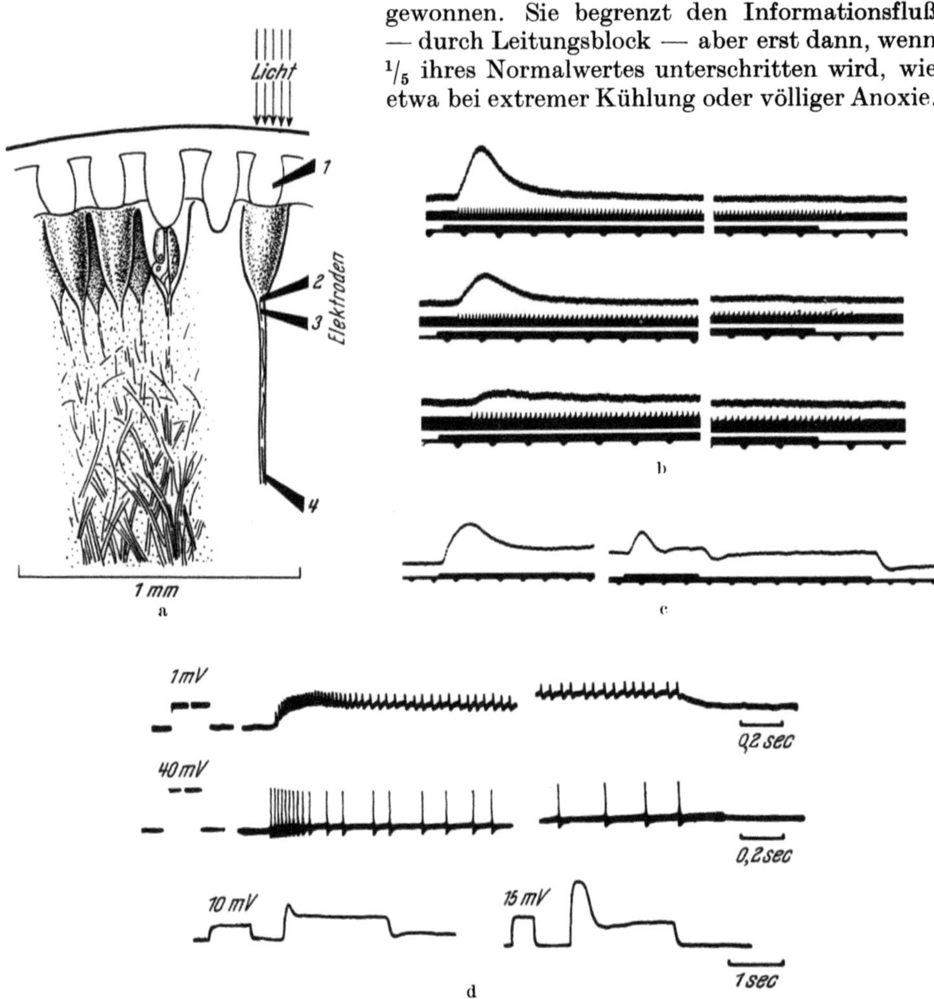

Abb. 4a—d. Verschlüsselung der Information „Reizstärke" im Limulusauge. a Elektrodenanordnung; b Retinal-Zellpotential (jeweils oberster Kurvenzug) und Neuritenpotential (jeweils mittlerer Kurvenzug); unterste Kurve jeweils Zeit in Fünftel-Sekunden. (Nach HARTLINE, WAGNER und MACNICHOL jr. 1952.) Die Folgefrequenz der Neuritenpotentiale ist der Größe des Zellpotentials proportional. c Zellpotential („slow potential") eines einzelnen Ommatidiums bei Belichtung (Belichtungsdauer in der unteren Kurve markiert; Zeit in Fünftel-Sekunden). Man erkennt den „overshoot" und die Endwerteinstellung. (Nach HARTLINE, WAGNER und MACNICHOL jr. 1952.) d Zellpotential und zugehöriges Neuritenpotential. Man sieht den Verschlüsselungsvorgang mit Frequenz-modulations-Code. Mittlere Kurve Neuritenpotential allein; untere Kurve Zellpotential allein; obere Kurve Neuritenpotential und Zellpotential zusammen. (Nach MACNICHOL jr. 1956)

Weitere Information, etwa über den Ort der Reizung oder die Qualität des Reizes wird durch ein Ortsmuster, nämlich die Art der anatomischen Faserverbindungen übertragen. Die einzelne Sinneszelle ist durchlaufend mit ganz bestimmten Zellen des Zentralnervensystems verbunden, so daß die Retina, die Basilarmembran und auch die Hautoberfläche in den höheren Zentren des Gehirns regelrecht abgebildet werden.

Die Transformation des Reizes mit Informationsinhalten über seine Qualität, seine Reizstärke, sein Ortsmuster und sein Zeitmuster in Erregung muß vor der fertigen Verschlüsselung als Impuls-Frequenz-Modulation notwendig erst eine Vorstufe durchlaufen, in welcher die Verschlüsselung zustande kommt. Da der Ort des Verschlüsselungsvorganges nur in der Sinneszelle selbst gesucht werden kann, hat man neuerdings die Zellpotentiale von Sinneszellen gemessen und sie mit den Neuritenpotentialen verglichen. Sehr minutiöse Untersuchungen mit Einstich-Mikroelektroden und Mikropipetten unter 0,001 mm Durchmesser zeigen bei Einstich in Soma und Dendriten neben oder statt der schnellen Impulse, die im Neuriten geleitet werden, relativ langsame, ortsgebundene, nicht fortgeleitete Potentialschwankungen („slow potential", „generatorpotential").

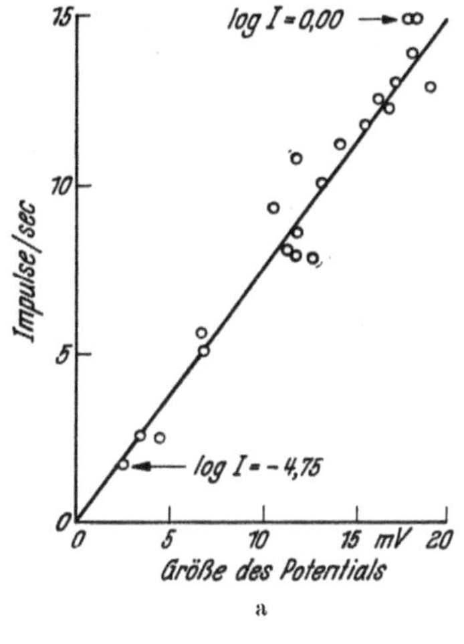

Diese langsamen Potentialschwankungen der Zelle stellen anscheinend die Zwischenstufe zwischen Reiz und im Nerven fortgeleiteter Erregung dar. Auch sie enthalten wahrscheinlich schon die Information über die Reizstärke, aber noch unverschlüsselt, einfach in der Größe des Potentials: je größer die Reizstärke, desto größer das Sinneszell- und Dendritenpotential. Der eigentliche Verschlüsselungsvorgang muß also zwischen den slow potentials und den schnellen Neuritenpotentialen ablaufen. In der Tat fördert ein Vergleich zwischen den langsamen Zellpotentialen und den Spikes im Neuriten eine klare funktionelle Abhängigkeit der beiden Verschlüsselungsstufen zutage. Als Beispiel möge das Limulus-Auge dienen, an dem diese Verknüpfung derzeit am sorgfältigsten untersucht ist (HARTLINE 1935, 1952; MacNICHOL 1956). Ihre Kurven zeigen anschaulich, daß sich Sinneszellpotential-*größe* und *Frequenz* der Spikes im Neuriten entsprechen (Abb. 4).

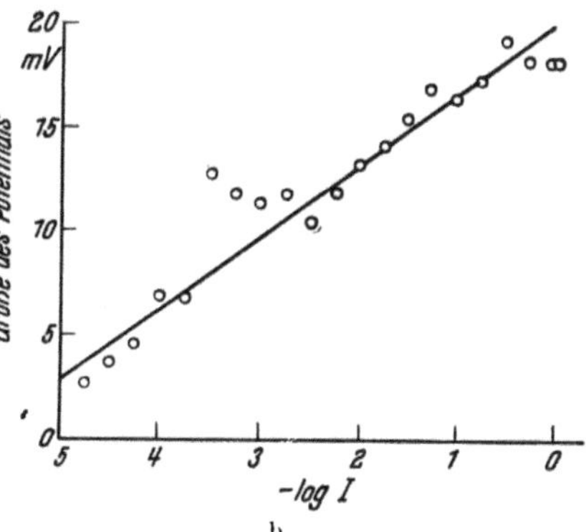

Abb. 5a u. b. a Quantitative Beziehung zwischen der Neuritenfolgefrequenz und der Größe des Sinneszellpotentials beim Limulusauge. b Quantitative Abhängigkeit der Größe des Sinneszellpotentials von der Reizstärke beim Limulusauge. (Nach MacNICHOL jr. 1956.) Wie man sieht, steigt die Zahl der Impulse pro Sekunde im Neuriten mit dem Logarithmus der Reizstärke an

MacNICHOL konnte später (1956) experimentell zeigen, daß die Impulsfolgefrequenz des Nerven nicht nur von der Größe, sondern sowohl von der Größe der langsamen Potentiale, wie von ihrer Änderungsgeschwindigkeit abhängt (Dauerlicht-Sprungreize). Bei der Steuerung der Entladungsfrequenz der Nervenfaser durch das langsame Sinneszellpotential besteht zwischen Sinneszellpotential und Frequenz des Neuritenpotentials eine *lineare* Beziehung (Abb. 5a), während das Sinneszellpotential mit der Reizstärke *logarithmisch* wächst (Abb. 5b). Da beide Systeme hintereinandergeschaltet sind, hängt also die Impulsfrequenz im Neuriten logarithmisch von der Reizstärke ab.

Dieses Verhalten gilt keineswegs nur für die optischen Receptoren. An einzelnen Dehnungsreceptoren der Crustaceen hat kürzlich KUFFLER (1955) intracellulär reizstärkeproportionale Sinneszellpotentiale gemessen. Hier bleibt unterhalb einer Schwelle des Sinneszellpotentials der ganze Erregungsvorgang auf die

Zelle beschränkt und wird nicht in den Neuriten weitergeleitet. Erst bei Überschreiten dieser Schwelle treten Neuritenpotentiale auf, deren Folgefrequenz wieder von der Größe des Sinneszellpotentials abhängt (Abb. 6).

Die Allgemeinbedeutung dieses Verschlüsselungsprinzips erhellt aus der Tatsache, daß sogar einzelne Motoneurone dieselbe Verknüpfung von Neuriten-Impulsfrequenz und

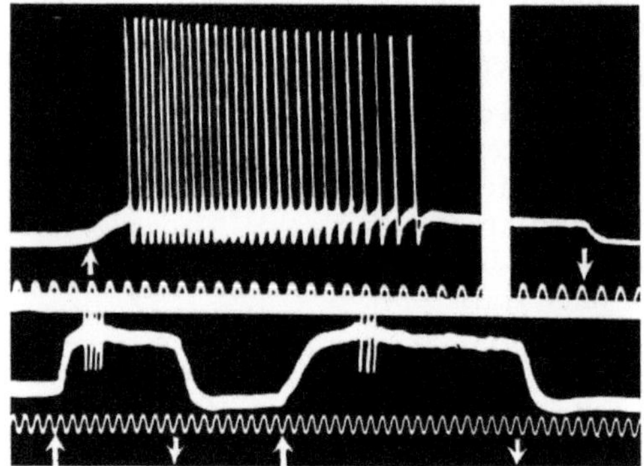

Abb. 6. Zwei Beispiele gleichzeitig registrierter Zell- und Neuritenpotentiale von Dehnungsreceptoren des Hummers. (Aus GRUNDFEST 1954 nach EYZAGUIRRE und KUFFLER 1955)

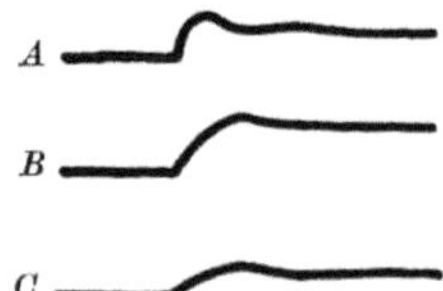

Abb. 7. Slow potentials („initial potentials") im Motoneuron. Man sieht das typische Übergangsverhalten beim Reizsprung. (Nach ADELMAN jr. 1956)

Amplitude des zugehörigen Zellpotentials erkennen lassen, wie ADELMAN (1956) gezeigt hat (Abb. 7).

Betrachtet man den Zeitgang der langsamen Sinneszellpotentiale genauer, so sieht man, daß die Zeitfunktion des Ausganges der als „Steuerkörper" betrachteten Sinneszelle keineswegs ein einfaches Abbild des stufenförmigen Sprungreizes am Eingang ist. Vielmehr ist sofort nach Einsetzen des Reizes ein Überschießen des Potentials zu beobachten, das sich im anschließenden Abfall erst langsam einem Endwert nähert. Ein Blick auf die Abb. 8, die „Übergangsfunktion" verschiedener technischer Steuerkörper, lehrt, daß der Zeitgang des Sinneszellpotentials charakteristisch für einen Steuerkörper ist, der nicht nur auf den aktuellen Wert des Reizes am Eingang anspricht *(Proportionalanteil)*, sondern auch auf dessen zeitliche Änderung *(Differentialanteil)*. Die biologischen Steuerkörper (Sinneszellen) verhalten sich also wie *Proportional-Differential-Steuerkörper* (PD-Steuerkörper).

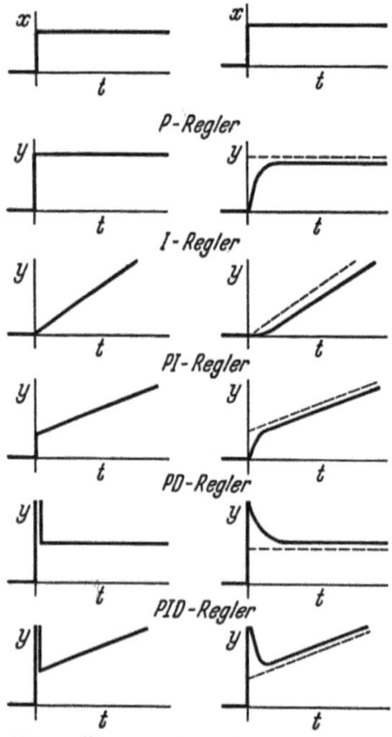

Abb. 8. Übergangsfunktionen technischer Steuerkörper. (Aus OPPELT 1954.) Man beachte besonders die Übergangsfunktion des Proportional-Differential-Steuerkörpers

Auch in der Entladungsfrequenz der Nervenfaser, also im Informationscode des Neuriten, ist ganz entsprechend eine anfänglich hohe Entladungsfrequenz mit langsamem Abfall zu einem Endwert bei einem Sprungreiz am Receptor zu beobachten. Da dieses Verhalten für fast alle afferenten Nerven, die von den Sinnesorganen wegführen, charakteristisch ist, wurde es der mit einem Schwellenanstieg in der Empfindung einhergehenden Adaptation von ADRIAN (1926) zugeordnet. Die periphere Adaptation ist augenscheinlich in der Proportional-Differential-Steuerkörpereigenschaft der Sinneszelle enthalten (RANKE 1952). Trägt man, wie das zuerst HARTLINE getan hat (1932), die Frequenz des Neuritenpotentials gegen die stufenweise geänderte Reizintensität an der Sinneszelle auf, so erhält man zwei charakteristische Kurven: die dynamische Kurve für die überschießende Erregung zu Beginn des Sprungreizes und die statische Kurve für die Endwerteinstellung (Abb. 9).

Die Steilheit dieser Kurven ist ein Maß für die möglichen Erregungsstufen pro Reiz-Intensitätsstufe. Die Unterschiedsempfindlichkeit ist für die Sinneszelle um so größer, je steiler die Kurve verläuft; insbesondere ist sie also größer für die dynamische als für die statische Kurve (RANKE 1952, 1956). In dieser Darstellung tritt daher die Verknüpfung zwischen Proportional-Differential-Steuerkörpereigenschaft, Adaptation und Unterschiedsempfindlichkeit besonders klar zutage.

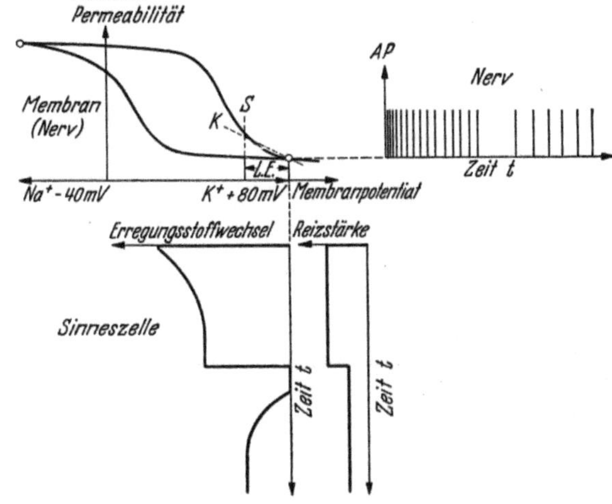

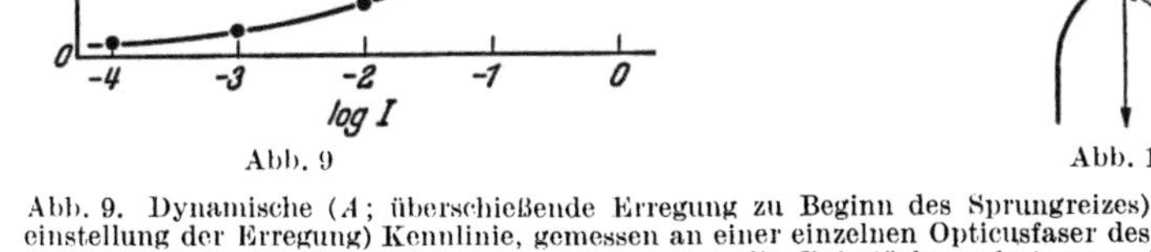

Abb. 9   Abb. 10

Abb. 9. Dynamische (*A*; überschießende Erregung zu Beginn des Sprungreizes) und statische (*B*; Endwerteinstellung der Erregung) Kennlinie, gemessen an einer einzelnen Opticusfaser des Limulusauges. (Nach HARTLINE 1931.) Es ist die Entladungsfrequenz gegen die Reizstärke aufgetragen. Der Steilheitsunterschied der beiden Kurven ist ein Maß für die Adaptation

Abb. 10. Verschlüsselung in der Sinneszelle, schematisch dargestellt anhand des Adaptationsverlaufes in der Sinneszelle, in der Grenzmembran zum Nerven und im Nerven selbst bei Einwirkung einer Aufwärts- und Abwärtsreizstufe. Die Sinneszelle macht daraus einen Erregungsstoffwechsel mit overshoot, erstem Fließgleichgewichtsendwert, silent period und zweitem Endwert (Diagramm unten). Links oben ist das typische fallende Kennlinienbild des Kippsystems „Membran" (hypothetisch) gezeichnet. Der Arbeitspunkt ist bei einem Ruhepotential von 80 mV (*K*⁺) gewählt. Dort ist der Diffusionionenstrom durch die Membran und die Rückpumpwirkung der Kaliumionenpumpe (gestrichelte Linie *K*) gerade gleich groß. — Der negative Ionenstrom des Erregungsstoffwechsels der Sinneszelle entlädt die Membran, deren Permeabilität dadurch ansteigt. Solange der dadurch vermehrte Diffusionsstrom durch die Pumpe noch ausgeglichen werden kann, bleibt die Erregung lokal. Wird die Potentialschwelle *S* unterschritten (die Ionendiffusionsschwelle überschritten), so wird die Erregung fortgeleitet und am Nerven als Neuritenpotential ableitbar (Bild rechts oben). Die Membran lädt sich im Zeitraum der Refraktärzeit wieder bis zum Arbeitspunkt auf. Die Schwelle wird, wie man sieht, um so schneller überschritten, je größer der Ionenzustrom aus dem Erregungsstoffwechsel der Sinneszelle ist. Damit wächst die Neuritenfolgefrequenz mit der Größe des Zellpotentials, das aus dem Erregungsstoffwechsel der Zelle gebildet wird. Die Neuritenfolgefrequenz ist somit ein impulsfrequenzmoduliertes Abbild des reizstärkeproportionalen Sinneszellerregungsstoffwechsels, in dem der Adaptationsvorgang mit overshoot und silent period enthalten ist. (Aus KEIDEL 1956)

Der Differentialanteil des „initial overshoot" läßt sich teleologisch verstehen: In der Technik wird ein Differentialanteil für Steuerkörper dann verwendet, wenn die Regelung innerhalb eines Regelkreises möglichst schnell erfolgen soll. Dieser Aufgabe wird ein Proportional-Differential-Steuerkörper besser gerecht als ein reiner Proportionalfühler. Die Verwendung von Proportional-Differential-Sinneszellen erscheint daher zweckmäßig, um die angeschlossenen vermaschten Regelkreise, die Reflexe, mit möglichst geringem Zeitverlust anzustoßen. — Der Causa nach kann das Proportional-Differential-Verhalten auf das Baumaterial der Sinneszellen zurückgeführt werden. Da die bioelektrischen Potentiale aus Ionenkonzentrationen an Membranen aufgebaut werden und da diese lebenden Membranen keine idealen Ionenbarrieren darstellen, haben alle Membranen einen Leck-Ionenstrom. Eine Membran mit Leckstrom zeigt notwendig einen Differentialanteil.

Innerhalb der verschiedenen Sinneszellen gibt es quantitative Unterschiede im Proportional-Differential-Verhalten. Es läßt sich eine Reihe aufstellen, wo die

Schmerzreceptoren, die praktisch nicht adaptieren, am einen Ende stehen, indem sie nur Proportional-Verhalten aufweisen und wo sehr schnell adaptierende Systeme, wie etwa die Druckreceptoren (vorwiegender Differential-Anteil), am anderen Ende zu suchen sind. Dazwischen sind alle übrigen Sinneszellen mit

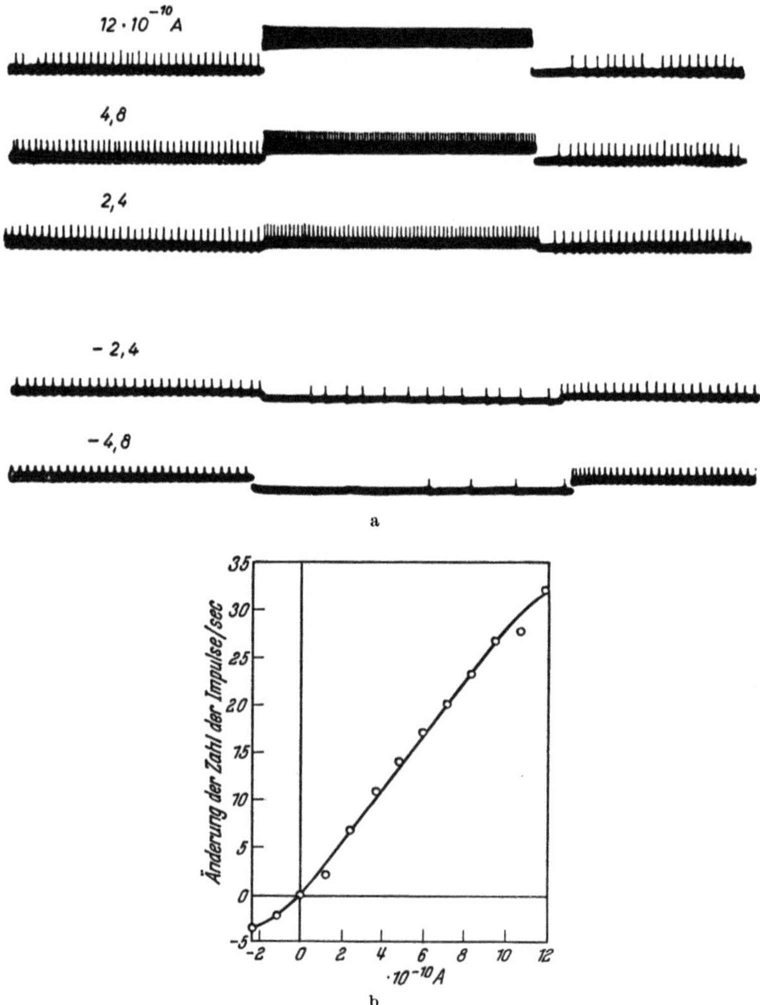

Abb. 11a u. b. Periphere Hemmung: Verminderung der Rate der Neuritenpotentiale bei elektrischer Durchströmung des Limulus-Photoreceptors. a Originalkurven; b zugehörige quantitative Beziehung zwischen der Rate und der Stromstärke des die Zelle polarisierenden Stromes. Bei Umkehr der Stromrichtung tritt Bahnung mit Zunahme der Rate auf. Durchströmungszeit als Sprung in der Nullinie kenntlich. Hemmung in Bild a die beiden untersten Kurven, Bahnung die drei obersten. In Bild b oberhalb der horizontalen Nullinie Bahnung, darunter Hemmung. (Nach MACNICHOL jr. 1956)

ihren Proportional-Differential-Eigenschaften einzureihen. Bei abnehmendem Differential- und zunehmendem Proportional-Anteil ist die Reihenfolge für die Haut: *Berührung, Druck, Vibration, Wärme, Kälte, Schmerz, Jucken*.

Über die Art und Weise des Zustandekommens der Proportional-Differential-Steuerkörper-Eigenschaften der Sinneszelle herrscht keine einheitliche Auffassung. Eine Gruppe von Autoren nimmt an, daß es sich dabei um die zeitlich verschobene Interferenz zweier Stoffwechselvorgänge handelt, deren Reaktions-

geschwindigkeit nach Art eines Fließgleichgewichtes primär das langsame Sinneszellpotential verursacht (Hecht 1931, Jahn 1946, Ranke 1952, 1956; Keidel
1956). Eine andere Gruppe dagegen hält an einer älteren Vorstellung fest, nach
der an der Membran als einem elektrischen Speicher die Differenz zweier Ionenkonzentrationen gebildet wird, die beide zeitlich nach Art einer Kondensator-
entladung abfallen.

Beide Auffassungen unterscheiden sich indessen nur in der Frage, ob das
Sinneszellpotential primär oder sekundär (über die Speicherung an der Membran)
von dem nach dem Massenwirkungsgesetz ablaufenden Stoffwechsel abhängt.
Daß auch im Bereich der Hautsinne der Sinneszell-Stoffwechsel eine entscheidende
Rolle spielt, beweisen neueste Arbeiten aus dem Gebiet der Druckreception:
Loewenstein (1956) konnte an Mechanoreceptoren der Froschhaut zeigen, daß
die Übergangsfunktion dieser Steuerkörper in der Kennlinien-Steilheit durch
Stoffwechselverschiebungen verän-
dert werden kann. Sowohl durch
efferente sympathische Fasern neural, wie auf dem Blutweg humoral
beeinflußt Adrenalin die Entladungsfrequenz im Neuriten bei Druck-
Sprungreizen am Receptor („Einflußgradänderung" am Steuerkörper;
Drischel 1953). Unsere heutige Vorstellung von dem Gesamtablauf der
Informationsverschlüsselung in der
Sinneszell-Faser-Einheit läßt sich in
einem Schema, wie es Abb. 10 zeigt,
zusammenfassen:

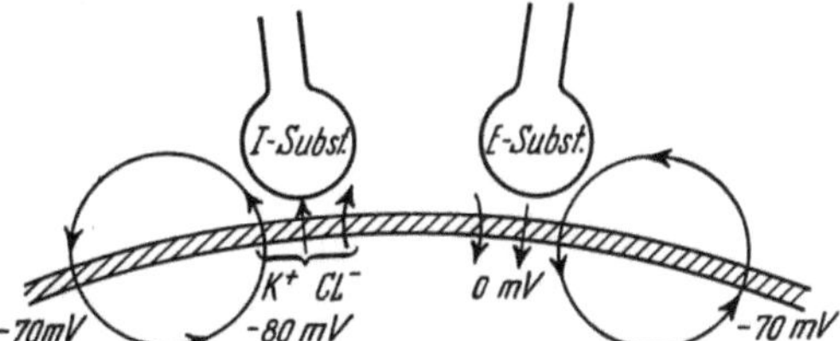

Abb. 12. Schema der chemischen Hemmungstheorie von
Eccles: Es sind zwei Endknöpfchen gezeichnet, von denen
das linke eine Hemmungssubstanz (*I-subst*) abgibt, die das
Potential der synaptischen Zellmembran (schraffierter
Kreisbogen) in Richtung der eingezeichneten Pfeile (nach
oben Erhöhung) verändert. Die Veränderungen des Potentials sind umgekehrt unter einem bahnenden Endknöpfchen
(rechts), das die Erregungssubstanz produziert (*E-subst*).
(Nach Eccles 1957)

Von besonderer Bedeutung für den peripheren Verschlüsselungsvorgang ist
außer der besprochenen peripheren Adaptation die *periphere Hemmung*. MacNichol (1956) konnte zeigen (Abb. 11), daß durch künstliche elektrische Durchströmung der Sinneszelle eine Verminderung der Entladungsfrequenz im Neuriten
dann hervorgerufen werden kann, wenn die Stromrichtung zu einer Potentialänderung führt, die dem Sinneszellpotential entgegenwirkt.

Die so gewonnenen Frequenzänderungen der Neuritenpotentiale sind dieselben,
wie sie bei der peripheren Hemmung (inhibition) beobachtet werden.

Es besteht Grund zu der Annahme, daß diese periphere Hemmung durch
Beeinflussung des Sinneszellstoffwechsels in dem Sinn zustandekommt, daß der
Erregungsstoffwechsel gehemmt, oder der zweite Prozeß, in dem die Erregungssubstanz wieder abgebaut wird, gefördert wird. Beide Vorgänge wären sowohl
durch efferente Fasersysteme, die am Receptor einwirken, also neural, wie durch
humorale Einflüsse erklärbar. Eine solche Deutung, die von Eccles (1956), ist
in Abb. 12 gezeigt. Die Hemmungswirkung, gemessen am Sinneszellpotential und
am Neuritenpotential der Mechanoreceptoren von Crustaceen ist in Abb. 13a u. b
zu sehen (Kuffler und Eyzaguirre 1955).

Eine zweite Art der peripheren Hemmung ist wieder aus dem Steuerkörper-
verhalten der Sinneszelle gut zu verstehen. Sie ist im Bereich der Hautsinne für
Thermoreception und Vibrationsreception auch elektrophysiologisch nachgewiesen (Hensel 1952, Keidel 1956). Sie drückt sich in der allgemeinen
Gesetzmäßigkeit aus, daß ein Proportional-Differential-Steuerkörper im Verlauf
eines Abwärtssprunges im Eingang einen negativen Differential-Anteil in der
Zeitfunktion des Ausgangs aufweist. Das damit verbundene Absinken des Sinneszellpotentials unter den Schwellenwert hat eine Verminderung der Frequenz der

Neuritenpotentiale auf Null so lange zur Folge, bis der Übergang zu dem neuen
Endwert dieser Frequenz erreicht ist. Beispiele sind in den Kapiteln Thermo-
und Mechanoreception zu finden.

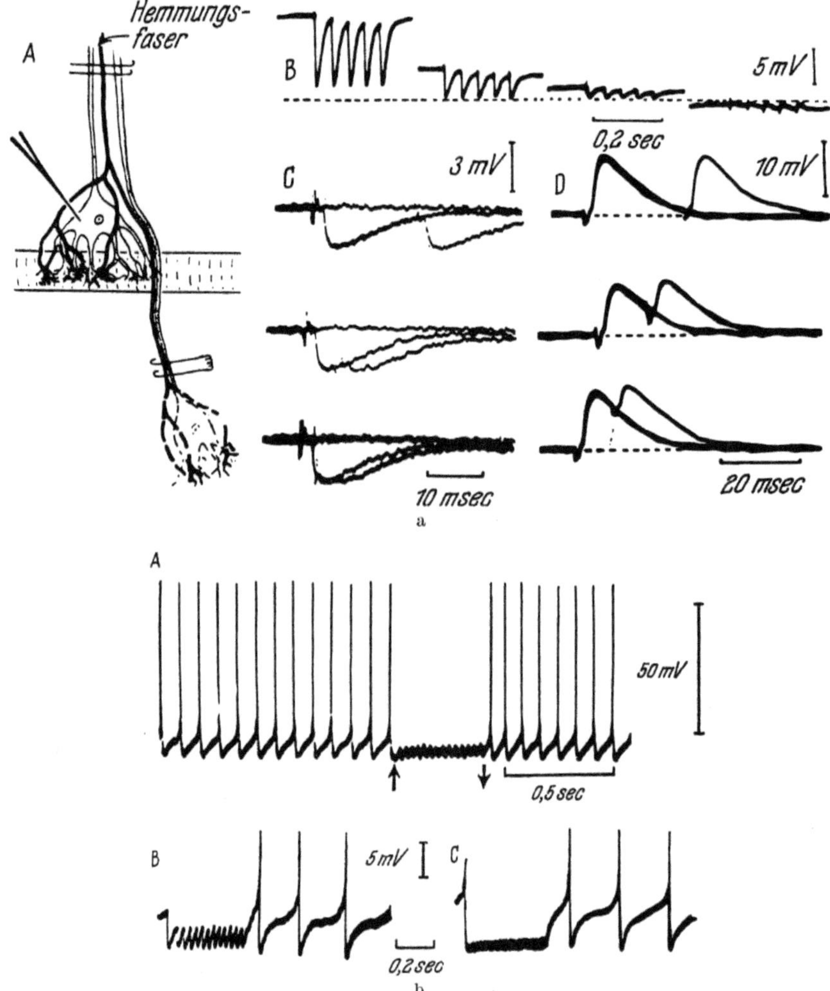

Abb. 13a u. b. Hemmungswirkung an der Zelle (a) und am Neuriten (b) des Crustaceen-Dehnungsreceptors.
(Nach KUFFLER und EYZAGUIRRE aus ECCLES 1957.) — Die Hemmungsfaser (Bild a, *A*) ist dick schwarz gezeichnet.
Bei elektrischer Reizung der Hemmungsfaser, die um die Dendriten der weiß gezeichneten Dehnungsreceptor-
zelle Endverzweigungen hat, hängt die Größe des Hemmungszellpotentials (Bild a, *B*; Zacken nach unten) von
dem Ausmaß der Erregung in der Receptorzelle ab: Abnahme ihrer Größe in Bild a, *B* von links nach rechts mit
sinkender Erregung der Zelle. — Bild a, *C* zeigt Hemmungszellpotentiale bei vorgedehnter, Bild a, *D* bei ent-
spannter Muskelfaser. Das Hemmungszellpotential kehrt dabei seine Richtung aus der wirksamen Form (*C*)
in eine depolarisierende Form (*D*) um. — In Bild b, *A* ist die *Wirkung* der Hemmung (während der beiden Pfeile)
auf die Neuritenpotentiale des Dehnungsreceptors zu sehen; in Bild b, *B* und *C* zwei weitere Kurvenbeispiele;
Hemmung vor den drei großen Neuritenpotentialen

Neben dieser Art der peripheren Hemmung gibt es eine dritte, die durch die
anatomische Anordnung und Zusammenschaltung der einzelnen Sinneszellen
zustande kommt. Ein gutes Beispiel sind die Horizontalzellen im Auge, die nebeneinander in der Netzhaut liegende Sinneszellen funktionell miteinander verbinden.
Bei einer Erregung des Elementes A kann auf diesem Weg eine Hemmung des
Nachbarelementes B verursacht werden. Ähnliche Beobachtungen im Bereich der

Hautsinnesorgane sind bisher bei Vibrationsreizen im psycho-physischen Experiment gemacht worden (v. Békésy 1955, 1957). Wie beim Auge verursacht dabei die periphere Hemmung die Kontrastempfindung. Es ist danach wahrscheinlich, daß besondere Zusammenschaltungen auch in der Haut bestehen. Eine solche Auffassung wird histologisch durch die Untersuchungen von Weddell u. Mitarb. (1940—1948) gestützt („multiple Innervation" der Haut).

III. Verarbeitung der Information in der Synapse

Die Information über die Reizstärke verläßt die Sinneszelle über den Neuriten und wird im Neuriten der nächsten Synapse, dem zweiten Steuerkörper, im Zentralnervensystem gelegen, zugeleitet. Durch die Umhüllung des Axons mit Myelin und die Unterteilung der Leitungsbahn in Internodien, die durch die Ranvierschen Schnürringe histologisch und funktionell abgeteilt sind, wird in der Art der „saltatorischen Erregungsleitung" (Tasaki 1953; Stämpfli 1952) einmal eine besonders hohe Leitungsgeschwindigkeit erreicht und zum andern dafür gesorgt, daß die Energieverluste im Internodium, das „Dekrement der Leitung", in jedem Schnürring wieder ausgeglichen werden. Der Sicherheitsfaktor beträgt etwa 5 — wie schon erwähnt —, d.h. die Amplitude des Einzelimpulses darf bis auf 20% absinken ohne zu blockieren. Die hierfür notwendige Energie wird aus dem Stoffwechsel gedeckt, mit dessen Hilfe das Axon nach jedem Erregungsimpuls rasch wieder mit Kalium-Ionen aufgefüllt wird. Immerhin erfordert dieser Vorgang im günstigsten Falle eine Zeit von 0,001 sec (Refraktärzeit des Nerven). Dieser Zeitbedarf bis zur Wiedererregbarkeit hat zur Folge, daß eine höhere Impulsfolgefrequenz als 1000 pro sec im Neuriten ausgeschlossen ist. Nur in Form dieser Begrenzung des maximalen Informationsflusses pro Zeit beeinflußt im peripheren (Haut-)Sinnesnerven die Energieversorgung die Information.

Im Gegensatz zur Relaisfunktion der Schnürringe, durch die normalerweise der Informationsinhalt nicht beeinflußt wird, verändert die Synapse den Informations-*Code*. Sie stellt nicht etwa nur einen Durchgangsort für die Aktionspotentiale der Neuriten dar. Vielmehr hat sie im allgemeinen zwei oder mehrere Ausgänge, einmal zu motorischen oder Schaltneuronen derselben zentralnervösen Höhe und einen zweiten zum nächsten Neuron, durch das in Richtung Cortex die Information weitergeführt wird. Schon der erste Ausgang, die Schaltstelle des „Reflexbogens" (Eigenreflex ohne, Fremdreflex mit Schaltneuron), läßt die Information erst nach komplizierter Verarbeitung in der Synapse passieren: Entschlüsselung der im präsynaptischen Neuriten herangeführten Information, Summation und Neucodierung für die postsynaptische Leitungsbahn sind die einzelnen Verarbeitungsaufgaben der Synapse. Obwohl die Reizstärke der Synapse nur in Form der verschlüsselten Folgefrequenz der Neuritenpotentiale gemeldet wird, haben derartige Synapsen daher, wie die Sinneszelle, Erregungsgrößen, die proportional zur Reizstärke sind. Die Impulsfolgefrequenz der schnellen Aktionspotentiale der präsynaptischen Faser muß also zuerst einmal zu einem langsamen, Impulsfolgefrequenz-proportionalen intracellulären Potential (als meßbarem Ausdruck der Erregungsstoffwechsel-Geschwindigkeit der Synapse) summiert werden. Dieses langsame Summationspotential wird meist als „*Excitatory postsynaptic potential*" (EPSP) bezeichnet (Eccles 1956; Schriever 1936).

Das einzelne Neuritenpotential der präsynaptischen Faser erreicht den Synapsenzellkörper über ein Endknöpfchen, das selbst ein kompliziertes chemisches Organ zu sein scheint. Elektronenmikroskopische Aufnahmen haben gezeigt, daß zwischen der Oberfläche dieses Knöpfchens und dem Synapsenzellkörper eine submikroskopische Lücke besteht, durch die hindurch eine Erregungs-

oder Hemmungssubstanz diffundieren muß, um den Erregungszustand in der Synapse, meßbar am Excitatory postsynaptic potential, zu verändern. Dementsprechend ist der Zeitgang des Excitatory postsynaptic potential nach einem einzelnen präsynaptischen Aktionspotential a) um etwa 1 msec verspätet und b) erheblich langsamer (Zeitkonstante 4,5 msec) als derjenige des Neuritenpotentials (Dauer 1 msec).

Ob das langsame Synapsen-Zellpotential zu einer postsynaptischen fortgeleiteten Neuritenaktivierung des nächsten Neurons Anlaß gibt oder nicht, hängt nicht von einer festen Schwelle ab, wie in der Sinneszelle, sondern von der Art und dem Ausmaß des gleichzeitigen Informationszuflusses über andere Endknöpfchen: Sind gleichzeitig andere präsynaptische Fasern erregt, so entsteht in dem Synapsenzellkörper mehr Erregungssubstanz und die Schwelle für die betrachtete erste präsynaptische Faser wird gesenkt: Dieser Vorgang heißt Bahnung (facilitation). Umgekehrt wird die Schwelle erhöht, wenn die Synapse Hemmungsinformationen über andere Endknöpfchen erhält (inhibition). Solche Hemmungsfasern erreichen die Synapse hauptsächlich von höheren Zentren.

Mit dem Schwellenanstieg parallel geht eine meßbare Senkung des Excitatory postsynaptic potential. Erhält die Synapse nur Hemmungsinformationen, so ist die Schwelle für die Fortleitung postsynaptischer Potentiale unendlich. Das intracelluläre langsame synaptische Zellpotential ist dabei nicht nur auf Null gesenkt, sondern umgekehrt gepolt wie das Excitatory postsynaptic potential und heißt in dieser Verpolung „inhibitory postsynaptic potential" (IPSP — Eccles).

Das langsame Synapsen-Zellpotential (Excitatory postsynaptic potential) ist vergleichbar mit der lokalen Erregung des peripheren Nerven. Ebenso

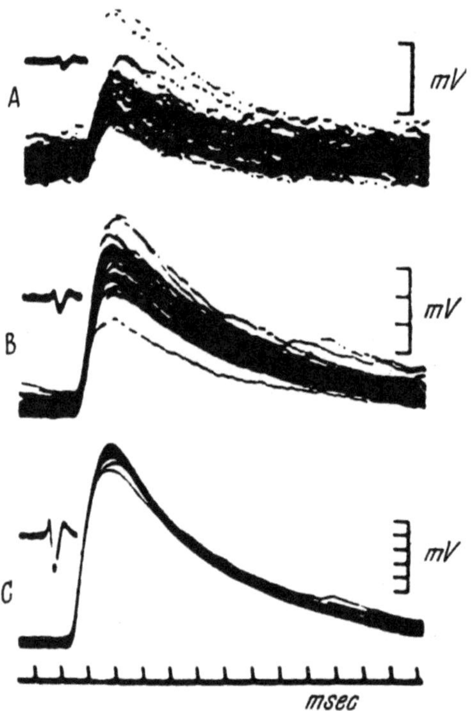

Abb. 14. Zeitgang des langsamen Zellpotentials der Synapse. Von *A* nach *C* Zunahme der präsynaptischen Erregung (Einsatzbildchen links oben). Die Größe des Excitatory postsynaptic potential nimmt proportional zu. Man beachte den verschiedenen Ordinatenmaßstab. (Nach Eccles 1957)

wie dieses ist das Excitatory postsynaptic potential reizstärkeproportional und gehorcht nicht dem Alles-oder-Nichts-Gesetz. Die Abb. 14 veranschaulicht diese Gesetzmäßigkeit.

Das langsame Synapsen-Zellpotential ist ein Summationspotential; denn es wird einmal, wie schon gezeigt, durch örtliche Summation von vielen Endknöpfchen her erhöht. Die für die Informationsverarbeitung auf dem Weg zum Cortex wichtigere Aufgabe der Synapse ist indessen nicht die *örtliche*, sondern die *zeitliche Summation*. Wegen der langen Dauer der Bildung der durch das präsynaptische Neuritenpotential intrasynaptisch ausgelösten Erregungssubstanz-Konzentration ist es trotz der Refraktärzeit der präsynaptischen Faser möglich, eine schnelle Folge von Aktionspotentialen dem Eingang der Synapse so zuzuleiten, daß der jeweils folgende Ionenstoß auf eine schon bestehende Ionenkonzentration aufgestockt wird. Auf diese Weise gelingt es, das Excitatory postsynaptic potential mit einer Aktionspotential-Salve über die Schwelle für ein postsynaptisches Aktionspotential zu heben. Die Abb. 15 zeigt den Zeitgang dieser zeitlichen

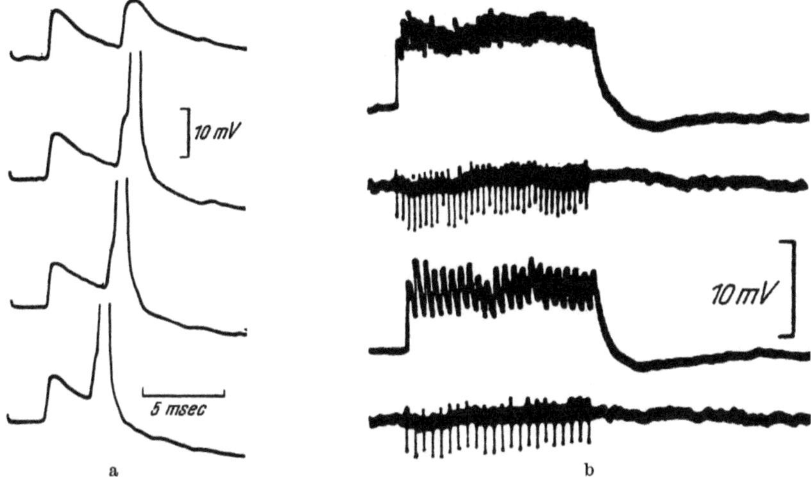

Abb. 15a u. b. Zeitliche Summation des Excitatory postsynaptic potential für zwei (a) und viele (b) präsynaptische Einzelerregungen. (Nach ECCLES 1957.) — a Das postsynaptische fortgeleitete Signal (in den drei untersten Bildern oben abgeschnitten mitregistriert) wird jedesmal bei Erreichen einer Schwelle des Zellpotentials ausgelöst. Diese Schwelle wird durch zeitliche Summation des Excitatory postsynaptic potential um so früher erreicht, je schneller der zweite Reiz folgt. — b Obere Kurve Excitatory postsynaptic potential, untere Kurve jeweils die Salve der präsynaptischen Potentiale

Summation für zwei präsynaptische Neuritenpotentiale mit verschiedenem Zeitabstand.

Die Summationswirkung steigt, wie aus Abb. 15 ersichtlich, mit sinkendem Zeitabstand oder, was dasselbe ist, mit steigender präsynaptischer Aktionspotential-Frequenz.

Im Ausgang der Synapse, der postsynaptischen Faser, liegt die Information wieder verschlüsselt vor. Auch hier entspricht wieder die Impulsfolgefrequenz der Faserpotentiale der Reizstärke ähnlich wie in der präsynaptischen Faser. Aber da die Refraktärzeit für die postsynaptischen Aktionspotentiale nicht nur durch den Zeitbedarf für die Wiederverschlüsselung im synaptischen Zellkörper begrenzt und entsprechend länger ist, ist im allgemeinen die höchste Aktionspotential-Frequenz der postsynaptischen Faser

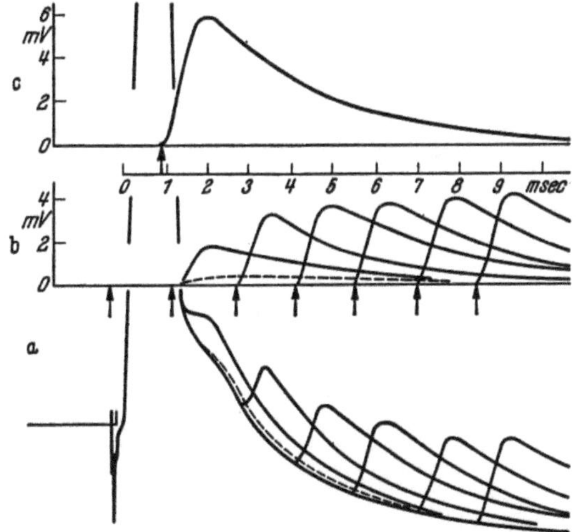

Abb. 16. Wiedererholungszeitbedarf der Synapse. (Nach ECCLES 1957.) — Nachdem die Synapse, hier Motoneuron, selbst postsynaptisch gefeuert hat, braucht sie einige Millisekunden Zeit, bis sie wieder voll erholt ist. Beispiel Kurve a: nach dem Feuern (postsynaptisches Potential) sind 6 Erregungs-Zellpotentiale (Excitatory postsynaptic potential) durch 6 aufeinanderfolgende Reize (Pfeile markieren Zeitpunkt) aufgesetzt. Deren wahre Größe ist in Kurve c herausgezeichnet. In Kurve a ist die Normgröße des Excitatory postsynaptic potential zum Vergleich registriert. Sie wird erst beim letzten Excitatory postsynaptic potential in b (8,5 msec) wieder erreicht

kleiner als diejenige der präsynaptischen, obwohl die Fasereigenschaften dieselben sein können. Die Abb. 16 gibt ein Beispiel für den Wiedererholungszeitbedarf der Synapse.

Diese Tatsache ist im Bereich der Sinnesorgane besonders dann von Bedeutung, wenn der Reiz selbst zeitperiodisch ist, wie der Schall und im Bereich der Hautsinne die Vibration. Das dann auftretende *„Untersetzerverhalten"* (KEIDEL 1956) ist nun auch für das Ohr in der Synapse nachgewiesen (HILALI und WHITFIELD 1953), nachdem es zuerst für das sympathische Ganglion von BRONK und LARRABEE (1940) beschrieben war.

Welche Substanzen an der Synapse die Erregung übertragen, ist eine noch keineswegs vollständig geklärte Frage. Zahlreiche Beobachtungen sprechen dafür, daß es sich um Acetylcholin handelt (ECCLES, NACHMANSOHN). Dann ist leicht

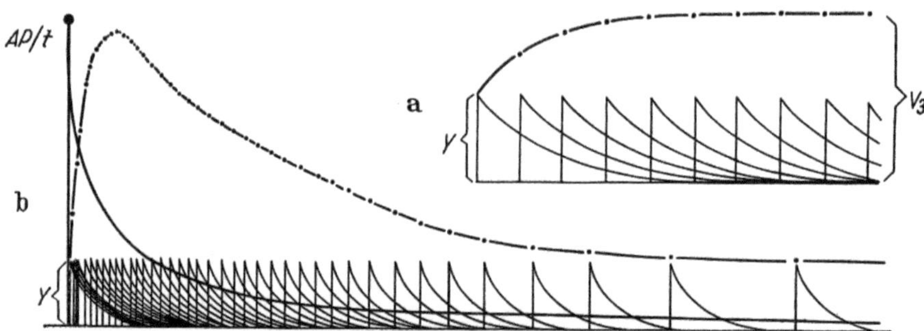

Abb. 17a u. b. Kreisprozeß des Acetylcholins bei der synaptischen Erregung. a Schema der chemischen Umsetzungen, b Schema des feinstrukturellen Aufbaus des Endknöpfchens. (Aus ECCLES 1957)

einzusehen, daß Fermente, die Acetylcholin abbauen, wie die Cholinesterase, als Hemmungssubstanzen wirken können. Neuerdings werden am häufigsten die adrenergen Substanzen *Serotonin,* Bufotonin and Adrenochrom in diesem Zusammenhang diskutiert (A. S. MARRAZZI 1957). Derartige Vorstellungen sind, um

Abb. 18a u. b. Synaptische Adaptationskurve, abgeleitet aus der zeitlichen Summation. (Nach SCHRIEVER 1936.) Die Frequenz der präsynaptischen Potentiale (y) nimmt im Zuge ihres eigenen Adaptationszeitganges ab. Dieser Zeitgang ist als ausgezogene steil abfallende Kurve mit der Ordinate AP/t eingezeichnet. Abszisse: Zeit. Die strichpunktierte Kurve gibt die errechnete Summationskurve des Excitatory postsynaptic potential in der Synapse wieder. Man sieht die Verspätung des Summationsmaximums gegenüber dem Maximum der Aktionsstromfrequenz zur Zeit Null. Das Verhältnis Maximum (overshoot) zu Endwert wird von 36:1 auf 4:1 vermindert

eine Übersicht zu geben, in der Abb. 17a als Kreisprozeß und in Abb. 17b im Zusammenhang mit der Membrandurchlässigkeit der Synapse nach ECCLES dargestellt.

Über *Adaptationsvorgänge in Synapsen* liegen bisher nur sehr spärliche Zahlenangaben vor. Daß der Eigenreflex nicht adaptiert, ist von P. HOFFMANN schon in den dreißiger Jahren gezeigt worden. Dagegen kann die Ermüdbarkeit des Fremdreflexes als ein reversibel großes Ausmaß einer physiologischerweise auftretenden Adaptation in der Synapse aufgefaßt werden, ohne daß wir heute schon sagen könnten, warum die Schaltzelle des Fremdreflexes adaptiert, die Umschaltstelle des Eigenreflexes dagegen nicht. Dabei spielt die synaptische Adaptation im Rahmen der sinnesphysiologischen Informationsübermittlung sicher eine nicht zu vernachlässigende Rolle, besonders seit man weiß, daß die Hirnrinde einen anderen Adaptationszeitgang erkennen läßt als die periphere Sinneszelle, und zwar einen langsameren (KEIDEL 1957). Schon aus der Zeitform des Excitatory postsynaptic potential ergibt sich, daß eine Synapsenadaptation nur langsamer ablaufen kann als die Sinneszelladaptation. Hierfür gibt die Abb. 18 ein Vorstellungsschema.

Es wurde bisher gezeigt, wie die Entschlüsselungsfunktion, also elektrophysiologisch der Aufbau der Summationspotentiale des synaptischen Zellkörpers (Excitatory postsynaptic potential), in der Synapse vor sich geht. Wie, so ist weiter zu fragen, wird für die Informationsleitung via zweites, postsynaptisches Neuron wiederverschlüsselt? Es besteht heute kein Zweifel mehr, daß die Impulsfolgefrequenz der Neuritenpotentiale der postsynaptischen Faser wesentlich von der Größe des Excitatory postsynaptic potential abhängt (Abb. 19). Der Wiederverschlüsselungsvorgang geht also zumindest prinzipiell in voller Analogie zur Erstverschlüsselung in der Sinneszelle vor sich. Aus der Abbildung geht deutlich hervor, daß ebenso wie das Sinneszellpotential die Folgefrequenz der für die Synapse präsynaptischen Faser bestimmt, es von dem Betrag des Synapsenzellpotentials abhängt, wie schnell — nicht notwendig „wie oft" — die postsynaptische Faser feuert.

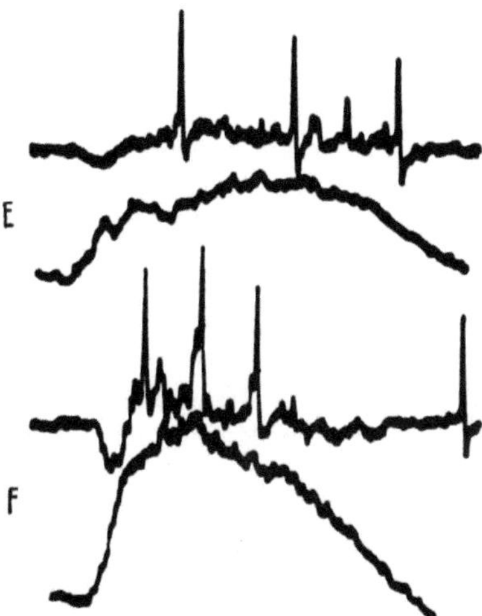

Abb. 19. Wiederverschlüsselung in der Synapse. Die Zahl und Frequenz einer Salve von postsynaptischen Potentialen (jeweils oberer Kurvenzug) nimmt mit der Größe des Synapsenzellpotentials (Excitatory postsynaptic potential) von *E* nach *F* zu. (Aus ECCLES 1957 nach ECCLES, FATT und LANDGREN 1956)

IV. Entschlüsselung der sinnesphysiologischen Information in den Projektionsrindenfeldern („Decodierung")

Allem Anschein nach unterscheiden sich die Kerngebiete des elementaren Hirnstamms (Formatio reticularis) und des Thalamus nicht prinzipiell in der synaptischen Informationsverarbeitung von derjenigen in den Rückenmarkssynapsen. Eine Sonderstellung nimmt dagegen die Hirn*rinde* ein, deren Struktur- und Funktionsbesonderheit in einer exzessiv starken strukturellen Verflechtung und funktionellen Vermaschung der Bahnung- und Hemmungs-Dendriten besteht. Dabei gibt es rückläufige Hemmungsfasern, die offensichtlich zu den verschiedensten tiefer gelegenen synaptischen Faserverbindungen herunterreichen, zum Hirnstamm und zum Thalamus, wahrscheinlich auch zu den Rückenmarkssegmenten und sogar zu den Receptoren. Diese efferenten Hemmungsfasern stehen deshalb im Brennpunkt des sinnesphysiologischen Augenmerkes, weil sie nicht nur am Ohr, wie kürzlich GALAMBOS gezeigt hat (1956), sondern auch im Bereich der anderen Sinnesorgansysteme wie der Haut die von einer Reihe von Forschern (z.B. DRISCHEL 1953) geforderte *Einflußgradänderung der peripheren Steuerkörper* bewerkstelligen könnten.

Eine zweite Besonderheit in der Funktion der corticalen Rindenfelder beruht darauf, daß *Erregbarkeitsänderungen* ganzer Zellgruppen eine weit größere Rolle spielen als in peripheren Schaltstellen. Diese Erregbarkeitsänderungen lassen keine übersichtliche Beziehung zum Reiz am Sinnesorgan erkennen, sondern treten scheinbar spontan auf. Ein anschauliches Beispiel hierfür sind die rhythmischen Potentialänderungen, die sich in Form der Alpha-Wellen des EEG von der Hirnrinde des Menschen und der Säugetiere ableiten lassen. Da wir über die eigentlichen Ursachen dieser Rhythmen bisher nur Vermutungen anstellen können, muß es das Ziel der sinnesphysiologischen Versuche im Bereich der höchsten zentralnervösen Zentren sein, zuerst einmal räumlich und zeitlich möglichst umschriebene Erregbarkeitszustände aufzudecken, bevor das Rhythmizitätsproblem wirklich kausal angreifbar wird. Diese Beschränkung auf die „*evoked potentials*" ist gerade im Bereich der Projektionsrindenfelder als den Endpunkten der Informationsleitung der Sinnesorgansysteme besonders fruchtbar gewesen.

Es sind dabei nicht wie für die peripheren Sinnesorgane die Zelleinheiten gewesen, die den besten Aufschluß über die funktionelle Verhaltensweise der Projektionsrindenfelder geben, sondern die gemeinsame Erregung von Zellgruppen, wie sie mit größeren Elektroden, aber nur von der freigelegten Hirnrindenoberfläche registriert werden können.

Diejenigen Rindenzellgruppen, die physiologischerweise durch die Sinnesorgane Informationen erhalten, zeigen bei Reizung des Sinnesorgans mit einem adäquaten Reizimpuls eine Potentialschwankung, die erst nach Ablauf einer beträchtlichen Latenzzeit zu beobachten ist (evoked potential). Diese Potentialschwankungen haben immer einen relativ langsamen Zeitgang wahrscheinlich unter wesentlicher Mitwirkung von Stoffwechselvorgängen; denn sie sind nicht nur durch Sauerstoffmangel und Temperaturänderung, sondern auch unmittelbar durch Pharmaka, etwa Strychnin oder Barbiturate, entscheidend beeinflußbar. Diese langsamen Potentialschwankungen (slow potentials) werden auf Grund elektrophysiologischer Versuche als synaptische Dendritenpotentiale ganzer Gruppen von zusammengeschalteten Synapsen angesehen; sie haben einen mit dem für die Rückenmarkssynapse beschriebenen Excitatory postsynaptic potential vergleichbaren Zeitgang aufzuweisen. Nur sind in der Rinde die Zeitabläufe nochmals verlangsamt. Die Gesamtdauer einer solchen langsamen Potentialänderung beträgt etwa 20 msec. Daß bis zu ihrer Auslösung schon eine Reihe tiefergelegener Synapsen durchlaufen worden sein muß, ergibt sich aus der für den reinen Leitungsweg zu großen Latenz des Potentials. Diese Latenzen betragen zwischen 5 und 15 msec.

Wenn überhaupt nach einem Ort gesucht werden darf, wo die Information des Sinnesorgans endgültig *entschlüsselt* wird und in irgendeiner Form parallel zu den gleichzeitig auftretenden Bewußtseinsvorgängen abläuft, dann fällt den Projektionsrindenfeldern für die feinere Differenzierung des „was" und „wieviel" des Bewußtseinsinhaltes nach allem, was wir heute wissen, ein wichtiger Anteil zu. Ob dabei gleichzeitig die Erregungen tieferer Kerngebiete wie des Thalamus und der Formatio reticularis von Bedeutung sind oder nicht, ist eine zwar elektrophysiologisch noch unbelegte, aber vermutlich zu bejahende Frage. Auf alle Fälle fällt den Rindenprojektionsfeldern der Sinnesorgane als Endstation in der Kette vom Reiz bis zur Empfindung die entscheidende Entschlüsselungsaufgabe zu. Es ist daher leicht zu verstehen, daß die ganz langsamen Rindenpotentiale, wenn nicht als Abbilder des Zeitablaufes des Reizes selbst, so doch als seine Korrelate, dem Zeitgang sogar des Bewußtseinsinhaltes zugeordnet worden sind (W. Köhler 1951). Insofern ist es auch verständlich, daß es gerade die langsamen Potentialänderungen sind, die an der Rinde besonders in den Vordergrund treten.

Und doch ist auch in der Rinde der Informationsfluß noch nicht zu Ende. Denn gleichzeitig mit den auftretenden Empfindungen und mit der entschlüsselt vorliegenden Information müssen motorische oder sekretorische Wirkungen ausgelöst werden, die im Sinne der Homeostasis die Reizeinwirkung abschwächen oder verstärken, je nach der für die Konstanz der Lebensbedingungen erforderlichen Richtung. Daher müssen zusätzlich neuverschlüsselte Informationen an den efferenten Teil des jeweiligen Regelkreises weitergegeben werden. Dementsprechend sind diese wiederverschlüsselten, in Form der bekannten Nervenaktionspotentiale der Nervenneuriten auftretenden frequenzmodulierten Impulse inzwischen auch für die höchsten Synapsen der Hirnrinde nachgewiesen worden. Mindestens *ein*

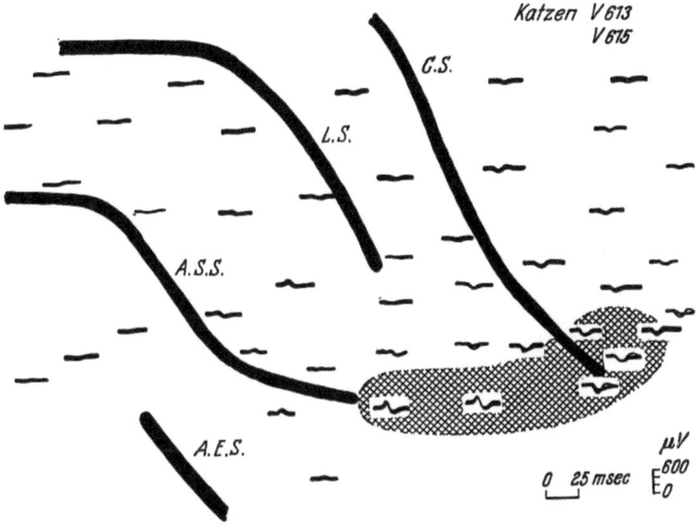

Abb. 20. Größe und Ort des Rindenareals, in dem bei mechanischen Impulsreizen an den Schnurrhaaren der Katze „evoked slow potentials" registriert werden können. Die schraffierte Fläche gibt den Bereich der größten Potentiale bei Strychninisierung der Rinde an. Das Ende des rechten Sulcus entspricht der „somatic area S I", das Ende des linken Sulcus innerhalb der schraffierten Fläche der „somatic area S II". Es bedeuten *CS* „central sulcus", *LS* „lateral sulcus", *ASS* „anterior suprasylvian sulcus" und *AES* „anterior ectosylvian sulcus". (Nach KEIDEL, KEIDEL und KIANG 1957)

Ausgang führt also notwendig aus den Rindenprojektionsfeldern heraus zur Umschaltung auf motorische oder sekretorische Erfolgsorgane, ein weiterer zur Umschaltung auf sekundäre und tertiäre Rindenfelder. Aber: die unzähligen anderen Ausgänge zu parallelgeschalteten vermaschten Steuerkörpern in der Nachbarschaft desselben Rindenareals sind zumindest für die Entschlüsselungsfunktion der Rinde von gleicher Bedeutung.

Sie sind es vielleicht, die aus den langsamen synaptischen Rindenpotentialen, aus den „evoked slow potentials" (Dauer 20 msec), die noch langsameren Köhlerschen Potentiale (Dauer Sekunden, daher auch fälschlich „Gleichspannungs"-Potentiale) entstehen lassen. — Die Tatsache der Dendritenvermaschung der Projektionsrindenfelder der Sinnesorgansysteme ist nicht nur histologisch, sondern auch elektrophysiologisch aus der großen Ausdehnung desjenigen Rindengebietes zu beweisen, von dem langsame Potentiale bei Reizimpulsen („evoked slow potentials") gleichzeitig ableitbar sind. Die Abb. 20 zeigt ein solches Rindengebiet im Bereich der Hautsinne bei Reizung mit mechanischen Impulsen (Zug an den Schnurrhaaren der Katze).

Wir wollen uns nun den *Besonderheiten der afferenten Informationskette für die Hautsinne* zuwenden. Nach der klassischen anatomischen Leitungslehre sind nach der synaptischen Verbindung im Rückenmark die nächsten Umschaltungen in der Medulla und im Thalamus gelegen. Neuere Untersuchungen (FRENCH, VERZEANO und MAGOUN 1953) haben jedoch gezeigt, daß dieses Schema zu einfach ist. Allem Anschein nach gibt es parallelgeschaltete Bahnen, die zwischen Medulla und Thalamus liegend eine nochmalige synaptische Umschaltung in der *Formatio reticularis*, also im Hirnstamm, erfahren. Diese Fasern erreichen nach MAGOUN zwar auch über den Thalamus, aber getrennt von den klassischen Leitungsbahnen die Hirnrinde. Entsprechend dieser Auffassung können beispielsweise in der Formatio reticularis des Affen bioelektrische Aktivierungen in Form langsamer Potentiale nachgewiesen werden, wenn man diejenigen Neurone in der Peripherie, die physiologischerweise die Hautsinnesempfindungen vermitteln, etwa den N. ischiadicus, elektrisch reizt. Ein Schema der Magounschen Vorstellungen ist in der nächsten Abbildung zu sehen (Abb. 21).

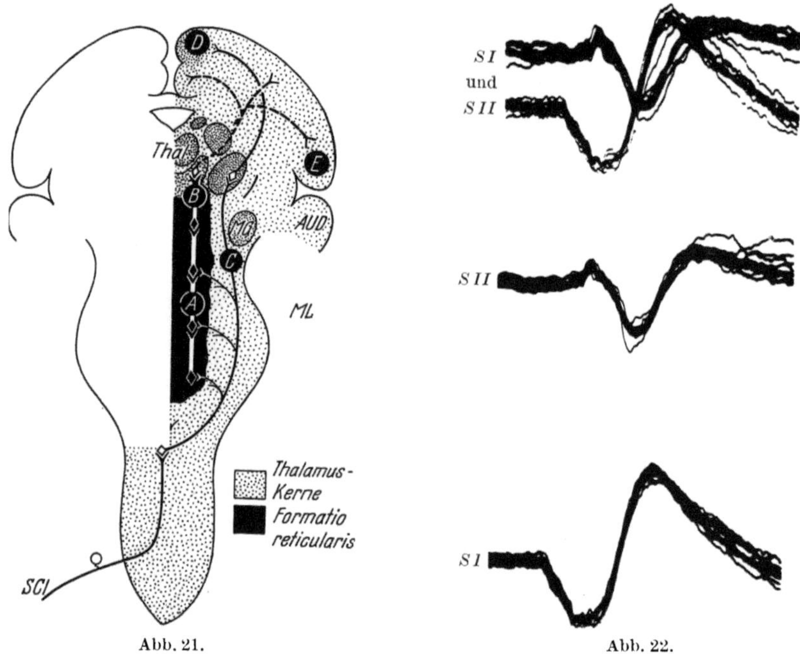

Abb. 21.   Abb. 22.

Abb. 21. Magounsches Schema der zwei parallel geschalteten Informationsleitungswege für die Afferenz der Haut. *SCI* bedeutet Nervus ischiadicus. (Nach MAGOUN 1954)

Abb. 22. Latenz und Form von langsamen Rindenpotentialen (je 10 übereinandergeschrieben) abgeleitet von den Rindenfeldern *SI* und *SII* (mittlere Kurven) der Katze bei periodischem Zug an den Vibrissae. Barbituratnarkose. Gesamtbreite der Registrierung 50 msec. Mittlere Amplitude der Potentiale 0,1 mV. In der obersten Registrierung sind beide Potentialarten gleichzeitig registriert. Eigene unveröffentlichte Beobachtung zusammen mit KIANG

Speziell für die Hautsinne scheint die Intaktheit der beiden aufgezeigten Leitungswege für die Ausbildung der entschlüsselten Information im Cortex Voraussetzung zu sein. Neueste Befunde (GOLDSTEIN und KIANG 1958) deuten jedoch darauf hin, daß Ähnliches auch im Bereich der akustischen Leitungswege gilt, daß es sich dabei also um ein allgemeingültiges Schaltungsprinzip handelt, welches mit der Aufmerksamkeitszuwendung zu tun haben könnte.

Sowohl mit elektrischen Reizen in Hautnerven (ROSNER 1956) wie bei mechanischen Reizen der Art, wie sie beim Menschen zu Druckempfindungen führen, wie bei periodischem Zug an den Schnurrhaaren der Katze (KEIDEL, KEIDEL und KIANG 1957), lassen sich langsame Rindenpotentiale von typischer Form und Latenz in relativ eng umschriebenen Gebieten der Katzenhirnrinde ableiten. Nach schon älteren Untersuchungen von ADRIAN (1941), BREMER (1953), MICKLE und ADES (1952), sowie WOOLSEY, MARSHALL und BARD (1942) gibt es zwei Rindengebiete, in denen die taktilen Reize der Peripherie cortical abgebildet werden: die primären taktilen Projektionsrindenfelder I und II („somatic area S I und S II"). Die dort hervorgerufenen langsamen Rindenpotentiale treten mit einer Latenzzeit von 5—7 msec nach Beginn der Reizimpulse (Rechteckreize von einigen 100 Mikrosekunden Dauer) auf und bestehen aus einer ersten oberflächenpositiven und einer zweiten oberflächennegativen Potentialschwankung von etwa 20 msec Dauer. In der nebenstehenden Abbildung sind derartige Potentiale der Rindenfelder S I und S II wiedergegeben (eigene Versuche) (Abb. 22).

Die Amplitude der positiven Potentialschwankung als Funktion der Intensität des Reizes steigt für den Intensitätsbereich von 0 bis etwa 20 db über der Schwelle steil, zwischen 20 und 35 db flach bis zu einem Plateau an. Je höher die Reiz-

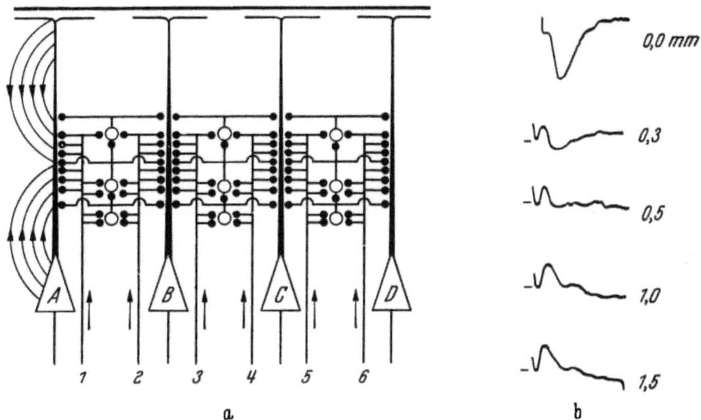

Abb. 23a u. b. Ecclessches Schema zur Erklärung der Entstehung der ersten oberflächenpositiven Potentialschwankung der langsamen Rindenpotentiale an den primären Projektionsrindenfeldern. (Nach ECCLES 1952.) — Entsprechend der durch die Richtung der Kreisströmchen links in Bild a angedeuteten Umkehr des Erregungsionenstroms beim Übergang von der Rindenoberfläche in eine Tiefe von etwa 1 mm, wo die Zellkörper angeordnet sind, kehrt sich auch die Ausschlagsrichtung der „evoked slow potentials" von positiv an der Oberfläche in negativ in der Tiefe der Zellkörper um (Originalregistrierungen in Bild b; Positivierung Ausschlag nach unten; die mm-Angaben beziehen sich auf die Tiefe der Spitze der Registrierelektrode

folgefrequenz periodischer Reize ist, desto flacher wird diese Kurve. Über einer Frequenz der Reize von etwa 50—60 pro Sekunde kann die Rinde beim Barbiturat-narkotisierten Tier nicht folgen.

Eine Erklärung für die beschriebene erste positive Welle der Rindenpotentiale ist von ECCLES (1952) beigebracht worden. Das Schema der Abb. 23 zeigt die Vorstellung von rückläufigen Kreiserregungen der in der Hirnrinde sehr stark vermaschten Dendriten der Ganglienzellen, wobei besonders in der vierten Schicht eine Umschaltung zur Rindenoberfläche stattfinden soll. Die Ecclessche Deutung wird auch von JASPER übernommen, ist aber nicht unwidersprochen geblieben (z. B. JUNG). Indessen ist sie experimentell heute am besten gesichert: In verschiedene Tiefe der Hirnrinde eingestochene Elektroden zeigen in Höhe der vierten Schicht, etwa in 0,5 mm Abstand von der Rindenoberfläche eine Umkehr der Stromrichtung des Potentials von positiv in negativ. Weiter wird das Rindenpotential durch örtliche Anaesthesie der Hirnoberfläche ebenso verändert wie durch tiefe Allgemeinnarkose, die vorwiegend den Ecclesschen Kreismechanismus beeinflußt.

Anscheinend sind für die Sinneserregungen in der Hirnrinde auch längere Reverberations-Leitungsbahnen zwischen Rinde und Thalamus vorhanden. Jedenfalls wollen DUSSER DE BARENNE und McCULLOCH (1938, 1941) aus einer solchen Vorstellung heraus die Tatsache erklären, daß es bei kräftigen Reizen an den peripheren Sinnesorganen (besonders am Ohr) zu *repetitiven* Potentialen in den Projektionsrindenfeldern kommen kann, deren Latenzzeiten der Leitungszeit von der Rinde zum Thalamus und zurück einschließlich der synaptischen Schaltzeiten entsprechen kann.

Eine ganz andere Art von Potentialen ist mit Glasmikroelektroden (Spitzendurchmesser um 10^{-3} mm) zu registrieren, die in die Nähe (extracellulär) oder sogar in die Zellkörper (intracellulär) einzelner Ganglienzellen eingestochen werden. Man erhält unter solchen Bedingungen sehr rasche Potentiale mit einer Dauer von etwa einer Millisekunde, die dem Alles-oder-Nichts-Gesetz gehorchen und die Information über ihre Erregungsgröße wieder als Folgefrequenz dieser „spikes" verschlüsselt enthalten wie die prä- und postsynaptischen Neuritenpotentiale. Diese Spikes sind die Signale, die in den großen Verbindungsleitungen des ZNS, in der weißen Substanz als „track responses", das Bild beherrschen. Sie sind es, die sowohl die Eingangsinformation für die Rindenzellen präsynaptisch liefern, wie auch diese postsynaptisch wieder verlassen, via Assoziationszentren oder via motorische Zentren. Sie *leiten* die Information innerhalb des ZNS, während die langsamen Rindenpotentiale die auf den jeweiligen Ort beschränkte, nicht fortgeleitete, *entschlüsselte* Information repräsentieren (JASPER, ECCLES).

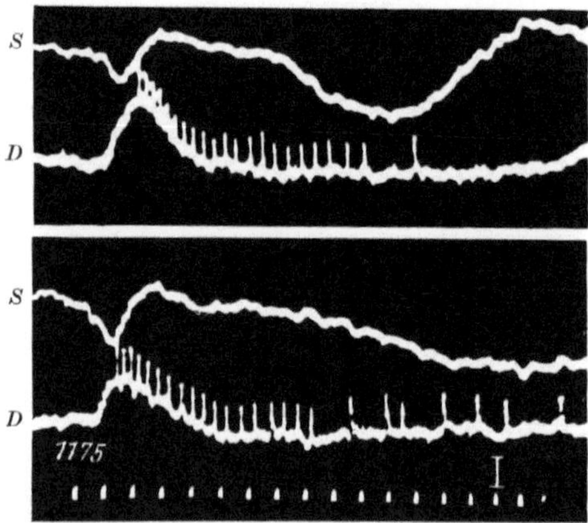

Abb. 24. Korrelation zwischen der Amplitude eines langsamen Rindenpotentials (*S*) der taktilen Projektionsrinde der Katze und der Folgefrequenz der schnellen Potentiale einer einzelnen Rindenzelle (*D*). (Nach JASPER 1954)

Es liegen Beobachtungen vor, wonach die langsamen Potentiale der taktilen Projektionsrinde der Katze da ihr Maximum haben, wo die Folgefrequenz der Spikes der Einzelelemente am größten ist. Die Folgefrequenz der schnellen Potentiale nimmt ganz entsprechend mit der Amplitude der langsamen Potentiale ab, wie aus Abb. 24 zu ersehen ist.

JASPER vertritt daher die Auffassung, daß die langsamen synaptischen Dendritenpotentiale und die Entladungsfolge der Einzelelemente ähnlich korrelieren, wie das Excitatory postsynaptic potential und die prä- und postsynaptischen Entladungsfrequenzen der Rückenmarkssynapsen. Einen ähnlichen Standpunkt vertritt FESSARD. Das letzte Wort ist hierzu

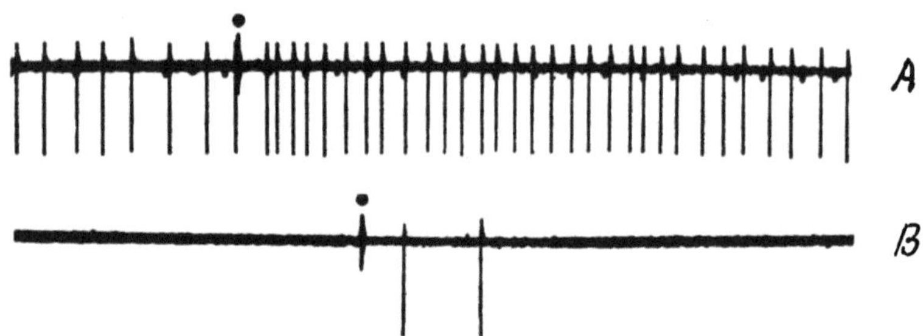

Abb. 25. Einzelne Zelle der Formatio reticularis. Kurve *A*: Beim Punkt Reiz am Ischiadicus. Man sieht die Frequenzsteigerung (mit Adaptation). Kurve *B*: Künstliche Hemmung derselben Zelle durch anodische Polarisation der Rinde unterdrückt die Spontanentladungsrate der Zelle in der Formatio reticularis. Beim Punkt wieder Reizung am Ischiadicus. Dieser Reiz wird diesmal nur von zwei schnellen Potentialen beantwortet. (Nach V. BAUMGARTEN und MOLLICA 1954)

indessen noch nicht gesprochen, da neuestens bei Untersuchungen an einem statistisch auswertbaren großen Material von Hunderten von Einzelelementen übereinstimmend gefunden worden ist, daß die Mehrzahl der Einzelelemente eines umschriebenen Gebietes ihre Entladungsrate beim Auftreten des langsamen Dendritenpotentials gar nicht ändert, eine zweite Gruppe von Zellen steigert, eine dritte Gruppe senkt die Spontanentladungsrate. Der Jasperschen Auffassung wird daher von einem Teil der Autoren (z. B. JUNG 1956) widersprochen. Nach RICCI (persönliche Mitteilung) gilt eine Korrelation zwischen Amplitude der langsamen Rindenpotentiale und Frequenz der Einzelelemente nur dann als signifikant, wenn sich mit einer Amplitudenänderung die ganze Verteilungskurve vieler Einheiten in Richtung der entsprechenden Frequenzänderung verschiebt.

In der *Formatio reticularis* wurden an einzelnen Zellen die beschriebenen schnellen Potentiale mit Mikroelektroden intracellulär bei Reizung eines Hautnerven gemessen (v. Baumgarten und Mollica 1954). Es zeigte sich, wie die Abb. 25 veranschaulicht, daß ein peripherer Reiz am Hautnerven die spontane Entladungsfolge der Zelle vergrößert (Bild A), während eine anodische Reizung der Kleinhirnrinde eine Hemmungswirkung auf dieselbe Hirnstammzelle hat (Bild B). Wie zu ersehen ist, können beide Einflüsse, Hemmung vom Kleinhirn

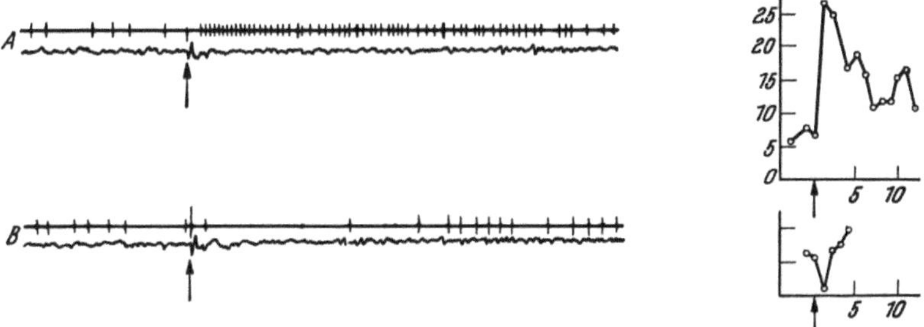

Abb. 26. Einzelne Zelle des Thalamus (Nucleus ventralis). Oberer Kurvenzug jeweils Thalamuszelle, unterer Kurvenzug Corticogramm der taktilen Rinde. — *A* Thalamuszelle, die durch Reiz am Ischiadicus (Pfeil) aktiviert wird. Rechts Auswertung: Ordinate Impulsfrequenz, Abszisse Zeit nach dem Reiz (Pfeil). — *B* Thalamuszelle, die durch den Reiz gehemmt wird. Rechts unten zugehörige Auswertung. (Nach Machne, Calma und Magoun 1955

her, Bahnung vom Hautsinnesorgan ausgehend, interferieren; ein Versuch, der wahrscheinlich die physiologischen Grundvorgänge an solchen Zellen am Ende der Informationsleitung des Hautsinnesorgansystems gut imitiert.

In Einzelelementen der *Thalamuskerne* (Nucleus ventralis anterior) sind von Machne, Calma und Magoun (1955) entsprechende intracelluläre Registrierungen durchgeführt worden. Es zeigte sich dabei ganz analog zu den Ergebnissen an der Formatio reticularis, daß auf einen elektrischen Reizimpuls am Hautsinnesnerven

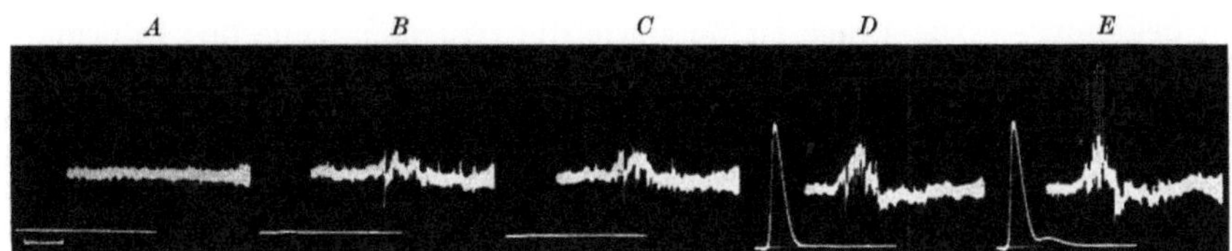

Abb. 27. Einzelzelle der formatio reticularis. Vergleich der Zahl der Entladungen der Zelle und der Reizstärke am peripheren Nerven (unterer Kurvenzug). Von *A* nach *D* zunehmende Reizstärke. In *E* wurden zusätzlich neben den A-Beta-Fasern auch die A-Delta-Fasern mitgereizt, sichtbar an der zweiten kleinen Potentialschwankung des peripheren Nerven. — Man beachte die Korrelation zwischen dem „slow potential" der Zelle, der Reizstärke am peripheren Nerven und der Zahl der Entladungen der Zelle aus der formatio reticularis (oberer Kurvenzug). (Nach Amassian und de Vito 1954)

hin ein Teil der Thalamuszellen mit erhöhter Frequenz, also ebenfalls im Sinne der Bahnung durch den Reiz, reagiert (Bild A). Aber eine andere Zellart verhält sich genau umgekehrt (Bild B). Eine solche Zelle wird vom Hautreiz nicht gebahnt, sondern gehemmt, obwohl im gleichzeitig mitregistrierten Corticogramm das langsame Rindenpotential kurz nach dem Reizzeitpunkt unverändert bestehen bleibt.

Endlich ist von Amassian und de Vito (1954) eine gleichzeitige Registrierung der Potentiale am peripheren Hautnerven (N. ulnaris und radialis) und an Einzelelementen der Formatio reticularis beigebracht worden. Da die Gleichspannungskomponente mitregistriert ist, kann in den Kurven die Größe der langsamen Dendritenpotentiale mit der Zahl der Spikes der Hirnstammzelle verglichen werden. Zunehmende Reizstärke (von links nach rechts in Abb. 27) vergrößert

sowohl die *Amplitude* der *langsamen* Potentiale wie die *Frequenz* der großen
schnellen Potentiale, der *Spikes* dieser Zelle. Die Reizstärke am peripheren Hautnerven ist am unteren Kurvenzug ablesbar.

Von allgemein-sinnesphysiologischer Bedeutung ist schließlich die Frage nach
dem *Adaptationszeitgang der Rindenpotentiale*. Bei stufenförmigem Reizsprung
am Hautsinnesorgan findet man in der peripheren Erregung des Hautnerven
bekanntlich keineswegs dieselbe Stufe wie im Reiz, sondern einen komplizierten
Zeitgang. Die Erregung sinkt dort, gemessen etwa an der Amplitude des Summen-
potentiales des Nerven, von einem anfänglich großen Wert auf den niedrigeren
bleibenden Endwert in Bruchteilen bis zu vielen Sekunden ab. Umgekehrt sieht
man bei Sprüngen zu kleineren Reizstärken Erregungspausen („silent period")
bis zur langsamen Wiederkehr einer nunmehr kleineren Endwerterregung. Dieses

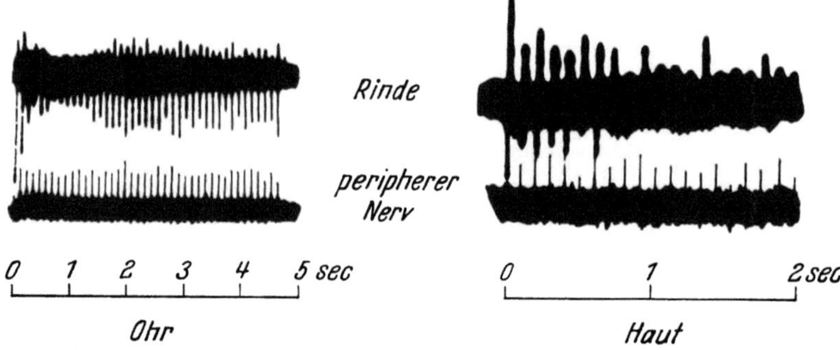

Abb. 28. Corticale Komponente der Adaptation bei Reizung der Schnurrhaare (rechtes Bild) und des Ohres
(linkes Bild) der Katze. Die Größe der peripheren Potentiale (unterer Kurvenzug; rechts N. maxillaris, links
N. acusticus) ist praktisch konstant. Barbituratnarkose. (Nach KEIDEL, KEIDEL, KIANG 1957 und KEIDEL,
KEIDEL, KIANG und FRISHKOPF 1958

Verhalten der Peripherie ist auch für die Qualitäten der Hautsinnesorgane recht
genau bekannt. — Die Frage ist nun, wie die zentralen Teile des Informationsweges adaptieren. Das Problem wurde kürzlich von KEIDEL, KEIDEL und KIANG
(1957) sowie KEIDEL, KEIDEL, KIANG und FRISHKOPF (1958) mit folgenden
Ergebnissen untersucht: Der Zeitgang der Adaptation der taktilen Projektionsrindenfelder (der Katze) ist nicht etwa ein Klischee der peripheren Adaptation.
Es gibt vielmehr eine eigene corticale Komponente der Adaptation, die man — bei
geeigneter Reizform — isoliert registrieren kann. Die Abb. 28 zeigt hierfür zwei
Beispiele corticaler Adaptation, die in etwa 1,5 sec abgelaufen ist.

Der Zeitgang der corticalen Komponente der Adaptation ist durch biochemische Einflüsse sowohl lokal an der Rinde (Strychnin), wie von der Blutbahn her
wesentlich beeinflußbar. So verändern Barbiturate den Zeitgang gegenüber demjenigen des wachen Tieres (eingeheilte Elektroden und encephale isolée) signifikant.

Es ist in diesem Kapitel „allgemeine sinnesphysiologische Grundlagen" der
Versuch gemacht worden, zu zeigen, welche Richtung die Forschung einschlägt.
Es ist — hoffentlich — klar zu sehen gewesen, daß auf Grund der informations-
theoretischen Betrachtungsweise der Schwerpunkt sich von der fast ausschließ-
lichen Betrachtung der Vorgänge in der Peripherie weg, dahin verlagert hat,
möglichst die ganze Informationsverarbeitung, Ver- *und* Entschlüsselung im
Aufeinander-Abgestimmtsein zu verstehen. Das zwingt dazu, die Lücken im
Verständnis und in der Kenntnis der quantitativen Eigenschaften der zentralen
Informationsverarbeitung einschließlich der Ausgänge zur motorischen Seite in
verschiedener Höhe, mit und ohne „begleitende" Bewußtseinsinhalte möglichst

zu schließen. Hier ergänzt die Verhaltensforschung die sinnesphysiologische aufs glücklichste.

Indessen darf nicht verschwiegen werden, daß trotz größten Fleißes die entscheidenden Befunde noch nicht erhoben sind.

So ist etwa die Frage der „Abbildung" der corticalen Repräsentation der Modalitäten der Hautsinne noch durchaus offen, um nur ein Beispiel zu nennen. Was wir darüber wissen, wurde kürzlich so formuliert: "it thus seems possible that the modalities could be differentiated by their reception in adjacent but discrete cell pools. There may be a segregation of these cell pools in a vertical plane at different levels below the cortical surface as suggested by the fact that all the taste cells were found at a depth of about 2 mm while most touch cells were recorded at 0,7—1,5 mm" und „it may bet that certain of the cortical cells with a large receptive field simply serve to denote the general area (tongue) and the specific modality (touch) involved. Other cortical cells, responding to a more localized receptive field could provide a 'local sign' for the stimulus" (COHEN, LANDGREN, STRÖM und ZOTTERMAN 1957).

Wahrscheinlich werden in den nächsten Jahren diese Versuche bestätigt und andere hinzugefügt werden. Aber die zunehmende Kenntnis elektrophysiologisch objektivierbarer Einzelergebnisse und ultrafeinstruktureller Einzelheiten macht das Kernproblem der Sinnesphysiologie, die Erklärung oder auch nur die Korrelation der Bewußtseinsinhalte mit den objektiv gewonnenen Daten vorläufig nur komplizierter. Fast scheint es so, als ob eine wirkliche Erklärung dieser Frage um so schwieriger würde, je präziser wir die objektiven Veränderungen zeitlich und räumlich beschreiben lernen.

Anmerkung zur Nomenklatur „digital-analog"

In der hier gewählten Darstellung der Informationsverarbeitung im menschlichen Organismus wird die Nomenklatur benützt, die von dem Begründer der „Cybernetics" N. WIENER und von McCULLOCH eingeführt worden ist. Nach diesen Autoren wird die pulsfrequenzmodulierte Informationsleitung im peripheren Nerven und in jenen zentralen Leitungsbahnen, die den Axonen peripherer Nerven vergleichbar sind, als „digital" bezeichnet, weil sie dem Alles-oder-Nichts-Gesetz gehorchen oder mit anderen Worten den „binären Code" (entweder Signal oder kein Signal) verwenden (z.B. RALPH W. GERARD in „Cybernetics", editor H. v. FOERSTER, JOSIAH MACY jr. Foundation, New York 1951, S. 11—57, Titel: „Digital Notions in Central Nervous System"). Diese Nomenklatur ist auch in der neuen Rankeschen Monographie („Physiologie des Zentralnervensystems vom Standpunkt der Regelungslehre", Urban & Schwarzenberg, München und Berlin 1960) für die dort beschriebenen informationstheoretischen Grundlagen gebraucht worden. Neuerdings sind an dieser Bezeichnungsweise Zweifel laut geworden, die sachlich darauf fußen, daß im Rahmen der neuralen Informationsleitung der Organismen in Einzelelementen zwar die Signale, nicht aber die Pausen in gequantelter Form Informationsträger seien. Da in diesem Punkt die Problemstellung über eine reine Nomenklaturfrage hinausgeht und in Zukunft heuristisch wesentlich werden kann, soll im folgenden kurz der Stand der augenblicklichen Diskussion wiedergegeben werden:

HALLOWELL DAVIS, einer der führenden Neurophysiologen Nordamerikas, umreißt seinen Standpunkt hierzu neuerdings wie folgt: "In the gray matter there are small neurons with axons-axons so short that they may never develop fullblown all-or-none responses but may operate purely by electrotonic conduction or by graded local responses or by decremental conduction or by chemical neurohumors. Dr. RUSHTON emphasized the chemical aspects of neural action in these areas. *Only in the axons is the neural code a digital code.* I prefer to call the areas of interaction the *analog areas* in contrast to the *digital lines* that carry messages between them" (H. DAVIS in „Sensory Communication", edit. by WALTER A. ROSENBLITH, John Wiley Sons, Inc., New York, London 1961. p. 792f.). —

Andererseits sind die Nomenklaturbedenken sehr anschaulich von einem der führenden Informationstheoretiker Nordamerikas, Peter Elias, wie folgt formuliert worden („Sensory Communication" 1961, wie oben, S. 794—795): (A Note on the Misuse of „Digital" in Neurophysiology) „Neurophysiologists at this meeting and elsewhere have distinguished the continously graded electrical activity in the nervous system from the 'digital' activity, meaning by the latter the spike potentials that obey the all-or-non law. On the side of the theory of automata, people engaged in proving theorems about what machines can do have parenthetically remarked that the nervous system itself is a computer, part analog and part digital. Putting these two statements together, it is natural to reach the conclusion that the pulse-operated part of the nervous system is the digital part, and the graded potentials represent the only analog activity present. But this is in fact a grave confusion of terminology. In its customary usage in the field of computers and data-processing devices, ,digital' means much more than 'pulse-operated'. Although spike potentials in the nervous system may obey the all-or-none law and thus may not be able to represent continous input variables by continous variation in their amplitudes, the intervals between pulses are not so restricted. In fact the typical situation at the periphery seems to be a mapping from a continuous range of pulse frequency. This is an analog system in engineering terminology-atime-sampled one, but still analog, since the output pulse frequency varies continuously with variation in the input.

Even when discrete elements are present in the response—as in the results of Rose and Mountcastle (1954), where as stimulus intensity increases the response jumps rather abruptly from one pulse per cycle to two and than at a later point to three, and so forth—there is still ample evidence of continuous parameters present in the waveform, for example, the interval at the output between pulses in a train and the duration of the period of the waveform. And these parameters vary continuously in the range between the discrete jumps in response. There is also evidence that fixed stimulus intensities at values near those that cause a change in number of pulses per period produce, in fact, output periods that sometimes have one and sometimes the other number of pulses. Consequently an averaging circuit later in the system could, by examining output for a sufficiently long time, deduce fine shades of variation in stimulus intensity merely from the count of pulses per period without making use of the other analog variables also present.

This is not to deny that digital operations take place in the nervous system. The fact that people can count and do logic shows that digital operation does in fact occur. But there is at least a serious question whether any digital activity takes place at the level of single nerve fibers, and it is certainly true that the great bulk of the activity that is cited by the neurophysiologist as digital is not so in fact.

Of course it is possible that, although continuous variation of a parameter like a pulse interval occurs in a neural signal, it is not meaningful. The system in its later stages may respond only to some digital aspect of a set of signals, such as the sequential order of arrival of spikes from different sources, independent of the exact time intervals that separate them. But this can never be deduced from observations of the signal alone. It can only follow from joint observation of the signal and all the responses it elicits at later stages in the system. Thus to call signal 'digital' is to make a very strong assertion as to its effects on all later stages. and some more neutral phrase, such as 'pulse" is much more appropriate if the object is to describe the signal, and not to make assertions about all its possible influences in the nervous system. For the same reason, a subsystem in the nervous system should be described as 'pulse-operated' rather than 'digital' unless a strong assertion about function and mode of operation is intended."

Ähnliche Gesichtspunkte sind auch im Rahmen der Karlsruher Tagung „Aufnahme und Verarbeitung von Nachrichten durch Organismen" 1961 diskutiert worden (S. Hirzel, Stuttgart 1961). Ebenso kann in diesem Zusammenhang für den speziell Interessierten auf die hervorragende „Einführung in die elementare Informationstheorie" von ZEMANEK (Oldenbourg, Wien und München 1959) und auf das BIONICS-Symposium der Wright Air Development Division, Ohio, verwiesen werden.

B. Spezielle Physiologie der Mechanoreception

I. Statische Mechanoreception

1. Die Haut als Antransportorgan

Bei allen Sinnesorganen, auch beim Sinnesorgan „Haut", gelangt der Reiz nicht unmittelbar an die Sinneszellen, um dort in die physiologische Erregung transformiert zu werden. Vielmehr ist zwischen die „Umwelt" und die Receptoren als dem Transformationsorgan das *Antransportorgan* zwischengeschaltet. Es besteht bei der Haut aus den über den Receptoren gelegenen obersten Hautschichten.

Während beim Auge und Ohr das Antransportorgan (Augapfel, Mittelohr) relativ kompliziert aufgebaut ist und vor allem ein selektives Filter enthält, mit welchem der *adäquate Reiz* aus der Vielzahl aller anderen Reize ausgesiebt wird, ist für die Mechanoreception der Haut das Antransportorgan nur wenig spezialisiert. Da die Receptoren nicht unmittelbar an der Oberfläche, sondern in tieferen Schichten der Haut eingebettet sind, bewirken auch hier die darüberliegenden Hautschichten, besonders das Stratum corneum und germinativum eine Reizauswahl: Lichtreize werden zurückgehalten, Wärmereize werden durch Blutstrom und Wärmeleitfähigkeit der Haut beeinflußt. Selbst mechanische Reize werden insofern gefiltert, als etwa sehr rasche mechanische Schwingungen die Receptorenschicht gar nicht erreichen. Sie werden infolge der Hautviscosität um so stärker gedämpft, je höher ihre Frequenz ist. Umgekehrt werden durch die geringe Federfeldstärke der Haut in Verbindung mit ihrer relativ hohen Masse niedere Frequenzen bevorzugt geleitet. Diese Einflüsse sind vor allem bei der nichtstatischen Reizung der Haut, also bei der Vibration, von Bedeutung. Für die statische Mechanoreception, also für die Empfindung von Druck und Berührung, spielen sie eine wesentlich geringere Rolle.

Immerhin wird aus physikalischen Gründen das Druckgefälle am Receptor nicht linear mit zunehmender Oberflächendeformation ansteigen, weil die Dehnungskurve der Haut (intradermale Spannung als Funktion der deformierenden Kraft) nichtlinear ist. Die Haut wird, ebenso wie der Muskel und die meisten biologischen Gewebe, die elastische und kollagene Fasern enthalten, mit zunehmender Belastung zunehmend härter. Nach DICK (1951) sind hierfür vorwiegend die kollagenen Fasern der Haut verantwortlich, während die elastischen Fasern mehr dem Turgor der Haut, also den durch die eingelagerte Flüssigkeit hervorgerufenen Spannungskräften, die Waage halten. Dementsprechend wird die Dehnbarkeit der Haut durch den Gehalt an Gewebsflüssigkeit, besonders durch ödematöse Flüssigkeitsvermehrung, verändert. Wegen der Elastizitätsabnahme im höheren Alter ist die Dehnungskurve der Haut zudem altersabhängig: die ödematöse Haut des Jugendlichen ist härter, die des Erwachsenen weicher

(Leichenhaut, Dick). Nur die maximale Dehnbarkeit, bestimmt durch die kollagenen Fasern, ist praktisch altersunabhängig, ein Zeichen, daß diese Fasern keiner oder nur geringer Alterung unterworfen sind. Lewin und Majorsky (1933) haben eine Methode zur Messung der Dehnbarkeit der Haut angegeben und das Verfahren an einer Reihe klinisch faßbarer Hautveränderungen am Krankenbett erprobt. Wir müssen uns hier indessen auf die Erwähnung der Bedeutung der Hautmechanik für die Funktion der Haut als Antransportorgan beschränken, da das Gesamtproblem im Beitrag Keller dieses Bandes zusammenfassend dargestellt ist.

2. Hautreceptoren und adäquater Reiz

Seit den Untersuchungen von Woollard, Weddell (1935—1940) und anderen Histologen (z. B. Landau 1948) ist das bekannte Problem der Zuordnung bestimmter, morphologisch unterscheidbarer Endorgane zu den verschiedenen Hautsinnesqualitäten mehr auf die *funktionelle* Seite verschoben worden: zur Funktion als Mechanoreceptoren scheinen eine ganze Reihe von verschiedenen Formen ausdifferenzierter Endorgane befähigt zu sein. Nur der Schwerpunkt einer statistisch zu gewinnenden Verteilungskurve dieser Formen ist danach für die verschiedenen Qualitäten verschieden. Die Verteilungskurven selbst überlappen sich weitgehend. Nur mit einem solchen statistischen Wahrscheinlichkeitsmaßstab gemessen ist eine auch morphologische Differenzierung der vielfältigen Receptoren möglich: a) freie Nervenendigungen, besonders in der Umgebung der Lanugo-Haare. b) Vater-Pacinische Körperchen, besonders im Bereich der Eingeweidehäute. etwa im Peritoneum, c) Meissnersche Körperchen, besonders in der unbehaarten Haut und d) Merkelsche Körperchen, anscheinend besonders beim Menschen als Mechanoreceptoren spezialisiert. Sonderstellungen bei Tieren nehmen e) die Nervenendigungen an den Vibrissen der Katze (Fitzgerald 1940) und f) die Gandryschen Körperchen des Entenschnabels ein (Szymonowitz 1935, Klein 1930, 1935).

Bei der Entwicklung der spezifischen Endorgane spielt das Umgebungsgewebe eine Rolle. Klein hat gezeigt, daß nach Durchtrennung desjenigen Nerven, der die Gandryschen Körperchen des Entenschnabels in der Wachshaut versorgt, bei der Regeneration nur dann sich wieder Gandrysche Körperchen aus Elementen des Schwannschen Syncytiums entwickeln, wenn das Amputationsneurom in der Wachshaut liegt. Bildet sich dagegen die Nervennarbe in fremden Hautbezirken aus, so regenerieren keine Gandryschen Körperchen, obwohl auch dann die Schwannschen Zellen fibrös wuchern. Klein schließt aus den Versuchsergebnissen auf einen „morphogenetischen Einfluß" der Umgebung.

Die funktionelle Spezifität ist sehr viel größer als die morphologische: Am N. lingualis der Katze lassen sich Fasern isolieren, die nur auf mechanische Reize an der Zunge, dagegen gewöhnlich nicht auf Temperaturreize reagieren (Hensel und Zotterman 1951). Für die Endorgane dieser Fasern ist also zweifellos der mechanische der „adäquate" Reiz. Nur bei sehr starker Kühlung der Zunge können manche dieser Fasern auch auf den „inadäquaten" Kältereiz mit denselben großen Aktionspotentialen antworten, wie bei der adäquaten mechanischen Reizung. Indessen sind solche Befunde die Ausnahme.

An der klassischen Auffassung v. Freys, wonach als adäquater Reiz der statischen Mechanoreceptoren das Druckgefälle dP/dx in der Haut anzusehen ist. hat sich in den letzten Jahrzehnten nichts Grundsätzliches geändert (vgl. dieses Handbuch, Hauptwerk Bd. I/2, Beitrag v. Frey 1929). Freilich ist die quantitative Seite dieser Aussage experimentell sehr schwer zugänglich. Einmal liegt das daran, daß die Hautdeformation durch einen mechanischen Reiz zwar in Schwellennähe mit der intradermalen Spannung P/x und deren Zähler, der Kraft P, über das Hookesche Gesetz linear zusammenhängt. Aber für große

Deformationen wird diese Beziehung wegen der nichtlinearen Dehnungskurve
der Haut selbst nichtlinear. Eine Näherungsformel hierfür wurde von Gatti (1933)
angegeben: Die Deformation der Haut soll danach proportional zur Kubikwurzel
aus dem Quadrat des gesetzten Reizes (gemessen in Gramm Gewicht bei konstanter Fläche) ansteigen. v. Békésy hat (1939) die Hautverformung bei Verwendung von Reizhaaren gemessen und hierfür die Formel

$$P_{\max} = \frac{\pi^3 \cdot E \cdot r^4}{2 \cdot l^2}$$

mit P = Druck auf die Haut, E = Elastizitätsmodul des Reizhaares und
l = Länge des Reizhaares gefunden. Da infolge der raschen Adaptation der
Mechanoreceptoren die dem Gehirn zufließende Energie, gemessen in Aktions-
potentialzahl pro Sekunde und Faser, bei einer Druckstufe als Reiz nicht konstant
bleibt, vielmehr innerhalb von Sekunden auf Null absinken kann, ist für die
Druck*empfindung* nicht nur der Druckgradient, also der Differentialquotient nach
dem Ort, sondern auch der Differentialquotient nach der Zeit dP/dt quantitativ
maßgebend.

Eine allgemeine Formulierung für diese beiden Parameter, also eine Gleichung der Form:
Erregung $E = f\,(dP/dx, dP/dt)$ steht bis heute aus, da für die Informationsverarbeitung im
ZNS bei Druck- und Berührungsreizen noch keineswegs genügendes experimentelles Material
vorliegt.

Inzwischen sind jedoch weitere Parameter für die Reizverarbeitung im Receptor gefunden worden: a) Die *Hauttemperatur* beeinflußt zumindest die Druck-
schwelle: Bei kalter Haut (10—14ºC) ist die Schwelle erhöht (Handrücken Mensch,
Störring 1935). Der Modus, z.B. Durchblutungsänderung, ist nicht eindeutig
geklärt. Auch durch Temperaturen, die über der normalen Hauttemperatur
liegen (40—46ºC), wird die Schwelle erhöht. Diese Schwellenabweichung ist bei
Patienten mit Rückenmarkserkrankungen (Multiple Sklerose, Ataxie, Syringomyelie) größer. — Neuere elektrophysiologische Untersuchungen zeigen b) *che-*
mische und *nervöse* Parameter auf (Loewenstein 1955, 1956): Adrenalin auf dem
Blutweg und Reizung sympathischer efferenter Nerven erhöhen die Entladungsrate der afferenten Hautnerven, welche die Mechanoreceptoren der Froschhaut
versorgen. — Endlich ist c) die Art der *anatomischen Zusammenschaltung* der Endorgane, die örtlich verschieden ist, von Einfluß auf die Druckempfindung. Das
weiß man neben den schon zitierten histologischen Untersuchungen auch aus
Messungen, in denen eine komplizierte „Reizgestalt“ als mechanischer Reiz
Anwendung fand, wie etwa die Geschwindigkeit einer Bewegung über die Haut
(v. Skramlik 1933) oder die Richtung einer die Hautoberfläche berührenden
Schneide (Sommer 1930).

3. Neuere Befunde für die Druck- und Berührungsschwellen

Die klassische Auffassung der *Druck-„Sinnespunkte“* als der Orte ausschließlicher Druckempfindlichkeit (Blix, Goldscheider) hat in den letzten Jahrzehnten einer genauen Überprüfung nicht standgehalten (zusammenfassende
Kritik z.B. bei Geldard 1956). Sie ist daher stark abgewandelt worden. Zwar
sind fraglos diejenigen Hautoberflächenorte, unter denen Receptoren liegen,
empfindlicher als die dazwischenliegenden Hautstellen. Aber deren Empfindlichkeit ist keineswegs Null. Hierfür ist anscheinend nicht nur die unvermeidliche
physikalische Reizausbreitung ein Grund, sondern auch eine nicht zu vernachlässigende physiologische Erregbarkeit anderer Stellen des terminalen Faser-
netzes als derjenigen, an denen differenzierte Endkörperchen sitzen. So läßt sich
durch punktförmige Lokalanaesthesie eines Hautpunktes zwischen drei Druck-

sinnespunkten dessen Schwelle isoliert ändern bei unveränderter Schwelle der umgebenden Druckpunkte (BECKER und FRÖHLE 1937).

Abweichend von dem v. Freyschen Maß für den adäquaten Reiz des Drucksinnes (Gramm pro Millimeter) hat WOLF (1938) versucht, die Schwellen*energie* und den Schwellen*impuls* bei Stoßreizung der Haut zu bestimmen. Bei einer Reizfläche von 0,5 mm² ist danach an Hautstellen, unter welchen nur ein Receptor in einer solchen Fläche zu finden ist, die Schwellenenergie konstant. Dagegen ist dort, wo in einer solchen Fläche viele Receptoren liegen, wie in der Fingerspitze. der Schwellenimpuls konstant. Zahlenmäßig beträgt die minimale Schwellenenergie für den Einzelreceptor zwischen 10^{-2} und 10^{0} erg.

Die nach v. FREY gemessene Schwelle des Drucksinnes ist stark *ortsabhängig*. EIDINOWA stellte (1937) bei Blinden eine Schwellensenkung an der radialen Seite der rechten Hand, bei Violinspielern an der linken Ulnarseite fest. Die *Hornhaut*druckschwelle steigt mit dem Alter an (ZOBEL 1938). Umgekehrt ist die Druckschwelle im *Gehörgang* bei Kindern erhöht (KRISTULL 1936). Mit der Druckschwelle der *Zähne* haben sich PERINO und ALIBRANDI (1937) beschäftigt; diejenige des *Nagelgliedes* hat MITOLO (1942) untersucht.

v. BAGH (1935) hat erneut die *Flächenabhängigkeit* der Druckschwelle für Flächen über 10 mm² bestätigt. Bei Flächen unter 10 mm² (0,2—10 mm²) soll die „Schwelleneindringungstiefe" konstant sein. Der *Schwellenanstieg* im Laufe eines Arbeitstages kann bei Handarbeitern bis zu 50% der Normalschwelle betragen (ISAKOV 1938). Nach GRIESBACH (1931) ist besonders die Raumschwelle *ermüdungsabhängig*. Bei inadäquater Reizung des Drucksinnes mit Wechselstrom soll die Schwelle von Zimmertemperatur bis herab zu 0°C (an der Haut) *temperaturunabhängig* sein (H. FISCHER 1937).

Dieser Befund braucht nicht in Widerspruch zu der Temperaturabhängigkeit der Schwelle bei adäquater Reizung zu stehen, da mit Wechselstrom vorwiegend die afferenten Neurone. mit Druckreizen die Receptoren erregt werden.

Unter *Sauerstoffmangel* in großen Höhen sinkt die Schwelle (GRIGORIEV 1940). CRUCHAUD (1948), der zum selben Ergebnis kommt, kann die abgesunkene Schwelle durch Sauerstoffgabe wieder auf die ursprüngliche Höhe anheben.

Er führt jedoch die Schwellenänderung in großer Höhe neben dem Sauerstoffmangel auch auf eine „vegetative Umstimmung" zurück und kann dementsprechend durch Injektion von Adrenalin (0,5 mg subcutan) ebenfalls die Schwelle senken, während Acetylcholin (0,1 mg subcutan) die Reizschwelle signifikant erhöht.

Endlich wird durch *Rauchen* die Raumschwelle für den Drucksinn erhöht. und zwar bei Gewohnheitsrauchern weniger als bei Ungewöhnten (WENUSCH 1936).

Die schon von WEBER aufgezeigte Konstanz des Quotienten Reizstärkezuwachs dividiert durch Reizstärke in einem mittleren Bereich der Reizstärke (Weber-Fechnersches „*psycho-physisches*" *Grundgesetz*) wird neuerdings von GATTI (1933, 1936, 1937) und DANESINO (1936) für die *Unterschieds*schwelle beim Längenvergleich von Strecken bestritten. Nach ihren Versuchen soll der Reizstärkenzuwachs dR eher konstant bleiben als der Quotient dR/R. So ändert sich für Strecken zwischen 10 und 50 mm Länge im Zweipunktversuch dR von 3,28 bis 3,88 (relative Arbeitseinheiten), während dR/R von 0,36 auf 0,065, also von 36% auf 6,5% abnimmt (DANESINO). Der Reizstärkenzuwachs dR soll von der Reizstärke R nach einem Kubikwurzelgesetz abhängen (GATTI). Die Ursache für die Konstanz von dR beim Streckenvergleich sucht RICCI (1937) in der Notwendigkeit einer Urteilsbildung, also in der Informationsverarbeitung in den höchsten Teilen des ZNS.

Ähnliche Befunde sind in den letzten Jahren für die Frage des Zusammenhanges zwischen Lautstärkenzuwachs und Lautheitsempfindung beim Ohr von STEVENS (1936—1958) erhoben worden. Auch da scheint ein Kubikwurzelgesetz Gültigkeit zu haben. — Analoge Ergebnisse für die Vibrationsempfindung werden unter dem Stichwort „Vibronskala" auf S. 204 abgehandelt.

Umgekehrt konnte für den *Sukzessiv*-Druckreiz der Weber-Quotient dR/R in einem weiten Bereich als konstant gemessen werden (VOORHOEVE 1952). Er fand — über die Weberschen Versuche hinausgehend —. daß dR/R für positiven Reizstärkenzuwachs kleiner ist als für negativen. Die Unterschiedsempfindlichkeit ist also bei sukzessiver Reizstärkenzunahme größer als bei der Reizstärkeabnahme. KOLBE machte (1936) am Drucksinn der Haut die wichtige und inzwischen auch für andere Sinnesorgansysteme nachgewiesene Beobachtung, daß durch die Adaptation die Unterschiedsschwelle gesenkt wird (bei gleichzeitigem Anstieg der Intensitätsschwelle). Die höchste Unterschiedsempfindlichkeit wurde 12 sec nach Beginn der Einwirkung des adaptierenden Dauerreizes (65 g auf Platte von 15 mm Durchmesser) erreicht.

Unter allen Schwellen der Hautsinne spielt die *Raumschwelle* der *Druck*reception deshalb eine besondere Rolle. weil sie der funktionelle Ausdruck der in der Haut besonders komplizierten anatomischen Zusammenschaltungen der einzelnen Receptoren ist. Im Laufe der älteren Untersuchungen haben sich hier schon die folgenden drei Auswirkungen dieser Zusammenschaltung voneinander trennen lassen:

a) Auch bei einem räumlichen Abstand zweier Reizpunkte, der größer ist als die stark ortsabhängige Raumschwelle des Drucksinnes, ist der geschätzte Abstand mit einem systematischen Fehler behaftet, der zu einer Fehlschätzung führt (Zweipunktproblem).

b) Nicht nur zwei, sondern auch mehrere Reizpunkte können sich gegenseitig in der Wirkung verstärken (örtliche Summation).

c) Quantitative Meßergebnisse können auch zu der Fähigkeit beigebracht werden, einen einzelnen Reizpunkt mit meßbarer Genauigkeit einer bestimmten Stelle der im Bewußtsein vorgestellten Körperoberfläche zuzuordnen (Lokalisationsproblem).

Neuere Versuche zum „*Zweipunktproblem*" liegen vor von SCHÖBEL (1934), OBERTO (1936) und v. SKRAMLIK (1954). Danach werden die Abstände zweier Reizpunkte stets zu kurz geschätzt. Die Fehlschätzung ist um so größer, je weiter proximal die Reizorte liegen (SCHÖBEL). Beispielsweise beträgt sie für einen wirklichen Reizpunktabstand von 5 cm am Handrücken 1,5 cm, an der Volarseite des Unterarms 3 cm. Der Schätzfehler ist in der Längsrichtung des Armes größer als in der Querrichtung. Beim Überkreuzen der Hände werden zwei Reizpunkte um einen Faktor (bis zu 2,8) näher geschätzt als ohne Überkreuzen, eine für das Bedienen von Maschinen nicht unwesentliche Beobachtung (v. SKRAMLIK). — Der Fehler bei der Beurteilung, ob drei Reizpunkte in einer Geraden liegen, wird um so kleiner (gemessen in Winkelgrad), je größer die dargebotene Strecke ist (OBERTO 1936). Zahlen hierfür sind: Streckenlänge 10 mm, Schätzfehler 12°: 40 mm, 4,5°; 70 mm, 1,5°. Das Ergebnis ist geometrisch zu verstehen: der Längenfehler, bestimmt durch die Raumschwelle, bleibt konstant.

Zur Frage der *örtlichen Summation* haben v. BAGH, R. SCHÄFER, BOHNENKAMP, SCHÄFER und SCHMÄH sowie MADLUNG neuere Untersuchungen vorgelegt. Zwei gleichzeitig dargebotene Druckreize verstärken sich um so mehr, je näher die beiden Reizpunkte zusammenliegen.

Man kann zwei Typen von Versuchspersonen unterscheiden: Die erste Gruppe zeigt ein Summationsmaximum im Abstand von 4—10 mm. Bei weiterer Annäherung der Reizpunkte nimmt das Ausmaß der örtlichen Summation wieder ab. Der zweite Typus hat kein solches Maximum. Hier nimmt die Summation kontinuierlich mit abnehmender Reizpunktentfernung zu (v. BAGH 1936).

R. SCHÄFER (1929) konnte eine örtliche Summation bis zu 16 gleichzeitiger punktförmiger Reize nachweisen. Entsprechend sinkt die Schwelle für den einzelnen Reizpunkt mit der Zahl der gleichzeitig gereizten Reizpunkte ab. Dabei wird der Gewinn an Empfindlichkeit pro zusätzlichem Reizpunkt um so kleiner, je mehr man die Zahl der Reizpunkte erhöht (Bohnenkamp, Schäfer und Schmäh 1932). Ohne Frage spielt das Ortsmuster der Receptorenerregung für die Erkennung der Reiz-„Gestalt" eine entscheidende Rolle (Madlung 1934, Rubin 1936).

Zum *Lokalisationsproblem* stellt Disher (1933) in Übereinstimmung mit Pritchards (1931) fest, daß die Lokalisationsgenauigkeit weitgehend von der Reizstärke des Druckes unabhängig sei. Bei zwei simultanen Reizen wird der verschmolzene Phantomort in die Mitte der beiden wirklichen Reize verlegt (Fingerspitze, Nase, Lippen); an ungleich empfindlichen Orten der Hautoberfläche oder bei verschiedener Reizstärke scheint der Phantomort nach der Stelle des wirksameren Reizes verlagert zu sein (Mookherjee 1934). Nach Munn (1937) ist die Lokalisationsgenauigkeit übbar. Berührungsreize werden besser lokalisiert als Temperaturreize (Pritchard 1931). Eine quantitative Korrelation zwischen dem Lokalisationsfehler und der Raumschwelle hat Zigler (1935) versucht. Unabhängig vom Ort der Reizung erhält man danach die Sukzessivraumschwelle durch Multiplikation des Lokalisationsfehlers mit 2,5. Der entsprechende Faktor für die Simultanraumschwelle ist 3,5. Der unterschiedliche Schwierigkeitsgrad der psychologischen Urteilsbildung, der in der Methodik enthalten ist, schränkt indessen die Allgemeingültigkeit solcher Befunde ein.

4. Adaptation der statischen Mechanoreception

Die Adaptationszeiten für die Mechanoreception beim Menschen haben neuerdings Crook (1935) und Freiberg (1937) bestimmt. Für punktförmige Reize am Unterarm sind diese Zeiten reizstärkeabhängig, und zwar um so kürzer, je kleiner die einwirkenden Reizstärken sind. Im Mittel werden Zeiten unter 10 sec bis zum Eintritt vollständiger Adaptation, also bis zum Verschwinden der anfänglichen Berührungs- oder Druckempfindung gefunden. Diese Zeiten sind signifikant kürzer als diejenigen für den tiefen Druck (im Mittel 50 sec, Freiberg). — Über den anatomischen Ort der den Zeitgang der Adaptation prägenden Glieder in der Informationskette sind mehrere Hypothesen aufgestellt worden. In älteren Arbeiten wird dabei die Akkommodation des peripheren Nerven mit dem Vorgang der Adaptation nahezu gleichgesetzt, während neuerdings elektrophysiologische Evidenz für Adaptationsvorgänge in den Receptoren selbst beigebracht worden ist. Andererseits besteht nach neuesten Untersuchungen kein Zweifel, daß auch eine corticale Komponente der Adaptation existiert. Allem Anschein nach muß daher die Adaptation als allgemeine Eigenschaft der erregbaren Zelle aufgefaßt werden. — Hoagland u. Mitarb. (1934—1937) haben eine Reihe sorgfältiger Studien über den Adaptationsmechanismus beim Frosch beigebracht.

Mißt man den Elektrolytgehalt der Froschhaut, so findet man K 132,4; Na 90,6; Ca 302,2; Mg 4,4; Cl 171,9; S 33,1; P 337,6 mg-%. Verglichen mit anderen Zellen ist also der Kaliumgehalt zuungunsten des Natriumgehalts in der Froschhaut beträchtlich vermehrt (15mal gegenüber Ringerlösung; Rubin). Es finden sich regionale Unterschiede derart, daß sich das Kalium vorwiegend in den Epithelzellen einlagert und im Corium vergleichsweise weniger konzentriert vorliegt (Rubin und Syrocki). Andererseits erwiesen histologische Untersuchungen, daß es beim Frosch zwei Arten von Receptoren für Berührung und Druck gibt, freie intraepithelial angeordnete Nervenfasern und bulbusartige Endkörper im Corium. Da die Adaptation in Fasern mit freien Endigungen sehr rasch, in solchen mit Bulben erheblich langsamer abläuft, kommt Hoagland zu der Auffassung, daß Kalium die Adaptation beschleunigt, wenn nicht überhaupt als Effektor der Adaptation anzusehen sei. Da durch mechanischen Druck auf die Froschhaut im Durchspülungspräparat der Gehalt an freiem Kalium beträchtlich ansteigt, nimmt er ferner an, daß dieses durch Druck freigesetzte Kalium nach Diffusion dorthin an den Nerven*fasern* wirksam werde.

Der Ort des Adaptationsvorganges ist nach HOAGLAND die Faser des ersten Neurons. Er erklärt dementsprechend die raschere Adaptation der freien Nervenendigungen (gegenüber den Fasern mit Bulbi) damit, daß das *Kalium* in den Epithelzellen freigesetzt wird, in denen sich die freien Endigungen finden, auf die es deshalb stärker einwirken kann. Der erregbarkeitsmindernde Einfluß von Kaliumionen kann auf die Nachbargebiete übergreifen. Dieser Hemmungseffekt umfaßt größere Nachbarareale bei intermittierender als bei statischer Druckreizung, was von HOAGLAND als mechanische Wirkung auf die Freisetzung und Diffusion der Kaliumionen gedeutet wird. Die besonders große inhibitorische Wirkung von Vibrationsreizen auf die Hautreceptoren als solche ist kürzlich von v. BÉKÉSY (1957) genauer untersucht und bestätigt worden.

Auch FENG (1933) hatte schon gezeigt, daß zerquetschte Haut, die auf die Reizstelle intakter Haut aufgebracht wird, ebenso wie Verletzung der Haut die Entladungsrate in den abführenden Nerven bei Berührungs- und Druckreizen erheblich vermindert. Da auch veraschtes Gewebe dieselbe Wirkung hat und in der Asche der Kaliumgehalt als bemerkenswert

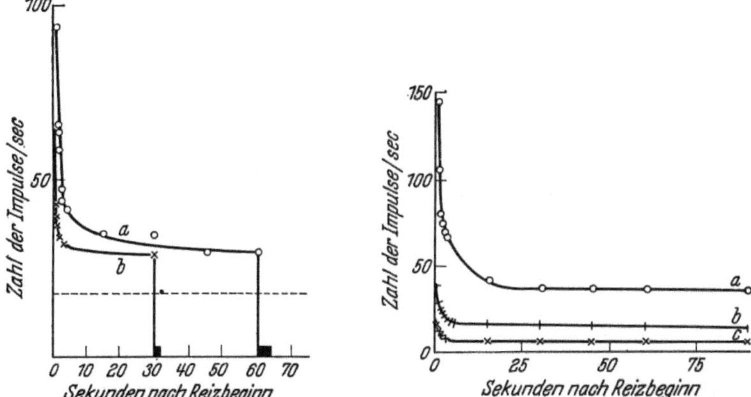

Abb. 29. Zeitgang der peripheren Adaptation im Bereich der statischen Mechanorezeption bei der Katze. (Nach FITZGERALD 1940.) Rechtes Bild: Plötzlich einsetzender, konstant bleibender Zug an den Vibrissen der Katze; *a* 2 g, *b* 1 g, *c* 0,5 g. — Linkes Bild: Wie rechts, jedoch *a* 17 g, *b* 7 g an spontan feuernden Fasern, deren Ruheentladungsrate gestrichelt eingezeichnet ist. Die Dauer der „silent period" nach Absetzen des Reizes ist als schwarzes Rechteck auf der Abszisse bei 30 und 60 sec markiert

hoch befunden wird, hält auch er das Kalium für eine Adaptationsursache. Die erregbarkeitsmindernde Wirkung von Kaliumionen ist inzwischen am isolierten Nerven vielfach bestätigt worden.

Indessen haben schon ADRIAN u. Mitarb. als Ort der Adaptation zumindest auch die Sinneszelle selbst angesehen, da auch ohne Kaliumionen eine zwar langsamere, aber eindeutige Adaptation in der Froschhaut vorhanden ist. Ebenso beweisen neueste Untersuchungen von LOEWENSTEIN (1956, 1957) klar, daß auch in den Endorganen selbst Adaptationsvorgänge ablaufen. Der Kaliumgehalt der Haut kann danach den Zeitgang der Adaptation nur modifizieren. Immerhin macht die Kaliumhypothese verständlich, daß für andere Tiere mit einem vom Frosch abweichenden Kaliumgehalt der Haut die Adaptationszeiten für Berührung und Druck sehr stark variieren können: PUMPHREY (1936) hat für die Küchenschabe bei Haardeformationen Adaptationszeiten von Bruchteilen von Sekunden oscillographisch nachgewiesen. An Kaninchen hat FRANKENHÄUSER (1949) an Fasern des N. cutaneus surae (marklose Fasern von kugelförmigen Endorganen ausgehend) Adaptationszeiten bis zu 5 min gefunden. Auch an der Katze sind relativ lange Adaptationszeiten bei statischer Biegung der Schnurrhaare an einzelnen Fasern des N. maxillaris gemessen worden (FITZGERALD 1940). Dieser Adaptationszeitgang ist als Beispiel der Adaptation beim Warmblüter in Abb. 29 wiedergegeben.

Solche Beobachtungen sind allerdings im Zeitablauf quantitativ nicht ohne weiteres mit den Ergebnissen psychophysischer Messungen am Menschen vergleichbar, weil die elektrophysiologisch gemessene Entladungsrate noch absinken kann, wenn die Empfindungsschwelle schon unterschritten wurde. Bei der Katze wird auch durch Calcium der Adaptationszeitgang beschleunigt, Natrium in hoher Konzentration erzeugt Selbstentladungen ohne Reiz (Fitzgerald). — Beim Warmblüter beeinflußt danach keineswegs nur Kalium, sondern zumindest das K/Ca-Verhältnis, wahrscheinlich alle Ionen des Sczent-Gjörgyschen Quotienten, den Adaptationszeitgang, sodaß gegenüber einer Erweiterung der Hoaglandschen Hypothese auf die Mammalien und besonders den Menschen Zurückhaltung geboten erscheint.

Eine interessante ganz andersartige Hypothese der Adaptation hat neuerdings Hubbard (1958) aufgestellt. Er hat an einzelnen Pacinischen Körperchen des Katzenmesenteriums den Zeitgang der mechanischen Verformung gemessen. Die Verschiebung der Lamellen des Körperchens ist nach seinen Untersuchungen abhängig vom Ausmaß und von der Geschwindigkeit der mechanischen Kompression des Körperchens. Der Zeitgang der Lamellenverformung zeigt dabei große Ähnlichkeit mit dem Zeitgang der raschen Adaptation, sodaß Hubbard zu dem Schluß kommt, daß „the rapid adaptation of the corpuscle is a direct consequence of its mechanical properties". Indessen sind die Bewegungen des markscheidenlosen Axons im Zentrum des Körperchens, also am Ort der Entstehung des Generatorpotentials, nicht beobachtet worden. Trotzdem könnte damit eine bisher nicht beachtete mechanische Komponente der peripheren Adaptation für die Druckreception aufgedeckt worden sein.

5. Elektrophysiologie der statischen Mechanoreception

Seit der Arbeit von Adrian, Cattell und Hoagland (1931) ist sichergestellt, daß die Information der Mechanoreception in A-Fasern geleitet wird. Am Kaltblüter konnten Fessard und Segers (1942) zeigen, daß zwei Arten von A-Fasern, von ihnen A_1- und A_2-Fasern benannt, separiert werden können. Die A_1-Fasern sprechen auf Berührung und brüske Dehnung an, während die A_2-Fasern nur bei kräftigem Druck feuern. Letztere adaptieren langsamer, in etwa 10—40 sec. Umgekehrt fanden Gray und Matthews (1951) am N. digitalis plantaris der Katze nach Berührungsreizen an der Zehe sehr rasch adaptierende Fasern (0,2—1,0 sec), die von Pacinischen Körperchen erregt werden, welche unter der Fascie liegen. Bei Druckreizen konnten sie kleinere, langsam adaptierende Potentiale nachweisen.

Die letzteren entstehen anscheinend nicht in den Pacinischen Körperchen, da nur sie nach Entfernung dieser Endorgane registrierbar bleiben und da direkte Berührung der Pacinischen Körperchen ausschließlich jene großen Potentiale hervorruft, welche auch bei Reizung solcher Endorgane im Katzenmesenterium zu erhalten sind.

Nach den genannten Autoren sind die Pacinischen Körperchen auf kurzdauernde, schwache Reize, also auf ein ganz bestimmtes Reizmuster, spezialisiert. In der Froschhaut konnten Gray und Malcolm (1951) nach Stoßreizen von maximal 0,02 mm Auslenkung auch repetitive Antworten, also Salven von Aktionspotentialen im Neuriten, beobachten. Über die Entstehung der Neuritenpotentiale bei Reizung der Mechanoreceptoren gab Gray kürzlich (1956) eine Zusammenfassung seiner und seiner Mitarbeiter Ergebnisse (Gray und Sato 1953, Diamond, Gray und Sato 1956, Douglas und Gray 1953).

Von den Teilergebnissen sind die folgenden bemerkenswert:
1. Muskelspindeln des Frosches, Dehnungsreceptoren des Fisches und Pacinische Körperchen der Katze besitzen offensichtlich einen ähnlichen Erregungsmechanismus. Sie weisen ein Generatorpotential auf, von der Art, wie es die Abb. 30 veranschaulicht.

Dieses langsame Zellpotential ist in seiner Größe von dem Ausmaß (Proportionalanteil) und der Geschwindigkeit (Differentialanteil) des Reizes abhängig. Das Generatorpotential geht immer dem fortgeleiteten Neuritenpotential zeitlich voraus. Letzteres kommt nur zustande, wenn das Receptorpotential eine Schwelle überschreitet (KATZ 1950; ALVAREZ-BUYLLA und RAMIREZ DE ARELLANO 1953; EYZAGUIRRE und KUFFLER 1955).

2. Es besteht ein funktioneller Zusammenhang zwischen der Impulsfolgefrequenz des ableitenden Nerven und der Amplitude des Generatorpotentials (KATZ 1950).

3. Als Ort der Entstehung des Neuritenpotentials betrachten DIAMOND, GRAY und SATO (1956) den ersten Ranvierknoten (vgl. Abb. 31) und nicht den marklosen Endteil der Faser.

Dieser erste Ranvierknoten liegt innerhalb der Receptorkapsel (QUILLIAM und SATO 1955).

4. Der Entstehungsort des Generatorpotentials ist wahrscheinlich die Membran der marklosen Nervenendigung in der Achse des Pacinischen Körperchens (DIAMOND, GRAY und SATO 1956). Für sein Zustandekommen spielen Natriumionen eine wichtige Rolle (DIAMOND, GRAY und INMAN 1957). Die besonders spezialisierte Struktur dieser Endmembran ist nicht

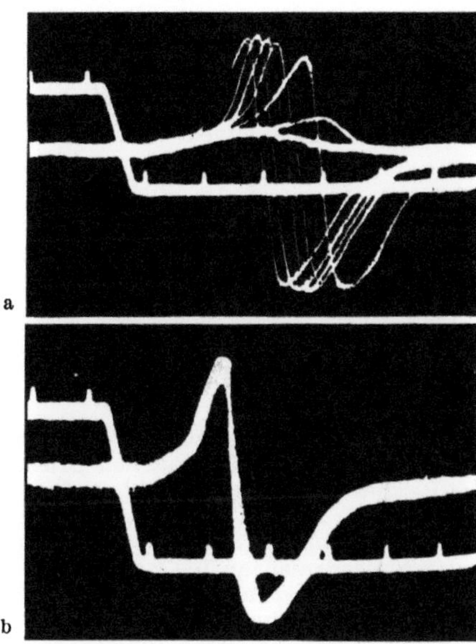

a

b

Abb. 30

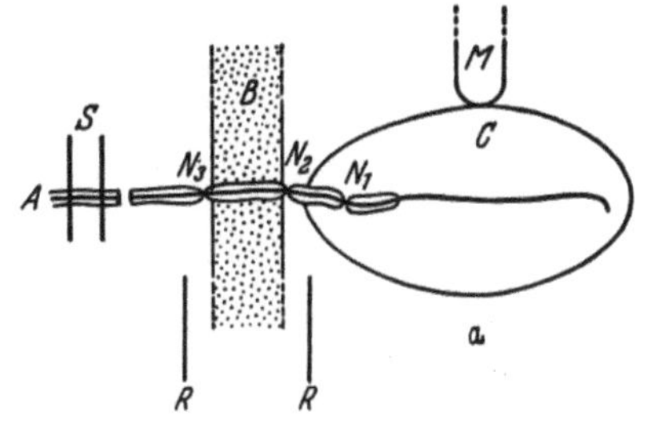

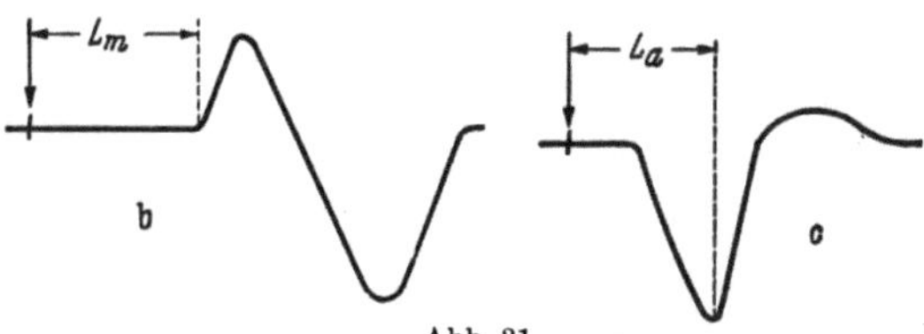

Abb. 31

Abb. 30a u. b. Generator- und Aktionspotentiale eines Pacinischen Körperchens bei Reizung mit kurzen mechanischen Druckimpulsen bei einer Folgefrequenz von 40 pro sec. — a Kurve mit Abwärtsstufe bedeutet Reizform; senkrechte Zeitmarken: 1 msec. Die Neuritenpotentiale sind auf das Generatorpotential (ganz flache Erhebung) mit pro Druckimpuls wachsender Latenz und abnehmender Amplitude (Adaptation) aufgesetzt. b Bei größerer Reizintensität bessere Synchronisation; innerhalb der Registrierzeit keine Adaptation. Man sieht auch hier den Knick vom Generator- zum Aktionspotential. (Nach GRAY und SATO 1953)

Abb. 31a—c. a Schematische Darstellung des Ortes der Entstehung des abgeleiteten Neuritenpotentials (N₂ und N₃) bei mechanischer Reizung des Pacinischen Körperchens. *RR* sind die Ableitelektroden über den zwei Ranvier-Schnürringen N₂ und N₃. — Bild b zeigt die Form des Neuritenpotentials bei mechanischer Reizung (Druck durch den Stempel *M* auf das Körperchen *C*; beim Pfeil Reizzeitpunkt; L_m ist die Latenz). Der Unterschied zur Potentialform bei antidromer Reizung am Elektrodenpaar *S* (c) ist unter anderem auf das Fehlen des Generatorpotentials des Körperchens bei der Reizung am Axon zurückzuführen. (Nach DIAMOND, GRAY und INMAN 1958)

nur pharmakologisch, sondern auch elektronenmikroskopisch nachweisbar (PEASE und QUILLIAM 1957). Sie zeichnet sich durch eine Anhäufung von Mitochondrien aus.

Über das Verhalten besonders spezialisierter Endorgane liegen neuere Untersuchungen vor: FITZGERALD (1940) registrierte die Potentiale einzelner afferenter Fasern im N. maxillaris der Katze, die von den Schnurrhaaren wegführen (vgl. S. 191). FRANKENHÄUSER (1949) befaßte sich mit der Untersuchung der kugeligen Enden markloser Fasern des N. cutaneus surae fibularis des Kaninchens: Wurde die Haut, die von diesem Nerven versorgt wird, mit einem mechanischen Gleichdruck von maximal 200 mg pro Flächeneinheit statisch gereizt, so waren große Potentiale zu beobachten, die sehr langsam (bis zu 5 min) adaptierten. Endlich gelang es neuestens IGGO, intestinale Dehnungsreceptoren am Darm der Katze isoliert zu reizen und von den zugehörigen afferenten Fasern Potentiale nachzuweisen, die nach Amplitude, Leitungsgeschwindigkeit und Dauer nur der C-Faser-Gruppe angehören können. Da diese Fasern denselben Adaptationszeitgang wie die A-Fasern der Haut erkennen lassen, wie aus der Abb. 32 zu ersehen ist, ist damit der Beweis erbracht worden, daß die Information über mechanische Reize im Körper keineswegs nur in A-Fasern geleitet wird, wie anfänglich angenommen worden war.

Noch mehr Gewicht darf indessen auf eine Entdeckung von LOEWENSTEIN (1955, 1956) gelegt werden. Er konnte zeigen, daß der Wirkungsgrad der mechanisch-physiologischen Transformationsfunktion der Mechanoreceptoren nicht, wie bisher angenommen, konstant, sondern vielmehr durch *vegetativ-nervöse* Einflüsse in situ beeinflußbar, also variabel ist.

Am isolierten Hautnervenpräparat von Rana pipiens konnten die afferenten Potentiale einzelner Neuriten bei mechanischen Druckreizen auf die Haut (1—3 sec Dauer, 250 mg Gewicht auf Spitzen von 0,25 und 4 mm $\varnothing$) registriert werden. Die Präparation erlaubte eine gleichzeitige Reizung der zugehörigen efferenten sympathischen Hautnerven.

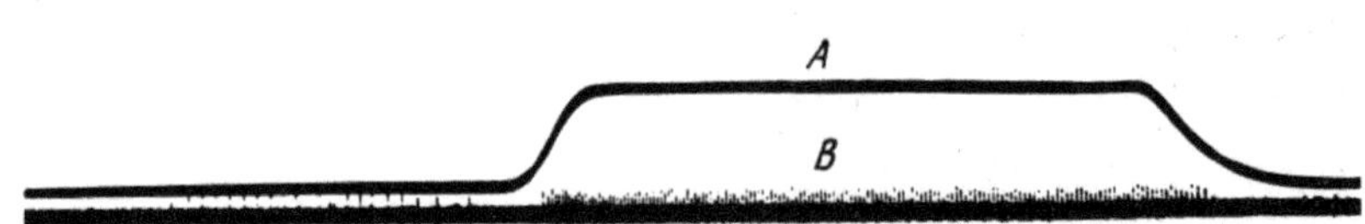

Abb. 32. Afferente Neuritenpotentiale in C-Fasern bei Dehnung (Frequenzovershoot) und Entdehnung (silent period) der Darmwand der Katze. (Nach IGGO, persönliche Mitteilung.) Oben: Zeitmarken in Sekunden; *A* Reiz, Dehnung Auslenkung nach oben; *B* Aktionspotentiale der C-Faser

Die Reizung dieser sympathischen Fasern hatte eine Reihe bedeutungsvoller Wirkungen zur Folge: 1. Die Intensitätsschwelle der Druckreceptoren gegenüber mechanischen Druckreizen wurde bis zu 10% gesenkt. 2. Bei vorgegebener Reizintensität stieg die Zahl der Neuritenpotentiale im afferenten Hautnerven um den Faktor 1,25 bis 15 (!) an. 3. Die Adaptation einer Faser-Receptor-Einheit wurde in ihrem Zeitgang verlangsamt. 4. Sympathicusreizung führte ferner zu Spontanentladungen ohne von außen einwirkenden adäquaten Reiz.

5. Alle Änderungen waren abhängig von der mechanischen Vorspannung der Haut und wurden mit zunehmender Hautspannung verstärkt. — Diese Veränderungen in der Funktion des Receptors als Transformationsorgan müssen durch eine *adrenalinähnliche Substanz* ausgelöst worden sein, da (i) an einem zweiten Präparat durch Bepinselung mit derjenigen Ringerlösung, die das Hautstück des ersten Präparates umgab, nur nach vorhergehender Sympathicusreizung gleiche Wirkungen am zweiten Präparat ohne Nervenreizung erzielt werden konnten und da (ii) ähnliche Wirkungen mit Adrenalin- und Noradrenalin-Pinselungen der Haut erzielt werden konnten (Konzentration 10^{-6}). Endlich gelang (iii) der Nachweis einer positiv inotropen Wirkung auf das isolierte Froschherz von seiten der Ringerlösung des Präparates nach Reizung der Sympathicusfasern.

6. Die Mediatorsubstanz wirkte nur auf die Mechanoreceptoren. Die Endigungen der dünnen Hautnervenfasern (wahrscheinlich Schmerz- und Temperaturfasern) waren nicht adrenalin-, sondern acetylcholinempfindlich. 7. Da die Veränderung des Receptorwirkungsgrades („modulation of mechanoreceptor") nicht neural über eine synaptische Brücke an Zelldendriten, sondern humoral durch Freisetzung der Mediatorsubstanz an den Enden der sympathischen Fasern in der Nähe der Mechanoreceptoren bewerkstelligt wird, wird der Ort der Einwirkung am Receptor selbst gesucht und als „modulapse" bezeichnet: "The term modulapse (is) defined as the interplay of two processes in which the function of one is modulated by the other."

Das Ergebnis der Loewensteinschen Arbeiten ist insoferne von ganz grundsätzlicher Bedeutung, als damit zum erstenmal der experimentelle Nachweis einer *positiven Rückkoppelung* („feedback-facilitation") *auf den Receptor* bewiesen wurde. Eine negative Rückkoppelung („inhibition") wurde für die Dendriten von Crustaceen-Dehnungsreceptoren von KUFFLER und EYZAGUIRRE (1955) entdeckt. Gleichzeitige Rückkoppelungen an höheren Orten des Zentralnervensystems sind inzwischen ebenfalls bekannt geworden (HAGBARTH und KERR 1954, HERNANDEZ-PEON und SCHERRER 1955).

Im *Rückenmark* sind mit der Mikroelektrodentechnik von YAMAMOTO, SUGI-
KARA und KURU (1956) schnelle Aktionspotentiale (spikes) mit Nachentladungen
an einzelnen Neuriten der Hinterstränge der Katze bei mechanischer Reizung der
versorgten Hautgebiete registriert worden. Die Einheiten unterscheiden sich in
der Adaptationsgeschwindigkeit. Mit der Frage der anatomischen Leitungsbahnen hat sich neuerdings MORIN (1955) beschäftigt. Neben den klassischen
Leitungsbahnen in den Funiculi dorsales hat er an der Katze neu eine Bahn im
gleichseitigen Funiculus lateralis als Tractus spino-cervico-thalamicus für Berührungsreize an der hinteren Extremität beschrieben.

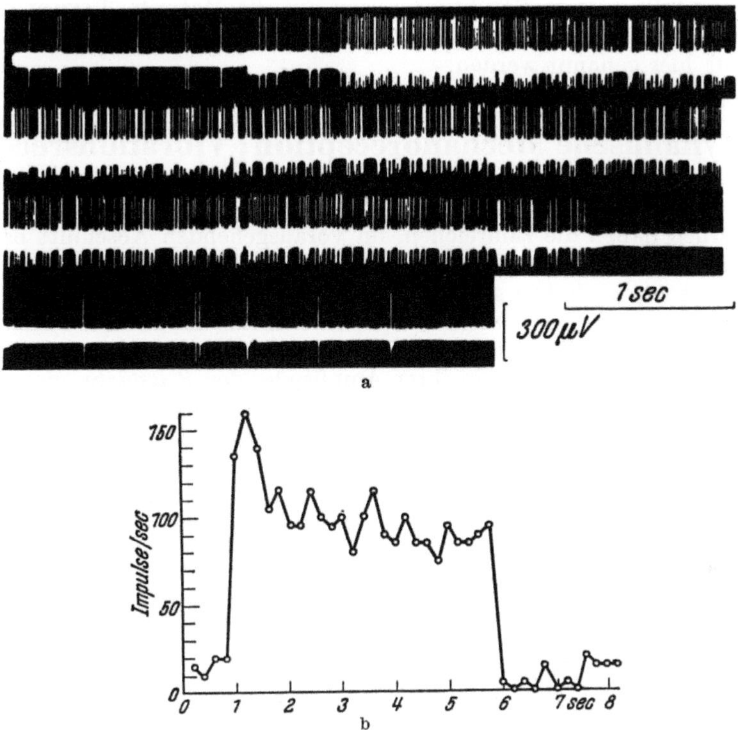

Abb. 33a u. b. Adaptationszeitgang einer einzelnen Zelle der taktilen Projektionsrinde der Katze. Statische
Druckreizung der Haut. (Nach MOUNTCASTLE 1957.) a Originalkurve. b Auswertung

Endlich liegen zahlreiche Untersuchungen über die Ausdehnung derjenigen
Rindengebiete bei Katze und Affe vor, von denen bei mechanischer (oder elektrischer) Reizung von den verschiedenen Teilen der Körperoberfläche Rindenpotentiale abgeleitet werden können („maps", z.B. MARSHALL, WOOLSEY und
BARD 1937). Mit der Mikroelektrodentechnik ist es in jüngster Zeit (MOUNTCASTLE
1957) sogar gelungen, den Adaptationszeitgang einzelner Zellen der Hirnrinde
bei statischen Druckreizen an der Haut aufzuzeigen. Hierfür zeigt die Abb. 33
ein Beispiel.

6. Beteiligung des Zentralnervensystems
bei der Informationsverarbeitung der statischen Mechanoreception

Reaktionszeiten auf Berührungsreize wurden von LELE, SINCLAIR und WED-
DELL (1954) mit 210—400 msec angegeben (10 Versuchspersonen). Die Zeiten
waren reizstärkeabhängig (mit wachsender Reizstärke abnehmend), reizort-
abhängig und schwankten stark inter- und intraindividuell. Sie waren dagegen

13*

— bei festgehaltener Reizform — unabhängig von der Reizdauer. Bei Doppel-
reizen war die Reaktionszeit für den zweiten Reiz verkürzt, wie PIERON und
SEGAL schon 1939 gezeigt haben. Als Ursache hierfür wird eine Bahnung durch
den ersten Reiz in den betroffenen Synapsen angesehen. — Untersuchungen über
Beziehungen zwischen optischem und taktilem Raum (ABEL 1936, GATTI 1937),
über angeblich herabgesetzte(!) Tastempfindlichkeit bei Blinden (BYELOVA 1936),
über haptische Perception von Längen-Proportionen (BLOMHERT 1935), über
taktile Scheinbewegungen (TSCHLENOFF 1931), Verfahren zur Prüfung der haptischen Leistung (v. SKRAMLIK 1937), sowie endlich Methoden zur Messung der
zentralen Einflüsse von Berührungsreizen auf die Motorik (TAKAGI und HASE-
GAWA 1953, 1954) gehören ins Gebiet der psychologischen Forschung und können
daher nur hier genannt werden.

II. Dynamische Mechanoreception: Vibrationsreception

1. Vorbemerkung

Sicherlich haben die zahlreichen, im vorausgehenden Abschnitt behandelten
Experimente am Drucksinn der Haut unsere Kenntnisse über die Arbeitsweise der
Druckreceptoren auch dort gefördert, wo als Reize statische Drucke auf die Haut
Verwendung fanden. Aber das Schwergewicht einer Reihe anderer Untersuchungen
liegt auf der Anwendung einer etwas komplizierteren Reizform, nämlich der
Wechseldrucke, die nicht nur in ihrer Amplitude, der *Reizstärke*, meist gemessen
als Auslenkung in Tausendstel Millimeter, variiert werden können, sondern auch
in der Häufigkeit der zeitlich zumeist sinusförmig aufeinanderfolgenden Druck-
Maxima und Minima, also in der *Reizfrequenz*, gemessen in Hertz (Hz).

Schon vor einigen Jahrzehnten ist von KNUDSEN (1928) und von v. BÉKÉSY (1939) gezeigt
worden, daß derartige „*Vibrationsreize*" an der Haut besonders deutlich die Unterschiede
und Analogien der Mechanoreceptoren der *Haut* im Vergleich mit den Receptoren im *Innenohr*
aufzuzeigen erlauben. Denn die adäquaten Reize der Sinneszellen des Ohres sind letzten
Endes auch Vibrationen der Basilarmembran des Cortischen Organs, die durch den Wechseldruck der Luftschwingungen am Trommelfell nach geeigneter Umformung im Mittelohr
zustande kommen.

Nachdem dieser Gesichtspunkt überhaupt einmal aufgeworfen war, ist im
Laufe der letzten Jahrzehnte gezeigt worden, daß *auch für die Haut die Erregung
der Druckreceptoren mit Wechseldrucken*, zu denen auch Stöße und sehr langsame
Druckänderungen gerechnet werden, *den eigentlichen adäquaten Reiz* darstellen.
Derartige Druckänderungen sind bei Belastungsänderungen der Haut beim
Gehen, Stehen, Sitzen und Liegen physiologischerweise die Regel. Die rein
statische Beanspruchung der Hautdruckreceptoren erscheint demgegenüber als
Laboratoriumsbedingung, die unter physiologischen Bedingungen kaum vorkommt. Der Begriff der „Vibrationsreception" beim Menschen hat also, wie man
sieht, seit der rein psychologischen Interpretation durch KATZ (1923) einen weitgehenden Bedeutungswandel durchgemacht, bis er seine heutige Interpretation
als „die physiologische Form der Reizung der Mechanoreceptoren" erfahren hat
(GELDARD 1936—1958, KEIDEL 1952—1958).

2. Die Haut als Antransportorgan bei Wechseldrucken

Wechseldrucke, die auf die Haut einwirken, werden im „Antransportorgan
Haut" in entscheidender Weise gefiltert. Die Filterung erstreckt sich haupt-
sächlich auf den Frequenzbereich der mechanischen Schwingungen, welchen die
Haut zu folgen vermag. Die Haut ist nicht in der Lage, schnelleren Schwingungen

als maximal etwa 4000 Hz mit Schwingungsweiten Folge zu leisten, die für die
Receptoren überschwellig sind. Das bestübertragene Frequenzgebiet liegt beim
Menschen um 200—300 Hz, also etwa eine Zehnerpotenz niedriger als dasjenige
des Ohres. Ursache hierfür sind die recht komplizierten physikalischen Eigenschaften der Haut. Stark vereinfachend: die menschliche Haut verhält sich

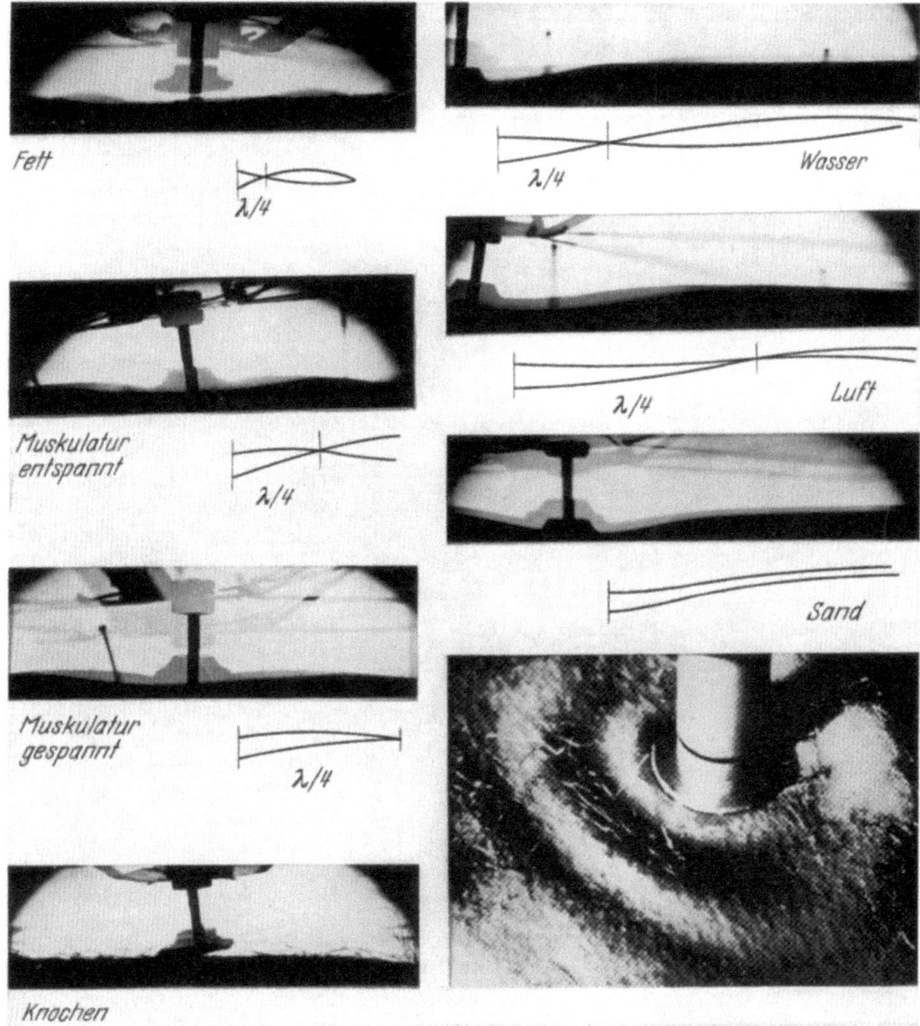

Abb. 34. Abhängigkeit der Hautwellenlänge vom Unterlagegewebe. Linke Reihe: eigene Messungen im stroboskopischen Licht an der Haut. Rechte Reihe: Vergleichsmessungen mit gleicher Technik am Modell (KEIDEL und
SCHMITT 1955). Bild rechts unten: In der Aufsicht photographierte Hautwellen bei sinusförmiger Vibration mit
60 Hz. (Nach FRANKE, V. GIERKE, OESTREICHER und V. WITTERN 1951)

gegenüber Vibrationsreizen wie ein System von zwei hintereinander geschalteten
stark gedämpften Federn mit Massenbelastung. Die eine Feder wird durch die
oberen Hautschichten selbst, die andere durch die Unterhaut plus dem darunter
liegenden Gewebe repräsentiert. Da als Unterlagegewebe physikalisch sehr weiche
(Fett), mittelkonsistente (Muskel) und sehr harte Gewebe (Knochen) zu berücksichtigen sind, ist sowohl die *Wellengeschwindigkeit*, wie die *Hautwellenlänge* und

damit das Gebiet gleichphasig erregter Hautdruckreceptoren sehr stark von der Art des unter der Haut liegenden Unterlagegewebes abhängig. Die bekannt gewordenen Meßergebnisse für die Hautwellengeschwindigkeit c sind in Tabelle 1 zusammengestellt.

Wie man sieht, schwanken die Wellengeschwindigkeiten von etwas über 1 m/sec bei niedrigen Frequenzen (Scherwellen) bis über 1000 m/sec (Longitudinalwellen) im Ultraschallgebiet. Die Wellenlängen variieren weniger stark. Sie haben die Größenordnung von Zentimetern.

Tabelle 1. *Dispersion der Wellengeschwindigkeit in Abhängigkeit von der Frequenz*

Autor	Frequenz	Wellengeschwindigkeit
FRANKE, V. GIERKE	10—180 Hz	1,6 m/sec
KEIDEL	{ 450 Hz	7—450 m/sec
	60 kHz	1200 m/sec
FRUCHT	800 kHz	1465—1568 m/sec

Zur Veranschaulichung derartiger Hautwellen sind in der Abb. 34 Photographien von Hautwellen im stroboskopischen Licht für eine Vibrationsfrequenz von 64 Hz (FRANKE, V. GIERKE, OESTREICHER, V. WITTERN 1951) und 50 Hz über Nabel, Unterschenkel und Schienbein (KEIDEL und SCHMITT 1955) zusammengestellt. In der rechten Reihe der Abbildung läßt ein Vergleich derartiger Hautwellenformen mit den Oberflächenwellen eines Modells besonders deutlich erkennen, welchen Einfluß die Unterlage auf die Wellenlänge ausübt:

Bei einem dickwandigen Gummischlauch steigt die Wellenlänge bei konstanter Vibrationsfrequenz von 50 Hz an, wenn er nacheinander mit Wasser, Luft und Sand gefüllt wird. Fett, Muskel und Knochen als Unterlage unter Haut läßt die Hautwellenlänge innerhalb dieser Reihe in gleicher Weise zunehmen.

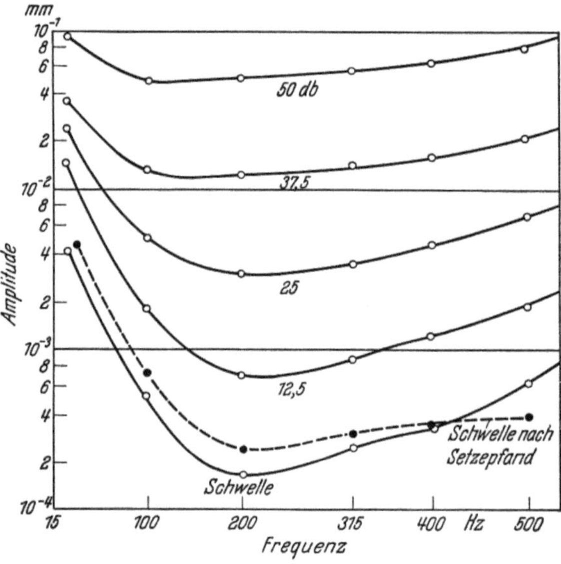

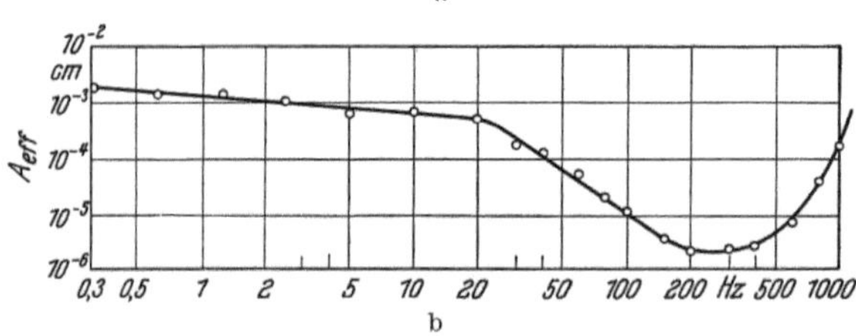

Abb. 35a u. b. Frequenzabhängigkeit der Intensitätsschwelle für perpendikuläre (a) und tangentiale Hautverschiebungen (b) an der menschlichen Fingerspitze. (Nach HUGONY 1935 und V. BÉKÉSY 1939)

Als wesentliches Ergebnis der Untersuchungen über die Reizphysik der Haut bei Wechseldruckreizen verdient hervorgehoben zu werden, daß der Frequenzbereich, innerhalb dessen die Haut als Folge ihrer physikalischen Eigenschaften mit Scherwellen zu schwingen vermag (0—4000 Hz) mit demjenigen Frequenzumfang gut übereinstimmt, auf welchen im Druckreceptorensystem der Haut aus physiologischen Gründen (Refraktärzeit) die Erregung beschränkt ist (0—1000 Hz). Nach dem „Wirtschaftlichkeitsprinzip" des Körperaufbaus sind im ganzen Bereich der Sinnesorgane Transformationsorgan und Antransportorgan optimal aufeinander abgestimmt.

Zur quantitativen Beschreibung der Hautwellenform ist eine Reihe von Gleichungssystemen angegeben worden, aus denen die Elastizitäts- und Viscositätskonstanten der Haut in guter Übereinstimmung mit den experimentellen Messungen errechnet werden können (z. B. OESTREICHER 1950; DIECKMANN 1958). Eine zusammenfassende Darstellung findet sich bei KEIDEL (1956).

Tabelle 2. *Absolutschwelle des Menschen für Vibrationsreize*

Untersucher	Schwellenwert bei Optimalfrequenz in mm	Untersucher	Schwellenwert bei Optimalfrequenz in mm
BAGH	$0,8 \cdot 10^{-3}$	KNUDSEN	$10^{-5}\text{—}10^{-3}$
v. BÉKÉSY	$0,7 \cdot 10^{-4}$	NOLDT	$0,3 \cdot 10^{-3}$
HUGONY	$1,8 \cdot 10^{-4}$	RAICH	$2,6 \cdot 10^{-4}$
KATZ	$0,6 \cdot 10^{-3}$	SETZEPFAND . . .	$2,5 \cdot 10^{-5}$
KEIDEL	$1,3 \cdot 10^{-5}\text{—}1,2 \cdot 10^{-3}$	WILSKA	$5 \cdot 10^{-5}$

3. Informationsverarbeitung in den Hautreceptoren und Schwellen

In der Verarbeitung der gefilterten Reize zeigen die Vibrationsreceptoren der Haut (Druckreceptoren in der Haut und Receptoren für Lage und Bewegung in Gelenken, Muskeln und Sehnen) einige Besonderheiten, die den örtlichen Kontrast und die periphere Adaptation betreffen und den Verlauf der Schwellenkurven beeinflussen. Es wird daher mit der Besprechung der verschiedenen Vibrationsschwellen begonnen.

Infolge der besonderen Receptorenzusammenschaltung in der Haut und wegen der speziellen Eigenschaften der Druckreceptoren selbst zeigt die *Intensitätsschwelle* in Abhängigkeit von der Vibrationsfrequenz ein ausgeprägtes Optimum um 200 Hz, wie aus der Abb. 35 abzulesen ist.

Die Größe der Absolutschwelle bei der Optimalfrequenz, gemessen in Tausendstel Millimeter Auslenkung, ist aus der obenstehenden Tabelle 2 zu ersehen.

Die Intensitätsschwelle ist ortsabhängig, wie aus der nebenstehenden Tabelle 3 ersichtlich ist (WILSKA 1954, KEIDEL 1952), und auflagedruckabhängig (KEIDEL 1952).

Tabelle 3. *Ortsabhängigkeit der Intensitätsschwelle.*
(Nach WILSKA 1954)

Körpergegend Regio	Vibrationsschwellenamplitude in 10^{-3} mm bei				
	50 Hz	100 Hz	200 Hz	400 Hz	800 Hz
Volaris digitorum manus	2,0	0,6	0,07	0,05	0,3
Volaris manus.	2,5	0,7	0,07	0,06	1,1
Dorsalis manus	4,1	1,8	0,11	0,16	5,5
Antebrachii ulnaris . .	4,0	1,2	0,28	0,15	5,4
Antebrachii dorsalis . .	4,3	1,6	0,42	0,32	7,2
Plantaris pedis	6,5	1,5	0,45	0,36	7,1
Antebrachii volaris. . .	7,6	1,8	0,39	0,72	10
Sternalis	7,6	3,8	0,28	0,6	5,8
Plantaris digitorum pedis	8,8	3,7	0,77	0,74	14
Malleolaris lateralis . .	18	11	1,8	0,6	13
Olecrani	25	7,2	1,3	0,9	11
Malleolaris medialis . .	12	6,2	1,4	1,1	14
Calcanea	4,2	0,9	1,8	14	—
Brachii posterior. . . .	21	12	1,1	5,6	18
Brachii anterior	5,3	4,2	3,2	1,6	16
Scapularis	11	4,5	1,4	11	—
Femoris anterior. . . .	12	6,4	1,8	16	—
Mammalis	7,2	4,0	1,7	3,8	18
Oralis	19	8,0	2,2	6,1	—
Cruris anterior	41	14	2,5	8,2	—
Cruris posterior	12	5,4	2,8	12	—
Nuchae.	10	5,6	3,1	3,1	6,9
Patellaris	95	31	5,6	3,3	18
Lumbalis	13	8,1	4,2	13	18
Frontalis	19	14	4,2	7,4	—
Nasalis	4,1	7,8	4,7	20	—
Parotideo-masseterica .	5,1	7,4	6,3	29	—
Mentalis	14	8,6	5,6	17	—
Suralis	23	11	5,6	27	—
Laryngea	36	12	5,6	18	—
Epigastrica	35	10	5,9	9,6	—
Hypogastrica	56	11	4,5	31	—
Coxae	115	29	5,6	18	—
Glutaeae	40	27	14	60	

Mit steigendem Auflagegleichdruck verschiebt sich die Optimalfrequenz der Intensitätsschwelle nach höherer Frequenz und niedrigerer Absolutschwelle (untersucht für einen Auflagegleichdruck von $0—5 \cdot 10^4$ dyn/cm²). — Bei niedriger Reizfrequenz ist die Haut um so empfindlicher, je größer die Reizfläche ist (HALLER GILMER 1935). — Die *Frequenzunterschiedsschwelle* wurde schon von GUTZMANN (1909) mit 11—12% angegeben und von KNUDSEN (1928) für 128 Hz mit 10% bestätigt. Über 256 Hz steigt sie steil an. Die Geldard-Schule hat neuerdings mit sehr sorgfältigen Messungen Werte zwischen 8 und 29% gefunden (35 dB: Vp: BH).

Die *Amplitudenunterschiedsschwelle* ist kürzlich von SCHILLER (1953) gemessen worden. Das Ergebnis ist in der nächsten Tabelle 4 zusammengefaßt. Sie hat ihren Höchstwert in Schwellennähe (15%) und fällt mit steigender Reizstärke auf einen mittleren Wert von 10% ab.

Die Vibrationsempfindung benötigt zum vollen Anklingen die verhältnismäßig lange Zeit von 1—1.2 sec (*Zeitschwelle*: v. BÉKÉSY

Tabelle 4. *Mittelwerte der Amplitudenunterschiedsschwelle in Abhängigkeit von der Reizfrequenz.* (Nach SCHILLER 1953)

Zuwachs der Reizstärke		Verminderung der Reizstärke	
Frequenz in Hz	Schwelle in %	Frequenz in Hz	Schwelle in %
50	16	50	13
100	14	100	10
200	11	200	11
400	12	400	12
800	15	800	12

1939). Dieser Wert stimmt mit der Anklingzeit der Empfindung bei statischem Druck überein. Das Diagramm der Abb. 36 enthält alle quantitativen Daten.

Intensive Vibrationsreize an einer umschriebenen Hautstelle vermögen die Schmerzschwelle im selben Hautareal bis zu zusätzlichen 175% zu erhöhen, wirken also hypästhesierend (RAICH 1952). Es ist indessen bisher nicht gelungen, damit eine vollständige Anaesthesie zu erzielen, die etwa zur Zahnextraktion oder zur Hautincision ausreichen würde.

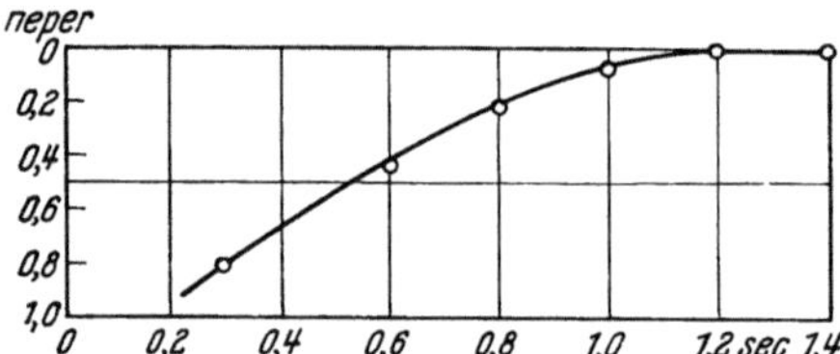

Abb. 36. Anklingzeit der Vibrationsempfindung. (Nach v. BÉKÉSY 1939.) Die Kurve gibt für jeden Meßpunkt an, wieviel ein Vergleichsreiz (Dauervibration) gedämpft werden muß, um gleichstark wie ein kurzer Vibrationsreiz der in der Abszisse angegebenen Dauer empfunden zu werden. 1 Neper = 8,7 dB

Die Schwellen für das Richtungsfühlen, inadäquate elektrische Reizung, Vibrationsschwellen bei Tieren (AUTRUM u. Mitarb.) die Temperatur- und Altersabhängigkeit der Schwellen, die Entfernungsbestimmung und Scheinbewegungsempfindung bei Vibrationsreizen können hier nicht besprochen werden. Hierzu vergleiche man die einschlägigen Monographien. — Alle Schwellen der Vibrationsreception können in pathologischen Fällen von anderen Schwellen dissoziiert verändert sein (z.B. FOX und KLEMPERER 1942). Von dieser Tatsache wird in der neurologischen Diagnostik klinischer Gebrauch gemacht.

4. Peripherer Kontrast bei Vibrationsreizen

Die komplizierte Zusammenschaltung der Druckreceptoren im Fasernetzwerk der Haut hat die Möglichkeit der Ausbildung eines Empfindungskontrastes für benachbarte Hautstellen zur Folge. Dieser örtliche periphere Kontrast beruht anscheinend auf der Hemmung der Nachbarelemente bei Erregung einer eng umschriebenen Receptorengruppe im Zuge des Ablaufs einer Wanderwelle über die Haut, wobei für die Entstehung der Kontrastempfindung wahrscheinlich die Verarbeitung dieser Information aus der Peripherie im Zentralnervensystem verantwortlich zu machen ist, ohne daß der funktionelle Mechanismus schon abgeklärt wäre. Er tritt besonders bei stoßförmigen Impulsen an der Haut oder allgemein bei Vibrationsreizformen auf, die plötzliche Intensitätssprünge enthalten („transients"-Einschwingvorgänge: v. BÉKÉSY 1955).

Derartige Hemmungsvorgänge sind in anderen Sinnesorgansystemen nicht unbekannt. Sie werden z.B. am Auge durch die Horizontalzellen der Netzhaut hervorgerufen. Das Phänomen als solches zeigt, daß die nervöse Versorgung der Hautreceptoren sehr viel komplizierter ist, als die Blixsche Sinnespunktlehre mit der Grundvorstellung der Receptor-Einzel-Faserversorgung glauben machte. Die physiologische Bedeutung dieser Kontrastbildung in der Haut, durch welche die Ortsschwelle verbessert wird, ist noch nicht genügend untersucht.

5. Periphere Adaptation bei Vibrationsreizen an der Haut

Über die Art und Entstehung der *peripheren Adaptation* bei Vibrationsreizen (an der Froschhaut) ist elektrophysiologisch kürzlich Genaueres bekannt geworden

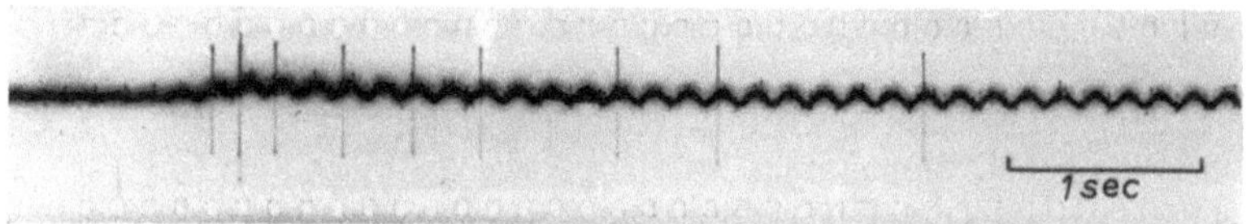

Abb. 37. Periphere Adaptation auf Vibrationsreize in der Einzelfaser der Froschhaut. Man sieht den initialen Frequenzovershoot und das Abklingen der Aktionspotentialfrequenz auf einen Endwert von etwa 1 Aktionspotential pro 10 Reizperioden

(KEIDEL 1956a, b: CATTON 1958). Der einzelne Receptor antwortet auf jeden Druckanstieg zunächst mit einer oder mehreren Entladungen im abführenden Neuriten. Aber die Phase zwischen Neuritenpotential und Reiz nimmt im Zuge der Adaptation zu, bis endlich eine, später mehrere Perioden des Wechseldruckes in der Nervenerregung ausfallen. Bei erhaltener Synchronisation — hierin steckt die Information „Wechseldruck" gegenüber „Gleichdruck" — nimmt also als Ausdruck der Adaptation die Impulsfrequenz bei einem positiven Stufenreiz nach der anfänglich

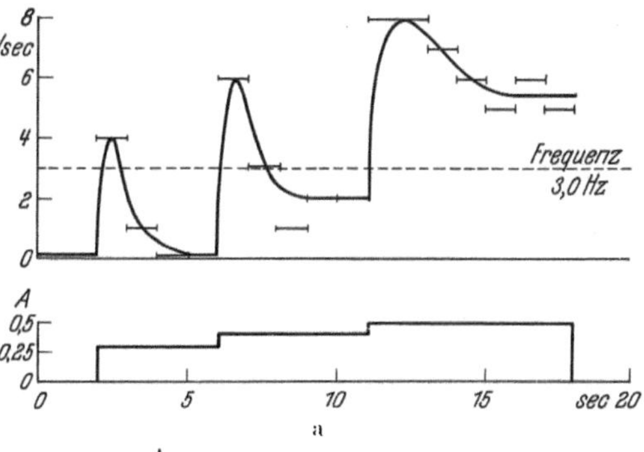

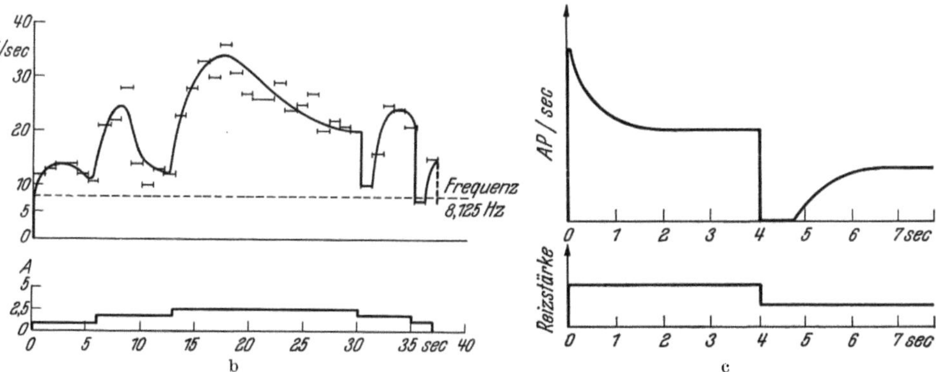

Abb. 38a —c. Übergangsfunktion der Adaptation auf positive (a) und zusätzliche negative (b) Vibrationsreizsprünge. Zum Vergleich das Grundschema der Übergangsfunktion des nach Art eines Proportional-Differential-Steuerkörpers arbeitenden Receptors (c). Ordinaten: obere Diagramme Zahl der Aktionspotentiale pro Sekunde; untere Diagramme Reizstärke. Abszisse: Zeit in Sekunden

großen Zahl von Entladungen (initialer Overshoot) mit der Zeit bis zu einem konstanten, reizstärkeproportionalen Endwert ab. Umgekehrt vergeht bei einem Reizsprung zu kleineren Intensitäten (negative Stufe) einige Zeit ohne jede

Entladung (silent period), bis unter allmählichem Wiederanstieg der Zahl der Neuritenpotentiale der konstante Endwert, der neue Gleichgewichtszustand, erreicht ist. In der Abb. 37 ist der Vorgang für eine positive Reizstufe an der Einzelfaser dargestellt.

Aus derartigen Originalkurven erhält man die Übergangsfunktion, wenn man die Zahl der Neuritenpotentiale pro Sekunde gegen die Zeit aufträgt. Zum Vergleich ist das Grundschema der Übergangsfunktion der Adaptation mit eingezeichnet. Ein Vergleich von Experiment und Schema läßt den initialen Overshoot und die silent period der peripheren Adaptation bei Vibrationsreizen an der Haut deutlich werden (Abb. 38).

Durch die Untersuchungen von CATTON (1958) ist in jüngster Zeit ergänzend gezeigt worden, daß schon in der Froschhaut bei Vibration drei funktionell verschiedene Receptorarten mit unterschiedlichen Zeitkonstanten der Übergangsfunktion, also verschieden schnell adaptierende Systeme separiert werden können. An der Säugetierhaut stehen entsprechende Untersuchungen noch aus.

6. Zentrale Komponente der Adaptation bei Vibrationsreizen

Der Adaptationsvorgang der Vibrationsreception ist nicht auf die Peripherie allein beschränkt. Es läßt sich eine zentrale Komponente abtrennen, deren Ursache in reversiblen Stoffwechseländerungen an Synapsen des Zentralnervensystems, wahrscheinlich auch der Hirnrinde, gesucht werden muß.

So konnten KEIDEL, KEIDEL und KIANG (1957) dynamische und statische Adaptationskennlinien an den taktilen Projektionsrindenfeldern SI und SII der Katze bei gleichzeitiger Registrierung der Neuritenpotentiale der Peripherie (N. maxillaris) messen. Durch Vergleich des Adaptationszeitganges an der Rinde und in der Peripherie kann aus den Ergebnissen die zentrale Komponente der Adaptation getrennt von der peripheren abgelesen werden. Einen Vergleich der zentralen und peripheren Adaptationskennlinien bei Vibrationsreizen und bei akustischen Reizen zeigt die Abb. 39.

Solche Untersuchungen haben gezeigt, daß die zentrale Komponente der Adaptation für die verschiedenen Sinnesorgane, hier Haut und Ohr, ein einheitliches und auch quantitativ vergleichbares Grundschema enthüllt. Die peripheren Adaptationsvorgänge dagegen, quantitativ systematisch verschieden, werden offensichtlich durch die unterschiedlichen Eigenschaften (z. B. Zeitkonstanten der Stoffwechselvorgänge) der für die einzelnen Sinnesorgane verschiedenen Receptorsysteme geprägt.

So adaptieren z. B. die Druckreceptoren der Haut bei einer bestimmten Reizfrequenz, z. B. 80 Hz, viel rascher und in stärkerem Ausmaß als die Ohrsinneszellen (vgl. Abb. 39), so daß dynamische und statische Kennlinie der Peripherie beträchtlich auseinanderfallen. Bei derselben Frequenz adaptieren die Sinneszellen des Ohres noch kaum, erkenntlich an dem Zusammenfallen von dynamischer und statischer Kennlinie. Die Spezialisierung des Gehöres als gegenüber der Haut verbessertes Mechanoreceptionssystem läßt sich damit ursächlich auf die Verfeinerung vorwiegend des peripheren Sinnesorgans, also des Innenohres und nicht der zentralen Abschnitte der Informationsverarbeitung zurückführen. Die Entschlüsselungsleistung des Zentralnervensystems enthüllt sich vielmehr als gleichwertig für Ohr und Haut.

7. Sprachkommunikation über die Mechanoreceptoren der Haut

Schon vor der elektrophysiologischen Beweisführung für die hohe Informationskapazität der Hautsinne ist eine Reihe von Versuchen von Erfolg gekrönt gewesen, die Vibrationsreception der Haut durch geeignete Maßnahmen als *Ersatz für das verlorengegangene Gehör* zu benützen. Es muß dabei Sorge dafür getragen werden, daß der Unterschied in der Kompliziertheit des peripheren Verschlüsselungsvorganges, wie er zwischen Haut und Innenohr besteht, durch die verwendete Methode selbst ausgeglichen wird. Im Laufe der letzten drei Jahrzehnte haben sich dementsprechend die folgenden Verfahren für eine Sprachkommunikation über die Haut („Vibratese language" — GELDARD) herausgeschält:

1. Bei dem von GAULT (1925) zuerst angegebenen Verfahren wird die Verteilung der verschiedenen Frequenzen, die in der Sprache enthalten sind, auf verschiedene, örtlich

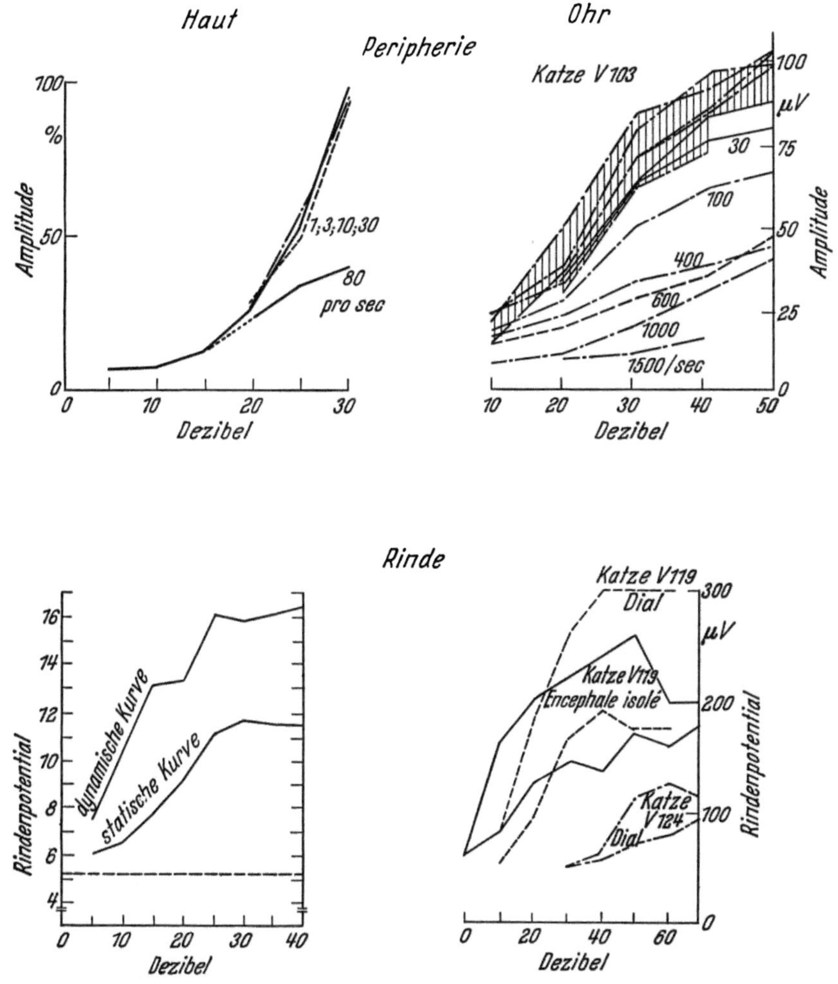

Abb. 39. Dynamische und statische Adaptationskennlinien der Katze bei Vibrationsreizen und akustischen Reizen, getrennt für Rinde und Peripherie. (Nach KEIDEL, KEIDEL, KIANG und FRISHKOPF 1958.) Für einen Zug von Reizimpulsen wird die Größe des Potentials beim ersten Impuls (dynamische Kennlinie) und bei den letzten Impulsen (statische Kennlinie) als Funktion der Reizstärke aufgetragen. Parameter in den Kurven für die Peripherie ist die Impulsfolgefrequenz. Hier zeigt ein Vergleich zwischen Haut und Ohr die bessere Zeitauflösung des Ohres, da gleiche Senkung der statischen Kurve für die Haut bei einer Impulsfolgefrequenz von 80 Impulsen pro Sekunde, beim Ohr von 400 pro Sekunde zu beobachten ist. — Man sieht ferner die grundsätzlich gleiche Verarbeitungsart der Rinde für Gehör und Getast, da sich statische und dynamische Kurven in den Steilheiten entsprechen. Die Kurven für die Rinde sind alle bei einer Impulsfolgefrequenz von 10 pro Sekunde aufgenommen. Im rechten unteren Bild ist der Einfluß der Narkose mit eingezeichnet. Kleine Dosen versteilen, große flachen ab im Vergleich mit einem Tier mit Halsmarkdurchtrennung

getrennte Receptorgruppen in der Haut dadurch erreicht, daß die Sprache zunächst mittels Mikrophon und Verstärkung in elektrische Spannungen verschiedener Frequenz verwandelt wird. Mittels elektrischer Filter wird dann das ganze Sprachspektrum in 5 bis 10 Frequenzbänder unterteilt und jedes Frequenzband je einem Finger einer oder beider Hände mit je einer Elektrode zugeführt, so daß von jedem derartigen Band eine gesonderte Hautreceptorgruppe oder deren afferente Nerven inadäquat, weil elektrisch erregt wird. Dieses Verfahren ist inzwischen in Amerika von einer Arbeitsgruppe N. WIENERS am Massachusetts Institute of Technology und in Schweden von RÖSSLER (1956) auf einen modernen technischen Stand gebracht worden und ist im Taubstummenunterricht praktisch eingeführt.

2. Einen anderen eleganten Weg mit adäquater Reizung der Hautreceptoren hat GELDARD mit seinen Schülern beschritten (1954—1957). Er ordnet auf der Brusthaut mehrere (bis zu neun) getrennte Vibratoren an, die in wählbarer Kombination verschieden lang und verschieden stark zur Vibration gebracht werden können, so daß zu jedem Buchstaben je ein Ortsmuster, eine bestimmte Reizdauer und eine bestimmte Reizstärke zugeordnet ist. Reizdauer und Reizstärke jedes Vibrators ist in drei Stufen abstufbar. Damit erlaubt das Verfahren also maximal $9 \cdot 3 \cdot 3$ verschiedene Kombinationen, so daß auf diese Weise neben den Buchstaben des Alphabets auch einfache, häufig wiederkehrende Worte der Englischen Sprache mit einer besonderen Tastatur ähnlich der einer Schreibmaschine kodiert werden können. Das Verfahren hat sich besonders auch zur zusätzlichen Informationsübermittlung für Piloten bewährt, bei denen die Benützung der Hände für andere Aufgaben erforderlich ist („vibratese language").

3. Ein drittes Verfahren ist von KEIDEL (1958) angegeben worden: Ausgehend von der Tatsache, daß optimaler Frequenzbereich und Anklingzeit der Empfindung für Ohr und Haut sich etwa wie 8:1 für die Frequenz und wie 1:8 für die Zeit verhalten, wird mittels Magnetband die Sprache zunächst gespeichert und dann mit einer um den Faktor 8 verlangsamten Bandgeschwindigkeit auf ein mechanisches Modell übertragen, welches die verlangsamten Sprachschwingungen hydrodynamisch auf verschiedene Orte eines schwingenden Plastikbandes verteilt, so daß die niedrigste Frequenz (40 Hz) von der höchsten (400 Hz) einen räumlichen Abstand von 30 cm hat. Mit dieser örtlichen Verteilung der mechanischen Vibrationen wird die Arbeitsweise der Basilarmembran des Ohres nachgeahmt. Ein solches Modell ist von v. BÉKÉSY (1955) angegeben worden. Auf dieses schwingende Band als „künstliche Basilarmembran" wird der Unterarm aufgelegt. Somit wird auch bei dieser Methode erreicht, daß verschiedene Frequenzen örtlich getrennte Receptorgruppen der Haut erregen, aber — im Gegensatz zu GAULT — durch adäquate mechanische Reize bei künstlich erhöhter Frequenzunterschiedsempfindlichkeit und angepaßt an die gegenüber dem Gehör schlechtere zeitliche Auflösung der Haut (Anklingzeit der Empfindung für die Haut 1,2 sec gegenüber 0,18 sec beim Ohr).

8. Empfindungsstärken- und Belästigungsmaße für Vibrationsreize

Die subjektive Empfindungsstärke aller die Sinnesorgane treffenden Reize steigt nicht linear mit der physikalisch gemessenen Reizstärke an. Das gilt nicht nur für Auge und Ohr, sondern ebenso für die Hautsinne. Aber auch das klassische Weber-Fechnersche Gesetz, wonach die Empfindungsstärke mit dem Logarithmus der Reizstärke anwachse, gilt nur in einem verhältnismäßig schmalen Intensitätsbereich als Näherungsformel.

Für *Lärmmessungen*, bei denen die Belästigung des Gehörs durch einen Zahlenwert angegeben werden soll, hat sich daher die Sone-Skala mit einigen Modifikationen (FELDTKELLER und ZWICKER 1956) eingeführt. Sie geht schon auf Messungen von FLETCHER und MUNSON (1933) zurück und ist (1936) durch STEVENS und seine Schule quantitativ so formuliert worden, daß das Ausmaß der subjektiven Empfindungsstärke mit der dritten Wurzel aus der Reizenergie angenähert ansteigt. Da sich gezeigt hat, daß — wahrscheinlich infolge gleichartiger Verarbeitung der Information in den höchsten Neuronen des Zentralnervensystems — eine solche Zahlbeziehung nicht nur fürs Ohr, sondern auch fürs Auge („subjektive Helligkeitsskala" — STEVENS 1943) und für den Muskelsinn gilt („Veg-skala" — STEVENS 1948), lag der Gedanke nahe, nach der Gültigkeit dieser Beziehung auch bei Wechseldrucken an den Mechanoreceptoren der Haut zu suchen.

In der Tat gelingt es bei Vibrationsreizen an der Haut (50—800 Hz), eine Skala aufzustellen, die „*Vibron-Skala*", bei der die subjektive Empfindungsstärke wie bei der Sone-Skala proportional zur dritten Wurzel aus der Reizstärke ansteigt (DINDINGER 1956).

Die Versuchsperson hat dabei die Aufgabe, eine Vibration am Zeigefinger in der Reizstärke selbst so einzustellen, daß sie als halb oder doppelt so stark empfunden wird, wie ein Vergleichsreiz. Diesen Reizstärken wird der Wert $^1/_2$; 1 und 2 Vibron (mit 1 Vibron entsprechend $0,65 \cdot 10^{-3}$ mm) zugeordnet und die zugehörigen Reizenergien werden berechnet. Wie die folgende Tabelle 5 veranschaulicht, steigen dabei die dritten Wurzeln aus der Reizenergie mit dem Faktor 1,4, die Vibronwerte mit dem Faktor 2 an (untersuchter Bereich der Vibrationsamplituden 0,375 bis $21,5 \cdot 10^{-3}$ mm).

Die Vibronwerte sind unabhängig von der Frequenz, dagegen abhängig von der Darbietungszeit insoferne, als Reizzeiten unter einer Sekunde, also Zeiten, die kürzer sind als die Anklingzeit der Empfindung, falsche Werte ergeben. Längere Reizzeiten verändern dagegen die Meßwerte nicht, so daß sich die Vibronskala als unabhängig von der Adaptation erweist. Dieser wichtige Befund ist in der Abb. 40 dargestellt.

Für die Definition eines *Belästigungsmaßes* bei Erschütterungen des ganzen Menschen von der Haut aus ist vom VDI, fußend besonders auf Messungen von DIECKMANN (1956—1958) und älteren Untersuchungen von COERMANN (1938—1940), ein Berechnungsschema ausgearbeitet worden, das den Einfluß von Stärke, Frequenz und Dauer der Erschütterungen berücksichtigt. Danach werden zur Bestimmung des Belästigungsmaßes K Erschütterungen der Frequenzen von 0—5 Hz nach der Formel $K = a \cdot f^2$ (mit a = Schwingungsweite, f = Frequenz), von 5—40 Hz mit $K = 5a \cdot f$ und endlich von 40—100 Hz mit $K = 200a$ in die Rechnung eingesetzt (DIECKMANN).

Tabelle 5. *Vibronskala für Vibrationen am Finger.* (Nach DINDINGER 1956)

Empfindungsstärke in „Vibron"	Reizstärke in 10^{-3} mm	Dritte Wurzel aus der Reizenergie	Quotient $n/(n-1)$
1	0,65	0,751	—
2	1,00	1,000	1,338
4	1,60	1,368	1,368
8	2,60	1,890	1,385
16	4,3	2,65	1,403
32	7,4	3,80	1,439
64	12,5	5,28	1,394
128	21,5	7,56	1,435

Für praktische Belästigungsangaben ist es jedoch ausreichend, den Bereich über 5 Hz nicht mehr zu unterteilen und proportional der Schwingungsgeschwindigkeit zu bewerten ($K = k \cdot a \cdot f$). Diese Formulierung liegt den VDI-Richtlinien VDI 2057 vom Juli 1958 zugrunde.

Die Belästigung des ganzen Menschen nimmt im Gegensatz zu der von den Hautdruckreceptoren ausgelösten Vibrationsempfindungsstärke etwa linear mit der Erschütterungsenergieaufnahme und nicht nach dem Stevensschen Kubikwurzelgesetz zu. Die Ursache für diesen Unterschied zwischen Empfindungsstärke und Belästigungsmaß kann in der Umschaltung der Information über die Erschütterung auf vegetative Zentren des Gehirns gesucht werden, schon vor der komplizierteren Weiterverarbeitung in den höchsten Neuronen etwa der Hirnrinde, die zum Zustandekommen der bewußten Empfindung miterregt sein müssen und dabei Entschlüsselungsarbeit nach Art des Kubikwurzelgesetzes leisten dürften. Die Belästigung durch Erschütterungen scheint aber ähnlich der Belästigung durch Lärm wesentlich nur mit der integralen Erregung der vegetativen Zentren gekoppelt zu sein, da beispielsweise der kapazitive Hautwiderstand sich proportional zur Vibrationsenergieaufnahme — wie das Belästigungsmaß — ändert (DIECKMANN 1958).

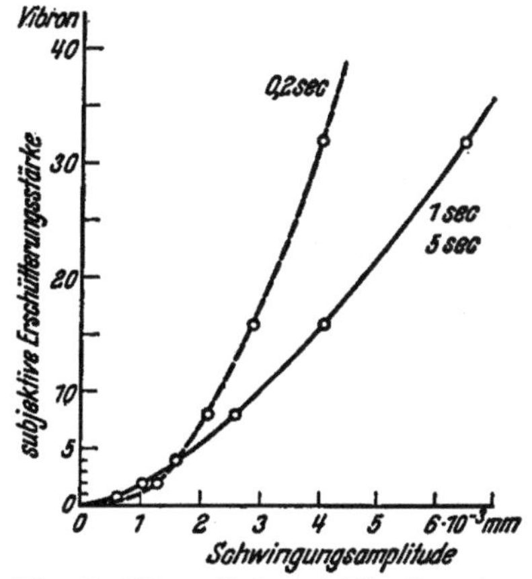

Abb. 40. Vibron-Skala bei Vibrationsreizen am Finger. (Nach Messungen von DINDINGER, Diss. Erlangen 1956.) Die Skala gilt nur für Reize, die so lange dargeboten werden, daß die Empfindung voll angeklungen ist (etwa 1 sec). Für kürzere Vibrationsimpulse (gestrichelte Kurve, Reizdauer 0,2 sec) erhält man falsche Werte. Dagegen ist die Vibronskala unabhängig von der Adaptation: die Meßwerte für 5 sec Reizdauer sind identisch mit denjenigen bei 1 sec Darbietungszeit

Problematik und Meßergebnisse der Vibrationsreception sind kürzlich in zwei zusammenfassenden Darstellungen ausführlich abgehandelt worden, auf die zum Studium von Einzelheiten abschließend zu diesem Kapitel verwiesen werden darf: KEIDEL, Monographie 1956; RÖSSLER 1957. Einzelheiten zur Frage des Belästigungsmaßes durch Vibrationen können den VDI-Richtlinien VDI 2057, Juli 1958 entnommen werden.

C. Spezielle Physiologie der Thermoreception
I. Vorbemerkung

Die Erkenntnis, daß für die Empfindung der Temperaturzustandsgrößen der Umwelt zwei verschiedene Receptorensysteme in der Haut des Menschen angelegt sind, die Kalt- und Warm-Receptoren, die nach v. FREY durch eine schmale Indifferenzzone um 32°C Hauttemperatur voneinander getrennt sind, ist schon älteren Datums und im Hauptwerk dieses Handbuches, Bd. I/2, ausführlich behandelt. Demgegenüber gruppieren sich die Arbeiten der letzten Jahrzehnte um zwei neue Gesichtspunkte, nämlich 1. *die Einordnung der Thermoreception in den homöostatischen Mechanismus der Thermoregulation der Homöothermen* und 2. die *Messung der quantitativen Daten* (wie Kennlinien und Übergangsfunktion) *der Thermoreceptoren* in ihrer Eigenschaft als Transformationsorgane.

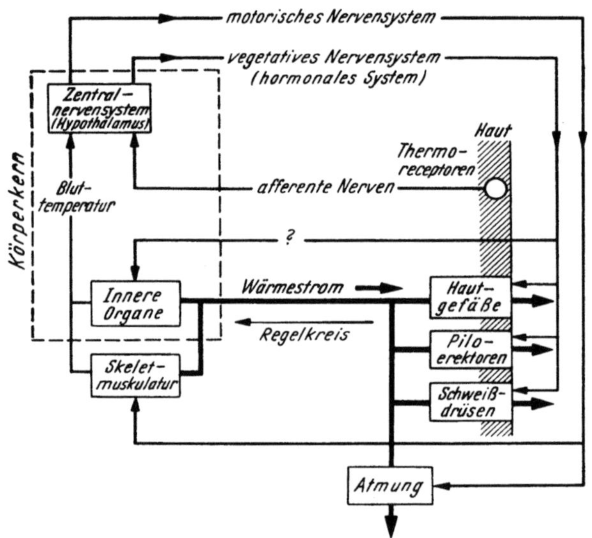

Abb. 41. Regelkreisschema der Regelung der Körperkerntemperatur der Homoiothermen. (Nach HENSEL aus PRECHT, CHRISTOPHERSEN und HENSEL 1955)

Dabei ist klar herausgearbeitet worden, daß der Informationsfluß von den in der Haut gelegenen, den Kontakt mit der Umwelt herstellenden Thermoreceptoren zu den höheren Zentren des ZNS auf zwei ganz verschiedenen Ebenen auf die Wirkungsseite umgeschaltet wird: Die aus den Receptoren stammende Information wird schon in Höhe des Hypothalamus integral auf vegetative untergeordnete Zentren umgeschaltet. Sie wird über die chemischen (Stoffwechseländerungen) und physikalischen (Schweißsekretion, Wärmeleitfähigkeitsänderungen der Haut) Mechanismen der Temperaturregulation besonders auch via Kreislaufzentrum (Gefäßweitenänderungen) wirksam, ohne daß dieser Vorgang der Regelung innerhalb des Regelbereiches mit Bewußtseinsinhalten verbunden zu sein braucht. Dagegen ist zum Zustandekommen von differenzierten Warm- und Kaltempfindungen augenscheinlich die Erregung von Zentren Voraussetzung, die „höher" liegen als die Regulationszentren. Zwingende experimentelle Nachweise für den Ort dieser Zentren, etwa in der Rinde, liegen jedoch noch nicht vor. Über die Rolle, die den Temperaturreceptoren im Rahmen der *reflektorischen* Temperaturregulation zukommt, verschafft die Abb. 41 einen Überblick.

Der physiologische Sinn der Temperatur*empfindung* ist sicher nicht das Zustandekommen der Empfindung selbst, sondern durch Auslösung bestimmter „Verhaltensweisen" eine zusätzliche Sicherung der Homoiothermie unter Heranziehung „vernünftiger" Handlungen (daher die Mitbeteiligung gnostischer Zentren mit Urteilsbildung über die Situation), die etwa durch Anfertigung von Bekleidung, oder den Bau von Behausungen oder andersartige Formen der Hibernisation für kalte Tages- und Jahreszeiten wieder auf die Bluttemperatur recht mittelbar zurückwirkt. Damit können Aufgaben bewältigt werden, welche die Möglichkeiten einer starren reflektorischen Regelung weit überschreiten.

Die Einzelbefunde über die Thermoreceptoren sind in den letzten Jahren durch die Perfektionierung neuer Methoden, besonders der elektrophysiologischen, sehr umfangreich geworden. Ihr Einbau in das Temperaturregulationsschema hat sich als sehr nützlich erwiesen, da er den Sinn dieser receptorischen Einrichtung in der Haut hat erkennen lassen und nicht wie in den älteren Arbeiten aus dem regulatorischen Zusammenhang gerissene Reiz-Empfindungs-Korrelationen in den Vordergrund stellt. Hauptergebnis ist, daß damit der alte Streit um die Temperatursinnestheorien praktisch abgeschlossen werden konnte.

Die alten Temperatursinnestheorien lassen sich — schematisiert — einteilen in:
1. Theorien, in welchen angenommen wird, daß die absolute Temperatur wesentlich in die Empfindung eingeht (HAHN 1926ff.; PÜTTER 1927; FROHWEIN 1930; KAESTNER 1931; GOLDSCHEIDER und HAHN 1932; BUDDENBROCK 1937).
2. Theorien, nach denen die zeitliche Temperatur*änderung* die Empfindungsgröße bestimmt (WEBER 1846, v. FREY 1910—1930, PIÉRON 1935, v. SKRAMLIK 1937 u. a.). „Zeitgradiententheorie".
3. Theorien, nach denen das örtliche Temperatur*gefälle* in der Haut die entscheidende Rolle für die Empfindung spielt (z. B. VIERORDT, EBBECKE 1917; BAZETT 1930—1950). „Raumgradiententheorie".

Es zeigte sich nämlich, daß — in Analogie zu technischen Thermostaten — eine Einrichtung zur Stabilisierung der Bluttemperatur vor allem einer Information über die absolute Temperatur und nicht in erster Linie ihres zeitlichen (WEBER) oder örtlichen (BAZETT) Differentialquotienten bedarf. Die beobachtbare zeitliche Änderung der Erregungsgröße bei einem Temperatursprung, wie sie sowohl in der Empfindung (Weberscher Dreischalenversuch) wie elektrophysiologisch an den afferenten Hautnerven nachweisbar ist, wird modal zum Adaptationsvorgang und dem Sinne nach zur Zusatzeinrichtung zur beschleunigten Einschaltung von Stellgrößen, mit welchen der drohenden Bluttemperaturänderung schon entgegengewirkt wird, bevor sie in der Regelgröße selbst manifest wird. Der Proportional-Differential-Steuerkörper, als welcher der Thermoreceptor in der Haut arbeitet, ergibt eben eine schnellere Regelung mit kleineren Schwankungen um den Sollwert als der einfache Proportionalsteuerkörper (s. S. 161, 166). Damit wird aber die Zeitgradienten-(= Differential-)Empfindlichkeit der Weberschen Theorie zum technischen Nebenbefund, mit dem sicher nicht das Wesen der Thermoreception erfaßt wird.

Endlich hat eine exakte Messung der Wärmeleitung im „Antransportorgan Haut" aufgezeigt, daß auch der Ortsgradient nicht die Größe ist, die im Sinne der Homoiostase konstant gehalten wird, sondern die Bluttemperatur des Körperkerns.

Der Wärmestrom durch die Haut muß notwendig dadurch zustande kommen, daß die Haut dem Wärmestrom einen — übrigens veränderlichen — Widerstand entgegensetzt. Es stellt sich daher wegen der hohen Wärmekapazität der Haut relativ langsam ein Fließgleichgewicht, eben das Temperaturgefälle, wiederum als Nebenbefund ein, ohne daß es für die Regelungsaufgabe der Homoiothermie notwendig wäre.

In moderner Sicht vereinfachen sich also die drei großen Gruppen der Temperatursinnestheorien zu einer Kombination der Proportional- und der Zeitgradienten-Theorie, wie sie durch das Proportional-Differential-Verhalten der Hautsinnesreceptoren geprägt und erklärt wird.

II. Wärmebewegung im „Antransportorgan Haut"

Da die Temperatursinnesorgane weder an der Grenze zwischen Körper und Umwelt, also an der obersten Hautschicht, noch im Blutstrom angeordnet sind, werden sie in allen Fällen, in denen ein Temperaturgefälle zwischen Umgebung und Blut besteht, einer Temperatur ausgesetzt sein, die zwischen den beiden genannten Grenzen, der Temperatur der Hautoberfläche und des Blutes, liegt. Die Größe der Receptorentemperatur ist auf Grund rein physikalischer Gesetze abhängig 1. vom *Wärmestrom* in der Haut und 2. (wegen der Konvektion) vom *Blutstrom* in den Hautgefäßen. Ein grobes Schema des Wärmestromes und seiner Komponenten ist — für niedrige Umgebungstemperaturen — in der nächsten Abb. 42 zu sehen.

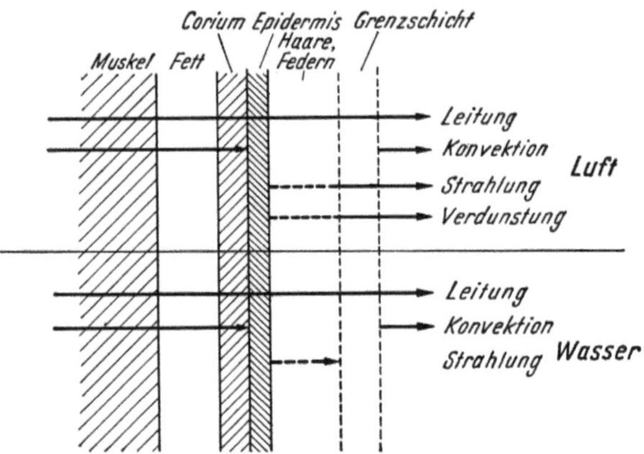

Abb. 42. Komponenten des Wärmestromes zwischen Körper und Umgebung. (Nach Hensel aus Precht, Christophersen und Hensel 1955)

Die intracutane Temperatur als Funktion von Zeit und Ort läßt sich bei Kenntnis der Wärmeleitzahl und unter Vernachlässigung des Blutstromes sowohl für nichtstationäre wie für stationäre Temperaturbewegungen an der Hautoberfläche genau berechnen. Es gilt für den einfachsten Fall (rechteckiger Temperatursprung an der Hautoberfläche um den Betrag ϑ_c) in der Tiefe x für die intracutane Temperatur ϑ die folgende Gleichung, die schon von Gröber (1921), Schmaltz (1925) und anderen angegeben worden ist:

$$\vartheta = \vartheta_c \left[1 - \frac{2}{\sqrt{\pi}} \int_0^{\frac{x}{\sqrt{4at}}} e^{-\frac{x^2}{4at}} d\left(\frac{x}{\sqrt{4at}}\right) \right] = \vartheta_c \left[1 - \Phi\left(\frac{x}{\sqrt{4at}}\right) \right]. \tag{1}$$

Tabelle 6. *Wärmeleitzahlen von lebendem und totem Gewebe.*
(Nach Hensel 1952)

Gewebe	Temperaturleitzahl a in cm² · sec⁻¹	Autor
Menschliches Gewebe, lebend:		
Haut (Unterarm, 0,45 mm)	0,0006	
Haut (Unterarm, 0,90 mm)	0,001	
Haut (Unterarm, 1,3 mm)	0,0013	Hensel 1950
Tierisches Gewebe, lebend:		
Zungenschleimhaut (Katze)	0,0013	
Tierisches Gewebe, excidiert:		
Haut	0,00122	Pütter 1922
Epidermis (Schwein). . .	0,0005	
Corium (Schwein)	0,001	Henriques und
Fett (Schwein)	0,0009	Moritz 1947
Muskel (Schwein)	0,0012	

Hierin bedeuten ϑ °C) die Temperatur in der Tiefe x (cm), t (sec) die Zeit nach dem Temperatursprung, a (cm² · sec⁻¹) die Temperaturleitzahl des Gewebes und Φ das Gaußsche Fehlerintegral der Form

$$\Phi = \frac{2}{\sqrt{\pi}} \int_0^x e^{-t^2} dt. \tag{2}$$

Von Hensel (1952) sind eine Reihe derartiger Temperaturbewegungen gerechnet worden, nachdem er einige Werte der Temperaturleitzahl a beim Menschen gemessen hatte (Hensel 1950, 1951). Der Zahlenwert von a ist neben der Durchblutung und der Durchfeuchtung der Haut abhängig vom Ort auf der Körperoberfläche und von der Tiefe der gemessenen Hautschicht. Die vorstehende Tabelle 6 gibt einen Überblick.

Unter Zugrundelegung dieser Werte für a erhält man im genannten Beispiel (rechteckiger Temperatursprung an der Haut) Lösungen, die als dreidimensionales

Diagramm in der folgenden Abb. 43 dargestellt sind. Aus der Abbildung ist besonders deutlich die mit der Tiefe der betrachteten Hautschicht zunehmende Abflachung des rechteckigen Zeitganges des Temperatursprunges an der Hautoberfläche zu ersehen. Man erkennt hieraus deutlich die Notwendigkeit, die mittlere Tiefe der Temperatursinnesreceptoren zu messen, um die genaue Zeitform desjenigen Temperaturverlaufes zu finden, der physikalisch als adäquater Reiz am Receptor wirksam wird.

In ähnlicher Weise lassen sich alle wichtigen Formen von Temperaturbewegungen in der Haut berechnen. Messungen mit feinsten Thermoelementen in 0,5 mm Tiefe stimmen mit der Rechnung gut überein, solange der Thermodendurchmesser nicht zu klein wird. HENSEL

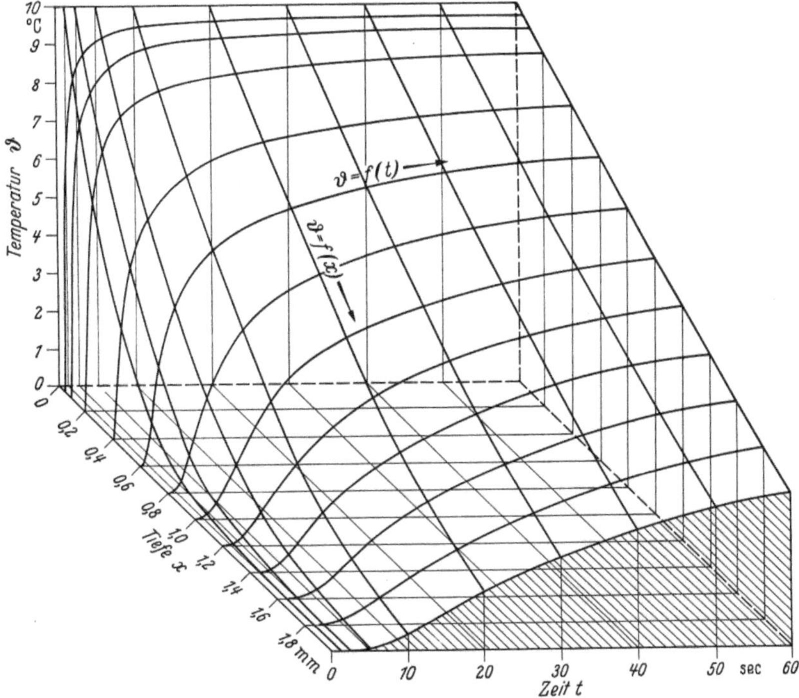

Abb. 43. Intracutane Temperaturbewegung bei rechteckigem Temperatursprung an der Hautoberfläche.
(Nach HENSEL 1952)

(1952) veröffentlicht beispielsweise eine Meßreihe, bei der unterhalb eines Thermodendurchmessers von 16 mm die intracutane Wärmebewegung gegenüber der Rechnung zu klein ausfällt. Das liegt daran, daß der rechnerisch komplizierte und in den Gleichungen nicht berücksichtigte „Randeinfluß" mit abnehmender Thermodenfläche zunehmend stärker stört. Die genannten Gleichungen sind daher nur für mittelgroße und große Thermodenflächen verwendbar.

III. Physiologie der Temperatursinnesreceptoren

Es wurde schon im vorigen Absatz auf die Gründe verwiesen, warum der Bestimmung der *genauen Tiefe der Thermoreceptoren* innerhalb der Haut besonderer heuristischer Wert zukommt. Hierüber liegen daher erwartungsgemäß zahlreiche Messungen vor, die sich auf histologische, thermoelektrische und Reaktionszeit meßverfahren stützen. Als ältere Werte wurden gefunden: PÜTTER (1922, 1927) zwischen 0,12 und 0,32 mm; HAHN (1927, 1949), FROHWEIN (1930) und KAESTNER (1931) zwischen 0,02 und 0,07 mm; BAZETT (1930) 0,15 ± 0,1 mm für die Kaltreceptoren, 0,6 ± 0,2 mm für die Warmreceptoren. Die zuverlässigsten Werte für

die Kaltreceptoren sind neuerdings von HENSEL (1951) mittels elektrophysiologischer Methodik an der Katzenzunge beigebracht worden. Dort liegen die
Receptoren in einer Tiefe von $0,18 \pm 0,05$ mm in guter Übereinstimmung mit
den Bazettschen Ergebnissen.

Obwohl in der Frage der *Spezifität der Thermoreceptoren* dieselben Einschränkungen gelten, die schon bei den Druckreceptoren referiert worden sind und die
später bei den Schmerz-Endorganen nochmals diskutiert werden, neigt man doch
heute allgemein zu der vereinfachenden Darstellung, als *Kalt*receptoren vorwiegend die Krauseschen Endkolben, als *Warm*receptoren die — tiefer (im Corium)
gelegenen — Ruffinischen Körperchen anzusprechen.

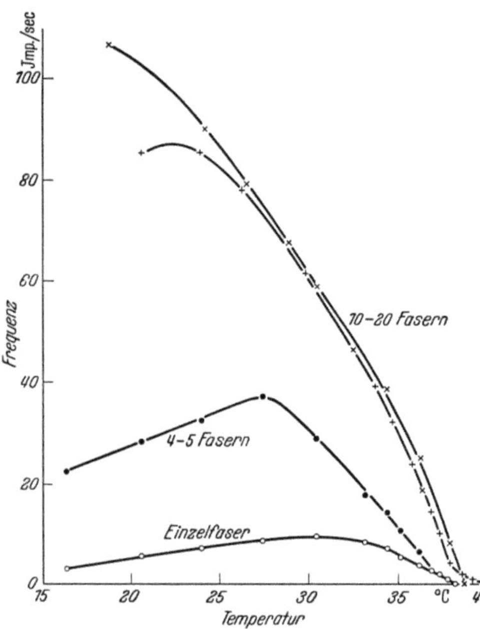

Abb. 44. Indirekte Proportionalität zwischen der Dauerentladung einer Kältefaser bzw. mehrerer Kältefasern
und der Zungentemperatur (statische Kennlinie). (Nach
HENSEL 1952)

Der entscheidende Fortschritt in der Klärung der Physiologie der Thermoreceptoren der Haut ist indessen der Messung der in einzelnen Kälte- und
Wärmefasern bei verschieden großen und verschieden schnellen Tempe-
raturesprüngen an der Haut elektrophysiologisch ableitbaren Neuritenpotentialen zu verdanken (ZOTTERMAN 1935, 1936; SAND [Poikilotherme]
1938; HENSEL, HENSEL und ZOTTERMAN 1951, 1952; DODT, DODT und
ZOTTERMAN 1952, 1954). Diese Fasern (aus dem N. lingualis der Katze, die
Thermoreceptoren der Zunge ver-sorgend) gehören — nach der Erlanger-Gasserschen Einteilung — der A-Delta-Gruppe an (Faserdurchmesser $3—6 \cdot 10^{-3}$ mm; Leitungsgeschwin-digkeiten zwischen 10 und 25 m/sec;
höchste Entladungsfrequenz 150 Im-pulse pro sec). Sie geraten — streng
dem Johannes Müllerschen Gesetz folgend — nur durch Temperaturreize
an den Receptoren in Erregung, haben entsprechend der sehr geringen Dicke ihrer
Markscheide relativ kleine Amplituden und lassen sich schon hierdurch leicht von
den vielfach größeren Aktionspotentialen der Mechanoreceptoren (A-Beta-Fasern:
Leitungsgeschwindigkeiten zwischen 40 und 70 m/sec) unterscheiden. Auch
gegen die Schmerzfasern sind sie durch Leitungsgeschwindigkeit und Dauer des
Aktionspotentials genügend sicher abgrenzbar. Über die Spezifität dieser Fasern
im Dienste der Thermoreception besteht also heute keinerlei Zweifel mehr.

Als erster hat SAND an den Lorenzinischen Ampullen des Rochens zeigen können, daß
(zunächst beim poikilothermen Tier) die Temperaturreceptoren bei konstanter Temperatur
eine Dauerentladung mit konstanter Entladungsfrequenz haben. Derartige Receptoren sind
also (im steady state) Thermometer. Die Information über die Temperatur liegt — wie in
allen biologischen nervösen Leitungssystemen — digital verschlüsselt in der Zahl der Entladungen pro Sekunde vor. In einem Temperaturbereich von 6 bis 18° C, also im Bereich
der Normaltemperatur des Seewassers, steigt die Entladungsfrequenz einzelner Fasern von
7 bis über 20 pro Sekunde proportional zur Absoluttemperatur an. In der Dauerentladung
zeigen diese einfachen Temperaturreceptoren also ein Proportional-(P-)Verhalten. Daneben
besteht aber eine zusätzliche Differential-(D-)Empfindlichkeit insofern, als schnelle Abkühlung
die Entladungsfrequenz steigert, schnelle Erwärmung sie senkt, beides aber nur für die ersten
Sekunden nach dem Temperatursprung.

Die Besonderheit dieser Receptoren ist also, daß sie sich als Proportional-Fühler wie Warmreceptoren, als Differential-Fühler wie Kaltreceptoren benehmen, in der Kombination als Proportional-Differential-Fühler (mit „falschem Start") sich zur Informationsleitung sowohl für Wärme wie für Kälte eignen. Im Verhältnis zu den weiterentwickelten Warmblüterreceptoren im Sinne der Regelung noch unbefriedigend ist eben dieser falsche Start, d. h. auf einen Wärmesprung reagieren sie zuerst mit einer Entladungsfrequenzminderung und erst anschließend mit der anhaltenden Frequenzsteigerung, welche die Information über die Absoluttemperatur enthält. Umgekehrt führt ein Kältesprung zuerst zu einer erheblichen Frequenzsteigerung (Differential-Anteil) und erst nach vielen Sekunden zu der niedrigeren Daueranzeige (Proportional-Anteil). Diese Organe sind also spezialisiert für die gute Anzeige rascher Meerwasserabkühlung und langdauernder Wassererwärmung, aber ungeeignet zum Einbau in einen Regler, der beim Poikilothermen ja auch nicht angelegt ist. Offensichtlich sind diese Receptoren der besonderen Lebensweise des Rochens ausreichend angepaßt.

Beim *Säuger* und beim Menschen ist die Trennung in Warm- *und* Kaltreceptoren, die zum empfindlichen Funktionieren der Temperaturregelung Voraussetzung ist, entwickelt worden. Sie ist neuerdings auch elektrophysiologisch

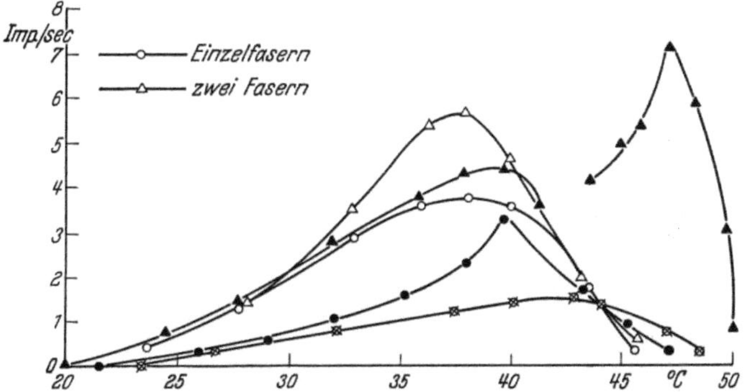

Abb. 45. Direkte Proportionalität zwischen Entladungsfrequenz und Zungentemperatur der Katze beim Wärmereceptor. (Nach DODT und ZOTTERMAN 1952)

nachweisbar geworden: Läßt man auf einen *Kaltreceptor* verschiedene Temperaturen einwirken, so findet man wiederum die stationäre Dauerentladung proportional zur Temperatur, bei der Kältefaser natürlich — für einen begrenzten Bereich — indirekt proportional (HENSEL und ZOTTERMAN 1951). Auch der Warmblüter-Temperatursinnesreceptor wirkt also in der Dauerentladung als Absolutthermometer, die absolute Temperatur ist sein adäquater Reiz. Dies ist in der nächsten Abb. 44 dargestellt.

Ähnliches gilt für den Warmreceptor des Warmblüters (DODT und ZOTTERMAN 1952). Hier besteht direkte Proportionalität zwischen der Entladungsfrequenz in Fasern des N. lingualis und der Zungentemperatur. Auch der Warmreceptor mißt also in der Dauerentladung die Absoluttemperatur. Typische Einzelergebnisse sind zum Vergleich in der Abb. 45 veranschaulicht.

Allerdings sind der „richtigen" Anzeige der Absoluttemperatur durch die Entladungsfrequenz der Kalt- und Warmfasern Grenzen gesetzt: Beim Kaltreceptor unterhalb, beim Warmreceptor oberhalb einer bestimmten Temperatur wird der Proportionalitätsbereich überschritten, die Entladungsfrequenz fällt ab. Der Kaltreceptor zeigt zwei weitere Besonderheiten: 1. Bei sehr hohen Temperaturen (in der Nähe der Schmerzschwelle; zwischen 45 und 50°C) feuert er wie ein Warmreceptor proportional zur Temperatur mit ansteigender Entladungsfrequenz (DODT und ZOTTERMAN 1952). 2. Viele Kaltreceptoren zeigen unterhalb der unteren Grenze des indirekten Proportionalitätsbereiches ein zweites Maximum der Entladungsfrequenz bei den für Warmblüter sehr niedrigen Temperaturen um 10°C (DODT 1952).

14*

Endlich wird der additive zeitliche Differentialanteil des Temperaturreceptors des Warmblüters deutlich, wenn die ersten Sekunden nach einem Temperatursprung genauer betrachtet werden. Hier ist die Entladungsfrequenz — neben der

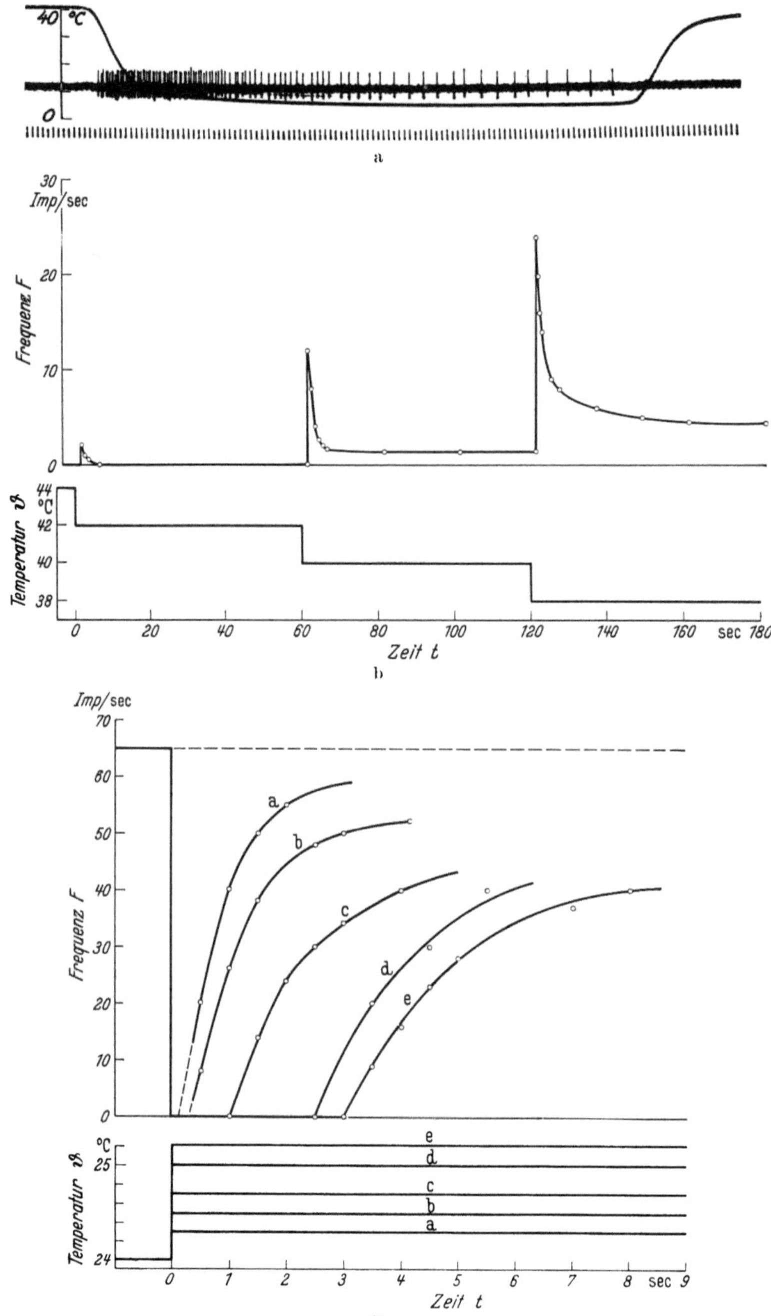

Abb. 46a—c. Proportional-Differential-Verhalten des Warmblüter-Kaltreceptors in seiner Übergangsfunktion bei Abkühlungs- (b) und Erwärmungssprüngen (c). a Originalregistrierung bei Abkühlung mit initialem Overshoot und Proportionalanzeige in der Dauerentladung. (Nach HENSEL 1952)

Absoluttemperatur — abhängig von der Änderungsgeschwindigkeit der Temperatur und im Gegensatz zum Sandschen Receptor der Poikilothermen gleichgerichtet zur Daueranzeige: beim *Kaltreceptor* verursacht ein Abkühlungssprung zu Beginn eine Maximalentladungsfrequenz (initialer overshoot), die im Laufe von Sekunden auf den Wert der Proportionalanzeige der Dauerentladung (steady state) absinkt. Damit spiegelt der Zeitgang der Entladungsfrequenz bei einem Temperatursprung an der Haut wenigstens qualitativ und dem Vorzeichen nach den Adaptationszeitgang in der Temperaturempfindung wider. Auch der Temperaturreceptor des Warmblüters verhält sich also ganz in Analogie zum Mechanoreceptor bei Vibrationsreizung als Proportional-Differential-Steuerkörper. Dementsprechend sinkt am Kaltreceptor bei Erwärmungssprüngen die Entladungsfrequenz anfänglich auf Null ab („silent period") und erreicht erst im Laufe von Sekunden wieder den Proportionalwert der Daueranzeige (HENSEL 1952).

Inzwischen ist auch für den *Warmreceptor* seine Proportional-Differential-Eigenschaft nachgewiesen worden (DODT 1954). Die physiologischen Grundlagen der Form der Übergangsfunktion des Proportional-Differential-Fühlers ist schon im allgemeinen Teil (s. S. 163ff.) und bei der Besprechung der Eigenschaften der Mechanoreceptoren ausführlich dargestellt worden. In der Abb. 46 sind Beispiele solcher Übergangsfunktionen des Warmblüter-Kaltreceptors bei Abkühlungs- und Erwärmungssprüngen wiedergegeben.

Die Gleichartigkeit der Grundvorgänge am peripheren Receptor für Mechano- und Thermoreception läßt erwarten, daß auch *corticale* Komponenten der Übergangsfunktion, vielleicht ebenfalls mit gegenüber der Peripherie verschiedenen Zeitkonstanten wie bei der Mechanoreception, bei der Adaptation der Wärmeempfindung eine quantitative Rolle spielen. Derartige Messungen, durch welche die Lücke zwischen der Physiologie der Receptoren und den psycho-physikalischen Untersuchungen der Temperatursinnesschwellen erst vollständig geschlossen würden, liegen noch nicht vor.

IV. Einfluß der Bluttemperatur
auf die Temperatursinnesschwellen

Entscheidend wichtig für die Temperatursinnes*empfindung*, über die hier hauptsächlich zu referieren ist, ist jedoch die Tatsache, daß die Information auf ihrem Weg von den Thermoreceptoren zu jenen höchsten Zentren, die bei jeder bewußten Empfindung zusätzlich erregt sein müssen, von dem *zweiten* Informationskanal her, der *Bluttemperatur*, modifiziert wird, wobei der physiologische Ort dieser Einflußnahme in erster Linie in Höhe vegetativer Integrationszentren wie des Hypothalamus zu suchen sein dürfte.

Es ist dabei eine offene Frage, ob diese Fühler für die Bluttemperatur „weithin über den Organismus verstreut oder an einer Stelle zentralisiert sind, ob sie reine Fühlorgane, d. h. Meßwerte darstellen, die ihre Signale an ein entfernt gelegenes Regelwerk weitergeben, oder ob sie kombinierte Meß-Regelwerke sind, die wiederum entweder an einer oder mehreren Stellen des Organismus lokalisiert sein können" (THAUER 1958).

EBAUGH und THAUER (1949, 1950), THAUER und EBAUGH (1952), später bestätigt und auf die Warmempfindung ausgedehnt durch WEIGMANN (1951) und LELE (1954), haben zeigen können, daß die Unterschiedsschwelle für die Kaltempfindung mit steigender Hauttemperatur zunimmt (Abb. 47). Die Befunde stimmen gut mit der subjektiven Erfahrung überein, „daß der gut aufgewärmte Organismus in der Kälte zunächst weniger friert als der ausgekühlte" (THAUER 1958).

Auch bei den älteren Messungen über die Warmschwellen am Unterarm des Menschen bei linearen Temperaturanstiegen [GERTZ $0,004°$/sec für warm, $0,0025°$ je sec für kalt (1921); HARDY und OPPEL $0,001°$/sec für warm, $0,004°$/sec für kalt

(1937, 1938) und BAZETT 0,0017—0,005°/sec für warm und 0,0025—0,004°/sec für kalt (1941)] ist, wie HENSEL (1950, 1952) gezeigt hat, die Schwelle — abgesehen von der Reizflächengröße — nicht nur von der Einwirkungszeit, sondern auch von der Hauttemperatur abhängig. Dies ist aus der Abb. 48 ersichtlich.

Ob diese Tatsache allein aus der Proportional-Differential-Eigenschaft der Fühler quantitativ ableitbar ist, ist keineswegs entschieden, solange wir die dynamischen und statischen Adaptationskennlinien vergleichend für Peripherie und Zentralnervensystem für die Thermoreception noch nicht besser kennen.

Endlich spricht eine andere Untersuchung für ein relativ niedriges Zentrum wie den Hypothalamus als Ort der gegenseitigen Beeinflussung der beiden In-

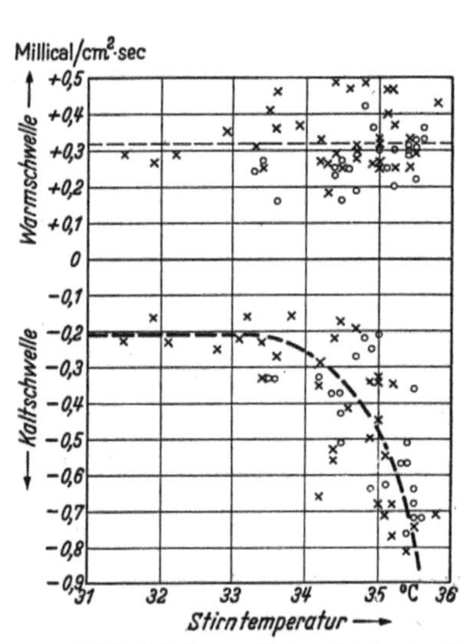

Abb. 47. Abhängigkeit der Unterschiedsschwelle für die Kaltempfindung (untere Kurve) von der Stirnhauttemperatur beim Menschen. (Nach THAUER und EBAUGH 1952)

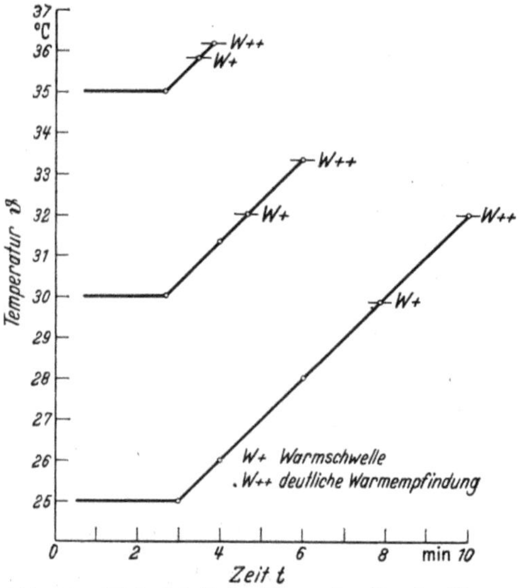

Abb. 48. Abhängigkeit der Warmschwellen des Menschen (Unterarm) bei linearem Temperaturanstieg von der Ausgangshauttemperatur. (Nach HENSEL 1952)

formationsflüsse: BRÜCK u. Mitarb. (1957) haben gefunden, daß Säuglinge auf denselben Kältereiz je nach Kerntemperatur sehr verschieden mit ihrer Hautdurchblutung reagieren und bei Erwachsenen nimmt die *Schwitzgrenze*, d.h. diejenige Hauttemperatur, bei Schwitzen einsetzt, mit steigender Kerntemperatur ab und umgekehrt (HEERD, BEHMANN und HEINRICHS 1957). Freilich werden erst elektrophysiologische Untersuchungen in den Temperaturregulationszentren, die ebenso wie Messungen an der Hirnrinde noch völlig fehlen, die beschriebene Modulation des Informationsflusses aus den Thermoreceptoren der Haut wirklich evident machen können.

V. Periphere temperaturregulatorische Mechanismen in der Haut

Schon vor 20 Jahren ist der Versuch unternommen worden, die sog. *Temperaturregulationszentren* durch hohe Halsmarkdurchtrennung und Durchschneidung des Hirnstamms caudal vom Hypothalamus aus dem Regelkreis auszuschalten. Überraschenderweise bricht hierdurch keineswegs die gesamte Temperaturregulation zusammen. Sie erholt sich vielmehr nach anfänglichem Ausfall im Laufe von wenigen Tagen. Nur der Regelbereich bleibt eingeschränkt (THAUER

1935, 1937, 1941). Es müssen also neben dem großen Regelkreis, der mit den Thermoreceptoren beginnt, noch direkte Verbindungen zwischen den Fühlern und den Erfolgsorganen in Haut und Muskel vorhanden sein, mit eigenen temperaturregulatorischen Eigenschaften, die „peripheren Mechanismen". Tatsächlich werden — unter Einschluß der Wasserdiffusion durch die Haut — etwa 25% der gesamten Regelarbeit von den peripheren Geweben unabhängig vom zentralen Regelwerk geleistet (THAUER 1958).

Wenn periphere Gewebe zu selbständigen temperaturregulatorischen Leistungen befähigt sein sollen, müssen sie in ihren Stoffwechsel-Reaktionsgeschwindigkeiten gegenüber der RGT-Regel verpolt arbeiten können, also etwa einen mit absinkender Gewebstemperatur steigenden Sauerstoffverbrauch aufweisen. Derartige Befunde liegen vor: Nach Versuchen von HART u. Mitarb. (1956) zeigen an 6^0 C akklimatisierte Ratten gegenüber solchen Tieren, die an 30^0 C angepaßt sind, trotz elektrisch gemessener Reduzierung ihrer Muskelaktivität einen gegenüber den Vergleichstieren in der Kälte erhöhten Sauerstoffverbrauch. Das Versuchsergebnis entspricht der Auffassung, daß *Kältezittern* eine primitive Wärmeregulation, eine „Art chemische Wärmeregulation im engeren Sinn" (THAUER 1939), sei, die beim angepaßten Tier zurücktritt. Das gilt auch für das Kältezittern beim Menschen (BEHMANN 1956).

Aber derartige Versuche lassen immer noch zwei Deutungsmöglichkeiten zu: einmal eine Erhöhung des Sauerstoffverbrauches, der durch das zentrale Regelwerk veranlaßt wird, über „Efferenzen, die den cerebrospinalen, die Muskeln versorgenden Nervenbahnen parallelgeschaltet sind", wobei durch Impulse, die in die Gewebe gesendet werden, deren exotherme Reaktionen gesteigert werden, „oder dadurch, daß ganz unabhängig vom zentralen Regler Änderungen der Temperatur gegensinnige, der RGT-Regel (scheinbar?) nicht entsprechende Änderungen des Sauerstoffverbrauchs der Gewebe hervorrufen, so als ob die peripheren Gewebe selbst Regelkreise besäßen, die durch Beeinflussung der lokalen Temperatur angestoßen werden" (THAUER 1958).

Die Frage ist also, ob auch isolierte Gewebe ein derartiges Regelungsverhalten zeigen können. Derartige, der Arrheniusschen Gleichung widersprechende temperaturabhängige Stoffwechseländerungen lebender Gewebe, sind — abgesehen von den Thermoreceptoren und den Hypothalamuszellen — neuerdings bekanntgeworden: PICHOTKA (1957) an der Kartoffel, PRECHT (1955) an Poikilothermen, WEISS (1954) an isolierten Geweben junger Mäuse im Warburg-Apparat, HANNON und COVINO (1958) an Rattenherzgewebe, ADOLPH (1951) an isolierten Organen und Geweben von Warm- und Kaltblütern.

Obwohl nach Versuchen von BEHMANN, BRENDEL, ALBERS und USINGER (1958) nach Ausschaltung der zentralnervös vermittelten Gegenregulation beim Warmblüter der Sauerstoffverbrauch des Gesamttieres bis herab zu 20^0 C der Arrheniusgleichung gehorcht und isolierte Warmblütergewebe nach FUHRMAN und FIELD (1956), sowie RUMMEL (1957) der RGT-Regel folgten, sprechen doch die zitierten positiven Befunde so schwerwiegend für die Existenz einer Selbstregelung oder vielleicht Gleichgewichtseinstellung der peripheren Gewebe bei Änderung der Lokaltemperatur, daß ADOLPH wohl mit Recht sagt "the pattern of homeothermy may be said to extend to many or all parts of the physiological organisation, and is not limited to a region of the central nervous system" (zit. bei THAUER 1958). Ganz entsprechend war THAUER schon 1939 zu der Formulierung gekommen, daß „der Warmblüter sich vom Kaltblüter nicht nur durch den Besitz eines Kernareals im Hypothalamus unterscheidet".

Freilich, *wie* die „peripheren Mechanismen" beim Warmblüter aufgebaut sind und wie sie funktionieren, darüber können erst Vermutungen angestellt werden. Es ist z.B. an periphere, vom Hypothalamus unabhängige Gefäßreaktionen gedacht worden.

So sprechen die peripheren Venen sehr viel stärker auf einen lokalen Temperaturreiz, als auf Allgemeinerwärmung an (THRON, SCHEPPOKAT, HEYDEN und GAUER 1958); Erweiterung und Verengerung der Ohrgefäße von Kaninchen nach Abtrennung des Hypothalamus wurde von THAUER (1939) beschrieben; thermische Konstriktionen denervierter Gefäßgebiete haben PERKINS (1948, 1950) u. a. beobachtet. Endlich hat PAPPENHEIMER (1949) die völlig isolierte hintere Extremität der Katze mit Blut verschiedener Temperatur durchströmt und dabei wie am intakten Tier als temperaturregulatorische Maßnahme Abnahme der Haut- und Zunahme der Muskeldurchblutung mit absinkender Temperatur gefunden. Diese peripheren thermoregulatorischen Leistungen verschwanden nach Vergiften der Blutgefäße mit Natriumcyanid.

Endlich ist durch KAUFMANN, LÜTCKE und THAUER (1955) sowie LÜTCKE, KLUSSMANN und KAUFMANN (1958) gezeigt worden, daß ein wesentlicher Teil der

Wasserausscheidung durch die Haut durch Diffusion und keineswegs nur durch zentral ausgelöste Sekretion erfolgt, mit einer gut nachweisbaren Beeinflussung der Diffusion durch biologische Vorgänge in der Haut selbst: die Durchlässigkeit der Haut für Wasserdampf wird durch die Bluttemperatur verändert, entweder durch Änderung des Diffusionskoeffizienten oder durch Verschiebung der verdunstenden inneren Fläche nach der Hautoberfläche zu.

Wenn auch mit den genannten Untersuchungen vielleicht noch nicht einmal alle Arten peripherer thermoregulatorischer Mechanismen vollständig beschrieben sind, so kann doch an ihrer Existenz kaum mehr ein Zweifel bestehen. In einigen Jahren wird daher allem Anschein nach das Thermoregulationsschema der Abb. 41 hinsichtlich der Bedeutung der Haut ergänzt werden müssen und für den Dermatologen erhält damit die Schlußbemerkung THAUERs in seiner letzten Arbeit zu diesem Thema einen programmatischen Sinn:

„Mit diesen Überlegungen über die Adaptation der Haut an ihre Aufgaben im Dienste der Temperaturregulation schließt sich der „Kreis", der mit der Haut als Sitz der Thermoreceptoren begonnen hat und mit der Haut als Austauschorgan zwischen Organismus und Umwelt endet. Die Untersuchungen der letzten Jahre haben gezeigt, daß er ein sehr viel komplizierteres Gebilde ist, als wir ursprünglich angenommen hatten — sie haben jedoch zugleich auch neue Wege gewiesen, auf denen die Überwindung der erstarrten Vorstellungen über die Regulation der Körpertemperatur möglich erscheint."

Für Einzelheiten aus dem sehr umfangreichen und daher nur als Übersicht referierten Gebiet der Thermoreception und Thermoregulation wird neben der Literaturzusammenstellung auf die neueren monographischen und zusammenfassenden Darstellungen (THAUER 1939, 1958; HENSEL 1952, 1955; ZOTTERMAN 1953) verwiesen.

D. Spezielle Physiologie der Nociception (Schmerz und Jucken)

I. Vorbemerkung

Den zweifellos allgemeinsten Charakter innerhalb der Gruppe der drei Hautsinnesmodalitäten (Mechanoreception, Thermoreception, Nociception) weist die *Nociception* auf, der die Aufgabe zufällt, die *Information über schädigende Reize* reflektorisch zu verarbeiten und bewußt werden zu lassen. Zwar ist dieser Begriff schon schärfer gefaßt als die alte Bezeichnung „Schmerzsinn", wo das Wort „Schmerz" auch rein psychische Vorgänge mit einschließt. Aber auch bei Abkehr von dem introspektiven „Unlustcharakter" des Schmerzes als Definitionskriterium fällt es schwer, den Begriff der *Noxe* als Ursache einer Schädigung des Organismus naturwissenschaftlich zu definieren. Immerhin läßt sich als gemeinsame Ursache für die Schmerzauslösung die Verschiebung von Zellstoffwechselvorgängen ins Pathologische angeben (REIN). Der Grundgedanke der Homöostasis (CANNON) macht es verständlich, daß beim gestörten Zellstoffwechsel zur Rückführung zu den normalen Parametern des physiologischen Stoffwechsels in der Zelle ein kompliziertes Regelkreissystem notwendig ist mit zahlreichen Vermaschungen besonders nach der Seite der Vasomotoren, der Atmung, des Hautwiderstandes, der Wärmeregulation, den trophischen Zentren des VNS und endlich der somato-sensorischen Rinde zur Ermöglichung bewußter motorischer Abwehr der schädigenden Reize.

Dafür sind vor allem spezialisierte *Fühler*, eben die *Nociceptoren* erforderlich, die besonders am Ort zu erwartender schädigender Einwirkungen, also in den obersten Hautschichten als der Grenze zur Umwelt, gesucht werden müssen. Diese Nociceptoren, *freie* Nervenendigungen in den obersten Epidermisschichten, haben im Gegensatz zu den auch histologisch strukturiert gebauten Mechano- und Thermoreceptoren kein äußerliches Spezialisierungsmerkmal, wie Knäuelbildung oder Scheibenanordnung. Diese Unspezifität der Receptoren hat dazu beigetragen, die Schmerzreception gar nicht als eigenen „Schmerzsinn“, als besondere Qualität der Hautsinne anzusprechen, sondern als besonderes Auswerteschema einer aller lebenden Substanz anhaftenden Erregungsfähigkeit zu betrachten. Dieses Erregungsmuster soll immer nur dann, etwa im Thalamus, anklingen, wenn eine besonders starke Erregung der übrigen Receptionssysteme, z.B. der Mechanoreceptoren, durch sehr kräftige Reize zustande kommt, die dann eine besonders große schädigende Gefahr in sich birgt. Als Auswerteschema ist hier eine Art zeitlicher, sukzessiver Summation einzeln „unterschmerzlicher“ Erregungen mit Anheben über die Reflex- und Empfindungsschwelle im Rückenmark oder in höheren Integrationsorten wie Thalamus oder gar Hirnrinde angesprochen worden. Der klassische Vertreter dieser Auffassung war GOLDSCHEIDER, der eine ganze Reihe Anhänger unter den Psychologen, an der Spitze FÖRSTER, gefunden hat.

Auf der anderen Seite haben Physiologen wie v. FREY und REIN die genau gegenteilige Auffassung vertreten, nämlich die der Existenz *spezieller* Schmerzreceptoren, eigener schmerzleitender nervöser Leitungsbahnen. Die Konsequenz dieser Ansicht ist eine eigene, sinnesphysiologisch begründete Qualität Schmerz. Es ist daher als erstes Problem der Nociception die Frage zu besprechen, inwiefern im letzten Vierteljahrhundert eine experimentelle Entscheidung zwischen diesen beiden Hypothesen der Schmerzreception herbeigeführt werden konnte.

II. Experimentelle Entscheidung zwischen der Goldscheiderschen und v. Freyschen Schmerzhypothese

1. Gibt es neuere Beweise für die Goldscheidersche Hypothese?

Nach GOLDSCHEIDER ist „der Schmerz eine Qualität innerhalb der Gruppe von Sinnesempfindungen, die durch den auf mechanische Reize eingestellten sensiblen Nervenapparat vermittelt werden“. Der Schmerz entsteht aus „einem durch den Reiz gesteigerten Erregungszustand“ als „mittelbare Empfindung“. — Nach GOLDSCHEIDER bestehen zwischen Schmerz und Berührungsempfindung Übergänge, eine Schmerzempfindung komme stets unter Durchlaufen der Skala Berührung-Druck-Schmerz zustande, wobei sich die einzelnen Empfindungen qualitativ unterscheiden sollen, aber nur quantitativen unterschiedenen Gruppen verschiedener Reizstärke zuzuordnen seien. Spezifische Schmerznerven, in denen nur die Information über die Schmerzempfindung geleitet wird, gibt es nach GOLDSCHEIDER nicht.

SCHRIEVER (1928/29), der die Summationseigenschaften der Schmerzreception quantitativ analysiert hat, faßt die Goldscheidersche Schmerz-(Summations-)Hypothese wie folgt zusammen: „Sie besagt, daß Berührungs- und Schmerzempfindungen durch dieselben Nerven der Haut vermittelt werden. Im Rückenmark jedoch teilen dieselben sich in zwei Bahnen. Die eine geht mehr oder weniger direkt zu dem Zentrum für die bewußten Berührungs- und Druckempfindungen. Eine Reizung der Haut bewirkt auf diesem Wege also eine Berührungsempfindung. Zum Teil aber wird der Reiz auch auf der zweiten Bahn fortgeleitet und trifft dort auf Zellen, die vorhanden nur in einen veränderten Erregungszustand versetzt werden. Erst wenn mehrere Reize nacheinander auf diese Weise die Zelle erreichen, wird die angehäufte Energie in Arbeit umgesetzt und die Zelle sendet nun selbst einen Reiz aus, der auf einem besonderen Weg das Gehirn erreicht und dort eine Schmerzempfindung hervorruft. Weil in dieser Bahn eine Summierung von Reizen stattfindet, wird dieselbe auch als Summierungsbahn bezeichnet“ (vgl. auch D. THUNBERG in W. NAGELs Handbuch der Physiologie des Menschen, Bd. III, S. 711. 1905). In Abb. 49 sind Schemata dieser beiden wichtigsten Schmerzhypothesen gezeichnet.

Der Goldscheiderschen Hypothese schließen sich in neuerer Zeit mit Einschränkungen oder Ergänzungen eine Reihe „ganzheitlich“ gerichtete Untersucher an (ACHELIS 1936, 1939, 1952; AUERSPERG 1938; BOURGIGNON 1933, 1934;

Leriche 1938; Piéron 1930; Charpentier 1931; Chvilivicky 1936; Davis und Pollock 1936; Kiessig und Orzechowski 1941; Astvatsatouroff 1938 und Wilde 1935).

Achelis hat in seinen ersten Untersuchungen (1936) gezeigt, daß für die Auslösung einer Schmerzempfindung eine *zentrale Summation* (nicht notwendig im Rückenmark) erforderlich ist, wenn peripher mit rechteckigen Stromstößen variabler Zahl und Frequenz gereizt wird. Im hypoglykämischen Zustand (Insulininjektion) verschwindet ein vorher vorhandenes Frequenzoptimum. Die Empfindung wird dabei „unangenehmer und präziser". Alkohol hat die gegenteilige Wirkung: das Frequenzoptimum der Rechteckreize wird deutlicher. Die Wirkung der Droge dürfte am zentralen Summationsort, nicht peripher zu suchen sein. — Achelis kommt auf Grund seiner Untersuchungen zu dem Schluß, daß eine eindeutige Zuordnung von Nervenfasern bestimmter Durchmesser zur Schmerzleitung nicht möglich sei, da subjektiv neben dem Schmerz stets noch andere Empfindungen (Jucken, gefühlsbetonte

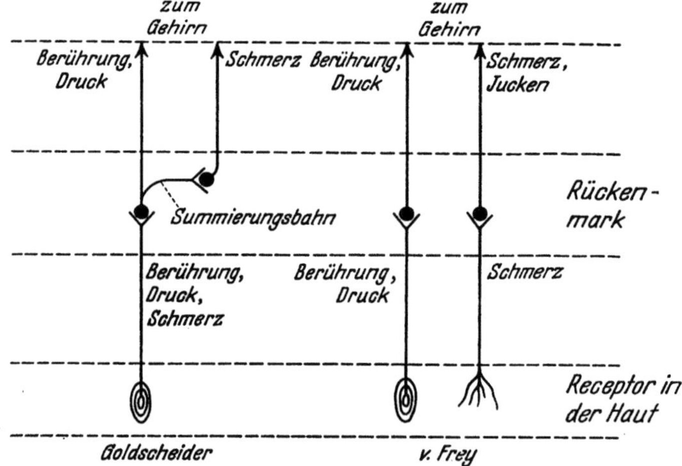

Abb. 49. Schematische Darstellung der Goldscheiderschen und v. Freyschen Schmerzhypothese

Berührungsempfindungen) selbst nach Ausschaltung der Druckpunkte aufträten. Er entwickelt endlich eine „Auslösungshypothese" des Schmerzes, wonach eine zentrale Schmerzerregung nur durch Summation frequenter peripherer Reize zustande komme. Speziell hebt Achelis in seiner letzten Arbeit (1952) hervor, daß bei der schichtweisen kataphoretischen Vertaubung der Haut (behaart, großflächige Reizung), die Haare eine doppelte Innervation erkennen lassen, deren zweiter Anteil (an der Haarzwiebel) „unterschmerzliche und schmerzliche Empfindungen" vermitteln sollen. Die Möglichkeit des Zusammenarbeitens der verschiedenen Sinnesapparate in der Peripherie wird betont.

In ähnlicher Weise wendet sich Auersperg (1938) gegen das klassische Schema: Receptor — Vermittler — Empfinder (v. Kries 1923). Schmerz werde nicht geleitet, sondern ausgelöst. Es gebe zwei „Funktionsordnungen des Schmerzes", einmal innerhalb des animalischen Systems mit der Empfindungstrias Brennen, Stechen, Druck mit dem motorischen Korrelat Abwehrbewegung, Abwehrreflex. Die zweite Funktionsgruppe seien die Schmerzempfindungen ganzer Körperabschnitte (z. B. bei Brüchen oder bei Appendicitis). Diese könnten nur unter Einbeziehung des vegetativen NS ganzheitlich verstanden werden; motorisches Korrelat: schmerzhafte Muskelspannung, tonische Kontraktion glatter Muskelhohlorgane. Der Schmerz sei nicht eine „Empfindungsqualität, sondern Gefühl oder Erlebnisweise, in welcher die Gesamtpersönlichkeit einer Person zum Ausdruck kommt". Unter Hinweis auf die pathologisch veränderte Sinnesfläche bei Thalamushyperpathien wird betont, daß der Schmerz weder im animalischen, noch im vegetativen System allein lokalisiert werden dürfte.

Unter dem Gesichtspunkt der chirurgischen Schmerzbeseitigung durch Sympathicusausschaltung betrachtet Vossschulte (1949) den Schmerz als „Reaktionsform des Organismus": „Was zum ZNS vordringt, ist eine durch einen Reiz hervorgerufene Erregungswelle, die hier in das subjektive Schmerzgefühl umgesetzt wird, durch eine aktive Tätigkeit der Empfängerstation unter Mitwirkung spinaler und vegetativer Nerven." Mit v. Weizsäcker, Pette, Achelis, Zülch und Döring sieht er die Rolle des sympathischen Anteils des vegetativen Nervensystems in einer „efferenten Leistung", „für die die spinalen Receptoren das

Erfolgsorgan darstellen". DAVIS und POLLOCK haben (1936) im Tierversuch den Nachweis erbracht, daß efferente sympathische Fasern an der Entstehung „übertragener" Schmerzen in der Headschen Schulterhautzone bei faradischen Zwerchfellreizen beteiligt sind. Da nach lokaler Anaesthesierung der Schulterhaut der übertragene Schmerz verschwindet, müssen die Sympathicusfasern auf die sensiblen Hautreceptoren auf bisher noch unbekanntem chemischem Wege einwirken. (In diesem Zusammenhang sei an den Nachweis der Einflußgradänderung an Mechanoreceptoren durch efferente sympathische Fasern beim Frosch — LOEWENSTEIN 1956, S. 194 — erinnert.)

Die Mitbeteiligung des vegetativen Nervensystems bei der Schmerzauslösung betont auch CHVILIVICKY (1936), der in pathologischen Fällen (Brown-Sequard, Syringomyelie, Hämatomyelie) bei Ausfällen der Schmerzreception eine gleichzeitige Verminderung der vegetativen Erregbarkeit in den zugehörigen Hautabschnitten (Hauttemperatur, Schweißabsonderung, hautgalvanische Reaktion) gefunden hat. Diese „Funktionsänderung" soll durch den Mangel an peripheren zentripetalen Reizen zustande kommen, die normalerweise zur Erhaltung des „vegetativen Tonus" notwendig seien. — ASTVATSATOUROFF (1938) unterstreicht die Vorstellung, daß *jede* nervöse Endigung als Empfänger für schmerzhafte Empfindungen dienen könne. Ferner hebt er die Bedeutung des Thalamus opticus gegenüber der Hirnrinde für das Auftreten der Schmerzempfindung hervor. Noch schärfer stellt sich (1931) CHARPENTIER auf den Standpunkt, daß der Schmerzleitung eigene Nervenbahnen nicht zukämen und der Schmerz daher keine gesonderte Sinnesqualität sei. — Mit rein psychologischer Nomenklatur teilt WILDE (1935) die Schmerzempfindung in drei Grund- und zwei Mischtypen ein. Jede Versuchsperson kann nur einer dieser fünf Gruppen angehören. Der Schmerz setze sich aus einer Grundempfindung und einer „zentral von ihr ausgelösten empfindungsähnlichen Komponente der Schmerzhaftigkeit" zusammen. Hieraus schließt WILDE recht kühn, daß Berührungsempfindung und Stichschmerz dieselbe nervöse Bahn benütze.

Auf Grund der Reaktionszeitmessung für die Schmerzempfindung beim Menschen vertritt PIÉRON (1930) die Ansicht, daß Stich-, Kneif- und Verbrennungsschmerz mit ihren verschiedenen Reaktionszeiten (200, 300 und 400 msec) auch verschiedenen Leitungsapparaten zugerechnet werden müßten. — LERICHE (1931, 1938) unterstreicht die Goldscheidersche Hypothese ausdrücklich, wenn er sagt, daß wir Schmerz nicht ohne Berührungsempfindung empfinden könnten. Dagegen seien spezifische Receptoren für Schmerzempfindungen in der Haut nicht bekannt. Gegen v. FREY führt er an, daß Zahnfleisch und Granulationsgewebe trotz Fehlens jeglicher Innervation schmerzempfindlich sei und will „zirkulatorische Schmerzen", z. B. bei Ischämie von solchen Schmerzen abgegrenzt wissen, die durch Veränderungen des chemischen Zustandes des Körpers zustande kommen. Aus der Beobachtung, daß nach Entfernung einer Geschwulst Schmerzen, die weit über das Geschwulstgebiet ausgebreitet empfunden wurden, beseitigt werden, schließt LERICHE, daß Schmerzen auch durch durchschnittene Nervenendigungen vermittelt werden können, eine Tatsache, die dem Chirurgen als Amputationsneuromschmerz geläufig ist.

BOURGIGNON endlich (1933, 1934) behauptet, daß durch gleichzeitige Reizung von Meissnerschen Körperchen und freien Nervenendigungen Wärmeempfindung ausgelöst werde, während Reizung der Meissnerschen Körperchen allein zur Schmerzempfindung (!) führe. Diese Spekulation ist durch zahlreiche Experimente widerlegt und wird nur deshalb referiert, weil sie ein Analogon zur Goldscheiderschen Hypothese der Untrennbarkeit von Schmerz- und Druckempfindung im Sinne einer ähnlichen Verknüpfung für Schmerz- und Warmempfindung darstellt.

2. Experimentelle Beweise für die v. Freysche Schmerzhypothese

Den oben besprochenen Beobachtungen, die von den zitierten Autoren im Sinne der Goldscheiderschen Hypothese gedeutet wurden, fehlt eine auf quantitativen Aussagen auf naturwissenschaftlicher Grundlage aufgebaute Beweiskraft. Ihnen steht eine Fülle experimenteller Ergebnisse gegenüber, die im Sinne der v. Freyschen Schmerzhypothese diese im Laufe der letzten Jahrzehnte aus dem Zustand einer Arbeitshypothese zu einer wohlfundierten Theorie erweitert haben. Das Verdienst GOLDSCHEIDERs ist ein anderes: er hat zur Beschäftigung mit zwei Teilproblemen der Schmerzreception den Anstoß gegeben, die in der v. Freyschen Hypothese nicht enthalten waren: Gemeint ist

1. Die Frage der *zentralen Summationsgesetze*, mit denen sich besonders SCHRIEVER auseinandergesetzt hat und

2. die histologische Analyse des *peripheren Netzwerkes* der nervösen Endigungen in der Haut, dessen histologische Darstellung zuerst WOOLLARD, WEDDELL und HARPMAN (1935,

1936, 1940) gelungen ist. Seine Entdeckung hat neue Einblicke in die Separation der verschiedenen Schmerzarten und in das Problem der Lokalisationsschärfe im Somatisierungsprozeß der Schmerzempfindung erlaubt.

Die Beweise für die Berechtigung, den Schmerzinformationsweg schon vor dem Rückenmark separaten nervösen Leitungsbahnen im Sinne v. FREYS zuzuordnen, lassen sich in zwei große Gruppen einteilen: einmal in solche, die unter Beobachtung der Wirkung leitungsblockierender Eingriffe periphere Fasersysteme zu trennen erlauben, zum andern die direkte elektrophysiologische Registrierung der Aktionspotentiale der verschiedenen Fasersysteme. Dieser Methode kommt verständlicherweise die stärkste Beweiskraft zu.

a) Leitungserschwerende oder den Receptorenstoffwechsel beeinflussende Maßnahmen zum Nachweis eines eigenen peripheren Schmerzfasersystems

Als leitungs-erschwerende oder den Receptorenstoffwechsel beeinflussende Maßnahmen sind experimentell untersucht worden: 1. Sauerstoffmangel, 2. Erhöhung der Kohlendioxydkonzentration, 3. Einwirkung von Stoffwechselgiften, 4. mechanische Nervendurchschneidung und 5. Belastung mit sehr lange andauernden kräftigen Reizen unter Beobachtung des für verschiedene Fasersysteme verschiedenen Adaptationsverhaltens.

α) Daß im **Sauerstoffmangel** ganz allgemein die Erregbarkeit lebender Gewebe nachhaltig verändert wird, ist bekannt. Besonders empfindlich scheinen die Transformationsorgane der Sinnesorgane zu sein: Sauerstoffmangel der Haut wirkt sich meßbar auf die Hautsinnesschwellen aus. Unterbricht man den Blutkreislauf im Arm und hält gleichzeitig die Armtemperatur im Wasserbad auf 34°C konstant, so ist nach 20 min eine vollständige Anaesthesie eingetreten (LEWIS und POCHIN 1937). Die *ischämische Anaesthesie* betrifft zuerst nicht die gesamte Schmerzreception, sondern nur den „hellen Oberflächenschmerz". Der „dumpfe Tiefenschmerz" bleibt zunächst unverändert. Lange vorher schon war jede Mechanoreception verschwunden. Die drei Receptorensysteme einschließlich ihrer nervösen Leitungsbahnen: Druck, heller, dumpfer Schmerz sind also verschieden O_2-Mangel-empfindlich. — Neuerdings hat MARSHALL (1953) die Versuche von LEWIS und POCHIN bestätigt.

Er vergleicht die Schwellenänderungen für den ersten (zuerst empfundenen) und zweiten (mit Verzögerung empfundenen) Schmerz bei Ischämie des Unterarmes und lokaler Ischämie des N. medianus und ulnaris für die Dorsalhaut des Fingers (Nadeldruckbelastung; Normschwelle 13—18 g ± 1 g). Die Schwelle für den ersten Schmerz steigt nach 15—22 min Ischämie des Armes, nach 12—18 min Ischämie des Nerven. Schwelle unendlich ist nach 31—35 min erreicht. Für den zweiten Schmerz dagegen wird Analgesie erst nach 40—45 min Ischämie des Nerven erhalten. Hieraus muß geschlossen werden, daß auch die Fasersysteme, nicht nur die Receptoren für beide Schmerzarten verschieden sind, da sie unterschiedlich sauerstoffmangelempfindlich sind. Da sie verschieden schnell leiten (vgl. Elektrophysiologie), erklärt sich der zeitliche Abstand in der Empfindung des ersten und zweiten Schmerzes.

β) Nach **Einwirkung von Kohlendioxyd** auf die Haut steigt die Schmerz- und Juckempfindungsschwelle erheblich ($12,4 \pm 2,5$ g/mm²), die Schwelle für Druck- und Kitzelempfindung dagegen nur geringfügig ($3,3 \pm 0,6$ g/mm²) an, wie WEIGMANN und SCHINDEWOLF (1953) gezeigt haben. Da Kohlendioxyd besonders die Nervenfaser alteriert, ist hieraus zu schließen, daß Schmerz- und Juckempfindung einerseits und Druck- und Kitzelempfindung andererseits über getrennte Fasersysteme vermittelt werden. Dieses wichtige Versuchsergebnis ist in der Abb. 50 dargestellt.

γ) Die Separation der zwei Schmerzleitungssysteme ist durch elektrophoretisch in die Haut eingeführte **Zellstoffwechselgifte** wie Cocain herbeizuführen, das wahrscheinlich vorwiegend an den Fasersystemen angreift.

Schon aus den Lewis-Pochinschen Versuchen konnte die Existenz zweier Fasersysteme für die Schmerzleitung erschlossen werden: schnelleitende dicke Fasern für den „ersten", hellen Oberflächenschmerz und langsamleitende dünne Fasern für den „zweiten" dumpfen Tiefenschmerz. Hierfür ist beweisend, daß der zeitliche Abstand für die Empfindung des ersten und zweiten Schmerzes von der Länge der Leitungsbahn abhängig ist: Bei Schmerzreizen an der Zehe ist er am größten (zweiter Schmerz z. B. nach 2 sec bei Hitzereiz; bei Reiz an Lende zweiter Schmerz nach 0,8 sec). Von der Kopf-, Schulter und Schlüsselbeinhaut aus ist überhaupt nur mehr eine Empfindung wahrnehmbar. Die absolute Größe des Zeitabstandes steht in zahlenmäßiger Übereinstimmung mit elektrophysiologisch gemessenen Leitungsgeschwindigkeiten. — Ganz entsprechend blockiert Cocain zuerst den zweiten Schmerz, also die dünnen, langsamleitenden Fasern, wahrscheinlich wegen des kleineren Membranquerdiffusionsweges.

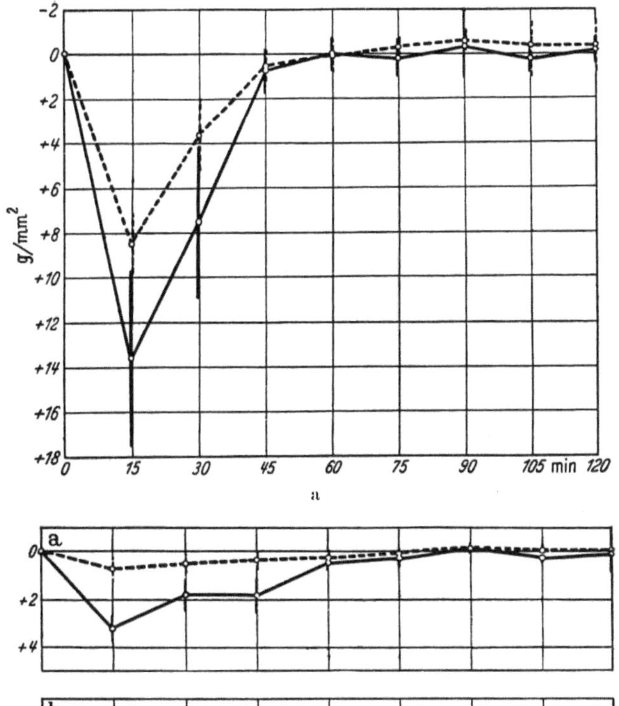

Eine Abgrenzung zwischen *oberflächlichem (hellem)* und *tiefem (dumpfem) Schmerz* führt HOLLANDER (1938) experimentell dadurch aus, daß er in einer (entsprechend den Headschen Zonen bei Organschmerz) hyperalgetischen Hautzone eine Mischung von 3% *Äthylaminobenzoat,* 5% *Benzylalkohol* und 1% *Phenol* in Mandelöl injiziert (0,5—10 cm³). Die Injektion bewirkt eine Unempfindlichkeit des Hautstükkes gegen Berührung und ein Sistieren der oberflächlichen Schmerzempfindung. Diffuser, nicht regionär abgrenzbarer Tiefenschmerz wird dabei nicht ausge-

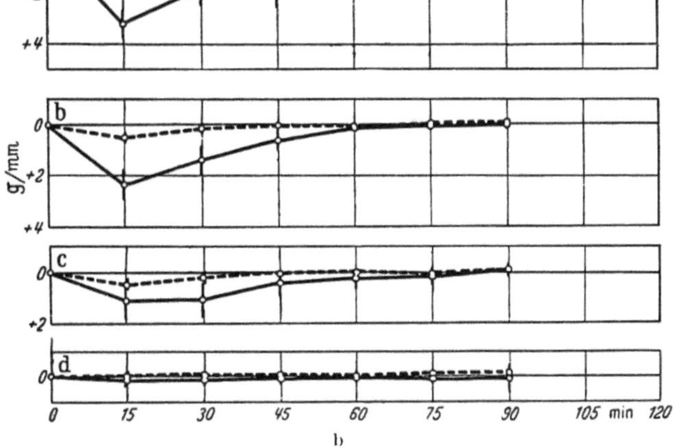

Abb. 50a u. b. Schwellenänderung für Schmerz und Jucken (a) im Vergleich mit derjenigen für Druck und Kitzel (b) bei Einwirkung von Kohlendioxyd auf die Haut. Im Bild b bedeuten Kurve a trockenes CO_2; Kurve b feuchtes CO_2; Kurve c in Wasser gelöstes CO_2; Kurve d Wasserbad als Kontrolle. (Nach WEIGMANN und SCHINDEWOLF 1954)

schaltet. Die Versuche müssen im Sinne der isolierten Blockierung der *Haut*schmerzfasern und/oder deren Endigungen gedeutet werden. In ähnlicher Weise läßt sich durch perorale *Alkohol*gaben (300—375 cm³; 20%) mit Anstieg der Blutalkoholkonzentration eine selektive Schmerzschwellenerhöhung für 2—3 Std bei unveränderten Berührungsschwellen erzielen (MULLIN und LUCKHARDT 1934). Die subjektiven Stimmungsänderungen gehen den Schwellenänderungen nicht parallel, und die Blutalkoholkonzentration hinkt zeitlich hinter der Sensibilitätsänderung nach.

δ) Aus **Durchschneidungsversuchen** (periphere Nerven des Menschen bei Operationen) geht hervor, daß die peripheren, von Hautnerven ausgehenden Leitungsbahnen jeweils in höhere Rückenmarkssegmente einmünden als die Fasersysteme der anderen Empfindungsarten (Molotkoff 1934). Stürup und Carmichael (1935) haben nachgewiesen, daß die afferenten Leitungsbahnen für Schmerz in den gemischten Nerven verlaufen und die Impulse zentripetal nicht in den periarteriellen Geflechten über den Grenzstrang geleitet werden: Nach perineuraler Novocaininjektion (N. ulnaris) trat vollständige Analgesie des versorgten Hautgebietes ein. Nach Freilegung der Fingerarterien und des Hautnervenastes des Kleinfingers waren bei faradischer Reizung der Adventitia auch bei sehr großen Reizstärken keinerlei Schmerzempfindungen zu beobachten.

ε) Unterschiede im **Adaptationsverhalten** von Schmerz und Druck hat Hines (1931) experimentell nachgewiesen: Bei Aufsetzen von Messingscheibchen (15 mm Durchmesser; 20—100 mm Hg Auflagedruck) auf die rasierte Haut der Volarseite des menschlichen Unterarms bewirkt nach angemessener Zeit die Adaptation der Druckreceptoren das Verschwinden jeder Tastempfindung unter dem Druckscheibchen. Durch eine zentrale Bohrung des Scheibchens kann mit v. Freyscher Stachelborste die Erregbarkeit der Schmerzreceptoren in dem druckadaptierten Hautareal gemessen werden. Sie ist trotz des gleichzeitigen Schwellenanstiegs für die Druckreceptoren praktisch unverändert für die Schmerzreception.

Zu ähnlichen Ergebnissen kommen Stone und Dallenbach (1934) in der Abgrenzung gegen die Wärmereceptoren beim Menschen durch Beobachtung des Adaptationsverlaufes für Schmerz- und Wärmeempfindung: Der Schmerz wird thermisch mit Wärmestrahlung erzeugt. Die Empfindungsreihenfolge nach Einschalten des Strahlers ist: Wärmeempfindung, später Hitzeempfindung, bisweilen verbunden mit Jucken (nach 40—51 sec); anschließend Schmerzempfindung, die durch Adaptation nach 20 sec verschwindet. Später adaptiert auch die Hitzeempfindung und nur die Warmempfindung bleibt bestehen (vgl. Abb. 55). Die Zeit bis zum Einsetzen der Schmerzadaptation beträgt 46,3—135,9 sec bei 124 Versuchen. Im Gegensatz zur Goldscheiderschen Hypothese wird beim Durchlaufen der verschiedenen Empfindungsarten keine Druckempfindung beobachtet.

b) Elektrophysiologische Beweise für die v. Freysche Schmerzhypothese

Die stärkste Beweiskraft für die Existenz spezifischer Schmerzfasersysteme in der Peripherie kommt fraglos den elektrophysiologischen Untersuchungen an den afferenten Nervenfasern bei schmerzhafter Reizung der Receptoren in situ zu.

Als erster hat Adrian (1930) festgestellt, daß die taktilen Fasern schneller leiten als die Schmerzfasern. — 1933 haben dann Heinbecker, Bishop und O'Leary Untersuchungen am isolierten menschlichen Hautnerven (N. saphenus; Patient mit diabetischer Gangrän) ausgeführt. Nachdem am freigelegten Nerven eine für die subjektive Schmerzempfindung ausreichende Reizstärke festgelegt war, wurde der Nerv excidiert, an diesem isolierten Nervenstück (30 min post excisionem, 37° C, 41 mm Leitungsstrecke) mit derselben Reizstärke gereizt und die afferenten Aktionspotentiale registriert. Es zeigten sich zwei Impulsgruppen, eine mit 100 und eine zweite mit 25 m/sec Leitungsgeschwindigkeit. Da bei einer geringeren elektrischen Reizstärke, die eine Druckempfindung auslöste, aber für die Schmerzempfindung unterschwellig war, im Oscillogramm nur die schnelle Gruppe sichtbar blieb, schlossen die Autoren, daß die langsamere Impulsgruppe (15—30 m/sec, Mittel 25 m/sec) den Schmerzfasern zugeordnet werden mußte. Die Reizschwelle für diese Fasergruppe war 4,5—6mal höher als für die taktile Impulsgruppe. Die Schmerzfasern waren dünner als die taktilen, aber markhaltig und entstammten sämtlich den Spinalganglien, wie dieselben Autoren im Vergleich mit Ergebnissen am Katzensaphenus nachweisen konnten (Heinbecker, O'Leary und Bishop 1933).

Eichler (1937), der vom menschlichen N. ulnaris und medianus in situ durch die Haut hindurch ableitete und dabei als langsamstleitende ebenfalls die Schmerzfasern oscillographisch separieren konnte (42 und 30 m/sec) weist jedoch darauf hin, daß „marklose Fasern an der

Schmerzauslösung mindestens mitwirken können". Diese Ansicht hatte schon RANSON (1915, 1928, 1931) vertreten (zit. bei EICHLER). — Eine Übersicht über den Stand der Elektrophysiologie der Schmerzfasern von 1940 ist bei H. SCHAEFER zu finden (1940), dessen zugehörige Tabelle im Auszug wiedergegeben wird:

Tabelle 7. *Faserdurchmesser, Leitungsgeschwindigkeiten und Faserarten der Schmerzfasern* (Auszug aus H. SCHAEFER 1940)

Funktion der Faser	Durchmesser in 10^{-3} mm	Leitungsgeschwindigkeit in m/sec	Bezeichnung der Welle nach ERLANGER und GASSER
Katze, Schmerz plus C-Fasern. .	7—9 ZOTTERMAN	20—30 ZOTTERMAN	A, δ_1
Brennen	5,5—7 ZOTTERMAN	8—17 ZOTTERMAN	A, δ_2
Mensch, Schmerz	—	42—30 EICHLER	A, ?
Mensch und Warmblüter, Schmerz	unter 5,5 ZOTTERMAN	?	C
Frosch, Schmerz.	unter 5 RANSON	0,5—4	C (RANSON) B (ADRIAN)

Am *Kaltblüter* hat HOGG (1935) die Versuche von ADRIAN (1926, 1931), MATTHEWS (1929) und FENG (1933) weitergeführt. Er untersuchte Einzelfasern aus dem N. dorsocutaneus des Frosches, die langsam, mit einer Geschwindigkeit zwischen 1,5 und 4,5 m/sec leiten. Es handelte sich dabei um eine Fasergruppe, die signifikant von den taktilen Fasern zu trennen war. Diese nämlich leiten beim Frosch, wie MATTHEWS gezeigt hat, bei der angewandten Temperatur mit 8—12 m/sec und sind histologisch — entsprechend dem Erlanger-Gasserschen Gesetz — dicker. Die von HOGG untersuchte langsamleitende Fasergruppe zeigt rhythmische Entladungen, deren Frequenz mit der Reizintensität korreliert. Sie spricht auf gewebsschädigende Reize mechanischer, thermischer und chemischer Art (Säuretropfen verschiedener Konzentration) in gleicher Weise an und wird daher von HOGG für die Leitung der Nociception verantwortlich gemacht.

Die Abgrenzung stützt sich ferner auf die andersartige Empfindlichkeit gegenüber einigen *Narkotica*. Endlich ist auch das Erregungsmuster verschieden: Die Schmerzfasern des Frosches haben 1. ein verhältnismäßig spätes Maximum in der Entladungsfrequenz, 2. eine verhältnismäßig geringe Adaptation und 3. Nachentladungen nach Absetzen des Reizes. Die nächste Abb. 51 veranschaulicht die ersten beiden

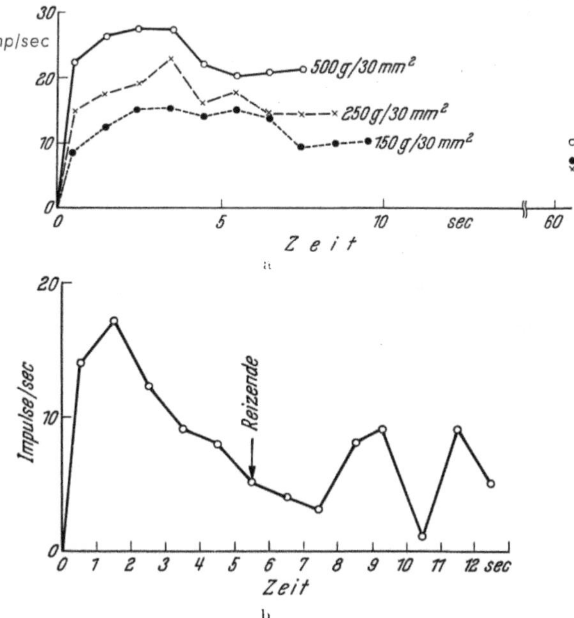

Abb. 51a u. b. Spätes Maximum der Entladungsfrequenz, geringe Adaptation (a) und Nachentladungen (b) an einer Schmerzeinzelfaser des Frosches bei schmerzhaften Rechteckdruckreizen. (Nach HOGG 1935)

Eigenschaften in Bild a, die dritte Eigenschaft (Nachentladungen) ist aus Bild b (Reizende eines schmerzhaften Rechteckdruckreizes gekennzeichnet) zu ersehen.

Auf der Froschhaut finden sich schließlich örtliche Unterschiede für die Auslösbarkeit der schnellen (Berührung; „Druckpunkte" in kleinen Erhebungen der Haut) und langsamen („Schmerzpunkte"; sehr viel zahlreicher) Impulsgruppe. Auch in der Absolutgröße des Potentials unterscheiden sich die Fasergruppen: schnelle Gruppe 30—40 mV, langsame Gruppe 4—5 mV. Die maximale Entladungsfrequenz der langsamen Gruppe liegt relativ niedrig bei 30—40 Impulsen pro Sekunde. Bei Hautbepinselung mit KCl-Lösung (2%) verschwindet selektiv die schnelle Impulsgruppe, auf Lokalanaesthetica spricht die langsamleitende Gruppe bevorzugt an.

ECHLIN und PROPPER (1937) haben diese Untersuchungen fortgeführt: Die bei leichtem Druck auf die Froschhaut auslösbaren schnellen Impulse werden durch Abschaben der Haut als gewebsschädigender Reiz in ihrer Frequenz vermindert. Gleichzeitig steigt die Zahl der Entladungen in der langsamleitenden Fasergruppe an (z. B. von 2—4/sec auf 5—10/sec, gelegentlich auf 17—22/sec) fast bis zu ihrer Maximalfrequenz. In Übereinstimmung mit HOGG hebt eine Kaliumchloridlösung der 10fachen physiologischen Konzentration die schnellen Berührungsimpulse auf. Calciumchlorid (5—10fache physiologische Konzentration) beschleunigt die Adaptation der Drucksinnesempfänger selektiv. Das Maximum der Frequenz der langsamleitenden Fasern wird erst nach 1—10 (!) sec erreicht. Die Vermehrung der Entladungsfrequenz von Schmerzfasern des Froschrückenhautnerven durch Kaliumchlorid wurde von PROPPER-GRASCHTSCHENKOW (1938) gezeigt. Von derselben Autorin liegen auch Angaben über die Schmerzfasern des Warmblüters (Katze, Kaninchen) dahingehend vor, daß für die Informationsübermittlung des Schmerzes markscheidenlose oder Fasern mit nur sehr dünner Markscheide mitbeteiligt seien.

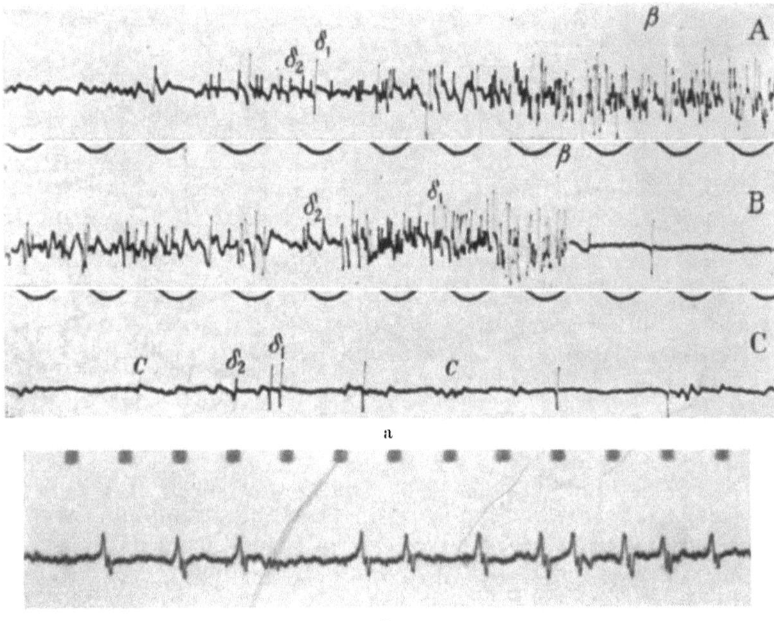

Abb. 52a u. b. Bei Nadelstich in die Haut ableitbare Neuritenpotentiale (Hautnervenästchen der Katze). Bild a ist von rechts nach links zu lesen, ausführliche Beschreibung im Text. Die Delta₁-, Delta₂- und C-Fasern signalisieren Schmerz. — In Bild b sind C-Faser-Potentiale („zweiter Schmerz") bei größerer Verstärkung zu sehen. (Nach ZOTTERMAN 1939 und 1937)

Wirkliche Klarheit über die für die Informationsübermittlung des Schmerzes maßgebende *Fasergruppenverteilung* im Dickenspektrum des gemischten *Warmblüter*nerven hat ZOTTERMAN (1933, 1937, 1939) geschaffen. Als Beispiel einer Einzelregistrierung (Ableitung von dünnsten Hautnervenästen der Katze) bei Nadelstich in die Haut soll die nächste Abb. 52 dienen.

Die Beobachtungen bei diesem grundlegenden Versuch werden von ZOTTER-MAN wie folgt beschrieben:

"At the moment of contact of a needle prick elicits a rapid outburst of large potentials (Beta), followed immediately by a massive response of Delta 1 and Delta 2 potentials which quickly decline in frequency (see figure B). The potentials are then seen to rise from a base line of low C-potentials which increase rather rapidly in frequency, sometimes forming regular waves. These low spikes continue as long the needle presses against the skin. The frequency of withdrawal of the needle is similar to that following the initial prick. An afterdischarge consisting chiefly of C-potentials follows." Und die Bildlegende: "To be read from the right. A shows on the right the end of a given stroke, on the left the beginning of the afterdischarge.

B the response to a needle prick, the prick is signalled by large Beta-potentials intermingled with Delta1- and Delta2-potentials. The discharge of Beta-spikes is of very short duration, followed by a very massive response of Delta-potentials, at the left of the record C-potentials are seen; C, the same preparation, 3 sec. later, needle still resting in the skin, C-potentials at irregular frequencies. All strips from one continuous record; the intervall between A and B was 6 sec. Time $^1/_{50}$ sec."

Entsprechend zeigt die Abb. 53 die von ihm ausgemessenen Fasergruppen in dünnen Hautnervenpräparationen, die bei der Schmerzreception des Warm-blüters beteiligt sind. Die Leitungsgeschwindig-keiten sind: A, β 30—60 m/sec (Berührung); A, δ_1 20—30 m/sec; A, δ_2 8—27 m/sec (beide Schmerz); C nicht genau bestimmbar, sehr viel langsamer (Schmerz). Die zugehörigen Faser-dicken betragen: A, δ_1 3,5 bis 6 · 10^{-3} mm; A, δ_2 1,5 bis 3 · 10^{-3} mm; C noch darunter (persönliche Mitteilung, in der Abbildung durch Umzeich-nung berücksichtigt). Danach sind die A, β-Fasern für die Berührung, die A, δ_1-Fasern und

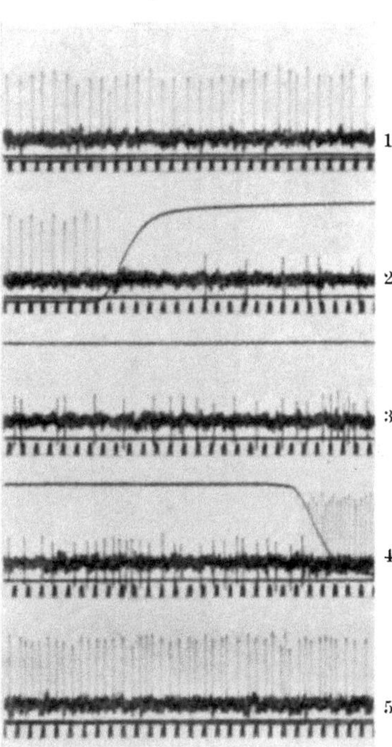

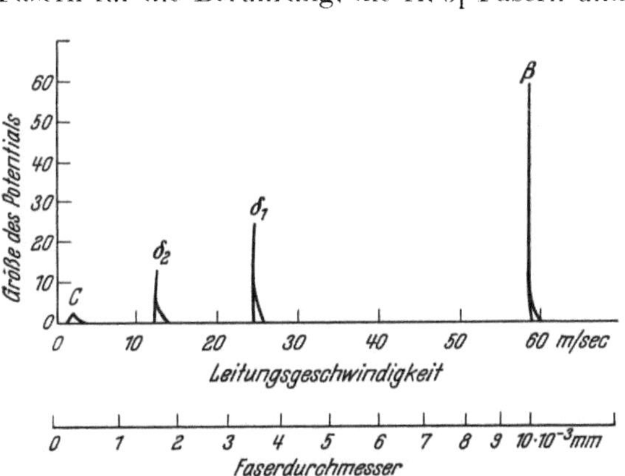

Abb. 53. Verteilung der Fasergruppen (A, δ_1; A, δ_2; A, β), die an der Leitung der Schmerzinformation beteiligt sind. Ableitung von dünner Hautnervenpräparation. Die A, β-Fasern leiten die Berührungsinformation. Die Potentiale unterscheiden sich in der Größe in Abhängigkeit vom Faserdurchmesser etwa entsprechend dem Erlanger-Gasserschen Gesetz (lineare Proportionalität). (Nach ZOTTERMAN 1939; Faserdurchmesser nach persönlicher Mitteilung)

Abb. 54. Aktionspotentiale einer einzelnen A, δ_1-Schmerzfaser aus dem N. lingualis der Katze bei Erwärmung der Zunge auf 54°C. Die in Bildreihe 1 und 5 sichtbaren großen Potentiale gehören zu einer einzelnen Berührungsfaser, die während der Schmerzfaserentladungen (Bildreihen 2, 3 und 4) gehemmt ist. (Nach DODT 1954)

die A, δ_2-Fasern für den schnellen, ersten, und die C-Fasern für den langsamen, zweiten Schmerz verantwortlich.

Die A, δ-Faser-Impulse des hellen Schmerzes hat (am N. lingualis der Katze) neuerdings DODT (1954) auch von Kälte- und Wärmefaserimpulsen — neben den Berührungsfaserimpulsen — eindeutig abtrennen können. Die Abb. 54 zeigt ein Beispiel: Die in den Bildreihen 2, 3 und 4 sichtbaren Potentiale gehören zu einer einzelnen A, δ-Faser, die durch Erwärmen der Katzenzunge von 30° auf 54°C in Erregung geraten ist.

Die Schwelle für das Auftreten der A, δ-Faser-Impulse liegt für den Wärme-schmerz bei den gleichen absoluten Temperaturwerten, wie sie bei subjektiven Messungen am Menschen gefunden worden sind („knapp oberhalb 47°C: für die Zungenschleimhaut v. UDRANSKY 1910; für die äußere Haut VERESS 1902, SKOUBY 1952" — zit. nach DODT). — Die Schmerzfasern zeigen elektrophysio-logisch bei Dauerreiz Dauerentladungen, also keine oder nur geringe Adaptation.

Ein Schema für die Unterschiede im Adaptationsverhalten von Schmerz-, Kälte- und Wärmefasern, wie es aus der Impulsfrequenz der Entladungen als Funktion der Zeit am Lingualis der Katze zu gewinnen ist, zeigt die nächste Abb. 55.

Die Faserdicken für die A, δ-Fasern der Schmerzinformationsleitung sind auch an der Cornea untersucht worden (TOWER 1943). Sie betragen dort (bei mechanischer Schmerzauslösung) unter $7 \cdot 10^{-3}$ mm. Hiermit übereinstimmend liegen die bei Hitzeschmerz im Lingualis ansprechenden A, δ-Fasern in ihrem Durchmesser nach DODT (1954) zwischen 3 und $8 \cdot 10^{-3}$ mm.

Nach PIERON (1930, 1940) lassen sich die von ZOTTERMAN gefundenen Faserleitungsgeschwindigkeiten mit den für die verschiedenen Schmerzarten verschiedenen Empfindungslatenzzeiten korrelieren. Sie unterscheiden sich z. B. für Stich- und Wärmeschmerz wie 120—140 zu 400 msec. Hieraus errechnet PIERON die folgenden Zahlen für die Leitungsgeschwindigkeiten der drei Schmerzfasergruppen: Stichschmerz 16 m/sec; Kneifschmerz 12 m/sec; Wärmeschmerz 4,5 m/sec; Druck 40 m/sec. Die Zottermanschen Meßwerte sind: 20—30 m/sec für A, δ_1-Fasern; 8—17 m/sec für A, δ_2-Fasern; 2—5 m/sec für C-Fasern; 30—60 m/sec für A, β-Fasern (Druck-Berührung). Die Dissoziation der verschiedenen Arten von Hautschmerzempfindungen ist daher nach PIERON (1940) eine Folge der verschiedenen Leitungsgeschwindigkeiten der Fasersysteme.

Ob hierin tatsächlich die Ursache für die Empfindungsdissoziation zu suchen ist, ist allerdings fraglich, da auch die synaptischen Zeiten bei der Verarbeitung in höheren Neuronen verschieden sein oder überhaupt kombinierte Erregungsmuster verschiedener Schmerzfaserarten und der entschlüsselnden Zellgruppen in den Projektionsrindenfeldern

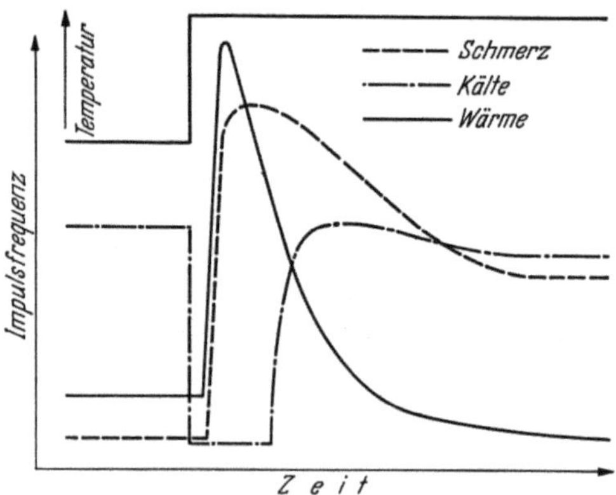

Abb. 55. Übergangsfunktion von Schmerz-, Kälte- und Wärmefasern bei einem schmerzhaften Temperatursprung mit paradoxer Erregung der Kältefaser. Katze. (Nach DODT 1954)

(z. B. COHEN, LANDGREN, STRÖM und ZOTTERMAN 1957) dafür notwendig sein können. Zudem stehen der Pieronschen Deutung die Dodtschen Befunde entgegen, wonach der Hitzeschmerz durch A, δ-Fasern geleitet wird. — Für den spanischen Sprachbereich hat ODORIZ (1939) eine Übersicht über die Elektro- und Sinnesphysiologie des Schmerzsinnes gegeben.

III. Netzwerkanordnung der Nociceptoren („Multiple Innervation")

Wie das letzte Kapitel gezeigt hat, ist der alte Streit GOLDSCHEIDER — v. FREY besonders durch die Ergebnisse der elektrophysiologischen Forschung zugunsten v. FREYs entschieden worden. Indessen war die Goldscheidersche Schmerzhypothese nicht völlig falsch. Die in ihr enthaltene Grundvorstellung der *Summation* hat vielmehr in moderner Form zu einer Erweiterung unserer Kenntnisse über die Schmerzreception geführt: die zentrale Verarbeitung der von der Peripherie ankommenden Information enthält zweifellos einen Faktor, der dem, was GOLDSCHEIDER unter der „Summation unterschwelliger Einzelerregungen" verstand, weitgehend entspricht.

Diese *zeitliche Summation* ist jedoch — obgleich bei der Schmerzempfindung besonders lange Zeiten beanspruchend — nicht eine Besonderheit der Schmerzreception, sondern ein Verarbeitungsprinzip allgemeiner Art bei allen Sinnesqualitäten. Aber auch in der Haut selbst, am Anfang des Informationsweges, spielt eine Art *örtlicher Summation* für das Zustandekommen der Schmerzempfindung und für die Befähigung zur räumlichen Unterscheidung mehrerer distinkter Schmerzreize eine wichtige Rolle. Hiervon handelt dieses Kapitel.

Die „*multiple Innervation der Sinnespunkte*" ist von WOOLLARD und WEDDELL zuerst anatomisch (1935, 1936, 1940; 1940, 1941, 1947) und von TOWER (1940, 1943) und ROTHMAN (1941 1954) funktionell („meshworkpattern") beschrieben worden. Ihr Nachweis hat die alte Blixsche Sinnespunktlehre von Grund auf

verändert: die offensichtlich zu einfache Vorstellung der klassischen Neuronen-
lehre, wonach ein einzelner Receptor (am „Sinnespunkt") über *eine* afferente
Faser, den Neuriten einer als Synapse funktionierenden Zelle mit je einem weiteren
Neuron in völlig separierter Bahn verknüpft sei, steht heute mit den experimentellen Untersuchungen nicht mehr in Einklang.

WEDDELL hat mittels neuer Vitalfärbemethoden und partieller Nervendurch-
schneidungen klar herausgearbeitet, daß die einzelnen Schmerzreceptoren, die
gewöhnlich als freie Nervenendigungen in der subepithelialen Schicht, gelegentlich
wohl auch intraepithelial in den Gewebszellen endigen, *multiple Innervationen*
haben. Das heißt 1. daß stets mehrere Fasern denselben Endpunkt aus verschiedenen Richtungen erreichen, und 2. daß eine Faser mehrere Endigungen
bilden kann, durch Aufsplitterung oder Knäuelbildung.

Als Zahlenbeispiel sei — in Anlehnung an die Darstellung bei ROTHMAN (1954) — die
Situation im Rattenohr angeführt: Hier endigen die Aufzweigungen von histologisch nicht
trennbaren einzelnen Fasern an Haarfollikeln über eine Fläche von 1 cm Durchmesser, so daß
eine Faser 300 Follikelgruppen versorgt. Umgekehrt wird jede einzelne Follikelgruppe von
mindestens zwei, gewöhnlich mehr Fasern innerviert.

Die Existenz der multiplen Innervation auch beim Menschen beweist für die
Schmerzreception die Tatsache, daß sich die Zahl der „Schmerzpunkte" bei Durchschneidung von Nervenästen im Selbstversuch in den Randgebieten des versorgten
Hautstückes nicht sprunghaft, sondern kontinuierlich ändert (SCHWARZ 1941), bis
das Hautstück erreicht ist, in dem alle „Schmerzpunkte" ausgefallen sind. — Das
Prinzip der multiplen Innervation hat TOWER (1943) seiner Theorie der Raum-
schwellen zugrunde gelegt. In komplizierter Weise, vielleicht durch elektro-
tonische Summation in vielen Endverzweigungen zustande kommender lokaler
Erregungen, trägt danach die multiple Innervation dazu bei, daß der „Ortswert"
der Empfindung (v. KRIES 1923) verbessert wird. Jedenfalls nimmt bei Durchschneidung der Faserverzweigungen und damit künstlicher Beschränkung auf
einen oder wenige Leitungswege der Ortswert der Empfindung, die „Schärfe der
Lokalisation" ab und nicht zu, wie nach der Sinnespunktlehre zu erwarten wäre
(WEDDELL, TOWER und BISHOP 1945; 1940, 1943; 1946, 1948). Diese Befunde
sind nur bei örtlicher Summation lokaler Erregungen in einem Receptor*netzwerk*
zu verstehen. — Diese Vorstellung erlaubt damit auch eine kausale Deutung der
bekannten Selbstversuche von HEAD (1920), LANIER (1934) (vgl. auch WALSHE
1942, zit. bei GELDARD 1953), die HEAD zu seiner Konzeption des „protopathischen"
und „epikritischen" Schmerzes veranlaßt haben.

Nach Durchschneidung zweier Hautnervenäste des Unterarms beobachtete HEAD ein
Gebiet völliger Anaesthesie. Das Umgebungsgebiet zeigte besondere Eigenschaften: Hier
ist bei erhöhter Schwelle die Schmerzempfindung besonders stark und unangenehm, neigt zum
Persistieren und zur Ausbreitung. Die Lokalisationsfähigkeit ist besonders schlecht („protopathischer Schmerz", „Hyperpathie", „Hyperalgesie"). Temperaturempfindungen waren
nur über 45° C und unter 20° C möglich und waren des Adaptationszeitganges beraubt. Nach
Regeneration kehrte die Fähigkeit zu feinen Abstufungen zwischen 25° C und 45° C und zur
Adaptation zurück. Dieser Anteil der Empfindungen ist der „epikritische". HEAD selbst
ordnete die protopathische Empfindung einer Thalamuserregung, die epikritische einer
corticalen Erregung zu. Schmerz sollte nach HEAD nicht durch das epikritische System vermittelt werden können.

Nachdem LANIER (1934) gezeigt hatte, daß es auch „protopathischen Druck" gibt und
nachdem die histologischen Untersuchungen von WEDDELL, SINCLAIR und FEINDEL (1947,
1948) bekannt geworden waren, wurden die Headschen Vorstellungen dahin umgedeutet, daß
es immer dann, wenn das terminale Netzwerk zerstört oder noch nicht wieder regeneriert ist,
wenn also ein einzelner Receptor nur mit einer Faser verbunden ist, zur protopathischen
Empfindung kommt, mit mangelnder Abstufbarkeit in der Empfindungsstärke und schlechtem
Lokalisationsvermögen. Die graduell differenzierte Reizstärkenempfindung mit gutem
Lokalisationsvermögen, die epikritische Empfindung, ist an ein intaktes terminales Netzwerk

15*

gebunden. Nach moderner sinnesphysiologischer Nomenklatur enthält das Netzwerk die Möglichkeit zu Hemmung und Bahnung, wohl über einen elektrotonischen Wirkmechanismus.

Die Hemmung in der Haut selbst ist für den Drucksinn kürzlich von v. Békésy aufgezeigt worden (1955). Ohne die hemmende Wirkung der Nachbarfasern überwiegt die protopathische Empfindung. Der epikritische Empfindungsanteil wird damit als Resultat der peripheren Hemmung deutbar. Freilich bedarf es zusätzlicher Entschlüsselungsmechanismen, die durchaus an verschiedenem Ort — Thalamus und Rinde — lokalisiert sein können, wie das Head meinte. Allerdings fehlen im Bereich der Nociception entsprechende elektrophysiologische Experimente.

Die Receptoren für hellen Schmerz liegen in einer Hauttiefe von 0,25—0,50 mm, diejenigen für dumpfen Schmerz in einer Schicht zwischen 0,50 und 1,00 mm (Woollard, Weddell und Harpman 1940).

Abtragung der Epidermis in dünnen Schichten bis zum stratum mucosum beim Menschen ist nach Waterstone (1933) nicht schmerzhaft und soll nach ihm nur Berührungsempfindung auslösen. Hieraus müßte eine vorwiegend subepitheliale Lage der Schmerzreceptoren im Corium erschlossen werden. Dem stehen jedoch Befunde v. Freys gegenüber, wonach die Epidermis sogar schon in jenen oberflächlichen Schichten Schmerzreceptoren enthält, in denen noch keine anderen Receptorenarten anzutreffen sind. Auch Eichler (1937) schließt sich dieser Auffassung an. In der Schnauze der Säugetiere sind intraepidermale Schmerzreceptoren nachgewiesen (Rothman 1954).

Das Schmerzfasernetz scheint das dichteste aller Hautsinne zu sein. Jedenfalls übertrifft die Zahl der ,,Schmerzpunkte" — als grober Anhalt für die Zahl der Endigungen — im Quadratzentimeter Hautoberfläche diejenige aller anderen Sinnespunkte (Vergleichszahlen finden sich im v. Frey-Reinschen Artikel dieses Handbuches). Die Faserdicken des peripheren Netzwerkes der Nociception schwanken in einem weiten Bereich in zwei Verteilungspopulationen, eine davon zwischen 3 und 8 · 10⁻³ mm gelegen, die andere mit erheblich dünneren Fasern. Die beiden Bereiche überlappen sich. Die Population mit den dickeren Fasern ist anscheinend eine A, δ-Fasergruppe, die andere eine C-Faser-Gruppe, wie schon im vorausgehenden Kapitel besprochen.

IV. Adäquater Reiz für die Schmerzreception

Als adäquater Reiz wird gewöhnlich derjenige Reiz definiert, bei welchem im Vergleich aller Reizarten untereinander ein *Minimum an Energie* erforderlich ist, um eine Schwellenerregung der gerade betrachteten Empfindungsmodalität hervorzurufen. Diese Definition führt bei der Mechano- und Thermoreception zu einer klaren und scharfen Abgrenzung inadäquater von adäquaten Reizen.

So ist ein thermischer Reiz für die Mechanoreceptoren deshalb inadäquat, weil auch mit beispielsweise tausendfacher thermischer Energie — verglichen mit der mechanischen Schwellenenergie — eine Berührungs- oder Druckempfindung nicht ausgelöst werden kann.

Aber es scheint, daß bei Anwendung derselben Definitionsart ein adäquater Reiz für die Schmerzreception überhaupt nicht gefunden werden kann; denn Schmerzempfindungen lassen sich mit allen bekannten Reizarten, seien diese elektrischer, mechanischer, thermischer, osmotischer oder chemischer Natur, erzeugen. Gerade diese Unspezifität gegenüber der Reizenergieform ist ein Charakteristikum für die Schmerzreception.

Ein zweites Kennzeichen ist die Höhe des erforderlichen Schwellenenergiebedarfs: Die Schmerzschwelle liegt — quantitativ-energetisch gesehen — am höchsten unter allen Sinnesqualitäten der Hautsinne. So muß für die Schmerzreception nach einer anderen Definition des Begriffes adäquat gesucht werden. Dies gelingt durch Definition von der Energie*art* her, die den primären Erregungsmodus am Schmerzempfänger darstellt. Rein hat als einer der ersten wahrscheinlich machen können, daß diese Energieform *chemischer* Natur ist. Es sind chemische *Substanzen, die den physiologischen Zellstoffwechsel verändern*, sei es durch toxische Wirkung am Atmungsferment oder überhaupt an den Stoffwechselfermenten des Zellkerns, sei es unmittelbar durch mechanische oder thermische Störung des Stoffwechsels entsprechend dem Massenwirkungsgesetz ohne Umweg über Fermente, oder sei es durch Membranschädigung an den Zellgrenzen oder durch Schädigung der die Zellen versorgenden Capillaren. Alle diese Reizeinwirkungen, so verschieden sie sein mögen, haben eines gemeinsam: die zellstoffwechselschädigende Wirkung, sie alle sind *Noxen*.

Der adäquate Reiz der Nociception ist die Stoffwechselnoxe. („Letzten Endes werden durch die Schmerznervenendigungen also immer schädigende Einwirkungen auf den Organismus zur Anzeige gebracht" — Rein 1939.)

Entsprechend der näheren Beziehung zum Zellstoffwechsel haben sich Gruppen von chemisch wirksamen Substanzen herausgeschält, die entweder schmerzauslösend oder — bei gleichzeitiger Einwirkung anderer Schmerzreize — schmerzschwellenerhöhend, also analgetisch wirken. Diese Stoffe der ersten Gruppe werden von den Autoren jeweils als „der" schmerzauslösende Wirkstoff angesprochen. Aber schon die widerspruchsvollen Angaben etwa über die Wirkung von Histamin, Adrenalin und die cholinergischen Substanzen unterstreichen die Tatsache, daß ein Warnsinn für Gewebsnoxen eben gerade auf alle chemischen Zellstoffwechselgifte ansprechen muß und daher die Existenz *eines* spezifischen Schmerzstoffes unwahrscheinlich sein muß.

1. Sauerstoffmangelhypothese der Schmerzauslösung

Nach Warburg sind alle Oxydationsprozesse des Zellstoffwechsels „strukturund oberflächengebunden", eine Auffassung, die von ihm bekanntlich zur Deutung der Stoffwechselveränderungen an der Krebszelle im Sinne der Hemmung des Atmungsfermentes und des energetischen Ersatzes der partiell ausgefallenen Oxydationsvorgänge durch anaerobe Gärung mit großem heuristischen Gewinn herangezogen worden ist. Fleckenstein (1950) benützt diese Grundvorstellung zur hypothetischen Erklärung der Schmerzauslösung. Die Schmerzentstehung wird auf eine Störung der oxydativen Prozesse primär zurückgeführt, der Schmerz also als Atmungshemmung durch Sauerstoffmangel aufgefaßt. Experimentell wird diese Vorstellung gestützt durch Versuche am Kaltblüter: Injektion von Stoffwechselgiften, die beim Menschen schmerzauslösend wirkt, setzt bei längerer Einwirkung auf die isolierte Froschhaut deren Sauerstoffverbrauch herab.

Eine ähnliche Konzeption lag schon den Arbeiten von Lewis und Pochin (1937) zugrunde, die für die Sauerstoffmangelhypothese insbesondere den ischämischen Schmerz anführen. Sie wollen indessen als Folge und nicht als Ursache des Sauerstoffmangels die Bildung einer speziellen *Gewebssubstanz* angesehen wissen, die als adäquater Reiz auf die Schmerznervenendigungen einwirken und in der atmungsgeschädigten Zelle entstehen soll. Die Struktur dieses Körpers soll zwar histaminähnlich, aber nicht mit der des Histamins identisch sein.

2. „Schmerzreizstoff"-Hypothesen der Schmerzauslösung

Inzwischen ist eine ganze Reihe solcher „Schmerzreizstoffe" angegeben worden, die einer Besprechung im einzelnen bedürfen.

a) Wasserstoffionenkonzentration

Von einigen Autoren ist ganz allgemein die Änderung der Wasserstoffionenkonzentration, besonders ihre Vermehrung, als schmerzauslösender Faktor angesprochen worden; denn bei schmerzhaften Entzündungen von Haut und

Muskeln finden sich lokale Veränderungen im Säuregehalt (GOUBERGRITZ 1938).
Bei Schmerzen, die durch Verletzungen innerer Organe hervorgerufen werden,
sind die Blutketone und der *Oxy-Butylsäure*-Blutspiegel erhöht (GOUBERGRITZ).
WEIGMANN und SCHINDEWOLF (1953) haben beim Menschen am Handrücken
anaesthesierende Wirkungen hoher Kohlensäure-Konzentrationen nachweisen
können. Hierher gehören schon LANGBEINs (1937) Essigsäureversuche am Reflex-
frosch mit Betonung des Bunsen-Roscoeschen Gesetzes: Alle biologisch wirksamen
Substanzen, auch die Wasserstoffionen, sind danach bei genügender Konzentration
und Wirkungsdauer Zellgifte, die sowohl reizen, also schmerzauslösend wirken,
wie — bei höherer Konzentration — anaesthesieren können.

b) Histamin als Schmerzreizstoff

Andere Autoren bringen das *Histamin* in Zusammenhang mit der schmerz-
auslösenden adäquaten Reizung an den Schmerzendigungen. HAAS (1942) stellte
fest, daß sowohl *Senföl* wie *Ameisensäure* bei Ratten zu schmerzhaften Hautreiz-
erscheinungen führt, aber nur Senföl noch in einer Verdünnung von 1:2500 den
Histamingehalt der Haut erhöht. Durch Hemmung der Histaminbildung durch
Vorbehandlung mit Paraldehyd und Calcium gehen die entzündlichen Reiz-
erscheinungen der Haut zurück. ISOBE (1936) bestimmte in der Kaninchenhaut
den Gehalt an Histamin und histaminähnlichen Substanzen an der Dünndarm-
wirkung nach alkoholischer Extraktion.

In der normalen Haut entspricht danach der Gehalt an Histaminkörpern einer Menge von
1,7 mg Histamindihydrochlorhydrat pro Kilogramm Haut. Bei der schmerzhaften Entzündung durch Japanlack, UV-, Röntgen- und Radiumbestrahlung nimmt die Histaminkonzentration zu und fällt mit Abklingen der Entzündung wieder bis zur Norm ab. Der
Histaminanstieg ist auf die bilateralsymmetrische Körperhautstelle, wenn auch zahlenmäßig
geringer, ausgedehnt.

Wie ROCHA-E-SILVA (1940) gezeigt hat, ist schon der normale Histamingehalt
der Haut altersabhängig verschieden. Er sinkt von der Geburt an kontinuierlich
ab. Besonders eingehend hat ROSENTHAL (1948, 1949, 1950) den Zusammenhang
zwischen Schmerzauslösung und Hauthistaminspiegel am Menschen untersucht.

Durch intradermale Histamininjektion (40 Versuchspersonen: Histaminhydrochlorid
0,01 cm³ einer Lösung 1:10⁵—1:10¹⁵; Beginn der Injektion nach Abklingen der Nadelstich-
empfindung) wird zuerst Prickeln oder „akuter" Schmerz ausgelöst, danach folgt die zweite,
verzögerte Schmerzempfindung (Prickeln, Stechen, dumpfer oder heller Schmerz). Mit
steigendem Histamingehalt der Lösungen nimmt Intensität und Dauer der Schmerzempfindung zu. Bei höheren Konzentrationen tritt auch Jucken auf. — In tiefere Hautschichten
injiziertes Histamin ruft keinen Schmerz hervor, erzeugt aber Quaddeln und Hyperämie.
Auch mit Saftperfusaten aus dünnen, vom Unterarm nach Reizung abgeschnittenen Hautscheiben konnte an einer zweiten Versuchsperson (intracutane Injektion) Schmerz, ebenfalls
mit sofortiger und verzögerter Komponente hervorgerufen werden. Als wirksamer Über-
trägerstoff in diesem Versuch wird von ROSENTHAL das Histamin angesehen. — Als Schwellen-
konzentration für Schmerzauslösung wurde eine Histaminkonzentration von 10^{-18} gefunden
(prickelnder oder stechender Schmerz). Acetylcholin und Adenosin verstärkten die Histaminwirkung nicht und waren allein in gleicher Konzentration unwirksam (ROSENTHAL und
SONNENSCHEIN 1948).

Der vasomotorische Gefäßzustand, also auch der Acetylcholingehalt der Haut,
beeinflußt die sog. „lokale Hautreaktion" auf Histamin ($^1/_{10}$ cm³; 1:1000; Sofort-
wirkung, Spätrötung, Ödemblase an Einstichstelle) so sehr, daß die lokale Hautreaktion gerade als Test für die Vasomotorentätigkeit in die Klinik Eingang
gefunden hat (ROUSSY und MOSINGER 1933). Auf die Rolle der Vasomotoren
wird auch von SALMON (1941) hingewiesen:

Für extreme Vasodilatation (Acetylcholin), wie Vasoconstriction (Adrenalin) sei der
asphyktische Gewebezustand, also Sauerstoffmangel gegenüber der Normaldurchblutung
gemeinsame Begleiterscheinung. Kleine Dosen Adrenalin sollen dagegen über eine normali-

sierende Vasodilatation den ischämischen und angiospastischen Schmerz sogar herabsetzen. Histamin als gleichfalls kräftiger Vasodilatator soll nur den auf Vasodilatation beruhenden Schmerz (Migräne) auslösen. — Ähnlich haben SPILLMANN, CREHANGE, FRANK und DAVID (1939) bei 27 von 42 Versuchspersonen eine Verstärkung und Verlängerung der lokalen Hautreaktion nach Histamininjektion dann gesehen, wenn vorher Vagotonin eingespritzt worden war, das die gefäßerweiternde und blutdrucksenkende Wirkung des Histamins begünstigt.

c) Acetylcholin als Schmerzreizstoff

Eine andere Gruppe von Autoren stellt das Histamin in den Hintergrund und möchte unmittelbar oder mittelbar über seine Vasomotorenwirkung das Acetylcholin als den „Schmerzstoff" bezeichnet wissen. BUSCAINO und PERO (1941) vertreten unter dem Stichwort „adrenergische Analgesie" den Standpunkt, daß der Schmerz cholinergischer Natur sei. Sie stützen sich auf Untersuchungen, wo mit adrenergischen Substanzen (Adrenalin i.v. und subarachnoidal; Sympatol i.v.; Phenylisopropylamin i.v., subarachnoideal, peroral; Pervitin i.v. und subarachnoideal) tatsächlich analgetische Wirkungen hervorgerufen werden konnten. — SKOUBY (1951) erzielte Schmerzschwellensenkungen durch intracutane Injektion folgender in 0,9%iger Kochsalzlösung gelöster Substanzen bei thermisch ausgelöstem Schmerz: *1. Acetylbetamethylcholin:* 1—40 γ machen Schwellensenkungen um 0,9%; 100—300 γ erhöhen die Schwelle um 0,6%. Nach iontophoretischer Eintreibung in die Haut ist eine Schwellenerhöhung bis maximal 5,8% möglich. *2. Acetylcholinchlorid:* 0,1—1 γ bewirkt eine 2 min anhaltende Schwellensenkung um 1,2%. *3. Prostigmin* (0,005—0,01 γ) senkt um 0,4—2,8%. Eine Verminderung der Schmerzempfindlichkeit der Zahnpulpa durch *Sympatol, Ephedrin, Veritol, Pervitin* und *Tetrahydronaphtylamin* und kleine Dosen *Ergotamin* haben KIESSIG und ORZECHOWSKI schon 1941 gesehen.

Umgekehrt leitet PROPPER-GRASCHTSCHENKOW (1937) aus der Beobachtung, daß bei heftigen Schmerzreizen der Blutdruck ansteigt, die Vorstellung ab, daß Schmerz durch Sympathicomimetica ausgelöst werden könne. Tieren, die starken Schmerzreizen ausgesetzt waren, wurde Blut entnommen, das am isolierten Froschherzen positiv inotrope und chronotrope Wirkung zeigte (PROPPER und MINUT-SOROKHTINA 1937). Diese Blutextrakte waren stärker wirksam als *Sympathin*. Bei gleichzeitiger Reizung des Vagus und schmerzhafter Reizung der Pfotenhaut bewirkte der Blutextrakt eine Blutdrucksenkung. Das Acetylcholin der Vagusreizung war also stärker wirksam als der hypothetische Schmerzreizstoff. Dieser Stoff soll daher spezifischer Natur und weder mit Sympathin E, noch I, noch mit Acetylcholin identisch sein. Er soll durch den sympathischen Anteil des VNS gebildet werden.

d) Kalium-Calcium-Konzentrationsverhältnis

Nach ECHLIN und PROPPER (1937) beeinflußt das Ionenkonzentrationsverhältnis K:Ca die Adaptationszeitform der übrigen Hautsinnesqualitäten, so daß z.B. durch frühzeitiges Adaptieren der Druckempfänger (mit Anstieg der Calciumionen-Konzentration beim Frosch) gleichzeitige Schmerzempfindungen deutlicher in der Empfindung separiert werden könnten mit dem Gesamteindruck, als sei eine Schmerzschwellensenkung eingetreten. Auch nicht äquilibrierte Kalium-Ionen können intracutan und intravenös Schmerz auslösen (SPIESS 1957). In diesem Zusammenhang erscheint es therapeutisch interessant, daß in den Tetraphenylbor-Salzen kaliumblockierende Substanzen ohne nennenswerte lokale Nebenwirkungen zur Verfügung stehen (SPIER und WAGNER 1952).

3. Schmerzschwellenerhöhende chemische Wirkstoffe

Am Menschen haben D. MACHT und M. MACHT einen Schmerzschwellenanstieg (Schmerzauslösung mit faradischen Reizen) zuerst unter der Einwirkung von *Kobragift* gesehen und später diese Hypalgesie mit derjenigen bei Verabreichung von *Morphin*derivaten (Codeinhydrochlorid, Papaverinhydrochlorid, Morphin, Heroin, Pantopon, Dilaudid) am Tier verglichen (elektrische Hautreizung am Scrotum; Schmerzreaktion Schrei; 1935, 1939, 1940). Gegenüber den genannten Morphinkörpern zeigen *Anilin* und *Pyrazolon*derivate an der Ratte sehr viel kleinere (Antipyrin, Acetphenetidin) oder gar keine Schmerzschwellenerhöhungen (Acetylsalicylsäure, Phenylsalicylat).

Im Gegensatz zu den Ergebnissen von KIESSIG und ORZECHOWSKI (1941) sollen nach MACHT im Tierversuch Alkohol, Atropin, Coffein, Natriumbromid und Gynergen ganz ohne Einfluß auf die Schmerzschwelle sein. Barbiturate sollen die Schwelle nur bei hohen Dosen erhöhen. Kobragift dagegen soll durchaus mit der Morphinwirkung vergleichbar wirksam sein. Seine Wirkung soll langsamer eintreten und länger anhalten als diejenige des Morphins. Dieser Befund ist inzwischen nicht bestätigt worden.

Über die Hypalgesie nach *Alkohol*gaben am Menschen haben MULLIN und LUCKHARDT (1934) gearbeitet.

Mit der v. Freyschen Reizhaarmethode wurde vor und nach Einnahme von 300—375 cm³ Äthylakohol (20%ig) die Schmerz- und Berührungsschwelle gemessen. Bei konstanter Berührungsschwelle wird danach die Schmerzschwelle für 2—3 Std nennenswert angehoben. Später pendelt die Schmerzschwelle erst über einen erniedrigten Wert wieder zur Norm ein.

In einer späteren Arbeit (1937) untersuchten dieselben Autoren mit derselben Methode die Analgesie nach Gabe von *Morphin*derivaten (besonders wirksam Morphiumsulfat), *gluconsaurem Calcium* und *Calciumthiosulfat* (gering hypaesthesierend), *Antipyretica* (gering hypaesthesierend), *Barbituraten* (praktisch keine Wirkung), *Trichloräthylen* (sehr stark wirksam) und *Kobragift*. Bei letzterem fanden sie — im Gegensatz zu MACHT — keinerlei analgetische Wirkung. Eine erhebliche Schmerzschwellensenkung erhielten sie hier nur nach künstlich herbeigeführter längerer Schlaflosigkeit. — Eine nur geringfügig analgesierende Wirkung der *Antipyretica* und des *Pyramidons* fanden an der menschlichen Zahnpulpa auch SONNENSCHEIN und IVY (1949). — Nach ANDRELL (1954) läßt *Acetylsalicylsäure* (1 g per os) und *Codeinphosphat* (20 mg subcutan) die thermisch gemessene Schmerzschwelle beim Menschen praktisch unbeeinflußt. *Atropinsulfat* wirkt nach 10—30 min eben signifikant hypalgetisch (SKOUBY 1951). — WOLFF, HARDY und GOODELL (1941) beobachteten bei Gabe von *Antipyretica* (0,9 mg/kg) beim Menschen einen Schwellenanstieg von 35% nach 50—100 min (thermisch ausgelöster Schmerz). *Äthylalkohol* wirkt ähnlich stark analgesierend (30—60 cm³; 40% Schwellenanstieg). Mit *Evipan-Natrium* (0,5 cm³) war ein Schwellenanstieg um 20% erreichbar. *Ergotamintartrat* und *Chininsulfat* hatten dagegen keinerlei Wirkung auf die Schmerzschwellen. — ZINNITZ und KÖLWEL (1954) haben nach Gabe von *Melabon* am Elektrodermatogramm gleichsinnige Veränderungen gesehen, wie man sie bei einer Verschiebung der vegetativen Tonuslage nach der parasympathischen Seite hin sieht. *Isopropylantipyrin* verstärkte diesen Effekt.

SILVER (1930) hat am Kaninchen nach *Pernocton*injektion (0,01—0,02 g/kg) im Excitationsstadium verstärkte Schmerzreaktionen (Abwehrbewegungen) beobachtet. In diesem Zustand vermögen eine Reihe von Analgeticis die erniedrigte Schmerzschwelle wieder heraufzusetzen. Wirksamste Substanzen waren *Morphin*, *Codein* und *Eucodal*, aber auch *Cardiazol* und *Coffein* (hier bei steigender zentraler Erregung Anstieg der Schmerzschwellen). Die Pernoctonexcitation konnte auch durch *Chloreton, Chloralhydrat, Barbiturate* und *Veramon* sowie durch *Paraldehyd* ausgelöst werden. — BEECHER (1953) versuchte durch Bestimmung derjenigen Menge eines Analgeticum, das zur Beseitigung einer bestimmten Schmerzintensität erforderlich ist, eine quantitative Angabe für die Intensität der Schmerzempfindung zu gewinnen. —

Endlich hat FEDOTOW (1950) auf Zusammenhänge der Schmerzauslösung mit der Hypophyse hingewiesen. Durch kräftige Schmerzreize lassen sich Veränderungen am Härchenreflex des Hundes herbeiführen, die in gleicher Weise durch *Pituitrin*injektion zustande kommen. — SACKS und MICHELSON fanden bei Schmerzreizen am Kaninchen eine an den Ovarien nachweisbare Ausschüttung der *gonadotropen Hormone* (1941).

Für weitere Einzelheiten der Chemie des adäquaten Schmerzreizes muß auf die pharmakologische Literatur verwiesen werden. Gerade die Betrachtung der nach der Literatur zum Teil gegensätzlichen Wirkung und die widerspruchsvollen Versuche zur Erklärung der Wirkungsweise der „Schmerzreizstoffe" und der Analgetica, die chemisch aus den verschiedensten Grundkörpern zusammengesetzt sind mit überragender Wirksamkeit der Morphinderivate, zeigt, wie groß der Abstand zu einer echten Kausalanalyse heute noch ist. Die Referierung der Arbeiten, die sich mit den Analgetica beschäftigen, kann daher nicht mehr als Anhaltspunkte zur Frage des adäquaten Reizes der Schmerzempfindung beisteuern. Erst von grundsätzlicheren Versuchen kann wirkliche Klarheit im Sinne physiologischer Analyse erhofft werden.

V. Schmerzschwellen bei mechanischen, thermischen und elektrischen Reizen

1. Schmerzhafte mechanische Reize; Schwellen

Unter Verwendung einer modifizierten Stachelborstenmethode (v. FREY; SIMPSON 1937) bestimmte MARSHALL (1953) die absolute Schmerzschwelle für mechanisch ausgelösten Schmerz an der Dorsalhaut des Fingers. Bei einem von ihm verwendeten bestimmten Nadeldurchmesser und Spitzenconus liegt diese Schwelle zwischen 13 und 18 g Nadelbelastung. Die intraindividuelle Schwankung innerhalb von 3 Tagen soll nur 1 g betragen. Mit diesem Verfahren ließ sich eine Schwelle für sofort und mit Verzögerung empfundenen Schmerz unterscheiden. Der Schwellenanstieg bei neuralem Block und Ischämie, wie auch für den ersten und zweiten Schmerz beim neuralen Block allein war im Zeitgang signifikant verschieden. Dieses Ergebnis ist aus dem verschiedene Zeiten beanspruchenden Block der zwei Schmerzfasergruppen (A, δ und C) gut erklärbar. — STONE und DALLENBACH (1936) haben die Schwellenänderung bei Adaptation an mechanische Schmerzreize untersucht.

Da sich bei thermisch ausgelöstem Schmerz herausgestellt hatte, daß bei relativ großer Hautfläche der thermische Schmerz praktisch keine Adaptation zeigt, versuchten die Autoren diesen Befund auch mit kleinflächigen mechanischen Reizen (Nadelspitzen; $^1/_{10}$ mm Durchmesser). An einer Platte von 1,5 cm Durchmesser waren im äußeren Umfang 6, in der Mitte der Platte eine 7. Nadel angebracht. Die ganze Platte konnte mit einer Kraft von 28,5 bis 123,5 g auf die Dorsalseite des Vorderarms aufgesetzt werden.

Unter den genannten Versuchsbedingungen zeigte sich als überraschendes Ergebnis, daß im Gegensatz zum thermischen Schmerz eine vollständige Adaptation an diese Art von mechanischem Schmerzreiz im Laufe von 1—3 min eintrat, so daß endlich nur mehr reiner Druck empfunden wurde. — MARION HINES (1931) setzte mit ähnlicher Methode (Druckreiz mit Scheibchen von 15 mm Durchmesser; durch feine Bohrung simultan Schmerzreize mit v. Freyscher Stachelborste; Volarseite Unterarm) eine adaptationsauslösende Dauerdruckbelastung. Diese setzte die Schwelle für kleinflächigen Druck (Reizhaarmethode) herauf, aber die Schmerzschwelle blieb unverändert. — Mit der Frage einer über viele Tage ausgedehnten *Anpassung* an mechanische Schmerzreize hat sich BASLER (1935) beschäftigt.

An drei Mädchen im Alter von 10 und 11 Jahren wurde die Schmerzempfindlichkeit der Fußsohle bei Barfußgehen mit auf die Haut aufsetzbaren Nadeln gemessen. Bei allen Kindern war nach 2—3 Tagen eine Erhöhung der Schmerzschwelle zu beobachten. Die Anpassung beruhte nicht auf einer Verdickung der Epidermis. Sie war auf mechanischen Schmerz beschränkt, die Schwellen für thermisch ausgelösten Schmerz zeigten keine Anpassung.

Zuverlässige neuere Messungen der *Absolutschwelle* des mechanisch ausgelösten Schmerzes liegen von HARDY, WOLFF und GOODELL (1952) vor. Sie haben die Schwelle mit einem Federanaesthesiometer gemessen, mit dem für die Dauer von 2 sec ein Druck auf die Stirnhaut ausgeübt wurde. In insgesamt 1250 Einzelversuchen ergab sich für drei Versuchspersonen die folgende Absolutschwelle: 530 ± 147; 560 ± 92; 520 ± 101 g pro 0,777 cm². Weitere Messungen führten zu Zahlenwerten für die *Unterschiedsschwelle* des Druckschmerzes bei Sukzessivreizung („just noticable difference for aching pain"). Die Ergebnisse sind in Abb. 56 wiedergegeben.

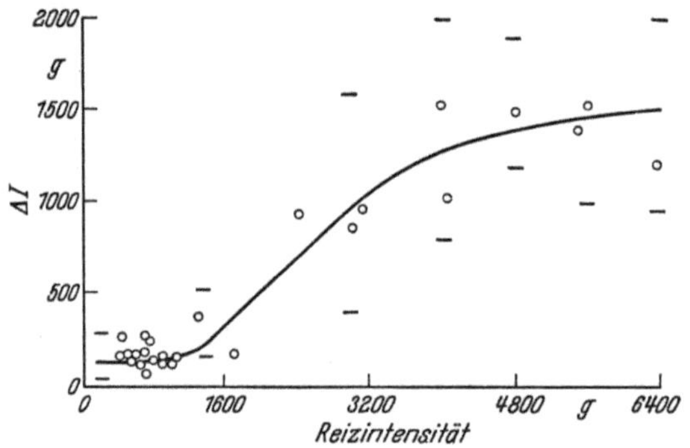

Abb. 56. Größe des eben unterscheidbaren Reizstärkenzuwachses in Abhängigkeit von der Reizstärke in Gramm (pro 0,777 cm²) bei Druckschmerz. (Nach HARDY, WOLFF und GOODELL 1952)

Tabelle 8. *Reizstärkenzuwachs, Quotient aus Reizstärkenzuwachs und Reizstärke, Zahl der Unterschiedsstufen und „dol"-Zahl in Abhängigkeit von der Reizstärke bei Druckschmerz an der Stirn des Menschen.* (Nach HARDY, WOLFF und GOODELL 1952)

Reizintensität in g/0,777 cm²	Reizstärkenzuwachs	Reizstärkenzuwachs/ Reizstärke	Zahl der Unterschiedsstufen	Empfindungsstärke in „dol"
540	—	—	0	Schwelle
665	125	0,19	1	
790	125	0,16	2	1
915	125	0,14	3	
1040	125	0,12	4	2
1165	125	0,11	5	
1290	125	0,10	6	3
1465	175	0,12	7	
1640	175	0,11	8	4
1940	300	0,15	9	
2400	460	0,21	10	5
3200	800	0,25	11	
4200	1000	0,24	12	6
5200	1000	0,19	13	
6600	1400	0,21	14	7

Wie aus der Tabelle 8 zu ersehen ist, ist in einem mittleren Bereich auch für mechanisch ausgelösten Schmerz das Weber-Fechnersche Gesetz (Reizstärkenzuwachs/ Reizstärke ist konstant) gültig. Die Größe des Quotienten $\Delta I/I$ entspricht mit einem mittleren Wert von 10—15% den bekannten Zahlen für die anderen Hautsinnesqualitäten. Nur in Schwellennähe (19%) und bei sehr großen Schmerzreizstärken (bis 25%) nimmt — wie bei den anderen Sinnen — die Unterschiedsempfindlichkeit ab. Der ganze Bereich subjektiv unterscheidbarer Schmerzintensitäten umfaßt 14 Stufen.

Da die langsam leitenden Schmerzfasern eine entsprechend lange Refraktärzeit und damit niedrige Maximalfrequenz ihrer Aktionspotential - Folgefrequenz besitzen, steht die niedrige Zahl von 14 Unterschiedsstufen in guter Übereinstimmung mit dem Verhalten anderer Sinnesorgane: Beim Auge sind, wie RANKE (1952) und KERN (1952) gezeigt haben — bei festgehaltener Adaptation — einige 30 Stufen unterscheidbar. Das Verhältnis von maximaler zu minimaler Entladungsfrequenz der Opticusfasern beträgt $10^{1,7}$. Diesem Verhältnis entspricht eine Zahl von 34 Stufen mit je 10% Entladungsfrequenzunterschied. Die Opticusfasern gehören der A, β-Gruppe an, sind also erheblich dicker als die A, δ- und die C-Fasern der Schmerzleitung. Die Messungen von HARDY u. Mitarb. machen wahrscheinlich, daß beim „aching pain" die C-Fasern erregt werden. Diese haben mit nur 14 Stufen den kleinsten Frequenzspielraum. Beim thermisch ausgelösten Schmerz („pricking pain") können in den dickeren A, δ-Fasern bis zu 21 Stufen untergebracht werden. — Die Messungen beweisen zugleich, daß die Schmerzreceptoren praktisch nicht adaptieren, da sonst — entsprechend den König-Brodhuhnschen Kurven am Auge — eine viel höhere Stufenzahl als 14 vorgetäuscht werden müßte.

Die Autoren benennen je zwei Unterschiedsstufen, zu einer Einheit zusammengefaßt, mit der Bezeichnung „*dol*" als Stärkenmaß der Schmerzempfindung, so daß also durch mechanische Reize $14:2 = 7$ dol maximal empfunden werden können. Entsprechend beträgt der subjektive Schmerzumfang für „pricking pain" maximal 10,5 dol. Der Vorteil der Dol-Skala besteht nach Ansicht der Autoren darin, daß dieselben Dol-Zahlen gleichstarken Schmerz verschiedener Schmerzarten kennzeichnen.

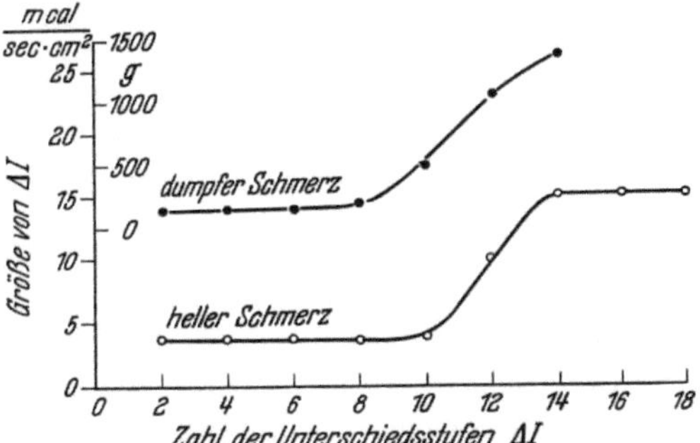

Abb. 57. Vergleich der Zahl der Unterschiedsstufen für dumpfen und hellen Schmerz in Abhängigkeit von der Schmerzreizstärke. Abszisse: Zahl der Unterschiedsstufen; Ordinate: Größe des Reizzuwachses. (Nach HARDY, WOLFF und GOODELL 1952)

Diese Ansicht ist wohlbegründet insoferne, als dieselbe Zahl von Unterschiedsstufen über der Schwelle gleiche Entladungsfrequenz in den verschiedenen Fasern bedeutet. Die Betrachtungsweise verdient daher für die Klinik besondere Beachtung. Allerdings erscheint es nicht so sehr wesentlich, die Bezeichnung „dol" zu gebrauchen, als vielmehr die Zahl der in Anspruch genommenen Stufen einem solchen Vergleich zugrunde zu legen. Die Abb. 57 gibt ein Beispiel eines solchen Vergleiches zwischen den beiden wesentlichen Schmerzarten „aching" (dumpfer) und „pricking" (heller) Schmerz.

2. Schmerzschwellen für thermische Reize

Zur Messung der Absolutschwelle der Schmerzempfindung bei Einwirkung thermischer Reize benützten HARDY, GOODELL und WOLFF (1951) sowie HARDY, JACOBS und MEIXNER (1951, 1953) leistungsstarke Wärmestrahler, die auf Stirn-,

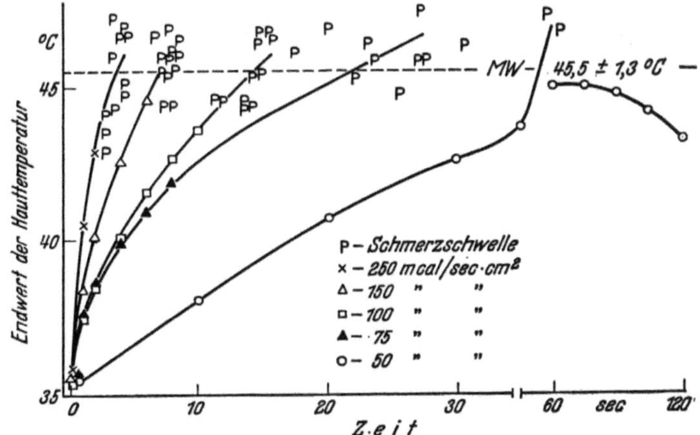

Abb. 58. Abhängigkeit der Schmerzschwelle (thermische Reizung) von der Hauttemperatur (Ordinate) und von der Reizzeit (Abszisse) beim Menschen. Parameter: Schmerzreizstärke. Die Schwelle ist, wie man sieht, nur von der absoluten Hauttemperatur abhängig. (Nach HARDY, JACOBS und MEIXNER 1953)

Hand- und Fußhaut des Menschen einwirkten. Für Tierversuche wurden Ratten und Meerschweinchen bestrahlt. Die Intensität der Strahlung und ihre Einwirkungszeit konnten unabhängig voneinander variiert werden. Die Versuche ergaben, daß die thermische Schmerzschwelle streng mit der *Hauttemperatur* korreliert ist. Die absolute Schwellenhauttemperatur hat danach den Wert von $45,5 \pm 1,3\,^\circ\mathrm{C}$ unabhängig davon, nach welcher Zeit der Einwirkung verschieden intensiver Strahlung die Haut diese Temperatur erreicht hat. Dieser wichtige Befund ist in Abb. 58 dargestellt.

Mißt man denjenigen *Wärmestrom,* den man auf die Haut einwirken lassen muß, um bei verschieden langer Expositionszeit eben die Schmerzschwelle zu überschreiten, so erhält man eine nichtlineare hyperbolische Funktion für die Beziehung zwischen Wärmestrom und Zeit, die der folgenden Gleichung entspricht:

$$T_S = T_0 + Q \cdot k \cdot \sqrt{t}. \tag{3}$$

Hierin bedeuten:

T_S = Hauttemperatur für Schwelle in °C.
T_0 = Hauttemperatur vor Beginn der Reizung in °C.
Q = Strahlungsintensität (Wärmestrom in cal/sec · cm²).
k = 0,032 und t = Expositionszeit in Sekunden.

Daß diese Gleichung eine Intensitäts-mal-Wurzel-Zeitbeziehung beschreibt, stellt eine formale Übereinstimmung mit dem Nernstschen Gesetz dar. Hieraus läßt sich schließen, daß sich die in der Haut erreichte Temperatur aus einer Interferenz zwischen der Wärmeabgabe (Wärmestrom negativ) und der Wärmeaufnahme (Wärmestrom positiv) einstellt. Diese Versuchsergebnisse sind in der nächsten Abb. 59 dargestellt.

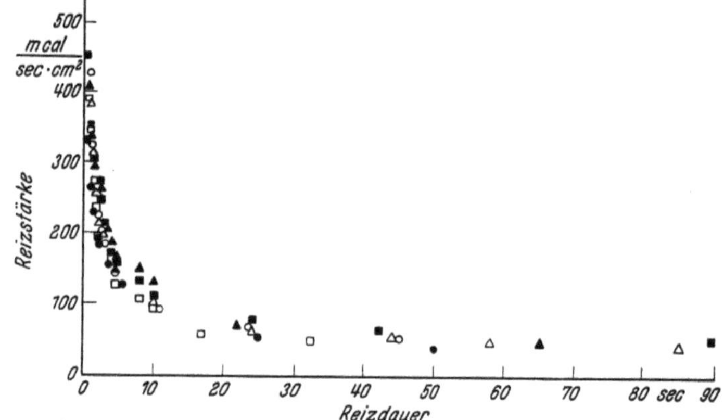

Abb. 59. Hyperbolische Beziehung zwischen Wärmestrom und Bestrahlungszeit bis zum Erreichen der Schmerzschwelle bei thermisch ausgelöstem Schmerz. (Nach HARDY, JACOBS und MEIXNER 1953)

Als für die Klinik wichtiger Wert läßt sich hieraus eine zweite Zahl zur Bestimmung der Schmerzschwellenreizstärke gewinnen: Bei 90 sec Einwirkungszeit beträgt der *Schwellenwärmestrom* für thermischen Schmerz der menschlichen Haut *40—45 mcal/sec cm².* —

Auch der Mittelwert der Hauttemperatur für die menschliche Schmerzabwehr-Reflexschwelle betrug 44,1 ± 0,75° C. Kontrollversuche am Schwanzreflex der Ratte (,,tail flick") und am Kontraktionsreflex des M.cutaneus maximus des Meerschweinchens ergaben Schmerzreflexschwellen von 44,7 ± 0,75°C an der Haut. — In ähnlicher Weise wie für den mechanisch ausgelösten Schmerz konnte von den genannten Autoren die Zahl der Unterschiedsstufen zu 22 und damit die maximale ,,dol"-Zahl zu 11 bestimmt werden. Wie die Abb. 60 zeigt, steigt die (praktisch logarithmische) Dol-Skala in einem weiten Bereich mit der Hauttemperatur linear an und bestätigt damit für diesen Bereich das Weber-Fechnersche Gesetz als ausreichende Näherung.

Errechnet man endlich aus der temperaturabhängigen Wahrscheinlichkeit möglicher Molekülzusammenstöße im Zellprotein der bestrahlten Haut in der Umgebung der Schmerzfaserendigungen die Reaktionsgeschwindigkeit des Proteinzerfalls, so erhält man ein reziprokes Maß für die zur Zerstörung der Haut notwendige Bestrahlungszeit. Da mit linear ansteigender Hauttemperatur sowohl die Schmerz-Unterschiedsstufen, wie die Destruktionswahrscheinlichkeit der Zellproteine in parallelen geometrischen Reihen anwachsen, so daß sie durch einen konstanten Faktor zur Deckung gebracht werden können, schließen die Autoren, daß *die Schmerzreceptoren in der Haut diejenige Reizintensität als Schwelle haben, bei welcher die kritische Geschwindigkeit der Hitzedenaturierung im Proteinstoffwechsel erreicht wird.*

,,Kritisch" bedeutet dabei diejenige Reaktionsgeschwindigkeit des Denaturierungsvorganges, die vom physiologischen Stoffwechsel (bei physiologischer Hauttemperatur) nicht mehr rückgängig gemacht werden kann. In der Tat ist jedem Kliniker die ,,toxische" Gewebsstoffwechselwirkung von Hautverbrennungen bekannt. Ein anschaulicher experimenteller Beitrag zur Definition der Schmerzreceptoren als „Nociceptoren“. — Die von Hardy u. Mitarb. gefundenen Zahlenwerte wurden statistisch von Schuhmacher, Goodell, Hardy und Wolff (1940) gesichert und von Wertheimer und Ward (1952) bestätigt.

Nach Stone und Dallenbach (1936) zeigt der Wärmeschmerz (im Gegensatz zu Druckschmerz) auch nach 45 min Einwirkungszeit noch *keine Adaptation* (Wärmestrahlen; Hautfläche 1,55 mm²). In ähnlichen Versuchen von Edes und Dallenbach (1936) wurde die Adaptation von Kälteschmerz beim Menschen untersucht (Hautwärmestrahlung in Kohlensäureschnee absorbiert; 1 mm Haut-Schnee-Abstand). Der Zeitabstand zwischen Auftreten der ersten Kalt- und der ersten Schmerzempfindung schwankte zwischen 6 und 225 sec. In einem Zeitraum von 36 sec bis zu 13 min adaptierte die Schmerzempfindung vollständig. Diese „Adaptation“ kann jedoch durch wärmeregulatorische Vorgänge gegen die Veränderungen der Lokaltemperatur der Haut während der Reizeinwirkung ganz oder teilweise vorgetäuscht werden (Gregg 1951).

Die von Hardy am Menschen gemessene Intensitäts-Zeit-Kurve für Wärmeschmerz wurde am Hund (geschorene Rückenhaut; Schwelle am Schmerzreflex beobachtet) von Andrews (1941) gemessen. In Bestätigung der Hardyschen Messungen haben Auluck und Kothari bei einer mittleren Ausgangstemperatur der Haut von 34°C bei Infrarot-Bestrahlung die zur Schmerzauslösung notwendige Hauttemperaturerhöhung mit 9,4°C angegeben.

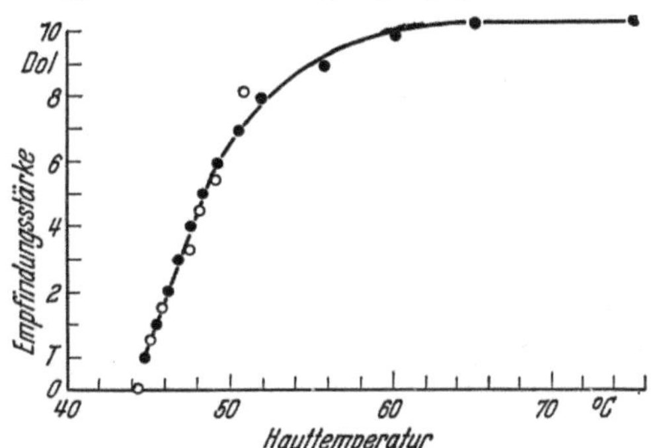

Abb. 60. „Dol“-Skala. Thermisch ausgelöster Schmerz. Die Empfindungsstärke gemessen in „Dol“ ist gegen die Hauttemperatur in Grad Celsius aufgetragen. (Nach Hardy, Jacobs und Meixner 1953). *T* Schwelle

Benjamin vergleicht bei konstanter Bestrahlungsstärke die zur Schwellenschmerzauslösung und zur Ausbildung eines Erythems notwendige Zeit. Die beiden Zeiten sind nur unwesentlich verschieden. Als Ursache für die Erythembildung wird von ihm ein Axonreflex angenommen, der über Stoffwechselprodukte an den freien Nervenendigungen in der Haut ausgelöst werden soll. Cook hat (1952) ergänzend zu den Hardy-Wolffschen Messungen in eigenen Versuchen einen neuen Gesichtspunkt zur Receptorlokalisation beigebracht:

Er vergleicht die Strahlungsenergie verschiedener Wärmestrahler (kurzwelliges Infrarot; mittelwelliges und langwelliges Infrarot) mit derjenigen Strahlungsenergie eines Mikrowellengenerators (Wellenlänge 10 cm; 3000 MHz; Maximalenergie 19 W), die notwendig ist, um eben brennenden Schmerz auszulösen. Hinsichtlich der IR-Wirkung bezieht er sich auf Laurens und Foster (1937), die einen signifikanten Unterschied in der Wirkung kurz- und langwelliger IR-Strahlung insofern gefunden hatten, als sich die Haut gegenüber langwelligem IR (über 1,4 μ) wie ein schwarzer Körper verhält, dagegen für kurzwelliges IR so gut durchlässig ist, daß die Strahlung die Blutgefäßschicht erreichen kann. Wir hatten diese Messungen ergänzen und feststellen können, daß die Haut im kurzwelligen IR zwei Durchlässigkeitsmaxima bei 0,7 und 1,1 besitzt (Keidel 1942).

Die Cookschen Vergleichsmessungen bestätigen nun insoferne die Befunde von Hardy u. Mitarb. als auch für die 3000 MHz-Strahlung die Beobachtung gilt, daß nur die Hauttemperatur die Schmerzschwelle bestimmt. Als Mittelwert fand er 45,8 ± 0,51 bis 46,1 ± 0,67° C (Innenseite Unterarm, Vorderseite Oberschenkel, Mitte Rückseite Wade). Die Bestrahlungsstärke ist für die Mikrowellenstrahlung viermal größer als für die IR-Aufheizung der Haut um eben Schmerz auszulösen.

Cook leitet aus seinen Messungen ab, daß nur die Hauttemperatur in den obersten Hautschichten in einer Tiefe zwischen ein und zwei Millimetern (in welcher die Schmerzreceptoren liegen) für die Schmerzschwelle maßgebend ist. Da die Infrarot-Strahlung kurzer Wellenlänge diese Schichten passiert mit einer Absorption von 25%, während von der 3000 MHz-Strahlung über 90% in den obersten 2 mm der Haut zurückgehalten werden, beweisen die Cookschen Messungen, daß der in diesen 2 mm absorbierte Energiebetrag für alle Strahlungsarten gleichgroß ist und im Mittel 30 Millicalorien pro Quadratzentimeter und Sekunde beträgt.

Diese Zahl ist indessen reizflächenabhängig und gilt nur für große Flächen (144 cm²). Mit abnehmender Reizfläche steigt sie an (auf 190 mcal/cm² · sec bei 9,5 cm² Fläche). Diese Flächenabhängigkeit des Schmerzschwellenwärmestroms kann auf zwei Arten erklärt werden: durch örtliche Summation der Erregung, also durch einen physiologischen Prozeß in der Reizverarbeitung, oder — diese Auffassung vertritt Cook — um eine physikalische Änderung des Wärmeaustausches im Gewebe in Abhängigkeit von der bestrahlten Fläche. Die Änderung des Wärmeaustausches ist nach Cook durch die Variabilität der Wärmeleitzahl bedingt. Deren Größe fand er im Mittel 10 mcal/cm² · sec groß. Sie ist jedoch nur für ischämisches Gewebe konstant. Im Zuge der wärmeregulatorischen Blutstromänderungen ist sie stark von der Dauer der Einstrahlung abhängig. Hier setzt seine Kritik an Hardy ein, da die Wärmeleitzahl die Schmerzschwelle nennenswert beeinflußt. Eine Verdoppelung der Wärmeleitzahl erhöht die Schwelle um 40%.

Die Messungen Omoris (1937), wonach die Schwellenhauttemperatur von der Erwärmungs*geschwindigkeit* abhänge, sind bisher nicht nachuntersucht worden. Dagegen ist sein Befund, daß bei kleinen Reizflächen (0,3 cm²) die Schwellentemperatur von der Temperatur der übrigen Haut abhänge (Schwellentemperatur des Prüffeldes bei 14° Umgebungstemperatur der Haut 48—49° C; bei 34° Umgebungshauttemperatur 45,8° Schwelle; bei 44° 47°) aus den Cookschen Überlegungen verständlich.

Kunkle (1949) hat bei kräftigen Kältereizen auf ein periodisches An- und Abklingen der Schmerzempfindung hingewiesen, die objektiv mit einer synchronisierten Vasoconstriction im Maximum der Schmerzempfindung einhergehen soll. Nach Wells (1947) endlich soll die Schmerzschwelle nicht nur von der Hauttemperatur, sondern ebenso von der Steilheit des Temperaturgradienten in den tiefen Gewebsschichten abhängen. Insbesondere soll eine Schmerzempfindung bei sonst überschwelligen Heiß- und Kaltreizen fehlen, wenn die Temperatur der oberflächlichen und tiefen Gewebe gleichmäßig geändert wird, der Temperaturgradient also unverändert bleibt. Diese Behauptung steht zumindest im Gegensatz zu der elektrophysiologischen Beobachtung, daß die Entladungsfrequenz der Kältefasern im adaptierten Zustand die Absoluttemperatur anzeigt.

Trotz dieser Einschränkungen bleibt daher als gemeinsames Ergebnis aller Untersuchungen bestehen, daß die *Hauttemperatur* (in den obersten 2 mm der Haut) die Schmerzschwelle bei thermischem Reiz bestimmt, unabhängig von der Bestrahlungsstärke, der Bestrahlungszeit und dem anatomischen Ort. Andrell hat dieses Ergebnis jüngst (1954) auch für sehr verschiedene Ausgangstemperaturen der Haut vor Einwirkung des thermischen Reizes bestätigt.

3. Schmerzschwellen für elektrische Reize

Schon 1929 hat Ishikawa den Versuch unternommen, Zahlenwerte für den elektrischen Schmerzschwellenreiz beizubringen. Er findet für die Chronaxie eines einzelnen Schmerzpunktes (Capillarporenelektrode) beim Menschen einen Wert zwischen 0,05 und 0,4 msec. Indessen gelingt es ihm noch nicht, eine reproduzierbare Rheobase und den ganzen Verlauf der Intensitäts-Zeit-Kurve für die Schmerzschwelle zu messen.

Unter *Rheobase* versteht man seit Gildemeister und Lapique denjenigen Reizstromstärkewert, bei welchem nach unendlich langer Stromflußzeit, praktisch nach einigen Millisekunden, eben Schwellenerregung eines Nerven, bei der elektrischen Reizung der Schmerznervenendigungen also eben Schwellen*schmerz*empfindung auftritt. Die *Chronaxie* hingegen ist diejenige Reizstromflußzeit (Nutzzeit), die ein Gleichstrom von doppelter Rheobasenstromstärke fließen muß, um eben überschwellig zu erregen. — Die Intensitäts-Zeit-Kurve beschreibt alle zusammengehörigen Paare von Stromstärke und Flußzeit bei Schwellenerregung. Sie ist eine Hyperbel, die in erster Näherung durch das Nernstsche Gesetz („Intensität mal Wurzel aus der Zeit ist konstant") beschrieben wird.

Am Zahn geben MATSUMOTO und NAKAZAWA (1936) die Schmerzchronaxie mit 0,346 ± 0,0085 msec an. Vergleichende Untersuchungen zwischen der Schmerz- und Druck-Chronaxie beim Menschen liegen von NEFF und DALLENBACH (1936) vor (Dorsalseite Unterarm; Spannungsbereich 0—12 V). Ihre Schmerzchronaxiewerte betragen 0,278—0,452 msec; die Druckchronaxiewerte schwanken zwischen 0,106 und 0,133 msec. Mittels Nervenstammreizung (N. cutaneus antebracchii lateralis des Menschen) versucht OPITZ (1938) die zeitliche Summation der Schmerzempfindung dadurch zu messen, daß er nicht Gleichstrom, sondern periodische Kondensatorentladungen zur Reizung verwendet. Die Schmerzchronaxie hat dann eine Frequenzabhängigkeit: Bei einer Kondensatorentladungsfrequenz über 30 pro sec ist die Chronaxie auf 0,2 msec verkürzt. Sie nimmt mit abnehmender Frequenz zu und kann maximal 1,2 msec erreichen. Mit über den Schwellenwert steigender Reizstärke wird eine Reihe verschiedener Schmerzarten empfunden: Der prickelnde Schmerz geht in spannenden, später beißenden hellen, endlich brennenden dunklen Schmerz über. Er wird unter oder in die Haut, bei den großen Reizstärken ins Periost und in den Knochen lokalisiert („Somatisierung" — v. KRIES 1923). —

Ein Rechteckstrom (100—348 Hz Schaltfrequenz) ruft bei kleinen Reizstärken eine taktile Empfindung, lokalisiert in der Haut, hervor. Sie geht mit zunehmender Reizstärke in Schmerzempfindung über. Die Schmerzschwellenspannung sinkt im untersuchten Frequenzbereich mit der Frequenz, ebenso die Schwellenzeit, von den Autoren „Summierungszeit" genannt. Sinusströme rufen keine reine Schmerzempfindung hervor, sondern behalten auch bei großen Reizstärken einen zusätzlichen Vibrationscharakter (TIMOFEEV und LJUBAVSKAJA 1940).

Bei sehr kleinen Reizstärken beobachtet man bei reinem Wechselstrom eine Vibrationsempfindung ohne schmerzhaften Charakter (Rahmann-Seebeck- oder Ebbecke-Effekt). Er ist leicht auszulösen, wenn man über eine einseitig an das Wechselstromnetz angeschlossene Elektrode (Metallfuß einer Lampe mit Erdschluß) mit dem Finger hinwegstreicht. Der Effekt wird von EBBECKE und WETTERER (1944) als piezoelektrischer Effekt der schlechtleitenden Hornschicht der Haut ausgedeutet.

In Übereinstimmung mit den zwei elektrophysiologisch nachgewiesenen Schmerzfasersystemen (A, δ und C) ist von TIMOFEEV und LJUBAVSKAJA (1940) von der beschriebenen Chronaxie eine zweite C-Schmerz-Chronaxie abgegrenzt worden mit erheblich größeren Zeiten. Rechtwinklige Stromstöße niedriger Frequenz (0,5—200 Hz) benützen HAUCK und NEUERT (1937) zur elektrischen Schmerzauslösung am N. digiti tertii proprius des Menschen. Bei konstantem Verhältnis der Stromflußdauer zur Pause von 1:1 wird ein Schmerzschwellenminimum bei 15 Hz gefunden. Ein Schwellen-Frequenzoptimum ist auch dann festzustellen, wenn anstelle der Rechteckreize Kondensatorentladungen verwendet werden (HAIMANN und SCHENK 1937). Es liegt dann bei 38 Hz. —

Zählt man die zur Schmerzschwellenüberschreitung notwendige Stromstoß*zahl* (man vgl. auch SCHRIEVER 1927—1929), so findet man hierfür ein Minimum bei einer anderen Frequenz (9,8 Hz für Rechteckreize; 15,7 Hz für Kondensatorentladungsreize). Die Stromstoßzahl erlaubt bei bekannter Frequenz aus dem Quotienten Stromstoßzahl/Frequenz die Berechnung der Summationszeit. Diese bleibt von der genannten „charakteristischen Frequenz" (9,8; 15,7 Hz) an bei steigender Frequenz konstant. — Mit moderner Methodik und besonderer Sorgfalt ist neuerdings die Frage der elektrischen Schmerzauslösung von MUELLER, LOEFFEL und MEAD (1953) untersucht worden:

Sie verwenden einen Sinusstrom-Generator bei einer Standardfrequenz von 1200 Hz an der Extremitätenhaut des Menschen. Die Elektrode besteht aus 11 kreisförmig angeordneten Nadelelektroden von 0,5 mm Spitzendurchmesser, so daß sie die Haut nicht durchdringen.

Wird diese Multielektrode ohne weitere Vorbehandlung auf die Haut aufgesetzt, so ist die elektrische Impedanz der Haut hoch. Durch Auftragen einer gutleitenden Paste kann der komplexe Hautwiderstand erheblich herabgesetzt werden. Mit beiden Methoden wird ein linear ansteigender sinusförmiger Wechselstrom von 1200 Hz gegen eine großflächige indifferente Elektrode durch die Haut geleitet.

Eine schmerzhafte Empfindung ist nur unter Verwendung der hochohmigen Anordnung hervorzurufen. Bei Erreichen eines bestimmten Spannungswertes tritt ein plötzlicher Zusammenbruch des Hautwiderstandes auf mit entsprechendem Anstieg des Stromwertes (Abb. 61, Bild B). Der gleichzeitig auftretende Phasensprung beweist, daß in diesem Augenblick der kapazitive Anteil des Hautwiderstandes verschwindet. Unter Verwendung der gutleitenden Paste an der Elektrode dagegen steigen Spannung und Strom kontinuierlich mit dem linearen Anstieg der Umhüllenden des Reizwechselstromes an (Abb. 61, Bild A). Während die Empfindung bei der niederohmigen Anordnung nur vibratorischen Charakter

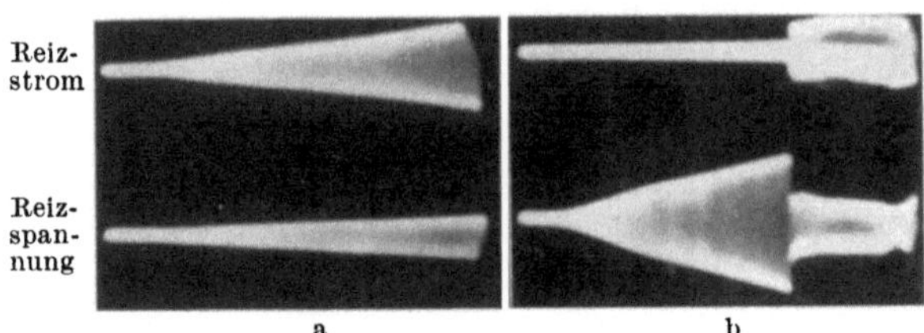

ohne Schmerzkomponente hat, tritt bei der hochohmigen im Augenblick des Zusammenbruchs der Spannung ein kräftiger stechender Schmerz auf, der bei weiterem Anstieg der Reizstärke in eine sehr unangenehme, bohrende Schmerzempfindung übergeht. In Übereinstimmung mit Arbeiten von ROSEN-

Abb. 61a u. b. Hautwiderstandsänderung im Augenblick der Schmerzschwellenüberschreitung bei linear ansteigendem Wechselstromreiz (b). Bei künstlich niederohmiger Elektrodenanordnung fehlt der Widerstandssprung (a). Unterer Kurvenzug jeweils Spannung, oberer Strom an der Haut. Deutung im Text. (Nach MUELLER, LOEFFEL und MEAD 1953)

THAL und MINERD (1939) soll zum Zeitpunkt des Hautwiderstandssprunges Histamin freigesetzt werden, das den Schmerz auslösen soll.

HILL, FLANARY, KORNETZKY und WIKLER (1952) beschreiben eine Reiztechnik, bei der unter Vermeidung von Hautimpedanzänderungen elektrisch Schmerzempfindungen ausgelöst werden können:

Ein hochohmiger Widerstand wird mit der Haut in Reihe geschaltet und von einem sinusförmigen Wechselstrom (60 Hz; bis zu 600 V Spitzenspannung) durchflossen. Der Stromfluß ist auf eine Flußzeit von 0,1 sec begrenzt. Gleichzeitig wird oscillographisch Strom und Spannung an der Haut mitgemessen, so daß die Wattzahl des Reizes bekannt ist, da auch der Phasenwinkel gemessen wird.

Mit dieser Anordnung wird gefunden, daß ein elektrischer Standardreiz von 1,65 Watt (Elektrode 3 mal 5 mm an dorsaler und palmarer Fingeroberfläche) unabhängig vom Hautwiderstand (künstliche Widerstandsminderung um den Faktor 3) als gleich schmerzhaft empfunden wird, wenn die Wattzahl des Reizstromes gleichbleibt. Die Schmerzschwelle lag im steilen Teil der Reizzeitspannungskurve (Reizzeit 0,1 sec) bei 1,05 Watt. Die Schmerzintensität soll proportional zur steigenden Wattzahl empfunden werden. — Der elektrische Schmerzschwellenreiz unter Rheobasenbedingungen ist schon von GILMER (1937) mit 30,8 mW bei 64 Hz und mit 392 mW bei 12500 Hz angegeben worden.

4. Ortsschwellen und Ortsabhängigkeit der Intensitätsschwellen

Gegenüber den klassischen Untersuchungen von v. FREY (1914), STRUGHOLD (1924), SCHRIEVER (1928, 1929), v. SKRAMLIK (1937) ist kaum neueres Zahlenmaterial zur Frage der Ortsschwelle und der Ortsabhängigkeit der Intensitätsschwelle der Schmerzreception gewonnen worden. ZIGLER, MOORE und WILSON (1934) berichten, daß bei einem Vergleich der Druck- und Schmerz-Ortsschwellen die Schmerzreize am Handrücken genauer lokalisiert werden können, also die kleinere Ortsschwelle besitzen. — An den weiblichen äußeren Genitalien hat BEETZ (1936) die Verteilung der Schmerzsinnespunkte (als reziprokes Maß für die Ortsschwelle) genauer untersucht.

Es besteht dort kein wesentlicher Unterschied in der Dichte der Schmerzsinnespunkte gegenüber den Drucksinnespunkten (am zahlreichsten mittlerer Anteil des Praeputium clitoridis, Innenflächen der Labia minora und maiora). Eine gegenüber den Drucksinnespunkten größere Dichte der Schmerzpunkte findet sich an der Klitoris und der Urethralmündung. Die Schmerzqualität soll verschieden sein: an den geschützter gelegenen Teilen dumpfer, sonst heller Schmerz (v. Freysche Stachelborstenmethode). Umgekehrt sind Hymen und Introitus vaginae besonders wenig schmerzempfindlich. Gelegentlich tritt bei Reizung mit Stachelborste statt Schmerz Jucken und entsprechend mit Reizhaar statt Druck Kitzel auf.

Im Widerspruch zu den Ergebnissen v. SKRAMLIKs und seiner Schule (Zusammenfassung 1937) kommt auch KIESOW (1933) zu dem Schluß, daß der mittlere Lokalisationsfehler bei stechendem Schmerz kleiner sei als bei taktilen Reizen. Er erklärt den Unterschied gegenüber anderslautenden Ergebnissen daraus, daß reine Schmerzreize nur dann besser lokalisiert werden, wenn die Lokalisationsangaben sofort nach Setzen des Schmerzreizes gemacht werden und die Reizstärke nicht zu klein ist. — GELDARD (1956) gibt an, daß dann, wenn man von der Basis der Extremitäten zu ihrem peripheren Ende fortschreitet, die Schmerzempfindlichkeit zunimmt, während sich die Druckempfindlichkeit genau umgekehrt verhält. Es gibt zwei besonders empfindliche Körperorte: die Hornhaut des Auges und das Trommelfell des Ohres, beides Orte, an denen nur Schmerzendigungen zu finden sind. Umgekehrt ist die untere Hälfte der Uvula vollständig schmerzunempfindlich, ebenso wie die innere Wangenseite gegenüber dem zweiten unteren Molarzahn (Kiesowscher Ort; nach GELDARD 1956).

VI. Adaptation der Schmerzempfindung

Der aufmerksame Leser wird mit Verwunderung festgestellt haben, daß bei der Besprechung der Schmerzschwellen Zahlen für Adaptationszeiten der Schmerzempfindung genannt worden sind (mechanisch ausgelöster Schmerz: HINES 1931; STONE und DALLENBACH 1936; thermisch ausgelöster Schmerz: EDES und DALLENBACH 1936; STONE und DALLENBACH 1936; Beeinflussung der Adaptationszeiten durch den K/Ca-Quotienten: ECHLIN und PROPPER 1937).

Den Ort dieser Schmerz-Adaptation sucht WILDE (1935) in den höchsten Neuronen, da die „Schmerzhaftigkeitswerte" von der Anspannung des Willens und von der Aufmerksamkeit abhängen. Ähnlich unterscheiden WELLS und HOISINGTON (1931) zwei Typen von Versuchspersonen, deren eine im Zuge der Adaptation einen Empfindungswechsel von „Schmerz über schwachen Schmerz zu hellem Kontakt", die andere von „Schmerz über druckartigen Schmerz zu Druck und zu stumpfem Kontakt" durchmacht. — Diese Zahlen und Beobachtungen scheinen in offensichtlichem Widerspruch zu der trivialen Beobachtung zu stehen, daß etwa der Zahnschmerz nicht die geringste Neigung zeigt, auch über Tage hinweg, zu adaptieren. Hierzu läßt sich eine ganze Reihe von Schmerzzuständen zählen, die mit unverminderter Empfindungsstärke andauern, wie etwa eine Trigeminusneuralgie, eine Kausalgie oder ähnliche neurale Reizzustände.

Dementsprechend ist schon seit langem gezeigt worden (ADRIAN 1928), daß — elektrophysiologisch gemessen — von allen peripheren Receptoren die Schmerznervenendigungen diejenigen sind, welche die stabilste Entladungsrate im steady state und den geringsten Frequenz-Overshoot ihrer Entladungsrate beim Sprungreiz zeigen. Sie verhalten sich, wie inzwischen nachgewiesen worden ist (ZOTTERMAN 1936, DODT 1954), wie Proportional-Steuerkörper (s. S. 168 und 223 ff.) und teilen diese Besonderheit nur mit den Dehnungsreceptoren in den Sehnen. Hierzu paßt auch die Beobachtung von GRINDLEY (1936), daß nämlich beim Vergleich der Hautschmerzempfindung mit anderen Hautsinnesqualitäten nur beim Schmerzsinn ein Einschleichen praktisch unmöglich sei. Auch das heißt nichts anderes, als daß die Schmerzreceptoren keine dI/dt-, also keine Differential-Steuerkörpereigenschaften haben, wie alle anderen Receptorarten.

Auf der einen Seite stehen also die Alltagsbeobachtungen „Schmerz adaptiert nicht" und die teleologische Deutung des Schmerzes, wie sie z.B. von DALLENBACH (1939) formuliert worden ist:

"Pain is deleterious; adaptation would be of anti-survival value, as organisms that become adapted to pain would, in the long run, not survive; hence pain is nonadaptable."

Auf der anderen Seite findet sich eine Reihe von Beobachtungen, in denen unter Laboratoriumsbedingungen eine einmal gesetzte Schmerznoxe von einer Schmerzempfindung begleitet ist, deren Empfindungsstärke jedoch langsam, über Sekunden bis Stunden hinweg, abnimmt und schließlich ganz verblaßt. Typische Beispiele sind Nadelstiche und schmerzhafte Kältereize.

Indessen ist dieser Widerspruch zum größten Teil nur ein *Scheinproblem*, das durch die Besonderheit der Schmerzreceptoren zustande kommt, die Fähigkeit zu lang anhaltenden Nachentladungen zu besitzen. Ein Nadelstich ist eben kein Sprungreiz (Reizstufe), sondern ein vom Augenblick des Einstechens an zeitlich begrenzt wirkender ge-

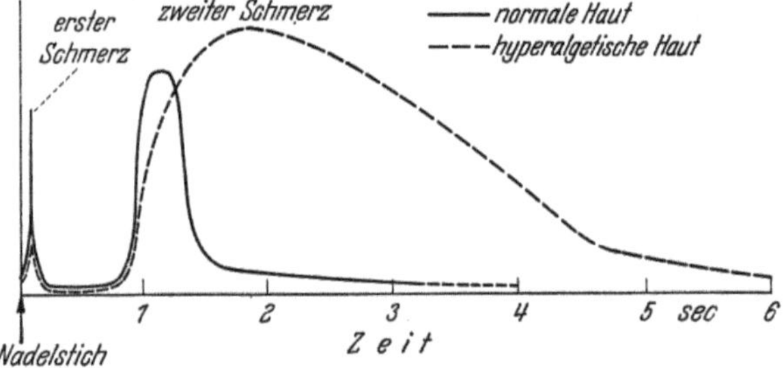

Abb. 62. Zeitgang der Schmerzempfindung für den ersten und zweiten Schmerz bei Einstich einer Nadel. Heller Schmerz beim Eindringen in eine Tiefe von 0,25—0,50 mm, zweiter Schmerz bei einer Nadeltiefe von 0,50—1,00 mm. (Nach BIGELOW, HARRISON, GOODELL und WOLFF 1945 aus GELDARD 1956)

websschädigender Reiz. Sind die Zellen erst einmal durch den extrem hohen Druckgradienten der Nadelspitze zerstört, so löst die Störung des Zellstoffwechsels zwar eine Schmerzempfindung aus, die wegen der Nachentladungen besonders in den langsamleitenden C-Fasern (dem sog. zweiten Schmerz in der Empfindung zugeordnet) die Zeitspanne der mechanischen Zellstörung überdauert. Aber die zerstörten Zellen können durch die im Gewebe steckende Nadel nicht weiter zerstört werden. Sind daher die toxischen Stoffwechselprodukte verbraucht, dann ist der den Schmerz verursachende Reiz beseitigt. Der Nadelstich ist deshalb auch im regeltechnischen Sinn eine „Nadelfunktion" und keine „Sprungfunktion" (der Zeit). Dies ist gut aus der Abb. 62 zu ersehen.

Ähnliches gilt für Temperaturreize: Aus rein physikalischen Gründen bleibt die anfängliche Be- oder Abstrahlungsintensität nicht unvermindert bestehen. Der Wärmeabstrom ins benachbarte Gewebe und die Wärmekonvektion durch den Blutstrom vermindert vielmehr die pro Sekunde und Quadratzentimeter zu- (oder ab-) geführte Wärmemenge auf physikalischem und wärmeregulatorischem Wege auf einen sehr viel kleineren steady-state-Wert, so eine „Adaptation" in der Schmerzempfindung nur vortäuschend. Der physikalische Reiz am Receptor hat eine Zeitform zwischen Nadel- und Sprungfunktion. Man versteht, daß die zugehörige „Adaptation" in der Empfindung längere Zeit beansprucht als beim Nadelstich, wie das die Experimente für den Kälteschmerz ergeben. — Beim Zahnschmerz dagegen bleibt die Schmerzursache, die Stoffwechselschädigung durch Bakteriengifte, erhalten. Hier liegt also ein echter Sprungreiz vor.

Ob es daneben eine *echte zentrale Schmerzadaptation* gibt, ist aus den bisherigen Versuchsergebnissen nicht abzuleiten. Fest steht nur, daß es eine periphere Schmerzfaseradaptation nicht gibt. Die Schmerzausschaltung im Bewußtsein, nicht in den reflektorischen Auswirkungen, durch Schock (Kriegsverwundungen, Unfälle), Freude (Geburt) oder spezielle Trainingsformen (Yoga, „Autogenes Training" — I. H. SCHULTZ) hat wohl sicher naturwissenschaftlich faßbare Grundlagen, wie etwa Einflußgradänderungen an den Informationsverarbeitungsorten in der Informationskette durch höchste Zentren. Aber wir wissen heute noch zu wenig über die Art und Weise dieser Mechanismen, um sie aus der Sicht der Physiologie quantitativ beschreiben zu können. So lange bleibt diese Frage Arbeitsgebiet der Psychologie (z.B. WELLS und HOISINGTON 1931 oder WILDE 1935).

VII. Umschaltung der Schmerzinformation auf vegetative Reflexbögen

Obwohl bei allen Sinnesorganen und insbesondere bei allen Sinnesqualitäten der Hautsinne Reflexschaltungen neben den Bewußtseinsinhalten eine große Rolle spielen, besteht doch eine weitere Besonderheit der Schmerzsinnesqualität darin, daß hier vegetative Reflexe in besonders großem Umfang mitbeteiligt sind: Blutdruckänderungen, Blutgefäßweitenänderungen, Änderungen im Wasserhaushalt, Axonreflexe und Schmerzausstrahlung über die Headschen Zonen sind jedem Kliniker wohlbekannte Schmerzwirkungen. Indessen ist hier nicht der Ort, die neurologischen Probleme systematisch abzuhandeln. Es darf auf vorliegende Monographien (z. B. VOSSSCHULTE 1949) verwiesen werden. Jedoch muß über die vorliegenden Einzelarbeiten der letzten Jahrzehnte referiert werden:

Nach HARDY, JACOBS und MEIXNER (1953) ist für thermisch ausgelösten Schmerz die Schwelle für die Empfindung, den Schmerzabwehrreflex des Menschen, den Beugereflex des Meerschweinchens und den Schwanzwedelreflex der Ratte identisch und nur von der absoluten Hauttemperatur abhängig. Nach FEDOTOW (1950) kann nach wiederholter schmerzhafter elektrischer Reizung der Pfotenhaare von Hunden eine 5—7 Tage anhaltende Veränderung im Ablauf des „Härchenreflexes" (Abwehrbewegung des Tieres gegen den schmerzhaften Reiz) im Sinne der Ausbildung einer bedingten Reaktion hervorgerufen werden. Die Veränderungen sind auch mittels Chronaxiemessungen nachweisbar. Nach hoher Rückenmarksdurchschneidung tritt eine sichtbare Veränderung der Pfotenhaut auf, die bei intaktem Rückenmark fehlt, wenn die Verbindung mit dem Gehirn erhalten ist. —

Beziehungen zum Kreislauf wurden von LAET (1933), PSCHONIK (1952) und STOKVIS (1938) beobachtet. LAET findet neben einer Dysregulation des Blutdrucks an Kranken einer Zahnklinik Veränderungen im psychogalvanischen Reflex, im Säure-Basen-Haushalt und im p_H des Urins bei Schmerz. In der Mehrzahl der Fälle ist bei körperlichen Schmerzen eine sympathicomimetische Blutsäuerung festzustellen. PSCHONIK weist nach, daß am Oberarm des Menschen nach eben unterschmerzschwelligen Wärmereizen eine Gefäßdilatation (Plethysmographisches Verfahren; 43°C; 10 sec), nach thermischen Schmerzreizen (63°C) eine Gefäßkonstriktion auftritt. Bei Vertauschung der Reizorte nach 43 Sitzungen, so daß nunmehr der Wärmereiz auf die Stelle des Oberarms einwirkt, wo zuvor Schmerzreize gesetzt worden waren, löst der Wärmereiz (43°C) nunmehr eine Schmerzempfindung und eine Gefäßdilatation aus. Auch diese Funktionsänderung wird auf die Ausbildung bedingter Reaktionen zurückgeführt.

STOKVIS (1938) kann einen Unterschied in der Blutdruckwirkung von Schmerzreizen unter physiologischen Bedingungen und im Zustand des „Schreckes oder der Erregung" feststellen:

Die Schmerzreizung verursacht normalerweise entweder ein Ansteigen oder ein Absinken des Blutdrucks. Die Dysregulation wird im Laufe von Sekunden wieder normalisiert. Im Schreck oder Erregungszustand dagegen reagiert die Versuchsperson nur mit einem Blutdruckanstieg bei nur geringfügiger Pendelung um den erhöhten Wert.

Die Beziehung der Schmerzausbreitung zu den Headschen Zonen wird von HOLLANDER (1938) und SINCLAIR (1949) angeschnitten. HOLLANDER injiziert bei Organschmerzen in das zugehörige Headsche Hautfeld eine ölige Lösung von 3%

Äthylaminobenzoat, 5% Benzylalkohol und 1% Phenol in Mandelöl und kann damit bei Herpes zoster, Meralgia paraesthetica, Bursitis subacromialis, Lumbago und auch bei Magen- und Gallenblasenläsionen sofortige und dauerhafte Schmerzbefreiung erzielen. In solchen Fällen kann die Headsche Hautzone als hyperalgetisches Hautgebiet leicht lokalisiert werden.

Über eine merkwürdige Beobachtung endlich berichtet Sinclair: Setzt man bei einer größeren Zahl von Versuchspersonen Schmerzreize an der Haut, so können kleine Flecke von einigen Millimetern Durchmesser gefunden werden, bei deren Reizung ein Schmerzgefühl auch an einer weit entfernten Hautstelle auftreten kann. Die Entfernung dieser zweiten Hautstelle von der primären kann größer als das Gebiet eines Spinalsegementes sein. Die Körpermittellinie wird jedoch niemals überschritten. Umgekehrt kann es bei Reizung derjenigen Hautstelle, an welcher der sekundäre Schmerz auftrat, zu einer Schmerzempfindung in der Nähe der primären Hautstelle kommen. Eine zufriedenstellende anatomische und physiologische Erklärung dieser Erscheinung steht noch aus.

VIII. Zentrale Verarbeitung der Schmerzinformation

1. Verdeckung der Schmerzempfindung durch gleichzeitige Reizung anderer Hautsinne

Die Möglichkeit einer Schwellenerhöhung für eine Sinnesqualität durch gleichzeitige intensive Reizung anderer Hautsinne oder derselben Sinnesqualität an anderem Ort ist als Schmerzlinderungsmaßnahme eine sehr alte Erfahrung der praktischen Medizin. Physiologisch-anatomische Grundlagen für diese Erscheinung lassen sich in Form der gemeinsamen Endstrecken der nervösen Leitungsbahnen im ZNS und der gegenseitigen Beeinflussung der Informationsverarbeitungszentren besonders im Bereich von Stammhirn, Thalamus und Rinde über entsprechende Verbindungsfasern zwischen Stammhirn, Thalamus und Fühlrinde beim Menschen aufzeigen. Trotzdem sind im Laufe der letzten Jahrzehnte nur wenige systematische Untersuchungen über die *Schmerzverdeckung* gemacht worden. Für ein Material von 60 neurologisch Kranken hat Bagh (1938) einige Beobachtungen zusammengestellt.

Er untersucht an der Volarfläche des Unterarms und der Vorderfläche des Unterschenkels mit zusätzlichen Druck- und Temperaturreizen die Schmerzschwellen. Bei Syringomyeliefällen wird danach durch Druckreize die Schmerzschwelle kaum beeinflußt. Bei Myelitiden sind sie überhaupt nicht zu verdecken. Dagegen setzen Druckreize bei Brown-Sequardschen Sensibilitätsstörungen die Schmerzschwellen erheblich in die Höhe.

Nach Duncker (1937) kann die Schmerzempfindung, die durch schmerzhafte Hautreize am einen Handrücken ausgelöst wird, durch einen *zweiten Schmerzreiz* am anderen Handrücken abgeschwächt werden. Gleiche Wirkungen sollen durch intensive Geräusche und Muskelanstrengung erzielt werden. Es soll sich dabei nicht um eine Aufmerksamkeitsablenkung handeln. — Dieselbe Frage der „Gegenreizung" wurde etwas genauer von Gammon und Starr (1941) untersucht.

Die Gegenreizung wurde an normalen und kranken Versuchspersonen, sowie an Katzen mit thermischen und mechanischen Reizen gesetzt. Für den zu verdeckenden Schmerzreiz wurden chemische Agentien (3%iges Capsicumöl, 10%iges Terpentinöl) in die Haut eingerieben (Beugefläche des Unterarms) oder subcutan injiziert (10%ige Kochsalzlösung). Die mit großflächigen Thermoden (Eis oder heißes Wasser), mit Vibration (1 mm Auslenkung; 60 Hz) oder mit faradischen elektrischen Reizen erzeugte Gegenreizung bewirkte bei allen Gruppen von Versuchspersonen und Katzen eine deutliche Herabsetzung der Schmerzempfindung des ersten Schmerzreizes. Es fanden sich nur allgemeine Anhaltspunkte, wie etwa die Feststellung, daß Kälte als Gegenreiz wirksamer sei als Hitze. Das Nachlassen des Schmerzes bei Gegenreizung soll nicht auf Änderungen der Hautdurchblutung beruhen.

An der Fingerhaut und der Mundschleimhaut gesunder Versuchspersonen konnte mein Doktorand Raich (1952) die Schmerzverdeckungswirkung kräftiger mechanischer *Vibrationsreize* (80 dB über Schwelle; 50 Hz) quantitativ aufzeigen. Als wichtigster Befund ist die Tatsache anzusehen, daß die schmerzverdeckende Wirkung solcher Gegenreize die Zeitdauer der Gegenreizung (3 min) um etwa 100 sec überdauerte, wie das die nebenstehende Abb. 63 veranschaulicht.

Der Vergleich der Raichschen Messungen mit der Wirkung elektrischer Verdeckungsreize (faradisch; 50 Hz) ließ erwarten, daß bei der Ähnlichkeit beider Verdeckungskurven eine Kombination beider Gegenreizarten die Schmerzschwellen noch weiter erhöhen würde als bei Verwendung einer Gegenreizart allein. Das war in der Tat der Fall: Auf diese Weise ließ sich die Schmerzschwellenerhöhung von zusätzlichen 126 % (mechanischer Vibrationsgegenreiz) auf 175 % (mechanischer Vibrations- plus elektrischer Reiz) steigern (ALBRECHT 1952). Es war mit dieser Methode jedoch nicht möglich, auch nicht bei Ausbildung der Vibratorfläche als Messerschneide, vollständige Anaesthesie (etwa für schmerzlose Incision) zu erzielen (eigene unveröffentlichte Versuche).

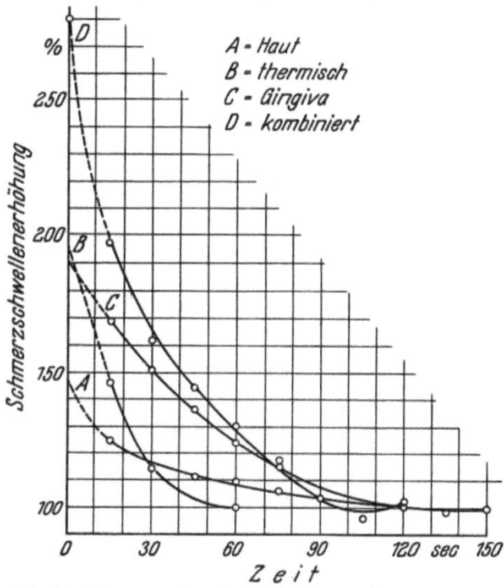

Abb. 63. Schmerzschwellenerhöhung und Rückkehr zur Norm unmittelbar nach Absetzen elektrischer (Kurven A, B und C) und kombinierter elektrischer und mechanischer Vibrationsreize an Haut und Schleimhaut. (Nach RAICH 1952 und ALBRECHT 1952, Diss. Erlangen)

2. Zeitliche Summation von Schmerzreizen

Wie schon erwähnt, ist der Gedanke, daß eine *zeitliche Summation* für die Schmerzinformationsverarbeitung charakteristisch sei, das positive Erbe der Goldscheiderschen Schmerzhypothese. Es kann kein Zweifel bestehen, daß besonders die zeitliche Summation einzeln unterschwelliger Reize im Verlauf der Leitungsbahnen für die Schmerzempfindung eine hervorragende Rolle spielt. Indessen sind unsere Kenntnisse darüber, *wo* und quantitativ *wie* diese Summation zustande kommt, beim Schmerzsinn noch durchaus lückenhaft. — Die Untersuchungen von HAIMANN und SCHENK (1937) haben ergeben, daß (bei Rechteck- und Kondensatorentladungsreizen) das Produkt aus der Zahl der Einzelreize und dem zeitlichen Reizabstand, die „Summationszeit" beim Menschen Bruchteile einer Sekunde beträgt und von der Reizfolgefrequenz unter Ausbildung eines Minimalwertes abhängt. Dieser Wert wird durch Alkoholgaben verlängert und ist auch im hypoglykämischen Zustand gegenüber der Norm verschoben.

Diese Befunde sprechen für eine Beeinflussung des Synapsenstoffwechsels durch derartige Stoffwechselgifte. Der Ort der Einwirkung wäre dann also im Rückenmark oder an höheren synaptischen Umschaltstellen zu suchen. — Zu einem ähnlichen Ergebnis kommen HAUCK und NEUERT (1937). Sie betonen, daß eine Summation nur dann eintritt, wenn bei Applikation zweier Schmerzreize an verschiedenem Ort (örtliche Summation) die Reize etwa gleichstark sind. Bei ungleicher Reizstärke dagegen kommt es umgekehrt zu einer Verdeckung, wobei der stärkere Reiz den schwächeren in der Empfindung unterdrückt. Dieser Wirkungsumschlag von Summation zu Verdeckung ist (bei niedrigen Reizfolgefrequenzen) bei der zeitlichen Summation, also bei wiederholter Reizung an derselben Stelle, nicht zu beobachten. Die Summationswirkung kann die Reizzeit als „Nachwirkung" erheblich überdauern. Hierfür besteht ein elektrophysiologisches Korrelat in Form der Nachentladungen.

BREIG (1953) hat kürzlich in einer Übersichtsarbeit eine Reihe vorliegender Untersuchungen über die „Integration linearer cutaner Schmerzreize" zusammengefaßt. Von seinen eigenen Untersuchungen ist die Tatsache hervorzuheben, daß es gelingt, mit einer langsam unter Druck über die Haut geführten Nadel die anfängliche Druckempfindung in einen zeitlich scharf begrenzt auftretenden stechenden Schmerz umzuwandeln. Er führt diese Beobachtung auf eine kombinierte zeitliche und örtliche Summation vorher unterschwelliger Schmerzreize zurück und findet für die Maximalwirkung, d.h. für die kürzeste Summationszeit bei konstanter Bewegungsgeschwindigkeit, eine örtliche Beziehung zum Dermatomverlauf, so daß damit als (erster) Summationsort wiederum das Rückenmark wahrscheinlich gemacht wird.

Allerdings kann der Deutung, daß sich die einzelnen Nervenaktionspotentiale „quadratisch summieren" sollen, weil für die Schmerzempfindungsstärke die elektrische Leistung und nicht die Spannung maßgebend sei (HILL FLANARY, KORNETZKY und WIKLER 1952), nicht vorbehaltlos zugestimmt werden, weil für die synaptische Summation sicher sehr viel komplizertere Gesetzmäßigkeiten gelten (z.B. SCHRIEVER 1936). Immerhin kann als Näherungsregel nach BREIG ausgesagt werden, daß die „Summationslänge", also die Strecke, welche die Nadel während der Summationszeit auf der Haut zurückgelegt hat, für einen Bereich von 0,2 bis 5 cm/sec der Wurzel aus der Bewegungsgeschwindigkeit proportional ist.

Betrachtungen über den *Ort der Summation* sind von GELLHORN, GELLHORN und TRAINOR (1931), WILDE (1935), REIN (1939), EBBECKE (1947) und GELLHORN (1954) angestellt worden. GELLHORN und TRAINOR halten schon die Höhe des *spinalen Segmentes* für einen wichtigen Integrationsort. Sie fußen dabei auf der Goldscheiderschen Beobachtung, daß die durch Anlegen einer Hautklemme hervorgerufene hyperaesthetische Hautzone segmentale Ausbreitung besitzt. Sie finden, daß der Schmerzlokalisationsfehler durch eine solche „spinale Irradiation" um 35% verkleinert werden kann. Ein solcher Bahnungseffekt setzt eine örtliche Summation voraus, die in der segmentalen Höhe für die Auslösung von Fremdreflexen wohlbekannt ist. In einer späteren Arbeit GELLHORNs (1954) ist jedoch dieser Standpunkt erweitert worden. Nach neuesten Experimenten scheint der *Hypothalamus* mitentscheidend für die zentrale Schmerzsummation zu sein:

Zerstört man an der Katze den Hypothalamus posterior durch Elektrokoagulation, so bleibt die Hirnrindenerregung derselben Seite nach Schmerzreizen aus. Bei lokaler Strychninwirkung auf Cortex und Hypothalamus kommt es zu elektrophysiologisch nachweisbaren Krampfströmen, die durch Schmerzreize verstärkt werden können. Endlich vermögen Schmerzreize die durch direkte elektrische Reizung der motorischen Rinde ausgelösten Bewegungsreaktionen zu verändern. Die Bewegungseffekte werden verstärkt, zeigen Nachentladungen und breiten sich auf weitere Muskelgruppen aus. Gelegentlich kann durch den Schmerzreiz sogar die Bewegungsrichtung umgekehrt werden, anstelle einer Beugung kommt es zu einer Streckbewegung. — Spinale Reflexveränderungen durch den Schmerzreiz in ähnlichem Sinn können auch nach Rückenmarksdurchtrennung beobachtet werden, sprechen also nach wie vor für einen wesentlichen Anteil des Rückenmarksegmentes bei der Schmerzsummation.

In ähnlicher Weise interpretiert auch EBBECKE die Schmerzsummation, indem er die Schmerzreizeinflüsse auf Reflexe (segmental) und Affekte („Stammhirnreaktion") hervorhebt. Auch REIN lenkt das Augenmerk auf die Beteiligung des Sehhügels. Daneben sollen auch niedrigere cerebrale Zentren beteiligt sein, da beispielsweise Atmung und Kreislauf vom Schmerzreiz so beeinflußt werden, daß Sauerstoffversorgung und Durchblutung der vom Schmerzreiz betroffenen Gewebe verbessert wird und damit durch „reflektorisch ausgelöste Gegenmaßnahmen, Umstellungen und Umstimmungen im Organismus" die Gewebsstoffwechselnoxe unschädlich zu machen versucht wird. — Mit psychologischer Methodik hat WILDE den Willenseinfluß, also vermutlich die Mitbeteiligung von präzentralen Zentren, auf die Schmerzerträglichkeitsgrenzen untersucht. Eine so beobachtbare „Schmerzgewöhnung" ist sicher sehr komplexer psychischer Natur und vorläufig im Mechanismus völlig unklar. — Die durch verschiedene Reizarten auslösbaren verschiedenen Schmerzempfindungsarten haben verschiedene Reaktionszeiten (Pieron 1930). Die Länge dieser Zeiten läßt schließen, daß bei jeder bewußten Schmerzempfindung eine ganze Reihe höchster zentraler Stellen miterregt wird, für die einzelnen Schmerzarten anscheinend mit verschiedenem Erregungsmuster.

3. Quantitation der Schmerzempfindung

Seit der Formulierung des Weber-Fechnerschen sog. psycho-physischen Grundgesetzes durch Fechner (1859) in der Form, daß die Empfindungsstärke gleich dem Logarithmus aus der Reizstärke sei (richtiger: in einem beschränkten Bereich logarithmisch proportional ansteigt), ist immer wieder versucht worden, Empfindungsstärkenskalen aufzustellen, die weniger formal und mehr kausal begründet sind. Die einfache funktionelle Beziehung zwischen Reizstärke und Empfindungsstärke mit logarithmischer Proportionalität ist allerdings inzwischen als gute Näherungsformel für einen mittleren Intensitätsbereich so weitgehend Allgemeingut besonders auch der Nichtfachleute geworden, daß an seine Eliminierung aus dem wissenschaftlichen Alltagsgebrauch nicht zu denken ist, obwohl begründete Bedenken gegen seine Form bestehen:

1. Dem Weber-Fechnerschen Gesetz liegt formal tatsächlich nicht die logarithmische Funktion, sondern das Wahrscheinlichkeitsintegral zugrunde.

2. Adaptation und Kontrast sind in ihm nicht berücksichtigt. Führt man diese beiden Parameter ein, so erhält man anstelle der einen Kurve von Fechner eine dreidimensionale, nicht ohne weiteres übersichtliche Kurvenschar.

3. Statt „Empfindungsstärke — einer unmeßbaren Größe des Bewußtseinsinhaltes — muß es richtig „Zahl der Unterschiedsstufen" heißen. Zur Kritik vergleiche Ranke (1952) und Stevens (1957).

Auch moderne Empfindungsstärkenskalen (Stevens 1936—1957; die Empfindungsstärke sei proportional der Kubikwurzel aus der Reizenergie; Quietsch 1955) für andere Sinnesorgane sind nicht frei von dem Mangel an der Berücksichtigung der beiden genannten Parameter. Indessen liegen die Dinge für die Schmerzreception insoferne einfacher, als hier wenigstens die Adaptation vernachlässigbar klein ist. Beschränkt man sich endlich auf möglichste Konstanz der allgemeinen psychischen Situation der Versuchsperson, untersucht also nicht die „Erträglichkeitsstufen", die stark von der psychischen Bewertung abhängen, so ist für den praktischen Gebrauch durchaus die Möglichkeit gegeben, für ein und dieselbe Versuchsperson mit der Unterschiedsschwellenmethode Stufenzahlen für verschieden starke Schmerzempfindungsgrade auch dann anzugeben, wenn verschiedene Schmerzarten verglichen werden sollen.

Die „Dol"-Skala (Hardy, Wolff und Goodell 1952) ist ein gutes Beispiel. Hierbei liegt, wie schon im einzelnen dargestellt wurde, der Stufenabstand in einem mittleren Bereich auf einer logarithmischen Skala wie beim Weber-Fechnerschen Gesetz. Freilich enthält auch die Dol-Skala nur schlecht die Möglichkeit zu einem interindividuellen Vergleich, weil die Bewertung einer Schmerzempfindung interindividuell sehr stark schwankt. — Beecher (1953) macht zur Vermeidung dieser Schwierigkeit den Versuch, eine objektive Skala der Schmerzempfindungsstärke dadurch zu gewinnen, daß er mißt, wieviel Gramm eines vorgegebenen Analgeticums zur Erzielung vollständiger Analgesie notwendig sind. Abgesehen davon, daß dieses Verfahren sich am Rande des Hippokratischen „primum non nocere" bewegt, ist es fraglich, ob damit tatsächlich eine Empfindungsstärke oder nicht vielmehr eine Stoffwechselgröße gemessen wird. —

Wenn RICHARDSON (1933) auf Grund von Selbstbeobachtungen die Zahl der möglichen, in der Wahrnehmung unterscheidbaren Schmerzempfindungsgrade angibt, so bleibt er damit wenigstens innerhalb des Gebietes der Bewußtseinsinhalte. Freilich ist gerade damit jede allgemeine Anwendbarkeit seiner Skala ausgeschlossen. So bleibt uns vorläufig nur die Möglichkeit, auf den sinnesphysiologisch gemessenen Unterschiedsstufen aufzubauen. Hierfür ist ohne Frage die Dol-Skala ein auch klinisch brauchbarer Maßstab.

4. Zentrale Einflußgradänderung an peripheren Gliedern der Informationskette der Schmerzreception

Allen bisher zitierten Arbeiten liegt eine Betrachtungsweise zugrunde, wonach die einzelnen Glieder der ganzen, zum Zustandekommen einer Schmerzempfindung beanspruchte Informationskette (Schmerzreceptoren, Synapsen, Integrationsund Summationssysteme; nervöse Leitungsbahnen) zwar gesetzmäßig zusammenwirken und für ihre Erregung die vorausgehende Erregung des vorgeschalteten Gliedes voraussetzen. Aber die Einzelcharakteristik etwa des Receptorensystems wird darin als unveränderlich angenommen. Es mehren sich jedoch in jüngster Zeit Beobachtungen, die wahrscheinlich machen, daß — ausgehend von der Regelkreisvorstellung — die Kennlinien der einzelnen Kettenglieder durch ein Rückkoppelungssystem (feedback) in ihrer Lage verstellt und in ihrer Steilheit verändert werden können. Messungen hierüber liegen z. B. für die Atemzentrumsregulation seit längerem vor (KRAMER; SCHWIEGK).

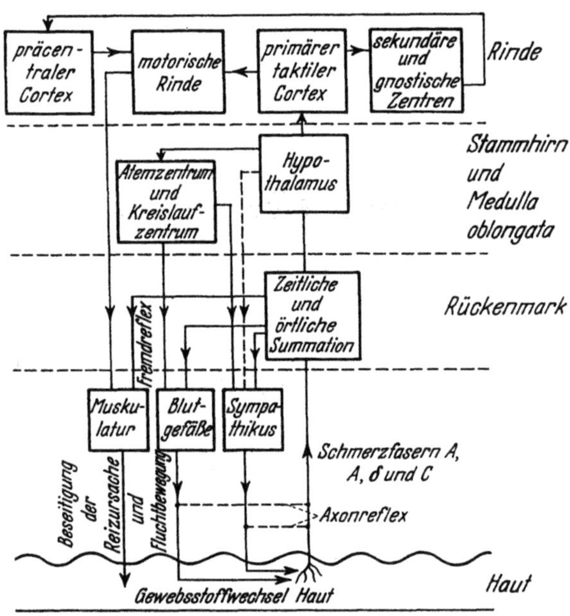

Abb. 64. Blockschema für die Schmerzrezeption in der Regelkreisdarstellung unter Verwendung der Angaben der zitierten Autoren

Kürzlich hat nun GALAMBOS (1956) auch für ein Sinnesorgan, nämlich das Ohr, efferente Rückkoppelungswirkungen nachgewiesen, welche die Ohrschwellenkurve über eine Einflußgradänderung an vorgeschalteten Gliedern der Informationskette, vielleicht an den Sinneszellen selbst, vom ZNS her zu verstellen scheinen. In gleiche Richtung weisen ältere Versuche von GALAMBOS, ROSENBLITH und ROSENZWEIG (1950). Der Begriff der Einflußgradänderung und seine mathematische Formulierung ist von DRISCHEL geprägt worden (1953). Die Mitbeteiligung sympathischer Zentren und Leitungsbahnen bei der Schmerzreception ist besonders über die Kreislaufwirkungen, die Axonreflexe, die psychogalvanische Hautreaktion und die Wirkung der Sympathicuschirurgie seit langem bekannt. Es liegt daher sehr nahe, in ähnlicher Weise, wie eine periphere Einflußgradänderung für die Druckreceptoren über adrenerge efferente Sympathicusfasern kürzlich von LOEWENSTEIN (1956) nachgewiesen worden ist, auch für die Schmerzreception nach solchen zentralen und peripheren Rückkoppelungssystemen auf die Schmerzreceptoren zu suchen. Freilich bleibt eine solche Vorstellung, die den Zusammenhang der Schmerzreception mit dem sympathischen Anteil des VNS einer exakten Messung zugänglich machen würde, solange nur Arbeitshypothese, als die Rückkoppelungswege nicht anatomisch und die Einflußgradänderungen nicht quantitativ-funktionell genauer untersucht sind. —

Den Abschluß dieses Kapitels soll daher ein Blockschema der Schmerzreception in der Regelkreisdarstellung bilden (Abb. 64), das zum Vergleich mit der entsprechenden Darstellung der Thermoreception (Abb. 41) gedacht ist.

Anhang: „Spezifitätsproblem"*

In den letzten Jahren sind auf Grund einiger weniger, vom klassischen Konzept abweichender experimenteller Befunde, insbesondere elektrophysiologischer Natur Zweifel an der Allgemeingültigkeit des von JOHANNES MÜLLER nach einigen Vorarbeiten von CHARLES BELL formulierten Gesetzes von den „spezifischen Sinnesenergien" lautgeworden. Solche Zweifel sind an sich fast so alt wie das Müllersche Gesetz selber. Sie sind freilich früher nur auf psycho-physischer Basis diskutierbar gewesen. Dabei nahmen hier, wie auf manchen anderen sinnesphysiologischen Gebieten, HELMHOLTZ und HERING die beiden Extremstandpunkte pro und contra ein. Besonders nachhaltig ist die Spezifitätslehre von v. FREY vertreten worden. Dieser historische Teil des Spezifitätsproblems ist von V. v. WEIZSAECKER im Bethe-Bergmannschen Handbuch der Physiologie (Bd. XI, S. 20f.) erschöpfend diskutiert worden.

Die neuen Zweifel am Spezifitätsprinzip, nach welchem einer zentralen, modalitätsspezifischen Decodierungszellgruppe eine eigene periphere Receptorengruppe und eine „spezifische" Nervenfaserverbindung zugeordnet wird, berühren indessen nicht mehr die Alternativfrage: Gilt das Johannes Müllersche Gesetz überhaupt, oder gilt es nicht? Denn in der Tat kann heute kein Zweifel mehr bestehen, daß etwa Gesicht und Gehör auch bei „inadäquater" Reizung mit der „spezifischen Sinnesenergie", nämlich der Empfindung Sehen und Hören, reagieren: Für die Modalitäten der Fernsinne ist also das Müllersche Gesetz sowohl mit den subjektiven, wie mit den in den letzten Jahrzehnten entwickelten objektiven Methoden unwiderlegbar bewiesen worden. Aber schon bei den Qualitäten des Gesichtssinnes, besonders bei der Qualitätstrennung von Farbsehen und Schwarzweißsehen, scheinen *Schaltungen* des Nervenfasernetzwerkes, die von der durchlaufenden linearen Faserverbindungsschematik MÜLLERS abweichen, wesentlich zu werden. Heute ranken sich daher die Zweifel nur noch um die quantitative Fragestellung: inwieweit brauchen wir zur Erklärung der experimentellen Befunde die Zusatzannahme, daß *außer* der spezifischen anatomischen Faserverbindung zwischen modalitätsempfindlicher Zellgruppe des ZNS und peripherer Receptorengruppe *auch* bestimmte Zeitmuster mit dann notwendig werdenden „zentralen Filtern" zur Qualitätstrennung im Organismus benutzt werden. Dabei muß dann verständlicherweise der einzelne Receptor oder die „freie Nervenendigung" für mehr als eine Reizart *adäquat* empfindlich sein, wie etwa im Bereich der Hautsinne für Temperatur *und* Deformation. Es liegt auf der Hand, daß die damit angeschnittene Fragestellung für das Problem der Qualitäts- und Modalitätstrennung der Nahsinne nicht bedeutungslos sein kann. Im Bereich der Hautsinne betrifft sie am meisten den Entstehungsmodus der Schmerzempfindung. Die erwähnten neueren Befunde stammen insbesondere aus der Schule des hervorragenden Oxforder Anatomen WEDDELL, dessen wesentliche Arbeiten zum Problem der „multiplen Innervation der Haut" in einem eigenen Kapitel dieses Artikels eine ausführliche Würdigung erfahren.

---

* *Anmerkung bei der Korrektur:* Man vergleiche hierzu auch die soeben erschienenen Übersichtsartikel von G. WEDDELL und S. MILLER „Cutaneous sensibility" in Annual Review of Physiology, Palo Alto **24**, 199—222 (1962) und H. DAVIS „Some Principles of Sensory Receptor Action" in Physiological Reviews **41**, 391—416 (1961).

Indessen stützen sich Weddell und seine Schule (z. B. G. Weddell, E. Palmer and D. Taylor in „Pain and Itch", CIBA-Symposium 1959 und G. Weddell in „Cutaneous Innervation" 1960) auf elektrophysiologische Befunde an der Katzencornea mit Ableitung von den langen Ciliarnerven mit einer der Methode von Tower (1940) ähnlichen Ableitetechnik. Es zeigt sich dabei, daß entgegen der klassischen Lehrmeinung, nach welcher an der Cornea beim Menschen nur Schmerzempfindungen auslösbar sind, in kleinen Faserbündeln des Katzenciliaris Aktionspotentiale bei mechanischen, chemischen, thermischen *und* elektrischen Reizen registrierbar sind (wie übrigens auch an der isolierten markhaltigen Nervenfaser) und zwar bei Reizstärken, die unter denjenigen liegen, die beim Menschen Schmerzempfindungen verursachen. Die zugehörigen Histogramme, die Einblick in die Häufigkeitsverteilung der Amplituden der Aktionspotentiale geben, oder mit anderen Worten: das zeitliche *Erregungsmuster* war bei den verschiedenen Reizarten korrelierbar verschieden. Nachdem in der Katzencornea histologisch nachweisbar nur freie Nervenendigungen vorkommen, können diese Befunde nur so erklärt werden, daß entweder die mit der Reizart variablen „physikalischen Reizattribute" das Erregungsmuster prägen oder daß es mehrere, bei den genannten Versuchen vier *funktionell* spezialisierte „freie" Nervenendigungen gibt, die dann also verschiedene Meßwandler repräsentieren würden, z. B. mechanisch-chemisch-elektrische oder thermisch-chemisch-elektrische usf. Weddell deutet seine Versuche selber dahin, daß zumindest für die freien Nervenendigungen der Katzencornea die Müllersche Grundvorstellung zur Erklärung nicht ausreicht. Vielmehr sind nach seiner Hypothese derartige markscheidenlose Fasersysteme in der Lage, verschiedenartige Erregungen zu produzieren und zu leiten, wodurch für die verschiedenen „physikalischen Attribute" der verschiedenen Reizarten demnach *verschiedene Erregungsmuster* an die Decodierungssysteme des Zentralnervensystems weitergeleitet werden. Nachdem Douglas und Ritchie (1957, 1959) und Douglas, Ritchie und Straub (1960) zeigen konnten, daß dem Corneafasernetz vergleichbare markscheidenlose Nervenfasernetze mit freien Nervenendigungen auch in der Katzen*haut* in der Lage sind „to transduce stimuli having different physical attributes" (Weddell 1960), kommt Weddell in Abweichung von der geläufigen Auffassung, daß die freien Endigungen in der behaarten Haut stets Mechanoreceptoren, in der haarlosen Haut Nociceptoren seien, zu dem Schluß, daß zumindest beim Säuger die freien Endigungen von der Art, wie sie im Corneafasernetz vorliegen, durch *alle* Arten von Reizen adäquat erregt werden können. Weddell läßt selbst die Frage offen, inwieweit man berechtigt ist, diese doch sehr speziellen Fasersysteme eines speziellen Katzenorgans als repräsentativ für die allgemeine Innervierung der menschlichen Haut anzusehen. Auch schränkt er diese sehr weitgehende und für die Haut des Menschen keineswegs bewiesene Annahme einer fast allgemeinen Receptorenunspezifität für die freien Nervenendigungen dadurch wieder erheblich ein, daß er anstelle einer morphologischen Receptorenspezifität im Sinne von Johannes Müller nunmehr eine physiologisch-biochemische Spezifität wieder einführt: "It is generally accepted that free nerve endings serve pain sensibility, it can, however, be argued that free nerve endings, if not morphologically specific, are at least physiologically (biochemically) specific, one group serving pain, another warmth and yet another cold sensibility" (Cutaneous Innervation 1960, S. 113).

Auch Ormea (1956) schließt sich der Weddellschen Hypothese auf Grund eigener Versuche im Prinzip an. Hensel (1960) und Witt und Hensel (1959) haben bei der Registrierung afferenter Impulse aus der Extremitätenhaut der Katze bei thermischer und mechanischer Reizung an Einzelfasern, die durch Dauerdruck an der Haut zu anhaltender rhythmischer Tätigkeit gebracht werden können, beobachtet, daß sie auf Abkühlung und Erwärmung der Haut ebenso wie Kältereceptoren, meist sogar mit relativ größeren Frequenzänderungen reagieren, so daß die beiden Autoren zu dem Schluß kommen, daß ihre Befunde „nicht mit der klassischen Theorie spezifischer Hautnerven im Sinne v. Freys vereinbar seien". Endlich werden auch in technischen Systemen häufig Vielfachausnutzungen von Leitungen dann angewandt, wenn die kompliziertere Verschlüsselung und Filterung bei der Decodierung billiger kommt als die Verlegung weiterer Leitungen. Besonders gilt das etwa für Überseekabel. Der sonst so komplizierte Bau des Organismus zwingt schon aus informationstheoretischen Gründen dazu, nachzusehen, ob das auffallend einfache Prinzip Müllers vielleicht doch an manchen Stellen zu einfach und im Zuge der Evolution durch ein komplizierteres, aber zweckdienlicheres ersetzt worden ist.

Auf der anderen Seite kann aber doch eine Fülle auch neuester Arbeiten nicht übersehen werden, die vorzüglich im Einklang mit der Spezifitätslehre stehen

(z.B. W. R. Loewenstein 1961, Boman 1959, Eijkman 1959, Poggio und Mountcastle 1960, Isiuskijima und Zotterman 1960), so daß bisher keine Notwendigkeit besteht, ihretwegen auf die wohlfundierte Spezifitätslehre ganz zu verzichten.
Sehr lesenswert ist in diesem Zusammenhang eine speziell diesem Problem gewid-
mete Arbeit von Loewenstein (1961), dem es experimentell gelungen ist, am
einzelnen Pacini-Körperchen der Katze strenge mechanoreceptorische Spezifität
bei thermischer Reizung zu registrieren und der einen wesentlichen Teil thermischer
Empfindlichkeit von Mechanoreceptoren (vgl. Witt und Hensel 1959, Hunt und
McIntyre 1960, Bing 1959) als unspezifische Stoffwechselabhängigkeit des
Sinneszellstoffwechsels von der Temperatur enthüllen konnte, was nach der
Reaktionsgeschwindigkeits-Temperatur-Regel auch zu erwarten ist. Vielmehr ist
es als besondere Leistung spezieller Receptoren von Sinnesorganen anzusehen,
wenn sie (z.B. durch Gegeneinanderschaltung zweier Stoffwechselvorgänge mit
verschiedenem van t'Hoffschen Quotienten oder durch örtliche thermoregulatorische Mechanismen) im physiologischen Bereich weitgehend temperaturunabhängig arbeiten. Die Zahl experimentell beweisender Versuche echter Unspezifität wird damit noch mehr eingeschränkt.

Die Frage, welches Ausmaß der spezifischen, welches der „unspezifischen" peripheren
Codierung in Abweichung vom Johannes Müllerschen Gesetz tatsächlich zukommt, läßt sich
bisher noch nicht auf Grund experimenteller Daten beantworten. Ein Anhalt ist aus den
zugehörigen zentralen Decodierungsleistungen zu gewinnen: Landgren (1957) findet bei
Ableitung von corticalen Einheiten der primären somatischen Projektionsrinde der Katze
101 von 325 untersuchten Zellen, die bei peripherer Reizung der Zunge überhaupt in Erregung
versetzt werden konnten. Davon reagierten 74 streng spezifisch, d. h. sie wurden nur durch
eine einzige Reizart aktiviert. Nur 27 konnten durch mehrere, meist zwei Reizarten, also
„unspezifisch" erregt werden. Auch hier war die häufigste Kombination thermische und
mechanische Reizempfindlichkeit. Ähnliche Befunde lassen sich auch in den Thalamus-
Relay-Kernen der Katze gewinnen (Appelberg und Landgren 1958).

Auch für die moderne Interpretation der von Head (1905) eingeführten Unterscheidung von „protopathischem" und „epikritischem" Schmerz, die zwar in der
ursprünglichen Deutung theoretisch nicht haltbar, aber für den klinischen Gebrauch praktisch recht fruchtbar war, hat Weddell (1960) ähnlich wie Walshe
(1948) einen konstruktiven und originellen Weg im Anschluß an dieselben und
zusätzliche andere Versuche beigebracht:

Weddell geht hier von der neuerdings histologisch-anatomisch gut gesicherten Annahme
aus, daß in der behaarten Haut des Menschen keine Endkörperchen zu beobachten sind, wie
Meißnersche Körperchen, Krausesche Endkolben usw., die sich fast nur in der haarlosen Haut,
wie den Fingerspitzen, vorfinden. Die Hautnervenendnetze stehen vielmehr entweder in
komplizierter Weise mit den Haaren in Beziehung, oder sie verzweigen sich bis zu den sog.
„freien Nervenendigungen" (Sinclair 1952, Hagen 1953, zit. bei Weddell 1960, Weddell
1955, 1958, "This observation alone destroys one of v. Freys most important and widely
accepted theories, that in human skin "the primary" modalities of common sensation are
each served by morphologically specific terminals" Weddell 1960). Das bedeutet, daß in
90% der Hautoberfläche nur zwei morphologisch verschiedene Typen von Nervenendigungen
vorkommen: erstens die kompakten Endigungen an den Haarfollikeln (entsprechend den
Meißnerschen Körperchen in der haarlosen Haut) und zweitens die diffusen freien Nervenendigungen.

Der erste Typ von Sinnesendorganen in der behaarten Haut, die Haarfollikel-
endigung, zeigt sehr hohe mechanische Unterschiedsempfindlichkeit („they are
the endings with signal messages which allow of ‚discriminative' touch"). Nach
Weddell können daher die Haarfollikelendigungen (und die Meißnerschen Körperchen) der „epikritischen" Sensibilität Heads auch in dem Sinne zugeordnet
werden, daß ihre Prozentzahl und ihr Kompliziertheitsgrad entwicklungsgeschichtlich mit der Dickenzunahme der Hinterstränge des Rückenmarks zunehmen (Lele u. Mitarb. 1958, zit. bei Weddell 1960). Andererseits ist überall
in der bedeckenden Haut sowohl der Wirbeltiere wie auch schon von Amphioxus

das System des feinen Nervenfasernetzes zu finden, das in die freien Nervenendigungen ausmündet. Bei den Säugern zeigt dieses Netz eine auffallend große Variationsbreite der Faserdurchmesser. Die Information aus diesem Fasernetz wird wahrscheinlich im Tractus spinothalamicus zentralwärts geleitet. Dieses System ist nach WEDDELL möglicherweise Substrat für die Headsche „protopathische" Sensibilität. Auf alle Fälle verhält es sich in vielen Einzelheiten grundsätzlich andersartig, wenn nicht gegensätzlich zu dem in den Hintersträngen abführenden „epikritischen" Fasersystem. — Zum vertiefenden Studium wird neben den Weddellschen Arbeiten auf die vorzüglich moderne Darstellung und Kritik der Headschen Konzeption bei WALSHE (1948) verwiesen.

IX. Zustandekommen von Juckempfindungen

1. Vorbemerkung

Im Jahre 1904 schrieb v. FREY über die Juckempfindung: „Schwache Schmerzempfindungen der Haut werden als *Jucken*, stärkere als Stechen, Brennen, Beißen, Schneiden bezeichnet. Es hängt dies von dem zeitlichen Verlauf und der räumlichen Ausbreitung des Schmerzes ab." — Rund 30 Jahre später wählte v. SKRAMLIK (1937) die folgende Definition des Juckens: „Jucken entsteht dann, wenn durch die Epidermis eine feine Spitze hindurchdringt, vom Tiere aus ein Stachel, von den Pflanzen bestimmte Haare. Immer kommt bei der Auslösung des Juckens ein ganz geringfügiger Reiz in Frage. Doch kann die Empfindung eine wesentliche Verstärkung erfahren, wenn gleichzeitig, wie dies bei manchen Mückenstichen der Fall ist, giftige Substanzen unter der Haut gebracht werden."

Und endlich unterscheidet ROTHMAN (1954), entsprechend den Bickfordschen Untersuchungen (1938): "There is a) an itching sensation confined to the point of stimulation, persisting for a short while after the stimulation has ceased, called *'spontaneous itch'*. b) Around the point of stimulation a widespread area can be mapped out which does not itch spontaneously but responds with itching to light friction and other "nonadequate" stimuli; this area is called *"itchy skin"*."

Und an anderer Stelle schreibt ROTHMAN (1941): "Itching is an unpleasant cutaneous sensation which provokes the desire to scratch."

Alle diese Definitionen enthalten, wie man sieht, implicite die wichtige Frage nach dem Fasersystem, in dem die Juckinformation geleitet wird. Durch ein halbes Jahrhundert hindurch sind hier zwei Hypothesen erhalten geblieben: eine, die annimmt, Jucken sei eine schwache Erregung des Schmerzfasersystems, vertreten ursprünglich durch v. FREY, später übernommen von TÖRÖK und in unseren Tagen wesentlich erweitert durch ROTHMAN; und eine zweite, in der zumindest die Mitbeteiligung eines weiteren Fasersystems, z.B. des Mechano-Receptionssystems, behauptet wird. Es soll daher zuerst das Tatsachenmaterial für und gegen jede Juck-Hypothese zusammengestellt werden.

2. Wird die Information über Juckreize in Schmerzfasern geleitet?

a) Untersuchungsverfahren

In der Sinnesphysiologie sind drei Verfahren bekannt, experimentell eine Entscheidung darüber herbeizuführen, in welchem Fasersystem die Information einer bestimmten Sinnesqualität geleitet wird. Es ist dies, wie schon bei den anderen Hautsinnesqualitäten aufgezeigt, (I) eine *histologische* Separierung spezialisierter Endorgane und die unmittelbare färberische Darstellung der abführenden afferenten Nervenfasern. Eine solche Entscheidung bei der Qualität „Jucken" ist bis heute nicht gelungen.

Ein *funktionelles* Verfahren ist (II) der Nachweis einer spezifischen elektrophysiologisch registrierten Erregungsform der zugehörigen Fasern mit indirektem Schluß auf eine besondere Faserart aus der speziellen Form der Neuritenpotentiale oder dem Zeitmuster der Erregungsabläufe. Endlich besteht die Möglichkeit, zu untersuchen, (III) welche Reizart den *adäquaten Reiz* der zu untersuchenden Sinnesqualität „Jucken" darstellt.

b) Untersuchungsergebnisse, die für die Leitung der Juck-Information in Schmerzfasern sprechen

Schon v. Frey (1922) hatte gefunden, daß beim Menschen die „Schmerz-sinnespunkte" und die „Jucksinnespunkte" zusammenfallen. Daß die Juck-empfindung unabhängig vom Thermoreceptionssystem zustande kommt, hat Rothman schon 1922 bewiesen. Etwa zur gleichen Zeit haben Winkler (1910) und Rothman (1922) bei Tabes dorsalis und bei künstlicher sensorischer Disso-ziation bei intakter Schmerz- und zerstörter Berührungsleitung Jucken auslösen können. Umgekehrt war Jucken in analgetischer Haut bei intakten Berührungs-receptoren in Fällen von Lepra, Syringomyelie und anderen Rückenmarks-erkrankungen nicht hervorzurufen (Török 1924, 1925; Alrutz 1905, 1908). Bei peripherer Nervenblockade und Blutstromdrosselung gehen Schmerz- und Juck-schwellenzeitgang parallel (Lewis und Pochin 1937/38). Gleiches gilt für die Rückkehr der Schwellen zur Norm nach der Gabe von Lokalanaesthetica (Roth-man 1941). Auch nach Cloutier (ref. bei Borelli und Schott 1954) gehen in pathologischen Fällen Schmerz- und Juckschwellenerhöhungen parallel. Auch er betont, daß bei fehlender Schmerzempfindung kein Jucken ausgelöst werden kann. — In hyperalgetischen Hautbezirken (bei Rückenmarksläsionen) machen Nadelstiche juckende Schmerzen („itching pain" — Rothman 1922). Dabei ist die Juckschwelle gesenkt. Beim Goldscheiderschen Versuch (1916; kräftiges Kneifen der Haut macht Hyperalgesie in der Umgebung) kann Jucken im um-gebenden Hautareal auch inadäquat (durch Berühren und durch Temperaturreize) ausgelöst werden. —

An eine Beziehung der Juckempfindung zu Veränderungen am Gefäßsystem und zum vegetativen Nervensystem ist von Aubrun (1932) gedacht worden; er kommt aber auf Grund seiner Versuche zu dem Ergebnis, daß nur das periphere Nervensystem die Juckinformation leite:

Werden die ersten zwei bis drei Halsnerven der Katze durchschnitten, so kommt es in der Hals- und Gesichtsregion der Katze zu einer Juckempfindung, die zu Kratzen führen und dadurch Haarausfall und Geschwüre hervorrufen kann. Daß diese Veränderungen nicht durch Gefäßreaktionen entstünden, schließt Aubrun aus dem Befund, daß thermoelektrisch ge-messen keine Hauttemperaturdifferenz zwischen der partiell entnervten und der intakten Körperseite bestand. Auch eine Permeabilitätsänderung habe nicht vorgelegen, da bei Injektion von Trypanblau beide Seiten gleichmäßig angefärbt wurden. Ebenso sprächen die Versuche gegen eine Mitbeteiligung des vegetativen Nervensystems bei dem experimen-tellen Pruritus, weil die Sympathektomie keinen Pruritus hervorrief, während die zusätz-liche Durchschneidung der peripheren Hautnerven den Pruritus in derselben Weise aus-löste, wie ohne vorherige Sympathicusdurchschneidung.

c) Untersuchungsergebnisse, die für die Mitbeteiligung eines zweiten Fasersystems sprechen

Nach Ehrenwald (1929) und Königstein (1934) sollen die einzelnen Juck-reize unterschwellig sein und erst durch eine zentrale Summation, die sie im Hirn-stamm suchen, zur Juckempfindung summiert werden. Die Autoren sind der Auffassung, daß zwei Fasersysteme, Schmerzfasern wie Berührungsfasern, für die Informationsleitung beansprucht werden. Als Summationsort wird der Hirn-stamm deshalb angenommen, weil Pharmaka, die am Thalamus wirken, wie Luminal oder Nautisan, den Juckreiz vermindern können. Bohnenkamp und Heuler (1932) sind sogar der Meinung, daß das Jucken nur sehr locker mit dem Schmerzsinn gekoppelt sein könne, da nach ihren Messungen bei Hyperalgesie (Patienten mit Syringomyelie, Herpes zoster, Trigeminusstörungen und Multipler Sklerose) die Juckschwellen nie gleichsinnig erniedrigt, sondern entweder normal oder bisweilen sogar erhöht waren. —

Brack (1935) hat ähnlich wie Aubrun die Rolle des Gefäßsystems beim Entstehen des Juckens untersucht, kommt aber zu abweichenden Ergebnissen. Er spricht daher einer durch das vegetative Nervensystem hervorgerufenen Gefäßweitenänderung einen entscheidenden Anteil bei der Entstehung des Pruritus zu, da bei seinen Versuchen vermehrte Juckbereitschaft mit verstärkter Widal-Reaktion einherging, die entsprechend der Größe des K/Ca-Quotienten bekanntlich in eine sympathicotonische, normal überempfindliche und parasympathicotonische Form unterteilt wird. Hiermit bringt er die Möglichkeit in Zusammenhang, mit Adrenalin und Histamin Juckempfindungen auszulösen. — Bickford (1938) hat diese Frage näher untersucht, indem er die Wirkung von Histamininjektionen (in Verdünnungen von 1:15000 bis 1:30000 in Salzlösungen; p_H 7) beobachtete:

Er hat gefunden, daß nach der Histamininjektion an der Injektionsstelle selbst „spontanes Jucken" nach etwa 20—30 sec auftritt und rasch abklingt. In der Umgebung dieser Hautstelle tritt dagegen eine zweite Art von Jucken auf, das sich erst nach etwa 10 min und nur bei zusätzlicher Reizung ausbildet. Die Form dieses Hautfeldes ist stets elliptisch mit der Längsachse parallel zum Hautnerven. Dort können Juckempfindungen durch nichtadäquate Reizung (mechanisch, thermisch) ausgelöst werden. Bickford nennt dieses Hautfeld „itchy skin".

Daß das durch Histamininjektion hervorgerufene Jucken nicht durch Sympathicusfasern geleitet werden könne, schließt er aus Versuchen mit einseitiger Entfernung der Halssympathicusganglien. Das Phänomen der „itchy skin" bleibt dann — in Übereinstimmung mit den Befunden von Aubrun für das adäquat ausgelöste Jucken — auf beiden Körperseiten gleich. Umgekehrt kann die Juckbereitschaft der „itchy skin" durch Sauerstoffmangel der Haut oder durch Kühlen des Nervenstammes beseitigt werden, da dann natürlich alle Receptoren und die Informationsleitung ausfallen.

Während also das spontane Jucken im Nociceptionssystem geleitet wird, soll die Juckinformation in der „itchy skin" in anderen Hautreceptoren zumindest mitentstehen. Da nach Bickford Beziehungen zwischen der Kitzelempfindung und der „itchy skin" bestehen sollen, nimmt er an, daß zum Zustandekommen der Juckempfindung in der „itchy skin" das Mechanoreceptionssystem und das Nociceptionssystem gemeinsam erforderlich sind. Die Information für Schmerz, Jucken und Kitzel soll nach seiner Ansicht gemeinsam im Tractus anterolateralis des Rückenmarks geleitet werden, da Jucken bei Zerstörung dieser Rückenmarksbahn verschwindet.

d) Untersuchungsergebnisse, die gegen die Leitung der Juck-Information in Schmerzfasern sprechen

Eine Reihe von Versuchsergebnissen ist gegen die Wahrscheinlichkeit der Leitung der durch die Juckreize ausgelösten Neuritenpotentiale in Schmerzfasern gedeutet worden. Da es sich dabei jedoch durchwegs um indirekte Schlüsse handelt, und die direkten Messungen mit elektrophysiologischen Methoden die Leitung in Schmerzfasern eindeutig beweisen, kommt den nun zu besprechenden Versuchen keine echte Beweiskraft gegen die Nociceptionshypothese des Juckens zu. Sie müssen aber genannt werden, da sie zum Teil nicht ohne weiteres mit dem einfachen v. Freyschen hypothetischen Bilde erklärt werden können.

Ich halte mich im wesentlichen an eine Zusammenstellung solcher Versuche durch Borelli und Schott (1954): I. Drosselung der Blutzirkulation hebt das Jucken auf, während die Schmerzempfindlichkeit weiter bestehen bleibt (Haas). II. Mit unterschwelligen intracutanen Dosen von Veratrin, das schmerzerzeugend wirkt, ist kein Juckreiz auszulösen (Brack). III. Morphinderivate erzeugen peripher (und intrazisternal) Jucken, wirken dabei aber gleichzeitig zentral schmerzstillend. IV. In manchen Fällen verlaufen Schmerz- und Juckempfindungsschwellen nicht parallel (ROTHMAN). V. Innere Organe schmerzen nur, müßten aber „auch jucken können" (WALSHE). VI. Ein Leprapatient von KROLL zeigte bei anaesthetischer Haut Juckempfindungen. VII. Von POTELUNAS, MEIXNER und HARDY (zit. bei SPIER und THIES 1953) sind die strahlenthermisch gemessenen Schmerzschwellen gesunder und juckender Hautgebiete verglichen worden. Es ergaben sich bei 75% der Patienten keine Schwellenunterschiede. Die Autoren schlossen hieraus, daß Jucken und Oberflächenschmerz nichts miteinander zu tun hätten.

3. Adäquater Reiz für das Jucken
a) Histamin

Auch die Suche nach dem adäquaten Reiz für das Jucken hat zu Ergebnissen geführt, aus denen die Zugehörigkeit des Juckens zum Nociceptionssystem hergeleitet werden kann. Überblickt man unter diesem Gesichtspunkt die Literatur der letzten Jahrzehnte, so zeigt sich darin Einhelligkeit, daß ein *chemischer* Reiz verwendet werden muß, wenn im Experiment beim Menschen eine Juckempfindung ausgelöst und im Tierversuch der Kratzreflex als Verhaltensausdruck einer daraus erschlossenen Juckempfindung hervorgerufen werden soll. Nach ROTHMAN (1954) lösen jedenfalls in der normalen Haut Temperatur- und Berührungsreize kein Jucken aus und müssen daher als inadäquate Reize für das Jucken angesprochen werden. Schon dieser grobe Befund stellt fraglos ein gewichtiges Argument für die Zuordnung des Juckens zum großen Gebiet der Nociception dar, implicite die deutende Zuordnung zum Schmerz im v. Freyschen Sinne enthaltend. Die nächste Frage ist, *welcher* chemische Reiz am wirksamsten ist, um eine Juckempfindung hervorzurufen.

Die große Bedeutung des Histamins bei der Schmerzauslösung im Verein mit der suggestiven Wirkung der v. Freyschen (TÖRÖK, ROTHMAN) Juckhypothese hat eine Reihe von Forschern dazu veranlaßt, zu versuchen, mit Histamin auch Jucken auszulösen. Dabei war von Anfang an daran gedacht worden, den Unterschied zwischen der Schmerz- und der Juckempfindungsauslösung vielleicht nur in einer verschiedenen Reizstärke, d. h. also in einer unterschiedlichen Histaminkonzentration zu suchen.

Zunächst hatte NAGAMITU (1935) gefunden, daß *Histamin* in wäßriger Lösung eine Dilatation der Hautgefäße mit Rötung, Quaddelbildung *und* Juckgefühl hervorzurufen vermag (lokale Hautreaktion). Hierzu schien gut zu passen, daß bei der häufig mit Jucken verbundenen Dermatitis arteficialis der Histamingehalt der Haut dem Entzündungsausmaß parallel geht. Weiter konnte auch MICHAEL (1938) aufzeigen, daß bei Kindern und Frauen die intracutane Histamininjektion einer Konzentration von 1:10000 einen roten Hof und Quaddeln wie bei der urticariellen juckenden Quaddel hervorrief. Histamin war kräftiger wirksam als eine viel höhere Acetylcholin-Konzentration (1:100), die mit dem Histamin die gefäßdilatatorische Wirkung gemeinsam hat.

Von LEWIS (1927, 1934) sind die der Histamingruppe angehörenden H-Substanzen als gemeinsame Ursache für physiologisch ausgelöste Juckempfindungen und urticarielle Reaktionen angesprochen worden. Hierfür spricht die klinische Wirkung der Antihistaminica und der Histaminazoproteinbehandlung (BORELLI und SCHOTT 1954). Von SCHACHTER (1952) ist sogar die Ansicht vertreten worden, daß jedes peripher ausgelöste Jucken durch Histamin verursacht sei. ROTHMAN (1954) teilt indessen die Ansicht einer so engen Koppelung zwischen urticarieller Quaddel, Jucken und H-Substanz mit LEWIS nicht, da er selbst bei sehr niedrigen Histaminkonzentrationen (1:10⁵ und weniger) Quaddeln ohne Jucken beobachtet hat. Ganz entsprechend können kleine Dosen von Antihistaminicis den pruritischen Juckreiz bei noch bestehen bleibender urticarieller Quaddel beseitigen.

Nach ROTHMAN (1954) sind gepufferte Lösungen von Histaminsalzen deshalb zur experimentellen Erzeugung von Jucken gut verwendbar, weil Histamin Jucken „in seiner reinsten Form" auslöse und weil durch Änderung der Konzentration der Lösung die Empfindungsstärke des experimentell ausgelösten Juckens gut abstufbar sei. Er erwähnt in diesem Zusammenhang eine Arbeit von CORMIA (1952), der durch Bestimmung der Histaminschwellenkonzentration in der Lage war, den Tagesgang der Juckschwelle und Juckschwellensenkungen bei Hauterkrankungen festzustellen.

Auch BICKFORD (1938) hat mit Histamin (1:15 bis 1:30000) Juckempfindungen ausgelöst, aber schon dabei zeigte sich eine Komplizierung insoferne, als zwar das „spontane Jucken" dem v. Freyschen Schema das Wort redete, aber die hiervon deutlich unterschiedene „itchy skin" im Umgebungsareal der Haut Beziehungen zum Mechanoreceptionssystem und zum Kitzel erkennen ließ, da dort das Jucken durch taktile Reize (Streichen über die Haut) hervorgerufen werden konnte.

Die Versuche von GAMMON und STARR (1941) ergaben — noch weitergehend —, daß auch schon hypertonische Lösungen, die mit der chemischen Konstitution des Histamins gar nichts zu tun haben, wie 10%ige Kochsalzlösung in die Haut injiziert (0,25 cm³), eine Juckempfindung auslösen können. Endlich führten die Untersuchungen von ROSENTHAL und SONNENSCHEIN (1948) und ROSENTHAL (1950) zu weiteren Problemen, diesmal in der Dosisfrage. Denn nach ihren Ergebnissen führt die Injektion von Histamin in tiefere Hautschichten nur zur Quaddelbildung und zur Hyperämie, aber nicht zu einer begleitenden Juckempfindung. Und auch bei intradermaler Injektion (Histaminchlorid und Histaminphosphat 10^{-15}, 10^{-7} und 10^{-5}) konnte erst bei *höheren* Konzentrationen Jucken hervorgerufen werden. Entsprechend tritt nach LEWIS und HESS (1933) erst im *späteren* Stadium der sofort mit Vasodilatation ablaufenden Entzündung das Jucken auf, so daß diese beiden Autoren zu dem Schluß kommen, daß die Juckempfindung überhaupt nicht durch histaminähnliche Körper ausgelöst werde.

b) Endopeptidase

Inzwischen lag eine ganze Reihe anderer Versuche vor, in denen Jucken durch ganz andersartige Substanzen erzeugt werden konnte, als durch die H-Substanzen: SAUER (1931) war der Frage nachgegangen, ob die Juckempfindung mit dem Kaliumgehalt und dem Kalium-Calcium-Verhältnis im Blut und in der Gewebsflüssigkeit der Haut zu tun habe, eine Frage, die er im negativen Sinn beantwortete. Dagegen hat KÖNIGSTEIN (1948, 1951) bei Tieren nach intrazisternaler Gabe von Kaliumsalzen heftige Kratzparoxysmen gesehen. Ähnliche Wirkungen hatten die verwandten Cäsium- und Rubidiumsalze. Ammoniumsalze, die gleichfalls intrazisternal Kratzen auslösten, konnten in der Wirkung mit Glutaminsäure gepuffert werden. Auch die Herabsetzung der Calciumionenkonzentration in der Cerebrospinalflüssigkeit durch Zugabe von Oxalat, Phosphat oder Citrat verursachte Kratzen. Es kommt also anscheinend auf den Quotienten Kalium-Calcium an, dessen Vergrößerung Kratzen bewirkt; denn die Kratzattacken konnten durch intrazisternal gegebene Calciumsalze abgeschwächt werden, wobei die Calciumionen durch Magnesiumionen ersetzbar waren. —

ARMSTRONG, DRY, KEELE und MARKHAM (1953) haben auf den Grund einer aufgeschnittenen Cantharidin-Blase Kaliumchlorid (Acetylcholinchlorid, hypo- und hypertonische Salzlösungen, Natriumcitrat, Säuren mit p_H unter 3, Histaminsalze) und den Inhalt von Blasen bei Hautentzündungen einwirken lassen und dabei je nach Konzentration Schmerz oder Jucken beobachtet. — MEHES konnte schon 1938 zeigen, daß Jucken auch durch *Morphinkörper* (Morphinum hydrochloricum, Codeinum hydrochloricum, Paracodinum hydrochloricum) auslösbar ist, wenn sie dem Liquor cerebrospinalis im 4. Ventrikel zugeführt werden.

Die so behandelten Tiere reagierten auf die Injektion mit so kräftigem Kratzen, daß es an Nacken, Nase und Ohren zu Blutungen und Ulcerationen kam. Die Wirkung hielt für $^1/_2$ bis $1^1/_2$ Std an. Dioninum hydrochloricum und Heroinum hydrochloricum hatten keine juckreizauslösende, sondern nur betäubende Wirkung. Ebenso waren Ergotamin und Atropin bei gleicher Applikationsart wirkungslos. Das von den Morphinkörpern ausgelöste Kratzen konnte durch subcutane Zufuhr von Luminal-Natrium abgeschwächt werden. Die Injektion der Morphinsubstanzen war wirkungslos, wenn sie nicht in den 4. Ventrikel, sondern intralumbal oder paravertebral durchgeführt wurde.

WEIGMANN und SCHINDEWOLF (1953) haben die Möglichkeit aufgezeigt, mit Stachelborsten hervorgerufenes Jucken durch lokalnervöse Einwirkung von Kohlensäure abzuschwächen. Die gemessene Juckschwellenerhöhung wich signifikant von derjenigen im Bereich der Mechanoreception ab (vgl. Abb. 50a und b).

Weist die letzte Gruppe von Versuchen darauf hin, daß die H-Körper in der Haut nicht oder zumindest nicht immer den adäquaten Juckreiz darstellen, so sind die einzigen mir bekannten Experimente diejenigen von ARTHUR und SHELLEY (1955), in denen eine Reihe von chemischen Substanzen beschrieben wird, die möglicherweise als die wirklichen adäquaten chemischen Reizsubstanzen für die Juckempfindung angesprochen werden können.

Die beiden Autoren haben aus den „Cowhages", den Härchen der Schote der tropischen Pflanze Mucuna pruriens (einem Ausgangsprodukt für sog. Juckpulver) eine *Proteinase*, das *Mucunain* isoliert, das eine reine Juckempfindung ohne Urticaria und Hautrötung, also ohne Gefäßwirkungen zu haben, verursachen soll. Die Wirkung ist sowohl durch mechanischen Einstich der Härchen, wie durch subcutane Injektion des isolierten Enzyms hervorzurufen. Die Autoren haben ferner zeigen können, daß ähnlich wie das Mucunain eine Reihe anderer pflanzlicher und tierischer eiweißverdauender Fermente wirken können, jedoch nur *Endopeptidasen* und nur im physiologischen p_H-Bereich. Sie geben eine Liste solcher Jucken auslösender Fermente an:

1. *Aktive pflanzliche Enzyme* waren: Mucunain, Papain, Bromelin, Ficin, Pilzproteinase.
2. *Aktive tierische Enzyme* waren: Trypsin, Chymotrypsin und Pancreatin.
3. Als *unwirksam* haben sich erwiesen: Pepsin, Carbopeptidase, Aminopeptidase, Carnosinase und Renin.

Es sei nur am Rande bemerkt, daß HARDY, POTELUNAS und MEIXNER (1951) neben dem Reizstoff von Mucuna pruriens auch in dem mechanischen Reiz des Dornenstiches einen wirksamen Faktor sehen.

Gerade die letztgenannten Versuche zeigen klar auf — mögen diese Fermente die adäquaten Wirkstoffe darstellen oder nicht —, daß das Jucken zu dem großen System der Nociception gerechnet werden muß und nicht nur in der Beteiligung des Fasersystems, sondern auch der adäquaten Reizart nach dem Schmerzsinn verwandt ist. Auch die Juckreiz-Wirkstoffe greifen offensichtlich am Zellstoffwechsel schädigend an, sind also Noxen.

Dazu kommt eine Analogie im *Verhalten*: Schmerzreize rufen Fluchtreaktionen hervor, Juckreize veranlassen Kratzen.

Falls die prurigenen Substanzen, wofür gute Gründe bestehen, physiologischerweise auf eine bestimmte Tier- und Pflanzengruppe beschränkt sind, die, wie etwa Ungeziefer, für den Menschen nur lästig, aber nicht lebensgefährlich ist, dann ist die Kratzreaktion, durch welche diese Tiere an ihrer schädigenden Tätigkeit gehindert werden, das angepaßte Verhalten. Der Schlangen- oder Raubtierbiß ist schmerzhaft und führt zur Flucht. Ohne Frage ist aber bei einem Insektenbiß das Kratzen und Töten der Tiere zweckmäßiger als eine Fluchtreaktion. Aber ebenso wäre der einfache Wischreflex, den der Kitzel hervorruft und der die Kitzelempfindung selbst hemmt (EBBECKE 1947) weniger zweckmäßig, um ein hartnäckiges Insekt zu beseitigen, als das heftige Kratzen, das es tötet.

Darin, daß unter physiologischen Bedingungen harmlose Noxen über Jucken Kratzreflexe, gefährliche dagegen über Schmerz Fluchtreaktionen auslösen, liegt ein ebenso beweiskräftiges Argument für die v. Frey-Török-Rothmansche Nociceptionshypothese des Juckens, wie in der elektrophysiologischen Evidenz des gemeinsamen Fasersystems, die inzwischen ebenfalls beigebracht worden ist.

4. Elektrophysiologische Untersuchungen bei Juckreizen an der Haut

Alle wichtigen Befunde bei Registrierung von Neuritenpotentialen an peripheren Nerven am Tier unter Bedingungen, die beim Menschen Juckempfindungen auslösen, sind von Rothman (1941) zusammengestellt worden. Da seitdem keine wesentlichen neuen Versuchsergebnisse bekannt geworden sind, lasse ich Rothman — in freier Übersetzung — selbst zu Wort kommen:

„Die Anwendung der neueren elektrophysiologischen Methoden (Adrian; Erlanger und Gasser; Bishop u. a.) führten zu denselben Schlußfolgerungen, wie sie sich aus den klinischen Beobachtungen ergeben haben, nämlich, daß Kitzel, Jucken und protopathischer Schmerz Funktionen derselben Nervenfasergruppe seien. Dieser Beweis wurde aus Tierexperimenten durch Analyse der elektrophysiologischen Registrierungen bei verschiedenen Hautreizen beigebracht, die in ihrem Wechsel für Empfindungen analysiert worden sind, die sie beim Menschen hervorrufen könnten. — In den Experimenten von Zotterman (1933, 1939) zeigten die Elektroneurogramme nach Berührungsreizen, wie Bewegung der Haare oder schmerzloser Hautdeformation große Potentiale (A- und B-Gruppe), die zu Impulsen in Fasern von mehr als $10 \cdot 10^{-3}$ mm Durchmesser gehörten und die eine Leitungsgeschwindigkeit zwischen 30 und 60 m/sec hatten.

Wenn reine Noxen auf die Haut einwirkten ohne sie zu deformieren, wie Hitzestrahlung oder chemische Reizstoffe, so waren die registrierten Amplituden der Neuritenpotentiale sehr klein. Sie entsprachen den C-Wellen von Erlanger und Gasser, d. h. also Impulsen von sehr dünnen marklosen Fasern mit Durchmessern unter $5{,}5 \cdot 10^{-3}$ mm und einer Leitungsgeschwindigkeit von 0,7 bis 1,3 m/sec.

Wenn Berührung oder Deformation mit Schmerzreizen kombiniert wurde, wie im Falle des Kneifens oder Stechens, trat eine Sofortantwort der großen Fasern auf die Deformation und dann eine Erregung der sehr kleinen Fasern auf, die in einer Nachentladung mit abnehmender Frequenz weiterfeuerten.

Darüber hinaus verursachte jeder Reiz, der stechenden Schmerz auslöste, A-Delta 1-Potentiale als Impulse von Fasern von weniger als $10 \cdot 10^{-3}$ mm Durchmesser und mit einer Leitungsgeschwindigkeit von 20—30 m/sec. Diese Fasern sind die größten im Tractus spinothalamicus und besitzen wahrscheinlich eine Markscheide. Man hat solche Potentiale nicht nur bei Nadelstichen, sondern auch nach kräftigen Schlägen gefunden. Es schien daher, daß der helle erste Schmerz Impulsen spezifischer Fasern zugeordnet werden muß, die stets dieselben Empfindungen unabhängig von der Reizart hervorriefen. Andererseits war der verzögerte zweite Schmerz, charakterisiert durch Strahlungsreiz, juckende oder brennende Qualität und durch das Überdauern über das Reizende hinaus, langsamen Impulsen markscheidenloser Fasern zuzuordnen. Man erhält sie nach jeder Art von Hitzereiz und als Nacheffekt von Nadelstichen.

Bei Kitzel, der durch Bestreichen mit einem Baumwollfaden ausgelöst wurde, wurden A, δ_2-Potentiale registriert, die Impulse von Fasern von $5{,}5\!-\!7 \cdot 10^{-3}$ mm darstellen mit einer Leitungsgeschwindigkeit von 8—17 m/sec. Mit der Nachempfindung des *Juckens*, die ein solcher Reiz hervorrief, korrespondierten schwache Nachentladungen in C-Fasern. Die Nachempfindungen, die auf leichte Schläge, kräftige Schläge und Hitzeeinwirkung auf die Haut folgen, konnten qualitativ nicht scharf voneinander getrennt werden. Jucken und brennende Schmerzempfindungen gingen mit ansteigender Reizstärke ineinander über. Im Elektroneurogramm waren alle diese Impulse C-Potentiale. Ihre Frequenz nahm mit steigender Reizstärke zu, aber ihre Art änderte sich nicht. Das bedeutet, daß eine zunehmend stärkere Reizung der C-Fasern die Empfindungsart von Kitzel in Jucken und dann in Brennen übergehen läßt. Die Nachempfindungen von Kitzel und brennendem Schmerz sind identisch mit Jucken und werden durch die Erregung von C-Fasern hervorgerufen.

Zottermans Arbeit bestätigte das Gesetz der spezifischen Sinnesenergien durch die Unterscheidbarkeit derjenigen Neuritenpotentiale, welche zu Fasern gehören, die Berührung vermitteln auf der einen Seite, von verschiedenen Schmerzarten auf der anderen Seite. Eine objektive Grundlage für die schlechte Lokalisationsfähigkeit des zweiten Schmerzes und des Juckens wurde von Zotterman in dem polyphasischen Aussehen der zugehörigen Potentiale als Wirkung der zahlreichen Endverzweigungen des Axons gefunden. Endlich zeigten die Elektroneurogramme von Zotterman die Hemmungswirkung der schnellen ‚epikritischen‘ Impulse, die in den Hintersträngen aufsteigen, auf die ‚protopathischen‘ Impulse, die langsam in der Vorderseitenstrangbahn geleitet werden und später im ZNS ankommen... Daher kann das ‚spontane Jucken‘ als eine Mischung von epikritischen und protopathischen Impulsen geringer Intensität, oder entsprechend Zotterman als ein Gemisch von Impulsen in A, δ- und C-Fasern definiert werden, während die ‚itchy skin‘ eine Übererregbarkeit der protopathischen C-Fasern allein darstellt.“

Der Feststellung ROTHMANs, daß nach den vorliegenden Untersuchungen die Information über das Jucken nur in den A, δ- und C-Fasern und nicht in den A, β- und B-Fasern geleitet wird, darf vorbehaltlos zugestimmt werden. Da alle Schmerzinformationen nur als Neuritenpotentiale derselben A, δ- und C-Fasern aufsteigen wie beim Jucken, wird durch dieses Ergebnis der elektrophysiologischen Messungen klar bewiesen, daß 1. Schmerz und Jucken dasselbe Fasersystem zur Leitung benützen und sich demnach nur im Erregungsmuster unterscheiden können. Da ferner bei Berührungsreizen stets A, β- oder B-Fasern feuern, die niemals bei Juckreizen in Erregung geraten, kann daraus 2. geschlossen werden, daß das Mechanoreceptionssystem in diesen Versuchen bei Juckreizen nicht erregt worden ist.

Inzwischen sind auf Grund späterer Untersuchungen von ZOTTERMAN (persönliche Mitteilung) die Faserdicken der beiden A-Delta-Fasergruppen in den Zahlenwerten korrigiert worden. Die richtigen Werte sind in der Abb. 53 berücksichtigt.

Die Rothmansche Deutung wirft noch ein anderes Problem auf, ob nämlich *Kitzel* im Mechano- oder Nociceptionssystem geleitet wird. Nach seiner Auffassung müßte er letzterem zugerechnet werden, da er mit Erregungen in A, δ_2-Fasern verbunden sei. Es soll jedoch nicht in die Diskussion über das Kitzelproblem eingetreten werden, da hierüber zu wenig klare Meßergebnisse vorliegen, jedenfalls nicht genügend, um die v. Freysche Zuordnung des Kitzels zum Berührungssinn schon als widerlegt betrachten zu müssen. — Zur Kritik der Headschen Einteilung in „protopathischen" und „epikritischen" Schmerz vgl. man WALSHE (1942), der sie ursächlich auf die „multiple Innervation der Haut" zurückgeführt hat.

5. Juckschwellen und Schwellenänderungen

Als Schwellenwert zur Auslösung von Juckempfindungen haben ABRAMSON und ALLEY (1937) für iontophoretisch appliziertes Histamin eine Konzentration von 1:4,8 · 10^{-6} angegeben. GRINDLEY (1936) hat darauf hingewiesen, daß bei Schmerzreizen, die gelegentlich Jucken hervorriefen, die Schwellen im Gegensatz zu denjenigen der Mechanoreception von der Geschwindigkeit der Reizsetzung (dI/dt) unabhängig seien. Über die Juckschwellenerhöhung durch Kohlensäure (WEIGMANN und SCHINDEWOLF 1953) wurde schon berichtet. Nach POTELUNAS, MEIXNER und HARDY (zit. bei SPIER und THIES 1953) ergab ein Vergleich der strahlenthermisch gemessenen Schmerzschwellen gesunder und juckender Hautgebiete bei 75% der untersuchten Patienten keine Unterschiede. Beim Menschen können — unter Absinken der Schwelle auf Null — Juckempfindungen auch ohne äußeren Reiz auftreten (*zentrales Jucken*; z.B. bei Tabes dorsalis, Dementia paralytica, zirkulärem Irresein, Idiotie, Epilepsie).

Wahrscheinlich handelt es sich dabei nicht einfach um halluzinatorisches Jucken, sondern tatsächlich um einen Schwellenabfall bis zum sog. „physiologischen Pruritus", d.h. daß dann schon die unvermeidbaren Reize an der Haut, auch die inadäquaten, wie Temperaturreize, zur Auslösung des Juckens ausreichen. Doch ist das glücklicherweise ein seltenes Ereignis. Aber Einflußgradänderungen an vorgeordneten Schaltstellen der Informationsverarbeitung vom ZNS her haben gerade beim Jucken eine besondere Bedeutung. Hierher gehört auch das bekannte Phänomen des Pruritus senilis (sine materia).

Auf den Aufmerksamkeitseinfluß hat schon WINKLER (1910) hingewiesen. Weiter kann eine geeignete Vorstellung (z.B. von der Anwesenheit beißender Insekten) die Juckschwelle erheblich senken oder ihre Empfindungsstärke anheben (ROTHMAN 1954). Zentral schwellensenkend wirken *Coffein* und die

*Benzedrin*gruppe (Rothman 1930). Schwellenanhebend und empfindungsstärke-
mindernd wirken *Barbiturate, Bromide, Chloralhydrat, Acetylsalicylsäure* (Rothman 1954). Dagegen steigert *Morphin* die Juckempfindungsstärke. Daß Morphin
auch einen juckreizauslösenden Effekt in der Peripherie hat, ist von Königstein
(1939) beschrieben worden.

Über die *Ortsabhängigkeit* der Juckschwelle beim Menschen ist vor allem
bekannt, daß die Übergangsstellen zwischen Haut und Schleimhaut besonders
niedrige Juckschwellen haben (Longo 1936). Bei Katzen kann der Kratzreflex
besonders leicht am äußeren Gehörgang ausgelöst werden (Bradford 1939).

6. Hypothesen über die Entstehung des Juckens

v. Frey (1897, 1904, 1922, 1929), Winkler (1910) und Ehrenwald (1931),
neuerdings besonders Rothman (1922, 1926, 1930, 1941, 1954), haben angenommen,
daß Juckempfindungen dann zustandekommen, wenn eine Gruppe von Schmerzendigungen in einem besonderen zeitlichen und örtlichen Muster gereizt werden.
Dabei stützte sich v. Frey vor allem auf die von ihm gefundene Tatsache, daß es
nicht gelingt, gesonderte Jucksinnespunkte aufzufinden. Diese sind vielmehr mit
den Schmerzsinnespunkten identisch. Bishop (1946, 1948) hat das Zeitmuster
neuerdings genauer untersucht und gefunden, daß bei einer Reizart, die in der
Empfindung mit Jucken einhergeht, in den zugehörigen Schmerzfasern Entladungen mit langsamer, andauernder und gleichbleibender Frequenz ablaufen.
Derartige Erregungen in den Fasern (und Juckempfindungen) sollen danach am
besten durch schnell aufeinanderfolgende, einzeln unterschwellige Reize auslösbar
sein, besonders wenn gleichzeitig mehrere Schmerzpunkte gereizt werden (Rothman 1954). Rothman (1941) hat ergänzend mitgeteilt, daß die gleichzeitige
Reizung mehrerer Schmerzpunkte nicht notwendige Voraussetzung zur experimentellen Auslösung von Juckempfindungen ist, daß vielmehr Jucken auch als
Nachempfindung bei schwachen Stecknadelreizen auftritt.

Alle diese Autoren sind sich aber darin einig, daß diese Art Jucken „unter Ver-
mittlung schmerzreizempfindlicher Receptoren durch Summation unterschwelliger
Schmerzreize" entsteht (Borelli und Schott 1954). Das Jucken wäre danach
dem „nocifensorischen" Hautsinnesapparat zuzurechnen, also als Teil der Nociception aufzufassen, wie das auch der Einteilung dieses Artikels entspricht.

Rothman (1941, 1954) hat indessen noch einen zweiten hypothetischen Deu-
tungsversuch veröffentlicht, der sich eng an die Headsche Konzeption des „protopathischen" und „epikritischen" Schmerzes unter Heranziehung der doppelten
Repräsentation der Schmerzinformationsleitung in A, δ- und in C-Fasern
(Zotterman 1933, 1939) anlehnt.

Nach Head (Head, Rivers und Sherren 1905) soll der protopathische Schmerz anatomisch in vegetativen Fasern geleitet werden und bei schlechter Lokalisierbarkeit der dumpfen
„zweiten" Schmerzempfindung entsprechen; erst die dem peripheren Nervensystem angehörenden Schmerzleitungssysteme sollen durch Hemmung des protopathischen Systems die
Lokalisationsfähigkeit „epikritisch" verbessern, so daß es zu dem gut lokalisierbaren hellen
„ersten" Schmerz durch das funktionelle Zusammenwirken der beiden nervösen Systeme
kommt. Dem epikritischen System werden von Rothman die A, δ-Fasern, dem protopathischen die C-Fasern zugeordnet. — Zur Kritik der Headschen Konzeption wurde schon
auf den sehr lesenswerten Artikel von Walshe (1942) verwiesen.

Rothman vertritt nun die Hypothese, daß, wenn durch Schädigungen oder
pathologische Veränderungen in der Haut die Empfindlichkeit des epikritischen
Systems, also der A, δ-Fasern, abgeschwächt ist, bei zunehmender Reizstärke
einer (z.B. chemischen) Noxe die Empfindungsart sich von Kitzel über Jucken
bis zu einem brennenden Schmerz ändere, ohne daß diese Änderungen in der
Qualität scharf voneinander abgegrenzt wären. Jucken wäre demnach also vom

Schmerz in der Informationsleitung dadurch verschieden, daß beim Jucken nur C-Fasern erregt wären, deren Frequenz die drei genannten Empfindungsarten (Kitzel, Jucken, Schmerz) determiniert. Die Regel beim Schmerz sei allerdings die gleichzeitige Erregung von C-Fasern und A, δ-Fasern.

Diese Auffassung wird von ROTHMAN u. a. dadurch begründet, daß sowohl die Empfindungen, die bei Erregung von C-Fasern beobachtet werden, wie die Potentiale, die in C-Fasern registriert werden können, die Reizung selbst überdauern. Nachempfindung und Nachentladung gehen zeitlich parallel. In dieser Deutung wird Jucken also mit ROTHMANs eigenen Worten als „schwacher protopathischer Schmerz" angesehen. Man sieht die prinzipielle Übereinstimmung mit v. FREY.

In einer weiteren Juckhypothese (GRAHAM und GOODELL 1949; GRAHAM, GOODELL und WOLFF 1950) wird in Analogie zur Schmerztheorie angenommen, daß es auch zwei Arten von Juckempfindungen gebe, nämlich I. ein relativ gut lokalisierbares, scharfes, stechendes, oberflächliches Jucken, dessen Information im A, δ-Fasersystem geleitet wird und II. ein mehr brennendes, schlecht lokalisierbares Jucken, dessen Informationsleitung die C-Fasern besorgen. Der Reiz für Schmerz und Jucken ist danach gemeinsam eine (chemische) Noxe. Ist sie zur Auslösung einer Schmerzempfindung zu schwach, so kann es trotzdem, bei sehr langsamer Entladungsfrequenz in den Fasern, durch eine Kreisschaltung der Neuronen in segmentaler Höhe zu einer zeitlichen, oder durch Zusammenschaltung vieler Fasern zu einer örtlichen Summation im Rückenmark kommen, so daß

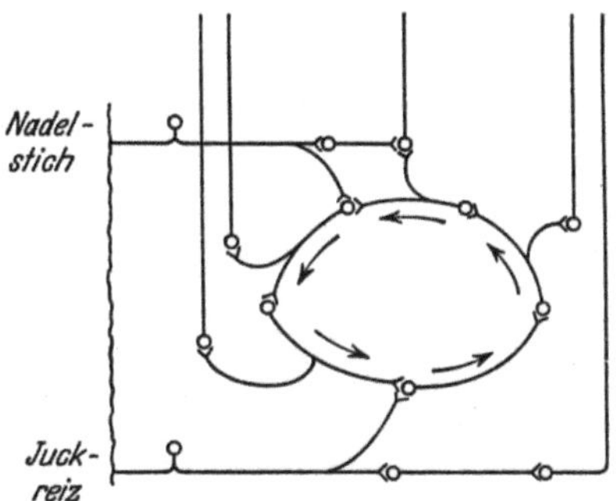

Abb. 65. Kreisschaltung der Neuronen im Rückenmark zur zeitlichen Summation der Juck-Information. (Nach GRAHAM, GOODELL und WOLFF 1950)

bei Überschreiten einer Schwelle die einzeln unterschwellige Erregung zu den höheren Anteilen des ZNS aufsteigt. In der Abb. 65 ist das dieser Hypothese zugrundeliegende Vorstellungsschema dargestellt.

Zu dieser Auffassung paßt die Beobachtung von GRAHAM, GOODELL und WOLFF (1950, 1951), daß Jucken durch Kratzen, das mit der Juckerregung nicht synchronisierte Schmerzimpulse auslöst, gehemmt werden kann. Eine solche Hemmung gelingt auch — wohl infolge der peripheren Receptorenschaltung — durch einen schmerzhaften Nadelstich entfernt von der Hautstelle, auf welche der Juckreiz einwirkt.

Man sieht, daß auch diese dritte Variante von Juckhypothesen sich von der ersten v. Freyschen Konzeption nur dadurch unterscheidet, daß die inzwischen durch elektrophysiologische Versuche bekannt gewordene doppelte Schmerzinformationsleitung in zwei spezifischen Fasersystemen mitberücksichtigt ist. Aber auch hier ist letzten Endes Jucken eine schwache Erregung des Schmerzsinnes. Auch diese Hypothese ist also eine Nociceptionshypothese des Juckens.

In jüngster Zeit ist — fußend auf klinischen Beobachtungen beim urticariellentzündlichen Jucken und ohne den Anspruch einer Gültigkeit für Jucken, das durch physiologische Reize zustande kommt — ein neuer Gesichtspunkt für die Erklärung des *urticariell-entzündlichen Juckens* von RAJKA (1956) und RAJKA, KOROSSY und GÓZONY (1955) beigebracht worden. Diese Autoren nehmen an, daß unter den Bedingungen der urticariellen Entzündung ein Juckreiz gar nicht direkt auf die Receptoren einwirkt, sondern mittels eines Axonreflexes erst eine vorläufig noch unbekannte Mediatorsubstanz am peripheren Nervenendnetz erregt und dann erst der beschriebene Informationsweg wie bei der Schmerzreception durchlaufen wird.

Sie stützen ihre Hypothese auf Umschnürungsversuche an menschlichen Extremitäten (nach WADA, ARAI, TAKAGAKI und NAKAGAWA 1952), durch welche eine Diffusion der primären Reizsubstanz über die Umschnürungslinie hinaus ausgeschaltet werden kann. In ihren eigenen Versuchen finden sie, daß bei Histamininjektion am Einstichort stets eine Quaddel mit Vasodilatationsrötung auftritt. Aber die Quaddel breitet sich — wegen der Diffusionsbarriere — niemals über die Umschnürungslinie hinaus aus, wohl aber der Bereich der juckenden Hautfläche. Mit der genannten Methode sind primäre Noxe (diesseits der Umschnürung injiziert) und sekundäre Mediatorsubstanz (durch Axonreflex in „vegetativem peripherem Netzwerk" jenseits der Umschnürung entstanden) getrennt vergiftbar und damit die Juckempfindung hemmbar. — Diese Hypothese läßt Ausblicke auf die Bickfordsche Unterscheidung zwischen spontanem Jucken und der „itchy skin" zu, ohne daß an eine Mitbeteiligung des Mechanoreceptionssystems gedacht werden muß.

Reine vasomotorische Juckhypothesen haben sich nicht halten können, dagegen taucht die Frage einer *engen Beziehung* zwischen *Kitzel* und *Jucken* verschiedentlich auf. Es darf daher an dieser Stelle hierzu eine Bemerkung angefügt werden:

Ohne Frage kann im Ebbeckeschen Stimmgabelversuch (1947) durch einen Einzelreiz eine reine Berührung, durch einen repetitiven Berührungsreiz mit der schwingenden Stimmgabelzinke und gleichzeitiger Bewegung über die Haut eine sehr kräftige Kitzelempfindung hervorgerufen werden, deren Information wohl in beiden Fällen im Mechanoreceptionssystem geleitet wird, obwohl elektrophysiologische Evidenz im gleichartigen Tierversuch noch nicht vorliegt. — Dieser Kitzel, der zwar dem Jucken ähnlich, aber doch unterscheidbar ist, führt aber zu einer ganz andersartigen Reflexhandlung, dem Wischen nämlich, als sie beim Jucken — als Kratzen — beobachtet werden kann. Ferner ist Kitzel — im Gegensatz zum Jucken — als tiefer Kitzel auch im Muskel (etwa im Serratus) auslösbar. Der tiefe Kitzel wird aber leitungsmäßig zum Lage- und Bewegungssinn, also ebenfalls zur Mechanoreception gerechnet.

Endlich ist im Tierexperiment eine Empfindungszuordnung der Elektroneurogramme nur mit Methoden der Verhaltensforschung möglich. Bisher sind am Tier niemals A, β-Faser-Impulse bei Reizen registriert worden, die beim Menschen mit Juckempfindungen vergesellschaftet sind. A, β-Impulse stellen den Informationscode der Mechanoreception dar. Dagegen sind die A, δ-Faser-Impulse bisher stets als Code der Nociception angesprochen worden. — Nach alledem besteht trotz gegenteiliger Stimmen (z. B. HARDY, WOLFF und GOODELL 1950) auch heute noch für den Physiologen kein Grund von der alten v. Freyschen Doppelzuordnung Kitzel — Berührung und Jucken — Schmerz im Rahmen der Juckempfindungshypothesen abzuweichen. Freilich: Von einer kausal-analytischen Juck-Theorie sind wir noch weit entfernt.

7. Jucken in pathologischen Fällen

In zahlreichen klinischen Arbeiten ist klargestellt worden, daß es neben dem unter physiologischen Bedingungen durch einen geeigneten Reiz an der Haut ausgelösten Juckempfindungen Jucken gibt, das nur unter pathologischen Bedingungen auftritt. Daß dabei in einem circulus vitiosus mit dem Kratzreflex die Juckempfindung intensiviert werden, über Stunden anhalten und viel qualvoller empfunden werden kann als jeder Schmerz, ja bis zum Suicid führen kann, ist jedem Dermatologen geläufig. Leider ist aber gerade dieses Gebiet für den Physiologen experimentell so gut wie unzugänglich (zumindest innerhalb der letzten Jahrzehnte) gewesen. Es kann daher zu diesem Kapitel nur auf die einschlägige klinische Literatur verwiesen werden.

ROTHMAN berichtet in seinem Buch (1954) über „pathologisch gesteigerte Juckempfindlichkeit, Jucken bei pathologischen Zuständen und Jucken mit zentralem Ursprung". — Bei Dermatosen mit lokalem histopathologischem Substrat sind vergleichsweise nur solche mit Juckreiz verbunden, bei denen der histologisch faßbare Prozeß sich im unmittelbar subepidermalen Bereich abspielt: Urticaria: +; Quincke-Ödem: —; Mycosis fungoides (am oberflächlichsten gelegene Retikulose): +; cutane Retothelsarkome (primär in tieferen perivasculären Etagen lokalisiert): —. Ebenso ist der Lichen ruber, dessen bandförmiges Infiltrat das Epithel von unten annagt, von starkem Juckreiz begleitet (SPIER, persönliche Mitteilung).

Bei BORELLI und SCHOTT (1954) findet sich eine vollständige Literaturzusammenstellung über die Ätiologie und Pathogenese des Pruritus für die Jahre 1933—1953. Dort wird Jucken nach Gabe chemischer und medikamentöser Substanzen, Pruritus mit Ursachen lokaler dermatologischer und hygienischer Art, bei Hämorrhoiden, durch alimentäre Substanzen, durch Myome und Tumoren, als Folge pathologischer Veränderungen an Gefäßen und Nerven und endogenes und neurogenes Jucken unterschieden. Die den beiden letztgenannten Übersichtsreferaten beigegebenen Literaturverzeichnisse erlauben den vollen Anschluß an die dermatologisch-klinische Literatur. — Endlich kann auf die in der CIBA-Foundation-Study-Group-Reihe als Band 1 im Churchill-Verlag London 1959 erschienene, sehr lesenswerte monographische Übersicht „Pain and Itch" (WOLSTENHOLME and O'CONNOR 1959) verwiesen werden, die unter anderem Beiträge von ZOTTERMAN, WEDDELL, DOUGLAS, RITCHIE und LANDGREN enthält. Auch von ROTHMAN und SHAPIRO liegt ein eigenes Übersichtskapitel über Jucken vor, das noch den einen oder anderen nicht besprochenen Gesichtspunkt enthält (Itching. In: Signa and Symptoms. Applied Physiology and Clinical Interpretation. Philadelphia. Lippincott Comp. 1957).

Ohne Frage aber endet an dieser Stelle die Kompetenz und die Aussagemöglichkeit des Sinnesphysiologen, der zum Schluß gestehen muß, daß von allen Hautsinnesqualitäten keine so viele offene Probleme aufwirft, wie die Physiologie des Juckens. Es ist daher versucht worden, sie als Teil der Nociception, der sie sicher ist, zu behandeln in der Hoffnung, daß eine eng verknüpfte Darstellung von Schmerz und Jucken dem derzeitigen Wissensstand am besten gerecht wird.

Literatur

ABEL, TH. M.: A comparsion of tactual-kinesthetic and visual perceptions on extent among adults, children and subnormals. Amer. J. Psychol. 48, 269—296 (1936). — ABRAMSON, H. A., and A. ALLEY: Skin reactions. I. Mechanism of histamine iontophoresis from aqueous media. Arch. phys. Ther. 18, 327—332 (1937). — ACHELIS, J. D.: Die Physiologie der Schmerzen. Nervenarzt 9, 559—568 (1936). — Untersuchungen über die Hautsensibilität. VI. Mitt. Zur Theorie des Schmerzes. Pflügers Arch. ges. Physiol. 242, 644—664 (1939). — Neuere Ergebnisse zur Physiologie der Hautsinne. Vortrag Dtsch. Physiol. Ges. Hamburg 1952. — ADELMAN jr., W. J.: The excitable properties of three types of motor axons. J. gen. Physiol. 40, 251—262 (1956). — ADOLPH, E. F.: Some differences in responses to low temperatures between warm-blooded and cold-blooded vertebrates. Amer. J. Physiol. 166, 92—103 (1951). — ADRIAN, E. D.: The impulses produced by sensory nerve-endings. Part. I. J. Physiol. (Lond.) 61, 49—72 (1926). — Die Untersuchung der Sinnesorgane mit Hilfe elektrophysiologischer Methoden. Ergebn. Physiol. 26, 501—530 (1928). — The effect on injury on mammalian nerve fibres. Proc. roy. Soc. B 106, 596 (1930). — The messages in sensory nerve fibres and their interpretation. Proc. roy. Soc. B 109, 1—18 (1931). — The mechanism of nervous action. Philadelphia: University Pennsylvania Press 1932. — Afferent discharges to the central cortex from peripheral sense organs. J. Physiol. (Lond.) 100, 159 (1941). — ADRIAN, E. D., M. K. CATTELL and H. HOAGLAND: Sensory discharges in single cutaneous nerve fibres. J. Physiol. (Lond.) 72, 377—391 (1931). — ADRIAN, E. D., and Y. ZOTTERMAN: The impulse produced by sensory nerve-endings. Part. II. The response of a single end-organ. J. Physiol. (Lond.) 61, 151—171 (1926). — ALBRECHT, J.: Schwellenänderung von Vibrations-, Schmerz- und Drucksinn nach faradischen Verdeckungsreizen. Diss. Erlangen 1952. — ALVAREZ-BUYLLA, R., and J. R. DE ARELLANO: Local responses in Pacinian corpuscles. Amer. J. Physiol. 172, 237—244 (1953). — AMASSIAN, V. E.: Interaction in the somatovisceral projection system. Ass. Res. nerv. Dis. Proc. 30, 371 (1952). — Evoked single cortical unit activity in the somatic sensory areas. Electroenceph. clin. Neurophysiol. 5, 415 (1953). — Studies on organization of a somesthetic association area including a single unit analysis. J. Neurophysiol. 17, 39 (1954). — AMASSIAN, V. E., and R. V. DEVITO: Unit activity in reticular formation and nearby structures. J. Neurophysiol. 17, 575 (1954). — ANDERSON, A. B., and W. A. MUNSON: Electrical excitation of nerves in the skin audio-frequencies. J. acoust. Soc. Amer. 23, 155—159 (1951). — ANDRELL, P. O.: Cutaneous pain elicited in man by thermal radiation dependence of the threshold intensity on stimulation time, skin temperature and analgesics. Acta pharmacol. (Kbh.) 10, 30—37 (1954). —

ANDREWS, H. L., and W. WORKMAN: Pain thresholds measurements in the dog. J. Pharmacol. exp. Ther. **73**, 99—103 (1941). — APPELBERG, B.: Species differences in the taste qualities mediated through the glossopharyngeal nerve. Acta physiol. scand. **44**, 129—137 (1958). — APPELBERG, B., R. L. KITCHELL and S. LANDGREN: Reticular influence upon thalamic and cortical potentials evoked by stimulation of the Cat's tongue. Acta physiol. scand. **45**, 48—71 (1959). — APPELBERG, B., and S. LANDGREN: The Localization of the Thalamic Relay in the Specific Sensory Path from the Tongue of the Cat. Acta. physiol. scand. **42**, 342—357 (1958). — ARMSTRONG, D., R. M. L. DRY, C. A. KEELE and J. W. MARKHAM: Observations on chemical excitants of cutaneous pain in man. J. Physiol. (Lond.) **120**, 326—351 (189) (1953). — ARTHUR, R. P., and W. B. SHELLEY: Experimental evidence for an enzymatic basis for itching in man. Nature (Lond.) **175**, 901—902 (1955). — ASCHOFF, J.: Hauttemperatur und Hautdurchblutung im Dienste der Temperaturregulation. Klin. Wschr. **36**, 193—202 (1958a). — Die Extremitäten als Effektoren der physikalischen Temperaturregulation. Wien. med. Wschr. **108**, 404—409 (1958b). — ASCHOFF, J., u. R. WEVER: Kern und Schale im Wärmehaushalt des Menschen. Naturwissenschaften **45**, 477—485 (1958). — Messungen zum Wärmetransport im lebenden Gewebe. Pflügers Arch. ges. Physiol. **268**, 10—11 (1958). — ASTVATSATOUROFF, M. I.: Le problème de la douleur. Conceptions actuelles. Acta med. URSS. **1**, 9—27 (1938). — AUBRUN, E. A.: Lésions alopéciques et exulcéreuses consécutives aux opérations de la deuxième paire rachidiènne cervicale, chez la chat. C. R. Soc. Biol. (Paris) **111**, 78—79 (1932). — Prurit et hyperesthésie par section nerveuse. Section des trois premiers nerfs cervicaux. ibid., pp. 404—406. — Prurit et hyperesthésie par section nerveuse. Section du trijumeau isolée, ou associée à celle des trois premiers nerfs cervicaux. ibid., pp. 464—466. — Action vasculaire et action du sympathique dans le prurit par énervation sensitive partielle. ibid., pp. 481—482. — AUERSPERG, A.: Schmerzproblem und vegetatives Nervensystem. Wien. klin. Wschr. **1938**II, 1076—1080. — AULUCK, F. C., and D. S. KOTHARI: Radiation and sensation of pain. Nature (Lond.) **164**, 923 (1949). — AUTRUM, H. J.: Über Gehör- und Erschütterungssinn bei Locustiden. Z. vergl. Physiol. **28**, 580—637 (1941). — Über Energie- und Zeitgrenzen der Sinnesempfindungen. Naturwissenschaften **35**, 361—369 (1948). — * Nerven- und Sinnesphysiologie, S. 537—604. Jena: Gustav Fischer 1952. — Fortschr. Zool., N.F., Bd. IX. Bericht über die Jahre 1945—1950. — AUTRUM, H. J., u. O. AULHORN: Niedere Sinne, in Naturforschung und Medizin in Deutschland 1939—1946, Bd. 59, Physiologie, Teil III. XVII. Sinnesphysiologie, herausgeg. von H. REIN. Wiesbaden: Dieterichsche Verlagsbuchhandlung 1948. — AUTRUM, H. J., u. W. SCHNEIDER: Vergleichende Untersuchungen über den Erschütterungssinn der Insekten. Z. vergl. Physiol. **31**, 77—88 (1948).

BAGH, K. v.: Quantitative Untersuchungen auf dem Gebiet der Berührungs- und Druckempfindung. Z. Biol. **96**, 153—177 (1935a). — Über die Perzeption von Vibrationsreizen bei Sensibilitätsstörungen. Dtsch. Z. Nervenheilk. **137**, 266 (1935b). — Weitere Versuche über die Summation von gleichzeitigen Berührungs- bzw. Druckreizen. Dtsch. Z. Nervenheilk. **140**, 85—101 (1936). — Über die Beeinflussung der gestörten Schmerz- und Berührungssensibilität durch Hautreize anderer Qualität. Dtsch. Z. Nervenheilk. **146**, 170—181 (1938). — BASLER, A.: Über die Anpassung an die Empfindung von Hautschmerz. Z. Biol. **96**, 332—338 (1935). — BAUMGARTEN, R. v., and A. MOLLICA: Der Einfluß sensibler Reizung auf die Entladungsfrequenz kleinhirnabhängiger Reticulariszellen. Pflügers Arch. ges. Physiol. **259**, 79—96 (1954). — BAZETT, H. C.: Temperature sense in man. In: Temperature, its measurement and control on sience and industry, p. 489. New York 1941. — Zit. bei H. HENSEL, Ergebn. Physiol. **47**, 166—368 (1952). — BECKER, H., u. H. FRÖHLE: Untersuchungen über die Hautsensibilität. III. Mitt. Über die Sensibilität der druckpunktfreien Haut. Pflügers Arch. ges. Physiol. **238**, 592—597 (1937). — BEECHER, H. K.: A method for quantifying the intensity of pain. Science **118**, 322—324 (1953). — BEETZ, F.: Über die von den weiblichen Geschlechtswerkzeugen auslösbaren Empfindungsqualitäten. (Mit besonderer Berücksichtigung der Leistungen des Schmerzsinnes.) Arch. Gynäk. **162**, 106—139 (1936). — BEHMANN, F. W.: Wärmebilanzen bei künstlicher Hypothermie. Pflügers Arch. ges. Physiol. **263**, 166—187 (1956). — BEHMANN, F. W., W. BRENDEL, C. ALBERS u. W. USINGER: Zit. bei R. THAUER, Probleme der Thermoregulation. Klin. Wschr. **36**, 989—998 (1958). — BÉKÉSY, G. v.: Über die Vibrationsempfindung. Akust. Z. **4**, 316 (1939a). — Über die Empfindlichkeit des stehenden und sitzenden Menschen gegen sinusförmige Erschütterungen. Akust. Z. **4**, 316 (1939b). — Shearing microphonics produced by vibrations near the inner and outer hair cells. J. acoust. Soc. Amer. **25**, 786—790 (1953). — Human skin perception of travelling waves similar to those on the cochlea. J. acoust. Soc. Amer. **27**, 830—941 (1955) u. Vortrag in Erlangen 1955. — Sensations on the skin similar to directional hearing, beats and harmonics of the ear. J. acoust. Soc. Amer. **29**, 489—501 (1957a). — Neural volleys and the similarity between some sensations produced by tones and by skin vibrations. J. acoust. Soc. Amer. **29**, 1059—1069 (1957b). — Synchronism of neural discharges and their demultiplication in pitch perception on the skin and in hearing. J. acoust. Soc. Amer. **31**, 338—349 (1959a). —

Neural funneling along the skin and between the inner and outer hair cells of the cochlea. J. acoust. Soc. Amer. **31**, 1236—1249 (1959b). — * Similarities between hearing and skin sensations. Psychol. Rev. **66**, 1—22 (1959c). — BENJAMIN, F. B.: Pain reaction to locally applied heat. J. appl. Physiol. **4**, 907—910 (1952). — BIBER, K.-W.: Ein neues Verfahren zur Sprachkommunikation über die menschliche Haut. Diss. Erlangen 1961. — BICKFORD, R. G.: Experiments relating to itch sensation, its peripheral mechanism and central pathways. Clin. Sci. **3**, 377—386 (1938). — BIGELOW, N., I. HARRISON, H. GOODELL and H. G. WOLFF: Studies on pain: quantitative measurements of two pain sensations of the skin, with reference to the nature of the „hyperalgesia of peripheral neurits". J. clin. Invest. **24**, 503—512 (1945). — BING, H. I.: On the physiology of the cutaneous sensory modalities. Acta physiol. scand. **46**, 88—96 (1959). — BISHOP, G. H.: Responses to electrical stimulation of single sensory units of the skin. J. Neurophysiol. **6**, 361—382 (1943). — The peripheral unit for pain. J. Neurophysiol. **7**, 71—80 (1944a). — The structural identity of the pain spot in human skin. J. Neurophysiol. **7**, 185—198 (1944b). — Neural mechanisms of cutaneous sense. Physiol. Rev. **26**, 77—102 (1946). — The skin as an organ of senses with special reference to the itching sensation. J. invest. Derm. **11**, 143—154 (1948). — BLOMHERT, G.: Contribution to the study of the haptic perception of proportions. Proc. roy. Acad. Amsterd. **38**, 931—942 (1935). — BOHNENKAMP, H., u. K. HEULER: Zur Pathologie des Schmerzes. Untersuchungen zur Neuro-Physiol. und Pathol. V. Mitt. Dtsch. Z. Nervenheilk. **126**, 176—203 (1932). — BOHNENKAMP, H., R. SCHÄFER u. J. SCHMÄH: Über das gesetzmäßige Verhalten der Verstärkung beim Drucksinn und seine Bedeutung. Untersuchungen zur Neuro-Physiologie und Pathologie. Dtsch. Z. Nervenheilk. **126**, 125—137 (1932). — BOMAN, K.: Elektrophysiologische Untersuchungen über die Thermoreceptoren der Gesichtshaut. Akta physiol. scand. **44**, 5—79 (1958). — Über die Übermittlung von Kälteschmerz. Acta physiol. scand. **45**, 211—215 (1959a). — Die Einwirkung von Druckreizen auf spontantätige mechanosensible Receptoren der Haut. Acta physiol. scand. **45**, 216—219 (1959b). — BOMAN, K., H. HENSEL u. I. WITT: Die Entladung der Kaltreceptoren bei äußerer Einwirkung von Kohlensäure. Pflügers Arch. ges. Physiol. **264**, 107—112 (1957). — * BORELLI, S., u. S. SCHOTT: Pruritus. (Übersichtsreferat über die Literatur von 1933—1953.) Teil I: Ätiologie und Pathogenese. Hautarzt **5**, 385—391 (1954). — BOURGIGNON, G.: Interprétation des sensibilités thermique et douloureuse à l'aide des chronaxies sensitives cutanées normales et de leurs variations dans la syringomyélie. C.R. Acad. Sci. (Paris) **197**, 792—794 (1933a). — Les chronaxies sensitives cutanées. Nouvelles hypothèses sur la nature des sensibilités douloureuse et thermique. Z. ges. Neurol. Psychiat. **148**, 83—93 (1933b). — Technique de la mesure des chronaxies sensitives cutanées. Interprétation des sensibilités douloureuses et thermiques. J. Radiol. Électrol. **18**, 307—311 (1934). — BRACK, W.: Die Bedeutung des vegetativen Systems für die Entstehung des Juckens. In: Delib. Ninth. Internat. Dermat. Congr. **1**, 129—167. Budapest: Inst. Typogr. „Patria" 1935. — BRADFORD, F. H.: Ablation of frontal cortex in cats with special reference to enhancement of scratch reflex. J. Neurophysiol. **2**, 192—201 (1939).— BREIG, A.: Integration linearer cutaner Schmerzreize. Eine neurologische und klinisch-neurophysiologische Studie. Stuttgart: Georg Thieme 1953. — BREMER, F.: Some problems in neurophysiology. University of London: The Athlone Press 1953. — BRONK, D. W., and M. G. LARRABEE: Neural factors determining the frequency of impulses discharged from a ganglion cell. Amer. J. Physiol. **131**, 320 (1940). — BROOKS, V. B., P. RUDOMIN and C. L. SLAYMAN: Sensory activation of neurons in the Cat's cerebral cortex. J. Neurophysiol. **24**, 286—301 (1961a). — Peripheral receptive fields of neurons in the Cat's cerebral cortex. J. Neurophysiol. **24**, 302—325 (1961b). — BRÜCK, K., M. BRÜCK u. H. LEMTIS: Hautdurchblutung und Thermoregulation bei neugeborenen Kindern. Pflügers Arch. ges. Physiol. **265**, 55—65 (1957). — BUDDENBROCK, W. v.: Grundriß der vergleichenden Physiologie, Bd. I. Berlin 1937. — BUSCAINO, V. M., e C. PERO: L'analgesia adrenergica. Contributo alla fisiopatologica del dolore. Riv. Pat. nerv. ment. **58**, 153—202 (1941). — BYELOVA, T. I.. Die Rolle des Muskelsinnes und der Tastempfindlichkeit beim Bürstenmachen. Fiziol. Ž. (Moskau) **21**, 251—253, engl. Zus.fass. 254 (1936). [Russisch.]

CAMMERER, J. S.: Mathematisch-physikalische Untersuchungen über die Temperaturempfindung. Unveröffentlichte Mitteilung, Tutzing 1957. — CANNON, W. B.: The wisdom of the body. New York: W. W. Norton 1932. — CATTON, W. T.: Some properties of frog skin mechanoreceptors. J. Physiol. (Lond.) **141**, 305—322 (1958). — Excitability changes following subliminal stimulation of frog skin mechanoreceptors. J. Physiol. (Lond.) **157**, 22—23 (1961). — CAUNA, N.: The mode of termination of the sensory nerves and its significance. J. comp. neurol. **113**, 169—210 (1959). — The distribution of cholinesterase in the cutaneous receptor organs, especially touch corpuscles of the human finger. J. Histochem. Cytochem. **8**, 367—375 (1960). — CHAPMAN, L. F., H. GOODELL and H. G. WOLFF: Structures and processes involved in the sensation of Itch. In: Advances in biology. Cutaneous innervation, vol. 1, p. 161—188, edited by WILLIAM MONTAGNA. Oxford, London, New York, Paris: Pergamon Press 1960. — CHARPENTIER, R.: Essai sur la physiologie de la douleur. Progr.

méd. (Paris) **1931 I**, 314—346. — Chvilivicky, T. J.: Die vegetative Erregbarkeit bei Störungen der Schmerz- und Temperaturempfindung. Trudy Inst. Izuc. Mozga Behterev **6**, 105 bis 114 (1936). — Clausius, R.: Zit. bei Shannon and Weaver, The mathematical theory of communication, p. 103. Urbana: University Illinois Press 1949. — Cloutier.: Zit. bei S. Borelli u. S. Schott 1954. — Coermann, R.: Die Wirkung von Schwingungen. Luftfahrtmedizin **2**, 295 (1938a). — Untersuchungen über die Einwirkung von Schwingungen auf den menschlichen Organismus. Jb. dtsch. Luftfahrtforsch. **3**, 111 (1938b). Ber. 115/81. — Untersuchungen über die Einwirkung von Schwingungen auf den menschlichen Organismus. Industr. Psychotechnik **16**, 169 (1939). Ber. 118/283. — Untersuchungen über die Einwirkung von Schwingungen auf den menschlichen Organismus. Luftfahrtmed. **4**, 73 (1940). Ber. 120/139. — Cohen, M. J., S. Landgren, L. Ström and Y. Zotterman: Cortical reception of touch and taste in the cat. Acta physiol. scand. **40**, 1—50 (1957). — Colle, J., et J. Gybels: Étude des réactions tensionnelles, respiratoires et corticales produites par l'excitation electrique des fibres afférentes d'un nerf somatique. Arch. int. Physiol. **65**, 547—567 (1957). — Cook, H. F.: The pain-threshold for microwave and infra-red radiations. J. Physiol. (Lond.) **118**, 1—11 (1952). — Cormia, F. E.: Experimentell histamine pruritis. J. invest. Derm. **19**, 21—33 (1952). — Cormia, F. E., and J. W. Dougherty: Proteolytic activity in development of pain and itching. J. invest. Derm. **35**, 21—26 (1960). — Craps, L., u. Th. Inderbitzin: Histamin in gesunder und kranker menschlicher Haut. Arch. belges Derm. **13**, 113—139 (1957). — Crook, M. N., and H. Crook: Adaptation to cutaneous pressure. Amer. J. Psychol. **47**, 301—308 (1935). — Cruchaud, S.: Effects de l'àltitude et du système verveux végétatif sur la sensibilité cutanée tactile. Lausanne Diss. 1948.

Dallenbach, K. M.: Pain; history and present status. Amer. J. Psychol. **52**, 331—347 (1939). — Danesino, A.: La soglia di differenza nel confronto di tratti spaziali nel tatto puro. Arch. ital. Psicol. **14**, 232—239 (1936). — Darian-Smith, I.: Neurone activity in the Cat's trigeminal main sensory nucleus elicited by graded afferent stimulation. J. Physiol. (Lond.) **153**, 52—73 (1960). — Davis, L., and L. J. Pollock: The role of the autonomic nervous system in the production of pain. J. Amer. med. Ass. **106**, 350—353 (1936). — Diamond, J., J. A. B. Gray and D. R. Inman: Receptor potentials and Na$^+$ concentration. J. Physiol. (Lond.) **138**, 31—32P. (1957). — The depression of the receptor potential in Pacinian corpuscles. J. Physiol. (Lond.) **141**, 117—131 (1958a). — The relation between receptor potentials and the concentration of sodium ions. J. Physiol. (Lond.) **142**, 382—394 (1958b). — Diamond, J., J. A. B. Gray and M. Sato: The site of initiation of impulses in Pacinian corpuscles. J. Physiol. (Lond.) **133**, 54—67 (1956). — Dick, J. C.: The tension and resistance to stratchin of human skin and other membranes, with results from a series of normal and oedematus cases. J. Physiol. (Lond.) **112**, 102—113 (1951). — Dieckmann, D.: Über die Verminderung der Schwingungsbewegungen des Menschen in Kraftfahrzeugen. VDI-Z. **99**, Nr 8 (1957a). — Einfluß vertikaler mechanischer Schwingungen auf den Menschen. Int. Z. angew. Physiol. **16**, 519—564 (1957b). — Ein mechanisches Modell für das schwingungserregende Hand-Arm-System des Menschen. Int. Z. angew. Physiol. **17**, 125—132 (1958a). — Mechanische Modelle für den vertikal schwingenden menschlichen Körper. Int. Z. angew. Physiol. **17**, S. 67—82 (1958b). — Einfluß horizontaler mechanischer Schwingungen auf den Menschen. Int. Z. angew. Physiol. **17**, 83—100 (1958c). — Dieckmann, D., u. H. Scheffler: Die Vibrationsbelastung des Menschen beim Arbeiten mit Motorsägen. VDI-Z. **98**, Nr 9 (1956). — Dindinger, H.: Untersuchungen über ein Empfindungsstärkemaß für Vibrationen des menschlichen Körpers: Die Vibronscala. Diss. Erlangen 1956. — Disher, D. R.: The Deffect of pressure magnitude on cutaneous localization. J. gen. Psychol. **9**, 390—403 (1933). Dodt, E.: The behaviour of thermoreceptors at low and high temperatures with special reference to Ebbeckes temperature phenomena. Acta physiol. scand. **27**, 295—314 (1953). — Beiträge zur Elektrophysiologie des Auges. II. Mitt. Über Hemmungsvorgänge in der menschlichen Retina. Albrecht v. Graefes Arch. Ophthal. **153**, 152—162 (1952). — Schmerzimpulse bei Temperaturreizen. Acta physiol. scand. **31**, 83—96 (1954). — Die Aktivität der Thermoreceptoren bei nicht-thermischen Reizen bekannter thermoregulatorischer Wirkung. Pflügers Arch. ges. Physiol. **263**, 188—200 (1956). — Dodt, E., u. E. Schenck: Thermosensitivität markhaltiger Nervenfasern des Frosches. Pflügers Arch. ges. Physiol. **262**, 494—501 (1956). — Dodt, E., u. J. W. Walther: Wirkungen zentrifugaler Nervenreizung auf Thermoreceptoren. Pflügers Arch. ges. Physiol. **265**, 355—364 (1957). — Dodt, E., and Y. Zotterman: Mode of action of warm receptors. Acta physiol. scand. **26**, 345—357 (1952a). — The discharge of specific cold fibres at high temperatures. (The paradoxical cold.) Acta physiol. scand. **26**, 358—365 (1952b). — Donhoffer, Sz.: Über die Rolle der Thermorezeptoren der Haut in der chemischen Wärmeregulation. Acta neuroveg. (Wien) **18**, 233—236 (1958). — Douglas, W. W., and J. A. B. Gray: The excitant action of acetylcholine and other substances on cutaneous sensory pathways and its prevention by hexametonium and D-tubocurarine. J. Physiol. (Lond.) **119**, 118—128 (1953). — Douglas, W. W., and J. M. Ritchie: Non-medullated fibres in the saphenous nerve wich signal touch. J. Physiol. (Lond.) **139**, 385—399 (1957).

Douglas, W. W., J. M. Ritchie and R. W. Straub: The role of non-myelinated fibres in signalling cooling of the skin. J. Physiol. (Lond.) 150, 266—283 (1960). — * Drischel, H.: Die Meßfunktion biologischer Receptoren als regeltheoretisches Problem. Naturwissenschaften 40, 496—504 (1953). — Duncker, K.: Some preliminary experiments on the mutual influence of pains. Psychol. Forsch. 21, 311—326 (1937). — Dusser de Barenne, J. G., and W. S. McCulloch: Sensorimotor cortex, nucleus caudatus and thalamus opticus. J. Neurophysiol. 1, 364—377 (1938). — Functional interdependence of sensory cortex and thalamus. J. Neurophysiol. 4, 304 (1941).

Ebaugh jr., F. G., and R. Thauer: Measurement of cold and warm thresholds of subjects exposed to enviroments from 18—38° C. Fed. Proc. 8, 38 (1949). — Influence of various environmental temperatures on the cold and warm thresholds. J. appl. Physiol. 3, 173 (1950). — Ebbecke, U.: Der Schmerz als Reflexempfindung und Affekt. Naturwissenschaften 34, 336—343 (1947). — Schmerz. Acta neuroveg. (Wien) 7, 40—57 (1953). — Physiologie des Schmerzes. Dtsch. med. Wschr. 31, 1369—1372 (1959). — Eccles, J. C.: Acetylcholin and synaptic transmission in the spinal cord. J. Neurophysiol. 10, 197 (1947). — Interpretation of action potentials evoked in the cerebral cortex. Electroenceph. clin. Neurophysiol. 3, 449—464 (1951 b). — The neurophysiological basis of mind. The principles of neurophysiology. Oxford: Clarendon Press 1953. First edition 1956. — * The physiology of nerve cells. Baltimore: Johns Hopkins Press 1957. — Eccles, J. C., P. Fatt and S. Landgren: The central pathway for the direct inhibitory action of impulses in the largest afferent fibres to muscle. J. Neurophysiol. 19, 75—98 (1956). — Echlin, F., and N. Propper: Empfindlichmachung durch Verletzung der Hautnervenendigungen beim Frosch. J. Physiol. (Lond.) 88, 388—400 (1937). — Edes, B., and K. M. Dallenbach: The adaptation of pain aroused by cold. Amer. J. Psychol. 48, 307—315 (1936). — Ehrenwald, H.: Zur Pathologie und Klinik des Juckgefühls. Z. ges. Neurol. Psychiat. 132, 502—517 (1931). — Ehrenwald, H., u. H. Königstein: Klinische und experimentelle Untersuchungen über das Juckgefühl. Wien. klin. Wschr. 1929 II, 1397—1398. — Eichler, W.: Über die Ableitung der Aktionspotentiale vom menschlichen Nerven in situ. Z. Biol. 98, 182—214 (1937). — Eidinowa, M. B.: Über Differenzierung der taktilen Empfindlichkeit der Hand. Neuropat. i.t.d. 6, Nr 7, 94—109 (1937). — Eijkman, E.: Adaptation of the senses of temperature and touch. Diss. Nijmegen 1959. — Eijkman, E., and A. J. H. Vendrik: The constant of touch fibres in the cat. Acta physiol. pharmacol. neerl. 9, 461—472 (1960). — Ellis, F. E., and W. R. Bundick: Cutaneous elasticity and hyperelasticity. Arch. Derm. Syph. (Chicago) 74, 22—32 (1956). — Erlanger, J., and H. S. Gasser: Electrical signs of nervous activity. Philadelphia: University Pennsylvania Press 1937. — Eyzaguirre, C., and S. W. Kuffler: Processes of excitation in the dendrites and in the soma of single isolated sensory nerve cells of the lobster and crayfish. J. gen. Physiol. 39, 87—119 (1955 a). — Further study of soma, dendrite, and axon excitation in single neurons. J. gen. Physiol. 39, 121—153 (1955 b). — Synaptic inhibition in an isolated nerve cell. J. gen. Physiol. 39, 155—184 (1955 c).

Fedotow, Ju. P.: Die Wirkung eines Schmerzreizes auf die reflektorische Tätigkeit des Rückenmarks. II. Mitt. Der Einfluß des Schmerzreizes auf den Härchenreflex. Fiziol. Ž. (Moskau) 36, 326—332 (1950). [Russisch.] — * Feldkeller, R., u. E. Zwicker: Das Ohr als Nachrichtenempfänger. Stuttgart: S. Hirzel 1956. — Feng, T. P.: Reversible inexcitability of tactile endings in skin injury. J. Physiol. (Lond.) 79, 102—108 (1933). — Fessard, A.: Hypothèses sur le mécanisme d'intervention du facteur électrique dans la synchronisation interneuronique. C.R. Soc. Biol. (Paris) 136, 268—270 (1942). — Fessard, A., et M. Segers: Dualité des récepteurs tactiles chez la grenouille. C.R. Soc. Biol. (Paris) 136, 666—667 (1942) Fischer, H.: Über den Einfluß der Hauttemperatur auf die Prickelempfindung. Z. Sinnesphysiol. 67, 149—158 (1937). — Fitzgerald, O.: Discharges from the sensory organs of the cat's vibrissae and the modification in their activity by ions. J. Physiol. (Lond.) 98, 163—178 (1940). — Fjällbrant, N., and A. Iggo: The effect of histamine, 5-Hydroxytryptamine and acetylcholine on cutaneous afferent fibres. J. Neurophysiol. 156, 578—590 (1961). — * Fleckenstein, A.: Die periphere Schmerzauslösung und Schmerzausschaltung. Eine pharmakologische Analyse der Kausalmechanismen. Frankfurt a. M.: Dr. Dietrich Steinkopff 1950. — Der Schmerz als Vorgang und Erlebnis. In: Die Vielstimmigkeit der Wissenschaft. Freiburger Dies Universitatis 7, 101—112 (1958/59). — Fletcher, F., and W. A. Munson: Loudness, its definition, measurement and calculation. J. acoust. Soc. Amer. 5, 82—108 (1933). — Foerster, O.: Symptomatologie der Erkrankungen des Rückenmarks und seiner Wurzeln. In Bumke-Foersters Handbuch der Neurologie, Bd. 5, S. 403. Berlin: Springer 1936. — Fox jr., J. C., and W. W. Klemperer: Vibratory sensibility: a quantitative study of its thresholds in nervous disorders. Arch. Neurol. Psychiat. (Chicago) 48, 622—645 (1942).— Franke, E. K.: Mechanical impedance measurements of the human body surface. AF Technical Report No 6469, 1951. — Franke, E. K., H. E. v. Gierke, H. L. Oestreicher and W. W. v. Wittern: The propagation of surface waves over the human body. United State-Air Force Air Material Command, March 1951. Zit. bei E. K. Franke, Nr. 6469. — Frankens

HÄUSER, B.: Impulses from a cutaneous receptor with slow adaptation and low mechanical threshold. Acta physiol. scand. 18, 68—74 (1949). — FREIBERG, A. D.: „Fluctuation of attention" with weak tactual stimuli: A study in perceiving. Amer. J. Psychol. 49, 23—36 (1937). — FRENCH, J. D., M. VERZEANO and H. W. MAGOUN: A neural basis for the anesthetic state. Arch. Neurol. Psychiat. (Chicago) 69, 519 (1953). — FREY, M. v.: Beiträge zur Sinnesphysiologie der Haut. III. Ber. Ges. Wiss. 47, 166 (1895). — Untersuchungen über die Sinnesfunktion der menschlichen Haut. I. Abh. Druckempfindung und Schmerz. Leipzig: S. Hirzel 1896. — Untersuchungen über die Sinnesfunktion der menschlichen Haut; Druckempfindungen und Schmerz. Abh. math.-phys. Kl. kgl. sächs. Ges. Wiss. 23, 169—266 (1897). Quoted by Hardy et al. — Vorlesungen über Physiologie. Berlin: Springer 1904. — Die sensorischen Funktionen der Haut und der Bewegungsorgane. In Tigerstedts Handbuch der physiologischen Methodik, Bd. III, Abt. 1, S. 1. Leipzig 1910a. — Leitung und Ausbreitung der Erregung in den Nervenbahnen des Drucksinns. Z. Biol. 59, 516—525 (1913). — Der Schmerzsinn. Z. Biol. 63, 362—370 (1914). — Warum pflegt ein kaltes Gewicht schwerer zu erscheinen, als ein gleichschweres warmes? S.-B. phys.-med. Ges. Würzburg (1916a). — Die Webersche Täuschung oder die scheinbare Schwere kalter Gewichte. Z. Biol. 66, 411 (1916b). Versuche über schmerzerregende Reize. Z. Biol. 76, 1—24 (1922). — Zur Physiologie der Juckempfindung. Arch. néerl. Physiol. 7, 142—145 (1922). — Zur Theorie der Temperaturempfindung. Amer. J. Physiol. 90, 351 (1929a). — Die Haut als Sinnesfläche. In Handbuch der Haut- und Geschlechtskrankheiten, Bd. I/2, S. 91. Berlin 1929b. — Wie entstehen Temperaturempfindungen? Verh. phys.-med. Ges. Würzb., N.F. 55, 109—115 (1930a). — Mechanism of temperature sensations. Amer. J. Physiol. 94, 505 (1930b). — * FREY, M. v., u. H. REIN: Physiologie der Haut. In JADASSOHNs Handbuch der Haut- und Geschlechtskrankheiten, Bd. I/2, S. 1—160. Berlin: Springer 1929. — FREYBERG, R. H.: Backache and back pain. In: Signs and symptoms. Applied physiology and clinical interpretation. Edited by CYRIL MCBRYDE. Third edition, p. 193—207. Philadelphia: J. B. Lippincott Company 1957a. — Joint pain. In: signs and symptoms. Applied physiology and clinical interpretation. Edited by CYRIL MCBRYDE. Third edition, p. 210—222. Philadelphia: J. B. Lippincott Company 1957b. — FROHWEIN, G.: Über den Reizort, die Empfindlichkeit und die Erregbarkeit der Temperaturnerven. Pflügers Arch. ges. Physiol. 225, 591—605 (1930). — FRUCHT, A. H.: Die Geschwindigkeit des Ultraschalles in menschlichen und tierischen Geweben. Naturwissenschaften 39, 491—492 (1952). — FUHRMAN, F. A., u. J. FIELD: Zit. bei R. THAUER, Probleme der Thermoregulation. Klin. Wschr. 36, 989—998 (1958).

GALAMBOS, R.: Physiological studies on the descending auditory pathway. XXᵉ Congr. Internat. de Physiologie. Résumés des communications. Bruxelles 1956. — GALAMBOS, R., W. A. ROSENBLITH and M. R. ROSENZWEIG: Physiological evidence for a cochleo-cochlear pathway in the cat. Separatum Experientia (Basel) 6, 438 (1950). — GAMMON, G. D., u. I. STARR: Studies on the reliefs of pain by counterirridation. J. clin. Invest. 20, 13—20 (1941). — GATTI, A.: Làpprezzamento tattile delle difference spaziale. Arch. ital. Psicol. 11, 167—173 (1933). — Le rappresentazioni spaziali nel campo tattile puro. Arch. ital. Psicol. 14, 69—84 (1936). — The perception of space by means of pure sensations of touch. Amer. J. Psychol. 50, 289—295 (1937). — GAULT, R. H.: An experiment on the recognation of speech sounds by touch. J. Washington Acad. Sci. 15, 14 (1925). — GELDARD, F. A.: Is vibratory sensitivity mediated by the „pressure sense"? Psychol. Bull. 33, 776 (1936). — The vibratory response of the skin and its relation to pressure sensitivity. Biol. Bull. 75, 358—359 (1938). — The perception of mechanical vibration. I. History of a controversy. J. genet. Psychol. 22, 243—269 (1940a). — II. The reponse of pressure receptors. J. gen. Psychol. 22, 271—280 (1940b). — III. The frequency function. J. gen. Psychol. 22, 281—289 (1940c). — IV. Is there a separate „vibratory sense"? J. gen. Psychol. 22, 291—308 (1940d). — Somesthesis and the chemical senses. Ann. Rev. Psychol. 1, 71—86 (1950). — Hearing through the skin. Research Reviews, Washington October 1954. — The human senses. New York: John Wiley & Sons, Inc.; London: Chapman & Hall, Limited 1953. Second Printing July 1956. — Adventures in tactile literacy. The American Psychologist. 12, 115—124 (1957). — Some neglected possibilities of communication. Science 131, 1583—1588 (1960). — GELLHORN, E.: Experimentelle Untersuchungen über den Schmerz. Nervenarzt 15, 89—96 (1954). GELLHORN, E., H. GELLHORN and J. TRAINOR: The influence of spinal irradiation on cutaneous sensations. I. The localization of pain and touch sensations under irradiation. Amer. J. Physiol. 97, 491—499 (1931). — GERTZ, E.: Psychophysische Untersuchungen über die Adaptation im Gebiet der Temperatursinne und über ihren Einfluß auf die Reiz- und Unterschiedsschwelle. I. Hälfte. Z. Sinnesphysiol. 52, 1—51 (1921a). — II. Hälfte. Z. Sinnesphysiol. 52, 105—156 (1921b). — GESSLER, U.: Aktionspotentiale in afferenten Hautnerven nach osmotischer Reizung der verletzten Haut. Pflügers Arch. ges. Physiol. 264, 484—491 (1957). — GIERKE, H. E. v.: Measurement of the acoustic impedance and the acoustic absorption coefficient of the surface of the human body. United States Air Force Technical Report, No 6010, United States Air Force Air Material Command, 1950. Zit. bei FRANKE

Report 6469. — Gierke, H. E. v., H. L. Oestreicher, E. K. Franke, H. O. Parrack and W. W. v. Wittern: Physics of vibrations in living tissues. J. appl. Physiol. 4, 886—900 (1952). — Gilmer u. B. v. Haller: The measurement of the sensitivity of the skin to mechanical vibration. J. gen. Psychol. 13, 42—60 (1935). — The sensitivity of the fingers to alternating electrical currents. Amer. J. Psychol. 49, 444—449 (1937). — Goldblatt, S.: Studies in pallesthesia. Depression of vibratory sense levels in lupus erythematosus. J. invest. Derm. 22, 97—107 (1954). — Hypothyroid pruritus. Acta derm.-venereol. (Stockh.) 35, 167—173 (1955). — Studies in pallesthesia. Pallometer threshold values in 60 proved normal subjects. J. invest. Derm. 27, 227—235 (1956). — Goldman, D. E., and H. E. v. Gierke: The effects of shock and vibration on man. Lecture and review series No 60—63. N.M.R.I., Bethesda/M.D. U.S.A., 1960. — Goldscheider, A.: Über Irradiation und Hyperästhesie im Bereich der Hautsensibilität. Pflügers Arch. ges. Physiol. 165, 1—36 (1916). — Das Schmerzproblem. Berlin: Springer 1920. — Goldscheider, A., u. H. Hahn: Temperatursinn des Menschen. In Handbuch der normalen und pathologischen Physiologie, Bd. 18, S. 276—279. 1932. — Goldstein jr., M. H., and N. Y. S. Kiang: Synchrony of neural activity in electric responses evoked by transient acoustic stimuli. Quarterly Progress Report, January 15, 1958. Research Laboratory of Electronics J. acoust. Soc. Amer. (in Press). — Gordon, G., and W. A. Seed: An investigation of nucleus gracilis of the cat by antidromic stimulation. J. Physiol. (Lond.) 155, 589—601 (1961). — Goubergritz, M. M.: De la douleur. Acta med. 1, 136—146 (1938). — Graham. T., and H. Goodell: Experimental observations on neural mechanism involved in itching. Fed. Proc. 8, 59 (1949). — Graham, T., H. Goodell and H. G. Wolff: Itch sensation in the skin: experimental observations on the neural mechanism involved. Trans. Amer. neurol. Ass. 75, 135—138 (1950). — Neural mechanism involved in itch „itchy skin" and tickle sensations. J. clin. Invest. 30, 37—49 (1951). — Gray, J. A. B., and J. L. Malcolm: The excitation of touch receptors in frogs skin. J. Physiol. (Lond.) 115, 1—15 (1951). — Gray, J. A. B., and P. B. C. Matthews: Response of Pacinian corpuscles in the cat's toe. J. Physiol. (Lond.) 113, 475—482 (1951). — Gregg jr., E. C.: Physical. basis of pain threshold measurements in man. J. appl. Physiol. 4, 351—363 (1951). — Griesbach, H.: Über Druckempfindlichkeit der Haut unter normalen Bedingungen und bei corticaler Erregung und Ermüdung. J. Psychiatr. u. Neurol. 41, 392—441 (1931). — Grigoriev, N. F.: Tactile sensitivity at high altitudes. Arch. biol. Nauk. 60, Nr 1, 52—58 u. engl. Zus.fass. 58 (1940). [Russisch.] — Grindley, G. C.: The variation of sensory thresholds with the rate of application of the stimulus. II. Touch and pain. Brit. J. Psychol. 27, 189—195 (1936). — Gröber, H.: Die Grundgesetze der Wärmeleitung und des Wärmeüberganges. Berlin 1921. — Grundfest, H.: Some properties of excitable tissue. S. 177—218. In nerve impulse. Edited by D. Nachmansohn and H. H. Merritt. Josiah Macy Jr. Foundation, New York, N.Y. 1956. — Guelke, R. W., and R. M. J. Huyssen: Development of apparatus for the analysis of sound by the sense of touch. J. acoust. Soc. Amer. 31, 799—809 (1959). — Gutzmann, H.: Über die Vibrationsempfindlichkeit des sog. Vibrationsgefühls. Verh. des 26. Kongr. für Inn. Med. 1909.

Haas, H.: Über die Beeinflussung des Histamingehaltes der Haut durch Reizstoffe. 2. Mitt. Naunyn-Schmiedeberg's Arch. exp. Path. Pharmak. 199, 637—641 (1942a). — Über die Beeinflussung des Histamingehaltes der Haut durch Reizstoffe. 3. Mitt. Naunyn-Schmiedeberg's Arch. exp. Path. Pharmak. 199, 656—663 (1942b). — Hagbarth, K. E., and D. I. B. Kerr: Central influences on spinal afferent conduction. J. Neurophysiol. 17, 295—307 (1954). Hagen, E., H. Knoche, D. C. Sinclair and G. Weddell: The role of specialized nerve terminals in cutaneous sensibility. Proc. roy. Soc. B 141, 279—287 (1953). — Hahn, H.: Die Reize und die Reizbedingungen des Temperatursinnes. I. Pflügers Arch. ges. Physiol. 215, 133—169 (1926a). — II. Pflügers Arch. ges. Physiol. 217, 36—71 (1926b). — Neue Anschauungen vom Temperatursinn. Dtsch. med. Wschr. 1927 Ib. — Über den Erregungsvorgang der Temperaturnerven. Arch. Psychol. 65, 41—54 (1928). — Die psychophysischen Konstanten und Variablen des Temperatursinnes. I. Z. Sinnesphysiol. 60, 162—197 (1930a). II. Z. Sinnesphysiol. 60, 198—232 (1930b). — Neue Methoden zur Untersuchung des Temperatursinnes. In Handbuch der biologischen Arbeitsmethoden. Abt. V. Teil 7, S. 919. Berlin u. Wien 1930c. — Die unmittelbare Ursache der Temperaturempfindung. Klin. Wschr. 1936 I, 931. — Beiträge zur Reizphysiologie. Heidelberg 1949. — Hahn, J. F.: Progress on Project No 140—598 with the University of Virginia. Report No 33, 1957. — Cutaneous vibratory threshold for square-wave electrical pulses. Science 127, 879—880 (1958). — Haimann, E., u. E. W. Schenk: Untersuchungen über die Hautsensibilität. II. Mitt. Über Schmerzsummation und die Veränderungen der Schmerzschwellen nach Insulin und Alkohol. Pflügers Arch. ges. Physiol. 238, 584—591 (1937). — Hardy, J. D., H. Goodell and G. H. Wolff: The influence of skin temperature upon the pain threshold as evoked by thermal radiation. Science 114, 149—150 (1951). — Hardy, J. D., I. Jacobs and M. D. Meixner: Thresholds of pain and reflex contraction as related to noxius stimulation. J. appl. Physiol. 5, 725—739 (1953). — Hardy, J. D., and Th. W. Oppel: Studies in temperature sensation.

III. J. clin. Invest. **16**, 533 (1937). — IV. J. clin. Invest **17**, 771 (1938). — HARDY, J. D., C. B. POTELUNAS and M. D. MEIXNER: Pain threshold measurements on human skin following application of topical analgesics. J. invest. Derm. **16**, 369—377 (1951). — HARDY, J.D., H. G. WOLFF and H. GOODELL: Experimental evidence of the nature of cutaneous hyperalgesia. J. clin. Invest. **29**, 115—140 (1950). — Pain sensations and reactions. Baltimore: William & Wilkins 1952a. — Studies on pain: measurements of aching pain threshold and discrimination of differences in intensity of aching pain. J. appl. Physiol. **5**, 247—255 (1952b). HART, J. S., O. HEROUX and F. DEPOCAS: Cold acclimation and the electromyogram of unanesthetized rats. J. appl. Physiol. **9**, 404—408 (1956). — HARTLEY, R. V. L.: Zit. bei P. M. WOODWARD. Probability and information theory, with applications to radar. 1953. Third impression 1957. „Information theory". Hartley's measure of information capacity, p. 43. 1927. — HARTLINE, H. K.: The discharge of nerve impulses from the single visual sense cell. Cold Spr. Harb. Symp. quant. Biol. **3**, 245—249 (1935). — HARTLINE, H. K., and C. H. GRAHAM: Response of single visual receptor: limulus. J. cell. comp. Physiol. **1**, 277—295 (1932). — HARTLINE, H. K., H. G. WAGNER and E. F. MACNICHOL: The peripheral origin of nervous activity in the visual system. Cold Spr. Harb. Symp. quant. Biol. **17**, 125—141 (1952). — HAUCK, A., u. H. NEUERT: Untersuchungen über die Hautsensibilität. I. Mitt. Die Schmerzschwellen bei elektrischer Reizung des sensiblen Nerven. Pflügers Arch. ges. Physiol. **238**, 574—583 (1937). — HAWKES, G. R. (editor): Symposium on cutaneous sensitivity. 11.—13. February 1960, Psychophysiological studies, USAMRL Project No 6X95—25—001 Printed Dec. 22, 1960. — HEAD, H.: Studies in neurology. London and Oxford 1920. — HEAD, H., W. H. R. RIVERS and J. SHERREN: The afferent nervous system from ι new aspect. Brain **28**, 99—115 (1905). — HECHT, S.: Die physikalische Chemie und die Physiologie des Sehaktes. Ergebn. Physiol. **32**, 243—390 (1931). — Vision II. The nature of the photoreceptor process. In C. MURCHISONS Handbook of general experimental psychology. Worcester: Clark University Press 1934. — The nature of the visual process. Bull. N.Y. Acad. Med. **14**, 21—45 (1938). — HECHT, S., and JUN. HSIA: Dark adaptation following light adaptation to red and white lights. J. opt. Soc. Amer. **35**, 261—267 (1945). — HECHT, S., S. SHLAER and M. H. PIRENNE: Energy at the threshold of vision. Science **93**, 585—587 (1941). — HEERD, E., F. W. BEHMANN u. H. J. HEINRICHS: Das thermische Schwitzen beim Menschen in Abhängigkeit von Haut- und Rectaltemperatur. Berichte der 23. Tagg der Dtsch. Physiol. Ges. in Münster, vom 11. VI.—15. VI. 1957. Pflügers Arch. ges. Physiol. **266**, 52 (1957/58). — HEINBECKER, P., G. H. BISHOP and J. O'LEARY: Pain and touch fibers in peripheral nerves. Arch. Neurol. Psychiat. (Chicago) **29**, 771—789 (1933). — HEINBECKER, P., J. O'LEARY and G. H. BISHOP: Nature and source of fibers contributing to the saphenous nerve of the cat. Amer. J. Physiol. **104**, 23—35 (1933). — HENRIQUES, F. C., and A. R. MORITZ: Studies in the thermal injury. I. Amer. J. Path. **23**, 531 (1947). — HENSEL, H.: An apparatus for the continuous recording of the integral skin temperature and the skin temperature of various places of the body. Submarine Med. Monogr. Ann. **2**, 1 (1948). — Ein Gerät zur fortlaufenden Registrierung der integralen Hauttemperaturen einzelner Körperstellen. (Thermointegralschreiber.) Pflügers Arch. ges. Physiol. **251**, 388—397 (1949a). — Ein vollautomatischer Thermointegralschreiber. Pflügers Arch. ges. Physiol. **252**, 103—106 (1949b). — Die intracutane Temperaturbewegung bei Einwirkung äußerer Temperaturreize. Pflügers Arch. ges. Physiol. **252**, 146—164 (1950a). — Temperaturempfindung und intracutane Wärmebewegung. Pflügers Arch. ges. Physiol. **252**, 165—215 (1950b). — Intracutane Wärmeleitfähigkeits- und Temperaturmessungen. Abstr. 18, Internat. Physiol.-Congr. Copenhagen 1950c, S. 541. — Wärmeleitfähigkeitsmessungen an der lebenden menschlichen Haut. 1951a. — Über den Erregungsvorgang der Thermoreceptoren. Vortrag Dtsch. Physiol. Ges. Mainz 1951b. — Afferente Impulse aus den Kältereceptoren der äußeren Haut. Pflügers Arch. ges. Physiol. **256**, 195—211 (1952a). — *Physiologie der Thermoreceptoren. Ergebn. Physiol. **47**, 166—368 (1952b). — Das Verhalten der Thermoreceptoren bei Temperatursprüngen. Pflügers Arch. ges. Physiol. **256**, 470—478 (1953a). — Das Verhalten der Thermoreceptoren bei Ischämie. Pflügers Arch. ges. Physiol. **257**, 371—383 (1953b). — The time factor in thermoreceptor excitation. Acta physiol. scand. **29**, 109—116 (1953c). — Nervöse und hormonale Steuerung. In H. PRECHT, J. CHRISTOPHERSEN u. H. HENSEL, Temperatur und Leben, S. 367. Berlin: Springer 1955. — Die Wirkung thermischer und mechanischer Reize auf die Lorenzinischen Ampullen der Selachier. Pflügers Arch. ges. Physiol. **263**, 48—53 (1956). — Spezifische und unspezifische Receptorfunktion peripherer Nervenendigungen. Vortrag, gehalten anläßlich der 27. Tagg der Dtsch. Physiologischen Ges. in Zürich am 24. Mai 1961. — HENSEL, H., and K. BOMAN: Afferente Impulse im menschlichen Hautnerven. Naturwissenschaften **22**, 634—635 (1959). — Afferent impulses in cutaneous sensory nerves in human subjects. J. Neurophysiol. **23**, 564—578 (1960). — HENSEL, H., A. IGGO and I. WITT: A quantitative study of sensitive cutaneous thermoreceptors with C afferent fibres. J. Physiol. (Lond.) **153**, 113—126 (1960). — HENSEL, H., and I. WITT: Spatial temperature gradient and thermoreceptor stimulation. J. Physiol. (Lond.) **148**,

180—187 (1959). — Hensel, H., and Y. Zotterman: Action potentials of cold fibres and intracutaneous temperature gradient. J. Neurophysiol. 14, 377—385 (1951a). — Quantitative Beziehungen zwischen der Entladung einzelner Kältefasern und der Temperatur. Acta physiol. scand. 23, 291—319 (1951b). — The effect of menthol on the thermoreceptors. Acta physiol. scand. 24, 27—34 (1951c). — The persisting cold sensation. Acta physiol. scand. 22, 106—113 (1951d). —The response of mechanoreceptors to thermal stimulation. J. Physiol. (Lond.) 115, 16—24 (1951e). — Hernandez-Peon, R. A., and H. Scherrer: Inhibitory influence of brain stem reticular formation upon synaptic transmission in trigeminal nucleus. Fed. Proc. 14, 71 (1955). — Hilali, S., and J. C. Whitfield: Responses of the trapezoid body to acoustic stimulation with pure tones. J. Physiol. (Lond.) 122, 158—171 (1953). — Hill, H. E., H. G. Flanary, H. C. Kornetzky and A. Wikler: Relationship of electrically induced pain to the amperage and the wattage of shock stimuli. J. clin. Invest. 31, 464—472 (1952). — Hines, M.: Gegensätzliches Verhalten von Druck- und Schmerzsinn auf belasteter Haut. Z. Biol. 91, 449—457 (1931). — Hoagland, H.: Adaptation of the cutaneous tactil receptors. II. J. gen. Physiol. 18, 255—264 (1934). — Pacemakers in relation to aspects of behavior. New York: Macmillan & Co. 1935a. Zit. bei Pfaffmann 1939. — Adaptation of cutaneous tactile receptors. III. J. gen. Physiol. 19, 221—228 (1935b). — VI. Inhibitory effects of potassium and calcium. J. gen. Physiol. 19, 943—950 (1936a). — On the mechanism of adaptation (peripheral sensory inhibition) of mechanoreceptors. Cold Spr. Harb. Symp. quant. Biol. 4, 347—357 (1936b). — Hoagland, H., and M. A. Rubin: Adaptation of cutaneous tactile receptors. V. The release of potassium from frog skin by mechanical stimulation. J. gen. Physiol. 19, 939—942 (1936). — Höglund, G., and U. Lindblom: The discharge in single touch receptors elicited by defined mechanical stimuli. Acta physiol. scand. 52, 108—119 (1961). — Hogg, B. M.: Slow impulses from the cutaneous nerves of the frog. J. Physiol. (Lond.) 84, 250—258 (1935). — Hollander, E.: Dependence of sensation of pain on cutaneous impulses. Arch. Neurol. Psychiat. (Chicago) 40, 743—747 (1938). — * Holst, E. v., u. H. Mittelstaedt: Das Reafferenzprinzip. (Wechselwirkungen zwischen Zentralnervensystem und Peripherie.) Naturwissenschaften 37, 464—476 (1950). — Hubbard, S. J.: A study of rapid mechanical events in a mechanoreceptor. J. Physiol. (Lond.) 141, 198—218 (1958). — Hufschmidt, H. J.: Wird durch Muskelvibration eine Eigenreflexreihe erzeugt? Pflügers Arch. ges. Physiol. 267, 508—516 (1958). — Hugony, A.: Über die Empfindung von Schwingungen mittels des Tastsinnes. Z. Biol. 96, 548—553 (1935). — Hunt, C. C.: On the nature of vibration receptors in the hind limb of the cat. J. Physiol. (Lond.) 155, 175—186 (1961). — Hunt, C. C., and A. K. McIntyre: An analysis of fibre diameter and receptor characteristics of myelinated cutaneous afferent fibres in cat. J. Physiol. (Lond.) 153, 99—112 (1960a). — Properties of cutaneous touch receptors in cat. J. Physiol. (Lond.) 153, 88—98 (1960b). — Hurley jr., H. J., and H. Mescon: Localization of non-specific cholinesterase in Meissner's corpuscles in human skin. Brit. J. Derm. 68, 290—293 (1956). — Hutter, O. F., and W. R. Loewenstein: Nature of neuromuscular facilitation by sympathetic stimulation in the frog. J. Physiol. (Lond.) 130, 559—571 (1955).

Iggo, A.: Tension receptors in the stomach and the urinary bladder. J. Physiol. (Lond.) 128, 593—607 (1955). — Gastro-intestinal tension receptors with unmyelinated afferent fibres in the vagus of the cat. Quart. J. exp. Physiol. 42, 130—143 (1957a). — Gastro-intestinal receptors with afferent c-fibres. Quart. J. exp. Physiol. 42, 130—143 (1957b). — Gastric mucosal chemoreceptors with vagal afferent fibres in the cat. Quart. J. exp. Physiol. 42, 398—409 (1957c). — The electrophysiological identification of single nerve fibres, with particular reference to the slowest-conducting vagal afferent fibres in the cat. J. Physiol. (Lond.) 142, 110—126 (1958a). — Single c-fibres from cutaneous receptors. Proc. Physiol. Soc. J. Physiol. (Lond.) 143, 47—48 (1958b). — Inman, D. R., and P. Peruzzi: The effects of different temperatures on the responses of the pacinian corpuscles. J. Physiol. (Lond.) 145, 51—52P (1959). — The effects of temperature on the responses of pacinian corpuscles. J. Physiol. (Lond.) 155, 280—301 (1961). — Iriuchijima, J., and Y. Zotterman: The specificity of afferent cutaneous C fibres in mammals. Acta physiol. scand. 49, 267—278 (1960). — Isakov, P. K.: Dynamics of cutaneous reception during working day. Bull. Biol. Méd. exp. URSS. 5, 167—169 (1938). — Ishikawa, N.: Beziehung zwischen Stromstärke und Stromdauer bei Schmerzempfindung. Mitt. med. Ges. Tokyo 43, 1479—1495 (1929). — Ishiko, N., and W. R. Loewenstein: Electrical output of a receptor membrane. Science 130, 1405—1406 (1959). — Temperature and charge transfer in a receptor membrane. Science 132, 1841—1842 (1960). — Isobe, T.: Die histaminähnlichen Substanzen bei Dermatitis artificialis. Jap. J. Derm. 39, 272—302, dtsch. Zus.fass. 32—35 (1936). [Japanisch.] — Iwama, K., and C. Yamamoto: Impulse transmission of thalamic somatosensory relay nuclei as modified by electrical stimulation of the cerebral cortex. Jap. J. Physiol. 11, 169—182 (1961).

Jahn, T. L.: The kinetics of visual dark adaptation. J. opt. Soc. Amer. 36, 659—665 (1946). — Jasper, H. H.: Functional properties of the thalamic reticular system. In: Brain

mechanismus and consciousness. Blackwell Scientific. Publ., Oxford, p. 374—401, 1954.
First publ., Reprinted October 1956. — JOHNSON jr., H. H.: Histamine levels in human skin.
Arch. Derm. Syph. (Chicago) 76, 726—730 (1957). — JORDAN, S. M.: Abdominal pain. In:
Signs and symptoms. Applied physiology and clinical interpretation. Edited by CYRIL
McBRYDE, third edition, p. 165—188. Philadelphia: J. B. Lippincott 1957. — JUNG, R.:
Correlation of bioelectrical and autonomic phenomena with alterations of consciousness and
arousal in man, p. 310—344 and p. 398. In: Brain mechanisms and consciousness. Blackwell
Scientific Publ. Oxford. First Published 1954a. Reprinted October 1956. — Die Tätigkeit
des Nervensystems. In Handbuch der inneren Medizin, Bd. V/1, S. 1. 1954b.

KAESTNER, E.: Methodisches zur Bestimmung der Reizorte der Temperaturnerven. Z.
Sinnesphysiol. 62, 110—131 (1931). — KATZ, B.: Actions potentials from a sensory nerve
ending. J. Physiol. (Lond.) 111, 248—260 (1950). — KATZ, D.: Über die Natur des Vibra-
tionssinns. Münch. med. Wschr. 70, 706—708 (1923). — KATZ, D., u. F. NOLDT: Der Aufbau
der Tastwelt. Z. Psychol. Ergebnisbd. 11 (1923). — Über die kleinsten vibratorisch wahrnehmbaren Schwingungen. Z. Psychol. 99, 104—109 (1926). — KAUFMANN, W., A. LÜTCKE u.
R. THAUER: Zit. bei R. THAUER, Probleme der Thermoregulation. Klin. Wschr. 36, 989—998
(1958). — KEIDEL, W. D.: Spektrometrische Durchlässigkeitsmessungen am Lebenden im
Roten und Infraroten zwischen 0,72 und 2,5 Mü. Strahlentherapie 77, 139—148 (1946). —
Messung der Hautwellengeschwindigkeiten bei Vibrationsreizen am Menschen. Pflügers
Arch. ges. Physiol. 255, 213—227 (1952a). — Die Auflagedruck- und Ortsabhängigkeit der
Vibrationssinnesschwellen des Menschen. Pflügers Arch. ges. Physiol. 256, 242—264 (1952b).
Aktionspotentiale des N. dorsocutaneous bei niederfrequenter Vibration der Froschrücken-
haut. Pflügers Arch. ges. Physiol. 260, 416—436 (1955a). — Ergebnisse elektrophysiologischer
Untersuchungen mit Ultraschall und Vibrationsschall. Ultraschall in Med. 8, 48—54 (1955b).
* Vibrationsreception, der Erschütterungssinn des Menschen. Monographie in „Erlanger
Forschungen", Reihe B: Naturwissenschaften, Bd. 2, Auslieferung Universitätsbibliothek
Erlangen. 1956. — Periphere und corticale Komponenten der Adaptation bei Reizung des
Ohres und der Haut der Katze mit Impulsfolgen. Pflügers Arch. ges. Physiol. 268, 34—35
(1958a). — Einfaches elektronisches Rechenwerk zur Mittelwertsbildung statistisch streuender
periodischer bioelektrischer Potentiale. Pflügers Arch. ges. Physiol. 268, 71 (1958b). —
Note on a new system for vibratory communication. Perceptual and Motor Skills. 8, 250
(1958c). — * Grundprinzipien der akustischen und taktilen Informationsverarbeitung. Ergebn.
Biol. 24, 213—246 (1961). — KEIDEL, W. D., u. H. DINDINGER: Die Vibronskala, ein subjek-
tives Empfindungsstärkenmaß für Körpervibrationen. Dtsch. Physiologentag Graz 1955.
Ber. ges. Physiol. 180, 139 (1956). — KEIDEL, W. D., U. KEIDEL and N. Y.-S. KIANG: Cortical
and peripheral responses to vibratory stimulation of the cat's whiskers. Quart. Progress Rep.,
Res. Lab. Electronics, M.I.T., July 1957, p. 135—139. — Peripheral and cortical responses
to mechanical stimulation of the cat's vibrissae. Ninth autum meeting American Physiological
association, State University of Iowa. Iowa City 1957. Arch. int. Physiol. 68, 241—262
(1960). — KEIDEL, W. D., U. KEIDEL, N.Y.-S. KIANG and L. S. FRISHKOPF: Time course
of adaptation of evoked responses from the cat's somesthetic and auditory systems. Quart.
Progress Rep., Res. Lab. Electronics, M.I.T., Jan. 1958, p. 121—124. — KEIDEL, W. D., u.
H. G. SCHMITT: Hautwellenlängen und dynamischer Scherelastizitätskoeffizient der menschlichen Körperoberfläche bei Vibrationen mit 50 Hz. Pflügers Arch. ges. Physiol. 260, 274—291
(1955). — KERN, E.: Der Bereich der Unterschiedsempfindlichkeit des Auges, bei fest ge-
haltenem Adaptationszustand. Z. Biol. 105, 237—245 (1952). — KESTEN, W.: Scharf, spitz
und stumpf. I. Z. ges. inn. Med. 3, 355—364 (1956). — KIESOW, F.: Sulla localizzazione di
sensazione cutanee pure di tatto e di dolore nonche di impressioni tattili e delorose composte.
Arch. ital. Psychol. 10, 201—244 (1933). — KIESSIG, H. J., u. G. ORZECHOWSKI: Untersuchungen über die Wirkungsweise der Sympathicometica. 8. Über die Beeinflussung der
Schmerzempfindlichkeit durch Sympathicomimetica. Naunyn-Schmiedeberg's Arch. exp.
Path. Pharmak. 197, 391—404 (1941). — KITCHELL, R. L., L. STRÖM and Y. ZOTTERMAN:
Electrophysiological studies of thermal and taste reception in chickens and pigeons. Acta
physiol. scand. 46, 133—151 (1959). — KLEIN, M.: Sur une différenciation de cellules tactiles
dans le moignon d'amputation d'un nerf du bec de canard. C.R. Soc. Biol. (Paris) 103, 162—
164 (1930). — Sur la cicatrisation des nerfes cutanés et sur le facteur de différenciation des
éléments terminaux tactile chez le canard. Soc. franç. Derm. 42, 1335—1351 (1935). —
KNUDSEN, V. O.: Hearing with the sense of touch. J. gen. Psychol. 1, 320—352 (1928). —
KÖHLER, W.: Relational determination in perception. In L. A. JEFFRES (edit.), Cerebral
Mechanisms in Behavior, p. 200—243. The Hixon Symposium. New York: John Wiley &
Sons 1951. — KÖNIGSTEIN, H.: Physiologie der Haut. In ARZT-ZIELERs Handbuch, Die Haut-
und Geschlechtskrankheiten, Bd. 1, S. 141—316. Wien u. Berlin: Urban & Schwarzenberg
1934. — Über Lokalisationsversuche des durch Morphium ausgelösten „Kratzwerkes" im
Centralnervensystem. Arch. int. Pharmacodyn. 62, 1—13 (1939). — Experimental study
of itch stimuli in animals. Arch. Derm. Syph. (Chicago) 57, 828—849 (1948). — Shifting of

cations in the cerebrospinal fluid as a cause of pruritis. J. invest. Derm. 17, 99—123 (1951). — KÖPPEN, H.: Die Wirkung der Ischämie auf die Frequenzunterschiedsschwellen bei Reizung sensibler Nerven des Menschen mit niederfrequenten Wechselströmen. Pflügers Arch. ges. Physiol. 264, 64—68 (1957). — KOLBE, H.: Die zeitliche Veränderung der Unterschiedsschwelle während der Einwirkung eines stetigen Dauerdruck- oder Dauerlichtreizes. Z. Sinnesphysiol. 67, 53—68 (1936). — KRIES, J. v.: Allgemeine Sinnesphysiologie. Leipzig: F. C. W. Vogel 1923. — KRISTULL, E. L.: Über die taktile Sensibilität der Haut des äußeren Gehörganges. Z. UŠR Bol. 13, 315—316 u. dtsch. Zus.fass. 317 (1936). [Russisch.] — KROLL: Zit. bei S. BORELLI u. S. SCHOTT, „Pruritus“. Übersichtsreferat über die Literatur von 1933—1953. Teil I: Ätiologie und Pathogenese. Hautarzt 5, 385—391 (1954). — KUFFLER, S. W.: Mechanisms of activation and motor control of strech receptors on lobster and crayfish. J. Neurophysiol. 17, 558 (1954). — KUFFLER, S. W., and C. EYZAGUIRRE: Synoptic inhibitation in an isolated nerve cell. J. gen. Physiol. 39, 155—184 (1955). — KUNDT, H. W., K. BRÜCK u. H. HENSEL: Hypothalamustemperatur und Hautdurchblutung der nichtnarkotisierten Katze. Pflügers Arch. ges. Physiol. 264, 97—106 (1957). — KUNKLE, E. CH.: Phasic pains induced by cold. J. appl. Physiol. 1, 811—824 (1949).

LAET, M. DE: Contribution à l'ètude de la douleur. J. belge. Neurol. Psychiat. 33, 165—170 (1933). — LANDAU, E.: Les voies de l'influx nerveux. Librarie de l'Université. Lausanne: F. Rouge & Cie. 1948. — LANDGREN, S.: Cortical reception of cold impulses from the tongue of the cat. Acta physiol. scand. 40, 202—209 (1957a). — Convergence of tactile, thermal, and gustatory impulses of single cortical cells. Acta physiol. scand. 40, 210—221 (1957b). — Thalamic neurones responding to tactile stimulation of the cat's tongue. Acta physiol. scand. 48, 238—254 (1960a). — Thalamic neurones responding to cooling of the cat's tongue. Acta physiol. scand. 48, 255—267 (1960b). — LANGBEIN, A.: Zur sensiblen Reizung durch chemische Stoffe. Diss. Tübingen 1937. — LANIER, L. H.: An experimental study of cutaneous innervation. Proc. Ass. Res. nerv. ment. Dis. 15, 437—456 (1934). — LAPORTE, Y., et P. MONTASTRUC: Role des différents types de fibres afférentes dans les réflexes circulatoires généraux d'origine cutanée. J. Physiol. (Paris) 49, 1039—1049 (1957). — LAURENS, H., and P. C. FOSTER: The effect of artificial radiant energy on the tissue temperature gradient in men of different skin colors and after artificial pigmentation. Amer. J. Physiol. 118, 372—378 (1937). — LAWLER, J. C., M. J. DAVIS and E. C. GRIFFITH: Electrical characteristics of the skin. The impedance of the surface sheath and deep tissues. J. invest. Derm. 34, 301—308 (1960). — LECOMTE, J.: Role physiopathologique de l'histamine chez l'homme. Acta allerg. (Kbh.) 12, 43—67 (1958). — LELE, P. P.: Relationship between cutaneous thermal thresholds, skin temperature and cross-sectional area of the stimulus. J. Physiol. (Lond.) 126, 191—205 (1954). — LELE, P. P., D. C. SINCLAIR and G. WEDDELL: The reaction time to touch. J. Physiol. (Lond. 123, 187—203 (1954). — LERICHE, R.: Recherches et réflexions critiques sur la douleur, sur ses mécanismes de production et sur les voies de la sensibilité douloureuse. Presse méd. 1931 I, 1—5. — Quelques faits pour servir à l'étude expérimentale de la douleur. Presse méd. 1938 I, 625—627. — LEWIN, E. M., u. B. N. MAJORSKY: Ergebnisse der Messungen der Hautkonsistenz bei verschiedenen Erkrankungen. Derm. Wschr. 1933 I, 395—399. — LEWIS, T.: The blood vessels of the human skin and their responses. London: Shaw & Sons 1927. — Clinical science illustrated by personal experiences. London: Shaw & Sons 1934. — Pain. New York: Macmillan & Co. 1942. — Pain. Proc. Ass. Res. nerv. ment. Dis. 23, 1 (1943). — LEWIS, T., and W. HESS: Pain derived from the skin and the mechanism of its production. Heart 1, 39—61 (1933). — LEWIS, T., and E. E. POCHIN: Double pain responses of human skin to a single stimulus. Clin. Sci. 3, 67—76 (1937). — Effects of asphyxia and pressure on sensory nerves of man. Clin. Sci. 3, 141—155 (1938). — LIBET, B.: Delayed pain as a peripheral sensory pathway. Science 126, 256—258 (1957). — LINDAHL, O.: Experimental skin pain induced by injection of water-soluble substances in humans. Acta physiol. scand. 51, 1—90 (1961). — LINDBLOM, U. F.: Excitability and functional organization within a peripheral tactile unit. Acta physiol. scand. 44, Suppl. 153 (1958). — LOEWENSTEIN, W. R.: Facilitation in a tactile receptor due to sympathetic stimulation. Fed. Proc. 14, 94—95 (1955). — Modulation of cutaneous mechanoreceptors by sympathetic stimulation. J. Physiol. (Lond.) 132, 40—60 (1956a). — Excitation and changes in adaptation by stretch of mechanoreceptors. J. Physiol. (Lond.) 133, 588—602 (1956b). — Enhancement of activity in a Pacinian corpuscle by sympathomimetic agents. Nature (Lond.) 178, 1292—1293 (1956c). — Facilitation by previors activity in a Pacinian corpuscle. J. gen. Physiol. 41, 847—856 (1958a). — Generator processes of repetitive activity in a Pacinian corpuscle. J. gen. Physiol. 41, 825—845 (1958b). — LOEWENSTEIN, W. R.: Mechanoreceptors. The initiation of nerve impulses at receptors. McGraw-Hill Encyclopedia of Science and Technology, p. 196—206, 1960a. — Mechanism of nerve impulse initiation in a pressure receptor (Lorenzinian ampulla). Nature (Lond.) 188, 1034—1035 (1960b). — * On the „specificity“ of a sensory receptor. J. Neurophysiol. 24, 150—158 (1961). — LOEWENSTEIN, W. R., and R. ALTAMIRANO-ORREGO: The refractory state of the generator and propagated potentials in a Pacinian corpuscle. J.

gen. Physiol. **41**, 805—824 (1958). — Loewenstein, W. R., and S. Cohen: I. After-effects of repetitive activity in a nerve ending. J. gen. Physiol. **43**, 335—345 (1959a). — II. Post-tetanic potentiation and depression of generator potential in a single Non-myelinated nerve ending. J. gen. Physiol. **43**, 347—376 (1959b). — Loewenstein, W. R., and N. Ishiko: Properties of a receptor membrane. Nature (Lond.) **183**, 1724—1726 (1959). — Effects of polyrization of the receptor membrane and of the first ranvier node in a sense organ. J. gen. Physiol. **43**, 981—998 (1960). — Loewenstein, W. R., and D. Molins: Cholinesterase in a receptor. Science **128**, 1284 (1958). — Loewenstein, W. R., and R. Rathkamp: The sites for medianoelectric conversion in a Pacinian corpuscle. J. gen. Physiol. **41**, 1245—1265 (1958). — Longo, V.: Sulla topografia della sensibilità del „prurito". Arch. Fisiol. **36**, 197—204 (1936). — Lütcke, A., F. W. Klussmann u. W. Kaufmann: Der insensible Gewichts-verlust als Funktion der Umweltbedingungen. Die Hautwasserabgabe des Hundes im Indif-ferenzbereich. Pflügers Arch. ges. Physiol. **265**, 575—596 (1958). — Lundberg, A., and O. Oscarsson: Three ascending spinal pathways in the dorsal part of the lateral funiculus. Acta physiol. scand. **51**, 1—16 (1961).

Machne, X., I. Calma and H. W. Magoun: Unit activity of central cephalic brain stem in EEG arousal. J. Neurophysiol. **18**, 547 (1955). — Macht, D. I., and M. B. Macht: A new method for quantitative measurement of pain sensation. Proc. Soc. exp. Biol. (N.Y.) **42**, 428—432 (1939). — Quantitative studies on pain threshold after administration of various drugs. J. Amer. pharm. Ass. **29**, 193—199 (1940). — * MacNichol, E. F.: Visual receptors as biological transducers. In: Molecular structure and functional activity of nerve cells. Edited by R. G. Grenell and L. J. Mullins. American Inst. of Biological Sciences, Washington, D. C. 1956, 34—62. — Madlung, K.: Über anschauliche und funktionelle Nachbarschaft von Tasteindrücken. Psychol. Forsch. **19**, 193—236 (1934). — * Magoun, H. W.: Brain stem and higher centers in „nerve impulse". Trans. of the Fifth Conference 1954, Josiah Macy, Jr. Foundation New York, N.Y. — Malcolm, J. L., and D. Smith: Convergence within the pathways to cat's somatic sensory cortex activated by mechanical stimulation of the skin. J. Physiol. (Lond.) **144**, 257—270 (1958). — Maragnani, U.: Untersuchungen über das Ver-halten der Haut gegenüber der Einführung eines Histaminfreimachers (48/80) in der Der-matologie. Minerva derm. (Torino) **35**, 59—63 (1960). — Mark, R. F., and J. Steiner: Cortical projection of impulses in myelinated cutaneous afferent nerve fibres of the Cat. J. Physiol. (Lond.) **142**, 544—562 (1958). — * Marrazzi, A. S.: The effect of drugs on neurons and synapses. In: Brain mechanisms and drug action. Springfield, Ill.: Ch. C. Thomas 1957. — Marshall, J.: The pain threshold in nerve blocks. Clin. Sci. **12**, 247—254 (1953). — Marshall, W. H., C. N. Woolsey and P. Bard: Cortical representation of tactile sensibility as indicated by cortical potential. Science **1937 I**, 388—390. — Matsumoto, M., u. I. Naka-zawa: Über die Krümmung und den Knick der Kapazitäts-Quantitätskurve bei schwelliger Reizung der Schmerzorgane des Zahnes. Jap. J. med. Sci., Trans. Biophysics **4**, 18—23 (1936). — Matthews, B. H. C.: Specific nerve impulses. J. Physiol. (Lond.) **67**, 169—190 (1929). Zit. bei H. Schäfer, Elektrophysiologie, Bd. 1. Allgemeine Elektrophysiologie. Wien: Franz Deuticke 1940. — McBryde, C. M.: Pain. In: Signs and symptoms. Applied physiology and clinical interpretation. Edited by Cyril McBryde. Third edition, p. 49—63. Philadelphia: J. B. Lippincott Company 1957. — McIntyre, A., and R. F. Mark: Synaptic linkage between afferent fibres of the cat's hind limb and ascending fibres in the dorsolateral funiculus. J. Physiol. (Lond.) **153**, 306—330 (1960). — Mehes, J.: Experimentelle Unter-suchungen über den Juckreflex am Tier. II. Mitt. Auslösen heftiger Juckanfälle bei der Katze durch intrazisternale Injektionen von Morphium und einiger seiner Derivate. Naunyn-Schmiedebergs Arch. exp. Path. Pharmak. **188**, 650—656 (1938). — Melzack, R., W. A. Stotler and W. K. Livingstone: Effects of discrete brainstem lesions in cats on perception of noxious stimulation. J. Neurophysiol. **21**, 353—367 (1958). — Meneghini, C. L., u. L. Levi: Hautreaktivität im Hinblick auf histaminweckende Substanzen. G. ital. Derm. Sif. **100**, 255—262 (1959). — Michael, K. O.: Beitrag zu den klimatischen Untersuchungen über die Reaktionsempfindlichkeit der Haut gegen Histamin und Acetylcholin. Diss. Hamburg 1938. — Mickle, W. A., and H. W. Ades: A composite sensory projection area in the cerebral cortex of the cat. Amer. J. Physiol. **170**, 682—689 (1952). — Midana, A., and Coworkers: Metero-logische Faktoren des Bioklimas und Physiopathologie der Haut. Ital. gen. Rev. Derm. **1**, 6—17 (1960). — Middendorp, U. G.: Das Verhalten der Hauttemperatur an bilateral sich entsprechenden Körperstellen. Diss. Zürich 1956. — Mimura, K.: On the efferent nerve impulses in frog's dorso-cutaneous nerves caused by cutaneous stimulation. Folia psychiat. neurol. jap. **12**, 15—23 (1958). — Mitolo, M.: Sulla sensibilità tattile dell apparato unguela nell uomo. Boll. Soc. ital. Biol. sper. **17**, 484—485 (1942). — Molotkoff, A. G.: Einige Daten über die Schmerzleiter der oberen und unteren Extremität und über ihren hauptsächlichen Gang in den cutanen und subcutanen Nerven beim Menschen. Arch. biol. Nauk A **35**, 357—386 (1934). — Mookherjee, K. C.: The cyclopean point in touch. J. exp. Psychol. **17**, 600—602 (1934). — Morin, F.: A new spinal pathway for cutaneous impulses. Amer. J.

Physiol. **183**, 245—252 (1955). — Morin, F., and D. Lindner: Pathways for conduction of tactile impulses to the paramedian lobule of the cerebellum of the cat. Amer. J. Physiol. **175**, 247—250 (1953). — * Mountcastle, V. B.: Modality and topographic properties of single neurons of cat's somatic sensory cortex. J. Neurophysiol. **20**, No 4 (1957). — Mountcastle, V. B., P. W. Davies and A. L. Berman: Response properties of neurones of cat's somatic sensory cortex to peripheral stimuli. J. Neurophysiol. **20**, 374—407 (1957). — Mountcastle, V. B., and T. P. S. Powell: Central nervous mechanisms subserving position sense and kinethesis. Bull. Johns Hopk. Hosp. **105**, 173—200 (1959). — Neural mechanisms subserving cutaneous sensibility, with special reference to the role of afferent inhibition in sensory perception and discrimination. Bull. Johns Hopk. Hosp. **105**, 201—232 (1959). — Mueller, E. E., R. Loeffel and S. Mead: Skin impedance in relation to pain threshold testing by electrical means. J. appl. Physiol. **5**, 746—752 (1953). — Mullin, F. J., and A. B. Luckhardt: The effect of alcohol on cutaneous tactil and pain sensitivity. Amer. J. Physiol. **109**, 77—78 (1934). — Effects of certain drugs on cutaneous tactile and pain sensitivity. Arch. int. Pharmacodyn. **55**, 112—124 (1937). — Munn, N. L.: Tactual localization without overt localizing movements and its relation to the concept of local signe as orientation tendencies. J. exp. Psychol. **20**, 581—588 (1937).

* Nachmansohn, D.: Die Rolle des Acetylcholins in den Elementarvorgängen der Nervenleitung. Ergebn. Physiol. **48**, 575—683 (1955). — Nagamitu, G.: Beiträge zur physiologischen Wirkung des Histamins. I. Mitt. Über die elektrische Einführung von Histamin und einiger anderer Substanzen in der Haut. Okayama-Igakkai-Zasshi **47**, 2995—3004 (1935). — Nakahama, H.: Contralateral and ipsilateral cortical responses from somatic afferent nerves. J. Neurophysiol. **21**, 611—632 (1958). — Cerebral response in somatic area II of ipsilateral somatic I origin. J. Neurophysiol. **22**, 16—32 (1959). — Nakahama, H., S. Natori and M. Saito: Transcallosal response in somatic area II. Keiô J. Med. **7**, 207—224 (1958). — Nakahama, H., and M. Saito: Interconnections of the somatic areas I and II (limb) of the cats. Jap. J. Physiol. **6**, 200—205 (1956). — Nakayama, T.: Behaviors of cervical muscles in labyrinthe and skin-pressure reflexes. Jap. J. Physiol. **7**, 99—112 (1957). — Neff, W. S., and K. M. Dallenbach: The chronaxy of pressure and pain. Amer. J. Psychol. **48**, 632—637 (1936). — Neisser, U.: Temperature thresholds for cutaneous pain. J. appl. Physiol. **14**, 368—372 (1959). — Newman, P. P.: Single cortical unit activity evoked by splanchnic stimulation. J. Physiol. (Lond.) **156**, 29—30 P (1961a). — Interaction in the visceral sensory areas of the cerebral cortex. J. Physiol. (Lond.) **157**, 29 u. P (1961b). — Noldt, F.: Ein Vibrator zu psychologischen Zwecken. Z. Psychol. **100**, 242—243 (1926).

Oberto, St.: La soglia di rettilineita nel campo tattile puro. Arch. ital. Psicol. **14**, 85—95 (1936). — Odoriz, J. B.: Physiologie des Schmerzes. Jornadas neuropsiquat. panamer. **1**, 955—1000 (1939). — Oestreicher, H. L.: On the theory of the propagation of mechanical vibrations in human and animal tissues. United States Air Force Technical Report No 6244. United States Air Force, Air Material Command November 1950. Zit. bei Franke, Report Nr 6469. — Ogata, K., T. Sasaki, N. Murakami, S. Watanabe, N. Kori and I. Yagi: Oxygen consumption in relation to thermal sensation on cold exposure. Jap. J. Physiol. **8**, 193—205 (1958). — Omori, M.: Einige Versuche über die Schwellentemperatur des Hitzeschmerzes. Tohoku psychol. Fol. (Sendai) **4**, 131—158 (1937). — Opitz, G.: Untersuchungen über die Hautsensibilität. V. Mitt. Über die Chronaxie der Schmerzreizung. Pflügers Arch. ges. Physiol. **239**, 736—747 (1938). — * Oppelt, W.: Kleines Handbuch technischer Regelvorgänge. Weinheim: Verlag Chemie 1954. — Ormea, F.: Lichen-Ruber-Planus-Studien. I. Mitt. Zur Histologie und Histogenese der Planus-Papel. Arch. Derm. Syph. (Berl.) **196**, 88—109 (1953). — Ricerche sulla compartecipazione del sistema nervoso vegetativo cutaneo e dei gangli simpatici alla patogenesi del lichen ruber planus. Minerva derm. (Torino) **30**, 1—20 (1955). — Die Haut als Sinnesorgan. I. Mitt. Über die Beziehungen zwischen Receptoren und Lokalisation der Hautempfindlichkeit. Minerva derm. (Torino) **31**, 323—326 (1956a). — II. Mitt. Eidetische Phänomene im Bereich des Taktsinnes. Minerva derm. (Torino) **31**, 373—378 (1956b). — Ormea, F., u. W. Argano: Elektrophysiologie der mechanischen Haut-Reception: Aktionspotentiale von nervösen Fäden in Verbindung mit mechanischen Haut-Receptoren. Vergleich unter den funktionellen Daten und den eigenen neurohistologischen Befunden. Minerva derm. (Torino) **35**, 102—110 (1960). — Ormea, F., u. F. Re: Nervöse Strukturen und Funktionen des Mundes. Die sensoriellen Hautreize von der Peripherie zu den thalamischen und corticalen Zentren. Minerva derm. (Torino) **35**, 83—98 (1960). — Oscarsson, O.: Further observations on ascending spinal tracts activated from muscle, joint, and skin nerves. Arch. ital. Biol. **96**, 199—215 (1958).

Paintal, A. S.: Responses from mucosal mechanoreceptors in the small intestine of the cat. J. Physiol. (Lond.) **139**, 353—368 (1957). — Pallie, W.: A critical review of the „punctate" theory of cutaneous sensibility. Ceylon J. med. Sci. **9**, 1—13 (1956). — Pappenheimer, J. R., S. L. Eversole, F. Hoffmann u. E. Hoffmann: Zit. bei R. Thauer, Probleme der Thermoregulation. Klin. Wschr. **36**, 989—998 (1958). — Pease, D. C., and T. A. Quilliam:

Electron microscopy of the Pacinian corpuscle. J. biophys. biochem. Cytol. **3**, 331—342 (1957). — Perino, G. S., et A. Alibrandi: Sulla sensibilitae tattile dei denti. Fisiol. e Med. **8**, 355—372 (1937). — Perkins, J. F., Li Moa-Chih, F. Hoffmann and E. Hoffmann: Sudden vasocon striction in denervated or sympathectomized paws exposed to cold. Amer. J. Physiol. **155**, 165—178 (1948). — Perkins, J. F., Li Mao-Chih, Ch. N. Nicholas, W. H. Lassen and P. E. Gertler: Cooling as a stimulus to smooth muscles. Amer. J. Physiol. **163**, 14—26 (1950). — Pfaffmann, C.: Afferent impulses from the teeth resulting from a vibratory stimulus. J. Physiol. (Lond.) **97**, 220—232 (1939). — Pichotka, J.: Zit. bei R. Thauer, Probleme der Thermoregulation. Klin. Wschr. **36**, 989—998 (1958) — Piéron, H.: La dissociation des douleurs cutanées et la différenciation des conducteurs algiques. Année Physiol. **30**, 1—24 (1930). — Temps de réaction et dissociation de douleurs cutanées. C.R. Soc. Biol. (Paris) **103**, 883—886 (1930). — Le toucher. Traité de physiologie normale et pathologique, 10/II, p. 1055. Paris 1935. — La dissociation des douleurs cutanées et vitesse de conduction des influx afférents. C.R. Soc. Biol. (Paris) **134**, 554—556 (1940). — Piéron, H., et J. Segal: Sur un phenomene de facilitation rétroactive dans l'éxcitation elektrique de branches nerveuses cutanées. (Sensibilité tactile.) J. Neurophysiol. **2**, 178—191 (1939). — Poggio, G. F., and V. B. Mountcastle: A study of the functional contributions of the lemniscal and spinothalamic systems to somatic sensibility. Bull. Johns Hopk. Hosp. **106**, 266—316 (1960). — Potelunas, C. B., M. D. Meixner and J. D. Hardy: Measurement of pain threshold and superficial hyperalgesia in diseases of the skin. J. invest. Derm. **12**, 307 (1948). — Powell, T. P. S., and V. B. Mountcastle: The cytoarchitecture of the postcentral gyrus of the monkey macaca mulatta. Bull. Johns Hopk. Hosp. **105**, 108—131 (1959a). — Some aspects of the functional organization of the cortex of the postcentral gyrus of the monkey: A correlation of findings obtained in a single unit analysis with cytoarchitecture. Bull. Johns Hopk. Hosp. **105**, 133—162 (1959b). — Precht, H.: Sehr langsam verlaufende Temperaturänderungen (Regulationen). In H. Precht, J. Christophersen u. H. Hensel, Temperatur und Leben, S. 26. Berlin: Springer 1955. — Pritchard, E. A.: Cutaneous tactile localization. Brain **54**, 350—371 (1931). — Propper, N., and O. Minut-Sorokhtina: The neural-humoral nature of pain. II. Arch. biol. Nauk **56**, Nr 1, 53—58 u. engl. Zus.fass. 54 (1937). [Russisch.] Propper-Graschtschenkow, N. I.: Der physiologische Charakter des Schmerzes. Nevropat. it.d. **6**, Nr 10, 59—79 (1937). [Russisch.] — Physiologische Natur des Schmerzes. Nature physiologique de la douleur. Acta med. URSS. **1**, 113—133 (1938). — Pschonik, A. T.: Über die Bedeutung der Großhirnrinde für die Schmerzreception der Haut. Psychiat. Neurol. med. Psychiol. (Lpz.) **4**, 257—268 (1952). — Pütter, A.: Die Unterschiedsschwellen des Temperatursinnes. Z. Biol. **74**, 237—298 (1922). — Der adäquate Reiz für die Organe der Temperaturempfindung. Z. Biol. **86**, 89—98 (1927). — Pumphrey, J. R.: Slow adaptation of a tactile receptor in the leg of a common cockroach. J. Physiol. (Lond.) **87**, 6P—7P (1936).

Quietzsch, G.: Objektive und subjektive Lautstärkemessungen. Acustica **5**, Beih. 1, 49—66 (1955). — Quilliam, T. A., and M. Sato: The distribution of myelin on nerve fibres from Pacinian corpuscles. J. Physiol. (Lond.) **129**, 167—176 (1955).

Raich, R.: Schwellenänderung von Vibrations-, Schmerz- und Drucksinn nach vibratorischer Ermüdung. Diss. Erlangen 1952. — Rajka, E.: Zur Pathogenese des urtikariellentzündlichen Juckens. IV. Mitt. Beiträge zur Theorie des zweiphasigen Juckmechanismus. Vergleichende Untersuchungen mit anderen Hautaxonreflexen. Derm. Z. **112**, H. 3 (1956). — Rajka sen., E.: Über die Capillarvasoparese verursachende Wirkung des Histamins. Hautarzt **10**, 348—352 (1959). — Rajka, E., S. Korossy and M. Gozony: MTA ORV. OSZT. KÖZL. 1955. Dermatologica (Basel) **112**, 1 (1956). Zit. bei E. Rajka, Zur Pathogenese des urtikariell-entzündlichen Juckens. 1956. — Randall, W. C., O. N. Peiss and R. O. Rawson: Simultaneous recruitment of sweating and perception of warmth in man. J. appl. Physiol. **12**, 385—389 (1958). — Ranke, O. F.: Die optische Simultanschwelle als Gegenbeweis gegen das Fechnersche Gesetz. Z. Biol. **105**, H. 3 (1952). — Bereichseinstellung der Sinnesorgane. Beihefte zur Regelungstechnik, S. 113—134. München: R. Oldenbourg 1956. — Physiologie des Zentralnervensystems vom Standpunkt der Regelungslehre. München u. Berlin: Urban & Schwarzenberg 1960. — Ranson, S. W.: Zit. bei W. Eichler, Über die Ableitung der Aktionspotentiale vom menschlichen Nerven in situ. Z. Biol. **98**, 182—214 (1937). — Ranson, S. W., and H. K. Davenport: Sensory unmyelinated fibers in the spinal nerves. Amer. J. Anat. **48**, 331—353 (1931). — Rapoport, A., and W. J. Horvath: Information processing in neurones and small nets. Wadd technical report 60—652, Project No 7232, Task No 71782, 1960. — Rein, F. H.: Die Physiologie des Schmerzes. Zbl. Gynäk. **63**, 2369—2372 (1939a). — Zur Physiologie des Schmerzes. Schmerz Narkose-Anaesth. **12**, 129—139 (1939b). — Ricci, A.: Sulla sensibilità di differenza nell'àpprezzamento tattile di stimuli estesi applicati su regioni differenti della pelle. Arch. ital. Psicol. **15**, 383—392 (1937). — Richardson, L. F.: A quantitative view of pain. Brit. J. Psychol. **23**, 401—403 (1933). — Rocha-e-Silva, M.: Histamine in the rabbit skin. Proc. Soc. exp. Biol. (N.Y.)

45, 586—589 (1940). — RÖSSLER, G.: Über die Vibrationsempfindung. Literaturdurchsicht und Untersuchungen im Tonfrequenzbereich. Kungl. Teknikska Högskolan, Institutionen för Telegrafi-Telefoni. Rapport Nr 5, 1956. — * Über die Vibrationsempfindung. Literaturdurchsicht und Untersuchungen im Tonfrequenzbereich. Sonderdruck aus Bd. IV/4, 1957 der Zeitschrift für experimentelle u. angewandte Psychologie. Verlag für Psychologie, Dr. C. J. Hogrefe, Göttingen. — ROHRACHER, H.: Methoden zur Registrierung und Auswertung der Mikrovibration. Psychol. Beitr. IV, 118—126 (1960). — ROSENSTEIN, J.: Tactile perception of rhythmic patterns by normal, blind. deaf, and aphasic children. Amer. Ann. Deaf **102**, 399—403 (1957). — ROSENTHAL, S. R.: Histamine as possible chemical mediator for cutaneous pain; painful response on intradermal injection of perfusates stimulated human skin. J. appl. Physiol. 2, 348—354 (1949). — Histamine as possible chemical mediator for cutaneous pain. Dual pain response to histamine. Proc. Soc. exp. Biol. (N.Y.) **74**, 167—170 (1950). — ROSENTHAL, S. R., and D. MINARD: Experiments on histamine as chemical mediator for cutaneous pain. J. exp. Med. **70**, 415—425 (1939). — ROSENTHAL, S. R., and R. R. SONNENSCHEIN: Histamine as the possible mediator for cutaneous pain. Amer. J. Physiol. **155**, 186—190 (1948). — ROSNER, B. S.: Effects of repetative peripheral stimuli on evoked potentials of somatosensory cortex. Amer. J. Physiol. **187**, 175—179 (1956). — ROSNER, B. S., E. SCHMID, S. NOVAK and J. T. ALLISON: Responses at cerebral somatosensory I and peripheral nerve evoked by graded electrocutaneous stimulation. Amer. J. Physiol. **196**, 1083—1087 (1959). — ROTHMAN, ST.: Beiträge zur Physiologie der Juckempfindung. Arch. Derm. Syph. (Berl.) **139**, 227—234 (1922). — Über die Juckempfindung in ekzematöser Haut. Arch. Derm. Syph. (Berl.) **150**, 489—498 (1926). — Das Jucken und die juckenden Hautkrankheiten. In JADASSOHNs Handbuch der Haut- und Geschlechtskrankheiten, Bd. 14/1, S. 664—718. Berlin: Springer 1930. — Physiology and biochemistry of the skin.: University Chicago Press 1954. — Physiology of itching. Physiol. Rev. **21**, 375—381 (1941). Second impression 1955. — * ROTHMAN, ST., and A. L. SHAPIRO: Itching. In: Signs and symptoms. Applied physiology and clinical interpretation. Edited by CYRIL MCBRYDE, p. 909—930. Philadelphia: J. B. Lippincott Company 1957. — ROUSSY, G., et M. MOSINGER: La réaction cutanée locale à l'histamine ses modifications physiologiques et pathalogiques, son mécanisme. Presse méd. **1933 I**, 665—668. — RUBIN, E.: Haptische Untersuchungen. Acta psychol. (Den Haag) 1, 285—380 (1936 a). — Adaptation of cutaneous tactile receptors. IV. Electrolyte content of frog skin. J. gen. Physiol. **19**, 935—937 (1936 b). — RUBIN, E., and B. J. SYROCKI: On the mechanism of adaptation of free ending tactile receptors in frog skin. J. cell. comp. Physiol. **9**, 29—35 (1936). — RUMMEL, W., H. JACOBI, K. PFLEGER u. H. STUPP: Zit. bei R. THAUER, Probleme der Thermoregulation. Klin. Wschr. **36**, 989—998 (1958).

SACKS, M. G., and N. I. MICHELSON: The output of gonadotropic substances from the anterior pituitary lobe under the influence of painful stimulation. Fiziol. Ž. (Moskau) **30**, 378—382 u. engl. Zus.fass. 383 (1941). [Russisch.] — SALMON, A.: I mediatori chimici del dolore. Cervello **20**, 59—78 (1941). — SAND, A.: The function of the ampullae of Lorenzini, with some observations on the effect of temperature on sensory rhythms. Proc. roy. Soc. **125**, 524—553 (1938). — SAUER, J.: Beiträge zum Problem der Kaliwirkung. I. Mitt. Neue klinische Erfahrung über Einwirkung von Kalium auf den Juckreiz. Dtsch. Arch. klin. Med. **172**, 219—222 (1931). — SAUERBRUCH, F., u. H. WENKE: Wesen und Bedeutung des Schmerzes. Frankfurt am Main u. Bonn: Athenäum-Verlag 1961. — SCHACHTER, M.: Release of histamine from skin by neoarsphenamine and bile salt. J. Physiol. (Lond.) **116**, 10 P (1952). — SCHAEFER, H.: Elektrophysiologie. Bd. 1: Allgemeine Elektrophysiologie. Wien: Franz Deuticke 1940. — SCHÄFER, R.: Über Verstärkungserscheinungen beim Drucksinn. Dtsch. Z. Nervenheilk. **111**, 208—212 (1929). — SCHILLER, H.: Über die Amplitudenunterschiedsschwellen des Vibrationssinnes beim Menschen. Diss. Erlangen 1953. — SCHMALTZ, G.: Über die Reizvorgänge an den Endorganen des N. octavus. Pflügers Arch. ges. Physiol **208**, 424—444 (1925). — SCHÖBEL, R.: Über die absolute Erkennung zweier Druckreize. Z. Sinnesphysiol. **64**, 310—324 (1934). — SCHRIEVER, H.: Untersuchungen über die Unterschiedsschwellen des Schmerzsinnes. Z. Biol. **86**, 587—618 (1927). — Über den Kälteschmerz. Zugleich ein Beitrag zur Kenntnis der Beziehungen zwischen hellen und dumpfen Schmerz überhaupt. I. Mitt. Die Topographie der Kälteschmerzempfindlichkeit. Z. Biol. **87**, 427—449 (1928 a). — Über den Kälteschmerz. Zugleich ein Beitrag zur Kenntnis der Beziehungen zwischen hellen und dumpfen Schmerz überhaupt. II. Mitt. Erregungsbedingungen und Eigenschaften. Z. Biol. **87**, 449—465 (1928 b). — Untersuchungen über die wechselseitige Verstärkung von Schmerz. Z. Biol. **88**, 487—515 (1928/1929). — * Die Summation nervöser Erregungen. Ergebn. Physiol. **38**, 877—939 (1936). — SCHUHMACHER, G. A., H. GOODELL, J. D. HARDY and H. G. WOLFF: Uniformity of the pain threshold in man. Science **92**, 110—112 (1940). — SCHWARZ, K.: Untersuchungen über die Veränderungen der Druck- und Schmerzempfindung nach einer experimentellen Nervendurchtrennung im Selbstversuch. Diss. Freiburg i. Br. 1941. — SEARS, T. A.: Action potentials evoked in digital nerves by stimulation of mechanoreceptors in the human finger. J. Physiol. (Lond.) 148, 30—31 P (1959). — Setzepfand, W.: Zur Frequenzabhängigkeit der Vibrationsempfindung des Menschen. Z. Biol. 96, 236—240 (1935). — Shannon, C. E., and W. Weaver: The mathematical theory of communication. Urbana: University Illinois Press 1949. — * Shelley, W. B., and R. P. Arthur: The neurohistology and neurophysiology of the itch sensation in man. A.M.A. Arch. Derm. 76, 296—323 (1957). — Sherrick, C. E.: Variables affecting sensitivity of the human skin to mechanical vibration. J. exp. Psychol. 45, No 5 (1953). — Shimada, K., and H. Yai: Some properties of cutaneous mechanosensory units in toads. Jap. J. Physiol. 10, 555—570 (1960). — Silver, S.: Über die Schmerzempfindlichkeit durch Schlafmittel und ihre Beeinflussung. Ein Beitrag zum Mechanismus der Morphiumwirkung. Naunyn-Schmiedeberg's Arch. exp. Path. Pharmak. 158, 219—232 (1930). — Simpson, R. M.: Eine Vorrichtung zur Messung der Intensität von Druck- und Schmerzreizen. Amer. J. Psychol. 49, 117—119 (1937). — Sinclair, D. C.: Observations on sensory paralysis produced by compression of human limbs. J. Neurophysiol. 11, 75—92 (1948). — The remote reference of pain aroused in the skin. Brain 72, 364—372 (1949). — Sinclair, D. C., G. Weddell and E. Zander: The relationship of cutaneous sensibility to neurohistology in the human pinna. J. Anat. (Lond.) 86, 402—411 (1952). — Skouby, A. P.: Sensitization of pain receptors by cholinergic substances. Acta physiol. scand. 24, 174—191 (1951). — Skramlik, E. v.: Über die Beeinflussung unserer Tastwahrnehmungen durch Richtung und Schnelligkeit der Tastbewegung. Z. Sinnesphysiol. 64, 97—114 (1933). — * Beiträge zur Psychophysiologie der Sinnesleistungen. Psychophysiologie der Tastsinne. Leipzig: Akademische Verlagsgesellschaft 1937a. Arch. ges. Psychol. Vierter Ergänzungsband, Teil 1 u. 2. — Verfahren zur Prüfung der haptischen Leistung. Handbuch der biologischen Arbeitsmethoden. Berlin u. Wien: Urban & Schwarzenberg 1937b. — Psychophysiologie des Temperatursinnes. In: Psychophysiologie der Tastsinne. Arch. f. Psychol. Erg.-Bd. 4, 244 (1937c). — Über die Folgen der Verwendung der Hände im gekreuzten Tastbereich. Z. Biol. 106, 460—474 (1954). — Über haptische Scheinbewegungen. Z. Biol. 110, 33—61 (1957). — Die Sinnesleistungen der Zähne. Z. ges. inn. Med. 24, 1131—1143 (1960). — Smith, J. R., and R. Paine: Thoracic pain. In: Signs and symptoms. Applied physiology and clinical interpretation. Edited by Cyril McBryde. Third edition, p. 135—159. Philadelphia: J. B. Lippincott Company 1957. — Sommer, G.: Über die Beeinflussung der haptischen Richtungswahrnehmung durch Verlagerung der Tastflächen. Z. Sinnesphysiol. 61, 28—39 (1930). — Sonnenschein, R. R., and A. C. Ivy: Failure of oral antipyretic drugs to alter normal human pain thresholds. J. Pharmacol. exp. Ther. 97, 308—313 (1949). — Sperry, R. W.: Preservation of high-order function in isolated somatic cortex in callosumsectioned cat. J. Neurophysiol. 22, 78—87 (1959). — * Spier, H.-W.: Fortschritte auf den Grenzgebieten der Neurologie und Dermatologie. Fortschr. Neurol. Psychiat. 17, 347—392 (1949). — Biologie der Hautoberfläche. Hautarzt 9, 227—228 (1958). — * Spier, H.-W., u. W. Thies: Fortschritte auf den Gebieten der Neurologie und Dermatologie. Fortschr. Neurol. Psychiat. 21, H. 4 (1953). — Spier, H. W., u. G. Wagner: Tetraphenylborat als kaliumblockierendes Anion. Klin. Wschr. 31/32, 757—759 (1952). — Spiess, K. W.: Zur Bedeutung der Mineral-Ionen bei der Pathogenese des Juckreizes bei Dyshidrose. Zum Kaliumgehalt von Bläschen und Blasen. Diss. München 1957. — Spillmann, L., J. L. Crehange, G. Frank et J. David: Sensibilité de la réaction cutanée à l'histamine et à la vagotonine. C. R. Soc. Biol. (Paris) 131, 317—318 (1939). — Spyropoulos, C. S.: Initiation and abolition of electric response of nerve fiber by thermal and chemical means. Amer. J. Physiol. 200, 203—208 (1961). — * Stämpfli, R.: Bau und Funktion isolierter markhaltiger Nervenfasern. Ergebn. Physiol. 47, 70—165 (1952). — Steiness, I.: Vibratory perception in normal subjects. A biothesiometric study. Acta med. scand. 158, 315—325 (1957a). — Vibratory perception in diabetics. A biothesiometric study. Acta med. scand. 158, 327—335 (1957b). — Stevens, S. S.: A scale for the measurement of a psychological magnitude loudness. Psychol Rev. 43, 405—416 (1936). — A psychological scale of weight and a formula for its derivation. Amer. J. Psychol. 61, 343—351 (1948). — Research in progress. The measurement of sensation. Harvard University, Periodic Status Report XXII, 1953. — The measurement of loudness. J. acoust. Soc. Amer. 27, 815—829 (1955). Zit. bei The Harvard University, Status Report XXVI, November 1955. — The direct estimation of sensory magnitudes loudness. Amer. J. Psychol. 69, 1—25 (1956a). — The calculation of the loudness of noise. Proceedings of the second ICA Congr., pp. 26—30, 1956b. — Calculation of the loudness of complex noise. J. acoust. Soc. Amer. 28, 807—832 (1956c). — Concerning the form of the loudness function. J. acoust. Soc. Amer. 29, 603—606 (1957a). — Calculating loudness. Noise Control 3, 11—22 (1957b). — Cross-modality validation of subjective scales for loudness, vibration, and electric Shock. J. exp. Psychol. 57, 201—209 (1959a). — Tactile vibration: dynamics of sensory intensity. J. exp. Psychol. 57, 210—218 (1959b). — Stevens, S. S., and H. Davis: Psychophysiological acoustics pitch and loudness. J. acoust. Soc. Amer. 8, 1—13 (1936). — Stevens, S. S., and E. C. Poulton: The estimation of loudness by unpracticed observers. J. exp. Psychol. 51, No 1 (1956). — Störring, F. K.: Beeinflussung der taktilen intakten und gestörten Sensibilität durch thermische Reize. Dtsch. Z. Nervenheilk. **137**, 216—220 (1935). — STOKES, J., W. P. CHAPMAN and L. H. SMITH: Effects of hypoxia and hypercapnia on perception of thermal cutaneous pain. J. clin. Invest. **27**, 299—304 (1948). — STOKVIS, B.: Psychophysiologische Untersuchungen über den Schmerz beim Menschen. Ned. T. Psychol. **5**, 406—417 u. dtsch. Zus.fass. 418 (1938). — STONE, L. J., and K. M. DALLENBACH: Adaptation to the pain of radiant heat. Amer. J. Psychol. **46**, 229—242 (1934). — The adaptation of areal pain. Amer. J. Psychol. **48**, 117—125 (1936). — STRUGHOLD, H.: Über die Dichte und Schwellen der Schmerzpunkte der Epidermis in den verschiedenen Körperregionen. Z. Biol. **80**, 367—380 (1924). — STÜRUP, G. K., and E. A. CARMICHAEL: Pain: the peripheral pathway. Brain **58**, 216—219 (1935). — SZYMONOWICZ, W.: Über die Tastkörperchen der Vögel. Z. Zellforsch. **22**, 195—206 (1935).

TAKAGI, K., and A. HASEGAWA: The effect of tactile and pressure stimulation of the skin upon muscular activity. I. Report. Acta med. biol. (Niigata) **1**, 239—251 (1953). — II. Report. Acta med. biol. (Niigata) **1**, 315—322 (1954). — TASAKI, I.: Nervous transmission. Springfield. Ill.: Ch. C. Thomas 1953. — THAUER, R.: Wärmeregulation und Fieberfähigkeit nach operativen Eingriffen am Nervensystem homoiothermer Säugetiere. Pflügers Arch. ges. Physiol. **236**, 102—147 (1935). — Die nervöse und hormonale Regulation der Körpertemperatur. Meteor. Z. Bioklim. Beibl. **4**, 1—8 (1937). — Der Mechanismus der Wärmeregulation. Ergebn. Physiol. **41**, 607—805 (1939). — Wärmezentrum und Wärmeregulation. Klin. Wschr. **20**, 969 (1941). — Die Bedeutung der mittleren Hauttemperatur für die Temperaturempfindung. Vortrag. Dtsch. Physiol. Ges. Hamburg 1952. — Probleme der Thermoregulation. Klin. Wschr. **36**, 989—998 (1958). — THAUER, R., u. F. G. EBAUGH: Die Unterschiedsschwelle der Kalt- und Warmempfindung in Abhängigkeit von der absoluten Luft- bzw. Hauttemperatur. Pflügers Arch. ges. Physiol. **255**, 27—45 (1952). — THIES, W.: Neurohistologische Studie zur Differentialdiagnose der Prurigo nodularis HYDE und anderer Formen umschriebener Lichenifikation. Arch. klin. exp. Derm. **201**, 539—555 (1955). — THIES, W., u. W. KEILIG: Fortschritte auf den Grenzgebieten der Neurologie und Dermatologie. Fortschr. Neurol. Psychiat. **23**, 495—532 (1955). — THRON, H. L., K. D. SCHEPPOKAT, A. HEYDEN u. O. H. GAUER: Das Verhalten der Kapazitiven und der Widerstandsgefäße der menschlichen Hand, in Abhängigkeit von thermischen Einflüssen. Pflügers Arch. ges. Physiol. **266**, 150—166 (1958). — THUNBERG, T.: Skand. Arch. Physiol. **12**, 432 (1901). Zit. bei M. v. FREY, Vorlesungen über Physiologie: Springer 1904. — TIMOFEEV, N. V., u. A. N. LJUBAVSKAJA: Der Einfluß der elektrorhythmischen Reizung der Haut auf die Entstehung der taktilen, hautelektrischen und Schmerzempfindung. Vestn. Otol. it.d. Nr 9, 17—26 (1940). [Russisch.] — TINDALL, G. T., and E. C. KUNKLE: Pain-spot densities in human skin. An experimental study. Arch. Neurol. Psychiat. (Chicago) **77**, 605—610 (1957). — * TÖRÖK, L.: Urticaria. In JADASSOHNS Handbuch der Haut- und Geschlechtskrankheiten, Bd. 6/2, S. 145—215. Berlin: Springer 1928. — TOWE, A. T., and V. E. AMASSIAN: Patterns of activity in single cortical units following stimulation of the digits in monkeys. J. Neurophysiol. **21**, 292—311 (1958). — TOWER, S. S.: Unit for sensory reception on cornea, with notes on nerve impulses from sclera, iris and lens. J. Neurophysiol. **3**, 486—500 (1940). — Pain. Definition and properties of unit for sensory perception. Ass. Res. nerv. Dis. Proc. **23**, 16—43 (1943). — TREFF, W. M.: Energetische Untersuchungen über den Hautschmerz bei Wärmestrahlung. I. Methodik. Z. Biol. **109**, 360—366 (1957). — II. Über die Variabilität der persönlichen und individuellen Reizschwelle und die Brauchbarkeit der Methode. Z. Biol. **110**, 198—209 (1958). TSCHLENOFF, L. G.: Sensibilitätsstudien an Nervenkranken. Über tactile Scheinbewegungswahrnehmungen. Dtsch. Z. Nervenheilk. **121**, 180—212 (1931).

UCHIDA, T.: Studien über Juckreiz: Beziehungen zwischen Juckreiz, vasomotorischen Reaktionen und Hauttemperatur. Jap. J. Derm. **69**, 1601—1628 (1959). — UDRANSKY, L. v.: Über Adaptation und Wärmeschmerzempfindlichkeit in der Mundhöhle. Zbl. Physiol. **24**, 798 (1910).

VERESS, E.: Beiträge zur Kenntnis der Topographie der Wärmeempfindlichkeit. Pflügers Arch. ges. Physiol. **89**, 1—86, S. 32, Die Bedeutung der Mitempfindung (1902). — VERNON, J. A.: Cutaneous interaction resulting from simultaneous electrical and mechanical vibratory stimulation. J. exp. Psychol. **45**, No 5 (1953). — VILTER, R. W.: Sore tongue and sore mouth. In: Signs and symptoms. Applied physiology and clinical interpretation. Edited by CYRIL McBRYDE. Third edition, p. 109—128. Philadelphia: J. B. Lippincott Company 1957. — VOORHOEVE, P. E.: The Weber-factor for pressure. Acta physiol. pharmacol. neerl. **2**, 516—531 (1952). — VOSSSCHULTE, K.: Grundlagen der Schmerzbekämpfung durch Sympathikusausschaltung. Berlin u. München: Urban & Schwarzenberg 1949.

WADA, M. T., T. ARAI, T. TAKAGAKI u. T. NAKAGAWA: Axonreflexmechanismus bei der Schweißsekretion nach Nicotin, Acetylcholin und Kochsalz. J. appl. Physiol. **4**, 745 (1952). — * WAGNER, R.: Probleme und Beispiele biologischer Regelung. Stuttgart: Georg Thieme 1954. — WALSHE, F. M. R.: Anatomy and physiology of cutaneous sensibility, critical review. Brain **65**, 48—112 (1942). — * Critical studies in neurology. E. Edinburgh & S. Livingstone,

16 and 17 Teviot Place 1948. — Warburg, O.: Verbesserte Methode zur Messung der Atmung und Glykolyse. Biochem. Z. **152**, 51—63 (1924). — Warmbt, W.: Akrale Hauttemperatur (Finger) und Klimaempfinden in ihrer Beziehung zu meteorologischen Faktoren. Berlin: Akademie-Verlag 1956. 35. S., 21 Abb. u. 3 Tab. — Waterstone, D.: Observations on sensation. The sensory functions of the skin for touch and pain. J. Physiol. (London) **77**, 251—257 (1933). — Weber, E. H.: Der Tastsinn und das Gemeingefühl. In Wagners Handwörterbuch der Physiologie, Bd. III/2, S. 481. Braunschweig 1846. — Weddell, G.: The pattern of cutaneous innervation in relation to cutaneous sensibility. J. Anat. (Lond.) **75**, 346—367 (1941a). — The multiple innervation of sensory spots in the skin. J. Anat. (Lond.) **75**, 441—446 (1941b). — The clinical significance of the pattern of cutaneous innervation. Proc. roy. Soc. Med. **34**, 776—778 (1941c). — Anatomy of cutaneous sensibility. Brit. med. Bull. **3**, 167—172 (1945). — * Weddell, G.: The structure of the skin in relation to its innervation. In: Progress in the biological sciences in relation to dermatology. Edited by Arthur Rook. Cambridge: University Press 1960. — Weddell, G., and J. A. Harpman: The neurohistological basis for the sensation of pain, provoked from deep fascia, tendon and periosteum. J. Neurol. Psychiat. **3**, 319—328 (1940). — Weddell, G., D. C. Sinclair and W. H. Feindel: Significance of multiple innervation of cutaneous pain „spots" in relation to the quality of pain sensibility. Nature (Lond.) **160**, 27—28 (1947). — Anatomical basis for alterations in quality of pain sensibility. J. Neurophysiol. **11**, 99—109 (1948). — Weigmann, R., u. G. Heede: Zur Frage des adäquaten Reizes für Thermoreceptoren. Pflügers Arch. ges. Physiol. **254**, 272—280 (1951). Zit. bei R. Thauer, Probleme der Thermoregulation. Klin. Wschr. **36**, 989—998 (1958). — Weigmann, R., u. G. Schindewolf: Zur Wirkung des Kohlendioxyds auf die Schmerz- und Druckempfindung der Haut. Pflügers Arch. ges. Physiol. **258**, 315—323 (1953). — Weiss, A. K.: Adaptation of rats to cold air and effects on tissue oxygen consumptions. Amer. J. Physiol. **177**, 201—206 (1954). — Weizsäcker, V. v.: Handbuch der Neurologie, herausgeg. von O. Bumke u. Foerster, Bd. 3. Berlin: Springer 1937. XIV u. 1128 S. Untersuchung der Sensibilität, S. 701—746. — Wells, H. S.: Temperature equalization for the relief of pain. An experimental study of the relation of thermal gradients to pain. Arch. phys. Med. **28**, 135—139 (1947). — Wells, H. S., and L. B. Hoisington: Pain adaptation; A contribution to the Frey-Goldscheider controversy. J. genet. Psychol. **5**, 352—366 (1931). — Wenusch, A., u. R. Schöller: Über den Einfluß des Rauchens auf die Reizschwelle des Drucksinnes. Med. Klin. **1936 I**, 356—358. — Wertheimer, M., and W. D. Ward: The influence of skin temperature upon the pain threshold as evoked by thermal radiation. A conformation. Science **115**, 499—500 (1952). — Wetterer, E., u. R. Wagner: Über eine mechanische Wirkung des Wechselstroms auf die Hautoberfläche. Z. Biol. **101**, 226—229 (1943). — Wilde, K.: Zur Phenomenologie des Wärmeschmerzes. Psychol. Forsch. **20**, 262—321 (1935). — Williams, R. D.: Pain in the extremities. In: Signs and symptoms. Applied physiology and clinical interpretation. Edited by Cyril McBryde. Third edition, p. 228—257. Philadelphia: J. B. Lippincott Company 1957. — Wilska, A.: On the vibrational sentivity in different regions of the body surface. Acta physiol. scand. **31**, 285—289 (1954). — Winkler, F.: Studien über das Zustandekommen der Juckempfindung. Arch. Derm. Syph. (Berl.) **99**, 273—334 (1910). — Witt, I., u. H. Hensel: Afferente Impulse aus der Extremitätenhaut der Katze bei thermischer und mechanischer Reizung. Pflügers Arch. ges. Physiol. **268**, 582—596 (1959). — Witzleb, E.: Zur Frage von cholinergischen Mechanismen bei der Erregung von afferenten Systemen. Pflügers Arch. ges. Physiol. **269**, 439—470 (1959a). — Zur Erregung afferenter Systeme durch anorganische Ionen. Pflügers Arch. ges. Physiol. **269**, 471—488 (1959b). — Wodniansky, P., u. H. Tirschek: Die Bedeutung der Histaminopexie in der dermatologischen Forschung. Auswertungsergebnisse bei verschiedenen Dermatosen, Erblichkeit, Homoioserumtherapie. Arch. klin. exp. Derm. **208**, 214—222 (1959). — Wolf, H.: Exakte Messungen über die zur Erregung des Drucksinnes erforderlichen Reizgrößen. Diss. Jena 1938. — Wolff, H. G.: Headache. In: Signs and symptoms. Applied physiology and clinical interpretation. Edited by Cyril McBryde. Third edition, p. 65—97. Philadelphia: J. B. Lippincott Company 1957. — Wolff, H. G., J. D. Hardy and H. Goodell: Measurement of the effect on the threshold of acetylsalicylic acid, acetanilid, acetophenetidin, aminopyrine, ethyl alcohol, trichlorethylene; A barbiturate, quinine, ergotamine, tartrate and coffeine. An analysis of their relation to the pain experience. J. clin. Invest. **20**, 63—80 (1941). — * Wolff, H. G., and S. Wolf: Pain. (Revised third printing.) Springfield, Ill.: Ch. C. Thomas 1951. — * Wolstenholme, G. E. W., and M. O'Connor: Pain and itch. Nervous mechanisms. In honor of Prof. Dr. Y. Zotterman. Ciba Foundation, Study Group No 1. London: J. &. A. Churchill 1959. — * Woodward, P. M.: Probability and information theory, with applications to radar. New York: McRaw-Hill Book Co. Inc. London: Pergamon Press Ltd. First published 1953. Third impression 1957. — Woollard, H. H.: Observations on the terminations of cutaneous nerves. Brain **58**, 352—367 (1935). — Intraepidermal nerve endings. J. Anat. (Lond.) **71**, 54—60 (1936a). — Continuity in nerve fibers. J. Anat. (Lond.) **71**, 480—491 (1936b). — Woollard, H. H., G. Weddell and J. A.

HARPMAN: Observations on the neuro-histological basis of cutaneous pain. J. Anat. (Lond.) **74**, 413—440 (1940). — WOOLSEY, C. N., W. H. MARSHALL and P. BARD: Representation of cutaneous tactile sensibility in the cerebral cortex of the monkey as indicated by evoked potentials. Bull. Johns Hopk. Hosp. **70**, 399—441 (1942). — WRIGHT, G. W.: The sensory innervation of the skin. In: Progress in the biological sciences in relation to dermatology, Edited by ARTHUR ROOK. Cambridge: University Press 1960.

YAMAMOTO, S., S. SUGIKARA and M. KURU: Microelectrode studies on sensory afferents in the posterior funiculus of cat. Japan. J. Physiol. **6**, 68—85 (1956).

ZIGLER, M.: The experimental relation of the two-point limen to the error of localization. J. gen. Psychol. **13**, 316—331 (1935). — ZIGLER, M., E. M. MOORE and M. T. WILSON: Comparative accuracy in the localization of cutaneous pressure and pain. Amer. J. Psychol. **46**, 47—58 (1934). — ZINNITZ, F., u. E. KÖLWEL: Die analgetische Wirkung im Elektrodermatogramm. Med. Mschr. **8**, 385—388 (1954). — ZOBEL, H.: Die Sensibilität der Hornhaut in den verschiedenen Lebensaltern. Albrecht v. Graefes Arch. Ophthal. **193**, 668—676 (1938). — ZOTTERMAN, Y.: Action potentials in the glossopharyngical nerve and in the corda tympani. Skand. Arch. Physiol. **72**, 73—77 (1935). — Specific action potentials in the lingual nerve of cat. Skand. Arch. Physiol. **75**, 105—119 (1937). — Touch, pain and tickling: an electrophysiological investigation on cutaneous sensory nerves. J. Physiol. (Lond.) **95**, 1—28 (1939a). — The nervous mechanism of touch and pain. Acta psychiat. (Kbh.) **14**, 91—97 (1939b). — Special senses: thermal receptors. Ann. Rev. Physiol. **15**, 357—372 (1953). — * The Peripheral nervous mechanism of pain: A brief review. In: Pain and itch. Nervous mechanisms. Editors: G. E. W. WOLSTENHOLME and M. O'CONNOR, p. 13—25. London: J. & A. Churchill 1959. — Function of afferent C fibres. Acta physiol. scand. **50**, 158—159 (1960). — ZWICKER, E.: Die elementaren Grundlagen zur Bestimmung der Informationskapazität des Gehörs. Acustica **6**, 365—381 (1956).

Die Haare

Von

Richard Richter-Nördlingen

Mit 31 Abbildungen

Der vorliegende Beitrag befaßt sich mit der Chemie der Haare, ihren physikalischen Eigenschaften und ihrer Physiologie. Exogen und endogen bedingte Schädigungen bzw. Anomalien der Haare, Änderungen der Haarmenge im Sinne einer Hyper- oder Hypotrichie mit besonderer Berücksichtigung der nicht narbigen Alopecien, Keratinisationsstörungen, pathophysiologische Probleme der Haare, ihre exkretorische Funktion und ihre Bedeutung für die forensische Medizin werden in ihm ebenfalls behandelt. Hingegen muß bezüglich der Darstellung der Entwicklungsgeschichte der Haare, ihrer Anatomie und Histologie, ihrer Bedeutung für die Rassenbiologie und die anderweitigen Erkrankungen der Haare und der Haarfollikel, soweit sie nicht in den skizzierten Rahmen fallen, auf die entsprechenden Kapitel dieses Handbuches verwiesen werden bzw. sie werden nur soweit erwähnt werden, als es die Geschlossenheit der Darstellung erfordert. Das letztere gilt auch für die Probleme der Melaningenese, der ja in diesem Handbuch ein eigenes Kapitel gewidmet ist und die hier nur in ihrer Bedeutung für das Haar behandelt wird.

A. Chemie der Haare
I. Das Keratin (Überblick)

Das Keratin, die Grundsubstanz der Haare, gehört in die Gruppe der Skleroproteide. Chemisch wird das Keratin allgemein gekennzeichnet durch seinen hohen Schwefelgehalt (5%) und Stickstoffgehalt (20%), seine Widerstandsfähigkeit gegen Laugen und Säuren und die erhöhte Resistenz gegen proteinspaltende Fermente. Bei Autoklaventemperatur wird es durch Wasserdampf nicht in Gelatine umgewandelt. DANFORTH (1926) fand bei der Elementaranalyse der Haare 42,99—44,45% Kohlenstoff, 15,70—16,58% Stickstoff, 5,91—6,53% Wasserstoff und 4,82—5,00% Schwefel (s. auch HEILINGÖTTER 1949, RINOLDI).

Keratin ist unter gewöhnlichen Bedingungen nicht löslich. Seine Lösung, z.B. in starker Lauge, führt zu einer Denaturierung. Daher ist eine direkte Bestimmung des Molekulargewichtes des Keratins nicht möglich und wir sind auf die Bestimmung des Molekulargewichtes von Spaltprodukten des Keratins angewiesen, die dann gewisse Schlüsse erlauben. So fanden MEYER u. Mitarb., HOVE (a), WHEWELL nach der Halogenisierungsmethode für Wolle Äquivalentgewichte von 12000, 18760 und 59000—65000. Das Präkeratin, eine Vorstufe des Keratins, hat nach OLOFSSON bereits ein Molekulargewicht von 60000, so daß man wohl für fertiges Keratin ein Mehrfaches davon annehmen kann. Berichte über die Molgröße liegen ferner von WARD vor.

Es wurde bisher schlechtweg von Keratin gesprochen, doch müssen wir uns darüber klar sein, daß der Begriff „Keratin" durchaus nicht einheitlich aufzufassen ist. Begriffe wie Keratin im Sinne der Keratinstruktur von Haaren und Nägeln und keratinartige Strukturen, wie z. B. Hornschuppen, werden oft fälschlich als Synonyma gebraucht. Sie sind modifizierte Proteine, aber keratinartige Strukturen sind chemisch nicht immer Keratinmoleküle. Keratine haben auch nicht immer eine konstante chemische Zusammensetzung, wie wir das z. B. vom Eieralbumin, Insulin oder anderen Proteinen wissen. Keratine zeigen einen sehr unterschiedlichen Gehalt an Aminosäuren, und zwar nicht nur Keratine verschiedener Herkunft, sondern auch Keratine des gleichen Materials. Keratine werden aus anderen Proteinen gebildet und der Bildungsprozeß, den wir Keratinisation nennen, ist nicht immer gleichförmig. Art der Zellen und des cellulären Eiweißes, aus denen Keratin gebildet wird, die Aminosäurenzusammensetzung dieser Zellen, Ernährungsbedingungen, überstürzte Hornbildung und vielleicht auch äußere Faktoren, wie Sonnenbestrahlung, Temperatur usw., mögen ihren Einfluß ausüben.

Wir haben im Aufbau des Haares ein gutes Beispiel der Bildung verschiedener Keratine. Wir kennen im Haar nicht weniger als vier Keratine von verschiedener chemischer Zusammensetzung. Schon histologisch unterscheiden wir innere und äußere Schicht der Cuticula, Keratinzellen der Cortex und Keratinzellen der Medulla. Diese von verschiedenen germinativen Zellen abstammenden Schichten bilden auch chemisch differente Keratine. Sie sind genetisch prädeterminiert.

Auch durch physikalische Methoden lassen die einzelnen Schichten des menschlichen Haares ihren besonderen Aufbau erkennen. Schmidt (1932) stellte mit dem Leitzschen Kompensator fest, daß das Oberhäutchen des menschlichen Kopfhaares doppelbrechend ist, eine Eigenschaft, die durch Erhitzen verlorengeht, jedoch nicht durch Quetschung, wobei lediglich die Anordnung der Tonofibrillen eine Verschiebung erfährt. Neuerdings gaben Beyersdorfer, Friederich und Rüther eine Methode zur indirekten Darstellung des Haaroberhäutchens an, die jedoch mehr die morphologischen Besonderheiten erkennen läßt. Haly wies eine bilaterale corticale Asymmetrie in der Wollfaser von Cu-Mangelschafen nach. C. Müller untersuchte mit der Allwördenschen Reaktion Haare, bei der unter der Einwirkung von Chlorwasser Bläschen an der Oberfläche der Haare auftreten, die aus einer in der Haarcuticula befindlichen Substanz entstehen. Diese Substanz scheint ein trypsinverdaulicher Eiweißkörper zu sein. Weiter sei bezüglich der Allwördenschen Reaktion auf Leveau und Cebe, Schuringa u. Mitarb., Rachold und Heinmüller verwiesen.

Bei der Schafwolle gelingt es, das Cuticula-Keratin durch Einwirkung von Thioglykolsäure und nachheriger Behandlung mit Äthylbromid von dem übrigen Haarkeratin zu isolieren. Läßt man nun Pepsin einwirken, so wird der innere Anteil des Haares vollständig abgebaut und herausgelöst, während das Cuticula-Keratin nicht angegriffen wird und so gewonnen werden kann. Es zeigt einen höheren Schwefelgehalt als das verdaubare Cortex- und Medulla-Keratin (Geiger). Cuticula und Cortex scheinen miteinander durch eine intercelluläre trypsinverdauliche Bindesubstanz verbunden, vermutlich die gleiche, die mit der Allwördenschen Reaktion nachweisbar ist. Elliott und Roberts fanden bei der Wollfaser eine Subcuticula- und Endocuticulamembran. Die Endocuticula hat eine fibrilläre und mikrofibrilläre Struktur. Der Schwefelgehalt der ammoniumchromatresistenten Endocuticula, die fast 2% der originalen Wollfaser ausmacht, ist merkbar höher als der der kompletten Wollfaser. Es ist sicher, daß die so dargestellten Bestandteile des Haares keine durch die Methode bewirkten Kunstprodukte sind und es sei besonders auf die Studien über die Struktur des Wollkeratins von Elöd und Zahn (1944a) hingewiesen, ferner auf die Arbeit von Leveau, Derminot und Parisot.

Auch elektronenoptisch lassen sich die im gewöhnlichen Mikroskop als homogen erscheinenden Cuticulazellen als aus zwei Schichten bestehend erkennen (Mercer und Rees 1946a), die sich durch ihre Angreifbarkeit durch Trypsin unterscheiden. Die Untersuchungen Pucinellis über die hyalin-gelatinöse Hülle des intrafollikulären Teiles des Haares im polarisierten Licht zeigten drei verschieden gebaute Schichten. Durch Alkali- oder Thioglykolsäurebehandlung läßt sich ein Raum zwischen Haaroberfläche und Follikelinnenwand darstellen, in dem eine nicht doppelbrechende, optisch dichroische Substanz zu finden ist.

Auch für das Medulla-Keratin des Haares wiesen Elöd und Zahn (1944 b) eine stärkere Angreifbarkeit durch tryptische Fermente nach. Golden, Whitwell und Mercer fanden bei der Aminosäurenbestimmung der Epicuticula, Corticalzellmembran und der Paracortex der Wolle in der Paracortex einen größeren Gehalt an basischen Aminosäuren und einen geringeren Gehalt an Dicarboxylaminosäuren. Auch histochemisch liegen zahlreiche Befunde über den verschiedenen Aufbau der einzelnen Keratinarten der Haare vor. Odland untersuchte in Anlehnung an die Arbeiten Mercers (1948 a) die Verteilung der Sulfhydryl- und Disulfidgruppen sowie der Ribonucleinsäure im Haar und ihre Beziehungen zur Doppelbrechung der im Entwicklungsstadium stehenden Rinde. Braun-Falco und Rathjens wiesen nach, daß der positive Ausfall der HCOO·OH-Schiff-Reaktion im Keratin an die Disulfid-Konstellation gebunden ist, die somit mit Hilfe der genannten Reaktion selektiv darstellbar ist. Freytag (1955a und b) fand mit Hilfe der Jodsäure-Reaktion vor und nach Behandlung verschiedener Sorten von Haaren und Wolle mit H_2O_2, NaOH, NH_3 und einigen organischen Basen charakteristische Unterschiede bei Haaren und Wolle verschiedenen Ursprungs. Stoves (1946) untersuchte bei einer Kaninchenart mit Haaren mit gut differenzierter Cuticula, Cortex und Medulla mittels des Sullivan-Testes die Verteilung der Aminosäuren. Er fand in der Cortex mehr Cystin als in der Medulla. Andererseits enthält die Medulla mehr Tyrosin als die anderen Schichten. In Natriumsulfid-Lösung löst sich die Cortex, die Cuticula schwillt nur an und die Medulla bleibt unverändert. Am Kaninchenhaar fand Matoltsy den isoelektrischen Punkt des Medulla-Keratins bei p_H 4,0—4,5. Es zeigt auch eine andere Löslichkeit in Lauge oder Säure wie das übrige Haarkeratin. Der Verfasser fand in der Medulla 95,9% Proteine, 3,4% Lipoide und 0,7% Carbohydrate. Er wies ferner auf den hohen Tryptophangehalt hin, der es gegenüber anderen Keratinen charakterisiert.

Auch über die Lokalisation von Fermenten im Haar liegen Untersuchungen vor. Cillie fand beim histochemischen Studium der Phenoloxydasen-Aktivität gegen das 3-(3,4-Dihydroxyphenyl)-Alanin-Tyrosin-System in Zentralzellen des Haarfollikels, Aktivität gegen das p-Aminodimethylalanin in der Haarmedulla und in den Scheidenzellen. Montagna fand starke Aktivität unspezifischer Esterasen in den Außenscheiden des Haarfollikels.

Eine ausgezeichnete Darstellung der durch moderne histochemische Methoden möglichen differenzierten Darstellungen organischer und anorganischer Substanzen, ihrer genauen Histotopographie in Haarfollikel und Haar, stammt aus neuer Zeit von Braun-Falco. Carbohydrate, Lipide, Aminosäuren und Proteine, Sulfhydryl- und Disulfidgruppen-haltige Substanzen, Nucleinsäuren, die verschiedenen Enzyme lassen sich durch die in den letzten Jahren entwickelten Methoden der Histochemie in situ des Haarfollikels und des Haares darstellen. Es ergeben sich so sehr klare und instruktive Bilder, die nicht nur den Aufbau der verschiedenen Keratine, der Cortex, des Trichohyalins und ihren Anteil innerhalb des Haares zeigen, sondern auch histochemische Aspekte auf den Vorgang der Keratinisation gestatten.

Wir ersehen aus dem Vorhergehenden, daß man von einem einheitlichen Keratin nicht sprechen kann. Zweifellos spielt die chemische Verschiedenheit der einzelnen Keratine des Haares auch bei dem physikalisch-mechanischen Verhalten des Haares eine Rolle.

Martin stellte bei seinen Untersuchungen der Wolle einen Totalgehalt von 18 Aminosäuren fest. Das Haarkeratin enthält somit die wichtigsten Amino-

säuren, wenn Beveridge und Lucas (1944a und b) auch fanden, daß manche
nur in Spuren vorhanden sind und z.B. Hydroxyprolin im Haarkeratin völlig
fehlt. Das ist besonders im Hinblick auf die Untersuchungen Rothmans (1949,
1954) interessant, der feststellte, daß Hydroxyprolin eine fungistatische Funktion
entfaltet.

In neuerer Zeit wird von Meirowsky (1956a und b) wieder die Ansicht vertreten, daß Keratine als langkettige Fadenmoleküle eine kristalline Struktur
haben. Wir werden über diese Arbeiten noch zu sprechen haben.

1. Die Aminosäuren des Keratins

a) Allgemeiner Überblick

Jedes Protein besteht aus einer Reihe aneinandergeknüpfter Aminosäuren.

Für diese gilt die Grundformel $R-\underset{\underset{NH_2}{|}}{\overset{\overset{H}{|}}{C}}-C\underset{OH}{\overset{O}{\diagup}}$, wobei R ein Wasserstoffatom

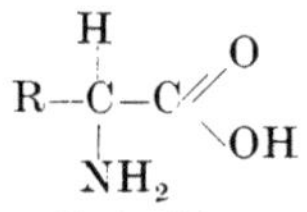

oder ein organischer Rest sein kann. Seit Hofmeister und Fischer wissen wir,
daß alle Proteine durch α-Aminosäuren in der Form aufgebaut sind, daß durch
Austritt eines Wassermoleküls zwischen der —COOH-Gruppe und der —NH$_2$-
Gruppe eine Peptid-Bindung entsteht, die in abgekürzter Form wie folgt gekennzeichnet werden kann:

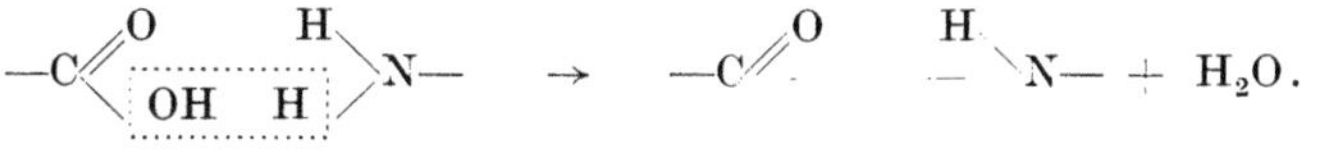

$$-C\underset{OH\ \ H}{\overset{O}{\diagup}}N- \quad\rightarrow\quad -C\overset{O}{\diagup}\ \ N- + H_2O.$$

Wenn viele Aminosäuren dieser Form aneinandergekettet sind, erhält man eine
Peptid- oder Polypeptidkette. Man pflegt das Gefüge einer solchen Polypeptidkette in einer abgekürzten Form zu symbolisieren:

$$H_2N-\underset{R_1}{CH}-CO-NH-\underset{R_2}{CH}-CO-NH-\underset{R_3}{CH}-CO...NH-\underset{R_x}{CH}-COOH$$

Enzyme, starke Alkalien und Säuren spalten diese Ketten in ihre einzelnen Bausteine auf, wobei Wasser (Hydrolyse) aufgenommen wird. Wir kennen folgende
Aminosäuren:

A. Säuren mit gleicher Anzahl saurer und basischer Gruppen (neutrale Aminosäuren).

   1. Glycin (Glykokoll): $CH_2(NH_2)COOH$

   2. Alanin: $CH_3CH(NH_2)COOH$

   3. Valin: $(CH_3)_2CHCH(NH_2)COOH$

   4. Leucin: $(CH_3)_2CHCH_2CH(NH_2)COOH$

   5. Norleucin: $CH_3CH_2CH_2CH_2CH(NH_2)COOH$

   6. Isoleucin: $C_2H_5CH(CH_3)CH(NH_2)COOH$

   7. Phenylalanin: $C_6H_5CH_2CH(NH_2)COOH$

   8. Tyrosin: $p\text{-}HOC_6H_4CH_2CH(NH_2)COOH$

   9. Threonin: $CH_3CHOHCH(NH_2)COOH$

  10. Serin: $CH_2OHCH(NH_2)COOH$

  11. Prolin: $\begin{array}{c} H_2C-\!-\!-CH_2 \\ |\qquad\quad | \\ H_2C\qquad CH-COOH \\ \diagdown NH \diagup \end{array}$

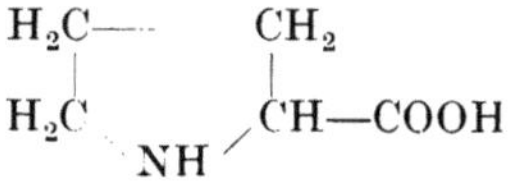

12. Hydroxyprolin:

$$HC(OH)-CH_2,\ H_2C\diagdown_{NH}\diagup CH-COOH$$

13. Tryptophan:

$$C_6H_4\diagup_{NH}\diagdown{C-CH_2CHNH_2,\ CH\ COOH}$$

14. Thyroxin:

$$HO-C_6H_2J_2-O-C_6H_2J_2-CH_2CH(NH_2)COOH$$

15. Jodgorgosäure:

$$HO-C_6H_3J-CH_2CH(NH_2)COOH$$

16. Methionin: $CH_3SCH_2CH_2CH(NH_2)COOH$

17. Cystin: $SCH_2CH(NH_2)COOH$

$$SCH_2CH(NH_2)COOH$$

18. Cystein: $HSCH_2CH(NH_2)COOH$

19. Djenkolsäure[1]: $H_2C[SCH_2CH(NH_2)COOH]_2$

B. Basische Aminosäuren.

1. Lysin: $NH_2CH_2CH_2CH_2CH_2CH(NH_2)COOH$

2. Arginin: $HN{=}C(NH_2)-NHCH_2CH_2CH_2CH(NH_2)COOH$

3. Histidin: $HC{=}C-CH_2CH(NH_2)COOH$ mit Imidazolring $N{\diagdown}{}_{CH}{\diagup}NH$

C. Saure Aminosäuren.

1. Asparaginsäure: $HOOCCH_2CH(NH_2)COOH$

2. Glutaminsäure: $HOOCCH_2CH_2CH(NH_2)COOH$

3. β-Hydroxyglutaminsäure: $HOOCCH_2CHOHCHNH_2$—$COOH$

D. Aminosäuren mit Säureamidgruppen.

1. Asparagin: $NH_2OCCH_2CH(NH_2)COOH$

2. Glutamin: $NH_2OCCH_2CH_2CH(NH_2)COOH$

Die angeführten Aminosäuren sind alles α-Aminosäuren (NH₂-Gruppen am C-Atom benachbart dem Carboxylkohlenstoffatom), ausgenommen Prolin und Hydroxyprolin, welche cyclische α-Iminosäuren sind. Vermutlich enden in den Proteinen die Peptidketten in freien Amino- und Carboxyl-Gruppen, die an freien Seitenarmen sitzen. Nach RIMINGTON (1932) sollen viermal mehr Amino- als Carboxyl-Gruppen vorhanden sein. BLACKBURN und LEE (1954) führten die Aminosäurereste im Keratin durch Erhitzen mit Hydrazin in Hydrazide über.

---

[1] Noch nicht direkt aus Protein isoliert. Über Vorkommen in Pflanzen siehe GMELIN u. Mitarb. Dort auch weitere Literatur.

Dabei bleiben bzw. werden die am Ende der Ketten stehenden Aminosäuren mit freien α-Carboxyl-Gruppen frei und konnten bestimmt werden.

Die Analyse der Aminosäuren der verschiedensten Proteine und ihr mengenmäßiger Anteil am Aufbau der einzelnen Proteine ließ BERGMANN (1937) vermuten, daß in allen Proteinen jeder Aminosäurerest in einer charakteristischen ganzzahligen Frequenz wiederkehrt. Die Periodizität in der Anordnung der Aminosäuren ist heute durch weitere analytische Untersuchungsergebnisse erwiesen, und dies gilt insbesondere für die Faserproteine.

Untersuchungen des Röntgenspektrums (Röntgendiagramm) der verschiedenen Proteine zeigten zwei Typen auf. Einmal die globulären Proteine, zu denen das Plasmaprotein und die meisten Zellproteine gehören. In ihnen sind die Polypeptidketten in geschlossenen Einheiten aufgewickelt oder gefaltet. Einige von ihnen zeigen sphärische Gestalt. Bei den Faserproteinen sind die Polypeptidketten in der Länge auseinandergezogen und bilden mehr oder weniger gerade Linien. Zu den Faserproteinen gehören Seidenfibroin, Fibrin, Kollagen, Elastin, Myosin und vor allem Keratin. Doch darf man diese Einteilung nicht mit der älteren Einteilung in native und wasserlösliche und wasserunlösliche Proteine gleichsetzen.

Nach BEAR soll eine fibrilläre Einheit des Keratins 200 Å lang und 85 Å breit sein. Nach SIKORSKI soll aber die Wollfaser sowohl aus fibrillärem als auch aus globulärem Protein bestehen, wobei letzteres zwischen das fibrilläre Protein eingelagert ist. Wenn man Keratin einer Oxydation mit Ameisensäure aussetzt, wird zunächst fibrilläres und später globuläres Protein freigelegt. Bei dem Abbau mit Thioglykolsäure gewinnt man sogar sofort globuläre Proteinkörper. FRASER (1952, 1956) nimmt auf Grund seiner Untersuchungen an, daß die Seitenketten-Amidogruppen in der amorphen Region der Faser gehäuft seien, doch weist er darauf hin, daß die Orientierung zu den Molekularketten parallel der Faser erfolgt. Man darf von diesen Befunden an der Wolle natürlich nur mit einer gewissen Reserve auf die Verhältnisse im menschlichen Haarkeratin schließen. Allerdings gelang es TIBBS, bei verschiedenen Keratinen gewisse gemeinsame Eigenschaften aufzuzeigen, z. B. konstantes Säurebindungsvermögen und gleiche endständige Aminogruppen. Pro Kilogramm Menschenhaar belaufen sich die verschiedenen Aminosäuren in Millimol wie folgt: Glycin 3,9, Alanin 1,0, Valin 4,0, Asparaginsäure 0,5, Glutaminsäure 1,0, Threonin 4,0, Serin 1,0 (MIDDLEBROOK, BISERTE und OSTEUX; Methodik s. SANGER). SPEAKMAN (1952) behandelte menschliches Haar und Wolle mit 1-Fluoro-2,4-dinitrobenzol und Hydrolyse. Die Dinitrophenylaminosäuren der Endgruppen wurden isoliert und chromatographisch und kolorimetrisch bestimmt. Er fand sieben kettenendigende Aminosäuren, Glycin, Alanin, Valin, Serin, Threonin, Asparaginsäure und Glutaminsäure im Molarverhältnis zu 2, 2, 8, 2, 8, 1, 2 für menschliches Haar und zu 8, 2, 4, 2, 8, 1 und 2 für Schafwolle. Der Terminalgehalt an Säuren auf den Totalgehalt bezogen ist für die untersuchten Keratine annähernd derselbe und entspricht Ketten vom Molgewicht ~ 62000.

Für Haare gibt auch HÄHNEL (1959a) für die N-terminalen Aminosäuren Asparagin, Glutamin, Threonin, Serin, Alanin, Glycin, Valin die ganzzahligen Verhältniswerte 1—2—6—2—2—8—4 an.

Die Versuche, Keratin zu lösen, gelingen nicht, ohne daß es zur weitgehenden Spaltung des Keratins kommt. Durch Kochen in Säure bei einem p_H von 1,3 oder Auflösen in kalter oder heißer Lauge enthält man die sog. Keratosen. Über die enzymatische Spaltung des Keratins wird später noch zu berichten sein. Die älteren Arbeiten von UNNA, STARY u. a. können hier nicht berücksichtigt werden, es sei diesbezüglich auf die Darstellung von ROTHMAN und SCHAAF in der ersten Ausgabe dieses Handbuches verwiesen. Man kann durch vorsichtiges Lösen, z. B.

in kalter verdünnter NaOH (STARY und RICHTER) oder anderen Lösungsmitteln, auch selektive Lösungen der einzelnen Haarkeratine erzielen. Mittels Peressigsäure trennte ALEXANDER (1951a) das Keratin der Wollfaser in drei Fraktionen: in das Subcuticulakeratin, das in Ammoniaklösung löslich ist, in eine leicht lösliche α-Keratinfraktion von einem Molekulargewicht von 70000 und in eine weitere Fraktion von Molekulargewicht von 45000. SADAKOVA untersuchte die Natur der Proteine in der Schafwolle. Sie fand bei Merino-Wolle zwei Proteintypen, und zwar 45% Proteinprotoacid und 55% Proteinantikomplex. Das erstere entspricht dem Standardcasein-Protoacid des Futters, das letztere unterscheidet sich vom ersteren durch Löslichkeit, Abwesenheit eines isoelektrischen Punktes, Oberflächenaktivität und durch andere Eigenschaften. BLOCK (1944, 1951) unterscheidet bei Keratinen Eukeratin und Pseudokeratin. Eukeratine haben im Gegensatz zu anderen homologen Gewebsproteinen eine größere Breite in der Anordnung der Mehrzahl ihrer Aminosäurenkomponenten, ferner zeigen sie eine auffällige Beständigkeit in dem molekularen Verhältnis von Histidin zu Leucin und Arginin. LANG und LUCAS stellten im menschlichen Haar 19 allgemein vorkommende Aminosäuren fest. Diese machen rund 90% des zu erwartenden Gewichtes und 86% des Stickstoffes aus. Auf Melanin und Ammoniak entfallen weitere 3% des Gewichtes und 7,7% des Stickstoffes. GIRAL und HANHAUSEN wollen hingegen im menschlichen Haar den Aminosäurengehalt in abnehmender Folge mit folgenden Farben vergesellschaftet gefunden haben: rot, hellkastanienbraun, dunkelkastanienbraun, schwarz, dunkelbraun, blond und grau. SIMMONDS (1954) untersuchte die Aminosäuren einer Merino-Wolle. Diese wurden mit Ausnahme von Cystin, Methionin, Tryptophan und Prolin, die mit anderen Methoden ermittelt wurden, durch die Ionenaustausch-Chromatographie nach MOORE und STEIN bestimmt. Die Elementaranalyse dieser Wolle ergab, bezogen auf Trockengewicht C 50,23%, H 8,13%, N 16,62%, S 3,68%, Asche 0,01% und Feuchtigkeit 11,55%. Der Aminosäure-N in % bezogen auf Total-N-Gehalt belief sich für: Alanin 3,51%, Arginin 20,32%, Asparaginsäure 4,24%, Cystin 7,93%, Glutaminsäure 8,58%, Glycin 5,80%, Histidin 1,46%, Isoleucin 1,97%, Leucin 4,90%. Lysin 3,25%, Methionin 0,39%, Phenylalanin 1,75%, Prolin 5,33%, Serin 7,25%, Threonin 4,61%, Tryptophan 1,73%, Tyrosin 2,97%, Valin 3,57%. Unbekannter N 1,18 und 0,71%, Amid-N 7,46% des Total-N. Weitere Einzelbefunde stammen von GRODSICKI, der aus menschlichen Haaren 6% Glutaminsäure isolieren konnte (s. weiter SIMMONDS 1953, 1954).

LINDLEY und PHILLIPS u.a. hatten angenommen, daß die mit Sulfitsalzen reagierende Cystinfraktion polaren Gruppen benachbart sei. Nun fanden CONSDEN und GORDON in Teilhydrolysaten Peptide aus Cystin und zwei basischen Aminosäuren, jedoch vielmehr Cystin in der neutralen Fraktion. Durch Bromoxydation wurde diese neutrale Fraktion weiter in ihren Peptiden untersucht, wobei Cystin in Cysteinsäure umgewandelt wurde. Dabei fand man Glycin, Alanin, Valin, Leucin, Threonin und Serin, letzteres meist mit Cystin vergesellschaftet, und zwar viel häufiger als die zweibasischen Aminosäuren Glutamin und Asparaginsäure (CONSDEN und MARTIN 1949). Tyrosin hingegen war in der Regel mit Asparaginsäure, nie aber mit Cystin gekoppelt.

Da ROE in der Epidermis des Menschen in der Vorstufe des Keratins nur einen extrem niedrigen Disulfidgehalt fand, kann man annehmen, daß die Umwandlung dieser Vorstufe in Keratin mittels Stabilisierung durch Disulfidbrücken geschieht. Auch heißer Wasserdampf führt zur Zersetzung der Keratinfaser, z.B. der Wolle. Seine Wirkung beruht auf dem Aufbrechen der Disulfidbrücken, doch weist NICHOLLS darauf hin, daß für den Grad der Schädigung der Wollfaser wesentlich das pH derselben verantwortlich ist.

Vergleichende Untersuchungen über die Zusammensetzung von Keratinen verschiedenster Herkunft liegen zahlreich vor, z. B. von WARD, BINKLEY und SNELL. So fanden diese Autoren, daß Federkeratin von weißen Leghorn-Hühnern gegenüber Wolle einen größeren Betrag an Cystin und Prolin ergibt, hingegen einen sehr charakteristischen kleineren Betrag an Glutaminsäure. Der Aminosäuregehalt von Angorahaar ist gleich dem der Wolle. WOODIN (1955, 1956) untersuchte verschiedene Fraktionen des Federkeratins. Bei löslichem Federkeratin fand er nach Behandlung mit 1-Fluoro-2,4-dinitrobenzol und Phenylisothiocyanat nur 1/10 Äquiv. des Terminalaminosäure-Stickstoffes pro Mol Protein. Er stellte weiter ein Fehlen einer molaren Proportion von α-Carboxylgruppen fest. Als Verhältnis einiger Aminosäuren im löslichen Federkeratin, bezogen auf das Molgewicht des Keratins (angenommen (10000) fand er: Glycin 9,8, Alanin 4,0, Serin 13,7, Threonin 5,0, Prolin 13,0, Valin und Leucin 19,0, Asparaginsäure und Glutaminsäure 10,2, Arginin 3,9, Cysteinsäure 6,1, Phenylalanin 3,2 und Lysin 0,1—0,2. WOODIN führte weitere Analysen der Endgruppen oxydierten Federkeratins durch und nimmt für das Protein eine cyclische Struktur an. Auch KRIMM und SCHOR fassen als Grundeinheit des Federkeratins eine schneckenförmig gestreckte Polypeptidkette von 190 Å Länge und 8,0 Å Radius auf. In diesen 190 Å wiederholen sich 64 Aminosäuren, darunter in gleichmäßigen Abständen Prolinreste. Es bestehen laterale H-Bindungen zwischen den Ketten und die Prolinreste benachbarter Ketten greifen in gleicher Höhe zusammen. Die Polypeptidketten sind parallel angeordnet und ihr Abstand beträgt 4,85 Å. Die Hauptketten bilden zylindrische Einheiten mit innen und außen sitzenden Seitenketten.

Farbige Keratine in Federn entstehen durch Einlagerung von Farbstoffen, manchmal auch durch Adsorption derselben an Keratin, wie dies VÖLKER für die violetten und blauen Federn von Ptilinopodinae durch Adsorption von Rhodoxanthin an Keratin nachwies.

Wir werden auf allgemeine und spezielle Fragen der Keratinstruktur noch mehrfach zurückkommen müssen. Es sei hier nur in diesem Zusammenhang auf folgende Autoren verwiesen: ARNDT und RILEY, ASTBURY und BELL, ASTBURY und DICKINSON, ASTBURY u. Mitarb., BAMFORD, BLOCK und VICKERY, CARPÉRI und CHOUTEAU, DARMON, ELLIOT und MANOGUE, FRASER, LINDLEY und ROGERS, HARRISON, HUGGINS, KANDA, KRATKY, LINDBERG u. Mitarb., LOW und GRENVILLE-WELLS, MOENCH, MUELLER, PERUTZ, SANGER, SOBUE u. Mitarb., SPEAKMAN und MANKART, SPOKEL, STEELE, SZIGETI, WOODS.

b) Tyrosin

Schon UNNA erkannte, daß im Keratin ein höherer Tyrosingehalt gefunden werden könne als in cellulären Eiweißkörpern. STOVES (1943a) fand das Haarmedulakeratin tyrosinreicher als die übrigen Haarkeratine. Doch weist auch BLOCK (1934) darauf hin, daß das Keratin von Horn, Nägeln, Haaren in seinem Tyrosingehalt sehr großen Schwankungen unterworfen sei. Findet man doch auch durch histochemische Reaktionen der Hornschicht der Epidermis mehr Tyrosin als in den anderen Epidermisschichten. STARY und RICHTER (1938) fanden bei der vorsichtigen Lösung von Haaren in kalter NaOH in den unlöslichen gefärbten Anteilen, den sie Melanokeratid nannten, einen höheren Tyrosingehalt als in dem gelösten farblosen Keratinanteil (Leukokeratin) und schlossen daraus, daß bei der Bildung des Melanokeratids aromatische Gruppen im Eiweißmolekül verbraucht werden. Andererseits fand aber KAWABE auch in stark verhornten Anteilen der Epidermis, z. B. im Horn der Plantarhaut, mehr Tyrosin als in nicht verhornter Epidermis.

c) Schwefelhaltige Aminosäuren

Schon einleitend wurde erwähnt, daß sich das Keratin und da vor allem das Haarkeratin durch seinen hohen S-Gehalt von den übrigen Eiweißkörpern grundsätzlich unterscheidet. Wir können im allgemeinen sagen, je stärker die Verhornung fortschreitet, um so größer ist der Cystingehalt des Keratins. Dies gilt auch bezüglich der Fermentresistenz: je größer diese ist, um so größer ist auch der Cystingehalt. So gibt z. B. BLOCK (1944) für menschliches Haar 15,5% Cystin und für Fingernägel 12,0% an, hingegen fand ECKSTEIN (1935) im Keratin der Hornschicht nur 3,8% Cystin. Der Cystingehalt der Haare soll aber nach TADOKORO und UGAMI auch abhängig von der Art der Haare sein. Nach ihnen enthalten menschliche Kopfhaare stets größere Mengen S und N als Pubeshaare.

Auch wird der Cystingehalt der Haare rassenmäßigen Schwankungen unterworfen sein; so soll bei weißen Rassen der Cystingehalt der Haare höher als bei Negern und anderen farbigen Rassen sein. Fukushima unternahm Untersuchungen über den Cystingehalt der Haare bei Angehörigen verschiedener Rassen. Er fand den größten Cystingehalt in den Haaren von Chinesen, dann folgten Koreaner und als am geringsten erwies sich der Cystingehalt in den Haaren von Japanern. Ebenso enthält Chinesenhaar mehr Gesamt-S als Koreaner- und Japanerhaar.

Es hat ferner den Anschein, als ob mit Zunahme des Cystins im Keratin Cystein und Methionin abnähmen; man findet sie in Haaren nur in Spuren, hingegen reichlich in Epidermisschuppen (Wilkerson und Tulane).

Es ist hier notwendig, kurz auf die Bedeutung der Thiolverbindungen für die Keratinbildung einzugehen. Es kann in diesem Zusammenhang nicht auf die vielfältigen Fragen der Thiolforschung im Hinblick auf die Dermatologie eingegangen werden, wir verdanken darüber Rausch und Glodny eine wertvolle Übersicht. Nach den Arbeiten von Bulliard und Giroud (1928—1931) findet eine zeitliche und lokale Koppelung von Sulfhydrylgruppenschwund und Keratinbildung statt. Sie fanden bei der kontinuierlichen Erneuerung der Epidermis und Adnexe eine negative Korrelation zwischen Keratinbildung und SH-Gehalt, bei hohem Cystin- und Schwefelgehalt des Keratins. Neuerdings bestätigten Mescon und Flesch diese Befunde. Wir dürfen aber nicht übersehen, daß andererseits im Keratin der Wolle von Barrit 0,5% und im Stierhorn von Abderhalden und Heyns 0,02% Methionin nachgewiesen wurden. Doch liegen auch in Arbeiten anderer Autoren zahlreiche Bestätigungen der Ergebnisse von Bulliard und Giroud vor (Blix, Grassmann und Trupka, Mörner, Müting und Langhof, Roberts und Tischkott, Urban, Wilkerson und Tulane).

Das Schwinden der Sulfhydryle bei fortschreitender Keratinisation der Haare ist in ihrem Übergang in die Disulfidbindungen des Cystins zu erblicken, dessen Bedeutung für die Stabilität von Haaren und Nägeln erwiesen ist (s. auch Blix, Rothman 1954, Odland). Anders dürften die Verhältnisse bei der epidermalen Verhornung liegen. Nach Wilkerson und Tulane ist das Verhältnis von Methionin zu Cystin in menschlichen Hornschuppen ungefähr gleich. Für Haare fanden Mander und Brown ein Verhältnis von Methionin zu Cystin von ungefähr 1:15 bzw. eher noch weniger. Van Scott und Flesch (1954b) verlegen die Keratinbildung in die tieferen Schichten des Rete Malpighii, da sie wohl eine Abnahme der SH-Konzentration vom Rete zur Hornschicht fanden, aber auch eine gleichmäßige Verteilung der Disulfidbindungen in sämtlichen Schichten des Epithels. Dabei beziehen sie den Reichtum des Rete Malpighii an SH-Gruppen auf das Vorkommen von SH-Fermenten und die dort ablaufenden Stoffwechselvorgänge. Doch wird die von den Autoren angegebene quantitative Methode zur SH-Gruppenbestimmung nach Flesch und Kun von Rausch, Rausch und Ritter heute angegriffen, auch sprechen die histochemischen Untersuchungen von Montagna gegen die Ergebnisse von van Scott und Flesch und kommen der älteren Auffassung entgegen.

Eine ganz andere Auffassung vertritt Szakall (1952). Er und früher schon Wolf verwendeten die Abrißmethode. Szakall konnte damit histochemisch einen intensiven SH-Nachweis im Stratum lucidum führen. Somit stimmen diese Befunde mit denen von van Scott und Flesch und Montagna überein, aber Szakall hebt hervor, daß die SH-Reaktion gerade dort verschwindet, wo die mechanische Widerstandsfähigkeit abnimmt und meint deshalb, sich auf frühere biochemische Forschungen stützend, daß zur letzten Vollendung der Keratinisierung Fettstoffwechsel und Sulfhydrylgruppen funktionell eng verknüpft sein müssen.

Ältere Autoren, z. B. LAPIERE, wollten das Keratohyalin dem Fettstoffwechsel zuordnen. WALKER, PERCIVAL und STEWART sowie BINET waren der Ansicht, daß das reaktionsfähige Hautsulfhydryl nur aus fixen SH-Gruppen bestehe, die nicht katalytisch wirksam sind, sondern nur eine substantielle Vorstufe des Keratins seien. Wir wissen aber heute, daß SH-Proteine auch enzymatische Funktionen ausüben, bzw. daß viele Fermente bekannt sind, deren Aktivität an freie SH-Gruppen gebunden ist (GORDON und QUASTEL, BARRON und SINGER, LANG).

Nun kann man aber heute noch nicht mit Sicherheit angeben, welche der erwähnten Komponenten des Hautsulfhydryls mit der Keratinisation Beziehungen besitzen.

Es dürfte sich aber wohl mit Recht sagen lassen, daß dann eine unvollständige Keratinisation vorliegt, wenn in der Keratinstruktur wenig Cystin bei großem Gehalt an Cystein und Methionin vorliegt. ZINGSHEIM fand z. B. in den parakeratotischen Schuppen bei Psoriasis einen ungewöhnlich hohen Gehalt an SH-Gruppen (s. auch MESCON und FLESCH). Es sei auch hier an den Befund von GEIGER erinnert, der den hohen Cystingehalt der Haarcuticula gegenüber der Cortex hervorhebt. Ferner fanden MERCER, GOLDEN und JEFFRIES in der Paracortex (dem stabileren Teil) der Wollfaser bei enzymatischer Verdauung mehr Cystin als in der Orthocortex, der weniger stabilen Fraktion. LILLIE (1954) meint, daß die Peressigsäure-Schiff-Reaktion in der Cortex der Haare kaum durch partielle Oxydation von Cystin bedingt sei, sondern daß man eher an einen unbekannten unlöslichen Säurekomplex denken müsse.

Man hat mehrfach versucht, den Einfluß von pathologischen Prozessen auf den Cystingehalt des Keratins zu studieren. HESS fand durchschnittlich den Cystingehalt in Nägeln bei Arthritis um 18% niedriger als in Nägeln normaler Personen. BROWN und KLAUDER untersuchten den Cystingehalt in Haaren und Nägeln bei pathologischen Veränderungen und empfahlen therapeutisch hydrolysierte Wolle. Den S-Gehalt in Haaren bei Kranken mit malignen Tumoren prüfte KOSYAKOV. WYSOCKI, MANN und STARE fanden aber keine Differenz des Cystin- und Methioningehaltes der Haare bei unterernährten und normal ernährten Kindern. Experimentell fanden MOUNTAIN, DELKER und STOCKINGER bei Ratten den Cystingehalt der Haare erniedrigt, wenn sie Vanadium (V_2O_5) dem Futter zulegten.

In welchem Maße bei der Bildung des Haarkeratins Cystin verarbeitet wird bzw. aus der Nahrung aufgenommen und den Haaren zugeführt wird, zeigen die Untersuchungen von MARSTON (1946). Schafe nehmen Cystin aus dem Pflanzeneiweiß auf. In diesem beträgt der Cystin-N 1,2—1,7% des Total-N des Pflanzenproteins. In der Wolle aber macht der Cystin-N 9,0% des Total-N der Wolle aus.

Die Abhängigkeit der physikalischen und chemischen Eigenschaften der Haare von den Disulfidbindungen veranlaßt immer wieder Untersuchungen sowohl von Seiten der Textilchemiker, Färbereichemiker als auch für Zwecke der kosmetischen Chemie und der reinen Forschung. Wir werden darauf noch öfter zurückkommen müssen. Hier seien nur einige Befunde angeführt. FRÖHLICH fand in den Haaren von zahmen und wilden Kaninchen 11,5—12,0%, in denen von Hasen 14—15% Cystin. Interessant sind die Untersuchungen von ZINGSHEIM (1957) an der Schlangenhaut. Bei Schlangen finden periodische Häutungen statt, im Gegensatz zu Menschen oder Säuger, wo fortlaufend kleinste Schüppchen abgestoßen werden. ZINGSHEIM fand in Natternhemden der Ringelnatter einen Mittelwert von 218 mg-% SH. Dieser Wert liegt wesentlich höher über dem für Hautschuppen beim gesunden Menschen, die um 100 mg-% SH enthalten, und kommt mehr den Werten in Psoriasisschuppen nahe. ACTH- und Cortison-Verabreichung drückt bei Schlangen den SH-Wert im Natternhemd herab, Thyroxinverabreichung erhöht ihn.

Partielle oder totale Hydrolyse der Haare kann Cystin zerstören. Nach Kochen gewöhnlicher Wolle in Alkali fanden BLACKBURN und LEE (1956) alle

Aminosäuren erhalten, mit Ausnahme des Cystins. Die Bestimmung von Lanthionin zeigte, daß für jeden Cystinrest ein Lanthioninrest entstanden war. Earland und Knight untersuchten die α- und β-Keratinfraktionen oxydierter Wolle. Lanthionin fand sich in allen Fraktionen, sowohl in den gelösten wie ungelösten. Hiroshi u. Mitarb. fanden bei 20stündiger Einwirkung von 0,18 n Thioglykolsäure mit einem p_H von 5—6 bei 35° 80% aller Cystinbrücken der Wolle gesprengt ohne weitere Desintegration der Faser. Auch Schöberl studierte die Rückbildung der Disulfidgruppen in Haaren bei Thioglykolsäurebehandlung. Schuster fand nach Kochen von Haaren in konzentrierter Magnesiumchloridlösung und nachheriger NaOH-Behandlung kein Cystin mehr.

Über die Methodik der SH-Gruppen- und Cystin-Bestimmung siehe die Arbeiten von Bear, Freytag (1955a), Park und Speakman, Rimington (1929), Schoenbach und Weissmann, Schramm, Moore und Bigwood, Sullivan, du Vigneaud, Jensen und Wintersteiner. Bezüglich der S-Bestimmung sei auf Zahn (1942), Mease verwiesen, der Lanthionin-Bestimmung auf Thompson und der Haaranalysen im allgemeinen auf Hansel und Tauber.

d) Basische Aminosäuren

Im voll ausgebildeten normalen Keratin sind nach Block (1934) die basischen Aminosäuren Histidin, Lysin und Arginin im Verhältnis 1:4:12 vorhanden, und dieser Gehalt scheint für die einzelnen Keratine nur relativ geringen Schwankungen unterworfen zu sein. Der gleiche Autor fand für Fingernägel 0,049% Histidin, 2,24% Lysin und 8,45% Arginin, was einem molekularen Verhältnis von 1:5:15 entspricht. Beim Rinderhorn entsprach der Gehalt von 0,64% Histidin, 2,76% Lysin und 9,42% Arginin einem molekularen Verhältnis von 1:5:13.

Dieses gleiche molekulare Verhältnis führte Block zu der Annahme, daß diese Aminosäuren das Kerngerüst der Proteine seien, und damit von größter Bedeutung für Genese und embryonale Entstehung aller Gewebsproteine. Man hat dieses regelmäßige molekulare Verhältnis immer wieder gefunden, in Haaren, Vogelfedern, Stachelschweinborsten, Horn verschiedenster Herkunft, Nägeln usw. Diese Regelmäßigkeit ist auffallend gegenüber den Schwankungen anderer Aminosäuren und Keratinen. Man findet dieses regelmäßige molekulare Verhältnis basischer Aminosäuren jedoch nicht für Hornkeratine, die bei unvollständiger und überstürzter Keratinisation entstehen, wie die Untersuchungen von Eckstein (1935), Wilkerson und Block zeigen.

Rothman (1955) bemerkt mit Recht, daß bei der Bestimmung des molekularen Verhältnisses der Aminosäuren aus menschlichem Material darauf geachtet werden sollte, ob dieses Material von pathologischen Prozessen oder normalen epithelialen Gebilden stammt. So berechnet Rothman aus den Analysen von Block und Eckstein, die aus Material von Fällen mit exfoliierenden Dermatitiden stammten, ein Verhältnis von Histidin zu Lysin und Arginin von 1:6:7, doch es mag auch eine komplette Keratinisation vorkommen, wie das von Wilkerson gefundene molekulare Verhältnis von 1:6:15 zeigt.

Im übrigen sei bezüglich des Prozentgehaltes der drei basischen Aminosäuren in verschiedenen Keratinen auf die vorhergehenden Angaben verwiesen und ergänzend hinzugefügt, daß Mardashev in menschlicher Epidermis einen Arginingehalt von 6,7% fand.

e) Saure Aminosäuren

Im menschlichen Haar finden sich Glutaminsäure und Asparaginsäure sowohl in freier Form als auch mit Säureamidgruppen als Asparagin und Glutamin. Grodzicki isolierte aus menschlichem Haar 6% Glutaminsäure mit einem Schmelzpunkt von 193—195° und einer optischen Drehung von —31° in 10%iger H_2SO_4. Nach Beveridge und Lucas (1944a) macht der Amino-N der beiden Dicarbonsäuren 11,5% und der Amid-N 7,22% des Total-N des Keratins aus. Nach dem gleichen Autor enthält das menschliche Haar 10,6% Glutaminsäure und 3,5% Asparaginsäure. Der Hydroxyglutaminsäuregehalt wird mit etwa 1% angegeben.

Wir wissen noch nicht, welche biologische Bedeutung den Aminosäuren mit Säureamidgruppen zukommt. ROTHMAN (1949, 1953) weist darauf hin, daß pathogene Hyphomyceten außerordentlich gut auf Glutamin gedeihen; vielleicht ist das Vorkommen von Säureamidgruppen auf der Oberfläche dafür bezeichnend. Im Wollkeratin sollen nach SPEAKMAN und TOWNSEND freie saure und freie basische Seitenketten äquivalent vorkommen. Zum Schluß sei eine Übersicht über die Aminosäuren in einigen Keratinstrukturen gegeben.

Tabelle 1. *Aminosäuren in Keratinstrukturen nach* BLOCK *sowie* ROTHMAN
(Werte angegeben in Gewichtsprozenten, Cystin als Cystein berechnet)

Keratine	N	S	Histidin	Lysin	Arginin	Cystin	Thyrosin	Tryptophan	Phenylalanin	Glycin
Menschliches Haar	15,4	5,0	0,6	2,5	8,0	15,5	3,0	0,7	2,6	4,3
Schimpansenhaar	16,7	4,3	0,6	2,0	8,1	15,5	3,3	1,4	—	—
Ziegenhaar . . .	16,2	3,1	0,7	3,2	8,1	8,9	3,0	0,9	4,6	6,3
Kuhhaar	15,3	3,7	0,7	2,0	7,5	13,4	3,3	1,0	3,9	10,3
Lammwolle . . .	15,4	3,6	0,7	2,5	8,7	13,1	4,5	0,7	4,0	6,5
Kamelwolle . . .	15,1	3,1	0,6	2,7	8,6	11,0	3,1	0,8	4,1	9,2
Rinderhorn . . .	16,1	2,6	0,6	2,4	8,6	8,2	3,7	0,7	4,0	9,8
Rhinozeroshorn .	15,6	2,3	0,6	2,6	8,2	8,7	8,6	1,7	5,0	7,4
Fingernägel . . .	14,9	3,8	0,5	2,6	8,5	12,0	3,0	1,1	2,5	—
Stachelschweinborsten	15,8	3,0	0,6	2,6	7,6	9,4	3,3	0,9	3,6	5,7
Seeigelstachel . .	15,2	3,8	0,5	1,8	6,8	11,9	9,1	2,2	6,8	—
Hühnerfedern . .	15,2	2,3	0,3	1,6	6,0	6,8	2,2	0,7	5,3	9,5
Schlangenhaut .	15,2	2,2	0,4	1,9	5,4	6,6	5,2	0,9	3,9	13,1
Eierschalenmembran . . .	16,6	3,8	0,9	3,7	9,9	12,7	2,5	2,6	2,0	—

2. Molekularstruktur des Keratins

a) Allgemeine Struktur

Der Grundbauplan des Keratinmoleküls wurde vor allem durch die verdienstvollen Arbeiten von ASTBURY (1933, 1941, 1943, 1945) und SPEAKMAN (1952) aufgeklärt. Die langen Polypeptidketten sind durch Querbrücken verbunden, haben aber auch, worauf schon hingewiesen wurde, nicht peptidartig gebundene freie Seitenarme mit freien Amino-, Hydroxyl- und Carboxylgruppen. Auch Keratin hat, wie andere fadenförmige Proteine, eine kristalline Struktur, da seine Atome und Atomgruppen in regelmäßiger Art angeordnet sind mit regelmäßig wiederkehrendem Muster. MARTIN wies aber darauf hin, daß dabei keine regelmäßige Periodizität aller Aminosäuregruppen besteht. Die Gestalt der Moleküle spiegelt sich in der makroskopischen Faser wieder, die lang ausgezogenen Moleküle sind — 100mal oder noch mehr länger als ihr Durchmesser beträgt. Man nennt die Polypeptidketten daher auch Längs- oder Hauptketten, da sie sich parallel zur Haarlängsachse erstrecken. Nach DERKSEN, HERINGA und WEIDINGER ist im Nagel die Richtung der Molekularfaserketten quer und in Hornschuppen unregelmäßig. Nach ASTBURY (1950, 1953) besteht die Längsachse aus Polypeptidketten mit scheinbar drei periodisch wiederkehrenden Aminosäureresten. Diese langen Aminosäurenketten sind in Zickzackform gefaltet (AMBROSE u. Mitarb. 1949, 1951, ELLIOTT 1952, 1954, SUTHERLAND), was im Infrarotlicht nachweisbar ist.

Die parallelen Längsketten der Moleküle sind, wie schon erwähnt, durch sog. Querbrücken zusammengehalten, so daß ein rostartiges Gebilde entsteht, vergleichbar mit einer dreidimensionalen Leiter oder hinter- und nebeneinanderstehenden Leitern. Wir wissen jedoch heute, daß die Längsketten nicht ganz geradlinig verlaufen, sondern einen der Längsachse folgenden, schraubenförmigen Verlauf haben. Hirsch hat dafür die Vorstellung einer Sprungfedermatratze vorgeschlagen. Pauling, Corey und Branson (1951) haben in den letzten Jahren in einer Reihe von Arbeiten die Schraubenform der Keratinmolekülketten mit größter Wahrscheinlichkeit nachweisen können. Eine Schraubenperiode beträgt 5,55 Å, bei einem Steigungswinkel der Schraube von 26⁰. Sie berechneten, daß auf eine Schraubenwindung 3,7 Aminosäurereste kommen, von denen jeder Rest mit dem dritten der Kette durch intrachenare Wasserstoffbrücken verbunden ist. Auch sollen so die N-Atome jedes dritten Aminosäurerestes mit dem O-Atom des siebenten Aminosäurerestes (3,7-Struktur) überbrückt sein, desgleichen das N-Atom jedes ersten Aminosäurerestes mit dem O-Atom des fünften Aminosäurerestes (1,5-Struktur). (Siehe auch Cannon.)

Hirsch hat mit Hilfe von Rotationsversuchen die Theorie der Schraubenstruktur erhärten und damit die gelegentlich auftretenden Zweifel widerlegen können (Ambrose u. Mitarb. 1949, Mizushima u. Mitarb.). Nach Hirsch fällt die Möglichkeit einer antiparallelen Schraubenführung (Linser) weg. Heilingötter (1957) nimmt an, daß die Schraube nach links dreht.

Low und Baybutt nehmen eine sog. π-Schraube an. Jede Amidgruppe ist dabei mit der viertnächsten durch eine H-Brücke verbunden. Das entspricht pro Drehung der Schraube 4,4 Reste mit einer Translation von 1,14 Å entlang der Achse. Dies würde auf eine Ganghöhe von 5 Å und leichte Torsion hindeuten. Crick (1952, 1954) meint, daß die Aminosäurenkettenschraube nochmals zu einer Superschraube aufgespult sei.

Pauling (1955) berechnete auf Grund der Kenntnis der Bindungsabstände von ± 0,02 Å und der Valenzwinkel von ± 2⁰ die Struktur der Polypeptidketten ziemlich genau. Er fand, daß die Atome nicht mehr als etwa 0,05 Å von der ebenen Lagerung abweichen. Er kommt zu der Ansicht, daß die NH-Gruppen und O-Atome der verschiedenen Säureamidgruppen so zueinander orientiert sind, daß die Bildung von H-Brücken möglich wird. Demnach beträgt der NH...O-Abstand 2,79 ± 0,10 Å. Mizushima u. Mitarb. nehmen eine Peptidbindung in Trans-Stellung an (s. auch Corey und Pauling). Donohue nimmt zu den verschiedenen Schraubenformen Stellung.

Wertvolle grundlegende Erkenntnisse zur Struktur des Keratinmoleküls verdanken wir dem zuerst von Astbury (1942, 1943) eingeführten Röntgendiagramm des Keratins. Im normalen Zustand der meisten Keratine sind die Polypeptidketten in einer Ebene quer zu den Querbrücken gefaltet, das α-Keratin des Röntgendiagramms. Die gefalteten Ketten können aber einer reversiblen Streckung unterliegen, die ein anderes Röntgendiagramm ergibt, das β-Keratin. Dies läßt sich folgenderweise symbolisieren:

Natürlich können auch andere Körper ähnliche Diagramme aufweisen und dem einen oder anderen Typ ähnlich sehen (ASTBURY u. Mitarb., BRAGG u. Mitarb.). ALEXANDER und EARLAND fanden für die Haarcuticula die β-Konfiguration. WEIDINGER nimmt für die α-Konfiguration einen völligen Ringschluß an, doch lehnen dies die meisten Untersucher ab. Das α-Keratin entspricht der Keratinmodifikation des ungedehnten Haares. In wäßrigem, dampfförmigem oder alkalischem Milieu geht es beim Strecken in das β-Keratin über, das entspricht etwa 20% der ursprünglichen Länge (ASTBURY und WOODS 1933). Das β-Keratin hat die Tendenz, in den ursprünglich gefalteten Zustand wieder zurückzugehen, besitzt also eine Elastizität und die Fähigkeit, Deformationen auszugleichen (HARRIS). SPEAKMAN (1952) berechnet die Aktivierungsenergie der α-β-Umwandlung auf 26000 cal. (s. auch MCARTHUR 1953, WOODS, HOPPEY u. Mitarb.). Weitere Angaben über einzelne Reflexe des α- und β-Keratins finden wir bei BEAR, GOODINGS, MCARTHUR, MEYER-MARCK, SCHMIDT, WOODS, ZAHN und KOLER.

Die Elastizität der Haut ist weitgehend von der Anwesenheit von Wasser abhängig. Auch die Geschmeidigkeit des Keratins hängt von der Wasseraufnahme ab. Trockene Keratinfasern schwellen im Wasser vorwiegend in der transversalen Richtung an und es kann eine Vergrößerung des Durchmessers bis zu 18% über die ursprüngliche Dicke eintreten, während die Länge etwa um 1% zunimmt. Dies hängt mit der kristallinen Struktur der Polypeptidketten zusammen, da sich das Wasser zuerst über die Oberfläche der Polypeptidkettenkristalle ausbreitet. Allerdings nimmt ELÖD (1942) die ungestreckte Keratinmodifikation als amorph und nur die gestreckte als kristallin an. HARRISON (zit. nach KOBLER) hingegen faßt beide Keratinmodifikationen als rhombisch bzw. monoklin-kristallin auf. BOLLIGER und GROSS (1951) sprechen von orthogonalem α-Keratin und orthorhombischem β-Keratin. Im trockenen Zustand entwickeln die kristallinen Bausteine der Keratinmolekülketten starke kohäsive Kräfte, die der Ausdehnung der gefalteten Ketten widerstehen, oder es kommt bei sehr starker Krafteinwirkung zum Bruch der Fibrille. Eindringen von Wasser in die Hohlräume zwischen der kristallinen Struktur der Ketten führt zu einer gewissen Neutralisation dieser kohäsiven Kräfte, es wirkt gleichsam als ein Schmiermittel. Bei der Besprechung der Theorie der Dehnung des Keratins werden wir uns mit diesem Probleme noch zu befassen haben. Nun wird aber von GOODINGS u. a. Autoren die Ansicht vertreten, daß neben dem kristallisierten Keratin des Haares auch ein amorphes Keratin vorkommt. Nach FRASER (1955) beträgt der Anteil des amorphen Keratins in der Wollfaser etwa 50%. HIRSCH weist darauf hin, daß die α-β-Umwandlung nicht allein die Dehnbarkeit des Keratins bedingt und die Isomerisation nur unter gewissen Bedingungen eintritt und man daher im Dehnungsvorgang nicht nur eine Auffaltung des geknäulten α-Keratins in β-Keratin erblicken darf.

Die Wasserabsorption des Keratins ist ein äußerst komplexer Vorgang, der mit mancherlei chemischen und physikalischen Prozessen verknüpft ist (CARRIÉ, GILBERT). Die alte Naegelische Micellen-Theorie scheint in diesem Zusammenhang noch nicht ihre Gültigkeit verloren zu haben. Erst in neuerer Zeit hat durch die Arbeiten MEIROWSKYs (1956a und b) die Micellen-Theorie in etwas veränderter Form wieder das Interesse erweckt. MEIROWSKY konnte nach Einwirkung von Ultraschall und H_2O_2 mittels Polarisation im Keratin Primärstrukturen nachweisen, die er als Protomeren bezeichnet und die er NAEGELIs Micellen bzw. CLARKs Makromolekülen gleichsetzt. Auf SALISBURYs Kristallehre gestützt, sieht MEIROWSKY die Protomeren als echte Kristalle an.

Für die physikalischen und chemischen Eigenschaften der Keratinfaser ist das Bestehen von Querbrücken von wesentlicher Bedeutung. Innerhalb der Polypeptidketten finden wir Disulfidbrücken, salzartig verknüpfte Aminosäurenpaare und H-Brücken, die die Hauptketten zusammenhalten. SPEAKMAN (1952) dachte bei salzartig zusammengeknüpften Aminosäurenpaaren an Kombination zwischen Glutaminsäure oder Asparaginsäure mit Arginin bzw. Lysin. Aber hier würde der Abstand der Hauptketten voneinander zu groß sein und der Röntgenmessung von 9,8 Å nicht entsprechen. GOODINGS stellte sich daher Brücken zwischen freien Aminogruppen von Diaminosäuren und Carbonylgruppen der Hauptketten und von Carboxylgruppen zweibasischer Säuren mit Iminogruppen vor. Sie entsprächen den gemessenen Längen von Arginin = 6,5 Å, Cystin = 7,0 Å, Lysin = 7,0 Å, Glutaminsäure = 4,5 Å und von Tyrosin = 5,5 Å. BANDYOPADHYAY maß den Abstand zwischen basischen und sauren Seitenketten im Hornkeratin mit 5,1 Å. Blockiert man nach SANGER (1952) die endständigen Aminogruppen mit 1-Fluor-2,4-dinitrobenzol, so erhielt Speakman nach Hydrolyse ein Produkt, das Glycin, Alanin, Valin, Serin, Threonin und Glutaminsäure in ähnlichen Verhältnissen als endständige Aminosäuren enthielt. Es scheint, daß im Wollkeratin zwei Tyrosinmoleküle so weit auseinander liegen, daß es ihnen eben noch möglich ist, mit ein und demselben bis-Diazohexan zu reagieren. Wise und Sulzberger erhielten deswegen im Hydrolysat Hexamethylen-bis-Tyrosin. Gerade mit 1,5-Difluor-2,4-Dinitrobenzol ist es möglich, die Entfernung von gegenüberliegenden Phenol-, Sulfhydryl-, Amino- und Imidazolgruppen festzustellen, da dieses 5 Å Entfernung überbrückt. Zahn (1955) schlug mit p,p'-Difluor-m,m'-Dinitrophenylsulfon Brücken und wies so Entfernungen von 12 Å nach. In der Wolle wurden die Abstände von Lysin-Lysin und Lysin-Tyrosin mit 5 Å festgestellt. Es sei bezüglich der verschiedenen Brückenbindungen noch auf die Arbeiten von Astbury und die nachfolgenden Ausführungen verwiesen.

Harris, Harris u. Mitarb. (1942) und Speakman (1952) wiesen auf die Bedeutung der Disulfidbrücken für die Elastizität des Keratins hin, die Alexander (1951a) als den Zement zwischen den Micellen bezeichnete. Harris wies nach, daß nach Sprengung der Disulfidbrücken der Elastizitätsmodul der Keratinfaser im Wasser auf weniger als $^1/_{10}$ des Wertes vor Sprengung dieser Brücken sinkt. Die spontane Kontraktion der Keratinfaser nach Dehnung ist im wesentlichen durch diese Brücken bedingt. Astbury und Dickinson (1935) diskutieren die Möglichkeit, daß Cystin in mehreren Bindungsarten vorkommt. Aus allen Untersuchungen geht aber hervor, daß Keratin eine tragende Bedeutung für die Stabilität des Keratinmoleküls und für die physikalischen Eigenschaften des Keratins hat.

Der Einfluß von Dampf, Alkalien, Säuren, oxydierenden, reduzierenden und desaminierenden Substanzen auf das Keratin ist immer wieder studiert worden. Er beruht hauptsächlich auf der Brechung bzw. Lösung der Brückenbindungen. Speakman (1947) zeigte, daß, wenn man eine um etwa 50% gedehnte Keratinfaser nur 2 min in Wasserdampf dämpft, sie sich nach Aufhören der dehnenden Kraft derart zusammenzieht, daß sie nun nurmehr 30% ihrer ursprünglichen Länge hat. Er nannte dies Superkontraktion. Wir haben hier eine neue Modifikation des Keratinmoleküls vor uns. In Anlehnung an Astbury versuchten Schulte und Weiskopf diesen Vorgang in folgender Art darzustellen:

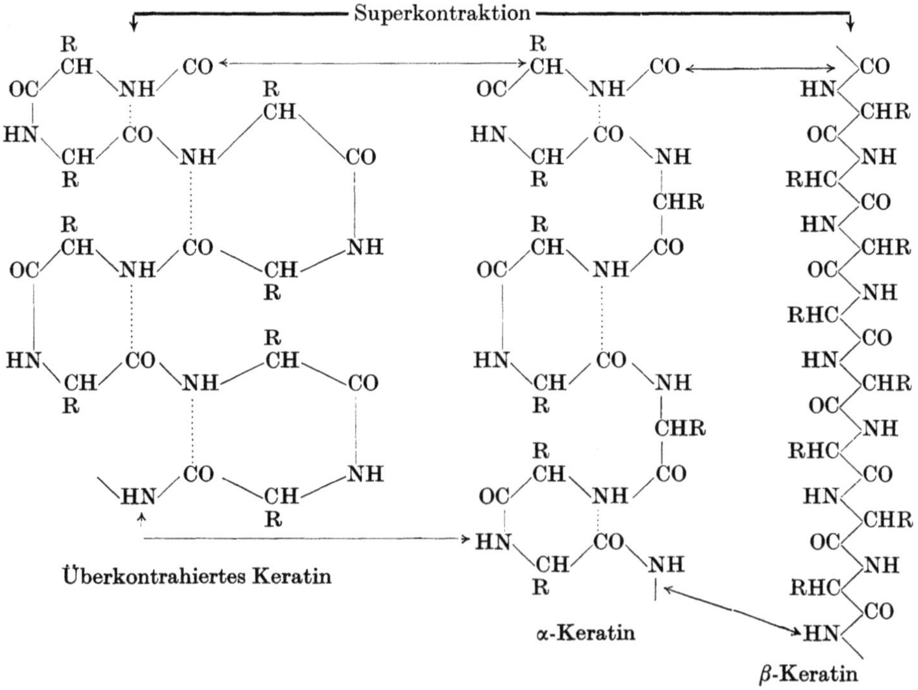

Die Faltung ist also noch intensiver als beim originalen α-Keratin geworden. Sehr gut veranschaulicht dies HEILINGÖTTER (1948):

FREYTAG (1955a und b) weist darauf hin, daß jedes native Haar Verschiedenheit der Superkontraktion zeigt, je nachdem, ob es sich um Ansatz oder Spitze des Haares handelt, und bringt dafür experimentelle Daten. Die Superkontraktion S wird als S^A bei Ansatzhaar und S^S bei Spitzenhaar bezeichnet, $S^A m$ und $S^S m$ stellen die gemessenen mittleren Werte der Superkontraktion dar. Da die Werte $S^S m > S^A m$ sind, bedeutet dies, daß in Spitzen nativer Haare andere strukturelle Verhältnisse als im Ansatz der Haare vorliegen, gekennzeichnet durch gelöste Querverbindungen, wohl also gesprengte Disulfidbrücken.

Diese Keratinmodifikation ist noch reversibel. Wird jedoch die Einwirkung von Dampf usw. verlängert, bilden sich neue Brücken und die Ketten werden fixiert. Wir werden bei der sog. Kaltwelle darauf zurückkommen müssen. Die Infrarotspektroskopie kann weiterhin interessante Einzelheiten der Keratinstruktur aufklären. ELLIOT (1952) untersuchte zwischen 4300 und 5400 cm^{-1} den Dichroismus von im Dampf um 100% gedehnter Keratinfasern senkrecht und parallel zur Faserachse. Es war außer dem zu erwartenden β-Keratin auch noch α-Keratin nachweisbar. FRASER (1955) fand bei der Infrarotmessung als Hauptkomponente eines Thioglykolatextraktes (pH 12,6; 0,1 M) von Wolle ein Keratin von α-Konfiguration und geringe Anteile eines Keratins von β-Konfiguration. OKAJIMA und HAYAMA wiesen nach, daß sich der Brechungskoeffizient der Wolle bei Dehnung und α-β-Isomerisierung nicht ändert. Weitere Infrarotmessungen von Wolle und anderen Keratinen bzw. fibrösen Proteinen stammen von AMBROSE und ELLIOT sowie von HAPPEY, MACRAE und WESTON.

b) Disulfidbindungen

Die festeste Bindung der Polypeptidketten des Keratins wird durch die Disulfidbrücken bewirkt.

Besonders sie sind wesentlich mitverantwortlich für die Resistenz des Keratins gegen chemische Eingriffe und gegen Enzymverdauung. Das Aufbrechen der Disulfidbrücken hinterläßt je nach Natur und Intensität des aufbrechenden

Agens die verschiedensten Seitenkettenfragmente. Wir folgen darin der Darstellung von Stoves (1943 b) und von Schöberl und Rambacher:

$$R—S—S—R \xrightarrow{H_2O} R—SH + R—SOH$$
$$\text{Thiol} \quad \text{Sulfensäure}$$
$$R—CH_2—CH_2—SH \longrightarrow R—CH=CH_2 + H_2S$$
$$2\,R—CH_2—SOH \longrightarrow R—CH_2—SH + R—COOH + H_2S$$
$$R—CH_2—SOH \longrightarrow R—CHO + H_2S$$
$$R—CH_2—SOH \longrightarrow R—CH_2OH + S$$

Die Fragmente können sich zu neuen Brücken wieder vereinigen — wir werden darüber bei der Besprechung der Kaltwelle zu berichten haben. Doch sei hier schon ein Haupttyp der künstlichen neuen Bindungen wiedergegeben, nämlich die Lanthioninbindung —C—S—C— (Horn u. Mitarb. 1941, Speakman und Whevell). Lanthionin unterscheidet sich vom Cystin nur dadurch, daß es lediglich ein S-Atom enthält. Stoves (1943 b) nach Säurebehandlung und Ritterson u. Mitarb. mit reduzierenden Agentien erhielten den Djenkol-Säuretyp der Brückenbildung, eine Kunstbrücke:

$$
\begin{array}{llll}
H_2C—S—S—CH_2 & \quad & H_2C—S—CH_2 & \quad NH \qquad\qquad\qquad NH \\
H_2N\cdot HC \qquad CH\cdot NH_2 & \quad H_2N\cdot HC \qquad CH\cdot NH_2 & \quad HC—CH_2—S—CH_2—S—CH_2—CH \\
HOOC \qquad COOH & \quad HOOC \qquad COOH & \quad OC \qquad\qquad\qquad\qquad CO \\
\qquad \text{Cystin} & \qquad \text{Lanthionin} & \qquad\qquad \text{Djenkolsäurerest}
\end{array}
$$

Derartig wieder durch feste Brücken zusammengeschlossenes Keratin unterscheidet sich natürlich in Löslichkeit, Verdaubarkeit und im isoelektrischen Punkt vom Originalkeratin, was besonders in den Studien von Goddard und Michaelis nachgewiesen wurde.

Astbury (1945) diskutierte, wie schon einmal erwähnt, die Möglichkeit, daß Cystin im Keratin in mehreren Bindungsarten vorkomme, und er denkt dabei auch an eine Art Kittwirkung des Cystins, das so die Kettenbündel umfaßt, die selbst mehr oder weniger unverkettet sind. Es ist aber schwierig, sich eine eigene Kittsubstanz vorzustellen, und man hat daher gemeint, daß aus dem eigentlichen Fibrillenkeratin Aminosäurereste herausragen, die zur Nachbarfibrille eine Brücke schlagen. Elsworth und Phillips (1938, 1941) sowie Elöd, Nowotny und Zahn kamen jedenfalls nur zu widersprechenden Analysenergebnissen bezüglich des intra- und intercellulären Cystins.

Die Bedeutung der Disulfidbrücken des Cystins für die chemischen Eigenschaften des Keratinmoleküls geht aus dem bisher Gesagten eindeutig hervor. Aber nicht alle Disulfidbrücken sind in der gleichen Weise der Aufspaltung zugänglich. Für einen großen Teil dieser Brücken sind dazu die verschiedensten Eingriffe notwendig. Schöberl und Rambacher sprachen die Meinung aus, daß der Methionin-Gehalt der Wolle nebensächlich sei, da fast aller Schwefel in der Wolle auf Rechnung des Cystins bzw. der Disulfidbindungen komme. Nimmt man 100% Cystinschwefel als Anhaltspunkt, so gibt uns der Quotient des Nichtcystinschwefels zum Totalschwefelgehalt die Anzahl hydrolysierter Disulfidgruppen und ermöglicht so eine quantitative Aussage über den Schädigungsgrad der Keratinfaser. Phillips hat 1946 über die Einteilung des Wollcystins in vier Subfraktionen berichtet, die sich durch ihre chemische Reaktivität unterscheiden. Danach scheint es, daß nicht alle Disulfidbindungen Brücken zwischen den Micellen schlagen, sondern daß es sie auch innerhalb der Micellen gibt.

Zahn und Wollemann gelang es, große Moleküle wie bis-Diazohexan oder Hexamethylenbromid zwischen die reduzierten Schwefelbrücken einzubauen. Zahn erscheint daher die

Lage des Cystins in den kristallisierten Bereichen nicht recht verständlich. ALEXANDER und ALEXANDER u. Mitarb. (1950) unterscheiden zwei weitgehend verschiedene Cystine in der Wolle: das eine kann durch Permanganat und Chlordioxyd oxydiert werden (etwa 20% des Cystins), der größte Teil (75%) aber nicht. Sie fanden, daß die Reaktionsfähigkeit des Cystins weitgehend von dem Einfluß der elektrischen Kraft benachbarter Gruppen abhängt, also von ihrer molekularen Umgebung.

MERCER reduzierte in der Wolle das Cystin zu Cystein und konnte nun durch Anfärbung mit Osmiumtetroxyd oder mit Quecksilberverbindungen den beträchtlichen Cystingehalt der Fibrillenrandzone der Wollfaser nachweisen (nach ZUBER).

Das Aufbrechen der Cystinbrücken hat nun in der Medizin und in der Kosmetik eine große Bedeutung erlangt. In diesem Vorgehen besteht die Wirkung der Depilatorien (PULEWKA, GODDARD und MICHAELIS u.a.) und die der Kaltwelle (BERGY, BORELLI, BRUNNER u.a.). Darüber wird weiterhin noch eingehend zu berichten sein. Scheinbar vermögen auch Licht und Luft die Disulfidbrücken zu zerbrechen. SPEAKMAN versuchte dies in folgender Formel verständlich zu machen:

$$CH-CH_2-S-S-CH_2-CH \rightarrow CH-CH_2SH + HOS-CH_2-CH$$

$$CH-CH_2-SOH \rightarrow CH-CHO + H_2S$$

c) Salzartige Bindungen

In die Kette des Keratinmoleküls eingebaut finden wir saure Aminosäuren (Dicarbonsäuren) und basische Aminosäuren. Freie Carboxylgruppen der ersteren und freie NH_2-Gruppen der basischen Aminosäuren führen nun, wenn sie sich in benachbarten Polypeptidketten gegenüberstehen, zu einer Bindung, die aus der elektrostatischen Kraft zwischen NH_3^+ und COO^- resultiert. Man kann dies an dem Beispiel der salzartigen Bindungen der NH_3^+-Gruppe des Lysins zur COO^--Gruppe der Glutaminsäure am einfachsten aufzeigen:

$$OC \qquad\qquad\qquad\qquad\qquad\qquad CO$$
$$HC-CH_2-CH_2-CH_2-CH_2-NH_3^{+\,-}OOC-CH_2-CH_2-CH$$
$$HN \qquad\qquad\qquad\qquad\qquad\qquad NH$$

Diese salzartige Bindung zwischen Glutaminsäure- und Lysinresten ist eine relativ lockere Bindung, die bereits durch milde Alkali- oder Säureeinwirkung aufgespalten werden kann. Die Schwellung des Haares in Alkali oder Säure zeigt bereits diese Spaltung an, die dann erst den Eintritt von Wasser in die zwischenmicellären Räume ermöglicht und auch die Penetration reduzierender Agentien zur Spaltung der Disulfidbrücken. Wir verdanken vor allem SPEAKMAN und SPEAKMAN und TOWNSEND eingehende Studien der salzartigen Bindungen des Keratins. Nach HEILINGÖTTER (1949) verläuft die Einwirkung der Alkaliwirkung auf das Haar wie folgt:

$$CH-R-COO^{-\,+}NH_3-R-CH + NaOH = CH-R-COONa + H_2O + NH_2-R-CH$$

und die der Säuren nach folgender Formel:

$$CH-R-NH_2-OOC-R-CH + HCl = CH-R-NH_3Cl + HOOC-R-CH.$$

d) Wasserstoffbrücken

Wir sprechen von Wasserstoffbindungen oder Wasserstoffbrücken als Wirkung zwischen zwei Dipolen, von denen der eine ein H-Atom am positiven Ende, der andere ein stark elektronegatives Ende, d. h. ein O-Atom oder seltener ein N-Atom hat (WHELAND). Die Anziehung zwischen solchen Dipolen ist besonders stark, da die geringe Größe des H-Atoms eine besonders enge Annäherung des negativen anderen Polendes ermöglicht. Das Dipolmoment ist nach FEUGHELMAN für die Peptidgruppe im Keratin 4,54 Debeye. Wir können uns die Lage der Wasserstoffbindung in den Polypeptidketten in folgender Formel

$$
\begin{array}{c}
R \\
OC \diagdown \overset{CH}{\diagup} \ \ \diagdown NH \diagup CO \\
HN \diagdown \ \ \diagup CO \diagdown \\
\overset{CH}{\diagup} \qquad NH \\
R
\end{array}
$$

und die Wasserstoffbindung in gekreuzten Ketten wie hier gezeigt symbolisieren:

$$
\begin{array}{ccccc}
O & & H & & O \\
& R & & & \\
C \diagdown N & CH \diagdown C & N \diagdown R CH & C \diagdown N \\
& & \| & & \\
H & & O & & H \\
O & & H & & O \\
N \diagdown C & CH \diagdown N & C \diagdown CH R & N \diagdown C \\
H & R & \| O & & H \\
\end{array}
$$

Man kann die H-Bindungen auch Rückgratbindungen nennen. Wenn man sich nämlich die Polypeptidketten leiterförmig angeordnet in der Papierebene sowie darüber und darunter parallel angeordnet denkt, so würden die H-Bindungen über die Papierebene dazu senkrecht bzw. unter diese ragen und die Leitern im Raum verbinden. Diese von BLACKBURN und LINDLEY entwickelte Vorstellung setzt stark exotherme Bindungen zwischen einer —CO-Gruppe und einer —NH-Gruppe voraus, wobei das zum Stickstoff gehörige H-Atom gleichzeitig dem Carbonylsauerstoff angehört. Man muß sich ein Proton zwischen N und O oscillierend denken. CANNON schätzt allerdings die Bedeutung der Wasserstoffbrücke für die Polyamidketten nur gering ein. Man könnte sich aber denken, daß gerade die Wasserstoffbrücken eine freiwillige Entfaltung der Schraubenkette verhindern.

Man hat bei den Studien über die chemischen und mechanischen Eigenschaften der Wollfaser, die gerade in den letzten Jahren sehr intensiv geführt wurden, viele Momente kennengelernt, die mit der Brechung der Disulfidbrücken und der salzartigen Bindungen nicht erklärbar waren (ALEXANDER 1951b, ASTBURY 1945, ELÖD und ZAHN 1944a, HARRIS und BROWN), die sich aber durch reversible und arreversible Aufbrechung der H-Bindungen erklären lassen. Dies führte zur Aufstellung einer neuen Theorie durch ALEXANDER (1949, 1951b). Bereits ASTBURY (1940) nahm an, daß die α-Faltung des Keratins durch die H-Bindungen gehalten wird, von denen im trockenen Zustand die Festigkeit fast gänzlich abhängt und die sich als starker Einfluß auf die oxydative Spaltung der Disulfidbrücken auswirken. Aber beide tragen ihren Teil zu der feuchten Dehnung bei. Die echte Elastizität wird erst nach Brechung der H-Brücken erreicht. Diese Theorie besagt, daß die Micellen der Wolle cylindrisch sind, mit den Hauptpolypeptidketten in der Peripherie in der β-Konfiguration parallel zueinander verlaufend und lateral durch die H-Bindungen zusammengehalten. Dieser Cylinder ist der Teil der Faser mit der geringsten Reaktionsfähigkeit und entspricht der Cuticula des Haares. Unpolare Seitenketten reichen in das Zentrum des Cylinders, polare Seitenketten zeigen nach außen. ALEXANDERs Theorie berührt auch die Probleme der Keratinbildung. Er nimmt an, daß nichtkeratinisierte sulfhydrylhaltige Proteine innerhalb des Cylinders der Micelle gelöst angehäuft sind und nun Brückenbildungen zur Micelle als Disulfidbindungen entwickeln. Das nicht verhornte gelartige Material verliert den Gelcharakter und wird zur Wollfaser.

ALEXANDER (1951 b) hat mehrfach in Arbeiten darauf hingewiesen, daß durch Einwirkung starker Lithiumbromidlösungen Keratinmoleküle durch Brechung der H-Bindungen reversibel aufgelockert werden können. ROTHMAN und TASCHDJIAN nutzten diese Wirkung starker Lithiumbromidlösungen für die Behandlung der Pilzerkrankungen aus, um an die Pilzelemente innerhalb des Haares heranzukommen. Auch für die Behandlung der Nägel bewährte sich dieses Verfahren (ROTHMAN 1954).

3. Der Keratinisierungsprozeß

Der Keratinisierungsprozeß kann an dieser Stelle nur in seinem wichtigsten uns bisher bekannten Geschehen dargestellt werden, vor allem soweit unsere Kenntnisse die Haarkeratinbildung betreffen. Es muß im übrigen auf die Darstellung in diesbezüglichen Abschnitten dieses Handbuches verwiesen werden.

Schon UNNA nahm seinerzeit an, daß die Tonofibrillen des Epithels Vorstufen des Keratins seien, gleichsam die Kristallisationszentren der Keratinbildung (s. auch ROTHMAN und SCHAAF). Die Keratinisation ist ein Vorgang, wenigstens in seinen wesentlichsten Zügen, der sich in der epithelialen Peripherie der Haut abspielt. Die Trypsinverdauungsversuche an Haut, die SZODORAY unternahm, zeigten in der oberen Malpighischen Schicht ein trypsinresistentes Maschenwerk, bei sonst auswaschbarem Zellinhalt, das den Randzonen der Zellen entsprach, die also vor den intracellulären Fibrillen keratinisierten. Doch es konnte nicht sicher ausgeschlossen werden, daß feinste Knoten in diesem Maschenwerk nicht doch den Kreuzungspunkten epithelialer Fibrillen, den Bizzozeroschen Knötchen entsprachen, so daß die alte Unnasche Theorie damit nicht eindeutig widerlegt erscheint. DERKSEN, HERINGA und WEIDINGER vertreten die Ansicht, daß überhaupt nur die Fibrillen sich in Keratin umwandeln. Nach GIROUD und LEBLOND gipfelt die Aktivität des Rete Malpighii in der Bildung von Tonofibrillen, die dann in verhornten Zellen in wesentlich widerstandsfähigerer Form gefunden werden. Diese Tonofibrillen zeigen eine bestimmte Strahlenablenkung (Röntgendiagramm). ihr Protein ist demnach eine Keratinvorstufe. Im Rete Malpighii findet man Schwefel als Cystein, in Keratin als Cystin. Die Oxydation von Cystein zu Cystin erfolgt an der Grenze des Rete Malpighii zur Hornschicht, und damit erfolgt die Umwandlung der Keratinvorstufe der Tonofibrillen in das endgültige Keratin. Dieser Vorgang ist besonders bei Strukturen aus hartem Keratin an der Grenze von Rete Malpighii und Hornschicht deutlich, da hier eine wesentliche Schwefelanreicherung stattfindet. LEBLOND (1951) hat dann noch in histologischen Studien darauf hingewiesen, daß bei den Strukturen aus hartem Keratin ein stufenförmiger Übergang von den Malpighischen Zellen zu den verhornten Zellen stattfindet. Es fehlt die scharfe Grenze der weiches Keratin produzierenden Strukturen. Im Haar werden von den Malpighischen Zellen des Haarfollikels beide

Keratinarten gebildet. Cortex und Cuticula bestehen aus hartem Keratin, Medulla und innere Wurzelscheide aus weichem Keratin. Beide Keratinarten gehen aus Tonofibrillen hervor. Giroud und Champetier fanden im Röntgendiagramm der Tonofibrillen ein α-Keratin, doch muß damit dieses Keratin durchaus noch nicht chemisch identisch mit dem Haarkeratin sein, denn eine α-Konfiguration weist z.B. auch das Myosin auf.

Mercer (1952) hat die verschiedenen Phasen der Orientierung und Härtung des Keratins im Haarfollikel mittels Messung der Doppelbrechung und der Röntgendiagramme untersucht. Er teilt die Haarwurzel in folgende Zonen ein: isotrope Kugel, faseriges unkonsolidiertes Präkeratin, Zone fortschreitender Härtung und voll gehärtetes Haar. Bei der Einschnürung des Follikels steigt die Doppelbrechung sehr schnell, es tritt das typische Röntgendiagramm von α-Keratin auf. Die Abschnitte sind durchaus unterschiedlich gegen Hitze, Säuren und Enzyme empfindlich. Bei Erwärmung zeigt das nicht konsolidierte Präkeratin eine Aufhebung der Orientierung bei Abnahme der Doppelbrechung und es tritt das β-Röntgendiagramm auf. Präkeratin wird durch Enzyme leicht verdaut und in gesättigter Harnstofflösung erfolgt Dispersion.

Die Tonofibrillen scheinen also eine wesentliche Rolle bei der Keratinisation, besonders der der Epidermis zu spielen. Aber Rudall (1946) konnte zeigen, daß in den physikalischen Eigenschaften von epidermalen Fibrillen und Hornfibrillen wesentliche Unterschiede bestehen. Es ist noch nicht restlos geklärt, inwieweit präformierte Tonofibrillen und globuläre Proteine an der Keratinbildung beteiligt sind. Es verdient Erwähnung, daß Marston (1946) Anhaltspunkte fand, daß bei der Keratinisation eine Streckung aufgerollter Ketten stattfindet. Er fand aber auch, daß bei den Corticalzellen eine bevorzugte Orientierungsanordnung eintrat, bevor noch die Keratinisation durch Schluß der SH-Gruppen beendet war.

Es wurde schon mehrfach darauf hingewiesen, daß das Keratin sich von anderen Proteinen der Stammzellen, aus denen es gebildet wird, vor allem durch den hohen Cystingehalt unterscheidet. Die Cystinanreicherung geht aber mit einer Abnahme sulfhydrylhaltiger Aminosäuren einher. Van Scott und Flesch (1954b) untersuchten die Sulfhydryle und Disulfide bei der Keratinisation. Sie fanden unter anderem auch in den Haaren SH-Gruppen. Histochemische Untersuchungen über die Verteilung der Sulfhydryle und Disulfide im Keratin stammen von Barrnett und Seligman. Rogers fand Sulfhydryle in der Präkeratinisationszone der Haarfollikel und im Stratum granulosum. Es dürften also bei der Keratinisation sulfhydrylenthaltende Aminosäurereste mit denen benachbarter Polypeptidketten sich zu Disulfidbrücken schließen. Cohn und Edsall gaben dafür folgendes Schema an:

$$
\begin{array}{ccccc}
O & H & H & O & H \\
\| & | & | & \| & | \\
-C-&N-&C-&C-&N- \\
& & | & & \\
& & HCH & & \\
& & | & & \\
& & SH & & \\
& & | & & \\
& & SH & & \\
& & | & & \\
& & HCH & & \\
& & | & & \\
-C-&N-&C-&C-&N- \\
\| & | & | & \| & | \\
O & H & H & O & H
\end{array}
\qquad\longrightarrow\qquad
\begin{array}{ccccc}
O & H & H & O & H \\
\| & | & | & \| & | \\
-C-&N-&C-&C-&N- \\
& & | & & \\
& & HCH & & \\
& & | & & \\
& & S & & \\
& & | & & \\
& & S & & \\
& & | & & \\
& & HCH & & \\
& & | & & \\
-C-&N-&C-&C-&N- \\
\| & | & | & \| & | \\
O & H & H & O & H
\end{array}
$$

Hirsch bringt in Hinsicht auf die Bedeutung der Disulfidbrückenbildung diesen Vorgang bei der Keratinisation auf die einfache Formel:

$$R-SH + HS-R \rightarrow R-S-S-R$$

2 Keratein

ALEXANDER (1953) hat nun auf Grund seiner experimentellen Studien als Anfangsstufe der Disulfidbindung nicht das Cystein, sondern ein cyclisches Imid angenommen, das unter Alkalieinwirkung durch Ringöffnung Cystein freigibt.

Zwei Cysteinreste zweier Polypeptidketten gehen durch Oxydation in —S—S-Bindung ein und bilden so einen Cystinrest, der die beiden Polypeptidketten verbindet bzw. zwischen ihnen eine Brücke bildet. Dieser Vorgang ist wesentlich einfacher verständlich als eine Vorstellung darüber zu gewinnen, inwieweit Methionin bei der Keratinisation beteiligt ist. Bei Methionin ist der Schwefel zwischen eine —CH$_2$- und eine —CH$_3$-Gruppe eingelagert, also in einer sehr wenig labilen Stellung. Er kann z.B. nicht durch Lauge abgespalten werden, wie dies leicht beim Cystin und Cystein gelingt. Diese schwefelhaltige Aminosäure mit nicht labilem Schwefel ist uns erst durch MUELLER im Jahre 1922 bekanntgeworden. Wir wissen heute durch die Untersuchungen von WILLIAMSON und FROMM, daß im lebenden Gewebe Methionin in Cystin umgewandelt werden kann. Vor allem durch die Arbeiten von MARSTON, WHITE und BEACH, WOMACK. KEMMERER und ROSE wissen wir von der Wichtigkeit des Methionins für unseren Organismus, die die von Cystein und Cystin weit übertrifft. Es kann die letzteren beiden Aminosäuren ersetzen, besonders, wie die experimentellen Untersuchungen DAWBARNs an Ratten zeigen, beim Wachstum des Haares.

MARSTON (1946) gibt für die Umwandlung des Methionin in Cystein folgende Formel an, aus der zu ersehen ist, daß vor allem eine Demethylierung des Methionins in Homocystein und eine Addition desselben an Serin erfolgt.

$$\begin{array}{ll}
\text{H}_2\text{N}\diagdown\\
\qquad\;\text{CH—CH}_2\cdot\text{CH}_2\text{—SCH}_3 & \qquad\text{HO—CH}_2\text{—HC}\diagup^{\text{NH}_2}_{\diagdown\text{COOH}}\\
\text{HOOC}\diagup\\
\qquad\text{Methionin} & \qquad\qquad\text{L-Serin}
\end{array}$$

$$\big\downarrow \text{Demethylierung}$$

$$\begin{array}{ll}
\text{H}_2\text{N}\diagdown\\
\qquad\text{CH—CH}_2\text{—CH}_2\text{—SH} \quad + \quad \text{HO—CH}_2\text{—HC}\diagup^{\text{NH}_2}_{\diagdown\text{COOH}}\\
\text{HOOC}\diagup\\
\qquad\text{Homocystein} \qquad\qquad\qquad\qquad \text{L-Serin}
\end{array}$$

$$\text{H}_2\text{N}\diagdown\qquad\qquad\qquad\overset{\text{CH}_3}{\underset{\text{HO}}{|}}\qquad\qquad$$
$$\qquad\text{CHCH}_2\text{—CH—S—CH}_2\text{HC}\diagup^{\text{NH}_2}_{\diagdown\text{COOH}}$$
$$\text{HOOC}\diagup$$

TOENNIES hypothetische Zwischenstufe

$$\big\downarrow$$

$$\text{H}_2\text{N}\diagdown$$
$$\qquad\text{HC—CH}_2\text{—CH}_2\text{—S—CH}_2\text{—HC}\diagup^{\text{NH}_2}_{\diagdown\text{COOH}}$$
$$\text{HOOC}\diagup$$

DU VIGNEAUDs Cystathionin

$$\big\downarrow$$

$$\text{HS—CH}_2\text{—HC}\diagup^{\text{NH}_2}_{\diagdown\text{COOH}}$$

l-Cystein

Dieser Vorgang erscheint bei der Keratinbildung sehr wohl möglich, berücksichtigen wir den hohen Cystingehalt und geringen Methioningehalt des Keratins. Das Cystin entsteht schließlich aus dem Brückenschluß der SH-Gruppen des Cysteins.

Immerhin weist STARY darauf hin, daß die Fermentresistenz des Keratins nicht nur durch die interpeptidischen Cystinbrücken bedingt ist, gibt es doch Proteine mit sehr hohem Cystingehalt, wie z. B. das Insulin, das durch Proteasen leicht gespalten werden kann. Aber es gibt auch gegen Fermente sehr resistente Proteine, die wenig oder gar kein Cystin enthalten, wie

z. B. das Seidenfibroin (0,12%, Zuber, Ziegler und Zahn). Das Cystin muß also im Insulin anders angeordnet sein als im Keratin.

Seinerzeit haben Rothman und Schaaf in ihrem Artikel in diesem Handbuch darauf hingewiesen, daß in Keratinstrukturen jede Farbreaktion auf SH-Gruppen negativ ist. Damit stimmen neuere Untersuchungen von Mescon und Flesch im wesentlichen überein. Wir wiesen aber in diesem Abschnitt auf die Arbeit von Giraoud und Leblond über die Keratinvorstufen im Rete Malpighii hin. Nun hat Giroud schon 1930 gemeinsam mit Bulliard eine Farbreaktion auf SH-Gruppen mit Nitroprussidnatrium beschrieben, die uns in diesem Zusammenhang besonders hinsichtlich des Keratinisationsvorganges des Haares interessiert. Diese Reaktion fällt in dem Bereich des Haarfollikels und zwar im Bulbus des Haares stark positiv aus. Hier ist das Keratin noch weich, löslich in Harnstofflösung und enzymatisch spaltbar. Das Röntgendiagramm dieses Haarabschnittes ist diffus, es zeigt noch nicht die α-Konfiguration des Keratins. Nach Heilingötter (1949) reicht diese Zone bis dorthin, wo das Haar nicht mehr der Follikelwand anliegt. Im eigentlichen Präkeratin, das noch die SH-Gruppenreaktion gibt, das von Enzymen noch gespalten wird und das in konzentrierter Harnstofflösung noch löslich ist, tritt aber bereits die α-Konfiguration des Keratins auf. Auch Rogers wies, wie schon erwähnt, Sulfhydryle in der Präkeratinisationszone nach, daneben Dehydrogenasen. Anderson-Roe zeigte mit Lithiumbromidlösung als Reagens ein Präkeratin, bei dem die Polypeptidketten noch nicht durch Disulfidbrücken verknüpft sind. Es hat seinen isoelektrischen Punkt bei 4,0. Man kann das Präkeratin eines frisch gezogenen menschlichen Haares in 2—4 Std in 0,05%iger Trypsinlösung bei p_H 8 und 40°C lösen (Mercer 1952).

Nach Rothman kann das Auftreten von Sulfhydrylgruppen vor der völligen Keratinisation in zweifacher Art erklärt werden. Einmal kommt eine hydrolytische Spaltung von Aminosäuren mit Freiwerden von versteckten SH-Gruppen in Frage, zum anderen Mal kann man daran denken, daß verborgene SH-Gruppen bei der Entfaltung zusammengeknäulter Ketten an die Oberfläche gelangen.

Marston (1946) hält als Mechanismus der Disulfidbrückenbildung sowohl eine Oxydation benachbarter Sulfhydrylgruppenpaare in den Ketten möglich, als auch eine komplette Hydrolyse vor dem Beginn der Keratinumwandlung. Er hält den letzteren Vorgang für wahrscheinlicher, da er das Vorhandensein einer keratinogenen Zone erklären würde.

Neuerdings liegt eine Reihe von Untersuchungen über den Schwefelkreislauf im Haar mittels radioaktiv markierten Schwefels vor. Asboe-Hansen injizierte Mäusen mit S^{35} markiertes Na_2SO_4 intraperitoneal und er sah, daß sowohl die bindegewebigen Haarscheiden als auch die Papille S^{35} aufnehmen. Er wies darauf hin, daß die Polysaccharide dieser Abschnitte mit Schwefelsäure verestert sind. In der Präkeratinlage erscheint S^{35} 48 Std nach der Verabreichung. Schwefelsaurer Schwefel wird also innerhalb dieser Zeit in die —SH- oder —S—S-Bindungen aufgenommen. Auch Sanz, Astudillo u. Mitarb. fanden beim Kaninchen, daß nach intravenöser Verabreichung von $Na_2S^{35}O_4$ markierter Schwefel in das Haarprotein übergeht und zwar verläuft dieser Metabolismus in Haaren intensiver als in anderen Organen. Vitamin A fördert den S-Metabolismus im Haar, Selen in geringen Dosen (0,5—1,2 mg/kg) als Na_2SeO_3 fördert die Schwefelmobilisation. Scott sah nach externer Aufbringung von S^{35} ebenfalls Aufnahme desselben ins Haar.

Es gibt Substanzen, die nicht selbst Bestandteile des Keratins sind, aber auf seine Bildung anregend wirken. Es sind dies vor allem Kupfer und Kobalt, denen man eine katalytische Wirkung auf die oxydative Bindung der SH-Gruppen zu Disulfidbrücken zuschreibt. Auch hier können wir uns auf die Untersuchungen von Marston (1946) stützen. Er führte eingehende Studien über die Reifung der Keimzellen der Haare und ihre Produktion von Haarfibrillen durch. Die Basalzellen reifen und teilen sich etwa alle 2 Std und produzieren täglich zwischen

250—300 μ Fibrillen. Die Nitroprussidnatriumreaktion der keratinogenen Zone fällt schätzungsweise 100 μ entlang der neugebildeten Fibrillen positiv aus und hört ganz plötzlich in der voll keratinisierten Fibrille auf. Bei Schafen, deren Futter ein Cu-Defizit aufwies, fand MARSTON nun, daß die Nitroprussidnatriumreaktion auf Sulfhydrylgruppen von der Basalzellenreihe 1000 μ und mehr entlang der neugebildeten Fibrillen positiv ausfällt.

Übereinstimmend mit diesen histochemischen Befunden stellte MARSTON weiterhin fest, daß die Wollfasern von Schafen mit einem Cu-Defizit in der Nahrung 10—15% weniger Totalschwefel enthielten als die Wollfasern normal ernährter Schafe. Die Wollfasern der Cu-Defizit-Tiere sind schwach, möglicherweise liegt eine langsame Härtung der Keratinfasern vor. Die α-Konfiguration des Keratins ist aber in ihnen ebenfalls nachweisbar. Dies spricht sehr dafür, daß dem Cu eine große Bedeutung für den Schluß der SH-Gruppenreste zu Disulfidbrücken zukommt. Normal verläuft der Oxydationsprozeß innerhalb von 8—12 Std. Bei Tieren mit einem Cu-Defizit dauert dieser Prozeß 3 Tage und mehr.

MARSTON betont, daß bei Kobaltmangel dieser Verzögerungseffekt der Keratinisation nicht auftritt. Er hält die Cu-Wirkung für eine direkte katalytische Wirkung, die nicht über die oxydativen Enzyme geht. Jedenfalls sind bei Cu-Defizit Cytochrom C und Cytochromoxydase im Gewebe nicht vermindert. Wir wissen, daß in der Malpighischen Schicht und in der keratinogenen Zone Desoxyribonucleinsäure und Ribonucleinsäure vorkommen und für die Biosynthese wichtig sind (BIESELE, GIROUD u. Mitarb., STOWELL und COOPER), ferner finden sich dort Aldehyde (VOSS 1941) und Glutathion (CARTER u. Mitarb.). Am Haarfollikel ist weiter die Phosphatasereaktion stark positiv (BOURNE, FISCHER und GLICK). HOLLÓ und SLATAROV (1951) konnten zeigen, daß die Phosphatasereaktion des Haarbulbus nach Röntgenepilation und Thalliumepilation verschwindet. Auch Biotin und andere Vitamin B-Faktoren finden sich in der keratinogenen Zone (RAUCH). Mangel einzelner dieser Substanzen, besonders der Vitamin B-Faktoren, kann zu einem Rückgang der Wollproduktion führen, aber wohl nicht durch einen direkten Einfluß auf die Keratinisation wie ihn Kupfer ausübt, sondern wohl eher indirekt durch Schädigung des Wachstums und der Teilung der Matrixzellen des Haares. Nach Goss und GREEN enthält weißes oder licht gefärbtes Haar mehr Cu als dunkles Haar.

ELLIS, GILLESPIE und LINDLEY studierten den Keratinisierungsprozeß in der Haarwurzel bei Wolle mikrochemisch. Sie zeigten, daß der Schwefel in den Haarwurzeln in weit überwiegendem Maße in Sulfhydrylgruppen und nicht in Cystinbindung vorliegt. Sie fanden weiter einen bedeutend höheren Gehalt an Cu in den Haarwurzeln als in der fertigen Wollfaser. Auch stellten sie die Anwesenheit einer großen Zahl von Enzymen in den Haarwurzeln fest. Durch sie wird vielleicht die Übertragung der notwendigen Energie aus den energiereichen Phosphatbindungen zur Synthese der Peptidbindungen begünstigt. Sie berechneten, daß die Umwandlung von 2 SH- zur —S—S-Bindung eine Energie frei macht, die für 1% der Peptidbindungen in Keratin ausreicht.

Hier sei auch eine Untersuchung von JARRETT erwähnt, die er über den Chemismus der inneren Wurzelscheide des Haares unternahm. Durch Fluorescenzmikroskopie, Polarisationsmikroskopie und Untersuchung der UV-Absorption kam er zu der Auffassung, daß die Ribonuclase einen tiefgreifenden Effekt in der Wurzelscheide des menschlichen normalen Haares ausübt und daß ein solches Verhalten für das Vorhandensein von Protein aus Ribonucleo-Proteid im Keratinmolekül spricht. Normales Haar enthält im allgemeinen kein Nucleoproteid. Doch ergaben die UV-Absorptionsmessungen geringe Mengen von Nucleoproteid eng an das Keratinmolekül gebunden Der Verfasser glaubt, daß diese an die Disulfidbindungen gebunden sind.

Der Unterschied des S-Gehaltes von Keratin und dem cellulären Eiweiß, aus dem es entsteht, ist immer noch so bedeutend, daß er mit der Umbildung von Methionin in Cystein und die Disulfidbindung aller SH-Gruppen nicht erklärbar ist. Man muß daher daran denken, daß vor oder gleichzeitig mit der Keratinisation eine hydrolytische Spaltung nichtschwefelhaltiger Aminosäuren einhergeht, so daß die absolute S-Menge gegenüber den übrigen Aminosäuren anwächst. UNNA dachte wohl als erster an eine Hydrolyse im Zusammenhang mit der Keratinisation. Schon vor mehr als 30 Jahren machte Sammartino darauf aufmerksam, daß im Keratin dem hohen Prozvntsatz an Tyrosin, Tryptophan, Cystin, Glutaminsäure und Arginin ein relativ niedriger Prozentsatz an aliphatischen Monoaminosäuren gegenübersteht. Es scheinen diese bei der Keratinisation aus dem ursprünglichen Zelleiweiß abgespalten zu werden, so daß dadurch eine relative Vermehrung der übrigen Aminosäuren zustandekommt. Bolliger fand in einem wäßrigen Extrakt von Haaren als wasserlösliche Bestandteile Glutamin, Valin und Leucin als freie Säuren. Nach ihm sind 300 mg-% des Gewichtes von Haaren auf freie Aminosäuren anzurechnen. Auch Rothman (1954) fand eine große Anzahl freier Aminosäuren in Kaltwasserextrakten von Haaren, jedoch keine S-haltigen Aminosäuren. Desgleichen fand Barnicot (1959) bei der Anwendung der Papierchromatographie zum Nachweis freier extrahierbarer Aminosäuren weder Tyrosin- noch Tryptophanabkömmlinge, obwohl sie im Zusammenhang mit der Pigmentbildung stehen. Diese Befunde scheinen nur erklärbar, wenn man beim Keratinisationsprozeß eine gleichzeitig mit einherlaufende Hydrolyse annimmt, so daß die freien Aminosäuren gleichsam im Status nascendi mit in das Keratin gelangen.

Bezüglich der Salzbindungen und der Entstehung der H-Brücken nimmt man an, daß diese vielleicht bei der Umwandlung der geknäulten Polypeptidketten in die α-Keratinfraktion zustande kommen. Doch weiß man darüber noch nicht viel.

Die Bedeutung des Glykogens für die Keratinisation kommt sehr schön in einer Arbeit von Shipman, Chase und Montagna zum Ausdruck. Man findet bei Mäusen Glykogen in der Kapsel des Haarfollikels nur in gelegentlichen Granula. Rupft man die Haare aus, so erscheint Glykogen nach 3—4 Tagen in der unteren äußeren Scheide und ist dann dort während der Zeit der neuen Haarproduktion in größeren Mengen nachweisbar. In der nichtkeratinisierten Cuticula des Haarschaftes und in der Medulla findet man Glykogen vom 6.—9. Tag nach dem Rupfen. Am 17. Tag nach dem Rupfen ist das Wachsen der neuen Haare beendet und das Glykogen verschwindet abrupt aus den Haarproduktionsstrukturen.

Montagna, Chase und Hamilton hatten schon früher gezeigt, daß in den aktiv sich teilenden Matrixzellen des Bulbus kein Glykogen gefunden werden kann, hingegen tritt es in den keratinbildenden Zellen der Medulla, der Cortex, der Cuticula und in der äußeren Scheide auf. Sobald die Keratinisation einsetzt, vermindert sich der Glykogengehalt und verschwindet ganz mit vollendeter Keratinisierung. Es bestehen also deutliche Beziehungen zwischen Glykogengehalt und Keratinisation. Da in der Medulla die Keratinisation weniger komplett erfolgt, ist dort Glykogen weiter distalwärts zu finden, bevor es auch dort verschwindet. Bradfield hat nun auch folgerichtig die Theorie entwickelt, daß das Glykogen als Energiequelle für die Keratinisation dient. Seine von ihm durchgeführten Versuche an Meerschweinchen sprechen für diese Theorie. Bezüglich der histotopographischen Verhältnisse sei auf Braun-Falco verwiesen.

Es sei nur noch erwähnt, daß Astbury und Dickinson (1935) in der Umwandlung langer geknäulter Polypeptidketten der globulären Proteine in die β-Keratinformation das Endstadium einer Denaturierung erblicken. Bezüglich weiterer Forschungsergebnisse zu den Problemen der Keratinisation sei auf die entsprechenden weiteren Abschnitte dieses Handbuches verwiesen.

4. Enzymatische Verdauung des Keratins

Haarkeratin ist durch die Verdauungsfermente des Menschen, der Säugetiere und Vögel nicht angreifbar. Mangold und Dubiski stellten bei ihren Unter-

suchungen an Katzen, Hunden, Ratten und Eulen fest, daß Federkeratin in ihren
Digestionstrakt lediglich eine mechanische Zerkleinerung erfährt, jedoch keine
echte Verdauung. Um so interessanter ist es, daß es Organismen gibt, die keratinspaltende Fermente produzieren. LINDERSTRØM-LANG und DUSPIVA (1935a und b)
sowie DUSPIVA isolierten aus dem mittleren Intestinaltrakt der Kleidermotte
(Tineola biselliella Humm.) eine auf Keratin stark wirksame Protease, deren
optimale Wirkung bei einem p_H von 9,3 bei 40°C liegt. Diese Protease wird nicht
durch Sulfhydrylgruppen gehemmt. Sie scheint zuerst die Disulfidbrücken zu
Sulfhydrylresten zu sprengen, bevor die weitere Aufschließung des Keratins
erfolgt. Der Intestinaltrakt der Larven enthält eine stark reduzierende Substanz,
die wohl für die Sprengung der Disulfidbrücken verantwortlich ist und so das
Keratin für den Angriff der Keratinase des Darmes vorbereitet. Die Sprengung
der Disulfidbrücken erfolgt im alkalischen Bereich (DAY 1951). MERCER (1946b)
prüfte die durch Verdauung in der Kleidermotte angegriffene Wolle histologisch.
Sie gab das Bild der in vitro verdauten reduzierten Wolle. Die Orthocortex als
am wenigsten resistenter Bestandteil der Wollfaser wird zuerst angegriffen, die
Cuticula und die Paracortex sind resistenter und entgehen der Verdauung, wenn
die Larven zu schnell gefüttert werden. CREWTHER und McQADE untersuchten
den Intestinaltrakt der Larven der T. biselliella auf das Vorhandensein einer
Mikroflora. Sie fanden nur sehr wenig Mikroorganismen, ja bei vielen Tieren
erwies sich der Darm als steril. Die Verff. sehen darin eine Bestätigung, daß die
Mikroflora keinen Anteil an der Verdauung der Wolle durch die Raupen hat.

Verschiedene niedere Pilze besitzen ebenfalls keratinspaltende Fermente.
JENSEN wies dies bei zwei Actinomyces-Stämmen nach, bei A. citreus Krainsky
und bei dem von WAKSMAN isolierten Stamm Actinomyces 145, die beide aus
Schmutz gezüchtet wurden. Beide Stämme gedeihen auf reinem Keratin und
spalten Ammoniak, bei Gegenwart einer gemischten Flora auch Nitrate ab.
GHUYSEN und LEGER erhielten vom Streptomyces albus G. 5 Enzyme, die
Keratin aufspalten. Dieser Pilz soll zur Epidermisdestruktion und zu Haarausfall
führen.

STAHL und seine Mitarbeiter wiesen im Microsporon gypseum eine Keratinase
nach, die die verschiedensten Keratine angreifen kann. Dieses Enzym hat Endo-
und Exoproteinasen, die sich alle von Trypsin unterscheiden. Studien über das
Angriffsvermögen des Microsporon gypseum auf das Keratin liegen ferner von
AJELLO und PAGE vor.

BARLOW und CHATTAWAY untersuchten die Angreifbarkeit durch Thioglykolsäure,
Calciumthioglykolat und Lithiumbromid modifizierten Keratins. Durch die Sprengung der
intermolekularen Brücken wird Keratin durch verschiedene Pilze, Microsporon- und Tri-
chophytonarten rascher angegriffen als normales Keratin. Umgekehrt macht eine künstliche
Verknüpfung der Polypeptidketten durch Dibrompropan Keratin für Pilze überhaupt un-
angreifbar.

MÜLHENS fand bei in vitro-Behandlung von Haaren mit gewissen aeroben Sporenbacillen
die Haare deutlich angegriffen. Er konnte diese aeroben Sporenbildner auch aus Haarproben
von Trichoclasiefällen isolieren und meint, ob sie nicht eine pathogene Bedeutung bei bestimmten Fällen von Trichoclasie hätten, mindestens im Sinne der Mitwirkung eines bakteriellen Faktors.

Es ist aber bekannt, daß das Haar verschiedener Säuger, auch das des Menschen, nicht völlig gegen Trypsin resistent ist. ELÖD und ZAHN (1944b) fanden
10% des N-haltigen Materials der Wolle von Schafen durch Pankreatin spaltbar.
Zu ähnlichen Ergebnissen kam STOVES (1946) besonders hinsichtlich des Medullar-
keratins. Nur dadurch, daß die unangreifbare Cuticula und die Cortex das Haar
vor der Verdauung schützen, erscheint es überhaupt nicht angreifbar. Eine
Proteinase, die CASTELLINO aus Säugerhaut extrahierte, wirkte nicht keratinspaltend.

Auch aus Pflanzen gewonnene Proteinasen können keratinspaltend wirken, so z.B. das aus Papayafrüchten gewonnene Papain. Nach Lennox entfaltet es seine keratolytische Tätigkeit besonders unter Zusatz von 1% Natriumbisulfit und Harnstoff.

Hanson und Methfessel stellten durch trockene Zerreibung aus Hundehaaren ein Haarpulver her. Dieses Haarpulver sowie Alkali- und Sulfidabbauprodukte von Hundehaarkeratin erwiesen sich durch Pepsin und Pankreatin verdaulich. Die Verdaubarkeit betraf etwa 20—25% des Materials, was etwa der Hälfte der erreichbaren Verdaulichkeit von Casein entspricht. Der unverdaubare Anteil enthielt mehr Cystin als das Ausgangsmaterial vor der Verdauung. Die Unangreifbarkeit des Keratins durch Pepsin und Trypsin wird meist auf die vorhandenen Disulfidbrücken zurückgeführt. Stary konnte aber zeigen, daß man durch Natriumsulfidlösung aus dunklen Haaren einen Anteil, das Leukokeratin, abspalten kann, der durch Aufspaltung der interpeptidischen Disulfidbrücken verdaulich geworden war, daß aber der zurückbleibende gefärbte Anteil, das Melanokeratid, nicht durch weitere Natriumsulfidbehandlung gelöst werden kann. Es ist auch nicht trypsinverdaulich und seine Trypsinresistenz kann in diesem Fall nicht durch interpeptidische Disulfidbrücken bedingt sein. Stary meint, daß die Parallelität zwischen Farbintensität und Unlöslichkeit es wahrscheinlich macht, daß es in diesen Melanoproteiden die chromatophoren Gruppen selbst sind, die die einzelnen Polypeptidketten des Melanoproteids aneinander fixieren und dadurch die Unlöslichkeit und Trypsinresistenz bedingen. Stary und Richter hatten schon früher durch vorsichtiges Lösen von Haaren in kalter Lauge und nachfolgende schwache Säurehydrolyse, aber auch schon durch Lösen der Haare allein in kalter Lauge, Komplexe erhalten, die eine deutliche Trypsinverdaulichkeit zeigten.

5. Klassifikation des Keratins

Auf die ältere Klassifikation des Keratins durch Unna braucht hier nicht eingegangen zu werden, da sie schon von Rothman und Schaaf in Band I/2 des Jadassohnschen Handbuches 1929 eingehend dargestellt wurde. Ein weiteres

Tabelle 2. *Keratintypen*

hart	weich
nichtschuppend	schuppend
hoher Schwefelgehalt	niederer Schwefelgehalt
hoher Cystingehalt	niederer Cystingehalt
leicht angreifbar durch Na_2S	weniger leicht angreifbar durch Na_2S
reduziert $KMnO_4$ nicht	reduziert $KMnO_4$
niedriger Fettgehalt	hoher Fettgehalt

Klassifikationsschema stellten Giroud, Bulliard und Leblond auf. Sie untersuchten hartes und weiches Keratin, aber diese Unterscheidung ist insofern schwierig, da es Übergangsformen gibt. Sie gründen ihre Unterscheidung hauptsächlich darauf, daß weiches Keratin abschuppen kann (Hornschuppen), hartes Keratin aber nicht. Dieses ist in den Anhangsgebilden zu finden. Die Bildung des harten Keratins verläuft nach diesen Autoren eher einfacher, da die Granularschicht fehlt. Sie sprechen von einer „Schizokeratinisation", d.h. die der Hornschicht der Haut, und einer „Sklerokeratinisation", z.B. die der Haare. Man kann die Unterschiede zwischen hartem und weichem Keratin, so wie sie die genannten Autoren beschreiben, auch in einer Tabelle übersichtlich zusammenstellen.

Diese Einteilung erscheint wohl nicht sehr zweckmäßig, da es ja auch epidermales Keratin gibt, das nicht schuppt.

STARY und RICHTER teilten die Haarkeratine nach ihrer Löslichkeit in kalter 2 n-NaOH ein. Sie fanden ein ungefärbtes Keratin, das sich leicht löst auch in dunklen Haaren (Leukokeratin), es ist auch im Nagel enthalten. Ein dunkles, melaninfarbenes Keratin, das Melanokeratid, löst sich in kalter 2 n-NaOH nicht. Diese beiden Keratine sind in blonden, braunen und schwarzen Haaren enthalten, das weiße Haar besteht nur aus Leukokeratin. Schließlich ist in sog. roten Haaren ein Chromoproteid enthalten, das sich sehr leicht in kalter 2 n-NaOH-Lösung löst, das Rhodokeratid.

II. Haarpigmente und Haarfarbstoffe

Der Farbeindruck, den ein Haar macht, hängt von seinem Pigmentgehalt und einigen anderen Faktoren ab, wie Oberflächenbeschaffenheit des Haares, eingelagerte Luftbläschen und Fettgehalt. Die große Bedeutung, die die Haarfarbe für die Erblehre, Rassenbiologie und andere biologische Disziplinen besitzt, führte dazu, daß man versuchte, die Haarfarben durch Aufstellung von Farbskalen im Einzelfall genauer definieren zu können. So schufen z. B. E. FISCHER und K. SALLER ihren Farbatlas der Haare. JANKOWSKY (1932a und b) wies darauf hin, daß die Entstehung von Haarfarbe und Haarpigment als zwei verschiedene Dinge auseinander gehalten werden müssen. Die Haarfarbe wird außer vom Pigment wesentlich von der Fadenform, der Oberflächenbeschaffenheit und einigen anderen Eigenschaften des Haares bedingt. Ebenso rufen verschiedene Mengen des Pigmentes eine verschiedene Färbung hervor. Ähnlich betont WELDE, daß er bei seinen Untersuchungen über die Haarfarben Beziehungen zwischen Farbe und Innen- und Außenstruktur fand und daß besonders im roten Haar eine besondere Struktur vorliege und sie ein anderes physikalisch-kolloidchemisches Gefüge hätten. Er sagt, die Haare rothaariger Menschen „seien aus anderem Teig". CIUSA benutzte zur Farbbestimmung der Haare die Reflexionsbestimmung am Beckmannschen Spektrophotometer. Er rechnete die ermittelten Reflexionskurven nach den Vorschriften der Internationalen Beleuchtungskommission in die Werte des Farbdreieckes um. Auf Grund seiner Untersuchungen kommt er zur Aufstellung von sieben Haarfarbentypen, die auf der Zugehörigkeit der einzelnen Typen zu einer definierten Zone des Farbdreieckes beruhen und aus den chromatischen Daten der spektrophotometrischen Reflexionsmessung abgeleitet werden.

Farbmessungen an in kalter Lauge vorsichtig gelösten Haaren mittels Spektrophotometrie geben nun Farbwerte, die von den physikalischen Faktoren ganzer Haare wie Oberflächenformung, innere und äußere Struktur, Luftgehalt u. a. m. unabhängig sind. Diese Methode wandten ZWICKY und ALMASY an und berechneten so die Lichtextinktion nach dem Lambert-Beerschen Gesetz. RICHTER und STARY maßen an in kalter 4 n-NaOH gelösten Haaren die Lichtabsorption spektrophotometrisch aus und fanden einen allmählichen Anstieg der Lichtabsorption im kurzwelligen Spektralbereich. Sie konnten auf diese Weise Absorptionskurven aufstellen. Besonders steilen Anstieg der Absorptionskurve im kurzwelligen Bereich zeigten rote Haare. Sie konnten zeigen, daß bei schwarzen Haaren verschiedenster Rassen, die bei Vergleich im Farbatlas durchaus die gleiche Intensität der Schwarzfärbung aufwiesen, durch spektrophotometrische Untersuchung im gelösten Zustand ganz verschiedene Absorptionskurven erhalten werden und der „Farbgehalt" der Haare ein ganz verschiedener ist.

Mikroskopisch findet man das Pigment im Haar sowohl in gehäufter körniger Form als auch in verwaschener diffuser Form. Man nennt das Pigment der Haare

Melanin. Bevor nun auf die Genese und Chemie der Melanine eingegangen wird und die Beziehungen zum Haar besprochen werden, ist es notwendig, auf ein Pigment im Haar einzugehen, das ROTHMAN und FLESCH aus menschlichen roten Haaren isolieren konnten. Das rote Haar von Säugern enthält dieses Pigment nicht in so leicht nachweisbaren beträchtlichen Mengen. Hingegen gelang es NICKERSON, das gleiche Pigment in roten und rötlichgelben Federn verschiedener Rassen domestizierter Hühner nachzuweisen. ROTHMAN und FLESCH nannten dieses Pigment Trichosiderin (bezüglich der Darstellung von Trichosiderin sei auf SMYTH, PORTER und BOHREN verwiesen). BARNICOT (1956), der ebenfalls das Trichosiderin untersuchte, betont, daß die Extraktion des Trichosiderins aus rotem Haar die eigentliche Rotfärbung der Haare nicht ändere und daß die Beziehungen dieses eisenhaltigen Pigmentes zu der Totalpigmentation noch ungewiß seien. Es ist also nicht das eigentliche rote Haarpigment, das der Melaningruppe zugehört.

Man meint vielfach, daß die verschiedene Haarfarbe wie blond, braun, rot und schwarz von dem Sitz und der Verteilung der Melaninkörner abhänge (BUNAK, KRÜGER), hingegen vertreten z.B. JANKOWSKY, SALLER und MAROSKE die Auffassung, daß die verschiedenen Farbvariationen verschiedenen Oxydationsstufen des Melanins entsprächen. Wir werden darauf noch bei der Chemie des Melanins zurückkommen.

HANNA hält das Trichosiderin nicht für ein natürliches Pigment, sondern für einen künstlich entstandenen Eisenkomplex und zwar durch Wechselwirkung von Keratin und Tryptophan in 6 n-HCl. Sollte es tatsächlich so sein, so ist immerhin der große Eisengehalt roten Haares (DUTCHER und ROTHMAN) eine bemerkenswerte Besonderheit.

Das eigentliche Melanin wird heute als ein proteinogenes Pigment angesehen, das bei Mensch und Säugetier Beziehungen zum Ektoderm hat (VOLLAND). Melanin ist in Wasser unlöslich. Es ist zweifelhaft, ob Lösungen von Melanin in Alkohol und Pyridin (BLOCH und SCHAAF) oder in Äthylendiamin oder Äthylenchlorhydrin (LEA) echte Lösungen in dem Sinne sind, daß das Melanin chemisch unverändert geblieben ist bzw. ob nicht das Melanin schon denaturiert war, bevor es gelöst wurde. Ältere Ergebnisse der Elementaranalyse des Melanins gibt BLOCH an, eine spätere Übersicht bietet JACOBSON. Es ist schwer, genaue Ergebnisse zu bekommen, da oft noch Eiweißreste am Melanin hängen. So fand WAELSCH bei der Hydrolyse von Melanineiweiß aus Melanosarkomen einen farbigen Anteil an einen unverdaulichen „keratinartigen" Eiweißrest gekoppelt. Jedenfalls zeigt die Elementaranalyse C, N, H und O in einem annäherndem Verhältnis von 57, 9, 4 und 30%. Einige Autoren geben noch kleinere Mengen von Schwefel, Eisen und Kupfer an. Aber es ist nicht sicher, ob es sich dabei nicht um anhaftende Verunreinigungen von Eiweiß bzw. cellulärem Material handelt. SCHMIDLI untersuchte natürliches Melanin von schwarzen Haaren chromatographisch, spektrophotometrisch und elektronenoptisch. Natürliches Melanin erwies sich chromatographisch als eine Mischung von Pigment mit einem Melanoprotein. Es gelang ihm aber, ein proteinfreies Melanin durch Behandlung der Haare mit gesättigter Lösung von Na_2S bei 50°C zu erhalten, das gereinigt wurde und sich chromatographisch als homogen erwies. Durch Diffusionsmessungen wurde ein Molekulargewicht von 70000 ermittelt. Abbauversuche und papierchromatische Untersuchungen der erhaltenen Abbauprodukte verschiedener natürlicher und von Tyrosinmelanin führte NICOLAUS durch.

Das Pigment des Haares wird in den Melanoblasten der Haarwurzel gebildet und an die Matrixzellen weitergegeben. CHASE fand, daß drei Röntgeneinheiten notwendig seien, um Pigmentlosigkeit in den Haaren in der Ruheperiode zu erzielen. In der Wachstumsperiode benötigt man zu dem gleichen Effekt 6 bis

12 Röntgeneinheiten. Dies entspricht der Anzahl der Melanoblasten in der Haarwurzel (s. auch DANEEL und PAUL). KUKITA und FITZPATRIK konnten durch Autoradiographie in den Melanoblasten der menschlichen Haarmatrix ein melaninbildendes Ferment nachweisen, das bei weißen Haaren und bei Albinohaaren fehlte.

Seit BLOCHs bahnbrechenden Arbeiten wissen wir, daß ein Enzym die Umwandlung der Melaninvorstufen in das Melanin besorgt. BLOCH verwendete zum Nachweis dieses Enzyms 1-3,4-dioxyphenylalanin (Dopa) und bezeichnete daher das wirksame Enzym als Dopaoxydase. Es kann hier nicht der Ort sein, auf die älteren, schon bei BLOCH referierten Arbeiten über die Melaningenese einzugehen. MEIROWSKY (1940) hat sich in einem umfangreichen kritischen Referat mit der Theorie der Melaninentstehung durch Dopaoxydase auseinandergesetzt. Er kommt, unter anderen auch gestützt auf die Arbeiten von MONCORPS, MONCORPS und THANNHAUSER, SCHAAF, zur Ablehnung des Vorkommens einer spezifischen Dopaoxydase in der Haut und meint, daß die Blochschen Ergebnisse auch durch das Vorkommen einer unspezifischen Polyphenolaseaktivität zu erklären sind. Neuerdings hat VAN DUIJN (1953a und b) auch die Blochsche Theorie angezweifelt. DANNEEL (1946) hat in einer eingehenden experimentellen Arbeit nachgewiesen, daß in der Haut der Säugetiere nur die o-Diphenole Oxytyramin und Epinin in Pigment übergehen, nicht aber die Monophenole und auch nicht diejenigen Diphenole, die am β-C-Atom eine Hydroxylgruppe oder eine Keto-Gruppe tragen. Nach ihm kommen beim Warmblütler überhaupt nur Verbindungen folgenden Typs als Chromogene in Frage:

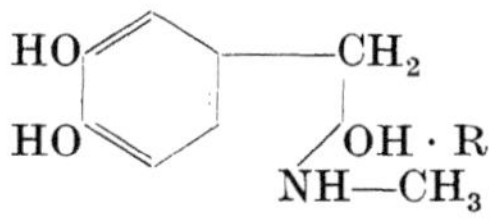

$$HO-C_6H_3(OH)-CH_2-CH(OH)\cdot R \quad NH-CH_3$$

Danach ist das in der Haut wirkende pigmentbildende Ferment eine Diphenolase, die wahrscheinlich zu den Kupferproteiden gehört.

Wir dürfen hier wegen der anderweitigen Behandlung des Problems der Melaningenese in diesem Handbuch alle die Fragen, die mit der Natur des Meirowskyschen Phänomens und seinem Zusammenhang mit der Dopareaktion bestehen, übergehen und uns vor allem mit den Problemen beschäftigen, die aus den Arbeiten der letzten drei Jahrzehnte über die Rolle der Tyrosinase bei der Pigmentbildung erwuchsen, soweit sie vorwiegend mit dem Pigmentgehalt der Haare zusammenhängen. Seit der Entdeckung dieses Enzyms in dem Pilz Russula nigricans durch BOURGUELOT und BERTRAND (1895) wurde es in zahlreichen pflanzlichen und tierischen Organismen nachgewiesen. Lange ging die Kontroverse darüber, ob Tyrosinase auch bei Säugern und Menschen, speziell melanotischen Tumoren, nachzuweisen sei, und die Zahl der positiven und negativen Befunde halten sich etwa die Waage. Erst 1942 wurde der sichere Nachweis des Vorkommens von Säugetiertyrosinase von HOGEBOOM und ADAMS in transplantablen Mäusemelanomen erbracht. Die Darstellung und die chemischen Eigenschaften der Säugetiertyrosinase wurden vor allem von LERNER, FITZPATRICK, CALCINS (1949, 1950) und SUMMERSON beschrieben und ihr Nachweis in der menschlichen Haut von FITZPATRICK, BECKER, LERNER und MONTGOMERY geführt. In der schon einmal erwähnten Arbeit von KUKITA und FITZPATRICK konnte mit C^{14}-haltigem Tyrosin der Nachweis erbracht werden, daß die Haarmatrixmelanoblasten Tyrosinase enthalten, die beim Ergrauen der Haare verschwindet bzw. bei Albinohaaren schon primär nicht vorhanden ist.

Die Chemie der Tyrosinasereaktion wurde mit Tyrosinase aus Pilzen, Kartoffeln, Mehlwürmern und Mäusemelanomen eingehend studiert. Grundlegende Erkenntnisse dazu schufen vor allem Raper (1927) und seine Mitarbeiter. Sie arbeiteten vorwiegend mit Mehlwurmtyrosinase und Tyrosin bei einem p_H von 6,0. Bei dem Arbeitsgang, auf den hier nicht näher eingegangen werden kann, erhielten sie 1-3,4-Dihydroxyphenylalanin, 5,6-Dihydroxyindol und 5,6-Dihydroxyindol-2-carboxylsäure. Ersetzten sie Tyrosin durch 1-3,4-Dopa, so ergab die Enzymwirkung die gleichen Indolderivate. Sie schlossen daraus, daß Dopa die erste Stufe der enzymatischen Oxydation von Tyrosin darstellt. Nach Raper verläuft dieser Prozeß formelhaft in folgender Weise:

Dopachinon ist eine sehr unbeständige Substanz, die in dem Reaktionsablauf nicht direkt nachgewiesen werden konnte, sie geht scheinbar sehr schnell in die Leukoverbindung über (Pugh und Raper). Neuerdings wies Kertesz (1957) nach, daß durch Polyphenoloxydase Dihydroxyphenylalanin, Tyrosin und Tyramin quantitativ in Melanin übergeführt werden können.

Man muß sich nun vorstellen, daß sich der Grundkörper des Melanins, das Indol-5,6-chinon, nun mit seinesgleichen zu höher polymerisierten Körpern zusammenlagert, die das eigentliche Pigment ergeben. Diese Zusammenlagerung wird von verschiedenen Autoren verschieden symbolisiert (nach HIRSCH):

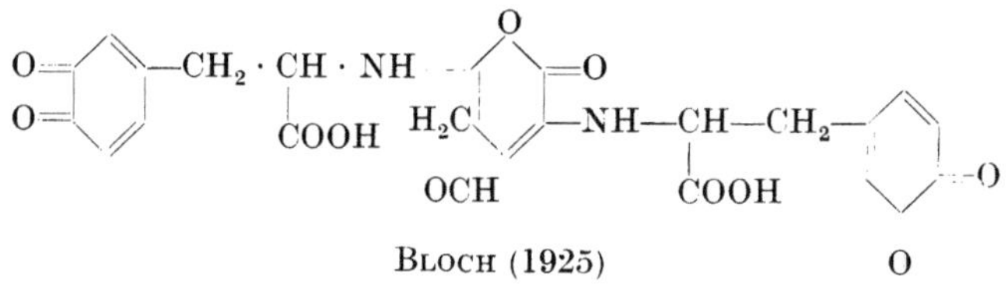

BLOCH (1925)

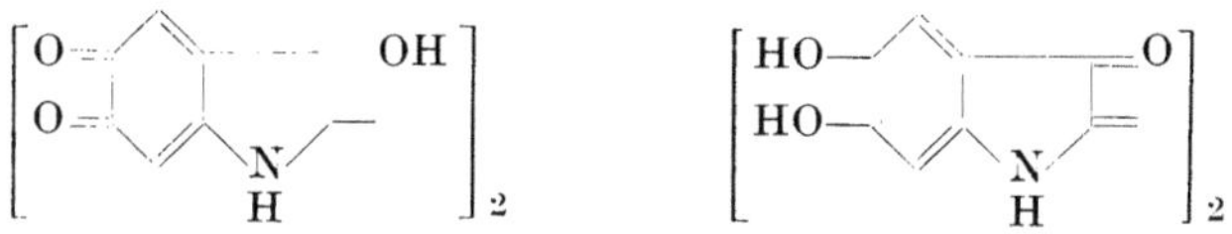

CLEMO und WEISS (1945)

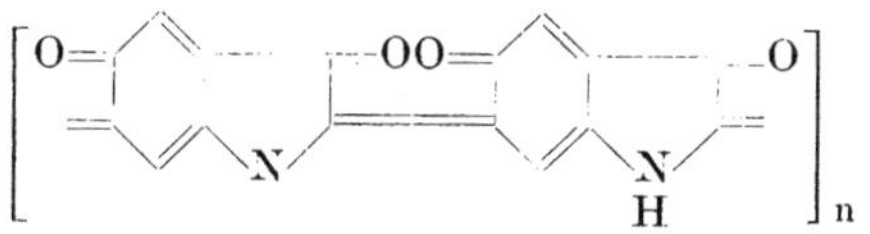

COHER (1946)

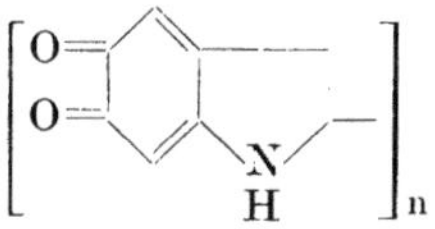

MASON (1948)

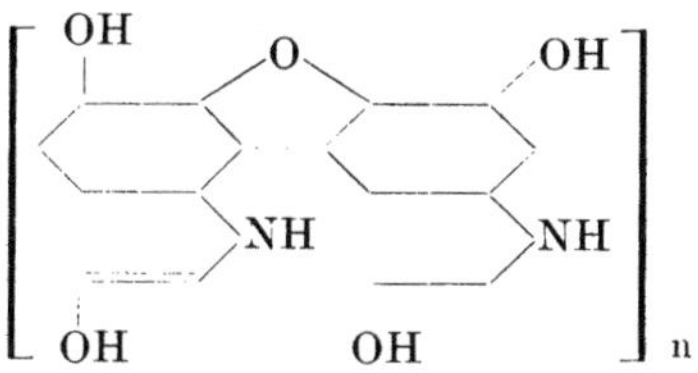

BURTON

Eingehende Studien über künstliche und natürliche Melanine verdanken wir ROBERT und ZELLER, ROBERT und STREHLER, ROBERT und ZÜRCHER, SCHMIDLI und ROBERT, die uns hier vor allem deswegen interessieren, da sie das Haarmelanin mit einfassen. Diese Autoren waren schon früher zu der Erkenntnis gekommen, daß kein spezifisches Enzym im Sinne der Dopaoxydase besteht und daß die Aminooxydase die Melaninbildung aus Dopa vollständig hemmt. Sie erkannten, daß im Reaktionsmechanismus das Flavinenzym als Wasserstoffacceptor beteiligt ist und daß das hydrierte Flavinenzym den Wasserstoff an das intermediär gebildete o-Chinon wieder abgibt und so die Pigmentbildung verhindert. Für uns ist aus dieser Erkenntnis wichtig, daß man durch eine chronische Hydrochinonvergiftung eine Depigmentierung der Haare der Katze hervorrufen kann. Die Autoren untersuchten weiterhin verschiedene selbsthergestellte künstliche und natürliche Melanine spektralphotometrisch. Mit dieser Methode ist eine Differenzierung der verschiedenen Melanine nicht möglich. Doch kommen die

Verff. zu der Ansicht, daß die im menschlichen Körper vorkommenden Imidazolderivate keineswegs als Melanogene ausgeschlossen werden können. In weiteren Untersuchungen wurde die Chromatographie zur Unterscheidung von künstlichen und natürlichen Melaninen verwendet. Sie zeigten ein weitgehend ähnliches chromatographisches Verhalten, das auf einen ähnlichen Aufbau hindeutet. Dies spricht wieder dafür, daß bei der menschlichen Pigmentgenese verschiedene Melanogene und insbesonders die Imidazolderivate berücksichtigt werden müssen. Bei dunklen menschlichen Haaren konnten zwei Melanine isoliert werden, ein Melanoprotein und ein eigentliches Melanin. Schließlich kamen die Autoren durch reduktive Hydrolyse der Haare zu einem Melanin, von dem ein wasserlösliches Ammoniumsalz hergestellt wurde. Der einheitliche natürliche Farbstoffkern konnte nun durch Chromatographie eindeutig von den verschiedenen künstlichen Melaninen unterschieden werden, so daß es als sehr wahrscheinlich erscheint, daß alle künstlichen Melanine von natürlichen Melaninen verschieden sind. Meirowsky (1955, 1956a und b) fand auch für das natürliche Melanin eine kristalline Struktur mit Protomeren von $^1/_4$—$^1/_2\,\mu$ Durchmesser. Die Röntgenuntersuchung natürlicher und künstlicher Melanine scheint dafür zu sprechen, daß sie verschiedene Kristallstruktur haben.

Bei der Polymerisation der Melaningrundkörper dürfte eine Decarboxydation vorangehen, wenigstens wird dies als wahrscheinlich angesehen und unter normalen Bedingungen leichter möglich sein. Raper (1927) zeigte, daß Schwefelsäure für die Bildung nichtdecarboxylierten Melanins im Tyrosin-Tyrosinase-System notwendig ist. Mason und Wright wiesen manometrisch nach, daß Decarboxylation und Neuordnung von Dopachrom simultan verlaufen. Es ist kein enzymatischer Prozeß, aber er ist von der Hydroxyl-Ionen-Katalyse abhängig.

Wir können an dieser Stelle leider nicht die so interessanten Ergebnisse der Arbeiten zum Problem der Polymerisation weiter verfolgen, um nicht das zu wiederholen, was in anderen Abschnitten dieses Handbuches zur Pigmentgenese bereits geschildert wurde (s. dazu Mason, Clemo und Duxbury, Wohlgemuth, Burton, Burton u. Mitarb., Beer u. Mitarb., Morton und Slauwhite, Mason und Lada). Innerhalb der Polymere dürfte wegen der schwarzen Farbe des Melanins eine Chinoidstruktur vorliegen. Diese Struktur ist reversibel und durch die Behandlung mit reduzierenden Mitteln, z.B. mit Ascorbinsäure oder Natriumhydrosulfit, kann das Melanin gebleicht werden, es erhält dann eine gelbbräunliche Farbe. Durch Oxydation ist es wieder in schwarzes Melanin umwandelbar (z.B. durch Kaliumferricyanid). Miescher und Minder zeigten diese Umwandlung bei ihren histologischen Studien über die Einwirkung langwelligen Ultraviolettlichtes auf die Pigmentation. Diese milde Oxydation darf aber nicht gleichgesetzt werden einer starken Oxydation durch H_2O_2, $KMnO_4$ u.a., die Melanin völlig bleicht. Sacchi (1951a und b), der histochemisch das Pigment der roten Haare untersuchte, sieht das rote Pigment als eine weitere Oxydationsstufe des Melanins an. Das rote Pigment ist zum Unterschied vom schwarzen Melanin in Äthylenchlorohydrin löslich. Richter isolierte den chromogenen Anteil des roten menschlichen Haarkeratins und erhielt eine Substanz, die noch Cystin, Tyrosin und vielleicht Tryptophan enthielt, also wohl noch Peptidcharakter besaß und nicht mit dem Trichosiderin identisch ist.

Wir müssen es uns hier versagen, auf weitere Einzelheiten der Tyrosinaseaktion und die Eigenschaften der Tyrosinase einzugehen und diesbezüglich auf die früheren Abschnitte und andere Darstellungen, wie z.B. von Lorincz, verweisen. Es sei nur auf die Bedeutung des Kupfers für die Enzymwirkung hingewiesen. Kupfer ist für die Polyphenolasenaktivität spezifisch notwendig, auch für die Aktivierung der Tyrosinase. Kupfer kommt darin komplex gebunden vor.

Allerdings können auch andere Metallionen zur Aktivierung dienen, wie Kobalt, Nickel und Vanadium, obwohl Kupfer zweieinhalbmal mehr aktiv ist als diese. Eisen, Zink, Chrom, Mangan und Magnesium wurden als unwirksam gefunden, Cytochrom C hemmt die Tyrosinaseaktivität (KERTESZ 1951). Daß Cu-Ionen auch für die Säuger-Tyrosinaseaktivität notwendig sind, zeigen die Untersuchungen von LERNER, FITZPATRICK u. Mitarb. (1950), bei denen nachgewiesen wurde, daß bei KCN-Einwirkung auf das Enzym nach Abdialysierung des Kupfercyanids die Enzymaktivität um 85% sinkt. Sie kann durch Zusatz von Cu-Ionen wieder aktiviert werden. Fe^{+++}, Zn^{++}, Co^{++}, Mg^{++} und Mn^{++} konnten die Aktivität nicht wieder herstellen, jedoch gelang dies mit Ni^{++}. IIJIMA u. Mitarb. konnten bei ihren Untersuchungen eindeutige Beziehungen zwischen Serumoxydaseaktivität und Serum-Cu-Gehalt bei Krankheiten feststellen, bei denen ein Pigmentverlust vorhanden ist. Sie sind herabgesetzt. Umgekehrt bestätigt SCHUPPLI, daß bei pathologischen Pigmentierungen der Serum-Cu-Gehalt erhöht ist. NAGURA wies in Versuchen ebenfalls die Bedeutung der Kupfersalze für die Melaninbildung an Hand der M-nadi-oxydase-Reaktion auch für die Haarschaftzellen nach. Den Einfluß verschiedener Ionen auf die Melaninbildung der Säugertyrosinase untersuchte ferner LERNER. Monovalente Kationen wie Li, Na, K und NH_4 hatten in vitro keinen Effekt auf die Melaninbildung. Von den Anionen hemmt Cl' in höherer Konzentration den Prozeß, desgleichen Fluoracetat- und Oxalationen. Stark oxydierende Anionen, Nitrite, Persulfate stören durch ihren Einfluß auf das Redoxpotential. Sulfate, Nitrate, Bromide, Jodide und eine Reihe weiterer Anionen waren wirkungslos. Eigenartigerweise hemmt aber Lithiumsulfat die Melaninbildung.

Cu-freie Tyrosinase führt die Bezeichnung Apotyrosinase. Man prüfte bei ihr 24 Metallionen, ob sie imstande seien, an Stelle des Cu die Apotyrosinase zu Tyrosinase zu aktivieren. Quecksilber, Silber und Gold führten dabei zur Inaktivierung und Hg ließ sich nicht wieder durch andere Ionen austauschen, was vielleicht Bedeutung für die schwache Bleichwirkung verschiedener Quecksilbersalben hat.

Als weiterer Aktivator der Pigmentbildung wurde die p-Aminobenzoesäure erkannt. BEIGLBÖCK und CLATTEN wiesen nach, daß der Stoffwechsel der Pantothensäure, die als Antigraufaktor bekannt ist, in enger Beziehung zum Cu-Spiegel des Serums steht.

Bekannt ist ferner, daß die UV-Strahlen die Pigmentbildung steigern. Man nimmt an, daß dies durch die blockierende Wirkung der UV-Strahlen auf die SH-Gruppen geschieht, die so die Cu-Ionen nicht mehr abbinden können (FITZPATRICK, LANG, LANGHOF). Die Melanisierung des UV-Lichtes beruht auf Strahlen, deren Wellenlänge unter 3200 Å liegt. Strahlen zwischen 3000—4000 Å verursachen ein Nachdunkeln der Pigmente (BLUM).

Es wäre noch auf die hemmenden Faktoren bei der Melaninbildung hinzuweisen. Dazu gehören alle den Proteinanteil des Enzyms denaturierenden Einflüsse wie Hitze, starke Säuren, Laugen usw.

Nach WHEELER, LERNER und FITZPATRICK kann man auch Tyrosinase-Antikörper feststellen, wenn man Mäusemelanomtyrosinase Kaninchen injiziert. Diese Antikörper hemmen die Tyrosinasewirkung. MIYAMOTO und FITZPATRICK fanden ferner in dem 1-Phenylalanin den wichtigsten Faktor für die phenylketonurische Hypopigmentation. Die d-Isomere von Phenylalanin hat keinen inhibitorischen Effekt auf die Tyrosin-Tyrosinase-Reaktion. Man ersieht daraus die Wichtigkeit der sterischen Konfiguration.

Großer inhibitorischer Effekt kommt allen den Stoffen zu, die das Cu-Ion abzubinden vermögen. Solche Stoffe bilden mit dem Metall einen Komplex.

Kohlenoxyd, Blausäure, viele organische Schwefelverbindungen (z.B. BAL) haben diesen Effekt. Von den Thioverbindungen ist aber vor allem die Bedeutung der SH-Gruppen biologisch wichtig.

Die Arbeiten von Jaques, Markert u.a. beweisen, daß Thioharnstoffkörper, Phenylthioharnstoff, α-Naphthylthioharnstoff, Thiouracil u.a. die Pigmentbildung beim Axolotl und in der Gewebskultur von Hühnermelanocyten zu hemmen vermögen. Diecke, Richter und Clisby zeigten, daß Zusatz von Thioharnstoffderivaten zum Futter bei schwarzen Ratten ein Ergrauen der Haare bewirkt. Schaaf, Schaumann und Danneel sowie Ginsberg bewiesen, daß ein wäßriger Extrakt aus Kaninchenhaut oder Meerschweinchenhaut die Oxydation des Tyrosins durch Tyrosinase hemmt. In der Menschenhaut fanden Rothman u. Mitarb. (1946), daß dieser inhibitorische Effekt durch spezifische Sulfhydrylgifte aufgehoben werden konnte. Sie schlossen daraus, daß die inhibitorische Wirkung eine Funktion der Sulfhydrylgruppen sei. Einwirkungen auf die Haut, die die Sulfhydrylgruppen zerstören bzw. hemmen, wie Sonnenstrahlung, Röntgenstrahlen, Hitze, entzündliche Dermatosen u.a. wirken dadurch auf die Pigmentbildung stimulierend, daß sie nun dem Enzym seine pigmentbildende Wirkung ermöglichen. Flesch (1949b) berechnete, daß der Grad der Hemmung der Melaninbildung von Hautextrakten jeweils direkt dem Logarithmus der molaren Konzentration der Sulfhydrylgruppen in ihnen entspricht. Sulfhydrylverbindungen hemmen nicht nur die Tyrosinasewirkung, sondern auch den Einfluß der Cu-Ionen auf die Melaninbildung, der Cu-Anteil des Enzyms wird herabgedrückt. Fitzpatrick, Becker u. Mitarb. konnten histochemisch zeigen, daß in der menschlichen Haut Tyrosinase in inhibiertem Zustand vorhanden ist, die durch UV-Lichtbestrahlung freigesetzt werden kann. Fitzpatrick (1952) fand fernerhin in gutartigen Pigmentläsionen der menschlichen Haut Tyrosinase nur in inhibiertem Zustand, während sie in Melanomalignomen in freiem Zustand demonstriert werden konnte. Van Scott, Rothman und Greene wiesen darauf hin, daß in pigmentierter Haut nach entzündlichen Prozessen der Sulfhydrylgehalt um mehr als die Hälfte gegenüber der umliegenden normalen Haut herabgesetzt ist und in Vitiligo-Haut fanden sie den Sulfhydrylgehalt sogar um $2^1/_2$mal höher.

Aber es fehlt nicht an kritischen Stimmen, die die SH-Inhibitor-Theorie noch als hypothetisch bezeichnen (van Duijn 1953b, Flesch). Robert, Zürcher und Schmidli sowie Robert und Zürcher konnten bei der Cu- und Fe-Bestimmung in gesunder und kranker Haut sowie bei ihren Versuchen über die Dopamelaninbildung nicht zu Befunden kommen, die die SH-Theorie stützen könnten. Man kann vielleicht zusammenfassend sagen, daß eine funktionelle Verknüpfung der Melaninbildung mit dem Hautsulfhydryl wahrscheinlich ist, daß man aber aus den bis jetzt vorliegenden Befunden nicht zu einer einheitlichen Deutung kommen kann. Es bleibt noch offen, welche Anteile des Hautsulfhydryls an der Melanogenese beteiligt sind.

Wir müssen es uns hier versagen, weiter auf die Fragen der Hemmung der Melaninbildung einzugehen, die auch viele interessante klinische Aspekte zeigen. Auch die Biologie der dendritischen Melanocyten, nähere Einzelheiten über die Natur der Melaningranula und der Ursprung des melanotischen Pigmentes gehören nicht in diesen Rahmen und werden an anderer Stelle behandelt. Es sei nur noch auf den Einfluß der Ernährung, der inneren Sekretion und der neuralen Faktoren hingewiesen, soweit sie besonders die Haarfarbe beeinflussen.

Eine Reihe von Untersuchungen über die Wichtigkeit von Spurenelementen in der Nahrung für das Aussehen der Haarfarbe liegt vor. Keil und Nelson fanden, daß bei Ratten, die Cu-frei ernährt wurden, nicht nur eine Anämie eintrat, sondern daß auch die Haare ergrauten. Die Erscheinungen konnten durch Spuren von Cu, die der Nahrung zugesetzt wurden, wieder rückgängig gemacht werden. Derartige Veränderungen der Haarfarbe fanden SJOLLEMA, SMITH und ELLIS, GORTER auch bei anderen Tieren. SINGER und DAVIS fanden nun, daß auch Pantothensäure die durch Cu-Defizit bewirkte Ergrauung aufheben kann und das scheint gegen die Bedeutung des Cu-Mangels zu sprechen. Aber Pantothensäure vermag die Bindung des Cu an die Tyrosinase zu begünstigen. Dazu paßt die Beobachtung von HUNDLEY und ING, daß bei Pantothensäuremangel der Ratten ein Ergrauen vorliegt, das bei genügend Cu-Gehalt der Haut ohne Aktivierung der Melaninbildung bestehen bleibt. STIRN, ELVEHJEM und HART fanden einen Pigmentverlust des Rattenhaares bei Zinkdefizit in der Nahrung. Nach LUTZ ist ja Zink in den Haaren ziemlich reichlich vorhanden, desgleichen im Pigmentgewebe des Auges der Säugetiere (BOWNES u. Mitarb.). Neben Cu und Zn wurden Calcium, Magnesium und Barium im Pigment gefunden, was immerhin darauf hindeutet, daß sie nicht ohne Bedeutung sind.

LAXER und WHEWELL untersuchten im isolierten Pigment verschiedener Säugerhaare den Eisengehalt. Sie fanden im Pigment aus schwarzem Ziegenhaar 0,538%, aus verschiedenen Wollen 0,352, 0,353 und 0,342%, aus schwarzem Pudelhaar 0,149% Fe, berechnet auf das isolierte Melanin.

MUIR beobachtete neben anderen Erscheinungen eine Depigmentation bei Rindern bei chronischer Molybdäneinnahme. Hier dürfte der Antagonismus des Molybdäns zum Kupfer im Stoffwechsel eine Rolle spielen. COMAR u. Mitarb. wiesen an radioaktiven Isotopen den Einfluß des Molybdäns auf die Cu-Speicherung der Leber nach.

GROSS u. Mitarb. fanden ein Ergrauen schwarzer Ratten bei chronischer Thalliumvergiftung.

Die Vermutung, daß ein Aminosäurendefizit der Nahrung speziell an Tyrosin und Tryptophan bei Ratten ein Ergrauen hervorruft, ist schon älter.

PAVCEK und BAUM berichteten von Ratten mit einem Pantothensäure- und Cystindefizit, daß eine schnellere Repigmentation der Haare eintritt, wenn neben Cystin Calciumpantothenat gegeben wird. Der Einfluß auf die Pigmentation von Federn durch Lysin wird von FRITZ u. Mitarb. beschrieben.

Bei dem mit Phenylketonurie einhergehenden Schwachsinn (s. S. 413) fällt das Unvermögen der befallenen Kranken auf, nach Sonneneinwirkung Pigment zu bilden LERNER und FITZPATRICK nahmen einen Tyrosinmangel an. Diese Kranken vermögen nicht Phenylalanin in Tyrosin umzuwandeln und sind so auf den Tyrosingehalt der Nahrung angewiesen. Sie haben einen hohen Phenylalanin- und niedrigen Tyrosinspiegel des Blutes (JERVIS, s. auch MIYAMOTO und FITZPATRICK).

Es sei hier auch auf die aus den tropischen Ländern gerade in den letzten Jahren eingehender bearbeitete Nährschadenmangelkrankheit der Kinder hingewiesen, die gewöhnlich unter dem Namen „kwashiorkor" in der Literatur läuft (NICHOLLS, PEÑA-CHAVARRIA u. Mitarb., WILLIAMS). Bei den farbigen Rassen angehörenden kranken Kindern ergrauen die Haare. Jedenfalls liegt bei den Kindern ein Eiweißdefizit vor. Es ist aber noch nicht geklärt, inwieweit das Ergrauen mit Eiweißmangel, Mineraldefizit oder Vitamindefizit zusammenhängt. Doch vermögen Vitamine allein die Erscheinung nicht zu beheben. Über Nährschäden und Haarfarbenveränderungen der Tiere wird noch im Zusammenhang mit dem Einfluß der Vitamine kurz zu berichten sein.

Bei Menschen ist das normale Ergrauen kaum mit Nährschäden bzw. Mangelernährung inklusive Vitamindefizit in Zusammenhang zu bringen, obwohl z. B. ZARAFONETIS ein Wiedernachdunkeln der Haare nach intensiver Paraaminobenzoesäure-Behandlung beobachtete.

Der Einfluß der Vitamine auf die Haarfärbung ist vielfach untersucht worden. MORGAN u. Mitarb., LUNDE und KRINGSTAD (1939, 1940a und b) berichteten über

Ergrauen des Pelzes von Ratten beim Mangel an gewissen Faktoren des Vitamin B-Komplexes und zwar eines filtrierbaren Faktors. Die Verfütterung dieses Faktors hebt das Ergrauen auf. Bei Mäusen wurde dieses Phänomen von György und Poliny (1940a und b), Martin und Ansbacher, bei Hunden und Meerschweinchen von Morgan und Simms (1940a und b), Frost und Dann, beim Silberfuchs von Morgan und Simms (1940b), vor allem auch von Lunde und Kringstad (1939) sowie Lunde, Kringstad und Jansen studiert. Letztere nennen den Antigrauhaarfaktor B_x und glauben auch, daß die Sandfarbigkeit des Silberfuchses die Ursache im Mangel dieses Faktors hat. Sie halten diesen Faktor mit Pantothensäure identisch. Bei Hühnern fanden Groody und Groody ebenfalls einen Pantothensäuremangel als für die Depigmentation der Federn verantwortlich. Lustig, Goldfarb und Gerstl fanden bei ihren Untersuchungen, daß ein Pantothensäuremangel durch sehr lange Zeit die Depigmentation irreversibel macht. Dieser Antigraufaktor des Vitamin B-Komplexes wurde von zahlreichen Autoren untersucht (Dimick u. Lepp, Emerson und Evans, Frost u. Mitarb. 1941, Groody und Groody, György u. Mitarb. 1940b, McGinnis u. Mitarb., Mohammad u. Mitarb., Nielson u. Mitarb., Unna und Sampson, Williams 1940). Die Rolle der p-Aminobenzoesäure beim Ergrauen studierten Ansbacher, Emerson und Martin und Ansbacher, die des Biotins Emerson und Keresztesy sowie Sullivan und Nicholls. Es geht aber immer mehr die dominierende Rolle der Pantothensäure als Antigraufaktor hervor. Frost, Dann und McIntire trugen durch ihre Untersuchungen weiter zur Klärung bei, indem sie die Bedeutung der Folinsäure für die Pigmentbildung aufwiesen, Befunde, die durch weitere Arbeiten von Lillie und Briggs sowie Wright und Welch bestätigt wurden. Pantothensäure dürfte der Hauptantigraufaktor sein, jedoch bei Mangel an Folinsäure, Biotin und anderen Faktoren kann Pantothensäure nicht synthetisiert werden oder das Gewebe kann sie nicht genügend ausnützen.

Die Pigmentanomalien bei Defizit an anderen Vitaminen sind hier in diesem Zusammenhang nicht von Interesse, vielleicht mit Ausnahme von Vitamin H. Schoop mißt dem Vitamin H-Mangel eine große Bedeutung für Pigmentstörungen bei Füchsen und Nerzen bei, da auch die Sandfarbigkeit der Füchse mit Vitamin H erfolgreich bekämpft werden kann.

Von den endokrinen Faktoren, die für die Melaningenese von Bedeutung sind, hat vor allem das Melanophorenhormon der Hypophyse in den letzten Jahren starke Beachtung gefunden. Auch hier müssen wir uns es versagen, auf die Bedeutung dieses Hormons bei Kaltblütlern oder bei dem Zustandekommen von Melanodermien beim Menschen einzugehen und uns darauf beschränken, seine Bedeutung für die Haarpigmentierung zu referieren, soweit darüber experimentelle Daten vorliegen. Das Melanophorenhormon (Intermedin) wird im Zwischenlappen oder im Vorderlappen der Hypophyse produziert und ist relativ hitzestabil. Es ist ein die Melanocyten stimulierendes Hormon (MSH). Seine Beziehungen zum ACTH werden noch sehr debattiert (Geschwind u. Mitarb., Johnson und Högberg, Raben u. Mitarb., Sulman). Houssay und Unger wiesen MSH in der Hypophyse der Säuger nach und ebenso seinen stimulierenden Effekt auf die Melaninbildung. Scheinbar kann MSH bei Säugern auch eine langsame Dispersion der Melaningranula in Melanocyten hervorrufen, die Melanocyten füllen sich mit Granula. Ob auch eine Vermehrung der Granula erfolgt oder ob es sich dabei nur um eine Verteilungsanordnung innerhalb der Melanocyten handelt, ist noch umstritten. Man nimmt auch an, daß MSH Einfluß auf das Serum-Cu nimmt, das die Tyrosinase aktiviert (Lerner und Fitzpatrick, zit. nach Lorincz). Bei Menschen führten hohe Dosen reinen MSH zu einer generalisierten Melanose und stimulierten das Dunklerwerden von flachen Pigmentnaevi (Lerner, Shizume und Fitzpatrick). Moretti erzielte mit diesem Hormon einen Einfluß auf die

Pigmentation des Kaninchens. Nach LERNER und TAKAHASHI liegen die Melaningranula innerhalb der Melanocyten in einem Netzwerk von Proteinfasern. Ist das Netzwerk im Gelzustand, so sind die Melaningranula im Zentrum der Zelle lokalisiert und der Melanocyt ist hell gefärbt. Wenn das Protein durch MSH reversibel in einen Lösungszustand übergeführt wird, dann gelangen die Melaningranula in alle Teile der Zellen und der Melanocyt erscheint dunkel gefärbt. Für die Umkehrung des Proteins vom Gel- in den Solzustand durch MSH ist O_2 notwendig. O_2 wird aber nicht benötigt, um den Solzustand wieder zum Gelzustand umzukehren. ATP, oxydative Phosphorylierung und Inhibierung der SH-Gruppen sowie Cytochromoxydase nehmen an der Gel-Sol-Reaktion teil. LERNER, SHIZUME und BUNDING studierten auch die klinischen Effekte des MSH und geben eine zusammenfassende Darstellung der Literatur. Nebennierenrindenhormone hemmen die Ausschüttung von MSH durch die Hypophyse, während das Nebennierenmark den stimulierenden Effekt des MSH direkt an der pigmentbildenden Zelle hindert.

FAZEKAS verfütterte bei virginellen geschlechtsreifen Kaninchen acidotisch wirkende Verbindungen und erzielte so um die Brustwarzen Pigmenthöfe. Diese bestehen aus in mehreren Reihen angeordneten Haarfollikeln mit großen Mengen Melanin. Der Autor führt diese Erscheinung auf eine gesteigerte Nebennierenrindenfunktion und eine gesteigerte MSH-Ausschüttung des Hypophysenvorderlappens zurück.

Der Einfluß des Thyreoidea-Hormons auf den Pigmenthaushalt wurde bei myxödematösen Kranken und bei Hyperthyreoidose untersucht, doch kann hier darüber nicht berichtet werden. Man nimmt oft an, daß Thyroxin, das allgemein oxydative Prozesse stimuliert, auch die Oxydation des Tyrosins zum Melanin stimuliere. LERNER und FITZPATRICK diskutieren die Möglichkeit, daß Hyperpigmentation mit einer allgemeinen Verminderung der Sulfhydrylgruppen im Körper einhergehe, wie es bei Hyperthyreoidismus beobachtet wurde. Die Autoren stützen sich dabei auf die Theorie der Hemmwirkung der SH-Gruppen auf die Melaninbildung.

Der Einfluß des Thyroxins auf die Ausbildung der Farbe von Federn demonstrierte TRINKAUS. Dieses verstärkt bei erwachsenen braunen Leghornhühnern eine schwarze Pigmentation, während bei seiner Abwesenheit ein rotes Pigment gebildet wird. ROBERT sah nach intradermaler Injektion von Thyroxin bei Kaninchen eine lokale Zunahme der Pigmentation.

Die große Bedeutung der Nebennierenhormone für die Pigmentation ist vor allem durch das intensive Studium der Pigmentgenese beim Morbus Addison aufgeklärt worden. Wir müssen auf die Besprechung dieser Probleme in den einschlägigen Abschnitten dieses Handbuches verweisen und können nur einzelne Momente herausheben. Wir wissen, daß eine Adrenalektomie meist keinen Einfluß auf die Haarfarbe hat. Hingegen gelingt es bei Ratten, die eine Achromotrichie infolge Vitaminmangels (Filtratfaktor des B-Komplexes) haben, durch Adrenalektomie die Haarfarbe wiederherzustellen (BUTCHER, RALLI und GRAEF, Spoor und RALLI). Dieser Effekt kann durch die Verabreichung von Desoxycorticosteron verhindert werden. WHITAKER und BAKER fanden ferner, daß durch die lokale Applikation von Nebennierenrindenhormon bei Ratten ein Verlust des Haarpigmentes erreicht werden kann.

Auch die Bedeutung der Geschlechtshormone für die Pigmentbildung kann hier nur gestreift werden. WESTERFELD fand, daß die natürlichen Oestrogene aktive phenolische Gruppen haben, die durch Tyrosinase oxydiert werden können. Den gleichen Oxydationseffekt von Oestrogenen erzielten GRAUBARD und PINKUS mit Kartoffeltyrosinase, und sie erhielten so ein Endprodukt vom Chinontyp, das rot gefärbt war. Dieses hatte die biologische Oestrogenwirkung verloren. FIGGE und ALLEN wiesen weiterhin nach, daß Oestrogen die Glutathionhemmung, die die Oxydation des Tyrosins durch Tyrosinase hindert, überwinden kann, da es leichter als Tyrosin oxydierbar ist. Das aus Oestrogen gebildete Chinon oxydiert das reduzierte Glutathion, das dann nicht mehr die Oxydation des Tyrosins hemmen kann. Doch bedürfen diese Befunde noch einer Nachprüfung.

Vielleicht kann man aber die Beobachtung von FORBES mit den eben genannten Befunden erklären, daß aus Oestrogen ein rotes Pigment durch Tyrosinase entsteht. Der Autor beobachtete bei Albinoratten die Entwicklung eines roten Haarpigmentes, wenn die Ratten hohe Dosen von Oestradiol erhielten. Das würde dafür sprechen, daß auch im Säugetier Oestrogen in gleicher Weise oxydiert werden kann. FORBES berichtete weiter über die Dunkelwerdung von Haaren männlicher und weiblicher Ratten nach Implantation von Androgen- und Oestrogentabletten. Im übrigen sind ganz spezifische Oestrogen-Androgenwirkungen bei Vögeln, Goldhamstern und Erdhörnchen bekannt, die die Melanocyten dieser Tiere stimulieren (HAMILTON, KUPPERMAN, NOBLE und WURM, PFEIFFER u. Mitarb., WELLS).

III. Haarfette

Die Fettsubstanzen des Haares stammen zumeist aus den den Follikeln zugeordneten Talgdrüsen und z. T. aus den bei der Verhornung in den Hornzellen gebildeten Lipoiden. Sie überziehen das Haar als ein feiner halbwäßriger, halbfettiger Film in Form einer feinen Emulsion.

Tabelle 3. *Allgemeiner Überblick über die Zusammensetzung des menschlichen Haarfettes* (Nach NICOLAIDES und ROTHMAN)

Herkunft des Fettes	Ausgangsmaterial	% freier Fettsäuren	% veresterter Fettsäuren	% der gesamten Fettsäuren	% unverseifbarer Anteile	% insgesamt
weiße Knaben 6—12	Extrakt aus geschnittenem Haar	44,6	16,2	$60,8 \pm 1,0$	$36,6 \pm 1,3$	97,4
weißer Mann . . .	desgl.	54,6	14,0	$68,6 \pm 1,8$	$30,0 \pm 1,8$	98,6
weißer Mann über 65	,,	57,2	12,3	69,5	28,6	98,1
Neger	,,	57,2	13,9	$71,1 \pm 0,5$	$27,4 \pm 0,2$	98,5
weiße Frau	,,	63,4	15,3	$78,7 \pm 0,6$	$21,3 \pm 1,2$	99,7
weiße Frau über 65 .	,,	57,8	18,1	75,9	22,2	98,1
Negerin	,,	62,8	11,8	74,6	23,4	98,0
weißer Mann „P" .	aus Kopfwäsche	35,6	35,3	70,9	27,4	98,3
weißer Mann „A". .	,,	39,8	30,6	70,4	28,2	98,6
weißer Mann „L" .	,,	41,2	27,2	68,4	29,8	98,2
weißer Mann „S". .	,,	33,1	32,6	65,7	32,4	98,1

Bei Menschen enthält das Haarfett freie, nicht veresterte Fettsäuren, Cholesterin, Wachsalkohole und Glycerin-veresterte Fettsäuren, freies Cholesterin und Hydrocarbone, wobei von letzteren Squalen als besonders wichtig erscheint. Mikroanalytische Daten über die Zusammensetzung des menschlichen Haarfettes verdanken wir vor allem NICOLAIDES und ROTHMAN (1952, 1953). Der von ihnen gefundene auffällig hohe Wert an freien Fettsäuren ist vielleicht durch eine Lipolyse der veresterten Hautfette bei der Lagerung der Haare bedingt. Bei frischem Material variiert der Gehalt an freien Fettsäuren zwischen 20—40% des Totalfettes. Nach ROTHMAN fand NICOLAIDES in der Tat in ganz frisch verarbeitetem Material extrem niedrige Werte an freien Fettsäuren. Wir erhalten die beste Übersicht über die grobe Zusammensetzung des menschlichen Haarfettes aus einer Tabelle, die der Arbeit von NICOLAIDES und ROTHMAN entnommen ist.

Es fällt der hohe Prozentsatz unverseifbarer Anteile auf, der beim Menschen um die 30% ausmacht. Beim Schaf kann er 50% erreichen (DRUMMOND und BAKER).

Der Gehalt an freien Fettsäuren im Haar wechselt sehr. NICOLAIDES und ROTHMAN beobachteten, daß der Gehalt an freien Fettsäuren in gelagerten Haaren anstieg, je länger die Haare glagert wurden. Atmosphärische Einflüsse, lipolytische Enzyme von Bakterien und Pilzen mögen die Ursache davon sein. Es empfiehlt sich also, bei solchen Untersuchungen möglichst frisches Material von einzelnen Individuen stammend zu verwenden.

WEITKAMP fand im Wollfett etwa 11% freie Fettsäuren, bezogen auf das Gesamtgewicht des Fettes. Dies erscheint wenig gegenüber dem Gehalt des Haarfettes an freien Fettsäuren beim Menschen, wie die Untersuchungen von NICOLAIDES und ROTHMAN gezeigt haben. Vergleichsweise fanden MacKENNA und seine Mitarbeiter (1950, 1952) im Hautfett vom Unterarm des Menschen ebenfalls Werte von 30%, während LINCKE (1949) bei seinen Untersuchungen menschlichen Hautfettes nur auf 17% freier Fettsäuren kam. Allerdings geben ROTHMAN u. Mitarb. (1945) in einer früheren Arbeit auch einen sehr niedrigen Gehalt an freien Fettsäuren im menschlichen Haar an, doch Rothman berichtigt dies. indem er bemerkt, daß diese seinerzeitigen Untersuchungen nicht quantitativ geführt wurden, sondern nur in Hinsicht auf die biologische Wirkung der freien Fettsäuren. Wendet man ein geeignetes Vorgehen an, so zeigt sich, daß der Gehalt an freien Fettsäuren ziemlich konstant ist. doch bestehen mehr oder weniger charakteristische individuelle Unterschiede (ZEHENDER).

Entfernt man die freien Fettsäuren aus einem Haarfettgemisch, so bleibt der sog. Neutralfettanteil zurück. Verseift man ihn, werden die veresterten Fettsäuren frei. WEITKAMP fand im Wollfett einen Anteil von etwa 44% Neutralfett. NICOLAIDES und ROTHMAN bestimmten ihn im menschlichen Haarfett mit durchschnittlich 38%, ENGMAN und KOOYMAN im Hautfett mit etwa 30—40%. Es scheint, daß freie Fettsäuren und Neutralfette in einem umgekehrten Verhältnis zueinander vorkommen: je mehr freie Fettsäuren, um so weniger Neutralfette und umgekehrt. Es ist bemerkenswert, daß sowohl bei den freien Fettsäuren als auch bei den Neutralfetten die gleichen Fettsäuren vorkommen. Möglicherweise entstehen bei der Bildung nur veresterte Fettsäuren, von denen dann ein Teil hydrolysiert wird und in freie Fettsäuren und Alkohole zerfällt. Wir dürfen uns bei der Besprechung der Fettsäureserien im menschlichen Haarfett auf die Untersuchungen von WEITKAMP stützen. Bezüglich der älteren Literatur sei auf ROTHMAN und SCHAAF verwiesen. Neuere zusammenfassende Darstellungen stammen außerdem noch von GILLESPIE, TRUTER und VELLUZ und LEDERER. WEITKAMP stellte vier homologe Serien von Fettsäuren im Wollfett fest. Die erste Serie enthält neun geradzahlige Fettsäuren mit C_{10}—C_{26} Kohlenstoffatomen, und zwar unter anderem Caprinsäure, Laurinsäure, Myristinsäure, Palmitinsäure, Stearinsäure, Arachidinsäure und Cerotinsäure (s. auch DRUMMOND und BAKER).

Die zweite Serie enthält 2 Hydroxysäuren, eine mit 14 und die andere mit 16 C-Atomen, letztere als Lanopalmetinsäure bezeichnet. Im Wollfett wurde sie auch von KUWATA und ISHII gefunden. LIPSON stellte auch Lanocerin-hydroxysäure fest. Nach TRUTER bilden die Hydroxysäuren möglicherweise im Wollfett Doppelester. Jedenfalls fanden HORN, HOUGEN und v. RUDLOFF etwa 30% der Fettsäuren hydroxyliert.

Die dritte Serie enthält verzweigtkettige Säuren mit Kohlenstoffatomen von C_{10}—C_{28} (s. ABRAHAM und HILDITCH).

Die vierte Gruppe umfaßt 12 Glieder, die alle eine ungerade Anzahl von C-Atomen zwischen C_9—C_{31} aufweisen. Ihre verzweigte Methylgruppe sitzt am zweitnächsten C-Atom vom letzten C-Atom an gerechnet.

Diese Forschungsergebnisse WEITKAMPs enthalten sehr beachtenswerte Befunde, die teils ältere Hypothesen über die Bildung der Hautfette stützen, teils neue Erkenntnisse bringen, so z.B., daß die Haut der Säuger die einzige Ausnahme insofern darstellt, daß nur sie beim Säuger Fette produziert, die einen beträchtlichen Anteil von Verbindungen mit einer ungeraden Anzahl von C-Atomen enthalten, abgesehen von den kurzkettigen Verbindungen mit C_1—C_5-Ketten, die schon bekannt waren. Auf die Theorie der Bildung der ungeraden C-Kettenverbindungen kann hier nicht eingegangen werden. Auch das Vorkommen von Ketten bis zu 31 C-Atomen ist bemerkenswert, denn längere als C_{18}-Ketten sind in anderen tierischen Fetten nur in Spuren nachweisbar. Man ersieht daraus, daß die Bildung der Haut- bzw. Haarfette nicht einfach durch Aufnahme von Fett aus dem Blutkreislauf erfolgt, sondern daß hier ein hochspezifischer Prozeß bei der Synthese abläuft.

Man muß weiter die Möglichkeit einer Bildung von Iso- und Antiisosäuren aus Aminosäuren nach Desaminierung annehmen (Rothman).

Weitzel und Lennert fanden sie in Bürzeldrüsen bei Vögeln; sonst sind sie nur noch vom Schaf bekannt, fehlen aber im menschlichen Hautfett. Der Nachweis beim Schaf ist neu.

Truter fand im Wollfett mehr als 15% ungesättigte Säuren. Ebenso wurde über die Anwesenheit monobasischer, dibasischer und (Hydr)oxysäuren berichtet (Ohle, Freney). Vielleicht stammen diese Säuren aus dem Verhornungsprozeß selbst, vielleicht auch aus Schweißdrüsen.

Weitkamp, Smiljanic und Rothman fanden im menschlichen Haarfett nur eine homologe Fettsäureserie und sie konnten die geraden und ungeraden C-Atom-haltigen Fettsäuren von C_7—C_{22} mit Ausnahme von C_{19} und C_{21} isolieren. Ketten mit C_{14}, C_{16} und C_{18} prädominieren dabei, doch auch Ketten mit ungeraden C-Atomen wie C_{15} und C_{17} machen einen beträchtlichen Anteil aus. Es gelang den Autoren, die gesättigten und ungesättigten Fettsäuren dieser Serie zu isolieren. Bei Kettenlängen von C_7—C_{10} konnten keine ungesättigten Säuren gefunden werden, Spuren davon waren in der C_{11}-Fraktion enthalten, aber der Gehalt an ungesättigten Säuren stieg mit der Kettenlänge schnell an. Die Verff. vermuten, daß das Fehlen ungesättigter Säuren in den niedergliedrigen Ketten durch die eigenartige Stellung der Doppelbindungen in den höhergliedrigen Ketten erklärbar ist. Bei den ungesättigten Säuren sitzen die Doppelbindungen meist zwischen dem 9. und 10. Kohlenstoffatom, gerechnet vom letzten C-Atom, das am weitesten vom Carboxyl-C-Atom entfernt ist. Beim Reißen einer derartigen Bindung wird das eine Fragment immer eine Länge von 9 C-Atomen haben, was natürlich nur bei einer Kettenlänge von mehr als C_{10} möglich ist. Rothman u. Mitarb. geben folgende Übersicht:

```
HOOC—2=3—C—C—C—C—C—C—C—11
HOOC—C—3=4—C—C—C—C—C—C—C—12
HOOC—C—C—4=5—C—C—C—C—C—C—C—13
HOOC—C—C—C—5=6—C—C—C—C—C—C—C—14
HOOC—C—C—C—C—6=7—C—C—C—C—C—C—C—15
HOOC—C—C—C—C—6=7—C—C—C—C—C—C—C—16
HOOC—C—C—C—C—6=7—8=9—C—C—C—C—C—C—C—17
HOOC—C—C—C—C—6=7—8=9=10—C—C—C—C—C—C—C—18
```

Die Verff. fanden auch Verbindungen mit 2 und 3 Doppelbindungen. Sie fanden ferner bei der C_{18}-Fraktion Isomere in folgendem Verhältnis: Oleinsäure 80,8%, Linolsäure 14,8%, Linolensäure 1,8% und Stearinsäure 2,6%. Scheinbar werden diese Isomere der Linol- und Linolensäure nur in der Haut synthetisiert.

Auf die biologische Bedeutung des Vorkommens im Haarfett kann hier nur in den wesentlichsten Zügen eingegangen werden. Auch hier haben die Arbeiten von ROTHMAN und seinen Mitarbeitern grundsätzlich klärend gewirkt. PECK u. Mitarb. hatten die fungistatische und bakteriostatische Wirkung freier Fettsäuren erkannt, aber irrtümlich angenommen, daß freie Fettsäuren mit dem Schweiß ekkriner Schweißdrüsen ausgeschieden würden. Auch wenn bestimmte pathogene Hautpilze, die sonst Hautgebilde bevorzugen, in denen Talgdrüsen fehlen, auf Haut mit durch Talgproduktion geschützter Oberfläche übergreifen, spricht das nicht gegen die fungistatische Wirkung der freien Fettsäuren, da die Pilze eine begrenzte Resistenz erworben haben können (ROTHMAN 1949, MURPHY und ROTHMAN).

Die Untersuchungen von BURTENSHAW über die Rolle der freien Fettsäuren bei der Selbststerilisation der Haut, die von PILLSBURY u. Mitarb. in anderer Hinsicht noch ergänzt und von RICKETTS u. Mitarb. aufeinander abgestimmt wurden, betonen die Bedeutung der freien Fettsäuren als Infektionsschutz.

Unter den Kopfhaarpilzen ist besonders das Microsporon Audouini gegen freie Fettsäuren sehr empfindlich, daneben noch andere Kopfhaarpilze (REISS und LUSTIG). ROTHMAN mit seinen Mitarbeitern SMILJANIC, SHAPIRO und WEITKAMP konnten in einer Reihe von Arbeiten zeigen, daß die Selbstheilung der Mikrosporie und der Trichophytia superficialis capillitii in der Pubertät dadurch erfolgt, daß in der Pubertät eine gesteigerte Funktion der Talgdrüsen einsetzt und damit die Produktion höherer Konzentrationen fungistatischer Fettsäuren. Die Immunität Erwachsener gegen die genannten Pilzerkrankungen beruht auf diesem Vorgang. Die Selbstheilung erfolgt vor allem dadurch, daß das nachwachsende Haar beim Durchwachsen durch den Follikelkanal von den Fettsäuren überzogen und imprägniert und so vor erneuter Infektion geschützt wird. Die Fettsäuren vermögen aber nicht in den Haarschaft selbst einzudringen und die Imprägnation ist nur oberflächlich. Auch die Einwände von KLIGMAN und GINSBERG gegen diese Ergebnisse von ROTHMAN u. Mitarb. konnten durch ROTHMAN entkräftet werden. ROTHMAN u. Mitarb. fanden besonders bei den gesättigten Fettsäuren mit ungeraden C-Atomen C_7, C_9, C_{11} und C_{13} die stärkste fungistatische Wirkung. Sie alle kommen im menschlichen Haarfett vor.

Als weiterer Bestandteil des Fettes von Haaren und Wolle wurden Wachsalkohole gefunden. Man versteht unter Wachsen Ester langkettiger Fettsäuren mit langkettigen aliphatischen Alkoholen. Man bezeichnet im allgemeinen die Wachsalkohole der Fette als den „unverseifbaren" Anteil. Man versteht darunter den Anteil eines Fettgemisches nach Verseifung, der durch fettlösende Mittel von der wäßrigen Lösung der Seife, des Glycerins, sonstiger Alkohole usw. abgetrennt werden kann. Wachsalkohole und Cholesterin gehen dabei in das fettlösende Mittel über, gleichgültig, ob sie ursprünglich verestert waren oder nicht. Ihre Esterderivate sind auch verseifbar, denn sie lassen sich bei der Verseifung in Alkohole und Säuren aufspalten. Da die Alkohole aber in das fettlösende Mittel übergehen, werden sie unter den unverseifbaren Anteilen aufgeführt.

Höhere Wachsalkohole wurden schon früh aus dem Fett von Dermoidcysten und aus menschlichem Talg isoliert (LINSER, DARMSTÄDTER und LIFSCHÜTZ) und Zusammenfassungen älterer Untersuchungsergebnisse finden sich bei ROTHMAN und SCHAAF sowie bei TRUTER.

Langkettige gesättigte Alkohole im Wollfett mit C_{18}, C_{20}, C_{22}, C_{24} und C_{28} beschrieben (TIEDT und TRUTER, KUWATA und KATUNO, HORN und HOUGEN, MURRAY und SCHÖNFELD sowie v. RUDLOFF), darunter auch solche mit ungeraden C-Atomketten. Bezüglich Einzelheiten muß auf die zitierten Arbeiten verwiesen werden. Besondere Bedeutung kommen auch den Befunden von DIMTER (1941) aus dem Fett von Dermoidcysten und denen von MACKENNA u. Mitarb. (1952) über die unverseifbaren Anteile des menschlichen Talges zu. NICOLAIDES und ROTHMAN (1953) fanden den Gehalt von Wachsalkoholen im menschlichen Haarfett bei Frauen niedriger als bei Männern. Bei Knaben betrug der Anteil an Wachsalkoholen 6,5 %, bei Männern 14,2 %. BROWN, YOUNG und NICOLAIDES führten massenspektrographische Untersuchungen höher molekularer Alkohole im menschlichen Haarfett durch. Sie isolierten geradkettige Alkohole von C_{18}—C_{27}. Sie fanden dabei, daß Alkohole mit geraden Nummern von C-Atomen wesentlich stärker vertreten waren als die angrenzenden ungeraden Homologe. Sie fanden aber keine Unterschiede in der Verteilung bei Männern, Frauen und Knaben.

Im Wollfett wurden nur geradzahlige normale Säuren und geradzahlige normale Alkohole gefunden und die verzweigtkettigen Iso- und Anteisosäuren entsprachen den gleichen Alkoholen. Nicolaides fand aber im menschlichen Haarfett ein durchschnittliches Molekulargewicht des Alkoholanteils von 294, während das Molekulargewicht der Säuren durchschnittlich mit etwa 270 eingeschätzt wurde. Das bedeutet mehr Kohlenstoff für die Alkohole und dies konnte massenspektrographisch erhärtet werden. Die Annahme, daß Säuren und Alkohole vom gleichen Kohlenstoffskelet aufgebaut sind — etwa derart, daß zuerst Aldehyde sich bilden, aus denen durch die Cannizzarosche Reaktion Säuren und Alkohole entstehen — kann wohl nicht aufrechterhalten werden. Rothman denkt daran, daß die langkettigen Hydrocarbone im menschlichen Haarfett (bis zu C_{40}) zuerst von Fragmenten mit der gleichen Anzahl von C-Atomen gebildet werden, die dann in der Mitte direkt zu Estern oxydiert werden, so daß geradzahlige und ungeradzahlige aliphatische Ketten entstehen.

Nach Rothman und Nicolaides sind im menschlichen Haarfett alle Wachsalkohole verestert. Nicolaides fand in gelagertem Haarfett nur die Glyceride aufgespalten, jedoch keine freien Säuren von Wachs- oder Cholesterinestern.

Sterine sind kristalline Alkohole, die ebenfalls im unverseifbaren Anteil des menschlichen Haarfettes zu finden sind. Von besonderer Bedeutung ist dabei das Cholesterin. Es soll hier nicht auf die Chemie dieser Stoffe eingegangen werden, sondern nur ihr Anteil in den Haarfetten behandelt werden.

Neben Cholesterin findet sich Dihydrocholesterin. Sein Anteil im Wollfett ist ungewöhnlich hoch. So fanden Schönheimer u. Mitarb. 18,9% der im Wollfett enthaltenen Digitonin-fällbaren Sterine als gesättigte Sterine, während Mohs sowie Daniel, Lederer und Velluz nur auf 8—9% kamen. Nach Rothman fand Nicolaides im menschlichen Talg 1,2% Dihydrocholesterin, berechnet auf die Totalsterinfraktion.

Hinsichtlich der älteren Befunde von Oxycholesterin mit zwei alkoholischen OH-Gruppen im Wollfett darf auf Rothman und Schaaf verwiesen werden. Mohs konnte aber diese Verbindung im Wollfett nicht bestätigen. Daniel u. Mitarb. fanden hingegen ein 7-Ketocholesterin, wohl sekundär durch Oxydation an der Luft entstanden, jedoch weiter zusätzlich zwei Cholesterinketone. Neu ist der Befund von einem Δ^7-Cholestenon durch Fieser im Wollfett (Lathosteron).

Rothman berichtet, daß Nicolaides im menschlichen Haarfett drei Sterine neben Cholesterin feststellte: Dihydrocholesterin, 7-Hydroxycholesterin und ein weiteres Sterin, chromatographisch neben Cholesterin nachweisbar und auch durch Digitonin fällbar.

Über das Vorkommen von Cholesterin im menschlichen Hautfett bestehen zahlreiche ältere und neuere Arbeiten. Es sei darüber auf die neueren Untersuchungen von Lincke und Lincke und Kläui hingewiesen. Die uns hier interessierenden Berichte über den Anteil des Cholesterins im Haarfett verdanken wir vor allem Eckstein (1927), Washburn und Liese sowie Nicolaides und Rothman. So stellten die letzten beiden Autoren den Cholesteringehalt des Haarfettes bei Knaben mit 12,2%, bei Männern mit 3,8% und bei Frauen mit 3,5% fest. Ist die Geschlechtsdifferenz des Cholesteringehaltes nicht groß, so doch die Differenz zwischen den Altersstufen. Washburn und Liese konnten auch feststellen, daß Männer mit einem Hypogonadismus im Haarfett Cholesterinmengen aufwiesen, die denen nichtgeschlechtsreifer Knaben entsprachen und die nach Behandlung mit Testosteron stark herabsanken.

Bei der Keratinisation wird ein großer Teil des Cholesterins verestert. Es liegt deswegen auch im Haarfett ein Teil des Cholesterins verestert vor. Eckstein (1926) fand den Anteil veresterten Cholesterins im Haarfett von Albinoratten um

20% des Totalcholesterins. NICOLAIDES und ROTHMAN stellten im menschlichen Haarfett und im Wollfett etwa 60% verestertes Cholesterin bezogen auf den Gesamtcholesteringehalt fest. Die Veresterung des Cholesterins ist eine Hautfunktion, die im allgemeinen durch eine perorale Aufnahme von Cholesterin nicht beeinflußt wird, jedoch hormoneller Kontrolle (Thyreoidea ?) unterliegt (LINCKE, ROTHMAN).

Das subcutane Fett besteht vorwiegend aus Triglyceriden. Dem gegenüber berichtet ROTHMAN, daß in einer Haarprobe von länger gelagertem Haar der Glyceringehalt des Fettes 0,71% ausmachte, was etwa einem Gehalt des Fettes an 7% Triglyceriden entsprechen würde. In anderen Haarproben fand NICOLAIDES im Rothmanschen Laboratorium aber nur einen Glyceringehalt von 0,17%, entsprechend einem Gehalt an Triglyceriden von 1,7%. Es ist möglich, daß eine bakterielle Hydrolyse des Haarfettes im gelagerten Haar den Gehalt an Triglyceriden soweit absinken läßt. Nach DRUMMOND und BAKER enthält Wollfett keine Triglyceride.

Von den ungesättigten Kohlenwasserstoffen mit zwei oder mehr Doppelbindungen hat vor allem die Entdeckung des *Squalens* ($C_{30}H_{50}$) im Haut- und Haarfett des Menschen beträchtliches Interesse erweckt. Es ist ein aliphatisches Triterpen und steht konstitutionell den Carotinoiden nahe. Seine Konstitutionsaufklärung und Synthese erfolgte zuerst von KARRER. Bezüglich seiner Chemie und seiner Stellung zu ähnlichen Verbindungen sei auf KARRER verwiesen.

Squalen wurde zuerst aus den Leberölen gewisser Fische bekannt, dann fand man es auch in der Hefe und in verschiedenen pflanzlichen Ölen (TÄUFEL und HEIMAN).

DIMTER (1941) gelang es erstmalig, Squalen primär als ein Produkt des menschlichen Hautfettes in dem Fett von Dermoidcysten nachzuweisen.

Das dem Squalen nahe verwandte Lanosterin ($C_{30}H_{50}O$), das man als ein Zyklisationsprodukt des Squalens auffassen kann, wurde beim Menschen noch nicht gefunden. RUZICKA trat in einer Arbeit mit seinen Mitarbeitern VOSER, MIJORIC und JEGER in den letzten Jahren dafür ein, daß Lanosterin eher den Steroiden als den Triterpenen zuzuzählen sei. Es ist eine sehr auffällige biologische Besonderheit, daß das Vorkommen von Lanosterin im Haarfett auf wenige Tiere beschränkt ist, so auf Schaf, Ziege, Lama und Dromedar (LEDERER und TCHEN). Nicht gefunden wurde es beim Rind, Kaninchen und, wie schon erwähnt, beim Menschen(DORÉE u. Mitarb., LEDERER und TCHEN, MACKENNA u. Mitarb.). Auch im Fett innerer Organe beim Schaf ist es nicht nachweisbar (LEDERER und MERCIER).

Über das Vorkommen von Squalen im Haarfett liegen nun viele Untersuchungen vor. SOBEL fand es im menschlichen Haarfett, menschlichem Cerumen und menschlichem Smegma. Gleiche Befunde erhielt WHEATLY. Nach ihm enthalten Talg vom Rücken und Unterarm 8,4 bzw. 5,5%, Ohrwachs 3,9% und Dermoidcystenfett 3,7—10,2% Squalen. Aufschlußreich sind besonders die Untersuchungen von NICOLAIDES und ROTHMAN. Sie fanden im Haarfett von Knaben 1,35%, in dem von Männern 5,1% und in dem von Frauen 7% Squalen. Squalen verhält sich also gerade umgekehrt wie Cholesterin, das in der Kindheit wesentlich reichlicher als beim erwachsenen Menschen im Haarfett zu finden ist. Diese Autoren schließen, gestützt auf analoge Beobachtungen im Leberstoffwechsel, daß es ein allgemeines Phänomen des jugendlichen Organismus sei, eine erhöhte Fähigkeit zu besitzen, Squalen in Cholesterin umzuwandeln.

Im Hinblick auf den oben erwähnten hohen Lanosteringehalt des Wollfettes beim Schaf und auf sein Fehlen beim Menschen ist es interessant, daß nun Squalen im Wollfett nicht oder nur in Spuren nachweisbar ist (SOBEL). Man muß ROTHMAN recht geben, daß in der Produktion von Fetten in den Talgdrüsen sich eine schärfere Artspezifität bei den Säugern erkennen läßt als in vielen anderen Organfunktionen.

Außer den genannten Hydrocarbonen sind im Wollfett und im menschlichen Haarfett auch noch andere gefunden worden. So berichtete neuerdings HOUGEN über Untersuchungen an nicht verseifbarem Material aus dem Haarfett von Bantunegern. Er fand darin stark fluorescierende Kristalle, die er als Anthracene und Chrysene ansieht. Weitere Untersuchungen sprachen noch für die Anwesenheit von Phenanthren, Pyren und Fluoranthen. MacKENNA u. Mitarb. isolierten ein gesättigtes Hydrocarbon mit einem Molekulargewicht von 428, das schätzungsweise einer Kettenlänge von C_{30} entspricht. NICOLAIDES und ROTHMAN fanden im Haarfett außer Squalen gesättigte geradkettige und verzweigtkettige Hydrocarbone. Sie isolierten unter anderem auch ein Hydrocarbon, das sofort die Lieberman-Burchardsche Farbreaktion ergab und das seinerzeit zuerst von DIMTER (1942) im menschlichen Serum nachgewiesen worden war.

TRUTER stellte im Wollfett etwa um 1% Hydrocarbone fest. VELLUZ und LEDERER wiesen nach, daß diese Hydrocarbone ein primäres Produkt der Schafhaut sind.

Zum Schluß sei noch einmal eine Übersicht über die Fettstoffe des Haares gegeben, die den neuesten Ergebnissen der Untersuchungen von NICOLAIDES und FORSTER entspricht. Diese Autoren gewannen die Fettstoffe durch das tägliche Waschen der Haare mit Äther bei Erwachsenen und durch Extraktion geschnittener Haare von Gefangenen.

Tabelle 4. *Übersicht über die Fettstoffe aus menschlichem Haar.*
(Nach NICOLAIDES und FORSTER)

Fettstoffe in %	Aus Haar von Männern	Aus Haar von Frauen	Aus geschnittenem Haar
freie Fettsäuren	30,7	23,2	56,1
Neutralfette.	67,6	74,6	41,6
gesättigte Hydrocarbone	0,55	0,55	3,7
Squalen	10,9	7,6	6,8
totales und verzweigtes Kettenmaterial .	22,6	22,9	12,3
gerade Kettenwachse	16,2	12,2	8,0
verzweigte Kettenstoffe	5,1	5,8	3,7
Sterinester	2,37	2,50	2,33
Triglyceride.	19,5	26,6	5,5
freie Sterine.	1,4	1,4	5,24
totale Di- und Monoglyceride	7,7	10,0	2,9
C-Monoglyceride.	—	1,5	—
nicht definierbare Stoffe	8,6	13,9	7,1

Die freien Fettsäuren des Haarfettes, besonders die aus geschnittenem Haar isolierten, entstammen einer Lipolyse der Triglyceride.

Man könnte erwarten, daß im Haar- bzw. Wollfett auch Vitamine enthalten seien, zumindest die fettlöslichen Vitamine. Der Nachweis der wasserlöslichen Vitamine gelang nicht. Vitamin A ist für das normale Leben der Epithelzellen von größter Bedeutung, doch im menschlichen Talg konnte es von MacKENNA nicht nachgewiesen werden. HESS, WEINSTOCK und HELMAN nahmen an, daß Vitamin D bzw. Vorstufen des Vitamin D im Wollfett vorhanden seien, doch DRUMMOND und BAKER bewiesen diese Annahme als irrig. MacKENNA u. Mitarb. diskutierten, ob vielleicht eine bisher unbekannte Vorstufe des Vitamin D im Haarfett vorhanden sei, doch konnte diese Frage noch nicht mit Sicherheit geklärt werden. Die gleichen Autoren fanden Vitamin E im menschlichen Haarfett, sie schätzen die Menge auf etwa 0,2 mg α-Tokopherol auf 1 g Fett. Über das Vorkommen weiterer Vitamine im Oberflächenhautfett bzw. Haarfett fanden wir keine Unterlagen (s. ferner Ergänzungswerk, Bd. I/4).

IV. Organische Nichtkeratin-Substanzen des Haares

Welche Bedeutung Kohlenhydrate, vor allem Glykogen, für die Bildung des Haares besitzen, wurde bereits eingehend bei der Besprechung der Keratinisation erörtert (s. auch HARDY). Desgleichen das Vorkommen N-haltiger, nicht in Protein eingelagerter Substanzen, vorwiegend freier Aminosäuren. Doch erscheint es bemerkenswert, daß keine schwefelhaltigen Aminosäuren in wäßrigen Haarextrakten nachweisbar sind, sie scheinen alle beim Keratinisationsprozeß in das Keratinmolekül eingebaut zu werden (BOLLIGER). Es scheinen sich für jede Species konstante Mengen von Nichtkeratinsubstanzen im Haar vorzufinden, die Schwankungen nach Geschlecht, Alter und Gesundheitszustand erkennen lassen. Von BOLLIGER liegen eingehende Untersuchungen über mit heißem Wasser extrahierte proteinfreie Trockenrückstände vor, die etwa 3,5% des Extraktes ausmachen. Er fand im Trockenrückstand aus Haarextrakten des Menschen und verschiedenster Säuger folgende identifizierbare organische Substanzen.

Beim Kaninchen wurden außer den angeführten Substanzen noch folgende nachgewiesen: Purine (außer Harnsäure) 100 mg-%, Harnstoff 100 mg-%, NH_3 60 mg-%, Kreatinin 6 mg-%, Kreatin 9 mg-%, Citronensäure 50 mg-% und Milchsäure 10 mg-%.

In einer späteren Arbeit hat BOLLIGER gemeinsam mit GROSS (1952 b) den Rückstand aus heißem wäßrigen Extrakt besonders im Hinblick auf den N-Gehalt einer Untersuchung unterzogen. Im Rückstand aus Haarextrakten von Erwachsenen fand er 100 mg-% N, in dem von Kindern 122—286 mg-%. In den Rückständen von Haarextrakten, die von Krankenhauspatienten stammten, hatte die Mehrzahl einen N-Gehalt von 122—180 mg-%. Bei zwei Fällen schwerer chronischer Nephritis betrug der N-Gehalt 600—800 mg-%. NH_3 fand sich auch Haarextrakten normaler Personen immer anwesend, wenn auch in geringen in Mengen von 1—22 mg-%. Auf Aminosäuren kamen 10—20 mg-% des Total-N. Ebenso fand sich Harnstoff in den Extrakten, mit Ausnahme von denen von 5 Personen, bis zu 16 mg-% regelmäßig. Alle N-Werte, speziell die von NH_3, stiegen kennzeichnend mit dem Ansteigen des Total-N an. Die Harnsäurewerte betrugen zwischen 4—12 mg-%, jedoch zeigten Kranke mit Nephritis oder Gicht höhere Werte. Bei Berechnung der Summe aller bestimmbaren N-Komponenten blieb etwa die Hälfte des N als nicht bestimmbar zurück.

Von den festgestellten reduzierenden Substanzen der Extraktrückstände fielen nachweisbar 34—86 mg-% auf Glucose. Nach Hydrolyse stiegen diese Werte bei 6 von 26 Fällen an. Pentose (13—14 mg-%) machte etwa die Hälfte der total reduzierenden Substanzen aus und erwies sich nicht bei 5 Fällen vermehrt, die höhere Werte an reduzierenden Substanzen aufwiesen. Gegenüber verschiedenen untersuchten Säugerhaaren zeigten menschliche Haare die niedrigsten Werte an Nichtkeratinstoffen.

Tabelle 5. *Organische Nichtkeratinsubstanzen in Wasserextrakten aus Haaren.* (Nach BOLLIGER)

Species	Harnsäure mg-%	Pentose mg-%	Glykogen mg-%	Gesamtphenole mg-%
Mensch	7—12	30	50	28
Hund	70	—	—	—
Katze	200	50	—	50
Meerschweinchen	100	—	—	60
Ratte	200	60	50	60
Schaf	20	50	100	—
Kaninchen	400	200	300—500	60
Känguruh	300	50	140	300

V. Anorganische Elemente des Haares

Von LOCHTE und BRAUCKHOFF liegen Untersuchungen über den Luft- und Wassergehalt der Haare vor. Nach ihnen dringen Luft und Wasser von außen durch die Poren der Cuticulazellen ein und gelangen in die pigmentierten Hohlräume der Rindenzellen. Die hydrophilen Zellwände nehmen das Wasser auf. Die Wasseraufnahme in das Haar geschieht sowohl durch Kontaktwirkung als auch durch Capillarwirkung. Nach Brauckhoff zeigt das tierische Haar keine so ausgesprochene Porenwirkung und nimmt daher nicht so leicht Wasser auf.

Dutcher und Rothman untersuchten den Aschegehalt verschieden gefärbten menschlichen Haares und den Anteil von Fe und Cu an der Asche. Rotes Haar ergab 0,83—0,94% Asche und darin 9,8 mg-% Fe. Bei schwarzen, blonden, grauen bzw. weißen Haaren betrug der Aschenrückstand zwischen 0,46 und 0,56% und der Fe-Gehalt der Aschen in angegebener Reihenfolge 2,7, 2,43 und 1,8 bis 4,4 mg-%. Der Cu-Gehalt der Aschen betrug ohne Zusammenhang mit der Haarfarbe zwischen 2,2—5,15 mg-%. Yosikawa fand in weißen Haaren zwischen 4,3—6,2 mg Cu pro kg Haar, in schwarzen Haaren 7,0—12,5 mg pro kg.

Goldblum, Derby und Lerner untersuchten den Metallgehalt von Haut, Haaren und Nägeln. Zn, Mg, Cu, Fe und Mn fanden sich an Enzyme gekoppelt in der Haut. In Haaren war die relative Häufigkeit mit Ausnahme von Mg und Cu die gleiche. Stoffwechselträge Elemente wie Si, Pb, B, Ti, Ag und Al sind im Gegensatz zur Haut und den Nägeln in den Haaren in den geringsten Mengen enthalten. Da ihre Mengen schon in normalen Haaren großen Schwankungen unterworfen sind, läßt sich nichts über ihre Bedeutung für einen gestörten Stoffwechsel aussagen.

Silvestri untersuchte die Haare von Neugeborenen, Säuglingen, 2 Jahre alten Kindern, 7—15 Jahre alten Mädchen, Haare von Menschen im besten Alter und Haare von 81—90jährigen spektrographisch auf die in ihnen enthaltenen Elemente. Ca, Mg, Na, P und S fanden sich in größeren Mengen, Mn, K, Fe in niederen Mengen, Cu, Zn, Pb, Ag, B, Ti in Spuren und Sr, Ba, Cr und Cd nur in ganz geringen Spuren. In den Haaren der 7—15jährigen Mädchen und in dem von Menschen im besten Alter war Cd nicht auffindbar. Auch Desaux und Kahane untersuchten die Asche von Haaren auf die vorliegenden Elemente. P, Na, K, Mg, Fe, Mn und Cu wurden nur in geringen Mengen festgestellt, dagegen reichlich Ca, N und S. Ca machte 25% der Asche aus.

Auch der Zn-Gehalt der Haare wird relativ hoch angegeben mit 64 bis 562 mg/kg (Goldblum u. Mitarb.). Eggleston fand im Kopfhaar durchschnittlich 255 mg/kg (84—444)Zn, in Barthaaren 149 mg/kg und in Schamhaaren 197 mg je kg. Copeman untersuchte den Mangangehalt in menschlichen Geweben. Im Haar fand er einen etwa 3mal höheren Mn-Gehalt als in der Leber, die von den inneren Organen den höchsten Mn-Gehalt aufwies. In schwarzen Haaren von gesunden Rindern stellte Koetsveld einen Mn-Gehalt von 7—20 mg-% fest. Seine weiteren Untersuchungen betreffen die Zusammenhänge des Mn-Gehaltes der Haare mit dem des Futters.

Dankworth untersuchte den Bleigehalt der Haare gesunder Tiere. Bei Schafen ergaben seine Analysen 1,0—3,0 mg-% und bei Kühen 0,6 mg-% Pb in den Haaren.

Die Phosphoraufnahme ins Haar studierten Odeblad und Ziliotto mittels der Verabreichung von radioaktivem Phosphor. Die Autoradiographie ergab, daß auch die Haare relativ große Mengen an radioaktivem Phosphor speichern. Leblond (1954) fand im Haar normaler und thyreoidektomierter Ratten 6—55 γ Jod auf 100 g Haar. Erhielten die Ratten pro 100 g Nahrung 230 γ Jod als Zulage, stieg der Jodgehalt der Haare normaler Ratten auf 370 γ pro 100 g Haar und der der Haare thyreoidektomierter Ratten auf 399 γ pro 100 g Haar an.

Vielfache Untersuchungen liegen über den normalen Arsengehalt in den Haaren vor, da gerade dem Arsen eine hohe forensische Bedeutung zukommt. Bourret, Badinant und Seruschat[1] fanden bei 26 normalen Individuen einen As-Gehalt von 0—0,7 mg pro 100 g Haar. Herman kommt bei der Untersuchung von Haaren normaler Personen auf z.T. höhere Werte, nämlich 0—12,9 mg As pro 100 g Haar. Seifert stellte in Haaren und Nägeln gesunder Personen nur As-Werte bis zu 65 γ-% als normal fest.

---

[1] Siehe Abschnitt H: Gerichtsmedizinische Bedeutung der Haare.

Wir werden bei der Besprechung der Haare als Exkretionsorgane und ihrer forensischen Bedeutung noch auf den Gehalt der Haare an verschiedenen Elementen und Verbindungen zurückkommen müssen.

B. Die physikalischen Eigenschaften der Haare

Reißfestigkeit, Bruchfestigkeit, Dehnung und Elastizität

Die im Laufe besonders der letzten drei Jahrzehnte erarbeiteten Erkenntnisse über die chemische Struktur des Haarkeratins und über den Keratinisationsprozeß bedürfen der Ergänzung durch die mechanisch-physikalische Analyse des Haares, erlaubt diese doch weitere Einblicke in die chemische Struktur des Haarkeratins und seine physikalischen und physiologischen Eigenschaften. Wir haben bereits gesehen, daß das Röntgendiagramm des Haares uns das Vorhandensein von α- und β-Keratin aufzeigen konnte. Die nun zu besprechenden physikalischen Analysen des Haares betreffen vor allem seine Dehnbarkeit, Elastizität, Reißfestigkeit, Biege- und Torsionsfestigkeit und andere Eigenschaften, die auch Rückschlüsse auf die Struktur des Keratinmoleküls zulassen. HIRSCH nennt diese Untersuchungsmethoden die Mechanochemie der Haare, eine Bezeichnung, die die Besonderheiten der Methodik und die Fragestellung dieser Untersuchungen sehr gut umreißt.

In älteren Untersuchungen bediente man sich der Kraft- und Lastdehnungsmethoden. Bei den Kraftdehnungsmethoden wird das zu untersuchende Haar zwischen zwei Backen eingespannt, die verschiebbar sind und durch Auseinanderbewegung eine Streckung des Haares erzielen. Es ändert sich dabei die notwendige Kraft zur Streckung beim Auseinanderschieben der Backen mit der Zeit. Bei der Lastdehnungsmethode wirkt die Belastung des Haares mit einem gleichbleibenden Gewicht.

Spannt man ein Haar zwischen zwei Backen und dehnt es, so kann man die Kraft, die zur Dehnung notwendig ist, mit einem Kraftmesser messen. Hat man eine bestimmte Dehnung erreicht, so kann man beobachten, daß eine immer geringere Kraft notwendig ist, das Haar in dem gleichen erreichten Dehnungszustand zu erhalten. Der Widerstand des Haares gegen die Dehnung erlahmt also allmählich. Das bedeutet, daß die Kräfte, die die Keratinmoleküle zusammenhalten, ermüden und sich die Moleküle der Zwangslage im gestreckten Zustand strukturell anpassen und nun darin leichter verharren als im Beginn der Dehnung. Diesen Vorgang nennt man Ermüdung oder Relaxation (WOODS).

Die Relaxation ist eine logarithmische Funktion der Zeit, d. h. sie ist nicht in allen Kurvengebieten eines Kraft-Dehnungsdiagrammes während des Vorganges der Dehnung gleich. Letzterem liegt eine lineare Zeitprogression zugrunde. In dem Kraft-Dehnungsdiagramm kommt es so zu einer Überlagerung verschiedener Effekte. Das Lastdehnungsverfahren zeigt diesen Nachteil nicht. Ein Relaxometer zur Messung der Relaxation wurde von TOBOLSKY, PRETTYMAN und DILLON angegeben. Angaben über Messungen findet man bei KATZ und TOBOLSKY, SPEAKMAN und SCHAK, während z. B. KUBÁT über die mathematische Formulierung von Relaxationsprozessen berichtet.

Es ist hier nicht möglich, die verschiedenen für diese Messungszwecke konstruierten Geräte, wie das Schopper-Gerät u. a. in ihren letzten Einzelheiten zu beschreiben. Es sei hier auf die eingehende Darstellung von HIRSCH verwiesen.

Man muß immer berücksichtigen, daß nicht nur zwischen menschlichen und tierischen Haaren eine außerordentliche Verschiedenheit ihres chemischen und physikalischen Verhaltens besteht. Diese Variabilität besteht vielmehr auch zwischen den Haaren verschiedener Individuen und sogar denen eines Individuums und letztlich selbst bei jedem Einzelhaar von der Wurzel bis zur Spitze. Besonders FREYTAG (1956) wies darauf mehrfach hin. Um physikalisch gültige Aussagen machen zu können, muß bei experimentellen Untersuchungen dieser Umstand berücksichtigt werden. Die Ausschaltung dieser Fehlerquelle ist nur durch eine statistische Auswertung der Untersuchungsergebnisse möglich und dazu bedarf es Methoden, die diese Auswertung zulassen. FREYTAG führte daher seine Untersuchungen mit der Haarmeßuhr nach K. Weber durch, modifizierte die Methode und gelangte zu einem Verfahren, das gestattete, die Wirkung verschiedener Systeme auf das gleiche Haar zu vergleichen und Veränderungen des Haares nachzuweisen und vergleichsweise zu beobachten.

Freytag (1956) versteht unter Variabilitätsfaktoren, die die oben genannte Variabilität bedingen, morphologisch-histologische Strukturen des Haares abhängig von Rasse, Geschlecht, Alter und Gesundheitszustand des Trägers, das konfigurativ-konstitutionelle individuelle Muster des Skleroproteins und weiter die Umwelteinflüsse, z. B. Auswirkung der Feuchtigkeit, der Sonnenstrahlung, mechanische und kosmetische Beanspruchung der Haare.

Man kann daher nicht eine Aussage über den Zusammenhang eines Faktors mit einem bestimmten Verhalten des Haares machen. Es läßt sich nur mit einigen Methoden feststellen, daß ein gegebenes Haarkollektiv, bestimmt durch seine Herkunft und Vorgeschichte, eine Änderung erfahren hat. Freytag betont, daß das statistisch gesicherte Ausmaß dieser Veränderung dann als Funktion eines auf das Haar einwirkenden Systems behandelt werden kann. Man kann so gedanklich an Stelle des Haarkollektivs ein fiktives Haar setzen, das, je nach dem Umfang des Kollektivs, mehr oder weniger einem nicht mehr variablen Haar entspricht. Es erscheint hier notwendig, die mathematischen Gedankengänge Freytags (1956) zu seiner Meßmethodik im Auszug wörtlich zu zitieren.

„Der Umfang der Haarkollektive erfordert den Einsatz mehrerer Weber-Geräte. Zumeist ist aber die für die Messung entscheidende Zugbelastung des Hebels, der beim Nachgeben der Haarschlinge in der Prüflösung zurückschnellt und das Uhrwerk arretiert, von Gerät zu Gerät verschieden groß. Trotzdem darf man mit derart unterschiedlichen Geräten das gleiche Kollektiv durchmessen, weil es erlaubt ist, die Differenzen der Zugbelastungen bzw. diese selbst als Variabilitätsfaktor der Haare zu betrachten. Dieser Kunstgriff ist jedoch bei Vergleichen verschiedener Kollektive nur dann zulässig, wenn die für jede Meßreihe und jedes Gerät vor- und nachher bestimmten Zugbelastungen Mittelwerte ergeben, die gegeneinander, also von Meßreihe zu Meßreihe, *völlig ungesichert* sind. Ergeben also z. B. die Weber-Geräte 1 bis N jeweils aus den Bestimmungen vor und nach der einen Meßreihe die Durchschnittswerte a, b, $c \ldots$ n (in g), die einer zweiten Meßreihe a_1, b_1, $c_1 \ldots n_1$, so muß die Differenz ihrer Mittelwerte $m_D = m - m_1 < 2\mu < 3\mu$ sein. Die Mittelwert-Differenz darf nicht dem dreifachen oder zweifachen mittleren Fehler standhalten. Die Werte m, m_1 usw. sind statistisch identisch. Genauso sind zwei Haarkollektive dann identisch, wenn ihre Kennzahlen (t_m-Werte) ihrer Differenz nach gegeneinander nicht statistisch gesichert sind, d. h. auch bei zahlenmäßig voneinander abweichenden Werten.

Das erste Ergebnis der Messungen ist eine Urliste, aus der die Verteilung der bei gegebener identischer mittlerer Zugbelastung gerissenen und gedehnten Haare auf Zeitintervalle als Klassengrenzen gleicher Größe (in Minuten oder Sekunden) ersichtlich ist. Anfangs erschien es zunächst ausreichend, die relative Häufigkeit H_r in % aus dem Summenpolygon, d. h. die Anzahl Haare in %, die nach z. B. 1, 2, 3 usw. min unter der Zugbelastung nachgaben, in Beziehung zu den Wirksystemen, zu deren p_H-Wert, zur Konzentration ihrer Bestandteile usw. zu setzen. Daraus ergaben sich schon interessante Aufschlüsse über die Wirkung eines Thioglykolat-Basen-Systems auf Haar. Bald aber erwies es sich als zweckmäßiger, den Mittelwert t_m einzuführen, d. h. zur Kennzeichnung der Wirkung auf Haare oder vorangegangener Veränderungen von Haaren die *mittlere Dehnungszeit* zu benutzen. Man ist nämlich nur dann in der Lage, den mittleren Fehler μ dieses Mittelwertes (t_m) auszurechnen, dessen dreifachem Wert 3μ er standhalten muß, und in ebenso bekannter Weise zu prüfen, ob die Differenz zweier t_m-Werte, t_D, das Maß und der Beweis für eine Veränderung oder Wirkung bei Haaren, dem dreifachen mittleren Fehler $3\mu_D$, aber auch $2\mu_D$ standhält. Sind t_D-Werte $< 3\mu_D < 2\mu_D$, so müssen (s. o.) beide Kollektive als identisch betrachtet werden, es hat also *keine Veränderung* der Haare stattgefunden, das Wirksystem ist *ohne Einfluß*. Ist $t_D > 2\mu_D$, so entspricht die Sicherheit immerhin noch 95,45%, also 45,5 Ausnahmen in 1000 Fällen. Anzustreben ist natürlich stets eine 99,73%ige Sicherheit, entsprechend drei Ausnahmen in 1000 Fällen. Je breiter die Variabilität ist, desto größer muß, zur Erlangung der notwendigen Sicherheit, der Kollektiv-Umfang gewählt werden. In manchen Ausnahmefällen genügen Kollektiv-Umfänge von nur 10 Haaren, im allgemeinen aber gilt die Regel des großen Umfangs der Kollektive.

Die Einordnung verschieden vieler Glieder eines Haarkollektivs in verschiedene Zeiten, bis zu denen die Haare mechanisch der Wirkung eines Systems ‚nachgeben', führt, wie schon erwähnt, zum Begriff der mittleren Dehnungszeit t_m. Dies ist wohl so aufzufassen, daß ein

Individualhaar, das sonach an die Stelle des Kollektivs im Idealfall treten würde, in der Zeit t_m mechanisch dem Wirksystem ‚nachgäbe'. Diese Zeit t_m, durch die die Dauer aller zum „mechanischen Nachgeben" des Haares führenden Vorgänge als Merkmal des Kollektivs gekennzeichnet ist, erscheint jedoch nicht, wie zunächst angenommen wurde, als die allein maßgebende Kennzahl. Bereits in einer meiner ersten Arbeiten in dieser Richtung wurde ‚als Eigentümlichkeit der aktuellen Struktur' des Haares das *Reißen* mancher Haare gegenüber dem *Dehnen* hervorgehoben. Als Erklärung für das Reißen wurden arbeitshypothetisch ‚Lockerstellen' angenommen, d. h. Stellen mit fehlenden Bindungen. Dafür sprach eine Abnahme der Anzahl gerissener Haare unter Bedingungen, die eine Beseitigung der Lockerstellen wahrscheinlich machten. Zahlreiche neue Beobachtungen, auch von G. Rönsch, legen es jedoch nahe, das Ereignis des Reißens (und Dehnens) ursächlich nicht so einfach, sondern bestimmter anzusehen und es vor allem ereignis-statistisch auszuwerten.

Ein Haarkollektiv dürfte sonach nicht nur durch den Wert t_m, sondern auch durch die relative prozentuale Häufigkeit der gerissenen Haare, g-%, bzw. durch die der gedehnten Haare, gekennzeichnet werden. Der g-Wert entspricht natürlich nicht den H_r-Werten, die anfangs benutzt wurden. Es gibt tatsächlich Fälle, in denen der Vergleich von Haarkollektiven überhaupt erst an Hand der g-Werte möglich ist, d. h. dann, wenn die t_m-Werte zweier Kollektive identisch oder deren Differenzen t_D ungesichert sind. Das Maß der Wirksamkeit von Systemen oder der Haarveränderungen ist die Häufigkeitsdifferenz g_D zweier g-Werte. Sie muß dem dreifachen mittleren Fehler $_D$ standhalten. Zur Prüfung bedient man sich allerdings nicht der (unverläßlichen) Bernouillischen Fehlerformel, sondern des strengen Differenzverfahrens nach E. Weber, des v. Schellingschen Treffer-(T-)Verfahrens, des H^2-Verfahrens nach Pearson oder des Differenzverfahrens mit der 4-Feldertafel, die alle auf der Benutzung der Wahrscheinlichkeit der Grundgesamtheit basieren. Die statistische Methode mit dem Weber-Gerät wird durch Benutzung der g-Werte (Ereignis-Statistik) anwendbar und gestattet eingehendere Aussagen, . . .''

Marchionini und Aretz verwandten ein von ihnen modifiziertes Gerät nach Menschel, um die Reißfestigkeit der Haare zu bestimmen. Mit dem gleichen Gerät fanden Marchionini und Weiss, daß die in verschiedenen Lebensaltern wechselnde Dicke, Dehnbarkeit und Reißfestigkeit der Kopfhaare sich insofern ändern, daß diese drei Faktoren von der Neugeborenen- zur Säuglings- und Kleinkinderzeit deutlich zunehmen und am stärksten im Erwachsenenalter ausgeprägt sind. Im Greisenalter erfolgt wieder eine erhebliche Abnahme dieser Eigenschaften. Versuche über die Stärke und Verlängerungsfähigkeit des menschlichen Haares wurden auch von Sasaki (1934 a—c) durchgeführt. Er untersuchte besonders die Unterschiede dieser beiden Eigenschaften bei den Haaren der verschiedenen Geschlechter und Altersperioden.

Kronacher und Lodemann untersuchten die Vorgänge bei der Dehnung mikrokinematographisch und fanden einen dreiphasischen Dehnungsverlauf im Sinne einer Anfangs-, Mittel- und Enddehnung. Cuticula, Rinde und Mark gelangen gleichzeitig zur Dehnung, wobei hauptsächlich die Rinde für den Ablauf dieses Dehnungsverlaufes, aber auch für Elastizität und Tragkraft verantwortlich ist.

Genaue Angaben über die Tragkraft und Dehnung von Wollhaaren, gemessen mit dem Tänzer-Polikeitschen Dynamometer, stammen von Kärrner. Er erhielt gut vergleichbare Belastungs-Dehnungsdiagramme und fand bei Wollhaar im Mittel eine Dehnung von 37,74 %. Ebenso maß er die Tragkraft und relative Tragkraft, d.h. die Tragkraft eines Haares auf 1 mm Querschnitt umgerechnet. Das Mittel betrug 17,319 kg. Bezüglich der weiteren Einzelheiten muß auf die Originalarbeit verwiesen werden. Sierro untersuchte Mähnenhaare von Vollblutpferden. Absolute Tragkraft und Dicke des Haares stehen in engem Zusammenhang. Dehnung und relative Tragkraft zeigten keine Beziehungen zum Querschnitt des Haares, sondern sind abhängig von seiner Qualität und Struktur.

Die mathematische Beschreibung des Dehnungsverhaltens bei Lastdehnung ist eingehend von Hirsch dargestellt worden. Einfachere Berechnungen unter Verwendung des Quotienten aus der Verlängerung des Haares und der dazu benötigten Kraft und die Beziehung dieses Wertes auf die prozentuale Verlängerung des Haares, die uns die Compliance (Nachgiebigkeit) aufzeigt sowie die Aufstellung der „Compliance-ratio" sind von Marsch und Earp angestellt worden.

Wichtig ist bei allen Messungen die Berücksichtigung der Luftfeuchtigkeit, da ja die Dehnung des Haares in feuchter Luft oder gar in Wasser größer ist als in trockener Luft. Man muß daher im Arbeitsmilieu bei solchen Messungen für eine gleichbleibende Luftfeuchtigkeit sorgen oder in Wasser oder Alkohol mit bekanntem Wassergehalt messen. In der Literatur wird meist eine 66%ige Luftfeuchtigkeit als Grundlage für die Messungen angegeben. Es sei hier nochmals auf die Untersuchungen von Lochte und Brauckhoff über die Bedeutung der Luftfeuchtigkeit für das Haar hingewiesen.

Eine wesentliche Eigenschaft des Haarkeratins ist seine Elastizität. Man versteht unter Elastizität die Eigenschaft eines Materials bis zu einer gewissen Grenze dehnbar zu sein. Bleibt die Dehnung unter dieser Grenze, so schnellt das Material nach Aufhören des Dehnungszuges wieder in seine ursprüngliche Länge zurück. Ein Beispiel dafür ist vulkanisierter Kautschuk. Im Gegensatz dazu behält plastisches Material nach der Dehnung die neue Länge, bzw. gibt sie nicht vollkommen wieder auf. Die elastische Kraft, die einem Material innewohnt, kann man als Elastizitätsmodul messen. Der Elastizitätsmodul bezeichnet also die Längenvermehrung eines Materials pro Lasteneinheit. Dabei gilt das nur für solche Lasten, die nicht zu einer irreparablen Verzerrung des geprüften Materials führen, d. h. das Material plastisch gemacht haben. Die Formel für den Elastizitätsmodul lautet:

$$\varepsilon = \frac{l}{E} = \frac{l_x - l_0}{l_0 \cdot P_x} \cdot F$$

ε = Elastizitätsmodul, E = Elastizitätskonstante (reziproker Ausdruck des Elastizitätsmoduls), l_0 = Länge des ungedehnten, l_x = Länge des durch die Kraft P_x gedehnten Materials, F = Querschnittsfläche des gedehnten Materials.

Die Reißfestigkeit nimmt mit dem Querschnitt zu, und zwar um 581,9 mg pro $^1/_{1000}$ mm Vergrößerung des Durchmessers (Regressionszahl). Dieser Wert hat zumindest für die Haare nur eine statistische Bedeutung, da die Zusammensetzung menschlichen und tierischen Haares wechselnd ist, sich also nicht wie bei toter Materie eine einheitliche Regressionszahl aufstellen läßt (Freytag 1954, Krefft).

Wenn man ein Haar durch eine bestimmte Belastung dehnt, so stellt sich die Dehnung auf eine gewisse Länge ein, die dann konstant bleibt, und zwar bei nicht zu großer Last eine fast beliebig lange Zeit. Gibt man nun ein neues kleines Gewicht hinzu, so tritt wieder eine Dehnung ein, die nach einiger Zeit wieder konstant bleibt. Man kann dies mehrfach wiederholen und so eine immer neue Dehnung erzielen, die nach Erreichung ihrer Konstanz durch neue Belastung wieder verstärkt wird. Man erhält auf diese Weise eine Zeitdehnungskurve. Es scheint, daß jede Kraft, also in diesem Fall eine neue Belastung, ein Haar bis zur Grenze dehnen kann, wo die Kraft des Zusammenhaltens der molekularen Bausteine des Haares größer ist als die Kraft der jeweiligen Belastung, natürlich nur bis zu der Grenze, wo durch allzu starke Belastung ein endgültiges Zerreißen des Haares erfolgt. Es bildet sich also jeweils gleichsam ein Gleichgewicht aus zwischen der die Verlängerung erstrebenden Kraft und den widerstrebenden Kräften, die der Dehnung der Moleküle entgegenstreben. Man kann daher eine derartige Zeitdehnungskurve in eine Lastdehnungskurve umrechnen.

Die Geschwindigkeit, mit der eine bestimmte Last ein Haar dehnt, gibt uns ein Bild über die Härte des Haares. Man hat diese Methode dazu verwendet die Wirkung von Haarerweichungsmitteln zu prüfen, wie sie z. B. bei der Kaltdauerwelle verwendet werden, bzw. zur Prüfung der Wirksamkeit aller Substanzen, die in das Keratingefüge des Haares eingreifen. Modifizierungen der Messungen wurden von Freytag (1952) (Carin-Waage, Wella-Waage) und von Heilingötter angegeben.

Bull maß den Elastizitätskoeffizienten menschlicher Haare bei 25 und 85⁰ und fand dabei zwei Maxima, und zwar bei 5% und 40% Dehnung in Abhängigkeit von den Temperaturen. Aus seinen Untersuchungen, auf die hier nicht

näher eingegangen werden kann, zieht er den Schluß, daß typische Protein-
denaturierungsmittel keinen großen Einfluß auf die Elastizitätseigenschaften der
Haare haben. Das spricht dafür, daß die H-Bindungen nicht primär für die
Elastizitätseigenschaften des Haares verantwortlich sind, sondern daß die Betonung auf den Disulfidbindungen liegt. Was immer für molekulare Faltungen
der Polypeptidketten ursprünglich im Haarfollikel gewesen sein mögen, sie wurden
durch die Bildung zwischenkettiger Disulfidbindungen umfassend deformiert.

Reißfestigkeitsmessungen an Haaren wurden vielfach durchgeführt. Abgesehen
von der Bedeutung dieser Messungen für die Textil- und Kunststoffindustrie, die
dafür vollautomatisch arbeitende Geräte entwickelte, wurden diese Messungen
auch für menschliche Haare zur Beurteilung physiologischer und pathologischer
Zustände der Haare sowie für die Wirkung kosmetischer Eingriffe wichtig. Man
bestimmt heute meist nicht nur die absolute Reißfestigkeit, sondern auch die
relative Reißfestigkeit, d.h. die Reißfestigkeit berechnet pro Einheit der Haar-
querschnittsfläche (LODEMANN, s. auch Regressionszahl). Die mechanischen
Eigenschaften der Haare sind weitgehend von ihrem Zustand abhängig und die
Reißfestigkeit geht auch nicht immer mit den Veränderungen anderer mecha-
nischer Eigenschaften der Haare parallel, Eigenschaften, die heute mit anderen
Meßmethoden feststellbar sind und deren Änderung durch die verschiedensten
Einwirkungen auf das Haar bedingt sein können.

Mit die ersten Untersuchungen über die Reißfestigkeit menschlicher Haare
stammen von MARCHIONINI und ARETZ, die diese Untersuchungen mit dem schon
erwähnten von ihnen konstruierten Apparat durchführten. Sie fanden bei Kopf-
und Schamhaaren, abgesehen von individuellen Unterschieden, nahezu überein-
stimmende Werte. Hingegen zeigten die Achselhaare eine ausgesprochene Verminderung der Reißfestigkeit (Mittelwerte für Kopfhaare 75,7 g, für Schamhaare
81,6 g und für Achselhaare 49,1 g Belastung). Sie führen die Verminderung der
Reißfestigkeit der Achselhaare auf ihre Durchtränkung mit dem alkalischen
Sekret der apokrinen Schweißdrüsen zurück, da nach Auswaschen der Achselhaare eine Wiederherstellung der Reißfestigkeit erzielt wurde, die dann mit der
der Kopf- und Schamhaare fast übereinstimmte.

MARCHIONINI und DRAESEKE (1958a und b) fanden bei späteren Untersuchungen, daß Veränderungen der Reißfestigkeit und Dehnbarkeit der Haare
bei Alopecia areata und Alopecia seborrhoica auf Änderung der Keratinkolloide
zurückzuführen sei. Auch bei inneren Erkrankungen, die keine sichtbaren Veränderungen der Haare hervorrufen (Diabetes mellitus, Morbus Hodgkin, Pneumonie, Scharlach), wollen die Autoren durch die Feststellung der Veränderung
der Reißfestigkeit auf einen schädigenden Einfluß auf die Keratinstruktur der
Haare schließen. Sie belegen ihre Anschauung durch Rattenversuche, wo sie
durch Herbeiführen einer endokrinen Dysfunktion Schädigungen der Haare
erzielten. Die gleichen Autoren prüften weiterhin den Einfluß von therapeutischen
Maßnahmen auf die Veränderung der Reißfestigkeit der Haare. Substanzen mit
saurer Reaktion (z.B. Salicylpräparate) führten zu keiner Veränderung der
Reißfestigkeit, hingegen kam es zu einer erheblichen Herabsetzung der Reißfestigkeit nach alkalisierenden Maßnahmen (z.B. Seifenwäsche des Kopfes, Haar-
bleichung, Dauerwellung usw.).

HOLČÍK fand die durchschnittliche Reißfestigkeit bei kurzen und mittel-
langen Haaren gleich. Sie nimmt dagegen mit zunehmender Länge der Haare
allmählich ab. Bei 170 Messungen fand der Autor eine durchschnittliche Reißfestigkeit von 79 g. Weitere Untersuchungen von ihm betreffen die Dehnbarkeit
und Elastizität der Haare in ihrer Abhängigkeit von der Länge.

Friederich und Fröb benützten zur Messung der Bruchdehnung und Reißfestigkeit der Haare den Faserfestigkeitsprüfer nach Schopper. Unter Bruchdehnung versteht man die Dehnung der Faser (in Prozent der Einspannlänge) bis
zum Augenblick des Bruches. Die Reißfestigkeit ist das Gewicht, in Gramm ausgedrückt, welches das Haar zum Zerreißen bringt. Aus ihrer Arbeit seien hier
folgende Werte angeführt:

	Bruch- dehnung in %	Reiß- festigkeit in g
unbehandeltes Haar	76,0	90,7
alkalifrei gewaschenes Haar	69,0	84,6
alkalisch gewaschenes Haar	73,6	108,0

Über weitere Meßergebnisse dieser Autoren werden wir bei der Besprechung
der Einwirkung kosmetischer Eingriffe zu berichten haben. Brauckhoff und
Friederich fanden bei ins Wasser gelegtem Haar eine Quellung in seiner Quer-
und Längsrichtung. Bei gesundem Haar nimmt die Längsquellung auf Grund der
Elastizität bei zunehmender Feuchtigkeit ab. Die Längsquellung nimmt bei
allmählicher Erhitzung mit steigender Temperatur parallel mit der Abnahme der
Reißfestigkeit zu. Auch darauf wird später zurückzukommen sein.

Endo führte Untersuchungen an Haaren beider Geschlechter bei 1000 Individuen zwischen 10 und 60 Jahren durch (Japaner und Amerikaner). Er fand
keine Unterschiede der Dehnungsfestigkeit zwischen den Geschlechtern, wenn die
Haarproben an der gleichen Stelle entnommen wurden. Depilierte Haare ergaben
Werte, die 25% unter denen der abgeschnittenen lagen. Rassenunterschiede
ergaben keine Änderung der Dehnungswerte. Die Dehnungswerte der Schamhaare
und Haare aus der Achselhöhle lagen 15% unterhalb der Werte der Kopfhaare.
Die Kopfhaare der Frauen vertrugen 5% weniger Belastung bis zum Reißen als
die Kopfhaare bei Männern. Der Verf. fand mit zunehmendem Alter der Versuchspersonen eine Abnahme der Belastungsfähigkeit der Haare. Er führte seine
Untersuchungen an einer Reihe von 20 Tieren fort und konnte auch hier keine
bemerkenswerten Unterschiede zwischen Männchen und Weibchen feststellen,
sofern die Haare den gleichen Stellen entnommen worden waren.

Man kennt ferner sog. zerstörungsfreie Untersuchungsmethoden der Haare.
Bei diesen Meßmethoden werden die Untersuchungen wiederholt an einem Haar
durchgeführt, das dabei nicht zerstört wird. Es können an den Haaren nur solche
Reaktionen gemessen werden, die reversibel sind bzw. wo der dabei auftretende
Schaden vernachlässigt werden kann (Speakman). Fuhrmann fand, daß sich
gesundes unbehandeltes Haar nach Dehnung im Wasser bei vorsichtiger Trocknung wieder vollkommen erholt, jedoch nicht bei einer Trocknung bei 70°C. Eine
der heute oft gebrauchten zerstörungsfreien Methoden ist die sog. Kreismethode
(Cycle-method). Das Haar wird in konstanten Zeitintervallen mit immer größeren
Gewichten belastet und die jeweilige Dehnung abgelesen. Hat man eine 30%ige
Dehnung erzielt, werden die Gewichte wieder in konstanten Zeitintervallen vermindert. Man trägt Last und Dehnung in Kurvenform auf (Belastungs- und Entlastungskurve) und beurteilt die von den Kurven eingeschlossene Fläche, Steigung
der einzelnen Kurventeile, oder man vergleicht nach Hirsch die auf einer sämtliche
Kurven schneidenden Vertikale liegenden Punkte. Im Idealfall fallen Ausgangs-
und Endpunkt des Diagramms zusammen, es entsteht also ein „Kreis". Die
Messungen werden unter Wasser vorgenommen, dem man z.B. keratinerweichende
Substanzen zusetzen kann, um so deren Wirkung auf das Haar nach vorher-
gehendem Blindversuch beurteilen zu können. Man kann so die bleibende und

elastische Dehnung feststellen. Die bleibende Dehnung würde dann den Grad der Schädigung ausdrücken.

Wenn wir O als den Ausgangspunkt des Diagramms nehmen, C die 30%ige Dehnung bezeichnet und B die nach Einwirkung einer Substanz bleibende Dehnung, so kann der Schädigungsgrad nach der Formel tr (Tensil recovery) $= \dfrac{BC}{OC} \cdot 100$ [%] ausgedrückt werden (s. auch HIRSCH).

Bei der sog. 30%-Methode mißt man die Kraft, die man benötigt, um ein Haar um 30% seiner ursprünglichen Länge zu dehnen, bezogen auf eine bestimmte Zeit. Man kann nun den 30%-Index eines Haares vor und nach Behandlung mit Chemikalien vergleichen:

$$ J = \frac{K_1}{K_0} \cdot 100\ [\%] $$

J = Index, K_1 = Kraft, die benötigt wurde nach der chemischen Behandlung des Haares, um es 30% zu dehnen, K_0 = Kraft, benötigt zur 30%igen Dehnung des Haares vor der Behandlung.

Auch hier wird die Messung in Wasser bzw. wäßriger Lösung durchgeführt.

Als „Reduction in work-method" (RW-Methode = Arbeitsverringerungsmethode) bezeichnet man eine Meßmethodik, bei der 30%-Dehnungsdiagramme des unbehandelten und chemisch behandelten Haares aufgestellt und die Flächen zwischen den einzelnen Diagrammen ausgemessen werden. Die Größe der Flächen gibt Auskunft über den Grad der Veränderung des Haares (SPEAKMAN und WHEWELL). Bevor man das normale gemessene Haar mit der in Wasser gelösten Substanz zusammenbringt, deren Einfluß auf das Haar bestimmt werden soll, muß man das Haar erst längere Zeit in entspanntem Zustand in destilliertem Wasser sich erholen lassen.

Zum Studium der Einwirkung von Salzlösungen auf Wolle hat in den letzten Jahren besonders BURTE die Hookesche Schleifenmethode eingeführt, eine sehr schonende Methode, auf die hier nur hingewiesen werden soll (Näheres s. bei HIRSCH).

Die verschiedenen Mängel der bisher angeführten Methoden bewogen HIRSCH, die Last-Dehnungsmethode zur sog. Bonitierungsmethode umzuarbeiten. HIRSCH ging von der Vorstellung aus, die Lastenvermehrung nicht mehr wie bisher in gleichen Zeitintervallen vorzunehmen, sondern erst dann das Haar neu zu belasten, wenn der jeweilige relative Gleichgewichtszustand nach einer Belastung erreicht ist, sich also das Haar unter der alten Last nicht mehr dehnt. HIRSCH empfiehlt für diese Methode die Fuva-Waage. Wir müssen hier bezüglich der Technik dieser Methode und ihrer mathematischen Begründung auf HIRSCH verweisen. Er stellte mit dieser Methode eine Anfangsdehnung, Mitteldehnung und Enddehnung des Haares fest. Die Mitteldehnung fällt in den Bereich der plastischen Deformation. Zwischen Anfangs- und Mitteldehnung liegt die Proportionalitätsgrenze (mikroskopisch durch die Auseinanderbewegung der Cuticularplättchen gekennzeichnet, die sich dann in der Mitteldehnung von der Rindenschicht abspreizen). Zwischen Mitteldehnung und Enddehnung liegt die Plastizitätsgrenze, da nun nach weiterer Belastung die Elastizitätsabnahme des Haares sich verringert gegenüber der in der Mitteldehnung. Die Enddehnung gehorcht dem Hookeschen Gesetz und führt bis zur Reißgrenze. Diese kann durch graphische Extrapolation ermittelt werden.

Diese Methode gewährt nun äußerst subtile Einblicke in die Mechanik der Haardehnung bis zur Reißgrenze und ermöglicht so nicht nur vergleichende Untersuchungen der einzelnen Haararten nach ihrer Lokalisation und Herkunft, sondern auch genaue vergleichende Untersuchungen nach Einwirkung von Substanzen verschiedenster Art auf das Haar sowie auf die Beeinflussung des Haares durch endogene Faktoren. Es steht zu erwarten, daß mit dieser Methode nicht nur wertvolle Erkenntnisse für die Haarkosmetik, sondern auch für die Physiologie und Physiopathologie der Haare, für die Strukturforschung und für Kriminalistik gewonnen werden können.

Weitere Aufschlüsse über die mechanischen Eigenschaften der Haare vermitteln Messungen durch die Rotationsmethode. Wir verdanken auch hier wieder HIRSCH eingehende

Untersuchungen. Hängt man an ein Haar ein Gewicht, so tritt nicht nur eine Dehnung ein, sondern auch eine Drehung des Haares um seine Längsachse. Neuerliche Belastung nach Stillstand der Dehnung und Drehung führt wieder zu dem gleichen Vorgang und besonders im Bereich der Mitteldehnung ist die Rotation stark. Hirsch gab eine Methode an, mit der nach dem Prinzip der Fuva-Waage die Rotation bei jeweiliger neuer Belastung gemessen werden kann. Die Verdrehung des Haares um seine Längsachse wird mit jeder neuen Belastung stärker bis es endlich reißt. Hirsch gibt eine durchschnittliche Drehung von 10—30mal 360° um die Längsachse an und entwickelte die mathematische Definition dieses Vorganges, wobei er einen Rotationsfaktor einführte. Der bei der Bonitierungsmethode gefundene Schädigungsfaktor bzw. Dehnungsfaktor Hi stimmt im Idealfall mit dem Rotationsfaktor Hir überein, d. h. die Rotation ist eine Funktion der Dehnung. Bei Veränderung der Keratinstruktur weicht der Rotationsfaktor vom Dehnungsfaktor ab. Bezüglich der weiteren theoretischen Entwicklung dieser Methode sei auf Hirsch verwiesen.

Eine einheitliche Theorie der Dehnung der verschiedenen Keratinstrukturen ist heute noch keineswegs entwickelt. Harrison meint, daß die α-β-Umwandlung mit der Verschiebung von Polypeptidkettennetzen untereinander zusammenhängen und befindet sich damit im Gegensatz zur Meinung Astburys und Woods'. Dazu würde der Befund von Hirsch stimmen, der keinen ursächlichen Zusammenhang der Keratin-Isomerisation mit der dreiteiligen Kurvengestalt des Last-Dehnungsdiagrammes fand. Nach Hirsch drückt die Last-Dehnungskurve den jeweiligen wahren und eindeutigen Zustand des Keratinmoleküls in seinen zahlreichen Übergängen und Verzerrungen aus, während die α-β-Umwandlung nur zwei von den möglichen Längsverzerrungen des kristallinischen Ordnungszustandes darstellt.

Den Beziehungen zwischen der *Doppelbrechung* des Haares und Dehnung durch eine progressiv ansteigende Traktion widmete Bonanni (1957, 1959) eine Untersuchung. Die Doppelbrechung wird bei zunehmender Traktion deutlich und stark vermehrt, bis die Werte der Traktion einen kritischen Punkt erreicht haben, der zwischen 30—40 g schwankt und es bei allmählicher Traktion zum Bruch des Haares kommt. Das graphische Verhalten dieses Vorganges verläuft parallel zu den Werten der Verlängerung des Haares. Der Autor sieht darin den Ausdruck einer Modifikation des Keratins bezüglich der α-Konfiguration im Vergleich zur β-Konfiguration als Folge der mechanischen Reizung. Auch zwischen geraden und gewellten Haaren finden sich Unterschiede. Das Maß der Doppelbrechung im polarisierten Licht, ausgedrückt in Retardationswert, zeigt sich bei gekrümmten Haaren niedriger im äußeren Bogenteil als im inneren, entsprechend dem umgekehrten Verhältnis, das zwischen Masse des Keratins und Doppelbrechungswert gefunden wird. Dafür sind noch nicht genau bekannte Unterschiede der Struktur und der Organisation der Haarsubstanz in chemisch-physikalischer Hinsicht verantwortlich. Im axialen Bereich des Haares ist der doppelbrechende Charakter des Materials verringert oder gar völlig aufgehoben.

Astbury und Woods nehmen zur Erklärung der elastischen Eigenschaften drei Keratinphasen an, K 1 als intercelluläres, K 2 als Zellwand- und K 3 als intracelluläres Keratin. Von anderen Autoren neigt auch Heilingötter dieser Auffassung zu. Es muß jedoch betont werden, daß es noch keineswegs sicher erwiesen ist, ob die intercelluläre Kittsubstanz zu den Keratinen gehört. Doch nimmt auch Speakman für die Dehnung von Wolle in Wasser an, daß die Dehnung im amorphen Faserbereich erfolge. Auf Grund einer von Fuhrmann entwickelten Belastungs-Dehnungsmethode versuchten nun Richter und Fuhrmann eine mechanische Erklärung des Dehnungsvorganges zu geben. Als Ausgangspunkt für die rechnerische Behandlung des Belastungs-Dehnungsdiagrammes nahmen sie ein mechanisches Modell an, das sich an die Grobstruktur des Haares anlehnt und dessen Belastungs-Dehnungsverhalten mit dem des Haares möglichst übereinstimmt. Da das Haar in Zellen, Fibrillen und Mikrofibrillen immer als gleiches typisches Formelement die Spindel aufweist, wurde ein System von elastischen spindelförmigen Körpern rechnerisch analysiert. Dabei ergaben sich überraschende weitgehende Übereinstimmungen zwischen den am Haar gefundenen und an dem Modell errechneten Werten. Nach ELÖD und ZAHN sind die Zwischenräume der Haarspindelzellen mit einer amorphen Masse angefüllt. RICHTER und FUHRMANN fanden bei ihren theoretischen Berechnungen, daß die Anfangsdehnung einem Modell entspricht, bei dem die Gleitflächen durch eine Kittsubstanz zusammengehalten sind. Der Enddehnung entspricht an diesem Modell ein Zustand, bei dem die Kittsubstanz dem Zug nicht mehr standgehalten hat und nun zur Gleitsubstanz geworden ist. Die von HIRSCH gefundene Mitteldehnung würde dann entsprechend diesem Modell keine selbständige Bedeutung mehr haben und lediglich als Übergang zwischen den theoretisch errechneten Kurven des gekitteten Spindelzellenmodells zu den errechneten Kurven des gleitenden Spindelzellenmodells zu gelten haben.

Dieser Deutung widerspricht HIRSCH. Er weist darauf hin, daß die Fibrillen das Keratindiagramm zeigen, also Sitz des Keratinmoleküls seien. Da eine spezifische Veränderung des Keratins auch das Last-Dehnungsdiagramm und das Last-Rotationsdiagramm verändere, welch letzteres auf die Schraubenstruktur des Keratinmoleküls zurückzuführen ist, da ferner bei Unterbrechung der Disulfidbrücken die Rotation erlischt, könne die Dehnungserscheinung nur im intrafibrillären Bereich vor sich gehen und nicht im parallelen interfibrillären Bereich.

HIRSCH nimmt mit anderen Autoren den Sitz der elastischen Eigenschaften des Keratins innerhalb der Spindelzellen an. HIRSCH denkt aber an die Möglichkeit, daß sich Intercellulärsubstanz und Intracellulärsubstanz chemisch nicht allzusehr unterscheiden, sondern daß mehr eine modifikationsmäßige Unterscheidung vorliege, in dem Sinne, daß die Rindenschicht zweiphasisch aus kristallinen und amorphen Bereichen mit durchlaufenden Ketten zusammengesetzt wäre. Wir haben schon früher angeführt, daß die Kittsubstanz von einzelnen Untersuchern schwefelreicher als das übrige Keratin befunden wurde.

Man kann sich auch vorstellen, daß die Dehnung einerseits durch Auffaltung der Polypeptidschraube, andererseits durch Zerrung oder Reißen der Querbrücken oder durch beide Vorgänge gleichzeitig zustande kommt. HIRSCH vertritt die Vorstellung einer schraubigen Struktur des Keratingerüstes, die sich bei der Dehnung stufenweise entfaltet und dadurch das Drehmoment auslöst. Dabei gehe eine Verdrillung der ursprünglich parallelen Fibrillen einher, was durch die korkzieherartige Deformation des Haares nach einer Rotationsmessung bewiesen werde.

HIRSCH gibt an, daß zumindest das Gebiet der Mitteldehnung eindeutig durch den Zustand der Disulfidbrücken festgelegt ist. Er führt die Anfangsdehnung mehr auf Quellungs- und Entquellungsvorgänge zurück, während die Enddehnung besonders durch eine Erhöhung des p_H beeinflußt wird.

Unter anderen Autoren sind es vor allem MIZUSHIMA und seine Mitarbeiter, die das Problem der intermolekularen Rotation um die C—C-Bindungen der Polypeptidketten der Keratine studierten. PAULING und BRANSON gebrauchen den Vergleich, daß sich die Schrauben wie ein plissiertes Tuch auflösen. Sie stellen sich dabei die am α-Kohlenstoffatom angreifenden Bindungen senkrecht zur Tuchebene und die Radikale gleichsinnig orientiert vor. Die CO-Gruppen liegen dann auf der einen, die NH-Gruppen auf der anderen Seite. Auch die schon angeführte Vorstellung von CRICK, daß die α-Schraube eine Superschraube sei mit einem Steigungswinkel von 18° und einem Radius von 10,5 Å bei einem axialen Netzabstand von 198 Å, wurde für die Erklärung der Rotationserscheinungen herangezogen.

Wenn wir die Untersuchung der physikalischen Eigenschaften des Haares mit
HIRSCH als Mechanochemie des Haares bezeichnen, so mag es gestattet sein, an
dieser Stelle noch eine besondere Eigenschaft des Haarkeratins zu erwähnen,
nämlich das Ionenaustauschvermögen des Haares, worüber wir wieder FREYTAG
(1956) die grundlegenden Untersuchungen für menschliches Haar verdanken. Wir
können hier auf das Grundprinzip des Ionenaustausches nicht eingehen und ebenso
nicht auf die von FREYTAG benutzte Methodik. Dieser Autor fand nun, daß
natives Haar für Kationen ein geringeres Aufnahmevermögen aufweist als
gebleichtes Haar. Für Anionen gilt das entgegengesetzte Verhalten. Die Ionenaustauschfähigkeit des menschlichen Haares wurde so eindeutig bewiesen und
das Haar erfüllt alle Forderungen, die an einen Ionenaustauscher zu stellen sind,
nämlich Unlöslichkeit und das Vorhandensein von basischen und sauren Gruppen.
Allerdings ist die Ionenaustauschfähigkeit des menschlichen Haares wesentlich
geringer als etwa die der Harzaustauscher. Im übrigen wird bei der Besprechung
der Einwirkung chemischer Agentien auf das Haar durch kosmetische Behandlung
desselben noch auf Änderungen der physikalischen Eigenschaften zurückzukommen sein.

C. Physiologie der Haare
I. Funktion der Haare

Die Entwicklung eines Haarkleides gilt allgemein als ein spezifisches Produkt
der Säuger. Doch soll nicht verschwiegen werden, daß in Abdrücken von Flug-
häuten von Pterodactylen im Solnhofer Jurakalk feinste strichartige Gebilde zu
sehen sind, die von manchen Paläontologen für mögliche Abdrücke von Haaren
gehalten werden. Dafür würden auch indirekte Beweismittel sprechen, z.B. der
zweifellos lebhafte Stoffwechsel dieser Flugsaurier, der bei der notwendigen
Aktivität dieser Tiere erforderlich ist und zur Warmblütigkeit geführt haben
könnte. Warmblütigkeit würde aber auch ein schützendes Haarkleid in den
Bereich des Möglichen rücken. TURNOVSKY weist bei den Therocephaliern aus
dem oberen Perm und dem Trias darauf hin, daß sie wie die heutigen Säugetiere
einen sekundären Gaumen entwickelt haben, was auf Warmblütigkeit schließen
läßt. Das könnte aber auch das Vorhandensein eines Felles wahrscheinlich
machen. Besonders bei der Form Cynognathus (Trias) kommt der Verf. auf Grund
von Analogieschlüssen zu dieser Annahme.

Wir müssen bei der Darstellung der Physiologie des Haarkleides uns im
wesentlichen auf die Verhältnisse beim Menschen beschränken und können Forschungsergebnisse am Tier nur insoweit heranziehen, als sie uns auch Einblick ein
die Physiologie des menschlichen Haarkleides geben.

Jedenfalls kommt dem menschlichen Haarkleid auch *eine mechanische Schutz-*
funktion zu, wenn auch nicht so ausgeprägt, wie dies bei vielen Tieren der Fall ist.
Seinerzeit hat BASLER (1925) eine Übersicht über die Funktionen des menschlichen
Haarkleides gegeben. Die mechanische Schutzfunktion tritt beim Menschen
besonders bei den Wimpern, den Haaren am Naseneingang und im äußeren Gehörgang noch sinnfällig in Erscheinung. Sie dienen vor allem der Abwehr von
Fremdkörpern. Einen gewissen Schutz mögen auch die Haare in den Axillen und
in der Perigenitalgegend in dem Sinne ausüben, daß sie die Reibung und Maceration aufeinander liegender Hautflächen vermindern, wenn man diesen Schutz
auch nicht zu hoch veranschlagen darf.

Bei vielen Tieren hingegen ist die Schutzfunktion des Haarkleides gegen mechanische
Traumen zweifellos sehr wichtig, man denke an Tiere, die in Erdhöhlen leben, an solche, deren
Biotop dichtes, oft dorniges Gestrüpp und Unterholz ist u. ä. m. Bei solchen Tieren zeigt

das Haarkleid oft eine ganz spezifische Anpassung. Auch gegen Verletzungen von seiten ihrer Feinde, ihrer Artgenossen, besonders beim Kampf der Männchen zur Brunstzeit, gegen Bisse und Stiche von Schlangen und Insekten bietet das Haarkleid vieler Tiere einen nicht geringen Schutz. Schließlich sei auf die Schutzfarbe des Haarkleides vieler Tiere verwiesen und den Wechsel der Schutzfarbe des Haarkleides im Winterpelz. Eingehend referiert HERRINGTON über die thermoregulatorische Funktion der Haare bei Tieren.

Die *thermoregulatorische Funktion* des Haarkleides ist beim Menschen praktisch verlorengegangen, vielleicht mit Ausnahme des Kopfhaares, das noch einen Wärmeschutz leistet. McGLONE und BAZETT fanden, daß die Luft über rasierten Hautflächen eine niedere Temperatur habe als die Luft innerhalb des Haarkleides. Welche Bedeutung das Haarkleid für den Energieumsatz hat, zeigten BENEDICT und Fox bei ihren Messungen an haarlosen und normalen Mäusen. Beim Menschen geht der Verlust des Haarkleides phylogenetisch Hand in Hand mit der Entwicklung der ekkrinen Schweißdrüsen und ihrer nervösen und humoralen Kontrolle. Die ekkrinen Schweißdrüsen übernehmen so eine Funktion der Thermoregulation.

Die Vergrößerung der Körperoberfläche durch das Haarkleid fördert die Verdunstung des Schweißes. Bei Tieren fördert es auch die Verdunstung von Wasser nach Durchnässung, bzw. wirkt es als Wasserableiter bei Regen. Es sei hier auf die Untersuchungen von SOKOLOWSKY (1933) über das Haarkleid der Säugetiere in biologischer Beziehung und über das Haarkleid des Menschen in seiner Beziehung zum Menschenaffen (1929) verwiesen. In seiner erstgenannten Arbeit weist der Verf. besonders auf den Einfluß des Wohngebietes, Folgen des Wasseraufenthaltes von Säugern, Zusammenhänge mit Klimazone und auf andere Fragen in der Entwicklung des Haarkleides hin. Bei den Menschenaffen zeigt er die Bedeutung der Verteilung des Haarkleides gemäß der Lebensweise und der klimatischen Faktoren, denen die verschiedenen Menschenaffen ausgesetzt sind, auf und schildert besonders die Rolle des Haarkleides als Regenschutz. Beim Menschen faßt er die Brauen, die langen Bart- und Kopfhaare sowie die Terminalbehaarung vieler Menschenrassen als einen späteren Erwerb auf, dem eine weiter ausgebildete Haarlosigkeit vorausging. Auch hat der Mensch alle Sinneshaare verloren (s. auch SCHIEFFERDECKER).

Zweifellos bildet das Kopfhaar des Menschen auch einen Schutz gegen Ultraviolettbestrahlung. SATO untersuchte die Beziehungen zwischen der Art der Haare und ihrer Durchlässigkeit für Strahlen am Meerschweinchen und Kaninchen. Er fand, daß dünne weiße Haare nicht so stark wie gefärbte Haare UV-Strahlen adsorbieren. Strahlen der Wellenlängen 4047—4078 Å, 3650—3663 Å, 3314 Å und 3126—3145 Å gehen leicht durch Haare hindurch. Auch die Hg-Liniengruppen mit ihrem Schwerpunkt bei 3132 und 2536 Å werden schwächer adsorbiert als die übrigen Bereiche des Ultravioletts.

Die *Sexualfunktion* der Haare ist beim Menschen ebenfalls stark zurückgebildet, doch noch deutlich erkennbar in der Verteilung des menschlichen Haarkleides. Axillar und perigenital fördern die Haare die Verdunstung des apokrinen Schweißes und vermitteln weiter beim Sexualakt taktile Reize.

Auch sonst weist die reiche Versorgung des menschlichen Haarfollikels auf die Bedeutung der Haare als *taktile Organe* hin. Besonders schützen z. B. die Wimpern durch den bei ihrer Berührung ausgelösten Schließreflex der Lider das Auge vor Berührung mit Fremdkörpern, ähnlich zeigen auch die Haare des äußeren Gehörganges und der Nase das Eindringen von Fremdkörpern an und üben somit auch eine taktile Funktion aus. Eine wesentlich bedeutendere Rolle als Tastorgane spielen natürlich die Schnurrhaare der Tiere, die bei manchen von ihnen ausgesprochene Sinnesorgane sind. Beim Menschen wirkt nach GENT das Haar wie ein zweiarmiger Hebel, dessen Drehpunkt in der Hornschicht, dessen längerer

Teil außerhalb und dessen kürzerer Teil in der Haut liegt. Bei der Funktion des Hebels entstehen in der Haut Spannungsveränderungen, die die Nervenfasern aufnehmen. Sollen diese perzipiert werden, so müssen sie allerdings plötzlich einsetzen und einen Mindestdruck von 0,03 RG haben.

Bei niederen Säugern erweist es sich, daß haarlose Rassen (z.B. bei Mäusen, Ratten) biologisch minderwertig sind. Beim Menschen wurde das Haarkleid im Verlauf der Entwicklung so reduziert, daß große Teile der Haut praktisch haarlos sind bzw. daß die noch bestehenden Haare nur mehr rudimentäre Organe sind. Schon bei den anthropoiden Affen beginnt die Rückbildung des Haarkleides an Stellen, wo dieses biologisch nicht mehr notwendig ist. Beim Orang-Utan sind Vorderseite des Körpers und Rücken ziemlich haararm, desgleichen beim Schimpansen Brust und Innenfläche der Gliedmaßen (SOKOLOWSKY, SCHULTZ). Beim Menschen ist die Dichte des Haarkleides beim 6monatigen Fetus ähnlich dem der anthropoiden Affen, während das neugeborene Kind sein Haarkleid ziemlich verloren hat (MEYER-LIERHEIM). Der Grund, warum es beim Menschen zur Rückbildung des Haarkleides kam, ist letztlich unbekannt. Ob, wie SOKOLOWSKY vermutet, die Änderung der Lebensweise des primitiven Menschen (Höhlenwohnung, Erfindung des Feuers, Tierfelle als Kleidung) dazu führte, ob Haarlosigkeit beim Menschen einen positiven Auslesefaktor im Lebenskampf bildete, jedenfalls muß primär eine Mutation vor sich gegangen sein. Nackte Mutanten der verschiedensten Tierrassen sind in zahlreichen Fällen beschrieben und oft bewußt gezüchtet worden. Aber nur der Mensch war fähig, aus eigener Kraft und Einsicht die durch die Haarlosigkeit bedingte Benachteiligung gegenüber den Gefahren des Klimas durch die Erfindung des Feuers und der Kleidung zu überwinden, ja selbst in Zeiten härtester Lebensbedingungen nicht nur durchzuhalten, sondern z.B. schon im Altpaläolithikum bemerkenswerte Kulturen zu schaffen.

II. Haarcyclus

Den Haarcyclus können wir als Periode bezeichnen, da die Bildung eines neuen Haares beginnt, dieses zum neuen Haar heranwächst und als solches eine Zeitlang bestehenbleibt. Sie endigt mit der neuerlichen Bildung eines neuen Haares im gleichen Follikel. Nach CHASE (1954, s. a. 1949a, b) ist das Haarwachstum ein cyclisches Phänomen, das eng mit Struktur und Physiologie der gesamten Haut verbunden ist. Es soll hier noch einmal darauf hingewiesen werden, daß die histologisch-anatomischen Vorgänge der Bildung des Haares und des Haarcyclus hier nicht zur genauen Darstellung gelangen. Es sei diesbezüglich auf die seinerzeitigen Ausführungen von F. PINKUS in diesem Handbuch und auf das Kapitel über Makroskopie und Mikroskopie der Haut in diesem Ergänzungswerk verwiesen. Daher soll an dieser Stelle nur eine kurze Übersicht gegeben werden.

H. PINKUS (1959) hat, gestützt auf die Untersuchungen älterer Autoren, die Frage der Haarentwicklung neu bearbeitet.

Aus dem basalen Zellager differenziert sich der Haarkeim als geringfügige Einstülpung. Danach folgt die Entwicklung hauptsächlich durch mitotische Zellteilung des Haarkeimes selbst. Schon von Beginn an besteht der Haarkomplex aus ektodermalen und mesenchymalen Anteilen, die sich wechselseitig beeinflussen. Man muß also den Haarkeim als fibroepitheliales Gebilde ansehen. Der Haarkanal entsteht vom Haarkeim ausgehend durch Entwicklung nach oben in die Epidermis hinein, er ist nicht ein Teil der Epidermis. Somit besteht beim Erwachsenen der Follikel auch aus einem intraepithelialen Anteil, der an der Hautoberfläche endet („Infundibulum unit") und nicht in der Epidermis. Der fetale Haarfollikel zeigt beim Neger funktionsfähige Melanocyten sowohl in der Matrix als auch in der Matrix der inneren Wurzelscheide und im basalen Lager der äußeren Wurzelscheide. Beim wachsenden Haar überdeckt die innere Wurzelscheide die Spitze des Haares bei seinem Vordringen zur Oberfläche, sie zerfällt dann infolge des Schwindens der Keratinbestandteile des Infundibulums

Die mesodermale Papille des fetalen Haares enthält im Gegensatz zu später keine Blut-capillaren und es ist dies durch stufenweise Färbbarkeit bis zur vollen Entwicklung nachweis-bar. Glykogen wechselt in der Menge in den verschiedenen Segmenten des Follikels. Der früheste Haarkeim verliert schnell sein Glykogen. Ebenso sind Matrix, Haar und innere Wurzelscheide frei von Glykogen, in der äußeren Wurzelscheide aber häuft es sich rasch wieder in den peripheren Zellen als Granula an. Elastische Fasern entwickeln sich in der äußeren Wurzelscheide gleichzeitig mit denen im übrigen Corium. Apokrine Drüsen sind bei der Ent-wicklung des Follikels nur in kleinem Ausmaß beim Kopfhaar nachweisbar.

Ergänzend zu diesen Untersuchungen sind die von KLIGMAN, der besonders den mensch-lichen Haarcyclus unter physiologischen und pathologischen Bedingungen studierte. Auch er beginnt mit der Schilderung des Auftretens des primären epithelialen Keimes des Haar-follikels. Der Vorgang der Einstülpung des Bulbus, die Bildung des typischen Streifens der Epithelzellen, des „Freiwerdens" der Papille, der Verdickung und Faltung der glasigen Membran lassen sich von Phase zu Phase verfolgen. Unter pathologischen Verhältnissen erfolgt der Vorgang ganz ähnlich, nur in überstürzter Form, vorausgesetzt, daß der äußere Anreiz dazu stark genug ist. KLIGMAN lehnt die scharfe Trennung des Bulbus in zwei Teile durch eine „kritische Linie", unter der die Zellelemente nicht mehr klar differenziert sind, wie dies AUBER vertritt, ab. Diese Linie zieht durch den weitesten Teil der Papille. Über ihr erfolgt klar die Differenzierung der Zellelemente in die Zellen des Cortex. KLIGMAN fand auch über dieser Linie noch nicht differenzierte Elemente, doch sind die Melanocyten durch-wegs nur über dieser Linie lokalisiert. Bei der katagenen Phase des voll entwickelten Haares, also dem Rückbildungsprozeß, kommt es im unteren Teil des Bulbus zum Verlust von Zell-material und Verdünnung der Matrix beiderseits der Papille. Die verdünnte epitheliale Scheide weicht nach oben aus und dadurch ist am unteren Teil der Papille an ihrem Isthmus kein Epithel mehr erkennbar. Auch die Melanocyten vermindern sich und die Melaninsynthese setzt aus. Die Melanocyten entdifferenzieren sich bis zum Beginn der nächsten Haarregene-ration. Die Zellelemente schwinden aber nicht völlig, sie entdifferenzieren sich nur, degene-rieren also nicht, geben nur die Keratinbildung auf. Von ihnen, nahmentlich von denen von dem oberen Teil der Matrix stammenden, geht die neue Entwicklung des Epithelstreifens aus, aus dem sich der Follikel regeneriert.

Die Nervenversorgung der Haare ist äußerst mannigfaltig und in den einzelnen Körper-regionen zum Teil verschieden. KADANOFF (1958) unterscheidet dabei zwei Typen. Der erste Typ besteht aus Palisadenendigungen und findet sich vorwiegend an kleinen Terminalhaaren. Bei größeren Haaren an Lippen, am Kinn und an der Stirn, aber auch bei kleineren Haaren an den gleichen Stellen, findet sich vorwiegend der zweite Typ der Nervenendversorgung, nämlich ein Nervenfaserringgeflecht und Palisadenfasern, die von den Ästchen des Ring-geflechtes gebildet werden. Die Palisadenendigungen liegen in der Regel der Glashaut des Haares näher an als die Ringgeflechte der Nervenfasern und etwas höher als die letzteren. Die Palisadenfasern können nach unten umbiegen und mit Elementen der Nervenfaserring-geflechte vergesellschaftet sein. An Cilien, größeren Lippen- und Barthaaren fand KADANOFF Tastscheiben in der äußeren Wurzelscheide und mit Knöpfchen endigende intraepitheliale Fasern. Der Reichtum an nervösen Elementen des Haares hängt weniger von der Größe des Haares als vielmehr von der Empfindlichkeit der betreffenden Hautstellen ab.

Die Ausbreitung des vegetativen Endgeflechtes am Haar war in neuerer Zeit vielfach das Objekt eingehender Studien (JABONERO, JOHN, KNOCHE u. a.). Auch THIES verdanken wir darüber genaue Untersuchungen. Nach ihm handelt es sich immer um ein gleichartig gestaltetes engmaschiges Netzwerk nervöser Plasmastränge, das innerhalb des bindegewebigen Haarbalges gelegen ist und der äußeren Wurzelscheide aufliegt. Daneben finden sich dann noch die dem sensiblen Nervensystem zugehörigen Faserkörbe und Endgeflechte. THIES nimmt wegen des Fehlens spezifischer Cholinesterase im vegetativen Endnetz des Haar-follikels eine adrenergische Innervation an.

Diese kurze Übersicht der nervösen Versorgung des Haarfollikels muß genügen, da hier nicht der Ort ist, sie eingehend zu behandeln. Ergänzend möge noch angeführt werden, daß WINKELMANN morphologische Veränderungen im Endnetz des Haarfollikels während des Haarcyclus nicht feststellen konnte.

ELLIS und MORETTI studierten das Verhalten der Blutgefäße des Harfollikels beim Men-schen während der katagenen Phase des Haarwachstums. Danach ist die Degeneration der Blutgefäße der cutanen Papille eine sekundäre Folge und nicht die primäre Ursache für den Eintritt der katagenen Phase bzw. der Hemmung des Haarwuchses. Sie fanden primäre Ver-änderungen in der bindegewebigen äußeren Wurzelscheide und im Glashäutchen des Follikels und sind der Ansicht, daß diese Schicht mesodermalen Ursprunges ist.

Im Tierversuch läßt sich die Dauer des Haarcyclus auf verschiedene Weisen messen, z. B. durch Einfärben der Haare mit einem dauerhaften Farbstoff (DUR-WARD und RUDALL, KLIGMAN), Verabreichung von 9-Phenyl-5,6-benzoisoalloxazin,

das von neugebildeten Haaren aufgenommen wird (Haddow u. Mitarb.) oder
durch die Beobachtung des Haarwuchses bei gefärbten Tieren, deren neugebildete
Haare stärker pigmentiert sind und durch die Epidermis durchscheinen, bevor sie
auf die Hautoberfläche heraustreten. Gebiete mit neuwachsendem Haar erscheinen
so stärker pigmentiert und können leicht von den blasseren Gebieten unterschieden werden, wenn man die Haare schert.

Durward und Rudall unterscheiden bei den Säugern verschiedene Typen hinsichtlich
des Haarcyclus. Es gibt Tiere, deren Follikel eine ständige Aktivität entfalten, z. B. das
Schaf, das Angora-Kaninchen, doch bei letzterem soll es auch periodenmäßiges Wachstum
geben (Chambers). Weiter gibt es Tiere mit mehr oder weniger gleichzeitiger cyclischer
Aktivität der Haarfollikel. Nähere Untersuchungen darüber stammen für die Maus von
Dry, Wolbach, für die Ratte von Butcher (1934), Dieke (1947) sowie Hellinga und für
das Kaninchen von Schwanitz.

Weitere neue Beiträge über den Cyclus und die Regeneration von Haaren bei
Tieren stammen von Chase und Eaton. Butcher und Rogers (1959) berichten
anläßlich eines Symposions der New Yorker Akademie der Wissenschaften.

Schließlich gibt es noch eine Gruppe von Säugern, bei denen der Haarersatz
diffus bzw. aufs Geratewohl unter den Follikeln verteilt erfolgt. Man findet dann
z. B. in benachbarten Follikeln ganz verschiedene Entwicklungsstadien des Haarwuchses. Forster fand dies bei der Katze und Segall beim Meerschweinchen.
Auch der Mensch gehört in gewissem Sinne in diese Gruppe, doch verläuft hier der
Prozeß wesentlich komplizierter, da der Haarcyclus in den verschiedenen Körperregionen variiert und auch individuelle Unterschiede in der Ausbildung der Länge
der Haare vorliegen. Danforth (1939) beschreibt eingehend sexuelle und individuelle Unterschiede in der regionären Entwicklung der Haare. So gibt es Haare,
die bei allen Individuen annähernd in gleicher Weise gebildet und verteilt sind,
die also durch sexuale Hormone in keiner Weise beeinflußt werden. Sodann gibt
es Haare, die bei beiden Geschlechtern gleich sind, die aber durch die Sexualhormone beeinflußbar sind. Schließlich gibt es Haare, deren volle Entwicklung
normalerweise auf ein Geschlecht beschränkt ist.

In der Darstellung des Gesamtbildes des menschlichen Haarkleides können wir Lochte
(1951) folgen. Das Wollhaar des Neugeborenen hat eine Länge von 10—15 mm, seine basale
Breite beträgt 0,027 mm. Es ist marklos. Es findet sich nur noch in Resten an Schultern,
Oberarm und am oberen Teil des Rückens, denn die Masse ist schon im 7.—8. Schwangerschaftsmonat ausgefallen. Auch die Wimperhaare haben zur Zeit der Geburt schon gewechselt.
Die Wimpern, Augenbrauen und die Haare des äußeren Gehörganges sind beim Neugeborenen
kurz, 1,6—3 mm bzw. 0,6—2 mm. Das Kopfhaar hat bei der Geburt eine durchschnittliche
Länge von 2,37 cm bei Knaben und von 2,59 cm bei Mädchen. Es zeigt noch deutlich lanuginöse Spitzen. Daneben aber sind schon Haare ohne lanuginöse Spitzen vorhanden, mit
4 mm langen Haarspitzen, die einer früheren Haargeneration angehören. In den der Geburt
folgenden Jahren wechselt das Haarkleid ständig. Lochte bezeichnet das Haar an Rumpf
und Gliedern bei Kindern von 4—6 Jahren als Spätlanugo, weil er den Begriff Lanugo nur
für das Haar der Neugeborenen reserviert wissen möchte. In diesem Alter kann das Spät-
lanugohaar an den unteren Extremitäten eine Länge von 12 mm und eine Schaftbreite bis
0,07 mm erreichen. Die Brauenhaare erreichen auch 12 mm Länge und etwa 0,07 mm Breite.
Ohren- und Nasenhaare sind noch lanuginös. Das Kopfhaar enthält noch vereinzelt lanuginöse
Haarspitzen, doch es nähert sich schon seinem Endzustand. Die Schaftbreite von 0,054 mm
wird häufig erst nach 11—16 cm und die Schaftbreite von 0,081 mm nach 24—56 cm Haarlänge erreicht. Rotes Haar kann hingegen schon eine Schaftbreite von 0,1 mm zeigen. Die
Kopfhaarlänge kann bis auf 400 mm Länge anwachsen. Im Alter von 6—10 Jahren erreichen
die Spätlanugohaare des Unterschenkels eine Länge von 16 mm und eine Schaftbreite von
0,1 mm. Die Haare der Augenbrauen haben schon die Länge der der Erwachsenen erhalten,
bei einer Schaftbreite von 0,081 mm. Die Kopfhaare nähern sich der Vollendung nach Länge
und Breite.

Zwischen dem 10.—17. Lebensjahr entwickelt sich eine neue Haarform, das Pubertäts-
haar. Die Pubertätsbehaarung hat eine Länge von 4,5—10,5 mm. Eine wesentliche Dickenzunahme findet nicht statt. Meist sind die Pubertätshaare sowohl beim Schamhaar, Achselhaar als auch Barthaar leicht gekräuselt. Achselhaare können u. U. länger als Schamhaare

werden. Das Barthaar ist in der Regel das stärkste Haar des Körpers. Es kann eine Schaftbreite zwischen 0,013—0,13 mm beim Manne erreichen, doch letzteren Wert nur ausnahmsweise. Das Kopfhaar erhält die endgültige Stärke, die nach erblicher Anlage eine größere oder geringere sein kann. LOCHTE beobachtete als größte Schaftbreite eines Kopfhaares 0,146 mm, beim Nasen- und perianalen Haar sogar 0,16 mm und beim Brusthaar eines alten Mannes 0,18 mm. Das Haarkleid an Rumpf und Gliedern breitet sich beim männlichen Geschlecht weiter aus, besonders in den Jahrzehnten nach der Pubertät. Der Körper des weiblichen Geschlechtes bleibt haarärmer. Das Haarkleid erhält sich in der geschilderten Form etwa bis zum 40.—50. Lebensjahr. Dann zeigen sich an ihm die Alterserscheinungen. Gewöhnlich bleichen die dicksten Kopfhaare zuerst. Anfangs können sie noch ersetzt werden, später bleibt der Ersatz aus, das Kopfhaar erscheint dünner und spärlicher. Jenseits des 76. Lebensjahres kann es gelegentlich wieder Wollhaarcharakter annehmen. Dagegen werden die Haare an Rumpf und Gliedern ab dem 50. Lebensjahr stärker, ja es kann zu einer Hypertrichose beim Manne kommen. Im Klimakterium der Frau kann ein Wachstum der Barthaare einsetzen. Bei Männern findet man oft ein Wachstum der Haare am Tragus und im äußeren Gehörgange, der Haare der Brauen und der des Naseneinganges, so daß man von einem Augenbrauenbart bzw. Ohren- und Nasenbart sprechen kann.

Über Alterseinfluß auf Haarquerschnitt und Haarwachstum machen auch ATKINSON, CORMIA und UNRAU Angaben. Im Alter von einem Jahr variiert der Haarquerschnitt von 0,027—0,009 mm (Durchschnitt 0,004 mm). Bei Menschen über 10 Jahren beträgt er 0,065 mm. Kinder unter dem 1. Lebensjahr haben sehr viel „dünne" Haare, im Querschnitt 0,027 mm oder weniger. Ihr Anteil beträgt im 1. Lebensjahr 77%, im Alter zwischen 11—20 Jahren 2% und er steigt im Alter wieder auf 28% an. Die Quote der ruhenden Haarfollikel liegt in der ersten Lebensdekade zwischen 4—11%, in den nächsten 3 Dekaden zwischen 18 und 22%. Vom 41. Lebensjahr an kommt es wieder zu einem Absinken der Quote.

III. Haarwachstum und die darauf einwirkenden Einflüsse

Der Haarcyclus mit dem Wachsen des Haares ist einer der interessantesten Vorgänge in der Haut und auch von praktischer Wichtigkeit, denn seine Kenntnis ermöglicht eine künstliche Beeinflussung des Haarcyclus und vermeidet irrige Anschauungen über das Haarwachstum und seine Beeinflussung. Man hat vielfach Tierversuche zum Studium der Beeinflussung des Haarwachstums herangezogen, aber man muß sich vergegenwärtigen, daß bei Tieren irgendeine unspezifische Reizung der Haut einen neuen Haarcyclus anbahnen kann. So genügt z.B. bei der Maus ein Ziehen an den Haaren, ohne daß man sie dabei herausreißt, um schon einen neuen Haarcyclus zu provozieren. Versuche mit Herauszupfen der Haare zum Studium des Haarwachstums wurden bei Mäusen, Ratten, Hamstern und anderen Tieren gemacht (BUTCHER 1951, CHASE 1954, CHASE und MONTAGNA, CHASE, RAUCH und SMITH, COLLINS 1918, 1923, DAVID, PARNELL).

Wenn man beim Menschen ein Haar am Anfang des Cyclus völlig entfernt, so verkürzt sich der Rest des Cyclus, aber die folgenden Cyclen verlaufen wieder normal. DANFORTH (1939) fand, daß ein Abbrechen des Haares auch tief innerhalb des Follikels den Cyclus nicht beeinflußt. Gerade dieser Autor hat die verschiedenartigen Perioden jedes Follikels genau untersucht und darauf aufmerksam gemacht, in wie hohem Maße der Cyclus der Follikeltätigkeit der einzelnen Körperregionen auch vom Individuum abhängt. Der gleiche Follikel arbeitet aber in den verschiedenen Lebensaltern ziemlich gleichartig, woraus geschlossen werden kann, daß verschiedene Follikel zur selben Zeit in ungleicher Weise tätig sind.

Die oben erwähnte Verkürzung nach Ausreißen der Haare benützte man therapeutisch insofern, als man den ersten Flaum in Herden von Alopecia areata ausriß, um so schneller einen neuen normalen Haarcyclus zu provozieren (zit. nach FLESCH).

Wir dürfen nicht übersehen, daß eine derartige Reizung eine Hyperämie verursacht und eine bessere Durchblutung der Haut sich auch auf den Haarfollikel auswirkt und auch beim aktiven Haarwachstum zu beobachten ist (Durward und Rudall). So führen auch noch andere Maßnahmen zur Hyperämisierung, wie z.B. eine Massage, die auch einen neuen Haarcyclus auslösen kann. Dies ließ sich auch experimentell an Kaninchen, Katzen und Hunden zeigen (Eaton und Eaton, Flesch, Forster, Linser und Kähler 1928).

Wie oft wird doch diese einfache Tatsache bei der Verschreibung von „haarnährenden" Medikamenten, der Reklame „haarnährender" Haarwasser und Mixturen übersehen, die alle in die Haut „einzureiben" sind. Alle diese „haarernährenden" Mittel, eingeschlossen Cholesterin, ernähren nicht den Follikel, sondern nur ihre Erzeuger. Die tatsächlich vorhandene Wirkung beruht lediglich auf der Hyperämisierung beim Einreiben.

Hingegen haben andere Substanzen, die medikamentös verschrieben werden, von vornherein die Aufgabe einer Irritation, d.h. einer intensiven Hyperämisierung, und nicht die einer „Ernährung" des Follikels. Dazu gehören Substanzen in spirituöser oder Salbenform verschrieben, wie Cignolin, Chrysarobin, Phenol, Crotonöl u.a., und ihre hyperämisierende Wirkung ist auch im Tierversuch belegt (Eichholz, Linser 1926). Zur irritativen Hyperämisierung durch äußere Anwendung dienen auch Benzoesäure, Cantharidentinktur, Essigsäure u.v.a., und auch die lokale Histamininjektion löst diesen Effekt aus (Butcher 1951). Es sei noch schließlich auf die Versuche der Injektion verschiedenster Substanzen in die Haut von Versuchstieren hingewiesen, wie Skatol, Staphylokokkenvaccine, Mistelextrakten (Cerutti, Peck, Hopkins u. Mitarb., Koch) oder der Infektion mit Diphtherie und Pocken (Hale). Auch diese Maßnahmen führen letzten Endes zu einer irritativen Hyperämie, die die Ursache vermehrten Haarwachstums ist.

Diese Hyperämisierung muß intensiv und auch längere Zeit andauernd sein. Ruhende Haarfollikel gehen periodisch, wie dies ja auch Danforth (1939) zeigte, wieder in Tätigkeit über und müssen bei Eintritt dieser Aktivitätsperiode noch von der Hyperämisierung erreicht werden. Man findet, daß sich die Hyperämisierung erst nach einer gewissen Latenzzeit auswirkt, etwa nach 8—12 Tagen, und das ist die Zeit, die der aktivierte Follikel braucht, um das Haar so weit zu entwickeln, daß es die Oberfläche erreicht. Diese Zeit läßt sich durch keine Maßnahme abkürzen. Butcher (1934) zeigte dies sehr schön in seinen Rattenversuchen.

Andererseits konnten während des Haarcyclus interessante Beobachtungen in der Haut gemacht werden. Braun-Falco und Theisen fanden während des Haarwachstumscyclus der Maus den Mucopolysaccharidgehalt im Hautbindegewebe mittels der Hale-PAS-Reaktion im Telogen und Anagen I gering. Er nimmt dann bis zum Anagen V und VI zu, ist noch im Katagen reichlich und wird dann im Telogen wieder gering. Dabei scheint auch der Polymerisationsgrad bis zu den späten Anagenstadien zuzunehmen und die Cutis wird ödematös durchtränkt. Spätere Untersuchungen von Braun-Falco und Frenz ergaben, daß auch der Wassergehalt zum Beginn des Haarwachstumscyclus hoch ist und langsam kontinuierlich bis zum Anagen VI abnimmt, um dann innerhalb der Anagen VI-Periode steil abzufallen auf Werte, die während der frühen Telogenperiode konstant bleiben. Es bestehen also Beziehungen zum Verhalten der mesenchymalen Grundsubstanz, dabei besteht eine Korrelation von Histamin- und Wassergehalt während des Haarwachstumscyclus. Man darf hier wohl auf die Ergebnisse der Untersuchungen von Stern und Misirlija hinweisen, die bei Ratten und Meerschweinchen die Beziehungen des Hauthistamins zum Haarwuchs untersuchten. Histamininjektionen förderten den Haarwuchs und schon physiologisch ist das

Haarwachstum an histaminreichen Hautstellen schneller als an histaminarmen. Die Autoren führen dies auf die bessere Durchblutung durch Histamin zurück.

Auch physikalische Faktoren vermögen bei manchen Tieren einen neuen Haarcyclus auszulösen. Für UV-Licht berichten das bei Kaninchen EICHHOLZ, LINSER (1926), PECK und SAUDECK, für Infrarotlicht CERUTTI und für sichtbares Licht BROWN und HOWARD. BISSONETTE fand auch beim Frettchen durch sichtbares Licht eine Auslösung neuer Haarcyclen. Licht scheint also stimulierend zu wirken.

Der Einfluß von Traumen auf die Entwicklung des Haarkleides ist ebenfalls bekannt. WALLENSTEIN beobachtete nach Setzung von künstlichen Wunden bei Kaninchen und Ratten ein verstärktes Haarwachstum an diesen Stellen. Der Verf. denkt an die dadurch bewirkte bessere Durchblutung als Ursache für die Auslösung des Haarcyclus, schließt aber auch nervöse Einflüsse nicht aus. Außerdem wird die Dichte der Haarbüschel in der Umgebung der Narben an der Flanke der Tiere noch von der verschiedenen Dehnbarkeit der Haut beeinflußt. Über ähnliche Beobachtungen berichteten BLUMENSAAT, LINSER und KÄHLER (1928a) sowie PECK. Auch STRAILE untersuchte die Neubildung der Haarfollikel im Wundbereich der Kaninchenhaut. Die am Wundrand bleibenden Follikel wachsen von der Peripherie auf die Mitte der Wunde zu. Im Bereich von Narben bleibt eine Neubildung von Haarfollikeln aus. Andererseits bewirken eine reduzierte Vascularisation und eine Blutdrucksenkung nach WHITELEY, STONER und THRELFALL eine Abnahme der Zahl der Mitosen im wachsenden Haarfollikel, wie dies diese Autoren in ihren Versuchen im Schock des Kaninchens mit Ischämie der hinteren Extremitäten zeigen konnten. Es ist also einmal durch bessere Blutversorgung mit O_2-reichem Blut eine Anregung des Haarcyclus, zum anderen Mal durch schlechte Blutversorgung mit Anoxämie eine Herabsetzung der Tätigkeit der Haarmatrix zu erreichen. Diese Beobachtungen werden ergänzt durch die Versuchsergebnisse von STRAUSS, KLIGMAN und GREENBERG. Sie erzeugten künstlich eine Gewebsanoxie. Bei regelmäßiger milder Röntgenbestrahlung wurde zur Erzielung einer temporären Epilation eine 2—3mal so große Dosis benötigt wie an der unbehandelten Seite, die einen normalen O_2-Verbrauch hatte. Hingegen wurde festgestellt, daß die Röntgendosis für Erzielung einer Dauerepilation durch O_2-Mangel nicht beeinflußbar war. Die Herabsetzung der Aktivität der Haarmatrixzellen durch O_2-Mangel macht sie gegenüber Röntgenstrahlen weniger empfindlich.

Schließlich sei noch erwähnt, daß auch ein kurzfristiges Einfrieren der Haut den Haarcyclus anregt, auch hier ist die nachfolgende reaktive Hyperämie die auslösende Ursache (SAUDECK).

DAVID machte die interessante Beobachtung, daß eine Hauttransplantation bei haarlosen Ratten und Mäusen das Haarwachstum nicht nur an der operierten Seite, sondern am ganzen Körper stimulierte. Die Ursache dafür ist aber noch nicht klargestellt (GERSHBERG).

Auch ARGYRIS und ARGYRIS fanden eine Stimulation ruhender Haarfollikel während der Hautregeneration bei der Maus. Die Stimulation tritt kombiniert mit einer Epithelhyperplasie auf, die organspezifisch ist.

Beim *Menschen* ist infolge der zufälligen Verteilung von ruhenden und wachsenden Haarfollikeln unter physiologischen Variationen der Zeitdauer der Ruhe- und Wachstumsperioden die Beurteilung aller zur Hyperämie führenden Maßnahmen unsicher und sehr schwierig.

Es erhebt sich nun die Frage, durch welche Faktoren die Ruhe- und Wachstumsperioden der Haarfollikel gesteuert werden. Man hat durch vielfache Tierversuche zu klären versucht, ob und welche hormonalen Einflüsse dabei eine

Rolle spielen. Man fand beim Kaninchen einen Zusammenhang zwischen dem regelmäßigen frühjährlichen Haarausfall und der Involution der Corpora lutea. Auch bei anderen Tieren, bei der Maus, der Ratte und dem Frettchen bestehen Beziehungen zwischen Tätigkeit der Ovarien und dem Haarcyclus (Bissonette, Hale, Gibbs, Butcher 1951). Trächtigkeit verlängert beim Meerschweinchen die Ruheperiode des Haarfollikels, es findet sich ein hoher Prozentsatz ruhender Follikel und gelegentlich auch Haarausfall (Dawson 1930a und 1933). Andererseits aber ist bei vielen anderen Tieren kein direkter Zusammenhang zwischen der Ovarialfunktion und dem Haarcyclus nachzuweisen, wie die Kastration von Ratten, Katzen, Hunden, Pferden und Rindern ergab, und man dachte daher an eine übergeordnete Steuerung durch die Hypophyse (Butcher 1959, Dieke 1948, Freud 1934). Dieser dürfte in der Tat eine bedeutende Rolle bei der Steuerung der cyclischen Aktivität der Haarfollikel zukommen und Bissonette fand beim Frettchen nach Hypophysektomie einen Stillstand des Haarcyclus. Dieser Autor wies auch nach, daß beim Frettchen die Hypophyse durch Sonnenlicht auf dem Weg über den Nervus opticus stimuliert werden könne, da nach Schädigung des Sehnerven der gleiche hemmende Effekt auf den Haarcyclus eintrat, wie nach Hypophysektomie. Aber auch für die Funktion der Hypophyse gilt, daß ihre Bedeutung nicht für alle Tiere die gleiche ist (Freud 1934, Snow und Whitehead).

Diese Versuchsergebnisse führen Butcher, Flesch u.a. zu der Annahme, daß die cyclische Aktivität der Haarfollikel wohl durch Hormone modifiziert werden könne, aber der eigentliche Grund für ihre cyclische Aktivität in den Follikeln selbst zu suchen sei.

Beim Menschen ist die Untersuchung des Haarcyclus wesentlich schwieriger. Man kann zwar einfach das Wachstum einzelner Haare messen und so auf die Lebensspanne eines Haares schließen, doch ist die Methode ungenau. Es läßt sich wohl daraus ablesen, daß lange Haare eine längere Lebensdauer haben als z.B. kurze Lanugohaare. Genaue Messungen erhält man, wenn man einzelne Follikel durch Tatauierung kennzeichnet und nun regelmäßige Messungen dieser gekennzeichneten Haare durchführt. Diese langwierige Methode wurde von vielen Autoren gewählt. Die Haare verschiedener Körperregionen haben einen sehr verschieden langen Cyclus. Wir dürfen hier für die alten Untersuchungen auf die Ausführung von Pinkus in der ersten Ausgabe dieses Handbuches hinweisen. Von neueren Untersuchungen seien die von Danforth (1939) erwähnt, der genaue Messungen an verschiedenen Haarfollikeln unter besonderer Berücksichtigung des Längenwachstums des Haares an aufeinanderfolgenden Tagen anstellte. Auch Pinkus (1959) hat in neueren Untersuchungen wieder den Haarcyclus studiert und vor allem auch dazu Stellung genommen, ob ein saisonmäßiger Haarausfall zu beobachten sei. Er verneint das und fand, daß eher der Haarausfall an allen Teilen des Körpers mehr oder weniger gleichmäßig durch das ganze Jahr verteilt sei. Es wurde schon erwähnt, daß Danforth fand, daß die verschiedenen Follikel zur selben Zeit in ganz ungleicher Weise aktiv sind, also sich die Verhältnisse beim Menschen sehr von denen bei Tieren unterscheiden. Beim Menschen selbst sind wieder die Unterschiede in den einzelnen Körperregionen sehr große. Trotter (1924, 1932) fand z.B. bei seinen Untersuchungen des Lebenscyclus von Haaren verschiedener Körperregionen, daß die Augenbrauen, die Haare des äußeren Gehörganges und die Haare am Handrücken eine ein bis eineinhalbmal so lange Ruheperiode als Wachstumsperiode haben. Bezüglich des unterschiedlich schnellen Wachstums der Haare in den Winter- und Sommermonaten hat Pinkus in seinem seinerzeitigen Handbuchartikel genaue Angaben gemacht, und er konnte diese Befunde in neueren Untersuchungen bestätigen (z.B. fand er bei Brusthaaren im

Sommer eine Länge von 45 mm und im Winter von 38 mm). Neue und alte Haare können nebeneinander in den gleichen Follikeln eine Zeitlang vorkommen, gewöhnlich wird aber das alte Haar beim Erscheinen des neuen Haares abgestoßen (TROTTER).

Äußerst genaue Messungen der Haare sowohl in den verschiedensten Lebensaltern von der Geburt bis zum Greisenalter, der Unterschiede der Haare bei den Geschlechtern als auch von Haaren der verschiedensten Körperregionen von Mann und Frau liegen von LOCHTE (1951) vor. Dieses umfangreiche Werk, in dem auch die verschiedensten physiologischen Einflüsse auf das Haar eingehend behandelt werden, kann hier nicht referiert werden. Wir werden aber noch mehrfach auf dieses Werk zurückkommen müssen. Messungen über das Ausmaß des Haarwachstums, das durchschnittlich etwa 0,1—0,4 mm pro Tag beträgt, liegen auch aus der neueren Literatur vor. Dabei zeigt es sich, daß es große regionale Unterschiede gibt.

PINKUS (1958) ging davon aus, daß beim täglichen Kämmen durchschnittlich 70, höchstens 200 Haare ausgekämmt werden. Bei 70 Haaren würden so im Verlauf eines Jahres 25550 Haare verloren gehen. Die Anzahl der Kopfhaare eines erwachsenen Menschen wird auf 100000—120000 geschätzt, bei Rothaarigen auf 80000. Im Durchschnitt würden also in 4 Jahren 100000 Haare regeneriert worden sein, d. h. jedes vierte Jahr wäre eine neue Kopfbehaarung entstanden. LOCHTE weist nun darauf hin, daß ein Haar 12 cm im Jahr wächst, so daß es daher mit einer Länge von 48 cm ausfallen müßte. Es gibt aber viel längere Haare und diese müssen demnach eine längere Lebensdauer haben. FARBER und LOBITZ geben nun folgende Regenerationszeiten für Haare an: Kopfhaar 129 Tage, Achselhaare 123 Tage, Haare an den Oberschenkeln 121 Tage, in der Umgebung des Ohres 117 Tage, Barthaare am Kinn 92 Tage und Augenbrauenhaare 64 Tage.

Besonders hinsichtlich der später zu besprechenden Alopecien erscheint es wichtig, einen Maßstab für den normalen täglichen Haarverlust zu haben. Zweifellos ist dieser nun von Alter, Geschlecht und anderen uns noch unbekannten Umständen abhängig. Für die älteren Untersuchungen wurden die Ergebnisse von LOCHTE genannt. Jedoch hat sich in neuester Zeit KLIGMAN in einer beachtenswerten Arbeit mit diesem Problem befaßt. Er weist darauf hin, daß man, um eine theoretische Grundlage zur Berechnung haben zu können, die Anzahl der Haare, ihre endgültige Länge (abhängig vom Alter) und die tägliche Wachstumsgröße kennen muß. Nur der letztere Wert ist mit einiger Sicherheit bekannt und beträgt um 0,35 mm. Nimmt man 100000 Kopfhaare an, eine Anzahl, die bei blonden Menschen beträchtlich höher sein kann, so ist damit eine runde Größe für eine mathematische Auswertung gegeben. Die Länge eines ausgereiften Kopfhaares wird von den Autoren sehr verschieden angegeben, nach SAVILL rund 56—71 cm durchschnittlich, nach PINKUS rund 25,4—82 cm durchschnittlich und ganz ausnahmsweise bis 156 cm. Außerdem variiert die Haarlänge beträchtlich am gleichen Kopf und ebenso sind Alter und Rasse von großem Einfluß. Die Dauer des anagenen Stadiums kann man berechnen, indem man die Endlänge des Haares, ausgedrückt in Millimeter, durch die Größe des täglichen Zuwachses dividiert. PINKUS berechnete so die Lebensdauer eines Haares zwischen 2—6 Jahren, im Durchschnitt 3 Jahre (rund 1000 Tage). Nimmt man an, daß diese reichlich geschätzten Werte eine gewisse Realität besitzen, erhält man die theoretische Größe des täglichen Haarverlustes dadurch, daß man die durchschnittliche Zahl der Kopfhaare durch die durchschnittliche Lebensdauer derselben in Tagen ausgedrückt dividiert, also z.B.

$$\frac{100\,000}{1\,000} = 100.$$

Schätzt man die Zahl der Kopfhaare auf rund 40000, so ist nach PINKUS der durchschnittliche tägliche Haarverlust 40 Haare. KLIGMAN fordert nun mit Recht eine gewisse Standardisierung der Methode, will man bei einer Gruppe von Personen den täglichen durchschnittlichen Haarverlust bestimmen; denn Dauer des Bürstens, Stärke des Bürstens, Art des Kammes bzw. der Bürste, Masse der Haare, Waschgewohnheiten u. a. m. sind zweifellos von Einfluß auf die Zahl der ausgefallenen Haare. Er ließ nun bei 30 gesunden weißen Frauen im Alter von 19—50 Jahren in 3—5 aufeinanderfolgenden Tagen in gleicher Art und Dauer kämmen und bürsten. Die Haare durften während dieser Zeit nicht gewaschen werden, noch durften andere Manipulationen damit vorgenommen werden. Jedes Haar wurde als Kolbenhaar gezählt, obwohl zweifellos einige abgebrochene anagene Haare dabei waren. Hier sei in der Tabelle 6 aus der Arbeit von Kligman das Ergebnis angeführt.

Tabelle 6. *Daily telogen loss (white adult women)*

Subject	1st Day	2nd Day	3rd Day	4th Day	5th Day	Daily Average
1	60	64	14	28	29	39
2	68	42	44	29	—	46
3	41	32	63	—	—	45
4	69	45	66	81	—	65
5	106	134	92	80	—	103
6	28	49	35	31	42	37
7	37	16	52	25	40	34
8	38	23	32	18	—	28
9	116	58	59	145	—	95
10	11	20	14	8	3	11
11	22	28	13	10	24	19
12	15	8	13	15	22	15
13	61	37	58	55	—	50
14	70	46	53	64	83	63
15	37	30	41	22	—	33
16	142	95	98	103	—	109
17	31	18	50	26	25	30
18	40	26	42	51	16	35
19	23	26	11	19	28	21
20	46	55	40	14	29	37
21	60	41	52	—	—	51
22	52	67	43	86	72	64
23	19	33	12	25	—	22
24	11	46	40	21	—	30
25	45	32	48	—	—	42
26	14	25	9	6	—	14
27	11	38	37	31	—	29
28	98	55	90	82	—	81
29	70	161	142	78	—	113
30	75	60	65	41	—	60

Average 47

Der tägliche Haarverlust schwankte in der Versuchszeit bei jeder Versuchsperson beträchtlich, der tägliche durchschnittliche Haarverlust der ganzen Versuchsgruppe betrug 47 Haare, also etwa die Hälfte der Zahl der oben angeführten theoretischen Berechnung. Der gleiche Versuch wurde auch bei 24 gesunden weißen Männern im Alter von 21—42 Jahren gemacht. Das Bürsten erfolgte mit der gleichen Bürste durch 1 min täglich. Auch hier seien in der Tabelle 7 die Werte aus der Arbeit von Kligman angeführt.

Der durchschnittliche tägliche Haarverlust der gesamten Versuchsgruppe betrug hier 44 Haare. Ein weiterer Versuch galt der Feststellung des Einflusses der Dauer des Bürstens auf den täglichen Haarverlust. Die Haare wurden nach jeder Minute Bürstens bei 8 gesunden erwachsenen Männern gezählt. Nach 7—10maligem einminutigem Bürsten erst war die Zahl der erhaltenen Haare einigermaßen bei niedrigen Werten konstant. Diese erhaltenen Werte bedürfen natürlich der Nachprüfung und gelten sicher nicht für alle Rassen. Aber man könnte daraus doch schließen, daß für Menschen weißhäutiger Rassen ein täglicher Verlust von mehr als 100 Haaren abnormal ist.

Die älteren Angaben über das tägliche Wachstum der Kopfhaare, wie z. B. von Fuhs (1920), Trotte (1932) u. a., sind bereits bei Pinkus referiert. Neue Messungen stammen vor allem von Myers und Hamilton. Sie fanden beim Kopfhaar des Erwachsenen ein tägliches Wachstum von durchschnittlich 0,35 mm, beim Kinnhaar 0,38 mm, beim Achselhaar 0,30 mm. Das Haarwachstum an anderen Körperpartien ist geringer, etwa 0,20 mm pro Tag. Die Augenbrauen wachsen täglich gar nur um 0,16 mm.

Bei der Untersuchung auf Differenzen des Wachstums des Haares bei Männern und Frauen kamen die gleichen Autoren zu folgenden Ergebnissen: Das Kopfhaar der Frauen wächst etwas schneller als das der Männer, nämlich 0,34—0,36 mm pro Tag gegen 0,31—0,34 mm bei Männern. Umgekehrt wächst das Haar der Axillen bei Männern schneller, 0,31—0,33 mm gegen 0,29—0,30 mm bei Frauen pro Tag. Die Verff. nehmen an, daß sich hier der Einfluß der Gonaden auf das Wachstum der Haare dieser Region bemerkbar macht. Das tägliche Wachstum der Augenbrauen ist bei beiden Geschlechtern gleich (0,15—0,16 mm pro Tag).

Ähnliche Daten gaben FARBER und LOBITZ an: Kinnhaar 0,38 mm täglich, Kopfhaar 0,35 mm täglich, Achselhaar 0,3 mm täglich, Augenbrauen 0,16 mm täglich.

Die jahreszeitlichen Schwankungen der Geschwindigkeit des Haarwachstums wurde früher ebenfalls schon untersucht (z. B. von FUHS). Nach TROTTER besteht jedoch kein Einfluß der täglichen Temperatur auf das Haarwachstum. EATON und EATON fanden jedoch bei Berechnung des Durchschnittes der monatlichen Temperaturen eine deutliche Korrelation zum durchschnittlichen monatlichen Haarwachstum, und zwar eine Zunahme desselben in den Sommermonaten. Aus dieser Arbeit sei die Tabelle 8 angeführt.

Ein Einfluß des Alters auf die Geschwindigkeit des Haarwachstums fand E. VOIT insofern, da nach seinen Untersuchungen zwischen den 15. bis 30. Lebensjahren die Wachstumsgeschwindigkeit am größten ist und zwischen den 50. bis 60. Lebensjahren deutlich abnimmt. MYERS und HAMILTON fanden das schnellste Wachstum der Axillenhaare zwischen 21 und 30 Jahren und einen Rückgang desselben in höherem Alter, während das Barthaar zwar auch zwischen dem 21. bis 30. Lebensjahr am schnellsten wächst, jedoch nach diesem Alter zwar etwas von seiner Wachstumsgeschwindigkeit einbüßt, aber dann diese bis ins Greisenalter konstant beibehält. Nach den letztgenannten Autoren nimmt die Wachstumsgeschwindigkeit der Haare am Oberschenkel in den ersten 5 Lebensdekaden langsam zu, um dann nachher abzufallen. Die Augenbrauen behalten während des ganzen Lebens ihre gleiche Wachstumsgeschwindigkeit. HAMILTON (1942) fand bei normalen Personen, daß das Wachstum der Achselhaare im wesentlichen von der inneren Sekretion abhängt. So wurden bei 70 Eunuchen sehr niedrige Werte gefunden. Genaue Messungen der Terminalbehaarung bei Menschen in den Altersgruppen von 60—70, 70—80 und 80—90 Jahren nahm SILVESTRI vor, wobei er nicht nur Dichte und Verteilung, Längen- und Dickenwachstum, sondern auch Dehnbarkeit und Torsionsfestigkeit sowie chemische Zusammensetzung im Vergleich mit den Haaren jugendlicher Personen untersuchte.

Tabelle 7. *Daily telogen loss (white adult men)*

Subject	1st Day	2nd Day	3rd Day	4th Day	5th Day	Daily Average
1	39	23	54	26	37	36
2	109	54	86	82	41	75
3	16	18	20	21	13	18
4	72	54	115	66	56	73
5	33	51	101	41	34	52
6	43	21	32	11	9	26
7	45	40	62	51	55	50
8	18	6	21	30	11	17
9	39	46	59	19	17	36
10	47	40	52	—	61	50
11	62	54	78	39	80	63
12	81	47	80	71	83	72
13	55	42	40	51	50	48
14	60	51	73	91	27	60
15	30	36	14	37	22	28
16	11	7	18	25	15	15
17	43	40	31	54	46	43
18	26	21	32	46	18	29
19	77	60	41	63	54	59
20	42	40	29	12	52	35
21	55	61	52	63	46	55
22	60	37	61	48	37	49
23	36	46	30	37	29	36
24	27	40	36	31	53	37

Average 44

Fuchs beobachtete die Wachstumsgeschwindigkeit der Haare im Hinblick auf Tag- und Nachtschwankungen. Er fand bei Schläfenhaaren eine größere Wachstumsgeschwindigkeit am Tag (48,4 μ gegen 6,2—11,0 μ in der Nacht). Doch auch am Tage schwankte die Wachstumsgeschwindigkeit je nach der Stunde zwischen 11—55 μ pro Stunde.

Piredda stellte bei 20 Frauen darüber Untersuchungen an, ob die Schwangerschaft die Haardicke beeinflusse. Er konnte in der Regel keinen Einfluß der Schwangerschaft auf die Haardicke feststellen, nur in vereinzelten Fällen trat eine wahrnehmbare Verdickung am Beginn der Schwangerschaft ein. Die Untersuchungen von Hirsch über den Einfluß der Schwangerschaft auf das Haar betreffen vor allem die Ermittlung eines Schädigungsfaktors, der eine Strukturveränderung der Keratinmoleküle anzeigen könnte. Man kennt ja auch die klinische Beobachtung,- daß in der Schwangerschaft vermehrtes Haarwachstum und manchmal eine Dunklerfärbung der Haare eintritt. Mit Hilfe physikalischer Meßmethoden fand Hirsch bei Trocken- und Naßmessungen der Haare, daß vom 8. Schwangerschaftsmonat an der Schädigungsfaktor eine Erhöhung erfährt. Messungen der Schwankungen der Dicke von Scham- und Achselhaaren bei Frauen stammen aus neuerer Zeit noch von Rubbini (1955a), solche der Dicke der Kopfhaare von Pucinelli. Er fand besonders auffällige Schwankungen der Dicke nach der Pubertät bei dysmenorrhoischen Frauen.

Lynfield fand als durchschnittlichen Hundertsatz der Haare in der anagenen Phase 85. Während der Gravidität war er deutlich erhöht und nach der Entbindung wesentlich niedriger. Es nimmt also während der Schwangerschaft der physiologische Haarausfall ab und nach der Entbindung zu. Die Änderung der Dauer der anagenen Phase bzw. telogenen Phase in der Schwangerschaft und nach der Entbindung hängt scheinbar von der Änderung der Hormonkonstellation ab.

Tabelle 8. *Saisonmäßige Variation des täglichen Haarwachstums des Bartes* (Nach Eaton und Eaton)

Monat	Mittel der Temperatur (in Fahrenheit)	Gemessenes tägliches durchschnittliches Haarwachstum in mm
Januar .	58	0,305
Februar .	54	0,368
März . .	61	0,404
April . .	70	0,458
Mai . . .	74	0,464
Juni . . .	81	0,516
Juli . . .	83	0,533
August .	82	0,538
September	79	0,545
Oktober .	73	0,533
November	64	0,495
Dezember	60	0,375

Allgemein begegnet man auch heute noch der Ansicht, daß Rasieren und Schneiden der Haare deren Wachstumsgeschwindigkeit erhöhe, obwohl diese Ansicht durch eingehende Untersuchungen schon lange wenigstens in dieser Verallgemeinerung als irrig erwiesen ist (s. Pinkus). So haben z.B. Fuhs (1920) und Trotter (1928) beweisen können, daß das tägliche Rasieren keinen Einfluß auf die Geschwindigkeit des Wachstums der Barthaare hat. Vielleicht wird dadurch der Haarquerschnitt etwas vergrößert. Seymor konnte allerdings bei in kurzen Zeitabständen durchgeführten Messungen zeigen, daß in den ersten Stunden nach dem Rasieren die Haare etwas schneller wuchsen; es ist fraglich, ob dies durch vorübergehende Hyperämie durch das Rasieren bedingt ist, doch wird damit nicht das gesamte durchschnittliche Längenwachstum des Haares pro Tag beeinflußt, d.h. dieses bleibt gleich mit oder ohne Rasieren. Vielleicht bildet das Rasieren ein starkes mechanisches Stimulans, das zu einer anfänglichen Verstärkung des Wachstums führt, das nachher wieder durch langsameres Wachstum kompensiert wird, so daß das durchschnittliche Längenwachstum der Barthaare pro Tag unverändert bleibt (Fuchs). Auch Lochte (1951) scheint dieser Auffassung zuzuneigen.

Es muß hier noch einmal darauf hingewiesen werden, daß es beim Menschen kaum gelingt, durch chemische und mechanische Irritation ruhende Haarfollikel zu aktivieren. Fehlerhafte Beobachtungen darüber beim Menschen oder kritiklose Übertragung der Ergebnisse der Tierversuche, wo, wie bereits ausgeführt wurde, ganz andere Verhältnisse vorliegen, haben selbst immer wieder in ärztlichen Kreisen zu sinnlosen therapeutischen Maßnahmen geführt. FUCHS fand, daß eine Reizung des Follikels mit schwachen Induktionsströmen das Haarwachstum hemmt. Eine Reizung mit stärkeren faradischen Strömen es aber beschleunigt. Auch eine mechanische Reizung beschleunigt das Haarwachstum, aber dieses wird wieder ausgeglichen, so daß das Gesamtwachstum pro Tag, wie schon erwähnt, unverändert bleibt. Aber es darf nicht übersehen werden, daß diese Beeinflussungen immer nur den aktiven Follikel, nie den ruhenden Follikel betreffen.

Hingegen scheinen lange andauernde chronische Reize auf das Haarwachstum beim Menschen fördernd einwirken zu können. Es ist seit langem bekannt, daß an Hautstellen, auf die immer wieder Druck und Reibung einwirken, z.B. bei Lastenträgern an den Schultern, die Haare dicker und länger wachsen. Über die Entstehung lokaler Hypertrichosen durch lang einwirkende mechanische und chemische Reize berichteten RESSMANN und BUTTERWORTH, DEBIDOUR-MONRAD und LASSNER, BECKER sowie HOFF (1950). An Stellen abgeheilter alter Psoriasisherde beobachtete KOGOJ die Entwicklung einer Hypertrichose. Die ältere Literatur über derartige Beobachtungen findet sich bei GALEWSKI in der ersten Ausgabe dieses Handbuches. Wir werden auf weitere derartige Beobachtungen noch bei der Besprechung der Hypertrichosen zurückkommen.

Derartige Beobachtungen sind also wohl bezeugt, doch es fehlen alle systematischen Untersuchungen darüber, wie lang und intensiv derartige Irritationen einwirken müssen, um zu einem derartigen Wachstumseffekt der Haare zu führen. Jedenfalls führen alle nur kurz und vorübergehend einwirkenden mechanischen und chemischen Reize nicht zu einer Förderung des Wachstums, und kann man diese erzielen, wie z.B. in oben erwähnten Versuchen von FUCHS, so wird diese Wachstumssteigerung nach Aufhören des Reizes schnell wieder kompensiert und es erwächst daraus kein Dauereffekt. Es sei in dieser Hinsicht auf die negativen Versuchsergebnisse von FUHS (1920) über die Erzielung größerer Haarlänge durch Reiben, Pinselung mit Jodtinktur bis zur Dermatitis, mit Sol. Vleminckx und UV-Lichtbestrahlung hingewiesen. Auch FASAL (1932) kam zu negativen Ergebnissen.

So können wir wohl die klinischen Beobachtungen registrieren, daß lange wirkende chronische Reize mit Hyperämie das Haarwachstum beschleunigen und verstärken, ohne daß wir bis heute für diese Erscheinung eine befriedigende Erklärung abgeben können. Diese Verstärkung und Beschleunigung des Haarwachstums tritt ja auch nur in Einzelfällen ein, durchaus nicht bei allen Personen, die derartigen Reizen beruflich oder durch Erkrankungen der Haut ausgesetzt sind. Es scheint also auch ein individueller Faktor dabei mitzuspielen. Jedenfalls führen kurze hyperämisierende Reize, welcher Natur sie immer sind, mechanisch oder chemisch, nicht zu diesem Effekt und dadurch sind sie auch therapeutisch bei den verschiedenen Formen von Alopecie unbefriedigend.

IV. Der Haarwechsel bei Altersstufen

Seit der glänzenden Darstellung von PINKUS im Jadassohnschen Handbuch, auf die wir bezüglich der älteren Literatur verweisen müssen, hat vor allem LOCHTE (1951) genaue Messungen über die Veränderung der Haare in den einzelnen Altersstufen durchgeführt. Der Wechsel der fetalen Primärhaare beginnt schon während des uterinen Lebens etwa im 8. oder 9. Schwangerschaftsmonat und dauert bis zum 6. Lebensmonat nach der Geburt. Bei diesem Wechsel wird das

Primärhaar durch das Sekundärhaar ersetzt (J. Becker). Nach Schranz liefert die Untersuchung der Lanugohaare verläßliche Daten in bezug auf die Reife des Neugeborenen, da die Markbildung sich nur in den ersten Monaten nach der Geburt entwickelt. Lochte (1938b) fand nun bei den Messungen des Haares von Neugeborenen im Vergleich mit Haaren von 12 Monate alten Säuglingen, daß das Kopfhaar in dieser Zeit breiter und länger geworden war. Er betont aber, daß für die Länge des Haares nicht das Lebensalter des Kindes entscheidend sei, sondern der Beginn des Haarwachstums in der fetalen und postfetalen Zeit. So berichtet Čajkovac über ein Neugeborenes mit 3—4 cm langen Haaren, das nicht die Merkmale des Lanugohaares zeigte. Der Haarwechsel war in diesem Fall schon einige Monate vor der Geburt eingetreten. Lochte beschreibt genau die Veränderungen der Breite, der Länge und der Haarspitzen im Verlauf der ersten 5 Lebensjahre und anschließend bis in die Zeit nach der Pubertät. Das Kopfhaar unterliegt nach Lochte nachweislich nicht dem Einfluß der Pubertät, sondern in ihm kommt der Einfluß der Erblichkeit deutlich zum Ausdruck. Man kann dies bereits an dicken Kopfhaaren der Kinder im 1.—5. Lebensjahr erkennen. Allerdings müßten, um auch geringe Einflüsse der Pubertät erkennen zu können, Kopfhaare von Kastraten gemessen werden. Es sei hier noch auf die vorhergehende Besprechung der Untersuchungen Lochtes (1938b, 1951) verwiesen.

In seltenen Fällen auf hereditärer Grundlage findet der Austausch des Primärhaares mit dem späteren Haar nicht statt, so daß dann auch die folgenden Haargenerationen die originale Form und Verteilung der Primärhaare zeigen. Es sind das die Menschen, die man als Haar- bzw. Hundemenschen bezeichnet, für die F. Pinkus Beispiele bringt. Manchmal gehen damit auch andere Anomalien, z.B. in der Zahnentwicklung, einher. Die häufigsten gebrauchten Bezeichnungen für diesen Zustand sind Hypertrichosis primaria, Hypertrichosis lanuginosa oder Trichostasis lanuginosa (Pinkus).

Bei Tieren findet sich das Erhaltenbleiben der Form und Verteilung der Primärhaare auf dem Boden einer erblichen Anlage bei den sog. „Angora"-Rassen. Es ist daher interessant, daß in der menschlichen Pathologie bisher nur ein Fall von erworbener, nicht hereditärer Hypertrichosis lanuginosa im Gesicht, auf Nacken, Schultern und Armen von Lyell und Whittler beschrieben wurde, und zwar bei einer Frau mit metastatischen Carcinomen.

Die weitere Entwicklung des Sekundärhaares des Kindes, das Erscheinen der gröberen Lanugohaare an Stelle der feinen des Säuglings an Teilen der Extremitäten und des Stammes vor der Pubertät, die Entwicklung der Brauen und Wimpern, die des Zwischenhaarkleides der frühen Pubertätsjahre und schließlich die endgültige Umwandlung des Haarkleides zum Terminalhaar während und nach der Pubertät brauchen hier im Hinblick auf die Darstellung von Pinkus nicht noch einmal geschildert zu werden. Von neueren Arbeiten sei auf die von Danforth (1939) verwiesen und bezüglich der Veränderung der Maße der Haare (Durchmesser, Länge, Spitzenmaße usw.), der verschiedenen Haare all dieser Entwicklungsperioden des menschlichen Haarkleides wieder auf Lochte (1951). Die in der Terminalbehaarung auftretenden Haare der Genital- und Axillenregion, die Haare des Naseneinganges und des äußeren Gehörganges und schließlich die Entwicklung des Bartes unterliegen dem Einfluß der Sexualdrüsen.

Auch auf die Untersuchungen von Reynolds über die Art der jugendlichen Körperbehaarung bei Menschen sei hier verwiesen.

Im Laufe der Entwicklung der verschiedenen Haare kommt es aber auch zu Veränderungen der Morphologie und z.T. auch der chemischen Zusammensetzung des Keratins der Haare. Hierüber liegen neuere Arbeiten vor und auf dem morphologischen Sektor muß vor allem auf die Untersuchungen von TROTTER und DUGGINS eingegangen werden.

Sie führten einen Haarindex ein und sie erhalten ihn durch Teilung des kleinsten Durchmessers des Querschnittes eines Haares durch seinen größten Durchmesser und Multiplikation der erhaltenen Zahl mit 100. Je mehr der Haarquerschnitt sich der Kreisform nähert, um so höher ist der Index. Ein niedriger Index bedeutete einen ovalen Querschnitt. Die Autoren fanden nun, daß in den zwei ersten Lebensjahren die Form der Kopfhaare von einem fast runden Querschnitt sich zu einem mehr ovalen Querschnitt umwandelt. Dies gilt natürlich für das Haar von Kindern weißer Rassen. Die Fläche des Querschnittes der Haare vergrößert sich während der ersten 3—4 Lebensjahre schnell und gleichmäßig, d.h. die Dicke der Haare nimmt zu. Diese Ergebnisse stimmen mit den Messungen von LOCHTE überein. Während der folgenden 6 Lebensjahre geht diese Zunahme langsamer vor sich, das Haar vergrößert sich langsam, wird gleichförmiger und grober. Die Autoren führten ihre Untersuchungen bis zum 14. Lebensjahr ihrer Probanden durch.

Die Medulla des Haares ist bei der Geburt und in den ersten 2 Lebensmonaten selten entwickelt, erst gegen das Ende des ersten Lebensjahres wird sie bei etwa der Hälfte der Haare beobachtet (s. SCHRANZ). Im Alter von 2 Jahren zeigen etwa 23% der Kopfhaare (untersucht wurden vor allem Scheitelhaare) eine Medulla, also es kommt wieder zu einer Abnahme der Medullation. Dann kommt es wieder zu einem gradweisen Ansteigen der Medullation der Kopfhaare bis zum Ende des 5. Lebensjahres. Nach dieser Zeit lassen sich keine besonderen Einzelheiten der Medullation der Kopfhaare mehr aufzeigen.

Mit dem zunehmenden Alter kommt es auch zur Vergröberung der Haare am übrigen Körper, d.h. ihr Durchmesser wächst an, ohne daß dabei äußere Einflüsse eine Rolle spielten. Es ist dies ein physiologischer Vorgang. WINTER zeigte durch seine Untersuchungen, daß auch die Volksmeinung, daß ein stärkeres Rasieren des Frauenbartes diesen verstärke, irrig ist. Dies gilt auch für andere Haare. LOCHTE (1951) fand bei seinen Messungen an Haaren von Greisen, daß die Kopfhaarspitzen wieder die Maße derselben bei einem Neugeborenen annehmen können. Er sagt, daß Werden und Vergehen des menschlichen Kopfhaares dasselbe morphologische Bild zeigen könne.

OBERSTE-LEHN und NOBIS berichten, daß das Grenzflächenrelief zwischen Epidermis und Cutis den Papillarkörper atrophisch zeigt. Die Häufigkeitsverteilung der Haaranordnung ändert sich. Die Autoren stellten eine Abnahme der Zwei- und Dreihaargruppen und eine Zunahme der Bündel- und Einzelhaare im Alter fest. Die verschiedenen Körperregionen tendieren im Alter in gleicher Weise.

Von Bedeutung ist auch das Studium der Cuticula des Haares, mit dessen Hilfe LOCHTE (1951, 1938 b) Untersuchungen über Haare bei Säuglingen, Kleinkindern und den Wechsel der Kopfhaare des Neugeborenen durchführte. Auch der von LOCHTE (1938 a) herausgegebene Atlas zeigt die Abbildungen der Form der Haarcuticula der menschlichen Haare und die vieler Säuger. Untersuchungen über Haarcuticula und den weiteren mikroskopischen Bau von Menschen- und Tierhaaren liegen auch noch von FUSE, HEYK und VOIGT vor. Sehr genaue Messungen über die Krümmung des menschlichen Haares stammen von KETTLER. Mit Hilfe einer „Krümmungsskala" konnte er die Krümmungsradien genau feststellen und an 100 Familien die erblichen Verhältnisse analysieren. Es scheint für die Ausbildung der Krümmung ein intermediärer Erbgang vorzuliegen, doch ist die Stärke der Krümmung sehr vom Alter abhängig. Die Raumkrümmung des Haares ist hingegen durch Umweltfaktoren bedingt.

Die Veränderung des Durchmessers der Haare in den verschiedenen Lebensaltern beeinflußt natürlich auch ihre physikalischen Eigenschaften wie Elastizität, Dehnung, Bruchdehnung, Reißfestigkeit usw. Außer auf die diesbezüglichen Untersuchungen von MARCHIONINI und WEISS sei vor allem auf die eingehende Darstellung von HIRSCH verwiesen.

TROTTER und DUGGINS (1950) versuchten durch eine statistische Analyse von Schuppenzählungen von Kindern von der Geburt bis zum Alter von 14 Jahren ihre Hypothese zu erweisen, daß die Schuppenzählung ein Kriterium für die Individualisierung des Haares darstellt. Die Analyse der Variationen in Durchschnittsschuppenzählungen ergab wichtige individuelle Differenzen, aber unbedeutende Altersdifferenzen. Es scheint, daß die Variabilität der Schuppenzählungen mit dem Alter abnimmt. Um ein zuverlässiges Kriterium durch die Schuppenzählung zu erhalten, müssen natürlich viele Haare untersucht werden. Eine Individualisierung des Haares auf Grund von Schuppenzählungen ist möglich, wenn man die Heterogenität von Haaren in Betracht zieht.

TADOROKO und UGAMI fanden mit zunehmendem Alter des Menschen auch eine Zunahme des Cystingehaltes des Haares. Auch für Tierhaare wurden diesbezügliche Beobachtungen gemacht (BLOCK und LEWIS, LIGHTBODY und LEWIS 1929a und b, OKUDA und KATAI, RIMINGTON). Hingegen konnten CLAY, COOK und ROUTH eine Zunahme des Cystins im menschlichen Haar mit zunehmendem Alter nicht bestätigen.

V. Der Einfluß nervöser Faktoren auf das Haarwachstum

Die äußerst reichliche nervöse Versorgung der Haarfollikel bei Mensch und Tier, sei es mit vegetativen Fasern oder sei es mit sensiblen Fasern, ließe es an sich als naheliegend erscheinen, daß auf das Haarwachstum starke nervöse Einflüsse einwirken. Wir verfügen heute über ausgezeichnete neurohistologische Untersuchungen der Innervation des Haarfollikels des Menschen unter normalen Bedingungen, z.B. in den schon etwas älteren Arbeiten von KADANOFF (1938), ZIMMERMANN oder CHRIST. Von neueren Arbeiten sei vor allem auf die äußerst gründliche Untersuchung von JOHN hingewiesen. Auch die nervöse Versorgung der Tierhaare, sowohl die der Sinushaare als auch die der gewöhnlichen Haare, war in den letzten Jahren öfter der Gegenstand genauer Untersuchungen, wie z.B. durch TSCHERNJACHIWSKY, ferner durch JALOWY bei Meerschweinchen und OKAMURA bei Mäusen, um nur einige der Untersucher zu nennen. Schließlich liegen weitere Untersuchungen über das Verhalten des vegetativen Nervensystems der Haarfollikel bei Alopecia areata durch TAMURA und durch GOHLKE und HOLTSCHMIDT vor und entsprechende Untersuchungen bei der gewöhnlichen Glatze durch KNOCHE. ROMANENKO fand bei Alopecia areata im progressiven Stadium dystrophische Veränderungen der Hautreceptoren sowie am Nervenapparat der Talg- und Schweißdrüsen. Über Schädigungen nervöser Elemente der Haarfollikel bei Lepra berichtete RICHTER. Weitere Einzelheiten über die nervöse Versorgung des Haarfollikels wurden bereits erwähnt.

Störungen des Haarwachstums bei Erkrankungen des Nervensystems gaben Anlaß zu Untersuchungen der neurohistologischen Verhältnisse oder neurologischen Ausfälle der Haarfollikel, z.B. durch HOFF (1950), bei Alopecie nach Phrenicektomie durch KENNEDY oder bei einseitiger segmentaler Alopecie bei Syringomyelie durch WINKLER.

Trotz der nun nachgewiesenen reichen Versorgung des Haarfollikels durch vegetative Endformationen muß das aber noch keineswegs bedeuten, daß das Haarwachstum durch diese gesteuert wird. Dagegen sprechen sogar ganz gewichtige

Gründe. Als ein solcher Grund ist zuerst die Tatsache anzuführen, daß es gelingt, Haarfollikel von Mäusen (HARDY 1949) und von Ratten in Gewebskulturen zu züchten und sogar nachzuweisen, daß sich in vitro in den gezüchteten Follikeln aus Rattenhaut (MURRAY) und aus embryonaler Meerschweinchenhaut Haarschäfte entwickeln (STRANGEWAYS). Die Haarpapille muß bei der Kultivierung in vitro mit übertragen werden, sonst verläuft die Bildung des Haares nicht organisiert (HARDY 1951).

Ebenfalls gegen eine führende Rolle des vegetativen Nervensystems beim Haarwachstum spricht der Umstand, daß es gelingt, auch beim Menschen lebende Haare erfolgreich zu transplantieren (Homotransplantation). Über derartige Versuche berichtet OKUDA. Auch an übertragenen Thiersch-Lappen kann man noch Jahre nach der Transplantation beobachten, daß die mitübertragenen Haare durchaus Typ, Dichte und Aussehen behalten, die sie an der Stelle der Entnahme des Lappens hatten und daß sie sich nicht dem Typ der Haare ihrer neuen Umgebung anpassen. Auf diesen Umstand wiesen auch HOFF (1953), WRIGHT und HARKINS hin.

Hier sei auch auf die Transplantationsversuche durch ORENTREICH verwiesen.

Schließlich seien noch die Beobachtungen registriert, die anläßlich von Nervenoperationen gemacht wurden. Beim Menschen zeigen Durchschneiden sensibler Nerven, Sympathektomie oder gar eine komplette Denervation einzelner Gebiete keinen Einfluß auf das Haarwachstum (DOUPE und SHARP, WRIGHT und HARKINS). Wenn man bei Tieren nach Sympathektomie manchmal eine Störung des Haarwachstums sieht (HINSEY und CUTTING, SAALFELD 1924a und b), so mag eine dabei erfolgte Störung der Blutversorgung der Papillen die Ursache sein, denn CANNON und seine Mitarbeiter fanden bei der Katze die Sympathektomie ohne jeden Einfluß auf das Haarwachstum.

KOBAYASI, OKUYAMA und TUKAYI meinen nun, daß die bei ihren Versuchen an Hunden beobachteten Veränderungen des Haarwuchses nach schweren operativen Eingriffen nervösreflektorisch bedingt seien. Sie sprechen von einer „Hemitrichose" und verstehen darunter sowohl dichteres als auch schütteres Haarwachstum auf einer Körperseite, also asymmetrisches Auftreten. Doch lassen sich wohl mögliche Durchblutungsänderungen als Ursache nicht sicher ausschließen. Dieser Einwand kann auch für die Untersuchungen von BĂLUŞ gelten.

STREIFF hat bei den seinerzeitigen Untersuchungen über die Übereinstimmung und Nichtübereinstimmung der Haut-, Haar- und Augenfarbe bei Kindern das späte Nachdunkeln des Pigmentes der Haare auf einen Einfluß beginnender Hormonwirkung zurückgeführt, bei dem wohl auch ein indirekter Einfluß auf dem Wege des vegetativen Nervensystems anzunehmen ist. Auch HOFF (1950) hat sich über den Einfluß des vegetativen Nervensystems auf das Haarkleid geäußert. Aber auch er sieht ihn wohl mehr als indirekten Einfluß über das innersekretorische System an.

Die neurale Ätiologie von verschiedenen Alopecieformen, insbesonders der Alopecia areata, wurde ja immer wieder erörtert und wir werden an gegebener Stelle auf diese Theorien noch zurückkommen müssen. Viel haben dazu ungenaue Beobachtungen der Ergebnisse von Tierversuchen beigetragen. Die ältere Literatur findet sich bei PINKUS und GALEWSKY in ihren entsprechenden Abhandlungen in diesem Handbuch. Später berichteten auch BEESON und PICKETT über das Auftreten von kahlen Flecken nach Exstirpation des Cervicalganglions bei Katzen. Doch haben hier vor allem die sorgfältigen Untersuchungen von AUBRUN (1932a—d) wesentlich klärend gewirkt. Er zeigte, daß die Alopecie in den entnervten Bezirken auf eine postoperative Hyperästhesie zurückzuführen sei, die die Tiere zu heftigem Kratzen veranlaßte, so daß die Haare rein mechanisch entfernt wurden. Schützte man die entnervten Bezirke nach der Operation durch Schutzverbände um das Kratzen der Tiere zu verhindern, so trat auch keine Alopecie ein. Diese Ergebnisse stimmen schließlich auch mit den Erfahrungen überein, die man in der Neurochirurgie beim Menschen machte.

Diese Erfahrungen im Tierexperiment und bei der Neurochirurgie des Menschen weisen darauf hin, daß trotz der so reichlichen nervösen Versorgung des

Haarfollikels den Nerven kein direkter Einfluß auf das Haarwachstum zukommen dürfte. Die Veränderungen der vegetativen Versorgung der Haarfollikel, die man bei der Alopecia areata und bei anderen Alopecien finden kann, dürften nicht primär die Alopecie bedingt haben, sondern sie sind genau wie die Alopecie selbst Folgen der Noxe, die die Alopecie bewirkte.

VI. Ernährungsfaktoren und Haarwachstum

Suchen wir die Arbeiten zu übersehen, die sich mit dem Einfluß der Ernährungsfaktoren auf das Haarwachstum befassen, so finden wir, daß vor allem die letzten 25 Jahre uns eine große Anzahl von Untersuchungen auf diesem Gebiet beschert haben. Aber die weitaus größere Anzahl dieser Untersuchungen wurde bei Tieren, vor allem bei den kleinen Nagern, durchgeführt, und nur wenige Daten liegen diesbezüglich über die Verhältnisse beim Menschen vor.

Wir müssen uns damit begnügen, die an Tieren vorgenommenen Untersuchungen nur referierend zu streifen. Bei Tieren ist ein Haarverlust, auch in Form der circumocularen Alopecie ein sehr häufiges, ganz allgemein unspezifisches Symptom eines Ernährungsdefizits. Dies geht zweifellos aus der Vielfalt der Ernährungsfaktoren hervor, deren Fehlen zu diesem Symptom führt. Ershoff und Deuel stellten fest, daß Lactose und β-Lacton als Carbohydratquelle in der Nahrung von Ratten für die Ausbildung des Haarkleides völlig ungenügend sind. Den Einfluß eines Eiweißdefizits, besonders im Hinblick auf die schwefelhaltigen Aminosäuren Cystin und Methionin, auf das Haarwachstum der Ratten untersuchten Lightbody und Lewis (1929a und b) bzw. Heard und Lewis. Ähnliche Studien stammen von Abelin sowie von Smuts u. Mitarb., welche letztere ihre Aufmerksamkeit besonders dem Verhältnis des Cystingehaltes in den Haaren zum Cystingehalt der Nahrung widmeten. Flesch zitiert auch Untersuchungen von Ahmann, der das Haarfressen von Kaninchen mit dem Cystinbedarf in Beziehung bringt. Spöttel (1933a und b) prüfte den Einfluß der Ernährung auf Länge, Stärke, Markstrang und Pigmentierung der Haare bei Heideschnucken. Bei Hungerfütterung bleibt der Wachstumstrieb der Haare zunächst erhalten, läßt dann aber stärker nach, die Haarlänge wird geringer. Eiweißreiche Nahrung, besonders Luzernefütterung, führt zur Verlängerung der Haare. Eiweißarme Nahrung begünstigt die Ausbildung des Markstranges, eiweißreiche Nahrung hemmt die Ausbildung der Medullarzellen. Auch die Umfärbung der Haare wird durch eiweißreiche Nahrung beschleunigt. Hungerkost führte auch zu Veränderungen der mechanischen Eigenschaften der Haare.

Den Einfluß der Fettsäuren auf das Haarkleid der Ratten und auf die Rattendermatitis studierten Quackenbush u. Mitarb. Rokkones fand im Leinöl mehrere für das Wachstum der Haare der Ratten wichtige Faktoren. Eine Wachstumsförderung der Haare kann schon mit der täglichen Zulage von 20 mg Leinöl zur Nahrung erreicht werden. Die Beeinflussung des tierischen Organismus, besonders des Haarkleides durch phosphatidreiche Nahrung (Lecithin) machte Trautmann zum Gegenstand seiner Untersuchungen.

Molt untersuchte histologisch die Rattenhaut bei Vitamin A-Avitaminose. Der Einfluß des Vitamin A auf das Haar beim Menschen soll später erörtert werden.

Die biologische Aktion des Riboflavin besonders hinsichtlich des Haarwachstums war mehrfach Gegenstand eingehender Untersuchungen, so von György, Hogan und Richardson sowie Sullivan und Nicholls (1941). v. Euler u. Mitarb. ernährten bei sonst ausreichender Nahrung junge Ratten lactoflavinfrei und beobachteten das Auftreten einer Dermatitis und eines Haarverlustes. Wurde Lactoflavin wieder der Nahrung zugesetzt, so kam es schnell zur Regeneration des Haarkleides. Auch Linol- und Linolensäurezusatz zur Nahrung von Lactoflavinmangelratten führten zum Haarwachstum, jedoch nicht zum Abheilen der Dermatitis.

Auch über die Zusammenhänge des Biotinmangels bzw. des Einflusses von Biotin auf das Haarkleid von Mäusen, Ratten und Schweinen liegt eine Reihe von Untersuchungen vor. Es seien die Arbeiten von Emerson und Keresztesy, Nielson und Black (1944b), Nielson und Elvehjem, Neumann u. Mitarb., Spitzer und Phillips sowie von Cunha, Lindley und Ensminger angeführt.

Das Interesse vieler Untersucher erweckte die Bedeutung des Inosits, das man auch den Mäuse-Antialopeciefaktor nennt, für das Haarwachstum. Dieser Antialopeciefaktor, der auch ein Inositester sein kann, fand sich in der Leber, in Hefe und Getreidekörnern. Fehlt dieser Antialopeciefaktor in der Nahrung, so werden z. B. bei jungen Mäusen scharf begrenzte Partien der Körperoberfläche völlig kahl. Inosit kann auch durch größere Mengen von Pantothensäure in der Nahrung in seiner Wirkung ersetzt werden. Arbeiten über die Bedeutung des Inosits im Stoffwechsel und für das Haarwachstum bei Mäusen und Ratten liegen von Cunha, Kirkwood, Phillips und Bohstedt, Martin, Martin und Ansbacher, Nielson und Black (1944b), Spitzer und Phillips sowie von Woolley (1941a) vor.

Auch für die Pantothensäure fand man enge Zusammenhänge zum Haarwachstum verschiedener Tiere. Wie schon erwähnt, kann sie in größeren Mengen verabreicht, Inosit bei dessen Mangel in der Nahrung ersetzen (Woolley 1941b). An Mäusen führten über die Rolle der Pantothensäure im Hinblick auf das Haarwachstum Martin und Ansbacher, Morris und Lippincott sowie Pfaltz ihre Untersuchungen durch. An Ratten wurden diese Studien von Gross, Harvalik und Runne sowie von Sullivan und Nicholls (1942) vorgenommen. Wintrobe und seine Mitarbeiter benützten als Versuchstier das Schwein und schließlich wurde die Bedeutung der Pantothensäure für das Haarwachstum auch am Affen (Macaca mulata) von McCall, Waisman, Elvehjem und Jones untersucht.

Das Vitamin B_6 (Adermin) wurde von Antopol und Unna als für wichtig für das Haarwachstum der Ratten gefunden. Die Wirkung des Mangels von Vitamin E auf das Haarkleid der Ratten studierten Verzár und Kokas.

Die Bedeutung gewisser anorganischer Stoffe für die Bildung des Keratins, auf die schon hingewiesen wurde, geht auch aus den Versuchen hervor, bei denen der Mangel dieser Stoffe auf die Entwicklung des Haarkleides untersucht wurde. So prüften Orent-Keiles u. Mitarb. den Einfluß der Chloride auf das Haar von Ratten, Cunningham den Einfluß von Eisen in der Nahrung der Ratten auf das Haar. Smith und Ellis fanden bei Kupfermangel in der Nahrung von Kaninchen die Entwicklung einer Achromotrichie, einer Alopecie und Dermatitis. Die Zusammenhänge zwischen Vitamin A und Kupfer bei der Keratinbildung bestehen in einem Antagonismus. Vitamin A hemmt in Gegenwart von Kupfer den Übergang von Cystein in Cystin. Die Verhornung bei Mangel an Vitamin A ist durch eine abnorme Wirkung der Cu-Ionen bedingt (Balakhovskii und Orozdova). Schließlich wurden auch bei extremem Zinkmangel in der Nahrung schwerwiegende Veränderungen des Haarkleides bei Mäusen (Nishimura, Day und Skidmore) und bei Ratten von Elvehjem und Hart sowie Follis u. Mitarb. gefunden. Es sei hier noch erwähnt, daß es Schwarz gelang, durch eine synthetische Nahrung, der gewisse Stoffe fehlten, eine Rothaarigkeit bei Ratten zu erzielen, als echte Veränderung der Eigenfarbe der Haare. Diese Rothaarigkeit verschwand wieder, wenn man den Tieren wöchentlich 50 γ β-Carotin, 1 γ Vitamin D_2, 50 γ α-Tocopherolacetat und 20 γ Methylnaphthochinon, in Laurinsäureäthylester gelöst, zuführte.

So interessant und aufschlußreich diese Untersuchungen sind, so geht es doch nicht an, die im Tierversuch gewonnenen Ergebnisse einfach auf die Verhältnisse beim Haarausfall des Menschen zu übertragen. Auch darf keinem dieser einzelnen Faktoren eine ausschließliche Rolle für das Haarwachstum zuerkannt werden. Es scheint, daß beim Menschen nur schwerste Hunger- bzw. Mangelernährungszustände zum Haarverlust führen. Wir sahen jedenfalls bei Menschen mit schwersten Hungerzuständen am Ende des vergangenen Krieges öfter weitgehenden Haarverlust am Kopf. Doch hängen sicher die üblichen Alopecieformen des Menschen nicht mir irgendwelchen Ernährungsmängeln zusammen.

Brack berichtete über Beobachtungen, daß eine Störung des Haarwachstums durch verminderte Nahrungszufuhr und verminderte Wachstumsenergie erfolgen könne. Bei einem Mann mit einer rechtsseitigen Muskel- und Hautatrophie fehlten an den betreffenden Stellen die Haare. Nach Cholin- und Histaminverabreichung besserte sich die Atrophie und die Haare wuchsen wieder.

Ganz allgemeine Mangelernährung als Ursache von Haarausfall beschreibt Fleck (1951). Nach Kriegsende fand er bei 254 Kindern eine Hypotrichie mit diffusen oder umschriebenen Lichtungen der Kopfhaare, besonders am Scheitel. 50 dieser Kinder zeigten glanzloses dünnes Haar ohne jede Wachstumstendenz. Es fanden sich keine Anhaltspunkte für eine bekannte innere oder Hauterkrankung. Die Kinder waren nur schwach und stark unterernährt. Nach Zulage von Milch, Butter, Obst und Gemüse trat eine Normalisierung der Kopfhaare mit guter Wachstumstendenz derselben bei allen Kindern ein (s. auch S. 364).

Castellani beschreibt auch eine Hypertrichosis der Lanugohaare auf Grund schlechter Ernährung und jahreszeitlicher Einflüsse, die bei schlechter Ernährung besonders an den Schienbeinen lokalisiert war, bei jahreszeitlichen Einflüssen aber auch an den Armen) Hypertrichosis aestivalis et hiemalis).

Trotzdem die Ergebnisse der Tierversuche nur sehr beschränkt und mit größter Zurückhaltung hinsichtlich ihrer Nutzanwendung auf die Verhältnisse der

Alopecien beim Menschen beurteilt werden dürfen, findet man in der Literatur immer wieder Berichte über therapeutische Versuche mit dem einen oder anderen der Stoffe, deren Mangel beim Tier zur Alopecie geführt hat.

Die älteren Versuche über die Verabreichung von Haar- bzw. Wollhydrolysaten sind schon seinerzeit von Pinkus, Rothman und Perutz in ihren Abhandlungen in diesem Handbuch kritisch gewürdigt worden. Die Untersuchungen von Smuts und seinen Mitarbeitern haben dargelegt, daß eine Aminosäurenfütterung weder die Schnelligkeit des Haarwachstums noch die Zusammensetzung des Keratins beeinflußt. Seinerzeit erschien nun eine Reihe von Mitteilungen, die günstige Erfolge berichtete, doch viele dieser Mitteilungen betreffen ziemlich kritiklos Alopecieformen, deren Selbstregeneration bekannt ist bzw. deren Ablauf großen Schwankungen unterliegt (Brown und Klauder). Schon sehr bald hat Rothman überzeugend nachgewiesen, daß die dieser Therapie zugrunde liegenden Vorstellungen auch theoretisch nicht gerechtfertigt sind. Noch neuerdings wurde aber von Jausion und Brigon die Behandlung der Alopecie mit schwefelhaltigen Aminosäuren wieder zur Debatte gestellt.

Daß auch Cholesterin keinen echten haarwuchsfördernden Einfluß hat und beim Menschen ruhende Haarfollikel nicht zur Aktivität bringt, wurde schon erwähnt. Beobachtete Erfolge im Tierversuch beruhen lediglich auf die beim Einreiben verursachte Hyperämisierung. Das darf auch beim Menschen angenommen werden (Linser und Kähler (1928a). Trotzdem erfreuen sich viele „haarernährenden", meist cholesterinhaltigen Präparate sowie Shampoons mit Eigelb noch großer Beliebtheit. Die durch die Reklame der Herstellerfirmen beim Laien oft bewußt hervorgerufenen falschen Vorstellungen hatte ja erst jüngst wieder das Einschreiten des Staatsanwaltes notwendig gemacht.

In den letzten 15 Jahren erschien eine Reihe von Arbeiten, die sich mit dem Einfluß der Pantothensäure und ihrer Derivate auf das Haarwachstum beschäftigte. Man verwendete Pantothensäure sowohl äußerlich als auch innerlich, und Berichte über günstige Erfolge bei Alopecie liegen von Gsell, Juon, Lebeuf und Oesch vor, während Rabut und Toulant unter 75 auswertbaren Beobachtungen bei i.v. und i.m. Verabreichung von Pantothensäure bei Alopecien nur 25 teilweise Besserungen und 18 Heilungen beobachten konnten. 5 von den 18 „geheilten" Fällen rezidivierten zudem noch nach einiger Zeit. Eine neuere Mitteilung von Toulant über Behandlungsversuche mit Pantothensäure bei 75 Fällen von Alopecie der verschiedensten Formen bringt keine überzeugenderen Resultate. Bei 30% der Fälle trat Besserung, bei 25% Heilung ein. In 40% der Fälle versagte die Behandlung, besonders bei Kranken mit diffuser Pelade und Alopecia decalvans. Diese Untersuchungen wirken also hinsichtlich einer tatsächlichen Beeinflussung ruhender Haarfollikel durch Pantothensäure nicht sehr überzeugend. Vielleicht wirkt Pantothensäure nur unter bestimmten Voraussetzungen. Glanzmann und Meier beobachteten ein Kind mit Hypothyreose und Hypotrichie. Schilddrüsenpräparate besserten zwar die Hypothyreose, beeinflußten aber das Haarwachstum nicht. Erst durch zusätzliche Gaben von Pantothensäure kam es zu einem dichten Haarwuchs am Kopf. Jedenfalls sind die Meinungen über die Bedeutung dieses Vitamins für den menschlichen Haarwuchs stark divergent, während seine Bedeutung für den Haarwuchs der Tiere allgemein anerkannt ist. Positive Berichte über günstige Beeinflussung des Haarwuchses durch Pantothensäure liegen vor allem von europäischen Autoren vor, während amerikanische Autoren sich zumeist mehr ablehnend verhalten. Doch muß man daran denken, ob nicht bei Kahlheit und frühzeitigem Ergrauen ein Defizit an Pantothensäure vorliegt. Schmidt prüfte daher die Pantothensäureausscheidung bei 115 Kranken. Die erste Gruppe seiner Prüflinge betraf Menschen mit normalem

Haar und normaler Haarfarbe. Die zweite Gruppe enthielt Menschen mit grauem Haar und die dritte Gruppe Menschen mit Alopecie. Alle diese Prüflinge erhielten i.m. 25 mg Pantothensäure. Geprüft wurde nun der 24 Std-Harn vor und nach der Pantothensäureverabreichung. Bei den drei Gruppen ergab sich kein Unterschied in der Pantothensäureausscheidung und SCHMIDT folgerte daraus, daß die Pantothensäureverabreichung vermutlich therapeutisch wirkungslos sei.

Der Einfluß von Mangelernährung auf das Haarwachstum wurde mehrfach untersucht. Bei Kindern liegen beachtenswerte Untersuchungen von GOLDMAN und seinen Mitarbeitern vor. CHAVARRIA, GOLDMAN u. Mitarb. untersuchten eine Gruppe von Kindern, die neben Haarverlust auch sonst Zeichen von Mangelkrankheiten zeigte. Eine zweite von GOLDMAN untersuchte Kindergruppe zeigte ätiologisch unklaren Haarverlust neben gestörter Darmabsorption, bedingt durch Darmparasiten oder Sulfonamidmedikation. GOLDMAN und MASON prüften weiter die Änderung der physikalischen Eigenschaften der Haare dieser Kinder mit Mangelerscheinungen und stellten Abweichungen von der Norm fest. Die Verabreichung von Pantothensäure erwies sich wohl bei einer Reihe von Fällen therapeutisch günstig, aber klare Beziehungen zwischen verbessertem Haarwuchs und der Aufnahme von Pantothensäure konnten nicht gefunden werden.

NOVAK und BERGEIM wiesen nach, daß Pantothensäure im Haar ausgeschieden wird. Sie fanden aber keine Unterschiede in der Menge der Pantothensäure in Haaren von normalen Personen gegenüber denen von Personen mit gewöhnlicher Glatze oder mit Alopecia areata.

SCHWEMMLER prüfte den Einfluß von Vitamin A auf das Haar- und Nagelwachstum. Er fand, daß der Haarausfall bei thyreotoxischen Zuständen durch Vogangaben beseitigt werden kann. Diese Menschen vertrugen sehr hohe Vitamin A-Dosen. Ebenso wurde der Haarausfall bei Graviden und vegetativ labilen Menschen durch Vogan gebessert. Höhere Vogangaben (3mal 6—10 Tropfen) steigerten meßbar das Längenwachstum der Barthaare (vgl. auch S. 386).

BEUTNAGEL und FRIEDERICH fanden eine Steigerung des Haarwachstums durch Vitamin D_2 in hoher Dosierung. Bei einem 20jährigen Mädchen, das wegen einer Tuberculosis colliquativa Vitamin D_2 erhielt, traten nach der Verabreichung von 250—300 mg 1,5—2,5 cm lange Barthaare um die Skrophulodermnarben auf. Sie versuchten daraufhin die Verabreichung von Vitamin D_2 bei 2 Fällen von Alopecia areata totalis. Nach Verabreichung von 120—180 mg Vitamin D_2 begann das Sprießen von zarten depigmentierten Haaren, nach 350—420 mg entwickelte sich guter Haarwuchs. Von weiteren 20 Kranken mit Alopecia areata sprachen 16 Kranke auf Vitamin D_2-Gaben sehr gut an, 2 Kranke reagierten nicht. Das Haarwachstum begann meist nach einer Verabreichung von 80—120 mg. Die Verff. glauben, daß im Sinne GOTTRONs die Beeinflussung des Haarwachstums über das periphere Gefäßnervensystem erfolgt, halten aber auch eine zentrale Steuerung im Sinne einer Parasympathicuswirkung (GERTLER) für möglich.

Wir werden beim Bericht über die Klinik und Therapie der verschiedenen Alopecien noch öfter über Therapievorschläge mit verschiedenen Vitaminen und ähnlichen Stoffen zu sprechen haben.

VII. Hormonale Einflüsse und Physiopathologie des Haarwachstums

Es steht zweifellos fest, daß das endokrine System einen Einfluß auf das Haarwachstum ausübt. Überblickt man nun aber vor allem das Schrifttum über die experimentellen Untersuchungen der Einflüsse der Hormone auf das

Haarwachstum, so fällt sofort auf, daß zwischen den Ergebnissen bei den Tierversuchen und den Erfahrungen beim Menschen z.T. wesentliche Unterschiede bestehen, z.T. aber auch wieder Übereinstimmungen. Auch innerhalb der verschiedenen Tierarten bestehen Unterschiede bezüglich der Wirksamkeit der verschiedenen Hormone. Bush weist darauf hin, daß diese Unterschiede anatomisch und physiologisch, z.B. in der verschiedenen Dicke des Epithels, in Zahl und Dichte der Haarfollikel, in Verschiedenheiten im Haarcyclus und in der Hormonproduktion bei den einzelnen Tierarten bedingt sein können. Bei Pelztieren ist ferner der Anteil des Eiweißstoffwechsels an der Haarbildung wesentlich höher als beim schwachbehaarten Menschen (Meites).

Entgegengesetzte Wirkung einer Hormonapplikation von Nebennierenrindenextrakten beobachteten Whiteaker und Baker (1948) bei Nagern bei lokaler oder systematischer Verabreichung, da dieses Hormon zur Hemmung des Haarwachstums und sogar zur Follikelatrophie führen kann. Nach Baker ist dies bei anderen Tieren nicht der Fall und Grant, Cornbleet und Grossmann zeigten, daß eine tägliche lokale Einreibung von Nebennierenextrakten nach 9 Wochen bei einer Frau und nach 14 Wochen bei 4 Männern zu keiner Verminderung des Haarwachstums führte. Auch bei Patienten mit Hypertrichose war die lokale Anwendung von Nebennierenextrakten ohne Erfolg.

Venzmer gab Frauen mit männlichem Behaarungstyp 30 Tage lang ein Nebennierenrindenpräparat, doch fielen die Haare nicht aus. Sie ließen sich jedoch leichter ausziehen und wuchsen langsamer nach. In diesem Zusammenhang ist es interessant, daß Michel von einem völligen Ausfall der Kopfhaare mit Intaktbleiben der anderen Haare bei einer 55jährigen Frau mit Gelenkrheumatismus nach 2 Monate langer Cortison-Anwendung berichtete.

Viele andere Stoffe zeigen hingegen sowohl beim Versuchstier als auch beim Menschen die gleiche Wirkung, z.B. Vitamin A, Röntgenstrahlen, Thallium u.a.m. Wir wollen mit der Anführung des oben genannten Beispiels nur darauf hinweisen, daß man auch bezüglich der Hormoneinwirkung auf das Haarwachstum nicht immer die im Tierversuch gefundenen Resultate blindlings auf die Verhältnisse beim Menschen übertragen darf. Soweit in den folgenden Ausführungen über die Tierversuche berichtet werden wird, wird immer darauf hingewiesen werden.

Wir haben bereits davon gesprochen, daß Danfort (1939) bei der Behaarung des Menschen verschiedene Haartypen insofern unterscheidet, als sie bei allen Individuen annähernd in gleicher Weise gebildet und verteilt sind, also durch die Sexualhormone nicht beeinflußt werden. Daneben gibt es Haare, die bei beiden Geschlechtern gleich sind und durch Sexualhormone beeinflußt werden, ferner Haare, deren Entwicklung auf ein Geschlecht beschränkt ist. Zu einer ähnlichen Einteilung kommt auch Garn. Gilbert-Dreyfus, Zara und Alexandre unterscheiden drei Haartypen: 1. die allgemeine Körperbehaarung, 2. die Genitalbehaarung beider Geschlechter und 3. die eigentlichen geschlechtsgebundenen Haare, d.h. die männlichen Haare. Auch Hamilton (1942, 1947) sieht in den Haaren des Bartes, Schnurrbartes geschlechtsgebundene Haare als sekundäres männliches Geschlechtsmerkmal. Dies betrifft natürlich normale Verhältnisse ohne pathologische Einflüsse und bezieht sich vorwiegend auf Menschen der kaukasischen Rasse. Man darf ferner die Haare entlang der Linea alba und die Haare des äußeren Gehörganges dazu rechnen, sowie die starke Behaarung der Brust, Schultern, des Abdomens und des Rückens bei vielen Männern.

Nach Hamilton (1951) ist auch das Wachstum der Achselhaare im wesentlichen von den Hormonen des Hodens abhängig. Natürlich sind all die Unterschiede zwischen männlicher und weiblicher Behaarung mehr quantitativ als qualitativ zu werten, denn bei pathologischen Zuständen kann es auch bei der

Frau überall wie beim Mann zur Ausbildung von Terminalhaaren kommen. So zeigte besonders PEDERSEN (1942) bei seinen Untersuchungen über die Hypertrichose der Frau, daß die Hypertrichose einen völlig männlichen Behaarungstypus erreichen kann. Er fand Beziehungen hinsichtlich der Lokalisation zu der Anzahl der behaarten Stellen und der Altersverteilung.

Von den Drüsen mit innerer Sekretion übt vor allem die Nebennierenrinde einen weitgehenden Einfluß auf das Haarwachstum aus.

Im Tierversuch hat man vor allem bei Ratten und Mäusen den Einfluß der Nebennierenrindenhormone auf das Haarwachstum untersucht. BUTCHER (1937) entfernte 22 Tage alten Ratten die Rückenhaare und die Nebennieren. Bei den nebennierenlosen Tieren wuchsen die Haare schneller und dichter. Der Unterschied gegenüber den nicht operierten Tieren betrug 4 Tage. Implantierte man den operierten Tieren wieder Nebennieren, so zeigte es sich, daß die Nebennieren für die beobachteten Erscheinungen verantwortlich waren. Bei Thyroxinverabreichung wuchsen die Haare noch schneller als bei Tieren, denen nur die Nebennieren entfernt worden waren.

Auch HOUSSAY (1953 a, b) fand bei nebennierenlosen Ratten und Mäusen ein beschleunigtes Haarwachstum. Verabreichte man große Mengen von Corticalhormon, wurde das Haarwachstum verzögert. Der normale Haarcyclus bei Ratten wird physiologischerweise durch einen inhibitorischen Effekt der Nebennieren gesteuert. BAKER hat unter anderem auch den Einfluß der Nebennieren auf das Haarwachstum bei Tieren untersucht. Er fand bei Nagern nach Entfernung der Nebennieren beschleunigtes Haarwachstum bei gleichzeitiger Melaninzunahme der Haut.

Wir haben aber bei diesen Versuchen zu berücksichtigen, daß diese bei Nagetieren gefundenen Resultate nicht auf den Menschen übertragen werden dürfen. Bei ihnen kennen wir durch die Überfunktion der Nebennierenrinde bei benignen und malignen Tumoren die Ausbildung eines Hirsutismus, obwohl es auch Ausnahmen von dieser Regel gibt. So sah SCHILL bei einem Fall von Hypernephrom der linken Niere einen vollkommenen Haarverlust eintreten, der nach der Operation wieder der Ausbildung eines normalen Haarkleides wich. Der Verf. fragt, ob in diesem Falle nicht eine Änderung der hormonellen Funktion der Tumorzellen vorlag oder ob durch eine Komprimierung der Drüsenzellen ein Versagen der Nebennierenrinde eintrat. Diese Deutung gewinnt dadurch an Wahrscheinlichkeit, da ein Rezidiv des Tumors nach 5 Jahren in der Gegend des 2. und 3. Lendenwirbels keinen Einfluß auf das Haarwachstum zeigte.

In der Regel führt eine Überfunktion der Nebennierenrinde und der aus ihr hervorgehenden Tumoren zu einer Hypertrichose und zum Hirsutismus. Dabei besteht oft gleichzeitig eine Überfunktion der Hypophyse. Diese Form des Hirsutismus ist durch eine Ausscheidung von androgenen Hormonen bedingt (FLYNN, HAMBLEN u. Mitarb., NILES, SCHWARTZ, SHEPARDSON und SHAPIRO). Auch STEIN (1936 b), FASAL (1932) und andere Autoren weisen in ihren übersichtlichen Darstellungen auf das suprarenal-genitale Syndrom (KRAUS) bei Nebennierenrindentumoren hin. KUP berichtet über 4 Fälle mit Rindenadenomen und Hirsutismus. ALBEAUX-FERNET u. Mitarb. teilen 30 Fälle von Hirsutismus mit mehr oder weniger weitgehender Vermännlichung mit und betonen den Zusammenhang der 17-Ketosteroidausscheidung mit der Nebennierenrindenfunktion. AUDIT und BOUSSEMART untersuchten bei 10 Frauen mit Hypertrichose chromatographisch die 17-Ketosteroidausscheidung und fanden vor allem die Fraktionen II und III stark gegenüber der Norm erhöht. Diese Fraktionen enthalten Metaboliten des Androsterons der Nebennierenrinde. Die Fraktionen IV und V waren erniedrigt, so daß dadurch der Mittelwert normal erschien. Das weist auf die Notwendigkeit hin, immer die einzelnen Fraktionen der 17-Ketosteroide zu untersuchen.

BAKER erzielte mit der Anwendung von 11-Dehydro-17-hydroxycorticosteron beim Menschen einen mäßigen Hirsutismus, jedoch ist die lokale Anwendung von adrenocorticalem Hormon beim Menschen ohne Wirkung auf das Haarwachstum. Es läßt sich also die entgegengesetzte Wirkung beim Menschen gegenüber der bei Nagetieren demonstrieren.

Juster und Bruyet fanden bei Frauen mit männlichem Haartyp und gleichzeitiger Alopecie die neutralen 17-Ketosteroide im Tagesharn vermehrt. Es überwog die Fraktion A (Androsteron und Ätiocholanolon). Cortison inhibierte die maskulinisierenden Steroide.

Barman betont, daß für eine Hypertrichose nur androgene Hormone, in erster Linie die Nebennierenrindenhormone, eine Rolle spielen, daneben ovariale Hormone, bei denen es zur Bildung androgener Substanzen kommt. Eine reine Störung der Ovarialfunktion führt nicht zur Hypertrichose. Auch eine lange therapeutische Zufuhr androgener Hormone bewirkt in einem großen Prozentsatz eine Hypertrichose, nicht aber eine solche von oestrogenen Stoffen.

De Groodt fand bei einem Neugeborenen mit Hypertrichosis lanuginosa universalis, das nach 36 Std starb, bei der Sektion Nebennieren und Thymus vergrößert, die Hoden verkleinert. Er nimmt eine angeborene Störung mehrerer innersekretorischer Drüsen an und weist auf Beziehungen zum Leyton-Syndrom hin. Eigenartig ist der von Robinson beobachtete Fall einer vorübergehenden Hypertrichose nach einem traumatischen Schock.

Ein 14jähriges Mädchen bekam 3 Monate nach einem Autounfall eine generalisierte Hypertrichose. Der Autor nimmt an, daß durch den Schock die Nebennierenrinde direkt oder über die Hypophyse stimuliert wurde. Als nach 6 Monaten nach dem Unfall die Menses wieder einsetzten, bildete sich die Behaarung wieder auf das normale Maß zurück.

Es ist nun bekannt, daß nach der Beseitigung der Hyperfunktion der Nebennierenrinde die Hypertrichose sich zurückbildet. Die Haare fallen aus oder es wachsen mit der Zeit zartere Haare nach. Doch ist die Hypertrichose das Symptom, das sich oft erst nach Monaten nach dem therapeutischen Eingriff als letztes Zeichen der Hyperfunktion der Nebennierenrinde zurückbildet.

Bei Frauen vermag eine längere therapeutische Verabreichung von Cortison eine Hypertrichose zu verursachen, obwohl Cortison die maskulinisierenden Steroide hemmt. Stoddard führt auch den zuweilen zu beobachtenden Hirsutismus in der Schwangerschaft auf eine Stimulierung der Nebennierenrindentätigkeit zurück. Andererseits beobachtete Plate bei einer 30jährigen Frau mit Hirsutismus und Nebennierenrindenhyperfunktion auf Cortisongaben einen Rückgang der Ausscheidung von 17-Ketosteroiden und ein Nachlassen des Haarwuchses im Gesicht.

Nach Baker führt eine adrenale Insuffizienz zu Haarverlust, namentlich der Achsel- und Schamhaare.

Nach der Darlegung der Zusammenhänge zwischen der 17-Ketosteroidausscheidung und der Funktion der Nebennierenrinde sei noch auf eine experimentelle Arbeit von Pesonen hingewiesen. Er untersuchte die 17-Ketosteroidausscheidung bei verschiedenen Tieren, unter anderem auch bei Vögeln, die ja eine sehr hohe Keratinbildung haben. Ebenso wurden die 17-Ketosteroide in der Haut bestimmt. Er fand bei Vögeln eine wesentlich höhere Ausscheidung als beim Menschen und auch die Haut der verschiedenen untersuchten Wirbeltiere wies einen hohen Gehalt von 17-Ketosteroiden auf. Der Verf. nimmt an, daß die androgenen Hormone die Keratinbildung stimulieren und so auf die Bildung des Haar- und Federkleides einwirken.

Die der Nebennierenrinde übergeordnete Hypophyse produziert in ihrem Vorderlappen das adrenocorticotrope Hormon, das seinerseits den Haarwuchs stark beeinflußt. Eine lang dauernde Verabreichung von ACTH verursacht bei weiblichen Patienten häufig eine Hypertrichose des Gesichtes, Stammes und der Extremitäten.

Im Tierversuch fand Freud (1934), daß bei hypophysektomierten Ratten der Haarcyclus verlangsamt wird und die Regeneration des Haarkleides sich verzögert. Daher war bei den operierten Tieren das Haarkleid etwa doppelt solang als bei normalen Tieren. Scoz fand bei Tieren, die mit cystinarmer Kost ernährt wurden, daß das Haarkleid langsamer wuchs. Gab er aber den Tieren trotz einer Cystinmangeldiät zusätzlich Vorderlappenhormon, so wurde die Verlangsamung des Haarwuchses aufgehoben und eine Förderung des Wachstums erzielt. Baker fand bei der Entfernung der Hypophyse bei Ratten ein Infantilbleiben des Haartypus, der Haarcyclus wird gestört. Durch Hypophysenpräparate läßt sich der Zustand bessern.

Die klinischen Erfahrungen sprechen immer wieder sowohl deutlich für die wachstumsfördernde Wirkung der Hypophyse, besonders bei Hyperpituitarismus (Cushing-Syndrom), als auch für die Wachstumsbehinderung der Haare bei Hypopituitarismus.

Stein (1935) und Fasal (1932) geben in ihren zusammenfassenden Berichten einen guten Überblick über das Wechselspiel der Hypophysenfunktion und des Haarwachstums.

Bei 30 Frauen mit Hirsutismus und virilem männlichem Haarkleid stellten Gilbert-Dreyfus u. Mitarb. entweder einen Morbus Cushing fest oder fanden eine hypophysär ausgelöste reine Hyperfunktion der Nebennierenrinde als rein androgenes Syndrom, z.T. verbunden mit Akromegalie. Kup fand Hirsutismus bei basophilem Adenom oder Basophilenvermehrung der Hypophyse.

Hypophysäre Störungen, besonders im Sinne eines Hypopituitarismus, führen hingegen zu Hypotrichien bzw. Alopecien. Bei der Simmondsschen Krankheit kommt es als Ausdruck der Dysfunktion der Hypophyse nach Hoff (1950) zu dünnerem trockenem Haar und häufigem Verlust der Scham- und Achselhaare. Auch Summers bestätigt hier den Einfluß der Hypophysenfunktion auf Nebennierenrinde und Gonaden. Auch beim hypophysären Zwergwuchs fehlen den Individuen Scham- und Achselhaare (Albright, Smith und Fraser). Kylin beobachtete eine 25jährige Frau, die seit Kindheit nur 10 cm langes Kopfhaar hatte, einen der seltenen Fälle mit persistierendem fetalem Lanugohaar. Durch Implantation einer Kalbshypophyse gelang es nach 5 Monaten, einen normalen pigmentierten Haarwuchs zu erzielen. Der gleiche Autor erreichte bei 40 von 49 Fällen von Alopecia areata nach Kalbshypophysentransplantation Heilung. Cahane und Cahane weisen ebenfalls auf die Bedeutung traumatischer und entzündlicher Prozesse im Hypophysenvorderlappen für das Auftreten einer Alopecia areata hin. Simian berichtet über 2 Kranke, bei denen hypophysäre Störungen zu plötzlichem Ergrauen bzw. vitiligoartigem Ergrauen der Schamhaare führten. Cantillo erblickt auch in dem habituellen Haarausfall des erwachsenen Mannes eine Störung des genito-hypophysären Gleichgewichtes. Eine Hypophyseninsuffizienz führt zu einem Überwiegen des Keimdrüseneinflusses. Daher verstärkt in solchen Fällen die Verabreichung von Testishormon den Haarausfall, während die Verabreichung von Hypophysenvorderlappenhormon zur Heilung führt. Linser (1928) sah einen Fall mit Hypertrichosis und beiderseitigem Kryptorchismus, bei dem in der Pubertät die Entwicklung der Terminalhaare ausgeblieben war. Es kam später zur Entwicklung eines Diabetes insipidus und einer Alopecia areata. Letztere trat auf, als sich der Diabetes insipidus spontan besserte und Linser denkt an einen Schrumpfungsvorgang der Hypophyse. Aufschlußreich sind zwei Beobachtungen von Hoff und Riehl. Der erste Fall betraf einen Mann, bei dem als Folgezustand einer Encephalitis lethargica scheinbar besonders die vegetativen Zwischenhirnzentren der Regio hypothalamica betroffen waren. Es hatte sich eine komplette Alopecia totalis entwickelt, die auch die Lanugohaare betraf. Bei dem zweiten Patienten, der ebenfalls eine Alopecia totalis hatte, deckte die Sektion ein Astrocytom auf, das die hypothalamische Region durchsetzt und zerstört hatte. Am Krankheitsbeginn standen die Symptome eines Diabetes insipidus.

Der Klinik des Hypophysenzwischenhirnsystems widmete besonders im Hinblick auf die pathogenetischen Zusammenhänge mit den Alopecien auch Marx eine eingehende Studie. Holzgraefe kommt in der zusammenfassenden Betrachtung seiner Untersuchungen bei Alopecie zu dem Ergebnis, daß das Vorherrschen neurotropher Störungen auffällt. Die häufig geklagten initialen Kopfschmerzen weisen auf eine primäre Störung im Nervensystem hin. Wo Infekte im Vordergrund stehen, nimmt er außer einer Schädigung der Haarmatrix durch Toxine auch noch eine Schädigung der trophischen Zentren im ZNS an. Als Sitz der Veränderungen betrachtet auch Holzgraefe das Hypophysen-Zwischenhirnsystem.

Die männlichen Geschlechtshormone sind vor allem für die Ausbildung des Bartes und z.T. für die Behaarung des Mannes am Stamm und an den Extremitäten von Bedeutung. Auch der männliche Typ der Genitalbehaarung, die Entwicklung der Achselhaare beim Mann unterliegen dem Einfluß der männlichen Geschlechtshormone, denn bei Eunuchen und bei vor der Pubertät Kastrierten gelangen sie nicht zur Ausbildung.

Im Tierversuch zeigte Houssay (1953b), daß bei adulten männlichen und weiblichen Mäusen die Entfernung der Gonaden Einfluß auf den Grad des Haarwachstums hatte.

Beim Menschen zeigte Chieffi, daß sich im Greisenalter der Bartwuchs durch Verabreichung von Testosteron stimulieren läßt. In Hungerzuständen ist ein Rückgang der Tätigkeit der Gonaden immer zu beobachten, damit geht ein Dünnerwerden der Haare und eine Wachstumsminderung des Bartes einher, die Jacobs auf die Verminderung der Funktion der Testes bezieht, wenn auch gleichzeitig eine Verminderung des Proteinangebotes mitspielen mag. Richter vermutet, daß das Auftreten von kindlichen Formen von Haarpilzerkrankungen bei Menschen in schweren Hungerzuständen, was im Nachkriegsdeutschland öfters beobachtet werden konnte, durch Minderung der Testisfunktion in Hungerzuständen bedingt sei, da es damit zu einer präpubertalen Zusammensetzung der Haarfette kommt, die nicht mehr die fungizid wirkenden Fettsäuren enthalten. Juster beobachtete bei der Verabreichung großer Dosen Oestrogen an Männer eine Abnahme der Haare an Kinn und Wangen.

Auch die Schamhaare unterliegen beim Mann weitgehend dem Einfluß der Geschlechtshormone, besonders in ihrer Anordnung und Dichte entlang der Linea alba. Mit seinen Mitarbeitern stellte Dupertuis 4 Behaarungstypen der Genital-Bauchhaare auf: 1. Den horizontalen Typ, normal bei Frauen entwickelt, 2. den sagittalen Typ, bei dem die Schamhaare ebenfalls gegen den Unterbauch zu in waagrechter Linie abschneiden, jedoch noch in schmalen Streifen entlang der Liniea alba wachsen. Der 3. Typ ist der akuminierte Typ, bei dem die Schamhaare eine Begrenzung in Dreiecksform gegen den Nabel zu zeigen, wobei die Spitze des Dreiecks am Nabel liegt und die Basis in der Richtung der Symphyse. Als 4. Form bezeichnet er die disperse Verteilung der Schamhaare am Unterbauch bis zum Nabel ohne scharfe Grenze. Beim Mann herrscht weitgehend die akuminierte Form, bei der Frau die horizontale Form vor. Besonders die Ausbildung der Haare oberhalb der Symphysenlinie entlang der Linea alba und seitwärts von ihr unterliegt beim Mann dem inkretorischen Einfluß der Testes. In seltenen Fällen zeigen die Haare unterhalb und oberhalb der Symphysenlinie auch eine unterschiedliche Färbung (Bisell und Williams, Dreyfus u. Mitarb.), besonders wenn die Behaarung oberhalb der Symphysenlinie bei der Frau als abnormaler Befund auftritt.

Die Schamhaare unterhalb der Symphysenlinie scheinen mehr unter dem Einfluß der Nebennierenrinde zu stehen, wie verschiedentliche Beobachtungen derselben zeigten (Summers, Albright u. Mitarb., Kepler, Peters und Mason,

BISELL und WILLIAMS u.a.). Jedoch besteht keine Übereinstimmung zwischen der Menge der im Urin ausgeschiedenen 17-Ketosteroide und dem Verlust dieser Schamhaare.

Erfolgt nach der Pubertät beim Mann eine Kastration, so bilden sich die Schamhaare zum horizontalen Typ der Frau zurück. Der Zusammenhang zwischen der Ausbildung und dem Wachstum der Schamhaare oberhalb der Symphysenlinie mit der inkretorischen Tätigkeit der Hoden ist also offensichtlich (KEPLER u. Mitarb.). Nimmt bei der Frau die Androgenbildung zu, so wandelt sich der Typ ihrer Schambehaarung näher gegen den männlichen Typ hin, doch bedarf die Klärung dieser Zusammenhänge noch weiterer Untersuchungen.

Auch das Achselhaar unterliegt den gleichen hormonalen Einflüssen wie das Schamhaar. Bei Männern scheint der Einfluß der Nebennierenrindensekretion auf das Achselhaar geringer zu sein, die stärkste Ausbildung desselben scheint im 3. Lebensdezennium erreicht zu sein, da es sich nach HAMILTON (1947) in späteren Lebensaltern langsam zurückbildet. Der Einfluß der Testes auf die Achselhaare geht daraus hervor, daß bei präpubertalen Kastraten sich die Achselhaare nicht entwickeln, während bei Männern, die nach der Pubertät kastriert wurden, die Achselhaare sich zurückbilden, wenn sie auch nicht gänzlich verschwinden.

HAMILTON (1951) fand Zusammenhänge des Gewichtes der Achselhaare mit der Menge der Ausscheidung von 17-Ketosteroiden und Androgen im Harn.

JACOB sowie MÜLLER fanden bei Männern mit Lebercirrhose den Verlust der Achselhaare kombiniert mit abnehmendem Bartwuchs und Gynäkomastie. Der Verf. dieses Artikels sah bei Männern mit Gynäkomastie bei Lepra lepromatosa Verlust der Achselhaare und schwachen Bartwuchs. Bei solchen Menschen ist die inkretorische Funktion der Hoden erloschen.

Mit diesen Beobachtungen stimmt überein, daß Testosteron einen direkten lokalen stimulierenden Effekt auf die Haare der Axilla und der Schamregion ausübt. ALBRIEUX und FOURNIER sowie HURXTHAL konnten bei Männern mit herabgesetzter Hodenfunktion zeigen, daß das Einreiben alkoholischer Lösungen von Testosteronpropionat in die Axilla oder in die Schamregion zu einem reichlichen Haarwuchs gegenüber der nicht behandelten Kontrollseite führte, die nur mit reinem Alkohol eingerieben worden war. WHITAKER erzielte das gleiche Ergebnis am Bauch oberhalb der Symphysenlinie.

Anders liegen die Verhältnisse bezüglich des Einflusses der endokrinen Funktion der Testes auf das Kopfhaar. Die Neigung zur normalen Glatzenbildung ist dominant vererbbar, und zwar liegt ihr eine dominante geschlechtsgebundene Erbkomponente zugrunde. Darüber hinaus üben die männlichen Geschlechtshormone und auch eine oft begleitende Seborrhoe, die ebenfalls dominant vererblich ist, ihren Einfluß auf die frühzeitige Entstehung der Glatze aus (GENT 1957). Die Theorien über ein persistierendes Wachstum des knöchernen Hirnschädels und einer dadurch bewirkten Spannung und schlechteren Durchblutung der Kopfhaut als Ursache der frühzeitigen Glatze sind als nicht zutreffend erwiesen worden. Wir werden auf sie später noch einmal zurückkommen müssen. Die Bedeutung der männlichen Sexualhormone für die Entwicklung der Glatze bei Männern, die die dafür notwendige Erbanlage haben, geht schon daraus hervor, daß Eunuchen keine Glatze haben, aber dann eine Glatze bekommen, wenn sie Träger der Erbanlage sind und man ihnen Testosteron verabreicht (HAMILTON 1942).

Männer mit mangelhafter inkretorischer Funktion der Testes bei Hypogonadismus zeigen keine Körperbehaarung. Daraus mag die Volksmeinung entstanden sein, daß Männer mit starker Körperbehaarung mit oder ohne Glatze über eine besonders starke männliche Potenz verfügen. Nach Harris bestehen wohl gewisse Beziehungen zwischen der Ausbildung einer Glatze und der Ausbildung der Körperbehaarung. Jedoch ist die Stärke der Körperbehaarung kein quantitativer Maßstab für die Größe der Produktion männlicher Geschlechtshormone. Wenn diese auch für die Ausbildung der Körperhaare notwendig sind, so sind für den Grad der Behaarung doch ebenso erbliche Faktoren maßgebend.

Wir erwähnten bereits, daß Hormone mit androgener Wirkung lokal eingerieben die Tätigkeit der Matrix der Follikel stimulieren. Die Wirkung ist unabhängig davon, woher die androgenen Hormone stammen, ob aus den Testes, der Nebennierenrinde oder aus den Ovarien. Daß dies auch ganz allgemein für die Überproduktion androgener Hormone zutrifft, zeigen die Fälle mit der Entwicklung eines männlichen Haarkleides bei Nebennierenrindentumoren und bei Arrhenoblastomen der Frau. Auch in der neueren Literatur liegen darüber zahlreiche Beobachtungen vor (Baldwin und Gafford, Cosacesco u. Mitarb., Douglas, Fasal 1936, Hayward und McCulla, Maxwell, Pedersen 1947, Sachs und Spiro, Taylor u. Mitarb., Winsauer und Manning). Es kommt bei derartigen Fällen bei Vermännlichung des Haarkleides manchmal auch zum Haarausfall am Kopf, u. U. bis zur völligen Kahlheit. Die Entwicklung einer Glatze bei einer Frau ist aber immer an derartige pathologische Zustände gebunden. Jedenfalls führt bei einer sonst gesunden Frau die Menopause nicht zur typischen männlichen Glatze (Beek).

Die männliche Glatzenbildung hat immer wieder zur Aufstellung der verschiedensten Hypothesen über ihre Ursache geführt. Wir brauchen hier auf die ältere Hypothese von Sabouraud über die Bedeutung der Seborrhoe als günstiges Terrain für das Wachstum bestimmter Mikroorganismen, die die Haarfollikel schädigen, nicht mehr einzugehen. Aber auch die Seborrhoeformen sind dominant vererblich und diese haben wohl nun einen begünstigenden Einfluß auf die Entstehung der Glatze (Gent 1957), doch keinen ursächlichen, da sie bei Frauen nicht zur Glatze führen.

Gent empfiehlt, um den Grad des Haarausfalles zu messen, einmal die schon von Pinkus angegebene Beobachtung des Längenwachstums der Haare und weiter die Feststellung des Durchschnittsgewichtes des wöchentlichen Haarausfalles, das bei Frauen eine Größe von 3 g und mehr erreichen kann.

Flesch konnte nun in einer Reihe von Arbeiten zeigen, daß bei Tieren bestimmte Bestandteile des menschlichen Haarfettes, vor allem gewisse ungesättigte Verbindungen, depilierend wirken (vgl. S. 386). Aber um aus diesen Tierexperimenten Schlüsse auf die ursächlichen Beziehungen zwischen Glatzenbildung beim Mann und Veränderung der Talgsekretion ziehen zu können, bedarf es wohl noch eingehender Untersuchungen.

In einer Rundfrage, wieweit die Seborrhoea oleosa oder sicca eine ursächliche Bedeutung für den Haarausfall habe, treten Funk und Swart dafür ein, daß der Seborrhoe beim vorzeitigen konstitutionellen Haarausfall nur eine verstärkende Wirkung zukomme. Keller nimmt an, daß vor allem hormonale Ursachen den Haarausfall, aber auch die Überproduktion der Talgdrüsen auslösen. Blumenthal ist der Auffassung, daß tatsächlich bei vielen Haarausfällen eine Seborrhoe vorangeht. Sie ist eine der wichtigsten Grundlagen für den Haarverlust, besonders für die Entstehung der Glatze. Doch können die Seborrhoe wie Haarausfall gleichermaßen durch eine hormonale „Unbalance" verursacht sein. Riehl nimmt nicht an, daß die Seborrhoea sicca Haarausfall bedingt. Riehl vertritt mit Stein die Meinung, daß die genotypische Glatze häufiger bei Männern als bei Frauen auftritt. Die Seborrhoe führt jedenfalls nie zu einer so typischen Glatze, wie der genotypisch bedingte Haarausfall. Schmidt mißt der Seborrhoe als Wegbereiter des Haarausfalles eine erhebliche Bedeutung bei. Weiteres ist im Abschnitt F, Änderung der Haarmenge zu ersehen, s. dort auch Literatur.

Bloom, Woods und Nicolaides untersuchten die Zusammensetzung des Haarfettes beim frühzeitigen männlichen Haarausfall. Sie untersuchten das Haar junger Männer mit normalen Haaren und das Haar junger Männer mit prämaturer Alopecie. Die Analysen der Haarfette ergaben keine markanten Unterschiede der Werte bei freien und veresterten Fettsäuren. Die Glatzenträger tendierten nur zu höheren Werten von veresterten Fettsäuren. Auch die Analyse der unverseifbaren Fraktionen ergab keine signifikanten Unterschiede.

Schon vor mehr als 50 Jahren brachte SCHEIN die Entstehung der Glatze des Mannes mit einem Mißverhältnis des Wachstums des knöchernen Schädels mit der darüber gespannten Haut in Verbindung, so daß es bei stärkerem Schädelwachstum zu Spannungen und damit zur schlechten Blutversorgung der Haut kommt, da diese dem Schädelwachstum nicht nachkomme. Diese angenommene Spannung und dadurch bedingte schlechtere Durchblutung der Haut waren seither immer wieder der Gegenstand von Untersuchungen durch viele Autoren. So prüfte WADEL (1935) die Verschieblichkeit der Kopfhaut in frontaler und sagittaler Richtung und fand die Gesamtverschieblichkeit der Kopfhaut im Bereich der Glatze stark herabgesetzt. Auch HOFFMANN nimmt für den prämaturen Haarausfall eine schlechte Blutversorgung der Capillaren der Papillen zur Scheitelhöhe hin zunehmend an, wobei eine Erniedrigung des Blutdrucks in den Capillaren der Kopfhaut eine Rolle spiele. ROBERTSON fand von 1171 untersuchten Männern im Alter von 20—50 Jahren bei 408 davon eine Atrophie der Haut an den Unterschenkeln und von diesen 408 Probanden zeigten 379 eine atrophische Kopfhaut. Er nimmt als Ursache eine Störung der innersekretorischen Funktion der Keimdrüsen an. FUHS (1943) hingegen sieht in einer Fibrosierung mit Schwund der Papillen und Capillaren der Kopfhaut, bedingt durch straffe ungepolsterte Spannung der Haut über der Schädelkapsel, die Ursache des prämaturen Haarausfalles und vermutet, daß dem familiären Auftreten ein dominant geschlechtsgebundener Erbfaktor zugrunde liege. KOSUGI und KIM untersuchten in 229 Sektionsfällen die Kopfhaut histologisch und fanden, daß die elastischen Fasern der subepithelialen Zone im höheren Alter zunehmend eine Rückbildung erfahren. Damit geht der Rückgang der Behaarung parallel und auch diese Autoren nehmen eine erbliche Disposition zur Glatze an. Auch SZASZ und ROBERTSON sehen in der gewöhnlichen Glatze das Ergebnis einer chronischen, zur Ischämie führenden Anspannung der Kopfhaut und machen genetische Faktoren für die Kopfform verantwortlich. Den männlichen Hormonen billigen sie insoweit eine Rolle beim Zustandekommen der Glatze zu, als sie die Fettverteilung beeinflussen. Frauen und jugendliche Personen haben ein stärkeres subcutanes Fettgewebe der Kopfhaut, das die Spannung der Kopfhaut mindert. Nun untersuchten GARN, SELBY und YOUNG die Dicke der Kopfhaut bei 523 Personen mittels Röntgenstrahlen und fanden, daß in den ersten 4 Lebensjahrzehnten die Dicke der Kopfhaut konstant zunimmt. Aber die Frauen haben keine dickere Kopfhaut als die Männer, daher könne die Abnahme des subcutanen Fettpolsters für die Entstehung der Glatze keine Rolle spielen. Auch LIGHT will ein Anwachsen der Spannung der Kopfhaut bei Glatzenträgern festgestellt haben, bedingt durch Schwund des subcutanen Fettgewebes.

Von KESSLER (1956) wurde eine Operation der prämaturen Glatze angegeben. Er geht von der Vorstellung eines persistierenden Wachstums des knöchernen Hirnschädels bei Glatzenträgern aus, das zu einer Druckatrophie der Follikel durch Überspannung der dem Schädel nicht nachgebenden Galea führt. Er durchschneidet die Zwischensehne der Musculi frontalis etwa 2 cm oberhalb der Glabella und erzielt dadurch eine Entspannung der Kopfschwarte im Bereich der Galea aponeurotica. Er nennt diesen Eingriff Frontalotomie. 1961 nimmt der Autor noch einmal Stellung zu der von ihm vorgeschlagenen Operation und setzt sich mit kritischen Berichten anderer Autoren auseinander.

HUMPLIK ist auch der Ansicht, daß die prämature Glatzenbildung auf einer Druckatrophie der Haarpapille beruhe, bedingt durch das physiologische Stärkerwerden des Bindegewebes beim Mann nach der Pubertät. Er bringt diesbezüglich anatomische Studien und gibt darauf beruhende Operationsmethoden an. BRUCK meint, daß eine Epikraniotomie nur bei jungen und gesunden Männern eine gewisse Aussicht auf Erfolg hätte und bespricht kritisch Indikation und Technik.

Diese Hypothesen der Glatzenbildung auf Grund zunehmender Spannung der Kopfhaut und der dadurch bedingten schlechteren Durchblutung der Capillaren der Haarpapillen erklären jedoch nicht die plötzliche Glatzenbildung bei Frauen bei maskulinisierenden endokrinen Störungen, z.B. bei einem Arrhenoblastom und ebensowenig die Entwicklung einer Glatze bei erwachsenen Kastraten nach Verabreichung von Testosteron. Wohl verursacht bei Menschen eine Ischämie, d.h. eine Verringerung der Blutzufuhr in den Haarfollikeln, einen Haarverlust (NAIDE) und den gleichen Effekt kann man im Tierversuch erzielen (YOUNG). Doch wiesen REYNOLDS, HAMILTON u. Mitarb. nach, daß auch die Ansprechbarkeit der Hautcapillaren direkt unter dem Einfluß der männlichen Sexualhormone steht. GENT (1957) weist darauf hin, daß nach Abschluß des allgemeinen Körperwachstums im 3.—4. Lebensjahrzehnt ein sog. Verstreichen der Schädelnähte einzutreten pflegt und daß ein echtes Schädelwachstum des Hirnschädels bisher bei Männern und Frauen nach Abschluß des allgemeinen Körperwachstums nicht beobachtet wurde. Man wird also eine zunehmende Spannung der Kopfhaut mit dadurch bedingten Durchblutungsstörungen nicht als die Ursache der prämaturen Glatzenbildung ansehen dürfen. Eine dominant-geschlechtsgebundene Erbanlage beim Mann und der zusätzliche Einfluß der männlichen Sexualhormone dürften für die prämature Glatzenbildung die wesentlichsten pathogenetischen Faktoren sein. HAMILTON (1947), der bei 312 Männern und 212 Frauen 8 Typen der Kopfbehaarung unterscheidet und aus ihrer Form Rückschlüsse auf die Art der späteren Glatze zog, nimmt auch die androgenen Hormone als wesentliche Faktoren an.

Trotz aller Forschung über die pathogenetischen Ursachen der männlichen Glatzenbildung ist das Problem durchaus nicht als gelöst zu betrachten. Jedenfalls sind gerade die Follikel der Kopfhaare besonders empfindliche Gebilde; man denke an ihre viel größere Ansprechbarkeit auf Röntgenstrahlen, Thallium und andere epilierend wirkenden Stoffe. Immer werden die Follikel der Kopfhaare viel früher und leichter alteriert als die Follikel der übrigen Haare. So mögen sie auch gegen die männlichen Sexualhormone sehr empfindlich sein. Die eigentliche Ursache ist unbekannt. Vielleicht ist sie bereits in stammesgeschichtlichen Ursachen zu suchen, denn RATTNER macht darauf aufmerksam, daß schon bei Primaten ähnliche Haarverluste wie beim Menschen vorkommen. Daß das Problem der Glatze bzw. Alopecie auch den bildenden Künstler immer wieder gereizt hat, zeigte SIEMENS in seinem Aufsatz über die Alopecie in der Kunst.

Auch die weiblichen Sexualhormone der Ovarien zeigen Einfluß auf das Haarwachstum.

Im Tierversuch erreichten KUN und BURCHARDT bei präsenilen und senilen männlichen Ratten mit kahlen Stellen ihres Haarkleides durch Verabreichung von Follikelhormon eine Verdichtung des Haarkleides. Hingegen sahen CHEVREL-BODIN, LEROY und CORMIER nach Verabreichung hoher Dosen von Follikelhormon beim männlichen Kaninchen die Entwicklung einer Alopecie zwischen den Schulterblättern und die Umfärbung von schwarzen Haaren in rote und bei weiblichen Tieren ein Dichterwerden des Haarkleides. Ebenso fand HOUSSAY (1953b), daß hohe Dosen von Oestrogen das Haarwachstum bei normalen und kastrierten Ratten und Mäusen inhibieren. Mäuse sind dabei wesentlich empfindlicher als Ratten. Die Wirkung subcutan implantierter Oestradioltabletten auf das Haarkleid vom Meerschweinchen studierte v. WATTENWYL.

Die Wirkung von Corpus luteum-Hormon auf das Haarwachstum beim Meerschweinchen wurde von HENSEL untersucht. Bei nicht schwangeren Tieren hemmte das Corpus luteum-Hormon das Wachstum der Haare an epilierten Stellen völlig. Erst nach Absetzen der Injektionen trat das Haarwachstum wieder ein. Follikelhormon zeigte diesen Effekt nicht.

Bei der Frau nahm man an, daß das Oestron die Hypophyse stimuliert und diese wiederum die Nebennierenrinde, die nun durch Produktion androgenen

Hormons die Entwicklung der Scham- und Achselhaare anregt (ALBRIGHT u. Mitarb.). In Fällen von Morbus Addison bei Frauen fehlen Scham- und Achselhaare (KEPLER u. Mitarb., MUSSIO-FOURNIER u. Mitarb. 1949). In der Schamgegend wird gerade das Haar unter der Symphysenlinie betroffen und man nimmt an, daß dann vorwiegend die Zona fasciculata und Zona reticulata der Nebennierenrinde affiziert ist (ALBRIGHT u. Mitarb., BISELL u. Mitarb., KEPLER u. Mitarb., SUMMERS u.a.). Doch besteht keine quantitative Übereinstimmung zwischen dem Ausmaß des Haarverlustes und dem 17-Ketosteroidspiegel im Harn.

Bei primärer Insuffizienz der Ovarien oder Agenesie der Ovarien entwickeln sich die Haare der Achselhöhle und der Schamgegend schlecht, da während der Pubertät der stimulierende Effekt auf die Nebennierenrinde ungenügend ist (SUMMERS). Durch Verabreichung von oestrogenem Hormon kann man dann diesen Effekt erzielen. Diese Stimulationswirkung der Ovarien besteht jedoch nur während der Pubertät, nicht mehr bei der voll entwickelten erwachsenen Frau, bei der also der Verlust der Ovarien keinen Einfluß mehr auf Wachstum und Verteilung der sekundären Geschlechtsbehaarung ausübt.

Störungen der ovariellen Tätigkeit gehen manchmal mit Hypertrichose einher. So beobachtete GUSZMANN bei einer 30jährigen Nullipara nach Eintritt einer Amenorrhoe die Umwandlung der Lanugobehaarung am ganzen Körper in lange schwarze Haare von maskulinem Typ mit Entwicklung der Barthaare, die täglich rasiert werden mußten. ROCCA fand bei 443 Fällen weiblicher Hypertrichosis bei 70,6% Regelstörungen und bei 25% davon konnte er palpatorisch einen pathologischen gynäkologischen Befund erheben. In 56% der Fälle war die 17-Ketosteroidausscheidung erhöht. Auch KENEDY sah bei einem 20jährigen Mädchen mit Amenorrhoe Hypertrichose im Gesicht und am Stamm, die durch Transplantation eines Ovariums nicht zurückging. GREENE fand bei einer 26jährigen Frau mit Hypertrichose und männlicher Behaarung seit der Pubertät keine Menstruationsstörung, doch war die Ausscheidung von androgenen Hormonen im Harn beträchtlich erhöht. Er nimmt daher an, daß in diesem Falle eine Nebennierenrindenhypertrophie vorlag.

BASLER (1939) prüfte die Haarwurzelfestigkeit im Zusammenhang mit der Menstruationsperiode. 6 Tage vor Mensesbeginn steigt die Haarwurzelfestigkeit an und ist am letzten Tag des Prämenstruums am größten. Mit Beginn der Menses nimmt sie ab und steigt dann an deren Ende wieder an. PEDERSEN (1943a) fand bei seinen Untersuchungen an normal behaarten und hypertrichotischen Frauen, daß menstruelle Störungen und erhöhte Androgenausscheidung bei hypertrichotischen Frauen mit Haarentwicklung entlang der Linea alba doppelt so häufig vorkommen als bei hypertrichotischen Frauen ohne Behaarung in dieser Region. Die Hypertrichose an anderen Körperstellen konnte er mit erhöhter Androgenausscheidung nicht in Zusammenhang bringen. Doch scheint diese Beobachtung noch der Nachprüfung zu bedürfen.

Nach der Menopause werden die Schamhaare dünner und spärlicher (BEEK), auch verkümmert das temporale Drittel der Augenbrauen (HOFF).

Auf den Zusammenhang der Entwicklung der Achselhaare bei der Frau mit der oestrogenen Funktion der Ovarien wurde schon hingewiesen (ALBRIGHT u. Mitarb.). Doch konnte FLESCH neuerdings eine Beobachtung machen, daß bei Frauen mit Morbus Addison das Axillarhaar nach Cortisongaben wieder wuchs — Cortison ist kein androgenes Hormon.

Nach der Menopause nimmt bei Frauen die Achselbehaarung ab und kann im Greisenalter ganz verschwinden (BEEK, HAMILTON 1947). Nach EPSTEIN unterscheidet sich die Achselbehaarung bei den beiden Geschlechtern dadurch, daß beim Mann stark die mediale Seite des Oberarmes und bei Frauen mehr die Brustwand behaart sind.

Die Entwicklung eines Frauenbartes nach der Menopause wird häufig beobachtet. Liegt hier ein Überwiegen androgener Hormone aus der Nebennierenrinde vor? Man kennt unter pathologischen Bedingungen die Entwicklung eines Frauenbartes als Teil einer generalisierten Hypertrichose bei Pseudohermaphroditismus, beim Cushing-Syndrom oder oft auch ohne nachweisbare endokrine Störung.

Die Schwangerschaft bewirkt bei Frauen manchmal eine Besserung einer Hypertrichose (KENEDY, LOMHOLT), doch tritt der alte Zustand nach der Entbindung oder nach Beendigung der Lactation wieder ein. Im Gegensatz dazu sah CEDERCREUTZ bei seinem Fall die Entwicklung einer Hypertrichose im zweiten Schwangerschaftsmonat, die nach dem Partus allmählich wieder verschwand. Auch bei anderen Frauen dieser Familie kamen Graviditätshypertrichosen vor.

Auch HIRSCH, der mittels physikalischer Messungen Beziehungen zwischen Menstruation und Haarstruktur festgestellt hat, hat das Haar in der Schwangerschaft untersucht. Bei einer 31jährigen Erstgraviden fand er mittels physikalischer Untersuchungen, daß im 8. Schwangerschaftsmonat der Schädigungsfaktor eine Erhöhung erfährt, dagegen fand er keine Beziehungen zwischen Haarausfall nach der Entbindung und einer Erhöhung des Schwangerschaftsfaktors. Er fand weiter eine Abnahme der Quellbarkeit der Haare während der Schwangerschaft und nach der Geburt.

Beim Mann mag in Fällen extremer Feminisierung (Chorionepitheliom des Hodens) Oestrogen die Produktion der Testeshormone niederdrücken können und so den stimulierenden Effekt der männlichen Sexualhormone entgegenwirken (HOFF 1950). Aber sicher besteht nicht einfach bezüglich der Ausbildung der Behaarung beim Menschen eine simple antagonistische Wirkung zwischen männlichen und weiblichen Sexualhormonen. Versuche in Fällen von Hypertrichose bzw. Hirsutismus durch Verabreichung von vertretbaren Dosen von Follikelhormon den Haarwuchs zu beeinflussen, verliefen nicht sehr befriedigend (FINKLER, PETERS, RONY und ZAKON).

Wir sprachen schon von der maskulinisierenden Wirkung der Arrhenoblastome. Hier haben wir wohl die extremsten Fälle ovariell bedingten Hirsutismus vorliegen, verursacht durch die Produktion androgener Hormone durch diese Blastome (STRASSMANN). Andere pathologische Zustände der Ovarien, wie die von STEIN und LEVENTHAL beschriebene bilaterale polycystische Entartung der Ovarien (s. auch LEVENTHAL und COHEN, STEIN, COHEN und ELSON), Thecazelltumoren, Androblastome oder Luteome und ähnliche Erkrankungen mögen auch zum Hirsutismus führen (FRAENKEL, HOFF, HOLMER 1950—1951, JOSEFSON, FAGERSTRÖM und BERGSTRAND, STOCKHUYSEN).

Es möge nun noch der Einfluß der Thyreoidea auf das Haarwachstum erörtert werden. Ihr Einfluß kann indirekt über andere innersekretorische Drüsen oder auch direkt auf das Gewebe erfolgen.

Auch hier sollen einige Ergebnisse von Tierversuchen der Darstellung der klinischen Erfahrungen beim Menschen vorausgeschickt werden. USPENSKAJA untersuchte die Funktion der Schilddrüse beim Haarwachstum bei normalen und thyreoidektomierten Kaninchen, die mit Thallium enthaart worden waren. Die Autorin fand, daß die Schnelligkeit des Haarwachstums hauptsächlich vom Funktionszustand der Schilddrüse und von der Körpertemperatur abhing. BUTCHER (1940) fand bei seinen Versuchen mit unterernährten Albinoratten, daß besonders das Thyroxin befähigt war, ruhende Haarfollikel wieder zur Aktivität anzuregen. McCUNN beobachtete einen 9 Jahre alten Hund mit Haarausfall, Hyperplasie der Hoden und Dysfunktion der Schilddrüse. Nach operativer Entfernung der Hoden und täglicher Schilddrüsenzufuhr erfolgte ein Wiederwachsen der Haare.

Bereits im fetalen und postfetalen Leben vermag eine verminderte Schilddrüsentätigkeit den Wechsel des fetalen Haarkleides zu verhindern. So beobachteten Mussio-Fournier und Cerviño ein 8jähriges Kind mit Hypothyreoidismus und ausgesprochener Lanugobehaarung an Rücken und Unterarmen, wobei die Lanugobehaarung nach Verabreichung von Thyreoideapräparaten verschwand. Auch Negri (1933, 1934) erreichte bei seinen 2 Fällen von kongenitaler Alopecie (Schwestern von 7 und 10 Jahren) nach Verabreichung von Thyreoideapräparaten das Eintreten eines vollen Haarwachstums, aber nach Aussetzen der Behandlung kam es wieder zum Haarausfall. Apajalahti empfiehlt zur Förderung des Haarwachstums bei Myxödem-Kindern die Verabreichung von Thyreoidea. Über weitere 10 Fälle mit Schilddrüseninsuffizienz und 3 Fälle von Myxödem — alle mit fortbestehender Lanugobehaarung — berichteten Cerviño u. Mitarb. Die Autoren erreichten bei all diesen Fällen durch Behandlung mit Schilddrüsenhormon ein Verschwinden des Hirsutismus. Über Hirsutismus als Manifestation von jugendlichem Hypothyreoidismus veröffentlichte auch Perloff eine Arbeit. Shelley und Butterworth berichteten über Fehlen der Achselhaare bei Mongolismus und Idiotie.

Sainton und Simmonet sowie Stein (1936b) schildern das Haar bei Myxödem der Erwachsenen als trocken, spröde und spärlich. Im allgemeinen ist der Haarausfall nicht besonders lokalisiert, obwohl frontale Alopecie, Ausfall des äußeren Drittels der Augenbrauen und fettige Schuppung öfter berichtet werden (Amarante, Löwenstein, Montgomery). Gerade der Ausfall der Haare im äußeren Drittel der Augenbrauen soll für Myxödem pathognomisch sein, doch wird er auch bei anderen Alopecieformen beobachtet (Cooper, Nenda). Über einen eigenartigen Fall mit letalem Ausgang einer totalen Alopecie mit vorwiegender Insuffizienz der Thyreoidea berichtete Ullmann 1936a und b).

Bei einem 16jährigen Mädchen, das bis zur Menarche normal war, begann ein Haarausfall, zuerst am Kopf, später auch der Achsel- und Schamhaare, der sich zur totalen Alopecie entwickelte. Gleichzeitig traten Menstruationsstörungen und die Andeutung eines Myxödems auf. Unter einer Gravidität besserte sich der Zustand, jedoch kam es im 5. Monat zum Abortus und neuerlicher totaler Alopecie. Der Grundumsatz war sehr erniedrigt, Pigmentflecke auf der Kopfhaut traten auf, es kam zur Xerodermie. Unter Intelligenzstörungen kam es zu weiterem Verfall und Exitus. Die ersten Zeichen dieser schließlich totalen Insuffizienz des endokrinen Systems gingen von der Thyreoidea aus und zeigten sich an der Haut.

Richter sah im Bereich eines lokalisierten Myxödems an den Unterschenkeln eine Hypertrichose und Rothman und Griem beobachteten das gleiche Bild eines prätibialen Myxödems mit Hypertrichose nach Behandlung einer 35jährigen Frau wegen Thyreotoxikose mit J^{131}. Das neue Haar war gröber und dunkler als das vorhergehende.

Plattner untersuchte die Haarfarbe bei 114 nichtkropfigen Vollkretinen (62 Frauen und 52 Männer). Die Hälfte der Kretinen hatte dunkel pigmentiertes Haar, Geschlechtsdifferenzen fanden sich keine.

Bei Hyperthyreoidismus findet man manchmal Haarverlust an Kopf-, Scham- und Achselhaaren (Cooper, Sainton und Simmonet), obwohl Hirsch bei Hyperthyreotikern trotz geringen Haarquerschnittes und geringer Rindensubstanz mittels der Torsionsmethode eine große Reißfestigkeit feststellte. Auch generalisierte Alopecien kommen bei Hyperthyreoidismus vor, wie der Fall von Berjíllos del Río lehrt. Interessant erscheint die Angabe von Williams, der feststellte, daß bei über der Hälfte der Kranken mit Thyreotoxikose das erste klinische Zeichen der Verlust der Achselbehaarung ist.

Wir ersehen aus dem Vorstehenden, von welch maßgeblicher Bedeutung für Wachstum und Verlust der Haare das endokrine System ist. Auch Fleck (1956) kommt bei der statistischen Erfassung der Ursachen, die kausal an einem

24*

Haarverlust beteiligt sind, zu dem Ergebnis, daß an erster Stelle die endokrinen Dysfunktionen stehen. Auch auf die Untersuchungen von STEIN (1936b) sei verwiesen, der gerade den Zusammenhängen zwischen endokriner Funktion und Haaranomalien seine besondere Aufmerksamkeit schenkte. Dies gilt auch für die Untersuchungen von HOFF. Wir werden bei der Besprechung der verschiedenen Formen der Alopecien, besonders der Alopecia areata, noch öfter auf die Bedeutung der Hormone für Pathogenese und Therapie zu sprechen kommen.

D. Exogene Schädigungen der Haare
I. Traumatische Schädigungen
1. Alopecia occipitalis der Säuglinge

Die Occipitalalopecie der Säuglinge wird fast bei allen Säuglingen etwa ab der 5.—8. Lebenswoche beobachtet. Sie darf nicht als pathologischer Zustand angesehen werden. In diesem Alter liegen die Kinder fast ständig am Rücken, der leichte Druck der Unterlage auf die Occipitalregion, die Kopfbewegungen des Kindes mit Reiben der Hinterhauptsregion gegen die Unterlage bilden milde traumatische Insulte, die zu einer teilweisen Alopecie der Hinterhauptsregion führen, die quer zum Hinterhaupt, manchmal mit einer leichten Ausbuchtung nach unten, verläuft. Dieser teilweise Haarausfall ist absolut gutartig, er verschwindet von selbst, sobald die Kinder sich aufrichten können und damit die Dauer des Druckes und Reibens unterbrochen wird. Die Hinterhauptsalopecie der Säuglinge hat nichts mit der Alopecie der Neugeborenen zu tun, auf die an anderer Stelle zurückzukommen sein wird.

2. Die Trichotillomanie
(Synonyma: Trichomanie Besnier, Trichorrhexomanie, Alopécie manuelle Brocq)

Die Haarpflückmanie wird sowohl bei Säuglingen und Kindern als auch bei Erwachsenen beobachtet. Die Psychopathologie des Haarreißens ist oft Gegenstand psychiatrischer Studien gewesen, so von BARAHAL und in der letzten Zeit von BARTSCH. Letztere Autorin sieht darin ein Symptom, das bei organisch Geschädigten und Debilen, doch ebenso bei körperlich Gesunden und Menschen mit normaler Intelligenz auftritt. Es ist eine motorische Reflexform auf gewisse dranghafte und triebhafte Vorgänge und wird zur lustbetonten triebhaften Gewohnheit, ähnlich wie Nägelkauen, Fingerlutschen u.ä. Mit der Zeit wird das Haarpflücken zur reinen Stereotypie. Es läßt sich schon bei Säuglingen beobachten. Auch sehr intelligente Patienten können meist nicht eine verständliche Erklärung über die Beweggründe des Haarzupfens angeben. Das Leiden kann trotz intensiver psychiatrischer Betreuung oft sehr hartnäckig sein.

TAROZZI beschrieb einen 20 Monate alten Säugling mit Trichotillomanie und gibt an, daß das Kind nervös-hereditär belastet war. LEHMANN sah ein 2jähriges Kind, das sich fast an der ganzen linken Kopfhälfte die Haare ausgerupft hatte, und REUTER beobachtete ein $3^1/_2$jähriges Kind, das sich vor dem Einschlafen die Haare büschelweise ausriß. Dieses Kind riß auch anderen Kindern mit Vergnügen die Haare aus. Weitere 2 Kinder, die sich vor dem Schlafengehen die Haare ausrupften, beschreibt ECKARDT. O'DONOVAN bemerkt anläßlich der Beschreibung eines 3jährigen Jungen mit Trichotillomanie, daß dieses Symptom bei Affen nicht beobachtet wurde. HALDIN-DAVIS bemerkte anläßlich dieses Falles, daß er in einer Waisenanstalt Trichotillomanie epidemisch auftreten sah. Einige Kinder litten an Alopecia areata und die übrigen Kinder rupften sich die Haare aus, um interessant zu erscheinen. Diese Unsitte wurde zur Gewohnheit. Auch PHOTINOS hält die Trichotillomanie für eine schlechte Gewohnheit. Hingegen betrifft der von SLUSKAJA und TAUMINA mitgeteilte Fall ein psychisch minderwertiges Kind mit Mikrocephalie, neurologischen Störungen und Enuresis nocturna, bei dem die Trichotillomanie als Zwangshandlung nach erlittenem Schädeltrauma auftrat.

HUBER beobachtete einen 4jährigen Knaben, dessen Encephalogramm charakteristisch für Petit mal war. Die Sucht, sich im Schlaf und, wenn er zornig war, auch im Wachen die Haare auszureißen, faßt der Autor als motorische leerlaufende Entladungsform auf. Die Beobachtung von SCHULTZ betraf eine 33jährige Frau, die sich seit ihrer frühen Kindheit die Haare ausriß, so daß an der linken Kopfseite eine fast handtellergroße kahle Stelle bestand. Erst in hypnokathartischen Sitzungen kamen deutliche Haßimpulse und Zerstörungstriebe gegenüber der blonden Haar- und Lockenpracht der Mutter und Schwester zutage. Seit Kindheit war die Patientin gekränkt, daß die Schwester von der Mutter wegen ihrer blonden Locken bewundert wurde. In hypnotischen Sitzungen wurde der Patientin eine Abstinenzformel gegenüber dem Haarausrupfen eingesetzt, wodurch dieser Trieb endgültig beseitigt werden konnte.

Bei älteren schulpflichtigen Kindern berichteten SPIEGEL und LINSER über beobachtete Fälle von Trichotillomanie.

Eine eigenartige Form einer Trichotillomanie bei einem körperlich voll entwickelten, aber psychisch labilen und geistig zurückgebliebenen 13jährigen Mädchen beobachtete SONCK. Das Kind riß sich die Cilien aus und erst nach 5jährigem Bestand dieses Zustandes gelang die Klärung.

Es wurde schon darauf hingewiesen, daß die Trichotillomanie bei Erwachsenen durchaus nicht immer geistig minderwertige Personen betreffen muß. So fand TAGAMI bei seiner 18jährigen Patientin, die diese Manie seit ihrem 12. Lebensjahr hatte, keine geistige Minderwertigkeit. Viele Patienten zeigen nervöse Symptome ohne geistige Minderwertigkeit wie Juckreiz, Kopfschmerzen u. ä. Über derartige Fälle berichteten ČAJKOVAC (1940, 1941), DOHI und OPPENHEIM. Eine weitere Patientin von ČAJKOVAC zeigte eine Psychoneurose, FRAULINI, CASALÁ und ALURRALDE stellten bei ihren Fällen Psychopathien fest, wobei bei den letzteren Autoren eine Psychopathin beschrieben wird, die durch Umweltskonflikte in eine Situationsneurose getrieben worden war. EYCKMANS u. Mitarb. sahen eine Trichotillomanie bei einer 40jährigen Luetikerin mit Lues II, bei der nach antiluischer Behandlung die Manie aufhörte. OHASHI sah eine triebhafte Trichotillomanie bei einer Paranoikerin.

Die *Trichotillomanie* führt zu mehr oder weniger haarlosen Stellen in der Tempero-frontal- und Occipital-parietalregion, ist jedoch keineswegs immer einseitig lokalisiert. Doch auch der Scheitel ist öfter betroffen, also Gegenden, die von der Hand leicht erreicht werden. Das Ausmaß der ausgerupften Stellen der Kopfhaut schwankt, die Begrenzung ist meist unregelmäßig. Man findet noch lange Haare, die dem Ausrupfen entgangen sind, daneben neue nachgewachsene Haare. Auch Brauen und Wimpern fallen oft der Manie zum Opfer. MAGRI fand, daß nach dem Ausreißen die Haare zuerst pigmentlos nachwachsen und erst später wieder ihre normale Pigmentierung erlangen. Der Verf. denkt deswegen an eine neurogene Störung des Hauttrophismus.

Es gibt Autoren, die in vielen Fällen von Trichotillomanie eine rhythmische Aktivität des präsexuellen Stadiums nach JUNG sehen bzw. ein abnormes Weiterdauern dieses Stadiums (VERDEAUX). So wird die Therapie der Trichotillomanie bei vielen Fällen in die Hand eines Psychiaters bzw. Psychotherapeuten gehören, wenn auch öfter einfache Maßnahmen wie Kurzschneiden der Haare, Schutzkappen u. ä. besonders bei Kindern zum Erfolg führen mögen.

Auf Beziehungen der Trichomalacie zur Trichotillomanie, auf die MIESCHER und SCHMUZIGER hinweisen, sei auf später verwiesen.

3. Kontusionen, Verletzungen, Verbrennungen, Hitzeschädigungen
a) Stumpfe Traumen, Skalpierung und Verletzung der Kopfhaut

Die die Kopfhaut treffenden Traumen können zu einer transitorischen oder dauernden Alopecie führen. Im ersteren Fall handelt es sich meist um stumpfe Traumen, die zu einem Hämatom der Kopfhaut führten. Über diesem können im Verlauf der folgenden 2—3 Wochen die Haare ausfallen, doch wachsen sie bei Aufsaugung des Hämatoms im Verlaufe eines Monats wieder nach. Die Form der Alopecie entspricht der Form des Hämatoms bzw. der Kontusion, d. h. sie ist länglich, rund oder gewinkelt.

Doch kann nach Traumen der Haarausfall erst nach längerer Zeit auftreten und dann atypisch sein. So sah Esquier bei einem 60jährigen Mann 17 Monate nach einem erlittenen Explosionsunfall große Alopecieherde am Kopf entstehen, 3 von den 4 Herden zeigten zentrale Narben. Der Verf. glaubt eine Alopecie als Folge nervösen Schocks oder einer Commotio ausschließen zu können und sieht sie als direkte Folge des lokalen Traumas der Kopfhaut an. Auch Ronchese (1933) sah bei einem Epileptiker 5 Monate nach erlittener Kopfverletzung einen plötzlichen Haarausfall am oberen Teil des Kopfes und an den Schläfen, bei dem sich später wieder Haarwachstum einstellte. Der Verf. denkt an eine neuroendokrine Störung. Es wird jedoch immer schwierig sein, diese posttraumatischen Alopecien auf eine reine traumatische lokale Wirkung zurückzuführen und von posttraumatischen Alopecien als Folge neurologischer Störungen oder psychischer Alterationen abzugrenzen.

Bei manchmal als Betriebsunfall vorkommenden Skalpierung der Kopfhaut und bei scharfen Verletzungen der Kopfhaut wird an Stelle der sich bildenden Narbe eine dauernde Alopecie eintreten und die Form und Ausdehnung der Alopecie der sich bildenden Narbe entsprechen. Doch fällt diese Form der Alopecie außerhalb der hier zu behandelnden Schädigungen der Haare und sei daher nur der Vollständigkeit halber erwähnt.

Als ein stumpfes mechanisches Trauma, das zu stellenweisem Haarausfall führen kann, darf man auch eine übermäßig starke Kopfmassage ansehen, die als Ursache einer Alopecie von Bowers bei 6 Patienten beiderlei Geschlechtes festgestellt wurde. Nach Unterbrechung der Massage wuchsen die Haare wieder. Friederich (1950c) beobachtete durch eine lokal-mechanische Einwirkung das Auftreten einer Alopecie. Von dem gleichen Autor stammt eine Beobachtung einer Alopecia cicatricans traumatica nach Zangengeburt. Hoffmann beschrieb einen $1\frac{1}{2}$ cm breiten alopecieartigen Streifen im Bereich des größten Kopfumfanges bei einem Säugling, bedingt durch dauernde Kompression des Schädels während der Geburt.

Hier darf auch der Alopecien gedacht werden, die als *postoperative Druckalopecien* beschrieben wurden. So berichten Abel und Lewis über 8 Beobachtungen bei Frauen nach gynäkologischen Eingriffen. Die Alopecie begann meist innerhalb von 2 Tagen nach der Operation zuerst mit Schwellung, Spannung, Nässen, Krusten und Schmerzen über dem Vertex an der Kopfhaut. Diese Erscheinungen klangen ab und es kam zwischen dem 3.—28. Tag plötzlich zum Haarausfall. Histologisch fand sich eine mäßig ausgeprägte obliterierende Vasculitis und Gefäßdegeneration im tiefen Corium und in den oberen Fettschichten. Die Autoren nehmen als Ursache den Druck des bewegungslosen Kopfes, verstärkt durch die Lagerung bei der Operation an. Die Gefäßversorgung wird durch diesen Druck unterbunden und es kommt zur Vasculitis. Dieser Vorgang wird durch die Anämie und Hypotonie während der Operation begünstigt. Später wachsen die Haare wieder. Die Verfasser prüften ihre Annahme im Tierversuch bei Katzen und fanden, daß ein Druck von 1070 g auf den Quadratzentimeter über 8 Std notwendig ist, um experimentell den Haarausfall zu erzeugen. Umgerechnet auf menschliche Verhältnisse würde das einen Druck von 900 g auf einen Quadratzentimeter entsprechen. Auch die Haarausfälle nach Ritidektomie, über die GRINSPAN, MOSTO und FAIRMAN berichten, dürfte durch Unterbrechung der Blutversorgung verursacht sein. Trophische Störungen durch Destruktion der Nervenelemente, wie es QUIROGA und GUILLOT annehmen, erscheinen weniger wahrscheinlich. Später berichtete ABEL über einen weiteren Fall einer postoperativen Druckalopecie bei einem 5jährigen Knaben nach Operation einer traumatisch entstandenen Liquorfistel. Bei diesem Fall und bei 6 weiteren bei Frauen nach Beckenoperationen, über die in der Diskussion LEWIS referierte, fand sich histologisch eine obliterierende Vasculitis in den tiefen Schichten des Coriums.

Auch die Schädigung der Barthaare, die FRIEDERICH (1951a) nach Rasur mit einem elektrischen Apparat beschrieb, gehört zu den mechanisch-traumatischen Schädigungen. Er fand eine mehr oder weniger starke Aufsplitterung und Auffaserung in der Längsrichtung der Haare, die teilweise nur das distale Ende betraf, aber manchmal auch bis zur Papille reichte. Die Cuticula zeigte sich gesprengt. Rasierseife wirkt nach JACOBI quellend und keratolytisch. Ergänzend sei noch die Beobachtung von CRAIG erwähnt, daß sich nach Rasieren die Haarstümpfe in die Follikel retrahieren, sich von dort in die Haut einbohren und Anlaß zu papulösen und pustulösen Eruptionen in der Bartgegend geben können. Über derartige Pili recurvati berichtete auch PINKUS.

b) Alopécie liminaire
(Synonyma: Alopecia liminaria, traumatische Randalopecie)

Schon 1929 beschrieb SABOURAUD unter dem Namen Alopécie liminaire frontale eine Randalopecie, deren Ätiologie er damals nicht klären konnte. 1932 und nochmals 1933 nahm BALIÑA zu der Beobachtung SABOURAUDs Stellung und konnte an Hand 10 eigener Fälle nachweisen, daß diese Alopecie nicht nur bei älteren Frauen vorkommt, wie der Erstbeschreiber annahm, sondern auch bei jüngeren Frauen. BALIÑA wies nach, daß die Alopécie liminaire das Endstadium einer traumatischen Follikulitis ist, die durch starken andauernden Zug an den Haarwurzeln durch Spangen und straffe Frisur entsteht. Besonders der Gebrauch von Haarwicklern begünstigt ihr Zustandekommen, weswegen sich auch der Name Alopécie liminaire par bigoudis einbürgerte. Inzwischen liegen weitere Berichte und Untersuchungen über das Zustandekommen dieser Alopecie von SÉZARY und RABUT, RIBEIRO, SCHMIDT, FASAL, BALIÑA (1937a, b) vor.

Über eine eigenartige Stirnrandalopecie junger Mädchen in Japan berichtet ITÔ. Dabei kommt es zu glatten, weißen atrophischen Streifen an der Stirn-Haargrenze von Ohr zu Ohr, die als Ursache häufiges Rasieren dieser Gegend aus Schönheitsgründen haben.

Ebenfalls als traumatisch bedingt sieht HJORTH (1956, 1957a, b) in seinem Fall eine Alopecia marginalis an, die er bei einem jungen Mädchen beobachtete, die eine „Pferdeschwanzfrisur" trug. Besonders in der Occipital- und Temporalgegend waren die Haare verkürzt und verdünnt. Der Autor berichtete später noch über weitere derartige Beobachtungen, desgleichen SLEPYAN.

FOURNIER und PONZO untersuchten die durch Zug entstehenden morphologischen Veränderungen der Haare. Bei verschiedenen experimentellen Bedingungen wurde bei Verlängerungen der Haare zwischen 1,5—4 cm keine grobmorphologisch erkennbaren Veränderungen der Rindenschicht gefunden. Man darf mit Sicherheit annehmen, daß das dauernde starke Ziehen und Zerren an den Haaren die Alopecie herbeiführen.

Klinisches Bild. Im Beginn der Alopécie liminaire, die in jedem Alter beobachtet werden kann, stehen Zeichen einer follikulären Irritation: Geringe perifollikuläre Rötung, leichte Schuppung bzw. Follikelkeratose, manchmal kleinste Pustelchen und leichtes Jucken. Lokalisiert sind diese Zeichen in den Zonen stärkster Zugwirkung, präauricular an den Schläfen, am Stirnrand und im Nacken. Diese Zeichen führen die Frauen gewöhnlich nicht zum Arzt, sondern nur die damit verbundene Alopecie. Doch sind diese geringfügigen Symptome differentialdiagnostisch wertvoll.

Die Alopecie, die sich nun an den erwähnten Stellen lokalisiert, ist immer unvollständig, mehr oder weniger ausgeprägt, etwas ungleich symmetrisch. An der Stirn-Haargrenze bandartig 1—2 cm breit, an den Schläfen oft dreieckförmig, kann sie sich bis in den Nacken ziehen. Bei Nichtbehebung der Ursache kann sich eine Atrophie der Follikel einstellen und damit kann die Alopecie dauernd werden. Erkennt man die Ursache rechtzeitig und wird das Haar geschont und nicht mehr dem Zug ausgesetzt, so kommt es zum Wiederwachsen der Haare.

c) Alopécie du chignon

SABOURAUD hat 1932 unter diesem Namen, ohne eine traumatische Genese vorauszusetzen, eine scheinbar seltene, meist bei Frauen zwischen dem 30. bis 50. Lebensjahr auftretende Alopecie beschrieben, die man als Nackenwulst- oder Zopfalopecie bezeichnen kann. Er schilderte sie als eine im Bereich der Lambdanaht langsam fortschreitende atrophische Alopecie, die sich entweder nach der Transversalachse oder in zwei ovalen Flecken entlang jeder Seite der Medianlinie erstreckt, wobei bei auftretenden zwei Flecken der eine gewöhnlich etwas ausgedehnter ist. Die Haut ist blaß, ohne entzündliche Erscheinungen.

Heute scheint diese Alopecie sehr selten geworden zu sein, da die Zopfmode nicht mehr modern ist. Doch kann man sie noch in anderer Lokalisation beobachten, seitlich bei seitwärts gerollter Frisur, bei Tragen von Einsteckkämmen und bei durch Kämme und Haarnadeln straff zusammengehaltenen Frisuren.

Die Alopecie ist immer unvollständig und das Vorkommen geringer entzündlicher Zeichen, peripiläre Rötung, Schuppung und vielleicht auch kleine Pusteln sprechen für eine traumatische Genese durch Druck mit harten Körpern, wie es Kämme und Haarnadeln sind. Vermutlich gehört auch eine von STEWART beschriebene Alopecie hierher, die er am Scheitel bei Frauen im Alter von 30 bis 50 Jahren lokalisiert fand. Der Autor gibt aber Schmerzphänomene (Migräne, Torticollis) an.

d) Verbrennung und Hitzeschädigungen der Haare

FRIEDERICH (1951b) fand bei Einwirkung der Wärmestrahlen der Sonne ein Spröderwerden der Haare mit Herabsetzung ihrer Widerstandsfähigkeit gegen mechanische Insulte, so daß es zur Trichorrhexis nodosa, Trichoptilosis, Trichonodosis und Trichoklasie kommen kann.

BRAUCKHOFF bzw. BRAUCKHOFF und FRIEDERICH untersuchten die physikalischen Veränderungen der Haare nach Hitzeeinwirkung (Reißfestigkeit, Bruchdehnung, Knotenfestigkeit, bleibende Dehnung, Längsquellung). Die Autoren zeigten, daß die Längsquellung bei allmählicher Erhitzung mit steigender Temperatur und Erhitzungsdauer parallel mit der Abnahme der Festigkeit zunimmt. Beim Erhitzen auf 200°C werden die Haare rasch in starkem Maße brüchig.

Die Verff. weisen darauf hin, daß es wesentlich sei, daß das Sorptionswasser während der Erhitzung allmählich entweichen kann, so daß die Hitzeschädigung bei völliger Trockenheit der Haare eintritt. Wenn man das Haar plötzlich erhitzt, so bewirkt bei hohen Temperaturen das Sorptionswasser der Haare eine hydrolytische Spaltung und Lösung der Seitenkettenverbindungen. Die Micellen werden dadurch leichter beweglich, so daß unter dem gleichzeitigen Einfluß der mit der Temperatur zunehmenden Molekularbewegung eine momentane Verkürzung erfolgt. Die Autoren erklären dies entsprechend dem Boltzmannschen Entropiegesetz. Die Molekülketten verlieren die Orientierung. Es erfolgt eine beträchtliche Verkürzung der Haare gegenüber der Anfangslänge bei gleichzeitiger Quellung in der Längsrichtung infolge der hohen Micellenbeweglichkeit. Bei kurzdauernder Erhitzung tritt trotz stärkster struktureller Veränderung der Keratinsubstanz bei der hydrolytischen Spaltung der Peptidbindungen kein so starker Festigkeitsverlust ein, wie bei allmählicher Erhitzung, bei der die Hitze längere Zeit einwirkt. Bei Eintauchen der Haare in 240° heißes Öl nimmt die Längsquellung im Feuchtebereich von 30—35% bei einer Superkontraktion von 20% auf 4,8% zu. Die Bruchdehnung beträgt 57%.

BRAUCKHOFF und FRIEDERICH führten über die mechanischen Eigenschaften heiß dauergewellter Haare Untersuchungen durch. Sie verglichen heiß dauergewellte Haarproben mit vom gleichen Kopf stammenden unvorbehandelten naturfarbenen Haarproben. In der folgenden Übersicht werden die Werte der unvorbehandelten Haarproben in Klammer angegeben.

Tabelle 9

	Dunkelblondes Haar			Graues Haar		
	einmal behandelt		dreimal behandelt	einmal behandelt		dreimal behandelt
Reißfestigkeit in g . . .	83,2	(100,4)	70,3	69,2	(87,0)	84,0
Bruchdehnung in % . .	90,0	(95,0)	82,5	77,0	(89,5)	89,5
Knotenfestigkeit in g .	56,3	(48,1)	56,2	46,4	(41,2)	45,2
Knotenfestigkeit in % .	67,7	(47,9)	79,9	67,0	(47,7)	53,8
Bleibende Dehnung in % bei 60% Gesamtdehnung	33,0	(30,0)	33,0	30,0	(28,6)	28,6

Bezüglich der näheren Methodik und der Beurteilung der Fehlerquelle muß hier auf die Originalarbeit verwiesen werden. Jedenfalls ergeben diese Untersuchungen, daß bei heißer Dauerwellung trotz einwandfreier Technik Veränderungen am Haar und am Keratin unvermeidbar sind. Diese Veränderungen machen heiß gewelltes Haar gegen mechanische Insulte empfindlicher und können so zu irreparablen Schäden des Haarschaftes führen. So wurden Trichoptilosis, Trichorrhexis nodosa und Trichoklasie nach Heißdauerwellung öfter beschrieben. FRIEDERICH und REIBER fanden bei der Untersuchung an 500 Patienten, die ein- oder mehrmals sich heiße Dauerwelle anlegen ließen, bei 85% Haarveränderungen als Folgezustände der Heißwellung, und zwar wurden in 30% Trichoptilosis, in 15% Trichorrhexis nodosa und in 40% Trichoptilosis und Trichorrhexis nodosa festgestellt. Allerdings stammen diese Untersuchungen von 1948, also aus einer Zeit, da weder die Rohstoffe noch der Allgemeinzustand der Patienten einen friedensmäßigen Standard zeigten.

Die durch Hitzeeinwirkungen entstehenden Schädigungen der Haare haben besonders das Interesse der Gerichtsmediziner gefunden. So finden sich im gerichtsmedizinischen Schrifttum systematische Untersuchungen über die Anatomie des Haares nach Hitzeeinwirkung. Es sei die Arbeit von LOCHTE und BRAUCKHOFF angeführt. PIÉDELIÈVRE und ZÉBOUNI hatten schon 1933 Versuche über die Hitzeeinwirkung auf Haare unternommen. Bei 100°C treten Wasser- und Gewichtsverlust ein, die mit der Hitze zunehmen. Haare verschiedener Altersklassen und verschiedener Färbung zeigten keinen Unterschied, nur bei weißen

Haaren kam es bei 140⁰ zur Gelbtönung. Mikroskopisch sieht man bei Temperaturen zwischen 140—150⁰ Gasblasen in der Marksubstanz. Diese nehmen bei 170—180⁰ zu, bis die Cuticula auseinandergedrängt wird. Bei 200⁰ platzen die Blasen und zwischen 260—270⁰ beginnt die Verkohlung, die bei 300⁰ komplett ist.

4. Strukturelle Änderungen der Haare

Die hier zu besprechenden Veränderungen wie Trichoklasie, Trichoptilose, Trichorrhexis nodosa und Trichonodosis werden an dieser Stelle als Folgen traumatischer Einwirkungen auf die Haare behandelt, ihre idiopathischen Formen werden anderwärts gewürdigt werden. Das anatomische und klinische Bild dieser Haarveränderungen darf als bekannt vorausgesetzt werden, so daß in erster Linie das über die traumatische Entstehung dieser Haarveränderungen vorliegendes Schrifttum besprochen werden soll.

Bei all diesen Schädigungen kommt es zu strukturellen Veränderungen des Haares, Auffaserung und Auflockerung, sei es in der Längsrichtung, sei es zirkulär mit Dissoziation der Cuticula. Die im älteren Schrifttum z. T. herrschende Verwirrung in der Nomenklatur hat heute einer klaren Begriffsbestimmung der einzelnen Formen der strukturellen Haarveränderungen Platz gemacht. Nicht immer dagegen kann bei dem einzelnen Fall die Ursache der strukturellen Veränderung bestimmt werden, d. h., ob äußere Ursachen oder innere anlagemäßige Ursachen dazu führten. Man kann wohl sagen, daß die strukturellen Veränderungen der Haare teils gewisse dem Haar innewohnenden Eigenschaften und teils äußere Angriffe voraussetzen.

a) Trichoptilosis
(Synonyma: Trichoschisis)

Die Aufspaltung der Haare in der Längsachse ist ein sehr häufiges Geschehen und besonders bei langen Frauenhaaren zu beobachten. Gottron wies nach, daß schon ein 5—15 min langes Bürsten der Haare zur Trichoptilosis führen kann. Friederich und Fröb (1949a) haben sich in einer Arbeit besonders eingehend mit der Pathogenese der Trichoptilosis befaßt. Waschen, Frisieren, Färben, Entfärben der Haare führen oft zur Trichoptilosis. Die Aufspaltung der Haare in 2—3 Teile kann die ganze Haarlänge betreffen, öfter jedoch sind die Haare pinselförmig an ihrem distalen Ende aufgesplittert. Häufig ist die Trichoptilosis mit einer Trichorrhexis nodosa verbunden. Ausgefallen ist die Beobachtung von Curban, der bei einem 18jährigen Mann eine Trichomycosis palmellina an den Schamhaaren zur Trichoptilosis führen sah.

b) Trichorrhexis nodosa

Diese durch eine oder mehrere ovale Anschwellungen im Haarschaft gekennzeichnete Erkrankung der Haare wird in einer disseminierten und circumscripten Form beobachtet. Die Anschwellungen haben etwa den zwei- bis dreifachen Durchmesser des Haarschaftes, sind mikroskopisch longitudinal aufgesplittert und zeigen eine Dissoziation und Zersplitterung der corticalen Zellen. Dadurch heben sie sich durch eine graue Farbe vom übrigen Haarschaft ab.

Touraine und Clerfeuille fanden die disseminierte Form an Haaren des Körpers vorkommend und fanden weiter eine Bevorzugung von Frauen im Alter von 20—40 Jahren. Die circumscripte Form hingegen ist auf eine oder mehrere Stellen des Kopfes beschränkt. Bei beiden Formen sind die Haare im Bereich der Knötchen sehr brüchig, so daß die Haare selten länger als 2—3 cm sind. Am Kopf entstehen dadurch alopecieartige Herde.

Zingale fand auch disseminierte Fälle von Trichorrhexis nodosa durch äußere Ursachen bedingt. Neben Traumen schuldigte er äußerste Trockenheit an. Daneben unterscheidet er innerlich trophisch bedingte Fälle.

Auch die circumscripte Form hat häufig eine mechanische Genese. RABUT (1951) beobachtete 3 Fälle als traumatische Reaktion auf Kratzen. Auch FRIE- DERICH (1950a) hatte unter seinen Fällen 4, bei denen er die mechanische Ent- stehung durch Reiben, bedingt durch eine vorhergehende juckende Dermatose, nachweisen konnte. Der Fall von HALTER war mit einer Trichonodosis kompliziert. Die Haare an der betroffenen Stelle am Hinterkopf waren verfilzt, zeigten starke Krümmung und Schlängelung, Zeichen, die vielleicht auch auf eine mechanische Genese deuten.

Neben einer mechanischen Auslösung dieser Haarveränderung kommen auch chemische Traumen ursächlich in Frage (Seifen, Shampoons, Färben, Entfärben, Kaltwellung u.a.). Dies gilt auch für thermische Traumen (Heißwellung). BRUDER sah Trichorrhexis nodosa mit Trichoptilosis nach Thioglykolsäure- einwirkung, desgleichen FRIEDERICH, der 5 Fälle von Trichorrhexis nodosa kombiniert mit Trichoptilosis nach Kaltdauerwellung beschrieb.

Die Bedeutung kosmetischer Manipulationen für die Entstehung der Trichor- rhexis nodosa bedingt, daß diese Haarschädigung viel häufiger bei Frauen als bei Männern beobachtet wird.

c) Trichoklasie

Die Trichoklasie kann rein symptomatisch Folge anderer Haarerkrankungen sein, z.B. bei Alopecia areata, Monilethrix, Trichomalacie, Trichorrhexis nodosa u.a. Bei der letztgenannten Haarerkrankung kommt sie sowohl bei traumatisch bedingten als auch bei der idiopathischen Form vor. Daneben kennen wir eine Trichoklasie auch bei unverändertem Haar, und zwar einmal als traumatische Trichoklasie und zum anderen Mal als idiopathische Trichoklasie Jackson- Sabouraud. Die Beziehungen dieser letzteren bzw. ihre Differentialdiagnose zur idiopathischen Trichorrhexis nodosa wird, besonders mit Rücksicht auf die Unter- suchungen von POLEMANN, an anderer Stelle zu behandeln sein. Die Frage, ob es sich bei einer Trichoklasie um einen traumatischen oder idiopathischen Typ handelt, wird bei den geringen klinischen Unterschieden dieser Typen von Fall zu Fall nur jeweils durch eine genaue Anamnese zu klären sein.

Auch bei der idiopathischen Trichoklasie können wir, analog wie bei der Trichorrhexis nodosa, einen diffusen universellen Typ und einen circumscripten Typ feststellen. SABOURAUD will die traumatische Trichoklasie, gleich, welche Ursache sie hat, nicht als eigentliche Haarerkrankung gelten lassen; er betrachtet sie nur als banale Haarschädigung. Wenn nun auch viele kosmetischen Manipula- tionen wie Färben, Bleichen, Ondulieren u.a.m. anamnestisch bei der traumatisch bedingten Trichoklasie bei vielen Fällen als Ursache angeschuldigt werden können, so darf doch nicht übersehen werden, daß sich unzählige Menschen diesen Mani- pulationen unterwerfen, ohne daß eine Trichoklasie die Folge wäre. Die Intensität der einwirkenden Noxe scheint also speziell bei der circumscripten Form nicht allein ausschlaggebend zu sein, auch können diese gleichen Noxen zur Trichor- rhexis nodosa und zur Trichoptilosis führen. Die kosmetischen Eingriffe betreffen auch das ganze Kopfhaar und doch sind oft nur einzelne Haare oder Haare eines umschriebenen Bezirkes durch die Trichoklasie geschädigt. Die Haare zeigen also eine verschiedene Widerstandskraft gegen die schädigenden Noxen, und meist sind nur besonders trockene und feine Haare geschädigt. RABUT (1952) nimmt daher eine präexistente trophische Störung an, mag sie konstitutionell bedingt, mag sie erworben sein. Er belegt dies auch mit Beobachtungen aus der Notzeit während des letzten Krieges in Frankreich und denkt an allgemeine Nährschäden.

Doch führen Traumen zur weiteren Verminderung der Resistenz der Haare, bis es gelegentlich einer letzten Traumaeinwirkung zum Bruch der Haare kommt.

Verlust der Geschmeidigkeit, Austrocknung und Dünnerwerden der Haare können den Bruch vorbereiten, Trichoptilosis und Trichorrhexis nodosa der Trichoklasie vorangehen.

Für die diffuse Form der Trichoklasie liegt im neueren Schrifttum eine Reihe von Belegen vor.

Rabut sah eine diffuse Trichoklasie bei einer Tänzerin, die innerhalb weniger Monate ihr Haar mehrmals gefärbt und entfärbt hatte. Eines Tages beim Abheben des Hutes zog sie fast ihr gesamtes Haar mit ab und war beinahe kahl. Besonders nach unsachgemäßer Durchführung der Kaltwellung kann es zur diffusen Trichoklasie kommen. Beispiele dafür berichteten Touraine und Gallerand (1947a), Michel und Saint-Paul, Gaté, Polemann (1950a). Der letztere Autor sah diese Schädigung nach stark alkalisierender Einwirkung von Schmierseife. Die Haare der Fälle Polemanns zeigten glatten Querbruch. Eine Trichoklasie unbekannter Genese, die eine Zwischenform zwischen der diffusen und beschriebenen Abart darstellt, beschrieben Rabut und Rigot.

Die circumscripte Form wirft besonders die Frage nach einer eventuellen präexistenten unbekannten Schädigung der Haare auf, doch liegen auch Beispiele vor, daß sie streng auf die Stelle der Einwirkung der Noxe beschränkt blieb. Hierher gehört der Fall 4 von Polemann, eine Trichoklasie der Schamhaare 4—5 cm über dem Hautniveau als Folge starken Reibens wegen Genitalpruritus. Die Haarstümpfe zeigten am distalen Ende meist eine stärkere Pigmentierung mit glattem Quer- oder Schrägbruch, vereinzelt auch leichte Aufsplitterung der Bruchenden. Auch Friederich beschrieb einen Fall eines $4^1/_2$jährigen agil-debilen Kindes, das bei Erregung fortwährend mit dem Hinterkopf auf dem Kissen scheuerte. Am Hinterkopf waren in einem umschriebenen Bezirk von Männerhandgröße die Haare 7—8 mm über dem Hautniveau abgebrochen.

Scheuern und Kratzen sind oft die Ursache einer mechanischen Trichoklasie. Dabei kann die Haut primär verändert sein, gerötet, lichenifiziert, schuppend und daher juckend, also zum Kratzen und Scheuern verleitend oder das Scheuern und Reiben entspringt besonders bei nervösen Menschen einer Angewohnheit und führt zur Lichenifikation und gleichzeitig zur Trichoclasie. Der Fall einer Trichoklasie en bande, den Rabut und Degos mitteilten, ist ein Beispiel dafür. Als der Patient das ständige Reiben aufgab, normalisierte sich sowohl die Haut als auch das Haar.

Es istwohl erlaubt zu sagen, daß Trichoklasie + Lichenifikation gleichermaßen vom Trauma des Kratzens und Reibens abhängig sind. Primäres Jucken ist nicht immer vorhanden, ist aber oft wohl auslösend. Die Fälle von Touraine und Solente, Maracoglu zeigten die Trichoklasie über einem erythro-keratodermischen Herd. Durch gewohnheitsmäßiges Massieren bestimmter Stellen und durch paroxysmale Kratzattacken verursachte Trichoklasie sah Rabut (1951) bei seinen Fällen.

Fälle von Trichoklasie bei jugendlichen Personen, die durch Reiben und Kratzen an leicht erreichbaren Stellen des Kopfes verursacht wurden, lassen daran denken, diese Fälle in Beziehung zur Trichotillomanie zu bringen und sie den Trichomanien zuzuordnen.

d) Trichonodosis

Seit der Bearbeitung der mechanisch bedingten Haarschäden durch Galewsky ist die Zahl von Mitteilungen über mechanisch verursachte Trichonodosis nicht sehr angewachsen. Von dieser eigenartigen Anomalie, einer Knotenbildung im Haar, werden zwei Typen beobachtet. Der seltenere Typ mit nur einem Knoten pro Haar dürfte mit anormalem Wachstum des Haares in Beziehung zu setzen sein. Der zweite häufiger konstatierte Typ wird durch multiple Knoten in einem Haar charakterisiert und entsteht durch mechanische Alterationen der Haare wie Bürsten, Kratzen, Waschen u.a. JADASSOHN und PAILLARD beobachteten bei einem 64jährigen Mann eine Trichonodosis mit nur einzelnen Knoten in den Schamhaaren und weisen darauf hin, daß eine Verwechslung mit Nissen leicht stattfinden kann.

Ausführliche Untersuchungen an 36 Fällen von Trichonodosis stammen von ČAJKOVAC (1939a). Nach diesen Untersuchungen kamen bei 10% der Fälle pruriginöse Erkrankungen vor. 32mal war eine echte Knotenbildung nachweisbar, 2mal Pseudoknoten und bei 2 Fällen war es unklar, ob an der Knotenbildung ein oder mehrere Haare beteiligt waren. Die Knoten saßen fast immer am distalen Haarende, was sehr für eine mechanische Ursache spricht. Cuticularschädigungen müssen dabei nicht vorliegen. Lockiges Haar scheint zur Trichonodosis zu disponieren. Auch bei dem Fall von NOUSSITOU steht das mechanische Moment als ursächlicher Faktor im Vordergrund. Hier kam es anläßlich des Scheuerns und Kratzens bei einer Scabies zur Knotenbildung in den Schamhaaren. WEINER sah eine mechanisch ausgelöste Trichonodosis bei einem Menschen mit einer Kratzphobie. Desgleichen führt RONCHESE (1958) in seinem Fall das Entstehen einer Trichonodosis auf Kratzen zurück. Über eine Verschlingung des Haupthaares nach Shampoongebrauch berichtete HOWELL. Zwar lag hier keine ausgesprochene Knotenbildung vor, sondern die Haare zeigten in Abständen von 6—15 cm Drehungen von 180° umeinander, so daß sie eine unentwirrbare Masse bildeten. Eine analoge Beobachtung machte GRAHAM. Schließlich bemerkte FRIEDERICH (1951b), daß es bei starker Wärmeeinwirkung durch Sonnenstrahlung, die Austrocknung und Spröderwerden der Haare bewirkt, zur Trichonodosis kommen kann.

Anhang: *Haarnestfisteln.*
Man kennt diese Erscheinung auch als Raphe-Fisteln und in der englischen Literatur als „pilonidal sinus". Die Erkrankung wird vor allem bei pyknischen Seborrhoikern beobachtet und tritt in der Verlängerung der Rima ani nach oben im Sacro-Coccygeal-Bereich auf. Histologisch findet man in der Tiefe blind endende mit Plattenepithel ausgekleidete Hauteinsenkungen, im umgebenden Gewebe Epithelnester mit kleinsten Härchen. Es können sich Abscesse entwickeln.
Die *Therapie* besteht in radikaler operativer Entfernung, schon um einer eventuellen späteren malignen Entartung vorzubeugen. Die Ursache dieser Bildungen dürfte wohl durch Druck und Reiben schlecht gepolsteter Autositze bedingt sein (BEISENHERZ).

II. Chemische Schädigungen

1. Änderungen der Haarfarbe und -menge durch äußerlich einwirkende Faktoren wie Wellung, Färbung, Bleichung, Medikamente, berufliche Noxen und chemische Depilation

Die verschiedenartigen kosmetischen Manipulationen, denen die Haare unterworfen werden, seien es nun die verschiedenen Arten der Wellung, seien es Färbungen und Bleichungen, führen zu tiefen Eingriffen in die chemische Struktur des Haarkeratins, die auch die Haarmelanine berühren. Dabei interessieren uns hier nicht die gewollten Farbänderungen, die durch Färbung und Bleichung erzielt werden können, sondern die manchmal auftretenden ungewollten Farbänderungen, die als schwere kosmetische Schädigungen empfunden werden.

Zur Technik der Haarfärbung sei hier nur vermerkt, daß man Tönung und Färbung unterscheidet. Unter ersterem versteht man die Färbung mit leicht auftragbaren und ebenso leicht abspülbaren Farbstoffen, während die eigentliche Färbung mit Oxydationsfarbstoffen durchgeführt wird, die in Form von Leukofarbstoffen im Haar eingelagert und darin durch

Oxydation erst entwickelt werden. Es werden dazu meist aromatische Amine verwendet, eine Zusammenstellung derartiger Farbstoffe findet sich bei Böss. Phenylendiamin ist in Deutschland für Haarfärbungen verboten, hingegen ist Toluylendiamin und p-Aminophenol erlaubt (Contier). Preisinger, Schwartz und Barban widmeten den paraphenylendiaminhaltigen Haarfarben eine eingehende Studie. Mit Quarzlicht läßt sich die Färbung von Haaren nachweisen (Boller). Bezüglich weiterer Literatur über Haarfärbemittel kann auf Höpfl, Hirsch verwiesen werden, ferner auf Freytag in Ullmans Enzyklopädie der technischen Chemie.

Bei der Bleichung mit Wasserstoffsuperoxyd hängt die Intensität der Wirkung auf die Cystinbrücken von der Konzentration des Oxydationsmittels, dem p_H, der Temperatur und der Anwesenheit von Katalysatoren ab (Stoves und Bradbury). So oxydiert H_2O_2 bei der Kaltwellfixierung nicht nur die Cysteinreste und die Reste der Entwicklerlösung. Alexander und Earland wiesen nach, daß Wolle bei p_H 8 9,8% H_2O_2 aufnehmen kann. Mit der Konzentration steigt die Aufnahme. Es kann also zu oxydativ geschädigten Haaren kommen, die hart und rauh werden können. Mit der Superoxydkonzentration steigt auch die H_2O_2-Bindung an den primären Aminogruppen. Alexander u. Mitarb. (1950a) machten es ferner wahrscheinlich, daß im Keratin zwei Cystinfraktionen mit verschiedener Reaktionsfähigkeit, vielleicht bedingt durch verschiedene Nachbargruppen, vorkommen. Auch bezüglich des Tyrosins im Keratin fanden Alexander und Gough gegenüber Oxydationsmitteln zwei Reaktionsgruppen. Fuhrmann glaubt, daß Wasserstoffsuperoxyd vorwiegend auch die Faserzwischensubstanz angreife und er fand bei gebleichten Haaren eine Annäherung der Be- und Entlastungskurve. Messungen der Elastizität und Dehnung der Haare nach Wasserstoffsuperoxydeinwirkung führt auch Čajkovac (1939b) durch.

Diese kurze, durchaus lückenhafte Übersicht über die chemische Seite der Haarfärbung und -bleichung mag hier genügen, um auf die Einwirkung auf die Haarkeratine hinzuweisen.

Die Veränderung der Keratinsubstanz durch chemische Traumen, wie sie z.B. die Kaltwellung mit Thioglykolsäure oder die Bleichung mit Wasserstoffsuperoxyd darstellen, geht auch aus den Untersuchungen von Grixoni hervor. Dieser Autor fand nach Einwirkung der genannten Stoffe, weiter nach Einwirkung von NH_3 und NaOH auf Haare eine Abnahme der Doppelbrechung, die im direkten Verhältnis zur Wirkung auf das Keratin stand. Haarzerstörungen nach Bleichung bei alkalischer Reaktion sahen Cholnoky sowie Berde. Über Friseurschädigungen der Haare berichtete noch Čajkovac (1938).

Ungewollte Farbänderungen der Haare bei Heiß- oder auch bei Kaltwellung sind meistens dadurch bedingt, daß der Betroffene nicht daran gedacht hat, daß er seine Haare mit einem Haarspiritus, einer Haarsalbe, einem Haarwuchsmittel oder ähnlichen Mitteln behandelt hat und dem Friseur daher keine Mitteilung davon machte. Derartige Stoffe können chemische Bestandteile enthalten, z.B. Quecksilbersalze, die dann mit den zur Heiß- oder Kaltwellung verwendeten Mitteln reagieren. So sah Siemens bei 2 Fällen nach Heißwellung eine dunkle bzw. grauschwarze Verfärbung der ursprünglich blonden Haare. Der Heißwellung war einige Zeit vorher eine Behandlung der Kopfhaut mit Präcipitatsalbe bzw. Sublimat wegen Psoriasis vorausgegangen. Auch Philipson sah eine Grünschwarzfärbung der Haare nach Dauerwellung nach vorheriger Verwendung eines sublimathaltigen Haarwassers. Winkler berichtete über Schwarzfärbung nach Kaltwellung. Die Patientin hatte sich zwei Wochen vorher den Kopf wegen einer Psoriasis mit weißer Präcipitatsalbe eingerieben. Hg war auch die Ursache der Haarverfärbung bei den Fällen von Pronk, Gray und Klaber. Nach Ackel erfolgt durch die Hornsubstanz eine Reduktion von Sublimat zu Kalomel. Bei Alkalieinwirkung ergibt dies schwarzes Quecksilbersulfid, da durch die Alkaliwirkung aus dem Keratin Schwefel in Form von Alkalisulfid frei wird. Siemens konnte diese Reaktion auch experimentell an Haaren, Nägeln und Wolle herbeiführen. Die mikroskopische Untersuchung zeigte, daß die schwarzen Quecksilbersulfidniederschläge als feinste Körnchen sich im Haar bzw. in Nägeln nur in einer schmalen Außenschicht gebildet hatten. Nach ihnen folgt eine gelbbraune Zone, die plötzlich in die normale Farbe des Haares bzw. Nagels übergeht. Es gelang nicht, das verfärbte Haar wieder zu entfärben.

Die äußere Applikation verschiedener Medikamente kann bekanntlich zu Haarverfärbungen führen, ohne daß zusätzliche kosmetische Manipulationen dazukommen müssen. Es ist dies vom Resorcin, besonders aber vom Chrysarobin bekannt, weiter von grauer Salbe (FRANCK). GOODMAN (1939) beobachtete bei der äußeren Anwendung einer Anthralin-(Cignolin-)Salbe hingegen eine starke natürliche Pigmentierung der Haut und der nachwachsenden Haare. In diesem Fall kam es aber zu einer neuerlichen Alopecie und nun wurde die Haut völlig pigmentlos und die neuwachsenden Haare waren weiß. Der Verf. sieht darin eine Erschöpfung der pigmentbildenden Kräfte durch übermäßig lange Cignolinanwendung.

Über Haarverfärbungen nach Anwendung eines kosmetischen Gesichtspuders berichteten ROSTENBERG und DALILE. Medikamente können mit den SH-Gruppen des Keratins feste Verbindungen eingehen. Darauf führt HUMPERDINCK eine von ihm beobachtete rötliche bis kupferrote Verfärbung der Haare bei Arbeiterinnen zurück, die Mullbinden mit dem Antisepticum Chlorbromooxychinolin zu tränken hatten. Auch die Nägel dieser Arbeiterinnen waren gelblichbraun verfärbt.

Einer chemischen Schädigung durch einen Haarspray dürften auch die Fälle von SCOTT, BRUNNER und FACQ zuzuweisen sein, bei denen es an den Haarschäften zu Knötchen in Form von peripilären Keratinhüllen kam, die teils wie Nisse, teils wie kleine, das Haar umgebende Röhrchen aussahen und manchmal am Haar verschieblich waren. Es handelte sich um tubuläre Gebilde aus Keratin mit zelliger Struktur, die der Haarwurzelscheide entsprachen. Das Infundibulum folliculare zeigt eine Parakeratose.

Ein besonderes Problem stellt die manchmal zu beobachtende Grünverfärbung der Haare. Wir wissen, daß dies vor allem bei Kupferimprägnation der Haare zu beobachten ist. So sah JÄRNECKE eine Grünverfärbung der Haare bei einer 72jährigen Frau, die Haarnadeln aus Messing verwendete. Mikroskopisch erwiesen sich die Haare mit Kupfer inkrustiert und spektralanalytisch wiesen diese Haare einen 40mal höheren Kupfergehalt als normale Haare auf.

Die ausführliche Besprechung der Grünverfärbung der Haare bei Arbeitern in Kupferwerken und Kupferbergwerken durch LOCHTE und FEIST läßt aber noch manche Probleme der chemischen Ursachen dieser Verfärbung offen. Es ist das Verdienst SCHÖBERLs (1947), die chemischen Vorgänge im Haar bei der Kupfergrünverfärbung geklärt zu haben. Der Verf. fand bei experimentellen Untersuchungen, daß Haare überraschend leicht bei einem p_H von 6 mit Wasser in der Wärme bei Anwesenheit von Kupferpulver oder schwer löslichen Kupferverbindungen (z.B. Cu_2O) Kupfer aufnehmen. Die Haare nehmen mit ansteigendem Kupfergehalt eine schöne rostbraune bis dunkelbraune Färbung an, erleiden dabei zwar Schädigungen, jedoch die Faserstruktur bleibt erhalten. Kupfer reagiert von allen untersuchten Metallen besonders stark mit dem Haarkeratin. Dabei erfolgt an den S—S-Bindungen ein weitgehender Umsatz. Es kommt zu einer raschen Abnahme des Cystingehaltes und zu einer Umwandlung des disulfidischen in sulfidisch gebundenem Schwefel. In dem System Haar, Wasser, Cu und O_2 spielt sich eine komplizierte Reaktionsfolge ab. Neben hydrolytischer Sprengung der S—S-Bindungen durch Wasser reagieren Cupriionen mit den S—S-Gruppen. Neben diesen Primärreaktionen laufen dann Folgereaktionen. Außer an sulfidisch gebundenem Schwefel haftet Kupfer auch an SH-Gruppen und an sauren Gruppen, die bei der Umwandlung der S—S-Bindungen entstehen. Röntgendiagramme von Cu-Haaren zeigten, daß keine Cu-Verbindungen in kristalliner Form, etwa Cu_2S, vorliegen. Die röntgenographische Untersuchung spricht eher für das Vorliegen einer Cu-Komplexverbindung, an deren Zustandekommen die veränderten Keratinmolekeln wesentlich mitbeteiligt sind. Die rostbraune bzw. dunkelbraune Färbung der Haare schlug nach einigen Wochen in eine Grünfärbung um. Wärme, Feuchtigkeit und Licht beschleunigen diesen Vorgang. Der Farbumschlag ist durch eine Autooxydation bedingt, durch die die braune Cuproverbindung der Haare in eine grüne Cupriverbindung übergeführt wird.

Wesentlich ungeklärter und z.T. bestritten sind die Vorgänge, bei denen nach vorheriger innerlicher Zuführung von Medikamenten, besonders von Hg und Bi, es bei Heißwellung zur Verfärbung der Haare kommen soll. So berichtete Franck von der Schwarzfärbung der Haare eines 18jährigen Mädchens infolge Dauerwellung nach vorhergegangener Salvarsan-Wismut-Kur. Auch Siemens sah eine Grünschwarzverfärbung von hellblondem Haar bei Dauerwellung während einer antiluischen Behandlung mit Salvarsan-Wismut. Gegen die Auffassung, daß eine Bi-Ablagerung im Haar bei antiluischen Kuren bei Dauerwellung eine Schwarzfärbung verursachen könne, wenden sich auf Grund eigener Untersuchungen Baader sowie Finkenrath.

Untersuchungen über die Ablagerung von Hg und Bi im Haar liegen aus der älteren und neueren Literatur vor. Kobert fand seinerzeit die Ablagerung von Bi im Haar fraglich, jedoch Lomhold bejaht sie. Von neueren Autoren spricht sich Poullssen ebenfalls für die Anwesenheit von Bi im Haar aus. Bagchi und Ganguly fanden unter normalen Verhältnissen kein Bi im Haar. Im Tierexperiment gelang es Erbstösser nicht, Hg oder Bi in den Haaren nachzuweisen, während Strzyzowski der Nachweis in Spuren bei subcutaner Injektion von Quecksilber gelang. Erbstösser vertrat in einer gutachterlichen Entscheidung die Auffassung, daß die vorausgegangene Salvarsan-Wismut-Behandlung als Ursache für eine Haarverfärbung nach Dauerwellenbehandlung keineswegs in Frage käme. Auf jeden Fall geht aus den Untersuchungen hervor, daß man mit der Entscheidung, daß eine Verfärbung der Haare nach Dauerwellung auf in den Haaren eingelagertem Hg oder Bi nach interner Applikation derselben beruhe, sehr zurückhaltend sein muß. Viel eher handelt es sich in diesen Fällen um externe Verunreinigungen der Haare mit Hg- oder Bi-haltigen Stoffen oder anderen chemischen Mitteln, die oft der betreffenden Person gar nicht bewußt sein mögen. Es werden so Schäden irrtümlich mit der Heißwellung in Zusammenhang gebracht. Nur genaueste Anamnese und eine exakte Nachprüfung können in solchen Fällen nicht selten eine überraschende Aufklärung bringen.

Die verschiedenen Wellungsverfahren können aber auch zu Schädigungen des Haarschaftes, ja auch des Haarfollikels führen, die eine vorübergehende oder dauernde Alopecie nach sich ziehen. Das klinische Bild kann dabei sehr wechselnd sein. Downing sah nach Heißwellung Haarausfall in Form von kreisrunden Herden, Friederich (1953a) streifenförmige Alopecie am Vorderkopf. Meistens entstehen diese Schäden durch Abtropfen von Flüssigkeit auf die Kopfhaut, die dann bei der Erhitzung zum Verdampfen gebracht wird. Bei zu geringer Benetzung der Haare kann aber auch die Flüssigkeit beim Erhitzen zu rasch verdampfen, so daß in den Spulen die Temperatur noch höher steigt und es dann zur Verbrennung der Haare, ja selbst der Kopfhaut kommt (Luger 1952). Schädigungen der Haarpapille bei Heißwellung mit narbiger Abheilung und dauernder marginaler Alopecie sah Castello.

Die Frage der Schädlichkeit des sog. Sachée-Verfahrens wurde von Polemann (1950b) einer Untersuchung unterzogen. Das Sachée-Verfahren ist ebenfalls ein „heißes" Dauerwellverfahren, nur wird die Hitze chemisch durch exotherm verlaufende Prozesse erzeugt. Dieses Verfahren ist durch eine mögliche Quecksilberintoxikation, der aber mehr die Friseure ausgesetzt sind, nicht einwandfrei. Das

Chesawell-Verfahren benötigt hingegen zur Erzeugung der Hitze eine chemische Reaktion zwischen Al, $CuSO_4$ und Alkalisalzen. Hier besteht die Gefahr einer Schädigung durch Cu-Ionen.

Einen weiteren Beitrag zur Schädigung der menschlichen Haare durch die Dauerwelle lieferten FRIEDERICH und FRÖB (1949 b) sowie nach Kaltwelle STADL-BAUER.

Eine andere Ursache haben die Schädigungen der Haare und der Kopfhaut, die auf einer Überempfindlichkeitsreaktion beruhen (vgl. Ergänzungswerk Bd. II/1).

Diese Überempfindlichkeitsreaktionen gehören nicht zu den hier zu besprechenden Haarschädigungen. Es sei nur darauf hingewiesen, daß bei Heißwellen solche Überempfindlichkeitsreaktionen vielfach beschrieben wurden, so z. B. von DOBKEVITCH, GARNIER, HOLLÄNDER, LOUVOT, SIDI, TZANCK. Es sind jedoch eine genaue Austestung aller bei der Heißwellung verwendeten Stoffe, Waschmittel sowie der Stoffe, aus denen die Geräte bestehen (synthetischer oder natürlicher Gummi der Wickler, Nickelanteile des Apparates u. a.), weiter verwendeter Parfume, ferner sogar die Durchführung der Tests auf den Nagellack der Friseusen, auf Nylonhaarnetze und Untersuchungen auf das Vorliegen anderer Erkrankungen des behaarten Kopfes notwendig, ehe man im Einzelfall irgendeinen der bei der Heißwellung verwendeten Stoffe für die Überempfindlichkeitsreaktion verantwortlich machen kann. Bei den durch echte Überempfindlichkeit verursachten entzündlichen Reaktionen der Kopfhaut kann es zum vorübergehenden Haarausfall kommen.

Auch die Färbung der Haare bedingt nicht selten eine Überempfindlichkeitsreaktion. Wegen der weit verbreiteten Überempfindlichkeit gegen Phenylendiamin bzw. wegen der leichten Sensibilisierung gegen diesen Stoff wurde seine Anwendung zur Haarfärbung verboten. Jedoch können auch erlaubte Färbemittel im Einzelfall einmal zu einer Überempfindlichkeitsreaktion führen. NICOLAS u. Mitarb. berichteten über eine starke universelle erythematöse und vesiculobullöse Dermatitis mit hohem Fieber als Folge des Färbens der Haare offenbar mit Paraphenylendiamin. HAENSCH sah nach Haarfärben mit Koleston Haarausfall des ganzen Kopfes. Diese Sensibilisation trat erst bei der zweiten Färbung in Erscheinung. Der Verf. sah aber in der Färbung in diesem Falle nur einen beschleunigenden Faktor für das Auftreten der Alopecie, da die Patientin an hormonellen Störungen nach Totalexstirpation litt. Schädigungen im Sinne einer Neuritis optici durch Haarfärbemittel beschrieben KESCHNER und ROSEN.

Bei der Kaltwellung kommen Schädigungen des Haares in der Regel nur bei fehlerhafter Anwendung vor. Über die chemischen Reaktionen, die bei der Kaltwellung auftreten, wird noch zu sprechen sein.

Über die sehr seltenen tödlichen Unfälle bei Heißwellung (z. B. Fälle von GAUSTAD und FEUDELL) und die daraus sich ergebenden Kontraindikationen für die Durchführung einer Heißwellung ist in dem gegebenen Zusammenhang nicht zu berichten. Vom gerichtsmedizinischen Standpunkt nahm WILDHAGEN dazu Stellung.

Eine absichtlich herbeigeführte chemische Schädigung der Haare ist die chemische Depilation. Die früher verwendeten Sulfide von Alkalien bzw. Erdalkalien haben den Nachteil, daß sie die Haut stark reizen und unangenehm riechen (GILLESPIE). Die Wirkung besteht in einer Keratolyse. Da eine Depilation aus kosmetischen oder ärztlichen Gründen oft erwünscht ist, versuchte man Präparate zu entwickeln, die reizlos, schnell wirkend und angenehm in der Anwendung sind. FÜLLER und SCHULZ-KLEE veröffentlichten ihre Erfahrungen mit chemischen Depilationsmitteln. Sie untersuchten Dulmin, PeKaPe-Anticomine, Pilca und Taky. Die Wirkung dieser Mittel beruht auf ihrem Gehalt an Thioglykolsäure oder Strontiumsulfid. ZENNER und FRIEDERICH fanden im PeKaPe-Anticomine ein reizloses Depilatorium. Dieses Depilatorium besteht aus Strontiumsulfid mit Magnesiumcarbonat in Menthol zusammen mit o-Oxychinolinsulfat und hat als Trägermedium Zinkoxyd und Weizenstärke. Bei 100 Versuchspersonen (hautgesunde und hautkranke) fanden sie nur einmal eine Reizung. Der

Enthaarungseffekt trat nach 5 min ein. Eingehende Untersuchungen über die Tiefenwirkung von Strontiumsulfid-haltigen Depilatorien liegen von FRIEDERICH (1952a) vor (s. auch FRIEDERICH und FRIEDERICH). ZINZIUS empfiehlt zur Depilation mehr ein mechanisches Verfahren mit dem Kaltwachs Miel-Epil, AROUTUNOV hingegen ein Quecksilberpflaster. Zur Technik der Depilation äußerte sich noch ASBECK.

Über Depilation als nicht gewünschten Zwischenfall wurde mehrfach berichtet. So sah GROVER bei 6 Frauen einen diffusen Haarverlust nach Gebrauch von Seleniumsulfid-haltigem Shampoo. WILSON, LEWITT u. Mitarb. beobachteten einen vorübergehenden Haarverlust nach Anwendung eines neuen antimykotischen Präparates, das als Wirkstoff p-(Diäthyl-amino-äthoxy)-phenylphenäthylketon enthielt. Die depilatorische Wirkung dieses Stoffes war nicht nur lokal, sie wurde auch bei Personen beobachtet, die das Mittel nur an Händen und Füßen gebrauchten. Dies leitet schon zu den eigentlichen toxischen Alopecien über. FLESCH und GOLDSTONE (1951) berichteten über den depilatorischen Effekt intermediärer Polymere des Chloroprens, die bei Arbeitern in Neopren-Reifenfabriken zu einem temporären Haarverlust führten. Diese Stoffe bewirkten auch experimentell bei Versuchstieren einen depilatorischen Effekt. Gleiche Versuche stammen von POLEMANN (1954). Schließlich sei noch eine Beobachtung von LUBOWE erwähnt, der bei einer Negerin eine temporäre Alopecie 4 Tage nach Anwendung eines Haarglättungsmittels sah. Das Haarglättungsmittel bestand aus einer Mischung aus Alkali in Wollfett und Petroleum, das für eine halbe Stunde aufgetragen wurde. Es dürfte sich auch hier um eine Keratolyse gehandelt haben. Auch LEWIS wies auf die Gefahren ähnlicher Haarglättungsmittel hin. Als Unfall ist der Fall von MORRIS anzusehen, bei dem die Alopecie durch auf den Kopf tropfende Natronlauge von p_H 13,5 zustande kam.

Biologisch sehr interessant sind die Untersuchungen von FLESCH u. Mitarb. über den Depilationseffekt nichtgesättigter Verbindungen. Schon bei dem von FLESCH und GOLDSTONE (1951, 1952) berichteten Fall von Haarverlust nach Einwirkung intermediärer Polymere des Chloroprens erwies sich, daß die depilatorische Wirkung abhängig war von der Anwesenheit ungesättigter Doppelbindungen ($—C = C—$) im Molekül. FLESCH (1953b) zeigte nun, daß im menschlichen Talg Fettstoffe sind, die bei lokaler Applikation beim Tier depilatorische Wirkung haben und daß ferner auch dem Vitamin A (1953a) ein depilatorischer Effekt zukommt. Bei aus menschlichen Haaren extrahiertem Talg führten verseifbare und unverseifbare ungesättigte Bestandteile beim Tier nach einmaliger Applikation innerhalb von 10—12 Tagen zum Haarausfall. Dieser ist reversibel. Histologisch findet man eine Acanthose, Fehlen der Haarschäfte und teilweise auch der Follikel sowie eine anormale Keratinisation. Verbindungen mit einer Bindung $—CH = CH—$ vermögen mit freien $—SH$-Gruppen zu reagieren. So werden die freien Sulfhydrylgruppen des Glutathions inaktiviert, weiter die Sulfhydrylenzymdehydrogenase. Gleiche depilatorische Wirkung zeigten Allyllaurat, Allylbenzoat und Allyldiphenylacetat. Auch Vitamin A und seine Ester inaktivieren, in großen Mengen angewandt, Sulfhydrylgruppen, Sulfhydrylenzyme und Succinat-Dehydrogenase (FLESCH, FLESCH und HUNT, FLESCH und GOLDSTONE). Beim Menschen hat die lokale Anwendung ungesättigter Verbindungen aus menschlichem Talg und die von Vitamin A keinen depilatorischen Effekt, er ist also auf Tiere beschränkt, wobei besonders Squalen sehr wirksam ist. Doch werfen die genannten Autoren die Frage auf, ob Squalen nicht vielleicht doch bei der Alopecia praematura eine Rolle spiele. Bei interner Verabreichung von Vitamin A und dadurch erzielter Hypervitaminose ist jedoch beim Menschen das Auftreten einer Alopecie bekannt (SULZBERGER und LAZAR, NAZ und EDWARDS,

REYERSBACH u. Mitarb., Eigenbeobachtung). Andere Depilationsmethoden, die auf fermentativer Basis beruhen, haben bisher nur Laborbedeutung. HARRY hat Versuche unternommen, die Früchte der aus Afrika stammenden Pflanze Solanum campuleanth. zu Depilationszwecken zu benützen. Weitere Literatur über Depilationsmittel ist bei JANOWITZ zu ersehen.

2. Änderungen der physikalischen und chemischen Struktur der Haare durch äußere Eingriffe wie Färbung, Quellung, Heißwelle, Kaltwelle

Wohl die ersten Untersuchungen über die Änderung der physikalischen Eigenschaften der Haare nach äußerlichen therapeutischen Einflüssen auf die Haare und nach Färbung und Bleichung stammen von MARCHIONINI und DRAESEKE. Salicylöl, Salicylresorcinspiritus bei einem p_H von etwa 3, Milchsäure und milchsaurer Salze bei einem p_H von 2,3 bewirken eine Erhöhung der Reißfestigkeit der Haare, die Dehnung entsprach der Norm. Alkalisierende Einwirkungen wie Seifenlösung und 2%ige Bariumsulfidlösung führten zur Quellung und Lockerung des Gefüges der Haare mit rascher Überdehnung und starker Herabsetzung der Reißfestigkeit. Bei Färbung der Haare mit Henna-Lösungen — die Lösungen lagen im sauren Bereich zwischen p_H 4—5 — wurde die physikalisch-chemische Beschaffenheit der Haare nicht nennenswert verändert gefunden. Hingegen wiesen blondierte und platinierte Haare, die Bleichung wurde durch ammoniakalische H_2O_2-Lösung erzielt, typische Schädigungen sowohl in bezug auf die Reißfestigkeit als auch auf die Dehnung auf. Besonders eine wiederholte Bleichung schädigt die Haare sehr. Auch bei heiß gewellten Haaren fanden die Autoren eine starke Herabsetzung der Reißfestigkeit und eine schnelle Überdehnung im Belastungsversuch, was auf die der Wellung vorhergehende Alkalisierung und auf die Hitzeeinwirkung zurückgeführt wird.

Heute sind wir über die Chemie der Haarformung schon gut unterrichtet. Wir müssen hier auf das verweisen, was in früheren Abschnitten über α- und β-Keratin und über die Superkontraktion gesagt wurde. Die Chemie der Haarformung führt uns sowohl in viele praktische Erfahrungen und Anwendungsgebiete der Behandlung von Wolle und Haaren als auch in viele damit zusammenhängende theoretische Fragen der Haarchemie ein. Schon die tägliche Erfahrung, daß z. B. der Luftfeuchtigkeitsgehalt die Form der Haare beeinflußt, daß Wollstoffe durch Kochen schrumpfen, verlangt, daß wir uns mit der Theorie der Quellung der Faserkeratine auseinandersetzen.

Wir wissen, daß das Haar quellen kann, also Wasser zwischen die Polypeptidketten oder andere parallel zur Längsachse des Haares liegende Ketten einlagern kann, denn bei Benetzung eines trockenen Haares nimmt seine Länge nur gering zu (1—2%), doch sein Durchmesser kann bis etwa 14% anschwellen (SAVILL). Weiter hängt nach HERSH und MONTGOMERY der elektrische Widerstand der Haare von der Luftfeuchtigkeit, d.h. von der Wasseraufnahme der Haare ab.

SPEAKMAN und WHEWELL unterscheiden bei der Wasseraufnahme der Haare 3 Zonen: α-Wasser, das in hydrophile Seitenketten aufgenommen wird, β-Wasser, das die Peptidgruppen der Hauptkette bis zu etwa 1 Mol Wasser pro Peptidgruppe bindet und schließlich Wasser, das in den Capillarräumen festgehalten wird. Hier findet bei normaler Temperatur noch keine hydrolytische Spaltung statt.

HENK (1942) weist darauf hin, daß man die Quellung durch 3 Theorien erklären kann. Die Hydrationstheorie nimmt an, daß die negativ geladenen Hydroxylionen des Wassers beim Eindringen zwischen die Polypeptidketten von deren gegensinnig geladenen Stellen gebunden werden. Daraus kann man die elektrostatische Theorie ableiten, die besagt, daß durch das Eindringen der Hydroxylionen die Polypeptidketten gleichnamige Ladungen erhalten und sich daher sekundär abstoßen. Die dadurch entstehenden Zwischenräume wirken nun saugend, so daß weiter Quellwasser eindringen kann. Schließlich besagt die osmotische Theorie, daß die Quellung durch Erhöhung des osmotischen Druckes in der Faser entstehe. Astbury und Lennox fanden seinerzeit auch bei der Quellung eine Veränderung des Seitenkettenabstandes. Luger (1952) vermutet auf Grund älterer Untersuchungen, daß die bessere Dehnbarkeit feuchten Keratins durch Lockerung anionischer und kationischer Gruppen in den Polypeptidketten auch bei der „Wasserwelle" eine Rolle spiele. Diese hält jedoch nur kurze Zeit und wird bereits durch Luftfeuchtigkeit wieder aufgehoben. Es scheint hier zu Vorgängen zu kommen, die durch die elektrostatische Theorie erklärt werden könnten. Man weiß, daß besonders die Wasserstoffbrücken sehr ladungsabhängig sind und in der Tat sind alle Stoffe, die vermögen, die Wasserstoffbrücken zu sprengen, auch sehr quellungsfördernd (s. Hirsch).

Von Bedeutung ist die Frage, wieweit die Wassertemperatur auf Quellungsvorgänge bzw. Schädigung der Haare einwirkt. Mit der Kreismethode untersuchten Speakman und Coope die Beeinflussung des menschlichen Haares in Abhängigkeit von der Temperatur und fanden bei 44,8⁰C ein Minimum der Dehnungskontraktionsschleife bei gedehntem Haar in erwärmtem Wasser und bei ungedehntem Haar bei 55⁰C. Ab 55⁰ soll eine Beeinflussung der Cystinbrücken und darüber hinaus sogar der Hauptvalenzketten erfolgen. Hirsch untersuchte nun mit Hilfe der Bonitierungsmethode das Verhalten des Haares in erwärmtem Wasser und im Vergleich dazu in sog. „Trockenmessungen", d.h. das Haar wurde nach der Einwirkung des Wassers bei bestimmten Temperaturen wieder getrocknet und mit Berücksichtigung der Luftfeuchtigkeit wieder gemessen. Die Trockenmessungen zeigen dann eine tatsächlich stattgefundene Reaktion an. So wies Hirsch ein Maximum der Schädigung bei 50⁰C und ein Minimum bei 60⁰C sowie bei ganz niederen Temperaturen nach. Ein reiner Quellungseffekt würde durch die Wiedertrocknung rückgängig gemacht, so daß also eine echte Schädigung nachgewiesen wurde. Man hat die Temperatur von 60⁰C bei der sog. Lauwellung schon ganz empirisch als unschädlich erkannt.

Bei längerer Einwirkung und höheren Temperaturen führt Wasser jedoch bereits zur Hydrolyse am Cystin und auch am Stickstoff (Elöd 1943 u.a.). Schöberl (1941) und Eck zeigten, daß in der Wolle beim Kochen gerade in der ersten Zeit der Cystingehalt stark verringert wird. Dabei nehmen Faserfestigkeit und Bruchdehnung im gleichen Ausmaß wie der Cystingehalt ab.

Hirsch zeigte, daß auch die Reaktionszeit für den Schädigungsgrad maßgeblich ist, d.h. daß bei der Behandlung der Haare mit warmem Wasser bei Verdoppelung der Reaktionszeit auch der Schädigungseffekt wesentlich verstärkt wird.

Das Keratin der Haare wandelt sich bei der Dehnung im Wasser, die etwa bis zu 70% Verlängerung gestattet, in β-Keratin um. Mit Wasserdampf behandelte Haare lassen sich sogar bis zu 100% dehnen, wobei die β-Form erhalten bleibt. Der Wasserdampf führt zu hydrolytischen Spaltungen und die Schwefelatome des Cystins gehen infolge der Verschiebung der Polypeptidketten nicht mehr eine Vereinigung mit ihresgleichen, sondern mit anderen Seitenketten ein (Astbury und Woods). Es sind also neue Verknüpfungsstellen entstanden, die die Verlängerung beständig machen. Die Aufspaltung der Cystinbrücken erfolgt nach der Gleichung

$$R-SS-R + H_2O \rightarrow RSOH + RSH$$

oder reduktiv

$$R-SS-R + 2H \rightarrow 2RSH.$$

Neue Querverbindungen erfolgen wohl an den Aminogruppen, denn desaminierte Haare kontrahieren sich nach der Dampfeinwirkung wieder (Speakman und COOPE). Man vermutet die Bildung von $R-CH_2 \cdot S-NH \cdot R$ oder $R-CH:N-R$ (ASQUITH und SPEAKMAN, SPEAKMAN und STOVES 1937a, b). In der englischen Terminologie bezeichnet man den durch Dampfeinwirkung erzielten Dehnungszustand der Haare als permanent set.

In interessanten Untersuchungen zeigten uns SPEAKMAN und COOPE ein eigenartiges Verhalten der Wollfaser. Eine um 50% gedehnte Wollfaser wurde 2 min der Einwirkung von Wasserdampf ausgesetzt. Nach Wegnahme der dehnenden Kraft zog sich nun die Faser um 30% über ihre ursprüngliche Länge zusammen. Diese Erscheinung wurde als mechanische Superkontraktion bezeichnet und die Autoren brachten die Superkontraktion mit der Zerstörung der Disulfidbindungen in Zusammenhang. Dem widersprechen ELÖD und ZAHN (1949a und b), da z.B. Seidenfibroin, das cystinfrei ist, nach Behandlung mit Phenollösung den gleichen Effekt wie Haare gibt. Wird aus Haaren der Aminostickstoff entfernt und werden sie mit Boraxlösung behandelt, so tritt ebenfalls eine Superkontraktion auf, so daß SPEAKMAN (1936a—c) annimmt, daß bei der Superkontraktion auch eine Störung der salzartig gebundenen Querbrücken vorliegen muß. Schließlich kann auch ein Bruch der Wasserstoffbrücken zur Superkontraktion führen, so daß ALEXANDER als Ursache der Superkontraktion sowohl eine Spaltung der Cystinbrücken als auch eine Spaltung der H-Brücken annimmt.

Für das Verständnis der Vorgänge bei der Heißdauerwelle ist nun aber ein Vorgang von Bedeutung, den man als chemische Superkontraktion bezeichnet. Behandelt man Haare mit Lösungen von Natriumbisulfit in der Wärme oder mit Natriumsulfid in der Kälte, so entsteht eine Superkontraktion, die im Gegensatz zur mechanischen nicht mehr reversibel ist. Sie wird auch hier durch eine Aufspaltung der Seitenketten bewirkt; dabei wickeln sich die freigewordenen Peptidketten noch stärker auf als es beim Übergang vom β-Keratin zum α-Keratin der Fall ist.

ASTBURY (1952) hat in einer zusammenfassenden Darstellung der Einflüss von Wasser und Alkalien aufs Haar drei grundsätzliche Vorgänge herausgestellt: 1. Durch dauernde Wasser- und Alkalieinwirkung auf das gedehnte Haar kommt es zum Zusammenbruch der Querbrücken, damit erlischt die Möglichkeit der elastischen Rückbildung in kaltem Wasser. Es tritt Ermüdung (Relaxation) ein. 2. Es kommt zum Aufbau neuer, aber relativ unbeständiger Brücken, die den gestreckten Zustand für einige Zeit fixieren. Er nennt dies temporary set. 3. Steigert man die Temperatur des Wassers, in welchem die Dehnung vorgenommen wird, so beschleunigt das die Relaxation und die neuen Querbrücken werden immer stabiler. Dies entspricht dem permanent set. Die Temperatur des Wassers, in dem das Haar gestreckt wird, ist weitgehend bestimmend für den Grad der Stabilität, desgleichen die Zeitdauer der Dehnung.

Einen besonderen hydrolysierenden Effekt üben Alkalien bzw. basisch reagierende Flüssigkeiten auf das Haarkeratin aus. Laugen vermögen Cystinbrücken zu spalten (LINDLEY und PHILLIPS). Auch im Hydrolysat alkalisch behandelter Wolle läßt sich Cystein qualitativ und quantitativ nachweisen. Bei Spaltung des Keratins durch Sodalösung läßt sich leicht Lanthionin isolieren (HORN und RINGEL). VAN OVERBEKE u. Mitarb. gaben eine Methode der Lanthioninbestimmung in alkaligeschädigter Wolle an. HIRSCH erwähnt Untersuchungen über die Schädigung von Haaren durch Sodalösung und weist darauf hin, daß stark verdünnte Laugen (z.B. NaOH) in ihrer schädigenden Wirkung durch Sodazusatz verstärkt werden. Die Verwendung von Sodalösungen in der Kosmetik erscheint daher sehr bedenklich. Die Einwirkung von Ammoniak auf Haare studierte vor allem LEHMANN. Menschenhaare zeigen in konzentrierter

Ammoniaklösung in den ersten Tagen keine Schädigung der Struktur, nur die Allwördensche Reaktion wird negativ. Bei Dehnung dieser Haare zeigt sich aber, daß die Cuticularmembran sich nicht mehr als Schlauch, sondern nur in einzelnen Fetzen ablösen läßt. Werden nun auch die physikalischen Eigenschaften des Haarschaftes nicht bleibend verändert, so gestattet aber die cuticulare Schädigung doch später angreifenden Reagentien einen leichteren Zutritt zur Rindenschicht. Dies ist in dem hier behandelten Zusammenhang insofern wichtig, da man ja vor Färben und Krausen die Haare mit Ammoniak behandelt. Allerdings erst nach monatelanger Einwirkung von Ammoniak spalten sich die Haare in Spindelzellen und Fibrillen auf, auch sind in der Ammoniaklösung Eiweißprodukte nachweisbar.

Neben dem Angriff der Alkalien auf den Cystinschwefel kommt es bei Laugeneinwirkung auf Haare vor allem zur Spaltung der salzartig gebundenen Querbrücken. Ein Alkali-Atom kann den Aminorest aus der Bindung mit der Carboxylgruppe drängen. Nach Heilingötter (1950) kann man diese Aufspaltung der salzartig gebundenen Querbrücken in folgender Weise symbolisieren:

$$\overset{|}{CH}-R-\overset{-}{C}OO-\overset{+}{N}H_3-R-\overset{|}{CH} + NaOH = \overset{|}{CH}-C-COONa + H_2O + NH_2-R-\overset{|}{CH}$$

Für die Alkalischädigung des Keratins ist weniger die Art des Alkalis maßgebend, als vielmehr das p_H der Alkalilösung. Für Keratin liegt der indifferente isoelektrische Bereich nach Lloyd zwischen p_H 5 und 7. Die Alkalieinlagerung beginnt also erst oberhalb von p_H 7, ebenso wie die Säureeinwirkung unter p_H 5 einsetzt.

Es ist darauf hinzuweisen, daß auch schwachbasische Substanzen, wie es z. B. die Seifen als Alkalisalze höherer Fettsäuren sind, bereits auf das Haar einwirken und zur Absorption von Alkaliionen führen.

Während Schnitzler über das Waschen des Haares vom medizinischen Standpunkt aus berichtet und eine Übersicht über Vor- und Nachteile der verschiedenen zum Waschen verwendeten Stoffe gibt, untersuchte Habicht (1959) die Quellung des Haares von Menschen und Pferden in Wasser und in Seifenlösungen. Beim Menschenhaar ist die Quellung bei 35° C nach 2 min abgeschlossen, beim Pferdehaar nach 5 min. Seifenlösungen bewirken sowohl eine Beschleunigung der Quellung als auch eine Erhöhung des Quellungsgrades. Auch Erhöhung der Temperatur wirkt bei Seifenlösungen stärker quellend als bei reinem Wasser. Der Einfluß des p_H-Wertes auf den Grad der Quellung innerhalb der Grenzen 9—11 ist nicht sehr wesentlich. Die Netzung der Haare wird durch Seifen der niederen gesättigten Fettsäuren begünstigt. Seifen gesättigter Fettsäuren führen mit zunehmender Kettenlänge der Fettsäuren zu einer stärkeren Quellung.

Schwache Alkalien können das Haar glanzlos machen, da sich im alkalischen Bereich die Cuticularzellen vom Haarschaft abspreizen. Auch muß der Friseur nach Alkalieinwirkung das Haar sehr sorgfältig spülen und neutralisierende Substanzen, z. B. Borsäure, Citronensäure, Essigsäure usw., lange genug einwirken lassen, damit sie auch in das Haar eindringen. Auch muß nach der Neutralisation das Haar wieder sehr sorgfältig gespült werden, um die gebildeten Salze auszuwaschen. Gefärbtes und gebleichtes Haar ist besonders empfindlich gegen Alkalieinwirkung.

Die Einwirkung von Säuren auf das Haar besteht vor allem in der leichten Spaltung der salzartigen Querbrücken. Dies erklärt die große Dehnbarkeit der Haare in saurem Milieu. Doch sollen Säuren zu einer Veränderung des Röntgendiagramms des Keratins führen, es entsteht das d-Keratin. Dieses läßt sich nicht mehr in das α- bzw. β-Keratin zurückverwandeln. Zahn und Kohler behandelten einen Tag lang Menschenhaar mit 1 n Salpetersäure bei 70°C und fanden im Röntgendiagramm das Auftreten von Vorbanden bei 40 und 83 Å. Nach Elöd erfolgt der Angriff heißer verdünnter Salzsäure besonders am Peptidstickstoff. HEILINGÖTTER (1950) stellte den Säureangriff in folgender Formel dar:

$$\overset{|}{C}H\text{—}R\text{—}NH_2\text{———}OOC\text{—}R\text{—}\overset{|}{C}H + HCl = \overset{|}{C}H\text{—}R\text{—}NH_3Cl + HOOC\text{—}R\text{—}\overset{|}{C}H\,.$$

Daß bei Säureeinwirkung kein Angriff am Schwefel stattfindet, bewies HIRSCH. Bei $1/_2$stündigem Kochen von Haar in n-HCl fand er nur eine Senkung der Bruchfestigkeit.

Nach dem bisher Gesagten können wir zusammenfassend feststellen: Bei der Heißwellung kommt es zur Sprengung der S—S-Bindungen und der salzartigen Querbrücken. Es tritt eine chemische nichtreversible Superkontraktion ein. Man erreicht dies durch kochendes Wasser, kochende Alkalien und kochende Sulfitlösungen.

Die Durchführung der *Heißdauerwellung* verläuft in den wesentlichen Zügen (BORELLI 1956a) wie folgt. Das Haar soll am besten schon am Tag vor der Heißwellung gründlich gewaschen und getrocknet werden. Bei der Durchführung der Heißwellung wird nun das Haar mit der Dauerwellflüssigkeit durchfeuchtet. Meist werden dazu alkalische Lösungen verwendet wie Natrium-, Kalium-, Ammoniumsulfid oder auch Borax und Ammoniak (LUGER 1952). Werden saure Dauerwellwasser verwendet, so handelt es sich um organische Säuren. Nach der Durchfeuchtung wird nun das Haar unter Spannung auf heizbare Wickler aufgedreht. Die Beheizung erhitzt das Haar auf 90—120⁰, es erfolgt also ein Kochen des Haares. So kommt es schnell zur Aufspaltung der salzartigen Brücken und unter der Hydrolyse erfolgt auch die Aufspaltung der S—S-Bindungen in SH-Gruppen. Die Peptidketten des Keratinmoleküls sind hierdurch gelockert und werden durch den auf das Haar ausgeübten Zug gegeneinander verschoben. Gemäß der Zugrichtung passen sich die Außenbögen der Überdehnung und die Innenbögen der Kontraktion an. Es erfolgt ein Spannungsausgleich und andere Seitenketten kommen einander gegenüber zu liegen und bieten damit die Möglichkeit für spätere neue Querverbindungen. Durch das Kochen verdampfen flüchtige Alkalien, so daß sich das alkalische Milieu langsam wieder gegen den Neutralpunkt verschiebt. So entstehen zuerst neue salzartige Querverbindungen, das Haar festigt sich langsam wieder, unter Abkühlung und Einwirkung des Luftsauerstoffes bilden sich auch die S—S-Bindungen wieder neu, doch können einzelne Seitenketten auch nach der Oxydation unabgesättigt bleiben. Nach LUGER kann dadurch das Haar nach dem Heißwellprozeß in seiner Qualität vermindert sein. In der Regel stört das nicht, spielt aber dann eine Rolle, wenn das Haar durch mehrfach schon vorausgegangene Bleichung oder Färbung bereits geschädigt war. Es leidet so vor allem die Bruchfestigkeit. Um den Rest der Alkalien noch zu entfernen, soll eine gründliche saure Spülung (etwa von p_H 3,5) nachfolgen und nachgewaschen werden. Damit ist der Heißwellprozeß beendet und eine Krausung der Haare erreicht. Zur eigentlichen Wellung muß der Friseur eine Wasserwellung folgen lassen, um das Haar in die gewünschte Wellenform zu legen.

Ein heute kaum mehr geübtes Verfahren ist das *Sachée-Dauerwellverfahren* (Hastwelle). Die Haarsträhnen werden durch geschlitztes Filterpapier gezogen. Eine spindeltragende gummierte Holzklammer klemmt sie ab und die mit alkalischem Dauerwellwasser befeuchteten Haare werden auf die Spindel aufgewickelt. Die Heizpackung besteht aus mehreren Aluminiumfolien mit dazwischen liegendem Filterpapier. Nachdem die Heizpackung mit einem quecksilbersalzhaltigem Wasser getränkt worden ist, wird sie in Papier gewickelt auf die auf die Spindel gerollten Haare geklemmt. Die Temperatur zur Wellung entsteht nach Umsetzung des Quecksilbers mit Aluminium zu Aluminiumamalgam. Dieses zerfällt, wodurch eine oxydfreie „aktivierte" Aluminiumoberfläche entsteht, die von Wasser unter Bildung von Aluminiumhydroxyd angegriffen wird. Diese chemische Reaktion verläuft exotherm, dauert 10—15 min, und es kommt dabei zu einer Erhitzung auf etwa 115⁰ C. Auch hier wird das Haar im alkalischen Dauerwellwasser gekocht, und durch den ausgeübten Zug werden nach Sprengung der Salz- und Disulfidbrücken die Keratinmoleküle gegeneinander verschoben. Es läuft also der gleiche wie oben geschilderte Prozeß ab, der zur Krausung der Haare führt. Bei einem weiteren durch exotherm chemische Reaktion erzielten Haarkrausprozeß, dem *Chesawell-Verfahren*, wird die Hitze durch eine Reaktion zwischen Aluminium, Kupfersulfat und Alkalisalzen erzeugt (POLEMANN 1950b) (vgl. S. 385).

Der bei der Heißwellung ausgeübte Zug an den Haaren ist es sicher nicht allein, der die Kräuselung verursacht, etwa in dem Sinne, daß das Haarkeratin von der α-Konfiguration in die β-Konfiguration gedehnt würde. Das Haar sitzt nach

Beendigung des Prozesses auf dem Wickler straff auf, das Haar ist verkürzt. Wir erinnern uns daran, daß, wie weiter oben bereits ausgeführt wurde, Bisulfite zu den Stoffen gehören, die zu einer chemischen Superkontraktion führen.

Organische Sulfite können schon bei geringer Temperatur, etwa bei 70°C, genügend haarerweichend wirken, z.B. Monoäthanolamin- und Triäthanolaminsulfit. Die Sulfinsäuren wurden von HIRSCH auf ihre haarerweichende Wirkung untersucht. Die sog. Lauwellpräparate basieren auf Aminsulfiten in Mischung mit Kaltwellpräparaten der Mercaptane. Der Kräuselungseffekt ist aber nicht sehr dauerhaft (HIRSCH).

Da die Heißwellung umständlich ist und manche Nachteile in sich schließt, suchte man nach einer anderen Lösung eine dauerhafte Kräuselung der Haare zu erzielen. Seit McDONOUGHs Erfindung der Kaltwellpräparate auf Mercaptanbasis hat die Kaltwellung ihren Siegeszug angetreten. Aus der seither entstandenen sehr beträchtlichen Literatur über die Beeinflussung des Keratins durch die Thioalkohole kann hier nur in den wichtigsten Grundzügen berichtet werden. Bei der Einwirkung von Thioglykolsäure

$$HS-\underset{\underset{H}{|}}{\overset{\overset{H}{|}}{C}}-\overset{\overset{O}{\|}}{C}-OH,$$

die für die Kaltwellung besondere Bedeutung gewonnen hat, handelt es sich um einen Reduktionsprozeß. 1934 zeigten GODDARD und MICHAELIS, daß Thioglykolsäure die Disulfidbindungen des Wollkeratins zu reduzieren vermöge. Die weitere Untersuchung ergab, daß nach Reoxydierung die Wolle nicht mehr kristallinisch, sondern amorph geworden war (GODDARD und MICHAELIS). Dieses neue Keratin wurde als Metakeratin bezeichnet, während man für reduziertes Keratin den Ausdruck Keratein vorschlug.

Interessant sind die Untersuchungen von SCHÖBERL (1953), der nach Thioglykolatbehandlung menschlichen Haares eine Erhöhung des S-Gehaltes um 10 bis 23% fand. Es scheint also zu absorptiven oder chemischen Bindungen der Thioglykolsäure an das Haarkeratin gekommen zu sein. SCHÖBERL denkt infolge des Vorkommens von alkalilabilen Disulfidgruppen daran, daß durch die Oxydation reduzierten Keratins Sulfhydrylgruppen der Cysteinreste mit solchen der Thioglykolsäure unter Disulfidbildung reagierten.

Die Chemie der Einwirkung von Thioglykolsäure und verwandter Verbindungen auf das Haarkeratin ist heute in zahlreichen Untersuchungen festgelegt. Thioglykolsäure gehört zu den Substanzen, die nach BEAUREGARD, BROWN und HARRIS eine Superkontraktion des Haarkeratins bewirken. Die Quellung und Erweichung von Haaren durch Mercaptoverbindungen bzw. Ammoniumthioglykolat wurde besonders durch HEILINGÖTTER (1953, 1954b, 1955) eingehend untersucht. Unter anderem untersuchte dieser Autor die Wirkung von wäßrigen Lösungen von Isothioharnstoff, Cystein, Thoacetamid, CH_2OHCH_2SH, CH_2SHCO_2H, 2- und 3-Mercaptopropioninsäure, C_6H_5-SH auf das Haar. Die Quellung der Haare in alkalischen Thioglykolatlösungen zeigt bei einem p_H größer als 9 eine bemerkenswerte Zunahme und kann bis zur völligen Hydrolyse führen (POWERS und BARNETT). So benützte SIMMONDS die hydrolytische Wirkung alkalischer Thioglykolatlösung zur Extraktion von Aminosäuren aus Wolle und gibt dafür eine Methode an. Seine Analysen ergaben in den Extrakten: Alanin 4,13%, Arginin 20,50%, Asparaginsäure 5,39%, Cystin 4,33%, Glutaminsäure 11,72%, Glycin 5,07%, Histidin 1,37%, Isoleucin 2,25%, Leucin 5,98%, Lysin

4,65%, Phenylalanin 1,70%, Prolin 3,66%, Serin 6,66%, Threonin 5,05%, Tryptophan 0,71%, Tyrosin 2,28%, Valin 3,74% und Amid-N 11,56%. Alkalische Thioglykolatlösungen mit einem p_H über 10 wirken also schon als chemische Depilatorien keratolytisch.

Die Untersuchungen von JASS und FOSDICK zeigten die Wichtigkeit des Reduktionspotentiales reduzierender Agentien auf den Grad der Reduktion des Keratincystins auf. Danach zeigen die Cystinreste in der Faser eine Reihe von verschiedenen Reduktionsgraden. Dies läßt wieder Schlüsse zu bezüglich des Einflusses der H- und Salzbindungen auf die Angreifbarkeit der Cystinbindungen.

Nach WHITMAN und ECKSTROM entstehen bei der Behandlung der Haare mit Ammoniumthioglykolat gemischte Disulfide. Die Reaktion ist bimolar und schreitet in zwei Stufen Richtung Cystein und Dithiodiglykolat vor. Letzterer Stoff ist sehr unerwünscht, schon wegen seiner toxischen Wirkung (GRAUL 1950). Auch das (allergogene) Monothioglycerin $CH_2SH—CHOH—CH_2OH$, soweit es heute in der kosmetischen Industrie als Kaltwellenmittel noch verwendet wird, zeigt die Neigung zur Bildung von Dithioglycerin (vgl. Ergänzungswerk Bd. II/1). Man muß daher an die Herstellung von Kaltwellenmitteln bezüglich ihrer chemischen Reinheit die größten Anforderungen stellen, da es gerade die Verunreinigungen sind, die zu Schäden führen können (WIELE).

Die reine Thioglykolsäure besitzt einen Siedepunkt von 106^0C bei 16 mm ($99,4^0C$ bei 10 mm und $113,5^0C$ bei 20,5 mm nach WALKER), das Molekulargewicht beträgt 92,11. Die Ätzwirkung ist stark, der Geruch nicht unangenehm. Sie reagiert sehr leicht mit Sauerstoff, ist also ein starkes Reduktionsmittel, aber in reiner Form wenig haltbar. Im Handel erscheint daher die stabile 80%ige wäßrige Lösung, die nur sehr langsam oxydiert. Durch die Oxydation entsteht das keratoplastisch unwirksame Diessigsäure-disulfid:

$$
\begin{array}{ccc}
\underset{\text{SH}}{\underset{|}{\underset{\text{HO—C—CH}_2}{\overset{\text{O}}{\overset{\|}{}}}}} & & \underset{\text{S}}{\underset{|}{\underset{\text{HO—C—CH}_2}{\overset{\text{O}}{\overset{\|}{}}}}} \\
| & +\,O \rightleftharpoons & | \\
\underset{\text{O}}{\underset{\|}{\underset{\text{HO—C—CH}_2}{\overset{\text{SH}}{\overset{|}{}}}}} & & \underset{\text{O}}{\underset{\|}{\underset{\text{HO—C—CH}_2}{\overset{\text{S}}{\overset{|}{}}}}} \quad +\,H_2O
\end{array}
$$

Thioglykolsäure bildet leicht mit Metallionen gefärbte Komplexverbindungen. Schon ein Gehalt von 0,1 γ-% Eisen pro Liter führt zu einer deutlichen Rotfärbung. Metallionen katalysieren die Oxydation, sie könnten u. U. die Nachbehandlung mit Oxydationsmitteln ersetzen (WIELE). Aber in der Praxis der Kosmetik kann diese Eigenschaft der Metallionen nicht verwendet werden, da die Haare bei Anwesenheit von Metallionen bei Behandlung mit Thioglykolsäure irreversibel scheckig werden. Man muß daher bei der Durchführung der Kaltwellung darauf achten, daß keinerlei Metallgeräte verwendet werden, es sei denn, sie seien durch Kunststoffüberzüge geschützt oder man verwendet nichtangreifbare Stahlsorten zur Herstellung der Geräte. Bezüglich der weiteren Chemie der Thioglykolsäure und ihrer Derivate sei besonders auf WALKER und BORELLI (1957 a—c) verwiesen.

Thioglykolsäure findet für die Kaltwellung in Form ihrer Alkalisalze Verwendung und das am meisten gebrauchte dürfte Ammoniumthioglykolat sein:

$$
HS—CH_2—\overset{\overset{\text{O}}{\|}}{C}—ONH_4
$$

Die krausende Wirkung zeigt eine deutliche Abhängigkeit vom Alkalitätsgrad. Es sei hier noch einmal auf das schon weiter oben Gesagte verwiesen, daß bei einem p_H von über 10 die keratolytische Wirkung bis zur völligen Zersetzung der

Keratinfaser zunimmt. Es sei ferner auf die übersichtliche Darstellung von
Freytag (1956) über die Wirkung des Ammoniumthioglykolat/Ammoniaksystems
auf das menschliche Haar hingewiesen. Er beobachtete die Quellung des Haares
in ammoniakalischer Natriumthioglykolatlösung und fand, daß das Haar darin
bis zum doppelten Durchmesser quellen kann. Allerdings findet dies nur unter
den Versuchsbedingungen statt, da bei der Kaltwellung Ammoniak entweichen
kann. Dünnes Haar quillt stärker und leichter als dickes Haar. Gleichzeitig
beobachtet man unter dem Mikroskop den Vorgang der Durchdringung der Kalt-
wellflüssigkeit gegen das Haarinnere. Er zeigt sich im Beginn als helle Randzone
im Bereich der Cuticula an und ist nach etwa 7—10 min beendet. Dies entspricht
der Zeit, da das Haargefüge völlig erschlafft und sich an die gewünschte Wickel-
form anschmiegt. Schon in früheren Versuchen hatte Freytag gefunden, daß
in Thioglykolatlösungen im p_H-Bereich oberhalb 10 eine Selbstkrausung eintritt
als Folge der Spaltung der Cystin- bzw. Wasserstoffbrücken. Dieser Zustand der
Superkontraktion kann durch saure H_2O_2-Lösung fixiert werden. Ahmt man die
friseurtechnische Krausung bei einem p_H von 9,5 und nachheriger Oxydation am
gleichen Haar etwa in 5- und mehrfacher Wiederholung nach, so kommt man zu
einem Punkt, bei dem eine stärkere Krausung nicht mehr zu erzielen ist, also
einer Superkontraktion, bei der die im friseurtechnischen Sinne geeigneten
Brückenbindungen „verbraucht" sind. Freytag weist auch darauf hin, daß Art
der Wickelung, Raumtemperatur und Luftströmung auf die Krausung nicht ohne
Wirkung sind, da davon das Ausmaß der Verflüchtigung des Ammoniaks abhängt,
also eine p_H-Minderung der Kaltwellösung eintritt, der die Einwirkungsbedingungen beträchtlich beeinflußt. Man kann annehmen, da der Ammoniakverlust im
Anfang schnell, nach 20 min fast konstant ist, daß der p_H-Wert einem Mittelwert
zwischen Anfangs- und Endwert entspricht, so daß der von den Firmen angegebene
p_H-Wert von 9,2 nur im Augenblick der Auftragung der Kaltwellösung vorhanden
ist. Von Freytag stammen weiter Messungen der mittleren Dehnungszeit zur
Feststellung der Wirkung von Thioglykolat-Ammoniaksystemen von verschiedenem p_H-Wert und unter verschiedenen Einwirkungsbedingungen, die uns viel
über die Änderungen konfigurativ-konstitutioneller Art im Keratinmolekül und
in den verschiedenen Phasen der Kaltwellung aussagen. Es ist an dieser Stelle
nicht möglich, die Meßergebnisse eingehend darzustellen und es muß deswegen
auf die Originalarbeit verwiesen werden. Die Untersuchungen belegen aber, „daß
kalt gekraustes Haar eine konfigurativ-konstitutionelle Veränderung erfahren hat,
die sich nicht mehr rückgängig machen läßt, die sich auf alle Bindungstypen
graduell verschieden erstreckt und deren Ausmaß Ausdruck der Variabilität der
Haare ist".

Der Vollständigkeit halber sei hier in kurzen Zügen die praktische Durchführung der
Kaltwellung wiedergegeben. Bis vor etwa 2 Jahren wurde gefordert, daß das Haar vor der
Durchführung der Kaltwellung gewaschen wird und die Kaltwellung selbst am trockenen
Haar durchgeführt wird. Das trockene Haar wird mit der Thioglykolatlösung (Entwicklerlösung) benetzt und in dünnen Strähnen auf zahlreiche Holzspulen locker unter Vermeidung
von Zerrung aufgewickelt. Damit wird eine Überdehnung verhindert. Die Aufspaltung der
S—S-Bindungen erfolgt schon bei normaler Körpertemperatur, eine Erhitzung ist also un-
nötig. Lediglich zur Erzielung der normalen Körpertemperatur ist ein Aufsetzen einer den
behaarten Kopf dicht umschließenden Haube nötig. Die Alkalität der Entwicklerlösung
verbürgt weiterhin eine Aufspaltung der salzartigen Brücken des Keratins. Die Dauer der
Einwirkung der Entwicklerlösung hängt im Einzelfall von ihrer Konzentration und ihrem
p_H sowie von der Art des Haares ab.

Heute wird dieses Verfahren modifiziert. Man verwendet eine stärker konzentrierte Entwicklerlösung (Cascade), die auf bereits angefeuchtetes Haar aufgetragen wird. Die Haare
können also unmittelbar vor der Kaltwellung gewaschen werden. Durch den bereits vorhandenen Feuchtigkeitsgehalt der Haare wird die Entwicklerlösung in ihrer Konzentration
auf das sonst übliche Maß herabgesetzt. Die Wicklung erfolgt wie üblich bei nassem Haar

vor Benetzung mit dem Entwickler, auch ist eine abschließende Haube zur Erzielung der Körpertemperatur im Kopfhaar nicht mehr nötig. Das bedeutet nicht nur eine Abkürzung des Verfahrens, sondern die Friseure brauchen sich nicht mehr die Hände mit der Entwicklerlösung zu benetzen, was früher nur durch das Tragen von Gummihandschuhen zu vermeiden war, da ja nun die Wicklung der Haare vor der Einwirkung der Thioglykolatlösung durchgeführt wird.

Nachdem der Entwickler etwa 30 min eingewirkt hat, läßt man die Oxydationsmittel einwirken, die die Thioglykolatwirkung hemmen und rückgängig machen. Man verwendet etwa 3%ige Wasserstoffsuperoxydlösung, Natriumperborat- oder Kaliumbromatlösung u. ä. Da nach HEILINGÖTTER (1953, 1954a, b) die Reaktionsgeschwindigkeit bei der Oxydation vom p_H abhängig ist und bei den Thioverbindungen im alkalischen Bereich viel schneller als im sauren Bereich erfolgt, soll eine saure Spülung zur Entfernung der letzten alkalischen Reste erst nach der Oxydation erfolgen (WIELE). Man verwendet dazu schwache Essigsäure oder Citronensäure. Nun kann der Friseur die Krausung durch eine Wasserwellung ergänzen. Es ist nur darauf zu achten, daß die Dauer der Einwirkung des Oxydationsmittels genügend lang ist, damit tatsächlich eine Regeneration der S—S-Bindungen eintritt.

Die nach der Kaltwellung im Haar zurückbleibenden Veränderungen wurden unter anderem von SCHULTE und WEISSKOPF näher untersucht. Sie zeigten mittels der p-Nitrophenyldiazoniumchlorid-Probe, daß mit steigender Konzentration der Thioglykolsäure und mit zunehmendem p_H die reaktionsfähigen Gruppen im behandelten Haar an Zahl zunehmen. Es ergab sich jedoch, daß auch nach erfolgter Oxydation von kaltgewelltem Haar mehr Diazoniumsalz gebunden wird als vom unbehandelten Haar, das bedeutet, daß nach der Thioglykolateinwirkung mehr freie, kuppelungsfähige Gruppen im Keratinmolekül vorhanden sind als im normalen Haar. Die Autoren erwägen die Möglichkeit, daß es sich bei diesen reaktionsfähigen Gruppen, die durch die Thioglykolatwirkung freigesetzt wurden, nicht nur um SH-Gruppen handeln könne. Es zeigte sich aber, daß bei analytischen Untersuchungen des nicht als Cystin gebundenen Schwefels viele Schwefelgruppen auch bei sorgfältiger fachgerechter Fixierung als nichtgebunden nachgewiesen werden konnten.

Nach SCHULTHEIS und FUHRMANN greift Ammoniumthioglykolat nicht in die Struktur der Haarzellen ein, sondern löst die intermediäre Bindesubstanz durch Aufbrechen der Cystinbrücken. Sie kamen zu dieser Ansicht durch die Messung der Belastungs-Dehnungsdiagramme nativer und behandelter Frauenhaare. Auch HIRSCH kam zusammenfassend zu dem Ergebnis, daß man als Kriterium von Reduktionsvorgängen am Haar eine Verlängerung der Mitteldehnung feststellen kann (Bonitierungsmethode, s. S. 335). Untersuchungen über die Reißfestigkeit, Längsquellung und Bruchdehnung menschlicher Haare nach Kaltwellung sind in eingehenden Studien noch von BRAUCKHOFF und FRIEDERICH, FRIEDERICH und FRÖB (1950) sowie MIETHKE vorgenommen worden.

Man muß HIRSCH beistimmen, wenn er sagt, daß die reduktive Behandlung von Haaren grundsätzlich eine Verschlechterung desselben bedeutet und daß lediglich kosmetische Tricks (Haarfestiger) dies bei der Kaltwellung kaschieren können. Daß sich diese Verschlechterung kosmetisch nicht auswirkt, fordert höchste chemische Reinheit der verwendeten Entwicklerlösung ebenso wie fachgerechte Durchführung der Kaltwellung, gründliche Oxydation und sorgfältiges Auswaschen. Schädliche Auswirkungen der Kaltwelle an Haaren wurden mehrfach beschrieben, sei es, daß die Konzentration der Entwicklerlösung oder ihr p_H-Wert zu hoch waren, sei es, daß die Entwicklungszeit zu lang war. Werden die Haare beim Wickeln zu übermäßig gezerrt und gedehnt, so können Längs- und Querspalten oder Rillenbildung die Folge sein. Erfolgt die Oxydation und damit die Bildung neuer Brücken im Keratinmolekül unvollständig, so bleiben die Haare weich, matt und unelastisch. Es kann zum fortschreitenden Abbrechen der Haare kommen (HÖPFL). FRIEDERICH (1950b) sah Haarausfall nach Kaltwelle, ebenso MICHEL und MANKES. Eine Alopecia areata-ähnliche Erscheinung des

Abbrechens der Haare nach Kaltwellung beobachtete Freund. Bei dem Fall von Mayr dürfte nicht die zweimalige Kaltwellung allein für die entstandene maligne Alopecie schuldig sein, doch mahnt eine solche Beobachtung vor der Durchführung der Kaltwellung bei Alopecia areata. Luger (1953) sowie auch Mülhens (1952) berichteten über Veränderung der Farbe, der Form, der Reißfestigkeit und Elastizität, des Fettgehaltes und weiter über Haarverlust und Stillstand des Haarwachstums nach Kaltwellung. Goodman (1938) sah nach Heimkaltwellung ein Abbrechen der Haare an der Kopfhaut oder bei 5 cm Länge und der Rest der Haare war nahe der Kopfhaut fein und glänzend und ab 2,5 cm glanzlos und brüchig. Ein Brüchigwerden der Haare beschrieben ferner Freund, Friederich (1950b, 1951c) und Goldman u. Mitarb., Verformung und Risse in der Cuticula Freund, Friederich sowie Höpfl, Aufspaltungen Friederich, Goldman u. Mitarb., Höpfl, Alopecia areata-artige Schädigungen Reiches und Parker bei 3 Fällen.

Es ist hier nicht der Platz auf die Fragen der Allgemeineinwirkung der Thioglykolsäure und ihrer Abkömmlinge auf den Menschen, die durch sie verursachten Hautschäden bei Personen, die Kaltwelle erhielten oder auf die durch Kaltwellmittel bedingten Berufserkrankungen der Friseure einzugehen. Diesbezüglich sei auf die Darstellung des Ekzems, der Gewerbedermatosen und der toxischen Schädigungen im Ergänzungswerk, Bd. II/1 verwiesen. Einzeluntersuchungen, experimentelle Studien und zusammenfassende Darstellungen sind neben denen einer Reihe anderer Autoren an folgende Namen gebunden: Barth, Beck, Borelli (1956b, 1957d), Brunner, Burckhardt (1953), Burckhardt und Amrain, Carrié und Stelzner, Cohen, Ellerbroeck (1952a—c), Friederich (1952c, 1953b), Friederich und Schaedel, Graul (1950), Howell (1944), Mülhens (1951), Polemann (1950a), Richter und Fuhrmann, Vonkennel. Auch sei auf die zusammenfassende, die wichtigste Literatur verwertende Darstellung über die Ergebnisse der Thiolforschung von Rausch und Glodny verwiesen.

Wir müssen es uns versagen, auf die so reichhaltige Literatur über die Einwirkung chemischer Agentien auf Wolle und Haar weiter einzugehen. Quellende, entquellende und hydrolysierende Stoffe, Alkohole, Alkalien und Säuren, Salze, keratolysierende Stoffe, seien sie reduzierend oder oxydierend wirkend, desulfurierende Stoffe und desaminierende Stoffe und schließlich verschiedene Aldehyde wurden in zahlreichen Untersuchungen auf ihren Einfluß auf Wolle und Haare geprüft. Damit wurden nicht nur wichtige Erkenntnisse des Keratinaufbaues gewonnen, sondern auch viele für die Textilchemie wichtige Probleme geklärt. Für alle, die sich über diese aus dem ärztlichen Bereich in die reine Faserchemie erstreckenden Fragen zu orientieren wünschen, sei auf die ausgezeichnete reichhaltige Darstellung von Hirsch verwiesen.

III. Physikalische Schädigungen der Haare durch Strahleneinwirkung

UV-Licht, Röntgen- und verwandte Strahlen

Es ist eine jedem Dermatologen bekannte Erfahrung, daß nach intensiver Sonnenbestrahlung Haarveränderungen eintreten, die oft schon mit dem freien Auge erfaßbar sind oder mikroskopisch nachgewiesen werden können. Die Veränderungen treten zuerst an den distalen Enden der Haare ein. Nach intensiver Sonnenbestrahlung werden die Haare heller, besonders deutlich oft an den Haarspitzen. Aber auch morphologisch faßbare Haarveränderungen treten auf. So werden bei Bergsteigern und Wintersportlern, die in größeren Höhen starker UV-Lichteinwirkung des Sonnenlichtes ausgesetzt waren, Trichoptilosis, Trichorrhexis nodosa, Trichonodosis und auch Trichoclasie beobachtet. Das gleiche kann nach einem Freibad und nachfolgender starker Sonnenbestrahlung gefunden werden. FRIEDERICH (1951b) wies darauf hin, daß die genannten Haarveränderungen im Sommer häufiger als im Winter aufzutreten pflegen. Nach diesem Autor führen auch Wärmestrahlen zu den gleichen Veränderungen. Schließlich ist bekannt, daß nach unsachgemäßer Bestrahlung mit Höhensonne oder der Kromayerschen Quecksilberlampe diese Schäden am Haarschaft zur Beobachtung gelangen und FRIEDERICH weist mit Recht darauf hin, daß schon vorliegende Schäden des Haarschaftes bezüglich der therapeutischen Anwendung der genannten UV-Lichtstrahler zur besonderen Vorsicht mahnen.

Es ist nun das Verdienst von FRIEDERICH, diese empirisch bekannten Tatsachen auch experimentell untermauert zu haben. Er setzte rote, schwarze, blonde, graue und brünette Haare der Einwirkung von Sonnenlicht und dem UV-Licht künstlicher Strahlenquellen aus und wies an den derart bestrahlten Haaren wesentliche Veränderungen der Cuticula nach. Die ausgeprägtesten Veränderungen zeigten sich nach längerer Einwirkung von Sonnenlicht und nach Einwirkung des UV-Lichtes der Bachschen Quarzlampe, während die Veränderungen nach Bestrahlung mit der Kromayerschen Quecksilberlampe nur geringgradig waren. Die Schädigungen der Cuticula sind nicht an eine bestimmte Wellenlänge des UV-Lichtes gebunden. Besonders empfindlich gegen die Einwirkung des UV-Lichtes erwies sich die Cuticula blonder und grauer Haare. Die Cuticularveränderungen bilden einen Locus minoris resistentiae, von dem aus sich nun auf Grund mechanischer Einwirkungen die oben genannten Haarschäden entwickeln können.

Weitere Einblicke über die Einwirkung der UV-Strahlen auf das Keratin der Haare verdanken wir vor allem der Textilchemie, in der die Erfahrung, daß Wolle durch starke Sonneneinwirkung geschädigt wird, den Anlaß gab, sich mit diesen Fragen mehr zu beschäftigen. Nach ROBERTS handelt es sich bei der Schädigung der Keratinfaser um eine Photooxydation. Der Angriff soll nach MCMAHON und SPEAKMAN vor allem an den Cystinseitenketten erfolgen. CHAMBERLAIN führt darauf den geringeren Schwefelgehalt der distalen Haarenden gegenüber dem Haarschaft zurück. Zum Unterschied gegen die chemische Oxydation soll bei der Photooxydation die Bleireaktion, also die Bleisulfidbildung, nach SMITH und HARRIS nicht behindert sein. SCHICKEN zeigte in Modellversuchen, daß die primär reduzierende, sekundäre oxydierende Wirkung des UV-Lichtes an den Disulfidbindungen angreift. Es dürfte nach SCHÖBERL und ECK kaum daran zu zweifeln sein, daß die Photooxydation am Schwefel ansetzt. Diese Autoren zitieren auch Untersuchungen, nach denen durch Photooxydation bis zu 14% des Gesamtschwefels aus Haarspitzen verschwinden. Damit stimmen die Befunde von MCMAHON und SPEAKMAN (1941) überein, die fanden, daß im Haar lebender Schafe bei starker Lichteinwirkung in den Haarspitzen 2,83% Schwefel nachweisbar war, während in Haarspitzen, die der Lichtwirkung nicht ausgesetzt waren, der Schwefelgehalt 3,27% betrug. SPEAKMAN und STOVES fanden ferner in den Haarspitzen der Schafwolle etwa $^1/_3$ der Cystinbrücken aufgespalten. Nach WELS soll UV-Licht unter anaeroben Bedingungen auch reduzierend wirken können.

ASTBURY und WOODS berichten, daß sie nach UV-Lichteinwirkung bei ungedehnten Keratinfasern ähnliche Veränderungen feststellen konnten wie bei gedehnten Keratinfasern nach Wassereinwirkung. HENK (1937) meint daher, daß das Ringeln von Haaren in Lauge durch die verschiedene Löslichkeit der belichteten und unbelichteten Haarteile bedingt sei. Doch fanden CAMPOSORTEGA u. Mitarb. keinen Einfluß des Lichtes auf die Wasserabsorption.

KERTESZ zeigte, daß die Schädigung der Wolle durch Sonnenlicht in der freien Atmosphäre ein photochemischer Prozeß ist, und er fand vorzugsweise die kurzwelligen Strahlen zwischen 2000—3500 Å wirksam. Auch bei der Wolle leidet die Cuticula und stark belichtete Wolle gibt nicht mehr die Allwördensche Reaktion, ist aber mit dem Paulyschen Reagens intensiv anfärbbar. Auch die Reißfestigkeit und Dehnung nehmen bei der Belichtung ab, was mit dem oben Gesagten über den Angriff des Lichtes auf die Disulfidbindungen übereinstimmt. Nach MATTHEWS kann man Lichtschäden auch mit der Biuretreaktion nachweisen.

Es würde zu weit gehen, die Wirkung des UV-Lichtes auf die Haut und der in ihr wirkenden Hautsulfhydrylsysteme an dieser Stelle zu besprechen, und es sei auf die entsprechenden Kapitel dieses Handbuches verwiesen. Die Biochemie kennt heute an die 30 Fermente, deren Aktivität an freie SH-Gruppen gebunden ist. Ihre Bedeutung für die Keratinisation und die Haarbildung wurde bereits

an anderer Stelle gestreift (s. S. 301). Ebenso ist es nicht möglich, die Wirkung der
Röntgenstrahlen auf die thiolhaltigen Enzymsysteme hier näher zu beleuchten, und
es sei auf die zusammenfassende Darstellung von Rausch und Glodny verwiesen.
Nach Flesch inaktivieren Röntgenstrahlen die Sulfhydrylsysteme in der Matrix
der Follikel. Ionisierende Strahlen spalten Wasser in elektrisch geladene Ionen
auf, die ihrerseits die Sulfhydrylgruppen oxydieren und damit die Aktivität der
Fermente hemmen, die eben auf den freien Sulfhydrylgruppen beruht. Dazu ist
eine genügende Menge Gewebssauerstoff notwendig. Nach Barron und Patt erklärt
dies auch, warum O_2-arm lebende Tiere relativ resistent gegen Röntgenstrahlen
sind. Forssberg zeigte bei Meerschweinchen, daß bei Injektion von Cystein auf
der Seite, auf der das Cystein injiziert wurde, die Röntgenepilation ausbleibt.
Auch Perroy und de la Tour wiesen den Strahlenschutz des Cysteins nach,
Bacq konnte durch β-Mercaptoäthylamin eine lokale Beeinflussung der Strahlen-
reaktion erzielen. Neben älteren Arbeiten über die Zellteilungen der Haarfollikel
der Maus nach Röntgenbestrahlung von Hance und über die Wirkung der
Röntgenstrahlen auf die Pigmentbildung im Kaninchenhaar von Lubnow zeigte
in neuerer Zeit Kulwin, daß das Röntgenstrahlen-induzierte Ergrauen des Mäuse-
haares durch subcutane Zufuhr einer Cysteinlösung verhindert werden kann, doch
sollen hier mehr banal entzündliche Vorgänge eine Rolle spielen.

Die älteren Beobachtungen von Novàk sowie Weiss, daß nach Tumor-
bestrahlung die an diesen Stellen vorher ergrauten Haare nach Abklingen der
Strahlenwirkung nun voll pigmentiert nachwuchsen, finden vielleicht darin ihre
Erklärung, daß bei der als Folge der Bestrahlung entstandene entzündliche
Reaktion, die durch die Bestrahlung inhibierten Sulfhydrylgruppen nun nicht
ihrerseits inhibierend auf die Tyrosinase und damit auf die Melanogenese einwirken können. Nach Rothman sollen SH-Gruppen aus Hautextrakten eine
Inhibitorwirkung auf die Melaninbildung entfalten. Auch Simons sah ein Dunkler-
werden der Haare nach therapeutischer Röntgenepilation.

Die Wirkung der Röntgenstrahlen mag sich nicht allein auf die Matrix
erstrecken, sondern nach den Versuchen von van Dyke und Huff scheinen auch
diffusible Substanzen des bestrahlten Gewebes eine Rolle zu spielen. Es gelang
diesen Autoren zu zeigen, daß bei parabiotisch vereinigten Ratten es nach Bestrahlung des einen Tieres auch bei dem anderen nicht der Strahleneinwirkung
ausgesetztem Tier zum Haarausfall kommt.

Die therapeutische temporäre Epilation durch Röntgenstrahlen hat durch
experimentelle Studien manche neue Aspekte ihres Wirkungsmechanismus
erhalten. Gricouroff pflanzte Kaninchen radiumemanationshaltige capilläre
Röhrchen in die Zunge ein. Wurde dieses radioaktive Material im Mai oder Juni
eingepflanzt, so kam es 6 Monate später zur Epilation. Erfolgte die Einpflanzung
im April, erfolgte der Haarausfall innerhalb von 3 Wochen. Erwachsene Kaninchen haben zweimal jährlich Mauser, im April und im November oder Dezember;
die Strahlenwirkung greift also an dem wachsenden Haarfollikel und nicht am
voll ausgewachsenen Haar an. Auch Chase fand, daß bei Mäusen während des
Wachstums der Haare geringe Röntgendosen (300 r) zur Epilation führten,
während nach Abschluß des Haarwachstums hohe Röntgendosen (1000 r) zur
Epilation nötig waren.

Von den Arbeiten der letzten Jahre, die die Beziehungen zwischen Strahlensensibilität und den Phasen des Haarcyclus betreffen, ist vor allem die von Geary
zu erwähnen. Der Verf. fand bei Albinoratten während der Ruhepause der Haarfollikel zur Erreichung einer totalen lokalen Epilation eine mittlere wirksame
Dosis zwischen 1,720—50 r. Während der aktiven Phase des Haarcyclus lag
aber das Maximum der Radiosensibilität bei 1,030 r. Die Wirkung ionisierender

Bestrahlung bei der temporären Epilation richtet sich hauptsächlich gegen die strahlenempfindlicheren epithelialen Anteile des Follikels, während zur Erreichung einer dauernden Epilation die stärker strahlenresistente bindegewebige Haarpapille durch ionisierende Strahlen geschädigt werden muß. Darin liegen die Probleme einer Dauerepilation durch Röntgenstrahlen, da es äußerst schwierig ist, eine isolierte Dauerschädigung der Papillen zu erreichen, ohne das übrige Bindegewebe der Cutis zu schädigen und damit eine Atrophie zu provozieren. Individuelle Empfindlichkeit verschärft dieses Problem noch. Sehr instruktive Bilder über die histologischen Veränderungen von Haarbulbus und Papille in ihren verschiedenen Phasen der Degeneration nach Röntgenbestrahlung bringt FLESCH nach histologischen Studien von KLIGMAN. Die abrupte Hemmung der Keratinbildung erklärt auch die eigenartige spindelige Form der Haarwurzeln der nach Röntgeneinwirkung ausgefallenen Haare. Die Wirkung der Röntgenstrahlen gleicht den Wirkungen antikeratinisierender Stoffe. Auch beim Menschen spielt die Aktivität des Haarfollikels für die Strahlensensibilität eine Rolle.

Von Bedeutung für die Strahlenphysiologie der Haarpapille erscheinen die neueren Untersuchungen von SCHIRREN und SCHIRREN und CAN. Sie wiesen nach, daß die menschliche Haarpapille fähig ist, einzelne kleine Röntgendosen (z.B. von je 50 r) zu summieren, wenn der Zeitraum zwischen der Verabfolgung der einzelnen Dosen von 8—10 Tagen nicht überschritten wird. Der Epilationseffekt tritt dann nach Erreichung der Epilationsdosis ebenfalls ein. Die Haarpapille verhält sich also röntgenbiologisch entgegengesetzt den übrigen Hautorganen. Die größere Empfindlichkeit des Kopfhaares gegenüber dem Epilationseffekt ionisierender Strahlen im Hinblick auf die geringere Empfindlichkeit des übrigen Haares erscheint noch nicht genügend geklärt.

Es ist hier nicht die Aufgabe die Epilationsbestrahlung als solche zu behandeln, da diese im Ergänzungswerk, Bd. V/2, von WAGNER besprochen wird. Von neueren Arbeiten zu diesem Thema seien aus der deutschen Literatur unter anderem nur die von ESSER, GRAUL (1953), KNIERER, PROPPE sowie SCHREUS und KALTHOFF erwähnt.

Die enge Wechselwirkung zwischen dermalen und epithelialen Anteilen des Haarfollikels auf die Form des Haares und auf Haarwachstum mag in einigen Beobachtungen zum Ausdruck kommen, die als Folge von Epilationsbestrahlungen gemacht wurden. Dazu gehört abnormes Haarwachstum als Folge von Strahleneinwirkung, wie es z.B. von SCHLATHÖLTER nach röntgendiagnostischen Untersuchungen beschrieben wurde. DRUCKMANN versuchte dieses Phänomen experimentell zu klären. Schließlich wäre noch das Auftreten von Kraushaar nach Röntgenepilation hier zu erwähnen, zu dem einschlägige Beobachtungen von GRÜTZ, HOFFMANN und LIBORIUS vorliegen. Letztere Autorin denkt an einen durch Strahlenwirkung induzierten rhythmischen Wachstumsverlauf. Auch nach wiederholter Epilation mit Diathermie und Pinzette wurden morphologisch verändert nachgewachsene Haare gefunden (ŘíHOVÁ). Es sei ferner an den Haarrupfkrebs (E. HOFFMANN) erinnert.

Die „Fortschritte" der Kriegführung durch Einwirkung der Kernwaffen gaben Anlaß auch zu Beobachtungen von Haarschäden bei Personen, die von der Strahlung betroffen worden waren. Die Pathologie dieser Erscheinungen und das akute Strahlensyndrom wurden von LIEBOW, LIEBOW u. Mitarb. sowie HEMPELMANN u. Mitarb. geschildert. Nach LIEBOW sind der Grad des Haarausfalles und die Zeit, da er eintritt, abhängig von der Entfernung des Menschen von dem Punkt, über dem die Atombombe ausgelöst wurde. Innerhalb von 1500 Yards beginnt die Epilation bereits nach 2 Wochen und betrifft gleicherweise Männer, Frauen und Kinder. Das klinische Bild gleicht dem der gewöhnlichen Kahlheit, denn Brauen, Wimpern, Bart und Körperhaare sind weniger betroffen. Befand sich der Mensch an der äußeren Grenze der Wirkung, so wurde nur die dem Explosionszentrum zugekehrte Seite betroffen. Bei den Überlebenden setzte der Haarwuchs nach 6—8 Wochen wieder ein und führte zur restitutio ad integrum, falls die Dauerepilationsdosis nicht erreicht worden war. Die histologischen Befunde entsprachen denen, die man bei Röntgenepilation beobachtet. Endo fand scheinbar keine Unterschiede bezüglich der Festigkeit von Haaren bei Menschen, die 6 Jahre vorher der Einwirkung der Atomenergie ausgesetzt gewesen waren und denen anderer Menschen.

Abschließend seien noch Untersuchungen von Kirby und Rutherford über die Einwirkung von Neutronen und γ-Strahlen auf Wollkeratin erwähnt. Die Einwirkung beginnt ab 10^{16} nvt. 10^{17} nvt bewirken bereits ein Steigen der Alkalilöslichkeit auf 92%, der Cystingehalt sinkt dabei von 9,4 auf 7,6%. 10^{18} nvt führen bereits zur Zerstörung der Faserstruktur.

E. Endogen bedingte Haaranomalien und -schädigungen

I. Kongenital bedingte und erworbene Haaranomalien
(nur die Haare betreffend)

1. Beziehungen zur Konstitution

Viele hierher gehörende Fragen fanden bereits bei der Besprechung der Beziehungen der Hormone zum Haarwachstum und der Physiopathologie des Haarwachstums ihre Erwähnung. Dies gilt besonders für die Geschlechtsunterschiede der Behaarung, die Begrenzung der Behaarung und für bestimmte Formen des Haarausfalles. Es seien daher nur noch einige Besonderheiten des Haarwuchses angeführt, die teils anlagemäßig bedingt sind, teils als Zeichen abnormer konstitutioneller Zustände aufgefaßt werden müssen. Kretschmer hat in seinem Werk über Körperbau und Charakter verschiedene Konstitutionstypen herausgestellt. Er weist darin darauf hin, daß Pykniker zu weichen Haaren mit Ausbildung starker „Geheimratsecken" und zu Glatzen neigen. Die Glatze ist glänzend und zeigt besonders an Stirn, Scheitel und in der Wirbelgegend eine scharfe Begrenzung. Auch das Barthaar ist bei diesen Menschen weit ausgebreitet, weich und wellig. Stark entwickelt sind beim Pykniker das Achselhaar und die Schambehaarung. Demgegenüber weist der Astheniker wesentlich derbere Kopfhaare auf, die oft tief in die Stirn herein wachsen. Die Neigung zur Glatzenbildung ist etwas geringer, ist diese entwickelt, so erscheint die Glatze trocken, faltig und von unregelmäßigerer Begrenzung und Lage. Man findet beim Astheniker häufig starke, oft zusammengewachsene Augenbrauen, die Barthaare erscheinen dagegen schwach und schmal begrenzt, die Achsel- und Genitalbehaarung sind schwächer ausgebildet.

Cury, der verschiedene wetterabhängige bzw. -unabhängige Konstitutionstypen unterscheidet, bemerkt, daß der G-Typ, das ist der wetterunabhängige Typ, niemals eine Glatze bekomme, während die wetterabhängigen K- und W-Typen zur Glatzenbildung neigen. Bianco bemerkt, daß man therapeutisch den konstitutionell bedingten Haarausfall nur verzögern, aber nicht aufhalten kann, eine Tatsache, die wohl jedem Dermatologen aus der Praxis bekannt ist.

Nach Delbos (1950a, b) soll ein familiärer Haarvirilismus dominant vererbt werden. Frühwald fand anläßlich von Untersuchungen über die Stärke der Behaarung von Zehen bei 549 Frauen, daß von den 48,2%, die starke Zehenbehaarung aufwiesen, 65,6% gleichzeitig eine virile Schambehaarung hatten. Er leitet übrigens das Sprichwort „sie hat Haare auf den Zähnen" (richtig Zehen) von dem männlicheren Charakter dieser Frauen ab. Umgekehrt zeigen Männer mit horizontaler femininer Schambehaarung auch sonst mehr eine feminine Konstitution und es ist damit auch ein spärlicheres Wachstum der Haare an der Brust und an den Beinen verbunden.

Stark buschige Augenbrauen im jüngeren Alter werden als konstitutionsbedingt angesehen. Sie sollen das Symptom einer gesteigerten Nebennierenrindenfunktion sein. Auch im Greisenalter werden die Brauen häufig sehr buschig.

Unter den konstitutionell und erblich bedingten Haarformen nimmt die Kraushaarigkeit (Wollhaar) der Europäer eine besondere Stellung ein. Ihr gelten vielfache Untersuchungen an Familien, bei denen eine Einkreuzung von Negerblut sicher ausgeschlossen werden kann. Es ist ja bekannt, daß bei den Negroiden Afrikas und Asiens Ulotrichie, das ist Kraushaarigkeit, ein Rassenmerkmal ist. Es kann hier nicht auf die Untersuchungen über den Aufbau der Follikel gekrauster und glatter Haare eingegangen werden. Jedenfalls ist man sich über die Ursache der Kräuselung der Haare nicht ganz einig, wenn auch in neuerer Zeit besonders Untersuchungen über den Aufbau der Wollfaser und der Nachweis chemisch verschiedener Teile der Rindenschicht, die als Orthocortex und Paracortex bezeichnet werden, vielleicht auch in das Phänomen der Kräuselung der Haare des Menschen Einblick bringen könnten (MERCER, MERCER und OLOFSSON).

Bei seinen Untersuchungen über die Erblichkeit des menschlichen Kopfhaares fand KEERS bei 89 Kindern, die aus 35 Ehen von Eltern mit schlichtem Haar hervorgegangen waren, ebenfalls nur schlichtes Haar. Bei weiteren 8 Ehen schlichthaariger Eltern zeigten 19 Kinder schlichtes Haar, 2 leicht gewelltes Haar, 1 welliges, 1 gekräuseltes und 5 lockiges Haar. MOHR teilt einen durch 7 Generationen reichenden Stammbaum einer norwegischen Bauernfamilie mit, in dem sich abnorm kurzes wolliges Haar dominant vererbte. Das Haar war histologisch im Querschnitt platt oder nierenförmig. Der Verf. faßt diese Erscheinung als neu entstandene Mutante auf, da eine Einkreuzung von Negerblut ausgeschlossen werden konnte. Die gleiche Auffassung vertritt SCHOKKING, der eine Familie beschreibt, in der sich die Kraushaarigen zu den Nichtkraushaarigen im Verhältnis 13:17 fanden. Eine Korrelation zwischen Form und Farbe fand sich nicht, wohl aber eine solche zwischen Kraushaar und ovalem Querschnitt der Haare. Ein weiterer Stammbaum von 139 Personen in 6 Generationen wird von SANDERS (1937) mitgeteilt. 32 Männer und 36 Frauen hatten Kraushaar. Es lag eine regelmäßige Dominanz vor. Ein zweieiiges Zwillingspaar war diskordant behaftet. Weitere Untersuchungen über 5 Familien mit Kraushaar liegen von HOLČIK und SEDLÁČEK vor. Bei dem Fall von WISE und SULZBERGER entwickelte sich die Kraushaarigkeit bei einem 21jährigen Mann erst nach vorhergehenden Kopfschmerzen mit Doppeltsehen und Tränenträufeln. Die Umbildung des vorher schlichten schwarzen Haares begann an der Stirn. Röntgenologisch war der Schädel o. B., klinisch zeigte sich keine Veränderung der Kopfhaut und auch der histologische Befund war negativ. Die Verff. diskutieren die Möglichkeit einer späten Naevusentwicklung. Abweichend sind auch die von TOURAINE und LAMBERGEON beobachteten Fälle. Bei 4 Mitgliedern in 3 Generationen einer Familie kam es zu einem dominant hereditären Haarausfall mit Kraushaarigkeit, bei 3 weiteren manifestierte sich nur die Kraushaarigkeit.

Als konstitutionell bedingt ist auch die Neigung zu verschiedenen Allgemeinerkrankungen aufzufassen, die ihrerseits auch zu Haarveränderungen führen können. OPITZ sah Haarausfall bei Säuglingen nur bei denen mit allgemeiner konstitutioneller Minderwertigkeit und geschwächter Lebensfähigkeit. NEUDA untersuchte das Symptom der primären strichförmigen Wachstumshemmung des Kopfhaares bei Kindern. Er sieht darin ein Symptom für angeborene konstitutionelle Schwäche. In der Pubertät vergeht dieses Symptom, kommt aber im höheren Alter wieder. Anlagemäßig bedingt ist die Haarfarbe. Nach den Untersuchungen von Nassau neigen rotblonde, rothaarige und hell(weiß)blonde Kinder in einem überraschend hohen Prozentsatz zur Manifestation einer Rachitis, während diese bei dunkelhaarigen Kindern selten manifest wird. Dies scheint auch durch anderweitige Statistiken gesichert.

Tommasi beschrieb als konstitutionelles Zeichen bei neuro-arthritischer Diathese eine Alopecie bei gleichzeitiger leichter Atrophie der Haut im Peroneusgebiet. Es tritt meist zwischen dem 40.—60. Lebensjahr auf. Der Harnsäurespiegel des Blutes und der Blutzucker sind dabei erhöht. Ronchese und Chace untersuchten daraufhin 200 stark behaarte Männer und fanden bei 35% eine mehr oder weniger herdweise Alopecie der Unterschenkel, ohne daß ein Zusammenhang mit dem Harnsäurespiegel des Blutes nachweisbar war. Sie kamen, wie auch Paglia und Schönfeld, zu einer Ablehnung von „Tommasis Zeichen" als bedeutungsvolles Symptom für eine bestehende neuro-arthritische Konstitution. Man findet diese Alopecie regelmäßig bei Männern über 40 Jahre. Sie ist vielleicht mechanisch durch Scheuern der Hosen bedingt. Hirsch bemerkt, daß bei Rheumatikern frontal meist dickere Kopfhaare vorhanden seien, auch fand er, daß bei Rheumatikern die Enddehnung der Last-Dehnungskurven besonders steil ansteigt.

2. Form- und Farbvarietäten bei Rassen

Wir dürfen die Besprechung der Rasseneigentümlichkeiten der Haare kurz halten, da alle notwendigen Ausführungen darüber aus der ersten Ausgabe dieses Handbuches entnommen werden können. So seien hier nur ergänzende Arbeiten angeführt, die in den Jahren seit der Darstellung von Pinkus erschienen sind und neuere Ergebnisse enthalten. Von Lochte (1951) stammt eine Reihe von Messungen und Darstellungen der Cuticula menschlicher Haare verschiedener Rassen. Bei Europäern ist nach ihm rotes Haar relativ selten. Die Dicke der Kopfhaare beträgt bei Europäern 90—117 μ, ein von Lochte gemessenes Haar von 146 μ dürfte wohl eine Ausnahme darstellen. Ruotsalainen veröffentlichte eine Studie über Haarfarbe und -form finnischer Kinder. 94% hatten helles, nur 6% dunkles Haar. Von den hellhaarigen Kindern sind 59,2% hellblond, 15,8% aschblond, 15,1% rötlichblond. 78,3% der Kinder hatten straffes Haar, 21,1% weiches Haar und nur ein Kind hatte lockiges Haar. Bei Knaben überwog das straffe Haar, bei Mädchen das weiche.

Routil brachte einen Beitrag zum Erbstudium des menschlichen Haarkleides. Jungklaas bemerkt, daß als Grundlage für die Erblichkeitsverhältnisse, einschließlich der Vergleichung von Rassenhaar, die genaue Kenntnis der Variabilität der betreffenden Merkmale nach Alter und Geschlecht vorliegen müsse. Er untersuchte daher an der westdeutschen Bevölkerung den absoluten und mittleren Durchmesser sowie die mittlere maximale Dicke des Haarschaftes und konnte eine charakteristisch verlaufende deutliche Alters- und Geschlechtsvariabilität aufzeigen. Die männlichen Variabilitätskurven verlaufen steil und zeigen einen deutlichen Gipfel im 20. Lebensjahr. Die weiblichen Variabilitätskurven verlaufen flacher. Nach Studien von Haaren von Maya-Indianerinnen nimmt der Verfasser an, daß in anderen Rassenkreisen ähnliche Variabilitätsverhältnisse vorliegen. Das männliche Haar ist bis zum 30. Lebensjahr durchschnittlich stärker als das weibliche. Der Querschnittsindex (in Prozenten) streut stark um die jeweiligen Mittelwerte, die Streuungseinheit σ beträgt etwa 6. Ab 20 Jahren

beträgt die Indexdifferenz zwischen den Geschlechtern rund 2,5. Für den Index
und die Maße des Haarschaftes läßt sich die Erblichkeit statistisch sichern.

Nach HIRSCH ist bei Chinesenhaar die absolute Reißfestigkeit etwa doppelt so
hoch wie beim Europäer. Die Belastbarkeit bis zur Proportionalitätsgrenze ist sogar
2,5mal so hoch. Nach ZIEGELMAYER ist Rothaarigkeit bei Mongolen sehr selten.

Messungen von Negerhaaren führte LOCHTE durch. Barthaare sind bei Negern
selten. Negerhaar hat nach HIRSCH einen Schädigungsfaktor (Haarindex) von
Hi = 1,8 [g⁻¹] (Bonitierungsmethode). Von KAWAJI stammen Untersuchungen
der Haarwurzeln des Kopfhaares bei den Bantu M'yonie. Die Eigenschaften des
Haarfettes bei männlichen Negern im Vergleich zu weißen Männern wurden von
KROTOSZYNSKI, GERSHBEIN und NEEDLEMAN untersucht. Bei Negern fand sich
eine erhöhte Fettausbeute mit niedriger Jodzahl. Signifikante Unterschiede
ergaben sich nur beim Vergleich der Säurezahlen des Talges aus Negerhaaren und
aus den Haaren weißer Glatzenträger.

Eskimo zeigen nach v. EICKSTEDT gewöhnlich ein straffes, seltener hoch-
welliges, glänzend schwarzes Haar. Der Bartwuchs ist spärlich und kurz, die
Augenbrauen sind stark entwickelt. Die Körperbehaarung ist gering. Ältere
Autoren berichten von einer häufigen Rotstichigkeit der Eskimohaare. Auch der
Verf. fand anläßlich der Untersuchung von Eskimohaarproben diese rotstichig.
GARN maß die Haardicke verschiedener amerikanischer Rassen.

Von älteren Untersuchungen ist bekannt, daß bei Kindern von Melanesiern
oft streifiges Haar vorkommt. Diese Heterochromie schwankt zwischen braun,
rotbraun bis zu einem streifigen Rotblond. RICHTER und STARY wiesen spektrophotometrisch auch in Proben von Australnegerhaaren eine Rotkomponente nach.
LOCHTE maß die Haardicke von Melanesiern vom Stamme der Kai. Er fand den
auffallend geringen Wert von 54 μ.

Eine umfangreiche Untersuchung über die Haare von Ituri-Pygmäen aus Inner-
afrika finden wir bei GUSINDE.

Abschließend seien vergleichend phänogenetische Untersuchungen von DANNEEL über die
Haar- und Fellzeichnung von Wildkaninchen erwähnt, die einen Einblick in den Erbgang
der Färbung geben. Wenn auch die Ergebnisse dieser Untersuchungen nicht direkt auf den
Menschen übertragen werden dürfen, so regen sie doch die Forschung über die Rasseneigentümlichkeiten menschlicher Haarformen und -farben an. Der Verf. erklärt die verschiedenen
für die Färbung wichtigen Erbfaktoren. Die die Pigmente produzierenden Fermente sind an
Zellstrukturen gebunden, die DANNEEL Lipochondrien nennt. Diese sind durch Röntgenstrahlen zerstörbar, die Fermente selbst sind strahlenfest. Zerstörung der Lipochondrien
bewirkt das Wachsen weißer Haare. Es bestehen für die Pigmentbildung zwei Fermente, ein
Gelb- und Schwarzferment, von denen jedes seine eigene Trägersubstanz hat. Die Bildung
des schwarzen Pigmentes ist temperaturabhängig: erhöht man lokal die Hauttemperatur,
entstehen weiße Haare. Das gelbe Ferment ist hingegen thermostabil.

3. Farbvarietäten (erbmäßig bedingte und erworbene)

a) Rutilismus

Die Chemie der Rothaarigkeit wurde bei der Besprechung der Haarpigmente
und -farbstoffe eingehend behandelt. Es sei nun die Rothaarigkeit als klinische
Besonderheit besprochen. Nach WELDE absorbieren die roten Haare die blauen
und grünen Lichtanteile, so daß die Komplementärfarbe Rot sichtbar wird.
ZIEGELMAYER stellte fest, daß rothaarige Menschen nicht nur bezüglich Haut- und
Haarfarbe, sondern sich auch hinsichtlich des Irispigmentes von Andersfarbigen
unterscheiden. Von diesem Autor stammen auch Angaben über die Häufigkeit
der Rothaarigkeit von Kopf-, Achsel-, Scham-, Barthaaren und Augenbrauen.
Er bemerkt weiter in einer Literaturangabe, daß Rothaarige mehr zur Hypalbu-
minämie neigen sollen als Andersfarbige. Die Rothaarigkeit ist nicht immer bei

ein und derselben Person an allen Haaren gleich ausgeprägt, besonders häufig sind die Schamhaare rotstichig.

Nach E. FISCHER ist der Rotfaktor recessiv erblich (s. auch SALLER 1931. REED). Weiter ist auf die Arbeit über Anomalien der Haarfarbe von FROHN hinzuweisen.

Demgegenüber vertritt TOURAINE (1942a—c) einen anderen Erbgang. In 5 von ihm untersuchten Familien wiesen 21 Familienmitglieder eine Rothaarigkeit und 33 eine normale Haarfarbe auf. 6 davon können als Konduktoren angesehen werden. Das Verhältnis Rothaariger zu Normalgefärbten betrug also 1:1. 31 Kinder hatten einen rothaarigen Elternteil, davon waren 12 Kinder rothaarig, 19 Kinder nicht. Das Verhältnis betrug hier 1:1,6. Von 23 weiteren Kindern war kein Elternteil rothaarig, 9 dieser Kinder hatten rote Haare, 14 normalfarbene Haare. Also auch hier lag ein Verhältnis von 1:1,6 vor. Aus diesem Grund meint TOURAINE, daß bei Rothaarigkeit ein einfacher dominanter Erbgang mit starker Penetranzhemmung und keine Recessivität vorliege. Einer weiteren Arbeit von TOURAINE ist folgender Stammbaum entnommen:

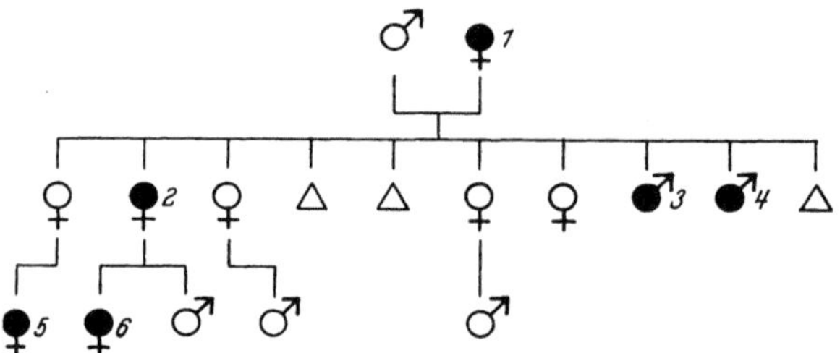

Abb. 1. Stammbaum einer rothaarigen Familie nach TOURAINE

Die Fälle 2, 3, 4 und 6 zeigen reguläre Dominanz, der Fall 5 irreguläre Dominanz über einen Konduktor. Selten monohybrid nur auf das Haar begrenzt, ist die Rothaarigkeit meist auch von anderen Anomalien begleitet. Die Haut erscheint geschmeidig, zart, blaß, das Schwitzen ist verringert und an den unbedeckten Körperstellen kommt es zur Ausbildung oft massenhafter Epheliden. Rothaarige sollen ferner prädisponiert für Hämophilie sein, ferner zum Albinismus (FISCHER) neigen. Die schon von HIPPOKRATES geäußerte Meinung, daß rotes Haar für das Bestehen einer Phthise charakteristisch sei, trifft in diesem Sinne nicht zu. Sicher spielt der Pigmentfaktor für die Konstitution eine wichtige Rolle, aber BOGEN, der unter 10000 Tuberkulösen 144 Rothaarige heraussuchte, fand bei diesen keine besonderen Unterschiede bezüglich tuberkulöser Belastung und Verlauf der Tuberkulose gegenüber Trägern andersfarbiger Haare. Zur Frage der Rothaarigkeit und Belastung für Tuberkulose und Geschwülste sei auch auf ZIEGELMAYER verwiesen. TOURAINE (1942c) bemerkte, daß Rothaarige eine weniger robuste Konstitution hätten, ferner fand er eine Familie mit 9 Rothaarigen, darunter 8 Frauen, von denen bei 5 die Menstruation erst mit 24 Jahren eingetreten war. In dieser Familie war außerdem die Rothaarigkeit mit Kraushaarigkeit gekoppelt. Bei rothaarigen Kindern kommt es öfter zum Nachdunkeln der Haare, andererseits können Albinos rothaarig werden. Es treten in diesen Fällen also echte Farbänderungen ein.

Histochemische Untersuchungen an roten menschlichen Haaren unternahm SACCHI. Er glaubt auf Grund seiner Versuchsergebnisse annehmen zu können, daß das rote Pigment eine weitere Oxydationsstufe des Melanins ist. Bei Tieren kann Rothaarigkeit als Mangelerscheinung auftreten, wie dies SCHWARZ (1942a) in Rattenversuchen nachgewiesen hat.

b) Canities
(Synonyma: Leukotrichie, Achromotrichie)

Das Ergrauen und schließliche Weißwerden der Haare beginnt in der Regel um das 35. Lebensjahr herum. Bekanntlich fängt es an den Schläfen an, breitet sich über die Seiten aus, ergreift die Haare der Kopfoberseite, den Scheitel und schließlich die Occipitalregion. Doch ist diese Reihenfolge selbstverständlich auch Änderungen unterworfen. Zwischen dem 60.—65. Lebensjahr kann der Pigmentschwund völlig sein, doch auch hier zeigen sich große Unterschiede von Mensch zu Mensch. Abgesehen von den Fällen isolierter Canities praecox, gibt es Familien, in denen bei den Angehörigen schon um das 50. Lebensjahr das Kopfhaar völlig weiß sein kann, während in anderen Familien die Mitglieder sich dadurch auszeichnen, daß man noch im Alter von über 70 Jahren kaum ein weißes Haar bei ihnen findet. Genaue Untersuchungen durch exaktes Auszählen der grauen Haare stammen von Boas und Michelson. Sie fanden 4 Depigmentationstypen, von denen praktisch aber nur ein Typ eine Rolle spielt. Die Untersucher fanden bei zahlreichen Probanden keine Unterschiede in der Zeit des Eintrittes des Ergrauens und der Zahl der weißen Haare, die durch Zugehörigkeit zu verschiedenen sozialen Schichten ausgezeichnet gewesen wären, ebenso keine Unterschiede zwischen Irländern und Juden. Wohl aber bestanden Unterschiede zwischen Angehörigen weißer Rassen und Negern. Als Mittel der Zeit des Erscheinens der ersten weißen Haare bei Weißen fanden die Autoren $34,2 \pm 8,8$ Lebensjahre und bei Negern $43,9 \pm 10,3$ Lebensjahre.

Sehr früh ergrauen die Barthaare; möglicherweise spielen das häufige Rasieren und die Alkaliwirkung der Seife dabei eine Rolle (Schattschneider). Zuletzt ergrauen die Achsel- und Schamhaare.

Nach Lochte ergrauen dickere Haare zuerst. Eine Übersicht über die seinerzeit herrschenden theoretischen Anschauungen über das Ergrauen bot Naegeli.

Für das Altersergrauen dürfte wohl das Nachwachsen weißen Keratins die Regel sein, denn man kann in den Haarwurzeln altersergrauter Haare keine Tyrosinase mehr nachweisen. Aber auch Beginn des Ergrauens an dem distalen Ende des Haares wurde beobachtet. Handelt es sich hier um einen echten Pigmentschwund so könnten ähnliche Vorgänge stattgefunden haben, wie man sie bei Lichteinwirkung auf Haare kennt, oder aber das Pigment ist abtransportiert worden, was für gewisse Lebensvorgänge auch im Haar oberhalb seiner Bildungszone spräche. Aber man hat wohl noch nie einen Vorgang im freien Haarschaft beobachtet, wie er z. B. von pigmentresorbierenden Zellen der Haut bekannt ist. Nach Voloss können Pigmente oder ihre Ausgangsstoffe im Haar aus- und einwandern. Nach Savill werden Cortexpigmente beim plötzlichen Ergrauen resorptiv von der Medulla aufgenommen. Ein Stoffwechsel im Haar dürfte wohl im wesentlichen nur in dem noch innerhalb der Haut befindlichen Anteil des Haarschaftes vor sich gehen. Aber es gibt auch im hervorragenden Anteil des Haares Vorgänge, wie z. B. Hohlraumbildung, die zu denken geben und auf gewisse Stoffwechselvorgänge schließen lassen; sei es eine Ionenaustauschwirkung (Freytag), die zum Auftreten von Potentialen führen kann, sei es die Möglichkeit der Wanderung von Protonen in der Polypeptidkettenschraube, die zu Membranpotentialen und damit zu chemischen Reaktionen führen kann (Hirsch). Das Ergrauen durch Eindringen von Luft in das Haar, ein Vorgang, bei dem ein Ergrauen durch Lichtbrechung bei erhaltenem Pigment vorgetäuscht wird, ist sicher selten. Unter vielen Arbeiten, die sich mit dem Problem des Ergrauens beschäftigen, sei auf die von Ansbacher, Chase und Rauch, Martin und Ansbacher verwiesen.

Bei manchen Menschen zeigen die weißen Haare an den Enden eine gelbliche Verfärbung. Ferraboue hält diese Gelbkrankheit der weißen Haare für erblich und erblickt in einer reichlichen sauer reagierenden Seborrhoe die Ursache.

Von dem normalen Altersergrauen und der Canities praecox sind die Fälle zu trennen, bei denen es infolge anderweitiger Erkrankungen zum Ergrauen kam. So sah Riehl bei einem 23jährigen Mann ein partielles Ergrauen des Kopfhaares nach einem Schädeltrauma. Der Kopf war gescheckt und die Symmetrie der Erscheinung wies auf nervöse Einflüsse hin. Als Strahlentrauma mit Schädigung des pigmentbildenden Apparates dürfen wohl die Fälle von Karrenberg und Tjon angesehen werden, wobei der erstere bei 2 Schwestern (33 und 28 Jahre alt) nach Röntgenepilation wegen Favus weißes Haar nachwachsen sah. Nach Saller sollen Basedow-Kranke frühzeitig ergrauen. Da Silva-Mello berichtet für die brasilianische Bevölkerung, daß Magenkrebskranke später ergrauen als Ulcuskranke. Nach seinen Erfahrungen kann man einen Krebs bei Kranken im Alter zwischen 40—50 Jahren ausschließen, wenn diese Kranken stark ergraut oder weiß sind. Er führt dies darauf zurück, daß Ulcuskranke sehr sensible, überempfindliche Menschen sind, die sich viel Sorgen machen, während Carcinomkranke sich mehr im seelischen Gleichgewicht befinden. Nach Behebung einer Erkrankung können Haare pigmentiert wieder nachwachsen. Bekannt ist das von Abdominaltyphus. Kranke mit vorher grauem Haar bekommen nach Überstehen des Typhus beim Nachwachsen der Haare nach dem infektiösen Haarausfall öfter dunkel pigmentiertes Haar. Pieraerts beobachtete bei der Dibotakrankheit in Zentralafrika, die wohl auf Eisenmangel bei durch Ankylostomen und Unterernährung geschwächten Individuen beruht, eine strohartig helle Entfärbung der Haare.

Man hat natürlich immer wieder nach Mitteln gesucht, ein Ergrauen zu verhindern oder wenigstens zu verzögern. Wenn wir uns an das im Abschnitt über Haarfarbstoffe Gesagte erinnern, wie viele Faktoren auf die Pigmentgenese einen Einfluß haben, so werden wir verstehen, daß eine befriedigende Lösung dieses Problems noch nicht gefunden ist. Es werden fast alle Vitamine empfohlen, besonders die der Vitamin B-Gruppe. Auch der „Antigraufaktor", die Pantothensäure, deren Fehlen bei Ratten zur Achromotrichie führt (Schwarz 1942b), ist darunter, ferner die p-Aminobenzoesäure. So sahen Sieve sowie Zarafonetis ein Nachdunkeln der Haare nach Verabreichung von p-Aminobenzoesäure, Beinhauer erlebte mit dieser Therapie aber nur Versager. Bei der Vielfalt der Stoffe, die für die Pigmentgenese eine Rolle spielen, darf man auch bei der Verabreichung der genannten Stoffe nicht zuviel erwarten. Fehlt nur einer der anderen Stoffe im Zusammenspiel der Pigmentbildung, so sind auch Pantothensäure und p-Aminobenzoesäure unwirksam. Das gilt auch für die Verabreichung kleiner Dosen von Kupfer oder Magnesium, deren Bedeutung für die Tyrosinaseaktivität wir besprochen haben, und ebenso auch für die von Bianco empfohlene homöopathische Verabreichung von Acidum phosphoricum D 3.

c) Canities praecox
(Synonyma: Canities praematura)

Das Ergrauen im frühen Lebensalter kann erworben sein als Folge anderer Erkrankungen oder familiär erblich bedingt auftreten. Diese letztere Form dürfte wohl berechtigt als Sonderform des Ergrauens herauszustellen sein, denn wenn man auch für das normale Ergrauen keine allzu umschriebene Altersgrenze festlegen kann, so ist doch das Ergrauen ganzer Familien in frühen Lebensaltern zweifellos eine echte Abweichung von der Norm.

Für die Canities praematura als Krankheitsfolge wurden z. T. schon im vorhergehenden Abschnitt Beispiele angeführt. Als ausgesprochen extrem darf der Fall von MIERZECKI gelten (4jähriger Knabe, der nach Überstehen eines Keuchhustens leicht ergraute). Neben schon angeführten Erkrankungen wurde frühzeitiges Ergrauen auch bei Morbus Cushing, Morbus Simmonds, bei Epilepsie, bei verschiedenen neurologischen und psychiatrischen Leiden u. a. beobachtet.

Zum Problem der Kahlheit und des Haarergrauens äußert sich vom endokrinologischen Standpunkt aus ZANÓN.

GOLDMAN beschrieb 14 Fälle erworbener Pigmentlosigkeit mit vermindertem Haarwuchs bei Kindern im südlichen Ohio-Distrikt. Es lagen gastrointestinale Störungen vor, die mit Sulfonamiden behandelt worden waren. Man weiß, daß diese die Bildung und Resorption von p-Aminobenzoesäure und Pantothensäure stören, so daß es zu Vitaminmangelerscheinungen kommt. Daß diese Möglichkeit in den genannten Fällen bestand, scheint die erfolgte Repigmentierung der Haare nach Panthenolgaben zu bestätigen. FERRABOUE u. Mitarb. beschrieben einen Mann mit Unterernährung, Lambliasis und kriegsbedingten Angstzuständen, der eine totale Canities hatte. Behebung der Unterernährung und der Angstzustände führten innerhalb von 4 Monaten zur Repigmentierung der Haare zum ursprünglichen Blond. Schwere Schäden durch Unterernährung, die mit Ergrauen der Kinderhaare einhergehen, sind aus Malaya von NICHOLLS, aus Costa-Rica von PEÑA-CHAVARRIA u. Mitarb. und aus Südafrika von WILLIAMS berichtet worden. Es bestand bei all diesen Fällen ein schweres Eiweißdefizit. Doch ist noch nicht sicher zu entscheiden, ob Eiweißmangel, Vitaminmangel oder Mangel an Mineralen das Ergrauen verursachte, eine reine Vitaminbehandlung führte jedenfalls zu keiner Repigmentation. LEOPOLDSBERGER sah bei einem 4jährigen Mädchen mit einer Sklerodermie en coup de sabre in der Stirnmitte, bei der es zur Canities der Wimpern, Brauen und der linken Schläfengegend kam. Doch liegt hier möglicherweise eine Kombination mit Vitiligo vor, da auch die Haut über dem linken Brauenbogen pigmentlos wurde.

Daß frühzeitiges Ergrauen nicht so selten mit einer vererbten Minderwertigkeit ektodermalen Gewebes einhergehen kann, zeigen die Fälle von BLATT. Bei 65 Kranken fand er die Canities praematura mit präseniler Presbyopie gekoppelt. In weiteren 25 Fällen bestand gleichzeitig eine Verringerung der Akkommodationsbreite bis zu 5,5 Dioptrien. Bei 2 frühzeitig Ergrauten waren eine geringe Linsentrübung und gleichzeitig in ihrer Aszendenz einzelne Fälle präseniler Katarakte nachweisbar.

Für einen regelmäßigen dominanten Erbgang bei Canities praematura tritt vor allem TOURAINE ein, und er bringt dafür eigene und fremde Belege. Das frühzeitige Ergrauen beginnt meist um das 20. Lebensjahr, ist mit 30 Jahren in der Regel komplett und verläuft sehr schnell. Doch sind in der älteren Literatur Fälle bekannt, bei denen das Ergrauen schon im Alter von 5 und 6 Jahren begann. In der deutschen Literatur wurden vor allem von WOELFFLIN Stammbäume von Canities praematura veröffentlicht:

1. Bei Großvater, Vater und Tochter trat Ergrauen in wenigen Wochen ein, und zwar bei ersteren beiden im Alter von 42 bzw. 40 Jahren, bei letzterer im Alter von 30 Jahren. Auch die Mutter der letzteren wurde schon mit 35 Jahren grauweiß.

2. Mit 18 Jahren weiße Strähne an der linken Seite, mit 22 Jahren schon ganz grauweiß. Mit 21 Jahren begann doppelseitig grauer Star. Der Vater war schon mit 30 Jahren völlig ergraut, die Mutter hingegen ergraute erst sehr spät, hatte aber auch schon in der Jugend grauen Star.

3. Drei Geschwister. Ältester Bruder bekam mit 20 Jahren im Schnurrbart umschriebene weiße Haarstellen, der zweite Bruder wurde mit 30 Jahren am Kopf rein weiß, der dritte Bruder bekam mit 36 Jahren am Vorderkopf weiße Haare. Von einem weiteren Bruder, der

normalfarbene Haare hatte, stammen sechs Kinder, von denen eines mit 6 Jahren an der linken Kopfseite weiße Haarsträhne hatte und mit 30 Jahren grauweiß war.

4. Der Vater bekam Mitte 40 weiße Haare, die Tochter wurde schon mit 35 Jahren grau. Ein Sohn der letzteren war mit 32 Jahren ergraut, eine Tochter gar schon mit 16 Jahren.

5. Der Vater und drei von fünf Kindern ergrauten schon im Alter von 20—22 Jahren, die Enkel zeigten schon mit 20 bzw. 10 Jahren graue Haare.

Louws berichtete von einem 14jährigen Mädchen mit disseminierten grauen Haaren, bei der das Ergrauen im 3. Lebensjahr begann. Brauer (1936) sah einen jungen Mann, der im 20. Lebensjahr ergraut war und dessen Mutter und 4 Geschwister ebenfalls in diesem Alter ergraut waren.

Nicht ganz so klar sind die Fälle von Goldsmith und Lomholt. Im Falle des ersteren Autors könnte auch eine Vitiligo vorgelegen haben, bei dem Fall von Lomholt war das Ergrauen mit Haarausfall verbunden. Haxthausen dachte an eine Luftblasenbildung im Haar.

Barahal bemühte sich um die Psychoanalyse vorzeitig Ergrauter und bringt dafür Beispiele. Nach ihm soll das Haar ein Phallussymbol sein.

Bezüglich der Therapie des vorzeitigen Ergrauens gilt das im vorhergehenden Abschnitt Gesagte. Erfolge dürfen auch hier nur in seltenen Fällen zu erwarten sein.

d) Hypochromie
α) Plötzliches Ergrauen. Canities subita psychogenica

Das Vorkommen plötzlichen Ergrauens, d. h. das Weißwerden vorher vollpigmentierter Haare in wenigen Stunden als Folge eines schweren psychischen Traumas, seien es Schreck, Unfall, schlimme Nachrichten, ist lange Zeit mit größter Skepsis behandelt worden, ja seine Möglichkeit wurde völlig negiert. Noch in neueren größeren Lehrbüchern und Handbüchern äußern sich die Verfasser meist ablehnend. Nur wenige Autoren, z.B. Touraine, sehen dieses Vorkommnis als Realität an. Sicher ist das plötzliche Ergrauen durch psychischen Schock ein sehr seltenes Vorkommnis, doch gerade aus den letzteren Jahren liegen Beobachtungen namhafter Autoren vor, die diesem Vorkommnis ein gewisses Gewicht geben und es als möglich erscheinen lassen. Als Ausgangspunkt der Darstellung möge der von F. Hoff (1954) mitgeteilte Fall dienen, da dem Bericht dieses hervorragenden Kenners des neurovegetativen Systems besondere Bedeutung zukommt.

40jähriger Bergmann. Vorzeitiges Ergrauen in der Familie nicht bekannt. Am 13. 3. 53 trat er bei der Mittagsschicht seinen Dienst als Aufsichtshauer an und fühlte sich um 14 Uhr noch völlig wohl. Gegen 16 Uhr bekam er langsam zunehmende Kopfschmerzen. Um 18 Uhr kam es zu einem Streckeneinbruch, bei dem ein neben ihm arbeitender Kollege eingeklemmt wurde. Der Patient leitete die Arbeit zur Befreiung des Verunglückten, fühlte aber plötzlich um 18¹⁰ Uhr eine starke Übelkeit, die von Schüttelfrost begleitet war. Ein Schwindelanfall folgte und er wurde für 20—30 min bewußtlos. Der hinzugerufene Arzt stellte eine Grippe fest und verordnete Bettruhe.

Als in der Nacht zum 14. 3. die Frau des Kranken zu seinem Bett trat, ließ sie vor Schreck ein Glas fallen, denn sie bemerkte, daß ihr Mann ganz weiß geworden war. Als sich der Kranke ins Haar griff, löste sich das Haar büschelweise von seinem Kopf und auch er sah nun, daß es ganz entfärbt war. Sein behandelnder Arzt bestätigte diesen Befund.

Als der Kranke nach 3 Tagen wieder an seine Dienststelle kam, wurde er zuerst nicht wiedererkannt. Die Untersuchung im Knappschaftskrankenhaus Essen-Steele ergab keinen wesentlichen inneren Befund.

Die Depigmentation schritt weiter fort und führte nun den Kranken etwa 7 Monate nach dem Auftreten der Canities in die Klinik Prof. Hoff. Dort wurden Depigmentation aller Haare, universelle Vitiligo sowie eine Entfärbung der früher dunklen Iris ins Blau festgestellt. Die mikroskopische Untersuchung der Haare (Gans) zeigte einen völligen Verlust aller Pigmente.

Hoff nahm eine Schädigung im Bereich des Hypothalamus an. Die anfänglichen Symptome (Fieber, Übelsein, Ohnmacht) führte er auf eine Encephalitis zurück. Wieweit ein psychisches Trauma durch den Streckeneinbruch und das Unglück des Arbeitskameraden erfolgt war, ließ sich anscheinend nicht sicher beantworten. Eine Störung der inneren Sekretion konnte zur Zeit der Untersuchung durch HOFF nicht mehr nachgewiesen werden.

HOFF selbst meint, daß die Skepsis einiger Ärzte über das plötzliche Ergrauen in diesem Falle verständlich sei, aber er selbst hält diese Tatsache nicht für unmöglich, nur weil wir bis heute nicht vermögen, eine ausreichende Erklärung dafür zu finden.

Es erscheint nun wesentlich, daß so ein erfahrener Dermatologe wie E. HOFFMANN (1957) diesen Kranken selbst sehen konnte und zu dem Vorkommnis des psychogenen plötzlichen Ergrauens selbst Stellung nimmt. HOFFMANN stützt sich in der Theorie zur Erklärung des plötzlichen Ergrauens auf die Untersuchungen DANNEELs zum Pigmentproblem und auf die wohl heute feststehende Tatsache der Herkunft der Melanoblasten aus der Neuralleiste, ferner auf die Ergebnisse der Neurohistologie über das Endnetz der Nervenversorgung des Haarfollikels.

Dem Referenten scheint bei aller Anerkennung der Bedeutung der Wanderung der Melanoblasten von der bindegewebigen Papille in die Haarbildungszone und zurück in die Papille, wie sie beim Haarwechsel stattfindet, doch dieser Vorgang nicht ausreichend für die Erklärung eines so schnellen Pigmentverlustes des ganzen Haares. Vielleicht ist hier eher an eine Ionenaustauschwirkung zu denken, bzw. an die Wanderung von Protonen in der Polypeptidkettenschraube mit Entstehung von Membranpotentialen und dadurch bewirkten chemischen Reaktionen. Die ungemein reiche Versorgung des Haarfollikels und der Papille mit vegetativen Fasern könnte auf eine neurogene Auslösung eines derartigen Vorganges hindeuten. Doch ist die Beantwortung derartiger Probleme noch der Zukunft vorbehalten.

HOFFMANN selbst (1957) konnte nun noch drei weitere Beispiele plötzlichen psychogenen Ergrauens bringen, die ihm von Ärzten, darunter LÖHE und RILLE, verbürgt wurden. Es besteht kein Anlaß, an diesen Beobachtungen zu zweifeln. HOFFMANN betont noch, daß es sich bei den bis jetzt sichergestellten Fällen immer um Männer handelte. HOFFMANN gibt dann noch weitere Richtlinien für die Behandlung dieses Problems an.

Bei den furchtbaren Schrecken, die der letzte Weltkrieg nicht nur über die kämpfenden Soldaten, sondern fast noch mehr über die Frauen und Kinder in den Städten brachte, ist es verwunderlich, daß nicht öfter über Fälle plötzlichen Ergrauens berichtet wurde; doch gehören zum Zustandekommen eines solchen Phänomens bestimmt eine Reihe verschiedenster Faktoren und zugleich eine Lähmung der Gegenregulation, die nur selten zusammentreffen. So ließ sich nur noch der Fall von KLIEGEL auffinden, der von einem 30jährigen Soldaten berichtet, der innerhalb weniger Tage nach einem mit heftiger seelischer Erschütterung verbundenen Fronteinsatz auf der Scheitelhöhe mehrere unregelmäßig begrenzte, etwa dreimarkstückgroße Bezirke mit völlig weißem Haar bekam. Allerdings hatte dieser Kranke seit seinem 2. Lebensjahr Vitiligoherde an den Oberschenkeln und perigenital.

Bei aller Anerkennung des Gewichtes der Meinung so erfahrener dermatologischer Autoren wie die eben genannten, scheint es doch notwendig, auf eine Beobachtung KLINGMÜLLERs aus der letzten Zeit hinzuweisen, die zum Problem des plötzlichen psychogenen Ergrauens einen neuen Aspekt hinzufügt.

Dieser Autor beobachtete einen 62jährigen Mann, dessen graumeliertes Kopfhaar ohne ein vorhergehendes Schreckerlebnis innerhalb von 3 Tagen weiß wurde. Dieser Mann litt an einer sehr akut einsetzenden Alopecia areata, die zuerst zum Haarausfall aller noch pigmentierten Haare führte, während die schon weißen Haare länger erhalten blieben. Dieser Mann ist erst durch das Weißwerden „erschrocken" und zum Arzt geführt worden. Man denkt hier unwillkürlich an die Angabe von Hoff, daß seinem Patienten die Haare büschelweise ausfielen. Allerdings heißt es in dieser Anamnese, daß der Kranke Hoffs bei der Beobachtung des Ausgehens der Haare sah, daß sie weiß waren. Doch gerade in diesem entscheidenden Vorgang sind wir nur auf die Aussage des Patienten angewiesen. Der plötzliche Haarausfall muß nicht unbedingt mit dem Schreckerlebnis des Streckenzusammenbruches zusammenhängen, wenn auch ein Zusammenhang denkbar erscheint, denn der Kranke zeigte schon vorher Symptome einer beginnenden Erkrankung, die dann in ihrer Weiterentwicklung auf eine Encephalitis hinwiesen.

Auch Groeger sah ein „plötzliches" Weißwerden im Zusammenhang mit einer akuten Alopecia areata, die nur die noch pigmentierten Haare, aber nicht die weißen befiel.

Im englischen Schrifttum äußern sich zu dem Problem des plötzlichen psychogenen Ergrauens unter anderem Savill, McNeill, Lowe, Ephraim und im deutschen Schrifttum noch Keiter.

Die Canities intermittens, bei der es nach plötzlichem Ergrauen innerhalb weniger Tage wieder zur Repigmentierung kommt, wird im älteren Schrifttum beschrieben, ohne daß scheinbar neuere maßgebliche Beobachtungen vorlägen. Sie kommt selten, vor allem bei periodisch wiederkehrenden Neuralgien vor (Keiter).

Bei Berücksichtigung aller mitgeteilten Beobachtungen muß gesagt werden, daß über das Problem des plötzlichen psychogenen Ergrauens auch heute noch nicht eine abschließende Beurteilung möglich ist.

β) Albinismus totalis (Synonyma: Leucopathia universalis, Achromia congenitalis)

Das klinische Bild des totalen angeborenen Pigmentmangels ist in der ersten Ausgabe dieses Handbuches eingehend mit all den bekannten, oft mit Albinismus einhergehenden Augenstörungen und Dysplasien, nervösen und psychischen Störungen, den geistigen und psychischen Besonderheiten der Träger, ihrer geringen Resistenz gegen Infektionen u.a.m. behandelt worden. Bald nach Erscheinen dieser seinerzeitigen Abhandlung hat sich Friedenthal in einem ausführlichen Bericht mit der Blondheit und dem Albinismus der Menschen und Tiere auseinandergesetzt. In den seither verflossenen 3 Jahrzehnten galten die Studien vorwiegend den Erbgesetzen des Albinismus und der Kasuistik beobachteter Fälle.

Turpin, der unter anderem 7 Albinos bei 10 Geschwistern von blutsverwandten Eltern beobachtete und sie in ihren klinischen Besonderheiten beschrieb, weist darauf hin, daß beim echten Albinismus die Melaninvorstufen fehlen, während beim scheinbaren Albinismus (Leukismus) die Tyrosinase fehlen soll. Yamamoto fand bei einem 24jährigen Albino die Harnausscheidung von Tyrosin bis unter der Hälfte der normalen Menge. Schächter und Lemlehis glauben anläßlich der Beobachtung eines Albinos mit generalisierter Hypertrichose eine erbmäßig bedingte Störung im Gebiet des hypophyso-diencephalischen Systems annehmen zu können. In neuerer Zeit betonen Becker, Fitzpatrick und Montgomery, daß in normaler Haut aller Farben, eingeschlossen Neger, Vitiligohaut und Albinohaut annähernd die gleiche Anzahl dendritischer Melanocyten nachweisbar ist. Beim Albinismus bestehe ein recessiv erbmäßiger Mangel an Tyrosinase.

Der Albinismus kann als klassisches Beispiel einfach recessiven Erbganges angesehen werden. Von den diesbezüglichen Untersuchungen seien die von

Sanders (1935b, 1938) herausgegriffen, der über ein reichhaltiges Beobachtungsmaterial verfügt. Er fand bei 140 untersuchten holländischen Familien 216 Albinos (und zwar 115 Knaben und 101 Mädchen) bei insgesamt 702 Kindern aus diesen Familien. Ein Geschlechtsunterschied und eine Bevorzugung bestimmter Geburtnummern waren nicht nachweisbar. Theoretisch hätte in diesen Familien die errechnete Quote von Albinos bei recessivem Erbgang 25% betragen müssen. Die tatsächliche Häufigkeit von Albinos betrug je nach der Art der Berechnung 21 bzw. 23%, lag also innerhalb der Fehlergrenze.

Nach Sanders ist in Holland die allgemeine Häufigkeit von Albinismus totalis 1:2000 Einwohnern. Bei blutsverwandten Ehen steigt die Aussicht des Auftretens von Albinos unter den Kindern. Unter den obengenannten 140 untersuchten Familien fanden sich 15 Ehen mit Blutsverwandtschaft 4. Grades. Bei 5 Familien fanden sich echte Inzuchtherde. So war in 17 Geschwisterkindschaftsehen mehr als die Hälfte der Kinder albinotisch, und zwar 42 unter 68 Kindern. Weitere Berichte über Albinos aus Ehen erbmäßig belasteter Verwandter stammen von Lange (Vetternehe 1. Grades), Kojima, Ôtani und Hankart. Der letzte Autor beschreibt eineiige Zwillingsmädchen mit konkordantem Albinismus universalis aus einer Ehe normalpigmentierter, aber belasteter Vettern 1. Grades. Er fand weiterhin bei der Untersuchung der Eltern von 118 Albinos 8 Verwandtenehen 1. Grades.

Von weiteren Untersuchungen über Albinos seien die von Windle, Halbertsma und Schachter (1935) genannt.

Auch bei farbigen Völkern kommt Albinismus öfter zur Beobachtung. Nach Solente soll in der Mitte des 18. Jahrhunderts der Volksstamm der Dariens am Isthmus von Panama nur aus Albinos bestanden haben. Hier hatte scheinbar gehäufte Konsanguinität ein endemisches Auftreten bewirkt. Über Albinismus bei Negern in Kamerun berichteten McCrackin, Bormann, in Amerika Maloney, Pipkin und Pipkin u. a.

Bücklers studierte speziell die Albinohaarfarben. Er hält für ihre genaue Bestimmung die Fischer-Sallersche Skala nicht für ausreichend und gab selbst 6 Haarproben heraus, die die genaue Bestimmung der Nuancen von Albinohaaren ermöglichen.

γ) Albinismus partialis (Synonyma: Albinismus circumscriptus, Leukismus, Scheckung)

Partieller Albinismus, bei Tieren eine sehr bekannte Erscheinung, ist beim Menschen relativ selten. Er wird durch depigmentierte, scharf umschriebene Herde und Flecke gekennzeichnet, median oder symmetrisch angeordnet und im letzteren Fall metamerische Verteilung zeigend. Diese angeborene Anomalie erscheint kurz nach der Geburt und ist unveränderlich. Von den seinerzeit von Pearson unterschiedenen 3 Typen ist vor allem hier der erste Typ zu nennen, eine völlig depigmentierte Haarlocke an der Stirnhaargrenze in der Mitte sitzen, manchmal an die Seitenregion der Stirn verlagert, in selteneren Fällen auch im Nacken vorkommend. Oft greift die Depigmentation auf die Stirn über. Der zweite Typ ist durch einen dorsalen depigmentierten Streifen mit symmetrischen Flecken am Stamm und der 3. Typ durch den sog. Sechsfelderkomplex gekennzeichnet, d.h. Depigmentationen an Stirn, Abdomen, beiden Vorderarmen und beiden Beinen.

Diese Anomalie ist erbmäßig festgelegt, fast immer ist ein regelmäßig dominanter Erbgang ohne Vorwiegen eines Geschlechtes nachweisbar. Sanders (1934, 1935a, b), der diese Anomalie mehrfach von genetischen Gesichtspunkten

aus bearbeitete, fand in einer Familie das Verhältnis der Befallenen zu den Nicht-
befallenen 20:20, in einer anderen Familie 14:13. Bei der Durchsicht der bis
dahin publizierten Familien kam er bei der Berechnung des Verhältnisses Kranker
zu Gesunden 174:170. Diese Zahlen beweisen den regelmäßig dominanten Erbgang. Zu den gleichen Ergebnissen bei der Untersuchung von Familien mit
circumscriptem Albinismus kamen noch Frant, Nussey (1938b), Sundfor,
Smith und Schulz, Touraine und Bour. Nussey betont, daß er bei seinen
Untersuchungen das Überspringen einer Generation nicht feststellen konnte, doch
glaubt er in einer Familie, die sonst keine Pigmentanomalien hatte, das Auftreten einer weißen Stirnlocke bei einem 10jährigen Jungen als spontane Mutation
auffassen zu können. Partiellen Albinismus in einer Negerfamilie beschreibt
Walzer.

Eine seltene Kombination von Albinismus partialis mit Taubstummheit,
Blepharophimosis und Dysplasia myo-osteo-articularis beobachtete Klein bei
einem 10jährigen Mädchen. Dieser Fall steht dem Syndrom von Rocher-Seldon
nahe. Auch beim Mendeschen Syndrom wurde seinerzeit die Kombination von
partiellem Albinismus mit angeborener Taubstummheit und mongoloider Facies
beschrieben.

δ) Vitiligo

Es ist hier nicht der Platz, die Klinik der Vitiligo zu behandeln, denn dieses
Krankheitsbild interessiert hier nur insofern, als es bei der Vitiligo auch zum
völligen Pigmentverlust der Haare innerhalb der befallenen Bezirke kommt.
Lorincz erwähnt Untersuchungen über spezifische Inaktivierung der Protein-
komponente der Tyrosinase, wie man sie z.B. durch Injektion von Mäusemelanomtyrosinase bei Kaninchen nachweisen kann. Er glaubt, daß verwandte Vorgänge
auch für die Erklärung der Genese der Vitiligo diskutabel seien. Es ist hinsichtlich
der Hemmwirkung der Sulfhydryle auf die Kupferkomponente bestimmter
Enzyme bemerkenswert, daß in vitiliginöser Haut der Sulfhydrylgehalt etwa
zweimal höher als in normaler Haut ist (van Scott, Rothman und Greene).
Die Vitiligo tritt häufig im Kindesalter auf und hält lebenslänglich an, doch sind
auch Fälle mit der Tendenz zur Repigmentierung nach einigen Jahren bekannt.
Über ihr öfter kombiniertes Auftreten mit anderen Erkrankungen wie Hyperthyreosen (Jeghers), Tabes, Lepra, kongenitalen Psychosen u.a. ist in der ersten
Auflage dieses Handbuches berichtet worden.

Es ist bekannt, daß die Vitiligo auch familiär und damit hereditär vorkommen
kann (Hoede, Merenlender und Rywlin, Ellerbroeck u.a.). Der Erbgang
ist dann regelmäßig oder unregelmäßig dominant. Kathe demonstrierte eine
Familie, in der die Vitiligo in jeder Generation in früheren Lebensaltern auftrat.

ε) Poliosis bei Alopecia areata

Die Alopecia areata ist immer mit einer Pigmentstörung verbunden. Doch zum
Unterschied zur Vitiligo ist diese Störung ausschließlich an das Haar und nicht
an die Epidermis gebunden (Woringer und Thée, Thée). Doch dürfte ein
gewisser Zusammenhang zwischen Vitiligo und Alopecia areata bestehen, worauf
in den letzten Jahren vor allem Maramarosi und Nagy hingewiesen haben. Die
bei Alopecia areata zuerst nachwachsenden Haare sind in der Regel depigmentiert
und machen dann pigmentierten Haaren Platz. Doch können die depigmentierten
Haare auch definitiv bleiben (z.B. Fall von Linser). Über ein plötzliches Ergrauen des Haupthaares bei Alopecia areata, die an Brauen und Wimpern lokalisiert war, berichtete Groeger. Das bisher schwarze Kopfhaar des 53jährigen
Mannes soll beim Auftreten der Alopecie der Brauen innerhalb von 3 Tagen weiß

geworden sein. Zur Zeit der Beobachtung waren einzelne talergroße Stellen des Kopfhaares wieder dunkel gefärbt (s. auch KLINGMÜLLER).

ζ) Farbänderungen der Haare bei Syndromen

Über Farbänderungen der Haare als Symptom innerhalb eines Syndroms kann hier nur in kurzer Übersicht berichtet werden. Über eine schwer einzuordnende Anomalie bei dizygotischen Drillingen referierten GEDDA u. Mitarb. Es handelte sich um 10jährige Drillinge, 2 eineiige Knaben und ein Mädchen. Bei den Knaben kam es seit dem 1. Lebensjahr zum disseminierten Auftreten von weißen Haaren in dem sonst schwarzen Kopfhaar und zu umschriebenen Alopecieherden am Hinterkopf. Dabei bestand eine Palmarfurche. Im Stammbaum waren Epilepsie und Nervenleiden nachweisbar.

Grauwerden der Haare mit Haarausfall des Bartes bei kombinierter Sklerose beobachteten CRÉHANGE und MEIGNANT. Neurologisch fanden sich bei dem 33jährigen Mann ataktische und spastisch-paretische Gangstörungen, Babinski, Romberg, Parästhesien und eine leichte Sphincterschwäche. Das Kopfhaar war grau, die nachwachsenden Haare in den Alopecieherden waren weiß. Unter spezifisch antiluischer Therapie besserten sich nicht nur die neurologischen Symptome, sondern auch die Haare wuchsen wieder dunkel pigmentiert nach.

SCHACHTER (1948) teilte einen Fall mit, bei dem sich Albinismus mit einem unvollständigen Ehlers-Danlos-Syndrom bei einem 10jährigen schwachsinnigen Knaben kombinierte. Kopfhaare, Brauen, Wimpern waren weiß, Iris und Retina pigmentlos, die Papillen blaß. Beiderseits bestand Nystagmus. Da sich das Ehlers-Danlos-Syndrom dominant vererbt, der Albinismus totalis hingegen recessiv, dürfte die Kombination beider Syndrome sehr selten sein.

Über die Verteilung der Haarfarbe beim Vorliegen einer *Phenylketonurie* liegen von COWIE und PENROSE Untersuchungen vor. Bei dieser mit Oligophrenie vergesellschafteten Anomalie haben ihre Träger eine Hypopigmentation, die sowohl die Haut als auch die Haare betrifft. Letztere sind sehr hellblond, die Augen aber blau. Die genannten Autoren wiesen spektralphotometrisch nach, daß bei Menschen mit diesem Leiden die prozentuale Reflexion der Haare deutlich geringer ist als bei ihren Blutsverwandten. Der Grad der Pigmentierung steigt bei diesen Kranken mit dem Alter langsamer an als bei Kontrollpersonen. LERNER und FITZPATRICK zeigten, daß der Pigmentmangel bei diesen Individuen durch eine recessiv erbliche Anomalie, nämlich das Unvermögen, durch normale Hydroxylation das Phenylalanin in Tyrosin überzuführen, bewirkt wird. Die Phenylketonurie dieser Menschen ($FeCl_3$ färbt Urin tiefgrün) ist durch einen hohen Phenylalaninblutspiegel und sehr niedrigen Tyrosinblutspiegel gekennzeichnet, sie sind dementsprechend auf das Tyrosin der Nahrung angewiesen (JERVIS 1937, 1947).

Progeria. Diese seltene Polydysplasie, gekennzeichnet durch Zwergwuchs, Magerkeit, Akrogerie und sehr frühzeitige Senilität, die sich in seniler Haut, Arteriosklerose und Osteoporose im Kindesalter äußert, betrifft auch das Haar. Die befallenen Kinder ergrauen und bald bildet sich eine Calvities aus. Die befallenen Individuen sterben jung. Aus dem dermatologischen Schrifttum sei vorwiegend auf die Arbeit von GOTTRON (1932a, b) verwiesen. Auch der Fall von HALLÉ und ODINET zeigte völlige Alopecie.

Rothmundsches Syndrom. 3—6 Monate nach der Geburt tritt als erstes Symptom eine Livedo reticularis der Wangen, Ohren und der Gesäßbacken auf, die sich ausbreitet, um im späteren Verlauf Teleangiektasien, Hyper- und Depigmentationen Platz zu machen. Es entsteht ein Poikilodermie-ähnliches Bild, bei Entwicklung skleröser Atrophien auch das einer Skleropoikilodermie. Zwischen dem 3.—5. Lebensjahr entstehen beiderseitige sich sehr schnell entwickelnde Katarakte.

Auch diese Krankheit verläuft häufig mit einer Canities praecox, Hypotrichosis, Nagelatrophie, Zahnmißbildungen und andere Fehlentwicklungen. Man fand einen einfach recessiven Erbgang (Thannhäuser).

Werners *Syndrom.* Dem Rothmundschen Syndrom nahe verwandt und ebenfalls mit einfach recessivem Erbgang, entwickelt sich das Syndrom von Werner meist zwischen dem 20.—30. Lebensjahr. Vereinzelt scheint auch eine dominante Vererbung vorzuliegen. Die Hauptsymptome sind beiderseitige Katarakte und sklerodermieartige Veränderungen an den unteren Extremitäten mit Keratosen und Ulcerationen an den Füßen, die evtl. zu Mutilationen neigen. Bei diesen oft infantilen, zarten, Akromikrie zeigenden Kranken, bei denen internistisch eine Hypercalcämie, Gefäßverkalkungen, Arteriosklerose, Osteoporose und andere Störungen vorliegen, tritt bei etwa 85% eine prämature Canities auf, die sich schon ab 11. Lebensjahr, meist aber zwischen dem 16.—20. Lebensjahr entwickelt. Ihr folgt in der Regel eine prämature Calvities (Thannhauser).

Myotonische Dystrophie (Curschmann-Batten-Steinert-Syndrom). Das Leiden tritt oft familiär auf, der Erbgang scheint dominant zu sein. Dermatologisch interessiert bei dieser, meist zwischen dem 20.—30. Lebensjahr sich entwickelnden Erkrankung eine allgemeine Hypotrichie mit prämaturer Canities und Calvities. ferner ein Rückgang des subcutanen Fettgewebes. Die übrigen klinischen Hauptsymptome sind bilaterale Katarakte, endokrine Störungen, Muskelatrophie vorwiegend im Gesicht, an den oberen Extremitäten und an den Beinen mit Myotonie usw. Nicht so konstante Symptome sind Hautveränderungen vom Typ einer Skleropoikilodermie mit Ulcerationen an den Beinen, Arteriosklerose und Osteoporose.

Mehr umschriebene Depigmentationen der Haare im Sinne einer Poliosis circumscripta beobachtet man bei der seltenen Lokalisation des *Suttonschen Naevus* (Leucoderma centrifugum) am behaarten Kopf (Feldman und Lashinsky) und ferner beim *Syndrom von* Vogt-Koyanagi. Vor allem durch Zusammenstellung der Fälle durch Lewis und Esplin kennt man heute die die Symptomatologie genauer. In der überwiegenden Mehrzahl der Fälle beobachtet man eine Poliosis der Haare, der Brauen und Cilien, eine Alopecie und Vitiligo. In der Hälfte der Fälle besteht noch eine bilaterale Uveitis, ferner kommen Dysakusis und verschiedene Dysplasien vor. Auch hier denkt man an eine Pigmentstörung im Sinne einer Hemmung der Tyrosinase durch spezifische Tyrosinaseantikörper, wie sie schon vorübergehend erwähnt wurden (Joy). Über Einzelbeobachtungen liegen unter anderem Berichte von Babel und Balin vor.

e) Hyperchromie
(Synonyma: Melanismus)

Dunkle Haut- und Haarfarbe sind das Charakteristikum vieler Rassen und auch in der weißen Bevölkerung der Mittelmeerländer sind stärkere Pigmentation und dunkle Haare die Regel. Wenn hier von Melanismus gesprochen wird, so betrifft dies nicht pathologische Pigmentierungen, sondern eine erbmäßig festgelegte stärkere Pigmentierung der Haut und Haare heller und blonder Rassen bzw. in hellhäutigen und blonden Familien.

Diese erstmalig 1925 von Scheidt herausgestellte erbmäßig festgelegte Überpigmentation, die nicht nur die Haare, sondern auch die normal stärker pigmentierten Körperregionen betrifft (z.B. Genitalregion, Lenden usw.), wird oft von mehr oder weniger zahlreichen Pigmentnaevi begleitet.

Seit der Erstbeschreibung von Scheidt sind einige weitere Familien, in denen diese Pigmentanomalie beobachtet wurde, beschrieben worden. Dieser Melanismus zeigt einen regelmäßig dominanten Erbgang. Als Beispiel sei hier der Stammbaum aus der Arbeit von Orth angeführt.

Leber fand unter einer Familie mit 45 Mitgliedern in 6 Generationen 22 Träger des Melanismus. Eine der letzten Mitteilungen stammt von van Bogaert. Die Hautveränderungen sind nach van Bogaert begleitet von einer diffusen Hyperpigmentation der weichen Hirnhäute, besonders in der Medianregion der Hirnbasis, um die Hirnnerven und um die Wurzeln der Rückenmarksnerven. Touraine (1949) faßt den Scheidtschen Melanismus als die leichtere Form der von ihm beschriebenen mélanoses neuro-cutanées auf, auf die hier nur hingewiesen werden kann.

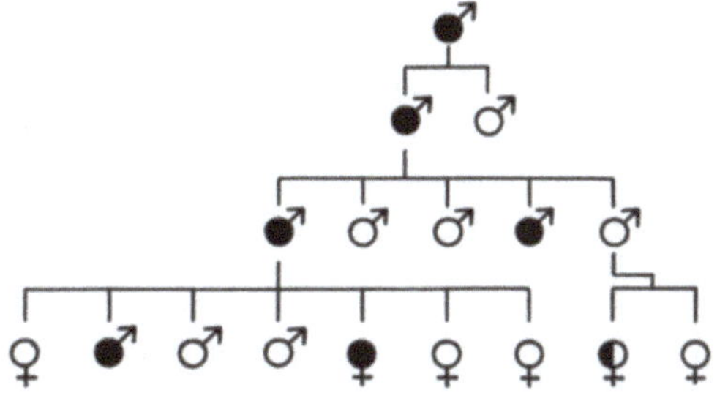

Abb. 2. Stammbaum einer Familie mit Melanismus bei regelmäßig dominantem Erbgang nach Orth

f) Heterochromie

Wir verstehen unter Heterochromie eine kongenital angelegte Verschiedenheit der Haarfarbe bei einem Individuum, die diffus oder lokalisiert auftreten kann, d. h Streifen oder Flecken blonden oder roten Haares innerhalb dunkleren Haares bzw. dunkle Haarstreifen innerhalb blonden Haares. Auch kann die eine Kopfhälfte verschieden gefärbt sein. Mit dem Alter vermindern sich oft diese Unterschiede.

Man könnte unter die Heterochromie auch die verschiedenartige Färbung des Schnurrbartes oder Bartes gegenüber dem Kopfhaar rechnen. Besonders häufig findet man rote Barthaare bei blonden oder braunen Kopfhaaren. Eine Heterochromie jedoch innerhalb von Haaren des gleichen behaarten Bezirkes, z.B. der Kopfhaare, der Brauen u.a., ist selten.

Der von Berendson mitgeteilte Fall einer Trichosis discolor kann nicht zur echten Heterochromie gezählt werden, da die verschiedenartige Färbung der Haare nach einer mit Neuralgien

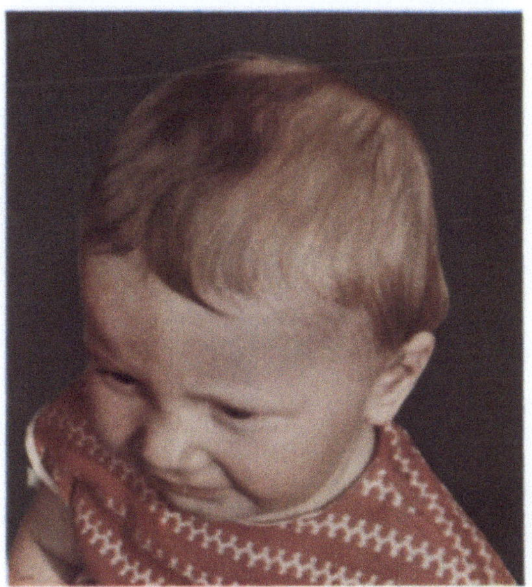

Abb. 3. Heterochromie. (Aus der Sammlung R. Richter)

einhergehenden Alopecie nach Wiederwachsen der Haare eintrat. Hingegen berichtete Brauer (1931) über 2 18jährige eineiige Zwillingsschwestern, bei denen in stark dunklen Haaren übereinstimmend Strähne hellblonden Haares vorkamen. Die essentielle Heterochromie ist oft erblich, sie zeigt eine regelmäßige Dominanz, d.h. sie tritt in direkter Linie auf. Doch überdauert sie selten mehr als 2 Generationen. Über weitere Fälle von Heterochromie berichtete unter anderem auch Frohn.

F. Änderungen der Haarmenge

(erworbene und erbmäßig bedingte Formen)

I. Hypertrichosis

(Synonyma: Polytrichosis)

1. Hypertrichosis lanuginosa sive fetalis

(Synonyma: Hypertrichosis primaria, Trichostasis lanuginosa, Hypertrichosis universalis congenita)

Es muß daran erinnert werden, daß im fetalen Leben mit Ausnahme der Fußsohlen und der Unterflächen der Zehen, der Zwischenräume der Zehen, der seitlichen Fußteile etwa halbwegs bis zu den Knöcheln, der Unterseiten der Finger, der Handflächen, der Haut zwischen den Fingern, der Glans penis und der Klitoris der ganze Körper des Fetus mit dem feinen Primärhaar bedeckt ist. Etwa zwischen dem 4.—8. Monat des fetalen Lebens entstehen dickere Haare am Kopf, an den Brauen und Wimpern. Normalerweise wird dieses primäre Haar während des fetalen Lebens durch das Sekundärhaar ersetzt. Nach Pinkus beginnt dieser Ersatz im 8.—9. Monat der Schwangerschaft und ist etwa im 6. Monat nach der Geburt abgeschlossen.

In seltenen erbmäßig bedingten Fällen wird das primäre Haar nicht durch das sekundäre ersetzt, bzw. es wächst immer wieder in der Form und Verteilung des primären Haares nach. Es bildet sich zu einem langen, dichten und seidenartigen Haar aus, das die Träger auch an den normalerweise nicht durch langes Haar gekennzeichneten, sonst kurzes Lanugohaar tragenden Körperstellen bedeckt. Familien, deren Mitglieder mit dieser regelmäßig dominanten Erbanomalie der Hypertrichosis lanuginosa behaftet sind und die in der Literatur auch unter dem Namen „Hundemenschen" laufen, sind mehrfach beschrieben worden. Oft sind gleichzeitig Störungen der Zahnentwicklung, Mißbildungen der Ohren, Facies leonina, familiäre Acanthosis nigricans, Spina bifida occulta sive aperta und andere Störungen damit verbunden. Die Hemmung der Entwicklung des sekundären Haares wird durch die Bezeichnung Trichostasis lanuginosa gekennzeichnet.

Auf die einmalige Beobachtung von Lyell und Whittle einer erworbenen Hypertrichosis lanuginosa einer Frau mit metastasierendem Carcinom wurde an anderer Stelle schon hingewiesen.

Die viel seltenere hereditäre Form des „Affenmenschen" unterscheidet sich vor allem in der Gesichtsbildung vom Typ des „Hundemenschen". Wir dürfen dieses Kapitel mit Hinweis auf die Ausführungen in der ersten Ausgabe dieses Handbuches abschließen, da seither kaum wesentlich Neues darüber veröffentlicht worden ist.

2. Echte Hypertrichosen. Hirsutismus

Wir verstehen darunter eine Überfülle normalen Haares, die hauptsächlich durch übermäßiges Wachstum der intermediären Haare, sei es allgemein oder an Teilen des Körpers, bedingt ist.

Wir haben bei der Besprechung der Physiologie und Physiopathologie des Haarwachstums bereits weitgehend die bis heute vorliegenden Forschungsergebnisse besprochen, die uns einen Einblick in das pathogenetische Geschehen des Hirsutismus gestatten. Die ungemeine Vielfalt endogener, vor allem endokriner Einflüsse auf das Haarwachstum, die Einflüsse des vegetativen Nervensystems, der Ernährung u. a. m., zeigten uns die Schwierigkeiten auf, die mit der Klarstellung der Ätiologie jedes einzelnen Falles von Hirsutismus verbunden sind. Es bleiben uns noch einzelne klinische Besonderheiten hervorzuheben, unter anderem auch die lokalisierten Hypertrichosen im Verlauf anderer Hauterkrankungen.

Eine noch im Rahmen des Physiologischen liegende Hypertrichose, gekennzeichnet durch stärkere Dichte des Haarkleides, stärkere Behaarung einzelner Körpergegenden, vorzüglich der Brust, der Scapularregion, der Streckseiten der Extremitäten, zeigt sich bei bestimmten konstitutionellen Typen, vorwiegend bei Pyknikern. Wir wiesen auf die Charakterisierung durch KRETSCHMER bereits hin. Diesen Menschen ist oft auch eine gewisse Übertreibung ihrer physischen und geistigen Aktivität eigen, ferner erhöhte Schweißdrüsentätigkeit und gesteigerte Sexualität.

Nach TOURAINE scheint auch ein reiner Hirsutismus ohne jede Anomalie der Organe und ihrer Funktion, vielleicht mit dominantem Erbgang, vorzukommen.

Über familiäre Hypertrichose in 3 Generationen, die allerdings bei einzelnen Trägern mit Mikrodontie kombiniert war, berichteten BUREAU, JARRY, BARIÈRE und CHARPENTIER.

Der *sekundäre Hirsutismus* ist in den meisten Fällen durch Störungen der innersekretorischen Funktionen bedingt. Überfunktion der Nebennierenrinde, sei es durch diffuse Hyperplasie der Nebennierenrinde, sei es durch benigne oder maligne Tumoren der Nebennierenrinde ausgelöst, ist bei Frauen häufig die Ursache einer allgemeinen Hypertrichose.

Physiopathologie. Es kann eine Überproduktion von Glucocortoiden oder Mineralcorticoiden dabei statthaben. Es kommt dann entweder zum cortico-metabolischen oder cortico-sexuellen Syndrom (BISHOP). Beim genito-adrenalen Syndrom ist neben Vermännlichung und anderen Symptomen auch ein Hirsutismus zu verzeichnen, der durch Überproduktion von Androgenen durch die Nebennierenrinde zustande kommt. Kommt es bei Mangel von 21-Hydroxylase zur Bildung ungenügender Mengen von Glucocortoiden, so ist eine Steigerung der Menge des adreno-corticotropen Hormons die Folge (WILKINS). Bei einer kongenitalen Hyperplasie der Nebennierenrinde mit Überfunktion derselben entsteht bei Mädchen ein Pseudohermaphroditismus femininus, bei Knaben eine Pubertas praecox. Tritt eine erworbene Hyperfunktion der Nebennierenrinde vor der Pubertät auf, findet eine vorzeitige Entwicklung der Sexualmerkmale mit Hirsutismus statt, während bei geschlechtsreifen Frauen eine Rindenhyperfunktion zum Virilismus und bei Männern zur Feminisierung führt. Die Ausscheidung von 17-Ketosteroiden und androgenen Stoffen ist je nach der Art des Rindenprozesses mäßig oder stark erhöht, die 11-Hydroxysteroide weisen im Urin normale Werte auf. Bestehen keine Anzeichen einer innersekretorischen Störung bei weiblichem Hirsutismus, ist die 17-Ketosteroidausscheidung im Harn normal. Es ist hier nicht der Ort, auf die Differentialdiagnose der verschiedenen Rindenstörungen (Hyperplasie, Adenom usw.) einzugehen, wie sie die Cortisonproben, die Prüfung der 17-Ketosteroidausscheidung u. a. m. ermöglichen. Klinisch zeigen die meisten Formen einen Cushing-artigen Einschlag, der differentialdiagnostische Schwierigkeiten bereiten kann.

Die Frage des Einflusses des Hypercorticoidismus auf fetale Individuen bezüglich der Ausbildung eines Pseudohermaphroditismus femininus bzw. masculinus zu behandeln, würde hier zu weit führen, doch darf man als physiologische Bildungsstätten des zum Hirsutismus bzw. zur Androtrichie führenden Androgens die Nebennierenrinde und das Ovarium ansehen. Jedes Wesen produziert Wirkstoffe beider Geschlechter und zeigt so eine gewisse Bisexualität. Androtrichie auslösende Androgene sind nach JORES im männlichen und weiblichen Harn in ungefähr gleichen Mengen enthalten.

Auch bei Störung der der Nebennierenrinde übergeordneten Hypophyse, und zwar bei Hyperpituitarismus, bei Morbus Cushing, bei langdauernder Verabreichung von ACTH, bei Akromegalie (COOPER) ist Hypertrichose bekannt. Zu nennen wären ferner noch hypophysäre Obesitas und adiposo-genitales Syndrom, Störungen des hypophysär-diencephalischen Systems nach Encephalitis, Traumen, bei Gliomen, Teratomen, Epiphysengeschwülsten u. a. m. Der Hypophysenvorderlappen bewirkt über die Nebennierenrinde und die Keimdrüsen die Ausbildung des Hirsutismus. Doch können diese Drüsen normal sein und in derartigen Fällen kann durch Einfluß des Hypophysenvorderlappens eine abnorme Behaarung der Brust, des Gesichtes und des Bauches zustande kommen.

Die Überfunktion des Hypophysenvorderlappens in der Schwangerschaft ist wohl die Ursache der manchmal zu beobachtenden Schwangerschaftshypertrichose, die sich nach der Entbindung wieder verliert.

Androgene Hormone entfalten allgemein einen stimulierenden Effekt auf das Keimepithel der Follikel und damit auf das Haarwachstum (WHITAKER). Die volkstümliche französische Bezeichnung für den Infanteristen ist poilu, d. h. ein „Haariger", also ein kraftvoller Mann (CALDINE) und entspricht etwa dem römischen vir pilosus seu fortis seu libidinosus. Der behaarte Mann ist entweder stark oder geschlechtlich leistungsfähig.

Hirsutismus bei Frauen als Ausdruck von Überproduktion androgenen Hormons kennen wir bei Überfunktion der Thecazellen der Ovarien und am ausgesprochensten beim Arrhenoblastom (STRASSMANN). Auch bei bilateraler polycystischer Entartung der Ovarien, dem Stein-Leventhal-Syndrom, wurde Hirsutismus beschrieben (STEIN und LEVENTHAL, LEVENTHAL und COHEN). Die 17-Ketosteroidwerte sind dabei normal oder nur gering erhöht und eine Keilresektion der Ovarien führt bei den meisten Patientinnen zur Rückbildung der Polytrichie. Weitere Beobachtungen über Hirsutismus bei Frauen wurden bei Thecomen und Hyperthecosis (FRAENKEL, HOLMER) gemacht. Dabei kann erhöhte 17-Ketosteroidausscheidung bestehen, was jedoch nach GYÖRGY, FEHER und LÁSZLÓ nicht immer der Fall zu sein braucht. Primär liegt die Störung in der Hypophyse bzw. im Hypothalamus durch eine mangelhafte Absonderung des luteomamotropen Hormons. Ferner wurden von JOSEFSON und FAGERSTROM sowie von FLECK bei totaler Ovarektomie Hypertrichosen mitgeteilt, desgleichen von erstgenannten Autoren bei Ovarialtumoren und weiter solche ovariellen Ursprungs von STOKHUYZEN. Durch die Kastration kam es im Fleckschen Fall zur Funktionshypertrophie der Nebennierenrinde mit Hirsutismus, Hypertension. Vergröberung der Gesichtszüge, Glykosurie u. a.

Nach PELLEGRINI und PIOTTI kann man die Patienten mit Hirsutismus in 4 Gruppen einteilen: 1. Frauen mit Verminderung der oestrogenen Phenolsteroide und gleichzeitiger Hypersekretion des gonadotropen Hormons und Hypercorticismus. 2. Frauen mit Vermehrung des gonadotropen oestrogenen Hormons und der Ketosteroide. Dabei ist eine Verminderung der Luteine feststellbar. 3. Frauen mit teilweiser oder völliger Hyposekretion der gonadotropen Hormone bei Vermehrung der Corticosteroide. 4. Frauen, die normale Hormonwerte im Urin aufweisen.

Erhöhung des 17-Ketosteroidharnspiegels, speziell der Fraktionen, die mit den Metaboliten des Testosterons identisch sind, beschrieben STOKHUYZEN und HOLMER.

Aus neuerer Zeit liegen von PERLOFF u. Mitarb., NICOLOSI und LUCCHETTI. GARDENGHI und SERCHI, FERRIMAN, THOMAS und PURDIE eingehende Untersuchungen über die endokrinen Funktionen bei Hypertrichosen der Frauen vor.

Eine Unterfunktion der Schilddrüse kann zur Persistenz der fetalen Lanugobehaarung führen, Myxödem zur Hypertrichose. PERLOFF faßt den Hirsutismus der Kinder als Hypothyreoidismus auf und sah nach Thyreoideaverabreichung Verschwinden desselben. Wir dürfen bezüglich anderer Einzelheiten in den Beziehungen der endokrinen Funktionen zur Hypertrichose und zum Hirsutismus auf die Ausführungen im Abschnitt über Physiologie des Haarwachstums verweisen, in dem die darüber vorliegende Literatur ihre Berücksichtigung fand.

Hirsutismus kann auch bei verschiedenen Geisteskrankheiten, speziell bei Schizophrenie, beobachtet werden, desgleichen, wie schon berührt, bei Hirntumoren. Beispiele dafür bringt unter anderem TOURAINE (1953).

Neben den durch primäre Störungen der inneren Sekretion auftretenden Formen des Hirsutismus kommen gelegentlich Fälle zur Beobachtung, bei denen eine allgemeine Hypertrichose oder eine lokalisierte Hypertrichose nicht ohne weiteres einen Zusammenhang mit gestörten endokrinen Funktionen erkennen lassen, obwohl besonders bei Fällen mit allgemeinem Hirsutismus es naheliegend erscheint, daß ein lange bestehendes, nicht durch Störung der inneren Sekretion verursachtes Leiden doch letztlich auch auf die endokrinen Drüsen seinen Einfluß ausübt. Dies gilt besonders für Normen allgemeiner Hypertrichose im Verlauf von chirurgischen Erkrankungen, wie sie z. B. von HELLER (1937) mitgeteilt wurden. Dieser Autor berichtete über allgemeine Hypertrichose bei Mädchen und jungen Frauen, die an purulenter Pleuritis, Comotio mit Wirbelbruch, gangränöser Appendicitis, schweren Bronchiektasien und anderen chronisch erschöpfenden chirurgischen Erkrankungen litten. Die allgemeine Hypertrichose entwickelte sich bei diesen Kranken im Verlauf der Erkrankung, ging mit Menstruationsstörung einher, die nach Ausheilung der Erkrankung ebenso schwanden wie die Hypertrichose.

Klinik. Endokrine Dysfunktion dürfte bei dem Fall von KÉMERI, einer 17jährigen Pseudohermaphrodita, die Ursache der Hypertrichosis sein, wie vielleicht auch bei dem Fall von LEDIG, obwohl bei diesem 22jährigen Mädchen die Menses normal waren und ein Nebennierenrindentumor ausgeschlossen werden konnte. Die genannten Fälle stehen vielleicht einmal dem Hirsutismus von APERT und GALLAIS (BISSEL und WILLIAMS) und den Fällen von COMBES nahe. Die erstere Form betrifft Frauen, evtl. schon in der Kindheit, die Adipositas, physischen und psychischen Virilismus, Störungen der Genitalsphäre mit Tendenz zum Hermaphroditismus zeigen, oft verbunden mit Diabetes. COMBES hingegen beschrieb eine Familie mit Virilismus der Frauen, die reiche Behaarung am Kopf, an den Beinen, den Schenkeln, am Abdomen und an der Brust aufwiesen. Die Genitalbehaarung zeigte maskulinen Typ, doch die Menses waren nicht gestört.

Allgemeine Hypertrichose bei bestimmten erbmäßig festgelegten Hauterkrankungen bzw. bei Allgemeinerkrankungen ist ebenfalls mehrmals beschrieben worden. Geläufig ist sie bei der Erythrodermia ichthyosiformis congenitalis und bei bestimmten Hyperkeratosen. BAKKER beschrieb eine Hypertrichose mit Hyperpigmentation bei einem 9jährigen Mädchen mit kongenitaler Porphyrie, COFANU bei einem 7jährigen Mädchen mit dystrophischer Epidermolysis bullosa. Der Fall von BLOOM (1933) zeigt die Verbindung der endokrinen Dysfunktion mit Hauterscheinungen. Eine 36jährige Frau zeigte ab 18. Lebensjahr eine starke Gewichtszunahme mit Aussetzen der Menses. Es trat bald darauf eine allgemeine Alopecie ein. Im 31. Lebensjahr erkrankte sie an einem Nebennierenrindentumor, der einer Röntgenbestrahlung unterworfen wurde. 6 Wochen danach kam es zu einer Psoriasiseruption und nun entwickelte sich eine starke Hypertrichose im Gesicht und am Köroer. PEDERSEN untersuchte 402 Hautkranke mit den verschiedensten Hautleiden und fand bei 35% eine Hypertrichose. Es fiel dem Autor auf, daß besonders häufig eine Acne vulgaris mit Hypertrichose einherging. Zur Perniosis fand er keine Beziehungen. BECHET fand, daß von 146 Frauen mit Hypertrichose 106 unverheiratet waren. Bei allen war die Hypertrichose erst nach der Pubertät aufgetreten, nur 4 Patientinnen waren jünger als 18 Jahre. 80 von ihnen hatten eine Menstruationsstörung. Nach Jackson und McMurtry zeigten 41% von 350 Frauen eine mehr oder minder deutliche Neigung zu männlicher Behaarung (zit. nach Fleck).

Lokalisierte Hypertrichosen bei lokaler Irritation sind bekannt, meist handelt es sich beim auslösenden Reiz um eine Hyperämisierung. So sahen Lesné, Clément und Guillain Hypertrichose nach Anwendung von Saugglocken, Ressmann und Butterworth bei 13 Fällen Hypertrichose an Unterarm und Handrücken nach wiederholtem Beißen, wie es bei Debilen oft vorkommt. Proppe sah Hypertrichose am Unterschenkel in der Umgebung eines rezidivierenden Ulcus, Heidemann am Unterarm nach gonorrhoischer Handgelenkaffektion, desgleichen berichtet Edel von lokalisierter Hypertrichose bei gonorrhoischer Gonitis und der gleiche Autor fand eine Hypertrichose des Kopfes, Gesichtes und Stammes bei einem 1¹/₂jährigen Knaben nach monatelangem Ekzem. Siemens bezeichnet derartige Fälle als sekundäre Reizhypertrichose und hält sie für vorübergehend. Jadassohn und Paillard (1953) machen auf lokalisierte Hypertrichose der Schulter bei Menschen aufmerksam, die jahrelang schwere Lasten auf einer Schulter tragen. Robinson berichtete über eine Hypertrichose an Armen und Oberschenkeln bei einem 14jährigen Mädchen nach schwerem Autounfall. Als später die Menses wieder eintraten, bildete sich die Hypertrichose wieder zurück. Reich und Reinhart sahen bei einem 9jährigen Knaben das Auftreten einer Hypertrichose über Ellbogen, in der Temporalregion und unterhalb der Patella bei einer Dermatomyositis. Die langen feinen schwarzen Haare bildeten sich nach Abklingen der Dermatomyositis wieder zu Lanugohaaren zurück. Die Aufzählung ähnlicher hierher gehörender Beobachtungen ließe sich noch fortsetzen.

Auf Hypertrichose bei Kindern als Folge einer Langzeitbehandlung mit gewissen Medikamenten weist Garsche hin. Er nennt als auslösend Diphenylhydantoin, Streptomycin, Cortison, ACTH. Der Verfasser nennt weiter hormonale Störungen, chronische Erkrankungen und die konnatale Porphyrie als endogene Haarwachstumsreize.

Einen eigenartigen Fall von Hypertrichosis beschrieb Hoff. Ein Transplantat von der Bauchhaut auf den Handrücken zeigte neben Fettbauchbildung die Entwicklung einer dichten Behaarung vom Typ der umliegenden Haut. Der Hautlappen war zur Zeit der Entnahme nicht behaart, auch fanden sich jetzt an der Entnahmestelle keine Haare.

Lokalisierte Hypertrichose in der Sacralgegend geht gern mit Mißbildungen einher, wie z.B. im Fall von Pommer mit Spina bifida oder im Fall von Levi mit Abnormität der Bögen des 5. Lumbal- und des 1. Sacralmetamerus. Es fand sich ein einzelnes unabhängiges Knochenelement von 2,5:1,5 cm Größe in der Mitte eingeschaltet.

Aguilera-Maruri sah bei einer starken Hypertrichose des Tragus durch Druck der Borsten auf den Knorpel eine Perichondritis, die durch ihre Schmerzhaftigkeit den Träger am Liegen hinderte.

Eine ungemeine Länge der Brauen bei einem Serben sah Fuchs. Anläßlich dieses Falles weist der Autor darauf hin, daß in der chinesischen Kunst die Darstellung langer Brauen sehr beliebt ist, sie versinnbildlichen Männlichkeit und Kraft.

Die *Therapie* der erworbenen sekundären Hypertrichosis wird bei allen Fällen innersekretorische Störungen zuerst einmal in der Behandlung des Grundleidens bestehen. Wir wissen, daß z.B. nach gelungener chirurgischer Behandlung von Tumoren der Nebennierenrinde mit der Zeit auch ein Rückgang des Hirsutismus eintritt. Doch bei der prognostisch ungünstigen Natur vieler Grundleiden wird die Beseitigung eines Hirsutismus nur eine sekundäre Bedeutung haben. WILKINS gab eine Cortisonkur bei Fällen an, in denen die Cortisontestungen eine solche gestatten. Das Cortison neutralisiert die androgenen Stoffe aus der Nebennierenrinde und bremst die ACTH-Bildung. Mit dieser Zurückdrängung der ACTH-Wirkung fällt der übergeordnete stimulierende Reiz auf die Androgenbildung weg. Es wird also die ACTH-Ausscheidung herabgesetzt und die Bildung der Nebennierenrindencorticoide vermindert, auch setzt eine sekundäre Nebenierenrindenatrophie ein. Die Verabreichung von Cortison wird durch Wochen fortgesetzt und dann auf eine Erhaltungsdosis eingestellt, die eine tägliche Ausscheidung von höchstens 8 mg-% 17-Ketosteroiden im Harn gewährleistet.

In der schon genannten Arbeit von PERLOFF u. Mitarb. rühmen die Autoren die günstige Wirkung von 7,5 mg bzw. 15 mg Prednison täglich über mehrere Monate hindurch.

Liegt ein Hypothyreoidismus vor, kann dessen Behandlung auch den Hirsutismus günstig beeinflussen. Auf wie wenig Erfolg man mit der inneren Hormonbehandlung des Hirsutismus bei Frauen rechnen kann, wenn keine Anhaltspunkte für eine innersekretorische Störung vorliegen, zeigen die Versuche von DORFF. Man hat daher bei Frauen mit einer lästigen Hypertrichose des Gesichtes und gleichzeitigem Bestehen von ovariellen Störungen versucht, Ovarialhormone lokal anzuwenden. FUNCK-BRENTANO und MORICARD spritzten Oestrogen intracutan und erzielten eine Beseitigung der lästigen Behaarung mit gleichzeitiger Behebung der ovariellen Störungen. Die Injektionen müssen cyclusgerecht verabreicht werden. MUSSIO-FOURNIER u. Mitarb. (1935) erreichten eine Enthaarung des Gesichtes durch tägliches Einreiben der behaarten Stellen mit einer Follikulinsalbe. Der Enthaarungseffekt trat nach 2 Monaten auf.

Es wird heute zur Beseitigung einer Hypertrichose des Gesichtes, die ja ausschließlich aus kosmetischen Gründen gefordert wird, fast nur von der Elektrolyse und Diathermie Gebrauch gemacht. Die meisten Autoren lehnen eine Röntgen- oder Radiumbehandlung als zu differente Behandlungsmethoden ab. Viele Autoren bezeichnen die Diathermie wegen ihrer günstigen kosmetischen Ergebnisse als Methode der Wahl und lehnen die Elektrolyse ab (KARP, SEBASTIANI, SKUTTA, ERDOS-BROWN, LERNER u.a.). Eine eigene elektrolytische Methode mit gleichzeitiger Einführung von 24 Elektroden beschrieb MARTON.

POLEMANN (1953) unterscheidet 3 Formen der Hypertrichosis: 1. Heterogenie, d.i. eine Überbehaarung, die dem Wachstum des anderen Geschlechtes entspricht. 2. Heterochronie, d.h. eine Überbehaarung, die dem eigenen Geschlecht, aber nicht dem Alter entspricht. 3. Heterotopie, d.h. eine Überbehaarung, die weder für Geschlecht noch Alter normal ist. Auch dieser Autor fordert vor jeder Behandlung der Hypertrichosis eine genaue Klärung der kausalen Zusammenhänge und die Behandlung hat dann je nach den Ursachen eine mehr ärztliche oder mehr kosmetische zu sein. Für letztere tritt auch er für die Diathermie ein. Bei Haarnaevi empfiehlt er hochtouriges Schleifen.

3. Pathophysiologie der essentiellen Hypertrichose der Frau

Bei den meisten Frauen mit übermäßigem Haarwuchs gelingt es nicht, eine hormonale Dysfunktion nachzuweisen. Man sprach daher auch von idiopathischer, essentieller oder benigner Hypertrichose. PEDERSEN (1943, 1947) fand seinerzeit hohe Werte von 17-Ketosteroiden im Harn von Frauen mit Hypertrichose des Gesichtes und der Linea alba, doch konnte er später diese Befunde selbst nicht bestätigen. Das Verhältnis von Androgen/Oestrogen im Harn ist beim Vorliegen von Grenzwerten, ob noch normal oder bereits gestört, schwierig zu beurteilen (GLASS und Bergman). Die meisten Untersucher, z. B. Callaway u. Mitarb., nehmen heute an, daß bei Frauen mit essentieller Hypertrichose die 17-Ketosteroidausscheidung im Harn normal ist.

Es wäre nun denkbar, daß bei Verfeinerung der Nachweis- und Trennungsmethoden doch noch Unterschiede in der 17-Ketosteroidausscheidung im Harn normaler und essentiell hypertrichotischer Frauen gefunden werden könnten. Dafür sprechen verschiedene Beobachtungen. Man beobachtete die 17-Ketosteroidausscheidung bei normalen und hypertrichotischen Frauen längere Zeit und fand sie gleich. Bei beiden Gruppen ergab sich ein Ansteigen der Ausscheidung unter Stresswirkung, z. B. nach Operationen. Aber bei hypertrichotischen Frauen war nun die 17-Ketosteroidausscheidung im Harn wesentlich höher, sie erreichte Werte, die an die des Mannes heranreichten (Forbes u. Mitarb.). Ferner wies Koets nach, daß bei Frauen mit essentieller Hypertrichose eine rhythmische Ausscheidung von 17-Ketosteroiden besteht, und zwar mit jeder Ovulation, eine Erscheinung, die bei normalen Frauen nicht nachweisbar ist. Merivale bestätigte diese Entdeckung und zeigte die Beziehung zu dem Gipfel der Pregnanediolausscheidung während der Lutealphase des Cyclus auf. Dies weist auf gestörten Progesteronstoffwechsel hin. Audit untersuchte die 17-Ketosteroidausscheidung bei weiblicher Hypertrichosis und fand 4 Typen: 1. Männliche Behaarung durch vermehrte Bildung von Androgenen. 2. Vermännlichung durch relativ vermehrte Androgenbildung bei Verminderung von Oestrogen. 3. Hereditär konstitutionellen Hirsutismus bei normalem Hormonspiegel und 4. verminderter Virilismus mit verminderter Androgenbildung. Der Verfasser stellte einen Quotienten Androgen/Oestrogen auf und fand eine Hypertrichosis nur bei normalem oder höher als normalem Quotienten. Die unter 1. und 2. vorkommenden Formen des Hirsutismus kommen auch für die essentielle Hypertrichose in Betracht, wobei Audit auch die Vermehrung der Androgene in der Pubertät und am Tag der Ovulation betont.

Daß keine Vermehrung der Nebennierenrindenfunktion der idiopathischen Hypertrichose zugrunde liegt, zeigten Versuche mit Cortison, das bei Verabreichung bei essentieller Hypertrichose nicht die Ausscheidung von 17-Ketosteroiden vermindert und die Hypertrichose bessert, wie es dies z. B. bei der kongenitalen Nebennierenhyperplasie vermag (Bishop u. Mitarb.). Wieweit bei der essentiellen Hypertrichose die geschilderten Verhältnisse des Wechselspieles Androgen/Oestrogen erbmäßig festgelegt sind, bedarf noch weiterer Untersuchungen. Es darf hier auch auf die Untersuchungen von Fleck über die Androtrichie des Weibes hingewiesen werden.

II. Physiologische Alopecien

Der erste Haarwechsel erfolgt intrauterin, wenn der dicht mit Lanugohaaren behaarte Fetus zwischen dem 6.—8. Monat der Schwangerschaft das sog. Sekundärhaar erhält, das dann das Neugeborene zeigt. Schon bald nach der Geburt, evtl. schon nach den ersten Tagen, kommt es bei vielen Kindern zu einem Ausfall der Kopfhaare, der frontal und parietal einsetzt und konfluieren kann. Stein (1933), der sich mit dieser Erscheinung besonders beschäftigte, nahm an, daß dieser Haarausfall durch zeitweise Überspannung und Ernährungsstörung der Galea bei starkem Schädelwachstum bedingt ist. Man darf diese Säuglingsglatze nicht mit der durch Druck entstandenen Hinterhauptsalopecie verwechseln. Beide Geschlechter werden in gleichem Maße von der Säuglingsglatze betroffen. Die Säuglingsglatze verschwindet nach dem ersten Lebensjahr (Hamilton 1951). Entwicklungsgeschichtlich interessant ist, daß die Säuglingsglatze auch bei

neugeborenen Menschenaffen auftritt. STEIN sieht in der Säuglingsglatze eine
Parallele zur Glatze der Erwachsenen. LEDERER stimmt der Ansicht STEINs
nicht zu. Er macht darauf aufmerksam, daß Säuglinge auch schon mit Glatze
auf die Welt kommen können. Nach ihm findet sich STEINs Typ der Säuglingsglatze nur beim Typus cerebralis. Da die Theorie von STEIN nicht in allen Punkten
befriedigt, dachte man auch an einen Einfluß der Talgsekretion auf den Haarausfall. Es sei hier auf das früher Gesagte über den epilatorischen Effekt bestimmter Bestandteile des Talges verwiesen. Doch bedürfen gerade für die Erklärung
des Zustandekommens der Säuglingsglatze diese Verhältnisse noch einer näheren
Prüfung. Vielleicht spielt auch ein verzögerter Ersatz der fetalen Kopfbehaarung
beim Entstehen der Säuglingsglatze eine Rolle.

Die *Calvities frontalis adolescentium* entwickelt sich bei männlichen Individuen
erst in der Pubertät. Bis dahin ist die Begrenzung des Haarwuchses von einer
Schläfe über die Stirn zur anderen Schläfe bei Kindern beiderlei Geschlechtes
gleich. Der Eintritt der M-artigen Haarbegrenzung des Mannes, die sich etwa
zwischen dem 17.—20. Lebensjahr entwickelt, scheint durch männliche Sexualhormone ausgelöst zu werden und findet sich bei der überwiegenden Anzahl der
Männer. Die auslösende Ursache der männlichen Sexualhormone wird durch den
Umstand beleuchtet, daß Eunuchen die M-artige Haarbegrenzung nicht zeigen
(HAMILTON 1942), sie sich aber auch bei ihnen entwickelt, wenn sie mit männlichen Sexualhormonen behandelt werden. Eine spätere Glatze, die ihre Entwicklung über die sog. Geheimratsecken bis zur völligen Kahlheit mit einem restlichen Haarkranz vom Nacken bis zu den Schläfen nehmen kann, ist gewissermaßen eine unphysiologische Fortsetzung der noch physiologischen Calvities
frontalis adolescentium bei oft erblicher Belastung und setzt das Vorhandensein
männlicher Sexualhormone voraus.

Es ist bekannt, daß auch bei Pubertas praecox schon im Kindesalter die
Calvities frontalis auftritt. Manchmal haben auch Frauen eine M-förmige Stirn-
haarbegrenzung, doch muß dies nicht auf eine Maskulinisierung hindeuten (HA-
MILTON).

Die peroneale Alopecie, auf die bereits anläßlich der Besprechung des sog.
Tommasischen Zeichens eingegangen wurde, zeigt sich etwa bei jedem dritten
Mann nach dem 20. Lebensjahr (HAMILTON 1951, RONCHESE und CHACE 1939).
Es ist fraglich, ob auch hier ein hormoneller Einfluß mitspielt. Obwohl man die
Peronealalopecie auch bei hypertrichotischen Frauen beobachtet, findet sie sich
auch bei normalen Frauen. Nach HAMILTON bestehen zwischen der männlichen
Glatzenbildung und der Peronealalopecie keine Beziehungen. Auch SCHÖNFELD
(1935) mißt der Peronealalopecie keine pathogenetische Bedeutung bei und
erblickt in ihr eine physiologische Alterserscheinung.

III. Hypotrichien

Die Klassifikation der Hypotrichosen läßt sich unter einheitlichen Gesichtspunkten kaum durchführen. Die unter der Bezeichnung Hypotrichosis veröffentlichten Fälle umfassen eine große Anzahl völlig verschiedener Krankheitsbilder,
denen eben nur die Hypotrichose gemeinsam ist. Auslösung der Hypotrichose
durch mechanische Insulte, durch neurologische, psychogene bzw. psychopathische
und dyshormonale Zustände stehen neben Hypotrichosen hereditärer Bedingtheit,
die wieder durch die Verschiedenheit des jeweiligen Erbganges untereinander zu
unterscheiden sind. Bei den erbmäßig bedingten Formen bestehen weitere Unterschiede, je nachdem die Hypotrichose ohne Läsion des Haares selbst, der Haut
und ihrer anderen Anhangsgebilde oder mit deren Läsionen einhergeht. Diese

Alterationen können das Ektoderm betreffen (Drüsen, Nägel, Zähne, Nerven), sie können aber auch als Polydysplasien auftreten.

Um die Klassifikation der Hypotrichien hat sich vor allem Touraine (1953) Verdienste erworben, dessen Einteilungsversuch hier wiedergegeben werden soll:

I. Hypotrichien kongenitalen Ursprungs ohne sichtbare Läsionen des Haares und der Kopfhaut.
   a) Spät auftretende Formen (seborrhoische Alopecie, dyshormonale Alopecien).
   b) Frühzeitig auftretende Formen.
      1. Reine Formen (Hypotrichoses pures)
      2. Mit anderen Alterationen ektodermaler Gebilde,
         cutane (Drüsen, Nägel, Zähne)
         neurodermische (Augen, psychogen)
      3. mit Polydysplasien
         gelegentliche Syndrome
         klassische Syndrome
II. Hypotrichien kongenitalen Ursprungs mit sichtbaren Läsionen der Haare ohne augenscheinliche Läsionen der Kopfhaut (z. B. Trichorrhexis nodosa, Pili torti, Pili anulati).
III. Hypotrichien kongenitalen Ursprungs ohne sichtbare Läsionen der Haare, aber mit Läsionen der Kopfhaut.
   a) Keratinisationsanomalien:
      mehr oder weniger generalisiert (z. B. Erythrodermia congen.)
      an der Kopfhaut lokalisiert (z. B. Monilethrix)
   b) Aplasien:
      generalisiert (z. B. benigne Aplasie der Haut)
      lokalisiert (z. B. Aplasia circumscripta der Kopfhaut).

In den nun folgenden Abschnitten werden wir in großen Zügen der von Touraine angegebenen Einteilung folgen, jedoch in Einzelheiten gewisse uns notwendig erscheinende Umstellungen vornehmen, z.B. die erworbenen Formen voranstellen. Ferner erfordert die notwendige Beschränkung dieser Abhandlung, daß viele Formen nur gestreift werden können (z.B. Syndrome) unter anderem Formen von Hypotrichien bei Allgemeinerkrankungen der Haut (z.B. Erythrodermia ichthyosiformis congenita, Pityriasis rubra pilaris Devergie, Morbus Darier), bei Fehlentwicklung der Kopfhaut (Naevi, Cylindrome, Hämangiome usw.), bei Erkrankungen der Kopfhaut (Ekzem, Seborrhoe, Psoriasis, Impetigo, Epizoonosen usw.) hier nicht behandelt werden können. Es muß diesbezüglich auf die entsprechenden Abhandlungen in diesem Handbuch verwiesen werden.

1. Erworbene Hypotrichien bzw. Alopecien

a) Trichotillomanie (s. Abschnitt D, I, 2)

b) Alopecien bei Nervenalterationen und nach Traumen

Haarausfall im Zusammenhang mit mehr oder weniger akuten Nervenalterationen hat immer wieder das Interesse der Autoren erregt, scheint dieser doch gleichsam ein Modellfall zu sein für die Einflüsse des Nervensystems, vor allem des vegetativen Nervensystems, auf das Haar und eine Stütze für die Theorie der trophoneurotischen Genese der Alopecia areata. Die bei Nervenläsionen beobachteten Alopecia areata-ähnlichen Haarausfälle möchten wir, auch wenn sie sich erst längere Zeit nach der Nervenschädigung entwickeln, doch nicht ohne weiteres dem Krankheitsbild der Alopecia areata zuordnen, wenn auch zweifellos gewisse Querverbindungen bestehen, auf die im Verlauf der Besprechung der Alopecia areata später wieder zurückzukommen sein wird. Um sie mit der Alopecia areata zu identifizieren, ist doch der ganze klinische Verlauf ein anderer. Eindeutiger sind die Zusammenhänge nervlich ausgelöster Alopecien mit posttraumatischen Alopecien, bei denen neurale Störungen immer mit verbunden sind. Alopecien bei Nervenalterationen und nach Traumen unterscheiden sich von der Alopecia areata auch darin, daß sie primär das ganze betroffene Gebiet diffus befallen, nicht die für Alopecia areata typische periphere Randvergrößerung zeigen und sich auf den Schädigungssektor beschränken. Erst wenn die nervlich bzw. traumatisch ausgelöste Schädigung weiter fortschreitet und neue Gebiete befällt, schreitet auch die Alopecie fort. Auch fehlen die für die Alopecia areata typischen Keulenhaare. Man muß also KLINGMÜLLER (1958b) zustimmen, wenn er sagt, daß im ganzen Schrifttum keine sichere rein traumatisch ausgelöste Alopecia areata beschrieben wurde.

Haarausfall bei rezidivierender Polyneuritis wurde von BINGEL und SCHULZE beschrieben. Beide Autoren beobachteten bei ihren Fällen eine genaue Übereinstimmung der Anfälle von Polyneuritis mit der Alopecie. Jeder Rückfall der Polyneuritis war prompt von Alopecie begleitet, die Verff. nehmen daher einen Kausalnexus an. Haarausfall bei einer Neuralgie des Nervus occipitalis infolge einer Arthritis cervicalis beobachteten HERBEUVAL u. Mitarb. Interessant sind die von CHAVIN berichteten Fälle von Alopecie bei traumatischer Iridocyclitis.

Ein 30jähriger Mann, der schon immer sehr nervös war, erlitt eine perforierende Verletzung des linken Auges, und es entwickelten sich eine sehr schmerzhafte Iridocyclitis mit Kopfschmerzen, Übelkeit, Dermographismus, Hyperidrosis und Cutis anserina. Die Schmerzen wurden in die Kopfhaut projiziert. Nach 2 Wochen begann an der linken Kopfseite ein Haarausfall, der über den Kopf fortschritt. Bei dem zweiten Fall, einem 25jährigen Mann, kam es zur perforierenden Verletzung der Sklera links mit Iridocyclitis, starken Kopfschmerzen, Depressionen, Dermographismus, Akrocyanose, Dysidrose, starken pilomotorischen Reflexen und Tremor der Lider und Finger. Nach einem Monat traten heftige Kopfschmerzen am Hinterkopf und im Bereich des N. trigeminus I auf. Zugleich begann ein Haarausfall am Hinterkopf, der über den Kopf fortschritt.

CHAVIN nahm eine Neuritis der sympathischen Nerven an, die von der Iridocyclitis ausgelöst wurde und zu trophischen Störungen führte, aber eine nervöse Disposition sei zur Entwicklung dieses Bildes nötig. Auch McGRATH sah eine Alopecie nach Metallsplitterverletzung des Auges mit Uveitis.

Obwohl der Autor eine allergische Genese für möglich hält, könnte auch der Fall von GISPERT CRUZ eines 10jährigen Mädchens, bei dem es bei einer Meningo-Uveitis zum Haarausfall kam, zu dieser Gruppe von Alopecien gehören.

Bei zwei eineiigen Zwillingen beobachteten WEIDMAN u. Mitarb. eine Alopecia areata gleichzeitig nach der Operation eines konvergenten Strabismus an denselben Stellen. Es scheint, daß auch diese Fälle in die Gruppe der nervöstraumatisch ausgelösten Alopecien gehören.

Nach operativer Zerstörung des Ganglion Gasseri wurden mehrfach Haarausfälle beschrieben, die von den Autoren als Alopecia areata-ähnlich gekennzeichnet werden (STÜHMER, JÄGER). Auch KLINGMÜLLER (1958a) erwähnt eine derartige Beobachtung und weist auf die schweren trophischen, ja narbigen Veränderungen der Kopfhaut im Bereich des vom N. trigeminus I versorgten Gebietes hin. Ähnlich liegen die Zusammenhänge bei den Fällen von RADERMECKER, THIERS u. a.

Über Haarausfall nach direkten und indirekten Schädelverletzungen liegen auch in der neueren Literatur Berichte vor. RAMEL (1933) sah nach stumpfem Kopftrauma ein Alopecia areata-ähnliches Bild bei gleichzeitiger Labilität des vegetativen Systems. Nach schweren Kopfverletzungen, Kopfschüssen u.ä. wurde das Auftreten eines diffusen Haarausfalles nach ganz verschiedenen Zeiten nach Einwirkung des Traumas beschrieben, Zeiträume, die zwischen 17 Monaten bis 12 Jahren liegen (ESQUIER, TURCHETTI, BRVESKIJ, JADASSOHN und PAILLARD 1956). KLINGMÜLLER sah bei einem Kranken mit Steckschuß am Hinterkopf links 12 Jahre nach dem Trauma eine vollständige rechtsseitige diffuse Alopecie mit Schweißstörungen sich entwickeln. Der Kranke litt an eigenartigen synkopalen Anfällen, die Anlaß zu immer wieder neuen Schädeltraumen boten. Turchetti wies bei seinem Fall eine seröse Meningitis nach.

Friederich (1951a) berichtete von einem 42jährigen Mann, bei dem infolge eines Geburtstraumas (Zangengeburt) es zur rechtsseitigen Facialisparese, Lagophthalmus mit Keratitis e lagophthalmo, Mikrocephalie, geringer Intelligenz und zu einer halbseitigen Atrichie der rechten Brust gekommen war. Hingegen gibt Klingmüller an, daß bei einem von ihm beobachteten Fall einer Alopecia areata nach einer Verletzung der Lendenwirbelsäule das Zusammentreffen ein rein zufälliges war.

Randazzo beschreibt eine Alopecie der Augenbrauen bei einem Morbus Romberg, einer progressiv trophoneurotischen einseitigen Atrophie des Gesichtes. Der Autor denkt dabei an eine möglicherweise erfolgte Kompression des Halssympathicus bei der Geburt, hält aber wegen des langen Intervalls zwischen Geburtstrauma und Eintreten der klinischen Erscheinungen auch eine Läsion übergeordneter Zentren im Diencephalon oder im zentralen Gebiet des Trigeminus I als auslösend für möglich.

Auch in dem Fall von Riehl (1938) eines Alopecia areata-artigen Haarausfalles bei rechtsseitiger vegetativer Hemiplegie muß wohl ein kausaler Zusammenhang angenommen werden, obwohl die Einwirkung eines äußeren Traumas hier nicht nachgewiesen werden konnte.

Übersehen wir die hier mitgeteilten Fälle, so erhebt sich die Frage, ob die Alopecien durch direkte Nervenwirkung ausgelöst wurden. Wir haben die Einwände gegen eine direkte nervöse Beeinflussung des Haarwachstums bereits anläßlich der Besprechung der Physiologie des Haarwachstums ausführlich erörtert und gesehen, daß die Einwände eine beträchtliche Überzeugungskraft haben. Wir dürfen vielleicht sagen, daß bei den Alopecien bei Nervenalterationen und nach Traumen Schädigungen wirken, die sowohl den Follikel als auch das Nervensystem treffen, bzw. daß bei direkter traumatischer Schädigung nervöser Substanzen auch das Zwischenhirn mit betroffen werden kann und die Alopecien Ausdruck dieser Zwischenhirnschädigung sind. Auch zeigen die Fälle von Alopecien nach Zerstörung des Ganglion Gasseri keineswegs nur eine Schädigung der Follikel, sondern die Veränderungen betreffen in tiefgreifender Weise das ganze versorgte Hautgebiet. Auch die nach langer Zeit nach Hirnschüssen auftretenden Alopecien sprechen für eine sich langsam entwickelnde Schädigung des Zwischenhirns, z.B. im Falle Klingmüllers mit halbseitiger Alopecie. Die bei den Augenverletzungen beschriebenen Alopecien lassen an den Versuch von Bissonnette denken, der nach Opticusdurchschneidung bei Frettchen verzögerten Oestrus und Winterpelzausfall ähnlich wie nach Hypophysenentfernung fand. Es bestehen ja zwischen Auge und Hypothalamus enge entwicklungsgeschichtliche und anatomische Verknüpfungen. Der bei Nervenläsionen und Hirnverletzungen beschriebene diffuse Haarausfall erinnert auch an die Fälle von Haarausfall bei zerstörenden Prozessen im Hypothalamus (Hoff und Riehl, Vonderahe und Abrams). Desaux vertritt wohl die Meinung vieler französischer Autoren mit der Formulierung, daß nach Traumen des Gesichtes, des Schädels oder der Kopfhaut folgende Alopecien dann als traumatisch bedingt angesehen werden können, wenn ihr Auftreten relativ bald nach dem Trauma erfolgt. Zwischen Sitz des Traumas und Lokalisation der Alopecie bestehen keine Beziehungen, doch können letztere gegenseitig lokalisiert sein. Bei Traumen der Glieder mit Fraktur, Gefäß- und Nervenverletzungen, Muskelatrophie bleiben dauernde Residuen zurück, die oft erst spät neuritische Symptome auslösen und so das Auftreten der Alopecie als Spätfolgen verständlich machen (Lévi-Franckel). Oder man kann nach Leriche auch annehmen, daß sklerosierende Narben einen Angiospasmus per Distanz provozieren, ein Phänomen, das oft erst nach Jahren klinischer Ruhe eintritt. Diese Anschauung nähert sich schon pathogenetischen Vorstellungen, wie sie von SPERANSKY und seiner Richtung vertreten werden. DESAUX meint aber, daß die lange Latenzperiode zwischen Trauma und Erscheinen der Alopecie, ferner der große Abstand vom Sitz des Traumas (z.B. an den Beinen) und der Kopfhaut Zweifel an einem Zusammenhang gestatten.

Es muß leider gesagt werden, daß in der Pathogenese des Haarausfalles nach nervösen Alterationen und Traumen noch manche Fragen des Zusammenhanges durchaus dunkel sind, wenn auch, wie eben ausgeführt, vereinzelte Spuren in das gegenwärtige Dunkel hineinführen.

Auf Haarausfall bei manchen familiär auftretenden neurologischen Erkrankungen (z.B. Friedreichsche Erkrankung) sei hier hingewiesen, doch stehen sie nicht in Zusammenhang mit den hier erörterten Problemen.

c) Psychogene und psychopathische Alopecien

Alopecien nach psychischen Traumen sind durch die Kürze ihres Auftretens nach dem Trauma gekennzeichnet, die Inkubation beträgt meist nur wenige Tage. Ein psychischer Schock als auslösender Faktor wird allgemein anerkannt.

Nach KIENLE und WAGNER entsteht eine psychogen bedingte Alopecie auf Grund einer Dekompensation durch affektive Überbelastung und muß streng von den durch Organneurosen bedingten Alopecien unterschieden werden. Die relative Seltenheit dieser Alopecien trotz der Häufigkeit psychischer Traumen führte nach den genannten Autoren HOFF zu der Meinung, daß zum Manifestwerden dieser Alopecien noch eine besondere persönliche Disposition vorhanden sein muß. KIENLE und WAGNER führen daher bei ihren Fällen eine Reihe von ursächlichen Faktoren an wie konstitutioneller Entwicklungstyp, psychische Einstellung, soziales Verhalten, Klimakterium, Alterung und Hypertonie sowie massive psychische Insulte.

Die Alopecien nach psychischem Schock sind meist generalisiert, doch lassen sie dabei zwei Formen unterscheiden. Der erste Typ entwickelt sich etwa 48 Std nach dem psychischen Insult in Form eines ersten Herdes an der Kopfhaut, welcher sich rapid vergrößert und innerhalb eines Monats abheilt. Doch bald erscheinen weitere Alopecieplaques an der Kopfhaut, die nach etwa 3 Monaten komplett kahl wird. Anschließend ergreift die Alopecie den Bart und geht in der Folgezeit in eine totale Alopecie über.

Der zweite Typ, etwa 10—15 Tage nach erlittenem psychischen Insult sich entwickelnd, beginnt mit diffusem und profusem Haarausfall, ohne erstes Auftreten peladischer Herde und führt nach 3 Wochen zur völligen Kahlheit. Nach etwa einem Monat beginnen die Haare wieder zu wachsen. Dieser Typ erinnert sehr an die Thalliumalopecie.

In selteneren Fällen sollen nach längerer Inkubationszeit (bis etwa 2 Monate) disseminierte Alopecia areata-artige Herde entstehen, die nicht zur Ausbreitung neigen, auch Fälle mit der Entwicklung eines einzigen sich nicht ausbreitenden peladischen Plaques wurden beobachtet.

Der Typ mit profusem und diffusem Haarausfall scheint bei dem Kranken vorgelegen zu haben, über den LEDO-DUNIPE berichtete. Bei diesem 28jährigen Mann trat die Alopecie 17 Tage nach erlittenem psychischen Insult auf. MAHN gibt an, daß der Milliardär Rockefeller nach einer aufregenden geschäftlichen Transaktion einen diffusen Haarausfall erlitten hätte.

Man nimmt an, daß die Auslösung der psychogenen Alopecien ebenfalls über das Diencephalon erfolgt. Die Verbindung Großhirn zu Thalamus und hypothalamischen Zentren und von da zur Hypophyse erklärt den zentralen Einfluß auf das Haarkleid. Es ist natürlich auch an den sog. „Schreckbasedow" zu denken, dessen centrogene Genese von BROGLIE diskutiert wird. Auch BANSI setzt sich mit dem durch psychisches Trauma ausgelösten Basedow auseinander, doch er weist darauf hin, daß trotz größter Kriegsschrecken heute derartige Vorkommnisse weniger zur Beobachtung gelangten als man früher annahm. Es scheint eben, wie schon erwähnt, eine persönliche Disposition eine Rolle zu spielen. Im Tierversuch gewonnene Ergebnisse (Schreckthyreotoxikose der Wildkaninchen) lassen sich nicht ohne weiteres auf menschliche Verhältnisse übertragen.

Alopecien bei Psychopathien in Form spontanen, mehr oder weniger kompletten generalisierten Haarausfalles, der meist vorübergehend ist, wurden bei seelischen Emotionen bei Oligophrenie, bei Migränekrisen und nach epileptischen Krisen gesehen. Diese sehr seltenen Vorkommnisse bedürfen aber noch eingehender Studien.

d) Alopecia areata

Seit der Behandlung dieses Krankheitsbildes in der ersten Ausgabe dieses Handbuches durch E. GALEWSKY 1932 und durch R. SABOURAUD in den Nouvelle Pratique Dermatologie VII im Jahre 1936 ist eine wahre Flut neuer Mitteilungen erschienen. Dies spricht einerseits für das große praktische Interesse, das dieser Erkrankung entgegengebracht wird, weiß doch jeder in der Praxis stehende Dermatologe, wie häufig diese Erkrankung unter seinen Patienten in Erscheinung tritt, andererseits deutet diese Überfülle von Mitteilungen schon an, daß noch keineswegs eine Lösung der Probleme der Alopecia areata gefunden wurde. Die meisten Mitteilungen geben das Therapieproblem von immer neuer Seite her an — auch ein Zeichen, wie unbefriedigend derzeit der Stand der Therapie noch ist.

Sichtet man die vorliegende Literatur, so zeigt sich, daß vor allem neben der Therapie die Ätiologie und Pathogenese dieser Erkrankung immer wieder Ziel der Untersuchungen gewesen sind. Diese intensiven Studien haben immer deutlich erkennen lassen, daß wir es bei der Alopecia areata keineswegs mit einer ausschließlich lokalen Erkrankung der Kopfhaut zu tun haben, vielmehr das Krankheitsgeschehen ein allgemeines ist, wie ja schon Übergänge in die totalen und sog. malignen Formen andeuten und ein äußerst kompliziertes Geschehen vorliegt, das nicht nur die übrigen Anhangsgebilde der Haut und das Pigment, sondern auch Gefäßfaktoren, familiäre Belastung, endokrine und nervliche Einflüsse und vieles andere mit einschließt. Es fällt beim Studium der Literatur auf, wie selten sich histologische Untersuchungen darunter befinden.

Klinik. Das klinische Bild der von dem Haarausfall betroffenen Hautstellen ist kaum durch Berichte über neue klinische Besonderheiten bereichert worden. Es darf deswegen hier im Hinblick auf die Darstellung GALEWSKYs auf eine ausführliche Beschreibung der einzelnen Formen wie Alopecia areata vulgaris, Ophiasis Celsi und der Alopecia totalis maligna verzichtet werden und deren Kenntnis vorausgesetzt werden. In der überwiegenden Mehrzahl der Fälle entwickelt sich der kreisförmige Haarausfall ohne jede lokale Sensationen, ja der Kranke wird oft erst von anderen Personen auf die kahlen Stellen aufmerksam gemacht. Nur sehr selten kündigt ein leichter Juckreiz das Auftreten des Haarausfalles an (MAIRE und WORINGER) und noch seltener entwickelt sich die Alopecie auf einen leicht erythematösen Fleck (roséole pré-peladique nach SABOURAUD).

Oft finden wir in der Literatur Angaben über mehr oder weniger schwankende *allgemeine Symptome,* die der Alopecie vorausgehen oder mit ihrem Auftreten einhergehen wie Mattigkeit (MAIRE und WORINGER, SÉZARY und BOLGERT, SÉZARY), Kopfschmerzen (BERTACCINI 1932, 1933, DEL GRANDE, BEHRENDS, FIVAZ 1956), Nervosität, psychische Labilität, Depressionen und Angstzustände, Unzufriedenheit, Selbstunsicherheit, cyclothyme Charaktere, vegetative Labilität, Schlaflosigkeit u. a.) DEL GRANDE, OGAWA 1938a, RAMEL 1939, SÉZARY und BOLGERT, SÉZARY, JUSTER, ANDERSON 1950, KOLTES, TRAUB 1935, GREENBERG, FIVAZ 1956). Auch Abmagerung (SÉZARY) und ebenso Gewichtszunahme (JUSTER) wurden beschrieben. Viele dieser Symptome deuten auf thyreotoxische Zustände hin. Darüber wird bei der Besprechung endokriner Einflüsse noch zu berichten sein.

Der *Beginn* der Erkrankung kann in jedes Lebensalter fallen. GERTLER beschreibt sie bei einem 2 Monate alten weiblichen Säugling, WARREN bei einem 6 Monate alten Knaben, HALDIN-DAVIS bei einem 18 Monate alten Kind, SOBEL bei einem 2jährigen Mädchen und RIEHL (1940) bei einem $2^3/_4$jährigen Mädchen. JORDAN beobachtete das Auftreten der Alopecia areata am häufigsten bei 6 bis 9 Jahre alten Kindern, wenn sich diese Erkrankung vor dem 16. Lebensjahr entwickelte. JANNARONE fand bei 350 Fällen in 38% erstmaliges Auftreten des Leidens vor dem 20. Lebensjahr, in Spanien fallen zwei Drittel der Fälle nach SANZ BENITEZ zwischen das 5. und 30. Lebensjahr mit einem Maximum um das 15.Lebensjahr. Nach KYLIN und DICKER ist die Alopecia totalis am häufigsten zwischen dem 23. und 25. Lebensjahr und WALKER und ROTHMAN fanden von 230 Fällen bei 84% das erste Auftreten des Leidens vor dem 40. Lebensjahr. Man schätzt nach HALDIN-DAVIS das Manifestationsalter zwischen früher Kindheit bis zum Greisenalter (77 Jahre). 70% der Fälle von FIVAZ erkrankten vor dem 30. Lebensjahr.

Der größte Teil der Autoren hebt hervor, daß der Verlauf der Alopecia areata prognostisch viel ungünstiger ist, wenn sie erstmalig vor der Pubertät auftritt (s. auch ANDERSON 1950, WALKER und ROTHMAN). Bei den Fällen von WALKER und ROTHMAN war der Prozentsatz der Fälle, die später eine Alopecia totalis bekamen, unter den Kranken doppelt so hoch, bei denen die Alopecia areata sich vor der Pubertät entwickelt hatte, gegenüber denen, bei denen die Erkrankung erst nach der Pubertät anfing. Auch nach JANNARONE treten bei Beginn der Alopecia areata vor der Pubertät viel häufiger Rezidive auf und die Zahl der Patienten, die eine Alopecia totalis bekamen, betrug 20% gegen 5% bei Fällen, bei denen das Leiden erst nach der Pubertät auftrat.

Die *Beteiligung der Geschlechter* wird unterschiedlich angegeben. Bei 50 Fällen von Kindern unter 16 Jahren fand JORDAN ein Erkrankungsverhältnis Knaben zu Mädchen von etwa 1:1. Die gleiche Erkrankungszahl Männer zu Frauen fanden WALKER und ROTHMAN, MEYER, ANDERSON. Im Ankaraner Krankenmaterial fanden wir das Verhältnis der an Alopecia areata erkrankten Männer zu Frauen gleich 1,3:1. Hingegen waren unter den Fällen von JANNARONE doppelt soviel Männer als Frauen, in Spanien beträgt nach SANZ BENITEZ das Verhältnis Männer zu Frauen gleich 3:1, für Hawai errechnete ARNOLD eine Häufigkeit Männer zu Frauen von 3:4.

Die *Häufigkeit des Vorkommens* von Alopecia areata schwankt scheinbar sehr. Nach SANZ BENITEZ ist diese Erkrankung in Spanien öfter zu finden als in anderen Ländern und macht 3,5—4% aller Hauterkrankungen aus. ANDERSON fand sie bei 2% unter 15000 ambulanten Hautkranken. Nach FIVAZ (1956) machten die Alopecia areata-Kranken unter 11400 stationären Kranken der Berner Hautklinik 0,44% aus. An der Ankaraner Hautklinik, deren Krankenmaterial vorwiegend aus Zentralanatolien stammt, fand sich Alopecia areata bei 2,2% aller Hauterkrankungen.

Die *Lokalisation* des Anfangsherdes scheint keiner besonderen Gesetzmäßigkeit unterworfen zu sein, wenigstens lassen sich nach der Erfahrung der meisten Autoren und auch nach unseren eigenen Erfahrungen keine bestimmten Angaben darüber machen. Nur Anderson (1950) gibt an, daß bei Männern der Beginn der Erkrankung zu 27% occipital und zu 56% fronto-vertikal lokalisiert sei und bei Frauen ein umgekehrtes Verhältnis vorliege, nämlich 60% occipital und 25% fronto-vertikal. Gleichartiger Sitz der Alopecie wurde von Hendren bei ein-eiigen Zwillingen gesehen, auch Zeitpunkt des Auftretens und Ausdehnung waren vollkommen identisch. Eine Symmetrie in der Lokalisation der Herde scheint selten zu sein, obwohl Stein darauf hinwies. Am eigenen Material konnten wir sie nicht finden, desgleichen auch nicht Klingmüller (1958b). Meyer gibt an, unter seinem Material 71% einfache, 21% verbreitete und 9% resistente Formen gefunden zu haben. Als besonders therapieresistent gilt die als Ophiasis Celsi bezeichnete Form, für die Siemens (1952) den Namen Alopecia areata liminaris vorgeschlagen hat, eine Bezeichnung, die auch wir für geeigneter halten.

Eine Alopecia areata lediglich die Lanugobehaarung betreffend, scheint noch nicht beschrieben worden zu sein. Entweder wurde sie übersehen oder die Lanugobehaarung unterscheidet sich genetisch vom übrigen Haar. Doch ist bei voll entwickelten Formen der Alopecia areata totalis auch die Lanugobehaarung verringert.

Wir wiesen schon darauf hin, daß man in der Alopecia areata heute nicht mehr eine nur lokal begrenzte Erkrankung der Kopfhaut sehen kann, sondern daß die Erkrankung auch *andere Anhangsgebilde der Haut* erfaßt. So wurde in schweren Fällen eine Beteiligung der *Nägel* schon früh mitgeteilt, besonders als dystrophische Nagelveränderung. Wenn wir die Literatur vor Erscheinen der Galewskyschen Abhandlung in diesem Handbuch unberücksichtigt lassen, so haben folgende Autoren Längs- und Querriffelung der Nägel und z.T. auch Grübchen und Tüpfelung der Nägel beobachtet: Carrié, Leipold (1938), Lichcier, Maire und Woringer, Meyer, Nicolas u. Mitarb., Popchristoff, Riehl (1937) und Weiner. Lichcier beschreibt eine Familie, in der 5 Mitglieder Alopecia areata und Alopecia universalis hatten und dabei gleichzeitig Nagelveränderungen. Meyer fand bei 4% seiner Fälle Nagelveränderungen. Grübchen und napfartige Vertiefungen der Nägel wurden als Einzelbeobachtungen noch von Jaeger, Delacrétaz und Chapuis, Löhe und Pronk beschrieben.

Eingehend demonstrierte Miescher (1957) den Beginn einer Alopecia areata an den Nägeln. Im ersten Fall, einem 54jährigen Mann, traten die Nagelveränderungen (Brüchigkeit, Aufsplitterung und später totale Nagelverkümmerung) 7 Jahre vor Einsetzen der Alopecie auf. Der Verlauf war dann sehr wechselnd. Perioden stärkeren Wachstums traten kombiniert mit seelischen Depressionen auf. Bei der zweiten Beobachtung handelte es sich um eine Frau, bei der es auch zuerst zu Nagelveränderungen kam. Außer am Mittelfinger rechts und am Mittel- und Zeigefinger links waren sämtliche Nägel der Finger und Zehen betroffen. Es bestanden entweder ein Nagelverlust mit schuppendem reaktionslosem Nagelbett oder partieller Nagelnachwuchs, bzw. eine verdünnte hypoplastische Nagelzone. Dabei fand sich eine partielle oder totale Sistierung des Haarwachstums, die auch erst nach Beginn der Nagelerkrankung zur Entwicklung gekommen war.

Anderson (1950) faßt eine Mitbeteiligung der Nägel als prognostisch ungünstiges Zeichen auf. Es ist nun das Verdienst von Klingmüller (1958b), die feintüpfelige Veränderung der Nägel, die seinerzeit Haxthausen mit der bei Psoriasis verglich, als spezifisch pathognomisches Zeichen der Alopecia areata erkannt und näher untersucht zu haben. Diese *Onychosis punctata* ist bei der Alopecie viel feiner, dichter stehend als bei der Psoriasis, und oft nur durch die Lupe erkennbar. Die Tüpfelung kann in der Längsrichtung der Nägel angeordnet sein. Nach Klingmüller läßt sich der Charakter der Tüpfelung im folgenden Schema darstellen: Bei florider Alopecia areata findet man nur einzelne kleine Gruppen von Tüpfeln im sonst gesunden Nagel (Abb. 4). Bei akuter Alopecia totalis kann die Tüpfelung alle Nägel abschnittartig befallen. Im chronisch stationären Zustand der Alopecia areata verschwindet die Tüpfelung mit dem Nagelwachstum. KLINGMÜLLER spricht von einem „Revolutionsstadium" der Alopecia areata, in dem die Tüpfelung in Erscheinung tritt. SIEMENS schlug vor, die Bezeichnung Tüpfelung durch Stichelung zu ersetzen, da letztere Bezeichnung den morphologischen Verhältnissen besser entspricht.

KLINGMÜLLER und REEH fanden diese feine Stichelung der Nagelplatten bei 66% ihrer Alopecia areata-Fälle. Vergleichende Untersuchungen zeigten, daß eine morphologisch analoge Stichelung unter 1423 untersuchten gesunden Schulkindern nur in 8,6% und bei 553 Hautkranken nur in 6,5% vorkommt. KLINGMÜLLER bemerkt weiter, daß diese Stichelung allein in monosymptomatischer Form im Intervall bei rezidivierender Alopecia areata festgestellt werden konnte. Damit weist KLINGMÜLLER darauf hin, daß Alopecia areata und Nagelveränderungen zwei verschiedene Symptome einer genetisch einheitlichen Erkrankung höherer Ordnung, nämlich einer Krankheit der Hautanhangsgebilde, sind.

Das *lokale klinische Geschehen* in Alopecia areata-Herden besteht in einem Ausfall der Haare mit ihrer Wurzel. Eine Pigmentverminderung bei gleichzeitiger Talgdrüsenhyperplasie bewirkt die elfenbeinartige Färbung der Kopfhaut. Es wurde schon be-

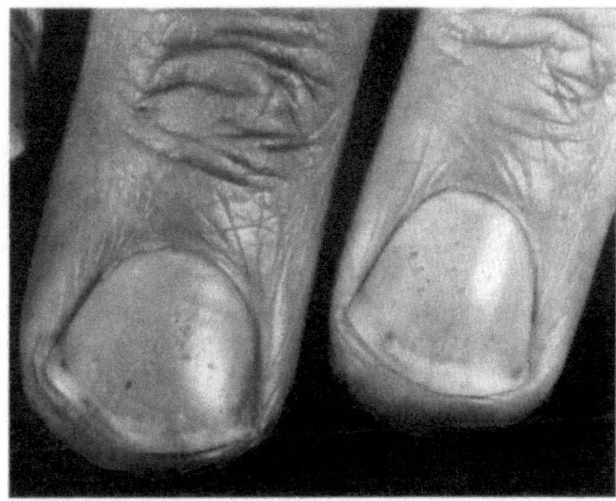

Abb. 4. Fingernagelgrübchen bei Alopecia areata. [Aus der Arbeit von G. KLINGMÜLLER: Alopecia areata. Hautarzt **9** (1958)]

merkt, daß die von SABOURAUD beschriebenen roséoles prépeladiques ein sehr seltenes, ja fast atypisches Bild bei der Alopecia areata sind, doch kann schon vor Ausfall der Haare eine ödematöse Schwellung auftreten (KVEIM).

MAZUMIZU fand bei 53 Kranken schon im Beginn ein Schwinden der Capillarzeichnung.

Die bekannte Erscheinung der Keulenhaare braucht hier nicht näher beschrieben zu werden; wir finden sie bei der Ausdehnung der Erstherde in die Peripherie. Sie geben einen Hinweis auf den zeitlichen Ablauf der Erkrankung, ihr Vorhandensein zeigt die noch bestehende Neigung zum Fortschreiten des Prozesses an. Nach KLINGMÜLLER läßt sich die Form des Kolbenhaares selbst als Zeichen des zeitlichen Ablaufes der Erkrankung deuten. Das distale Ende des Haares ist zwar von normaler Dicke mit normalem Pigmentgehalt, aber aufgesplittert. Dies zeigt eine Keratinisationsstörung an. Der anschließende Teil des Haares ist verdünnt, läßt Pigmentarmut bis völligen Pigmentmangel erkennen, ist aber fest und das Haar haftet auch sehr fest im Follikel. Dies spricht dafür, daß sich die Keratinbildung nach einiger Zeit wieder erholen konnte. Diese Haare können während der Heilung wieder völlig normal nachwachsen, fallen jedoch zumeist aus. Auch von französischen Autoren (SABOURAUD, DESAUX) wird in der Bildung der Keulenhaare (cheveux massués) ein Ausdruck der zeitlichen Aufeinanderfolge des Angriffes der schädigenden Noxe auf den Follikel gesehen: Erst aggressive heftige Einwirkung mit Störung der Keratinisation, so daß der distale Teil brüchig wird und aufsplittert, dann weitere Einwirkung der Noxe bei gewisser Resistenz der Haarbildung mit Hyperaktivität des Bulbus und Verdickung des Haares zur Keulenform, schließlich Erschöpfung des Bulbus mit Bildung pigmentlosen dünnen Haares und endlichem Absterben des Bulbus. Die Kolbenhaare ermöglichen eine diagnostische Abgrenzung der Alopecia areata von traumatischen, infektiösen und anderen Alopecieformen.

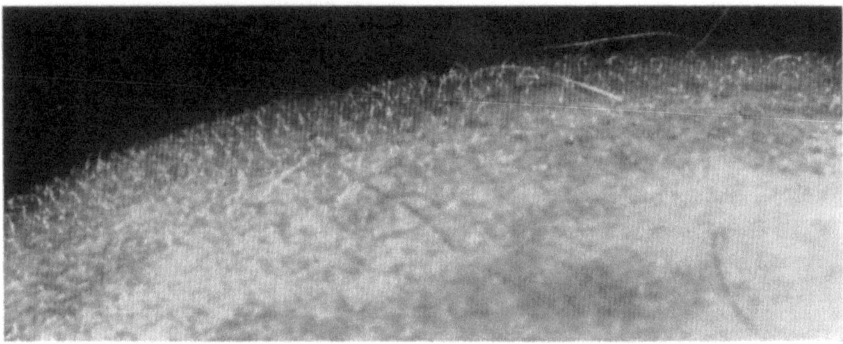

Abb. 5. Feine, meist in Talg eingebettete Härchen bei alter Alopecia areata. [Aus der Arbeit von G. Klingmüller: Alopecia areata. Hautarzt **9** (1958)]

Seltener, fast nur bei ausgesprochen schweren Formen der Alopecie, findet man mißgestaltete Haarreste, die cheveux cadavérisés Besniers, dickere, verdrehte, deformierte, stark pigmentierte Haarreste mit zugespitzter Wurzel, an der man keinen Bulbus erkennen kann. Sie sterben bald ab.

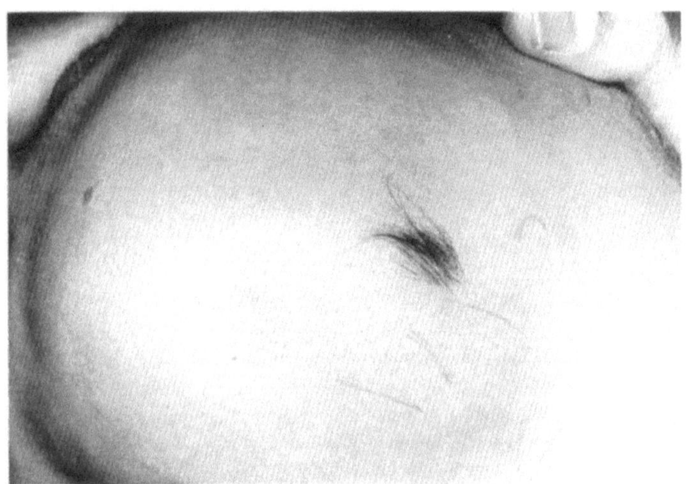

Abb. 6. Persistierende Haargruppe und Einzelhärchen in altem Alopecia areata-Herd. (Aus der Sammlung G. Klingmüller)

In frisch entwickelten Herden der Alopecia areata sind die meisten Haare kaum anders als bei anderen Alopecien, seien sie seborrhoisch oder toxisch, bzw. postinfektiös. Sie lassen sich ohne Mühe und ohne daß es schmerzt ausziehen, sind also sehr hinfällig. Diese Haare sind ebenso lang wie das gesunde Haar der Umgebung, werden gegen die Wurzel zu dünner und immer pigmentärmer, der Markkanal ist unterbrochen und fehlt in der Nähe des Bulbus ebenso wie das Pigment ganz. Der Bulbus selbst ist atrophisch.

In alten Alopecia areata-Herden sieht man häufig feinste Härchen ganz locker häftend, in Talg eingebettet und mit diesem ausdrückbar (Abb. 5). Es ist auffallend, daß man in den Areata-Herden manchmal einzelne Haare oder kleine Haargruppen scheinbar ganz unverändert festsitzend persistieren sieht (Abb. 6). Bestehen Psoriasisherde am Kopf, so bleiben innerhalb dieser Herde die Haare unverändert erhalten, die Alopecie greift also nicht auf die psoriatischen Herde über, solange diese bestehen bleiben (Abb. 7).

Die Hautoberfläche in Alopecia areata-Herden erscheint gegen die Peripherie zu zunehmend rauher. Diese Rauhigkeit ist durch eine Follikelschwellung bedingt und KLINGMÜLLER sieht darin ein makroskopisch sichtbares Zeichen der Abbauvorgänge im Follikel und erklärt damit auch die manchmal vorhandene Vergrößerung der Occipitallymphknoten (Abb. 8). KLINGMÜLLER weist auch auf die starke Überfettung der Kopfhaut in Areata-Herden hin. Diese Überfettung schwindet mit der Rauhigkeit der Haut, wenn der Abbau der befallenen Haarwurzeln beendet ist, nach etwa einem halben Jahr.

Bei der benignen Form der Alopecia areata bleibt es meist bei dem Bestehen eines Herdes. Nach einer Periode, in der nur eine geringe periphere Ausbreitung des Herdes zu bemerken ist, kommt es zu einer mehr stationären Periode und nach einigen Wochen bis Monaten beginnt das Wiederwachsen der

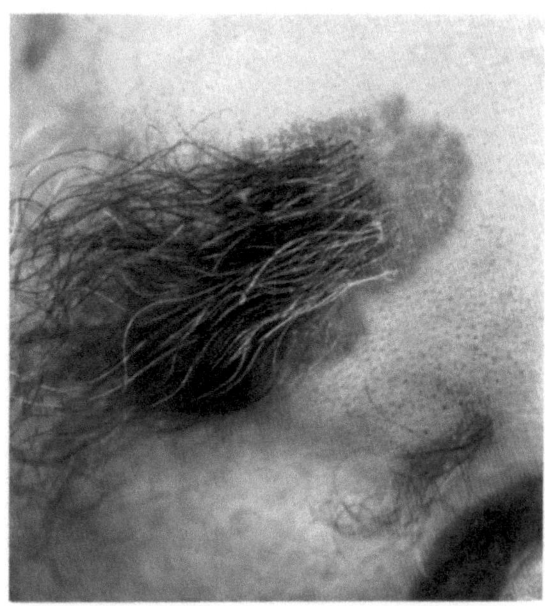

Abb. 7. Psoriasis vulgaris und generalisierende Alopecia areata. Die Psoriasisefflorescenz schützt das Haar vor dem Ausfall. [Aus der Arbeit von G. KLINGMÜLLER: Alopecia areata. Hautarzt **9** (1958)]

Haare. Ein plötzliches Wiedererscheinen der Haare kann sich durch einen dunkel schwärzlichen Farbton in der Tiefe der Kopfhaut anzeigen, doch dürfte dies der seltenere Vorgang sein. Gewöhnlich tritt ein zarter blasser Haarflaum im Zentrum des Herdes zuerst auf, doch auch am Rand und in konzentrischen Kreisen kann das Haarwachstum beginnen. KLINGMÜLLER vergleicht letzteren Vorgang mit dem Phänomen der Liesegangschen Ringe. Bei zentralem Beginn des Haarwachstums besteht manchmal die Möglichkeit einer neuerlichen peripheren Ausbreitung des Herdes mit Auftreten von Kolbenhaaren.

Diese feinen seidenweichen nachgewachsenen Haare vermehren sich, doch kommen auch Rückfälle vor. Mit der Zeit werden die neuen Haare dicker, repigmentieren sich und bilden sich zu normalen Haaren aus. Es gibt Fälle, in denen die neuen Haare voluminöser und pigmentreicher als die normalen Haare werden.

Es kann also eine restitutio ad integrum eintreten. Bei älteren Menschen bleibt manchmal die Repigmentierung aus; ist dies bei jüngeren Menschen der Fall, so faßt man dies meist als Zeichen einer nur provisorischen Heilung auf. Bei schweren Formen der Alopecia areata entwickeln sich 2—6 Wochen oder noch später nach dem Auftreten des initialen Herdes Sekundärherde in oft wenigen

Tagen. Ihre Verteilung ist verschieden, in der Nähe des Initialherdes und dann oft mit ihm zusammenfließend, unregelmäßig über den Kopf verstreut oder auch mehr symmetrisch. Die weitere Entwicklung der sekundären Herde gleicht in allem der des Initialherdes, doch können die zeitlichen Entwicklungsperioden verschieden sein. Der eine Herd kann sich noch ausdehnen, wenn andere Herde schon zum Stillstand gekommen sind bzw. vielleicht schon ein Neuwachsen der Haare erkennen lassen. Sie zeigen ein gewisses autonomes Verhalten, wenn auch vereinzelt beobachtet wurde, daß die Behandlung nur eines Herdes auch die anderen Herde beeinflußt.

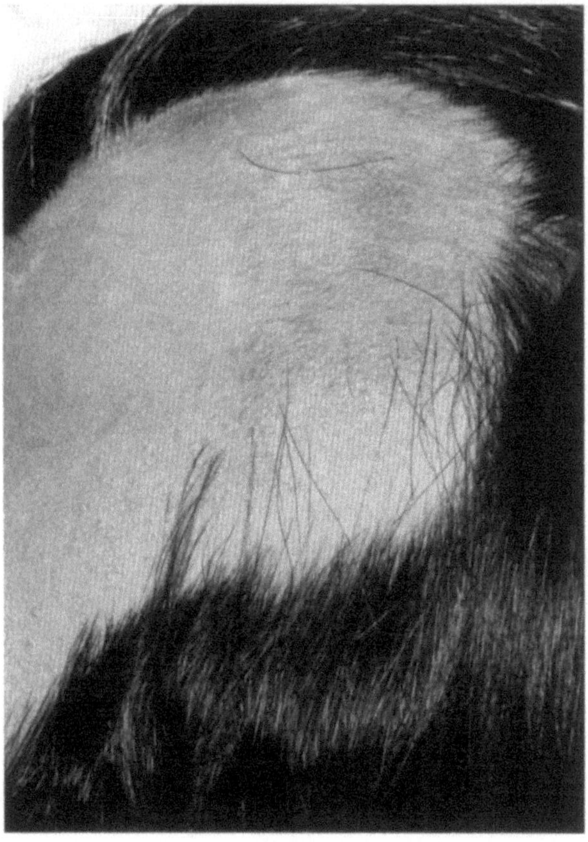

Die Entwicklung einer derartigen Alopecia areata ist schwer vorauszusagen und hängt von der Zahl der Herde und der Tendenz zur weiteren Ausbreitung ab. Die Heilung kann spontan oder nach Behandlung eintreten.

Gougerot, Carteaud und Boulle beschrieben eine dem syphilitischen Haarausfall ähnliche Alopecia areata mit multiplen kleinen Herden. Diese Form ist sehr selten und ihre Bedeutung liegt in der Differentialdiagnose gegenüber der Alopecia syphilitica. Gross sah diese Form schon früher bei einem 8jährigen Mädchen. Anläßlich eines von Gennerich demonstrierten Falles bemerkt Gottron (1939), daß das Vorkommen der *Alopecia areata parvimaculata* immer wieder bestritten wurde und daß einige Autoren sie als besondere Krankheit aufgefaßt wissen wollen.

Abb. 8. Noch peripher fortschreitender Alopecia areata-Herd. Am Rand des fortschreitenden Herdes follikuläre feinpapulöse Rauhigkeit und Kolbenhärchen. [Aus der Arbeit von G. Klingmüller: Alopecia areata. Hautarzt **9** (1958)]

Bei der *Alopecia areata liminaris* (Ophiasis), bezüglich deren Entwicklung und klinischen Aspekt auf die Darstellung Galewskys in diesem Handbuch verwiesen werden darf, fehlen in der Regel Kolbenhaare auch während der Periode der Ausbreitung, hingegen finden sich besonders bei Erwachsenen oft zahlreiche cheveux cadavérisés. Bei Kindern ist diese Form relativ benigen, während bei Erwachsenen die Heilung oft unkomplett ist. Der Verlauf ist selten kürzer als ein Jahr.

Die *dekalvierende Form der Alopecia areata* entwickelt sich aus der vulgären Form oder aus der Alopecia areata liminaris. Ein dekalvierender profuser und diffuser Haarausfall gehört in der Regel nicht zum Krankheitsbild der Alopecia areata. Halty behauptet im Gegensatz zu Sabouraud, daß es eine d'emblée-Form der Alopecia areata gäbe, die mit profusem und diffusem Haarausfall einsetze. Bei dieser Form seien auch Keulenhaare zu finden, so daß es sich dadurch von toxischen Alopecien unterscheide. Das Wiederwachsen der Haare geschieht nur sehr langsam in einzelnen Herden. Auch DESAUX sah einen analogen Fall.

Eine akute gutartige Alopecia areata decalvans beobachtete SÉZARY bei drei Fällen. Sie begann mit einem runden typischen Herd, aber bald kam es zum Haarausfall am ganzen Kopf. Ebenso schnell wuchsen die Haare wieder mit normaler Pigmentation. Bei allen Fällen bestanden Nervosität, Abmagerung, Tachykardie, Schwächegefühl und erhöhter Grundumsatz, also Zeichen einer Hyperthyreose, die auch akut verlief und sich schnell zurückbildete. Das klinische Bild des Haarausfalles war aber das der Alopecia areata und nicht das einer toxischen Alopecie.

Fälle von Alopecia areata, die sich schnell zur Alopecia areata decalvans et totalis entwickelten, bei denen aber außer gelegentlicher Nervosität keine sonstigen klinischen und endokrinen Störungen nachweisbar waren, wurden öfters beschrieben, unter anderem von BERKOVSKY (1932a), GRÜTZ, MÜLLER, REISS. Bei diesen Fällen waren auch keine auslösenden psychischen Insulte nachweisbar.

Bei dekalvierender Alopecia areata ist häufig ein Ödem der Kopfhaut zu finden, das auch auf die Gesichtshaut übergreifen kann. Schon vor mehr als 50 Jahren beschrieb JACQUET die Hypotonie der Kopf- und Gesichtshaut. Persistieren Ödem oder Hypotonie, so ist dies prognostisch für das Wiederwachsen der Haare als ungünstig zu werten.

Die *Alopecia areata* des *Bartes* und *Schnurrbartes* kann die des Kopfhaares begleiten bzw. ihr folgen oder auch vorausgehen, sie kann aber auch auf Bart und Schnurrbart beschränkt bleiben. Gerade bei dieser Form finden sich häufig Pigmentstörungen. Man muß WORINGER und THÉE beipflichten, wenn sie darauf hinweisen, daß die Pigmentstörung bei der Alopecia areata zunächst ausschließlich das Haar betrifft und die Epidermis unberührt läßt, z.B. im Falle von MEREN-LENDER (1933). Die Kopfhaut Alopecia areata-Kranker kann durch Sonnenlicht gebräunt werden. Doch bestehen gewisse Zusammenhänge zwischen Alopecia areata und Vitiligo, worauf in neuerer Zeit MÁRAMAROSI und NAGY wieder hingewiesen haben, auch sind vielfach Einzelbeobachtungen über die Kombination beider Erkrankungen (HERGER, NEGRI, PUGLISI 1937, TJON u.a.) bekannt. MEYER sah die Kombination von Alopecia areata mit Vitiligo in 4% seiner Fälle, desgleichen ANDERSON. Auf die Verbindung beider beim Vogt-Koyanagi-Syndrom wird noch hingewiesen werden.

Die Lokalisation der *Alopecia areata* an *Brauen* und *Wimpern* zeigt sich teils als gut umschriebene fleckartige, teils als diffuse Form. Die letztere, fast immer mit dekalvierender Alopecie verknüpft, läßt für das Wiederwachsen der Haare die Prognose ungünstig erscheinen, besonders wenn die Cilien mit ausgefallen sind. VRIJMAN sah eine isolierte Alopecie der Wimpern nach ganz flüchtigem Trauma bei einem 14jährigen Knaben.

Der *Befall* des *Stammes* und der *Extremitäten* scheint besonders disponierte Gebiete zu betreffen, teils in disseminierten Plaques, speziell am Gesäß, teils mehr band- und streifenartig an den Extremitäten entlang laufend und dann öfter symmetrisch. Bei schwerer total dekalvierender Alopecia areata werden Achsel-, Brust- und Schambehaarung mitbetroffen (z.B. Fälle von AZORIN und SPILZIN-GER, FIVAZ 1956, MAIRE und WORINGER, NEGRI u.a.), obwohl auch bei sonst totaler Alopecie Achsel- und Pubeshaare sehr resistent sind (BENGTSSON 1941, DREYER). Unter den Fällen totaler Alopecie von FIVAZ befinden sich auch Kinder. Wir erwähnten schon, daß gerade die schweren Fälle von Alopecia totalis häufig mit schweren dystrophischen Nagelveränderungen einhergehen, die auch hier den Syndromcharakter betonen.

Bei dem lokalen Geschehen innerhalb der Areata-Herde hat man immer wieder an eine mögliche *Gefäßstörung* gedacht. Die Sabouraudsche roséole pré-peladique und die von dem gleichen Autor beschriebene roséole pré-décalvante im Verlauf schwerer dekalvierender Alopecien leiten ebenfalls zu solchen Gedankengängen hin. Die älteren Untersuchungen von Lévy-Franckel (1922) und seinen Mitarbeitern wiesen auf eine Gleichgewichtsstörung des vago-sympathischen Systems hin, die zu lokalen Angiospasmen führt. Diese bekannten Untersuchungen, auf die hier nicht näher eingegangen zu werden braucht, beherrschten weitgehend die Vorstellung von der Pathogenese der Alopecia areata. Auch spätere Untersucher wandten sich immer wieder diesen Problemen zu und bauten ihre therapeutischen Vorschläge auf diesen Vorstellungen auf. Midana (1932) fand bei vergleichenden Temperaturmessungen der Haut auf erkrankten und auf den sie umgebenden gesunden Stellen die Temperatur auf den erkrankten Stellen immer höher, was für eine Überregbarkeit spricht. Im Gegensatz dazu fand Roxburgh bei 26 Patienten keine Unterschiede der Hautoberflächentemperatur in Areata-Herden und umgebender normaler Haut. Monacelli und Montesano studierten die Tonusverhältnisse und traumatischen und pharmakodynamischen Reaktionen bei Alopecia areata und fanden bei 7 Fällen ein Vorwiegen des ischämischen Typs mit Verzögerung der vasodilatatorischen Effekte. Nach ihnen besteht eine Dystonie des sympathischen Nervensystems. Hingegen konnte King mit dem Histamintest keinen Hinweis auf eine Gefäßstörung in den Areata-Herden erbringen. Máramarosi und Nagy fanden in Areata-Herden capillarmikroskopisch die Capillarranken vermindert oder fehlend. Sie schließen daraus auf eine gesteigerte Aktivität des Sympathicus und verweisen darauf, daß Brailowszkij in der Haut von Areata-Herden Sympathin nachgewiesen hat, das in anderen Hautstellen des gleichen Patienten nicht gefunden werden konnte. An normaler Haut ist das Verhalten der Capillaren auf Histamin und Acetylcholin gerade umgekehrt. Eine Blockierung der Sympathicusganglien führt zur Gefäßerweiterung in den Areata-Herden. Puglisi (1942), der angiospastische Zustände bei der Alopecia areata ebenfalls als vorherrschend ansieht, gab daher lokale Injektionen von Nicotinsäure i.c. und erzielte gute therapeutische Erfolge. Von den gleichen Voraussetzungen ausgehend, empfiehlt auch Carvillo Ausejo vasodilatatorische Maßnahmen, z.B. Injektion von Nicotinsäure. Ogawa (1938b) glaubt allerdings nach Versuchen mit Acetylcholin, daß nicht einfach ein Gefäßerweiterungseffekt vorliege, sondern daß noch andere Wirkungen in Betracht gezogen werden müßten. Auch Piguet erblickt in einem Spasmus der Hautarteriolen das wesentliche Moment im Zustandekommen der Alopecia areata und empfiehlt daher zur Behebung dieser Spasmen wiederholte Injektionen von Novocain in das linke und rechte Ganglion cervicale superior und in das Ganglion stellare, um so den Sympathicus zu unterbrechen. Die Befunde Mazumizus wurden bereits erwähnt.

Nun sind klinisch-makroskopisch erkennbare Reaktionen der Haut in Areata-Herden selten. Zu den von Sabouraud beschriebenen roseolenartigen Exanthemen, die nur ganz vereinzelt beobachtet werden, kommt noch manchmal eine leichte Rötung im Stadium der Follikelresorption, auf die Klingmüller (1954b) hinweist. Es bestehen daher durchaus noch viele offene Fragen, wieweit dem Gefäßfaktor bei der Alopecia areata eine primäre Rolle in der Pathogenese zugeschrieben werden darf.

Die *Regeneration* des Haarkleides beginnt meistens als feiner blasser Haarflaum. Wir nannten schon die Regeneration im Zentrum der Herde und vom Rand her in konzentrischen Kreisen. Doch die Neigung zu Rückfällen ist groß und die Lokalisation der Rezidive ist ungeordnet und zeitlich unregelmäßig. Sie kann sich über lange Zeiträume erstrecken. Jannarone weist auf die Häufigkeit der Rezidive in Fällen hin, bei denen die Alopecia areata vor der Pubertät auftrat. In einem Drittel seiner Fälle setzte das Wachstum nach 6 Monaten wieder ein, in der Hälfte der Fälle war das Haar nach einem Jahr voll regeneriert, bei den restlichen Fällen nach 3 Jahren. Fivaz fand Rezidive bei 20% und Walker und

Rothman fanden eine Rückfallneigung sogar bei 86% ihrer Fälle. Arnold sah bei seinen Fällen, die ausschließlich Japaner betrafen, bei den meisten ein Wiederwachsen nach 3 Monaten, selten erst nach einem Jahr. Die Kranken, die bis dahin keine Regeneration der Haare zeigten, behielten ihre Alopecie. Doch ist die Regenerationskraft der Kopfhaut erstaunlich groß. Nobl (1933) sah ein spontanes Wiederwachsen der Haare bei einem Fall von totaler Alopecie nach 5 Jahren, Apfelthaler-Kumer nach 7 Jahren. Freemans Fall ist besonders lehrreich. Die Alopecie trat in diesem Falle im 16. Lebensjahr auf. Im Alter von 32 Jahren wuchsen an einigen Stellen der Kopfhaut Haare nach, der übrige Kopf blieb kahl. Im Alter von 49 Jahren erfolgte wegen einer Neurodermitis eine Röntgenbestrahlung der Stirn. Nun fingen die Haare wieder zu wachsen an und es entstand eine normale Kopfbehaarung. Die im 32. Lebensjahr gewachsenen Haare waren schon ergraut, die neuen Haare dagegen dunkel pigmentiert. Es lagen also zwischen Alopecie und neuem Haarwachstum 16 und 33 Jahre, eine gewiß ungewöhnliche Beobachtung.

Das Auftreten der Alopecia areata zeigt manchmal eine *Abhängigkeit* von den *Jahreszeiten*. Dafür liegen sichere Beobachtungen vor. Jordan (1951) sah das Auftreten der Alopecia areata meist im Mai nach schweren Wintern. Ramel (1939) beobachtete einen Fall, bei dem es zwischen dem 2. und 19. Lebensjahr jährlich im Herbst innerhalb weniger Tage zur Alopecie kam. Die Regeneration der Kopfhaare war jeweils nach 6 Monaten wieder beendet. Eine Quarzlampenbestrahlung unterbrach diesen periodischen Haarausfall für 6 Jahre, dann aber trat er ohne erkennbare Ursache periodisch wieder jeden Sommer auf. Keulenhaare waren immer nachweisbar. Smith jr. (1949) sah bei einem Knaben eine Alopecia areata 5 Jahre hindurch jeden Herbst im September-Oktober rezidivieren. Fivaz sah in 30% seiner Fälle den Beginn im Herbst und Winter und bei 20% im Frühling und Sommer. Neben den genannten liegen noch weitere Beobachtungen vor.

Die *Prognose* der Alopecia areata ist bei der Launenhaftigkeit der Erkrankung sehr unsicher. Nobl (1935) weist darauf hin, daß totale Alopecien, die monatelang keine Spur von Haarwachstum zeigten, prognostisch sehr vorsichtig zu beurteilen seien. Nach Anderson behält etwa 1% der Kranken die Alopecia areata. Auch Walker und Rothman machen ähnliche Angaben: Bei einem Drittel sahen sie Heilung nach 6 Monaten, bei der Hälfte nach einem Jahr. Zwei Drittel der Fälle heilten in 5 Jahren und ein Drittel war unheilbar. 75% der Kranken mit Alopecia areata totalis blieben kahl. Arnold fand keine Beziehungen zwischen Wiederwachsen der Haare und Dauer der Alopecie, ebenso keine zum Alter der Erkrankten. Nach Heite verlaufen 2% der Alopecia areata chronisch rezidivierend.

Katamnestische Untersuchungen bei Alopecia areata liegen von Illhardt vor. Von 81 zur Nachuntersuchung erschienenen Kranken war es bei 28 zur völligen Heilung gekommen. Bei 53 war es unabhängig von Art und Dauer der Behandlung zu Rezidiven bzw. bei 4 von ihnen zur völligen Kahlheit gekommen. Die Autorin weist unter anderem darauf hin, daß die Dauer des Bestehens der Erkrankung vor der Behandlung für die Prognose sehr wesentlich ist. Bei 16 von 22 Kranken, bei denen der Haarverlust nicht älter als ein Monat war, trat völlige Heilung ein. Liegt der Haarverlust länger als 2 Jahre zurück, sind die Aussichten auf Heilung sehr gering und bei einem 10jährigen Bestand der Alopecie ist die Heilungsaussicht fast Null. Auch die erste Lokalisation des Haarausfalles am Hinterkopf verschlechtert die Prognose.

Besonderes Interesse hat immer das *familiäre Auftreten* der Alopecia areata erregt. Glaubte man doch vor allem in der älteren Literatur darin Hinweise für eine infektiöse Ätiologie der Alopecia areata zu finden. Noch Anderson (1950) denkt bei 19% seiner Fälle wegen positiver Familienanamnese an die Möglichkeit einer Familieninfektion.

Alopecia areata bei Geschwistern ist häufig beobachtet worden, so von Anderson (1937) bei 2 Schwestern, von Bereston und Robinson gleichzeitig bei 2 Brüdern und 2 Schwestern, von Goodman und Abel bei 2 Brüdern im 14tägigen Abstand, von Haas und von Hollander bei 2 Brüdern, von v. Mallinckrodt-Haupt bei 2 Schwestern, von Mierzecki bei 2 Brüdern, von Traub (1935) und noch von Wiersema bei 2 Brüdern. Bei einem nervösen cyclothymen Ehepaar sah Koltes gleichzeitig Alopecia areata.

Familiäres Befallensein beschreiben weiter Brenske, Dreyer (Vater und Sohn), Hollander (Mutter, Sohn und Tochter), Jordan, Juon (1943), Nobl (1933) (Vater, Sohn und Tochter), Silver (Vater, 2 Söhne und Tochter) und schließlich noch Winkler (1947). Eine Besonderheit stellen die Fälle von Lichcier dar: 2 Schwestern, 2 Brüder und eine Tochter des einen Bruders litten an Alopecia areata, während Vater und Tante mütterlicherseits an einer kongenitalen Hypotrichose litten. Teilweise über eine in 5 Generationen in einer Familie reichende Alopecia areata berichtet Warren (1937). Betroffen waren ein 15 Monate altes Kind, Vater und Onkel sowie väterlicherseits Großmutter und eine Großtante. Ähnliche Beobachtungen stammen noch von Bloom (1956), Juon, Marchionini, Sator und Silver. In der neuen Literatur wird über das Auftreten der Alopecia areata bei Zwillingen von Turnacliff und bei eineiigen Zwillingen von Fischer, Hendren sowie Weidman, Zion und Mamelok berichtet.

Neuere Daten über die prozentuale Häufigkeit familiärer Belastung bei Alopecia areata liegen von einigen Autoren vor. Neben Anderson, der schon erwähnt wurde, gibt Hollander 16—25% familiäre Häufung an.

Über ein familiäres Auftreten berichtete auch Curth bei einem Mann und seinen 2 Töchtern, bei den letzteren bestand auch eine Stichelung der Fingernägel. In der Debatte zu diesen Fällen gibt Orentreich bei 20% der an Alopecie Erkrankten ein nachweisbares familiäres Auftreten an.

Klingmüller dehnte die Untersuchung auf familiäre Häufung der einzelnen zur Alopecia areata gehörigen Symptome auch auf das Vorhandensein von Nagelgrübchen aus und kommt so zu 14,5%. Es ist also verständlich, besonders bei Berücksichtigung der Zwillingsfälle, daß auch neuere Autoren eine anlagemäßige Minderwertigkeit der Hautanhangsgebilde annehmen und sie als hereditäre Belastung deuten, wie z.B. Klingmüller, Haldin-Davis, Jäger, Juon und Fischer.

Die Probleme der Ätiologie der Alopecia areata machen es verständlich, daß immer wieder versucht wurde, durch allgemeine klinische Untersuchungsmethoden faßbare Befunde zu erheben. Man versuchte sowohl mit Hilfe der allgemeinen Laboratoriumsmethoden als auch mit Hilfe von Röntgenuntersuchungen des Schädels und der Zähne zu deutbaren Zusammenhängen zu gelangen.

Blutbild, chemische und serologische Blutbefunde. Die meisten Autoren fanden das celluläre Blutbild normal. Fivaz fand bei 72,5% seiner Fälle eine Lymphocytose und bei nahezu 50% eine Linksverschiebung. Klingmüller konnte, obwohl er ausgesprochen klinisch schwere Fälle untersuchte, keine eklatanten Befunde erheben. Nishimura prüfte bei 50 Alopecia areata-Kranken das Gesamtcholesterin, Fettsäuren und den Lecithingehalt im Blut. Er fand in den verschiedenen Stadien der Erkrankung entgegengesetzte Werte. Bei Erniedrigung des Gesamtcholesterins waren der Fettsäuren- und Lecithingehalt erhöht, bei normalem Gesamtcholesterin waren diese erniedrigt und die Fettsäuren gingen bei der Zunahme des Gesamtcholesterins noch zurück. Auch Fivaz fand bei 74% seiner Fälle abnormale Cholesterinwerte. Bei 61% waren eine Erhöhung des Gesamtcholesterins und bei 77% eine Erhöhung der Cholesterinester feststellbar.

Der gleiche Autor fand in 54% herabgesetzte Eisenserumwerte und auch in der Kopfhaut aus Alopecieherden war der Eisengehalt vermindert. Der Kupfergehalt der gleichen Hautabschnitte war unterschiedlich, 4mal war Kupfer nur in Spuren nachweisbar und 2mal fanden sich abnorm hohe Werte. Vámos u. Mitarb. fanden die Kalium-, Natrium- und Chlorwerte im Serum Alopeciekranker unterschiedlich, ebenso den Blutzuckergehalt, glauben aber trotzdem auf eine Störung des endokrinen Systems schließen zu dürfen. Frankl u. Mitarb. untersuchten den Blutzucker bei 14 Frühfällen und 11 Spätfällen nüchtern und nach ein- und zweimaliger Glucosebelastung. Bei Frühfällen wurden Hypoglykämie und funktioneller Hyperinsulinismus gefunden, die Spätfälle zeigten normale Werte. Bei den Frühfällen war auch der Blutdruck hypoton. Klingmüller führte ebenfalls Insulin- und Dextrosebelastungsversuche durch, doch ohne signifikante Befunde zu erhalten. Vergleichende stufenphotometrische Untersuchungen von Tyrosin bzw. Phenolkörpern im Blut von Alopeciekranken unternahm Ottenstein. Bei 25 Fällen fand die Autorin den Tyrosingehalt gegenüber der Norm erhöht und vermutet, daß eine Störung der Schilddrüse dafür verantwortlich sei. Waisman und Kepler konnten bei 138 untersuchten Fällen keine konstante funktionelle endokrine Abnormität feststellen. Nach Arzt besteht eine Erhöhung der Abbauwerte des Serums gegenüber Hypophyse und Ovar und eine Herabsetzung gegenüber Thyreoidea, Testis und Thymus. Der Grundumsatz wurde öfter untersucht. Merelender fand bei 2 Fällen totaler Alopecie herabgesetzte Werte, in einem Fall sogar —46%, Ketzán bei 3 Fällen erhöhte Werte zwischen +21 bis +32%. Auch Ricciardi (1955a) fand Grundumsatzstörungen bei 65 Kranken. Fivaz erhielt den Grundumsatz 30mal im Bereich der Norm und 10mal erhöht. Sézary u. Mitarb. (1935) konnten nur bei 45% ihrer Kranken einen normalen Grundumsatz feststellen.

Sézary u. Mitarb. (1935) versuchten durch Prüfung der syphilitischen Serumreaktionen bei ihren Kranken mit Alopecia areata eine Beziehung dieser Erkrankung zur Lues zu gewinnen und nehmen an, daß vor allem die konnatale Syphilis eine Rolle durch Schädigung der endokrinen Drüsen spiele. Doch darf wohl mit Hinsicht der überwiegend negativen Resultate anderer Untersucher gesagt werden, daß Syphilis und Alopecia areata keine ursächlichen Beziehungen zueinander haben.

Liquoruntersuchungen. Untersuchungen über das Verhalten des Liquor cerebrospinalis bei Alopecia areata liegen vorwiegend von Midana (1933, 1934) vor. Dieser Autor fand in 18 Fällen die Wa.R.-, Meinicke- und Sachs-Reaktion im Liquor immer negativ, desgleichen die Reaktion nach Nonne. Die Pandysche Reaktion war nur in einem Falle positiv. Die Weichbrodtsche Reaktion war in 8 Fällen ausgesprochen positiv, in 3 Fällen schwach positiv und in 8 Fällen negativ. Die Boltz-Reaktion war 2mal deutlich und 8mal schwach positiv, 8mal negativ. Bei 3 Fällen fand sich eine Zellvermehrung. Die Mastix-Reaktion zeigte bei allen Fällen im 5. und 6. Röhrchen eine Fällung. Der Untersucher nimmt daher an, daß bei Alopecia areata im zentralen Nervensystem pathologische Veränderungen bestehen müssen, über deren Natur und Lokalisation aber vorerst keine Aussagen zu machen seien. Selim-Sabri kam zu ähnlichen Ergebnissen und hebt auch hervor, daß keine Anhaltspunkte für das Vorliegen einer Lues gewonnen werden konnten. Scaglione erhielt bei seinen Liquoruntersuchungen sog. Meningitiskurven, die auf eine Alteration des Hirnparenchyms und der Wurzeln hindeuten.

Röntgenuntersuchungen des Schädels. Strickler und Greenberg fanden nur bei 9% ihrer Fälle definitive leichte Abnormitäten der Sella turcica. Bei 36 Schädelaufnahmen bei seinen Alopeciekranken stellte Fivaz (1956) einmal eine kalkdichte Verschattung über der Sella turcica und einmal eine Sellahypoplasie fest. Die übrigen 34 Befunde waren normal. Demgegenüber gelangte Ricciardi

(1955b) bei 92 untersuchten Fällen zu wesentlich anderen Ergebnissen. Nur 15 dieser Fälle hatten eine normale Schädelzeichnung. Bei 58 Fällen fanden sich osteomeningeale Reaktionen mit Impressiones digitatae, die bis zum cerebriformen Aspekt der Tabula interna gingen, vielfach Nahtveränderungen, Sklerose und spheno-basilare Formanomalien als Zeichen intrakraniellen Hochdruckes. Weiter berichtete der Untersucher von Sellaanomalien, und zwar fand er 32mal eine hypoplastische Sella, 9mal verschiedene Veränderungen der Sella, 6mal eine Erweiterung des Introitus sellae und 8mal eine Mißbildung des Introitus sellae. Die die Sella betreffenden Befunde deuten nach RICCIARDI auf die Beteiligung des Basalhirns und der Hypophyse als mögliches regelmäßiges Element in der Pathogenese der Alopecia areata hin. Bei den von FIVAZ durchgeführten elektrencephalographischen Untersuchungen fanden sich bei 4 Fällen leichtere bis schwere Störungen, die aber eher auf vegetative Störungen hindeuteten.

Krankhafte Veränderungen an den Zähnen, Tonsillen und Augen. Es ist auffallend, wie still es in der Literatur der letzten 2 Jahrzehnte um die Zusammenhänge krankhafter Zahnveränderungen und fokaler Infekte mit der Genese der Alopecia areata geworden ist. Wies im deutschen Schrifttum noch 1937 MONCORPS auf diese Zusammenhänge hin, so scheinen sonst nur die Autoren der französischen Dermatologenschulen diesen Zusammenhängen größere Bedeutung beizumessen und DESAUX widmet den „épines peladogènes" JACQETs noch 1953 eine eingehende Besprechung und sieht die genaue klinische und röntgenologische Untersuchung des Gebisses bei jedem Fall von Alopecia areata als nicht zu umgehende Notwendigkeit an. Doch ist sicher GOTTRON (1943) beizupflichten, wenn er sagt, daß die Beziehungen krankhafter Zahnveränderungen zur Alopecia areata überbewertet wurden, eine Ansicht, die auch andere Autoren, z.B. ANDERSON, teilen. Bei 21 seiner Kranken führt auch FIVAZ eine Überprüfung des Zahnstatus durch und fand in 24% sichere Granulome, bei einigen Fällen fragliche Granulome und einmal eine Alveolarpyorrhoe. Die rhino-otologische Untersuchung von 35 Kranken verlief ohne eklatante Ergebnisse, nur einmal wurden herdverdächtige Tonsillen gefunden.

An der Bonner Klinik wurden 33 z.T. jahrelang beobachtete Kranke mit meist schweren Formen der Alopecia areata von KLINGMÜLLER einer genauen Untersuchung unterzogen. Diese erstreckte sich auf Blutbild, Elektrophorese und Serumlabilitätstests, Schädel- und Sellabefunde, Volhardschen Versuch, Insulinund Dextrosebelastung, auf ausführliche neurologische, ophthalmologische und otologische Befunde. KLINGMÜLLER (1958b) bezeichnet das Ergebnis bezüglich pathologischer Befunde bei so ausgedehnten Haarwuchsstörungen als mehr als mager. Wenn Krankheitsbilder als Kombination festgestellt werden konnten, so ließen sie keine Beziehungen untereinander erkennen.

Die Bedeutung krankhafter Zahnveränderungen, Herde usw. könnte vielleicht dadurch für die Pathogenese der Alopecia areata einen neuen Aspekt erhalten, wenn man die Untersuchungsergebnisse HUETs berücksichtigt. Dieser Autor stellte fest, daß Zahnerkrankungen ätiologisch für Störungen der Funktion der Thyreoidea und der Hypophyse in Frage kommen können. Bei einer gewissen Anzahl Kranker mit Hypophysenstörungen heilten diese nach der Extraktion kranker Zähne aus.

Sehr fraglich erscheinen die Beziehungen von Augenstörungen zur Pathogenese der Alopecia areata. HAYNES und PARRY konnten zwar bei 61 ihrer 130 Fälle von Alopecia areata Refraktionsanomalien feststellen — meist bestand Astigmatismus besonders häufig in der Querachse — weiter berichteten die Autoren auch von raschem Wiederwachsen der Haare nach konsequentem Tragen einer entsprechenden Brille, doch sowohl FIVAZ als auch KLINGMÜLLER konnten diese Befunde nicht bestätigen. Überblicken wir alle diese in der neueren Literatur beschriebenen Ergebnisse allgemeiner und spezieller Untersuchungen, kann man nicht sagen, daß sich gleichsam ein roter Faden gefunden hätte, der uns zu einer sicheren Tatsache hingeführt hätte, die uns einen neuen Aufschluß zur Pathogenese der Alopecia areata liefern könnte.

Kombinationserkrankungen. Mit der Alopecia areata kombinierte Erkrankungen können einerseits völlig ohne jede Beziehung zu ihr stehen, andererseits aber können Erkrankungen, auch wenn sie nicht in direkter Beziehung zur Alopecia areata stehen, doch Hinweise bieten, die das gleichzeitige Auftreten beider Erkrankungen aus dem Bereich des Zufalls herausheben; Hinweise, die z.B. auf Beteiligtsein des Nervensystems, Organe der inneren Sekretion, des Diencephalons deuten, also Organsystemen, denen man eine Rolle in der Pathogenese der Alopecia areata zuschreibt. Schließlich gibt es Alopecia areata-ähnliche Krankheitsbilder bei Ektodermalsyndromen, die Aufschlüsse auf eine Minderwertigkeit der Hautanhangsgebilde bei Alopecia areata gestatten.

Zu der ersteren Gruppe möchten wir Beobachtungen rechnen, wie z.B. die von RUSTEN, die Rezidive bei Alopecia areata in Abhängigkeit von Lungentuberkulose betreffen, weiter Alopecia areata bei Sinusitis maxillaris bilateralis (JAEGER u. Mitarb.), bei perniziöser Anämie (SIKORSKI), bei Sichelzellenanämie (CORNBLEET u. Mitarb.) und im Anschluß an tuberkulösen Primärinfekt (JAEGER u. Mitarb.). Bei den infektiösen Erkrankungen bzw. entzündlichen Herden wäre eine Beziehung zur Alopecia areata höchstens im Sinne der Jacquetschen „épines péladogènes‟ gegeben. Ferner sei hier der Fälle von FIVAZ mit Angina, Dyphtherie, Pneumonie, Adnexitis und einer Benzinvergiftung im Beginn der Alopecia areata gedacht und weiter des Falles mit Acrodermatitis atrophicans des rechten Beines von KETZÁN.

In der zweiten Gruppe, in der sich die Alopecia areata Nerven- bzw. Gefäßstörungen, Zentralnervensystemstörungen und endokrinen Störungen hinzugesellt, können mögliche gemeinsame Wurzeln angenommen werden. Hierher kann man den Fall von WINKLER (1947) mit dem Phänomen der „digiti mortui‟ und den Fall einer therapeutisch unbeeinflußbaren einseitigen Alopecia areata bei gleichzeitigem Hornerschen Syndrom von GOTTRON (1943) zählen. WINKLER sah ferner bei der Sektion von 2 Fällen von Alopecia areata maligna Aneurysmen der Arteria cerebralis communis mit Blutungs- und Erweichungsherden am Boden des 3. Ventrikels und Hirndruckzeichen. Bei einem weiteren Fall lag schwerer Alkoholismus vor. CORTELLA fand eine Alopecia areata decalvans bei einem 24jährigen Mann mit Kryptorchismus, Brustdrüsenentwicklung bei Hypopituitarismus und Hypogonadismus. BERTACCINI (1933) beobachtete eine Alopecia totalis bei einem Mädchen mit leichter rechtsseitiger Parese, Steigerung des intrakraniellen Druckes, Erosion der Proc. clinoidei und Andeutung eines adiposo-genitalen Syndroms. Es bestanden ferner eine Störung des Kohlenhydratstoffwechsels und der Diurese.

Der Fall von MILBRADT leitet gewissermaßen zur dritten Gruppe, der Kombination der Alopecia areata mit anlagemäßigen ektodermalen Störungen über. Bei seiner Patientin war es nach einer apoplektiformen grippalen Encephalitis zu schweren pluriglandulären Störungen gekommen, daneben bestanden Akrocyanose, Hyperidrose, Vitiligo, Alopecia areata und Dermatitis atrophicans maculosa. Die starke Beteiligung der ektodermalen Gebilde legt den Gedanken an eine anlagemäßige Minderwertigkeit nahe.

QUIROGA sowie QUIROGA und PECORARO stellten Beziehungen im Auftreten einer Alopecia areata zum Leucoderma acquisitum centrifugum fest.

STRYKER sah eine Alopecia areata bei einem Kranken mit einseitiger Keratosis palmaris. Bei dem von MUSSLER demonstrierten Fall eines eigenartigen areata-ähnlichen symmetrischen Haarausfalles wies Korting auf eine Keratosis follicularis spinulosa hin. Vielleicht bestand auch ein sekundärer Spinulismus. Nach Korting ließe sich auch noch eine abortive Form des Syndroms von Graham-Little-Lassueur in Betracht ziehen. Bei dem Fall von Ringrose und Ekblad kam es nur im Bereich einer Alopecia areata zur Acne vulgaris, Acne cystica und zu Milien. Die Autoren sehen in dieser Erscheinung eine fehlende Drainfunktion der Haare, so daß kaum eine Begleitdysplasie vorgelegen hat. Ayres und Jensen fanden in einem Falle eine Alopecia areata totalis mit Otorhinophym und Pruritus kombiniert. Klingmüller berichtete über ein seltenes ektodermales Syndrom bei einem 12jährigen Jungen. Das Kind hatte bis zum 6. Lebensjahr eine Alopecia areata recidivans, litt schon als Kleinkind an einem Keratoma palmare et plantare und zeigte als weitere Mißbildung eine Ectopia pupillae et lentis und Lenticonus post. neben exzessiver Myopie. Ähnlich ist die Beobachtung von Sommerville mit ektodermalen Begleitdysplasien an den Nägeln, mit Hyperkeratosen, mit Pigment- und Geruchsstörungen und Strabismus sowie Zahndysplasien bei Alopecia areata-ähnlichem Bild. Es ist ein Fall kongenitaler Hypotrichose, der, wie ähnliche andere, vergleichende Hinweise zu einer Minderwertigkeit der Hautanhangsgebilde bei Alopecia areata bietet.

Wir kamen an anderer Stelle schon auf die eigentümliche Kombination von Augen-Haarstörungen zu sprechen, die als Vogt-Koyanagi-Syndrom bekannt ist und wiesen auf die dabei bestehende Poliosis hin. Es besteht dabei bei etwa 56% auch eine der Alopecia areata ähnliche Alopecie. Neuere Untersuchungen dieses Syndroms, unter anderem von Lewis und Esplin sowie Meyer-Schwickerath und Mertens, das als Uveo-encephalitis mit Hautsymptomen einhergeht (Vitiligo, Poliosis, Alopecie), lassen die Erscheinungen als Folge einer Hypothalamusstörung erklären. In einigen Fällen wird erbliche Konstitution angenommen.

Vielleicht darf in diesem Zusammenhang an den Fall von Dietz und Sabinsky eines Pseudopelade-Status mit Hyperostosis calvariae diffusa et ostitis condensans ilei erwähnt werden, bei dem Skeletstörungen bei einer 37jährigen Frau mit kahlen Stellen am behaarten Kopf kombiniert waren. Lerner (1959) sah eine totale Alopecie mit einer ausgedehnten Vitiligo einhergehen.

In diesem Zusammenhang muß auch des interessanten Falles eines Vogt-Koyanagi-ähnlichen Syndroms mit mandibulofacialer Dysostosis (Franzeschetti-Zwahlen) gedacht werden, der von Ludwig und Korting berichtet wurde. Vitiligo und Alopecia areata-ähnliche Haaranomalien gehören zu dieser mesoektodermalen Erkrankung. Die Schilderung der Erscheinungen am Kopf dieses Kranken sei wörtlich wiedergegeben:

„Auffällig betroffen ist der behaarte Kopf. Dieser ist Sitz zahlreicher verstreuter, teilweise auch in polycyclischer Anordnung zusammenfließender, weißer Flecken von unregelmäßiger Begrenzung verschiedener Größe, in deren umschriebenen Bereich sehr feine, ausschließlich silberhelle und nicht sonderlich gelockerte Haare zu finden sind, die nur etwa über der Stirn- und Schläfengegend vermehrt gelichtet stehen, wodurch hier, bei gleichzeitig gesteigerter Konfluenz der Herdstellen, schließlich fast Übergang in Glatzenbildung erfolgt.... Völliger Haarschwund ist dagegen nur ausnahmsweise an den Schädelrandpartien in Form circumscripter, angedeutet kreisrunder Herde anzutreffen, bei denen auch leichte Ausziehbarkeit der randwärts sitzenden Haare und an einer Stelle auch allmählich dunkleres Nachwachsen vorliegt. Die lateralen Anteile von Augenbrauen und Wimpern erwiesen sich als deutlich haarärmer, wohingegen fast sämtliche Fingernägel von einer mehr-minder punktförmigen Weißfärbung befallen sind."

Die Schwierigkeiten, die kausal-pathogenetischen Zusammenhänge in diesem Fall genügend aufzuhellen, führt die Autoren zu einer das nosologische Gesamtbild als grundsätzlich koordiniert anzusehenden Auffassung. Sie betrachten es als eine „Entwicklungsstörung totius substantiae", die vornehmlich das Di-Mesencephalon zu einem Zeitpunkt geringer fetaler Gewebsspezialisierung betroffen hat.

Es ist bei fehlendem Erbgang natürlich sehr schwierig, aus der phänotypischen Manifestation eines Syndroms auf die Ursache zu schließen, da nach NIEDERER diese bei Erbleiden und intrauterin erworbenen Krankheiten die gleiche sein kann. LUDWIG und KORTING deuten das beschriebene Syndrom in ihrem Fall aus einem Zusammenwirken von intrauteriner Infektion und latenter Erbanlage. Die von den beiden Autoren beschriebenen Randherde am Kopf haben in der Tat viel Ähnlichkeit mit der Alopecia areata, jedenfalls mehr als mit der Alopecia congenita circumscripta. So ist dieser Fall ein Beispiel dafür, daß auch die Möglichkeiten bestehen, bei der Alopecia areata einen genetischen Zusammenhang mit Entwicklungsstörungen zu diskutieren.

KLINGMÜLLER sieht in derartigen Befunden Hinweise über eine den Ektodermalsyndromen nahestehende anlagemäßige Minderwertigkeit der Hautanhangsgebilde, die auch im Zusammenhang mit den weiter oben genannten Zwillingsfällen von Alopecia areata als hereditäre Belastung gedeutet werden kann.

Endokrines System und Alopecia areata. Bei der Besprechung der Physiologie und Pathophysiologie des Haarwachstums wurde die vielseitige Verflochtenheit endokriner Funktionen und Störungen zum Haarwachstum der verschiedenen Körperregionen dargelegt. Es ist daher natürlich, daß man auch in der Pathogenese der Alopecia areata nach endokrinen Einflüssen suchte. Besonders richtete man seine Aufmerksamkeit auf die Schilddrüsenfunktion, da man die Hypotrichose bei Hyperthyreotoxikose kannte. Eine Thyreotoxikose und gesteigerter Grundumsatz wurden von vielen Untersuchern angegeben. RÍHOVÁ (1932) sah eine diffuse Alopecie bei einer Patientin, bei der selbst und in 5 Generationen ihrer Familie eine thyreoidale Schädigung vorlag. Die Autorin sieht das konstitutionelle Moment im Auftreten der Alopecie nicht in prädestinierten Haarpapillengenerationen, sondern in der Unfähigkeit der minderwertigen Schilddrüse, die Vitalität der Epidermalgebilde und ihrer Regenerationsfähigkeit zu sichern. SCHALLY unterzog eine bei einer Frau plötzlich aufgetretene Alopecia totalis einer genauen Analyse. Der Haarausfall war ohne ersichtlichen Grund plötzlich mit Kopfschmerzen, Schwächegefühl, Appetitlosigkeit, Schwindel, Obstipation und großem Gewichtsverlust aufgetreten. Die interne Untersuchung der Patientin ergab eine leicht vergrößerte Schilddrüse, leicht schleudernden Herzspitzenstoß, leise Herztöne mit leichtem systolischem Geräusch über Aorta und Pulmonalis, sehr vereinzelte Extrasystolen. Grundumsatz $+5\%$. Im Blut 140 mg-% Gesamtcholesterin bei 105 mg-% Estern. Die Funktionsstörung der Schilddrüse wurde also nur durch die Cholesterinwerte angezeigt. Sonst bestanden keine Symptome einer Hyper- oder Hypothyreose. Der Haarausfall war das Zeichen einer qualitativen Dysfunktion der Thyreoidea, die durch kleine Jodgaben behoben werden konnte, unter denen sich nicht nur die Cholesterinwerte des Blutes normalisierten, sondern auch der Haarwuchs wieder auftrat.

Über Hyperthyreoidismus bei ihren Alopecia areata-Kranken berichteten noch DEL GRANDE, DE GREGORIO (1941 b), LÓPEZ, v. MALINCKRODT-HAUPT, SÉZARY und BOLGERT, SÉZARY, HOROWITZ und DELZANT, ferner ZUBIRI-VIDAL. JUSTER fand bei 50 seiner Fälle erhöhten Grundumsatz, andere zeigten hyperthyreotische Symptome, doch keinen echten Basedow. Auch bei einigen Fällen von WALKER und ROTHMAN fiel der erste Schub der Alopecia areata mit einer Thyreotoxikose zusammen. Doch sind auch Fälle bekannt, bei denen eine Unterfunktion der Schilddrüse beschrieben wurde, z.B. von NEGRI, ULLMANN. Bei dem Fall von THORNER bestanden familiäre endokrine Störungen, die Patientin selbst hatte eine Thyreoidektomie durchgemacht. Man hat bei der Durchsicht des Schrifttums den Eindruck, daß wohl von den Autoren auf Hyper- bzw. Hypofunktionen der Schilddrüse geachtet wurde, jedoch vielleicht zu wenig auf

Dysfunktionen, die sich, wie der Fall von Schally lehrt, erst durch eine genaue blutchemische Analyse ermitteln lassen.

Alopecia areata in Verbindung mit einer Hypothymie beobachteten Spillmann sowie Selim-Sabri. Im Frühstadium der Alopecia areata wurde vereinzelt auch funktioneller Hyperinsulinismus beschrieben (Frankl u. Mitarb.). Zeichen für pluriglanduläre Störungen werden von einigen Autoren angeführt (Bonicelli, Herger, Ogawa 1938a, Říhová 1933, Ullmann), und manche Beobachtung weist auf die Hypophyse als dem übergeordneten Organ hin, so auch bei nachweisbaren Störungen der Thyreoidea, der Geschlechtsdrüsen, bei denen die Verordnung von Hypophysenpräparaten günstigen Einfluß hatte (Negri, Juster u.a.). Kylin und Dicker nehmen bei der Alopecia totalis eine Hypophysenstörung an, deren Art sie aber nicht genauer definieren. Der Einfluß des Hypophysen-Nebennieren-Geschlechtsdrüsensystems zeigt sich wohl bei Fällen, bei denen Störungen der Genitalsphäre vorliegen und bei dem beobachteten Einfluß der Schwangerschaft auf die Alopecia areata. So beschreibt Bengtsson einen Fall, der scheinbar an einer Unterfunktion der Testes litt und bei dem Testishormon zum Wiederwachsen der Haare führte. Krumeich berichtete über Nachlassen der Potenz, Storck sah Oligospermie mit Alopecia areata gekoppelt. Winkelmann allerdings fand bei 21 einschlägigen Beobachtungen keine Abweichung der Normalwerte der hypophysären Gonatropinausscheidung im Urin.

Ovarialstörungen bei Alopecia areata wurden immer wieder berichtet. Nach Říhová (1931) geht eine in der Pubertät beginnende Alopecia areata der Mädchen mit dauernden Menstruationsstörungen und cyclischem Verlauf einher. Bei vorübergehender Ovarialstörung ist der Verlauf der Alopecia areata gutartig, auch eine Alopecia areata nach der Menopause ist selten und verläuft gutartig. Lewith sah bei Alopecia areata Menstruationsstörungen, desgleichen Böhm (1934) und Foerster. v. Ozsgyányi beobachtete eine Alopecia areata nach einem Abortus. Als die zweite Gravidität eintrat, wuchsen wieder die Haare, um nach dem Abstillen neuerlich auszufallen. Auch die dritte Gravidität brachte neues Haarwachstum, dem jedoch nach der Geburt wieder Haarausfall folgte. Ähnliche Beobachtungen machten noch Funk (1952), Marx, Schreus, Seelen u. Mitarb., Walker und Rothman. Hingegen sah Kostorz bei einer Frau im 4. Monat der 3. Gravidität das Auftreten einer Alopecia totalis und Wiederwachsen der Haare nach der Entbindung. Auch Perpignano beschreibt einen Fall von Alopecia areata mit klaren Beziehungen zur Schwangerschaft, ebenso sah Klingmüller (1958b) den Eintritt einer Alopecia areata in der zweiten Schwangerschaftshälfte.

Die Bestimmung der Ausscheidung der 17-Ketosteroide bei Alopecia areata brachte leider auch keine übereinstimmenden Ergebnisse. Schöldgen fand bei einem Fall die Ausscheidung um 14 mg/die erhöht, Seelen u. Mitarb., Joulia u. Mitarb. stellten bei ihren Fällen eine Verminderung der Ausscheidung fest. Jedenfalls haben alle Untersuchungen über die Beteiligung des Endokrinsystems an der Alopecia areata auch heute noch nicht zu klaren Vorstellungen geführt, ebenso wie man mit Resignation das Versagen aller anderen klinischen und laboratoriumsmäßigen Untersuchungen feststellen muß. Irgendwie mag das endokrine System auch auf das Verhalten des Endstrombahngebietes im Sinne Rickers einwirken, wie dies Arzt für die Alopecia areata auch annimmt — dadurch auch dahin die so fruchtbaren Überlegungen Gottrons übertragend. Gewisse histologische Befunde (wechselnd starke Erweiterung der Gefäße, besonders der Venen, Thrombenbildung) könnten dafür sprechen.

Es ist aber nicht zu übersehen, daß bei den meisten Fällen von Alopecia areata endokrine Störungen nicht nachweisbar sind. So kamen Waisman und Kepler bei 138 Fällen z.T. schwerster Formen der Alopecia areata hinsichtlich der Beteiligung des endokrinen Systems zu einem negativen Ergebnis. Auch JANNARONE kam bei der Untersuchung von 350 Fällen zu ähnlichen Schlüssen und auch andere Autoren sind in der Beurteilung der Bedeutung endokriner Einflüsse sehr zurückhaltend (ANDERSON, ARNOLD, FIVAZ 1956, KLINGMÜLLER 1958b, NOBL 1935 u.a.). FLESCH bemerkt, daß man bei Alopecia areata-Kranken kaum von nachweisbarer endokriner Dysfunktion sprechen kann. Allerdings deutet der schon lange bekannte günstige Einfluß der Verabreichung von Hypophysenvorderlappenhormonen doch auf Beziehungen zum endokrinen System hin, und der in den letzten Jahren beobachtete günstige kurative Effekt von ACTH und Cortison bestätigt diesen Eindruck. Doch der Erfolg dieser Behandlung ist ein nur vorübergehender, bedingt durch Beeinflussung der normalen Keratinbildung unter dem Einfluß dieser Hormone. Wir müssen heute sagen, daß der Kranke auch unter ACTH- und Cortison-Behandlung Alopecia areata-krank bleibt.

Wie wir bei der Darstellung der rein psychogenen und durch Nervenalterationen bedingten Alopecien sahen, kann durch *nervöse Einflüsse* eine Alopecie ausgelöst werden. Man hat daher auch bei der Alopecia areata an nervliche Zusammenhänge gedacht und offenbar gehören hierher Fälle von Alopecia areata, die akut nach einem psychischen Schock auftraten, Fälle, die klinisch die Symptomatologie der Alopecia areata (Kolbenhaare usw.) aufwiesen. NEGRI sah bei einem 19jährigen Mädchen 15 Tage nach einer Schädigung eine sich schnell über den Kopf ausbreitende Alopecia areata entwickeln, die auf Brauen, Wimpern, Achsel- und Schamhaare übergriff. Dazu kam eine ausgebreitete Vitiligo, weiter eine Amenorrhoe. Sonst bestanden keine Zeichen einer neuro-vegetativen Störung.

BONNET und FLORENS sahen einen sehr eindrucksvollen Fall. Eine 17jährige Patientin bekam nach einem Vergewaltigungsversuch eine Alopecia universalis. Innerhalb von 2 Jahren trat bei einer sehr eingehenden medikamentösen Behandlung und unter Psychotherapie ein Wiederwachsen der Haare ein. Als 20jährige hatte die Patientin ein galantes Erlebnis, bei dem der Partner wegen Haarlosigkeit des Mons veneris zurückschreckte. Nach dieser Enttäuschung entstand bald danach erneut ein starker progredienter Haarausfall bei der Patientin.

Nach psychischen Traumen beobachteten auch LEDO-DUNIPE und MACBETH (1935a) das Auftreten einer Alopecia areata. JUSTER hatte unter seinen Areata-Kranken viele ängstliche, übererregbare, seelisch labile und schwierige Menschen und erinnert an SABOURAUD, der vom Haarausfall der Deprimierten sprach. GREENBERG fand unter seinen Kranken 73% mit psychoneurotischen Veränderungen und 20% waren Grenzfälle oder offene Psychosen. Depressionen und Angstzustände standen im Vordergrund des psychiatrischen Befundes und oft gingen emotionelle Zustände dem Haarverlust voraus, die er als emotionellen Stress deutet. Bei 23% der Fälle ANDERSONs waren psychische Traumen der Anlaß zum Ausbruch der Alopecia areata und nur 27% waren körperlich und geistig völlig gesund. Auch PANCONESI und MANTELLASSI fanden in 90,5% ihrer Fälle psychische Anomalien, neurotische Störungen und Unregelmäßigkeiten in den Antworten auf psychische Stressversuche. Eine ätiologisch psychische Komponente nimmt auch KOLTES bei seinen Fällen an. CORMIA sah bei 6 von 8 Kranken nach psychischen Insulten Rezidive auftreten. STÜMPKE bemerkte, daß auch er Fälle ausgesprochener nervöser Genese kenne. FIVAZ fand unter seinen 51 Kranken nur 3 mit einem psychischen Trauma in der Anamnese: einmal lag eine genuine Epilepsie vor, einmal häufige psychische Erregungszustände und schließlich zeigte ein Fall schwere psychische Depressionen. WAISMAN und KEPLER, KLINGMÜLLER und andere Autoren fanden bei ihren Fällen von Alopecia areata hingegen keine Hinweise für eine psycho-traumatische Auslösung dieses Leidens. Jedenfalls scheint eine durch ein seelisches Trauma bedingte Auslösung einer Alopecia areata selten vorzukommen, wenn scheinbar auch emotionelle Elemente häufiger in der

Anamnese und durch psychische Teste nachweisbar sind und zum Entstehen der Alopecia areata mit beitragen können.

Auch Macalpine lehnt einen signifikanten Einfluß psychologischer Faktoren ab. Sie fand unter ihren 125 Kranken bei 67% der Untersuchten (34 Männer und 50 Frauen) keine abnormen Befunde. 22% der Untersuchten (8 Männer und 19 Frauen) wiesen Zeichen einer „Neurosis" auf und nur 11% (6 Männer und 8 Frauen) waren mit schweren psychiatrischen Verwirrungszuständen behaftet. 35 Kranke wurden einer Psychotherapie unterworfen, die psychischen Alterationen sprachen gut darauf an, jedoch in keinem Fall die Alopecie.

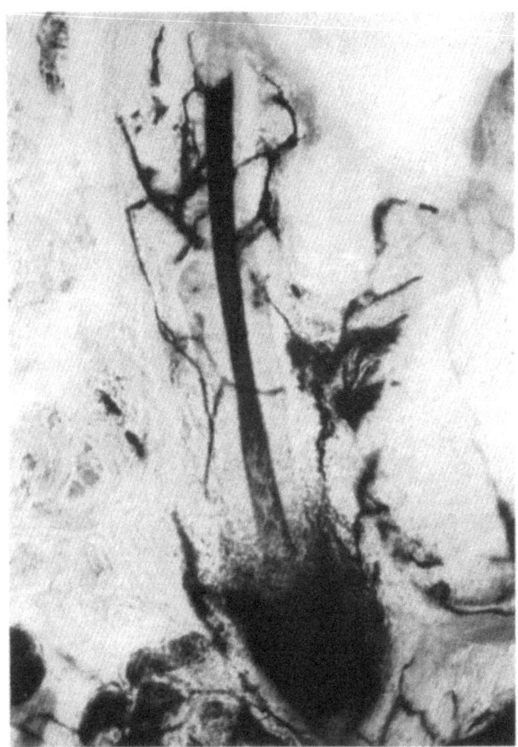

Abb. 9. Alopecia areata. Schnittdicke 100 μ. Vergr. 100mal. Der erkrankte Haarfollikel sitzt in der Tiefe in einem „Fermenttopf". Unten ein Schweißdrüsenknäuel sichtbar, rechts eine Talgdrüse. [Aus G. Klingmüller: Histochemische Befunde alkalischer Phosphatasen an normalen und kranken Haarwurzeln. Hautarzt 9 (1958)]

In der Frage der *lokalen Stoffwechselstörung* bei Alopecia areata hat die schon erwähnte eigenartige Überfettung der areata-Herde insofern Interesse gewonnen, als Flesch (1952) u. Mitarb. gezeigt haben, daß es im menschlichen Talg Stoffe gibt, die einen depilatorischen Effekt im Tierversuch zeigen. Wir dürfen diesbezüglich auf die Ausführungen in vorhergehenden Abschnitten dieser Abhandlung verweisen. Über weitere Alopecien durch Einwirkung toxischer Stoffe wird an anderer Stelle noch zu berichten sein. Doch liegen unseres Wissens keine speziellen Untersuchungen bei Alopecia areata vor, etwa über Unterschiede in der chemischen Zusammensetzung des Haartalges in areata-Herden im Vergleich zu nicht erkrankten Kopfpartien. Dadurch fehlt der Annahme, daß lokale Stoffwechselerkrankungen in der Pathogenese der Alopecia areata eine Rolle spielen, bis heute die experimentelle Grundlage.

Histologie. Gans und Steigleder haben uns in ihrer Histologie der Hautkrankheiten auch eine das heutige Wissen zusammenfassende Darstellung der Histologie der Alopecia areata gegeben. Wir dürfen uns darauf beziehen und hier nur einige Besonderheiten anführen, die sich aus dem weiteren Literaturstudium ergeben und im übrigen die Kenntnis der Histologie der Alopecia areata voraussetzen.

Die bekannten zwei Formen der Haarstörung bei der Alopecia areata deuten einmal auf einen akuten, die Erkrankung einleitenden Prozeß hin, der nur die Wurzeln der normalen Papillenhaare befällt, und zum anderen auf einen Prozeß, der die Beethaare in der Area befällt und oberhalb der Wurzel angreift, wofür die Keulenhaarbildung spricht. Beide Prozesse führen zur Atrophie.

Die Veränderungen der Haut in der ersten Zeit der Alopecia areata zeichnen sich durch die Erweiterung der Follikelöffnungen aus. Das oberste Drittel der Follikel, der Teil zwischen Einmündung der Talgdrüsen und der äußeren Haut, der auch Utriculus genannt wird, läßt bereits atrophisierendes Follikelepithel erkennen. Auch im Innern des Follikels läßt sich eine erhebliche Abnahme der Zahl der Mitosen in der Matrix feststellen. Degenerative Prozesse der Haarwurzel, Atrophie ihrer Zellen mit Pigmentschwund sind kennzeichnend, dabei beschränkt sich die Pigmentstörung auf die Haarwurzel; die Epidermis nimmt daran nicht teil (WORINGER und THÉE). Demgegenüber wollen TOSTI u. Mitarb. festgestellt haben, daß die mitotische Tätigkeit der äußeren Epithelscheide der Haarfollikel in keiner Weise geschädigt wird. Allerdings schließen sie eine funktionelle Schädigung nicht aus.

Das Corium läßt im oberflächlichen horizontalen Gefäßnetz und in den dahinziehenden bzw. wegführenden Gefäßen, besonders in den Venen, wechselnd starke Erweiterung der Lumina erkennen und einzelne wandständige Thromben aus weißen und roten Blutkörperchen. Die Entzündung, die sich als Zellvermehrung im perivasculären und interstitiellen vasculären Gewebe zeigt (Bindegewebszellen, Lymphocyten, Mastzellen), ist im Anfang geringer, nimmt jedoch später erheblich zu. HIROSE will aus der Art dieser Zellinfiltrate allerdings keine Beziehungen zur Klinik, zum Verlauf und zur Prognose erkennen können.

KLINGMÜLLER (1958c) studierte das Verhalten der alkalischen Phosphatase in den verschiedenen Stadien der Alopecia areata. In vom Krankheitsprozeß nur wenig ergriffenen Haarwurzeln fand er ein normal erscheinendes Gefäßgeflecht mit stark aktivem bindegewebigem „Fermentbeutel" um den Haarbulbus. Perivasculäre zellige In-

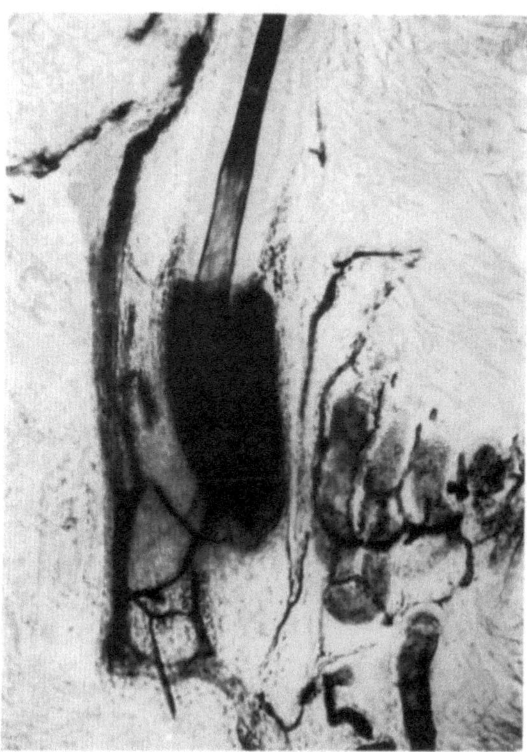

Abb. 10. Alopecia areata. Schnittdicke 100 μ. Vergr. 100mal. Der „Fermenttopf" hat sich nach oben verlängert und umgreift das geschädigte Haar. Das Capillarbild ist weitgehend aufgelöst. [Aus G. KLINGMÜLLER: Histochemische Befunde alkalischer Phosphatasen an normalen und kranken Haarwurzeln. Hautarzt 9 (1958)]

filtrationen sind bereits zu erkennen. Die schon erkrankten Haarwurzeln zeigten eine weit unruhigere Gestaltung der fermentativen Struktur, Abnahme der Gefäßordnung und bindegewebige und zellige Auflockerung des sonst dichten „Fermentbeutels". Die Alopecia areata totalis mit lanugoartigen, in Talg eingebetteten Härchen ließ im Zusammenhang mit einem zentralen Wurzelgefäß einen typischen „Fermentballon" erkennen, wie er für das normale Ruhestadium charakteristisch ist, ohne den äußeren fermentaktiven Beutel um den reduzierten Haarbulbus (Abb. 9—11). HOLLÓ und ZLATAROV hatten bereits früher eine einfache Abnahme der Fermentaktivität im haarlosen Bezirk der Alopecia areata beschrieben.

KOPF und ORENTREICH fanden schon im frühen Stadium der Alopecia areata einen vollständigen Verlust der Phosphataseaktivität.

MIESCHER (1959) hatte als Besonderheit in areata-Herden ein Granulationsgewebe mit Riesenzellenbildung beschrieben. Nach KLINGMÜLLER scheint dies im frischen Stadium der Alopecia areata bei makroskopisch erkennbarer Follikelhypertrophie als Zeichen der Resorption der Follikelmassen ein häufig zu erhebender Befund zu sein, da der zugrunde gegangene Follikel gleichsam als Fremdkörper wirkt (Abb. 12 und 13). Doch handelt es sich bei diesem Abbau von Haarwurzeln sicher nicht um einen für die Alopecia areata spezifischen Vorgang.

Im Stadium der stärksten Zellinfiltration in Papillarkörper und Cutis ist die eingangs erwähnte Entwicklungsstörung der Haare in stärkerem Ausmaß vorhanden. Die Atrophie führt zu abnormal verhornten Haaren, die leicht ausfallen. Bei funktionsfähigen Resten der Haarmatrix bilden sich kleine Papillenhaare, die dann in viel zu weiten Bälgen stecken. Der Zug des Hautmuskelapparates auf die leeren widerstandslosen Bälge führt zu Abknickungen, spiraligen Drehungen, cystenartigen Erweiterungen oder auch Einschnürungen und Abknickung junger zarter Papillenhaare.

van Scott fand 58% der untersuchten Haarwurzeln in der proliferativen Phase des Wuchsstadiums, entsprechend dem normalen Anagenstadium IV. Es scheint die Weiterentwicklung gehemmt zu sein. Die Talgdrüsen fand der Untersucher kleiner als solche von normalen Haarböden. Sie bildeten sich unter Prednisontherapie rasch wieder zur normalen Größe aus.

Nach Gans und Steigleder sind nun „die tief nach abwärts reichende Verhornung und der Mangel eines regelmäßig auffasernden, besenförmigen Wurzelstückes des areata-Haares zusammen mit den eben geschilderten Abweichungen von der Längsrichtung" Kennzeichen der Alopecia areata.

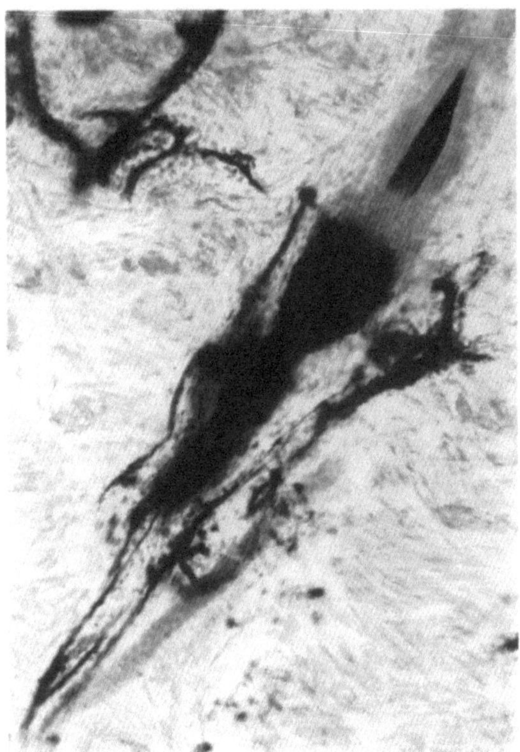

Abb. 11. Alopecia areata. Schnittdicke 100 μ. Vergr. 100mal. Weitere Rückbildung des Haarfollikels. Man erkennt 3 Rückzugszonen des Haarfollikels: In der Tiefe eine Capillarschleife, darüber Wurzelabbau mit Fermentaktivität und darauf aufsitzend der „Fermenttopf" mit geschädigtem Haarrest. [Aus G. Klingmüller: Befunde alkalischer Phosphatasen an normalen und kranken Haarwurzeln. Hautarzt 9 (1958)]

Wilson und seine Mitarbeiter fanden elektronenoptisch scheinbar keine für Alopecia areata kennzeichnende Veränderungen kollagener Fibrillen.

Von Interesse sind natürlich histologische Studien des neurovegetativen Systems bei der Alopecia areata. So beschrieben Gohlke und Holtschmidt bei 6 Fällen mit der Bielschowsky-Gros-Methode degenerative Veränderungen an gemischten Nerven. John, der sich der gleichen Darstellungsmethode bediente, sah Veränderungen in der Peripherie des vegetativen Nervensystems, die er als Rarifizierungen bzw. Reizzustände deutete. Aber es ist leider derzeit noch nicht zu unterscheiden, inwieweit derartige Veränderungen primärer oder nur sekundärer Natur sind. Unsere heutigen Kenntnisse über die Funktion der interstitiellen Zellen und der interkalären Zellen erlauben noch nicht, ihre Rolle als vielleicht autonome Regulatoren für die Pathogenese der Alopecia areata zu erörtern, obwohl es verlockend wäre, sie mit der kreisförmigen peripheren Ausbreitung dieser Erkrankung in Beziehung zu bringen.

Thies (1960a) hat sich bei seinen umfangreichen Untersuchungen des vegetativen Nervensystems der menschlichen Haut auch eingehend mit dem neurovegetativen Zustandsbild bei der Alopecia areata befaßt. An den die Haarpapillen versorgenden und an den die Follikel begleitenden Gefäßen fanden sich Plasmastränge, deren trübes Protoplasma und vermehrte argyrophile Granulationen auf eine gesteigerte Aktivität schließen lassen. Daneben waren aber auch regressive Veränderungen reichlich nachweisbar, wie trübe Schwellung, skizzenhafte Degeneration, granuläre und vacuoläre Entartung, Pyknose der Kerne und Rarefizierung der nervösen Substanz. Die nervösen Veränderungen sind also durchaus nicht einheitlicher Natur. Man kennt sie auch bei anderen Hauterkrankungen, und bei einem Teil der geschilderten Veränderungen dürfte es sich um reversible Phänomene handeln. Der Autor glaubt, da sich die geschilderten Besonderheiten des nervösen Endnetzes auch auf Bezirke erstrecken, die sonst keinerlei Zeichen entzündlicher Veränderung zeigten, darin ein Anzeichen zu sehen, daß das periphere vegetative Nervensystem bei dem Krankheitsprozeß der Alopecia areata ursächlich mitbetroffen ist. Je nach Dauer und Schwere der

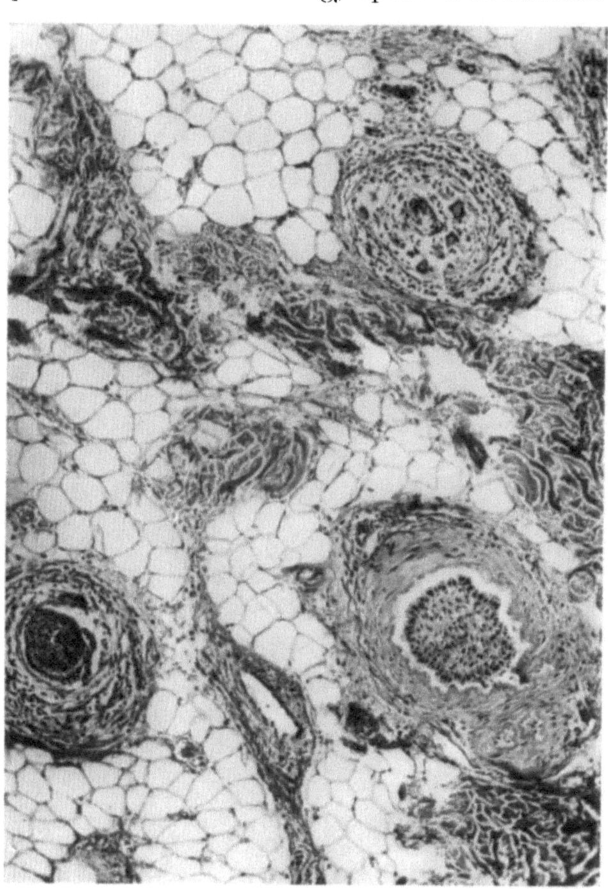

Abb. 12. Alopecia areata. Untergang der Haarepidermisschläuche. Auftreten von Resorptionsgranulomen mit Fremdkörperriesenzellen. (Aus der Sammlung G. Klingmüller)

vermutlich nicht einheitlichen Noxe, die über das zentrale und periphere vegetative Nervensystem eine örtliche trophische Störung mit Haarausfall hervorruft, kann es sich im Fall einer passager wirkenden Schädlichkeit um eine leichte rückbildungsfähige Erkrankung handeln mit restitutio ad integrum, im Falle einer dauernden Schädigung aber um eine Alopecia maligna. Thies neigt daher der trophoneurotischen Theorie bezüglich der Pathogenese der Erkrankung zu. Die kreisrunde Form der Herde weist auf eine Schädigung der interkalären Zellen hin, denen von vielen Autoren die Rolle peripherer Regulationszentren zugeschrieben wird.

In diesem Zusammenhang ist die Beobachtung von Okuda (1939e) zu erwähnen, der nach autoplastischer Transplantation von Kopfhaaren erst eine Abnahme der Nervenfibrillen und nach etwa 30 Tagen eine Regeneration derselben sah.

Für das dritte Stadium der Alopecia areata, der elfenbeinfarbigen „hypotonischen" haarlosen Herde lassen sich kaum neue histologische Gesichtspunkte bringen. Wir wiesen schon auf die Überfettung der haarfreien Kopfhaut hin, die histologisch einer Talgdrüsenhyperplasie entspricht. Dies ist jedoch ein bei allen nicht mit Narbenbildung einhergehenden Alopecien zu beobachtender Vorgang. Besonders bei der Alopecia decalvans fällt die mächtige Talgdrüsenhyperplasie auf. Der Haarersatz erfolgt schließlich von in die Tiefe sich einsenkenden Epithelsprossen her, die in der Tiefe eine Papille entwickeln oder auch von erhalten gebliebenen Follikelresten der Talgdrüsenausführungsgänge. In erhaltenen Follikeln kann man vielfach oben noch das abgestorbene pigmentarme und marklose

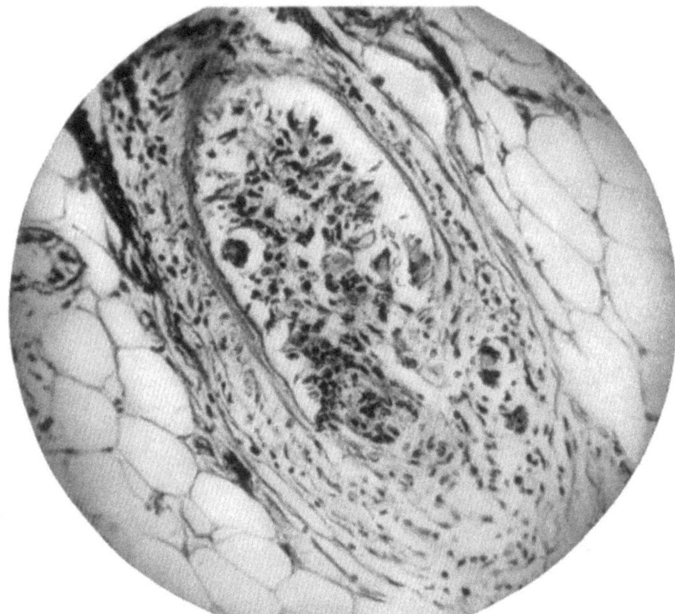

Abb. 13. Alopecia areata. Resorptionsgranulom an zugrunde gegangenem Follikel mit Fremdkörperriesenzellen
(Aus der Sammlung G. Klingmüller)

Haar und in der Tiefe das junge neue Haar mit beginnender Pigment- und Markbildung sehen. Treffend hat Sabouraud diesen Vorgang mit den Verhältnissen vor dem Zahnwechsel beim Kind verglichen. Die Pigmentstörung bleibt während des ganzen Krankheitsprozesses bestehen und wird erst einige Zeit nach dem Wiederwachsen der Haare ausgeglichen. Sie ist gleichsam ein Indicator für die noch bestehende Störung an Bulbus und Follikel. Woringer und Thée gaben daher ihrer Vorstellung über die Alopecia areata auf Grund des histologischen Bildes in dem Sinne Ausdruck, daß sie annehmen, die Alopecia areata sei eine in der Haut unmittelbar dem Bulbus benachbart lokalisierte Affektion, wobei die Haarbulbi das Angriffszentrum des peladischen Prozesses darstellen.

Pathogenese. Wir haben im Vorhergehenden eine so große Vielzahl von Forschungsergebnissen kennengelernt, die einerseits älteren Postulationen über die Genese der Alopecia areata widersprechen, andererseits aber auch kaum genügend neue Momente enthalten, die allen Erscheinungen gerecht würden, ja z.T. sogar widerspruchsvoll sind, so daß nur mit größter Zurückhaltung versucht werden kann, eine Deutung im Sinne eines pathogenetischen Systems zu geben.

KLINGMÜLLER (1958 b) versuchte dies, indem er im Sinne von BERTALANFFY ein „offenes System" annimmt, in dem in verschiedener Weise Abhängigkeiten und übergeordnete Einflußsphären zu erkennen sind. Wir halten diesen Versuch KLINGMÜLLERs für insofern glücklich, da er erlaubt, die vielgestaltigen Erfahrungen, die in der Literatur bezüglich pathogenetischer und therapeutischer Gesichtspunkte niedergelegt sind, miteinander in übersichtliche Beziehungen zu bringen, wobei wir uns der schematisierenden Vereinfachung und des provisorischen Charakters hinsichtlich der möglichen Ergebnisse späterer Forschung bewußt bleiben (Abb. 14). Es sollen hier nun einzelne Momente hervorgehoben und kritisch gewertet werden, die für die Pathogenese der Alopecia areata zur Debatte gestellt worden sind.

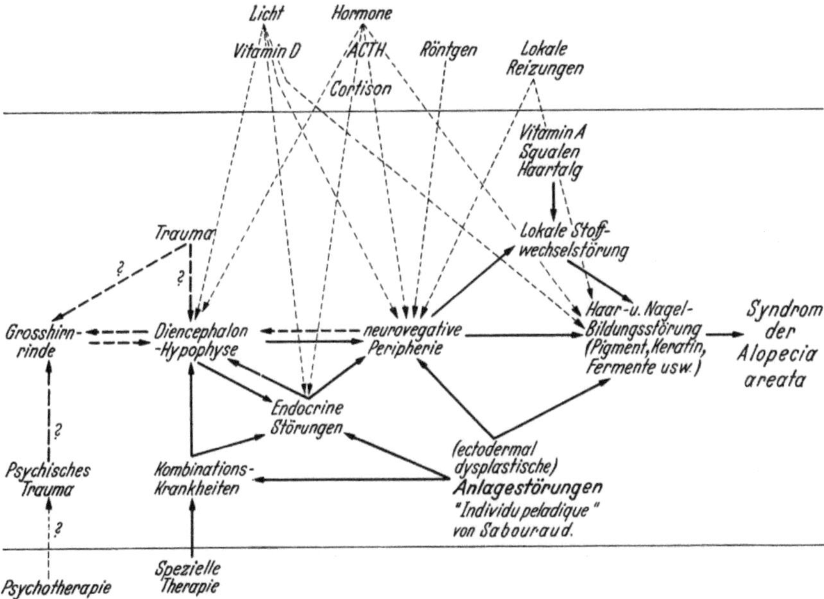

Abb. 14. Skizze über das „offene System" der Störungen, die zur Alopecia areata führen. [Aus G. KLINGMÜLLER: Alopecia areata. Hautarzt 9 (1958)]

Die Möglichkeit eines infektiösen Agens für die Pathogenese der Alopecia areata wurde besonders früher immer wieder erörtert. Die Beobachtung familiärer Fälle, das Auftreten von Alopecia areata bei Kasernierten, Häufung von Fällen in einer Straße zur gleichen Zeit (BRÜDERLIN), gleichzeitige Erkrankung miteinander bekannter Personen (WIERSEMA) könnten für die Theorie einer infektiösen Ätiologie ausgewertet werden. Noch ANDERSON bemerkte, daß nach positiver Familienanamnese bei 19% seiner Fälle die Möglichkeit einer Virusinfektion bestehe. Kaum mehr bekannt ist heute die Spirillentheorie von CEDERBERG (1931, 1932a). Danach liege eine generalisierte Spirillose, vom Gastrointestinaltrakt ausgehend, vor allem in der Mundhöhle, die die Alopecia areata verursache, vor. Dieser Autor glaubt Spirillen in der Haarpapille sitzend nachgewiesen zu haben. PERNER und UNGAR haben etwa zu der gleichen Zeit wie CEDERBERG bei 23 Fällen von Alopecia areata verschiedene Mikroorganismen beschrieben und fanden die gleichen Mikroorganismen bei 2 Fällen auch im Inhalt von Cantharidinblasen und im Blut. Die Befunde der beiden Autoren erinnern an die älteren Befunde SABOURAUDs über Kokkenhaufen im Frühstadium der Erkrankung im oberen Teil des Follikels.

Trotz dieser mehr oder weniger bestätigten Befunde dürfte aber heute die Mehrzahl der Autoren die Annahme einer infektiösen Ätiologie der Alopecia areata ablehnen — auch wenn man mit Miescher (1959) und Marchionini feststellen muß, daß es noch einige Punkte, die für eine infektiöse Genese sprechen, zu widerlegen gilt. Die für diese Annahme angeführte kreisförmige Ausbreitung der Erkrankung scheint uns, selbst wenn man ein infektiöses Moment an zentraler Stelle vermutet, nicht eine Stütze der infektiösen Theorie zu sein, gibt es doch viele kreisrunde und sich in Kreisen peripher ausbreitende Hauterkrankungen, bei denen man ein infektiöses Moment sicher ausschließen kann bzw. nicht erörtert.

Viel eher ließe sich die klinische Form und Ausbreitung der Alopecia areata mit Störungen in der neurovegetativen Peripherie in Einklang bringen, doch genügen dafür, wie schon erwähnt, nicht die uns heute bekannten morphologischen und funktionellen Veränderungen im neurovegetativen Terminalreticulum, um dieser Annahme eine sichere Stütze zu geben.

Dies gilt auch für die Annahme peripherer Stoffwechselstörungen, stellt man sich diese nun zentral gesteuert oder beeinflußt durch neurovegetative Elemente vor. Die im Tierversuch erhobenen Befunde einer depilatorischen Wirkung bestimmter Anteile des menschlichen Hauttalges durch Flesch (1952) ließen sich nicht für den Menschen bestätigen, und bei der Alopecia areata fehlen derzeit unseres Wissens noch entsprechende chemische Untersuchungen über eventuelle Verschiedenheit in der Zusammensetzung des Hauttalges aus areata-Herden und gesunder Kopfhaut.

Endokrine Momente als pathogenetische Faktoren wurden immer wieder diskutiert. Wir führten die Literatur an, in der über endokrine Störungen bei Alopecia areata-Kranken berichtet wurde. Wir sind auch heute über den Einfluß des endokrinen Systems auf das Haarwachstum überhaupt und auf das Haarwachstum der einzelnen Körperregionen bzw. auf Wachstumsstörungen schon weitgehend unterrichtet. Doch klinische Erfahrungen und das Experiment zeigten uns immer wieder, daß der endokrine Einfluß nicht auf kleine Stellen begrenzt ist, sondern sich auf das ganze Haarkleid bzw. gewisse Körperregionen, z.B. auf das Haarkleid als sekundäres Geschlechtsmerkmal, auswirkt. Diese Erfahrungen sprechen gegen einen direkten pathogenetischen Zusammenhang zwischen Alopecia areata und innerer Sekretion. Der allgemein fördernde oder hemmende Einfluß der inneren Sekretion kann aber indirekt sich bei der Alopecia areata geltend machen, wie klinische und therapeutische Beobachtungen lehren.

Wir erörterten bei der Besprechung der psychogenen und posttraumatischen Alopecien die Beobachtungen von Hoff, Riehl u. a. bei im Stammhirn gelegenen Tumoren und entzündlichen Prozessen, die auf ein im ventralen Zwischenhirn zu lokalisierendes Zentrum hinweisen, das über das endokrine System oder vielleicht über das autonome Nervensystem auf die ganze Behaarung einwirken kann. Doch eben die klinische Form der bei solchen Prozessen auftretenden Alopecien macht es sehr schwierig, einen derartigen pathogenetischen Zusammenhang auch für die Alopecia areata anzunehmen.

Margaret Reinhold fand bei 52 Kranken mit Alopecia areata in der Vorgeschichte ausgesprochene Stress-Bedingungen, so daß sie meint, man könne von einer „psychosomatischen" Krankheit sprechen, und behandelte daher zwischen 3—12 Monaten psychotherapeutisch. Es dürfte wohl auch hier nur eine untergeordnete Beziehung bestehen, vielleicht bei Menschen, die man nach Sabouraud als „Individus péladiques", also Menschen mit einer gewissen ektodermal-dysplastischen Bereitschaft, ansprechen kann.

Bei Berücksichtigung aller für die Pathogenese der Alopecia areata in Frage kommenden Momente müssen wir leider resigniert feststellen, daß wir uns trotz vieler neuer Einzelerfahrungen heute kaum auf einem sichereren Standpunkt befinden als zur Zeit der ersten Ausgabe dieses Handbuches. Die Erfahrungen laufen darauf hinaus, daß wir uns wieder dem leider immer noch nicht scharf zu umreißenden und in seinen Einzelheiten ungeklärten Begriff einer Trophoneurose nähern, der als pathogenetische Theorie für die Alopecia areata schon von BÄREN-SPRUNG eingeführt wurde. Auch KLINGMÜLLER kommt in seiner kritischen Würdigung der pathogenetisch auswertbaren Momente zu der gleichen Feststellung.

Therapie. Vielfältig wie die pathogenetischen Vorstellungen bei Alopecia areata sind auch die Therapievorschläge. Der Vorstellung eines mehr lokalen Krankheitsgeschehens, sei es infektiöser Natur, sei es die Annahme vasoconstrictorischer Vorgänge auf Grund sympathischer Innervationsstörungen oder autonomer nervöser Störungsorte in der vegetativen nervösen Peripherie mit vielleicht einhergehenden Stoffwechselstörungen, entsprechen Behandlungsmaßnahmen, die auf lokale Wirkung in den von der Alopecie befallenen Hautbezirken zielen. Dieser Wirkung entsprechen desinfizierende, hautreizende und auf die Gefäße einwirkende Stoffe sowie Röntgen- und Lichtstrahlen. Vielfach versuchen die einzelnen Autoren in ihren Verordnungen die verschiedenen Wirkungen zu verbinden, z.B. desinfizierende mit hautreizender und gefäßerweiternder Wirkung u. a. m.

So sind vielfach noch desinfizierende spirituöse Haarwässer, z.B. mit $1^0/_{00}$igem Sublimatzusatz, in Gebrauch. Auch die alte Phenolpinselung, die man wohl als lokal reizende Behandlung ansehen muß, wird noch verwendet (BECHET 1938, KLINGMÜLLER 1958b, TRAUB 1935 u.a.), allerdings mehr bei nicht sehr ausgedehnten Herden. Hyperämie erzeugt auch das kurzfristige Einfrieren der Kopfhaut mit Chloräthylsprays (BRUN, HORNEMANN u.a.) oder die Kohlensäureschneegefrierung, die NØRGAARD (1954) neuerdings wieder hervorhob. Dieser Autor berichtet aber, daß trotz der nur halbseitigen Behandlung der Herde auch an den Stellen der nichtbehandelten Kopfseite Haarwachstum eintrat, ein Umstand, der die Beurteilung des Erfolges dieser Behandlung unsicher macht. Diese Behandlung wurde von KUNEWÄLDER schon vor mehr als 20 Jahren dem Chloräthylspray vorgezogen. Einen hyperämisierenden Effekt erreicht man auch mit Rubriment (Nicotinsäurebenzylester, dem in Handelspräparaten auch Vitamin K_5 und desinfizierende Substanzen zugesetzt sind) (BORELLI 1956, LEINERT, LEINEWEBER u.a.) bzw. auch mit dem Tetrahydrofurfurylester der Nicotinsäure, der von VILANI u. TELLO empfohlen wurde. Auch reine Nicotinsäure führt zur Hyperämie, wenn sie intracutan gespritzt wird, ein Verfahren, das z.B. von CARVILLO AUSEJO, OLIVETTI sowie PUGLISI (1942) zur Behandlung angegeben wurde. Nach CARVILLO AUSEJO sollen intracutane Priscol-Injektionen den gleichen guten Erfolg haben.

Von der Vorstellung einer Vasoconstriction durch sympathische Innervationsstörung ausgehend, empfahlen GOUGEROT und ALBEAUX-FERNET (1936, 1938) intracutane Injektionen von 4 mg/cm³ Methylacetylcholin zu Dosen von 1/20 cm³ 4—6mal in der Woche. Die Gefäßerweiterung hält etwa 40—60 min an und die Autoren geben an, daß sie nach der dritten Injektion die ersten weißen Härchen aufsprießen sahen. Acetylcholin wird von den Nervenendigungen freigesetzt und unmittelbar durch Acetylcholinesterase zu Essigsäure und Cholin gespalten, welches letztere eine schwach gefäßerweiternde Wirkung hat. Die wachstumsfördernde Wirkung dieses Stoffes zeigte sich nur an behandelten Herden, die nichtbehandelten Herde blieben unbeeinflußt. Diese Behandlung wird von einigen Autoren sehr günstig beurteilt (CANADAS, GABRIELE, DIETZ

Máramarosi und Nagy, Ogawa, Toyama und Ogawa), hingegen sah Mariani nur geringe Erfolge. Ogawa (1938b) kombiniert diese Behandlung mit gleichzeitigen Bellergalgaben zur Dämpfung des vegetativen Nervensystems, während Dietz und Langer (1951) Injektionen in schachbrettartigem Muster von je 0,1 ml einer 2%igen Lösung des Präparates von La Roche empfohlen. Allerdings sah Langer bei einer Alopecia areata maligna nach anfänglichem Erfolg ein Rezidiv. Sikorski sah einen Versager bei einem Fall.

Um direkt auf das parasympathische System anregend einzuwirken, versuchte Goodman (1936) lokale Einspritzungen von salzsaurem Pilocarpin, ohne jedoch überzeugende Erfolge zu erhalten.

Maruri wollte mit lokalen Milchinjektionen in die haarlosen Bezirke eine Allgemeinwirkung auf das neurovegetative System erzielen. Er berichtet, daß in 83% der Fälle, bei denen bei dieser Behandlung der Grundumsatz anstieg, Heilung eintrat, während in 89% der Fälle, die eine Senkung des Grundumsatzes zeigten, der Behandlungserfolg ausblieb. Gregorio (1941a) erlebte mit dieser intracutanen Proteintherapie die Auslösung eines anaphylaktischen Schocks.

Strahlenbehandlung. Die Strahlenbehandlung der Alopecia areata mit Röntgen- bzw. Grenzstrahlen scheint in den letzten Jahren mit wesentlich mehr Zurückhaltung geübt worden zu sein, als dies noch vor zwei Jahrzehnten der Fall war. Man muß auch die Röntgenbehandlung nur als eine lokale Reiztherapie verstehen, von der nicht mehr als von anderen entzündungserregenden Maßnahmen zu erwarten ist, wie dies auch von Blaich betont wurde. Vielfach wurde wegen der besseren Toleranz und der geringeren Erwartung von eventuellen Spätschäden die Grenzstrahlenbehandlung der eigentlichen Röntgenbehandlung vorgezogen. Stein und Last gaben bei ihren Fällen meist eine einmalige Dosis Grenzstrahlen von 800—1000 r und wiederholten diese Dosis nur in Ausnahmefällen nach 8 Wochen. Man erzielt damit ein etwa in 3 Wochen einsetzendes lang persistierendes Erythem. An der ehemaligen deutschen Universitäts-Hautklinik in Prag wurde die Grenzstrahlbehandlung der Alopecia areata seinerzeit von Samek eingeführt und von Kalz weiter ausgebaut. Wir gingen später an dieser Klinik von einer einmaligen Bestrahlung von 800—1000 r auf eine mehrmalige in Dosen von 300—500 r über und sahen sehr befriedigende Ergebnisse. Der Vorteil dieser Behandlung liegt in der Einfachheit und Sauberkeit. Der Vorteil der mehrmaligen Anwendung kleiner Dosen wurde in neuerer Zeit erst wieder von Böhm unterstrichen. Auch später nahmen Last und Stein noch einmal zur einmaligen Anwendung von Grenzstrahlen in Dosen von 800—1000 r Stellung und betonen, daß sich ihr Bestreben darauf richte, eine länger dauernde Hyperämie im Niveau der Haarpapillen zu erzielen. Keller-Podhrazky hält diesen Effekt ebenfalls als mit Grenzstrahlen am sichersten erreichbar und gab zuerst 500 r, später 300 r. Er behandelte so 98 Fälle, von denen 53 nachuntersucht werden konnten. In 82,3% wurde Heilung festgestellt, von 5 Fällen mit „Ophiasis" erwiesen sich 2 als rezidivlos geheilt. Auch Gartmann und Sieler traten in den letzten Jahren wieder für die Grenzstrahlung der Alopecia areata ein und mahnen nur zur Vorsicht bei der Anwendung bei Kindern. Jungmann berichtete im englischen Schrifttum über gute Ergebnisse bei einer einmaligen Dosis von 2500 r. Die Reizwirkung einer Röntgenepilation wurde von Knierer, Leipold (1937) und auch Stühmer als erfolgreiche Behandlungsmethode empfohlen. Gay-Prieto u. Mitarb. wandten die Epilationsbestrahlung bei 24 Alopecia areata-Kranken an, bei denen jede andere Therapie versagt hatte. In 4 Fällen trat Heilung ein, bei 9 Fällen eine Besserung und 11 Fälle blieben therapeutische Versager. Noguer-Moré kombinierte die Röntgenbestrahlung mit der Verabreichung homöopathischer Thalliumdosen und sah bei einem 3 Jahre bestehenden Fall Heilung.

CORTELLA verordnete bei einem Fall Vitamin B, ACTH und Cortison und führte gleichzeitig eine Röntgenbestrahlung durch und erreichte so das Wiederwachsen der Haare. Auch WESENER wies auf die Reizwirkung der Röntgenstrahlen hin, mußte aber ein Rezidiv nach einem Jahr erleben.

Lokale Thorium X-Pinselungen zur Stimulation der Follikel führten nach BIGHAM sowie FEENY zu günstigem Erfolg.

Einen anderen Weg schlugen MASKILLEISON und FELDMAN ein. Ausgehend von der pathogenetischen Bedeutung einer Dysfunktion des sympathischen Nervensystems bei der Alopecia areata, führten sie Bestrahlungen der sympathischen Halsganglien durch, damit ein schon von TRUFFI geübtes Verfahren anwendend. Sie sahen bei 41 so behandelten Patienten 28 Heilungen und 13 Besserungen. 7 Fälle blieben unklar und einer unbeeinflußt.

UGGERI und GIORDANO berichten über gute Erfolge durch Röntgenbestrahlung des Sympathicus bei sonst therapieresistenten Fällen von Alopecia areata.

Die neuen Ergebnisse der Strahlenforschung führen immer mehr zu einer starken Zurückhaltung in der Verwendung von Röntgenstrahlen und radioaktiven Isotopen bei Erkrankungen, bei denen ihre Anwendung nicht unbedingt indiziert erscheint. Dies führt auch KLINGMÜLLER zu der Ansicht, daß heute unter Beachtung der niederen Toleranzdosen ihre Anwendung zur Behandlung der Alopecia areata abzulehnen sei. Doch dürfte unseres Erachtens die Bucky-Bestrahlung der Alopecia areata auch unter diesen Gesichtspunkten vertretbar sein.

WENDLBERGER und TSCHERNER sehen bei dem neuroendokrinen Haarausfall der Frauen in einer zusätzlichen Kurzwellenbestrahlung der Hypophysengegend ein zweckmäßiges Mittel, die immer vorliegenden Störungen der Hypophysenzwischenhirnfunktionen günstig zu beeinflussen. Über weitere Erfahrungen mit dieser Methode in der Behandlung der Alopecia areata ließen sich keine Mitteilungen finden.

Eine breite Anwendung in der Therapie der Alopecia areata hat hingegen das UV-Licht gefunden. Die UV-Lichtbehandlung mit ihrer reizenden Erythemerzeugenden Wirkung hat neben ihrer Einfachheit den Vorteil, daß Spätschädigungen bei sinnvoller Anwendung nicht zu fürchten sind, und sie wird von zahlreichen Autoren bis in die neueste Zeit immer wieder empfohlen (CORSI, JORDAN, KLAUDER, KLINGMÜLLER, RAMEL, RATHNAVELU, STÜHMER, TENCHIO, URBAN u. v. a.). Auch wir machten an der Prager und später an der Ankaraner Hautklinik reichlich von ihr Gebrauch. Es erübrigt sich, weiter auf diese so bekannte Behandlungsmethode einzugehen. SCHUCHARD kombinierte die UV-Lichtbehandlung mit innerer Verabreichung von Vitamin D_2. Nach NAEGELI soll die Finsenlichtbestrahlung dem UV-Licht vorzuziehen sein, doch ist diese Behandlung nur an wenigen Stellen durchführbar. Wir selbst machten oft sehr gute Erfahrungen mit der Bestrahlung mittels der Kromayer-Lampe.

Der Versuch, die Wirkung des UV-Lichtes durch eine zusätzliche Photosensibilisierung zu verstärken, wurde von vielen Seiten mit den verschiedensten Methoden unternommen. Die schon für Vitiligo empfohlene Einreibung der Haut vor der UV-Lichtbestrahlung mit Bergamottöl wendete KLABER auch für die Alopecia areata an. VERSARI (1934a) versuchte eine Sensibilisierung durch Einreiben der haarlosen Stellen mit wäßriger Chlorophyllösung zu erreichen, während TANAKA und BOKU in die areata-Herde intracutane Injektionen mit einer 0,05%igen Hämatoporphyrinlösung vor der Bestrahlung machten. Sie fanden bei 17 von 19 Fällen mit Alopecia areata eine gute Wirkung, betonen aber, daß diese Behandlung bei Vitiligo wirkungslos sei. BRUN gab gleichzeitig Injektionen von 4%iger Histidinhydrochloridlösung in die areata-Herde und intravenöse Injektionen in den Arm der gleichen Lösung vor der Bestrahlung. Nach SULZBERGER und Baer wirken lokale Einreibungen und perorale Gaben von Psoralen, einem Furocumarin, lichtsensibilisierend.

Seit von Ägypten ausgehend Ammi-majus-Extrakte zur Behandlung der Vitiligo vorgeschlagen wurden, wurde ihre Wirkung auch bei der Alopecia areata erprobt. Die wirksamen Substanzen Ammoidin und Ammidin haben einen photodynamischen Effekt, der nach Korting, Friederich und Adam hauptsächlich von der Lichtdosierung abhängig sein soll. Sidi und Bourgeois-Gavardin pinselten Ammi-majus-Extrakt in steigender Konzentration von $^1/_{10}$—$^1/_4$—$^1/_2$% in 60%igem Alkohol, verordneten dazu das Präparat innerlich (3mal täglich eine Tablette) und bestrahlten mit UV-Licht. Sie geben Teilerfolge bekannt. Sie erlebten als Nebenwirkungen Erytheme, Ödeme, Pigmentierungen, durch Strahlung sensibilisierte Ekzeme und Nervosität mit Schlaflosigkeit. Savitt löste pro Kubikzentimeter Isopropylalkohol 7,5 mg Ammoidin und 3,75 mg Ammidin und trug diese Lösung einmal wöchentlich auf die areata-Herde auf. Anschließend erfolgte die UV-Lichtbestrahlung von 253,7 mμ Wellenlänge 15 sec. Zusätzlich wurden Folsäure und Vitamin B$_{12}$ i.m. verabreicht. Der Verf. berichtet über gute Erfolge. Die Patienten haben sich vor zusätzlicher Sonnenbestrahlung zu schützen, da diese leicht zu Blasenbildung führt. De La Cuesta-Almonacid verordnete Ammoidin in Tabletten und als Pinselung und ließ Sonnenlicht einwirken. 7 von 10 Fällen wurden so günstig beeinflußt. Wir selbst verwendeten Ammoidin in Tabletten und als Pinselung mit nachheriger Sonnenlicht- oder UV-Lichteinwirkung auch an der Ankaraner Hautklinik, konnten uns aber nicht von einem besonderen Vorteil dieser Behandlung gegenüber anderen Behandlungsmethoden überzeugen.

Für die Behandlung mit Ammi majus traten auch Edelson sowie Casalá ein, letzterer in Verbindung mit Vibropunktur. Auch Awachat u. Mitarb. behandelten mit Melanidin lokal und intern, mit UV-Bestrahlung, Leberextrakt und Vitamin B-Komplex kombiniert. Sie erzielten bei 66,7% ihrer Kranken innerhalb von 1—8 Monaten Heilung.

Diät und interne Behandlung. Die physiologischen Grundlagen der Einflüsse der Ernährung auf das Haarwachstum wurden bereits in einem früheren Abschnitt eingehend dargelegt. Wir dürfen nicht vergessen, daß die Ergebnisse der Ernährungsphysiologie für das Haarwachstum hauptsächlich in Tierversuchen gewonnen wurden und diese Erfahrungen nicht unmittelbar auf die Verhältnisse beim Menschen, vor allem aber ihre Anwendung auf die noch viele offene Fragen enthaltende Pathogenese der Alopecia areata übertragen werden dürfen. Smith und seine Mitarbeiter wiesen, wie schon angeführt, nach, daß eine Aminosäurenfütterung weder auf das Haarwachstum noch auf die Zusammensetzung der Haare einen Einfluß ausübt. Seit Rothman auch die für eine Aminosäurenfütterung bei Alopecien angeführten theoretischen Erwägungen als irrig gekennzeichnet hat, scheint z. B. eine Verabreichung von Wollhydrolysaten (Klauder) bei Alopecia areata als physiologisch unbegründet, auch wenn sie als Zusatz in Form von 1,5 g Cystin in 32 ml Wollhydrolysat nach jeder Mahlzeit mit einer Eigelb, Hefe und Leberextrakten enthaltenden Kost von Klauder und Gross noch in neuerer Zeit empfohlen wurde. Auch Jausion und Brigon haben neuerdings die Behandlung der Alopecia areata mit schwefelhaltigen Aminosäuren befürwortet (s. auch in Abschnitt: Physiologie der Haare).

Die im Tierexperiment gefundenen Beziehungen der Melaningenese zu gewissen Spurenelementen hat dazu geführt, daß man vor allem Kupfer und Magnesium auch zur Behandlung der Alopecia areata vorschlug. Besonders von französischen Autoren (Desaux) wurde vorgeschlagen, kleine Magnesiummengen zu verabreichen.

JULESZ u. Mitarb. sowie VÁMOS verabreichten intern täglich 8—10 g Ammoniumchlorid und erstere Autoren fanden bei einem Fall ein schnelles Haarwachstum, bei dem es unter dieser Behandlung zur deutlichen Abnahme der Alkali-Reserve und zum Anstieg der 17-Ketosteroide gekommen war. Die Veränderung des Basen-Säurengleichgewichtes soll auf die Hypophyse einwirken.

Man weiß heute, daß der depilatorische Effekt des Thalliums am größten in der aktiven Periode des Haarwuchses ist (THYRESSON 1951 b) und man nimmt an, daß Thallium die Synthese oder die Ausnutzung des Cystins beeinflußt. Vielleicht finden sich hier Anknüpfungspunkte zur Anwendung von Thallium in homöopathischen Dosen von D6—D10, wie sie von HALTER (1942) geübt wurde. FUNK und WALTHER, HAAS sowie STÜHMER wandten ebenfalls diese Behandlung an, die besonders von STÜHMER als günstig hervorgehoben wurde. MÜLLER sah von der Kombination Progynon B oleosum mit Thallium D3 keinen wesentlichen Heilungsfortschritt. Wir konnten ebenso wie HALTER keine sehr überzeugenden Erfolge feststellen.

Auch für die heute noch viel angewendete Verordnung von Vitaminen bei der Alopecia areata gilt, was wir bezüglich der Übertragung der tierexperimentellen Ergebnisse auf die Verhältnisse beim Menschen sagten. Die Bedeutung bestimmter Vitamine für das Haarwachstum bei Tieren liegt zweifellos fest, aber die Erfahrungen bei ihrer Anwendung bei der Alopecia areata des Menschen sind doch in ihren Ergebnissen so unterschiedliche, daß eine schlüssige Beurteilung ihres Wertes für die Alopeciebehandlung sehr schwierig ist. Schon die so oft geübte Kombination einer Reihe von Vitaminen spricht nicht gerade überzeugend für den Wert eines von ihnen für die Alopeciebehandlung. Vitamin A wurde in hohen Dosen bei 10 Patienten oral längere Zeit von KALKOFF und CONRATHS gegeben, ohne daß die Autoren eine sichere Wirkung feststellen konnten, ja bei einem Fall entwickelte sich der Haarausfall zur malignen Form weiter. Hohe Vitamin A-Dosen sind schon nicht mehr als physiologische Vitamin-Ergänzungstherapie zu werten, sondern entfalten medikamentöse Wirkung, die zum Haarausfall führt. In dieser Form ist daher die Vitamin A-Verabreichung keinesfalls zu empfehlen. Da nach den Untersuchungen von HAUBOLD und LACHNER, LEWIS und RETI, SCHWEMMLER sowie JEGHERS Vitamin A bei Hyperthyreosen einen günstigen Einfluß auf die Hautanhangsgebilde hat, kann man bei Alopecia areata-Fällen, die Zeichen einer Hyperthyreose zeigen, die Vitamin A-Verabreichung eher vertreten. Vitamin A in Verbindung mit anderen Vitaminen wurde ebenfalls empfohlen, so mit Bepanthen von GSELL, GLANZMANN und MEIER sowie BARTHELEMIS. SCAGLIONE fand bei einem Fall, bei dem jede andere Therapie versagt hatte, Vitamin A und Vitamin D wirksam, und auch von FRIEDERICH (1951 b) wurde die Kombination von Vitamin A mit Vitamin D_2 angeführt.

Früher wurde Vitamin B_1 gern verordnet (LISI). BRUN empfahl noch vor wenigen Jahren 2—3mal wöchentliche Injektionen von Vitamin B-Komplex in Kombination mit UV-Licht und Chloräthylsprays. Die Pantothensäure als Antigraufaktor im Tierexperiment fand infolge dieser Eigenschaft auch Interesse für die areata-Therapie (GSELL, OSCH). GLANZMANN stellte eine synergetische Wirkung der Pantothensäure und der Thyreoidea auf das Haarwachstum fest. MICHEL sah nach i.m. Verabreichung Erfolge. JUON fand in wenigen Fällen mit der Pantothensäure-Behandlung eine Besserung, der Einfluß aber auf die weitaus überwiegende Anzahl der Fälle war zweifelhaft bzw. ohne Wirkung.

TOULANT hingegen empfiehlt Pantothensäureinjektionen lokal und i.m. Negative Behandlungsergebnisse mit peroraler oder parenteraler Verabreichung hatte auch KLINGMÜLLER 1958b, GOLDMAN und MASON. SCHMIDT (1951) lehnt die innerliche Verabreichung der Pantothensäure für zwecklos und unbegründet ab, da ein Defizit derselben im Körper nicht nachgewiesen sei. Desaux empfiehlt noch die zusätzliche Verabreichung von Paraminobenzoesäure und Inositol.

Die Einführung des Vitamin D in die Alopecia areata-Therapie geht auf eine Beobachtung von Beutnagel und Friederich zurück, die bei Lupuskranken nach hoher Dosierung verstärktes Haarwachstum feststellten. Den gleichen Befund erhob Jordan (1951). Die beiden ersteren Autoren fanden nun auch bei der Verabreichung von Vitamin D bei Alopecia areata eine Besserung bei 16 von 20 ihrer so behandelten Kranken, während Jordan diesen günstigen Einfluß auf die Alopecia areata nicht bestätigen konnte. Carvillo-Ausejo hatte schon 1947 Vitamin D_2 mit Calciumphosphat, allerdings in Kombination mit lokalen vaso-dilatatorischen Maßnahmen, empfohlen. Schuchard gab, ausgehend von der Theorie von Beutenagel und Friederich, daß die Vitamin D-Wirkung über das periphere Nervensystem gehe, milcheiweißgebundenes Vitamin D_2 in Kombination mit UV-Licht. Auch Friederich (1953) empfahl später Vitamin D_2-Eiweiß-präparate zu verabreichen. Anläßlich der Demonstration eines Falles einer malignen Alopecie durch Funk bemerkte Marchionini (1951), daß er bei einigen Fällen mit Erfolg Vitamin D_2 verabreicht habe, während Schuermann keinen Erfolg mit dieser Therapie bei Alopecia areata erlebte. Auch Klingmüller hatte mit dieser Therapie negative Erfahrungen.

Vitamin E wurde von Uroma für die Behandlung der Alopecia areata genannt. Wendelberger und Tscherner empfahlen, zusätzlich zur lokalen Cyren B-Verabreichung nach Funk Vitamin E in Verbindung mit Choriongonadotropin und Hypophysenkurzwellbehandlung zu geben.

Wohl den breitesten Raum in den Vorschlägen zur Behandlung der Alopecia areata nimmt die *Hormontherapie* ein. Wir konnten zeigen, daß viele Autoren in einer hormonellen Hyperfunktion bzw. Dysfunktion der Schilddrüse einen wesent-lichen Faktor in der Pathogenese der Alopecia areata sahen. Es ist daher ver-ständlich, daß von diesen Autoren eine Normalisierung der Schilddrüsenfunktion als Vorbedingung für die Heilung der Alopecia areata angesehen wurde, die man nun z.B. durch Jodgaben (Schally, Sézary, Horowitz und Delzant) oder durch Thyreoideapräparate zu erreichen suchte (Negri u.a.). Crissey versuchte mit asiatischen Pillen und Thyreoideaextrakt die Alopecia areata zu beeinflussen. Von 207 so behandelten Fällen zeigten 5 Kranke kein Wiederwachsen der Haare, während bei 102 Kranken eine Regeneration des Haarkleides eintrat, die sich als normale logarithmische Abheilungskurve mit einem Maximum der Abheilung in 4,5—13,5 Wochen darstellen ließ. In neuerer Zeit werden vorwiegend von italienischen und spanischen Autoren Antithyreoidea-Präparate verwendet (Thio-uracil u.a.) und damit gute Heilerfolge beschrieben (Del Grande, De Gregorio und Cisneros, López, Vilani, Zubiri-Vidal). Doch scheint diese Behandlung in anderen Ländern wenig Anklang gefunden zu haben.

Versuche mit Thymuspräparaten zur Behandlung der Alopecia areata wurden u.W. nur von Selim-Sabri, Spillmann sowie Watrin und Vérain unter-nommen, wobei besonders die beiden erstgenannten Autoren über sehr befrie-digende Heilerfolge berichten.

Seit Beginn der 30er Jahre wird die Hormontherapie der Alopecia areata in immer steigenderem Maße von den Geschlechtshormonen und den Hypophysen-hormonen beherrscht, eine Entwicklung, die bis heute noch nicht abgeschlossen erscheint. Die Anwendung der Geschlechtshormone mag aus der Beobachtung des Wiederwachsens der Haare in areata-Herden während der Gravidität mit angeregt worden sein. Greenbaum behandelte 1932 ein 7jähriges Mädchen mit dem Urin einer im 7. Monat schwangeren Frau. Er erzielte damit ein Wachstum der Haare bei dem Kind, gleichzeitig aber registrierte er dabei ein beschleunigtes

Längenwachstum der kleinen Patientin (10 cm in 4 Monaten). Das gonadotrope Hormon aus Schwangerenurin diente SILVER bei einem 18jährigen Mädchen zur Behandlung ihrer Alopecia totalis, die seit 6 Jahren bestanden hatte, und LECZINSKY hatte mit Gonatropininjektionen bei 2 Männern mit Alopecia totalis gute Therapieerfolge. Der Verf. gab alle 3 Tage 1 mg, insgesamt 10 bzw. 20 mg. v. OZSGYÁNYI konnte bei einem schweren Fall von Alopecia areata bei einer Frau, bei der es während 2 Graviditäten zum Haarwachstum und zu immer wieder neuem Haarausfall nach Beendigung der Schwangerschaften gekommen war, mit der Corpus luteum-Hormon und Placentaextrakten keinen Behandlungserfolg erzielen, während von STORCK sowie APFELTHALER-KUMER mit Corpus luteum-Hormon Behandlungserfolge erreicht wurden. Der letztere Autor beobachtete sogar bei einer Frau, die ihre Alopecie 7 Jahre hatte, nach monatelanger Progesterongabe ein gutes Wiederwachsen der Haare. SEELEN u. Mitarb. sahen in 2 von 12 Fällen nach Progesteron ein Wiederwachsen der Haare.

FOERSTER glaubte durch die Verabreichung der Gesamthormone der Ovarien einen günstigen Behandlungserfolg erzielt zu haben. Sehr gute, z.T. 100%ige Erfolge in der Therapie der Alopecia areata berichtet JANSON (1934a und b) mit Verwendung von Progynon bzw. Progynon B oleosum evtl. in Kombination mit Proluton. Hypophysenvorderlappenhormon und Progynon B oleosum empfehlen auch THORNER sowie SCHÖLDGEN zur Behandlung schwerer areata-Fälle. SCHÖLD-GEN fand unter der Progynon-Proluton-Therapie ein Sinken der 17-Ketosteroid-ausscheidung.

Mit einer reinen Menformon-Follikulinbehandlung konnte BÖHM bei einer 55jährigen Frau, die seit dem 23. Lebensjahr an einer bis dahin nicht beeinfluß-baren Alopecie litt, ein neues Haarwachstum anregen. LEWITH sah hingegen mit einer reinen Follikulinbehandlung keine Erfolge, erst die zusätzlichen Gaben großer Mengen von Hypophysenvorderlappenextrakten führten bei seinen Fällen zum Haarwachstum. Follikelpräparate bzw. Follikulin, evtl. in Verbindung mit Hypophysenvorderlappenpräparaten oder Thyreoideapräparaten, empfahlen NE-GRI, TSCHERNE sowie DE GREGORIO und CISNEROS. Über erfolglose Anwendung von Oestrogen und Progesteron berichteten WALKER und ROTHMAN.

FUNK (1951) führte 1948 das Cyren B in die lokale Behandlung der Alopecia areata ein. Er verabreichte es in lokaler Kopfmassage und später in subcutanen Injektionen, die cyclusgerecht in die areata-Herde gegeben wurden. FUNK glaubte damit eine Anregung der peripheren Durchblutung sowie einen anti-seborrhoischen Effekt zu erzielen. Wir selbst führten diese Behandlung der An-regung FUNKs folgend bei zahlreichen Fällen durch. Bei den umschriebenen leichten Formen kam es wohl zu baldigem Haarwachstum, doch dürfen gerade solche Fälle bei der bekannten Launenhaftigkeit dieses Leidens eine kritische Wertung nicht zulassen. Bei schweren decalvierenden Alopecien waren die Erfolge nicht sehr überzeugend, auch erlebten wir bei vorsichtiger Dosierung bei nicht geschlechtsreifen Mädchen bei 3 Fällen eine vorzeitig beginnende Ent-wicklung der Brüste, was uns zum sofortigen Absetzen der Behandlung zwang. Unsere Erfahrungen stimmen mit denen von FÜLLER und HEINKE insofern überein, daß auch wir keinen wesentlichen Vorteil gegenüber anderen Behandlungs-methoden feststellen konnten und die Schmerzhaftigkeit der Injektionen als Nachteil buchen müssen. SIMON sah bei Einreibung von Cyren B mit Finalgon-salbe kombiniert bei einem Fall einer Alopecia areata totalis einen vorüber-gehenden Stillstand des Haarausfalles. Später empfahl FUNK (1957) neben Cyren B noch lokal Prednisonsalbe zu geben.

BENGTSSON gab bei einem 24jährigen Mann mit einer Alopecia totalis, dessen Geschlechtstrieb bei normal entwickelten Testes sehr schwach war, 11 Injektionen

Testodrin forte und sah nach der 3. Injektion den Beginn eines neuen Haarwachstums, das in der Folge anhielt. Auch Stalder wandte erfolgreich männliche Geschlechtshormone an, während Langer (1951) von ihnen keine Erfolge in der Behandlung der Alopecia areata sah.

Man gewinnt heute den Eindruck, daß die Erfolgsaussichten der Behandlung der Alopecia areata mit Geschlechtshormonen eine mehr zurückhaltende Beurteilung finden. Diese Behandlung mag in den Fällen indiziert erscheinen, die zusätzlich hormonelle Ausfallserscheinungen der Genitalsphäre zeigen bzw. Dysfunktionen erkennen lassen.

Wie wir aus dem Vorstehenden ersehen haben, wurden von vielen Autoren immer wieder Untersuchungen unternommen, die die Bedeutung der Hypophysenfunktion für die Pathogenese der Alopecia areata hervorhoben. Von klinischen Aspekten her dachte man an eine Korrelationsstörung des Hypophysen-Zwischenhirnsystems mit Auswirkungen auf die Nebennierenrinde. Schon bevor diese Zusammenhänge näher bekannt waren, wurden Behandlungsversuche mit Hypophysenextrakten bei der Alopecia areata unternommen (Bengtsson). Doch schien Versari (1939b) die Anwendung von Hypophysengesamtextrakt anderen Behandlungsmethoden nicht überlegen. Berkovsky (1932b) teilte dann günstige Behandlungsergebnisse mit Hypophysenvorderlappenhormon mit und in der folgenden Zeit erschienen weitere günstige Berichte, so von Shaffer, Tsukada (1933, 1935), Azorin und Spilzinger sowie Hamne. Tsukada behandelte einige hundert Fälle von Alopecia areata mit Hypophysenvorderlappenextrakt, doch betont er, daß eine Behandlung von 10 Monaten bis zu 2 Jahren erforderlich sei, und tritt für eine Intervalltherapie ein. Auch Thorner sah nach Hypophysenvorderlappenhormon Haarwachstum. Keine überzeugenden Erfolge mit dieser Behandlung erlebte Lord. Kylin und Dicker hatten angenommen, daß die Alopecia areata ein Zeichen hypophysärer Insuffizienz sei und Kylin erzielte mit der Transplantation von Kalbshypophysen günstige Behandlungserfolge. Damm, der diesen Behandlungsvorschlag nachprüfte, hatte bei 9 derartig behandelten Kranken (4 Männern und 5 Frauen) gute Ergebnisse. Auch Heite wandte die Transplantation von Kalbshypophysen bei 8 Kranken an, wovon 2 an Alopecia areata totalis litten. Aber trotz guter Anfangserfolge, die zu vollem Haarwachstum führten, blieben Rezidive nicht aus und auch bei mehrmaliger Hypophysentransplantation war ein Dauererfolg nicht zu erreichen. Ebenso lautet das Urteil von Carrié (1952) über diese Behandlungsmethode negativ. Über eine große Beobachtungsreihe mit dieser Behandlungsart verfügt Watabe. Er nahm die Hypophysentransplantation bei 106 Kranken vor und gab seine Methode an. Die Hypophysen wurden 2—3mal in Kochsalzlösung gewaschen und mit einer 10%igen alkoholischen Jodlösung bepinselt. Nach Entfernung dieser in alkoholischer Natriumthiosulfatlösung zerschnitt er die Hypophysen in 5—6 Scheiben, die er mit Penicillin betupfte. Die Implantationen erfolgten nun unter Penicillinschutz 2—6mal im Abstand von einer Woche unter die Haut des Oberschenkels oder Bauches. Bei 38 so behandelten Kranken wuchs das Haar einen Monat nach der 2. Transplantation, 33 Kranke benötigten 2 und 11 Kranke 3 Monate zu dem gleichen Effekt. Insgesamt war diese Behandlung bei 81% der Fälle wirksam bei 66% kam es zur völligen oder fast völligen Wiederherstellung der Kopfbehaarung. Fälle mit Alopecia praematura und Alopecia totalis sprachen auf diese Behandlung nicht an. Flegel fand die Ergebnisse der Behandlung der Alopecia areata mit Hypophysen-Frischzellen nach Niehans dürftig. Vámos gab i.m. Injektionen einer Hypophysenemulsion bei 34 Kranken und sah nur einmal Heilung, zweimal Besserung und einmal vorübergehendes Wachsen der Haare.

MIDANA und LEONE sehen krankhafte Zustände im Bereich Zwischenhirn-Hypophyse als einen ätiopathogenetischen Faktor schwerer Alopecia areata-Fälle an und versuchten daher eine Reizung dieses Gebietes durch Röntgenbestrahlung und Verabreichung von Zwischenhirnlipoidextrakten. Man muß wohl auch hier daran denken, daß ein Erfolg durch eine provozierte ACTH-Ausschüttung bedingt gewesen sein könnte.

Die angenommenen Beziehungen der Alopecia areata zum Hypophysen-Nebennierenrindensystem ließen nach den aufsehenerregenden Erfolgen bei der Behandlung vieler Erkrankungen mit ACTH und Cortison die Anwendung dieser Mittel auch für die areata-Therapie erfolgversprechend erscheinen. Bei 3 Kranken mit einer Alopecia areata maligna verabreichte WILSON 1952 täglich 15—20 mg ACTH als Dauertropfinfusion. Bei Kindern verabreichte er i.m. 4mal 10—15 mg. Der Haarwuchs begann jeweils nach 8—10 Tagen und erreichte nach etwa 3 Wochen einen befriedigenden Zustand. Jedoch $2^1/_2$—3 Wochen nach Aussetzen der Hormonbehandlung kam es zum vollständigen Wiederausfall der Haare. WILSON nahm einen passageren antiinflammatorischen Effekt auf perifollikuläre entzündliche Exsudate mit einer eventuellen Antigen-Antikörper-Reaktionshemmung bei gleichzeitiger hormonell bedingter Hyperämisierung als Wirkungsmechanismus an. Dabei kommt es ferner zur Freisetzung eines das Haarwachstum fördernden Hormons aus der Nebennierenrinde.

Unabhängig von WILSON hatten etwa zur gleichen Zeit DILLAH und ROTHMAN (1952a und b) Versuche mit oraler Verabreichung von täglich 100—150 mg Cortison bei Alopecia areata-Kranken unternommen. Sie gaben dieses Hormon 10 Wochen lang und vereinzelt auch noch länger. Sie behandelten 22 Patienten beiderlei Geschlechts im Alter zwischen 12—57 Jahren. Es waren 11 Fälle von Alopecia universalis, 4 Fälle von Alopecia totalis und 7 Fälle von Alopecia areata. Von diesen Kranken zeigten 8 Fälle von Alopecia universalis, 3 Fälle von Alopecia totalis und 5 Fälle von Alopecia areata zwischen der 3. und 6. Woche beginnendes neues Haarwachstum, doch erfolgte das Wiederwachsen nie komplett. Axillen- und Schambehaarung erwiesen sich als therapieresistent. Frische Alopecien reagierten auf diese Behandlung besser, ebenso solche, die erst nach der Pubertät sich entwickelt hatten.

Nun folgten bald weitere Berichte über die Erfahrung mit ACTH-Behandlung (BURGOON) bzw. der kombinierten Behandlung mit ACTH und Cortison. CASCOS erzielte mit 105 mg ACTH und folgenden Gaben von 250 mg Cortison nur eine unvollständige und ungleiche Behaarung, WAINGER und CAPPLEMAN sahen nach i.m. Anwendung von ACTH und Cortisonacetat beginnendes Haarwachstum an den Brauen und dann an den übrigen befallenen Stellen. Nach Absetzen der ersten Behandlung fielen die neuen Haare wieder aus, jedoch auf neuerliche Behandlung begann das Wachstum wieder. Aber 12 Wochen nach der Beendigung des zweiten Behandlungscyclus trat wieder eine fast totale Alopecie ein. Ähnliche Erfahrungen machten SMITH (1955) und BORCH-JØRGENSON, die auch vor den Gefahren einer zu langen Anwendung dieser Hormone warnen. Der letztgenannte Autor erlebte bei einer Patientin eine Psychose als Folge der Hormonbehandlung und beurteilt die Erfolgsaussichten dieser Therapie sehr zurückhaltend.

WITTEN und SULZBERGER (1959a und b) gaben perorale Cortisongaben von 20—200 mg täglich bis $1^1/_2$ Jahre. Gingen die Autoren auf eine Dosis von unter 50 mg täglich zurück, trat wieder Haarausfall ein. Sie gingen daher auf Hydrocortison über, um die tägliche Dosis verringern zu können und fanden für Hydrocortison eine Erhaltungsdosis von 80 mg/die. JANNARONE und HIROSE sahen von Cortison gute Erfolge und LENGGENHAGER wies darauf hin, daß der Erfolg der Behandlung wesentlich von der Dauer der Medikation abhänge.

Le Loutre sah nach mehr als 7monatlicher Cortison-Anwendung wieder Haarwuchs eintreten und auch Shelley, Harun und Lehman treten für eine langfristige Behandlung mit Triamcinolon ein, da sie bei Unterbrechung sofort wieder ein Rezidiv sahen.

Die Nebenwirkungen, die eine längere Verabreichung von ACTH und Cortison nach sich ziehen kann, führten Rein und Bodian zur Behandlung mit Prednison. da hier eine wesentliche Verminderung der Tagesdosis bei erhaltenem therapeutischem Effekt möglich ist. Bei oraler Verabreichung genügen 20—30 mg Prednison pro die.

Die örtliche Anwendung von Cortison bzw. Hydrocortison in Form von intracutanen Injektionen (10—25 mg/cm³) in die Alopecieherde wurde von einigen Autoren bezüglich des Dauereffektes günstiger beurteilt (Huriez und Desmons, Scott 1957), während Noguer-Moré (1955) sowie Vilanova nur mäßige bzw. keine Wirkung sahen. Auch die lokale äußere Anwendung in Form von Cortisonsalbe (Sulzberger und Witten), von Fluorohydrocortisonacetat (Witten, Sulzberger u. Mitarb. 1955) und von Hydrocortisonsalbe (Noguer-Moré) hatte keine befriedigende Wirkung. Hingegen berichtet Schröpl über Haarwuchs bei Alopecia gravis totalis nach Prednisonsalbe.

Trotz der nicht allzu ermutigenden klinischen Ergebnisse lokaler Cortisonanwendung scheint nach den Untersuchungen von Rony und Cohen eine lokale Wirkung auf die Strukturen des Coriums vorhanden zu sein. Die zweifellos wachstumsfördernde, wenn auch passagere Wirkung des ACTH auf das Haar auf dem Wege über die Aktivierung der Nebennierenrinde soll nach Charvát, Chytil, Hrabáně und Feix durch Beeinflussung des Schwefelstoffwechsels geschehen, der bei Alopecia areata maligna gestört sein soll. Sie fanden bei ihren experimentellen Untersuchungen unter ACTH-Einfluß eine Retention des Schwefels. Die Ausscheidung von Sulfaten im Harn sinkt und im Serum steigt der Gehalt an freiem Methionin, Cystein und Cystin sowie an oxydiertem Glutathion an.

Narumi sieht nun in der Cortison-Therapie keineswegs ein Mittel der Wahl, doch er fand bei seinen Untersuchungen, daß bei Beginn der Therapie die Haarfollikel aus der telogenen Phase in die anagene Phase III, IV bis VI eintraten. Die äußere Wurzelscheide zeigte einen überschießenden Glykogengehalt und der Verfasser schreibt diesem Phänomen unter der Cortison-Therapie eine regulierende Wirkung auf den durcheinander gekommenen Haarwuchscyclus zu.

Berücksichtigen wir nun die bekannt gewordenen Ergebnisse der Behandlung der verschiedenen Formen der Alopecia areata mit ACTH, Cortison, Hydrocortison und Prednison, so muß leider gesagt werden, daß auch mit der Einführung dieser sonst so wirksamen Hormone in die Therapie der Alopecia areata kein grundsätzlicher Wandel in den Heilungsaussichten eingetreten ist. Wohl steht die Wirkung dieser Stoffe auf die Förderung des Haarwachstums fest, das nach einer etwa 2—3wöchigen Anlaufzeit nach Beginn der Behandlung eintritt. Doch ein Absetzen oder eine zu starke Einschränkung der Dosierung führt sofort wieder zum Haarausfall, und so ist die lange durchzuführende Verabreichung einer Erhaltungsdosis notwendig, die aber ärztlich nicht unbedenklich ist. Bei schweren malignen Alopecien kommt es zwar zum Wachstum der Haare in vielen Hautpartien, doch immer zeigen einzelne Stellen der Haut ein resistentes Verhalten und behalten das charakteristische Aussehen der areata-Herde, die auch bei erhöhter Dosis sich zwar verkleinern können, doch bei Zurückgehen mit der Dosierung wiederum erscheinen. Die Wirkung dieser Hormone ist also eine durchaus nur vorübergehende, die nur so lange anhält, als eben eine genügend hohe Dosierung aufrechterhalten wird. Darin stimmen die Berichte fast aller Autoren und auch unsere eigenen Erfahrungen überein. Klingmüller bezeichnet den Effekt dieser Therapie als lediglich den einer „Niveauverschiebung", die Krankheit selbst wird durch diese Therapie nicht ursächlich angegriffen. Das Individuum bleibt auch unter der Behandlung mit ACTH, Cortison, Hydrocortison und Prednison Alopecia areata-krank. Damit werden die allgemeinen Erfahrungen in der Hormontherapie bestätigt, die auch schon früher mit älteren Methoden der Hormonbehandlung, z.B. von Reiss, Waisman und Kepler gesammelt wurden, daß mit der Hormontherapie keine echte Heilung der Alopecia areata zu erzielen ist bzw. nur in Ausnahmefällen mit klinisch auch sonst manifesten endokrinen Störungen zu erreichen ist.

Wir erwähnten die Versuche einer lokalen Umstimmung durch eine Reizkörpertherapie in Form von Milchinjektionen in die areata-Herde. Bommer mit seinen Mitarbeitern versuchte eine allgemeine Reizkörpertherapie mit Plenosol, von der aber Sator keine Wirkung sah. Dieser Autor erzielte mit mehrmaligen Placentatrockenzelleninjektionen nach Niehans in einem Falle Haarwuchs, während Grasso mit Ochsenembryolysat bei 9 von 11 Kranken mit Alopecia totalis und circumscripta zu einem günstigen Behandlungsergebnis kam.

Die Annahme einer neurovegetativen Störung als pathogenetisches Moment der Alopecia areata führte zu therapeutischen Versuchen der Ausschaltung zentraler Störungen. Frankl und seine Mitarbeiter hielten daher ihre Kranken monatelang unter der Einwirkung kleiner Mengen von Barbituraten (3mal 0,03 g täglich) und sahen davon einen günstigen Einfluß. Vanbremeersch gab Chlorpromacin (3mal 25 mg täglich) in 10tätigem Turnus im Abstand von 5 Tagen und erzielte so einen Beginn des Haarwuchses nach 3—4 Wochen und nach 8 Monaten einen vollen Haarwuchs. Klingmüller (1958b) sah eine gewisse Wirkung von Megaphen, wenn die nervöse Störung mehr im Vordergrund stand, jedoch war eine Rezidivneigung nicht zu beeinflussen. Laugiers Versuch einer Dauerschlafbehandlung bei 2 Patienten darf hier erwähnt werden, doch wurde damit kein Erfolg erzielt.

Piguet wollte einen neurovegetativen Spasmus der Hautarteriolen durch Unterbrechung des Sympathicus beheben und injizierte daher abwechselnd in 10—15tägigen Abständen in das linke und rechte Ganglion cervicalis superior Novocain. Doch war der Erfolg nicht sehr überzeugend.

Die Annahme, daß fokale Herde in Tonsillen, Zahngranulome, Nebenhöhlenerkrankungen und ähnliche Zustände über das Neurovegetativum zur Auslösung der Alopecia areata führen können, brachte Galiani zum Versuch einer Blockade solcher Herde. Er erreichte dadurch bei seinen Fällen ein Wiederwachsen der Haare. Man darf wohl auch die Beobachtung von Schölzel hierher rechnen, der nach einer Serie von i.v. Injektionen von Novocain bei einer Asthmatikerin, die auch an einer 40 Jahre lang bestehenden Alopecia totalis litt, wieder Haarwachstum eintreten sah.

Abschließend sei nur noch angeführt, daß manche Autoren auf ein aktives Eingreifen im Sinne einer lokalen oder allgemeinen Therapie durch Medikamente verzichten und sich mit einer psychischen Beeinflussung der Kranken begnügen (Langer 1951, Simon). Greenberg empfiehlt, die Kranken einer Psychoanalyse zu unterziehen und suggestiv auf sie einzuwirken. Dies ist schließlich auch das Vorgehen von Arnold, wenn er einer beruhigenden und aufklärenden Aussprache mit den Kranken ohne jeder anderen Behandlung den Vorzug gibt.

e) Alopecia mucinosa (Pinkus)

Seit im Juni 1957 von H. Pinkus erstmalig die dermatologische Welt mit diesem Krankheitsbild vertraut gemacht wurde, erwies es sich, daß es keineswegs so selten zu beobachten ist, wie es anfangs den Anschein hatte. Seither liegen genügend Mitteilungen vor, die es erlauben, heute von einem gutbekannten

Krankheitsbild zu sprechen, das klinisch eine größere Variabilität zeigen kann. Man darf vielleicht sogar von verschiedenen Varietäten sprechen, aber allen ist eine Wurzelscheidenmucinose eigen. Diese Variabilität des klinischen Bildes mag dazu beitragen, daß die Erkrankung leicht übersehen werden kann, um so mehr, da es Fälle mit wenig Symptomen und Neigung zur Spontanheilung gibt.

Klinisches Bild. Die ersten 5 Fälle von Pinkus zeichneten sich durch mehr oder weniger entzündliche Infiltrate und Verlust der Haare über ihnen aus. Klinisch war bei ihnen eine Follikelkeratose nicht nachweisbar. Es waren scharf begrenzte, zart oder stärker indurierte Plaques. Die Einzelherde entwickelten sich und vergrößerten sich langsam über Wochen und Monate; eine zarte Schuppung bestand. Der 6. Fall wies mehrere entzündliche Knoten an Gesicht, Hals und Oberschenkeln auf, die sich zu plattenartigen Herden ausdehnten. Sie waren zum Unterschied von den ersten 5 Fällen gegen Röntgenbehandlung therapieresistent.

In anderen Fällen entstehen gruppierte, follikulär gebundene Papeln mit Hornpfröpfen (Zackheim 1958 a), so daß das Bild einem Lichen spinulosus ähnlich werden kann. Bei einem aus Detroit berichteten Fall begann die Erkrankung am Nacken als schmerzlose, wenig juckende Stelle von der Größe eines Silberdollars. 6 Monate später erfolgte Haarausfall an der linken Augenbraue, am linken Hinterhaupt, am Mons pubis. Auch an der hinteren Seite des Armes und an der Streckseite der Kniegegend traten kleine Plaques mit follikulären Papeln auf. Die Nackenherde

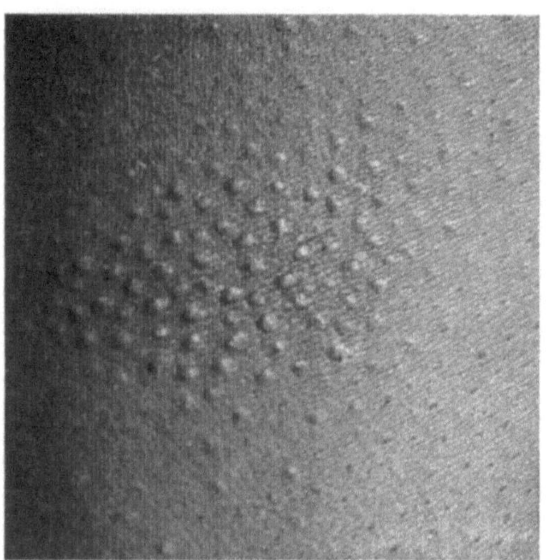

Abb. 15. Alopecia mucinosa. Follikuläre Papelchen am Arm. [Aus H. Pinkus u. R. J. Schoenfeld: Weiteres zur Alopecia mucinosa. Hautarzt **10**, 400 (1959)]

sahen später ödematös aus, zeigten Hyperpigmentation und Vergröberung des Hautreliefs. Follikuläre Betonung mit zarter Rötung und kleinfleckiger Alopecie waren auch die klinischen Hauptmerkmale der von Johnson, Higdon und Helwig beschriebenen Fälle. Anläßlich der Beschreibung einer Beobachtung von familiärem Vorkommen weisen Mercantini und Schönfeld darauf hin, daß die typisch gruppierten papulösen Efflorescenzen zuweilen von Ödem und Erythem begleitet sein können. Auch Haarstümpfe können in den Papelchen steckenbleiben, so daß solche Herde das Bild einer oberflächlichen Dermatomykose vortäuschen können. Stevenson sah einen Fall, dessen Entwicklung vor 9 Jahren im Anschluß an ein Erysipel im Gesicht mit juckenden Herden begann. Röntgenbestrahlung war nutzlos. Nach 7 Jahren kam es an der linken Wange, am rechten Nasenloch und an der rechten hinteren Axilla zu neuen Herden. Ein Jahr später traten Herde an den Schultern und an der lateralen Seite der Ellbogen hinzu. Klinisch fanden sich erythematöse Plaques mit geringer zarter Schuppung und Excoriationen. An Schultern und Axillen bestanden Herde mit follikulärspinulöser Betonung. Ellbogen und Glutäen wiesen excoriierte Papeln auf. Es ist zu vermerken, daß der Befall der Augenbrauengegend hier vorübergehend zur Diagnose Ulerythema ophryogenes geführt hatte. Martin-Scott (1958) berichtet.

daß bei seinem Fall primär schuppende Bezirke der Nacken-Haar-Grenze vor-
lagen. Nach 5 Monaten kam es zu einem Anschwellen der Haut der Augenbrauengegend und die Haare fielen aus. Zu ähnlichen klinischen Bildern dürften die
Fälle von Kopf und Stegall, Falk und Szymanski, Degos, Basex, Garnier,
Civatte und Dupré und 2 Fälle von Braun-Falco (1957) geführt haben. Ein
weiterer Fall von Degos u. Mitarb. (1960) zeigte aber keine Alopecie.

Ein neues klinisches Merkmal wurde bei einem Fall von Jablonska, Chorzelski und Laúcucki erwähnt, bei dem die Autoren darauf hinweisen, daß sich
aus den flach-erhabenen haarlosen Infiltraten am Hinterkopf und im Gesicht aus

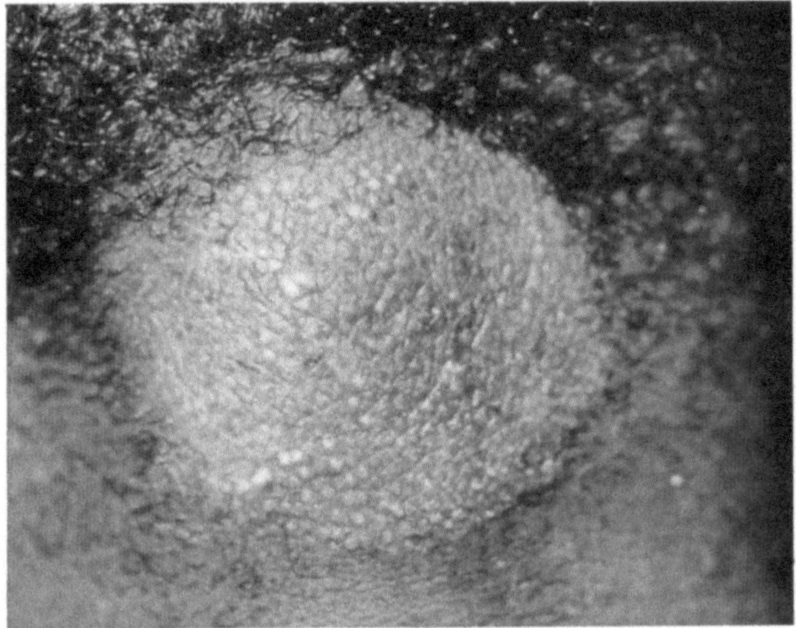

Abb. 16. Alopecia mucinosa. Primärherd im Nacken. [Aus H. Pinkus u. R. J. Schoenfeld: Weiteres zur Alopecia mucinosa. Hautarzt **10**, 400 (1959)]

den Follikelöffnungen eine durchsichtige klebrige Flüssigkeit ausdrücken ließ.
Diese Erscheinung scheint nicht regelmäßig vorzuliegen und ist vielleicht von der
Stärke der Schleimbildung abhängig, denn sie wurde, soweit es zu übersehen ist,
nur noch von Freund bei seinem Fall 1 in dessen späterem Verlauf hervorgehoben
und vor Jahren schon von C. Kreibich, auf dessen Bericht noch einzugehen sein
wird. Freund weist noch auf gelegentliches Nässen von Herden hin. Die Herde
nahmen später ein Bild an, das einer Parapsoriasis maculosa entsprach, doch auch
dies machte dann scharf begrenzten, gering schuppenden Herden Platz, welche
langsam Größe und Ort wechselten.

Wir haben bisher Erscheinungsbilder kennengelernt, die teils als follikuläre
Papelchen, Lichen spinulosus, Keratosis follicularis, Ekzem en plaques, Trichophytia superficialis, Parapsoriasis maculosa, beginnender Erythematodes, Erythematodes profundus, Sarkoid, ja als lipomähnlich geschildert wurden. Freund
nennt im Verlauf seines Falles 1 noch Verkrustung, Rhagaden, pustulierende
Follikulitiden, milienartige Knötchen, acneartige Efflorescenzen, bei der Rückbildung keloidiforme Knötchen. Sein Fall 2 weicht in Ansehen und Verlauf wesentlich von den bisher besprochenen Erscheinungsbildern ab.

Bei diesem 17jährigen jungen Mann fanden sich an Stamm, Nacken und Hals, vorwiegend an den Beugeseiten der Arme, an Axillen, aber auch an den Ellbogen, an den proximalen Anteilen der Oberschenkel symmetrisch angeordnete gelbrote oder sattrot gefärbte, in Spaltrichtung der Haut stehende, scheiben- und spindelförmige, kaum erhabene bis dattelkerngroße Plaques, zentral schuppend, auch Colleretten zeigend. Mitunter schienen sie aus Knötchen zusammengesetzt, zwischen ihnen bemerkte man verstreut blasse, stecknadelkopfgroße Knötchen. Am Kopf bestand eine gneisartige Schuppung. Stirn und Kinn zeigten leicht erhabene, gelblichrote, mit Schuppenkrusten bedeckte, ovale, erbsen- bis pflaumenkerngroße Herde. Inguinal bestand eine leichte Lymphknotenschwellung. Beträchtlicher Juck·reiz. Der Autor bezeichnet das klinische Bild als Eczema seborrhoicum generalisatum partim crustosquamosum. Der Verlauf war hier subakut. Schon nach 14 Tagen waren viele Herde zum Teil mit beträchtlicher Pigmentbildung abgeheilt, einzelne blieben länger plattenartig prominent, schuppend, z. T. leicht nässend, bestehen und es ließ sich aus den Follikelöffnungen eine klebrige Flüssigkeit auspressen. An den Schläfen traten umschriebene Alopecieherde auf. Die Rückbildung ging unter Pigmentierung weiter vor sich, wenn auch ein Rückenherd lange persi-stierte.

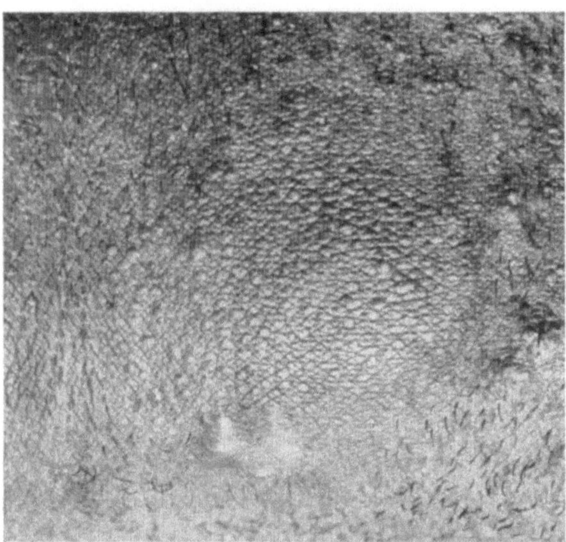

Abb. 17. Alopecia mucinosa. Frischer Herd im Nacken. Familiäres Vorkommen, Mutter von Pat. Abb. 16. [Aus H. Pinkus u. R. J. Schoenfeld: Weiteres zur Alopecia mucinosa. Hautarzt **10**, 400 (1959)]

Das von Freund hervorgehobene Bild einer im Verlauf der Erkrankung scheinbar sich entwickelnden Parapsoriasis maculosa läßt an eine im Jahre 1926 von C. Kreibich veröffentlichte Beobachtung denken, während der Fall 2 von Freund besonders hinsichtlich des subakuten Verlaufes eine Beobachtung von Lehner und Szodoray aus dem Jahre 1939 in Erinnerung ruft. Von histologischer Seite her war es Braun-Falco (1954), der zuerst auf die seinerzeitigen Berichte von Kreibich und von Lehner und Szodoray hinwies und die Gleichartigkeit ihrer Beobachtungen mit den von ihm erhobenen Befunden erkannte. Später machten auch Jablonska und Pinkus darauf aufmerksam.

Kreibich beschrieb bei einem 20jährigen Mann unter dem Titel „Mucin bei Hauterkrankungen" das Auftreten von gelbroten, leicht erhabenen oder im Niveau der Haut liegenden feinblättrig schuppenden Herden im Gesicht, am Hals, an den Oberarmen, am Gesäß, am rechten Oberschenkel und an den Unterschenkeln. Die Follikelöffnungen zeigten Hornpfröpfe, die sich auspressen ließen und denen ein Tropfen einer klaren klebrigen Flüssigkeit folgte. Stellenweise traten auch Follikulitiden und Furunkel auf. Diagnostisch spricht Kreibich von einer Erythrodermie pityriasique en plaques disseminès (Brocq). Histologisch fand er in den Follikeln Mucin.

Der von Lehner und Szodoray veröffentlichte Fall wurde klinisch mit Sklerodermie, Sklerödem und Urticaria in Vergleich gesetzt. Es war ein disseminiert auftretender Hautausschlag von mattroten bis weißen, flach erhabenen, scharf begrenzten, Schuppung und follikuläre Keratosen zeigenden, münzengroßen, symmetrisch in Spaltrichtung der Haut gestellten Herden im Gesicht, am Stamm, an Streckseiten der Arme, in der Glutäal- und Kniegegend, die sich innerhalb von 2 Monaten ausgebildet hatten. Nach 5 Wochen schwanden die Erscheinungen unter Schuppung völlig. Das histologische Bild entsprach einer follikulären Mucinose, doch wurde von den Autoren Mucin nicht erkannt.

Diese früheren Beobachtungen berühren in keiner Weise die Verdienste von Pinkus und Braun-Falco, in der Alopecia mucinosa bzw. nach Braun-Falco in der „Mucophanerosis intrafollicularis et seboglandularis" eine neue Krankheitseinheit erkannt zu haben, denn KREIBICH hielt trotz seiner hervorragend genauen Beschreibung und trotz seiner Erkenntnis, daß das Mucin nicht Folge, sondern Ursache der Entzündung war, an der Deutung eines rein symptomatischen Auftretens des Mucins bei einer Erythrodermie pityriasique en plaques fest und LEHNER und SZODORAY erkannten die mucinösen Veränderungen nicht als solche.

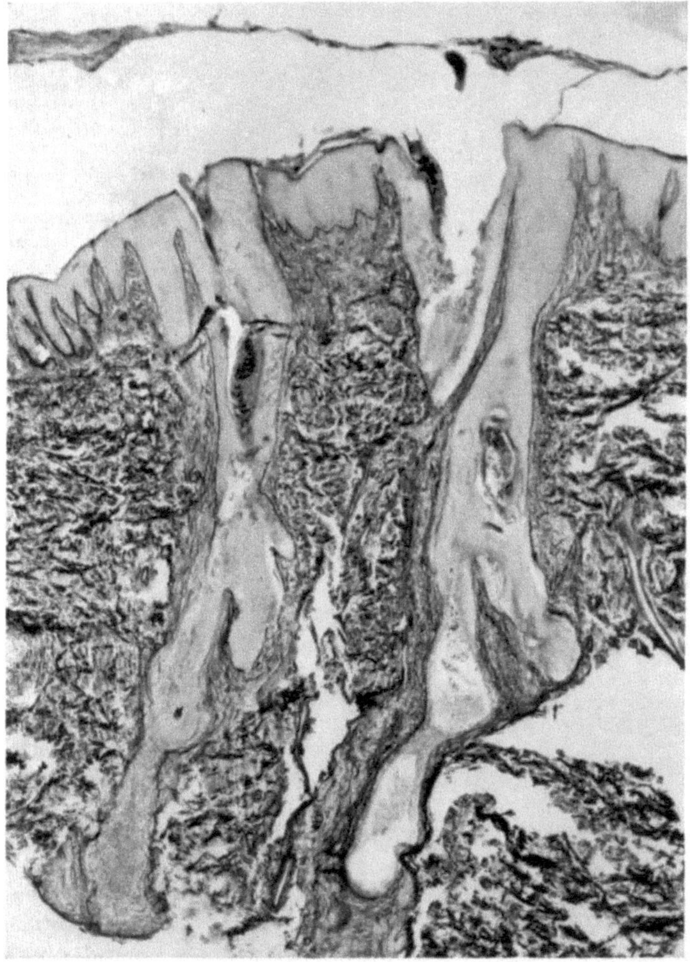

Abb. 18. Alopecia mucinosa. Zwei Kopfhaarwurzeln mit Ödem und Cystenbildung in der Talgdrüse und äußeren Wurzelscheide. PAS-Lichtgrün. Vergr. 30mal. [Aus H. PINKUS u. R. J. SCHOENFELD: Weiteres zur Alopecia mucinosa. Hautarzt 10, 400 (1959)]

Übersehen wir die bisher genannten Fälle und ihren klinischen Aspekt, so scheint es nach unseren Erfahrungen berechtigt, von einer *primären* bzw. *idiopathischen* Follikeltalgdrüsen-Mucophanerose zu sprechen. Es war aber BRAUN-FALCO (1957), der erstmalig davon eine *sekundäre* bzw. *symptomatische* Mucophanerose unterschied, die er bei je einem Fall von Mycosis fungoides und einer eosinophilen Retikulose fand. Inzwischen beschrieben auch FINDLAY und LOEWENTHAL 6 weitere Kranke bei eosinophilem Granulom und cancriformen Veränderungen, wobei es auch zu Lichen spinulosus-ähnlichen Bildern kam. Neben den Störungen an der Haut und am Haarkleid sah man granulomatöse und ulceröse Prozesse ablaufen, die mit den als maligne Retikulose bekannten Bildern übereinstimmten. Es steht zu erwarten, daß man nach Kenntnis der symptomatischen Mucinosen nun noch öfter über derartige Beobachtungen hören wird.

Dem Wesen der Erkrankung als follikulär-seboglandulärer Affektion entsprechend, ist eine Schleimhautbeteiligung nicht beschrieben worden.

Regelmäßige und auffallende *interne Befunde* sowie pathologische Befunde des cellulären und chemischen Blutstatus wurden bisher bei der primären Mucinose nicht bekannt, abgesehen von Anschwellungen der regionären Lymphknoten, worauf schon hingewiesen wurde. FREUND erwähnt bei seinem Fall 2 anfangs toxische Granulierung im weißen Blutbild, weiter eine leichte Verlängerung des Weltmann. Röntgenologisch fand sich am Schädel eine Enostosis frontalis, Verlängerung der Ligamenta retroclinoidea und die Sella flach schüsselförmig. Ein derartiger Befund soll für eine Dysfunktion der Hypophyse sprechen.

Alters- und *Geschlechtsverteilung* der Erkrankung bieten auch kaum auffällige Besonderheiten. Sie tritt sowohl bei Kindern, z. B. Fall FALK, 10jähriges Mädchen, als auch bei Erwachsenen auf, und die Verteilung auf die Geschlechter hält sich ziemlich die Waage. Bemerkenswert ist die erstmalige Beobachtung von PINKUS und SCHÖNFELD des Auftretens der Erkrankung bei Mutter und Sohn (s. auch MERCANTINI und SCHÖNFELD).

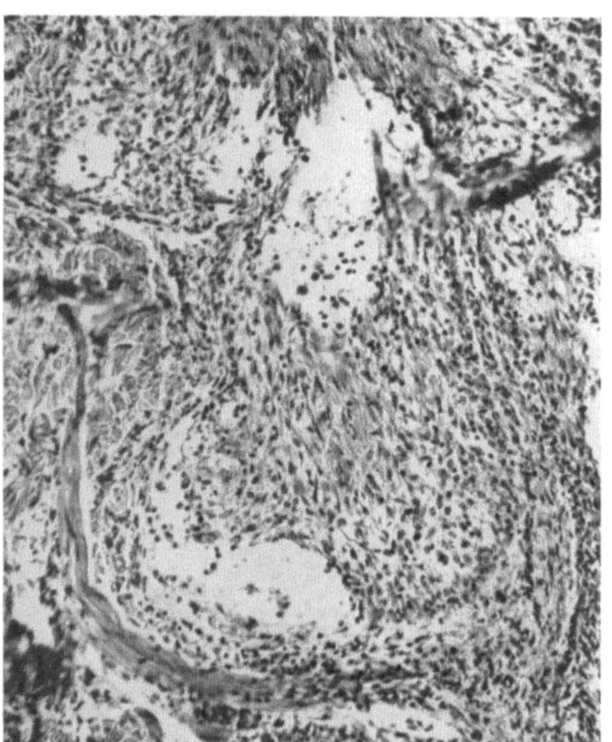

Abb. 19. Alopecia mucinosa. Cystenbildung und entzündliches Infiltrat in einer Talgdrüse. Mucinöses Ödem. Hämatoxylin-Eosin. Vergr. 130mal. [Aus H. PINKUS u. R. J. SCHOENFELD: Weiteres zur Alopecia mucinosa. Hautarzt 10, 400 (1959)]

Histologie und Histochemie. Wie erwähnt, wurde das histologische Bild zuerst von PINKUS (1957) und BRAUN-FALCO (1957) als primäre Veränderung des Follikelapparates erkannt, nachdem seinerzeit KREIBICH und LEHNER und SZODORAY trotz genauer Schilderung die Eigenständigkeit dieser Veränderungen nicht erfaßt hatten.

Die Epidermis ist verdickt, von gelegentlich tiefer eingesenkten parakeratotischen Hornschichten bedeckt. Oft reichen beachtlich verdickte und verlängerte interpapilläre Zapfen in die Tiefe, deren Rete Malpighii stellenweise intracelluläres Ödem und eine lockere Durchwanderung von Leukocyten aufweist. FREUND sah z.T. subcorneale mehrkammerige Bläschen mit serösem geronnenem Inhalt. Die Papillenspitzen können ödematös, kolbig aufgetrieben sein und hier ist die Epidermis verschmälert und besonders stark ödematös und leukocytär durchsetzt. Auch die obere Cutis erscheint mehr oder weniger ödematös, die Gefäße des oberflächlichen Plexus sind erweitert und stark gefüllt, in der subpapillären Schicht finden sich perivasculäre Rundzelleninfiltrate mit Eosinophilen. Die Hauptveränderungen betreffen aber die Follikel und die Talgdrüsen. Die Follikel sind besonders in den mittleren und tiefen Teilen stark erweitert und bis zu länglichen und kugelig-cystischen Säckchen umgebildet. Die cystische Erweiterung der Follikel wird von allen Autoren betont. Die Hohlräume sind oft von zwiebelschalartigen geschichteten Hornmassen oder homogenen oder netzartig geronnenen, schwache Hämatoxylinfärbung annehmenden Massen erfüllt. In den Talgdrüsen kann man im Protoplasma ihrer Epithelzellen Quellung und hochgradige

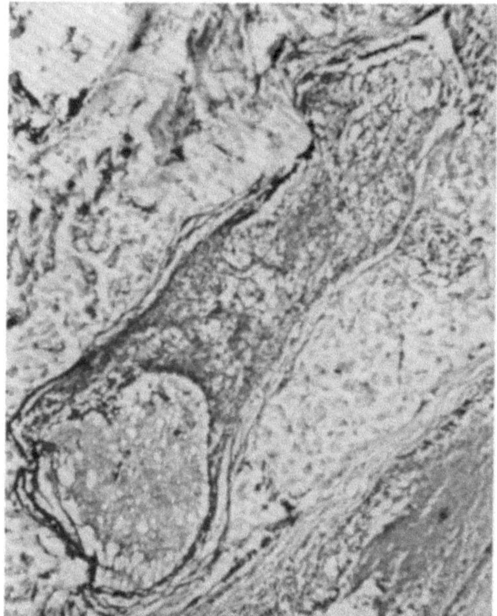

Abb. 20. Alopecia mucinosa. Tieferer Anteil des erweiterten Follikels, erfüllt von schwammartigem Netzwerk mit „Spinnenzellen" und metachromatischem fädigen Mucin. Toluidinblau. Objekt 6,3, Ocular 8. [Aus F. FREUND: Mucinosis follicularis. Hautarzt **11**, 487 (1960)]

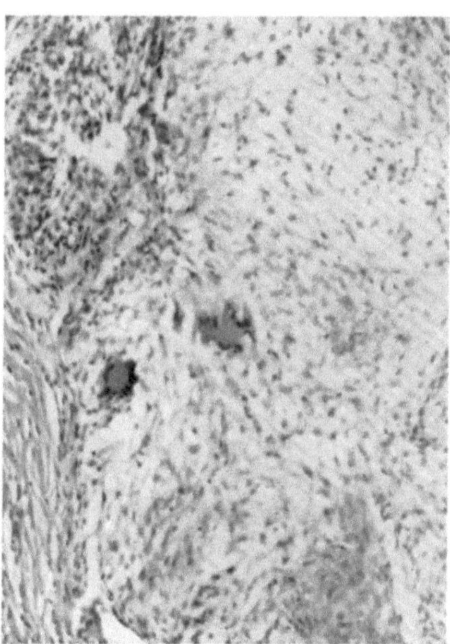

Abb. 21. Alopecia mucinosa. Epitheliale Riesenzellen in einem in der Tiefe beutelartig erweiterten Follikel, welcher mit Mucinnetzen und Sternzellen erfüllt ist. Hämatoxylin-Eosin. Objekt 10, Ocular 8. [Aus F. FREUND: Mucinosis follicularis. Hautarzt **11**, 487 (1960)]

Vacuolisierung sehen, desgleichen in den Zellen der epithelialen Wurzelscheiden. Schließlich lösen sich die Zellgrenzen auf und es erscheint ein schwammiges Netzwerk, dessen Hohlräume von homogenem, geronnenem und feinfädigem Material erfüllt sind. In ihm scheinen die pyknotischen sternartigen, dunkel gefärbten Zellkerne wie aufgehängt. Die degenerative Auflösung dieses Netzwerkes schreitet fort, auch die Kernsubstanzen lösen sich auf. Nun bildet nur homogenes oder fädig-körniges, fast zellfreies Material den Inhalt der oft mehrkammerigen Cysten des ehemaligen Follikels. Andererseits können die Follikel auch in der Tiefe von großen, geschichteten Hornpfröpfen erfüllt sein. Die beschriebenen Veränderungen reichen aber von der Tiefe der Follikel bis in die oberflächlichen Lagen, so daß auch dicht an den erweiterten Follikelmündungen die gleichen cystischen und zelldegenerativen Veränderungen beobachtet werden können. In der Tiefe liegen die Schweißdrüsentubuli den cystischen Veränderungen oft dicht an. An anderen Stellen erscheinen die Follikeltrichter von Hornpfröpfen ausgefüllt. Im Anfang des Prozesses können noch erhaltene Haare von keratinartigem Material in den erweiterten Follikeln umgeben sein. KREIBICH sprach auch von schleimiger

Auflösung der Haare. Mitunter findet man die Follikelepithelzellen zum Teil in
Form von dichten monomorphen basalzellartigen Zellmassen gewuchert. Dabei
scheinen aus diesen Epithelzellen durch überstürzte amitotische Teilung Riesenzellen hervorzugehen, die manchmal auch im Cysteninhalt erscheinen. Auch kann
es in der Tiefe zur Verdickung des bindegewebigen Haarbalges und oft beträchtlicher
Infiltration kommen, einer Infiltration, die sich bis zu einem Granulationsgewebe
entwickeln kann, das schließlich in den umgebildeten Follikel einbricht und ihn

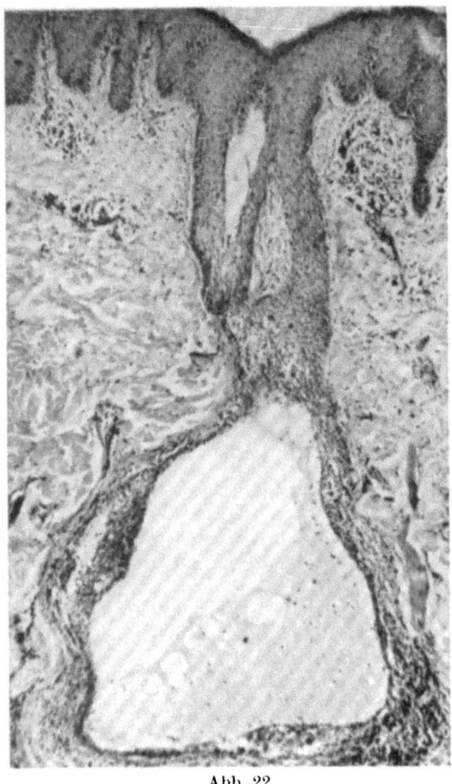 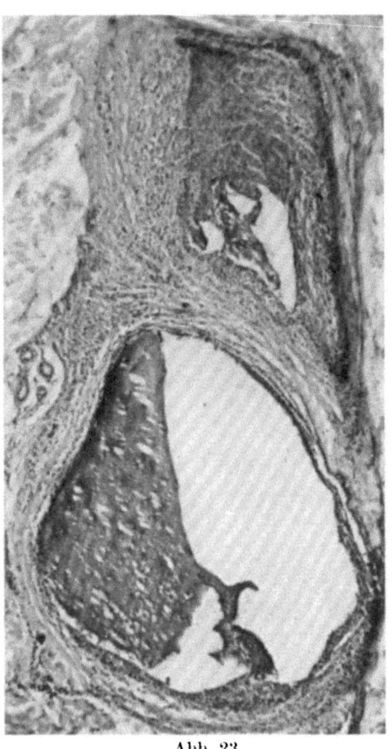

Abb. 22   Abb. 23

Abb. 22. Alopecia mucinosa. „Schleimsack" knapp vor der Follikelmündung. Hämatoxylin-Eosin. Objekt 10,
Ocular 8. [Aus F. Freund: Mucinosis follicularis. Hautarzt 11, 487 (1960)]
Abb. 23. Alopecia mucinosa. Im unteren Sack wabig geronnenes Mucopolysaccharid, in oberer Follikelcyste
dunkle Zellen der wuchernden und basalzellenartig umgewandelten Zellen des Wurzelscheidenepithels.
Mucicarmin. Objekt 6,3, Ocular 8. [Aus F. Freund: Mucinosis follicularis. Hautarzt 11, 487 (1960)]

völlig zerstört, so daß kaum noch Reste zusammenhängender Epithelzellen oder
einzelner Riesenzellen in der Infiltratmasse erkennbar bleiben. Die kollagenen
Fasern erscheinen bei all den geschilderten Prozessen oft homogenisiert, wechselnd
färbbar, die Elastica ist herdförmig geschwunden oder fragmentiert.

Der histologisch typische Befund ist nun das Auftreten von Mucin, wie es in
dieser Form bei nicht neoplastischen Veränderungen des Haarfollikels vorher nicht
bekannt war. Kreibich hat seinerzeit das Mucin mittels der Färbung mit Methyl-
grünpyronin nachgewiesen, unterschied aber nicht bindegewebiges und epitheliales
Mucin. Pinkus fand mit den üblichen Mucindarstellungsmethoden ein in der
Färbung etwas atypisches Verhalten des Mucins. Es war Braun-Falco, dem eine
nähere Charakterisierung der auftretenden mucoiden epithelialen Substanzen
erstmalig gelang. Pinkus hatte ursprünglich wegen der in den betroffenen

Follikeln erheblichen Mengen von Glykogen von einer „Polysaccharid-Thesauris-
mose" gesprochen. Braun-Falco wies aber nach, daß es sich bei dem Mucin um
ein zu den Acido-Glykoproteinen gehörendes Material handelt und meint, daß es
sich wahrscheinlich um ein Freiwerden normalerweise in den Zellen gebundenen
Materials handelt und spricht daher von einer Mucophanerosis, die nun innerhalb
der Follikel und Talgdrüsen, also *epithelialen* Ursprungs in Erscheinung tritt.
Pinkus, der sich bei weiteren Fällen auch der Doppelfärbung mit Alcian und
PAS bediente, bestätigte die Befunde von Braun-Falco und meint wie dieser,
daß diese Farbreaktion — das pathologische Mucin färbt sich ausgezeichnet mit

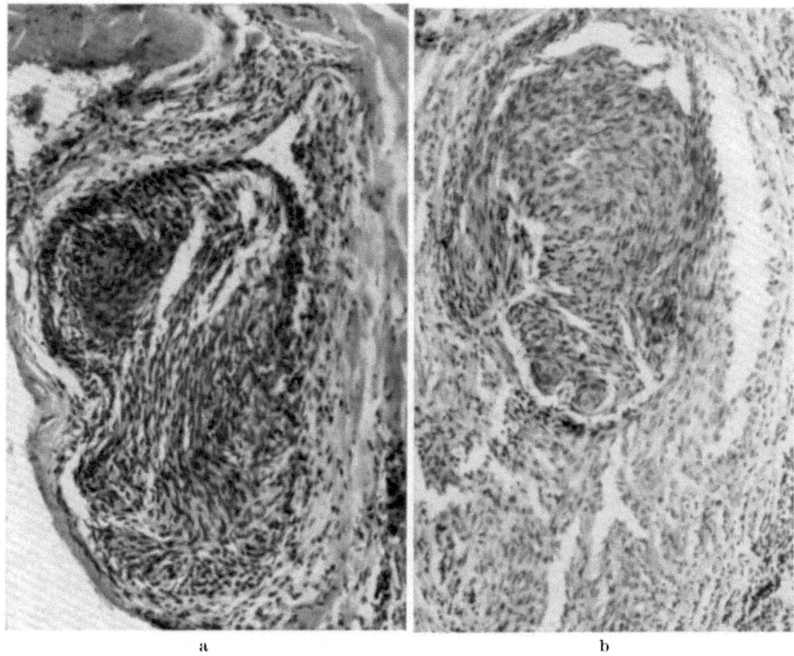

a   b

Abb. 24a u. b. Alopecia mucinosa. Basaliomartige Zellmasse verschließt den oberen Anteil eines erweiterten Follikels. Strähnige und wirbelige Anordnung der Zellen. Hämatoxylin-Eosin. Objekt 10, Ocular 8. [Aus F. Freund:
Mucinosis folliculosis. Hautarzt **11**, 487 (1960)]

Alcianblau — das Material nicht zum mesodermalen Mucin stempelte. Pinkus weist
darauf hin, daß die ersten Zeichen mucinöser Veränderungen oft in den Talgdrüsen
auftreten. Er fand Drüsen, die noch Inseln lipidisierter Zellen enthielten, während
in der Peripherie die Epithelzellen sich abrundeten oder sternförmig wurden und
das Mucin zwischen ihnen sichtbar wnrde. Nach diesem Autor wird später der
mittlere Teil der äußeren Wurzelscheide befallen und der Prozeß vermag sich auf
das Infundibulum und bis in die Epidermis hinein auszubreiten, während der
untere Follikelabschnitt und die Haarmatrix oft länger erhalten bleiben. Er
meint auch, daß, selbst wenn das Haar aufhört zu wachsen und schließlich ausfällt, die Haarpapille gewöhnlich nicht zerstört wird. Das mag bei den Fällen sein,
bei denen es zum Wiederwachsen der Haare nach Abheilen der Herde kam. Doch
ist die Alopecie oft permanent. Freund konnte nun weitere histologische Einzelheiten bei der Untersuchung seiner Fälle beisteuern. Er weist vor allem auf die
schon oben erwähnte und von ihm beschriebene Anhäufung von basalzellenartigen
Zellwucherungen sowohl in der Tiefe in der Nähe cystischer Follikel als auch in
epidermisnahen Follikelkanälen hin, die von ihnen pfropfenartig verschlossen

werden können. Freund spricht vom Eindruck einer intracaniculären Geschwulst und erörtert mit aller Vorsicht die Frage, ob hier nicht doch der Verdacht eines überstürzten geschwulstartigen Wachstums berechtigt sei. Diese geschwulstartigen Ansammlungen von Follikelepithelzellen können einer raschen degenerativen schleimigen Rückbildung verfallen oder seltener als basaliomartige obturierende Zellverbände erhalten bleiben. Freund meint, daß diese Annahme eine Hilfe bei der Erklärung sei, woher die großen, den Follikelkanal und die Talgdrüsen auf das Mehrfache des Normalen blähenden Mucinmengen stammen. Er weist wohl mit Recht darauf hin, daß der schwache Punkt der These Braun-Falcos, der Phanerose bisher maskierten Mucins, in dem Mißverhältnis der überhaupt möglichen Menge von Inhaltstoffen mucoider Art, die bei völliger Verschleimung des Follikels entstehen könnten und der erstaunlich großen Menge des tatsächlich gefundenen Mucins liege. Doch auch die von Pinkus angenommene Thesaurismose sei abzulehnen, da dies bedeute, daß etwas von außerhalb Zugeführtes und daher auch außerhalb Gebildetes dauernd ohne Abgabe oder Zerstörung aufgenommen würde, denn es sei sicher, daß die Mucinmengen aus den Follikelzellen stammen. Die überstürzte geschwulstartige Wucherung der Follikelepithelzellen und ihre rasche mucoide Degeneration wären aber eine verständliche Erklärung für die Herkunft der großen Mucinmassen via Phanerose.

Ätiologie. Die Ätiologie ist bisher völlig ungeklärt. Schon Lehner und Szodoray hatten zwar an die Möglichkeit einer Viruserkrankung gedacht und der Gedanke wurde von Pinkus und Braun-Falco aufgegriffen, doch diesbezügliche Untersuchungen bei Fällen von Pinkus, Hitch, Zackheim (1958b) sind ergebnislos verlaufen. Auch bei der symptomatischen Wurzelscheidenmucinose in seltenen Fällen reticulo-endothelialer Affektionen der Haut steht die Erklärung noch aus.

Therapie. Mehrfach wird über ein spontanes Abheilen einzelner Herde berichtet. Doch die meisten Autoren geben eine Behandlung mit Röntgenstrahlen an (z.B. Pinkus, Zackheim, Vilanova u. Mitarb. 1960 u.a.). Es wurden Einzeldosen von 50—75 r in wöchentlichen bis 4wöchentlichen Abständen bis 6mal verabreicht. Die Strahlenhärte wird man nach der gewünschten GHWT wählen. Freund verwendete auch Bucky-Strahlen. Es wurden gute Erfolge gesehen, doch werden auch Versager berichtet. Die Lokalbehandlung ist rein symptomatisch. Bei der symptomatischen Alopecia mucinosa steht die Behandlung des Grundleidens im Vordergrund.

f) Alopecien nach Infektionserkrankungen und bei inneren Erkrankungen

Wir dürfen uns gestatten auf die Alopecien nach Infektionserkrankungen nur kurz hinzuweisen. Eine postinfektiöse Alopecie ist nicht für eine bestimmte Infektionserkrankung spezifisch, Voraussetzung ist nur, daß diese Infektionserkrankung mit Fieber verläuft. Derartig ätiologisch verschiedene Erkrankungen wie Typhus abdominalis, Pneumonien, Erysipel, Fleckfieber, septische Erkrankungen und viele andere können eine Alopecie zur Folge haben und besonders die große Grippeepidemie 1918 gab vielen Autoren Anlaß, sich mit der postinfektiösen Alopecie zu beschäftigen. Wir denken dabei an die Arbeiten von Sabouraud (1919), Hazen, Levin (1919a und b), Zurhelle, um nur einige Namen zu nennen, die aber bereits in der ersten Ausgabe dieses Handbuches ihre Würdigung fanden, so daß sich eine neue Darstellung erübrigt.

Der Haarverlust betrifft meist vorwiegend die vorderen und parietalen Regionen der Kopfhaut, eventuell auch die Schläfen. Halbseitige Alopecien, wie sie z.B. Photinos bei Kopferysipel sah, sind seltener und in einem derartigen Fall durch die Lokalisation des Hautleidens bestimmt. Der Haarausfall kann aber auch den Charakter einer totalen Alopecie annehmen.

Bei Furunkeln der Kopfhaut beschrieben Butterworth und Fowler temporäre fleckartige Alopecien im Bereich der entzündlichen Veränderungen, die 10 Tage nach Ausreifung der Furunkel begannen. Etwa 6 Wochen nachher trat der Neuwuchs der Haare ein.

Die Autoren waren sich über die Zeit, in der das Maximum des Haarausfalles erreicht wird, nicht ganz einig, von 10 Wochen bis zu einer wesentlich kürzeren Zeit zwischen der Fieberattacke und dem Haarausfall gingen die Meinungen auseinander. Die älteren Untersuchungen von PINKUS (1917) über die Vorgänge beim Haarausfall gelten auch heute noch. Der Krankheitsprozeß stört das normale Haarwachstum, das aber, obwohl gestört, noch einige Zeit weiter erfolgt. Die Haarwurzel wird verdünnt, doch werden scheinbar keine Keulenhaare gebildet. Das geschwächte und dünne Haar wird vom Follikel ausgestoßen, doch scheint die Zeit bis zur Ausstoßung möglicherweise verschieden zu sein von der Dauer des Ruhestadiums des normalen Haarcyclus.

NOGUER-MORÉ (1959) nennt als ätiologische Momente einer postinfektiösen Alopecie bei Typhus abdominalis Fieberdauer und -höhe, Häufigkeit der Bradykardie, zusätzliche Infektionen, Störungen des Magen-Darmkanals, Mangelerscheinungen, toxische und allergische Erscheinungen, Störungen der Darmflora. So fanden GERSTMEIER und RICHTER-MEISTER bei Trägern von Haarwuchsstörungen in 67% Kriterien einer Dysbakterie der Darmflora. Neuerdings hat KLIGMAN gezeigt, daß bei fieberhaften Zuständen der Haarausfall 3—4 Monate nachher beginnt, desgleichen der Haarausfall post partum. Die ausgefallenen Haare gleichen der normalen telogenen Phase. Wir werden noch auf die Befunde KLIGMANS zurückkommen müssen.

Man kennt nach Infektionserkrankungen noch andere regelmäßig vorkommende Veränderungen des Kopfhaares wie Dünnerwerden der Haare ohne Haarausfall, hellere Farbe des Haarschaftes, wohl bedingt durch eine zeitweise Störung der Melaninbildung und mögliche Lufteinschlüsse in der Medulla und Unterbrechungen der Medulla (PINKUS 1917).

VILANOVA u. Mitarb. (1959) berichteten über einen eigenartigen Fall von fleckförmigen Pigmentverlust der Haare nach einer Grippe. Bei dem 25jährigen Mann kam es nach der Grippe zu einem maculös-erythematösen Exanthem, das 4—6 Tage später unter Schuppung abklang. Zwei Wochen nachher, ohne erkennbare Veränderungen der Haarfollikel, traten weiße Haarbezirke zuerst am Bart, an den Pubes und dann auch in anderen Regionen auf. Auch auf der Haut entstanden reiskorngroße Depigmentationen, die konfluierten und so zu einer reticulären Zeichnung führten. Nach 25tägiger Behandlung mit Prednison und Ascorbinsäure verschwand die Dyschromie weitgehend. Die Verfasser stellen sich vor, daß durch das Grippevirus eine leichte Nebenniereninsuffizienz entstand mit verringerter 17-Ketosteroidausscheidung, die die Grundlage zur Dyschromie abgab.

Die Prognose des postinfektiösen Haarausfalles ist fast ausnahmslos gut, wenn auch einige Zeit verstreichen mag, ehe wieder die frühere Länge und Dichte des Haarwachstums erreicht wird. Nur nach Typhus kann es manchmal zu einem kärglichen Wiederwachsen der Haare kommen.

Die Alopecia areolaris im Sekundärstadium der Syphilis darf wohl als einzige infektiöse Alopecie von direkt pathognomischen Charakter angesehen werden. Sie sei hier nur der Vollständigkeit halber genannt. Doch kann im Sekundärstadium der Syphilis auch eine diffuse Alopecie auftreten, die dann durchaus den Alopecien bei anderen Infektionserkrankungen entspricht.

Eigenartige Alopecien wurden bei Lebercirrhosen beobachtet. WARREN sah eine universelle Alopecie bei typischer Laennecscher Cirrhose. Der Autor betrachtet eine Oestrogenretention, Störung der Keimdrüsenfunktionen, Vitamin B-Mangel und die Einwirkung toxischer Stoffwechselprodukte als mögliche auslösende Faktoren für die Alopecie. JACOB fand bei drei Fällen von Lebercirrhosen ein vollständiges Fehlen der Achselbehaarung und erblickt darin ein differentialdiagnostisch wichtiges Symptom. Auch die Simmondssche Krankheit geht mit Haarausfall einher (REYE).

Eigenartig ist der von MIKULA und STEIDL beobachtete Fall eines seit 19 Jahren jährlich sich periodisch entwickelnden Haarausfalles bei dem Syndrom Jackson II mit Syringomyelie und -bulbie. Die Autoren erblicken die pathophysiologisch-anatomische Korrelation der Alopecie in den Störungen der interoreflexen Systeme im Niveau des oberen Halsmarkes und verlängerten Markes. Die Periodizität der Alopecie wird von ihnen mit den schwankenden hormonellen Verhältnissen im Laufe der Jahreszeiten in Verbindung gebracht.

Auf den Zusammenhang einer Arthrose der Cervicalwirbel, besonders bei rachitischen Veränderungen derselben mit Alopecie der Occipitalregion, weisen MARGAROT und RIMBAUD hin. Die Autoren betrachten die Alopecie als Folge einer Irritation der hinteren Äste des ersten Cervicalnerven. SMITH, WEINSTEIN und BURR untersuchten die Veränderungen des menschlichen Haares bei Schilddrüsenerkrankungen, und sie gingen von dem Auftreten von Haarverlusten bei diesen Erkrankungen aus. Es zeigte sich, daß bei 14 Kranken mit Hypothyreose gegenüber 75 normalen Versuchspersonen in einem signifikanten Prozentsatz keine Umkleidung des Haarbulbus mit einer inneren Wurzelscheide vorlag. Dagegen lag bei 8 Kranken mit thyreotoxischen Symptomen eine signifikant häufigere Umkleidung vor. Therapeutisch waren diese Zustände nicht zu beeinflussen.

Den Umschlag eines Hirsutismus bei einer 28jährigen Frau in eine Alopecia totalis im Verlauf einer Hyperemesis gravidarum beobachtete Macbeth (1935b). In dem Fall von Degos, Rabut und Duperrat einer kleinfleckigen Alopecie zeigte die histologische Untersuchung eine um die Follikel lokalisierte benigne lymphocytäre Retikulose. Im Fall von Pegum bestand eine Alopecie über flachen Infiltraten an der Kopfhaut bei einer Retikulose.

Im Begleitgewebe von Haarfollikeln, Talgdrüsen und Schweißdrüsen sind Bildungsstätten reticulären Gewebes gegeben, so daß hier eine autochthone Proliferation vorliegen kann, die zur Verdrängung präexistenten Gewebes als reine Destruktion führt, also nicht im Sinne malignen Wachstums, wodurch die Folliel geschädigt werden. Besonders bei der erythrodermisch auftretenden Retikulose der Haut, oft unter dem Bilde einer primären Erythrodermie beginnend, treten Alopecien auf. Gottron (1960) gibt in seiner Darstellung der Retikulosen der Haut ein Bild des destruktiven Wachstums des Infiltrates bei einer sog. Retikulosarkomatose im Haarbalgmuskel und Follikel.

Aus den gleichen präexistent vorhandenen geweblichen Bedingungen kann auch das Retothelsarkom perifollikulär beginnen. In dem zunächst primär hautbeschränktem Retothelsarkom des Falles von Gertler (1952) stand später eine metastatische Aussaat im Bereich des behaarten Kopfes im Vordergrund des klinischen Bildes. Eine Abbildung zeigt, soweit zu erkennen ist, am Nacken einen Haarverlust. Wir müssen uns mit dem Hinweis auf Haarverlust bei Retikulosen und Retothelsarkomen begnügen, da eine eingehende Darstellung dieser Krankheitsbilder an anderer Stelle gegeben wird. Im übrigen darf auf die eingehende Bearbeitung dieser Krankheitsbilder durch Gottron und Nikolowski verwiesen werden. Das Auftreten unregelmäßiger, rundlicher Alopecieherde im Falle eines Rezidivs eines Mammacarcinoms konnte von Ronchese (1949) ebenfalls histologisch geklärt werden, der im Corium der Alopecieherde Metastasen fand, die die Anhangsorgane zerstört hatten. Eine weitere analoge Beobachtung stammt von Degos, Rabut und Hewitt. Evans berichtete über Alopecien im Temporalfrontal-Bereich bei vier Kranken mit akutem Erythematodes, Sklerodermie und Dermatomyositis. Die Fälle zeigten erniedrigte 17-Ketosteroidausscheidungen.

Bei der in tropischen Ländern häufigen Eiweißmangelerkrankung der Kinder, die man Kwashiorkor nennt, beschrieben Narasingo-Rao und Gopolan Haarveränderungen. Das Haar wird brüchig und schütter, erscheint trocken, borstenartig, glanzlos und zeigt eine Mißfärbung, die von braun bis grau reicht. Diese Mißfärbung ist nur in den peripheren Anteilen des Kopfhaares vorhanden. Auch können verschiedene Segmente des Haarschaftes verschiedene Farbe zeigen. Die Autoren fanden bei Eiweißmangelernährung eine signifikante Verarmung des Cystingehaltes der Haare, die ohne Beziehung zur Farbe der Haare war. Nach Verabreichung proteinreicher Diät verschwanden die Krankheitserscheinungen der Haare.

Nun haben in der letzten Zeit sehr eingehende Untersuchungen von Kligman weitere Aufschlüsse über die Vorgänge beim Haarausfall nach inneren Erkrankungen, bei Frauen nach der Geburt, bei Neugeborenen, bei Einnahme von Medikamenten und bei toxischem Haarausfall gebracht. Bei reversiblen Typen von Haarausfall neigt der menschliche Haarfollikel in stereotyper Art zur Umbildung in die Telogenphase. Er benützt gleichsam die terminalen Vorgänge seines Lebenscyclus als Modell für sein Verhalten bei Erkrankungen. Die Involutionsvorgänge der normalen Katagenphase treten in Kraft, die Abwehrmaßnahmen des Follikels ist die Rückkehr zu einem dem undifferenzierten Stadium gleichenden Zustand des primären Epithelkeims.

Bei einem Stress verhält sich der Follikel völlig analog zu den Vorgängen, die die Umbildung in die telogene Phase begleiten. Das Ergebnis ist, daß das ausfallende Haar in seinem Aussehen auch völlig dem Haar gleicht, das bei normaler Entwicklung der telogenen Phase ausfällt. Die Reaktion eines Follikels unter einem Stress bedeutet daher die vorzeitige Beendigung des Lebenscyclus eines Folikels und KLIGMAN verwendet für diesen Vorgang die Bezeichnung „telogen effluvium". Es sei nochmals betont, daß dies ein klinisches Syndrom darstellt, das postfebrilen, psychogenen Zuständen zukommt, aber ebenso post partum bei der Mutter und beim Neugeborenen zu beobachten ist. Vermehrter Haarausfall, jedoch nicht eine manifeste totale Alopecie, ist das charakteristische Zeichen dieses Syndroms. Die Diagnose erfordert einmal die Bestimmung des Prozentsatzes der im Telogenstadium befindlichen Follikel der Kopfhaut und zum anderen die Zählung der täglich ausfallenden reifen Haare. Folgende Tabelle 10 ist aus der Arbeit von KLIGMAN entnommen und gibt einen Überblick über die durchschnittliche Anzahl ausfallender Haare pro Tag bei verschiedenen zum telogenen Haarausfall führenden Ursachen.

Die Frage, ob innere Erkrankungen die physikalisch-chemische Beschaffenheit der Haare verändern, wurde wohl zuerst von MARCHIONINI und DRAESEKE experimentell geprüft. Sie fanden bei Haaren von Kranken mit Pneumonie, Scharlach, Hodgkinscher Lymphogranulomatose und Diabetes mellitus die Reißfestigkeit erheblich herabgesetzt und einen pathologischen Ablauf der Dehnung. FUHRMANN und RICHTER versuchten durch statistische Auswertung von Belastungs-Dehnungs-Diagrammen der Haare von Versuchspersonen zu einem Urteil zu kommen, ob die Diagrammwerte des Haares bei einer Erkrankung des Trägers sich überhaupt ändern. Sie bejahten dies in Übereinstimmung mit MARCHIONINI und DRAESEKE. Die Unterschiede in der Häufigkeitsverteilung sind jedoch nicht spezifisch, sondern die Belastungs-Dehnungs-Verhältnisse am Haar scheinen einer Eigengesetzlichkeit zu unterliegen, die mit der Erkrankung des Trägers nur lose verknüpft ist. Es ist also SCHÖNFELD (1952) beizustimmen, wenn er sagt, daß bei Syphilis, Störungen der inneren Sekretion oder Vergiftungen die Haarveränderungen typisch sein und diagnostische Hinweise geben können, sonst aber eine verläßliche „Haardiagnose" nicht möglich ist und Störungen des Haares nur auf eine abgelaufene oder noch vorhandene Erkrankung schließen lassen, ohne jeweils differentialdiagnostische Erwägungen zuzulassen.

Tabelle 10

Subject	Kind of telogen effluvium	Average daily loss
1	Heparin	314
2	Heparin	646
3	Heparin	531
4	Heparin	289
5	Psychogenic (idiopathic)	452
6	Psychogenic (idiopathic)	234
7	post partum	187
8	post partum	109
9	post partum	211
10	post partum	165
11	post partum	121

g) Alopecien bei Intoxikationen

Sowohl aus dem Experiment als auch aus der klinischen Erfahrung kennen wir eine Reihe von chemischen Stoffen, die, vom Körper aufgenommen, zu einer Alopecie führen können. Sie hemmen irgendeinen der verschiedenen biochemischen Prozesse, die für die normale Entwicklung und das Wachstum des Haares notwendig sind.

Einen wichtigen Beitrag zum Verständnis der Vorgänge im Follikel bei toxischen Alopecien lieferten die Untersuchungen von BRAUN-FALCO (1961). Da die hohe Zahl der Mitosen der Haarmatrix während der Wachstumsphase auf eine bedeutende Stoffwechselleistung hinweist und eine Störung derselben eine tiefgreifende Rückwirkung auf das Haarwachstum erwarten läßt, prüfte Braun-Falco (1959a und b) den Effekt künstlich gesetzter Stoffwechselstörungen auf das aktive Haarwachstum. Er injizierte Ratten während der aktiven Haarwachstumsperiode intracutan Fermenthemmstoffe in geringsten Konzentrationen. Monojodacetat erwies sich also besonders wirksam. Innerhalb von 7 Tagen kam es an der Injektionsstelle zu einem reversiblen Haarausfall. Drei Wochen nach dem Haarausfall kam es wieder zum Wachstum der Haare. Monojodacetat zeigt als thioloprive Substanz Affinität zu SH-Gruppen, hemmt SH-Gruppen-haltige Enzyme, darunter Enzyme der Glykolyse und des Fett- und Eiweißstoffwechsels.

Bei Injektionsbeginn im Anagenstadium trat vom 2.—7. Tag eine Degenerationsphase ein, die dem Bild einer Trichomalacie glich. Die Expulsionsphase erfolgte zwischen dem 7.—12. Tag. Um den 14.—17. Tag beginnt die Proliferation und etwa am 17. Tag erreicht das Haar die Follikelhöhe in der Höhe der Talgdrüsenmündung. Um den 29. Tag sind die Haare in der vollen Proliferationsphase. Braun-Falco hält die Annahme für naheliegend, daß bei temporären Alopecien durch Entzündungen, bakterielle und toxische Substanzen celluläre Stoffwechselstörungen, sog. Dysfermentien, der aktiven Haarmatrix von pathogenetischer Bedeutung sind.

Ein Teil dieser chemischen Verbindungen, wie sie vielfach in der Industrie oder auch als Medikamente gebraucht werden, haben eine unspezifische Intoxikationswirkung auf das Haar, die häufig mit den Zeichen einer allgemeinen Intoxikation verbunden bzw. besonders auf die epithelialen keratinbildenden Gewebe gerichtet ist; sei es, daß die Nägel mit erkranken, sei es, daß es zur generalisierten exfoliierenden Erythrodermie kommt. Diese Wirkung mag einmal durch die Verabreichung toxischer Dosen verursacht sein, zum anderen Mal mag eine individuelle Überempfindlichkeit, z. B. gegen ein Medikament, der Grund zur Auslösung dieser oft schweren Krankheitsbilder sein. Am bekanntesten sind wohl die exfoliierenden Erythrodermien mit oft universellem Haarausfall nach Verabreichung von *Arsenobenzol*derivaten, die heute allerdings selten geworden sind, seit in die Behandlung der Syphilis die Antibiotica eingeführt wurden. Jedem Dermatologen sind diese schweren Zwischenfälle aus der Zeit vor 1945 in unliebsamer Erinnerung. Aber auch chronische Arsenintoxikationen durch Schweinfurter Grün und ähnliche Arsenverbindungen waren oft bei gleichzeitiger Erythrodermie mit Haarausfall verbunden.

Intoxikationen mit *Schwermetallen* können ebenfalls zum Haarausfall führen. Besonders von den in der Therapie häufig verwendeten Goldsalzen kennt man derartige Zwischenfälle. Wir sahen mehrfach schwere exfoliierende Erythrodermien mit diffusem Haarausfall nach therapeutischer Anwendung von Goldpräparaten. Ähnliche Beobachtungen veröffentlichten u. a. Bertier und Bocquillon sowie Belinfante. Throne fand in einem Fall eines Alopecia areataähnlichen Haarausfalles pathologische Mengen von Blei im Harn und Templeton u. Mitarb. stellten Haarausfall bei der Vergiftung mit Bleibenzin (Tetraäthylblei) fest.

Seidl sah einen starken Haarausfall bei einem Arbeiter, der sich eine Vergiftung mit Aluminiumgas zugezogen hatte, während Hollander u. Mitarb. den gleichen Effekt nach Einwirkung von Kaliumsulfocyanat beobachteten.

Chininhydrochlorid und Äthylcarbamat intravenös verabreicht führten nach Bergman zu einem areata-ähnlichen Haarausfall und Schamberg sah bei Atebrindermatitis Haarverlust. Über einen zweimaligen Haarausfall jedesmal nach einer Narkose mit Chloräthyl und Äther-Chloroform bei einem Patienten berichtete Steffen. Durch Levin und Behrman wurde eine totale Alopecie bei einer

exfoliierenden Erythrodermie nach dreimonatlicher Einnahme eines Spasmo-
lyticums mitgeteilt, das eine ähnliche Struktur wie Papaverin hatte.

Als lokale Toxinwirkung darf man vielleicht auch den Haarausfall bei zwei Kindern ansehen, den Ross und FRIEDE nach dem Stich der Zecke Dermacentor variabilis beobachteten.
Allerdings wäre in diesen Fällen auch an eine lokale Wirkung von Anticoagulantien im Speichel
der Zecken zu denken.

Es gibt aber nun eine Gruppe von Stoffen, die innerlich bei Menschen verabreicht, bei fast allen Menschen zum Haarverlust führt, ohne daß unbedingt
andere Zeichen einer Intoxikationswirkung vorhanden sein müßten. Es scheint,
daß diese Stoffe eine direkte toxische Wirkung auf das Follikelepithel ausüben
und so die Entwicklung des Haares unterbrechen. Beim Menschen werden durch
diese Stoffe vor allem die Follikel der Kopfhaare angegriffen und erst später die
Follikel der anderen Haare. Im Tierversuch zeigen diese Stoffe eine depilatorische
Wirkung, die jedoch sowohl beim Menschen als auch beim Tier in der Regel
reversibel ist. Man kann diese Stoffe als direkte, spezifische oder primäre Depilatorien bezeichnen (FLESCH 1953). Ihr Wirkungsmechanismus ist noch immer
nicht klar bzw. je nach der Art des Stoffes verschieden. Er kann in einer
Hemmung der Mitosen bestehen, wie er anticarcinogenen Stoffen oder dem Heparin eigen ist oder in einer Hemmwirkung auf die Keratinisation ohne Einfluß
auf die Zellteilung selbst zu nehmen. Den letzteren Mechanismus nimmt man bei
Thallium und den ungesättigten fettlöslichen Verbindungen an.

Von besonderer klinischer Bedeutung erscheint unter diesen Stoffen das
Thallium, seit dieses von BUSCHKE für die therapeutische Depilation eingeführt
wurde. BUSCHKE (1938) nahm seinerzeit an, daß das Thallium eine spezifische
Wirkung auf das sympathische Nervensystem und auf die endokrine Funktion
habe, doch konnte dies in der Folge nicht bestätigt werden. Aber trotz vielfacher
Untersuchungen in späteren Jahren (COOPER und ENGMAN, KARRENBERG 1932 b,
GOODMAN 1932, BUSCHKE 1938, HEYROTH, THYRESSON 1951 b) bietet der Wirkungsmechanismus noch ungelöste Fragen. Es scheint sich um einen direkten
toxischen Effekt auf die Haarfollikel zu handeln.

COOPERS (1932) Befund, daß bei thyreoidektomierten Albinoratten der Haarverlust in
gleicher Weise eintritt wie bei normalen Tieren, spricht gegen eine Wirkung über das endokrine
System und auch die älteren Arbeiten von TRUFFI (1928, 1929a—c) zeigten, daß bei Thal-
liumeinwirkung degenerative Vorgänge im Follikel stattfinden.

Erst in den letzten Jahren wurden weitere Einblicke in den Wirkungs-
mechanismus des Thalliums eröffnet. So konnte KÖNIGSBAUER zeigen, daß eine
Depilationswirkung beim Tier nur eintritt, wenn die Haare im Wachstumsstadium
waren. Besonders aber sind THYRESSON (1950a und b, 1951a und b) ausgiebige
Untersuchungen über die Thalliumwirkung zu verdanken. Er stellte fest, daß eine
Anreicherung von Thallium in der Haut am stärksten in der Periode des aktiven
Haarwachstums statthat. Mit Tl^{204} zeigte er, daß Thallium vorwiegend in den
Haarfollikeln zu finden ist. Auch histologisch ließ sich in den Follikeln der Haut
neugeborener Ratten eine Vacuolisierung der Zellen nachweisen, ein Prozeß, dem
eine gestörte Keratinisation folgte. Drei Tage nach der Vergiftung bemerkte man
degenerative Erscheinungen im Bulbus und das Haarwachstum war behindert.
Schließlich degenerierten die Follikel völlig. An Gewebskulturen konnte THYRES-
SON ferner nachweisen, daß Thallium nicht in die Zellmitosen eingreift, sondern
toxisch auf die das Keratin bildenden epithelialen Zellen einwirkt.

Die Untersuchung der aeroben Atmung und anaeroben Glykolyse an chronisch und akut
mit Thallium vergifteten Ratten ergab, daß die aerobe Atmung in Haut, Gehirnsubstanz
und im Nervengewebe bei Thalliumkonzentrationen von 1 Millinormal ab deutlich gehemmt
wird. Die Hemmung der anaeroben Glykolyse beläuft sich etwa auf ein Drittel der der
aeroben Atmung. Die Oxydation der Bernsteinsäure wird nicht beeinflußt, die Oxydation
anderer Stoffwechselprodukte wird deutlich gehemmt. Versuche zeigten, daß Cytochrom C

und Cytochromoxydase von Thalliumkonzentrationen, die in vitro eine maximale Hemmung der Gewebsatmung bewirken, nicht beeinflußt werden, desgleichen Cozymase und Diaphorase.

Aber noch ist die biochemische Natur der Thalliumwirkung nicht geklärt. Viel spricht dafür, daß Thallium die Synthese oder den Einbau des Cystin in das Keratinmolekül hindert. Thyresson (1950a) fand, daß Cystinverabreichung Ratten vor der Depilationswirkung des Thalliums schützt und Gross u. Mitarb. (1948) hatten schon früher einen gleichen Befund bei Verabreichung von Cystin und Methionin erhoben. Sulfhydrylverbindungen, wie z. B. BAL, geben jedoch vor der Thalliumwirkung keinen Schutz (Braun u. Mitarb.). Diese Untersuchungen sprechen sehr dafür, daß Thallium den eben genannten Effekt auf den normalen Aufbau des Keratins ausübt.

Bei der akuten Thalliumvergiftung junger Ratten kommt es auch zu vorübergehenden Veränderungen in Matrix und Schaft der Schnurrhaare, die aber nicht wie beim Pelzhaar von einer Follikeldegeneration begleitet sind. Thyresson meint, dies auf die verschiedene Art des Wachstums zurückführen zu können.

Zufällige Thalliumvergiftungen durch thalliumhaltige Vertilgungsmittel, besonders wenn diese wohlschmeckend sind, kommen vor allem bei Kindern immer wieder vor. So beschreibt Hubler bei 13 Patienten, darunter 5 Kindern, die sich mit einem solchen Mittel vergifteten, einen partiellen Haarverlust, ohne daß dabei Ataxie, Tremor oder andere toxische Erscheinungen vorkamen. Die Diagnose läßt sich in solchen Fällen nur durch spektroskopische Urinuntersuchungen stellen.

An Kopf- und Körperhaaren lassen sich bei Thalliumvergiftung signifikante Veränderungen finden, wie dies Widy an 20 Fällen von Thalliumvergiftungen bei Menschen zeigen konnte. Es handelt sich dabei um schwarze Pigmentansammlungen in den Haarwurzeln, die auch im frühesten Stadium der Vergiftung oft schon mit bloßem Auge nachweisbar sind.

Im Tierversuch fand der Verfasser schon 75 min nach der Thalliumgabe in den Schnurrhaaren eine derartige Pigmentansammlung. Eine zweimalige Gabe von Thallium führt bei Mensch und Tier zur zweifachen Pigmentablagerung, die durch einen bestimmten Abstand voneinander getrennt sind. Der Verfasser meint, daß es sich dabei um echtes Melanin handle, das durch katalytische Wirkung geringer Thalliumspuren im Überschuß gebildet würde. Auch nach Wismut- und Uransalzgaben entstanden ähnliche Veränderungen in den Wurzeln von Tasthaaren bei Tieren.

Bereits in einem früheren Abschnitt dieser Abhandlung wurde auf den depilatorischen Effekt intermediärer Polymere des Chloropren eingegangen (Flesch und Goldstone). Schädigungen von Arbeitern bei der Herstellung synthetischen Kautschuks wurden mehrfach berichtet (Schwartz, Ritter und Carter, Nyström). Der dadurch erzeugte Haarausfall ist reversibel, ebenso wie auch durch diese Stoffe experimentell im Tierversuch erzeugte Alopecien. Der depilatorische Effekt extrem hoher Dosen von Vitamin A, das auch eine ungesättigte Verbindung ist, wurde bereits erwähnt und der mögliche Wirkungsmechanismus dargelegt (Flesch, Flesch und Hunt, Flesch und Goldstone[1]). Bei selbst beobachteten Fällen einer A-Hypervitaminose fiel uns auf, daß sie mit dem klinischen Bild einer Ophiasis Celsi begann, natürlich waren Kolbenhaare nicht nachweisbar. Die Regeneration der Behaarung begann nach Aussetzen der Vitamin A-Gaben ziemlich bald. Flesch konnte zeigen, daß durch Absättigung der ungesättigten Doppelbindung der depilatorische Effekt ebenso verschwindet wie der Inaktivierungseffekt auf Sulfhydrylgruppen.

Der ebenfalls von Flesch gefundene und untersuchte depilatorische Effekt verseifbarer und nichtverseifbarer ungesättigter Fraktionen des menschlichen Talges ist bei lokaler äußerer Anwendung auf Tiere beschränkt. In diesem Zusammenhange ist aber eine Beobachtung von Bottoli bemerkenswert. Ein Patient nahm wegen einer ausgedehnten Psoriasis,

---

[1] Literatur siehe Abschnitt D.

die besonders auch die Kopfhaut befallen hatte, 45 g Undecylensäure ein. Innerhalb von 7—8 Tagen trat eine totale Alopecie der Kopfhaut ein, die von einem teilweisen Ausfall der Haare der Brauen und der Achsel- und Schamgegend begleitet war. Der Nachwuchs der neuen Haare setzte etwa nach 60 Tagen ein.

In den jüngst vergangenen Jahren wurde durch die Einführung der Anticoagulantien in die vorbeugende Behandlung der Thrombosen eine neue Form des toxischen Haarausfalles bekannt. Dieser Haarausfall wurde sowohl nach Anwendung von Heparin als auch nach der Verabreichung synthetischer Anticoagulantia wie Cumarinen, Thrombocid, Dextransulfat u. a. beobachtet (MAY 1950, 1951, MERZ). Nach THOMASCHEK tritt die Alopecie etwa $9^1/_2$ Wochen nach der Verabreichung auf. DONZELOT u. Mitarb. sahen etwa 10% aller Kranken nach Dextransulfatgaben vom Haarausfall betroffen, HIRSCHBOECK u. Mitarb. hingegen fanden nach Verabreichung von Heparin und synthetischen Heparinkörpern bei 240 Kranken bei 19% von ihnen Haarausfall. Nach THOMASCHEK ließ sich nach Verabreichung von 1600—4000 mg Thrombocid (Wirkungsdosis 3000 mg) sogar bei 89% der Fälle eine Alopecie feststellen und der Verfasser betont, daß Depotpräparate und Organpräparate zu der gleichen Erscheinung führen. FISCHER, BIRCHER und REICH untersuchten bei 87 mit Cumarinen oder kurz wirkenden Anticoagulantien behandelten Kranken das Auftreten des Haarausfalles statistisch. Bei kombinierter Anwendung der Anticoagulantien fanden die Autoren mit 78% das Auftreten einer Alopecie fast doppelt so hoch. Behandlungsdauer und Alter der Kranken spielen für das Eintreten einer Alopecie keine Rolle. Frauen erkranken relativ häufiger.

Der Haarverlust ist meist auf den Schläfen und in der Frontalregion lokalisiert und THOMASCHEK bemerkt, daß der Haarverlust in 98% seiner Fälle nur die Kopfbehaarung betraf. HIRSCHBOECK u. Mitarb. sahen daneben Ausfall der Brauen und der Scham- und Achselbehaarung. Die Wirkung der Anticoagulantien ist aber nicht nur auf die Follikel gerichtet, sondern geht auch mit Störungen des Nagelwachstums einher. Die Nägel werden brüchig, zeigen Querrillen und helle Bänder (HIRSCHBOECK u. Mitarb., KALK). KALK fand ferner bei seinen Patienten eine erhöhte Cariesneigung. Man könnte geradezu von einer toxischen Schädigung der ektodermalen Gebilde sprechen.

Der Haarausfall nach Anticoagulantien ist reversibel. Das Wiederwachsen der Haare beginnt ziemlich spät, so sah KRANZ den Beginn des Haarwachstums etwa 8 Monate nach der letzten Thrombozidgabe.

Die meisten Autoren halten eine Behandlung des Haarausfalles nicht für notwendig. THOMASCHEK gab bei seinen Fällen an Milcheiweiß gebundenes Vitamin D_2 und empfiehlt dies vor allem zur Prophylaxe.

Der Wirkungsmechanismus der Anticoagulantien auf die Follikel ist noch nicht geklärt, nach den Untersuchungen von PAFF u. Mitarb. liegt vielleicht eine Mitosehemmung vor.

Nun liegen auch über den Haarausfall nach Behandlung mit Anticoagulantien neuere Untersuchungen von KLIGMAN vor. Auch hier kommt es zu einem Vorgang, den er als „telogen effluvium" bezeichnete. Die vorzeitige Umwandlung der Follikel in die telogene Endphase fand der Untersucher in 24—60% der Follikel, in einem Ausnahmefall sogar in 80%. Der Haarausfall begann gewöhnlich nach 3 Monaten. Histologisch fand KLIGMAN ein völlig normales Bild der Umwandlung der Follikel in die Telogenphase. Jedoch waren die Capillaren der tieferen Cutis und Subcutis sehr verschieden von Blut gefüllt und dabei bestand eine eigenartige herdweise Degeneration kollagener Faserbündel in der Nähe der Gefäße der follikulären Bindegewebsscheide. Die von KLIGMAN gefundene durchschnittliche Anzahl pro Tag ausgefallener Haare ist aus der Tabelle 9 zu ersehen.

OTTENWAELDER hatte 1939 bei seinen botanischen und chemischen Untersuchungen an Leucaena glauca Benth., einem mimosenartigen Strauch, eine Verbindung isoliert, das Leucenol, das dann später näher untersucht und auch synthetisch dargestellt wurde (Adams und Johnson, Kleipool und Wibart). Es handelt sich dabei um ein an einen Pyridinkern gebundenes Alanin, also um eine substituierte Aminosäure. Klostermans (1957) fand bei dieser Substanz einen depilatorischen Effekt bei Mensch und Tier. Der Wirkungsmechanismus ist noch nicht geklärt, doch kann man sich vorstellen, daß diese Substanz bei der Keratinisation Alanin verdrängt und so die Keratinisation hemmt. Man erinnert sich dabei an die schon von Pinkus erwähnte, durch Vignolo-Lutati gefundene toxische Wirkung von Abrin, das auch Haarverlust verursacht. Abrin ist ein Methyltryptophan. In neuerer Zeit stellten italienische Autoren (Giachetti 1949a—c, Pannotti und Ragni 1950, 1951) den depilatorischen Effekt von Dibromtyrosin und Tetrabromtyrosin im Tierversuch bei Albinoratten fest.

Zu den depilatorisch wirkenden Substanzen gehören auch *Aminopterin* (4-Aminopteroylglutaminsäure) und Amin-An-Fol (Aminopteroylaspartinsäure), die bei Verabreichung beim Menschen zum Ausfall des Kopfhaares führen. Auch diese Alopecie ist reversibel. Die Wirkung dieser Substanzen ist insofern eigenartig, da anscheinend die Follikelzellen bei längerer Verabreichung eine Resistenz erwerben, so daß sich dann der Haarausfall nicht mehr wiederholt (Gubner). Flesch führt an, daß die depilatorische Wirkung dieser Substanzen auf einer Hemmung der Ribonucleinsäuresynthese beruhe.

Sullivan u. Mitarb. fanden ferner bei intraarterieller Verabreichung von Stickstofflost [Methyl-bis-(2-chloräthyl)-aminohydrochlorid] eine Follikelschädigung im versorgten Gebiet mit Haarausfall.

Sowohl Aminopterin als auch Stickstofflost sind antineoplastische Substanzen und Flesch vermutet daher, daß sich ihre Wirkung auf die Zellteilung im Follikel erstrecke.

Haarausfall als Nebenerscheinung unter Endoxan-Verabreichung wurde mehrfach in der deutschsprachigen Literatur erwähnt (Baumann, Brichta u. Mitarb., Gross und Lambers, Gross und Wulf, Lembke u. Mitarb., Petrides und Moncke, Poulsen). Weitere Beobachtungen in diesem Sinne liegen von Falkson und Schulz ebenfalls nach therapeutischer Anwendung von Endoxan vor. Sie sahen eine Alopecie bei 10 von 25 mit Endoxan behandelten Patienten, die unabhängig von der verabreichten Dosis und Veränderungen des weißen Blutbildes auftrat. Die marginalen Anteile des Kopfhaares wiesen eine höhere Resistenz auf, auch wurden nie Brauen und Wimpern vom Ausfall betroffen. Der Ausfall begann 3 Wochen nach Beginn der Endoxan-Verabreichung. Auch bei Behandlung mit 5-Fluorouracil sowie Actinomycin C wurden Alopecien beobachtet. Die Autoren nehmen an, daß Endoxan auf Epidermisabkömmlinge weitgehend „radiomimetisch" wirke. Bei drei Frauen beschreiben Malkinson und Linfield eine Alopecie zuerst der Kopf- später auch der Körperhaare nach Colchicinbehandlung bei resistenter Psoriasis. Die zum Haarverlust führende Dosis betrug zwischen 30—150 mg. Der Haarverlust setzte nach 2—3 Wochen ein und war reversibel. Im Tierversuch an Ratten gelang es, die Haarwuchshemmung durch Colchicin nachzuweisen.

Bei den Alopecien durch antineoplastische Substanzen, speziell bei Endoxan-Verabreichung, fand Kligman die einzige Ausnahme insofern, als der Haarverlust in der Wachstumsphase des Follikels auftrat, ohne daß diese in die katagene Phase übergeht. Nach Kligman haben van Scott u. Mitarb. festgestellt, daß alle diese Mittel die mitotische Aktivität des Follikels völlig zum Stillstand bringen, so daß die Produktion keratinisierter Zellen aufhört.

Erst in letzter Zeit berichtete Braun-Falco (1961) an Hand zweier Fälle über die Klinik und das histologische Bild der Endoxan-Alopecie. In sehr eindrucksvollen Bildern zeigt er die zur Degeneration führenden Vorgänge als Folgen einer durch Endoxan bedingten Stoffwechselstörung der mitotisch äußerst aktiven Matrixzellen des Haarbulbus. Sie sind während der Anagenperiode gegen derartige Störungen sehr empfindlich, während andererseits die mitotisch inaktiven Zellen des Epithelsackes und Epithelstranges ruhender Kolbenhaare gegenüber toxischen Einflüssen eine weitgehende Resistenz aufweisen. Bei mitotisch aktiven Haarmatrixzellen treten Dysfermentien auf. Die Intensität der Schädigung ist abhängig von Dauer und Dosierung. Doch sind die Schädigungen bei den einzelnen Follikeln durchaus unterschiedlich stark; sie können bis zur völligen Sistierung der Bildung von innerer Haarwurzelscheide und Haar reichen. Das Haar selbst bricht meist oberhalb der keratogenen Zone ab, während der Haarrest, d. h. keratogene Zone, verhornende Matrixzellen und Melaninschollen (= Degenerationsprodukt) aktiv unter katagenartiger Verkürzung des infraseboglandulären Follikelanteils durch den offenen Haarkanal ausgestoßen werden (= Expulsionsphase). So entstehen an Trichomalacie gemahnende Bilder. Die Glasmembran und die bindegewebigen Anteile wirken als verdickt. Es wird also nach BRAUN-FALCO eine überstürzte katagene Entwicklung durch Endoxan eingeleitet, einen radiomimetischen Effekt lehnt der Verfasser ab.

2. Erbmäßig und kongenital bedingte Hypotrichien bzw. Alopecien

a) Alopecia seborrhoica hereditaria

Aus dem Formenkreis der seborrhoischen Erkrankungen, die hier nicht zur Darstellung gelangen, soll die hereditäre seborrhoische Alopecie hervorgehoben werden. Nach TOURAINE (1953) liegt diesem Krankheitsbild eine dominante Vererbung mit Prädominanz des männlichen Geschlechtes und oft nachweisbarer Homochronie zugrunde, d. h. innerhalb einer belasteten Familie treten die Erscheinungen bei den verschiedenen männlichen Mitgliedern im gleichen Lebensalter auf. Der Beginn des Haarausfalles an den Stirnwinkeln in Form der sog. „Geheimratsecken" wird vor allem bei Männern mit pyknischer Konstitution beobachtet, während bei leptosomen Typen der Beginn in Form der Tonsur oder am Vertex vorherrscht.

Bei Pyknikern entwickelt sich die Glatze über den ganzen Kopf mit Ausnahme der Temporal-, Parietal- und Occipitalgegend (Calvities hippokratica), bei Leptosomen bleibt oft längere Zeit eine Stirnhaarlocke bestehen, an der sich die Glatze von den Stirnwinkeln zum Vertex hin vorbei erstreckt. Unter anderem hat HARRIS auf die oft starke Körperbehaarung der Glatzenträger hingewiesen. GRINSPAN und BRAEGGER fanden bei 26 Kranken mit Alopecia seborrhoica eine normale 17-Ketosteroidausscheidung.

Von LIGHT (1959) stammen *histologische Untersuchungen* über die verschiedenen Grade der nichtspezifischen Kahlheit der menschlichen Kopfhaut. Bei 28 untersuchten Fällen fand er keine Beziehungen zwischen Zahl der Haare und Dicke der Kopfhaut und des subcutanen Fettgewebes. Dagegen war die Zahl der Haare einerseits vom Alter des Menschen und andererseits von dem Grad der Bindegewebsinfiltration im Bereich des Fettgewebes um die Haarwurzeln herum abhängig. GANS betrachtet die seborrhoische Alopecie als konstitutionell bedingt und weist die Bedeutung einer dysseborrhoischen Dermatitis für den Haarausfall zurück. Zu Beginn der Veränderungen fand er bereits mehr oder weniger ausgesprochene entzündliche Veränderungen um die Gefäße. Er ist daher geneigt, den Haarausfall auf Stoffwechselprodukte zurückzuführen, die auf dem Blutwege herangebracht werden. Im Hinblick auf die senile Alopecie meint GANS, daß er vergeblich eine senile Alopecie gesucht habe, bei der eine frühere Dysseborrhoea capitis auszuschließen gewesen wäre. Zu den Befunden von KOSUGI und KIM, die u. a. bei Glatzen alter Menschen eine Endarteriitis obliterans fanden und ihr einen Einfluß auf das Zustandekommen der Alopecie zuschrieben, meint GANS, daß er diesen Zusammenhang nicht anerkennen könne, da er auch in der Kopfhaut von Greisen, die noch eine starke Behaarung hatten, gelegentlich endarteriitische obliterierende Prozesse gefunden hat. Die völlige Glatze geht mit einer Hautatrophie einher, besonders die Follikel sind davon betroffen. Hingegen bleiben Talg- und Schweißdrüsen sowohl der Form als auch der Größe nach erhalten.

Therapeutisch schlug FOLDES Theophyllin-äthylendiamin in Dosen von 0,2 g oder als Suppositorien zu 0,5 g einmal täglich vor.

b) Kongenitale Hypotrichosen
α) Reine Hypotrichosis congenita ohne anderweitige Anomalien bei dominantem Erbgang

Wir sprechen von einer kongenitalen Hypotrichose, wenn das Lanugohaar nach der Geburt ausfällt und der Wuchs des Sekundärhaares entweder vollständig wegbleibt oder dieses häufiger nur einen sehr wenig ausgebildeten mangelhaften Nachwuchs zeigt. Man kann in diesen Fällen auch nicht von Atrichie sprechen, da entweder ein mangelhaftes Haarkleid besteht oder in Fällen mit totalem Haarverlust Follikelanlagen noch erkennbar sind. Diese kongenitalen Hypotrichosen sind in der Regel definitiv, beständig und generalisiert.

Reine kongenitale Hypotrichosen gehen ohne anderweitige Störungen im Bereich des Ektoderms einher und sind daher von solchen mit Störungen des Wachstums der Nägel, Schweißdrüsen, Zähne oder gar mit weiteren Polydysplasien abzutrennen.

Das Kopfhaar ist meist sehr fein, spärlich, trocken und leicht abbrechbar und in der Regel erstrecken sich diese Veränderungen über den ganzen Kopf. Die Kopfhaut selbst erscheint normal.

Der Zustand erscheint meist schon in den ersten Lebensmonaten gut ausgebildet und es ist fraglich, ob Fälle, bei denen er sich erst später entwickelte, z. B. in der Beobachtung von GOLDMAN und MASON, hierher zu rechnen sind. Hingegen wird dies beim Fall von WINTERNITZ (Urahne, Großvater und Enkel) der Fall sein.

Die übrige Körperbehaarung ist fast immer noch stärker als die Kopfbehaarung ergriffen. Der Haarmangel ist ebenso an anderen Körperabschnitten ausgeprägt, also am Stamm, an den Extremitäten, in den Achselhöhlen und in der Schamgegend und beim Mann im Gesicht.

Es sind heute genügend familiäre Fälle bekannt, die einen regelmäßig dominanten Erbgang erkennen lassen. COCKAYNE nannte 12 familiäre Untersuchungen, bei denen das Verhältnis der befallenen Mitglieder zu den gesunden 130:118 betrug. Er sah keine geschlechtliche Prädominanz. PAJTAS veröffentlichte einen Stammbaum in vier Generationen mit 147 Mitgliedern. Unter ihnen befinden sich 22 Personen mit totaler hereditärer Hypotrichose. Bei diesen Kranken waren alle normalerweise behaarten Körperstellen, abgesehen von einzelnen Haaren, vereinzelten Rudimentärhaaren und Wollhaaren, haarlos. Er fand einen nichtgeschlechtsgebundenen dominanten Erbgang bei heterozygoten Genotypen. Auch LINSENMEYER berichtete über dominanten nicht geschlechtsgebundenen Erbgang. Eine eingehende Studie über den Erbgang stammt weiter von SEGAUD. TOURAINE (1949) stellte in einer Familie die Koppelung der kongenitalen Hypotrichose mit Kraushaarigkeit fest. Scheinbar einmalig ist bisher die Beobachtung TEMPLETONs eines geschlechtsgebundenen dominanten Erbganges bei den männlichen Mitgliedern einer Familie. SIEMENS plädiert bei den meisten Fällen für einen unregelmäßig dominanten Erbgang.

β) Reine Hypotrichosis congenita ohne anderweitige Anomalien mit unbekanntem Erbgang als Einzelbeobachtungen und bei recessivem Erbgang

Eine Zahl von Fällen mit reiner Hypotrichose läßt einen Erbgang vermissen. Es scheint notwendig, diese Fälle ebenso wie die, bei denen ein recessiver Erbgang nachweisbar war, von denen mit dominantem Erbgang getrennt zu behandeln, um in dieses immerhin noch in seinem ätiologischen und pathogenetischen Geschehen unklare Krankheitsbild wenigstens von dieser Seite her eine gewisse Ordnung zu bringen. Es soll hier nur auf die Fälle zurückgegriffen werden, die seit dem ersten Erscheinen dieses Handbuches bekannt wurden.

Auch bei diesen Fällen handelt es sich um reine Hypotrichosen ohne sonstige Anomalien der ektodermalen Gewebe. So sah CAPELLI einen 6jährigen Knaben, das Kind gesunder Eltern, die nicht blutsverwandt waren, der ohne Kopfhaare, Brauen und Wimpern geboren wurde. Zur Zeit der Beobachtung hatte das Kind an Brauen und Wimpern nur wenige atrophische Haare. Intern waren keine Störungen nachweisbar. Bei dem Fall von TAKAHASHI, einem 15jährigen Mädchen, waren nach der Geburt die primären Haare ausgefallen. Am Kopf fanden sich nur kurze dünne Kräuselhaare und im übrigen nur wenig Lanugohaare. WEBER berichtet über ein 3jähriges Mädchen, das völlig ohne Haare auf die Welt kam. Es hatte im 3. Lebensjahr bei rauher Kopfhaut nur wenige Kopfhaare, die Brauen waren auch sehr spärlich. Die wenigen Haare fielen zeitweise aus und bildeten sich wieder neu, sonstige ektodermale Dysplasien fehlten. Es bestand keine Blutsverwandtschaft der Eltern und in der Aszendenz waren keine gleichen Erkrankungen nachweisbar. Der Autor vermutet eine ektodermale kongenitale Entwicklungsstörung. STEIN (1938) konnte ebenfalls ein 14jähriges Mädchen mit kongenitaler Hypotrichose untersuchen, dessen Eltern nicht blutsverwandt waren. Das Kind war seit der Geburt fast haarlos, hatte auch keine Brauen und Wimpern. Am Kopf befanden sich nur spärliche Härchen. Der Grundumsatz war normal, Wa.R. und Pirquet negativ. Die Gesichtshaut erschien pastös, gefäßreich, stellenweise verdünnt und an der Nasenspitze fanden sich kleine an Granulosis rubra nasi erinnernde Knötchen. Dieser letztere Befund erinnert an den einen Fall von FRIEDERICH (1950d), der kleine, allerdings weiße Knötchen in der Axilla bei einer Kranken fand, die cystisch umgewandelten Talgdrüsen entsprachen. Weitere entsprechende Fälle wurden von DREYER sowie HALLÉ und ODINET mitgeteilt.

Auch ein mehrfaches Auftreten dieses Krankheitsbildes in einer Generation wurde bekannt. HENCKEL beschrieb eine Hypotrichosis congenita bei eineiigen Drillingen. Die Kinder hatten bei der Geburt dunkel gelocktes Kopfhaar, das im Alter von 6 Monaten ausfiel. Darauf bildete sich bei den drei Mädchen das nun bestehende 2—3 cm lange helle Flaumhaar. Sieben weitere Geschwister zeigten normale Behaarung. Die Eltern waren in diesem Falle Vettern 1. Grades. Ein Bruder des Vaters, der auch mit einer Base 1. Grades verheiratet war, hatte neben einer normalbehaarten auch eine hypotrichotische Tochter. Hier könnte ein geschlechtsgebundener recessiver Erbgang vorliegen. Auch bei den von GENTILLI beobachteten 11- und 8jährigen Geschwistern waren die Eltern blutsverwandt. Der Bruder zeigte einige Wollhaare am Schenkel und einige längere dünne Haare am Hinterkopf, die Schwester hatte einige Wollhaare am Nacken und ebenfalls einige dünne Haare am Hinterkopf. Die übrigen Anhangsgebilde und die Haut waren normal. Der Verfasser nimmt einen recessiven Erbgang an, allerdings in diesem Falle nicht geschlechtsgebunden. HALTER stellte einen 54jährigen Mann vor, der seit Geburt haarlos war, dessen Zähne, Nägel und Schweißdrüsen normal entwickelt waren. Die nachgeborene Schwester zeigte die gleiche Anomalie, während die übrigen Geschwister und die Kinder des Kranken ebenso wie die Kinder der Geschwister eine normale Behaarung hatten. Weitere Berichte über das Vorkommen der Hypotrichosis congenita bei Geschwistern stammen von GILLESPIE, DE GREGORIO (1941 b) und von BUREAU und BRONSARD.

Von FRIEDERICH (1950d) besitzen wir die Mitteilung über zwei beobachtete Fälle von reiner Hypotrichosis congenita. Der Fall 1 des Autors betraf ein 26jähriges Mädchen, das

intern ohne wesentliche Befunde war. Bis zu den Großeltern väterlicherseits und den Urgroßeltern mütterlicherseits waren keine Haaranomalien oder Defekte an Nägeln und Zähnen
bekannt. Befallen waren in der ganzen Familie nur die Patientin und ihr Bruder, der mit
Flaumhärchen zur Welt kam, die 2 Monate später ausfielen. Der Bruder bekam nie mehr
Haare, ein Kind von ihm ist normal behaart. Die Eltern dieser beiden hypotrichotischen
Geschwister waren nicht blutsverwandt.

Bei der Geburt hatte die Patientin nur einige Flaumhärchen im Bereich der kleinen
Fontanelle, die nach 2 Monaten ausfielen. Die jetzt 26jährige hat bis auf einzelne Haare an
Brauen und Lidern nie Haare bekommen, auch nicht in der Pubertät in den Achseln und in
der Schamgegend. Außer dieser völligen Haarlosigkeit fanden sich bis auf die Axillen keine
Hautveränderungen oder Anomalien der Nägel und Zähne. Die Schweißdrüsenfunktion war
normal. In den Axillen beiderseits war die Haut zartbräunlich getönt, und es fanden sich in
reihenartiger Anordnung weißliche hautfarbene Knötchen, die histologisch Talgdrüsencystchen
entsprachen.

Beim Fall 2 handelt es sich um eine 72jährige Frau. Die Eltern waren gesund und nicht
blutsverwandt. Der älteste Bruder der Patientin kam ebenfalls haarlos zur Welt und starb
im 8. Lebensmonat. Der zweite Bruder mit Söhnen und Enkeln waren normal behaart, die
jüngste Schwester kam mit zarten Flaumhärchen zur Welt, die kurz nach der Geburt ausfielen. Auch Brauen und Wimpern fielen aus, und seitdem zeigte sich auch bei dieser Schwester
kein Haarwuchs mehr.

Die Patientin, die sonst anamnestisch keine Besonderheiten aufwies und auch noch im
Alter gesund ist, zeigte nur einige licht angeordnete 5—7 cm lange depigmentierte Haare in
der Gegend der großen Fontanelle und erwies sich sonst völlig haarlos. Die Patientin gab aber
an, daß sie als Kind Wimpern und Brauen gehabt habe. Auch sie hatte in den Axillen reihenweise angeordnete stecknadelspitzgroße, hautfarbene, halbkugelige Knötchen.

Der *histologische Befund*, den FRIEDERICH erheben konnte, wies einige Abweichungen
gegenüber den Befunden älterer Autoren auf. Es fanden sich parafollikuläre geringgradig
ausgebildete Hyperkeratosen, keine Atrophie der Epidermisschichten, keine Verschmälerung
des Stratum basale. Ein Stratum granulosum war vorhanden, ebenso fanden sich Papillen.
Starke Abweichungen von der Norm fanden sich im Bereich der Haaranlage. Die Epidermis
stülpte sich wohl ein und auch Follikel fanden sich, doch befanden sich in den Follikeln weder
Haare noch hatten sie Papillen. Das erweiterte Lumen der Follikel war mit Hornmassen
erfüllt. Die bindegewebigen Anteile der Follikel waren erhalten. Die Talgdrüsen mündeten
distal in die Follikel und waren normal entwickelt. Einzelne wiesen ein Um- und Durchwachsen eines faserreichen Granulationsgewebes auf und zentrale cystische Umwandlung
einzelner Läppchen. Ferner waren Reste sekundär gewucherter Haarbälge, doch ohne Haarstümpfe und Trümmer in Form kleiner Epithelcysten vorhanden. Die Musculi arrectores
pilorum waren durchwegs zu atrophischen ungeordneten Bündeln degeneriert. Die Schweißdrüsen erwiesen sich normal.

Wir wiesen bereits auf Fälle von Hypotrichosis congenita mit recessivem
Erbgang hin. Auch LUNDBÄCK konnte über das Vorkommen dieser Erkrankung
im einfach recessiven Erbgang berichten. Aus den letzten Jahren verdient ein
von LANDES und LANGER berichteter Fall nähere Beachtung.

Es handelt sich um einen 12jährigen Knaben, dessen Großeltern mütterlicherseits Vetter
und Base 2. Grades waren. Die Großeltern väterlicherseits waren nicht verwandt. Die Mutter
des Jungen wurde mit schwarzen welligen Haaren geboren, das im 1. Lebensjahr ausfiel. Es
wuchsen wenige blonde stark wellige Haare nach, so daß die Frau seit Kindheit eine Perücke
trug. Lanugo, Wimpern, Brauen und Schambehaarung waren immer normal, doch seit je
bestand ein völliges Fehlen der Achselbehaarung.

Der Bruder der Mutter hatte blondes Kraushaar, das in der Pubertät weitgehend ausfiel,
die Schwester und ein weiterer Bruder der Mutter hatten glattes normales Haar. Zwei Söhne
des ersterwähnten Bruders verloren ihr blondes lockiges Haar auch in der Pubertät und es
wuchs stark krauses schwarzes Haar nach. Zwei weitere Kinder haben normales Haar. Eine
Tochter der Schwester der Mutter hat sehr lockiges blondes Haar, Vater und Bruder des
12jährigen Patienten haben normales Haar.

Bei der Geburt des jetzt 12jährigen hatte er schwarzes krauses Haar, das in den ersten
Lebensmonaten ausfiel. Es wuchsen dünne blonde krause Haare nach, die besonders am
Hinterkopf sehr schütter waren.

Intern ergaben sich keine wesentlichen abnormalen Befunde, Röntgenaufnahme des
Schädels o. B., neurologisch o. B.

An der Haut keine Veränderungen, die mit der Haarmißbildung im Zusammenhang
stehen, ebenso nicht an Nägeln, Zähnen oder Schweißdrüsen. Die Kopfhaare sind schütter,
sehr kurz und dicht gekräuselt, dünn und weich, am Hinterkopf noch lichter stehend und

etwas weniger gekräuselt, leicht ausziehbar. Dazwischen einzelne längere fast normale Haare. Mikroskopisch ist das Kraushaar etwa um die Hälfte dünner als ein normales Haar, völlig depigmentiert, sonst ohne wesentlichen Befund. Die Wimpern und Brauen sind normal entwickelt, blond. Lanugobehaarung normal, Achsel- und Schamhaare noch nicht vorhanden.

Es handelt sich also um einen Fall reiner Hypotrichosis congenita mit recessivem Erbgang bei Konsanguinität des mütterlichen Großelternpaares in einer Familie mit häufigem Kraushaar. Hier dürfte wohl auch der von MEYER und VANBREMEERSH beobachtete Fall einzureihen sein mit Ohrmuschelmißbildung im Sinne einer ektodermabhängigen Mesenchymhemmung nach GOTTRON, sowie der Fall von BRAIN, bei dem aber keine Konsanguinität der Eltern vorlag.

Über die Ursache der bisher besprochenen Formen der kongenitalen Hypotrichose läßt sich auch heute nicht mehr angeben als die theoretischen Annahmen älterer Autoren, sei es daß sie Hemmungsmißbildung im Ektoderm, Bildungsfehler, innersekretorische Störungen, sei es, daß sie Keimschädigungen durch krankhafte Zustände im mütterlichen Organismus, wie z.B. Stoffwechselvorgänge oder das Vorhandensein von zu geringer Menge Fruchtwasser in den Bereich ihrer Betrachtungen ziehen.

HURIEZ und seine Mitarbeiter (1953) führten elektroencephalographische Studien bei zwei Fällen von einer diffusen kongenitalen Alopecie durch. Diese beiden Fälle, ein 8jähriger und ein 4jähriger Knabe, Vettern 1. Grades, zeigten allerdings einen abnormen Verlauf ihrer Hypotrichose. Diese Hypotrichose war zwar über fünf Generationen nachweisbar, doch bei den Kindern äußerte sie sich in schubweisen Verläufen mit gleichzeitigen Fieberattacken, bei denen es immer zum teilweisen Haarausfall kam. Das Elektrencephalogramm zeigte nun eine Terrainstörung mit subcorticaler Übererregbarkeit und disseminierte Störungen von corticalem Typ.

Es scheinen bisher bei den anderen Formen kongenitaler Hypotrichosen elektroencephalographische Untersuchungen nicht vorzuliegen, doch erscheint es zweifelhaft, ob sie pathogenetische Aufschlüsse geben könnten.

γ) Hypotrichosis congenita vom Typ M. Unna

Im Jahre 1925 hatte M. UNNA eine erbliche Haaranomalie unter dem Namen Hypotrichosis congenita hereditaria herausgestellt, die sie schon damals als eine Sonderform erkannte. Der Bericht beruht auf der Untersuchung von 202 Personen in sieben Generationen, umfaßt also wohl den größten Stammbaum, der über eine Haaranomalie berichtet wurde.

LUDWIG hatte nun Gelegenheit weitere Mitglieder dieser Familie zu untersuchen, die von M. UNNA noch nicht erfaßt worden waren, und zwar umfaßte diese jüngste Generation 23 Personen, von denen drei mit der Anomalie behaftet waren. Weiter untersuchte LUDWIG drei erwachsene ältere Personen, die bereits von M. UNNA untersucht worden waren. Im Hinblick auf die alte klassische Beschreibung dieser Anomalie durch M. UNNA sollen hier nur die wichtigsten Züge der Befunde LUDWIGs gestreift werden.

Fall 1. 15jähriger Knabe. Kam mit spärlichem Flaum am Kopf, aber ohne Brauen, Wimpern und Lanugobehaarung des Körpers zur Welt. Das Terminalhaar wuchs erst ab 3. Lebensjahr stärker am Kopf als dichtes borstiges Haar nach. Vor 4 Jahren begann der Haarausfall am Scheitel. Brauen und Wimpern, bis auf kurze Härchen, nicht nachgewachsen. Spärliche Schamhaare, Achselhöhlen frei von Haaren.

Das Kind ist sonst normal entwickelt. Am Scheitel talergroßer unscharf begrenzter. sehr stark gelichteter Herd mit einzelnen Haarstümpfen. Kopfhaut trocken, sonst o. B. Follikel im Bereich des Herdes sichtbar, z. T. mit Haarstümpfen ausgefüllt. Die stark borstigen Haare in der Umgebung des haarlosen Herdes sind samt Wurzelscheide leicht ausziehbar, im allgemeinen sitzen sie fest. Nägel und Zähne sind normal, Schweißdrüsensekretion ist vorhanden.

Fall 2. 16jähriger Knabe, Vetter von Fall 1. Als Neugeborener spärliche Augenbrauen und Wimpern, etwas Wollhaar am Kopf, jedoch nicht am Körper. Im Alter von 3 Jahren spärliches borstiges Haar am Kopf mit hoher Stirn und tiefen Einbuchtungen der Stirnhaargrenze im Bereich der Stirnwinkel. Im Schulalter reichliches borstiges Kopfhaar, Haarausfall begann im 11. Lebensjahr am Scheitel.

Gut entwickelter Junge. Handtellergroße kahle Stelle am Scheitel mit wenig Haarstümpfen. Stärkere Lichtung der Haare am Nacken und hinter den Ohren. Hohe Stirn, tiefe „Geheimratsecken". Kopfhaut o. B. An Brauen nur wenige spärliche Härchen, Wimpern kurz und dünn. Im Gesicht einzelne Flaumhaare. Am Körper und in den Achselhöhlen einzelne leicht zählbare Flaumhaare. Schambehaarung dem Alter entsprechend, borstig. Haut, Nägel und Zähne o. B.

Fall 3. 57jähriger Mann, Vater von Fall 1. Bei Geburt haarlos. Im 4. Lebensjahr reichliches borstiges Kopfhaar. Im 11. Lebensjahr begann Haarausfall am Scheitel, im 19. Lebensjahr an Druckstellen durch Stahlhelm. Brauen, Wimpern, Achsel- und Körperhaare waren nie vorhanden. Spärlicher Bart, etwas reichlichere Schambehaarung. Kopf ist bis auf einige unscharf begrenzte markstückgroße Haarinseln über beiden Scheitelbeinen mit borstigen Haaren und einzelnen Herden über Schläfen kahl. Kopfhaut gut durchblutet, glänzend, fettig.

Fall 4. 50jährige Frau, Schwester von Fall 3. Mit Flaumhaaren an Kopf, Brauen und Wimpern geboren. Während der Kindheit haarlose Stellen am Scheitel. Vor der Pubertät fielen Brauen und Wimpern aus. Mit 13 Jahren rapider Haarausfall am Kopf, mit 17 Jahren fast kahl. Nach Behandlung mit Ovarialpräparaten Flaumhaare am Kopf und Entwicklung von Schamhaaren. Am Kopf fielen die Haare bald wieder aus, die Schamhaare blieben erhalten. Bartstoppeln am Kinn.

Fall 5. 32jährige Frau, Base 2. Grades von Fall 1 und 2. Als 3jähriges Kind von M. Unna beschrieben worden. Damals dichtes dunkelblondes borstiges Haar am Kopf. Hohe Stirnhaargrenze, tief eingebuckelte Stirnecken. Im Schulalter und zur Zeit der Pubertät langes dichtes Haar, so daß Zöpfe getragen werden konnten. Mit 19 Jahren nach Diphtherie teilweise Haarausfall, jedoch neuerliches Wachstum nachher. Seither langsam zunehmende Lichtung der Haare am Scheitel und oberhalb der Stirn. Nun langes, bis zur Schulter fallendes borstiges Haar, Stirnhaargrenze sehr hoch, darüber Haar diffus gelichtet. Am Scheitel Glatzenbildung. Spärliche, dünne, blonde Brauen, keine Wimpern. Am Körper fehlt Lanugohaar. Achsel- und Schamhaare reichlich, borstig.

Charakteristisch ist nun die Beschaffenheit der Einzelhaare, die bei allen befallenen Personen unabhängig von Geschlecht und Alter gleich ist. Die Dicke der Haare beträgt über 100 μ, die einzelnen Haarstümpfe sogar 140 μ. Daneben gibt es normal dicke Haare. Die aus dem Rand der Alopecieherde entnommenen Haare zeigen deformierte Wurzeln und stärker pigmentierte und verhornte Bulbi. Der Haarschaft ist abgeflacht, im Querschnitt oval bis bandförmig. Es bestehen ferner in unregelmäßigen größeren und regelmäßigeren kleineren Abständen spindelförmige Anschwellungen, die bei genauerer Betrachtung sich als Drehungen um 180° um die Längsachse erweisen. Die Elastizität der Haare ist vermindert, bei Schlingenlegung entstehen Knickungen. Die Haarstümpfe zeigen schräge Bruchflächen mit Aufsplitterung, die von Längsspaltungen im Haarschaft herrührt. Diese Veränderungen fanden sich an Haaren aus den gelichteten Bezirken.

Histologisch fand Ludwig bei Fall 1 die Follikelmündungen durch Hornlamellen verstopft, die Follikel durch Haarstümpfe gefüllt. Stellenweise waren kleine vom Follikelepithel ausgehende Knospungen sichtbar. An der Grenze von Cutis zur Subcutis sah er Fremdkörpergranulome mit zentraler Nekrose und pigmentierten Epitheloiden sowie uncharakteristische Riesenzellen.

Bei Fall 3 fanden sich nur aus Ausführungsgängen der Talgdrüsen bestehende Follikel, die Talgdrüsen waren gut entwickelt. Darum geringe Rundzelleninfiltrate. Schweißdrüsen und Gefäße o. B. Der histologische Befund stimmt also im wesentlichen mit dem seinerzeit von M. Unna erhobenen überein.

Erbbiologisch betrachtet handelt es sich also bei den behafteten Personen um heterozygote Träger einer dominanten Erbanlage. Dabei kommen Streuungsvarianten vor. Da alle mit der Haaranomalie behafteten Personen auf ein und denselben Ahnen zurückgeführt werden können, kann angenommen werden, daß diese eigenartige Hypotrichose der Ausdruck einer einmaligen Mutation ist.

Nun hatte Borelli (1954) Gelegenheit fünf weitere Personen zu untersuchen, die Mitglieder der zuerst von M. Unna beschriebenen Familie sind und die schon längere Zeit in Süddeutschland ansässig sind. Diese fünf Personen stammen aus drei Generationen, zwei von ihnen sind mit dem Leiden behaftet. Bei den erkrankten Personen handelte es sich um eine 51jährige Frau mit ihrer 15jährigen Tochter. Die Entwicklung der Haaranomalie von der Geburt bis zum Zeitpunkt der Untersuchung und die dabei erhobenen Befunde weichen in allen wesentlichen Punkten kaum von den von M. Unna und Ludwig gemachten Erhebungen ab, so daß nicht näher darauf eingegangen werden muß. Auch die von Borelli erhobenen mikroskopischen Befunde stimmen mit denen von Ludwig überein, nur fand Borelli außerdem noch sehr erhebliche Kaliberschwankungen und auch starke Unterschiede in der Pigmentierung und im Luftgehalt der Haare. Auch eine Tendenz zum Abbrechen der Haare war vorhanden, die seinerzeit M. Unna nicht beschrieben hatte. Borelli wies besonders bei der jüngeren Patientin auf die Neigung zum größeren Dickenwachstum der Haare mit zunehmender Nähe zum Lichtungsbezirk hin. Er betonte „je deformierter die Haarkolben, desto stärkeres Kaliber, um so dunklere Pigmentierung" und zeigt damit den Gegensatz zum Aussehen der Haare bei Alopecia praematura, senilis und pityrodes auf.

Bei seinen histologischen Untersuchungen, die mit sehr guten Abbildungen belegt sind, konnte Borelli ebenfalls die Angaben von M. Unna und Ludwig bestätigen, nur vermißte er bei dem älteren Fall die von den Vorgängern beschriebene Hyperplasie der Talgdrüsen.

M. Unna, Ludwig und Borelli sind sich darin einig, daß die von der erstgenannten Autorin beschriebene Hypotrichosis congenita hereditaria von anderen kongenitalen Hypotrichosen abzugrenzen ist und ein eigenständiges Krankheitsbild darstellt. Die Ätiologie ist durch den regelmäßig dominanten Erbgang geklärt, nicht jedoch bis heute die Pathogenese. Damit fehlt auch jede begründete Vorstellung einer Therapie.

Die Frage, ob diese Anomalie auch außerhalb dieser einen großen Familie vorkommt, läßt sich bis heute noch nicht mit Sicherheit beantworten. Die Fälle von Franchi, Seidl und Ullmo deuten diese Möglichkeit an. Seidl stellte einen Patienten vor, der am Oberkopf nur borstige sehr spärliche Drahthaare hatte, dem Brauen und Bart fehlten und dessen Schamhaare nur gering entwickelt waren. Die Borstenhaare fielen schon in der Kindheit aus. Ullmo beschrieb ein debiles Geschwisterpaar, bei dem, offenbar auch in dominanter Vererbung, es zu zentralen haarlosen Herden am Scheitel gekommen war, die darum stehenden, weitläufig verteilten Haare waren steif und pferdemähnenhaarähnlich. Eine sonstige Behaarung mit Ausnahme schwach entwickelter Schamhaare fehlte. Nägel, Zähne und Schweißdrüsen waren intakt. Makroskopisch ließen die leicht und schmerzlos ausziehbaren Haare Kaliberschwankungen erkennen, doch fehlt leider eine mikroskopische Untersuchung. So läßt sich nicht mit Sicherheit eine Monilethrix ausschließen.

Die *Sonderstellung der Hypotrichosis congenita hereditaria Typ M. Unna* wird durch folgende Besonderheiten begründet: Hochgradige angeborene Haararmut, verspätet zur Entwicklung gelangendes borstiges Kopfhaar, das frühzeitig wieder ausfällt, so daß es zur völligen Kahlheit kommen kann. Die Haare des Kopfes sind stark abgeflacht und um die Längsachse gedreht, zum Abbrechen und zur Längsspaltung neigend.

Histologisch finden sich im Frühstadium eine lebhafte Proliferation des Follikelepithels und eine abortive Haarbildung, im Spätstadium eine Atrophie der Haarfollikel, Fremdkörpergranulome und meist, aber nicht in allen Fällen (Borelli), eine Hypertrophie der Talgdrüsen.

Es besteht ein regelmäßig dominanter Erbgang.

Bei dieser Haaranomalie bestehen Beziehungen zur Monilethrix und zu den Pili torti.

c) Hypotrichien mit ektodermalen Dysplasien, Polydysplasien und bei Syndromen

Nicht im Zusammenhang mit den bisher besprochenen Formen der Hypotrichose stehen die Formen, die mit Anomalien der Hautdrüsen und anderer ektodermaler Gebilde einhergehen.

Anhidrosis hypotrichica (Synonym: Anidrose polydysplasique, congenital ectodermal defects).

Diese öfters familiär auftretende und oft mit Defekten des Gebisses, eventuell mit ozänöser Sattelnase einhergehende Hypotrichose wurde vor allem durch SIEMENS (1937) eingehend bearbeitet. Er zeigte, daß dem Leiden eine recessiv geschlechtsgebundene Erbanlage zugrunde liegt, ein bei Hauterkrankungen seltener Erbmodus. Die Störung findet sich in der betreffenden Familie nur bei Männern, während die Übertragung ausschließlich durch gesunde Frauen erfolgt. Nach TOURAINE (1944, 1953) wurde durch LAUTMANN ein syphilitischer Ursprung dieses Leidens verteidigt. Die Hauptsymptome, Hypotrichosis der Kopfhaare, fehlende Brauen und Cilien, Fehlen des Lanugohaares an nicht vom Haarkleid bedeckten Körperstellen, komplette Anhidrosis durch eine Agenesie der Schweißdrüsen, sind charakteristisch. Die klinisch im Vordergrund stehenden Symptome sind durch das Fehlen der Schweißdrüsen bestimmt. Bei diesen Menschen ist die Regulation des Wärmehaushaltes erschwert, wodurch es leicht zu einer Intoleranz gegenüber Wärmeeinwirkungen kommt. Bei Hitzeeinwirkung sind diese Menschen völlig aktionsunfähig und brechen bei geringen Anstrengungen zusammen. Anläßlich eines von ihm beobachteten Falles wies GOTTRON darauf hin, daß der Haarmangel nicht so hochgradig sein muß, wie bei den vorhergehend behandelten kongenitalen Hypotrichosen. Doch fand er das Kopfhaar sehr gelichtet und leicht ausziehbar. Bei einem weiteren von GOTTRON (1943) beobachteten Fall, den FRIEDERICH anführt, handelte es sich um einen 10jährigen Jungen, dessen Aszendenz frei von diesen Störungen war und bei dem auch die Eltern nicht blutsverwandt waren. Allerdings soll eine Verwandte der Mutter unter ähnlichen Erscheinungen gelitten haben, was in diesem Fall sich mit einer recessiv geschlechtsgebundenen Vererbung nicht vereinigen läßt.

Wie weit Beobachtungen bei Frauen mit Hypotrichose bzw. Alopecie und Anhidrosis hierher gerechnet werden dürfen, erscheint fraglich. TOURAINE und VIALATTE berichteten über eine Frau mit zunehmendem Haarausfall, den die Autoren allerdings als Alopecia areata bezeichnen, bei der in den kahlen Stellen Schweiß- und Talgdrüsen fehlten. BARETT demonstrierte zwei Schwestern von $4^1/_2$ und 3 Jahren, die bei der Geburt schon wenig Haare hatten, die bald ausfielen. ROTHMAN faßte diese Fälle als multiple ektodermale Störung von anhidrotischem Typ auf.

GOTTRON machte bei Fällen von Anhidrosis hypotrichica auf das Vorhandensein von kleinen, stecknadelkopfgroßen, sich wenig vorwölbenden Knötchen aufmerksam, die histologisch sich als Talgdrüsen erwiesen, TOURAINE erwähnte ein Erlöschen der Talgdrüsensekretion.

Die Anhidrosis hypotrichica kann mit einer Anodontie, Hypodontie und Mikrodontie vergesellschaftet sein (z. B. Fälle von GOTTRON, TOURAINE u. a.), sowie mit Rhinitis atrophicans und Ozaena. Hervorspringen der Stirn, der Brauenbogen und des Kinnes geben im Verein mit der Sattelnase als Dysplasia craniofacialis diesen Menschen gewissermaßen eine ,,Familienähnlichkeit'' (TOURAINE 1953).

Nicht so konstant wie die bisher genannten Defektbildungen finden sich bei der Anhidrosis hypotrichotica blasse Hautfarbe, Verminderung des Geruches,

Geschmackes, Fehlen oder Unterentwicklung der Tränendrüsen, der Brustdrüsen, der Mamillen, zahlreiche Milien (SWEITZER), Labyrinthstörungen u. a.

GOTTRON (1943, 1947) wies noch besonders auf ektoderm-abhängige Mesenchymhemmungen hin, von denen er bei einem seiner Fälle die platte, buldoggenartige Nase, den kleinen, nur 2 cm breiten Mund mit wulstigen Lippen und die kleinen nach vorn eingerollten Ohrmuscheln hervorhob. Dazu gehören noch von ektodermalen Störungen abhängige Muskelatrophien. Von neurologischen Defekten nennt GOTTRON Fehlen der Patellarsehnenreflexe, Tremor der Hände, Anisokorie.

Weitere Fälle wurden unter anderem von LORD und WOLFE, FELSHER, DECROP, HELWEG-LARSEN und LUDVIGSEN, UPSHAW und MONTGOMERY mitgeteilt.

Besonders im neueren französischen Schrifttum weist man auf die Kombination dieser Polydysplasie mit Störungen der Hypophyse (Hypofunktion) und der Nebennierenrinde hin (TANISSA). Sexuelle Frigidität, Abmagerung, Änderung des Blutbildes und niederer Blutdruck werden berichtet. Nach TANISSA sollen MARANON und RICHET die kongenitalen Anomalien mit Störungen der Regio hypophysohypothalamica und die zu beobachtenden endokrinen Störungen mit Dysfunktion der übergeordneten Hypophyse in Zusammenhang bringen. In einem Falle GOTTRONs ergab aber eine eingehende Untersuchung auf endokrine Störungen keine Anhaltspunkte für ein Vorliegen einer solchen, so daß sie also kein regelmäßig zu erhebender Befund sind. MARANON und RICHET beschrieben drei hypophysäre Pigmentverschiebungen, und zwar ein unregelmäßig begrenztes vitiligoartiges Leukoderm ohne hyperpigmentierten Rand, eine chloasmaartige Hyperpigmentierung in der Umgebung der Leukodermzone und Pigmentvermehrung in scharf abgegrenzten Flecken. Beim Fehlen dieser Pigmentverschiebungen scheinen endokrine Störungen in Fällen von Anhidrosis hypotrichica besonders im Sinne einer Hypophyseninsuffizienz nicht vorzuliegen. Es sei darauf hingewiesen, daß in diesen Ketten erblicher Dysplasien einzelne Glieder fehlen bzw. nur schwach ausgeprägt sein können, z. B. Hypohidrose statt Anhidrose, Erhaltenbleiben der Schweißsekretion in einigen Hautbezirken, begrenzte Hypotrichose u. a.

Es sei auch noch vermerkt, daß Nageldystrophien bei der Anhidrosis hypotrichica nicht vorzukommen brauchen, wie ein Fall GOTTRONs bestätigt (s. u.).

Für sich steht ein Krankheitsbild, das FRIEDERICH und SEITZ bei einem 16jährigen Kranken beobachten konnten. Es bestand eine Hypotrichose mit Pili torti, die eine Drehung um 180 Grad zeigten. Dazu fanden sich am rechten Auge an der Hornhaut fleckförmige Erosionen, Epithel von wechselnder Stärke, perlschnurartig aneinander gereihte Trübungen von lamellärer Struktur, obliterierte Gefäße. An der Bindehaut waren die Gefäße hyperämisch mit korkzieherartig geschlängeltem Randschlingennetz. Auch am linken Auge bestanden zahlreiche punktförmige Erosionen und eine zungenförmige Trübung der Hornhaut. Weiter zeigten sich Veränderungen der Daumen- und Großzehennägel und Störungen der Schweißdrüsensekretion. Die Verfasser sprechen von einer ektodermalen Dysplasie unter dem Bilde der Pili torti (vgl. S. 496). Eine familiäre Disposition konnte nicht festgestellt werden.

Kongenitale Hypotrichosen mit Nagelveränderungen

Die Nägel können dünn, zerbrechlich, aufgesplittert, rissig, gerillt sein und in manchen Fällen kann auch eine Anonychie vorliegen. Aber auch gegensätzliche Nagelveränderungen wie Onychogryphosis, subunguale Keratosen wurden, wenn auch seltener, beschrieben (BENEDEK).

1943 faßte TOURAINE unter der Bezeichnung *Polykératose congénitale* eine Gruppe von dominant vererbbaren ektodermalen Dysplasien zusammen, die verschiedene mehr oder weniger komplette Syndrome in sich schließt. Die konstanten Veränderungen bestehen in Pachyonychie, sub- und periungualen Keratosen,

Palmo-plantarkeratosen, follikulären Keratosen vorzüglich des Gesichtes und der Streckseiten der Extremitäten, palmo-plantarer Hyperhidrose und daneben mehr oder weniger häufigen Veränderungen wie Hypotrichose, Schleimhautkeratosen, regionalen Hyperpigmentationen, blasigen epidermalen Veränderungen, Skelethyperplasien u. a. m. Dabei können in Einzelfällen einige dieser Veränderungen inkomplett ausgeprägt sein bzw. fehlen oder hypoplastische Ausprägung zeigen, wie z. B. in Form einer Anonychie.

Touraine fand bei diesen Veränderungen einen nicht geschlechtsgebundenen, regelmäßig dominanten Erbgang. Aus der neueren Literatur sei dazu eine Beobachtung von Sommerville erwähnt, der einen sechs Generationen umfassenden Stammbaum veröffentlichte. Von 53 untersuchten Personen hatten 13 männliche und 10 weibliche Mitglieder dieser Familie eine kongenitale Hypotrichose mit Nagelveränderungen. Yoshida konnte aus der japanischen Literatur 56 Fälle kongenitaler Hypotrichose feststellen, die von Nagelveränderungen in Form von Defekten und Deformationen, plantaren und palmaren Keratomen und auch Knochenveränderungen begleitet waren. Mit Ausnahme eines Falles hatten diese Personen bei der Geburt Kopfhaare, die erst später ausfielen. Bei der Hälfte der Fälle konnte eine Blutsverwandtschaft in der Aszendenz festgestellt werden und bei über der Hälfte der Fälle war eine familiäre Belastung nachweisbar. Der Verf. vermutete Beziehungen zur inneren Sekretion. Auch Yoshida fand eine polymer dominante Vererbung, allerdings nahm er geschlechtsbegrenzende Faktoren an, da die Männer in seinen Fällen überwogen.

Einzelbeobachtungen ohne familiäre Belastung von Fällen mit kongenitaler Hypotrichose und anderen ektodermalen Defekten wurden von einigeu Autoren mitgeteilt. Duemling sah einen 23jährigen Mann mit kongenitaler Hypotrichose, der nur vereinzelte Haare am Kopf und an den Brauen und etwas Lanugohaar in den Achselhöhlen und in der Schamgegend hatte. Daneben bestanden eine Brüchigkeit der Nägel, Keratome der Handteller und Fußsohlen und ein exzessives Schwitzen. Sprecher fand bei einer Frau mit kongenitaler Atrichie und Anonychie gleichzeitiges Bestehen eines Hypothyreoidismus mit Vagotonie. Er nimmt als Ursache der Veränderungen eine Lues der Voreltern an, da auch die Patientin schwach positive syphilitische Serumreaktionen hatte. Kooij berichtete über ein 7jähriges taubstummes Mädchen mit kongenitaler Hypotrichose und Hypodontie. Die Schweißsekretion war normal. Die Mutter des Kindes war zwar auch taubstumm, zeigte aber keine ektodermalen Defekte und eine Schwester des Mädchens war gesund. Vielleicht darf man hier auch die Fälle von Damsté und Prakken anführen mit Bildungsstörungen am Follikelapparat.

Hypotrichosen mit Polydysplasien im Sinne ekto-mesodermaler Dysplasien sind auch in der neueren Literatur immer wieder berichtet worden. Kriner beobachtete einen 15jährigen Jungen mit kongenitaler Hypotrichose und gleichzeitiger Atrophia vermiculata sowie papulösen Herden an Extremitäten, Bauch und Kopf. Zwei Verwandte mütterlicherseits litten ebenfalls an Hypotrichosis. Bei zwei Kindern konsanguiner Eltern sahen Albrectsen und Borup-Svendsen eine kongenitale Hypotrichosis mit Syndaktylie und Netzhautdegeneration kombiniert. Die Verf. denken an Beziehungen zum Laurence-Moon-Biedlschen Syndrom. Über einen weiteren Fall einer ektomesodermalen Entwicklungsstörung berichteten Janssen und Knox. Es handelte sich um eine Frühgeburt, die am 6. Tage starb. Das Kind war völlig haarlos bei intakten Nägeln und die Sektion deckte ganz kleine Nieren von nur 2,5 g Gewicht auf, die histologisch schwere Entwicklungsstörungen zeigten. Freeman stellte bei einem $3^1/_2$jährigen Mädchen neben Hypotrichose Mikrocephalie und Debilität fest. Hypotrichose mit Anomalie des knöchernen Schädels (Fehlen der Stirnhöhlen und kleine Keilbeinhöhlen, kleine Sella turcica) fand Funk (1955b) bei einem 5jährigen Mädchen und Janet und Wolinetz beobachteten eine Hypotrichose bei einem Fall mit einem 8. Halswirbel. Schließlich wäre noch ein Fall von Kylin und Dicker zu erwähnen, bei dem neben einer Hypotrichose hypophysäre Störungen bestanden.

Sind die bisher genannten ekto-mesodermalen Dysplasien mehr oder weniger seltene Einzelbeobachtungen, so finden sich daneben Krankheitsbilder, bei denen ektodermale Dysplasien mit einer Reihe von mesodermalen Dysplasien sich zu Syndromen vereinigen, die familiär mit einem bestimmten Erbmodus auftreten und so gut umrissene Krankheitsbilder bieten. Sie seien der Vollständigkeit halber kurz angeführt.

Das *Syndrom* von VOGT-KOYANAGI wurde bereits mehrfach im Zusammenhang mit Haarveränderungen erwähnt und besonders im Hinblick auf die mit den Ektodermalsyndromen ähnlichen Verhältnisse bei der Alopecia areata eingehender besprochen. Es möge daher an dieser Stelle der Hinweis auf die schon beschriebenen Haarverluste bei diesen Kranken genügen. Hingewiesen sei z. B. auf den Fall von SCHNEIDMAN u. SULLIVAN.

Auch das *Rothmundsche Syndrom* wurde anläßlich der Besprechung der Farbveränderungen der Haare bei Syndromen schon erwähnt. Hier seien die dabei vorkommende Hypotrichose mit Atrophie der Nägel, Zahnveränderungen und — in seltenen Fällen — einer Anhidrose hervorgehoben. Der Erbgang ist einfach recessiv.

Diesem Krankheitsbild sehr benachbart ist die von THOMSON beschriebene *Poikilodermia congenitalis*, über die auch von CHIALE ein Bericht vorliegt. Einige Monate bis 3 Jahre nach der Geburt zeigen sich im Gesicht und dann an den Extremitäten blaßrosa, glänzende Flecken, langsam sich entwickelnde Teleangiektasien, atrophische Netze und leuko-melanotische Veränderungen. Dabei besteht eine Hypotrichose. Ferner finden sich Sehstörungen wie Myopie, beiderseitige Katarakte, eventuell Opticusatrophie. Auch Schädel- und Skeletveränderungen und Muskelstörungen (dermatomyositisartig) kommen vor. Weitere ektodermale Störungen können in Form einer Hypoplasie der Schweißdrüsen, der Zähne und Nägel und verschiedener Keratosen vorliegen. THOMSON nahm einen recessiven Erbgang an.

Syndromale Erkrankungen, bei denen Hypotrichosen vorkommen, sind noch das *Wernersche Syndrom* und die *myotonische Dystrophie*. Beide Erkrankungen zeigen auch einen dominanten Erbgang, die erstgenannte kommt auch in einfach recessivem Erbmodus vor. Bezüglich ihrer Hauptsymptome sei auf die Ausführungen über die Farbänderungen der Haare bei Syndromen verwiesen.

Auch der *Progerie* wurde schon Erwähnung getan. Von GOTTRON (1932a—c) wurde dieses Syndrom seinerzeit eingehend beschrieben und in neuerer Zeit ließ GOTTRON einen weiteren Fall durch CASSIUS in einer Dissertation bearbeiten. Ältere Berichte stammen weiter von EXCHAQUET und von HALLÉ und ODINET. Man denkt an eine einfache recessive Vererbung. FRIEDERICH (1950d) erwähnt den von CASSIUS beschriebenen Fall aus der Tübinger Hautklinik ebenfalls. Er notierte das Fehlen der Haare bis auf einzelne depigmentierte Lanugohaare im Bereich der Schädelkalotte, der Axillen und des Mons pubis. Augenbrauen und Wimpern waren ebenfalls nicht entwickelt.

Von Interesse ist vor allem der histologische Befund GOTTRONs, der hier im Auszug wiedergegeben werden soll.

Verschmälerung des gesamten Coriums bei Fehlen des Fettgewebes und Fehlen von Follikeln und Talgdrüsen. Epidermis und Papillen ohne auffallende Besonderheiten. Doch reichen die Kollagenbündel bis an die Epidermis heran, so daß die lockere Struktur der subepithelialen Bindegewebsschicht fehlt. Schweißdrüsen und glatte Muskulatur liegen abnorm hoch in der Gegend des oberen Gefäßnetzes. Die Schweißdrüsen sind im Aufbau und in der Zahl normal. Schwer verändert zeigen sich die Musculi arrectores pilorum. Sie sind mit Eosin übernormal anfärbbar und zwischen ihnen und der bindegewebigen Hülle klaffen Lücken. Das Protoplasma der Muskelzellen ist stark vacuolisiert, die Kerne sind sichelförmig und oft an den Rand gedrängt. Die Muskelfasern sind locker liegend, man sieht zwischen ihnen kollagen färbbares Faserwerk. Von noch einigermaßen erhaltenen Muskelbündeln bis zu einzelnen spindeligen, sehr dünnen, oft schlauchförmig zerfallenen Muskelzellen sieht man alle Übergänge.

Bei ektodermaler Hemmungsmißbildung zeigen sich also davon abhängige Mesenchymveränderungen an den Haarmuskeln. Bei der von GOTTRON (1941a und b) erstmalig beschriebenen *Akrogerie* besteht ebenfalls eine Hypoplasie ektodermaler Anteile mit Mißbildungen im Mesenchym, doch geht diese nicht mit einer Hypotrichosis und mit Nageldystrophien einher.

Damit scheinen die Erkrankungen mit kongenital angelegten Syndromen, bei denen eine Hypotrichose zu den regelmäßigen Symptomen gehört, in ihren wichtigsten Erscheinungsformen erwähnt. Bei weiteren kongenital angelegten

Syndromen, bei denen von Hypotrichosen berichtet wurde, z. B. beim *Syndrom von* Leschke, beim *Syndrom von* Laurence-Moon-Bardet-Biedl u. a., sind Hypotrichosen nicht im gleichen Maße für das Krankheitsbild kennzeichnend.

IV. Hypotrichien durch fehlerhafte Anlage mit strukturellen Haarveränderungen ohne allgemeine Veränderungen der Haut. Implantationsstörungen

1. Idiopathische Trichoklasie (Jackson-Sabouraud)

Die Trichoklasie als Folge chemischer und traumatischer Insulte, als Symptom anderweitiger Haarerkrankungen wie der Trichorrhexis nodosa, der Monilethrix, der Trichomalacie u. a., ist u. E. streng von der idiopathischen Trichoklasie zu trennen. Wir können nicht damit übereinstimmen, die Bezeichnung Trichoklasie lediglich als einen Sammelbegriff für Haarerkrankungen anzusehen, die in ihrem Verlauf zum Abbrechen der Haare führen. Maßgeblich erscheint uns die Art der strukturellen Veränderungen des Haarschaftes, die zum Abbrechen der Haare führen und gerade neuere Untersuchungen zeigten, daß die strukturellen Veränderungen des Haarschaftes bei der idiopathischen Trichoclasie ganz andere sind als bei der Trichorrhexis nodosa, von denen bei Monilethrix, Alopecia areata, Trichomalacie u. a. ganz zu schweigen.

Wohl aber möchten wir mit Polemann (1950) übereinstimmen, daß eine Unterteilung in verschiedene Typen der idiopathischen Trichoklasie lediglich nach lokalisatorischen Gesichtspunkten, wie sie z. B. einst Sabouraud handhabte, nicht angängig ist. Wir halten auch die von Polemann eingeführte Einteilung in drei Typen für glücklicher, da sie auf grundlegenden Symptomen, nämlich einer Kombination mit einer vorübergehenden partiellen Alopecie beruht und die Sonderform Sabourauds mit neurodermitisartigen Hautveränderungen ebenfalls berücksichtigt. Es wären demnach folgende Typen zu nennen: 1. Idiopathische Trichoklasie (Jackson-Sabouraud). 2. Idiopathische Trichoklasie (Jackson-Sabouraud) mit herdförmiger Alopecie. 3. Idiopathische Trichoklasie (Sabouraud) mit Neurodermitis.

Der *Beginn* des Leidens kann in jedes Lebensalter fallen, ist jedoch in den mittleren Lebensjahren besonders häufig. Eine Bevorzugung eines Geschlechtes ist nicht zu bemerken, mit Ausnahme vielleicht des Sabouraudschen Typs (3) mit Hautveränderungen, der bei Frauen häufiger zur Beobachtung zu gelangen scheint. Halloran berichtete über einen derartigen Fall, bei dem die Kopfhaut trocken, verdickt und rauh war. Ähnliche Kopfhautveränderungen bei einem Fall von Woringer, der ein 5jähriges Mädchen betraf, lassen ihn auch dem Sabouraudschen Typ zuzählen, denn der Verf. führt ausdrücklich an, daß die mikroskopische Untersuchung eine reine Trichoklasie ergab und eine Monilethrix ausgeschlossen werden konnte. Bemerkenswert erscheint in diesem Fall eine Koilonychie der Finger- und Zehennägel mit verlangsamtem Wachstum derselben, da wir sonst eine Mitbeteiligung der Nägel und anderer epithelialer Anhangsorgane nirgends vermerkt fanden. Da väterlicherseits mehrere Fälle angeborener und vererbter Keratosis follicularis in der Occipitalgegend angegeben werden, könnte man an eine Kombinationserkrankung denken.

Der *erste Typ* der Jackson-Sabouraudschen Trichoklasie betrifft meist die Frontoparietalgegend (Fälle von Halloran, Forman, Azua-Dochao und Zubiri-Vidal, Polemann u. a.). Der Herd bleibt meist klein und kann spontan abheilen, ehe neue Herde in der Nachbarschaft auftreten. Es können dann mehrere Herde gleichzeitig vorhanden sein, so im Fall Polemann 4—5, die später konfluieren und so zu beträchtlicher Ausdehnung über dem behaarten Kopf führen. Die Wimpern und Augenbrauen scheinen nur selten in den Krankheitsprozeß einbezogen zu werden, wie es bei den Fällen von Grieco und Mendes de Castro sowie von Woringer berichtet wurde.

Die Haare brechen immer im hautnahen Abschnitt des Haarschaftes ab, und zwar im Hautniveau oder bis zu einer Entfernung von 2 cm. Dieser Bezirk ist scharf begrenzt. Die Länge der Haarstümpfe in einem befallenen Bezirk ist meist gleich, doch muß dies nicht der Fall sein, da Differenzen von 2—5 cm beobachtet wurden. Diese Unterschiede können sich noch dadurch vergrößern, da die Haarstümpfe nachwachsen, aber innerhalb der nachwachsenden Haarbezirke Teilrezidive auftreten. Differentialdiagnostisch besonders gegenüber der Alopecia areata erscheint es wichtig, daß die Haarstümpfe nicht ausfallen und sich nur durch starken Zug schmerzhaft mit der Wurzel ausziehen lassen. Es kommt manchmal zu kleinen Alopecieherden innerhalb befallener Bezirke, die ihre Lokalisation wechseln, so daß man daran denken muß, daß der Krankheitsprozeß manchmal bis zur Haarwurzel reicht (Polemann). Das Nachwachsen der Haare erfolgt gewöhnlich bald, doch sistiert es, nachdem die Haare eine gewisse Länge erreicht haben und die Haare brechen wieder ab. So können kahle Stellen mit solchen mit kurzen Haaren am Kopf abwechseln, wie die Fälle von Grieco und Mendes de Castro, Guillot u. Corti sowie von Polemann erkennen ließen.

Die Kopfhaut ist bei der typischen Jackson-Sabouraudschen Trichoklasie nicht beteiligt und zeigt auch histologisch keinen abnormen Befund. Eine Abweichung stellt der Sabouraudsche Typ (3) mit neurodermitisartigen Veränderungen dar. Die Eigenständigkeit der Jackson-Sabouraudschen Trichoklasie geht aber vor allem aus den *Befunden am Haarschaft* selbst hervor. Polemann beschreibt zwei Prozesse, die nebeneinander ablaufen. Für das Zustandekommen des Abbrechens ist der erste dieser Prozesse maßgeblich. Innerhalb des Haares kommt es zuerst zu einer Pigmentverdichtung, die das ganze Haar ausfüllt. An dieser Stelle schnürt sich das Haar ringförmig ein, etwa im Verhältnis 1:2,5 bezogen auf die normale Dicke des Haares und bricht an dieser Stelle ab. Die Bruchenden zeigen glatte Quer- oder Schrägfrakturen und höchstens eine unregelmäßige Begrenzung der Bruchfläche, vergleichbar mit den Bruchflächen eines abgebrochenen Streichholzes. Es fehlt also ein Abbrechen innerhalb eines Knötchens und eine pinselartige Aufsplitterung der Bruchenden, wie sie für die Trichorrhexis nodosa charakteristisch sind. Auch Forman fand bei seinem Fall dünne, verstärkt pigmentierte Stellen in den Haarschäften. Desgleichen erwähnt Junker glatte Quer- und Schrägfrakturen ohne longitudinale Aufsplitterung und Pinselbildung. Traub (1940) sah in seinem Fall die Enden aufgespalten und Azua-Dochao und Zubiri-Vidal erwähnten ebenfalls eine pinselartige Auffaserung der Bruchenden, doch könnte man in solchen Fällen an eine sekundäre Aufsplitterung durch traumatische Einwirkungen (Bürsten u. dgl.) denken. Natürlich muß man auch fließende Übergänge zur Trichorrhexis nodosa in Betracht ziehen.

Der zweite von Polemann beschriebene Prozeß besteht in einer Aufhellung des Medullarkanals, ohne daß zuerst eine Verbreiterung des Lumens eintritt. Erst in der späteren Entwicklung erweitert sich der Markkanal an dieser Stelle und die Rinde wölbt sich eiförmig auf. Doch kommt es dabei nicht zur longitudinalen Aufsplitterung wie bei der Trichorrhexis nodosa. Der Bruch des Haares erfolgt bei der Jackson-Sabouraudschen Trichoklasie *nie* im Bereich dieser beschriebenen Aufwölbung des Haarschaftes, ein grundlegender Unterschied gegenüber der Trichorrhexis nodosa. Auch auf Zug reißt das Haar an dieser Stelle *nicht* auseinander. Diese knötchenförmige Anschwellung mit Aufhellung des Markkanals wurde auch von Junker beobachtet.

Die *Pathogenese* der idiopathischen Trichoclasie Jackson-Sabouraud hat bis heute keine befriedigende Aufklärung gefunden. Friederich (1950a und b) dachte daran, daß eine Störung der Durchblutung in erkrankten Hautbezirken auch eine Resistenzminderung der Haare fördere, doch Polemann fand bei seinen Fällen mittels thermoelektrischen Messungen keine Unterschiede in der Hauttemperatur erkrankter und normaler Haarbezirke. Im Falle von Junker lag eine hypochrome Anämie vor und nach energischer Behandlung derselben kam es auch zur Remission der Kopfherde. Touraine (1953) machte auf familiäre Fälle mit regelmäßig dominantem Erbgang aufmerksam und auch Bruneau berichtete über familiäre idiopathische Trichoclasie.

Therapeutisch ist jede traumatisierende Behandlung zu vermeiden. Dies gilt auch für Haarwaschungen und spirituöse Haarwässer. Manche Fälle mögen spontan heilen oder nach Behandlung einer Grunderkrankung wie im Falle von Junker. Azua-Dochao und Zubiri-Vidal sahen nach Röntgenepilation Heilung. Doch erweist sich oft jede Behandlung als unzureichend und das Leiden kann jahrelang bestehen.

2. Trichorrhexis nodosa (Kaposi)

(Synonyma: Clastothrix, Nodositas crinium, Maladie de la perle, galmy hair)

Die Trichorrhexis nodosa wird allgemein als eine häufig anzutreffende Haaranomalie angesehen, doch dürfte dies in erster Linie auf die traumatische Form zutreffen. Friederich (1950a und b) nimmt sogar an, daß alle Fälle einer Trichorrhexis nodosa eine traumatische Genese haben. Die Beobachtung eines familiären Auftretens dieser Erkrankung mit nachgewiesenem Erbgang zwingt jedoch zur Anerkennung einer idiopathischen Form. Wenn man eine erbmäßig angelegte Schwäche der Haarstruktur als einziges Zugeständnis für die Annahme einer idiopathischen Form machen würde und die Auslösung der Erkrankung obligat auf Traumen zurückführen wollte, würde man dem Krankheitsbild nicht gerecht werden, denn damit ließe sich eine Geschlechtsgebundenheit an männliche Träger nicht erklären, die vereinzelt beobachtet wurden. Es muß also eine idiopathische erbmäßig festgelegte Form dieser Erkrankung geben, die sich unabhängig von traumatischen Einwirkungen zum vollen Krankheitsbild entwickelt.

Das *klinische Bild* und der mikroskopische Befund der befallenen Haare dürfen als bekannt vorausgesetzt werden. Es sei nur noch einmal darauf hingewiesen, daß es *innerhalb* der Knötchen im Haar zur longitudinalen Aufspaltung kommt und der Bruch des Haares *im* Knötchen erfolgt, so daß die Bruchenden eine pinsel- oder besenartige Aufsplitterung zeigen. Dies sei im Hinblick auf die Differentialdiagnose gegenüber der idiopathischen Trichoklasie nochmals betont. Su Tsan En beschrieb als erstes Anzeichen eine fusiforme Anschwellung des ganzen Haares, dem eine longitudinale Auffaserung der Rinde und der schließliche Bruch folgen.

Touraine und Clerfeuille unterschieden *zwei Formen*, eine Trichorrhexis nodosa disseminata und eine Trichorrhexis nodosa circumscripta sive localisata. Die erstere Form kann alle Haare der Haut befallen und die erkrankten Haare finden sich unregelmäßig zerstreut unter den gesunden. Frauen im Alter von 20—40 Jahren werden bevorzugt befallen und pathogenetisch kommen Traumen in Frage.

Die zweite Form beschränkt sich auf ein oder mehrere Plaques am Kopf, innerhalb derer alle Haare befallen sind. Schuppung und Rötung mit verdicktem Stratum corneum an den befallenen Stellen kommen manchmal vor. Diese Form ist äußerst hartnäckig und tritt öfter familiär auf. Zu dieser Erkrankung äußern sich noch Pratt, Shellow sowie Weiner.

Die idiopathische Form der Trichorrhexis nodosa circumscripta ist in ihrer *Pathogenese* noch ungeklärt. ZINGALE möchte sie mit neurotrophischen Störungen in Zusammenhang bringen. LEIDER (1950, 1951) faßt sie als dystrophische Störung als Folge allgemeiner Stoffwechselstörung auf und vergleicht sie mit den Beauschen Querfurchungen der Nägel. Er beobachtete ihr Auftreten gleichzeitig mit Pili anulati und Trichostasis spinulosa bei einer Patientin. HALTER (1943 b) sah Trichorrhexis nodosa mit Trichonodosis DORN mit Trichoptilosis kombiniert.

NETHERTON, der bei seinem Fall, einem 4jährigen Kind, gleichzeitig eine kongenitale ichthyosiforme Erythrodermie feststellte, möchte auch die Haarveränderungen in die Gruppe der kongenitalen ektodermalen Defekte einordnen.

Von *ätiologischer Bedeutung* scheinen aber die Beobachtungen über erbmäßiges familiäres Auftreten zu sein. CASALS und CASTELLANOS fanden eine Trichorrhexis nodosa bei einem 7jährigen Jungen, dessen Eltern blutsverwandt waren. TOURAINE (1953) bemerkt, daß eine dominante Vererbung des Leidens durch mehrere Beobachtungen belegt ist. Er selbst veröffentlichte mit SOLENTE einen Stammbaum. Dem gegenüber liegen aber Beobachtungen über einen dominant-geschlechtsgebundenen Erbgang vor, so von ROUSSET, der das Leiden in vier Generationen bis zum Urgroßvater zurückverfolgen konnte. Bei dem jüngsten Patienten dieses Stammbaumes stellte ROUSSET noch zusätzliche Veränderungen an den Zähnen, Finger- und Zehennägel fest, die sich aber bei den anderen befallenen männlichen Familienmitgliedern nicht fanden. In neuerer Zeit hat nun DORN ebenfalls eine Familie untersuchen können, in der die Trichorrhexis nodosa durch vier Generationen auf die männlichen Mitglieder beschränkt war und eine Schwester des ebenfalls befallenen Vaters des Kranken als phänotypisch gesunde Erbüberträgerin erkannt werden konnte. Auch MARTIN-SCOTT (1957) sah einen kongenital-hereditären Fall.

Atrophia terminalis (CROCKER)

Diese schon von GALEWSKY erwähnte, zuerst von CROCKER und McMURRAY beschriebene Haaranomalie steht wohl der Trichorrhexis nodosa nahe. Die äußersten Enden der Haare zeigen dabei Knoten und hellere Farbe. Neuere Berichte scheinen nicht vorzuliegen.

3. Trichonodosis (GALEWSKY)

(Synonym: Cheveu noué)

Außer den Fällen von Trichonodosis, die sich auf mechanische, chemische, thermische und andere Insulte zurückführen lassen, ist diese geringfügige Haaranomalie auch unabhängig von derartigen Einwirkungen beobachtet worden. Schon GALEWSKY dachte daran, daß bei solchen Fällen vielleicht eine angeborene Disposition zur Schlingenbildung bestehe, da er das Vorkommen der Trichonodosis auch familiär gesehen hat. WISE, der über einen Fall mit fortschreitender Schleifenbildung der Haare berichtete, diskutierte auch eine mögliche konstitutionelle oder erbliche Anlage. Die Haare brechen an der Stelle der Schleifenbildung gern ab, so daß nach PRATT eine dadurch bedingte Hypotrichose von größerem Ausmaße, ja selbst generalisiert auftreten kann. HALTER (1943 b) sah bei einem $3^{1}/_{2}$jährigen Mädchen mit einer Trichorrhexis nodosa gleichzeitig echte Schleifenknötchen neben den typischen Trichorrhexisknötchen der Haare und man könnte gerade in dieser Kombination einen Anhaltspunkt für eine anlagemäßige Minderwertigkeit der Haare erblicken.

Abweichend von dem üblichen Bild der Trichonodosis ist eine Beobachtung von FRIEDERICH und KORTING.

Bei einer 29jährigen Frau bildeten sich 6—8mal am gleichen Ort innerhalb von 2 Jahren bei sonst schlichtem Haupthaar an der Nackengrenze weichselzopfartige Verknäuelungen, die sich bei näherer Untersuchung als echte Knoten- bzw. Schlingenbildung herausstellte, die aber durch 5—7 Haare in kabeltrossenartiger Verflechtung bedingt war. Krankhafte Veränderungen der Struktur des Haarschaftes und der Cuticula waren nicht feststellbar. Die Verf. bemerken ausdrücklich, daß mechanische Insulte, lokales Jucken als Anreiz zum Kratzen oder chemische Insulte auszuschließen waren. In der Aszendenz der Patientin werden jedoch bei den weiblichen Migliedern gehäuft diffuse Haarlichtungen ohne erkennbare Ursache angegeben. Das spricht auch in diesem Fall für eine anlagemäßige Minderwertigkeit der Kopfhaare bei der Patientin.

4. Trichoptilosis (Devergie)

(Synonym: Trichoschisis)

Zu unseren vorhergehenden Ausführungen über die traumatisch bedingte Trichoptilose und die Trichoptilose als Begleiterscheinung anderer Haarerkrankungen, z. B. bei der Trichorrhexis nodosa, ist an dieser Stelle nur ergänzend zu vermerken, daß Touraine (1953) eine Trichoptilose auch als konstitutionelle familiäre Anomalie der Haare erwähnt.

5. Pili torti (Galewsky)

(Synonyma: Trichokinesis Riecke, Trichotortosis Ronchese, gedrehte Haare, twisted hairs)

Seit 1932 Galewsky dieser Anomalie eine eingehende Studie widmete, liegen zahlreiche weitere Berichte vor, die uns vor allem im Hinblick auf das familiäre Auftreten neue Daten gegeben haben.

Der *Beginn* der Anomalie fällt in den meisten Fällen in die Zeit nach der Geburt oder wenig später (Björnstad, Groeger 1949b; Mitchell-Heggs und May, Ronchese 1932, 1933; Szodoray 1942; Touraine u. Mitarb. 1937, 1938 u. a.). Über den Beginn im 3. Lebensmonat berichteten Rygier-Čekalska (1935), im 9. Lebensmonat Lejhančová und Holčík, Ippen, im 3. Lebensjahr Halter (1947a), im 4. Lebensjahr Ronchese (1932), im 11. Lebensjahr Scott (1950), im 15. Lebensjahr Beare und im 31. Lebensjahr Halter (1943a). Zwischen dem 8.—12. Lebensjahr beginnen oft gesunde Haare die kranken langsam zu überdecken und nach der Pubertät sind kranke Haare selten geworden (Touraine u. Mitarb.), doch sind andererseits Fälle bekannt, bei denen sich die Anomalie in das Erwachsenenalter hinein gehalten hat (Beare, Schlammadinger 1938, Touraine u. Mitarb. u. a.).

Im Kindesalter ist meist fast das ganze Kopfhaar ergriffen, nach der Pubertät findet man gedrehte Haare vorzüglich in der Occipitalgegend, an den Schläfen und in der Stirnregion. Wimpern und Brauen sind selten ergriffen. Die kranken Haare werden meist nur etwa 4—5 cm lang, selten 20 cm (Groeger), brechen leicht ab und sind leicht ausziehbar. Erscheinen die einzelnen Haare trocken und matt, so ist bei auffallendem Sonnenlicht ein lamettaartig glitzernder Schimmer charakteristisch, der von den Torsionsstellen ausgeht. Lejhančová und Holčík beschrieben eine in Follikelnähe schmutzig bis dunkelgraue im Haar liegende Pigmentierung, die auch von Groeger bestätigt wurde.

Die *mikroskopische Untersuchung* zeigt die Haare bandartig abgeplattet und in Abständen von 5—12 mm um 180° um die Längsachse gedreht, so daß etwa 3—10 Drehungen auf ein Haar kommen. Der Markkanal ist dünn und das Pigment fehlt an den Torsionsstellen oft. Die Drehungen finden sich manchmal gehäuft in Follikelnähe und am distalen Ende des Haares. Groeger konnte bei seinem

Fall nur eine Drehung um 90⁰ feststellen, auch fand er in den Torsionsstellen im Gegensatz zu anderen Beobachtern das Haar verdünnt und stärker pigmentiert, so daß das Bild im Vergleich zu den Spindelhaaren ein umgekehrtes Alternieren von dunklen und hellen Stellen bot. Szodoray (1942) berichtete von stellenweiser Poliosis bei einem 14jährigen Mädchen mit Pili torti. Im Fall von Ippen, der ein 7jähriges Mädchen betraf, waren auch die Brauen und Lanugines an den Extremitäten verändert. Bei den einzelnen Mitgliedern der Familie mit familiären Pili torti, die Beare untersuchte, fand er neben den Pili torti Ausfallen der Wimpern und Brauen im 4. Lebensjahr, partielle Alopecie mit zarter Atrophie an den Scheitelbeinen, spärliche Behaarung der Achselhöhlen und der Pubes, fragile und splitternde Nägel, unterdurchschnittliche Intelligenz und in einem Falle schwere Idiotie, ferner zwischen den gedrehten Haaren auch solche mit Trichorrhexis nodosa. Es lag also eine syndromartige Störung ektodermaler Gebilde und des Neuroektoderms vor. Diese Beobachtungen stellen zweifellos eine Abweichung von den klassischen Fällen mit Pili torti dar, denn auch Touraine betont, daß die befallenen Personen im allgemeinen somatisch und psychisch normal entwickelt sind, wenn er vereinzelt auch Schuppung der Haut, Milien im Gesicht, follikuläre Keratosen und öfter eine Kombination mit Trichorrhexis nodosa sowie eine Trichoschisis ebenso wie Groeger sah. Eine Kombination mit einer mäßigen Keratosis pilaris beobachtete auch Ronchese bei einem Fall und ebenso soll bei den Zwillingsfällen von Rygier-Čekalska (1935) eine Keratosis pilaris vorgelegen haben, während die Mutter eine Keratosis palmaris et plantaris tarda aufwies.

Auffallend ist, daß die meisten Beobachtungen von Pili torti Frauen bzw. Kinder weiblichen Geschlechtes betreffen, der Befall von Knaben und Männern tritt dagegen weit zurück. Isoliertes Auftreten in einer sonst gesunden Familie als Einzelfall berichteten Björnstad, Clarke und Glicksberg, Galewsky (1933a, b), Groeger, Halter, Ippen, Lejhančova und Holčík, Mitchell-Heggs und May, Ronchese (1932), Schlammadinger, Szodoray, Touraine, Lortat-Jacob und Bour. Über Vorkommen bei weiblichen Zwillingen wurde von Rygier-Čekalska (1937), bei Bruder und Schwester von Ronchese (1933), Martín, bei Mutter und Tochter von Touraine u. Golé (1937) und schließlich über familiäres Auftreten von Beare sowie von Touraine u. Mitarb. (1938a) referiert. Touraine gibt auf Grund dieser Beobachtungen einen dominanten Ergang an.

Histologisch findet man eine leichte allgemeine Verdickung der Hornschicht der Kopfhaut und neben zahlreichen normalen einzelne massiv verhornte Follikel. Touraine sieht in der kongenitalen Keratose der Follikel die Ursache des Leidens. Auch Björnstad fand diese Keratose der Follikel und stellte eine schon im Follikel beginnende Bildung von Längsfurchen und Längsleisten fest. Auch kann man hier zuweilen schon eine leichte Torsion des Haares erkennen.

Ätiologie und *Pathogenese* des Leidens sind unbekannt, wenn man nicht in den Fällen familiären Auftretens und der Bevorzugung von Personen weiblichen Geschlechtes einen Hinweis erblicken will. Der Fall von Scott (1950), der nach einem Insektenbiß eine umschriebene Entzündung mit Alopecie, auf der sich später die Pili torti entwickelten, sah, ist eine alleinstehende Beobachtung. Das häufige Schwinden des Leidens nach der Pubertät wird von Schlammadinger mit der besseren Durchfettung des Haarbodens und der Haare selbst durch vermehrte Talgsekretion erklärt.

Die strukturelle Störung des Haares bedingt eine starke Herabsetzung der Reißfestigkeit und des Dehnungskoeffizienten. Lejhančová und Holčik fanden die Reißfestigkeit auf 20—30 g gegenüber 70—80 g normal herabgesetzt und Groeger (1949b) fand sogar eine Herabsetzung teilweise bis auf 5 g bei höchsten

Werten von 30 g, im Durchschnitt 19 g. Der Dehnungskoeffizient betrug in seinem Fall 13% (normal etwa 30—40%).

Therapeutisch wurde Einfetten der Haare empfohlen (Ronchese, Galewsky). Touraine epiliert mit Röntgenstrahlen und behandelt nachher die Kopfhaut mit Schwefellanolin. Nach Groeger bewährte sich Kurzschneiden der Haare und tägliches Einfetten der Kopfhaut und des nachwachsenden Haares mit Salicyl-Schwefel-Vaseline.

6. Pili planati (Touraine)

Touraine versteht darunter eine Haarveränderung, die er gemeinsam mit François beschrieben hat, bei der es in unregelmäßigen Abständen zu dunklen und hellen Haarabschnitten gekommen ist. Die Abschnitte können 1—20 mm lang sein. Die hellen Abschnitte zeigen eine unilaterale Abplattung des Haares ohne irgend welche andere Veränderung des Haares oder der Kopfhaut. Touraine beobachtete diese Anomalie bei einer Frau, bei der eine große Anzahl von Haaren der Occipitalregion von der beschriebenen Anomalie betroffen war.

7. Pili anulati (Karsch)
(Synonyma: Leucotrichia anularis sive intermittens Landois, Canitie annelée, Ringelhaare, ringed hairs)

Ringelhaare sind eine ziemlich seltene Anomalie des Haarkleides. Ihre *Entwicklung beginnt* um das 2. Lebensjahr, wie z. B. im Falle von Fuhs (1934). Eine späte Entwicklung, wie sie Hall bei einer 25jährigen Frau während ihrer ersten Schwangerschaft sah und bei der sich in der zweiten Schwangerschaft die Entwicklung der Ringelhaare über den ganzen Kopf ausbreitete, dürfte eine einmalige Beobachtung sein. Leider (1950, 1951) sah erstmaliges Auftreten im Alter von 9 Jahren nach einer Grippe und die Ringelhaarbildung wiederholte sich 17 Jahre später nach einer Pleuritis.

Das eigentümliche Bild der „Ringelung" der Haare ist durch eine alternierende regelmäßige Farbänderung der Haare gekennzeichnet: dunkle und helle Anteile des Haarschaftes wechseln in etwa bis 1 mm Breite miteinander ab. Hirsch gibt Messungen der dunklen und hellen Stellen an, und er fand in einem Fall die dunklen Stellen durchschnittlich $164\,\mu$ und die hellen Stellen $286\,\mu$ lang. Bei einem angenommenen täglichen Wachstum des Haares von $300\,\mu$ müßte also an jedem 2. Tag eine halbtägige Störung des Haarwachstums eintreten.

Der Grund dieser „Tigerung" oder „Sperberung" der Haare, wie man den Farbeindruck der Ringelhaare auch kennzeichnet, besteht in periodisch im Haar auftretenden Gaseinschlüssen. Heilingötter (1952) schlug die Bezeichnung „Perlhaar" vor und nimmt eine periodische Störung der Ausbildung der hypothetischen Zellverbindungssubstanzen, also keine eigentliche Störung des Zellwachstums, an. Der Querschnitt der Haare erfährt keine Veränderung (Hall). Die Gasbildung im Haarschaft wird durch Lufteintritt erklärt (Fuhs, Halter 1941a). Klinke fand in Ringelhaaren 2% Kohlendioxyd und 6% Sauerstoff und Jankovsky meinte, daß das Gas im Haar aus Tyrosin und Cystin entstanden sei. Die von Lochte durchgeführten Untersuchungen des Ringelhaares ergaben, daß die Markbestandteile bis in die peripheren Abschnitte der Rinde reichen und er fand innerhalb der Luftansammlung perlschnurartige, längs orientierte Granula. Das würde darauf hindeuten, daß bei diesen Fällen die Zellbildung der Marksubstanz nicht nur im spitzen Teil der Matrix vor sich geht, sondern auch in den seitlichen Teilen der Papille erfolgt.

Ringelhaare sind glanzlos, trocken, zeigen Cuticularstörungen und brechen leicht ab, so daß sie selten länger als 20 cm werden. Außer den Kopfhaaren können auch die übrigen Haare ergriffen sein. Nach JANKOVSKY schwindet im Winter die Ringelung und tritt Anfang Mai wieder auf. Nach der Meinung anderer Autoren sollen sich die Gasbläschen nur am Tage bilden und die Ringelung von der Spitze her beginnend wurzelwärts fortschreiten.

Vereinzelt wurden andere ektodermale Störungen im Zusammenhang mit Ringelhaaren angegeben, so von HALTER Leukonychie und Zahnanomalien, von LEIDER eine Kombination mit Trichorrhexis nodosa und Trichostasis spinulosa. Aber auch Polydysplasien können mit Ringelhaaren verbunden sein wie Syndaktylie, Polydaktylie u. a.

Beobachtungen von Einzelfällen in der neueren Literatur stammen von FUHS, HALL, HALTER, LEIDER und auch bei einer Tagung der Rhein.-Westf. Dermatologen wurde ein Einzelfall vorgestellt. JANKOVSKY sah diese Anomalie bei Mutter und Sohn. Doch in etwa 50% der Fälle konnte ein familiäres erbbedingtes Auftreten nachgewiesen werden. KLINKE nahm einen unregelmäßig dominanten Erbgang an. Jedoch liegen nun genügend Familienuntersuchungen vor, die für einen regelmäßig dominanten Erbgang sprechen. REYN (1933, 1934) konnte kein Überspringen einer Generation und auch keine Geschlechtsabhängigkeit feststellen. In den damals von ihm zusammengestellten familiären Fällen betrug das Verhältnis befallener männlicher zu weiblichen Personen 22:24. Für einen regelmäßig dominanten Erbgang zeugen noch weitere Beobachtungen von EHRHARDT, LIPPERT, McCLEARY und MONTGOMERY, MONTGOMERY und BINDER, REYN, TAVS u. a.

Therapeutisch schlug TAVS Waschungen mit 5%igem Wasserstoffsuperoxyd vor.

8. Bajonetthaare (PINKUS)

Diese von PINKUS vor nun mehr als 40 Jahren zuerst beschriebene Anomalie scheint wenig beachtet zu werden, da keine neueren Untersuchungen darüber gefunden werden konnten. Diese Haare kommen isoliert und disseminiert vor und überragen die Haut verschieden lang. Sie zeigen ein oder zwei 2—3 mm lange spindelförmige Anschwellungen von dunkler Farbe, in derem Bereich sie bajonettartig abgeknickt sind. Über dieser Abknickung sind die Haarschäfte wieder normal, können aber auch ähnlich wie ein gekräuseltes Haar eingerollt sein. Da sie leicht im Bereich der spindelartigen Anschwellung abbrechen, finden sich meist nur kürzere Haarstücke, so daß bei gehäuftem Auftreten ein hypotrichoseartiges Aussehen entstehen kann. Die Ursache dieser Bildung ist vermutlich ein Hängenbleiben der aus dem Follikel herauswachsenden Haare.

9. Pili incarnati

Diese Implantationsanomalie der Follikel ist selten zu beobachten. Dabei erscheinen die betroffenen Follikel so schräg in die Haut eingelagert, daß die daraus hervorwachsenden Haare innerhalb des Epithels weiter wachsen bzw. sich wieder gegen die Cutis zu in das Epithel hineinbohren. Der Prozeß verrät sich durch kleine, oft entzündete und sekundär infizierte Papelchen. Lokalisiert ist dieser Prozeß vor allem im Bart, seltener im Bereich der Kopfhaut.

WENINGER hat 1928 über das familiäre Vorkommen von Pili incarnati berichtet, so daß er an eine erbliche Disposition für diese Anomalie dachte, doch scheinen bisher keine weiteren diesbezüglichen Veröffentlichungen vorzuliegen. Es bleibt daher noch ungeklärt, ob dem Auftreten dieser Anomalie eine hereditäre Ursache zugrunde liegt. JOHNSON sah Pili incarnati bei einem Fall von Keratosis suprafollicularis, bei dem sie zu Fremdkörperreaktionen in der Cutis führten.

10. Rollhaarcysten

(Synonym: Cystis pilorotularis E. Hoffmann)

Seit 1904 E. HOFFMANN eine Rollhaarcyste demonstrierte, sind über diese seltene Anomalie insgesamt nur neun Mitteilungen bekannt geworden, davon drei seit 1930 (KEINING, HERTEL 1956).

Klinisch erscheint die Rollhaarcyste als etwa bis kirschkerngroßer Knoten, der vor allem an behaarten Stellen lokalisiert ist, die oft dem Druck und Reiben von Kleidern ausgesetzt sind, z. B. Schamgegend (Hoffmann, Sofoteroffs), Achselgegend (Sofoteroffs, Keining), Unterkante des linken Unterkiefers (Hertel).

Exstirpiert man eine derartige Cyste, so findet man in ihr ein oder mehrere spiralfederartig aufgerollte Haare, die eine erhebliche Länge zeigen können, z. B. im Falle von Hoffmann ein Schamhaar von 44 cm Länge, im Falle Hertels zwei Barthaare von 25 und 41 cm Länge. Die gefundene Haarlänge ermöglicht den Zeitpunkt zu errechnen, da es zur Verwachsung des Follikelausganges und zum Beginn der Cystenbildung gekommen ist. Im Falle Hoffmann wurden $3^1/_2$ Jahre errechnet und Hertel kommt bei dem von ihm angeführten Fall Hansen bei Zugrundelegung der Wachstumsgeschwindigkeit des Barthaares auf 55,8 Monate.

Rollhaarcysten können stark druckschmerzhaft sein. Man erklärt dies durch Druck auf die Nervenendigungen der Haut. Sofoteroff erwähnt selbst neuralgieartige Schmerzen, die bei einem seiner Fälle, bei dem die Rollhaarcyste in der Pubisgegend lokalisiert war, sogar den Verdacht auf Blasensteine erweckten.

Ätiologisch nahm schon E. Hoffmann eine mechanische Dauerschädigung im Bereich der befallenen Follikel an, die zum Verschluß des Follikelausführungs-ganges, z. B. durch lang anhaltenden starken Druck, führte. Hertel wies bei seinem Fall Hansen einen dauernden Druck in der Lokalisationsgegend der Cyste nach, der durch monatelanges Tragen einer Pelzkappe mit herabgeschlagenen Ohrenklappen, die durch Bänder unter dem Kinn befestigt wurden, bedingt war.

V. Atrichien

(Synonym: Agenesia pilorum)

Atrichien sind durch das völlige Fehlen des Haares gekennzeichnet. Im Schrifttum findet man unter dieser Bezeichnung immer noch manchmal Formen völligen Haarverlustes genannt, z. B. durch Thalliumintoxikation, bei Alopecia areata totalis, die als Atrichien zu bezeichnen u. E. nicht der überlieferten Be-deutung dieser Bezeichnung gerecht wird. Man sollte sie nur für angeborene und dauernd bleibende Formen völliger Haarlosigkeit, sei sie nun generalisiert oder umschrieben, bei denen die Follikel nicht oder nur angedeutet ausgebildet sind, reservieren. Die Bezeichnung Agenesia pilorum kennzeichnet diesen Zu-stand genauer.

Bevor wir auf die einzelnen Formen eingehen, erscheint es notwendig, zu einer Nomen-klaturfrage Stellung zu nehmen. Atrichien sind kongenital angelegte Haarmangelzustände, die nicht auf einem Haarausfall nach der Geburt beruhen und zum Unterschied von Hypotri-chien jede Form von Haaren vermissen lassen, total oder circumscript auftreten können. Wir befinden uns mit Friederich (1951a) in Übereinstimmung, für derartige Formen absoluten Haarmangels die Bezeichnung Alopecie abzulehnen, da hier kein Haarausfall vorliegt. In dem schon über 50 Jahre alten Schema von Bettmann, in dem die Möglichkeiten des angeborenen Haarmangels in Betracht gezogen werden, wird dem Entstehen einer Agenesia pilorum durch einige fetale Störungen Rechnung getragen. Einmal durch Störungen, die den Fetus vor Anlage der Haarkeime betreffen und völliges Unterbleiben der Entwicklung der Haaranlage zur Folge haben. Weiter durch Störungen auf den Fetus während der Aus-bildung der Primärhaare und definitiver Unterbrechung der Ausbildung mit konsekutiver Rückbildung und schließlich durch Störungen, die den fetalen Haarwechsel betreffen in dem Sinne, daß der Haarwechsel unterbleibt und mit Untergang des Primärhaares verbunden ist.

Das Bettmannsche Schema erscheint auch heute noch als brauchbar und wird von Autoren immer wieder herangezogen, um im Einzelfall die Zeit des Eintrittes der Störung der Haaranlage festzulegen.

Es sollen hier ferner unter den Atrichien die Formen genannt werden, die durch Hypoplasie bzw. umschriebene Aplasie der Haut zu einer echten Agenesie der Haare führen. Es handelt sich also um echte kongenitale Defektbildungen auf keimplasmatischer Grundlage bzw. um frühembryonale Entwicklungsstörungen.

1. Agenesia pilorum generalisata

Diese Dysplasie ist bei den verschiedensten Säugetieren gar nicht so selten und eingehende Untersuchungen liegen in genügender Anzahl vor. Man stellte bei den Säugetieren bald einen recessiven, bald einen dominanten Erbgang fest. Es kann im Rahmen dieser Abhandlung nicht weiter auf diese sehr aufschlußreichen Untersuchungen eingegangen werden. Es sei nur vermerkt, daß LETARD bei Vorliegen eines dominanten Erbganges nachgewiesen hat, daß es sich dann immer um Heterocygoten handelt, da Homocygoten mit einem Letalfaktor belastet sind.

Beim Menschen scheint eine generalisierte Agenesia pilorum eine sehr seltene kongenitale Erkrankung zu sein. Auch ist sie insofern klinisch nicht absolut komplett, da vereinzelte Lanugines doch zu finden sind oder einige Haare an Brauen und Wimpern gefunden werden können.

In der neueren Literatur sind nur sehr vereinzelte Berichte auffindbar. WALTER stellte einen 54jährigen Mann vor, bei dem seit Geburt eine völlige Haarlosigkeit bestand. Dieser Patient als ältester der Geschwister und seine nachfolgende Schwester waren von der Haarlosigkeit betroffen, während die jüngeren Geschwister ebenso wie die Eltern, bei denen keine Blutsverwandtschaft bestand, und die übrigen Familienmitglieder normale Behaarung zeigten. Nach den vorliegenden Unterlagen erscheint es schwierig zu beurteilen, ob der von SEIN berichtete Fall, dessen zwei Brüder ebenfalls seit Geburt haarlos waren, hier eingeordnet werden darf. Bei den Eltern der Fälle lag keine Blutsverwandtschaft vor. CALVO-MELENDRO berichtete ebenfalls über zwei Brüder mit seit Geburt bestehender Atrichie. Hier konnten bei der Untersuchung von 261 Familienmitgliedern 3,04% als befallen gefunden werden und bei den beiden Brüdern bestand eine Blutsverwandtschaft der Eltern. Genetisch interpretierte der Verf. das Vorliegen der Atrichie als recessiv erblich bedingt. Er vertritt die Ansicht, daß sowohl die hereditäre ektodermale Polydysplasie als auch die totale Atrichie durch ein pleiotropes Gen verursacht sein müssen.

Nun hat SIEMENS seinerzeit die meisten Fälle angeborener Haarlosigkeit, auch darunter solche, die als recessiv erblich gedeutet wurden, als dominant bzw. unregelmäßig dominant angesehen (s. erste Ausgabe dieses Handbuches). Er gibt an, wie auch sonst in der Erblehre, daß Blutsverwandtschaft der Eltern und Auftreten der Affektion bei nicht über ein Viertel der Nachkommen kennzeichnend für recessive Vererbung sei. Es scheint also, daß CALVO-MELENDRO in seiner Beobachtung berechtigt für einen recessiven Erbgang plädiert.

TOURAINE (1953) spricht sich auch für einen recessiven Erbgang der Atrichie aus und bezeichnet eine dominante Vererbung als Ausnahme.

So erscheint der Bericht von BIRKE über Atrichia congenita und ihren Erbgang in mehrerer Hinsicht als interessant. Die eingehend geschilderte Kranke, eine 50jährige Frau, wurde völlig haarlos geboren. Sie zeigte auch zur Zeit der Untersuchung bis auf 2—3 einzelstehende Haare als Reste der Brauen und Cilien keinerlei Behaarung. Den gleichen Hautbefund zeigten auch zwei ältere Brüder der Patientin. BIRKE konnte eine histologische Untersuchung der Kopfhaut durchführen, die leider bei den Berichten anderer Autoren meist vermißt wird. Bemerkenswert dabei ist, daß zwar Follikel vorhanden waren, die in ihrem Neigungswinkel zur Epidermis den normalen Follikeln entsprachen, jedoch nirgends Haarpapillen oder Haarreste in ihnen gefunden werden konnten. Die in der Cutis gelegenen Enden der Follikel waren von Talgdrüsen eingenommen, die also das proximale Ende der Follikel bildeten. Nur ausnahmsweise mündete eine Talgdrüse noch seitlich in einen Follikel ein. Der Verf. deutet dies als Zeichen des regressiven Unterganges der Follikel und als Folge einer Störung im fetalen Haarwechsel. Das Primärhaar ist untergegangen, ohne daß ein Haarwechsel eingetreten ist. Es kam zu keinem Ersatz durch das Sekundärhaar. Die Störung wurde also wirksam, als der normale fetale Haarwechsel vor sich gehen sollte.

Dieser Fall zeigt eine Heterodegeneration des Ektoderms, und die Hemmungs-
bildung erstreckt sich auf alle Haaranlagen. Durch genaue Analyse des Erbganges, anamnestisch an 63 Personen erhoben, kam Birke zur Auffassung, daß
ein unregelmäßig dominanter Erbgang eines einheitlichen Anlagekomplexes mit geringer Spezifität und Labilität für Atrichie und Canities praematura wahrscheinlich
sei. Durch Analyse der modifizierten Generationsrhythmen ergaben sich noch
folgende Gesichtspunkte: 1. Alle im Phänotyp kranken Individuen fielen in
ihrer Konzeption in die Übergangsintervalle. 2. Bei den im Erscheinungsbild
kranken Individuen begannen die Generationsrhythmen mit anormaler Phase.
3. Der Grad der Intensität der anormalen Erscheinungen verhielt sich nicht wie
die Form einer Sinuskurve.

2. Atrichia (Agenesia) congenita circumscripta

Der umschriebene angeborene Haarmangel verdient in mehrerer Hinsicht
Beachtung. Einmal aus lokalisatorischen Gründen, die besonders im französischen
Schrifttum zur Abgrenzung einzelner Formen wie Atrichia maculosa, Alopécie
liminaire frontale, Alopécie triangulaire de la tempe geführt haben, weiter wegen
des bei einigen Fällen beobachteten familiären Auftretens und schließlich aus
differentialdiagnostischen Gründen, die neben der Atrichia congenita circumscripta auch eine Hypotrichosis congenita circumscripta zu unterscheiden gestatten und deren beider Abgrenzung gegenüber mechanisch bedingten lokalisierten Alopecien sowie Alopecien anderer Genese.

Als klinische Unterform der Atrichia congenita circumscripta kann man von
einer Atrichia congenita maculosa sprechen, wenn ein einzelner Herd oder multiple
haarlose Herde von Geburt an bestehen. Die Haut erscheint unverändert, vielleicht manchmal ganz leicht atrophisch. Naevi oder Reste von Naevi sind in derartigen haarlosen Bezirken nicht zu finden. Bei Einzelherden ist der Sitz häufig
am Scheitel, wie z. B. im Fall von Markowitz, der das Krankheitsbild bei zwei
Brüdern sah und auch bei dem Vater und der Großmutter väterlicherseits nachweisen konnte. Die Beobachtung von Popoff und Zacharieff betraf eine
35jährige Frau mit einem seit Geburt bestehenden atrichotischen Herd von
3—4 cm Breite und 7—8 cm Länge an der rechten Parietalgegend, und nicht weit
davon fand sich ein hypotrichotischer Herd mit spärlichen Haaren. Das gleiche
Bild zeigten der Vater der Patientin und eines ihrer Kinder, ein 7jähriger Knabe.
Diese Beobachtungen sprechen für eine dominante Vererbung. Auch Postama
berichtete über familiäres Auftreten der maculösen kongenitalen Atrichie. Bei
seinen Fällen, einer 29jährigen Frau, ihrem 3jährigen Kind und weiteren Personen
aus dieser Familie, bestanden multiple haarlose Stellen am Kopf, auch Achsel- und
Pubishaare sowie Brauen und Wimpern fehlten. Die Haut an den haarlosen Stellen
erschien unverändert. Diese Veränderungen bestanden seit der Geburt dieser
Personen.

Die von Sabouraud (1929) beschriebene Alopécie triangulaire congénitale
und 1936 von ihm umbenannte Triangle d'alopécie temporale congénitale und
die Alopécie triangulaire de la nuque dürfen wohl als Spielarten der Atrichia
congenita circumscripta angesehen werden. Unsere Bedenken gegen die Bezeichnung Alopecie äußerten wir bereits. Wenn man wegen des dreieckigen Aus-
sehens und der Lokalisation dieser Spielarten sie schon eigens benennen will,
so müßte die Bezeichnung Alopécie durch Atrichie ersetzt werden. Diese Affektion
ist selten und es liegen nur Einzelbeobachtungen darüber vor, so von Stein
(1936) an der linken Schläfe eines 5jährigen Mädchens, weiter von Degos und
Rabut (1949), Röderer, Canizares, Simons und die Fälle von Friederich

(1951a) (28jähriger Mann und 45jährige Frau). Der Fall von STIEGLER zeigte keine dreieckige, sondern eine schmetterlingsförmige Begrenzung und der haarlose Fleck war flach erhaben. Dies ließe eher an eine naeviforme Bildung denken, um so mehr, da histologisch Follikel und Drüsen fehlten, während FRIEDERICH bemerkt, daß bei seinen Fällen die Follikel stets erhalten waren.

Nun unterscheidet FRIEDERICH aus morphologischen Gründen von der *Atrichia congenita circumscripta* die *Hypotrichosis congenita circumscripta*. Auch hier bestand nie ein Haarausfall, sondern eine von Geburt vorhandene irreversible umschriebene Haararmut. Die Behaarung kann aus licht stehenden Terminalhaaren oder aus Lanugohärchen bei sonst unveränderter Kopfhaut bestehen. Der Grad der Haararmut schwankt zwischen einzelnen Härchen bis zum büschelweisen Vorhandensein von Lanugohaaren. Diese Fälle von FRIEDERICH betrafen ein 2jähriges Kind, einen 10jährigen und einen 4jährigen Knaben. Auch TOURAINE (1936) führt in einem Fall einer Alopécie triangulaire congénitale das Bestehen feiner Lanugohärchen an, ferner wies BROCQ auf Lanugines in den sonst haarlosen Stellen hin, desgleichen PETERSEN.

Ein familiäres Vorkommen dieser Haaranomalie wurde u. W. nur einmal, und zwar von FRIEDERICH, bei dem Fall des 4jährigen Jungen berichtet, dessen Base an der gleichen Stelle dieselbe Affektion hatte. Eine Übersicht über die bekannten Lokalisationen dieses Krankheitsbildes bietet FRIEDERICH:

1. In der Gegend der Sutura frontalis: ein Fall FRIEDERICHs, ein Fall PETERSENs.

2. In der Gegend der Sutura frontoparietalis: die Fälle BROCQs, STEINs, DELABOUDEs und AUDRYs.

3. In der Gegend des Fonticulus sphenoidalis: 2 Fälle FRIEDERICHs, Fälle von SABOURAUD und GALEWSKY.

4. In der Gegend des Fonticulus frontalis: ein Fall FRIEDERICHs.

Es sind also die Stellen, an denen die Schädelknochen zusammenstoßen und die bei der Geburt noch eine unverknöcherte häutige Schädelkapsel zeigen — Lücken in der knöchernen Schädelkapsel, die erst im Verlauf des 1. Lebensjahres oder in der 2. Hälfte des zweiten Lebensjahres geschlossen werden.

Zu den kongenitalen circumscripten Atrichien dürfen auch die Fälle kongenitalen Fehlens der Achselbehaarung gerechnet werden. Zu der älteren Beobachtung von ALMQUIST kommt die Beobachtung von TOURAINE (1941) über eine familiäre Atrichie der Achselhaare. Dieser Autor fand dieses Krankheitsbild bei drei Brüdern und deren zwei Schwestern. Die Eltern waren nicht blutsverwandt, zeigten aber eine Hypotrichose der Axillarbehaarung. Weitere abnorme Veränderungen ektodermaler Gewebe waren nicht feststellbar. Von FRIEDERICH stammt noch eine Einzelbeobachtung bei einem 26jährigen Mädchen. Außer dem völligen Fehlen der Achselhaare fand sich keine weitere Anomalie der Behaarung, der Schweißdrüsen, Nägel und Zähne. Auch war kein familiäres Vorkommen ektodermaler Störungen feststellbar.

Diese Fälle kongenitaler Atrichie der Axillen sind differentialdiagnostisch zu unterscheiden von der Alopecie der Achselhöhlen bei inneren Erkrankungen, über die wir an anderer Stelle berichteten.

Die *Pathogenese* der bisher genannten kongenitalen circumscripten Atrichien muß noch als ungeklärt gelten. Ein Teil der Fälle zeigte familiäres Auftreten, das jedoch bei den triangulären Formen nicht feststellbar war, mit Ausnahme des einzigen Falles von FRIEDERICH einer circumscripten Hypotrichose.

Im Falle des 28jährigen Mannes mit der Atrichia (triangularis) circumscripta congenita, den FRIEDERICH mitteilte, bestand gleichzeitig eine Steatocystomatosis

scroti. Vielleicht könnte man daran Vermutungen über eine Hemmungsmißbildung des Ektoderms anknüpfen, doch bereitet diese Annahme schon bei den
Fällen von Hypotrichosis congenita circumscripta Schwierigkeiten. Man kann
sich auch so isolierte ektodermale Hemmungsmißbildungen in kleinen umschriebenen Bezirken schwer vorstellen. In der neueren Literatur fehlen Mitteilungen
über gleichzeitig bestehende andere ektodermale Mißbildungen. In der älteren
Literatur finden sich vereinzelte Hinweise, daß mit der maculösen Atrichie
weiße Haarlocken, doppelseitige Cataracte und Hypoplasie des Unterkiefers verbunden sind. Daß in früheren Zeiten pathologische Zustände wie Alopecia
triangularis, Alopecia liminaris und Ophiasis die Aufmerksamkeit der Künstler
erregten und auch als Schönheitsmerkmale gewertet wurden, beweist Siemens
(1952) in seinen Studien der Gestalten altholländischer Maler, die einem damals
weitverbreiteten pathophilen Schönheitsgeschmack entsprachen.

Zu den kongenital angelegten Prozessen, die durch ein Fehlen der Haare
gekennzeichnet sind, gehören Hypoplasien und Aplasien der Haut.

Bevor auf ihre eigentlichen klinischen Formen eingegangen wird, soll kurz
auf ein von Frau Ollendorff-Curth beschriebenes Krankheitsbild hingewiesen
werden, das als kongenitales Syndrom mit einer Hypoplasie der Haut und des
Skelets einhergeht und unter dem Namen Atrophodermia follicularis in die
Literatur eingegangen ist.

Dieses Krankheitsbild ist durch eine follikuläre Atrophodermie der Glieder, pseudopelade-
artige Herde an der Kopfhaut und eine verkalkende Chondrodystrophie gekennzeichnet. In
manchen Fällen können Teilatrophie des Skeletes, kongenitale Hüftgelenkluxation, Kypho-
skoliose, Zahnhypoplasien, Incontinentia pigmenti, Cataracte, Nystagmus und andere Störungen damit kombiniert sein. Das Ergriffensein von Mutter und Sohn in einem Fall von Ollendorff-Curth könnte für einen regelmäßig dominanten Erbgang sprechen.

Generalisierte, stark ausgeprägte Hypoplasien oder gar eine völlige Aplasie der
Haut sind mit dem Leben nicht vereinbar und stellen ein sehr seltenes Vorkommnis
dar. Die seinerzeit von Brocq u. a. beschriebene Hypoplasie universelle bénigne
entspricht einer quantitativen Unterentwicklung des Gewebes und zeigt Beziehungen zu der bereits besprochenen Anhidrosis hypotrichica.

Aplasia cutis congenita circumscripta

(Synonyma: Epitheliogenesis imperfecta Hendley, local ectodermal defect)

Der *bevorzugte Sitz* dieser angeborenen Mißbildung mit einer quantitativen
Unterentwicklung des Gewebes (Weichhardt) ist die Kopfhaut. Ingalls
(1932a, b, 1933), der 60 Krankenbeobachtungen übersieht, fand sie als Einzel-
defekt in 70%, als doppelten Defekt in 20%, als dreifachen Defekt in weniger als
8% und als 4fachen Defekt in 1%. Multiple Defekte lagen auch bei dem Kind vor,
das Lindemayer am Deutschen Dermatologenkongreß in Wien demonstrierte.

Die häufigste *Lokalisation* am behaarten Kopf ist im Bereich der Mitte der
Pfeilnaht und an der kleinen Fontanelle; die Parietalgegend, die Periorbitalgegend
und der Vorderkopf sind weniger oft der Sitz der Mißbildung. Bei Auftreten in
Mehrzahl besteht eine Tendenz zu einer symmetrischen Anordnung.

Bei Neugeborenen — weibliche Individuen werden in größerer Anzahl als männliche mit dieser Mißbildung beobachtet — sieht man in Ein- oder Mehrzahl diese
Veränderung in Form scharf begrenzter wie ausgestanzter Substanzdefekte mit
feuchtem, rotem, hämorrhagischem, granulierendem oder sekretabsonderndem
Grund von 1—3 cm Durchmesser, seltener größer, von runder, ovaler oder unregelmäßiger Gestalt. Die Epithelisation erfolgt im Laufe einiger Wochen und
das Bild gleicht dann einer mehr oder weniger vernarbten Fläche. Nach vollständiger Vernarbung erscheint die Oberfläche erst rötlich, später weiß, eben,

etwas unter dem umgebenden Hautniveau liegend und glatt. Jedes Anzeichen von einem Haarwuchs in dieser Fläche fehlt.

Auch die Aplasia cutis congenita circumscripta ist eine seltenere Mißbildung. Neben den schon genannten Autoren berichteten in den letzten $2^{1}/_{2}$ Jahrzehnten BRINGS (1935a), PINCHERLE, SUTTON, ZITZKE und einige andere über diesen kongenitalen Defekt. Da von dermatologischer Seite kaum neuere histologische Befunde vorliegen, erscheinen die Untersuchungen, die in neuerer Zeit FRIEDE-RICH und WEYHBRECHT an drei beobachteten Fällen machen konnten, wertvoll. Sie seien im Auszug wiedergegeben.

Fall 1. 3 Monate alter Knabe. In der Gegend der vorderen Fontanelle befindet sich eine etwa 3 mm über die Umgebung hervorragende polsterartige Geschwulst (Meningocoele). deren bedeckende Haut im Zentrum einen scharf begrenzten, haarlosen, wenig unter dem umgebenden Niveau liegenden Bezirk erkennen läßt. Gegen die umgebende Haut ist er durch eine stärker behaarte schmalbandige Randzone abgesetzt. Durchmesser 3:1 cm. In diesem Bezirk ist die Haut zigarettenpapierartig dünn, narbenartig. Stirn- und lateralwärts davon finden sich zwei gleichartige linsengroße Hautveränderungen.

Fall 2. 1jähriger Knabe. In der Gegend des Hinterkopfes befinden sich zwei ovale Bezirke. gegenüber der Umgebung durch fein gezahnte Ränder scharf begrenzt, etwa unter dem Niveau der Haut liegend. Sie bilden eine T-Form. Der eine Herd ist linsengroß, der andere erreicht Fingerendgliedgröße und sie sind durch einen Streifen unveränderter Haut voneinander getrennt. Die Herde sind haarlos, zart rosa und gefältelt.

Fall 3. $2^{1}/_{2}$jähriges Mädchen. Sitz der Veränderung am Hinterhaupt am oberen Rand der Squama occipitalis. Ovaler. 3×2 cm großer, scharf abgesetzter, zart glasig gelblich-bräunlich getönter Bezirk. Die Haut darin ist verdünnt und wölbt sich leicht vor. Die Ober-fläche ist glatt.

Bei allen drei Kindern ergab die Anamnese keine familiäre Belastung. auch nicht hinsichtlich anderer ektodermaler Dysplasien. Nur unter den 4 Fällen von BOSQ betraf die Aplasie zwei Schwestern. Die Mutter und eine andere Schwester hatten Talggeschwülste.

Histologische Untersuchungen konnten bei den Fällen 2 und 3 durchgeführt werden. Fall 2 zeigte etwas breiter angelegtes, sonst normales Oberflächenepithel, die Cutis-Subcutisrelation entsprach der der umgebenden Kopfhaut. Es waren keine in die Subcutis reichenden Terminal-haarfollikel zu finden. Sonst in der Cutis reichlich kleine Follikel mit abortiven bzw. ver-kümmerten Haarzwiebeln; nirgends waren Haare zu finden. Entsprechend bestand eine Hypoplasie der Talgdrüsen, während die Schweißdrüsen keine Abwegigkeiten zeigten. Die M. arrectores pilorum waren stark entwickelt, verliefen aber ziemlich regellos. Das elastische Gewebe in der oberen Cutis war nur außerordentlich schwach ausgebildet, in der unteren Cutis plumpfaserig hyperplastisch.

Im Fall 3 zeigte sich schon bei Lupenbetrachtung eine scharfe Grenze zwischen normaler Kopfhaut und dem erkrankten Bezirk. Im letzteren fehlten plötzlich das subcutane Fett-gewebe und die Terminalhaarfollikel. Die Epidermis im erkrankten Bezirk war vielerorts unauffällig, einzelne Stellen zeigten Verbreiterung der Körnerschicht, verkümmerte Rete-leisten. Nur selten waren angeschnittene Schweißdrüsenausführungsgänge, nirgends jedoch Schweißdrüsenendstücke zu sehen. Große Teile erwiesen sich frei von Follikeln, Talgdrüsen und Haarbalgmuskeln. In umschriebenen Stellen fanden sich jedoch einige kleine Lanugo-haarfollikel, daneben an der Epidermis anhängende vereinzelte, verkümmerte, Follikel und abortive Talgdrüsen. In der oberen Cutis kollagenes Gewebe normal ausgebildet, gegen die Tiefe zu nahm es den Charakter lockeren Füllgewebes an. Das Bindegewebe zeigte weniger Gefäße als die Cutis, und diese waren kleinkalibrig und von capillärem Charakter. Tiefe Schichten frei von elastischen Fasern, in der Cutis waren diese nur sehr zart und in geringen Mengen anzutreffen. Keine argyrophilen Fasern, außer spärlich um Follikel und abortive Follikelbildungen.

So zeigte vor allem Fall 3 das Bild einer kongenitalen Dysplasie im Sinne einer Hypoplasia cutis, die mit den anderweitigen Krankenbeobachtungen und be-kanntgewordenen histologischen Befunden gestattet, die Ursache auf einer keimplasmatischen Grundlage oder auf der Grundlage einer frühembryonalen Entwicklungsstörung anzunehmen. Auch Fälle mit unregelmäßig dominantem Erbgang wurden bekannt (TOURAINE 1953).

In Kombination mit der Aplasia congenita circumscripta sind vereinzelte weitere Dysplasien wie Anodontie, Hypo-, Dys- und Anonychie, Colobom, Poly- und Syndaktylie u. a. bekanntgeworden. Bei dem Fall 1 von Friederich und Weyhbrecht fanden sich noch eine Wucherung in der Limbusgegend des linken Auges, die histologisch aus gut differenziertem Bindegewebe, Gefäßen, Fett und einem Überzug aus normalem Plattenepithel aufgebaut war und an der linken Schläfe ein derber fettwulstartiger Tumor, der sich mit der Bewegung des Auges hob. Eine histologische Untersuchung dieses Tumors liegt nicht vor. Die Kopf- behaarung dieses Falles zeigte eine Heterochromie von hellen und dunklen Haaren. Der Fall 2 hatte eine Leistenhernie.

VI. Keratinisationsstörungen (vorzüglich der Kopfhaut)
mit wesentlicher Haarbeteiligung

Haaranomalien bei mehr oder weniger universellen Keratinisationsstörungen, wie z. B. bei Kollodiumhaut, Ichthyosis congenita, Ichthyosis vulgaris, Erythrodermia ichthyosiformis congenitalis, Morbus Darier, Epidermolysis bullosa u. a. beherrschen nicht die Sympto- matologie dieser Krankheitsbilder und sind bei ihnen Nebenbefunde. Es muß daher auf die Darstellung in den entsprechenden Abschnitten dieses Handbuches verwiesen werden. Dies gilt auch für andere, nicht zu dieser Gruppe gehörende Krankheitsbilder, die durch Lokali- sation auf der Kopfhaut zu Störungen der Kopfbehaarung führen, seien es nun Naevi, naevi- forme Erkrankungen, benigne und maligne Tumoren, Seborrhoe und seborrhoisches Ekzem. Ekzeme, Poriasis, Lichen ruber u. v. a. Auch atrophisierende Prozesse des Haarbodens, Infektionserkrankungen der Follikel und Haare und Pilzerkrankungen werden anderweitig ihre Darstellung finden.

Von den Keratinisationsstörungen werden nur die behandelt, bei denen der Prozeß vorwiegend in der Kopfhaut lokalisiert ist und bei denen das klinische Bild der Haarstörung die Symptomatologie beherrscht.

1. Keratosis follicularis spinularis decalvans (Siemens)
(Synonyma: Keratosis pilaris der Kopfhaut Brocq, Ichthyosis follicularis mit Alopecie Lesser) (mit Hinweis auf das Graham-Little-Lassueur-Syndrom)

Aus der großen Gruppe der follikulären, suprafollikulären und spinulosierenden Keratosen, sei hier nur die Sonderform von Siemens (1926) herausgestellt, da sie zum Unterschied z. B. von der Keratosis suprafollicularis (pilaris) alba et rubra, der Keratosis follicularis Morrow-Brooke und der Keratosis spinulosa (Lichen spinulosus) zu decalvierenden Prozessen auch der Kopfhaut führen kann. Allerdings sieht Pieczkowski bei der Keratosis follicularis spinularis decalvans Beziehungen zur Keratosis follicularis Morrow-Brooke darin, daß erstere nur noch zusätzliche keratotische Symptome, wie z. B. Verhornungen der Palmae und Plantae, an der Mundschleimhaut und Nageldystrophien, aufweist. Von den follikularen keratotischen mit Atrophie einhergehenden Prozessen — einerseits die Keratosis follicularis rubra atrophicans faciei, deren Identität mit dem Ulery- thema ophryogenes Unna-Taenzer Hecht nicht gelten lassen will, andererseits zu dem Syndrom von Graham-Little-Lassueur und weiteren Formen follikulär- keratotisch-atrophisierender Prozesse, die teils Beziehungen zum Lichen ruber oder Lichen acuminatus aufweisen und klinisch zu pseudopeladeartigen Bildern führen — wird die Siemenssche Form auch klinisch abzutrennen sein. Allerdings weist Wolfram anläßlich einer Demonstration auf Schwierigkeiten in der Abgren- zung des Graham-Little-Lassueur-Syndroms von der Keratosis follicularis spinulosa decalvans hin. Im übrigen haben Spier und Keilig in einer literaturreichen und auf eingehender morphologischer Analyse beruhenden Studie zum Problem des Graham-Little-Lassueur-Syndroms und seinen Beziehungen zur Pseudopelade

Brocq Stellung genommen und sehen in letzterer eine monosymptomatische
Form des genannten Syndroms (Abb. 25—30).

So kann hier hinsichtlich der pseudopeladeartigen Zustände bei Lichen ruber
planus der Kopfhaut und des Syndroms von Graham-Little-Lassueur auf die

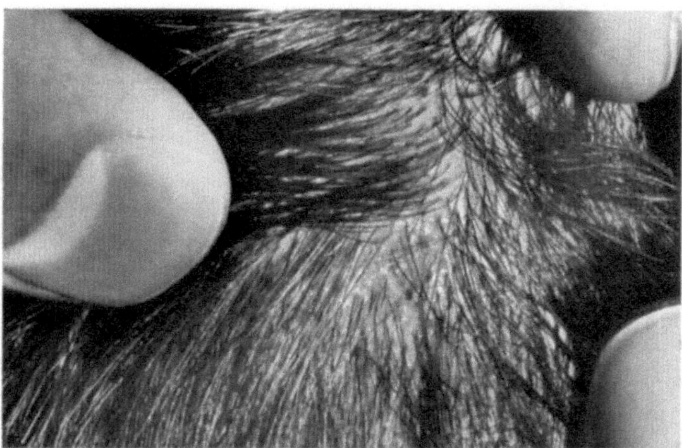

Abb. 25. Lichen ruber follicularis decalvans (Graham-Little-Syndrom). Frischer Kopfherd (Lichen ruber capillitii, etwa 3 Wochen bestehend). [Aus H. W. Spier u. W. Keilig: Lichen ruber follicularis decalvans (Graham-Little-Syndrom) und seine Beziehungen zum Pseudopelade Brocq. Hautarzt **4**, 457 (1953)]

Arbeiten von Degos und Rabut (1951), Degos, Rabut und Lefort, Ronchese
(1960), Santojanni (1949, 1951) sowie Silver, Chargin und Sachs hingewiesen
werden, da diese Erkrankungen nicht in die hier zu besprechenden Krankheitsbilder der Haare fallen.

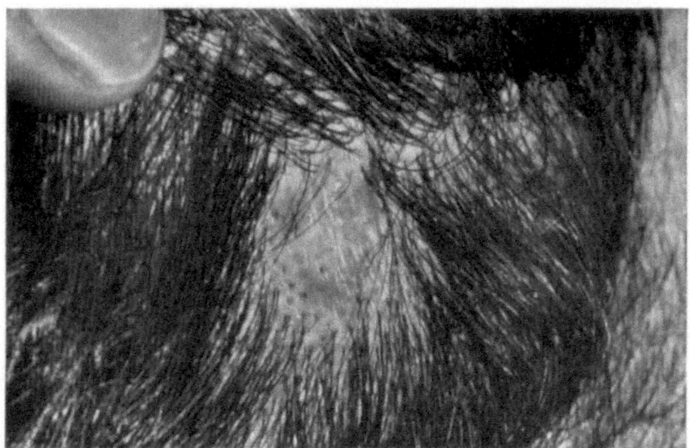

Abb. 26. Lichen ruber follicularis decalvans (Graham-Little-Syndrom). Ältester Kopfherd etwa 5 Monate bestehend. [Aus H. W. Spier u. W. Keilig: Lichen ruber follicularis decalvans (Graham-Little-Syndrom). Hautarzt **4**, 457 (1953)]

Zur nosologischen Stellung der Keratosis follicularis spinularis decalvans
(Siemens) sei auf Greither in diesem Handbuch Bd. III/2, verwiesen.

Klinisches Bild. Die spinulosierende follikuläre und decalvierende Keratose
(Siemens) kann besonders in der Occipitalregion zu einem ophiasisartigen Haarverlust führen, darüber hinaus werden Bart, Brauen, Cilien, Ohrmuscheln, Oberlippe,
vordere Schweißrinne, obere Glutealgegend, Kreuzbein, Außenseiten der Hüften,

Ober- und Unterschenkel sowie Arme betroffen, die mit spinulösen follikulären Hyperkeratosen bedeckt sind. Handflächen und Fußsohlen zeigen palmoplantare Keratosen. Der Befall der Cilien führt zu chronischer Conjunctivitis, Blepharitis, Trichiasis, Keratitis und leichtem Ektropium. Im Falle von Leven zeigten die Bindehäute der Lider glatte Narbenstränge. Das Leiden tritt bald nach der Geburt oder in jungen Jahren auf.

Siemens, der das Leiden seinerzeit bei 22 Personen in drei Generationen beschrieb, stellte einen unvollständig dominanten und unvollständig geschlechtsgebundenen Erbgang fest. Es wurde auch eine an das männliche Geschlecht gebundene Dominanz diskutiert. Der Fall von Leven ließ eine familiäre Belastung vermissen. Thelen hingegen berichtet von einer Familie mit 44 Mitgliedern, von denen 10 Männer und 10 Frauen, letztere allerdings in abortiver Form, befallen waren und bestätigt damit den von Siemens angegebenen Erbgang.

Aus *differentialdiagnostischen Gründen* sei hier ein von Lehr unter dem Namen Keratosis follicularis spiralis beschriebenes Krankheitsbild angeführt. In seinem klinischen Bild steht es der Keratosis suprafollicularis (pilaris) alba nahe, finden sich doch besonders an der Haut über dem Bereich der Armstrecker follikuläre Keratosen, unter denen die Haare spiralig aufgerollt sind. Die Haut

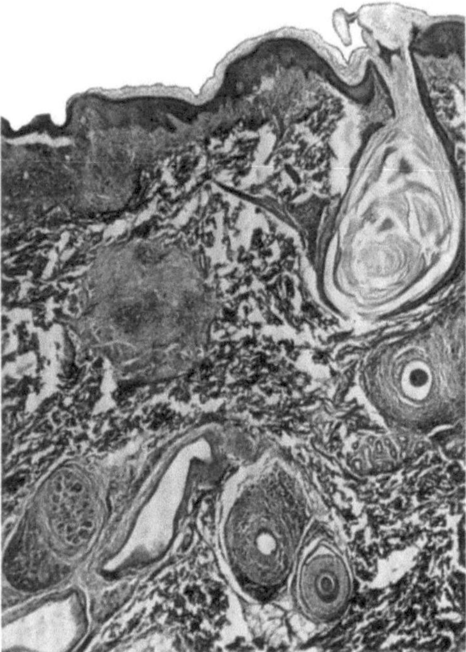

Abb. 27. Lichen ruber follicularis decalvans (Graham-Little-Syndrom). Frischer Kopfherd etwa 3 Wochen bestehend. Teilübersicht. Hämatoxylin-Eosin. [Aus H. W. Spier u. W. Keilig: Lichen ruber follicularis decalvans (Graham-Little-Syndrom). Hautarzt **4**, 457 (1953)]

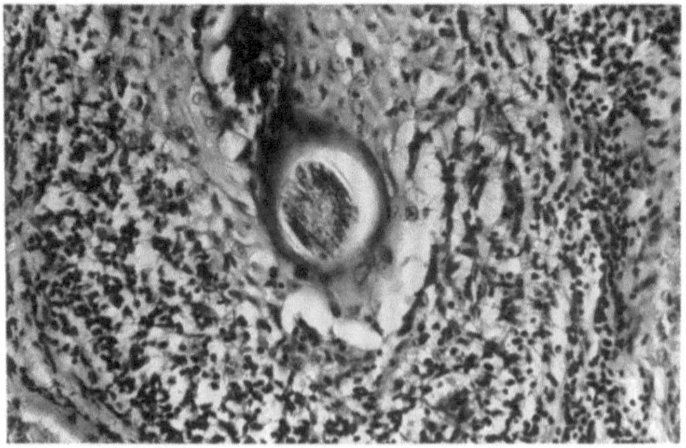

Abb. 28. Lichen ruber follicularis decalvans (Graham-Little-Syndrom). Frischer Kopfherd. Usurierter Capillitiumfollikel. Hämatoxylin-Eosin. [Aus H. W. Spier u. W. Keilig: Lichen ruber follicularis decalvans (Graham-Little-Syndrom). Hautarzt **4**, 457 (1953)]

gewinnt dadurch an den befallenen Stellen ein reibeisenartiges oder mehr gänsehautartiges Aussehen. Das erste Auftreten des Leidens fällt in ein Lebensalter von 5 und mehr Jahren. Was diese Anomalie besonders hervorhebt, ist das von Lehr beobachtete Auftreten in zwei

Familien, das einen dominanten, unvollständig geschlechtsgebundenen Erbgang mit Bevorzugung des weiblichen Geschlechtes erkennen ließ. Die nosologische Stellung innerhalb der follikulären Keratosen läßt sich bei der bisher wohl nur einmaligen Beschreibung des Leidens nicht festlegen, wie ja überhaupt die follikulären Keratosen einer umfassenden Bearbeitung bedürfen.

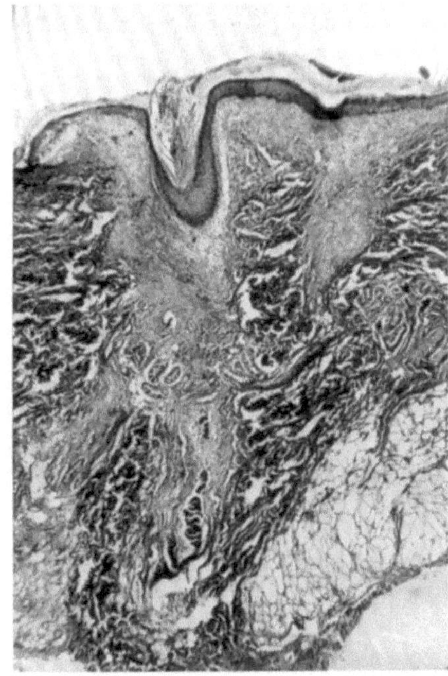

Abb. 29. Lichen ruber follicularis decalvans (Graham-Little-Syndrom). Ältester Kopfherd. 5 Monate bestehend. Teilübersicht. Hämatoxylin-Eosin. [Aus H. W. Spier u. W. Keilig: Lichen ruber follicularis (Graham-Little-Syndrom). Hautarzt 4, 457 (1953)]

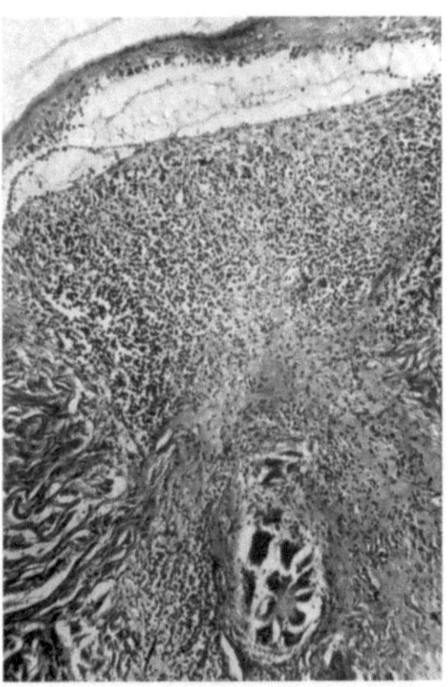

Abb. 30. Lichen ruber follicularis de calvans (Graham-Little-Syndrom). Ältester Kopfherd. „Décollement phlycténulaire". Hämatoxylin-Eosin. [Aus H. W. Spier u. W. Keilig: Lichen ruber follicularis decalvans (Graham-Little-Syndrom). Hautarzt 4, 457 (1953)]

2. Monilethrix (Crocker)

(Synonyma: Aplasia pilorum moniliformis, Pili moniliformes, Spindelhaare)

Die Erweiterung unserer Kenntnisse über die Monilethrix seit ihrer Behandlung in dem Originalwerk dieses Handbuches beruht im wesentlichen auf den Mitteilungen neuer beobachteter Fälle, seien sie als Einzelbeobachtungen, als familiäres Auftreten oder als in toto erfaßte Stammbäume der mit diesem Leiden behafteten Menschen niedergelegt. Diesen klinischen und erbbiologischen Beobachtungen gegenüber erscheinen die neuerworbenen Erkenntnisse zur Pathogenese und Therapie dieses Leidens gering.

Die meisten Einzelbeobachtungen wurden an Kindern bzw. jugendlichen Personen gemacht, ohne daß sie sonst durch bemerkenswert neue klinische Einzelheiten auffielen [Artom, Benetazzo, Gonzales und Calatayud, Hercz, Karrenberg (1932a), Kristjansen, Salvador und Mir, Theodorescu und Evolceanu, Winkler (1936), Demonstration in der Rhein.-Westfäl. Dermatologischen Gesellschaft]. Kristjansen führt an, daß seine 5jährige Kranke der erste in Dänemark beschriebene Fall sei. Die fehlende familiäre Belastung konnten sowohl Benetazzo durch Untersuchung der Familienmitglieder bis zu den Urgroßeltern als auch Klingmüller (1954) bei seinen zwei Fällen nachweisen. Beobachtete Geschwisterfälle von Monilethrix stammen von Hisstek, Kislicenko sowie Linser (1954) und der letztgenannte Autor konnte das isolierte Befallensein von Bruder und Schwester durch Familienuntersuchung erhärten. Familiäre Fälle, die ein Ergriffensein außer bei Geschwistern auch bei anderen Familienmitgliedern, bei einem Eltern- oder Großelternteil, bei Geschwistern der Eltern oder Vettern und Basen zeigten, sahen Aretz, Ingram, Miescher (1953), Nørgaard, Pinetti, Rygier-Čekalska (1937), Schmidt (1950), Tomkinson (1935) und Weiss.

Zahlreiche neuere Beobachtungen bestätigen nun das häufige Auftreten der Monilethrix in einem regelmäßig dominanten Erbgang, in dem zuweilen Konduktoren auftreten (Castro u. Mitarb., Delahaye, Gottlieb, Tomkinson, Touraine (1933), Touraine und Golé 1933 u. a.). Tomkinson fand in fünf Generationen 22 Träger dieser Anomalie, davon entfielen auf die dritte Generation 6%, auf die vierte Generation 40% und auf die fünfte Generation 54%. Als bezeichnendes Beispiel regelmäßig dominanter Vererbung mit Einschaltung von Konduktoren sei die von Larsen in sechs Generationen untersuchte Famile herausgestellt (Abb. 31).

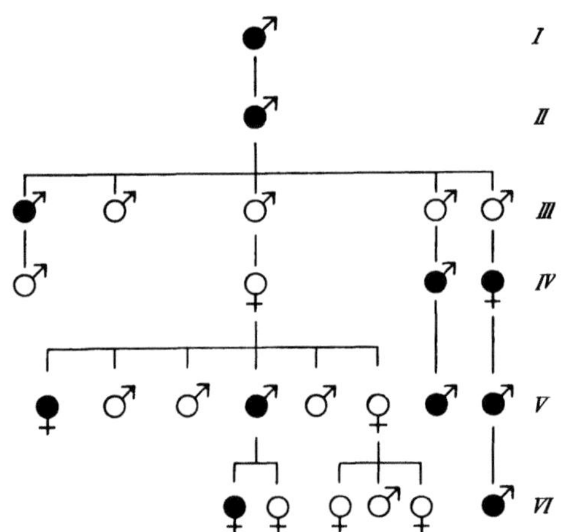

Abb. 31. Stammbaum einer Monilethrixfamilie nach Larsen. (Hosp.stid. **1936**, 129)

Touraine (1933) äußerte einmal die Vermutung, daß das isolierte Auftreten der Monilethrix vielleicht durch das Zusammentreffen von zwei Heterocygoten bedingt sei, doch wird sich eine derartige Ansicht kaum halten lassen. Im übrigen fand Touraine bei den im französischen Schrifttum berichteten Fällen von familiärer Monilethrix ein Verhältnis der gesunden zu den erkrankten Geschwistern von 19:24, wobei beide Geschlechter gleich stark vertreten waren. In einer weiteren Monilethrix-Familie stellten Touraine und Golé (1933) eine Abnahme der Intensität des Befalles fest. Die Urgroßmutter zeigte die stärkste Ausbildung der Anomalie, während die vierte Generation am schwächsten betroffen war.

Hanhart, der im allgemeinen den regelmäßig dominanten Erbgang bzw. einen unregelmäßig dominanten Erbgang bejaht, teilt nun eine eigene Beobachtung mit, bei der Monilethrix bei zwei von vier Kindern merkmalsfreier, aber im 2. Grade konsanguiner Eltern (Vetternehe 1. Grades) auftrat. Die übrige kinderreiche Sippe war frei. Störungen der Zahnentwicklung und der Nägel fehlten. Der Verfasser nimmt in diesen Fällen einen autosomalen, monohydriden, recessiven Erbgang an, was auf das Vorhandensein von mindestens zwei verschiedenen normalen Genen schließen läßt, welche einen bestimmten Prozeß der Entwicklung des Haares in seinem Balg kontrollieren.

Der schon lange bekannte Zusammenhang der Monilethrix mit Keratosis pilaris wird auch in den neueren Beobachtungen bestätigt. Die Mehrzahl der hier angeführten Autoren berichtet über eine gleichzeitig bestehende Keratosis pilaris. Der Befall des übrigen Haares außer dem Kopfhaar ist seltener, doch wird er immer wieder berichtet. Vereinzelte Monilethrixhaare am Körper bei Hauptlokalisation am Kopf sahen Klingmüller (1954), Salvador und Mir, Beteiligung der Achselhaare berichten Hercz, Koch und Pinetti und die beiden letzten Autoren fanden diese Haaranomalie auch auf die Haare der Schamgegend erstreckt, ebenso wie Kisličenko. Wimpern und Brauen waren in den Fällen von Klingmüller, Kisličenko, Koch und Pinetti mitergriffen.

Außer der Monilethrix wurden vereinzelt auch andere Veränderungen der Haare gefunden, so von Hercz gleichzeitige Trichoptilosis und von Artom Kombination mit Pili torti. Einige Autoren weisen auf gleichzeitige spiralige Rollung bzw. Kräuselung von Haaren hin und Kisličenko, Koch, Schmidt (1950) und Aretz teilen das Vorkommen von Kräuselhaaren bei anderen Angehörigen einer Monilethrixfamilie mit.

Die Kombination von Monilethrix mit Störungen des Nagelwachstums scheint selten zu sein. Kisličenko sah bei seinem Monilethrixfall kurze brüchige Nägel mit Leukonychie. Koch beschrieb bei einer Familie das gleichzeitige Vorkommen von Monilethrix und Schüsselbildung der Nägel in drei Generationen. Auch hier erwies sich der Erbgang als dominant. Über Monilethrix als pilo-oculäres Syndrom berichteten Rácz und Turi. Sie fanden bei einer Frau und ihren beiden Söhnen neben Monilethrix eine kreisförmige Einschränkung des Gesichtsfeldes. Nach den anamnestischen Erhebungen kamen diese Veränderungen in vier Generationen elfmal vor. Thiel hat einen Fall von Monilethrix mit Frühstar bei einem 21 Monate alten Jungen gesehen. Die Mutter des Kindes hatte 3 Jahre vor der Geburt eine Lues mitgemacht, war behandelt worden und seronegativ. Das Kind hatte bei der Geburt kein Zeichen einer konnatalen Lues.

Ein 12jähriges Mädchen mit monilethrixartiger Mißbildung der Haare, das Grayer und Strings beobachteten, zeigte neben einem hyperkeratotischen Ekzem der Hände und Fußsohlen eine Mikrodontie. Histologisch unterschied sich das Bild von der Monilethrix, außerdem bestand ein Vitamin A-Mangel, die Verfasser sprechen trotzdem von einer Genodermatose.

Die Regelmäßigkeit der Störung der Haare hat an eine rhythmische Störung der Haarentwicklung denken lassen —, so wurde schon von älteren Autoren ein 24 Std-Rhythmus der Spindelbildung festgestellt. Touraine und Golé beschrieben Unterschiede in der Durchtrittszeit verschiedener Spindelanteile, die aber Klingmüller nicht bestätigen konnte. Klingmüller ergänzte die bisherigen Befunde einer Spindelbildung in 24stündiger Rhythmik dahin, daß er auch eine 48 Std-Rhythmik nachweisen konnte. Er fand eine Durchtrittszeit durch die Hautoberfläche für die einzelnen Spindeln von 0,58—0,6 mm Länge von genau 48 Std. Die Differenzen bei Haardurchtritt der Spindeln waren nur mäßig, aber immer wiesen die Haare eine 48 Std-Rhythmik auf. Dies spricht für einen über die Haut ausgedehnten synchronen Vorgang (der von Touraine und Golé bestritten wurde). Man kann darüber hinaus nicht nur eine individuelle Synchronie der Störung annehmen, sondern auch auf eine zentrale Ursache schließen. Rácz und Turi wurden durch ihre Beobachtungen auf hypothalamische Zusammenhänge hingewiesen, und auch Klingmüller meint, daß analog den Beobachtungen von Alopecien bei im Stammhirn lokalisierten Störungen auch für die Monilethrix die ursächlichen Störungen im zentral-vegetativen Gebiet, etwa im Hypothalamus, ventralen Zwischenhirn oder auch im tieferen Stammhirn zu suchen seien. Es handelt sich bei der Monilethrix um eine von äußeren Einflüssen unabhängige Rhythmik in 24- oder 48stündigen Zeitintervallen, also um einen gleichmäßig wiederkehrenden Störungsprozeß, über den wir nichts Näheres aussagen können. Die Übereinstimmung der Rhythmik mit Tag und Nacht bzw. mit dem Ablauf von 48 Std darf uns nicht dazu verführen, aus der Parallelität auf kausale Zusammenhänge mit dem Zeitgeschehen zu schließen.

Aus dieser Sicht heraus ist auch das Versagen *therapeutischer Maßnahmen* verständlich. Karrenberg (1932a) und Ingram fanden nach temporärer Röntgenepilation keine Heilung des Prozesses. Ingram notierte zwar eine geringe Besserung beim Wiederwachsen der Haare in dem Sinne, daß bei dreimaliger Epilation jedesmal das normale Wachstum etwas länger anhielt, doch schließlich kam die Monilethrix immer wieder zum Vorschein. Dieser schnell vorübergehende

Röntgenepilationseffekt könnte nach regulationspathologischer Anschauung als eine Stresswirkung auf das zentrale Nervensystem gedeutet werden, ebenso wie vielleicht die von PINETTI beobachtete Besserung bei einem Fall von Monilethrix während einer Schwangerschaft, doch kann damit die Rhythmusstörung nicht dauernd gehemmt werden. Therapieversuche mit hohen Vitamin A und D-Dosen wurden ebenfalls vorgeschlagen, ohne daß damit überzeugende Resultate erzielt wurden. LISSIA sah bei einem Fall von Monilethrix mit Keratosis pilaris durch Vitamin A-Gaben zwar eine Abheilung der Keratosis pilaris, doch die Monilethrix blieb völlig unbeeinflußt. Über fast vollständige Heilung durch hohe Dosen von Vitamin A berichten MAZZINI und BONAFINA bei einem Pat., bei dem allerdings keine familiäre Belastung vorlag.

3. Trichomalacie (MIESCHER)

Unter diesem Namen beschrieb MIESCHER erstmalig 1942 eine bei einem Kind beobachtete unscharf begrenzte peladische Alopecie, die sich besonders in der Occipital- und Parietalregion lokalisierte. Die Erkrankung kann an einer Lokalisationsstelle zurückgehen, um an anderen Stellen neu aufzutreten.

Die Eigenartigkeit dieses Krankheitsbildes läßt sich vor allem durch den histologischen Befund erkennen. Es besteht eine Verdickung und pathologische Plastizität des Haarschaftes, wobei es besonders im Zentrum des Haarschaftes zu einer starken Pigmentansammlung kommt. MIESCHER fand zwar im Follikeleingang befallener Haare Staphylokokken. Da sie jedoch in der Tiefe nicht nachweisbar waren, hält er es für unwahrscheinlich, daß in ihnen die Ursache zu dieser Störung zu suchen sei. MIESCHER nahm eine Aufbaustörung unbekannter Ursache an. Eine Verhornung findet zwar statt, aber an Stelle kompakter Hornsubstanz wird ein Gewebe produziert, das im Aufbau näher dem Stratum corneum entspricht. Entzündliche Vorgänge fehlen dabei.

MIESCHER nahm gemeinsam mit FISCHER anläßlich einer neuen Beobachtung noch einmal zu diesem Krankheitsbild Stellung. Bei dem 6jährigen Kind begann die Erkrankung 2 Jahre vor der Beobachtung mit unvollständig alopecischen Herden, die anfangs tempero-parietal, später occipital lokalisiert waren. Die Haut erschien in den befallenen Stellen normal, Zeichen von Entzündung und subjektive Empfindungen fehlten. Angeblich soll sich das Kind nach Aussagen der Mutter an diesen Stellen die Haare ausgerupft haben.

Die *histologische* Untersuchung ergab Veränderungen bis in den Wurzelteil der Haare. Es fanden sich Haare, die noch im Zusammenhang mit der Papille standen, die aber im Bulbusabschnitt eine eigenartige Dissoziation der Epithelzellen mit Lückenbildung und unregelmäßiger Teilung und Anhäufung des Pigmentes erkennen ließen. Daneben fanden sich Haare, die in den höheren Abschnitten ihre Festigkeit völlig entbehrten und unregelmäßige Pigmentpartien aufwiesen.

Anläßlich dieses Falles diskutieren die Autoren die Frage, ob eine Trichotillomanie vorliegt und das trichomalacische Haar als Teilerscheinung und als Folge eines durch das Trichophyton geschädigten Haarwachstums aufzufassen sei. Andererseits weisen die Verff. darauf hin, daß die Trichotillomanie auch eine Folge der Trichomalacie sein könne. Die Trichomalacie könnte als primäre Haarwuchsstörung subjektiv empfunden worden sein und Anlaß zur Trichotillomanie gegeben haben.

Nun scheint in der Beurteilung dieses Krankheitsbildes doch die Meinung durchzudringen, daß mechanischen Reizen zumindestens eine gewisse Teilwirkung zuzuschreiben ist. Seit den ersten Demonstrationen MIESCHERs 1952 hat MIESCHER gemeinsam mit SCHMUZIGER 15 weitere Kranke (4 männliche Kranke, 11 weibliche Kranke, darunter 11 Kinder unter 8 Jahren) untersuchen können. Von drei dieser Kranken, zweimal auch von den Müttern wurden die bestimmten Angaben gemacht, daß an den Haaren gezupft worden war. In drei weiteren Fällen wurde die Möglichkeit des Zupfens oder ähnlicher Manipulationen wie Wickeln der Haare um die Finger zugegeben. Vier Kranke bestritten jede Manipulation mit den Haaren und auch die Mütter von drei Kindern hatten nichts dergleichen bemerkt. Die Autoren bemerken, daß das histologische Bild mit einer derartig mechanisch-traumatischen Vorstellung der Auslösung vereinbar sein könnte. Bis auf einen Fall waren alle anderen symptomlos ohne Behandlung abgeheilt. Der Zustand hatte von 6 Monaten bis 3 Jahren gedauert.

HAENSCH und BLAICH nehmen neben der mechanischen Reizung durch Trichotillomanie auch neurogene Störungen als auslösend an. Sie beobachteten eine 61jährige Frau, die durch Ziehen an den Haaren seit Jahren eine Neuralgie der Kopfhaut bekämpfte. So war es im Bereich des behaarten Kopfes zu Lichtungen gekommen, die neben dünnen Haaren Haarstümpfe von 1—2 mm Länge und kurze, nur wenige Zentimeter lange zeigten. Die Kopfhaut war senil und atrophisch. Die Kranke war psychisch unauffällig. Die Haare wiesen nur eine geringe Zugfestigkeit auf, die Bruchenden erschienen bürstenartig aufgesplittert, die Haarschaftdicke wechselte ebenso wie ihre Form. Histologisch fanden sich neben normalen Follikeln solche mit Schlängelung und Haarrudimenten. Keine perifollikuläre Entzündung. Die mündungsnahen Follikelabschnitte waren erweitert, in ihnen lagen korkzieherartige Haarrudimente, umgeben von Hornlamellen und scholligen Melaninanhäufungen. Der Bulbusbereich erwies sich normal. Die Aufbauanomalien beschränkten sich auf die mittleren intrafollikulären Abschnitte, wo das Haar grobfaserig war, Spalt- und Höhlenbildungen aufwies. Innere und äußere Wurzelscheide waren verklebt.

4. Trichostasis spinulosa (NOBL)

(Synonyma: Thysanotrix Franke, Keratosis spinulosa cum Trichostasi Galewsky, Lanugo-Comedonen Csillag, Dysplasia pilorum thysanoformis Galewsky, Ichthyosis thysanotrichica Weidenfeld, Pinselhaare)

Seit der Darstellung dieser Anomalie durch BRÜNAUER in der ersten Ausgabe dieses Handbuches hat sich die Erweiterung unseres Wissens über die Trichostasis spinulosa vorzüglich auf die Mitteilung kasuistischer Beobachtungen beschränkt.

Durchsieht man die Literatur, so entsteht der Eindruck, daß diese Affektion nicht selten ist, konnte doch FANBURG innerhalb von 2 Monaten 12 neue Fälle entdecken und nach relativ kurzer Zeit über 50 Fälle übersehen. Auch TRAUB (1932) fand bei 11 von 12 wahllos herausgegriffenen Männern und Frauen eine Trichostasis spinulosa. Es mag sein, daß diese Affektion, wenn sie nicht durch ihren Sitz als kosmetisch störend empfunden wird (z. B. bei Sitz auf der Nase), von den Trägern nicht beachtet wird. Die meisten Ärzte dürften ferner kaum bei Untersuchungen aus anderen Gründen regelmäßig nach dem Anzeichen einer Trichostasis spinulosa fahnden. Dies wird der Grund sein, warum nur relativ wenig Berichte über diese Anomalie zu finden sind.

Das klinische Bild darf als bekannt vorausgesetzt werden. Die *Lokalisation* betraf bei den neueren Beobachtungen bei den Fällen von CORSON, FANBURG, LADANY und TRAUB vorwiegend die Haut über den knorpeligen Anteilen der Nase, ferner Stirn und Wangen. LADANY machte auf den seborrhoischen Status der Träger aufmerksam. BURGESS fand die Affektion außer auf Brust und Rücken auch auf der Glatze lokalisiert. Die Lokalisation am Rumpf und an der Axillarlinie beschrieb SZODARAY, die an Nates, Hüften und Oberschenkeln FUHS. LANG sah neben der Haut der Glutäen, am Rücken und an Extremitäten besonders die Bauchhaut befallen. Szoporay (1939, 1940) fand in einem weiteren Fall den ganzen Stamm befallen in Form von pfennigstückgroßen bis handtellergroßen Herden, in denen die Hornstacheln 2—3 mm lang waren. In Amerika wurden als Sitz der Affektion mehr das Gesicht und in Europa mehr Stamm und Extremitäten angegeben.

Eine deutliche Bevorzugung eines Geschlechtes scheint nach den vorliegenden Berichten nicht zu bestehen, wenn auch Ladanys Fälle sieben Frauen betrafen. Familiäres Vorkommen berichteten Fanburg (Bruder und Schwester) sowie Lang (Mutter und Sohn).

Die Zahl der in den comedonenartigen Massen enthaltenen Haare wechselt sehr, 4—5, 8—10 (in den Fällen Szodorays), 10—45 in den Fällen von Fuhs (1934b), Ladany u. a. Fuhs fand die Haare durch geschichtete homogene Hornbänder zusammengehalten, und Szodoray machte darauf aufmerksam, daß zuweilen das Follikelepithel fehlte und die Haare frei im Corium lagen. Dieser Autor nahm an, daß die Matrix in schneller Folge Kolbenhaare bilde, die sich in Bündel anordnen. Die sonst bekannten histologischen Befunde fanden durch neuere Untersuchungen keine wesentliche Erweiterung.

Auch betreffs *Ätiologie* und *Pathogenese* ergeben sich kaum neue Gesichtspunkte. Die familiären Beobachtungen könnten auf konstitutionelle Momente hindeuten. Ladany nahm eine seborrhoische Konstitution als vorliegend an und lehnte eine dysplastische Genese ab und ebenso sprach Fuhs von einer kongenitalen Disposition. Doch auch diese Autoren stimmten darin vielen anderen bei, daß sie als auslösende Ursache die Einwirkung von Mineralölen, Staub und Hitze annahmen.

5. Pili multigemini (Flemming-Giovannini)

Schon 1883 hatte Flemming und 1893 Giovannini Haare beobachtet, die von *einer* Papille ausgehend, von einer gemeinsamen inneren Wurzelscheide umfaßt wurden. Diese Anomalie fand erst in neuerer Zeit wieder Beachtung und entsprechende Befunde wurden von Korbsch, Savill sowie Pinkus (1951) mitgeteilt.

Wir folgen in der kurzen Besprechung dieser Anomalie der Darstellung von Pinkus (1951). Jede Papille bildet in der Regel stets nur ein Haar und jedes Haar ist so als eine Einheit anzusehen. Pinkus fand nun bei zwei Patienten, die wegen einer Folliculitis barbae bzw. wegen einer Alopecia areata barbae zur Beobachtung kamen, ungewöhnlich starke Haare. Die histologische Untersuchung ergab nun, daß diese Haare aus sechs Haarschäften zusammengesetzt waren, die alle von einer gemeinsamen Papille ausgingen und so einen gemeinsamen Bulbus bildeten, der durch bzw. von gemeinsamen Scheiden unterteilt und umgeben war. Der Vergleich mit einer Tulpenzwiebel gibt diesen Zustand anschaulich wieder.

Pinkus nimmt an, daß diese Abnormität der Haarentwicklung auf einer individuellen Disposition beruht, wobei das Kinn als besondere Prädilektionsstelle gelten kann.

Differentialdiagnostisch sind die Pili multigemini von den Bündelhaaren aus zusammengesetzten Follikeln Köllikers zu unterscheiden. Diese Bündelhaare (2—5) haben zwar ein gemeinsames Infundibulum auf der äußeren Haut, aber sie stammen aus getrennten Follikeln. Ihnen widmete Oberste-Lehn eine eingehende Studie.

Bemerkenswert erscheint, daß sowohl die Pili multigemini als auch die Bündelhaare Köllikers einen pathogenetischen Faktor für das Zustandekommen chronischer Follikulitiden bilden können.

G. Exkretorische Funktion der Haare

Die lange Lebensdauer des Haares, sein Aufbau aus sehr beständigen, keinen laufenden Stoffwechselvorgängen unterliegenden Keratinmolekülen bedingen, daß bei der Bildung des Keratins an dieses gebundene Stoffe lange Zeit im Haar nachweisbar bleiben und erst mit der normalen Abstoßung des Haares aus dem Körper ausgeschieden werden. Die Haare üben so in diesem Sinne eine exkretorische Funktion aus, die sich über weit längere Zeiträume erstreckt, als dies bei exkretorisch wirkenden Geweben anderer Organe der Fall ist.

Von besonderem Interesse ist dabei die Affinität gewisser Schwermetalle und Metalloide zum Keratin des Haares, die auf der Reaktivität der Sulfhydrylgruppen in den im Follikel des Haares gelegenen Bildungsstätten des Keratins zu ihnen beruht. Dadurch gelangen diese Stoffe in das Keratinmolekül. Man kann in diesem Vorgang auch einen Entgiftungsprozeß sehen. Allerdings ist diese Entgiftungsfunktion der Sulfhydrylgruppen der Follikel für das Allgemeinbefinden nur von untergeordneter Bedeutung.

Gewisse Schwermetalle, z.B. Cu, Fe, Mn, in kleinen Mengen vorhanden, sind notwendig für die Funktion gewisser Enzymsysteme, die für die Bildung von Keratin und Melanin gebraucht werden. Dies gilt auch für Zn und einige Erdalkalimetalle. Die Aschenanalysen von Haaren, die wir in einem früheren Abschnitt dieser Arbeit bereits angeführt haben, ergaben das Vorhandensein gewisser Erdalkalimetalle in wechselnden Mengen neben anderen Elementen. Es ist bei der Bewertung derartiger Analysen immer zu berücksichtigen, daß viele dieser Elemente in der Natur sehr häufig sind und in den verschiedensten Bindungen im Staub vorkommen. Da es unmöglich erscheint, wirklich alle Staubspuren vor der Analyse von den Haaren zu entfernen, erscheint es wahrscheinlich, daß das Ergebnis dieser Aschenanalysen durch solche von außen an das Haar gelangten Elementspuren beeinflußt wird und wir mit ihnen nicht die echt, d. h. endogen an das Haarkeratin gebundenen Mengen dieser Elemente feststellen. Dies dürfte z. T. wenigstens die unterschiedlichen Analysenwerte erklären.

Von großer Bedeutung für Toxikologie und forensische Medizin ist aber vor allem die Ausscheidung von *Arsen* im Haar. Die Affinität des Keratins zu Arsen ist sehr stark und in ihm wird prozentuell eine große Arsenmenge gespeichert. Das Haar wird nur von der Leber an Speicherungsfähigkeit übertroffen (SMITH und HENDRY). Wenn der Tod der Arsenvergiftung nicht bald folgt, kann der Arsengehalt der Haare prozentuell über dem der Leber liegen, da das Arsen von der Leber schneller wieder ausgeschieden wird. Die Arsenaufnahme der Haare erfolgt über die Sulfhydrylgruppen im Wege der Keratinisation über die Matrixzellen.

Auch bei intravenöser und intramuskulärer Zuführung von Arsen in Form von Arsenobenzolderivaten kann man Arsen ziemlich bald in den Haaren nachweisen und der Arsengehalt steigt in den Haaren mit der Zeit an, was dafür spricht, daß das Arsen im Verlaufe des Abbaues des Arsenobenzolmoleküls im Organismus in das Haar aufgenommen wird (RICHTER, ROTHERMUNDT und RICHTER). Der Arsengehalt der Haare kann dadurch Hinweise für die Ätiologie unklarer, sekundärer, generalisierter, exfoliierender Erythrodermien geben, was auch für die Aufklärung derartiger Erythrodermien nach chronischen Arsenvergiftungen durch anorganische Arsenpräparate, arsenhaltige Schädlingsbekämpfungsmittel und Arsenfarben gilt.

Nun ist aber bei der Beurteilung gefundener Arsenwerte im Haar eine Schwierigkeit zu berücksichtigen, nämlich die Möglichkeit, daß an Keratin gebundenes Arsen sowohl von äußerlich an das Haar gelangten Arsenverbindungen als auch von auf dem Blutwege an das Haar herangeführten Arsenverbindungen stammen kann. Darauf machten u. a. DÉROBERT und LE BRETON aufmerksam. Leider erlauben die chemischen Methoden nicht, einen Unterschied zwischen solchem extern an das Haarkeratin gebundenen und dem intern in das Haarkeratin aufgenommenen Arsen zu unterscheiden (YOUNG und RICE). Arsenhaltiger Staub, Tröpfchen von arsenhaltigen Schädlingsbekämpfungsmitteln und Arsen aus anderen externen Quellen können an und in das Haar gelangen und experimentelle Untersuchungen ergaben, daß Haar- und Nagelkeratin aus Lösungen Arsen aufzunehmen vermögen (Szép, Smith und Hendry, Young und Rice). Man hat verschiedentlich versucht Methoden zu entwickeln, die eine Unterscheidung von solch extern an das Haar gelangtem Arsen und von dem innerlich in das Haar aufgenommenen Arsen gestatten bzw. Methoden, die die Auswaschung extern an das Keratin gebundenen Arsens ermöglichen, doch ist die Zuverlässigkeit dieser Methoden sehr umstritten (Smith und Hendry, Young und Rice).

Von besonderem Interesse ist die Frage, ab welcher Zeit nach erfolgter interner Arsenzufuhr Arsen im Haare erscheint. Althausen und Günther konnten 6—8 Std nach einer Arsenvergiftung noch kein Arsen in den Haaren finden. Im Tierversuch fanden Young und Rice 2 Tage nach der Vergiftung Arsen im Haar. Paulus fand bei Fütterungsversuchen mit Arsen bei Angorakaninchen Arsen entsprechend dem Haarwachstum in den einzelnen Haarabschnitten zuerst in den hautnahen Haaranteilen, dann in der Mitte des Haarschaftes und später in der Spitze, so daß der unterschiedliche Arsengehalt in den einzelnen Haarbereichen auf den Zeitpunkt der Arsenaufnahme Rückschlüsse gestattet. Beim Menschen wächst ebenfalls der Arsengehalt entsprechend dem Zeitabschnitt, der seit der Arsenaufnahme vergangen ist (Young und Rice). Fonzès-Diacon fand im Falle einer Arsenneuritis noch 7 Monate nach der Arsenvergiftung Arsen in erhöhten Mengen im Haar. Griffon (1955a und b) verlangte, daß bei Verdacht auf Arsenvergiftung das Haar in Teilen auf seinen Arsengehalt untersucht werde. Starker Arsengehalt in Wurzelnähe spricht für erst kurz vorher erfolgte Giftaufnahme. Erhöhter Arsengehalt der anderen Haaranteile kann bei wiederholter oder chronischer Vergiftung gefunden werden. Starker Arsengehalt der Wurzel bei geringerem, aber erhöhtem Arsengehalt der übrigen distalen Haaranteile kann dahin gedeutet werden, daß bei einer chronischen Vergiftung eine letzte tödliche Dosis verabreicht wurde. Auch Vitte fordert die Arsenbestimmung in den verschiedenen Anteilen des Haares durch Zerschneiden der Haare in gleich lange Stücke. Doch ist dabei die individuell verschiedene Wachstumsgeschwindigkeit der Haare zu berücksichtigen. Natürlich muß bei derartigen Untersuchungen immer der normale Arsengehalt der Haare in Rechnung gestellt werden bzw. eine eventuelle Arsenaufnahme, unabhängig von versuchter Arsenvergiftung durch Gebrauchsartikel. Bourret u. Mitarb. fanden einen Arsengehalt in den Haaren normaler Individuen von 0 bis 0,7 mg pro 100 g Haar. Bei Individuen, die regelmäßig viel arsenhaltiges Zahnpulver gebrauchten, betrug der Arsengehalt zwischen 0,3 bis 1 mg pro 100 g Haar und bei Individuen mit unregelmäßigem Gebrauch dieses Zahnpulvers 0 bis 0,6 mg pro 100 g Haar. Young und Smith stellten einen Arsengehalt in den proximalen Haaranteilen von 770 γ pro 100 g Haar 30 Std nach der Einnahme fest, also einen Wert, der auch bei normalen Verhältnissen gefunden werden kann, jedoch dann als Zeichen einer erfolgten Vergiftung gewertet werden darf, wenn sich diese Arsenmenge nur in Wurzelnähe und nicht in den übrigen distalen Anteilen des Haares findet. Bedenkt man jedoch, daß immerhin einige Tage vergehen, bevor wurzelnahe Haaranteile aus der Haut herauswachsen, so ist eher zu erwägen, ob ein erhöhter Arsengehalt proximaler Haaranteile nicht durch Arsen bedingt sein könnte, das, durch Talg- und Schweißdrüsen ausgeschieden, diese proximalen Haaranteile imbibierte (Young und Rice). Griffon u. Mitarb. (1947) führten histochemische Untersuchungen durch und fanden Arsen besonders in der äußeren Cortex und in der Cuticula des Haares.

Die tatsächliche Ausscheidung von Arsen im Haar dürfte erst mit dem Verlauf des Herauswachsens des Haares erfolgen. Untersuchungen über die Arsenaus-

scheidung der Haare verschiedener Körperregionen hinsichtlich der Wachstumsgeschwindigkeit der verschiedenen Haare führten SCHWARZ und DECKERT durch.
Im Barthaar erscheint Arsen in größerer Menge 1—2 Wochen nach der Vergiftung, im Kopfhaar 2—4 Wochen nachher. Diese Autoren machten darauf
aufmerksam, daß die Differenz des Arsengehaltes der langen Kopfhaare von dem
der erst kurz nachgewachsenen Nackenhaare bei sehr vorsichtiger Auswertung
gewisse Rückschlüsse auf den Zeitpunkt der Arsenaufnahme gestattet. Daß die
Arsenausscheidung durch Haare über einen sehr langen Zeitraum, ja durch Jahre
hindurch erfolgt, wurde bereits erwähnt. Besonders Kopfhaar hat eine lange
Wachstumsperiode. Innerliche Verabreichung von Natriumthiosulfat soll die
Arsenausscheidung der Haare erhöhen (ALTHAUSEN und GÜNTHER).

Die Menge des in den Haaren gefundenen Arsens unterliegt größeren Schwankungen sowohl hinsichtlich des normalen Arsengehaltes als auch des pathologischen Arsengehaltes und letzterer hängt von der Stärke der Vergiftung und
der Dauer der Arseneinwirkung ab (SCHWARZ und DECKERT, WÜHRER, YOUNG
und SMITH u. a.). Man ist heute geneigt, eine Menge von $100\,\gamma$ Arsen pro 100 g
Haare als obere Grenze des normalen Arsengehaltes anzusehen. Mengen, die
darüber hinausgehen, müssen den Verdacht auf eine Arsenintoxikation erwecken
(YOUNG und SMITH).

GRIFFON (1951 b) und BARRAUD suchten durch Verwendung radioaktiv
markierten Arsens Einblick in die Aufnahme und Verteilung des Arsens zu
erhalten.

Blei gehört zu den Metallen, die normalerweise im Haar vorkommen. Bei
Bleivergiftung soll nun auch im Haar Blei ausgeschieden werden. MELNICK
und COWGIL prüften dies im Tierversuch bei Ratten nach, aber sie kamen zu
dem Ergebnis, daß Bleiwerte, die über dem normalen Bleigehalt der Haare lagen,
durch äußere Verunreinigungen zustande gekommen seien. Hohe Bleiwerte im
Haar betrachten diese Autoren daher als Maßstab der Gefährdung durch Bleistaub. Nun haben aber später KRAUT und WEBER durch Verfütterung von Blei-
acetat bei Meerschweinchen gezeigt, daß der Bleigehalt des Haares nach 10 Wochen
etwa 3% der Menge des verfütterten Bleis erreichen kann. Doch spielt zweifellos
auch die externe Bleieinwirkung durch Bleistaub eine entscheidende Rolle für
den Bleigehalt der Haare, denn auch von außen an das Haar herangeführtes Blei
vermag mit dem Keratin eine chemische Bindung einzugehen und kann durch
die verschiedensten Waschprozeduren nicht mehr aus dem Haar entfernt werden.
Deswegen kann der Bleigehalt der Haare auch mit Berücksichtigung dieser Tatsache als Maßstab der Gefährdung von Arbeitern in Betrieben, die Blei und Blei-
salze verarbeiten, herangezogen werden.

Stärkere Bleizufuhr während der Schwangerschaft führt zu einer beträchtlichen Erhöhung des Bleigehaltes der Neugeborenen. TADA berichtete seinerzeit über Symptome der
Bleivergiftung derartiger Kinder mit einer „serösen Meningitis" und fand in ihren Haaren
einen Bleigehalt von 2,19 g/kg gegenüber dem Normalwert von 56 mg/kg Haar, also eine
Erhöhung um etwa das 40fache. Hingegen zeigte der Bleigehalt der Haare der Mütter dieser
Kinder geringere Werte (1,5 g/kg gegen den Normalwert von 62 mg/kg Haar). Eine gleiche
selektive Aufnahme von Blei in fetale Haare konnte der Verfasser auch bei Ziegen beobachten.

Aus Indien berichteten BAGCHI u. Mitarb. (1940) über ungewöhnlich hohen Bleigehalt
im Haar von Hindufrauen und sie glauben, daß dieser hohe Bleigehalt mit der Melanogenese
in Zusammenhang stehe. Doch ist auch an eine von außen stammende Bleianreicherung
durch Gebrauch bleihaltiger Farben und von Bleikämmen zu denken (KRAUT und WEBER).

Silber konnte von VOIGT spektrographisch bei Personen in ihren Haaren nachgewiesen werden, die mit Silbersalzen zu tun hatten. Ein Zusammenhang zwischen
dem Silbergehalt und der Haarfarbe bestand nicht. CASAZZA gelang der Spuren-
nachweis von *Gold* im Haar ebenfalls spektrographisch und die älteren Untersuchungen von STRYZOWSKI ergaben das Vorhandensein von Spuren von *Quecksilber*

nach subcutaner Injektion von Quecksilbersalzen im Haar von Syphilitikern. Nach BAGCHI u. Mitarb. (1941) erscheinen *Antimon* und *Wismut* unter normalen Bedingungen nicht im Haar.

Der *Kupfergehalt* der Haare und die Bedeutung des Kupfers für die Keratinisation und die Melanogenese wurden an anderer Stelle gewürdigt, ebenso die Rolle des Kupfers bei der Grünfärbung der Haare. *Eisen* wurde in dem Pigment Trichosiderin nachgewiesen, das ROTHMAN und FLESCH aus roten Haaren isolierten (s. Abschnitt A).

Zink findet sich in Haaren in relativ beträchtlichen Mengen. Die Bedeutung des Zinks für die Melanogenese wurde auch schon besprochen, ebenso erfolgten Angaben über die in den verschiedenen Haaren gefundenen Zinkmengen. Doch erscheint die Bedeutung des Zinks für die Haarbildung noch nicht geklärt, wenn auch verschiedene Befunde auf seine Wichtigkeit hinweisen. ROYO fand den Zinkgehalt in schwarzen Hundehaaren höher als in anderen Geweben. Bei Zinkvergiftung erscheint das Zink vor allem in der Cuticula, die Cortex enthält nur wenig, während die Medulla frei von Zink ist (SEBRUYNS).

Bei *Selenvergiftungen* wurden beträchtliche Mengen von Selen im Haar nachgewiesen. Nach MOXON und RHIAN besteht eine starke Affinität des Selens zu Sulfhydrylverbindungen und zu Cystein, so daß die Möglichkeit besteht, daß Selen eine chemische Verbindung mit dem Keratin eingeht. WESTFALL und SMITH fanden nach Selenvergiftungen größere Selenmengen in Haaren von Katzen (1—3 mg/kg) und Kaninchen. Der Selengehalt der Haare erreichte 6 Wochen nach der Vergiftung seinen größten Anstieg. Berechnungen, bezogen auf das Trockengewicht der Haare ergaben, daß der Selengehalt der Haare höher war als in entsprechenden Feuchtgewichten anderer Organe. MOXON und RHIAN sahen bei der experimentellen Selenvergiftung der Hunde das Haar grob und rauh werden und beim Rind und Pferd Haarausfall aus Schwanz und Mähne. Auch PAINTER beschrieb als Zeichen einer chronischen Selenintoxikation Haarausfall an der Weiche der Kuh und am Körper des Schweines. Toxikologische Studien über Selen und seine Verbindungen liegen noch von TABOURY vor.

In neuerer Zeit empfahlen SLEPYAN sowie SLINGER und HUBBARD selendisulfidhaltige Suspensionen zur Behandlung der seborrhoischen Dermatitis des Kopfes. Uns erscheint bei der großen Affinität des Selens zu dem Keratin diese Behandlung nicht unbedenklich, obwohl diese Verbindung sehr reaktionsträge ist, könnte sie zu Schädigungen des Haarkeratins führen. Dafür sprechen auch die Untersuchungen von ARCHER und LUELL. Sie ließen 2,5%ige Selensulfidsuspension auf die Kopfhaut von Versuchspersonen einwirken. Nach einer Versuchsdauer von 24 Tagen brachen 39% der Haarschäfte ohne Zug ab, nach 89 Tagen Versuchsdauer zeigte sich ein offensichtlich toxischer Effekt auf die Haarpapillen.

SPENCER und WILLIAMS fanden im Verlauf von Entgiftungsstudien, daß bei Ratten mit normaler Diät bei Zusatz von *Brombenzol* letzteres auch in den Haaren, ähnlich wie in anderen Geweben, erscheint. Brombenzol hemmt die Sulfhydrylgruppen. Ernährt man jedoch die Ratten mit cystinfreier oder -armer Kost, kann Brombenzol in den Haaren in Mengen auftreten, die über denen in Leber und Muskeln liegen. Man nimmt an, daß das fehlende Cystin durch Bromphenylcystein, dem Additionsprodukt von Cystein und Brombenzol beim Aufbau des Keratinmoleküls ersetzt wird.

Dieses im Tierexperiment gefundene Verhalten des Brombenzol erklärt auch die von LEMLEY und LEMLEY und MERRYMAN bestätigte Heilwirkung des Brombenzol bei der menschlichen Selenvergiftung. Es vermag Selen von seiner Bindung an Cystin zu lösen und zu ersetzen.

SPIRA konnte bei seinen Untersuchungen *Fluor* im Haar nicht finden, doch besteht die Möglichkeit, daß es bei Fluorvergiftungen in das Haar übertreten kann.

Über den Übertritt körperfremder organischer Verbindungen in das Haar liegen nur wenige Untersuchungen vor. GOLDBLUM mit seinen Mitarbeitern fanden im Tierexperiment beim Meerschweinchen einen Übertritt von *Barbitursäure-derivaten* in das Haar, wenn nach intraperitonealer Verabreichung derselben der Blutplasmaspiegel für mindestens 6 Tage auf einer entsprechenden Höhe gehalten wurde. Interessant erscheinen auch die Beobachtungen KNIERERs über die Veränderungen der Haarfarbe nach Einnahme von *Resochin*. Die Farbveränderungen betrafen alle Haare, einschließlich der Brauen und Cilien. Bei zwei Frauen begann die Aufhellung der Haarfarbe etwa 2 Monate nach Beginn der Resochingaben, bei einer weiteren Frau ziemlich bald, auch kam es neben der Aufhellung dunklerer Haare zur Dunklerfärbung weißer Haare. Bei einer weiteren Patientin mit weißen Haaren erlangten diese eine „goldene" Färbung. Eine Veränderung der Hautfarbe ging in allen diesen Fällen nicht mit einher. Der Mechanismus dieser Farbänderung ist noch völlig unklar. Man kann an eine Beeinflussung der pigmentbildenden Formationen in der Haarzwiebel oder auch an eine Einlagerung von Resochin oder seiner Abbauprodukte in das Haarkeratin denken. In Betracht müßte auch eine Ausscheidung von Resochin durch Talg- und Schweißdrüsen mit Imbibition des Haares gezogen werden, obwohl eine Farbänderung der verhornten Epithelzellen der Haut nicht vorlag.

Eine Klärung der Ursachen der Farbveränderung trat auch bei anderen Beobachtungen nicht ein. So sah STEVANOVIĆ eine Farbveränderung nach Verabreichung von 18 g Resochin eintreten, die Repigmentierung setzte kurz nach Abbrechen der Therapie wieder ein. MARTEN beobachtete bei sechs Kranken im Alter von 38—50 Jahren und bei einem Kind von 8 Jahren nach Chloroquine-Verabreichung eine Bleichung, die Haare erschienen silberfarben oder weiß. Der Bleicheffekt trat zuerst an Schläfen und Augenbrauen in Erscheinung. Er betraf den ganzen Haarschaft oder einzelne Abschnitte davon. Zwischen den gebleichten Haaren war ein normal gefärbtes Haar feststellbar. Die Tagesdosis betrug zwischen 200—600 mg und der Eintritt des Bleicheffektes erfolgte in sechs Fällen zwischen 13—30 Wochen und im siebten Falle nach 52 Wochen der Behandlung. Die Gesamtdosen betrugen bis dahin 30—67 g, in zwei Fällen 103—203 g. In einem Fall kam es 10 Wochen nach Absetzen des Medikamentes zur Repigmentierung. GOLD sah bei einer 72jährigen Frau nach Chloroquine-Verabreichung deren weißes Haar „nicotinfleckartig" gelb werden.

Abschließend sei noch erwähnt, daß SCHIRREN nach Pinselung der Analgegend und des Scrotums mit Castellanischer Lösung wegen eines mykotischen Ekzems nach drei Pinselungen eine violette Verfärbung des weißen Kopfhaares und violetten Achselschweiß beobachtete. Eine Verfärbung durch Kontakt mit den Händen lehnt der Verfasser ab und er führt die Verfärbung auf eine Resorption von Resorcin und Fuchsin zurück. Da der Achselschweiß violett verfärbt war, dürfte die Haarverfärbung durch Imprägnation der Haare mit Kopfschweiß zustande gekommen sein.

H. Gerichtsmedizinische Bedeutung der Haare

Die Kenntnis der normalen Struktur der Haare, ihrer physiologischen Variationen, rassenmäßigen Unterschiede und Entwicklungsphasen sind für die Gerichtsmedizin von ebensolcher Bedeutung wie das Wissen um das Verhalten der Haare bei mechanischen, calorischen, chemischen und strahlenbedingten Einwirkungen sowie bei Intoxikationen. Ermöglichen doch diese Erkenntnisse nicht nur die Identifikation von Haaren, sondern sie können auch Aufschluß über die verschiedensten äußeren Einwirkungen auf das Haar geben und damit helfen,

Personen zu identifizieren und nicht zuletzt Vergiftungsfälle zu klären, da einerseits manche Gifte im Haar oft noch nach langer Zeit nachgewiesen werden können, andererseits ein Haarausfall für manche Gifte charakteristische klinische Formen zeigen kann.

Wir haben in den vorausgehenden Darlegungen die verschiedenartigsten Folgezustände besprochen, die nach mechanischen, chemischen, thermischen und anderen Traumen an den Haaren auftreten können, seien es nun Veränderungen der Struktur, der Farbe oder der physikalisch-chemischen Eigenschaften der Haare. Desgleichen haben die wichtigsten Vergiftungen mit ihren Folgen für die Haare und das Eindringen verschiedener Gifte in die Haare ihre Darstellung gefunden. Wir müssen auf diese Ausführungen hinweisen und uns nun begnügen, noch einige spezielle Untersuchungen und Befunde zu besprechen, die gerichtsmedizinisches Interesse haben.

Lochte hat eine Lebensarbeit daran gewandt, genaue Maße der verschiedenen Haartypen des Menschen in den verschiedenen Lebensaltern niederzulegen und in Atlanten die Cuticularzeichnung menschlicher und tierischer Haare darzustellen. Die Bedeutung dieser Arbeiten für die Gerichtsmedizin ist offensichtlich, da hier ein riesiges Material zu Vergleichszwecken niedergelegt ist.

Auch Gyoten hat in seinen Untersuchungen über die Cuticula der Haare im Bereich verschiedener Körperteile des Menschen einen forensisch wichtigen Beitrag geleistet.

Von Mueller liegen eingehende Untersuchungen über die Bedeutung der Erblichkeit der Haarfarbe und Augenfarbe vom gerichtsmedizinischen Standpunkt aus vor. Piredda fand die eigene und strukturelle Doppelbrechung im polarisierten Licht bei den verschiedenen Haaren unterschiedlich. Dieselbe ist in dünnen Haaren größer als in dicken. Es erscheint gerichtsmedizinisch erwähnenswert, daß Dicke und Doppelbrechung in den Haaren des gleichen Individuums gleich bleiben. Die Doppelbrechung ist im oberen Follikelbereich in der Nähe der Follikelmündung stärker und sie entspricht hier der histochemisch nachweisbaren reaktiven keratogenen Zone. Von Schranz stammen Untersuchungen über die Bedeutung der Haarmarkentwicklung zur Beurteilung der Reife und des Gelebthabens Neugeborener. In den Wimpern beginnt die Markbildung früher als in den anderen Haaren. Bei 3monatlichen Säuglingen ist oft noch keine Markbildung im Kopfhaar nachweisbar. Ist die Markbildung in den Wimpern ausgeprägt, so kann man das Neugeborene als reif erklären, doch schließt ein Fehlen der Markbildung die Reife nicht aus. Ist im Kopfhaar eine Markbildung zu finden, so spricht dies dafür, daß das Kind gelebt hat bzw. lebend geboren worden ist.

Verschiedentlich wurden Methoden zur gerichtsmedizinischen Untersuchung der Haare angegeben. Delgado Roig gab eine Technik für die Untersuchung melaninarmer und melaninreicher Haare an. Obiglio hält die Epimikroskopie der Haare für forensisch wichtig. Er stellte einen Medullarindex für Haare auf und versteht darunter das Verhältnis des Durchmessers des Haarkanals zum Gesamtdurchmesser des Haares. Bei Tierhaaren liegt der Medullarindex über 0.50, beim Menschenhaar unter 0,50. Lochte berichtete über Untersuchungsergebnisse an durchrissenen Haaren sowie über ein sichtbares und meßbares Bewegungsphänomen bei Quellung überdehnter Haare in Wasser und wertete die Ergebnisse für forensische Zwecke aus. Laves gab eine chemische Farbreaktion zur Untersuchung von Haarwurzeln an, die unter anderem gestattet, frisch ausgerissenes Haar und ausgekämmtes Haar zu unterscheiden.

Nach Boller leistet die Untersuchung der Mikrofluorescenz zur Identifikation der Haare gute Dienste. Die Grundfarbe der Fluorescenz ist bei verschiedenen Haaren gleicher Herkunft meist recht konstant. Er läßt sich mit dieser Methode auch naturfarbenes Haar von künstlich gefärbten Haaren unterscheiden, ohne daß das Objekt dadurch verändert würde. Mueller und Barth befaßten sich in neuerer Zeit eingehend mit dem Nachweis kosmetischer Haarveränderungen und ihrer Auswertung für die forensische Medizin. Weder für den Nachweis einer

Heißwellung noch für den einer Kaltwellung liegen bisher exakte mikroskopische oder chemische Methoden vor. Die Messung der Unterschiede der Dehnbarkeit und Reißfestigkeit gibt keine verwertbaren Resultate, da die Unterschiede zu gering sind. Zum Nachweis von Oxydationsfärbemitteln geben die Autoren eine Reaktion an, deren Ausfall das Vorliegen gefärbter Haare beweist, doch läßt ein negativer Ausfall keine eindeutigen Schlüsse zu. Man benötigt für diese Reaktion 40 Haare, die durch Erhitzen in Natronlauge gelöst werden. Handelt es sich um einen Oxydationsfarbstoff, so blaßt künstliches Pigment nach Zusatz eines Reduktionsmittels ab, natürliches Pigment hingegen nicht. Künstlich mit H_2O_2 gebleichtes Haar sowie mechanisch geschädigte Haare ergeben eine positive Reaktion, doch die Verf. weisen darauf hin, daß ein positiver Ausfall an am Tatort gefundener Haare und an den Haaren einer verdächtigen Person nur als ein gewisser Hinweis gelten darf und nur mit großer Vorsicht als belastend ausgewertet werden darf. Der sicherste Nachweis einer vorangegangenen Färbung des Haares ist die Untersuchung des Querschnittes, doch gehört Erfahrung dazu.

Um den Nachweis von *Blut*gruppeneigenschaften im Haar bemühte sich TESAŘ. Er gab eine Methode an, mit der entfettetes und pulverisiertes Haar extrahiert wird. Der Extrakt wird zur Austitrierung des Erythrocyten-Agglutinationstiters verwendet. Ein Achtel des Original-titers soll die Anwesenheit des Agglutinins der jeweiligen Blutgruppe im Haar anzeigen. Eine Nachprüfung, ob diesem Verfahren eine forensische Bedeutung zukommt, scheint noch nicht vorzuliegen.

Das Problem der postmortalen Farbänderung der Haare wurde von KREFFT bearbeitet. Der Verf. stellt dabei zwei verschiedene Vorgänge heraus, die getrennt für sich oder auch gleichzeitig nebeneinander ablaufen können. Das Haarpigment kann durch Oxydationsvorgänge über die rote Stufe bis zur völligen Zerstörung abgebaut werden. Daneben können Nitrierungs- und anschließende Alkalisierungsvorgänge zu einer Umwandlung des Keratins, besonders aber des Tyrosins, führen. Es kommt dabei zu Farbänderungen von grau bis gelb bis zu einem fuchsigen Rot. Unter der Einwirkung von Gasen (NO_2, NH_3) treten unter Umständen gleichartige Reaktionsabläufe auf. Nicht nur pigmentierte, sondern auch graue und pigmentlose Haare (z. B. Albinohaare) können ebenfalls eine fuchsigrote Farbe annehmen. Diese Farbänderungen sind nicht an flüssige oder feuchte Medien gebunden. Der Verf. meint, daß die Bildung neuer Farb-stoffe von der jeweiligen Redoxlage abhängig sei, die bewirkt, daß die Haare beim Fäulnis- und Verwesungsprozeß entweder einen graugelblichen oder fuchsroten Farbton annehmen. Untersuchungen mit Huminsäure ergaben, daß diese keinen destruktiven Einfluß auf das Haarpigment ausübt. Auch imbibiert sie nicht die Rindensubstanz der Haare, sie kann sich aber im Bereich der Ränder des Cuticulaschuppengefüges anlagern.

Die Bedeutung der Haare für den Nachweis und die Erkennung der wichtigsten Vergiftungen durch anorganische und organische Metall- und Metalloidver-bindungen wurde im vorhergehenden Abschnitt besprochen. Doch auch rein kosmetische Manipulationen an den Haaren können forensische Bedeutung er-langen. Wir denken dabei weniger an durch die Haarkosmetik bedingte Haar-schäden, die zu gerichtlich verfochtenen Ersatzansprüchen führen können, sondern an Intoxikationen und Unfälle bei der Durchführung von Heiß- und Kalt-wellverfahren. Abgesehen von Hautschäden durch Kaltwellmittel bei Friseuren, die als Berufserkrankungen nicht in diesem Rahmen zu besprechen sind, und gelegentlichen Hautschäden bei Personen, die sich dem Kaltwellverfahren unter-ziehen, wurden ernsthafte Intoxikationen durch Thioglykolsäure und ihre Ab-kömmlinge mehrfach beschrieben. So sah BARTH einen Fall von Myasthenie als Kaltwellschädigungsfolge. Nach WIELE sollen hier Drüsenschwellungen, Milz-vergrößerung und Anzeichen einer Schwefelwasserstoffvergiftung bestanden haben. Halbron beobachtete als Folge einer Intoxikation durch Ammoniumthioglykolat bei einem jungen Mädchen Akkommodations- und Konvergenzlähmung beiderseitig. Über weitere innere schwere Störungen liegen Berichte von Cotter, Hariri, Labignette u. a. vor.

Schwerste Folgen im Anschluß an Dauerwellung unter der Wärmehaube sah Gaustad. Bei zwei Frauen kam es dabei zu tödlichen intrakraniellen Blutungen. Eine ähnliche Beobachtung stammt von Feudell, desgleichen eine von Wildhagen. Daß es auch nach Dauerwellung ohne Wärmeeinwirkung zu einem tödlichen Unfall kommen kann, beweist der Bericht von Bunce u. Mitarb. Einer 39jährigen Frau wurde mit 8%iger Ammoniumsulfidlösung für Kaltwellung das Haar angefeuchtet und dieses mit einer Gummikappe abgedeckt. Die Lösung sollte 7 min einwirken. Die Patientin wurde unter dieser Manipulation ohnmächtig und starb an Zeichen innerer Erstickung. Rhagaden auf der Kopfhaut hatten zur Resorption der Ammoniumsulfidlösung geführt.

Untersuchungen über die Festigkeit der Haare nach dem Tod durch verschiedene Gifte liegen von Donnini (1939a—f) vor. Dieser Autor prüfte im Tierversuch die Festigkeit des Sitzes der Haare nach tödlichen Vergiftungen mit Anabain, Strophanthin, Convallamarin, Digitalin, Digitoxin und Adonitin. Bei diesen Substanzen wurde eine Verminderung der Festigkeit festgestellt. Sublimat, Cyan, Amylnitrit, Adrenalin, Ephedrin, Morphin, Chinin und Strychnin hatten eine ähnliche, wenn auch schwächere Wirkung. Arsen, Atrophin, Cocain, Eserin und Acetylcholin führten hingegen zu einer gewissen Erhöhung der Festigkeit der Haare in der Haut. Die Haare, die durch schwächende Giftwirkung ausgefallen waren, ließen eine Zunahme des Bulbusvolumens erkennen, die direkt proportional der Stärke des Haarausfalles war. Die Gifte, die zu einer Festigung der Haare führten, bewirkten eine Abnahme des Bulbusvolumens. Die Bulbusveränderungen traten unabhängig von histologischen Veränderungen der Haut auf. Der Gesamtschwefel und reduziertes Glutathion erwiesen sich immer sowohl in der Haut als auch im Haar unverändert normal, man muß also eine funktionelle Wirkung der Gifte annehmen. Nach Strophanthinvergiftung war der Wassergehalt der Haare erheblich erhöht, der der Haut aber unverändert. Die haarschwächende Wirkung des Strophatins konnte durch parenterale Zufuhr von Adrenalin, Ephedrin, Vitamin B_2 und kakodylsaurem Natrium aufgehoben werden. Der Verf. kam zu dem Schluß, daß die Festigkeit der Haare in der Haut ursächlich mit der Blutzirkulation zusammenhängt. Bestimmte Gifte führten in der Todesphase zu Durchblutungsstörungen und Gefäßerweiterung und damit zur ödematösen Durchtränkung der Haarzwiebel und des darum liegenden Gewebes. Diese ödematöse Durchtränkung bewirkte die Lockerung und Kontinuitätstrennung der Haarwurzeln in den Follikeln.

Literatur

A. Chemie der Haare

Abderhalden, E., u. K. Heyns: Nachweis von Methionin im Keratin des Rinderhorns. Hoppe-Seylers Z. physiol. Chem. **207**, 191 (1932). — Abraham, E. E. V., and T. P. Hilditch: The acidic components of wool grease. J. Soc. chem. Ind. (Lond.) **54**, 398T (1935). — Ajello, L.: The dermatophyte, Microsporum gypseum, as a saprophyte and parasite. J. invest. Derm. **21**, 157 (1953). — Alexander, P.: Role of hydrogenbonds in the supercontraction and permanent set of wool fibers. Research **2**, 246 (1949). — Beziehungen zwischen Struktur und chemischer Reaktionsfähigkeit von Wollfasern. Kolloid-Z. **122**, 8 (1951a). — Changes in the physical properties of wool fibers produced by breaking hydrogen bonds with lithium bromide solutions. Ann. N.Y. Acad. Sci. **53**, 653 (1951b). — Aus Keratin gewonnene Fasern aon regeneriertem Protein. Riv. Tessile Arsone 8, 393 (1953). Ref. Chem. Zbl. **1955**, 2104. — Alexander, P., and C. Earland: Structure of wool fibers. Nature (Lond.) **166**, 396 (1950). — Alexander, P., R. F. Hudson and M. Fox: The reaction of oxidizing agents with wool.

I. The division of cystine into two fractions of widely differing reactivities. Biochem. J. **46**, 27 (1950). — AMBROSE, E. J., and A. ELLIOT: Infrared spectra and structure of fibrous proteins. Proc. roy. Soc. A **206**, 206 (1951). — AMBROSE, E. J., A. ELLIOTT and R. B. TEMPLE: New evidence on the structure of some proteins from measurements with polarized infra-red radiation. Nature (Lond.) **163**, 859 (1949). — AMBROSE, E. J., and W. E. HANBY: Evidence of chain folding in an synthetic polypeptide and in keratin. Nature (Lond.) **163**, 483 (1949). — ANDERSON-ROE, D.: Further studies of a fibrous keratin precursor from the human epidermis. J. invest. Derm. **27**, 319 (1956). — ANSBACHER, S.: p-Aminobenzoic acid, a vitamin. Science **93**, 164 (1941). — ARNDT, W. W., and D. P. RILEY: Phil. Trans. A **247**, 409. Zit. nach HIRSCH. — ASBOE-HANSEN, G.: S^3f-autoradiographic studies of the sulfur turnover in hair. Acta derm.-venereol. (Stockh.) **36**, 142 (1956). — ASTBURY, W. T.: Fundamentals of the fibre structure. London and Oxford: University Press, Humphrey Milford 1933. — Röntgenoskopie von Proteinfasern. Kolloid-Z. **69**, 340 (1934a). — Symp. Quant. Biol. **2**, 15 (1934b). — The hydrogen bonds in protein structure. Trans. Faraday Soc. **36**, 871 (1940). — X-rays and the stoichiometry of the proteins, with special reference to the structure of the keratin-myosingroup. J. chem. Soc. **1942**, 336. — X-rays and the stoichiometry of the proteins. Advanc. Enzymol. **3**, 63 (1943). — The molecular structure and elastic properties of hair. In A. SAVILL, The hair and the scalp, p. 62. Baltimore: Williams & Wilkins Company 1945. — The molecular structure of skin, hair and related tissues. Brit. J. Derm. **62**, 1 (1950). — Hair, muscles and bacterial flagella. Nature (Lond.) **167**, 880 (1951). — Proc. roy. Inst. (Brit.) **35**, 154 (1952). — Great adventure of fiber structure. J. Textile Inst. **44**, 81 (1953). — ASTBURY, W. T., and F. O. BELL: Nature of the intramolecular fold in alpha-keratin and alpha-myosin. Nature (Lond.) **147**, 696 (1941). — ASTBURY, W. T., and S. DICKINSON: The x-ray interpretation of denaturation and the structure of the seed globulins. Biochem. J. **29**, 2351 (1935). — X-ray studies of the molecular structure of myosin. Proc. roy. Soc. B **129**, 307 (1940a). — Proc. roy. Soc. **129**, 965 (1940b). — Trans. Faraday Soc. **36**, 876 (1940c). — ASTBURY, W. T., and TH. C. MARWICK: X-ray interpretation of the molecular structure of feather-keratin. Nature (Lond.) **130**, 309 (1932). — ASTBURY, W. T., and W. A. SISSON: X-ray studies of the structure of hair, wool and related fibres. III. The configuration of the keratin molecule and its orientation in biological cell. Proc. roy. Soc. A **150**, 533 (1935). — ASTBURY, W. T., and H. J. WOODS: The molecular structure and elastic properties of hair keratin. Phil. Trans. A **232**, 333 (1933). — X-ray of the structure of hair, wool and related fibres. II. The molecular structure and elastic properties of hair keratin. Proc. roy. Soc. B **114**, 314 (1934).

BALL, E. G., and T. T. CHEN: Studies on oxidation reduction. XX. Epinephrine and related compounds. J. biol. Chem. **102**, 691 (1933). — BAMFORD, C. H.: Molecular configuration and physical properties of polypeptides and proteins. Proc. roy. Soc. Med. **44**, 393 (1951). — BANDYOPADHYAY, N. N.: Distance between acidic and basic side chains in horn keratin. J. Indian chem. Soc. **18**, 174 (1955). Ref. Chem. Abstr. **50**, 8776h (1956). — BARLOW, A. J., and F. W. CHATTAWAY: The attack of chemically modified keratin by certain dermatophytes. J. invest. Derm. **24**, 65 (1955). — BARNICOT, N. A.: The pigment, trichosiderin, from human red hair. Nature (Lond.) **177**, 528 (1956). — Paper chromatography of human hair follicles and hair extract. Brit. J. Derm. **1**, 103 (1959). — BARRIT, J.: The distribution and origin of sulphur in wool. I. Methionine in wool. Biochem. J. **28**, 1 (1934). — BARRNETT, J. R., and A. M. SELIGMAN: Histochemical experiments on sulfhydryl and disulfides. Glutathione. Proc. Symposium Ridgefield, Conn 1953, p. 89. Ref. Chem. Abstr. **49**, 5551b (1955). — BARRON, E. S. G., and TH. P. SINGER: Studies on biological oxidations. XIX. Sulfhydryl enzymes in carbohydrate metabolism. XX. Sulfhydryl enzymes in fat and protein metabolism. J. biol. Chem. **157**, 221, 224 (1945). — BEAR, R. S.: X-ray diffraction studies on protein fibers. II. Feather rachis, porcupine quill tips and clam muscle. J. Amer. chem. Soc. **66**, 2043 (1944). — BEER, R. J. S., L. McGRATH, A. ROBERTSON and A. B. WOODLER: The chemistry of melanins. II. The synthesis of 5,6-dihydroxyindole-2-carboxylic acid and related compounds. J. chem. Soc. pp. 2061 (1949). — BEIGLBÖCK, W., u. R. CLATTEN: Stoffwechselwirkung der Pantothensäure beim Menschen und im Tierversuch. Dtsch. Ges. für Inn. Medizin, Wiesbaden 1955. Ref. Angew. Chem. **67**, 353 (1955). — BERGMANN, M., and C. NIEMANN: On the structure of proteins: cattle, hemoglobin, egg albumin, cattle fibrin and gelatin. J. biol. Chem. **118**, 301 (1937). — On the structure of silk fibroin. J. biol. Chem. **122**, 577 (1938). — Harvey Lect. **31**, 37 (1935). Zit. nach BERGMANN. — BERGY, G. A.: The action of thioglycolates in relation to cold waving. Amer. prof. Pharm. **14**, 1014, 1056 (1948). — BEVERIDGE, J. M. R., and C. C. LUCAS: The analysis of hair keratin. 2. The dicarboxylic and basic amino-acids of human hair. Biochem. J. **38**, 88 (1944a). — The analysis of hair keratin. 3. Isolation of proline from human hair. Biochem. J. **38**, 95 (1944b). — BEYERSDORFER, K., H. C. FRIEDERICH u. H. RÜTHER: Über eine einfache Methode zur indirekten Darstellung des Haaroberhäutchens am menschlichen Haar. Derm. Wschr. **123**, 580 (1951). — BIESELE, J. J.: Ribonucleic acis and heterochromatin in epidermal carcinogenesis. Cancer Res. **4**, 737 (1944).—

Binet, L., J. Verne et A. Arnaudet: Les substances à groupement sulfhydrile dans la peau et dans le foie (variations provoquées). Bull. Soc. méd. Hôp. Paris, III. s. 48, 206 (1932). — Biserte, G., et R. Osteux: Séparation des acides aminés et polypeptides à l'état de dérivés dinitrophénylés. C. R. Acad. Sci. (Paris) 1950, 1404. — Blackburn, S., and G. R. Lee: Terminal carboxyl groups of wool keratin. J. Textile Inst. 45, T487 (1954). Ref. Chem. Abstr. 48, 11793d (1954). — Reaction of wool keratin with alkali. Biochim. biophys. Acta 19, 505 (1956). — Blackburn, St.: Products of the hydrolysis of wool keratin by papain. Nature (Lond.) 165, 316 (1950). — Blackburn, St., and H. Lindley: J. Soc. Dyers Colourists 1948, 305. Zit. nach Hirsch. — Blix, G.: Ref. in Flaschenträger u. Lehnartz. — Bloch, B.: Das Pigment. In Jadassohns Handbuch der Haut- und Geschlechtskrankheiten, Bd. I/1, S. 443. Berlin: Springer 1927. — Bloch, B., u. F. Schaaf: Pigmentstudien. Biochem. Z. 162, 181 (1925). — Block, R. J.: The basic amino acid content of human finger nails and cattle horn. J. biol. Chem. 104, 339 (1934). — The nature and origin of protein. Yale J. Biol. Med. 7, 235 (1935). — Chemical studies on the neuroproteins. IV. On the nature of the proteins of the ectoderm: Eukeratins and pseudokeratins. J. biol. Chem. 121, 761 (1937). — The chemical constitution of the proteins. In C. L. A. Schmidt, The chemistry of the amino acids and proteins, 2d. edit. Springfield, Ill.: Ch. C. Thomas 1944. — Chemical classification of keratins. Ann. N.Y. Acad. Sci. 53, 608 (1951). — Block, R. J., and H. B. Vickery: The basic amino acids of proteins. A chemical relationship between various keratins. J. biol. Chem. 93, 113 (1931). — J. Soc. cosmet. Chem. 2, 235 (1951). Zit. nach Hirsch. — Block, R. R.: Proc. Soc. exp. Biol. (N.Y.) 32, 1574 (1935). Zit. nach Hirsch. — Blum, H. F.: The biology of melanomes. Publ. N.Y. Acad. Sci. 4, 388 (1948). — Bolliger, A.: Water extracable constituents of hair. J. invest. Derm. 17, 79 (1950). — Bolliger, A., and R. Gross: Nucleic acid catabolites in keratinous tissue. Textile Res. (Lond.) 4, 438 (1951). — Nonkeratins: A contribution to the biochemistry of keratinization. Australian J. Derm. 1, 179 (1952a). — Quantitative studies on some water-soluble organic constituents associated with vertebrate keratin. Aust. J. exp. Biol. med. Sci. 30, 180 (1952b). — Nonkeratins in human hair. Aust. J. exp. Biol. med. Sci. 32, 739 (1954). — Borelli, S.: Möglichkeiten der Haarformung und Verträglichkeit der Kaltdauerwellpräparate. Hautarzt 7, 337 (1956). — Bourne, G.: Distribution of alkaline phosphatase in various tissues. Quart. J. exp. Physiol. 33, 1 (1943). — Bourguelot, E., et G. Bertrand: Le bleuissement et le noircissement des champignons. C. R. Soc. Biol. (Paris) 47, 582 (1895). — Bownes, G. M., R. A. Morton, M. H. Shakir and A. L. Stubbs: Distribution of copper and zinc in mammalian eyes. Occurrences of metals in melanin fractions from eye tissues. Biochem. J. 51, 521 (1952). — Bradfield, J. R. G.: Glycogen of vertebrate epidermis. Nature (Lond.) 167, 40 (1951). — Bragg, L., J. C. Kendrew and M. Perutz: Polypeptide chain configurations in crystalline proteins. Proc. roy. Soc. A 203, 321 (1950). — Braun-Falco, O., u. B. Rathjens: Beitrag zum Studium histochemischer Reaktionen an Keratin und anderen cutanen Gewebsanteilen. Acta histochem. (Jena) 1, 82 (1954). — Brown, H., and J. V. Klauder: Sulphur content of hair and of nails in abnormal states. Therapeutic value of hydrolyzed wool: I. Hair. Arch. Derm. Syph. (Chicago) 27, 584 (1933). — Brown, R. A., W. S. Young and N. Nicolaides: Analysis of high molecular-weight alcohols by the mass spectrometer. The wax alcohols of human hair fat. Analyt. Chem. 26, 1653 (1954). — Brunner, M. J.: Medical aspects of home cold waving. Arch. Derm. Syph. (Chicago) 65, 316 (1952). — Bulliard, H., et A. Giroud: C. R. Soc. Biol. (Paris) 98, 500 (1928). — Ann. Derm. Syph. (Paris) 10, 73 (1929). — Bull. Soc. Chim. biol. (Paris) 13, 138 (1931). — Arch. Morph. gén. exp. 29, (1930). — Bunak, W.: Über die Variationen des Pigmentes und ihre Bedeutung für die Variation der Haarfarbe. Chem. Zbl. 1, 3008 (1939). — Burtenshaw, J. M. L.: Mechanism of selfdisinfection of human skin and its appendages. J. Hyg. (Lond.) 42, 184 (1942). — Burton, H.: The constitution of melanin. Chem. and Ind. 1948, 313. — Burton, H., J. A. Duffield and P. F. G. Praill: The synthesis of derivatives of 5,6-dihydroxyindole. II. 5,6-dihydroxyindole and related compounds. J. chem. Soc. 1952, 1062. — Butcher, E. O.: Effects of adrenalectomy on pigmentation of hair in rats fed a dificient diet. Proc. Soc. exp. Biol. (N.Y.) 60, 396 (1945).

Cannon, C. G.: Wechselwirkung und Aufbauart der CONH-Gruppe in Amiden und Polyamiden. 5. Internat. Coll. Spectrosc. Ref. Angew. Chem. 67, 181 (1955). — Carpéri, G., u. J. Chouteau: Über die Theorie des physik.-chemischen Verhaltens der Peptidbindung und das Problem des beweglichen Wasserstoffes in Amid- und Peptidmolekülen. 1. Mitt. Einführung und erste Arbeitshypothese. Folgerungen. 2. Mitt. Zweite Arbeitshypothese und einige Folgerungen. C. R. Acad. Sci. 236, 1354, 1423 (1953). Ref. Chem. Zbl. 1954, 6912—6913. — Carrié, A. B. D.: Water absorption of keratin. In fibrous proteins. Bradford: Soc. of Dyers and Colourists 1946. — Carter, E. G. H., W. R. Middlebrook and P. H. Phillips: Textile Res. J. 21, 281 (1951). Zit. nach Hirsch. — Castellino, P. G.: Die Wirkung von Enzymextrakten auf die Löslichkeit des Keratins. Arch. Ist. biochim. ital. 7, 417 (1935). Ref. Chem. Abstr. 30, 3839 (1936). — Die Wirkung von Hauthydrolysatextrakten auf gelöstes Keratin. II. Papain. Arch. Ist. biochim. ital. 9, 171 (1937). Ref. Chem. Abstr. 31, 7893

(1937). — CHASE, H. B.: Number of entities inactivated by X-rays in greying of hair. Science 113, 714 (1951). — CHASE, H. B., and H. RAUCH: J. Morph. 87, 381 (1950). Zit. nach CHASE. — CIUSA, W.: Bestimmung der Haarfarbe mit dem Spektrophotometer von Beckman. Mikrochem. u. Mikrochim. Acta (Wien) 39, 362 (1952). — CLEMO, G. R., and F. K. DUXBURY: Formation of tyrosine melanin. J. chem. Soc. 1950, 1795. — COHN, E. J., and Y. T. EDSALL: Proteins, amino acids and peptides as ions and dipolar ions. New York: Reinhold Publishing Corp. 1943. — COMAR, C. L., L. SINGER and G. K. DAVIS: Milybdenum metabolism and interrelationships with copper and phosphorus. J. biol. Chem. 180, 913 (1949). — CONANT, J. B., and A. H. BLATT: The chemistry of organic compounds, 3d. edit. New York: Macmillan & Co. 1948. — CONSDEN, R., and A. H. GORDON: A study of the peptides of cystine in partial hydrolysates of wool. Biochem. J. 46, 8 (1950). — CONSDEN, R., A. H. GORDON and A. J. P. MARTIN: The identification of amino-acids derived from cystine in chemical modified wool. Biochem. J. 40, 580 (1947). — A study of the acidic peptides formed on the partial acid hydrolysis of wool. Biochem. J. 44, 548 (1949). — COPEMAN, P. R. VAN DER: The significance of manganese in human tissue. II. The presence of manganese in luman tissue. J. forensic. Med. 2, 118 (1955). — COREY, R. B., and L. PAULING: Die Konfiguration von Polypeptidketten in Proteinen. Intern. Woll-Textil.-Forsch.-Konferenz, Australia 1955. Ref. Angew. Chem. 68, 218 (1956). — CREWTHER, W. G., and A. R. McQUADE: Intestinal microflora of the clothes moth larva Tineola bisselliella in relation to wool digestion. J. gen. Microbiol. 12, 311 (1955). Ref. Chem. Abstr. 49, 7862h (1955). — CRICK, F. H. C.: Is alpha-keratin a coiled coil? Nature (Lond.) 170, 882 (1952). — Structure of the synthetic alpha-polypeptides. Sci. Progr. 42, 205 (1954).

DANFORTH, C. H.: Studies on hair; with special reference to hypertrichosis. Arch. Derm. Syph. (Chicago) 11, 494, 637, 804 (1925). Ibid. 12, 330 (1925). — The hair. Natural Hist. 26, 75 (1926). — Physiology of human hair. Physiol. Rev. 19, 94 (1934). — DANIEL, D., E. LEDERER et L. VELLUZ: Sur les constituants de la graisse de laine. II. Étude chromatographique de la partie insaponifiable. Bull. Soc. Chim. biol. (Paris) 2, 218 (1944). — DANKWORTH, P. W.: Erhöhter Bleigehalt in niederen Organismen und Haaren. Dtsch. tierärztl. Wschr. 50, 28 (1942). — DANNEEL, R.: Die Wirkungsweise der Grundfaktoren für Haarfärbung beim Kaninchen. Naturwissenschaften 1938, 505. — Tyraminderivate als Pigmentvorstufe. Ein Beitrag zur biologischen Adrenalinsynthese. Z. Naturforsch. 1, 87 (1946). — DANNEEL, R., u. H. PAUL: Zur Physiologie der Kälteschwärzung beim Russenkaninchen. IV. (Schluß.) Nachweis der genabhängigen Fermentbildung an Gefrierschnitten. Biol. Zbl. 60, 79 (1940). — DARMON, S. E., and G. B. B. M. SUTHERLAND: Evidence from infra-red spectroscopy on the structure of proteins. Nature (Lond.) 164, 440 (1949). — DARMSTÄDTER, L., u. J. LIFSCHÜTZ: Beiträge zur Kenntnis der Zusammensetzung des Wollfettes. Ber. dtsch. chem. Ges. 29, 618, 1474, 2890 (1896). — DAWBARN, M.: Substitution of methionine for cystine in diet of growing rats. Australian J. exp. Biol. (N.Y.) 16, 159 (1939). — DAY, M. F.: Digestion of wool by insects. I. Microscopy of digestion of wool by clothes-moth larvae (Tineola bisselliella Hum). II. Properties of some insect proteinases (mit R. F. POWNING und H. IRZYKIEWICZ). III. Comparison between the tracheation of the midgut of Tineola larvae and that of other insect tissues. Aust. J. Sci. Res., B 4, 42, 49, 64 (1951); 5, 143, 169, 178 (1952). — DERKSEN, J. C., and G. C. HERINGA: Cornification and tonofibrils of epidermis. Pol. Gaz. lek. 15, 592 (1936). — DERKSEN, J. C., G. C. HERINGA and A. WEIDINGER: On keratin and cornification. Acta neerl. Morph. 1, 31 (1937). — DESAUX, A., et E. KAHANE: Recherches sur la composition chimique des cheveux (Note préliminaire). Bull. Soc. franç. Derm. Syph. 59, 19 (1952). — DIECKE, S. H.: Pigmentation and hair growth in black rats, as modified by the chronic administration of thiourea, phenylthiourea and alpha-naphthylthiourea. Endocrinology 40, 123 (1947). — DIMICK, M. K., and A. LEPP: Relation of pantothenic acid to filtrate fraction of vitamin B complex. J. Nutr. 20, 413 (1940). — DIMTER, A.: Untersuchungen über das Unverseifbare. I. Über das Unverseifbare des Ovarialdermoidcystenfettes. Z. physiol. Chem. 270, 247 (1941). — Untersuchungen über das Unverseifbare. Über das Unverseifbare im menschlichen Serum. Hoppe-Seylers Z. physiol. Chem. 272, 189 (1942). — DONOHUE, J.: Hydrogen-bonded helical configurations of the polypeptide chain. Proc. nat. Acad. Sci. (Wash.) 39, 470 (1953). — DORÉE, C., J. F. McGHIE and F. KURZER: Lanosterol: Hydrocarbons formed by the action of dehydrating agents. J. chem. Soc. 1947, 1467. — DRUMMOND, J. C., and L. C. BAKER: Composition of wool fat. J. Soc. chem. Ind. (Lond.) 48, 232T (1929). — DUIJN, P. VAN: Inactivation experiments on the dopa factors. J. Histochem. Cytochem. 1, 143 (1953a). — Dermatologica 106, 219 (1953b). — DUSPIVA, F.: Beiträge zur enzymatischen Histochemie. XXI. Die proteolytischen Enzyme der Kleider- und Wachsmottenraupen. Hoppe-Seylers Z. physiol. Chem. 241, 177 (1935). — DUTCHER, TH. F., and ST. ROTHMAN: Iron, copper and ash content of human hair of different colors. J. invest. Derm. 17, 65 (1951).

EARLAND, C., and C. S. KNIGHT: Structure of keratin. (II) Amino-acid content of fractions isolated from oxidized wool. Biochem. et Biophys. Acta 22, 405 (1956). — ECKSTEIN, H. C.: The cholesterol content of the hair of the albino rat. Proc. Soc. exp. Biol. (N.Y.) 23,

581 (1926). — The cholesterol content of hair, wool and feathers. J. biol. Chem. **73**, 363 (1927). — Amino acids in human skin. Proc. Soc. exp. Biol. (N.Y.) **32**, 1573 (1935). — Eggleston, W. G. E.: The zinc content of epidermal structures. Chin. J. Physiol. **13**, 399 (1938). — Elliott, A.: The alpha-beta-transformation in stretched hair. Textile Res. J. **22**, 783 (1952). — Anwendung der Spektroskopie mit polarisierter Ultrarotstrahlung. Textile Res. J. **7**, 210 (1954). Ref. Chem. Zbl. **1955**, 5090. — Elliott, R. L., and B. Manogue: Text. Res. **68**, 94 (1951). — An electron-microscope study of the surface structure of wool. J. Soc. Dyers Colourists **68**, 12 (1952). — Elliott, R. L., and J. B. Roberts: Isolation of a cuticle sheath from wool fibers. J. Soc. Dyers Colourists **73**, 95 (1957). — Ellis, W. J., J. M. Gillespie and H. Lindley: Biochemical studies of the wool root. Nature (Lond.) **165**, 545 (1950). — Elöd, E., H. Nowotny u. H. Zahn: Die Reaktionen der Wollfaser und die Alterationen der Feinstruktur. Melliand Textilber. **21**, 385 (1940). — Die Struktur der Wollfaser und ihre Reaktionsfähigkeit. Kolloid-Z. **95**, 81 (1941). — Struktur und Chemie der Wollfaser. Kolloid-Z. **100**, 283 (1942). — Elöd, E., u. H. Zahn: Struktur und Reaktionsfähigkeit der Wollfaser. XVI. Wirkung von Formamid auf Keratine, „Superkontraktion". Kolloid-Z. **108**, 94 (1944a). — Die Wirkung von Pankreatin auf die Keratinfaser. Melliand Textilber. **25**, 361 (1944b). — Elsworth, F. F., and H. Phillips: CXIII. The action of sulphites on the cystine disulphide linkages in wool. I. The influence of pH value on the reaction. Biochem. J. **32**, 837 (1938). — XIV. The action of sulphites on the cystine disulphide linkages in wool. II. The influence of temperature, time and concentration on the reaction. Biochem. J. **35**, 135 (1941). — Emerson, G. A.: Failure to cure or prevent graying of rats with p-amine benzoic acid. Proc. Soc. exp. Biol. (N.Y.) **47**, 448 (1941). — Emerson, G. A., and H. M. Evans: Growth and graying of rats with total "filtrat factor" and with pantothenic acid. Proc. Soc. exp. Biol. (N.Y.) **46**, 655 (1941). — Emerson, G. A., and J. C. Keresztesy: Biotin deficiency in rats. Proc. Soc. exp. Biol. (N.Y.) **51**, 538 (1942). — Engman, M. F., and D. J. Kooyman: Lipids of the skin surface. Arch. Derm. Syph. (Chicago) **29**, 12 (1934).

Fazekas, J. G.: Experimentelle Angaben zum Farbstoffwechsel und Haarwuchs. Virchows Arch. path. Anat. **325**, 47 (1954). — Feughelman, M.: Dipolwechselwirkung von Amid-Gruppen im Keratin. Intern. Woll-Textil-Forschg.-Konferenz Australien 1955. Ref. Angew. Chem. **68**, 219 (1956). — Fieser, L. F.: A companion of cholesterol. J. Amer. chem. Soc. **73**, 5007 (1951). — Figge, F. H. J.: Factors regulating the formation and physical and chemical properties of melanin. In R. W. Miner, The biology of melanomas, p. 405. New York: The Academy 1948. — Figge, F. H. J., and E. Allen: Release of glutathion inhibition by estrone. Endocrinology **29**, 262 (1941). — Fischer, E.: Untersuchungen über Aminosäuren, Polypeptide und Proteine. Berlin: Springer 1906. — Fischer, E., u. K. Saller: Eine neue Haarfarbentafel. Anthrop. Anz. **3**, 238 (1928). — Fischer, J., and D. Glick: Proc. Soc. exp. Biol. (N.Y.) **66**, 14 (1947). Zit. nach Hirsch. — Fitzpatrick, T. B.: Human melanogenesis. Arch. Derm. Syph. (Chicago) **65**, 379 (1952). — Fitzpatrick, T. B., S. W. Becker, A. B. Lerner and H. Montgomery: Tyrosinase in human skin: demonstration of its presence and its role in human melanin formation. Science **112**, 223 (1950). — Fitzpatrick, T. B., A. B. Lerner, E. Calkins and W. H. Summerson: Mammalian tyrosinase: melanin formation by ultraviolet irradiation. Arch. Derm. Syph. (Chicago) **59**, 620 (1949). — Flaschenträger, B., u. E. Lehnartz: Physiologische Chemie. Ein Lehr- und Handbuch für Ärzte, Biologen und Chemiker, Bd. 1. Berlin-Göttingen-Heidelberg: Springer 1951. — Flesch, P.: The role of copper in mammalian pigmentation. Proc. Soc. exp. Biol. (N.Y.) **70**, 79 (1949a). — Inhibitory action of extracts of mammalian skin on pigment formation. Proc. Soc. exp. Biol. (N.Y.) **70**, 136 (1949b). — On the mode of action of selenium sulfide. J. invest. Derm. **21**, 233 (1953a). — Studies on the mode of action of vitamin A. J. Invest. Dermat. **21**, 421 (1953b). — Flesch, P., and E. Kun: A colometric method for determination of sulfhydryl groups in tissue homogenates by 1-(4-chlormercuriphenylazo)-2-naphthol. Proc. Soc. exp. Biol. (N.Y.) **74**, 249 (1950). — Flesch, P., and St. Rothman: Isolation of iron pigment from human red hair. J. invest. Derm. **6**, 257 (1945). — Forbes, T. R.: Sex hormones and hair changes in rats. Endocrinology **30**, 465 (1942). — Fraser, R. D. B.: Chain configuration of wool keratin. Biochim. biophys. Acta **12**, 482 (1952). — Side-chain orientation in fibrous proteins. Nature (Lond.) **176**, 358 (1955). — Molekulare Orientierung und Konfiguration bei Keratinen. Internat. Woll-Textil-Forschg.-Konferenz Australien 1955. Ref. Angew. Chem. **1956**, 219. — Fraser, R. D. B., H. Lindley and G. E. Rogers: Chemical heterogeneity and cortical segmentation in wool. Biochim. biophys. Acta **13**, 295 (1954). — Freney, M. R.: Studies on the merino fleece; the chemistry of suint. J. Soc. chem. Ind. (Lond.) **53**, 131 T (1934). — Freytag, H.: The determination of the SH groups. Parfums cosmét. savons Nr 112, 19 (1955a). Ref. Chem. Abstr. **50**, 9485e (1956). — Characterization of sulfur-containing proteins. Folia pharm. **3**, 125 (1955b). Ref. Chem. Abstr. **50**, 5797f (1956). — Zur Untersuchung und Kenntnis der Variabilität menschlicher Haare. Fette, Seifen, Anstrichmittel **58**, 770 (1956). — Fritz, C. J., I. H. Hooper, J. L. Halpin and H. P. Moore: Failure of feathers pigmentation in bronze poults due to lysine defiency. J. Nutr. **31**, 387 (1946). — Fröhlich,

H. G.: Die Struktur und physikalischen und chemischen Eigenschaften von Haar von Hasen, wilden und zahmen Kaninchen. Z. ges. Textil-Ind. **56**, 32 (1954). — FROST, D. V., and F. P. DANN: Unidentified factor(s) in yeast and liver essential to the cure of achromotrichia in dogs on synthetic diets. J. Nutr. **27**, 355 (1944). — FROST, D. V., F. P. DANN and F. C. McINTIRE: Adequacy of the known synthetic vitamins for normal feathering and pigmentation in chicks. Proc. Soc. exp. Biol. (N.Y.) **61**, 65 (1946). — FROST, D. V., F. P. DANN and R. C. MOORE: Effect of pantothenic acid alone and in natural produits on nutritional achromotrichia in rats. Proc. Soc. exp. Biol. (N.Y.) **46**, 507 (1941). — FUKUSHIMA, M.: Über die Bestandteile der menschlichen Kopfhaare. J. orient. Med. **20**, Nr 5, 67 (1934). Ref. Zbl. Haut- u. Geschl.-Kr. **49**, 482 (1935).

GEIGER, W. B.: The scale substance of wool. Textile Res. **14**, 82 (1944). — GESCHWIND, I. I., W. O. REINHARDT and C. H. LI: Observations on the connexion between intermedin and adrenocorticotropic hormon. Nature (Lond.) **169**, 1061 (1952). — GHUYSEN, J. M., et G. LEGER: Proteolytic and depilatory activities of actinomycetin. C. R. Soc. Biol. (Paris) **148**, 1691 (1954). — GILBERT, G. A.: A critism of some theories of multi-molecular adsorption applied to wool. In: Fibrous proteins. Bradford: Society of Dryers and Colourists 1946. — GILLESPIE, D. T. C.: Wool wax. J. Textile Inst. **39**, P45 (1948). — GINSBERG, B.: The effects of the major genes controlling coat color in the guinea pig on the dopa oxidase activity of skin extracts. Genetics **29**, 176 (1944). — GIRAL, J., and E. HANHAUSEN: The method of paper chromatography for the analysis of amino acids. Mem. congr. cient. mex. IV. Centenario Univ. Méx. **2**, 186 (1953). Ref. Chem. Abstr. **49**, 1860f (1955). — GIROUD, A., and H. BULLIARD: La kératinisation de l'épiderme et des phanères. Paris: G. Doin 1930. — GIROUD, A., H. BULLIARD and C. P. LEBLOND: Les deux types fondamentaux de kératinisation. Bull. Histol. appl. **11**, 129 (1934). — GIROUD, A., et G. CHAMPETIER: Recherches sur les roentgenogrammes des kératines. Bull. Soc. Chim. biol. (Paris) **18**, 655 (1936). — GIRAOUD, A., and C. P. LEBLOND: The keratinization of epidermis and its derivatives, especially the hair, as shown by X-ray diffraction and histochemical studies. Ann. N.Y. Acad. Sci. **53**, 613 (1951). — GIROUD, A., C. P. LEBLOND, R. RATSIMANANGA et M. RABINOWICZ: Bull. Soc. franç. Derm. Syph. **42**, 483 (1935). — GMELIN, R., G. HASEMAIER u. G. STRAUSS: Über das Vorkommen von Djenkolsäure und einer C-S-Lyase in den Samen von Albizzia lophanta Benth. (Mimosaceae). Z. Naturforsch. **12b**, 687 (1957). — GODDARD, D. R., and L. MICHAELIS: A study of keratin. J. biol. Chem. **106**, 605 (1934). — GOLDBLUM, R. W., S. DERBY and A. B. LERNER: Metal content of skin, nails and hair. J. invest. Derm. **20**, 13 (1953). — GOLDEN, R. L., Y. C. WHITWELL and E. H. MERCER: The amino acid compositions of several wool fractions as determined by paper chromatography. Textile Res. J. **25**, 334 (1955). — GOODINGS, A. C.: The molecular structure of wool keratin. Textile Res. J. **20**, 454 (1950). — GORDON, I. I., and J. H. QUASTEL: Effects of organic arsenicals on enzyme systems. Biochem. J. **42**, 337 (1948). — GORTER, F. J.: Depigmentation, a new dietary deficiency disease, cured by copper. Nature (Lond.) **136**, 185 (1935). — GOSS, H., and M. M. GREEN: Copper in hair. Science **122**, 330 (1955). — GRASSMANN, W., u. J.. TRUPKA: Über die Analyse der Haut. Zit. bei POLEMANN, Med. Welt **1951**, 1443. — GRAUBARD, M., and G. PINKUS: Steroid metabolism: estrogens and phenolases. Endocrinology **30**, 265 (1942). — GRODZICKI, Z.: Obtaining glutamic acid from human hair. Acta Pol. pharm. **11**, 183 (1954). Ref. Chem. Abstr. **49**, 9061b (1955). — GROODY, T. C., and M. F. GROODY: Feather depigmentation an pantothenic acid deficiency in chicks. Science **95**, 655 (1943). — GROSS, P., E. RUNNE and J. W. WILSON: Studies on the effect of thallium poisoning of the rat. The influence of cystine and methionine on alopecia and survival period. J. invest. Derm. **10**, 119 (1948). — GYÖRGY, P., and C. E. POLINY: Further experiments on nutritional achromotrichia in rats and mice. Proc. Soc. exp. Biol. (N.Y.) **45**, 773 (1940a). — Pantothenic acid and nutritional achromatrichia in rats. Science **92**, 202 (1940b). — GYÖRGY, P., C. E. POLING and Y. SUBRAROW: Observations on the factor curative of nutritional achromotrichia. J. biol. Chem. **132**, 789 (1940).

HÄHNEL, R.: Vergleichende chemische Untersuchungen an physiologischen und pathologischen Keratinen. I. Quantitative Bestimmungen der N-terminalen Aminosäuren in Schwielenhorn, Psoriasisschuppen, Nägeln und Haaren. Arch. klin. exp. Derm. **209**, 97 (1959a). — Vergleichende chemische Untersuchungen an physiologischen und pathologischen Keratinen. II. Über den Abbau von Keratinen aus Schwielenhorn, Psoriasisschuppen, Nägeln und Haaren mittels Thioglykolatlösungen. Arch. klin. exp. Derm. **209**, 104 (1959b). — HALY, A. R.: Cortical asymmetry in wool. Textile Res. J. **27**, 82 (1957). Ref. Chem. Abstr. **51**, 4005b (1957). — HAMILTON, J. B.: Influence of the endocrine status upon the pigmentation in man and in mammals. In R. W. MINER, The biology of melanomas, p. 341. New York: The Academy 1948. — HANNA, B. L.: Production of pigments similar to those from hair from amino acid and keratin interaction. Proc. Soc. exp. Biol. (N.Y.) **80**, 285 (1952). — HANSEL, H.: Parfümerie u. Kosmetik **35**, 437 (1954). Zit. nach HIRSCH. — HANSON, H., u. J. METHFESSEL: Untersuchungen über Keratosen. II. Verdauungsexperimente mit Haarpulver,

Alkali- und Keratosesulfiden. Biochem. Z. **326**, 350 (1955). — Hardy, M. I.: Die Histochemie der Haarfollikel bei der Maus. Amer. J. Anat. **90**, 285 (1952). Ref. Chem. Zbl. **1953**, 4889. — Harris, M.: Chemistry of keratin. J. Soc. cosmet. Chem. **1**, 223 (1949). — Harris, M., and A. E. Brown: Natural and synthetic protein fibers. In: Fibrous proteins. Beadford: Society of Dyers and Colourists 1946. — Harris, M., L. R. Mizell and L. Fourt: Elasticity of wool as related to its chemical structure. J. Res. nat. Bur. Stand. **29**, 73 (1942). — Industr. Chem. Engng. **34**, 833 (1942). — Harrison, W.: Proteins. Chem. & Industr. **60**, 558 (1941). — Heilingötter, R.: Die theoretischen Grundlagen der Dauerwellverfahren. Parfümerie u. Kosmetik **30**, 141 (1949). — Parfümerie u. Kosmetik **1951**, 282. Zit. nach Hirsch. — Konstitution, Farbkraft und Giftigkeit von Haarfarben. Amer. Parfumer **63**, 345 (1954). Ref. Chem. Zbl. **126**, 3751 (1955). — Kosm. Parf. Drog. Rdsch. Innsbruck 1957. — Herman, F. A.: Arsenic content of hair. Canad. med. Ass. J. **71**, 498 (1954). Ref. Chem. Abstr. **49**, 5615g (1955). — Hess, A. F., M. Weinstock and F. D. Helman: Antirachitic value of irradiated cholesterol and phytosterol; factors influencing its biological activity. J. biol. Chem. **63**, 305 (1925). — Hess, W. C.: J. biol. Chem. **109** (1935). Zit. nach Rothman. — Hiroshi, S., T. Niimi and A. Hatano: Effect of cross linkages on stress-strain curves, strength and elongation of wool fibers. J. chem. Soc. Jap. industr. Chem. Sect. **56**, 185 (1953). Ref. Chem. Abstr. **48**, 9070a (1954). — Hirsch, F.: Beitrag zur Aufklärung der Keratinstruktur. Diss. T. H. München 1952. Zit. nach Hirsch, Das Haar des Menschen. — Über eine Rotationsmöglichkeit der Polypeptidspirale des Keratins. Jahresverslg Ges. Dtsch. Chem. München 1955. Ref. Angew. Chem. **67**, 715 (1955). — Die Struktur des Keratins. Seifen, Öle, Fette, Wachse **81**, 143 (1955). — Das Haar des Menschen in Gesundheit und Krankheit, unter spezieller Berücksichtigung der Keratinchemie. Ulm a. d. Donau: Karl F. Haug 1956. — Hofmeister, F.: Über Bau und Gruppierung der Eiweißkörper. Ergebn. Physiol. **1**, 759 (1902). — Hogeboom, G. H., and M. H. Adams: Mammalian tyrosinase and dopa oxydase. J. biol. Chem. **145**, 273 (1942). — Holló, M., u. Sz. Zlatarov: Die Veränderungen der Aktivität der alkalischen Phosphatase-Aktivität in den Haaren unter physiologischen und pathologischen Bedingungen. Börgyögy. vener. Szle **27**, 97 (1951). Ref. Zbl. Haut- u. Geschl.-Kr. **83**, 58 (1953). — Effects of x-rays on thallium on the calcium-phosphate layer on the surface of hair bulbs. Calcium layers in the skin. Acta med. Acad. Sci. hung. **5**, 241 (1954). Ref. Chem. Abstr. **48**, 12963f (1954). — Hoppey, F., T. B. McRae and H. I. Weston: Structure of wool. Nature (Lond.) **172**, 673 (1953). — Horn, D. H. S., and F. W. Hougen: The isolation of some homologous higher molecular weight glycols from the unsaponable fraction of wool wax. Chemistry and Industry **1951**, 670. — Horn, D. H. S., F. W. Hougen and E. von Rudloff: Constitution of the hydroxy acids of wool wax. Chem. and Ind. **1952**, 106. — Horn, M. I., D. B. Jones and S. I. Ringel: Isolation of a new sulfur-containing amino-acid (Lanthionine) from sodium carbonate-treated wool. J. biol. Chem. **138**, 141 (1941). — Hougen, F. W.: Polycyclic hydrocarbons in human hair wax. Chem. and Ind. **1954**, 192. Ref. Chem. Abstr. **48**, 6628b (1954). — Houssay, B. A., and I. Unger: Action de l'hypophyse sur la coloration des batraciens. C. R. Soc. Biol. (Paris) **91**, 318 (1924). — Hove, H. v.: Mol-Größe des Wolleiweißes. Melliand Textilber. **14**, 601a. — Einwirkung von Halogenen auf die Wolle. Melliand Textilber. **15**, 468b. — Huggins, M. L.: Chem. Rev. **32**, 195. Zit. nach Hirsch. — Hundley, I. M., and R. B. Ing: Effect of pantothenic acid deficiency on skin copper. Fed. Proc. **10**, 385 (1951).

Iijima, S., H. Tanji and Ch. Shimoda: Studies on the role of copper in melanogenesis. II. The serum oxidase in dermatological disorders. Jap. J. Derm. **66**, 317 (1956). Ref. Zbl. Haut- u. Geschl.-Kr. **97**, 93 (1957).

Jacobson, V. C.: Melanin. Review of chemical aspects of melanin problem. Arch. Path. (Chicago) **17**, 391 (1934). — Jankowsky, W.: Beitrag zur Frage der Haarpigmente. Z. Rassenphysiol. **5**, 1 (1932a). — Beitrag zur Frage der Haarpigmente. Verh. Ges. phys. Anthrop. **6**, 66 (1932b). — Zur Frage der Haarfarbe und Haarpigmente. Z. Rassenphysiol. **12**, 51 (1941). — Jaques, R.: Action inhibitrice du thiouracil sur la mélanogenèse de la queue d'axolotl en régénération. Experientia (Basel) **6**, 148 (1950). — Jarret, A.: The chemistry on inner root sheath and hair keratin. Brit. J. Derm. **70**, 271 (1958). — Jensen, H.: Decomposition of keratin by soil-microorganisms. J. agric. Sci. **20**, 390 (1930). — Jervis, G. A.: Studies on phenylpyuruvic oligophrenia. The position of the metabolic error. J. biol. Chem. **169**, 651 (1947). — Johnson, S., and B. Högberg: Observations on the connection between intermedin and adrenocorticotropic hormon. Nature (Lond.) **169**, 286 (1952). — Justin-Mueller, E.: Beitrag zur Untersuchung der Aminosäuren in tierischen Fasern und in synthetischen Polyamiden. Ref. Chem. Zbl. **1955**, 6169.

Kanda, Y.: Structures of fibrous proteins. I. Chem. Res. (Jap.) **9**, 133 (1951). Ref. Chem. Abstr. **45**, 7610e (1951). — Structures of fibrous proteins. I. Polypeptide structure of alpha-keratin. Bull. chem. Soc. Jap. **23**, 137 (1950). Ref. Chem. Abstr. **45**, 10268b (1951). — Karrer, P.: Lehrbuch der organischen Chemie. Leipzig: Georg Thieme 1950. — Kawabe, M.:

Studien über die Verhornung der menschlichen Haut. Jap. J. Derm. **36**, 117 (1939). — Keil, H. L., and V. E. Nelson: The role of copper in haemoglobin regeneration and in reproduction. J. biol. Chem. **93**, 49 (1931). — Kertesz, D.: Tyrosinase and polyphenoloxidase. The role of metallic ions in melanogenesis. Nature (Lond.) **168**, 697 (1951). — Die Struktur von Melanin. Publ. Staz. zool. Napoli **29**, 33 (1957). — Kligman, A. M., and D. Ginsberg: Immunity of adult scalps to infection with Microsporum audouini. J. invest. Derm. **14**, 345 (1950). — Koetsveld, E. E. van: Influence of feed on coat and hair composition. T. Diergeneesk. **79**, 405 (1954). Ref. Chem. Abstr. **49**, 12637h (1955). — Kosyakov, K. S.: The sulphur content of the hair in malignant tumor patients. Bull. Biol. Méd. exp. UdSSR. **7**, 407 (1939). Ref. Zbl. Haut- u. Geschl.-Kr. **65**, 16 (1940). — Kratky, O.: Neue Äquator-Kleinwinkelreflexe an beta-Keratin. Z. Naturforsch. **6b**, 173 (1951). — Krimm, S., and R. Schor: Structure of feather keratin. J. chem. Physics **24**, 922 (1956). — Krüger, L.: Spektralanalytische Untersuchungen von Haarfarben. Wiss. Arch. Landwirtsch. **1**, 52 (1929). — Kukita, A.: Changes in tyrosinase activity in the hair growth cycle. Invest. Derm. **28**, 273 (1957). — Kukita, A., and Th. B. Fitzpatrick: Demonstration of tyrosinase in melanocytes of the human hair matrix by entoradiography. Science **121**, 893 (1955). — Kulwin, M.: Effect of cysteine hydrochloride on radiation-induced depigmentation of mouse hair. J. invest. Derm. **20**, 237 (1953). — Kupperman, H. S.: Hormone control of a dimorphic pigmentation area in the golden hamster (Cricetus auratus). Anat. Rec. **88**, 442 (1944). — Kuwata, T., and Y. Ishii: Investigations on wool fat. J. Soc. chem. Industr. Japan **39**, 317, 358 (1936). — Kuwata, T., and M. Katuno: Wool wax. IV. Two new in wool wax. J. Soc. chem. Industr. Japan **41**, 227 (1938). Ref. Chem. Abstr. **32**, 9536 (1938).

Lang, J. M., and C. C. Lucas: The analysis of hair keratin. 1. Application of microbiological techniques to hydrolysates of human hair. Biochem. J. **52**, 84 (1952). — Lang, K.: Der intermediäre Stoffwechsel. In W. Trendelenburg u. E. Schütz, Lehrbuch der Physiologie in zusammenhängenden Einzeldarstellungen. Berlin-Göttingen-Heidelberg: Springer 1952. — Langhof, H.: Zur Acanthosis nigricans. Derm. Wschr. **127**, 378 (1953). — Lapière, S.: Les substances à fonction sulfhydrile dans la peau normale et dans divers états pathologiques cutanés. Arch. belges Derm. **3**, 176 (1947). — Laxer, G., and C. S. Whewell: The iron content of melanin granules isolated from pigmented mammalian hairs. Chem. and Ind. **1954**, 127. Ref. Chem. Abstr. **48**, 5974f (1954). — Lea, A. J.: A neutral solvent for melanin. Nature (Lond.) **156**, 478 (1945). — Leblond, C. P.: Histological structure of hair, with a brief comparison to other epidermal appandages and epidermis itself. Ann. N.Y. Acad. Sci. **53**, 464 (1951). — Chemical form of the iodine present in the hair of the rat. Endocrinology **54**, 104 (1954). — Lederer, E., et O. Mercier: Sur les constituants de la graisse de laine; la peau de mouton comme organe de la biosynthèse des alcools triterpéniques. Biochim. biophys. Acta **2**, 91 (1948). — Lederer, E., et P. K. Tchen: Sur les constituants de la graisse de laine. III. Dosage de l'isocholestérol (lanostérol, agnostérol etc.). Bull. Soc. Chim. biol. (Paris) **27**, 419 (1945). — Lennox, F. G.: Digestion of wool keratin by papain-bisulfite-urea and related systems. Aust. J. sci. Res. B **5**, 189 (1952). — Lerner, A. B.: Effect of irons on melanin formation. J. invest. Derm. **18**, 47 (1952). — Lerner, A. B., and T. B. Fitzpatrick: Biochemistry of melanin formation. Physiol. Rev. **30**, 91 (1950). Weiters zit. nach Lorincz. — Lerner, A. B., T. B. Fitzpatrick, E. Calkins and W. H. Summerson: Mammalian tyrosinase: preparation and properties. J. biol. Chem. **178**, 185 (1949). — Mammalian tyrosinase: the relationship of copper to enzematic activity. J. biol. Chem. **187**, 793 (1950). — Lerner, A. B., K. Shizume and I. Bunding: The mechanism of endocrine control of melanin pigmentation. J. clin. Endocr. **14**, 1463 (1954). — Lerner, A. B., K. Shizume and T. B. Fitzpatrick: On the mechanism of melanin pigmentation in endocrine disorders. J. invest. Derm. **21**, 337 (1953). — Lerner, A. B., and Y. Takahashi: Hormonal control of melanin pigmentation. Recent Progr. Hormone Res. **12**, 303 (1956). — Leveau, M., and N. Cebe: Allworden reaction. Factors of fecting reaction time. Bull. Inst. textile France Nr 43, 33 (1953). Ref. Chem. Abstr. **48**, 14217g (1954). — Leveau, M., J. Derminot et A. Parisot: Continuity of the wool epicuticle. Bull. inst. textile France Nr 41, 7 (1953). Ref. Chem. Abstr. **48**, 14217a (1954). — Lignac, G. O. E.: Melanogenesis. J. Path. (Chicago) **68**, 273 (1954). — Lillie, R. D.: The peracetic-acid-Schiff-reaction in the cortex of the hair. J. Histochem. Cytochem. **2**, 300 (1954). — Phenolic oxidative activities of the skin. Some reactions of keratohyalin and trichohyalin. J. Histochem. Cytochem. **4**, 318 (1956). — Lillie, R. I., and G. M. Briggs: Studies on folic acid in prevention of abnormal feather pigmentation. Poultry Sci. **26**, 475 (1947). — Lincke, H.: Beiträge zur Chemie und Biologie des Hautoberflächenfettes. Arch. Derm. Syph. (Berl.) **188**, 453 (1949). — Einige Bemerkungen zu den „Untersuchungen über die Lipoide der Hautoberfläche" von C. Carrié. Arch. Derm. Syph. (Berl.) **190**, 203 (1950). — Über den Einfluß verfütterten Cholesterins auf den Cholesteringehalt des Hautoberflächenfettes beim Kaninchen. Dermatologica (Basel) **104**, 71 (1952). — Lincke, H., u. K. Kläui: Zur Cholesterinbestimmung im Hautfett. Arch. Derm. Syph. (Berl.) **192**, 402 (1951). — Lindberg, J., E. H. Mercer, B. Philip and N. Gralén: The fine histology of the keratin fibers. Textile Res. J. **19**, 673—678 (1949). Ref. Chem.Abstr. **1950**, 843. — Linderstrom-Lang, K., and F. Duspiva: Keratin digestion in the larvae of the clothes moth. Nature (Lond.) **135**, 1039 (1935a). — Beiträge zur enzymatischen Histochemie. XVI. Die Verdauung von Keratin durch die Larven der Kleidermotte (Tineola bisselliella Humm.). Hoppe-Seylers Z. physiol. Chem. **237**, 131 (1935b). — Lindley, H.: Mögliche Modifikation der alpha-Helix und Spekulationen über die Möglichkeit von intrachenaren Disulfid-Bindungen im alpha-Keratin. Internat. Woll-Textil-Forsch.-Konf. Australien 1955. Ref. Angew. Chem. **68**, 219 (1956). — Lindley, H., and H. Phillips: The action of alkalis on wool. 2. The identity of the lanthionine-forming and bisulfite-reactive fractions of the combined cystine of wool. Biochem. J. **39**, 17 (1945). — Linser, H.: Spiral structure of proteins and nucleic acids. Biochim. biophys. Acta **16**, 295 (1955). — Linser, P.: Über den Hauttalg beim Gesunden und bei einigen Hauterkrankungen. Dtsch. Arch. klin. Med. **80**, 201 (1904). — Lipson, M.: Chemical investigations on wool wax. J. Council sci. industr. Res. **13**, 273 (1940). — Lochte, Th., u. H. Brauckhoff: Untersuchungen über die Wege der relativen Luftfeuchte im Haar und über den Nachweis des Wassers im menschlichen Kopfhaar. Dtsch. Z. ges. gerichtl. Med. **39**, 364 (1949). — Lorincz, A. L.: Pigmentation. In S. Rothman, Physiology and biochemistry of the skin, p. 515. Chicago, Ill.: Chicago University Press 1954. — Low, B. W., and R. B. Baybutt: The π-helix; a hydrogen-bonded configuration of the polypeptide chain. J. Amer. chem. Soc. **74**, 5806 (1952). — Low, B. W., and H. J. Grenville-Wells: Generalozed mathematical relations for polypeptide chain helixes. The coordinates for the π-helix. Proc. nat. Acad. Sci. (Wash.) **39**, 785 (1953). — Lunde, G., u. H. Kringstad: Über Veränderungen des Pelzes von Ratten durch Mangel an gewissen Faktoren des Vitamin B-Komplexes. Hoppe-Seylers Z. physiol. Chem. **257**, 201 (1939). — Bedarf des Fuchses an dem Anti-grau-Haar-Faktor, Vitamin Bx. Naturwissenschaften **1939**, 755. — Anti-grey hair vitamin, new factors in vitamin B complex. J. Nutr. **19**, 321 (1940a). — Weitere Untersuchungen über den Anti-graue Haare-Faktor B_x. Naturwissenschaften **1940b**, 550. — Lunde, G., H. Kringstadt u. E. Jansen: Weitere Untersuchungen über den Anti-graue Haare-Faktor B_x. Naturwissenschaften **1941**, 62. — Lustig, B., A. R. Goldfarb and B. Gerstl: The effect of vitamins and sex hormons on dietary achromotrichia in mice. Amer. J. Physiol. **141**, 259 (1944). — Lutz, R. F.: Normal occurrence of zinc in biologic materials: a review of the literature and a study of the distribution of zinc in the rat, cat and man. J. industr. Hyg. **8**, 177 (1926). — Lutz, W.: Anomalien des Pigmentes, der Haare, Nägel etc. Dermatologica (Basel) **95**, 120 (1948).

MacKenna, R. M., V. R. Wheatley and A. Wormall: The composition of the surface skin fat (sebum) from the human forearm. J. invest. Derm. **15**, 33 (1950). — Studies of sebum. 2. Some constituents of the unsaponifiable matter of human sebum. Biochem. J. **52**, 161 (1952). — Mander, J. V., and H. Brown: Certain phases of sulfur metabolism of the skin. Arch. Derm. Syph. (Chicago) **34**, 568 (1936). — Mangold, E., u. I. Dubiski: Die Verdauung des Keratins, besonders der Hornsubstanz der Vogelfedern durch Säugetiere und Vögel. Wiss. Arch. Landwirtsch. B **4**, 200 (1930). — Mardashev, R. S.: Biokhimiya **12**, 444 (1947). Ref. Biol. Abstr. **24**, 18768 (1950). — Markert, C. L.: The effect of thyroxin and anti-thyroid compounds on the synthesis of pigment granules in chick melanoblasts. Physiol. Zool. **21**, 309 (1948). — Marston, H. R.: Ruminant nutrition. Ann. Rev. Biochem. **8**, 557 (1939). — Nutrition and wool production. In: Fibrous proteins. Bradford: Society of Dyers and Colourists 1946. — Martin, A. S. P. A.: A new approach to the problem of the structure of proteins. An investigation of a partial hydrolysate of wool. In: Fibrous proteins. Bradford: Society of Dyers and Colourists 1946. — Martin, G. J., and S. Ansbacher: Confirmatory evidence of the chromotrichial activity of p-aminobenzoic acid. J. biol. Chem. **138**, 441 (1941). — Mason, H. S.: The chemistry of melanin. III. Mechanisme of the oxidation of dihydroxyphenylalanine by tyrosinase. J. biol. Chem. **172**, 83 (1948). — The structure of melanins. In: M. Gordon, Pigment cell growth, p. 277. New York: Academic Press 1953. — Mason, H. S., and A. Lada: Structure of a catechol and a 3,4-dihydroxy-phenylalanine melanin. Fed. Proc. **11**, 254 (1952). — Mason, H. S., and C. I. Wright: The chemistry of melanin: V. Oxidation of dihydroxyphenylalanine by tyrosinase. J. biol. Chem. **180**, 235 (1949). — Matoltsy, A. G.: The medullary cells of the hair. Exp. Cell Res. **5**, 98 (1953). — McArthur, I.: Pauling-Corey models and fibrous proteins. Proc. roy. Soc. B **141**, 33 (1953). — Structure of alpha-keratin. Nature (Lond.) **152**, 38 (1943). — McGinnis, I., L. C. Norris and G. F. Heuser: An unidentified nutritional factor required by the chick for feather pigmentation. J. biol. Chem. **145**, 341 (1942). — Mease, R. T.: J. Res. nat. Bur. Stand. **13**, 617. Zit. nach Hirsch. — Meirowsky, E.: Über Pigmentbildung in vom Körper losgelöster Haut. Frankf. Z. Path. **2**, 438 (1905). — A critical review of pigment research in the last hundred years. Brit. J. Derm. **52**, 205 (1940). — Die kristalline Struktur des Melanins. Dermatologia (Napoli) **6**, 255 (1955). — The crystalline structure of melanin, keratin and collagen. J. invest. Derm. **26**, 95 (1956a). — Die kristallinische Basis von Melanin, Keratin und Kollagen. Hautarzt **7**, 245 (1956b). — Meirowsky, E., u. L. W. Freeman: Kontroversen über den Ursprung des melanotischen

Pigments. Hautarzt **2**, 201 (1951). — MEIROWSKY, E., L. W. FREEMAN u. A. WISEMAN: Observations on melanisation etc. Acta derm.-venereol. (Stockh.) **31**, 723 (1951). — MERCER, E. H.: Some experiments on the orientation and hardening of keratin in the hair follicle. Biochim. biophys. acta **3**, 161 (1949). Ref. Zbl. Haut- u. Geschl.-Kr. **79**, 66 (1952). — New aspects of the structure of wool. J. Textile Inst. **45**, T365 (1954). Ref. Chem. Abstr. **48**, 8547h (1954a). — Digestion of wool by clothes-moth larvae. Biochim. biophys. Acta **15**, 293 (1954b). — MERCER, E. H., R. L. GOLDEN and E. B. JEFFRIES: Distribution of cystine in the cortex of wool. Textile Res. J. **24**, 615 (1954). Ref. Chem. Abstr. **48**, 10350c (1954). — MERCER, E. H., and A. L. G. REES: Structure of cuticle of wool. Nature (Lond.) **157**, 589 (1946a). — An electron-microscope investigation of the cuticle of wool. Australian J. exp. Biol. and Med. Sci. **24**, 147 (1946b). — MESCON, H., and P. FLESCH: Modification of Bennett's method for the histochemical demonstration of free sulfhydrylgroups in skin. J. invest. Derm. **18**, 261 (1952). — MEYER, K. H.: Melliand Textilber. **7**, 605. Zit. nach HIRSCH. — MEYER-MARCK: Molekulare Chemie, Bd. 2. — MIDDLEBROOK, W. R.: Identification of the end-amino groups of wool by means of their 2:4-dinitrophenyl derivates. Nature (Lond.) **164**, 501 (1949). — MIESCHER, G., u. H. MINDER: Untersuchungen über die durch langwelliges Ultraviolett hervorgerufene Pigmentdunkelung. Strahlentherapie **66**, 6 (1939). — MIYAMOTO, M., and T. B. FITZPATRICK: Competitive inhibition of mammalian tyrosinase by phenylalanine and its relationship to hair pigmentation in phenylketonurea. Nature (Lond.) **179**, 199 (1957). — MIZUSHIMA, S., and T. SHIMANOUCHI: The internal rotation of a polypeptide chain. J. Amer. chem. Soc. **74**, 5550 (1952). — MIZUSHIMA, SANICHIRO, T. SHIMANOUCHI and M. TSUBOI: Intramolekulare Rotation und die Struktur von Hochpolymeren. 2. Mitt. Weitere Untersuchungen über die Struktur der Polypeptidketten. Bull. chem. Soc. Jap. **23**, 176 (1950). Ref. Chem. Zbl. **1954**, 10733. — MOENCH, R.: Chemie der tierischen Faserstoffe. Dtsch. Textilgewerbe **1950**, 113. — MÖRNER, K. A. H.: Cystin, ein Spaltungsprodukt der Hornsubstanz. Hoppe-Seylers Z. physiol. Chem. **28**, 595 (1899). — MOHAMMAD, A., O. H. EMERSON and H. M. EVANS: Properties of the filtrate factor of the vitamin B_2 complex, with evidence for its multiple nature. J. biol. Chem. **133**, 17 (1940). — MOHS, P.: Welche Sterine sind im Wollfett enthalten? Fette u. Seifen **45**, 152 (1938). — MONCORPS, C.: Studien zur Genese des normalen Oberhautpigmentes. Arch. Derm. Syph. (Berl.) **148**, 1 (1924). — MONCORPS, C., u. S. THANNHAUSER: Diskussion zu V. E. MERTENS, Pigmentveränderungen an einem Melanoschimmel. Arch. Derm. Syph. (Berl.) **145**, 201 (1923). — MONTAGNA, W.: Histology and cytochemistry of human skin. IX. The distribution of nonspecific esterases. J. biophys. biochem. Cytol. **1**, 13 (1955). — MONTAGNA, W., H. B. CHASE and P. J. BROWN: The skin of hairless mice. II. Ageing changes and the action of 20-methylcholanthrene. J. invest. Derm. **23**, 259 (1954). — MONTAGNA, W., H. B. CHASE and J. B. HAMILTON: The distribution of glycogen and lipids in human skin. J. invest. Derm. **17**, 147 (1951). — MONTAGNA, W., A. Z. EISEN, A. H. RADEMACKER and H. B. CHASE: Histology and cytochemistry of human skin. VI. The distribution of sulfhydryl and disulfide groups. J. invest. Derm. **23**, 23 (1954). — MORETTI, G. F.: Effets de l'implantation d'ultrafiltres contenant de l'hormone mélanophorotrope sur la peau des mammifères. C. R. Soc. Biol. (Paris) **141**, 1060 (1947). — MORGAN, A. F., B. B. COOK and H. G. DAVISON: Vitamin B_2 deficiencies as affected by dietary carbohydrate. J. Nutr. **15**, 27 (1938). — MORGAN, A. F., and H. D. SIMMS: Greying of fur and other disturbances due to a vitamin deficiency. J. Nutr. **19**, 233 (1940a). — Antigrey hair deficiency in the silver fox. J. Nutr. **20**, 627 (1940b). — MORTON, A. A., and W. R. SLAUWHITE: Polymerization of 6-hydroxyindole and its relation to the formation of melanin. J. biol. Chem. **179**, 259 (1949). — MOUNTAIN, J. T., L. L. DELKER and H. E. STOCKINGER: Studies in vanadium toxicology. Reduction in the cystine content of rat hair. Arch. industr. Hyg. **8**, 406 (1953). Ref. Chem. Abstr. **48**, 13948e (1954). — MÜLHENS, K.: Über den Einfluß von Bakterien und deren Stoffwechselprodukte auf das menschliche Haar. Hautarzt **5**, 302 (1954). — MÜLLER, C.: Über den Feinbau des Säugetierhaares und die Allwörden'sche Reaktion. Z. Zellforsch. A **29**, 1 (1939). — MUELLER, J. H.: A new sulfur-containing amino-acid isolated from casein. Proc. Soc. exp. Biol. (N.Y.) **19**, 161 (1922). — New sulfur-containing amino-acid isolated from hydrolitic products of protein. J. biol. Chem. **56**, 157 (1923). — MÜTING, D., u. H. LANGHOF: Über die Aminosäurezusammensetzung gesunder und kranker menschlicher Haut. Klin. Wschr. **1953**, 618. — MUIR, W. R.: The feart (molybdenum bearing) pastures of Somerset. Vet. J. **97**, 387 (1941). — MURPHY, I. C., and S. ROTHMAN: Artificially induced resistance of Trichophyton gypseum to pelargonic acid. J. invest. Derm. **12**, 5 (1949). — MURRAY, K. E., and R. SCHOENFELD: The aliphatic alkohols of wool wax. V. Studies in waxes. J. Amer. Oil Chem. Soc. **29**, 416 (1952).

NAGURA, M.: An experiment on M-nadi-oxydase reaction to the melanin formation in human skin. Jap. J. Derm. **70**, 363 (1960). Ref. Zbl. Haut- u. Geschl.-Kr. **107**, 336 (1960). — NICHOLIS, L.: Grey hair in ill-nourished children. Lancet **1946II**, 201. — NICHOLLS, C. H.: Effect of steam on wool fiber properties. Australian J. appl. Sci. **7**, 365 (1956). Ref. Chem. Abstr. **51**, 3147i (1957). — NICKERSON, M.: Relation between black and red melanin pigment in feathers. Physiol. Zool. **19**, 66 (1946). — Nielson, E., J. J. Oleson and C. A. Elvehjem: Fractionation of the factor preventing nutritional achromotrichia. J. biol. Chem. **133** (1940). — Nicolaides, N., and R. C. Forster: Esters in human hair fats. J. Amer. Oil Chem. Soc. **33**, 404 (1956). Ref. Chem. Abstr. **50**, 17076i (1956). — Nicolaides, N., and St. Rothman: Preliminary and short reparts. Studies on the chemical composition of human hair fat. I. Squalene-cholesterol relation in children and adults. J. invest. Derm. **19**, 389 (1952). — The chemical composition of human hair fat. II. The overall composition with regard to age, sex and race. J. invest. Derm. **21**, 9 (1953). — Nicolaus, R.: Paper chromatography of the breakdown products of natural melanin and tyrosine melanin with hydrogen peroxide. Gazz. chim. ital. **85**, 659 (1955). — Noble, G., and M. Wurm: The effect of testosterone propionate on the black-crowned night heron. Endocrinology **26**, 837 (1940).

Odeblad, E., and D. Ziliotto: Accumulation of radioactive phosphate in epithelia. Acta path. microbiol. scand. **37**, 150 (1955). — Odland, G. F.: Some microscopic studies of the keratinization of human hair. J. invest. Derm. **21**, 305 (1953). — Ohle, H.: Einfache Kohlenstoffverbindungen der Fettreihe. In Oppenheimers Handbuch der Biochemie, 2. Aufl., Bd. 1, S. 33. Jena: Gustav Fischer 1924. — Okajima, S., and S. Hayama: Optische Eigenschaften von Keratinfasern. I. Mitt. Der Brechungskoeffizient. J. chem. Soc. Jap. **54**, 399 (1951). Ref. Chem. Zbl. **1953**, 7206. — Olofsson, B.: J. polymer. Sci. **6**, 261 (1951). Zit. nach Hirsch.

Page, R.M.: Observations on keratin digestion by Microsporon gypseum. Mycologia **42**, 591 (1950). — Park, G. S., and J. B. Speakman: Determination of cystine and cysteine in keratin. Bull. inst. textile France **30**, 255 (1952). — Patterson, W. I., W. B. Geiger, L. R. Mizell and M. Harris: The role of cystine in the structure of the fibrous protein, wool. J. Res. nat. Bur. Stand. **27**, 89—103 (1941). — Pauling, L.: Moderne Strukturchemie. Nobelpreisvortrag. Ref. Angew. Chem. **67**, 241 (1955). — Pauling, L., and R. B. Corey: J. Amer. chem. Soc. **72**, 5394 (1940). Zit. nach Pauling. — Configuration of polypeptide chains. Nature (Lond.) **168**, 550 (1951). — Configuration of polypeptide chains with equivalent cis amide groups. Proc. nat. Acad. Sci. (Wash.) **38**, 86 (1952). — Stable configurations of polypeptide chains. Proc. roy. Soc. B **141**, 21 (1953). — Pauling, L., R. B. Corey and H. Branson: Proc. nat. Acad. Sci. (Wash.) **37**, 205 (1951). Zit. nach Pauling. — Pavcek, P. L., and H. M. Baum: Relation of cystine to achromotrichia. Proc. Soc. exp. Biol. (N.Y.) **47**, 271 (1941). — Peck, S. M., H. Rosenfeld, W. Leifes and W. Bierman: Role of sweart as a fungicide. Arch. Derm. Syph. (Chicago) **39**, 126 (1939). — Peña-Chavarria, A., L. Goldman, C. Saenz-Herrera and E. Cordero-Carvajei: Canities and alopecia in children associated with avitaminosis. J. Amer. med. Ass. **132**, 570 (1946). — Percival, C. G., and C. P. Stewart: On the sulphhydryl-containing constituent of the epidermis and its relationsbip to melanogenesis and keratinization. Brit. J. Derm. **42**, 215 (1930). — Perutz, M. F.: New x-ray evidence on the configuration of polypeptide chains. Nature (Lond.) **167**, 1053 (1951). — Pfeiffer, C. A., C. W. Hooker and A. Kirschbaum: Deposition of pigment in the Sparrows bill in response to direct application as a specific and quantitative test for androgen. Endocrinology **34**, 389 (1944). — Phillips, H.: The division of the combined cystine of wool into four subfractions differing in chemical reactivity. In: Fibrous proteins. Bradford: Soc. of Dyers and Colourists 1946. — Pillsbury, D. M., and G. Rebell: The bacterial flora of the skin. J. invest. Derm. **18**, 173 (1952). — Puccinelli, V.: Sulla struttura della guaina ialinogelatinosa del capello. G. ital. Derm. Sif. **97**, 1 (1956). — Pugh, C. M. E., and H. S. Raper: The action of tyrosinase on phenols. Biochem. J. **21**, 1370 (1927). — Pulewka, P.: Weitere Untersuchungen über Keratolyse. Naunyn-Schmiedeberg's Arch. exp. Path. Pharmak. **140**, 181 (1929).

Raben, M. S., I. N. Rosenberg and E. B. Atwood: Fate of other pituitary hormons during purification of corticotropin. Fed. Proc. **11**, 126 (1952). — Rachold, H., u. W. Heinmüller: Vergleichende Untersuchungen über den Ausfall der Allwörden'schen Reaktion an Haaren gesunder und kranker Menschen. Klin. Wschr. **1934I**, 56. — Ralli, E. P., and I. Graef: Stimulating effect of adrenalectomy on hair growth and melanin deposition in black rats fed diets adequate and deficient in the filtrate factor of vitamin B_1. Endocrinology **37**, 252 (1945). — Raper, H. S.: The tyrosinase-tyrosin reaction. VI. Production from tyrosinase of 5:6-dihydroindole and 5:6-dihydroxyindole-2-carboxylic acid, the precursors of melanin. Biochem. J. **21**, 89 (1927). — The aerobis oxidases. Physiol. Rev. **8**, 245 (1928). — Rauch, H.: Die Wirkungen von Biotinmangel auf Haarentwicklung und Pigmentierung. Physiol. Zool. **25**, 145 (1952). — Rausch, L.: Vortr. Tagg Dtsch. Ges. Physiol. Chem. Hamburg 1952. Ref. Ber. Physiol. **154**, 302. — Rausch, L., u. H. Glodny: Entwicklung und Ergebnisse der Thiolforschung in dermatologischer Sicht. Ref. Zbl. Haut- u. Geschl.-Kr. **94**, 1 (1956). — Rausch, L., u. S. Ritter: Erfahrungen mit dem „roten SH-Reagens" zur qualitativen Bestimmung von Thiolgruppen. Klin. Wschr. **1955**, 1009. — Rebell, G., D. M. Pillsbury, M. de Saint-Phalle and D. Ginsberg: Factors affecting the rapid disappearance of bacteria placed on the normal skin. J. invest. Derm. **14**, 247 (1950). — Reiss, F., and B.

Lustig: Evaluation of fungicides. Dermatologica (Basel) 97, 312 (1948). — Richter, C. P., and K. H. Clisby: Graying of hair produced by ingestion of phenylthiocarbonamide. Proc. Soc. exp. Biol. (N.Y.) 48, 684 (1942). — Richter, R.: Untersuchungen zur Keratinbildung. Dtsch. Dermatolog.-Kongr. Stuttgart 1937. — Zur Isolierung des homogenen Anteils des roten menschlichen Haarkeratins. Z. Naturforsch. 2b, 144 (1947). — Richter, R., u. Z. Stary: Das Leukokeratin und die Chromoproteide des Menschenhaares. Hoppe-Seylers Z. physiol. Chem. 253 (1938). — Haarfarbe und Haarfarbstoffe. Arch. Derm. (Berl.) 178, 373 (1939). — Ricketts, C. R., J. R. Squire and E. Topley: Human skin lipids with particular reference to the self-sterilizing power of the skin. Clin. Sci. 10, 89 (1951). — Rimington, C.: VII. The relation between cystine yield and total sulphur in wool. Biochem. J. 23, 41 (1929). — Constitution of the keratin molecule. Nature (Lond.) 129, 580 (1932). — Rinoldi, L.: Apparecchiaturadei tessuti di lana e mistri, 2nd. edit. Rome: Laniera 1953, 348 pp. L. 1900. Reviewed in Chim. e Industr. 35, 875 (1953). — Robert, P.: Über Vitiligo (zugleich ein Beitrag zur Frage der Pigmentbildung). Dermatologica (Basel) 84, 257 (1941). — Robert, P., u. E. Strehler: Pigmentstudien. Dermatologica (Basel) 91, 1 (1945). — Robert, P., u. E. A. Zeller: Pigmentbildung und Diaminstoffwechsel. Schweiz. med. Wschr. 1941 II, 1605. — Robert, P., u. H. Zürcher: Pigmentstudien. Dermatologica (Basel) 100, 217 (1950). — Pigmentstudien. III. Mitt. Spektral-analytische Untersuchungen verschiedener Melanine. Dermatologica (Basel) 104, 276 (1952). — Robert, P., H. Zürcher u. B. Schmidli: Études sur la pigmentation. IV. Mitt. Dermatologica (Basel) 106, 201 (1953). — Roberts, E., and G. H. Tishkott: Distribution of free amino acids in mouse epidermis in various phases of growth as determined by paper partition chromatography. Science 109, 14 (1949). — Roe, D. A.: A fibrous keratin precursor from the human epidermis. I. The extraction and physical properties of a fibrous protein found in human epidermis. J. invest. Derm. 27, 1 (1956). — Rogers, G. E.: Localization of dehydrogenase activity and sulfhydryl groups in wool and hair follicles by tetrazolium salts. Microscop. Sci. 94, 253 (1953). — Rothman, St.: Susceptibility factors in fungus infections in man. Trans. N.Y. Acad. Sci. 12, 27 (1949). — Abnormalities in the chemical composition of the skin surface film in psoriasis. Arch. Derm. Syph. (Chicago) 62, 814 (1950). — Studies on systemic disturbances and therapeutic experiments on recalcitrant Trichophyton purpureum infections; with a short raport on therapeutic experiments. Arch. Derm. Syph. (Chicago) 67, 239 (1953). — Physiology and biochemistry of the skin. Chicago, Ill.: University Chicago Press 1954. — Physiologische und pathologische Verhornung. Arch. Derm. Syph. (Berl.) 200, 23 (1955). — Rothman, St., and Th. F. Dutcher: Iron, copper and ash content of human hair of different colors. J. Invest. Dermat. 17, 65 (1951). — Rothman, St., and P. Flesch: Isolation of iron pigment from human red hair. Proc. Soc. exp. Biol. (N.Y.) 53, 134 (1943). — Rothman, St., H. F. Krysa and A. M. Smiljanic: Inhibitory action of human epidermis on melanin formation. Proc. Soc. exp. Biol. (N.Y.) 62, 208 (1946). — Rothman, St., u. F. Schaaf: Die Chemie der Haut. In Jadassohns Handbuch der Haut- und Geschlechtskrankheiten, Bd. 1/2. Berlin: Springer 1929. — Rothman, St., A. M. Smiljanic and A. L. Shapiro: Fungistatic action of hair fat on microsporon audouini. Proc. Soc. exp. Biol. (N.Y.) 60, 394 (1945). — Rothman, St., A. M. Smiljanic, A. L. Shapiro and A. W. Weitkamp: The spontaneous cure of tines capitis in puberty. J. invest. Derm. 8, 81 (1947). — Rothman, St., A. M. Smiljanic and A. W. Weitkamp: Mechanism of spontaneous cure in puberty of ringworm of the scalps. Science 104, 201 (1946). — Rothman, St., and C. L. A. Taschdjian: New method to increase the permeability of hard keratin structures. J. invest. Derm. 17, 9 (1951). — Rudall, K. M.: The structure of epidermal proteins. In: Fibrous proteins. Bradford: Soc. of Dyers and Colourists 1946. — X-ray studies of distribution of protein-chain types in the vertebrate epidermis. Biochim. biophys. Acta 1, 549 (1947). — Rudloff, E. v.: Fatty alcohols from wool wax unsaponifiable by urea-complex formation. Chemistry a. Industry 1951, 338.

Sacchi, S.: Action of C_2H_4 chlorohydrin on the pigment of human red hair. Boll. Soc. med.-chir. Pavia 65, 379 (1951 a). Ref. Chem. Abstr. 48, 13005 h (1954). — Characters of the pigment of human red hair. Boll. Soc. med.-chir. Pavia 63, 375 (1951 b). Ref. Chem. Abstr. 48, 13005 g (1954). — Sadakova, A. P.: Die Natur der Proteine in der Schafwolle. Doklady Vsesoyuz. Akad. Sel'skokhoz. Nauk im V. I. Lenina 20, Nr. 6, 38 (1955). Ref. Chem. Abstr. 50, 7168 i (1956). — Saller, K., u. F. Maroske: Chemische und genetische Untersuchungen an menschlichen Pigmenten, speziell demjenigen der Haare. Z. Konstit.-Lehre 17, 279 (1933). — Sammartino, U.: Zur Kenntnis der Keratinisation. Biochem. Z. 133, 476 (1922). — Sanger, F.: The free amino groups on insulin. Biochem. J. 39, 507 (1945). — The arrangement of amino acids in proteins. Advanc. Protein Chem. 7, 1 (1952). — Sanz, F., M. D. Astudillo, M. I. Alonso and A. Valdecantos: Fixation and mobilisation of sulfur in the hair. The influence which vitamin A and selenium exercise on this fixation and mobilization; study with sulfur-35. Arch. inst. Farmacol. exp. (Madr.) 8, 49 (1955). Ref. Chem. Abstr. 50, 17055 d (1956). — Schaaf, F.: Manometrische Vergleichsuntersuchungen mit Preßsäften aus weißer und pigmentierter Meerschweinchenhaut. Arch. Derm. Syph. (Berl.) 176, 646 (1938). —

Schaumann, K., u. R. Danneel: Zur Physiologie der Kälteschwärzung beim Russenkaninchen. Biol. Zbl. 58, 242 (1938). — Schmidli, B.: Melanin, das schwarze Pigment der Haare und Haut. Helv. chim. Acta 38, 1078 (1955). — Schmidli, B., u. P. Robert: Pigmentstudien. V. Mitt. Chromatographische Untersuchungen verschiedener Melanine. Dermatologica (Basel) 106, 219 (1953). — Pigmentstudien. VI. Mitt. Physikalische und chemische Untersuchungen an natürlichen Melanine. Dermatologica (Basel) 108, 343 (1955). — Schmidt, F. O.: Princeton: University Press 1949, p. 49. Zit. nach Hirsch. — Schmidt, W. J.: Beiträge zur Doppelbrechung des menschlichen Kopfhaares. Z. Zellforsch. 15, 188 (1932). — Schöberl, A., u. P. Rambacher: Über die Reaktionsfähigkeit des Keratins der Schafwolle. Biochem. Z. 309, 269 (1940). — Schoenbach, E. B., N. Weissman and E. B. Armistead: The determination of sulfhydryl groups in serum. II. Protein alterations associated with disease. J. clin. Invest. 30, 7, 762 (1951). — Schönheimer, R., H. v. Behring, R. Hummel u. L. Schindel: Über die Bedeutung gesättigter Sterine im Organismus. Z. physiol. Chem. 192, 73 (1930). — Schoop, G.: Entwicklungs- und Pigmentierungsstörungen an Säugetierhaaren. Tierärztl. Rdsch. 5, 37 (1950). — Schramm, E., S. Moore u. E. J. Bigwood: Chromatographische Bestimmung von Cystin als Cysteinsäure. An. chim. Acta (Amsterd.) 9, 149 (1953). Ref. Chem. Zbl. 1954, 8641. — Schulte, K. E., u. W. Weisskopf: Entwicklung der auf Thioglykolsäure basierenden Kaltwellpräparate. I. Veränderungen im Haarkeratin, verursacht durch Thioglykolsäurelösung und ihre chemische Bestimmung. Fette u. Seifen 52, 230 (1950). — Schuppli, R.: Weitere Untersuchungen über die Pigmentgenese. Dermatologica (Basel) 104, 231 (1952). — Schuringa, G. J., T. Konings and A. J. Ultée: Osmotic activ substances of Allwörden reaction. Textile Res. J. 23, 645 (1953). Ref. Chem. Abstr. 48, 1007c (1954). — Schuster, K.: Über Zersetzlichkeit von menschlichen Haaren beim Kochen mit konzentrierter Magnesiumchloridlösung. Hoppe Seylers Z. physiol. Chem. 247, 6 (1937). — Scott, A.: The behaviour of radioactive sulphur after its external application to the skin. Brit. J. Derm. 69, 39 (1957). — Scott, E. J. van, and P. Flesch: Sulfhydryl groups and disulfide linkages in normal and pathological keratinization. Arch. Derm. Syph. (Chicago) 70, 181 (1954a). — Sulfhydryl and disulfide in keratinization. Science 119, 70 (1954b). — Scott, E. J. van, St. Rothman and C. R. Greene: Studies on the sulfhydryl content of the skin. J. invest. Derm. 20, 111 (1953). — Seifert, P.: As-Werte bei klinischer manifester Arsenvergiftung. Dtsch. med. Wschr. 79, 1122 (1954). — Shapiro, A. L., and St. Rothman: Undecylenic acid in the treatment of dermatomycosis. Arch. Derm. Syph. (Chicago) 52, 166 (1945). — Shipman, M., H. B. Chase and W. Montagna: Glycogen in the skin of the mouse during cycles of hair growth. Proc. Soc. exp. Biol. (N.Y.) 88, 449 (1955). — Signer, R., A. Theorell, I. Abelin u. E. Glanzmann: Zur Chemie, Physiologie und Pathologie des Eiweißes. Bern: Paul Haupt 1944. — Sikorski: Zit. nach H. Zuber, Neues von der Woll- und Seidenforschung in England. Chem.-Ztg 79, 679 (1955). — Silvestri, M.: Chemical composition of hair. Bull. sci. med. 127, 66 (1955). — Simmonds, D. H.: Leucine and isoleucine content of wool. Nature (Lond.) 172, 677 (1953). — The amino-acid composition of keratins. I. The amino acid analysis of Merino 64's quality virgin wool. Aust. J. biol. Sci. 7, 98 (1954). Ref. Chem. Abstr. 48, 9441b (1954). — Singer, L., and G. K. Davis: Pantothenic acid in copper deficiency in rats. Science 111, 472 (1950). — Sjollema, B.: Kipfermangel als Ursache von Tierkrankheiten. Biochem. Z. 295, 372 (1938). — Smith, S. W., and G. H. Ellis: Copper deficiency in rabbits; achromotrichia, alopecia and dermatosis. Arch. Biochem. 15, 81 (1947). — Smyth, J. R., I. W. Porter and B. B. Bohren: A study of pigments from red, brown and buff feathers and hairs. Physiol. Zool. 24, 205 (1951). — Sobel, H.: Squalene in sebum and sebumlike materials. J. invest. Derm. 13, 333 (1949). — Sobue, H.: Physicochemical research on keratin fibers. IV. Keratin and artificial fiber curls. J. Soc. Textile Cellul. Ind. Jap. 2, 25 (1946). — Sobue, H., T. Niimi and A. Hatano: Wirkung von Querverbindungen auf Kraft-Dehnungs-Kurven, Festigkeit und Dehnung von Wollfasern. J. chem. Soc. Jap., industr. Chem. Sect. 56, 185 (1953). Ref. Chem. Zbl. 1955, 3997. — Speakman, J. B.: Trans. Faraday Soc. 29, 148 (1933). — J. Textile Inst. 27, 231. Zit. nach Hirsch. — Mechano-chemical methods for use with animal fibers. J. Textile Inst. 38, T102 (1947). — Recent investigations in wool chemistry. Melliand Textilber. 33, 823 (1952). — Speakman, J. B., and J. Menkart: Dissolving of keratin. Bull. inst. textile France 30, 315 (1952). — Speakman, J. B., and E. Stott: Constitution of the keratin molecule. Nature (Lond.) 141, 414 (1938). — Speakman, J. B., and F. Townsend: Constitution of the keratin molecule. Nature (Lond.) 139, 411 (1937). — Spokel, G. J. M.: Molekülstruktur, Infrarotabsorptionsspektren und einige physikalisch-chemische Eigenschaften von Faserproteinen. Chem. Weekbl. 49, 393 (1953b). Ref. Chem. Zbl. 1954, 1966. — Der räumliche Bau von Proteinfasern. Plastica 6, 458 (1953a). Ref. Chem. Zbl. 1954, 6382. — Spoor, H. J., and E. P. Ralli: Chemical studies on melanogenesis in normal and adrenalectomized rats. Endocrinology 35, 325 (1944). — Stahl, W. H., B. McQue, G. Mandels and G. H. Siu: Studies on the microbiological degradation of wool digestion of normal and modified fibrillary proteins. Textile Res. J. 20, 570 (1950). — Stary, Z.: Keratinisation und Melaninbildung. Bull. Fac. Méd.

Istanbul **12**, Nr 3, 328 (1949). — STEELE, R. O.: J. Soc. cosmet. Chem. **3**, 99 (1952). Zit. nach HIRSCH. — STIRN, F. E., C. A. ELVEHJEM and B. B. HART: The indispensability of zinc in the nutrition of the rat. J. biol. Chem. **109**, 347 (1935). — STOVES, I. L.: Structure of keratin fibres. Nature (Lond.) **151**, 304 (1943a). — Reactivity of the cystine linkage in keratin fibers. IV. Action of formaldehyde. Trans. Faraday Soc. **39**, 294 (1943b). — Tbe chemistry of animal hair. In: Fibrous proteins. Bradford: Soc. of Dyers and Colourists 1946. — Some biological and chemical properties of animal hair. J. Soc. Dyers Colourists **63**, 65 (1947). — STOWELL, R. E., and Z. K. COOPER: The relative thymonucleic acid contents of human normal epidermis, hyperplastic epidermis and epidermoid carcinomas. Cancer Res. **5**, 295 (1945). — SULLIVAN, M.: Pupl. Hlth Serv. Publ. Hlth Rep. Suppl. 1929. Zit. nach HIRSCH. — SULLIVAN, M., and J. NICHOLLS: Nutritional dermatosis in rat; signs and symptoms resulting from diet containing unheated dried egg white as source of protein. Arch. Derm. Syph. (Chicago) **45**, 295 (1942). — SULMAN, F. G.: Chromatophorotropic effect of adrenocorticotrophic hormone. Nature (Lond.) **169**, 588 (1952). — SULZBERGER, M. B., H. C. SHAW and A. KANOF: Evaluation of measures for use against common fungous infections of the skin. U.S. nav. med. Bull. **45**, 237 (1945). — SUTHERLAND, G. B. B. M.: Advanc. Protein Chem. **1902**, 291. Zit. nach HIRSCH. — SZAKALL, A.: Über den Stand der hautphysiologischen Forschung als Beitrag zu einem zielbewußten Arbeitsschutz. Arch. Derm. Syph. (Berl.) **194**, 376 (1952). — SZIGETI, B.: Torsional vibrations of long-chain molecules. III. Effects of the chain ends. Trans. Faraday Soc. **49**, 132 (1953). — SZODORAY, L.: Beiträge zur Eiweißstruktur des Hautepithels. Arch. Derm. Syph. (Berl.) **159**, 605 (1930).

TADOKORO, T., and H. UGAMI: On the cystin contents of human hair. J. Biochem. **15**, 257 (1932). — TÄUFEL, K., u. W. HEIMAN: Weitere Untersuchungen über die Verbreitung des Squalens in pflanzlichen und tierischen Fetten. Biochem. Z. **306**, 123 (1940). — TAUBER, H.: A new color test for tryptophan and related compounds. J. biol. Chem. **177**, 337 (1949). — THOMPSON, E. O. P.: Über die Bestimmung von Cystein und Lanthionin. Intern. Woll-Text.-Forschungs-Konf., Australien, 1955. Ref. Angew. Chem. **68**, 217 (1956). — TIBBS, J.: Identification of the free carboxyl groups in peptides. Nature (Lond.) **168**, 910 (1951). — TIEDT, J., and E. V. TRUTER: Some normal alcohols occuring in wool wax. Chem. and Ind. **1951**, 911. — TRINKAUS, I. P.: Estrogen, thyroid hormone, and the differentiation of pigment cells in brown Leghorn. In M. GORDON, Pigment cell growth, p. 73. New York: Academic Press 1953. — TRUTER, E. V.: The constitution of wool wax. Quart. Rev. (Lond.) **5**, 390 (1951).

UNNA, K., and W. L. SAMPSON: Effect of pantotbenic acid on nutritional achromotrichia. Proc. Soc. exp. Biol. (N.Y.) **45**, 309 (1940). — UNNA, P. G.: Die Bedeutung der Hornschicht. Med. Klin. **16**, 1276 (1920). — Die hornerweichenden und hornlösenden Mittel. Dtsch. med. Wschr. **47**, 822 (1921). — UNNA, P. G., u. L. GOLODETZ: Biochemie der Haut. In OPPENHEIMERs Handbuch der Biochemie, 1. Aufl., Suppl.-Bd., S. 327. Jena: Gustav Fischer 1903. — UNNA, P. G., u. J. SCHUMACHER: Lebensvorgänge in der Haut der Menschen und der Tiere. Leipzig u. Wien: Franz Deuticke 1925. — URBAN, G.: Naunyn-Schmiedeberg's Arch. exp. Path. Pharmak. **218**, 86 (1953).

VELLUZ, L., and E. LEDERER: Sur les constituants de la graisse de la laine. I. Essai de mise au point de la question jusqu'à ce jour. Bull. Soc. Chim. biol. (Paris) **27**, 211 (1945). — VIGNEAUD, V. DU, H. JENSEN u. O. WINTERSTEINER: J. Pharmacol. exp. Ther. **32**, 367. Zit. nach HIRSCH. — VÖLKER, O.: Occurence of rhodoxanthin in the plumage of some birds. Hoppe-Seylers Z. physiol. Chem. **290**, 223 (1952). — VOIT, E.: Über die Größe der Erneuerung der Horngebilde beim Menschen. I. Die Haare. Z. Biol. **90**, 508 (1930). — VOLLAND, W.: Aktuelle Melaninprobleme. Med. Mschr. **8**, 652 (1954). — VOSER, W., M. V. MIJORIC, O. JEGER u. L. RUZICKA: Über Steroide und Sexualhormone. 186. Über die Konstitution des Lanostadienols (Lanosterins) und seine Zugehörigkeit zu den Steroiden. Helv. chim. Acta **35**, 2414 (1952). — VOSS, E.: Extraktionsversuche mit Perchlorsäure an Melaninpigment. Acta histochem. (Jena) **1**, 111 (1954). — VOSS, H.: Histotopochemische Untersuchungen über das Verhalten der menschlichen Haut zur Plasmalreaktion. Dtsch. med. Wschr. **67**, 127 (1941).

WAELSCH, H.: Zur Kenntnis der natürlichen Melanine. Hoppe-Seylers Z. physiol. Chem. **213**, 35 (1932). — WALKER, E.: CIV. The sulphhydryl reaction of skin. Biochem. J. **19**, 1085 (1925). — WARD, W. H.: The molecular size of proteins from several wools solubilized in aqueous urea. Textile Res. J. **22**, 405 (1952). — WARD, W. H., C. H. BINKLEY and N. S. SNELL: Amino acid composition of normal wools, wool fractions mohair, feather and feather fractions. Textile Res. J. **25**, 314 (1955). Ref. Chem. Abstr. **49**, 7861b (1955). — WASHBURN, S. L., and G. J. LIESE: The cholesterol content and iodine number of human sebum. J. Lab. clin. Med. **41**, 199 (1943). — WEIDINGER, A.: Structural-chemical investigations in the protein field. Collegium **837**, 1 (1940). — WEITKAMP, A. W.: The acidic constituents of Degras: a new method of structure elucidation. J. Amer. chem. Soc. **67**, 447 (1945). — WEITKAMP, A. W., A. M. SMILJANIC and ST. ROTHMAN: The free fatty acids of human hair fat. J. Amer. chem. Soc. **69**, 1936 (1947). — WEITZEL, G., u. K. LENNERT: Untersuchungen über die Bürzeldrüse der Vögel. I. Die Fettstoffe der Bürzeldrüsen von Enten. Hoppe-Seylers Z. physiol. Chem.

288, 251 (1951). — Welde, E.: Wesen und Bedeutung der menschlichen Haarfarbe. Konstit. u. Klinik 1, 95 (1938). — Wells, L. J.: Pigmentation of the scrotum as a sensitive indicator for androgen. Anat. Rec. 91, 305 (1945). — Westerfeld, W. W.: The inactivation of oestrone. Biochem. J. 34, 51 (1940). — Wheatley, V. R.: Studies of sebum. IV. Estimation of squalene in sebum and sebum-like materials. Biochem. J. 55, 637 (1953). — Wheeler, H. M.: Zit. bei A. B. Lerner u. T. B. Fitzpatrick, The control of melanogenesis in human pigment cells. In M. Gordon, Pigment cell growth, p. 319. New York: Academic Press 1953. — Wheland, G. W.: Advanced organic chemistry, 2d. edit. New York: John Wiley & Sons 1949. — Whewell, E.: Melliand Textilber. 33, 823 (1952). Zit. nach Hirsch. — Whitaker, W. L., and B. L. Baker: Inhibition of hair growth by the percutaneous application of certain adrenal cortical praparations. Science 108, 207 (1948). — White, A., and E. F. Beach: Role of cystine, methionine and homocystine in nutrition of rat. J. biol. Chem. 122, 219 (1937). — Wilkerson, V. A.: The chemistry of human epidermis. I. Amino acid content of the stratum corneum and its comparison to other human keratins. J. biol. Chem. 107, 377 (1934). — Wilkerson, V. A., and V. I. Tulane: The chemistry of human skin. III. The occurrence of methionine in human skin (stratum corneum). J. biol. Chem. 129, 477 (1939). — Williams, C. D.: A nutritional disease of childhood associated with a maize diet. Arch. Dis. Childh. 8, 423 (1933). — Williams, R. R.: Inefficiacy of pantothenic acid against the graying of fur. Science 92, 561 (1940). — Wohlgemuth, J.: Zur Frage der Herkunft und Bildungsstätte des Hautmelanogens. Schweiz. med. Wschr. 77, 285 (1947). — Wise, F., and M. B. Sulzberger: Acquired progressive kinking of the scalp hair accompanied by changes in its pigmentation. Correlation of an unidentified group of cases presenting circumscribed areas of kinky hair. Arch. Derm. Syph. (Chicago) 25, 99 (1932). — Wolf, J.: Die innere Struktur der Zellen des Stratum desquamans der menschlichen Epidermis. Z. mikr.-anat. Forsch. 46, 170 (1939). — Wollemann, B., u. H. Zahn: Einige S,S'-Alkylenbiscysteine und ihre Isolierung aus chemisch modifizierter Wolle. Makromol. Chem. 10, 122—135 (1953). — Womack, M., K. S. Kemmerer and W. C. Rose: Relation of cystine and methionine to growth. J. biol. Chem. 121, 403 (1937). — Woodin, A. M.: Free amino groups of sol feather keratin. Nature (Lond.) 176, 1117 (1955). — Structure and composition of soluble feather keratin. Biochem. J. 63, 576 (1956). — Woods, E. F.: The viscosity of urea solutions of keratin. Aust. J. sci. Res. A 5, 556 (1952). — Woods, H. J., N. Peacock and I. Sikorski: Crystalline structure of the cuticular sheath of wool fibres. Nature (Lond.) 167, 408 (1951). — Wright, L. P., and A. D. Welch: Folic acid, biotin and pantothenic acid deficiency and the liver storage of various vitamins in rats fed succinylsulfathiazole in highly purified diets. J. Nutr. 27, 55 (1944). — Wysocki, A. P., G. V. Mann and F. J. Stare: Cystine and methionine content of the hair of malnourished children. Amer. J. clin. Nutr. 2, 316 (1954).

Yosikawa, H.: Studies on biochemistry of copper. XVI. Copper in black and white hairs of aged people. XX. Copper in keratinous appendages of skin. Jap. J. med. Sci. II. Biochem. 3, 195, 269 (1937).

Zahn, H.: Brückenreaktionen an Aminosäuren und Faserproteinen. Angew. Chem. 67, 561 (1955). — Z. Untersuch. Lebensmitt. 84, 486 (1942). Zit. nach Hirsch. — Zahn, H., u. K. Kohler: Über die Einwirkung verdünnter Salpetersäure auf Skleroproteine. I. Mitt. Neue Röntgeninterferenzen bei nitriertem Fibroin und Keratin. Z. Naturforsch. 5b, 137 (1950). — Zarafonetis, C. J. D.: Darkening of gray hair during paraaminobenzoic acid therapy. J. invest. Derm. 15, 399 (1950). — Zehender, F.: Über den Gehalt an Triglyceriden im menschlichen Hauttalg. Helv. chim. Acta 29, 973 (1946). — Zingsheim, M.: Die Rolle freier Sulfhydrylgruppen bei der Schuppenflechte. Dtsch. med. Wschr. 77, 1630 (1952). — Das Keratin der Schlangenhaut. Z. Haut- u. Geschl.-Kr. 22, 137 (1957). — Zuber, H., K. Ziegler u. H. Zahn: Über den Cystingehalt von Seidenfibroin und Sehnenkollagen. Z. Naturforsch. 12b, 734 (1957). — Zwicky, H., u. F. Almasy: Optische Untersuchungen über das Haarpigment. Biochem. Z. 281, 103 (1935).

B. Physikalische Eigenschaften der Haare

Astbury, W. T., and H. J. Woods: J. Textile Inst. 28, 394. Zit. nach Hirsch.

Bonanni, M. P.: Studio nelle simmetric constitutive del capello umano a mezzo della luce polarizzata. G. ital. Derm. Sif. 98, 536 (1957). — Il comportamento della birifragenza del capello sottoposto a trazione. Minerva derm. (Torino) 34, 110 (1959). — Bull, H. B.: Therma. und elastic properties of alpha-keratin. J. physic. Chem. 58, 101 (1954). — Burte· H. M.: A nondestructive mechanical test for animal fibers. J. appl. Phys. 21, 494 (1950),

Elöd, E., u. H. Zahn: Neue Probleme beim Studium der Wolle. Melliand Textilber. 28, 217, 253, 291 (1947).

Freytag, H.: Über das Verhalten von Keratinfasern in thioglykolathaltigen Systemen. Z. Naturforsch. 7b, 645 (1952). — Fette, Seifen und Anstrichmittel 56, 415 (1954). Zit. nach Hirsch. — Zur Untersuchung und Kenntnis der Variabilität menschlicher Haare. Fette,

Seifen u. Anstrichmittel **58**, 770 (1956). — FRIEDERICH, H. C., u. G. FRÖB: s. Abschn. D. Derm. Wschr. **1950**, 265. — FUHRMANN, W.: Über das Erholungsvermögen von Haaren. Faserforsch. u. Textiltechn. **5**, 22 (1954).

HARRISON, W.: J. Textile Inst. **28**, 110. Zit. nach HIRSCH. — HEILINGÖTTER, R.: Über die Quellung und Erweichung menschlicher Haare. Seifen, Öle, Fette, Wachse **80**, 669 (1954). — HIRSCH, F.: Beitrag zur Aufklärung der Keratinstruktur. Diss. T. H. München 1952. Zit. nach HIRSCH. — HOLČIK, L.: Über die Reißfestigkeit, Dehnbarkeit und Elastizität der Haare. (Mit besonderer Berücksichtigung der Abhängigkeit dieser physikalischen Eigenschaften von der Länge der Haare.) Čsl. Derm. **20**, 195 (1942).

KÄRRNER, H.: Weitere Untersuchungen über Tragkraft und Dehnung des Wollhaares mittels des Tänzer-Polikeitschen Dynamometers. Z. Züchtung B **23**, 377 (1932). — KATZ, S. M., and A. V. TOBOLSKY: Textile Res. J. **32**B—**33**B. Zit. nach HIRSCH. — KREFFT, S.: Morphologische, chemische und physikalische Untersuchungen an Leichenhaaren. Habil.-Schr. Leipzig 1949. — KRONACHER, C., u. G. LODEMANN: Beitrag zur Kenntnis des Dehnungsvorganges des Wollhaares. Z. Züchtung B **21**, 402 (1931). — KUBÁT, J.: Über rheologische Relaxationsprozesse. Kolloid-Z. **129**, 73 (1952).

LODEMANN, G.: Z. Tierzücht. **9** (1927). Zit. nach HIRSCH.

MARCHIONINI, A.: Physikalisch-chemische Untersuchungen an gesunden und kranken Haaren. Sitzg Rhein.-Westf. Dermatologen 23.—24. V. 1936. Ref. Zbl. Hautkrkh. **54**, 567 (1937). — MARCHIONINI, A., u. H. ARETZ: Studien über die Reißfestigkeit der menschlichen Haare. Derm. Wschr. **1934**II, 1285. — MARCHIONINI, A., u. L. DRAESEKE: Physikalisch-chemisch nachweisbare Veränderungen der Haare bei Haarkrankheiten und inneren Leiden. Derm. Wschr. **1938**IIa, 917. — Physikalisch-chemisch nachweisbare Veränderungen der Kopfhaare unter therapeutischer und kosmetischer Beeinflussung. Derm. Wschr. **1938**IIb, 1201. — MARCHIONINI, A., u. L. WEISS: Weitere physikalisch-chemische Untersuchungen an menschlichen Haaren unter physiologischen Bedingungen. Derm. Wschr. **1938**I, 661. — MARSH, M. C., and K. EARP: Trans. Faraday Soc. **29**, 173. Zit. nach HIRSCH. — MIZUSHIMA, S.: Structure of protein. J. Jap. Biochem. Soc. **20**, 111 (1948). — MIZUSHIMA, S., and T. SHIMANOUCHI: III. The structure of proteins and the phenomena in living bodies. Sci. (Jap.) **18**, 452 (1948). Ref. Chem. Abstr. **45**, 2522 (1951).

PAULING, L., R. B. COREY and H. R. BRANSON: The structure of proteins: two hydrogen-bonded helical configurations of the polypeptide chain. Proc. nat. Acad. Sci. (Wash.) **37**, 205 (1951).

SASAKI, T.: Über Stärke und Verlängerungsfähigkeit des menschlichen Haares. I. Normales Haar. Mitt. med. Akad. Kioto **11**, 42 (1934a). — On the strength and the elongation of the human hair. II. On the strength and the elongation of normal hair under various treatment. Mitt. med. Akad. Kioto **11**, 449 (1934b). — On the strength and the elongation of the human hair. IV. A critical study of the strength and the elongation of normal hair with regard to several probabilities. Mitt. med. Akad. Kioto **11**, 721 (1934c). Ref. Zbl. Haut- u. Geschl.-Kr. **50**, 17, 198, 559 (1935). — SIERRO, A.: Mechanische Untersuchungen an Mähnenhaaren von Vollblutpferden. Z. Züchtung B **23**, 431 (1932). — SPEAKMAN, J. B.: Die Plastizität der Wolle. Proc. roy. Soc. B **103**, 377 (1928). — SPEAKMAN, J. B., and S. SHAK: J. Soc. Dyers Colourists **57**, 108 (1951). Zit. nach HIRSCH.

TOBOLSKY, A. V., J. B. PRETTYMAN and J. H. DILLON: Stress relaxation of natural an synthetic rubber stocks. J. appl. Phys. **15**, 318 (1944).

WOODS, H. J.: Nature **132**, 109 (1933). Zit. nach HIRSCH.

Weitere Literatur s. unter: D. Exogene Schädigungen der Haare.

C. Physiologie der Haare

ABELIN, I.: Über den Nähr- und Wachstumswert des Zwiebacks. Z. Kinderheilk. **50**, 465 (1930). — AHMANN, C. F.: Hair eating in rabbits. Florida Agr. Exper. Sta. 45th Ann. Rept. **1931**, 85. Zit. nach FLESCH. — ALBEAUX-FERNET, M., J. ROBERT et M. CAROIT: L'hirsutisme. Paris: Masson & Cie. 1954. — ALBRIEUX, A. S., and J. C. FOURNIER: The local action of testosterone propionate on the development of axillary hair in man. J. clin. Endocr. **9**, 1434 (1949). — ALBRIGHT, F., P. H. SMITH and R. FRASER: A syndrome characterized by primary ovarion insufficiency and descreased stature. Report of 11 cases with a digression on hormonal control of axillary and pubic hair. Amer. J. med. Sci. **204**, 625 (1942). — AMARANTE, A.: Sobre um caso de alopecia mixoedematosa curado como tratamento tiroidiano. Hospital (Rio de J.) **19**, 441 (1941). — ANTOPOL, W., and K. UNNA: Pathologic aspect of nutritional deficiencies in rats. 1. Lesions produced by diets free of vitamin B_6. Arch. Path. (Chicago) **33**, 241 (1942). — APAJALAHTI, L.: Über die Wirkung der Thyreoidinbehandlung auf die Haut des Myxödemkindes. Histologische Untersuchungen. Acta Soc. med. „Duodecim" **15**, 1 (1931). — ARGYRIS, TH. S., and B. F. ARGYRIS: Stimulation of hair growth during skin regeneration. Develop. Biol. **1**, 259 (1959). — ATKINSON, S. C., F. E.

CORMIA and SH. A. UNRAU: The diameter and growth phase of hair in relation to age. Brit. J. Dermi 71, 309 (1959). — AUBRUN, E. A.: Lésions alopéciques et exulcéreuses consécutives aux operations de la deuxième paire rachidienne cervicale, chez le chat. C. R. Soc. Biol. (Paris) 111, 78 (1932a). — Prurit et hyperesthésie par section nerveuse. Section des trois premiers nerfs cervicaux. Ibid. 15, 404 (1932b). — Prurit et hyperesthésie par section nerveuse. Section du trijumeau isolée, ou associée à celle des trois premiers nerfs cervicaux. Ibid. 15, 464 (1932c). — Action vasculaire et action du sympathique dans le prurit par énervation sensitive partielle. Ibid. 15, 481 (1932d). — Pruritus and hyperesthesia caused by partial sensory denervation. Experimental alopecia. Contribution to the study of alopecia areata. Arch. Derm. Syph. (Chicago) 34, 564 (1936). — AUDIT, J., et E. BOUSSEMART: L'hypertrichose à la lumière de la chromatographie. Presse méd. 1954, 1112.

BAKER, B. L.: Siehe in F. Änderung der Haarmenge. — BALAKHOVSKII, S. D., and N. N. OROZDOVA: Der Mechanismus der Aktion des Vitamin A. Der Kupfer-Polyene-Antagonismus und Keratinisation des epithelialen Gewebes. Biokhimiya 22, 330 (1957). Ref. Chem. Abstr. 51, 11420 (1957). — BALDWIN, I. G., and J. A. GAFFORD: Arrhenoblastoma: case report. Endocrinology 20, 373 (1936). — BĂLUŞ, L.: Nervensystem und Haarwuchs. Derm.-Vener. (Bucureşti) 4, 423 (1959). Ref. Zbl. Haut- u. Geschl.-Kr. 106, 164 (1960). — BARMAN, J. M.: Algunos aspectos de la fisiopatologia del pelo. Arch. argent. Derm. 3, 245 (1953). Ref. Zbl. Haut- u. Geschl.-Kr. 90, 51 (1954/55). — BASLER, A.: Über die Funktionen des menschlichen Haarkleides. Münch. med. Wschr. 72, 1019 (1925). — Menstruation und Haarwurzelfestigkeit. Med. Klin. 1939 II, 1111. — BECKER, J.: In Handbuch der Anatomie des Kindesalters, Bd. II, 1938. — BECKER, S. W.: Concurrent melanosis and hypertrichosis in distribution of nevus unius lateris. Arch. Derm. Syph. (Chicago) 60, 155 (1943). — BEEK, C. H.: A study on extension and distribution of the human body hair. Dermatologica (Basel) 101, 317 (1956). — BEESON, B. B., and W. J. PICKETT: Experimental alopecia. Contribution to the study of alopecia areata. Arch. Derm. Syph. (Chicago) 28, 53 (1933). — BEHRMAN, H. T.: The scalp in health and disease. St. Louis: C. V. Mosby Comp. 1952. — BENEDICT, F. G., u. E. L. FOX: Der Energieumsatz normaler und haarloser Mäuse bei verschiedenen Umgebungstemperaturen. Pflügers Arch. ges. Physiol. 231, 455 (1933). — BERJÍLLOS DEL RÍO, F.: Alopecia generalizada en hipertiroideo. Act. dermo-sifiliogr. (Madr.) 45, 148 (1955). Ref. Zbl. Haut- u. Geschl.-Kr. 90, 256 (1955). — BEUTNAGEL, J., u. H. C. FRIEDERICH: Beeinflussung pathologisch gestörten Haarwachstums durch Vitamin D_2 in hohen Dosen. Neue med. Welt 1950, 779. — BISELL, G. W., and R. H. WILLIAMS: Hirsutism in femals; a clinical study of its etiology, course and treatment. Ann. intern. Med. 22, 773 (1945). — BISSONNETTE, T. H.: Relations of hair cycles in ferrets to changes in anterior hypophysis and to light cycles. Anat. Rec. 63, 159 (1935). — BLOCK, W. D., and H. B. LEWIS: The amino acid content of cow and chimpanzee hair. J. biol. Chem. 125, 561 (1938). — BLOOM, R. E., S. WOODS and N. NICOLAIDES: Hair fat composition in early male pattern alopecia. J. invest. Derm. 24, 97 (1955). — BLUMENSAAT, C.: Beitrag zur Frage der Alopecia. Derm. Wschr. 120, 106 (1949). — BRACK, W.: Über Störungen des Haarwachstums. Schweiz. med. Wschr. 1932 II, 789. — BRAUN-FALCO, O., u. O. FRENZ: Die Veränderungen des Wassergehaltes der Haut während des Haarwachstumscyclus bei der Ratte. Arch. klin. exp. Derm. 242, 64 (1960). — BRAUN-FALCO, O., u. H. THEISEN: Über Veränderungen im Hautbindegewebe während des Haarwachstumscyclus der Maus. Arch. klin. exp. Derm. 209, 426 (1959). — BROWN, W. H., and M. HOWARD: Influence of light environnement on the growth of hair in normal rabbits with especial reference to the action of neon light. J. exp. Med. 48, 57 (1928). — BROWN, H., and J. V. KLAUDER: Sulfur content of hair and of nails in abnormal states. Therapeutic value of hydrolyzed wool. I. Hair. Arch. Derm. Syph. (Chicago) 27, 584 (1933). — BRUCK, H. G.: Die Epicraniotomie. Aesthet. Med. 9, 61 (1960). — BUSH, I. E.: Species differences in adrenocortical secretion. J. Endocr. 9, 95 (1953). — BUTCHER, E. O.: The hair cycles in the albino rat. Anat. Rec. 61, 5 (1934). — Hair growth in adrenalectomized and adrenalectomized thyroxintreated rats. Amer. J. Physiol. 120, 427 (1937). — The effects of irritants and thyroxine on hair growth in albino rats. Amer. J. Physiol. 129, 553 (1940). — Development of the pilary system and the replacement of hair in mammals. Ann. N.Y. Acad. Sci. 53, 508 (1951). Ref. Zbl. Haut- u. Geschl.-Kr. 79, 363 (1952). — In: Hair growth and hair regeneration, p. 369. Ann. N.Y. Acad. Sci. 83, 361 (1959).

CAHANE, M. G., et T. CAHANE: L'alopécie et la pelade dans leur rapport avec glandes endocrines. Acta med. scand. (Stockh.) 103, 486 (1940). — ČAJKOVAC, S.: Anomalien beim fetalen Lanugowechsel. Ref. Zbl. Haut- u. Geschl.-Kr. 67, 528 (1941). — CANNON, W. B., H. F. NEWTON, E. M. BRIGHT, V. MENKIN and R. M. MOORE: Some aspects of the physiology of animals surviving complete exclusion of sympathetic nerve impulse. Amer. J. Physiol. 89, 84 (1929). — CANTILLO, E.: L'alopécie habituelle de l'homme adulte défaut de l'équilibre hypophyso-génital. Presse méd. 1934 II, 1465. — CASTELLANI, A.: Note of some little-known conditions of the lanugo hair. J. trop. Med. Hyg. 41, 409 (1938). — CEDERCREUTZ, A.: Hypertrichosis superciliarum et in fronte in graviditate aperiens. Acta derm.-venereol. (Stockh.) 20,

704 (1939). — Cerutti, P.: Ricerche sulla pigmentazione della cute dei conigli. G. ital. Dermat. Sif. 71, 1281 (1930). — Cerviño, J. M., J. J. Ravera, F. Rawak, A. S. Albrieux u. J. C. Mussio-Fournier: Hirsutismus bei kindlichem Myxödem. Med. Klin. 1956, 131. — Chambers, G. K.: The growth of angora rabbit hair. World's Poultry Congr. Sect. F 4, 964 (1930). — Chase, H. B.: Greying induced by x-rays in the mouse. Genetics 31, 213 (1946). — Effects of x-ray dose on the controlled greying response in mice. Acta Un. int. Cancr. 6, 768 (1949a). — Greying of hair. I. Effects produced by single doses of x-rays on mice. J. Morph. 84, 57 (1949b). — Growth of the hair. Physiol. Rev. 34, 113 (1954). — Chase, H. B., and G. J. Eaton: In: Hair growth and hair regeneration, p. 365. Ann. N.Y. Acad. Sci. 83, 361 (1959). — Chase, H. B., and W. Montagna: Relation of hair proliferation to damage induced in the mouse skin. Proc. Soc. exp. Biol. (N.Y.) 76, 35 (1951). — Chase, H. B., H. Rauch and V. W. Smith: Critical stages of hair development and pigmentation in the mouse. Physiol. Zool. 24, 1 (1951). — Chavarria, A. P., L. Goldman, C. Saenz-Herrera and E. Carvajal-Cordero: Canities and alopecia in children associated with avitaminosis. J. Amer. med. Ass. 132, 570 (1946). — Chevrel-Bodin, L., D. Leroy et M. Cormier: Les troubles du système pileux et de la peau sous l'influence d'injections répétées de benzo-di-hydro-folliculine chez lapin. Bull. Soc. franç. Derm. Syph. 45, 458 (1938). — Chieffi, M.: Effect of testosterone administration on the beard growth of elderly males. J. Geront. 4, 200 (1949). — Christ, J.: Die Pluri- und die Terminalinnervation als biologisch wirksame Faktoren, im besonderen als anatomische Grundlagen der Prädilektionsstellen des Ulcus rodens bzw. der beginnenden Scheitelglatze. Über Beziehungen der Innervation, vor allem der Pluriinnervation, zu Hauteigentümlichkeiten bei Mensch und Tier, sowie über die Morphogenese des Scheitelwirbels. Z. Konstit.-Lehre 18, 262 (1934). — Clay, R. C., K. Cook and J. J. Routh: Studies in the composition of human hair. J. Amer. chem. Soc. 62, 2709 (1940). — Collins, H. H.: Studies of normal mouet and artificially induced regeneration of pelage in Peromyscus. J. exp. Zool. 27, 73 (1918). — Studies of the pelage phases and of the nature of color variations in mice of the genus Peromyscus. J. exp. Zool. 38, 45 (1923). — Cooper, Z. K.: Relation of endocrine glands to growth and distribution of hair. Rev. of literature. Arch. Derm. Syph. (Chicago) 21, 1007 (1930). — Cosacesco, A., S. Draganesco, M. Georgesco et G. T. Dinischiotu: Lutéinome de l'ovarie: contribution anatomo-clinique à l'étude du virilisme ovarien. Presse méd. 39, 1264 (1931). — Cunha, T. J., S. Kirkwood, P. H. Phillips and G. Bohnstedt: Effect of inositol on rat alopecia. Proc. Soc. exp. Biol. (N.Y.) 54, 236 (1943). — Cunha, T. J., D. C. Lindley and M. E. Ensminger: Biotin deficiency in pigs fed dessicated egg white. J. anim. Sci. 5, 219 (1946). — Cunningham, I. J.: Influence of dietary iron in hair and wool growth. N.Z. J. Agric. 44, 335 (1932).

Danforth, C. H.: The hair. Natural hist. 26, 75 (1926). — A case of alopecia in the fowl. J. Hered. 19, 547 (1928). — Physiology of human hair. Physiol. Rev. 19, 94 (1939). — David, L. T.: Studies on the expression of genetic hairlessness in the house mouse (Mus musculus). J. exp. Zool. 68, 501 (1934). — Dawson, H. L.: A study of hair growth in the guinea pig (Cavia cobaya). Amer. J. Anat. 45, 461 (1930a). — Hair growth and pregnancy. Science 71, 607 (1930b). — On hair growth. A study of the effekt of pregnancy on the activity of the follicle in the guinea pig. (Cavia cobaya). Amer. J. Anat. 53, 89 (1933). — Day, H. G., and B. E. Skidmore: Some effect of dietary zinc deficiency in the mouse. J. Nutr. 33, 127 (1947). — Debidour-Monrad, H., et J. Lassner: Observations cliniques sur le traitement des plaies par l'acide oxalique et découverte de son action sur le développement du système pileux. Un. méd. Can. 74, 589 (1945). — Diecke, S. H.: Pigmentation and hair growth in black rats, as modified by the chronic administration of thiourea, phenylthiourea and alpha-naphthyl-thiourea. Endocrinology 40, 123 (1947). — Effects of removing various endocrine glands on the hair cycles of black rats. Endocrinology 42, 315 (1948). — Douglass, M.: Masculinizing tumor of the ovary of the adrenal type. Amer. J. Obstet. Gynec. 53, 190 (1947). — Doupe, J., and M. E. Sharp: Studies in denervation. G. Sebaceous glands. J. Neurol. Psychiat. 6, 133 (1943). — Dreyfus, G., M. Zara and C. Alexandre: Hirsutisme féminin et virilisme pilair. Sem. Hôp. Paris 27, 1398 (1951). — Dry, F. W.: The coat of the mouse (Mus musculus). J. Genet. 16, 287 (1926). — Duggins, O. H., and M. Trotter: Age changes of head hair from birth to maturity. II. Medullation in hair of children. Amer. J. physic. Anthrop. 8, 399 (1950). — Changes in morphology of hair during childhood. Ann. N.Y. Acad. Sci. 53, 569 (1951). — Dupertuis, C. W., W. B. Atkinson and H. Elftman: Sex differences in pubis hair distribution. Hum. Biol. 17, 137 (1945). — Durward, A., and K. M. Rudall: Studies of hair growth in the rat. J. Anat. (Lond.) 83, 325 (1945).

Eaton, P., and M. W. Eaton: Temperature and hair growth. Science 86, 354 (1947). — Eichholz, E.: Experimentelle Versuche über die Anregung des Haarwuchses durch äußere Behandlung. Derm. Wschr. 88, 161 (1929). — Ellis, R. A., and G. F. Moretti: In: Hair growth and hair regeneration, S. 448. Ann. N.Y. Acad. Sci. 83, 361 (1959). — Elvehjem, C. A., and E. B. Hart: Lack of zinc prevents normal hair growth in rats. Wisconsin Agric. exp. Stat. Bull. 428, 23 (1934). — Emerson, G. A., and J. C. Keresztesy: Biotin dificiency in the rat. Proc. Soc. exp. Biol. (N.Y.) **51**, 358 (1942). — Epstein, A. L.: Somatologische Studien zur Psychiatrie. Z. ges. Neurol. Psychiat. **140**, 124 (1932). — Ershoff, B. H., and H. J. Deuel jr.: Inadequacy of lactose and beta-lactose as dietary carbohydrates for the rat. J. Nutr. **28**, 225 (1944). — Euler, B. v., H. v. Euler u. J. Säberg: Dermatitis-Symptome und Haarausfall bei Lactoflavin-Mangel und fettfreier Diät. Naturwissenschaften **1942**, 266.

Farber, E. M., and W. C. Lobitz: The physiology of the skin. Ann. Rev. Physiol. **14**, 519 (1952). — Fasal, H.: Zur Beeinflussung des Haarwachstums. Wien. med. Wschr. **82**, 1080 (1932). — Haarausfall als Symptom der Vermännlichung. Derm. Z. **74**, 249 (1936). — Finkler, R. S.: Estrogenic therapy in hypertrichosis with secondary amenorrhea. Meet. Wom. J. **50**, 281 (1943). — Fleck, F.: Pathogenetische Beobachtungen bei verschiedenen Formen von Haarausfall. Dtsch. Gesundh.-Wes. **1956**, 1585. — Fleck, M.: Über zeitbedingten Haarausfall bei Kindern. Derm. Wschr. **123**, 97 (1951). — Flesch, P.: Inhibitory action of extracts of mammalian skin on pigment formation. Proc. Soc. exp. Biol. (N.Y.) **70**, 136 (1949). — Flynn, R.: Hirsutism of adrenol origin. Med. J. Aust. **1**, 11 (1941). — Follis, R. H., H. G. Day and E. V. McCollum: Histological studies of the tissues of rats fed a diet extremely low in zinc. J. Nutr. **22**, 223 (1941). — Forster, A.: Beeinflussung des Haarwachstums durch äußere Mittel. Naunyn-Schmiedeberg's Arch. exp. Path. Pharmak. **144**, 363 (1929). — Fraenkel, L.: Thecoma and hyperthecosis of the ovary. J. clin. Endocr. **3**, 557 (1943). — Freud, J.: Hypophysis and hair. Acta brev. neerl. **4**, 99 (1934). — Continued observations concerning the growth of hair. Acta brev. neerl. **5**, 26 (1935). — Fuchs, H.: Über die Wachstumsgeschwindigkeit der Haare. Z. Biol. **98**, 215 (1937). — Fuhs, H.: Studium über die Wachstumsgeschwindigkeit der Kopfhaare unter normalen Bedingungen und bei Anwendung hyperämisierender Mittel. Med. Klin. **16**, 1320 (1920). — Die Glatze. Wien. klin. Wschr. **1943**I, 168. — Funk, C. F., u. F. Swart: Rundfrage. J. med. Kosmetik **1955**b, 143. — Fuse, Shiro: Haarcuticula. Jap. J. Derm. **39**, 92 (1936). Ref. Zbl. Haut- u. Geschl.-Kr. **55**, 428 (1937).

Galewsky, E.: Erkrankungen der Haare und des Haarbodens. In Jadassohns Handbuch der Haut- und Geschlechtskrankheiten, Bd. 13/1. Berlin: Springer 1932. — Garn, S. M.: Types and distribution of the hair in man. Ann. N.Y. Acad. Sci. **53**, 498 (1951). — The examination of hair under the polarizing microscope. Ann. N.Y. Acad. Sci. **53**, 648 (1951). Ref. Zbl. Haut- u. Geschl.-Kr. **79**, 366 (1952). — Garn, S. M., S. Selby and R. Young: Scalp thickness and the fat-loss theory of balding. Arch. Derm. Syph. (Chicago) **70**, 601 (1954). — Gent, W.: Bemerkungen zur Physiologie des Haares. Z. Haut- u. Geschl.-Kr. **19**, 333 (1955). — Zur Diagnose und Therapie der Alopecia praematura. Hautarzt **5**, 370 (1954). — Probleme der Glatzenbildung. Z. Haut- u. Geschl.-Kr. XXII, 307 (1957). — Gershberg, H.: Skin transplantation between hairless and haired rats. Proc. Soc. exp. Biol. (N.Y.) **40**, 659 (1939). — Gibbs, H. F.: A study of the post-natal development of the skin and hair of the mouse. Anat. Rec. **80**, 61 (1941). — Gilbert-Dreyfus, G., M. Zara et Cl. Alexandre: Hirsutisme féminin et virilisme pilaire. Sem. Hôp. Paris **1951**, 1398. — Glanzmann, E., u. K. Meier: Pantothensäure und Schilddrüse. Z. Vitaminforsch. **16**, 322 (1945). — Gohlke, M., u. J. Holtschmidt: Neurohistologische Studien bei Alopecia areata. Arch. Derm. Syph. (Berl.) **191**, 527 (1950). — Goldman, L.: Acquired achromotrichia and hypotrichosis in children in the southern Ohio area. Arch. Derm. Syph. (Chicago) **63**, 443 (1956). — Goldman, L., and L. M. Mason: Investigational studies in some congenital and acquired defects of hair in children. J. invest. Derm. **11**, 323 (1948). — Goodman, L. S., and A. Gilman: The pharmacological basis of therapeutics. New York: Macmillan & Co. 1956. — Grant, Rh., Th. Cornbleet and M. I. Grossmann: Influence of local application of adrenal cortical extract on hair growth in the human. Arch. Derm. Syph. (Chicago) **62**, 717 (1957). — Greene, R.: Androgen and pregnanediol excretion in hypertrichosis. Lancet **1940**II, 486. — Groodt, M. H. A. de: Ein Fall von Hypertrichosis lanuginosa universalis. Ned. T. Geneesk. **1948**, 857. Ref. Zbl. Haut- u. Geschl.-Kr. **73**, 464 (1949). — Gross, P., Z. Harvalik and E. Runne: Vitamin deficiency syndrome in the albino rat precipitated by chronic zinc chloride poisoning. J. Invest. Derm. **4**, 385 (1941). — Gsell, J. L.: Therapeutische Wirkung der Pantothensäure (Bepanthen Roche) bei menschlicher Alopecia. Schweiz. med. Wschr. **74**, 1171 (1944). — Guszmann, J.: Schwere Hypertrichosis nach Amenorrhoe. Ref. Zbl. Haut- u. Geschl.-Kr. **47**, 660 (1934). — György, P.: The biological action of vitamins. Chicago: University Chicago Press 1942.

Haddow, A., L. A. Eison, E. M. Roe, K. M. Rudall and G. M. Timmis: Artificial production of coat color in the albino rat; its relation to pattern in the growth of hair. Nature (Lond.) **155**, 379 (1945). — Hale, C. W.: Colour and growth of hair in rabbits. Nature (Lond.) **155**, 670 (1945). — Hamblen, E. C., W. K. Cuyler and M. Baptist: Minary excretion of 17-ketosteroids in ovarian failure. I. In hirsutism and virilizing syndromes. J. clin. Endocr. **1**, 763 (1941). — Hamilton, J. B.: Male hormone stimulation is prerequisite and an incitant in common baldness. Amer. J. Anat. **71**, 451 (1942). — A secondary sexual character that develops in a organ common to both sexes, but normally only in man, with a discussion of the relation of this character to endocrine stimulation. J. clin. Endocr. 7, 465 (1947). — Quantitative measurement of a secondary sex character, axillary hair. Ann. N.Y. Acad. Sci. 53, 585 (1951a). — Paterned loss of hair in man, and incidence. Ann. N.Y. Acad. Sci. 53, 708 (1951b). — HARDY, M. H.: The development of mouse hair in vitro with some observations on pigmentation. J. Anat. (Lond.) 83, 364 (1949). — The developement of pelage hairs and vibrissae from skin in tissue cultures. Ann. N.Y. Acad. Sci. 53, 546 (1951). — HARRIS, H.: The relation of hair growth on the body to baldness. Brit. J. Derm. 59, 300 (1947). — HAYWARD, W. G., and F. J. McCULLA: Cortical tumors of the adrenal with report of a case. Urol. cutan. Rev. 43, 265 (1939). — HEARD, E. V., and H. B. LEWIS: The metabolism of sulfur. XXV. Dietery methionine as a factor related to the growth and composition of the hair of the young white rat. J. biol. Chem. 123, 203 (1938). — HELLINGA, G.: Hair growth in rats. Acta brev. need. 14, 83 (1946). — HENSEL, G.: Corpus luteum-Hormon und Haarwachstum. Eine experimentelle Studie. Z. ges. exp. Med. 104, 182 (1938). — HERRINGTON, L. P.: The role of the pilary system in mammals and its relation to the thermal environment. Ann. N.Y. Acad. Sci. 53, 600 (1951). — HEYCK, R.: Neue Untersuchungen und ihre praktische Auswirkung auf die Bestimmung der Haare nach ihrem mikroskopischen Bau. Z. Fleisch- u. Milchhyg. 43, 434 (1933). — HINSEY, I. C., and C. C. CUTTING: Observations on nervous factors in hair growth. Anat. Rec. 52, 57 (1932). — HIRSCH, F.: Weiterentwicklung auf dem Gebiet der medizinischen Haardiagnose. Münch. med. Wschr. 1953, 1175. — Schwangerschaft und Haare. J. med. Kosmet. 1955, 155. — HOFF, E.: Haarkleid und vegetatives System. Dtsch. med. Wschr. 75, 478 (1950). — HOFF, F.: Beobachtungen an Hauttransplantaten. Klin. Wschr. 31, 56 (1953). — HOFF, F., u. G. RIEHL jr.: Zur Frage der durch Erkrankung des Zentralnervensystems bedingten Alopecien. Arch. Derm. Syph. (Berl.) 176, 196 (1937). — HOFFMANN, H.: Zur Entstehung der Alopecia pityrodes. Med. Welt 1938, 776. — HOGAN, A. G., and L. R. RICHARDSON: Differentiation of the antidermatitis factor. Science 83, 17 (1936). — HOLMER, A. J. M.: Hirsutismus bij cyclisch vloeiende vrouwen. Ned. T. Geneesk. 94, 958 (1950). — Hirsutism and hypertrichosis in woman with cyclical bleeding. Acta physiol. pharmacol. neerl. 2, 145 (1951). — HOLZGRAEFE, A.: Alopecie als Symptom neurohormonaler Erkrankungen. Nervenarzt 18, 134 (1947). — HOPKINS, J. G., I. T. WELD and W. H. HUBER: Cyst formation, acneform lesions and hair growth following intradermal injection of staphylococci in sensitized rabbits. J. invest. Derm. 16, 339 (1951). — HOUSSAY, A. B.: Relation of the gonads and adrenals to growth if hair in mice and rats. Acta physiol. lat.-amer. 3, 232 (1953a). Ref. Chem. Abstr. 48, 8905g (1954). — Treshhold of action of estrogen on the growth of hair in rats and mice. Rev. Soc. argent. Biol. 29, 221 (1953b). Ref. Chem. Abstr. 48, 7725f (1954). — HUMPLIK, H.: Alopecia praematura. Wien. med. Wschr. 109, 495 (1959). — HURXTHAL, L. M.: Sublingual use of testosterone in seven cases of hypogonadism: report in three congenital eunuchoids occurring in one family. J. clin. Endocr. 3, 551 (1943).

JABONERO, V., P. GOMEZ BOSQUE, F. BORDALLO u. J. PEREZ CASAS: Der anatomische Aufbau des peripheren neurovegetativen Systems. Acta neuroveg. (Wien) Suppl. 4 (1953). — JACOB, A.: Dépilation axillaire au cours des cirrhoseshépatiques. Presse méd. 42, 2076 (1934). — JACOBS, E. C.: Effects of starvation on sex hormones in the male. J. clin. Endocr. 8, 227 (1948). — JALOWY, B. O.: Regeneration and development of the nerve endings in the sinus hairs (guinea pigs). Folia morph. (Warszawa) 5, 251 (1934). — JAUSION, H., et A. BRIGON: Kératogénèse et antistéatose. Essai de traitement des alopécies par les amino-acides soufrés. Rev. sci. méd. 4, 85 (1951). — JOHN, F.: Zur vegetativen Nervenversorgung der menschlichen Haare und Haarmuskeln. Arch. Derm. Syph. (Berl.) 183, 1 (1942). — JOSEFSON, A., E. FAGERSTRÖM and H. BERGSTRAND: Two cases of hirsutism (virilism) with ovarian tumors. Acta med. scand. 77, 485 (1932). — JUON, M.: Résultats cliniques obtenus avec l'acide pantothénique dans les maladies du cuir chevelu. Dermatologica (Basel) 91, 310 (1945). — JUSTER, M. E.: Action des fortes doses d'oestrogènes et de testosteron sur la pilosité de deux malades prostatiques. Bull. Soc. franç. Derm. Syph. 57, 129 (1950). — JUSTER, M. E., et P. BRUYET: Alopécies féminines et virilisme pilaire. Dosage avec fractionnement des 17-cétosteroides neutres. Traitement par la cortisone. Bull. Soc. franç. Derm. Syph. 61, 533 (1954).

KADANOFF, D.: Über die Nerven in der äußeren Wurzelscheid der Haare des Menschen. Z. Zellforsch. 6, 631 (1938). — Die Innervation der Haare des Menschen. Acta neuroveg. (Wien) 18, 159 (1958). — KENEDY, D.: Über die Hypertrichose bei Frauen. Mag. Nögyógy. 3, 34 (1934). Ref. Zbl. Haut- u. Geschl.-Kr. 49, 519 (1935). — KENNEDY, F. A.: Alopecia of beard following phrenicectomy. J. Amer. med. Ass. 100, 257 (1933). — KEPLER, E. J., G. A. PETERS and H. L. MASON: Addison's disease associated with pubis and axillary alopecia and normal menses. J. clin. Endocr. 3, 497 (1943). — KESSLER, E. A.: Verhinderung der Glatzenbildung durch kosmetische Operation. Ärztl. Praxis VIII, Nr. 39 (1956). — Der heutige Stand der Frontalotomie. Ärztl. Praxis XIII, 494 (1961). — KETTLER, G.: Die Krümmung des menschlichen Kopfhaares und ihre Vererbung. Z. Konstit.-Lehre 16, 559 (1932). — KLIGMAN, A. M.: Pathologic dynamics of human hair loss. Arch. Derm. Syph. (Chicago) 83, 175

(1961). — J. invest. Derm. **33**, 307 (1959). Zit. nach FLESCH. — KNOCHE, H.: Degenerative Veränderungen des vegetativen Nervensystems in der Glatzenhaut. Arch. Dermat. **197**, 505 (1954). — KOBAYASI, S., F. OKUYAMA and K. TUKAYI: Experimental studies on the hemitrichosis and the nervous influences on the hair growth. Acta neuroveg. (Wien) **18**, 169 (1958). — KOCH, E.: Experimentelle Untersuchungen über entzündung- und nekroseerzeugende Wirkung von Viscum album. Z. ges. exp. Med. **103**, 740 (1938). — KOGOJ, F.: Hypertrichosis in abgeheilten Psoriasisherden. Derm. Wschr. **104**, 402 (1937). — KOSUGI, T., u. Y. S. KIM: Zur Pathohistologie der Glatze der Kopfhaut und des Ergrauens der Kopfhaare. Trans. Soc. path. jap. **27**, 651 (1937). Ref. Zbl. Haut- u. Geschl.-Kr. **59**, 663 (1938). — KUN, H., u. H. BURCHARDT: Unspezifische Wirkungen des weiblichen Sexualhormons (Progynon). Haarwachstum und Blutbeschaffenheit. Pflügers Arch. ges. Physiol. **231**, 776 (1932). — KUP, J. v.: Nebenniere und Hirsutismus. Endokrinologie **25**, 64 (1942). — KYLIN, E.: Über die hormonale Regulation des Haarwuchses. Acta med. scand. (Stockh.) **103**, 144 (1940).

LEBEUF, M. F.: Traitement de L-alopécie masculine par l'association hexoestrolpanthénol. Bull. Soc. franç. Derm. Syph. **56**, 76 (1949). — LEVENTHAL, M. L., and M. R. COHEN: Bilateral polycystic ovaries, the Stein syndrom. Amer. J. Obstet. Gynec. **61**, 1034 (1951). — LÉVY-FRANCKEL, A., et F. CAILLIAU: Recherches sur le mécanisme physio-pathologique de la pelade. Réaction du réseau tropho-mélanique et du tissu réticulo-endothélial dans la pelade humaine et expérimentale. Ann. Derm. Syph. (Paris) **6**, 391 (1935). — LIGHT, A. E.: Histological study of human scalps, exhibiting various degrees of nonspecific baldness. J. invest. Derm. **13**, 53 (1949). — LIGHTBODY, H. D., and H. B. LEWIS: The metabolism of sulfur. XV. The relation of the protein and cysteine content of the diet to the growth of the hair in the white rat. J. biol. Chem. **82**, 485 (1929a). — The metabolism of sulfur. XVI. Dietary factors in relation to the chemical composition of the hair of the young white rats. J. biol. Chem. **82**, 663 (1929b). — LINSER, K.: Experimentelle Untersuchungen über das Haarwachstum beim Kaninchen. Klin. Wschr. **5**, 1490 (1926). — Hypotrichosis. Ref. Zbl. Haut- u. Geschl.-Kr. **58**, 506 (1938). — LINSER, K., u. H. KÄHLER: Cholesterinstoffwechsel und Haarwuchs. Klin. Wschr. **7**, 116 (1928a). — Experimentelles zur Thalliumalopecie. Arch. Derm. Syph. (Berl.) **155**, 175 (1928b). — LOCHTE, TH.: Atlas der menschlichen und tierischen Haare. Zum Gebrauch für die Human- und Veterinärmedizin, gerichtliche Medizin, Zoologie, Jagdkunde, Züchtungskunde, die Organe der Rechtspflege sowie die Bedürfnisse des Pelzhandels und der haarverarbeitenden Industrien. Leipzig: Paul Schöps 1938a. — Cuticulastudien am menschlichen Haar. Über die Kopfhaarlänge beim Säugling und Kleinkinde und über den Haarwechsel des Kopfhaares des Neugeborenen. Leipzig: Paul Schöps 1938b. — Grundriß der Entwicklung des menschlichen Haares. Beiträge zur Haut-, Haar- und Fellkunde, Bd. 5. Frankfurt a. Main: Paul Schöps 1951. — LOMHOLT, Sv.: Hypertrichosis an der Oberlippe und ihr Schwinden während der Gravidität. Klin. Wschr. **1934** II, 1027. — LOWENSTEIN, P. S.: The etiology of hypertrichosis. A review of the literature. Nations Health **3**, 157 (1921). — LYELL, A., and C. H. WHITTLE: Hypertrichosis lanuginosa, acquired type. Proc. roy. Soc. Med. **44**, 576 (1951). — LYNFIELD, Y. L.: Effect of pregnancy on the human hair cycle. J. invest. Derm. **35**, 323 (1960).

MARTIN, G. J.: The mouse antialopecia factor. Science **93**, 422 (1941). — MARTIN, G. J., and S. ANSBACHER: Role of paraaminobenzoics acid in vitamin B complex studies with mice. Proc. Soc. exp. Biol. (N.Y.) **48**, 118 (1941). — MARX, H.: Zur Klinik des Hypophysenzwischenhirnsystems. Nervenarzt **18**, 40 (1947). — MAXWELL, A. F.: Masculinizing tumors of the ovary. West. J. Surg. **45**, 134 (1937). — McCALL, K. B., H. A. WAISMAN, C. A. ELVEHJEM and E. S. JONES: A study of pyridoxine and pantothenic acid deficiencis in the monkey (Macaca mulatta). J. Nutr. **3**, 685 (1946). — McCUNN, J.: Alopecia due to endocrine dysfunction. Vet. J. **95**, 75 (1939). — McGLONE, B., and H. C. BAZETT: The temperature of the air in contact with the skin. Amer. J. Physiol. **82**, 452 (1927). — MEITES, J.: Counteraction of cortisone inhibition of body hair and thymus growth by vitamin B_{12} and aureomycin. Proc. Soc. exp. Biol. (N.Y.) **78**, 692 (1951). — MEYER-LIERHEIM, F.: Die Dichtigkeit der Behaarung beim Foetus des Menschen und der Affen. Z. Morph. u. Anthrop. **13**, 130 (1910). — MICHEL, P. J.: Pelade décalvante survenu après traitement soutenu par la cortisone pour shumatisme. Bull. Soc. franç. Derm. Syph. **62**, 85 (1955). — MOLT, F. H.: Histopathology of eat skin in avitaminosis A. Arch. Derm. Syph. (Chicago) **47**, 768 (1943). — MONTGOMERY, D. W.: The alopecia of hypothyreosis. J. cutan. Dis. **33**, 260 (1955). — MORRIS, H. P., and S. W. LIPPINCOTT: Effect of pantothenic acid on growth and maintenance of life in C_2H strain of mouse. J. biol. Chem. **140**, XCIII—XClV (1941). — MÜLLER, G.: Der erbkonstitutionelle Hypogenitalismus des Mannes als Dispositionsfaktor der Lebercirrhose; zugleich ein Beitrag zur Sexualkonstitution der männlichen Bevölkerung. Med. Klin. **47**, 71 (1952). — MURRAY, M. R.: Development of the hair follicle and hair in vitro. Anat. Rec. Suppl. **57**, 74 (1933). — MUSSIO-FOURNIER, J. C., e J. M. CERVIÑO: Lanugo e hipotiroidismo. Arch. Clin. Inst. Endocr. **1**, 355 (1940). — MUSSIO-FOURNIER, J. C., E. POLLACK and I. I. LUSSICH SIRI: Loss of axillary and pubis hair in a patient with Addison's disease and regular menstruation.

A case report. J. clin. Endocr. 9, 555 (1949). — MYERS, R. J., and J. B. HAMILTON: Regeneration and rate of growth on hair in man. Ann. N.Y. Acad. Sci. 53, 562 (1951).

NAIDE, M.: Relation of growth of hair on digits to the severity of ischemia. New Engl. J. Med. 248, 179 (1953). — NAVARRO-ZÁNON, A. M.: Color y permanencia del cabello. Proc. 11. Internat. Congr. Dermat. Stockholm 1957. 2, 570 (1960). — NEGRI, P.: Alopecia congenite e tiroide. Boll. sez. region. Soc. ital. Derm. 1, 19 (1933). — Alopecie congenite et tiroide. Nota clin. Ann. Fac. Med. Perugia 33, 141 (1934). — NEUDA, P.: Haarausfall im lateralen Anteil der Augenbraue. Wien. klin. Wschr. 41, 482 (1928). — NEUMANN, F. W., M. M. KRIDER and H. G. DAY: Biotin deficiency in rats fed purified diets containing succinylsulfathiazole and paraaminobenzoic acid. Proc. Soc. exp. Biol. (N.Y.) 52, 257 (1943). — NIELSON, E., and A. BLACK: Role of inositol in Alopecia of rats fed sulfasuxidine. Proc. Soc. exp. Biol. (N.Y.) 55, 14 (1944a). — Biotin and folic acid deficiencies in the mouse. J. Nutr. 28, 203 (1944b). — NIELSON, E., and C. A. ELVEHJEM: Cure of spectacle eye condition in rats with biotin concentrates. Proc. Soc. exp. Biol. (N.Y.) 48, 349 (1941). — NILES, H. D.: Relation of the adrenal glands to hypertrichosis. Results of irridation of the adrenals and review of the literature. Arch. Derm. Syph. (Chicago) 32, 580 (1935). — NISHIMURA, H.: Zinc deficiency in suckling mice deprived of colostrum. J. Nutr. 49, 79 (1953). — NOVAK, L. G., and O. BERGEIM: Watersoluble vitamins in hair as influenced by diet. J. biol. Chem. 155, 283 (1944).

OBERSTE-LEHN, H., u. A. NOBIS: Beobachtungen am Papillarkörper und an den Haarfollikeln während der Alterung des Menschen. Med. Kosmetik 8, 176 (1959). — OESCH, F.: Versuche mit Pantothensäure am Menschen. Schweiz. med. Wschr. 76, 6 (1946). — OKAMURA, CH.: Die vier Arten der Nervenendapparate der Sinus- und gewöhnlichen Haare der Maus. Z. mikr.-anat. Forsch. 42, 578 (1937). — OKUDA, S.: Klinische und experimentelle Untersuchungen über die Transplantation von lebenden Haaren. Jap. J. Derm. Urol. 46, 135 (1939). — OKUDA, Y., and K. KATAI: On the cystine content of hair and feathers. J. Biochem. (Tokyo) 24, 207 (1936). — ORENT-KEILES, E., A. ROBINSON and E. V. McCOLLUM: The effects of sodium deprivation on the animal organism. Amer. J. Physiol. 119, 651 (1937). — ORENTREICH, N.: In: Hair growth and hair regeneration, p. 463. Ann. N.Y. Acad. Sci. 83, 361 (1959).

PARNELL, J. P.: Hair pattern and distribution in mammals. Ann. N.Y. Acad. Sci. 53, 493 (1959). — PECK, S. M.: Zur Pigmentgenese in der Haut und in den Haaren von Kaninchen. Arch. Derm. Syph. (Berl.) 157, 234 (1929). — PEDERSEN, A. L.: Studies of menstruation anomalies, fertility and androgen excretion of normally haired and hypertrichotic woman, on the diagnosis hypertrichosis. Acta derm.-venereol. (Stockh.) 24, 49 (1943a). — The correlation between the degree of hair covering and the excretion of androgenous substances in the urine of normal woman. Ugeskr. Laeg. 105, 229 (1943b). — PEDERSEN, J.: Hypertrichosis in woman. On certain regularities in the distribution of hypertrichosis over the body regions, and on the importance of age to its frequency in some areas. Acta derm.-venereol. (Stockh.) 23, 1 (1942). — Virilizing ovarian tumors. J. clin. Endocr. 7, 115 (1947). — PERLOFF, W. H.: Hirsutism, a manifestation of juvenile hypothyreoidism. J. Amer. med. Ass. 157, 651 (1955). — PERUTZ, A.: Die Pharmakologie der Haut. In JADASSOHNs Handbuch der Haut- und Geschlechtskrankheiten, Bd. 5/1. Berlin: Springer 1930. — PESONEN, S.: 17-Ketosteroids and keratin production of the skin in vertebrates. Ann. zool. Soc. zool.-bot. fenn. „Vanamo" 16, 1 (1954). Ref. Zbl. Haut- u. Geschl.-Kr. 93, 162 (1956). — PETERS, A. D. K.: Case of hirsuties treated by ovarian follicular hormone. Proc. roy. Soc. Med. 27, 809 (1934). — PFALTZ, H.: Die Vitaminwirkung des γ-Oxypropylamids des 2,4-Dioxy-3,3-dimethylbuttersäure und anderer Abkömmlinge der Pantothensäure. Z. Vitaminforschg. 13, 236 (1943). — PINKUS, F.: Normale Anatomie der Haut. In JADASSOHNs Handbuch der Haut- und Geschlechtskrankheiten, Bd. I/1. Berlin: Springer 1927. — PINKUS, H.: The story of a hair root. J. invest. Dermat. 17, 291 (1951). — Embryology of hair. Reprint from: The biology of hair. New York, N.Y.: Academic Press Publ. 1958. — Zur Entwicklung des Haarfollikels beim Menschen, insbesondere des Infundibulums und des bindegewebigen Anteiles. Hautarzt 10, 164 (1959). — PIREDDA, A.: Influenza della gravidanza sulle oscillazioni dello spessore del capello. G. ital. Derm. Sif. 96, 33 (1955). — PLATE, W. P.: Ein Fall von Hirsutismus. Ned. T. Geneesk. 1954, 1970. Ref. Zbl. Haut- u. Geschl.-Kr. 90, 255 (1955). — PLATTNER, W.: Augen- und Haarfarbe der Kretinen. Z. menschl. Vererb.-u. Konstit.-Lehre 23, 491 (1931). — PUCCINELLI, V.: Considerazioni e rilievi sulle variazioni dello spessore del capello. Minerva derm. (Torino) 3, 9 (1956).

QUACKENBUSCH, F. W., H. STEENBOCK, F. A. KUMMEROV and R. R. PLATZ: Linoleic acid, pyridoxine and pantothenic acid in rat dermatitis. J. Nutr. 24, 225 (1942).

RABUT, R., et A. TOULANT: Pelade traitée par l'acide pantothénique. Bull. Soc. franç. Derm. Syph. 61, 158 (1954). — RATTNER, M.: Ordinary baldness. Arch. Derm. Syph. (Chicago) 44, 201 (1941). — RESSMANN, A. C., and T. BUTTERWORTH: Localized aquired hypertrichosis. Arch. Derm. Syph. (Chicago) 65, 458 (1952). — REYNOLDS, L.: The appearance of adnet patterns of body hair in man. Ann. N.Y. Acad. Sci. 53, 576 (1951). — REYNOLDS,

S. M. R., J. B. Hamilton, J. R. Di Palma, G. R. Hubert and F. J. Forster: Dermovascular actions of certain steroid hormones in castrate, eunuchoids and normal men. J. clin. Endocr. 2, 228 (1942). — Richter, R.: Studien zur Neurohistologie der nervösen vegetativen Peripherie der Haut bei verschiedenen chronischen infektiösen Granulomen mit besonderer Berücksichtigung der Langerhansschen Zellen. IV. Mitt. Lepra. Arch. klin. exp. Derm. 202, 518 (1956). — Richter, W.: Lokales Myxödem mit Hypertrichosis, symmetrisch an beiden Unterschenkeln bei Patientin mit Basedow. Ref. Zbl. Haut- u. Geschl.-Kr. 42, 571 (1932). — Rimington, C.: The relation between cystine yield and total sulfur in kemb and outer coat animal fibers. Biochem. J. 25, 71 (1931). — Robertson, P. C.: A description and study of an area of atrophic skin occuring in men, with its relationship to the common type of diffuse alopecie of the scalp. Brit. J. Derm. 50, 581 (1938). — Robinson, R. C. V.: Temporary acquired hypertrichosis following traumatic shock. Arch. Derm. Syph. (Chicago) 71, 401 (1955). — Rocca, D. Z.: Obesidad e hipertricosis. Semana méd. (B. Aires) Nr 3259, 864 (1956). Ref. Zbl. Haut- u. Geschl.-Kr. 96, 331 (1957). — Rogers, G. E.: In: Hair growth and hair regeneration, p. 378. Ann. N.Y. Acad. Sci. 83, 361 (1959). — Rokkones, T.: Dietary factors essential for hair growth in rats. Intern. Z. Vitaminforsch. 25, 98 (1953). — Romanenko, G. F.: Veränderungen im Rezeptorenapparat der Haut bei Alopecia areata. Vestn. Vener. Derm. 1953, No 1, 7. Ref. Zbl. Haut- u. Geschl.-Kr. 87, 65 (1954). — Rony, H. R., and S. J. Zakon: Effect of endocrine substances on adult human scalp. Arch. Derm. Syph. (Chicago) 52, 323 (1945). — Rothman, St., and S. F. Griem: Pretibial myxedema and hypertrichosis following radioactive iodine therapie for thyrotoxicosis. Arch. of Derm. Syph. (Chicago) 72, 87 (1955). — Rubbini, C.: Sul tricopachigramma dei peli delle ascelle e del pube. Minerva derm. (Torino) 31, 23 (1955 a). — Rundfrage: Hat die Seborrhoea oleosa sicca eine ursächliche Bedeutung für den Haarausfall? Bemerkungen von Funk-Swart, Keller, Blumenthal, Riehl, Schmidt. J. med. Kosmetik 1955 b, 143.

Saalfeld, E.: Periarterielle Histonektomie (Sympathektomie) und Haarwachstum. Pflügers Arch. ges. Physiol. 204, 174 (1924 a). — Periarterielle Histonektomie (Sympathektomie) und Haarwachstum. Derm. Wschr. 79, 1257 (1924 b). — Sachs, B., and D. Spiro: Leydig cells (sympathicotropic) tumor of ovary. Report of a case with virilism, including postmortem findings. J. clin. Endocr. 11, 878 (1951). — Sainton, P., et H. Simmonet: Les troubles de la fonction thyroïdienne et leur action sur le système pileux. Ann. Méd. 29, 263 (1931). — Šapošnikova, V.: Zur Klinik der Atrichosis. Vestn. Endokr. 4, 164 (1933). Ref. Zbl. Haut- u. Geschl.-Kr. 48, 559 (1934). — Sato, N.: Relation between the nature of hairs and the light passing through them. Acta derm. (Kyoto) 22, 43 (1933). Ref. Zbl. Haut- u. Geschl.-Kr. 49, 506 (1935). — Saudeck, J.: Aetherspray zur Förderung des Haarwuchses. Derm. Wschr. 85, 1560 (1927). — Schein, M.: Über die Entstehung der Glatze. Wien. med. Wschr. 16, 611, 968 (1903). — Schiefferdecker, P.: Über die Haarlosigkeit des Menschen. Eine Betrachtung. Anat. Anz. 53, 383 (1920). — Schill, E.: Hair growth following the removal of a hypernephroma. Endocrinology 24, 572 (1939). — Schmidt, V.: The excretion of pantothenic acid in patients with achromotrichia and alopecia. J. Geront. 6, 369 (1951). — Schranz, D.: Liefert die Lanugountersuchung verläßliche Daten? Orv. Hetil. 1932, 471. — Schultz, A. M.: The density of hair in primates. Hum. Biol. 3, 303 (1931). — Schwanitz, J.: Untersuchungen zur Morphologie und Physiologie des Haarwechsels beim Hauskaninchen. Z. Morph. u. Ökol. Tiere 33, 496 (1938). — Schwartz, J. H.: Hirsutism. Psychiat. Quart. 16, 281 (1942). — Schwarz, K.: Rothaarigkeit (Erythrotrichie), eine Mangelerscheinung bei der schwarzen Ratte. Naturwissenschaften 1942, 264. — Schwemmler, B.: Einfluß von Vitamin A auf Haar- und Nagelwachstum. Münch. med. Wschr. 1939 II, 1226. — Scoz, G.: Azione della tiroxina e dell'estratto di lobo anteriore dell'ipofisi sul l'accrescimento del polo. Arch. Sci. biol. (Bologna) 20, 1 (1934). — Segall, A.: Über die Entwicklung und den Wechsel der Haare beim Meerschweinchen. Z. mikr.-anat. Forsch. 91, 218 (1918). — Seymor, R. J.: The effect of cutting upon the rate of hair growth. Amer. J. Physiol. 78, 281 (1926). — Shelley, W. B., and Th. Butterworth: The absence of the apocrine glands and hair in axilla in mongolism and idiocy. J. invest. Derm. 25, 165 (1955). — Shepardson, H., and E. Shapiro: The diabetes of bearded women. Suprenal tumor diabetes and hirsutism. Clinical correlation of the function of the suprarenal cortex in carbohydrate metabolism. Endocrinology 24, 237 (1939). — Siemens, H. W.: Die Alopecie in der Kunst. Hautarzt 2, 272 (1950). — Silvestri, U.: Sul peli terminali del tronco nell'età senile. I peli del tronco. Arch. ital. Derm. 28, 141 (1956). — Simian, J.: Quelques aspects cliniques de la dépigmentation des poils et la coincidence avec des troubles hypophysaires chez trois malades différents. Bull. sect. Endocr. Soc. roum. Neurol. etc. 13, 60 (1937). — Smith, S., and G. H. Ellis: Copper deficiency in rabbits. Achromotrichia, alopecia and dermatosis. Arch. Biochem. 15, 81 (1947). — Smuts, D. B., H. H. Mitchell and T. S. Hamilton: The relation between dietary cystine and the growth and cystine content of hair in the rat. J. biol. Chem. 95, 283 (1932). — Snow, J. S., and R. W. Whitehead: Relationship of hypophysis in albino rat to hair growth. Endocrinology 19, 88 (1935). — Sokolowsky, A.: Das Haarkleid des Menschen in seiner

Beziehung zu dem des Menschenaffen. Derm. Wschr. 88, 432 (1929). — Das Haarkleid der Säugetiere in biologischer Beziehung. Derm. Wschr. 96, 373 (1933). — SPITZER, R. R., and P. H. PHILLIPS: Alopecia in rats fed certain soybean oil meal rations. Proc. Soc. exp. Biol. (N.Y.) 63, 10 (1946). — SPÖTTEL, W.: Über den Einfluß der Ernährung auf mechanische Eigenschaften des Haares. Biedermanns Zbl. B 5, 13 (1933a). — Der Einfluß der Ernährung auf Stärke, Länge, Markstrang und Pigmentierung des Haares. Biedermanns Zbl. B 5, 213 (1933b). — STEIN, I. F., M. R. COHEN and R. ELSON: Results of bilateral ovarian wedge resection in 47 cases of sterility. 20-year end results: 75 cases of bilateral polycystic ovaries. Amer. J. Obstet. Gynec. 58, 267 (1949). — STEIN, I. F., and M. L. LEVENTHAL: Amenorrhoe associated with bilateral polycistic ovaries. Amer. J. Obstet. Gynec. 29, 181 (1935). — STEIN, R. O.: Haarwachstum und Haarausfall in Beziehung zum endokrinen System. Verh. 9. Internat. Kongr. Dermat. 1, 283 (1935). — Sui rapporti tra lo sviluppo e la caduta dei peli ed il sistema endocrino; sulle possibilità di una terapia endocrine. Gazz. Osp. Clin. 57, 1169 (1936a). — Über die Beziehungen des Haarwachstums und Haarausfalles zum endokrinen System und über die Möglichkeit einer endokrinen Therapie der Glatze. Wien. klin. Wschr. 49, 449 (1936b). — STERN, P., u. A. MISIRLIJA: Die Bedeutung des Hauthistamins für den Haarwuchs bei Ratten und Meerschweinchen. Int. Arch. Allergy 12, 334 (1958). Ref. Zbl. Haut- u. Geschl.-Kr. 102, 167 (1959). — STOCKHUYZEN, A. W.: Hirsutisme van ovariele oorsprong? Ned. T. Verlosk. 50, 337 (1950). — STODDARD, F. J.: Hirsutism in pregnancy. Amer. J. Obstet. Gynec. 49, 417 (1945). — STRAILE, W. E.: In: Hair growth and hair regeneration, S. 499, Ann. N.Y. Acad. Sci. 83, 361 (1959). — STRANGEWAYS, D. H.: The growth of hair in vitro. Arch. exp. Zellforsch. 11, 344 (1931). — STRASSMANN, E. O.: Masculine hair growth in woman and gynecological treatment. Med. Rec. (Houston) 36, 264 (1942). — STRAUSS, I. S., A. M. KLIGMAN and ST. GREENBERG: Influence of anoxia on the depilation of mouse hair with x-rays. J. invest. Derm. 22, 129 (1954). — STREIFF, J.: Zur Übereinstimmung und Nichtübereinstimmung der Haut-, Haar- und Augenfarbe und über den Erbanteil der Uvea und den Anteil des Sympathicus an der schließlichen Gestaltung und Färbung der Iris. Klin. Mbl. Augenheilk. 88, 577 (1932). — SULLIVAN, M., and J. NICHOLLIS: Nutritional dermatoses in the rat. IV. Riboflavin deficiency. J. invest. Derm. 4, 181 (1941). — Nutritional dermatoses in the rat. VI. The effect of pantothenic acid deficiency. Arch. Derm. Syph. (Chicago) 45, 917 (1942). — SUMMERS, V. K.: Role of the adrenal cortex and gonads in the control of sexual hair distribution. Acta med. scand. 136, 105 (1949). — SZASZ, T. S., and A. M. ROBERTSON: A theory of the pathogenesis of ordinary human baldness. Arch. Derm. Syph. (Chicago) 61, 34 (1950).

TADOROKO, T., and H. UGAMI: On the cystine and cysteine contents of human hair. J. Biochem. 12, 187 (1930). — TAMURA, S. A.: A study of alopecia areata. II. A histological study of the slender nerve branches of hair follicles in alopecia areata. Acta derm. (Kyoto) 11, 184 (1928). — TAYLOR, J. M., S. J. WOLFERMANN and F. KROCK: Arrhenoblastoma of the ovary. Surg. Gynec. Obstet. 56, 1040 (1933). — THIES, W.: Über die Morphologie des vegetativen Nervensystems in der menschlichen Haut nebst Untersuchungen über neuropathologische Veränderungen der Hautanhangsorgane. III. Mitt. Z. Haut- u. Geschl.-Kr. 27, 355 (1959). — TOULANT, A.: A propos du traitement de la pelade par des injections d'acide pantothénique. Presse therm. clim. 94, 73 (1957). — TRAUTMANN, A.: Die Beeinflussung des tierischen Organismus durch phosphatidreiche Nahrung; zugleich ein Beitrag zur Resorption der Phosphatide. Tierzücht. u. Züchtungsbiol. 24, 27 (1932). — TROTTER, M.: The life cycle of hair in selected regions of the body. Amer. J. physic. Anthrop. 7, 427 (1924). — Hair growth and shaving. Anat. Rec. 37, 373 (1928). — The hair: In E. V. COWDRY, Special cytology, vol. 1, p. 41. New York: P. B. Hoeber 1932. — TROTTER, M., and O. H. DUGGINS: Age changes in head hair from birth to maturity. I. Index and size of hair. Amer. J. physic. Anthrop. 6, 489 (1948). — Age changes in head hair from birth to maturity. III. Cuticular scale counts of hair of children. Amer. J. physic. Anthrop. 8, 467 (1950). — TSCHERNJACHIWSKY, A.: Zur Frage über die Nervenendigungen des Haares (Terminaisons foraminaux de Tello). Anat. Anz. 75, 169 (1932). — TURNOVSKY, K.: Sternstunden des Lebens. Ursäuger und Dinosaurier. Moderne Auffassung über einen Wendepunkt der Lebensgeschichte. Universum, Natur u. Technik 12, 688 (1957).

ULLMANN, K.: Ein Fall von Alopecia totalis letalis auf endokriner Grundlage mit Führung der Schilddrüse. Verh. 9. Internat. Kongr. Dermat. 2, 774 (1936a). — Letaler Ausgang einer totalen Alopecie infolge endokriner Störungen mit besonderer Beteiligung der Thyreoidea. Paris méd. 1936 I b, 69. — USPENSKAYA, G. S.: Rate of hair growth as dependent on function of the thyroid at various external temperatures. Bull. biol. Méd. exp. URSS. 5, 457 (1938). Ref. Zbl. Haut- u. Geschl.-Kr. 63, 22 (1940).

VENZMER, G.: Hypertrichose und Nebennierenrinde. Med. Welt 1939, 1093. — VERZÁR, F., u. E. v. KOKAS: Die Wirkung des Mangels an E-Vitamin auf das Haarkleid der Ratten. XIII. Pflügers Arch. ges. Physiol. 227, 511 (1931). — VOIGT, G. E.: Das Phasenkontrastverfahren zur Untersuchung menschlicher Haare. Zbl. allg. Path. path. Anat. 85, 369 (1949). —

Voit, E.: Über die Größe der Erneuerung der Horngebilde beim Menschen. I. Die Haare. Z. Biol. **90**, 509 (1930).

Wadel, J.: Untersuchungen über den prämaturen chronischen Haarausfall. Wien. klin. Wschr. **46**, 1383 (1933). — Neue Untersuchungen über die Entstehung der prämaturen Alopecie. Arch. Derm. Syph. (Berl.) **172**, 128 (1935). — Wallenstein, L. v.: Über die Beeinflussung des Haarwuchses durch experimentelle Wunden beim Kaninchen. Derm. Wschr. **1950**, 831. — Wattenwyl, H. v.: Die Wirkung subcutan implantierter Oestradioltabletten auf das Haarkleid des Meerschweinchens. Schweiz. med. Wschr. **1941 II**, 1331. — Whitaker, W. L.: The stimulation of human hair production by the tropical application of testosterone. Univ. Hosp. Bull. Ann. Arbor **8**, 46 (1942). — Whitaker, W. L., and B. L. Baker: Inhibition of hair growth by the percutaneous application of certain adrenal cortical preparations. Science **108**, 207 (1948). — A comparison of the direct action of estrogen and adrenal cortical extracts on growth of hair in the rat. J. invest. Derm. **17**, 69 (1951). — Whiteley, H. J., H. B. Stone and C. J. Threlfall: The effect of kind limb ischemia on the physiological activity of rabbit skin. Brit. J. exp. Path. **34**, 365 (1953). — Williams, R. H.: Thyroid and adrenal interrelations with special reference to hypotrichosis axillaris in thyreotoxicosis. J. clin. Endocr. **7**, 52 (1947). — Winkelmann, R. K.: In: Hair growth and hair regeneration, p. 400. Ann. N.Y. Acad. Sci. **83**, 361 (1959). — Winkler, W.: Ein Fall von Syringomyelie mit einseitiger segmentaler Alopecie. Wien. klin. Wschr. **43**, 1113 (1930). — Winsauer, H. J., and J. C. Manning: A masculinizing tumor of the ovary in a postmenopausal woman. J. clin. Endocr. **9**, 774 (1949). — Winter, H.: Wird das Wachstum der Haare, insbesondere das Wachstum des Frauenbartes, durch Rasieren beeinflußt? Derm. Wschr. **121**, 73 (1950). — Wintrobe, M. M., R. H. Follis, R. Alcayaga, M. Paulson and S. Humphreys: Pantothenic acid deficiency in swine. With particular reference to the effects on growth and on alimentary tract. Bull. Johns Hopk. Hosp. **73**, 313 (1943). — Wolbach, S. B.: The hair cycle of the mouse and its importance in the study of sequences of experimental carcinogenesis. Ann. N.Y. Acad. Sci. **53**, 517 (1951). — Woolley, D. W.: The nature of the antialopecia factor. Science **1940 II a**, 384. — A new dietary essential for the mouse. J. biol. Chem. **136**, 113 (1940 b). — Identification of the mouse antialopecia factor. J. biol. Chem. **139**, 29 (1941 a). — Relationship of pantothenic acid and inositol to alopecia in mice. Proc. Soc. exp. Biol. (N.Y.) **46**, 565 (1941 b). — Wright, C. S., and M. J. Harkins: Etiology of alopecia areata with special reference to the effect of experimental nerve injuries. Arch. Derm. Syph. (Chicago) **19**, 365 (1929).

Young, M. W.: Anatomical factors in senile alopecia; experimental production of baldness. Anat. Rec. **97**, 378 (1947).

Zimmermann, K. W.: Über einige Formverhältnisse der Haarfollikel des Menschen. Z. mikr.-anat. Forsch. **38**, 503 (1935).

D. Exogene Schädigungen der Haare

Abel, R.: Postoperative pressure alopecia. A.M.A. Arch. Derm. **81**, 1027 (1960). — Abel, R., and G. M. Lewis: Postoperative (pressure) alopecia. A.M.A. Arch. Derm. **81**, 34 (1960). — Ackel: Zit. nach Siemens. — Alexander, P.: Effect of lithium bromide on wool and the function of the hydrogen bonds. Melliand Textilber. **31**, 550 (1950). — Alexander, P., D. Carter and C. Earland: The reaction of oxidizing agents with wool. The sorption of hydrogen peroxide. Biochem. J. **47**, 251 (1950). — Alexander, P., and D. Gough: The reaction of oxidizing agents with wool. 4. The reactivity of tyrosine. Biochem. J. **48**, 504 (1951). — Alexander, P., R. F. Hudson and M. Fox: The reaction of oxidizing agents with wool. 1. The division of cystine into two fractions of widely differing reactivities. Biochem. J. **46**, 27 (1950). — Aroutunov, V. A.: Emplatre de mercure comme un rémède épilatoire. Vestn. Vener. Derm. **10**, 49 (1940). Ref. Zbl. Haut- u. Geschl.-Kr. **68**, 521 (1942). — Asbeck. F.: Die Technik der Haarepilation. J. med. Kosmetik **1952**, 79. — Astbury, W. T.: In A. Savill, The hair and scalp. Baltimore 1952. — Astbury, W. T., and F. G. Lennox: J. chem. Soc. **1935**, 846. Zit. nach Hirsch. — Astbury, W. T., and H. J. Woods: Röntgenuntersuchungen der Struktur von Haar, Wolle und ähnlichen Fasern. II. Molekularstruktur und elastische Eigenschaften von Haarkeratin. Phil. Trans. A **232**, 333 (1933). — Asquith, R. S., and J. B. Speakman: Chemical mechanism of permanent set. Nature (Lond.) **170**, 798 (1952).

Baader, E.: Zit. nach E. Franck, Z. Haut- u. Geschl.-Kr. **47**, 356 (1934). — Bacq, C. M., G. Dechamps, P. Fischer, A. Herve, H. Le Bihan, J. Lecomte, M. Pirotte and P. Rayet: Protection against x-rays and therapy of radiation sickness with beta-mercaptoethylamine. Science **117**, 633 (1953). — Bagchi, K. N., and H. D. Ganguly: Mineral constituents of human hair. Ann. Biochem. **1**, 83 (1941). — Baliña, P. L.: Alopécie liminaire de Sabouraud. A propos de la communication de MM. Louste e Rabut à la séance du 8. avril 1933. Bull. Soc. franç. Derm. Syph. **40**, 1277 (1933). — Über traumatische Ätiologie der

Sabouraudschen Alopecie. Rev. argent. Dermato-sif. 21, 21 (1937a). Ref. Zbl. Haut- u. Geschl.-Kr. 58, 35 (1938). — Ein weiterer Fall von traumatischer Alopecia. Rev. argent. Dermato-sif. 21, 31 (1937b). — BARAHAL, H. S.: The psychopathology of hair-plucking (trichotillomania). Psychoanal. Rev. 27, 291 (1940). — BARRON, E. S. G.: Thiol groups of biological importance. Advanc. Enzymol. 11, 210 (1951). — BARTH, E.: Über ein myasthenisches Bild im Gefolge der Anwendung von Thioglykolsäurederivaten in der Haarpflege (Kaltdauerwelle). Slg. Vergiftungsf. 14, 60 (1952). — BARTSCH, E.: Beitrag zur Ätiologie der Trichotillomanie im Kindesalter. Psychiat. Neurol. med. Psychol. (Lpz.) 8, 173 (1956). — BEAUREGARD, L. G., A. E. BROWN and M. HARRIS: Supercontraction of modified keratin fibers. Textile Res. J. 23, 642 (1953). — BECK, H.: Hauterkrankungen nach Anwendung des Kaltdauerwellenmittels Thioglykolsäure. Ned. T. Geneesk. 2500, 36 (1947). — BEISENHERZ, D.: Haarnest-Fisteln bei Autofahrern. Med. Welt 1960, 552. — BÖSS, J.: Zusammensetzung, Art der Wirkung und Anwendung moderner Haarfarben. Seifen, Öle, Fette, Wachse 76, 307 (1950). — BOLLER, W.: Vorschlag einer neuen forensischen Haaruntersuchungsmethode. Die Mikrofluoreszenz von Haaren. Arch. Kriminol. 100, 8 (1937). — BORELLI, S.: Möglichkeit der Haarformung und Verträglichkeit der Kaltdauerwellpräparate. Hautarzt 7, 337 (1956a). — Häufigkeit der Hautschäden bei Friseuren. Arch. Gewerbepath. Gewerbehyg. 14, 686 (1956b). — Toxische und allergische Reaktionen auf organische Schwefelverbindungen in Dauerwellpräparaten. I. Testuntersuchungen mit Kaltwellentwicklern, Heißwellpräparaten, Grundstoffen und verwandter Substanzen. Hautarzt 8, 159 (1957a). — II. Testuntersuchungen mit chemischen Umsetzungsprodukten von Kaltwellentwicklern und Grundstoffen. Hautarzt 8, 211 (1957b). — III. Testuntersuchungen über Verträglichkeitsunterschiede zwischen NH_4- und Na-Thioglykolatlösungen. Hautarzt 8, 247 (1957c). — Die Verträglichkeit verschiedener Friseurbedarfsstoffe. Hautarzt 8, 371 (1957d). — Titrimetrische Bestimmungen von Thioglykolsäure- und Kaltwellentwickler-Lösungen. Hautarzt 8, 411 (1957e). — BOWERS, R. E.: Partial alopecia due to scalp massage. Brit. J. Derm. 62, 262 (1950). — BRAUCKHOFF, H.: Die Aufdeckung von Haarschäden durch physikalische Methoden. Melliand Textilber. 28, 181 (1947). — Wetter u. Klima 1949, 133. — BRAUCKHOFF, H., u. H. C. FRIEDERICH: Vergleichende Untersuchungen über die Reißfestigkeit und Längsquellung des menschlichen Haares. Arch. Derm. Syph. (Berl.) 196, 465 (1953). — BRUDER, K.: Trichorrhexis durch Kaltdauerwellwasser. Z. Haut- u. Geschl.-Kr. 7, 441 (1949). — BRUNNER, M. J.: Medical aspects of home cold waving. Arch. Derm. Syph. (Chicago) 65, 316 (1952). — BRUNNER, M. J., and J. M. FACQ: A pseudoparasite of scalp hair. Arch. Derm. Syph. (Chicago) 75, 583 (1957). — BURCKHARDT, W.: Coiffeurekzem, verursacht durch ein neues Kaltdauerwellenwasser. Dermatologica (Basel) 107, 253 (1953). — Allergie. Dermatologica (Basel) 108, 137 (1954). — BURCKHARDT, W., u. H. P. AMRAIN: Sensibilisierungen mit Thioglycerin und Thioglykolsäure am Meerschweinchen. Int. Arch. Allergy 5, Suppl., 57 (1954).

ČAJKOVAC, S.: Ein Beitrag zur Frage der Schädigung des Haarschaftes. Derm. Z. 77, 305 (1938). — Zur Frage der Morphologie und Pathogenese der Trichonodosis. Liječn. Vjesn. 61, 471 (1939a). Ref. Zbl. Haut- u. Geschl.-Kr. 64, 218 (1940). — Ein Beitrag zur Frage der Beschädigung der Haare mit Wasserstoffsuperoxyd. Liječn. Vjesn. 61, 113 (1939b). Ref. Zbl. Haut- u. Geschl.-Kr. 62, 189 (1939). — Trichotillomanie. Ref. Zbl. Haut- u. Geschl.-Kr. 64, 370 (1940). — Trichotillomanie. Ref. Zbl. Haut- u. Geschl.-Kr. 67, 523 (1941). — CAMPOSORTEGA, E., F. MONTAGNA and J. W. ROVEN: J. Soc. chem. Ind. (Lond.) 68, 119. Zit. nach HIRSCH. — CARRIÉ, C., u. E. STELZER: Untersuchungen über den Hautschutz bei gewerblicher Verwendung von Kaltwellpräparaten. J. med. Kosmet. 1955, 3. — CASALÁ, A. M., y R. GR. RR. ALURRALDE: Un caso de tricotilomania en una neurótica. Arch. argent. Derm. 2, 225 (1952). — CASTELLO, M. J.: Inflammatory alopecia areata. Arch. Derm. Syph. (Chicago) 55, 724 (1947). — CHAMBERLAIN, N. H.: Schwefelgehalt und die Feuchtigkeitsaufnahme von entschupptem Menschenhaar. J. Textile Inst. 23, 13 (1932). — CHASE, H. B.: Greying of hair. I. Effects produced by single doses of x-rays on mice. J. Morph. 84, 57 (1949). — CHOLNOKY, L.: Haarzerstörung. Ref. Zbl. Haut- u. Geschl.-Kr. 41, 297 (1932). — COHEN, H. H.: A clinical approisal of the cold wave process. Arch. Derm. Syph. (Chicago) 60, 14 (1949). — CONTIER, H.: Parfümerie mod. 42, 72 (1950). Zit. nach HIRSCH. — CRAIG, W. MCK.: Shaving. Its relationship to disease of the bearded area of the face. Arch. Derm. Syph. (Chicago) 71, 11 (1955). — CRAWSHAW, G. H., and J. B. SPEAKMAN: Disulfide bond reactivity in wool. Formation of thiol radicals on exposure to light. J. Soc. Dyers Colourists 70, 81 (1954). — CURBAN, G. V.: Trichoptilosis due to trichomycosis palmellina pubiana (red). Report of a case. Arch. Derm. Syph. (Chicago) 61, 323 (1950).

DEGOS, R., et R. RABUT: Trichoclasie traumatique en bande. Bull. Soc. franç. Derm. Syph. 57, 561 (1950). — DOHI, SH.: Ein Fall von Trichotillomanie. Jap. J. Derm. 32, 129 (1932). Ref. Zbl. Haut- u. Geschl.-Kr. 44, 313 (1933). — DOWNING, J. G.: J. Amer. med. Ass. 102, 1, 2091 (1934). — DRUCKMANN, A.: Künstliche Erzeugung des Phänomens der herdförmigen „Haarhypertrophie" nach Röntgenepilation. Experimenteller Beitrag zur Klärung des Phänomens. Arch. Derm. Syph. (Berl.) 167, 174 (1932). — DYKE, D. C. VAN, and R. L. Huff: Epilation in the non-irradiated member of parabiotically united rats. Proc. Soc. exp. Biol. (N.Y.) **72**, 266 (1942).

Eckardt, F.: Über Trichotillomanie. Arch. Kinderheilk. **98**, 231 (1933). — Ellerbroeck, U.: Über Haut- und Haarschäden durch Kaltwelle. Hautarzt **1**, 305 (1950). — Wodurch entsteht das Handekzem der Friseure. Friseur-Spiegel **1952a**, 4. — Beruflich bedingte Nagel- und Nagelbetterkrankungen. Z. Haut- u. Geschl.-Kr. **12**, 1 (1952b). — Neue Beobachtungen zu der Frage der Hautschädigung durch Kaltwelle. Hautarzt **3**, 133 (1952c). — Über den Arbeitsschutz der Friseure gegenüber Kaltwellschäden. Berufsdermatosen **3**, 171 (1955). — Elöd, E.: Chem. Zbl. **43** (I), 112. — Elöd, E., H. Nowotny u. H. Zahn: Beiträge zur Struktur und Chemie der Wollfaser. Kolloid -Z. **100**, 283 (1942). — Struktur und Reaktionsfähigkeit der Wollfaser. 10. Mitt. Über den Zusammenhang zwischen Schädigung und Cystingehalt der Wolle. Chem. Zbl. **114**, 112 (1943). — Über Reaktionsfähigkeit und Struktur des Wollkeratins. XV. Zur Kenntnis der Hitzeschrumpfung von Keratinfasern. Melliand Textilber. **25**, 73 (1944). — Elöd, E., u. H. Zahn: Gewinnung und Eigenschaften der Wollspindelzellen. XIV. Mitt. Zur Struktur und Reaktionsfähigkeit des Wollkeratins. Melliand Textilber. **24**, 245 (1943). — Kreuzbindungen in der Wolle. Melliand Textilber. **29**, 17 (1948). — Damage to wool in discharge printing with Rongalite. Textil-Praxis **4**, 27 (1949a). — Melliand Textilber. **30**, 17 (1949b). Zit. nach Hirsch. — Endo, N.: Study on the strength of the human-hair and the mammal-hair. J. Kyoto Prefect. Med. Univ. **53**, 497 (1953). Ref. Zbl. Haut- u. Geschl.-Kr. **89**, 190 (1954). — Erbstösser, R.: Diss. Jena 1938. — Esquier: Considérations sur la pelade traumatique. Arch. Méd. nav. **128**, 1039 (1938). — Esser, J. F. S.: Gefahren der Röntgenbehandlung bei Hypertrichosis des Kinnes. An. Cir. **4**, 260 (1938). Ref. Zbl. Haut- u. Geschl.-Kr. **62**, 130 (1939). — Eyckmans, R., Vercruysse, Peremans et Hutsebaut: Trichotillomanie chez une adulte. Arch. belges Derm. **8**, 294 (1952).

Fasal, H.: Über zwangsweise Beeinflussung der Haarströme und ihre Folgen. Verh. 9. Internat. Kongr. Dermat. **2**, 693 (1936). — Feudell, P.: Intrakranielle Blutung im Anschluß an Dauerwellenlegen. Dtsch. med Wschr. **76**, 1219 (1951). — Finkenrath, Th. K.: Ärztl. Sachverst.ztg **39**, 297 (1933). — Flesch, P.: Hair loss from squalene. Proc. Soc. exp. Biol. (N.Y.) **76**, 803 (1951). — Inhibition of keratin formation with unsaturated compounds. J. invest. Derm. **19**, 353 (1952). — The mode of action of vitamin A. J. invest. Derm. **21**, 421 (1953a). — Hair loss from sebum. Arch. Derm. Syph. (Chicago) **67**, 1 (1953b). Zit. bei Rothman, S. 638/39. — Flesch, P., and Sh. B. Goldstone: Depilatory action of intermediary polymers of chloroprene. Science **113**, 126 (1951). — Local depilatory action of unsaturated compounds. The effect of human sebum on hair growth. J. invest. Derm. **18**, 267 (1952). — Flesch, P., and M. Hunt: Local depilatory action of some unsaturated compounds. Arch. Derm. Syph. (Chicago) **65**, 261 (1952). — Forssberg, A.: On the possibility of protecting the living organism against roentgen rays by chemical means. Acta radiol. (Stockh.) **33**, 296 (1950). — Fournier, E., et E. Ponzo: Altérations morphologiques des cheveux provoquées par traction. Ann. Méd. lég. **32**, 140 (1952). — Franck, E.: Schwarzfärbung des Haares nach Dauerwellung, die Folge einer vorangegangenen Salvarsan-Bi-Kur? Ärztl. Sachverst.-ztg **39**, 297 (1933). — Fraulini, M.: Un singulare caso di tricotillomania. Arch. ital. Derm. **10**, 231 (1934). — Freund, F.: Scheibenförmiger Haarausfall durch Kaltdauerwelle. Wien. klin. Wschr. **1951**, 278. — Freytag, H.: Über die Wirkung des Ammoniumthioglykolat/Ammoniak-Systems auf menschliches Haar. Fette u. Seifen **58**, 245 (1956). — Ullmanns Encyklopädie der technischen Chemie, 3. Aufl., Bd. 10, S. 727. München u. Berlin: Urban & Schwarzenberg 1958. — Friederich, H. C.: Ein Beitrag zur Pathogenese der Trichorrhexis nodosa circumscripta. Z. Haut- u. Geschl.-Kr. **8**, 163 (1950a). — Ein Beitrag zur Schädigung des menschlichen Haares durch die kalte Dauerwellung. Z. Haut- u. Geschl.-Kr. **9**, 191 (1950b). — Ein Beitrag zu den mechanischen Schädigungen des Haares und des Haarbodens. Derm. Wschr. **1950c**, 344. — Haarausfall nach Kaltwelle. Med. Klin. **1950d**, 1190. — Über eine Veränderung des Barthaares nach Rasur mit einem elektrischen Rasierapparat. Z. Haut- u. Geschl.-Kr. **11**, 64 (1951a). — Cuticularveränderungen des menschlichen Haares nach Einwirkung von Bestrahlungen und Kopfhaarwaschmitteln. Arch. Derm. Syph. (Berl.) **192**, 310 (1951b). — Zur Frage der Schädlichkeit der kalten Dauerwellung im Bereich der Haut. Z. ärztl. Fortbild. **45**, 133 (1951c). — Über die Tiefenwirkung von strontiumsulfidhaltigen Depilatorien. Z. Haut- u. Geschl.-Kr. **13**, 178 (1952a). — Ist die Kaltwelle schädlich? J. med. Kosmet. **1952b**, 13. — Über aktuelle Schädigung im Friseurberuf. Derm. Gutachten 1, 73 (1952c). — Klinik und Pathologie von Schäden an Haut- und Hautanhangsgebilden durch die heiße Dauerwelle. J. med. Kosmet. **1953a**, 252. — Besteht die Aussicht das degenerative Alkaliekzem der Friseure (wegen des Dauerkontaktes mit Alkali) so aufzuheben, daß Berufswechsel vermieden werden kann? Berufsdermatosen **2**, 14 (1953b). — La permanente a froid, vue sous l'angle des recherches médicales. Industrie Parfumerie (1953c). — Friederich, H. C., u. G. Fröb: Zur Pathogenese der Trichoptilosis. Derm. Wschr. **1949a**, 674. — Ein Beitrag zur Schädigung der menschlichen Haare durch die Dauerwelle. Dtsch. med. Rdsch. **1949b**, 844. — Zur Veränderung der Reißfestigkeit und Bruchdehnung des menschlichen Haares unter heute üblichen kosmetischen Einwirkungen. Derm. Wschr. 1950, 265. — FRIEDERICH, H. C., u. M. SCHAEDEL: Ein Beitrag zur Frage der Schädlichkeit der kalten Dauerwelle. Med. Rdsch. 3, 1120 (1949). — FRIEDERICH, H. H., u. H. C. FRIEDERICH: Reizlose Enthaarung bei akuten Hautkrankheiten und Ablösung von Hyperkeratosen. Z. Haut- u. Geschl.-Kr. 10, 451 (1951). — FÜLLER, H., u. G. SCHULZ-KLEE: Erfahrungen mit chemischen Depilatorien. J. med. Kosmet. 1954, 373. — FUHRMANN, W.: Über das Erholungsvermögen von Haaren. Faserforsch. u. Textiltechn. 5, 22 (1954).

GATÉ: Zit. Presse méd. 56, 786 (1948). — GAUSTADT, V.: Nord. Med. 43. Zit. nach FEUDELL. — GEARY, J. R.: Effect of roentgen rays during various phases of the hair cycle of albino rat. Amer. J. Anat. 91, 51 (1952). — GILLESPIE, J. M.: The depilatory activity of sodium sulfide and some related compounds. Aust. J. sci. Res. B 4, 187 (1951). — GODDARD, D. R., and L. MICHAELIS: A study on keratin. J. biol. Chem. 106, 605 (1934). — Derivatives of keratin. J. biol. Chem. 112, 361 (1935/36). — GOLDMAN, L., L. MASON and W. MCDANIEL: Permanent wave process. J. Amer. med. Ass. 1948, 354. — GOODMAN, H.: Damage to hair by a home „permanent". Urol. cutan. Rev. 42, 124 (1938). — Relation between pigmentation and growth of hair. Pigmentary effects of anthralin (dihydroxyanthranol) in two cases alopecia areata. Arch. Derm. Syph. (Chicago) 40, 76 (1939). — GRAHAM, P. V.: Tangled hair. Bizarre occurrence after use of detergent shampoo. Arch. Derm. Syph. (Chicago) 67, 515 (1953). — GRAUL, E. H.: Die Kaltwelle. Eine chemische und klinische Studie. Derm. Wschr. 1950, 579. — Zur Röntgentherapie des Damenbartes. Strahlentherapie 91, 405 (1953). — GRAY, A. M. H., and R. KLABER Involuntary dyeing of the hair: A further case. Brit. J. Derm. 48, 193 (1936). — GRICOUROFF, G.: Relation entre la mue et la radiosensibilité du pelage chez le lapin. C. R. Soc. Biol. (Paris) 128, 496 (1938). — GRINSPAN, P., S. J. MOSTO y J. FAIRMAN: Alopecia consecutiva a ritidectomia. Arch. argent. Derm. 7, 197 (1957). Ref. Zbl. Haut- u. Geschl.-Kr. 100, 142 (1958). — GRIXONI, F.: Modificazioni della birifrangenza del capello umano in segnito a trattamento con reagenti chimici vari. G. ital. Derm. Sif. 96, 142 (1955). — GROVER, R. W.: Diffuse hair loss associated with selenium (Selsun) sulfide shampoo. J. Amer. med. Ass. 160, 1397 (1956). — GRÜTZ, O.: Dichtes Kraushaar nach Röntgenepilation wegen Favus. Ref. Zbl. Haut- u. Geschl.-Kr. 49, 298 (1935).

HABICHT, L.: Der Einfluß von Seifen-Lösungen auf die Quellung und die Erweichung des Haares. I. Die Quellung des Haares. Fette, Seifen, Anstrichmittel 61, 985 (1959). — II. Die Erweichung des Haares. Fette, Seifen, Anstrichmittel 62, 101 (1960). — HAENSCH, R.: Kontaktekzem nach einem Haarfärbemittel und Alopecia totalis maligna. Berufsdermatosen 2, 62 (1953). — HALTER, K.: Trichorrhexis nodosa circumscripta, kompliziert mit Trichonodosis. Ref. Zbl. Haut- u. Geschl.-Kr. 65, 327 (1940). — HANCE, R. T.: Mitosis in hair follicle cells of mice following x-radiation. J. Morph. 66, 409 (1940). — HARRY, R. G.: Modern cosmetology. New York: Chem. Publ. Co. 1947. — HEILINGÖTTER, R.: Die theoretischen Grundlagen der Dauerwellverfahren. Parfümerie u. Kosmetik 30, 141 (1950). — Die Quellung und Erweichung von menschlichem Haar in Lösungen von Mercapto-Verbindungen. Fette u. Seifen 55, 868 (1953). — Constitution, coloring power and toxicity of hair dyes. Amer. Parfumer 1954a, 345. — Die Quellung und Erweichung menschlichen Haares in Ammoniumthioglykolatlösung. Seifen, Öle, Fette, Wachse 80, 669 (1954b). — Die Wirkung verschiedener Mercapto-Verbindungen auf das Haar. Seife, Öle, Fette, Wachse 81, 59 (1955). — HEMPELMANN, L. H., H. LISCO and J. G. HOFFMAN: The acute radiation syndrom. A study of nine cases and a review of the problem. Ann. intern. Med. 36, 279 (1952). — HENK, H. J.: Veränderungen der Textilfasern und Farbstoffe unter dem Einfluß kurzwelliger Strahlen. Melliand Textilber. 18, 521 (1937). — Veränderungen im Haarkeratin durch chemische Mittel. Fette u. Seifen 48, 147 (1941). — Fette u. Seifen 49, 668 (1942). Zit. nach HIRSCH. — HERSH, S. P., and D. J. MONTGOMERY: Textile Res. J. 22, 805 (1952). Zit. nach HIRSCH. — HERZOG, R. O., u. N. OBERLIES: Technologie der Textilfaser, Bd. 8, S. 100 u. 107. Berlin: Springer 1938. — HIRSCH, F. H. P.: Kosm., Parf., Drogen-Rdsch. (Innsbruck) 1955, 7/8, 81. Zit. nach HIRSCH. — HJORTH, N.: Traumatic marginal alopecie. Acta derm.-venereol. (Stockh.) 36, 201 (1956). — Traumatic marginal alopecia. Ugeskr. Laeg. 1957a, 620. Ref. Zbl. Haut- u. Geschl.-Kr. 99, 84 (1957). — Traumatic marginal alopecia. A special type: Alopecia groenlandica. Brit. J. Derm. 69, 319 (1957b). — HOFFMANN, E.: Über einen Kräuselnaevus innerhalb sonst glatten Kopfhaares im Vergleich zum erblichen Kraushaar und zur Lockenbildung nach Röntgenepilation. Dermatologica (Basel) 107, 281 (1953). — HOFFMANN, W.: Zirkulärer Haardefekt bei Säuglingen. Kinderärztl. Prax. 12, 360 (1941). — HÖPFL, A.: Das Haar im mikroskopischen Bild. München: Bayer. Schulbuchverlag 1955. — HORN, I. M., D. B. JONES and S. J. RINGEL: Isolation of a new sulfur-containing amino acid (lanthionine) from sodium carbonate-treated wool. J. biol. Chem. 138, 141 (1941). — HOWELL, J. B.: Contact dermatitis from cold permanent waving. Arch. Derm. Syph. (Chicago) 49, 432 (1944). — HOWELL, R. G.: Matting of the hair by shampoo. Brit. J. Derm. 68, 99 (1956). — HUBER, E. G.: Trichotillomanie als Leerlaufmechanismus. Z. Psychother. med. Psychol. 9, 77 (1959). — HUMPERDINCK, K.: Haarverfärbungen durch Chlorbromoxychinolin. Med. Klin. 1952, 344.

Itô, M.: Un cas d'alopécie liminaire frontale de cause taumatique insolite. Hiku-to-Hitungo **6**, 315 (1938). Ref. Zbl. Haut- u. Geschl.-Kr. **60**, 553 (1938).

Jacobi, O.: Wie wirkt Rasierseife auf Barthaare und Haut? I. Mitt. Einwirkung der Rasierseife auf Barthaare. Z. Haut- u. Geschl.-Kr. **10**, 64 (1951). — Jadassohn, W., u. R. Paillard: Trichonodosis. Dermatologica (Basel) **111**, 236 (1955). — Järnecke, H.: Durch äußere Einflüsse hervorgerufene Haarverfärbungen. Derm. Wschr. **1938**I, 212. — Janowitz, H. C.: Seife, Öle, Fette, Wachse **1955**, 765. Zit. nach Hirsch. — Jass, H. E., and L. S. Fosdick: The influence of electrode potentials on the extent of reduction of cystine in hair fibers by reducing agents. Textile Res. J. **25**, 343 (1955). Ref. Chem. Abstr. **49**, 7860g (1955).

Kertesz: Zit. bei Herzog u. Oberlies. — Keschner, M., and V. H. Rosen: Optic neuritis caused by a coal tar hair dyer. Arch. Ophthal. (Chicago) **25**, 1020 (1941). — Kirby, R. D., u. H. A. Rutherford: The effect of nuclear radiation on wool fiber. Textile Res. J. **25**, 569 (1955). — Kligman, A. M.: Zit. nach Flesch: Hair growth in St. Rothman, Physiology and biochemistry of the skin, S. 635ff. The University of Chicago Press 1955. — Knierer, W.: Zur Beseitigung lästiger Hypertrichose in der Bartgegend von Frauen durch lokale Röntgennachbehandlung. Strahlentherapie **79**, 257 (1949). — Kobert, R.: Lehrbuch der Intoxikationen. Stuttgart: Ferdinand Enke 1902. — Kulwin, M. H.: Effect of cysteine hydrochloride on radiation induced depigmentation of mouse hair. J. invest. Derm. **20**, 237 (1953).

Lehmann, E.: The nature of animal fibers. III. Chemical and histological studies of the action of ammonia on human hair. Melliand Textilber. **24**, 1 (1943). — Lehmann, H.: Trichotillomanie. Ref. Zbl. Haut- u. Geschl.-Kr. **60**, 206 (1938). — Lewis, F.: Dangers in the use of chemical hair straightener. J. Amer. med. Ass. **112**, 36 (1939). — Liborius, Else: Über Lockenbildung und andere Haarveränderungen im Gefolge der Röntgenepilation. Diss. Bonn 1933. — Liebow, A. A.: Effects produced on hair by atomic bombs. Ann. N.Y. Acad. Sci. **53**, 688 (1951). — Liebow, A. A., S. Warren and E. de Coursey: Pathology of atomic bomb casualities. Amer. J. Path. **25**, 853 (1949). — Lindley, H., and H. Phillips: The action of alkalis on wool. 2. The identity of the lantionine-Forming and bisulphite-reactive fractions of the combined cystine of wool. Biochem. J. **39**, 17 (1945). — Linser, K.: Trichotillomanie. Ref. Zbl. Haut- u. Geschl.-Kr. **88**, 198 (1954). — Lloyd, J. D.: The pH stability region of proteins and osmotic swelling. Nature (Lond.) **130**, 24 (1932). — Lochte, Th., u. H. Brauckhoff: Untersuchungen über die Wege der relativen Luftfeuchte im Haar und über den Nachweis des Wassers im menschlichen Kopfhaar. Dtsch. Z. ges. gerichtl. Med. **39**, 364 (1949). — Lochte, Th., u. K. Feist: Beiträge zur Haut-, Haar- und Fellkunde, Bd. II, S. 49. 1938. — Lomholt, S.: XCII. Investigations into the circulation of some heavy metals in the organism (mercury, bismuth and lead). Biochem. J. **18**, 693 (1924). — Lubnow, E.: Die Wirkung der Röntgenstrahlen auf die Pigmentbildung im Kaninchenhaar. Z. indukt. Abstamm.- u. Vererb.-Lehre **77**, 516 (1939). — Lubowe, J. I.: Alopecia and dermatitis venenata following hair straighthening. Arch. Derm. Syph. (Chicago) **66**, 124 (1952). — Luger, A.: Schädigung durch Dauerwellverfahren unter Hitzeanwendung. Wien. med. Wschr. **102**, 419 (1952). — Schädigungen durch kalte Dauerwellverfahren. Wien. med. Wschr. **103**, 279 (1953).

Magri, F.: Contributo allo studio della tricotillomania. Rass. Studi psichiat. **28**, 799 (1939). Ref. Zbl. Haut- u. Geschl.-Kr. **65**, 482 (1940). — Maracoglu, A. E.: Idiopathic Trichoclasia of Jackson-Sabouraud. Report of a case. Arch. Derm. Syph. (Chicago) **17**, 512 (1928). — Marchionini, A., u. L. Draeseke: Physikalisch-chemisch nachweisbare Veränderungen der Kopfhaare unter therapeutischer und kosmetischer Beeinflussung. Derm. Wschr. **107**, 1201 (1938). — Matthews, B. H. C.: Textilfasern. Zit. nach Hirsch. — Mayr, J.: Alopecia maligna und Kaltwelle. Münch. med. Wschr. **1950**, 1509. — McMahon, R. P., and J. B. Speakman: Trans. Faraday Soc. **33**, 844 (1937). Zit. nach Hirsch. — The action of light on wool and related fibers. III. Experimental (continued) and general conclusions. N.Z. J. Sci. B **22**, 235 (1941). — Michel, et Mankes: Zerstörung der Haare durch Kaltwelle. Bull. Soc. franç. Derm. Syph. **1954**, 247. — Michel, et Saint-Paul: J. Méd. Lyon 625 (1948). Zit. nach Rabut. — Miescher, G., u. P. Schmuziger: Trichomalacie und Trichotillomanie. Dermatologica (Basel) **114**, 199 (1957). — Miethke, K.: Untersuchungen über die Reißfestigkeit und Bruchdehnung am menschlichen Haar nach kalter Dauerwelle. Hautarzt **2**, 18 (1951). — Morris, G. E.: Chemical alopecia. A unique case. Arch. industr. Hyg. **6**, 530 (1952). — Mülhens, K.: Schädigungen der Haut und ihrer Anhangsgebilde im Friseurberuf. Z. Haut- u. Geschl.-Kr. **11**, 1 (1951). — Zur Frage der Verträglichkeit der kalten Dauerwelle bei gesunden und hautkranken Menschen. Z. Haut- u. Geschl.-Kr. **13**, 79 (1952).

Naz, J. F., and W. M. Edwards: Hypervitaminosis A. A case report. New Engl. J. Med. **246**, 87 (1952). — Nicolas, J., M. Carle et J. Rousset: Dermite érythémateuse et vésiculobulleuse intense généralisée hyperpyrétique par la teinture de cheveux à la paraphénylméthylènediamine. Bull. Soc. franç. Derm. Syph. **44**, 527 (1937). — Noussitou, F. M.: Trichonodosis. Rev. argent. Dermatosif. **33**, 123 (1949). Ref. Zbl. Haut- u. Geschl.-Kr. **76**, 267 (1951). — Novák, F. V.: Der Einfluß radioaktiver Strahlen auf Wachstum und Farbe der Haare und des Bartes. Čsl. Derm. **15**, 127 (1934). Ref. Zbl. Haut- u. Geschl.-Kr. **50**, 378 (1935).

O'Donovan, W. J.: Infantile trichotillomania. Proc. roy. Soc. Med. **26**, 836 (1933). — Ohashi, K.: Beitrag zur Trichotillomanie. Ref. Zbl. Haut- u. Geschl.-Kr. **42**, 93 (1932). — Oppenheim, M.: Trichotillomanie bei Erwachsenen. Ref. Zbl. Haut- u. Geschl.-Kr. **54**, 66 (1937). — Overbeke, H. van, M. Mazingua u. P. Desprets: Die Wollhydrolyse, ihre Konsequenzen und praktische Anwendung. Ref. Angew. Chem. **67**, 81 (1955).

Patt, H. M.: Protective mechanisms in ionizing radiation injury. Physiol. Rev. **33**, 351 (1953). — Perroy, A., et L. de la Tour: Étude expérimentale de quelques agents désensibilisants de la peau irradiée aux rayons X. Presse méd. **1953**, 269, 278. — Philipson, Kaj.: Über Grünfärbung der Haare nach Dauerwellung. Ugeskr. Laeg. **1933**, 746. Ref. Zbl. Haut- u. Geschl.-Kr. **46**, 199 (1933). — Phillips, H.: Cross-likage formation in keratins. Nature (Lond.) **138**, 121 (1936). — Photinos, P. B.: Beitrag zur Ätiologie der Trichotillomanie. Derm. Z. **61**, 239 (1931). — Piédeliévre, et Zébouni: Les brulures des pils. Ann. Méd. lég. **13**, 297 (1933). — Pinkus, H.: Chronic scarring pseudofolliculitis of the negro beard. Arch. Derm. Syph. (Chicago) **47**, 782 (1943). — Polemann, G.: Zur Frage der Toxizität der Thioglykolsäure bei der Anwendung von (Heim-)Kaltdauerwellen-Lösungen. Med. Klin. **1950**a, 266. — Zur Frage der Schädlichkeit des Sachée-Dauerwelle-Verfahrens. Ärztl. Wschr. **1950**b, 351. — Depilationswirkung ungesättigter Verbindungen als Beitrag zum Alopecieproblem. Dermatologica (Basel) **108**, 98 (1954). — Poullssen: Lehrbuch der Pharmakologie. Leipzig: S. Hirzel 1950. — Powers, D. H., and G. Barnett: A study of the swelling of hair in thioglykolate solutions and its reswelling. J. Soc. cosmet. Chem. **4**, 92 (1953). — Preisinger, S.: Mikroskopische Beobachtungen von Färbevorgängen am menschlichen Haar. Med. Kosmetik **7**, 332 (1958). — Pronk, K. J.: Haarverfärbungen nach Dauerwellen. Ned. T. Geneesk. **1936**, 1058. — Proppe, A.: Epilation. Debatte zu Schaltenbrand. Ref. Zbl. Haut- u. Geschl.-Kr. **72**, 254 (1948).

Quiroga, M. I., y C. F. Guillot: La alopecia trofica postquirurgica consecutiva a plastica facial („ridectomia"). Casuistica y mecanismo fisiopatologico. Rev. argent. Dermatosif. **39**, 286 (1955). Ref. Zbl. Haut- u. Geschl.-Kr. **102**, 144 (1958).

Rabut, R.: Les alopécies traumatiques. Presse méd. **1938**I, 379. — A propos de 3 cas de trichorrhexie nodeuse circonscrite: le rôle du grattage. Bull. Soc. franç. Derm. Syph. **58**, 563 (1951). — Un nouveau cas de trichoclasie circonscrite traumatique. Bull. Soc. franç. Derm. Syph. **59**, 137 (1952). — Rabut, R., et Ch. Rigot: Trichoclasie d'origine indéterminée, intermédiaire entre la forme circonscrite et la forme diffuse. Bull. Soc. franç. Derm. Syph. **58**, 564 (1951). — Rausch, L., u. H. Glodny: Entwicklung und Ergebnisse der Thiolforschung in dermatologischer Sicht. Ref. Zbl. Haut- u. Geschl.-Kr. **94**, 1 (1956). — Reiches, A. J., and W. Parker: Alopecia-areata-like lesions due to cold wave thioglycolate preparations. Arch. Derm. Syph. (Chicago) **66**, 521 (1952). — Reuter, K.: Ein besonderer Fall von Trichotillomanie. Z. Haut- u. Geschl.-Kr. **10**, 287 (1951). — Reyersbach, G. C., J. Hanelin and R. J. Joplin: Vitamin A intoxication. Report of a case. New Engl. J. Med. **246**, 978 (1952). — Ribeiro, H.: Alopécie marginale traumatique. Ann. Derm. Syph. (Paris) **9**, 495 (1938). — Richter, R., u. W. Fuhrmann: Theoretische und praktische Folgerungen aus Studien über die Einwirkung von Thioglykolsäure und Alphaaminothioglycerin auf menschliche Haare. Arch. Derm. Syph. (Berl.) **255**, 1 (1954). — Roberts, R.: The action of ultraviolett radiation on proteins. J. Soc. Dyers Colourists **65**, 699 (1949). — Ronchese, F.: Transitory baldness of a peculiar type following trauma. Arch. Derm. Syph. (Chicago) **28**, 639 (1933). — «Poils nones» (Trichonodosis). Ann. Derm. Syph. (Paris) **86**, 41 (1959). — Rostenberg, and Dalile: Arch. Derm. Syph. (Chicago) **209** (1945). Zit. nach Rabut. — Rothman, St., H. F. Krysa and A. M. Smiljanic: Inhibitory action of human epidermis on melanin formation. Proc. Soc. exp. Biol. (N.Y.) **62**, 208 (1946).

Sabouraud, R.: Nouvelle pratique dermatologique, tome VII. 1936. — Savill, A.: The hair and scalp. Baltimore 1952. — Schicken, Kl.: The effect of ultraviolet radiation on sulfhydryl and disulfide containing amino acids. Science **116**, 544 (1952). — Schirren, C. G.: Über gefahrlose Röntgenepilation des behaarten Kopfes. Strahlentherapie **101**, 393 (1956). — Schirren, C. G., u. A. Can: Über Summationsfähigkeit der menschlichen Haarpapille gegenüber Röntgenstrahlen. Ref. Zbl. Haut- u. Geschl.-Kr. **97**, 124 (1957). — Schlathölter, H.: Abnormes Haarwachstum als Folge röntgendiagnostischer Untersuchung. Strahlentherapie **47**, 393 (1933). — Schmidt, F.: Alopecia liminaria frontalis. Derm. Wschr. **1936**II, 1627. — Schnitzler, A.: Haarwäsche, medizinisch gesehen. J. med. Kosmet. **1952**, 45. — Schöberl, A.: Neue Forschungsergebnisse an Schafwolle. Angew. Chem. **54**, 313 (1941). — Grüngefärbte menschliche und tierische Haare. Naturwissenschaften **34**, 217 (1947). — Thioglycolsäurebehandlung der Haare und Rückbildung der Disulfidgruppen. Naturwissenschaften

40, 390 (1953). — Schöberl, A., u. H. Eck: Angew. Chem. **54**, 313 (1941). Zit. nach Hirsch. — Schreus, H. Th., u. E. Kalthoff: Über die Eignung neuzeitlicher Oberflächentherapie-Strahlungen zur Epilation. Röntgenblätter **9**, 183 (1956). — Schulte, K. E., u. W. Weiss-kopf: Zur Beurteilung der Kaltdauerwellen-Präparate auf Thioglykolsäure-Basis. Fette u. Seifen **52**, 230 (1950). — Schultheis, W., u. W. Fuhrmann: Wirkung von Ammoniumthio-glykolat auf menschliches Haar. Parfümerie u. Kosmetik **31**, 114 (1950). — Schultz, J. H.: Über neurotisches Haarausreißen. Prax. Psychother. **4**, 29 (1959). — Schwartz, L., and Ch. Barban: Paraphenylendiaminhaltige Haarfarben. Arch. Derm. Syph. (Chicago) **66**, 233 (1952). — Scott, M. J.: Peripilar keratin casts. A.M.A. Arch. Derm. **79**, 654 (1959). — Sézary, A., et R. Rabut: Alopécie liminaire traumatique (traction par bigoudis). Bull. Soc. franç. Derm. Syph. **44**, 380 (1937). — Siemens, H. W.: Haarverfärbungen durch Dauerwellen. Münch. med. Wschr. **84**, 691 (1937). — Simmonds, D. H.: The amino acid composition of keratins. II. The amino acid composition of a keratin derivate extracted from wool with alkaline thioglycolate solution. Aust. J. biol. Sci. **8**, 114 (1955). — Simons, R. D. G. Ph.: Dunkelfärbung der Haare nach Röntgenbehandlung. Ned. T. Geneesk. **1937**, 743. — Slepyan, A. H.: Traction alopecia. A.M.A. Arch. Derm. **78**, 395 (1958). — Sluskaja, M., u. M. Tau-mina: Zur Kasuistik der Trichotillomanie bei Kindern. Sovet. Neuropat. **4**, 139 (1935). Ref. Zbl. Haut- u. Geschl.-Kr. **53**, 463 (1936). — Smith, A., and M. Harris: Amer. Dyest. Rep. **25**, 383. Zit. nach Hirsch. — Sonck, C. E.: Eine seltene Abart von Trichotillomanie (Trichomalacia et Alopecia ciliaris). Hautarzt **9**, 183 (1958). — Speakman, J. B.: Die Reak-tionsfähigkeit der Schwefelbindung in tierischen Fasern. I. Der chemische Mechanismus der bleibenden Dehnung. J. Soc. Dyers Colourists **52**, 335 (1936a). — Regent advances in wool research. Nature (Lond.) **138**, 43 (1936b). — Cross linkage formation in keratins. Nature (Lond.) **138**, 327 (1936c). — Speakman, J. B., and C. A. Coope: J. Textile Ind. **27**, 191, 321 Zit. nach Hirsch. — Speakman, J. B., and J. L. Stoves: Trans. Faraday Soc. **1937a**, 844. Zit. nach Hirsch. — Die Reaktionsfähigkeit der Schwefelbindung in tierischen Fasern. IV. Die Bildung von —CH = N—-Bindungen in Fixierungsvorgängen. J. Soc. Dyers Co-lourists **53**, 236 (1937b). — Speakman, J. B., and E. Whewell: Trans. Faraday Soc. **40**, 6 Zit. nach Hirsch. — Spiegel, L.: Trichotillomania. Arch. Derm. Syph. (Chicago) **24**, 144 (1931). — Stadlbauer, F.: Alopecie nach Kaltwelle. Med. Klin. **1953**, 738. — Stewart, W. M.: Sur une variété d'alopécie féminine du vertex. Bull. Soc. franç. Derm. Syph. **63**, 163 (1956). — Stoves, J. L.: Reactivity of the cystine linkage in keratin fibers. III. Action of oxidizing agents. Trans. Faraday Soc. **38**, 501 (1942). — Strzyzowski, C.: The migration of mercury to the "hair substance" after subcutaneous injection of mercury in syphilis. A method for the detection of very small quantities of mercury by means of a microchemical test. Chem.-Ztg **36**, 1237 (1912). — Sulzberger, M. B., and M. P. Lazar: Hypervitaminosis A. Amer. J. med. Ass. **146**, 788 (1951).

Tagami, H.: Trichotillomanie. Jap. J. Derm. **33**, 95 (1933). Ref. Zbl. Haut- u. Geschl.-Kr. **46**, 71 (1933). — Tarozzi, G. C.: Ein Fall von Trichotillomanie. Pediat. prat. **10**, 393 (1933). Ref. Zbl. Haut- u. Geschl.-Kr. **48**, 305 (1934). — Touraine, A., et L. Gallerand: Tricho-clasie idiopathique. Ann. Derm. Syph. (Paris) **2**, 18 (1946). — Trichoclasie idiopathique. Bull. Soc. franç. Derm. Syph. **18** (1947a). — Monilethrix chez la mère et le fils. Ann. Derm. Syph. (Paris) **4**, 93 (1937b). — Touraine, A., et Solente: Erythrokératodermie du cuir chevelu et «Trichorrhexis nodosa» familials. Bull. Soc. franç. Derm. Syph. **44**, 1011 (1937).

Verdeaux, G.: Psychopathologie du cuir chevelu. In A. Desaux, Affections de la chevelure et du cuir chevelu. Paris: Masson & Cie. 1953. — Vonkennel, J.: Die Dauerwellen-Dermatitis. Neue med. Welt **1950**, 317.

Walker, G. T.: Die Thioglykolsäure und ihre Derivate. Parfümerie u. Kosmetik, H. 2 (1957). — Weiner, M. A.: Trichonodosis. Arch. Derm. Syph. (Chicago) **58**, 238 (1948). — Weiss, K.: Zur Frage der Hyperpigmentation des Haares nach temporärer Epilation. Strahlen-therapie **69**, 340 (1941). — Wels, P.: Forsch. u. Fortschr. **1950**, 23. Zit. nach Hirsch. — Whitman, R., and M. G. Eckstrom: A new mercaptan-disulfide mechanism. Drug Cosmetic Ind. **76**, 174, 265 (1955). Ref. Chem. Abstr. **49**, 9233e (1955). — Wiele, H.: Die organischen Thioverbindungen und ihre Verwendung in der Kosmetik. Kosmet. Mschr. **2**, H. 5, 10; H. 6, 11; H. 7, 10 (1953). — Wildhagen, K.: Plötzlicher Tod durch Dauerwelle. Dtsch. Z. ges. gerichtl. Med. **39**, 463 (1949). — Wilson, J. W., H. Lewitt, J. W. Carney and A. Yeaman: Temporary depilation of the scalp resulting from the use of a new "antifungal" chemical. J. invest. Derm. **21**, 131 (1953). — Winkler, K.: Schwarzfärben des Haares nach Kaltwelle. Kasuistik in Bildern, Abb. 13. Derm. Wschr. **130**, 735 (1954).

Zahn, H., u. K. Kohler: Über die Einwirkung verdünnter Salpetersäure auf Sklero-proteine. I. Mitt. Neue Röntgeninterferenzen bei nitriertem Fibroin und Keratin. Z. Natur-forsch. **5b**, 137 (1950). — Zenner, B., u. H. C. Friederich: Über ein reizloses Depilatorium. Derm. Wschr. **123**, 265 (1951). — Zinzius, J.: Beitrag zum Thema: Neues aus dem Gebiete der Haarentfernung. J. med. Kosmet. **1956**, 110.

E. Endogen bedingte Haaranomalien und -schädigungen

ANSBACHER, S.: P-Aminobenzoic acid-experimental and clinical studies. Vitam. u. Horm. **2**, 215 (1944).

BABEL, J.: Syndrome de Vogt-Koyanagi. Schweiz. med. Wschr. **1939**, 1136. — BALZER, H.: Le syndrome de Vogt-Koyanagi. Ann. Derm. Syph. (Paris) **82**, 640 (1955). — BARAHAL, H. S.: The psychology of sudden and premature graying of hair. Psychiat. Quart. **14**, 786 (1940). Ref. Zbl. Haut- u. Geschl.-Kr. **68**, 213 (1942). — BECKER, S. W., T. B. FITZPATRICK and H. MONTGOMERY: Human melanogenesis: cytology and histology of pigment cells (melano-dendrocytes). Arch. Derm. Syph. (Chicago) **65**, 511 (1952). — BEINHAUER, L. G.: Clinical effects of paraaminobenzoic acid in vitiligo. Arch. Derm. Syph. (Chicago) **49**, 132 (1944). — BERENDSON: Trichosis discolor. Ref. Zbl. Haut- u. Geschl.-Kr. **74**, 351 (1950). — BIANCO, O.: Das Haar und seine Krankheiten. Köln: Roß-Verlag 1954. — BLATT, N.: Präsenile Presbyopie und frühzeitiges Ergrauen der Haare. Wien. med. Wschr. **1932**II, 1106. — BOAS, F., and N. MICHELSON: The graying of hair. Amer. J. physic. Anthrop. **17**, 213 (1932).— BOGAERT, L. VAN: C. R. Acad. roy. Méd. Belg. **1948**, 397. — BOGEN, E.: Red hair and tuberculosis. Amer. Rev. Tuberc. **43**, 285 (1941). — BORMANN, E.: Albinismus und Hellfarbigkeit bei Negern der Kamerunküste. Arch. Rassenbiol. **35**, 442 (1942). — BRAUER, A.: Über Heterochromie der Haare. Derm. Z. **60**, 438 (1931). — Erbliche Canitics. Ref. Zbl. Haut- u. Geschl.-Kr. **52**, 627 (1936). — BÜCKLERS, M.: Albino-Haarfarben. Klin. Mbl. Augenheilk. **98**, 531 (1937). — BUREAU, Y., A. JARRY, G. BARIERE et L. CHARPENTIER: Siehe Abschnitt F., Änderung der Haarmenge usw.

CHASE, H. B.: Number of entities inactivated by C-rays in greying of hair. Science **113**, 714 (1951). — CHASE, H. B., and H. RAUCH: Greying of hair. II. Response of individual hairs in mice to variations in x-radiation. J. Morph. **87**, 381 (1950). — COWIE, V., and L. S. PENROSE: Dilution of hair colour in phenylketonurie. Ann. Eugen. (Lond.) **15**, 297 (1951). Ref. Zbl. Haut- u. Geschl.-Kr. **79**, 285 (1952). — CRÉHANGE, J.-L., et P. MEIGNANT: Pelade, canitie. Syndrome de sclérose combinée. Bull. Soc. franç. Derm. Syph. **43**, 226 (1936). — CURY: Zit. nach HIRSCH.

DANNEEL, R.: Phänogenetische Untersuchungen über die Haar- und Fellzeichnung des Wildkaninchens. I. Morphologische Beobachtungen. Biol. Zbl. **66**, 330 (1947). — DELBOS, J.: Virilisme pilaire familial à caractère dominant. Virilisme pilaire chez la mère. Polydysplasie hyperplasique (syndrome de Schaefer) chez la fille. Bull. Soc. franç. Derm. Syph. **57**, 376 (1950a). — Lyon méd. **1950**b, 157. Zit. nach HIRSCH.

EICKSTEDT, E. v.: Rassenbilder und Rassengeschichte der Menschheit, S. 685. 1934. — EPHRAIM, A. J.: On sudden or rapid whitening of the hair. A.M.A. Arch. Derm. **79**, 228 (1959).

FELDMAN, S., and J. M. LASHINSKY: Leukoderma centrifugum acquisitum (Sutton); leukopigmentary nevus. Arch. Derm. Syph. (Chicago) **34**, 590 (1936). — FERRABOUE, L.: Sur la maladie jaune des cheveux blancs. Bull. Soc. franç. Derm. Syph. **46**, 720 (1939). — FERRABOUE, L., H. BAYLON et C. PEDOYA: Sur une canitie totale et curable. Bull. Soc. franç. Derm. Syph. **63**, 407 (1956). — FISCHER, E. F.: Versuch einer Genanalyse des Menschen. Mit besonderer Berücksichtigung der anthropologischen Systemrassen. Z. indukt. Abstamm.- u. Vererb.-Lehre **54**, 127 (1930). — FRANT, M.: Ein Stammbaum von Albinismus circumscripta (localis). Ned. T. Geneesk. **1937**, 120. — FREYTAG, H.: Die Wirkung des Ammoniumthioglykolat-Ammoniaksystems auf das menschliche Haar. Fette, Seifen u. Anstrichmittel **1956**, 58, 245. — FRIEDENTHAL, H.: Blondheit und Albinismus bei Menschen und Tieren. S.-B. Ges. naturforsch. Freunde Berlin Nr 8/10, 453 (1933). — FROHN, W.: Über Anomalien der Haarfarbe. Derm. Z. **77**, 4 (1938). — FRÜHWALD, R.: „Sie hat Haare auf den Zähnen". Derm. Wschr. **131**, 225 (1955).

GARN, S. M.: Hair texture: in definition, evaluation and measurement. Amer. J. physic. Anthrop. **8**, 4, 453 (1950). — GEDDA, L., J. TESTA e A. BENIGNI: Trigemellanza dizigotica con alopecia congenita acromotrichia e linia palmare trasversa concordanti nei trigemini monozigotici. Acta Genet. med. (Roma) **3**, 117 (1954). — GOLDMAN, L.: Acquired achromo-trichia and hypotrichosis in children in the Southern Ohio area. Arch. Derm. Syph. (Chicago) **63**, 443 (1951). — GOLDSMITH, W. N.: Canities in a youth aged 17. Proc. roy. Soc. Med. **25**, 1549 (1932). — GOTTRON, H.: Familiäre Akrogerie. Arch. Derm. Syph. (Berl.) **181**, 571 (1940). — GROEGER: Plötzliches Ergrauen des Haupthaares bei Alopecia areata der Brauen und Wimpern. Ref. Zbl. Haut- u. Geschl.-Kr. **73**, 180 (1949). — GUSINDE, M.: Urwaldmenschen am Itúri. Wien: Springer 1948.

HALBERTSMA, K. T. A.: Über die Bedeutung von Veränderungen im gelben Fleck in Verbindung mit erblichem Albinismus, Farbsinnstörung und angeborenem Nystagmus. Ned. Mschr. Geneesk. **17**, 611 (1931). — HALLÉ, J., et P. ODINET: Agénésie pilaire et malformations. Rapport possible avec la progeria. Bull. Soc. Pédiat. Paris **30**, 327 (1932). — HANKART, E.: Eineiige Zwillingsmädchen mit konkordantem Albinismus universalis aus Ehe normalpigmentierter, aber entsprechend belasteter Vettern 1. Grades im oberitalienischen Isolat. Acta

Genet. med. (Roma) **2**, 380 (1953). — Hoede, K.: Erbpathologie der menschlichen Haut. In Handbuch der Erbbiologie des Menschen, Bd. 3, S. 515, herausgeg. von G. Just. Berlin: Springer 1940. — Hoff, F.: Haarkleid und vegetatives System. Dtsch. med. Wschr. **1950**, 473. — Klinische Probleme der vegetativen Regulation und der Neuralpathologie. Dtsch. med. Wschr. **1954**a, 65, 112, 146. — Akuter totaler Pigmentverlust. Dtsch. med. Wschr. **1954**b, 287. — Hoffmann, E.: Über 2 Fälle von Haarrupfkrebs, Trichotillobasalioma, am Kinn. Derm. Wschr. **129**, 772 (1954). — Über plötzliches Ergrauen durch heftigen Schreck. Canities subito psychogenica. Z. Haut- u. Geschl.-Kr. **22**, 74 (1957). — Holčik, L., u. V. Sed-lácek: Ulothrix in Europeans. Čsl. Derm. **30**, 206 (1955). Ref. Zbl. Haut- u. Geschl.-Kr. **94**, 101 (1956).

Jeghers, H.: Pigmentation of the skin. New Engl. J. Med. **231**, 88, 122, 181 (1944). — Jervis, G. A.: Phenyl pyruvis oligophrenia. Introductory study of 50 cases of mental deficiency associated with excretion of phenylpyruvic acid. Arch. Neurol. Psychiat. (Chicago) **38**, 944 (1937). — Studies on phenylpyruvis oligophrenia. The position of the metabolic error. J. Biol. Chem. **169**, 651 (1947). — Joy, H. H.: Uveopigmentary sensitization. Amer. J. Ophthal. **31**, 1581 (1948). — Jungklaas, F.-K.: Mikroskopische Untersuchungen zur Variabilität und Vererbung des Haupthaares. Homo (Göttingen) **9**, 75 (1958).

Karrenberg, C. L.: Wiederwachsen weißer Haare bei 2 Schwestern nach Epilation wegen Favus. Ref. Zbl. Haut- u. Geschl.-Kr. **39**, 27 (1932). — Kathe, H.: Familiäre Vitiligo bei Pseudopelade Brocq. Zbl. Haut- u. Geschl.-Kr. **70**, 468 (1943). — Kawaji, T.: Zur Morphologie der Haarwurzel des Kopfhaares beim Bantu M'yonie. Folia anat. jap. **12**, 363 (1934). Ref. Zbl. Haut- u. Geschl.-Kr. **50**, 559 (1935). — Keers, W.: Über die Erblichkeit des menschlichen Kopfhaares. Arch. Rassenbiol. **27**, 362 (1934). — Keiter, F.: Über „Nachdunkeln" und Vererbung der Haarfarben. Z. Morph. u. Anthrop. **44**, 115 (1952). — Klein, D.: Albinismus partialis (Lewkismus) mit Taubstummheit, Blepharophimosis und Dysplasia myo-osteo-articularis. Helv. paediat. Acta **5**, 38 (1950). — Kliegel: Plötzliches Ergrauen durch psychisches Trauma bei Vitiligo. Ref. Zbl. Haut- u. Geschl.-Kr. **70**, 469 (1943). — Kling-müller, G.: Über „plötzliches Weißwerden" und psychische Traumen bei der Alopecia areata. Dermatologica (Basel) **117**, 84 (1958). — Kojima, R.: Zwei Fälle von Albinismus congenitus. Jap. J. Derm. **32**, 130 (1932). Ref. Zbl. Haut- u. Geschl.-Kr. **44**, 550 (1933). — Kretsch-mer, E.: Körperbau und Charakter. Untersuchungen zum Konstitutionsproblem und zur Lehre von den Temperamenten, 20. Aufl. Berlin-Göttingen-Heidelberg: Springer 1951. — Krotoszynski, B. K., L. I. Gershbein and S. B. Needleman: Eigenschaften des Haarfettes von Männern in Beziehung zur Rasse und zum Haarzustand. J. invest. Derm. **26**, 311 (1956).

Lange, W.: Beitrag zum Albinismus. Arch. Rassenbiol. **28**, 381 (1935). — Leber, R.: Über eine Familie mit erblichem universalem Melanismus. Z. Kinderheilk. **58**, 142 (1936). — Leopoldsberger, W.: Beitrag zur Ätiologie der vorzeitigen Entfärbung von Wimpern und Augenbrauen. Klin. Mbl. Augenheilk. **106**, 343 (1941). — Lerner, A. B., and T. B. Fitz-patrick: Biochemistry of melanin formation. Physiol. Rev. **30**, 91 (1950). — Lewis, G., and B. Esplin: Vogt-Koyanagi syndrome. Report of a case. Arch. Derm. Syph. (Chicago) **59**, 526 (1949). — Linser, K.: Persistierende Poliosis nach Alopecia areata. Ref. Zbl. Haut- u. Geschl.-Kr. **78**, 412 (1952). — Lochte, Th.: Atlas der menschlichen und tierischen Haare. Leipzig 1938. — Grundriß der Entwicklung des menschlichen Haares. Frankfurt 1951. — Lomholt, S.: Plötzliches Ergrauen der Haare. Ref. Zbl. Haut- u. Geschl.-Kr. **50**, 287 (1935). — Lorincz, A. L.: Pigmentation. In St. Rothman, Physiology and biochemistry of the skin. Chicago, Ill.: University Chicago Press 1954. — Louws: Canities praematura. Ref. Zbl. Haut- u. Geschl.-Kr. **43**, 258 (1933).

Maloney: Arch. Derm. Syph. (Berl.) **31**, 430 (1935). Zit. nach Hirsch. — Maramarosi, G., u. U. E. Nagy: Beiträge zur Pathogenese der Alopecia areata und der Vitiligo. Derm. Wschr. **126**, 1185 (1952). — Martin, G. J., and S. Ansbacher: Confirmatory evidence of the chromo-trichial activity of p-aminobenzoic acid. J. biol. Chem. **138**, 441 (1941). — McCrackin, R. H Albinism. Albinism and unialbinism in twin african negroes. Amer. J. Dis. Childr. **54**, 786 (1937). — McNeill, Love: Diathermy dissection of the Gall-bladder. Brit. med. J. **1947**, 11. — Meirowsky, E.: Handbuch der Haut- und Geschlechtskrankheiten von Jadassohn, Bd. IV/2. Berlin: Springer 1933. — Mende, J.: Über eine Familie hereditär degenerativer Taubstummer mit mongoloidem Einschlag und teilweisem Leukismus der Haut und Haare. Arch. Kinderheilk. **79**, 216 (1926). — Mercer, E. H.: The relation between external shape and internal structure of wool fibers. Textile Res. J. **24**, 39 (1954). — Mercer, E. H., and B. Olofsson: Textile Res. J. **23**, 388 (1933). Zit. nach Hirsch. — Merenlender, J., et J. Rywlin: A propos de l'hérédité du vitiligo acquis (vitiligo dans 3 générations). Acta derm.-venereol. (Stockh.) **21**, 583 (1940). — Mierzecki: Vorzeitiges Ergrauen der Haare. Ref. Zbl. Haut- u. Geschl.-Kr. **55**, 338 (1937). — Mohr, O. L.: Woolly hair a dominant mutant character in man. J. Hered. **23**, 345 (1932).

Naegeli, O.: Beobachtungen beim Ergrauen der Haare im Hinblick auf die zur Zeit herrschenden theoretischen Anschauungen. Schweiz. med. Wschr. **1933**II, 1328. — Nassau,

E.: Haarfarbe und Rachitis. Z. Kinderheilk. **55**, 331 (1933). — NEUDA, P.: Das Symptom der primären strichförmigen Wachstumshemmung des Kopfhaares. II. Mitt. Med. Klin. **1932**I, 154. — NICHOLLS, L.: Grey hair in ill-nourished children. Lancet **1946**I, 201. — NUSSEY, A. M.: A piebald family. Biometrika **30**, 65 (1938a). — White forelook: A new mutation. Lancet **1938**II b, 947.

OPITZ, H.: Über Haarausfall bei Neugeborenen und Säuglingen. Diss. Frankfurt 1930. Ref. Zbl. Haut- u. Geschl.-Kr. **41**, 74 (1932). — ORTH, R.: Über zwei Fälle von erblichem Melanismus. Arch. Derm. Syph. (Berl.) **158**, 95 (1929). — ÔTANI, A.: Zwei Fälle von Albinismus. Jap. J. Derm. **37**, 96 (1935). Ref. Zbl. Haut- u. Geschl.-Kr. **51**, 555 (1935).

PEÑA-CHAVARRIA, A. L., L. GOLDMAN, C. SAENZ-HERRERA and E. CORDERO-CARVAJEL: Canities and alopecia in children associated with avitaminosis. J. Amer. med. Ass. **132**, 570 (1946). — PIERAERTS, G.: Étude sur le syndrome dépigmentation-oedem au Kasai. Ref. Zbl. Haut- u. Geschl.-Kr. **67**, 408 (1941). — PIPKIN, S. B., and A. C. PIPKIN: Hair of negro albinos. J. Hered. **35**, 201 (1944).

REED, T. E.: Red hair colour as a genetical character. Ann. Eugen. (Lond.) **17**, 115 (1952). — RICHTER, R., u. Z. STARY: Haarfarbe und Haarfarbstoffe des Menschen. Arch. Derm. Syph. (Berl.) **178** (1939). — RIEHL jr., G.: Partielles Ergrauen des Kopfhaares. Ref. Zbl. Haut- u. Geschl.-Kr. **50**, 647 (1935). — ŘÍHOVÁ, VL.: Anomalien der Haarentwicklung nach Epilation. Česká Derm. **13**, 33 (1932). Ref. Zbl. Haut- u. Geschl.-Kr. **42**, 88 (1932). — RONCHESE, F., and R. R. CHACE: Paterned alopecia about the calves and its apparent lack of significance. Arch. Derm. Syph. (Chicago) **40**, 416 (1939). — ROUTIL, R.: Ein Beitrag zum Erbstudium des menschlichen Haarkleides. Z. Rassenk. **9**, 48 (1939). — RUOTSALAINEN, A.: Beobachtungen über die Haut-, Augen- und Haarfarbe bei finnischen Kindern. Anthrop. Anz. **11**, 97 (1934). Ref. Zbl. Haut- u. Geschl.-Kr. **49**, 305 (1935).

SACCHI, S.: Su alcune caratteristiche istochimiche del pigmento dei peli e dei capelli rossi umani. Boll. Soc. med.-chir. Pavia **65**, 375 (1951). Ref. Zbl. Haut- u. Geschl.-Kr. **81**, 88 (1952). — SALLER, K.: Leitfaden der Anthropologie. Berlin: Springer 1930. — Über den Erbgang der Rothaarigkeit beim Menschen. Z. indukt. Abstamm.- u. Vererb.-Lehre **59**, 203 (1931). — Die Konstitutionslehre in der modernen Medizin. Dtsch. med. Wschr. **25**, 811 (1952). — SANDERS, J.: A family with albinismus circumscriptus. Genetica **16**, 435 (1934). Ref. Zbl. Haut- u. Geschl.-Kr. **50**, 664 (1935). — Two families with albinismus circumscriptus. Genetica **17**, 185 (1935a). Ref. Zbl. Haut- u. Geschl.-Kr. **52**, 508 (1936). — Die Erblichkeit von Albinismus circumscriptus. Ned. T. Geneesk. **1935**b, 1245. Ref. Zbl. Haut- u. Geschl.-Kr. **51**, 343 (1935). — Eine Familie mit Kraushaar. Ned. T. Geneesk. **1936**, 741. Ref. Zbl. Haut- u. Geschl.-Kr. **54**, 98 (1937). — Erblichkeit des Albinismus. Ned. T. Geneesk. **1937**, 4932. Ref. Zbl. Haut- u. Geschl.-Kr. **59**, 409 (1938). — SCHACHTER, M.: Étude sur l'albinisme familial. Rev. franç. Derm. Vénér. **11**, 495 (1935). — Unvollständiges Ehlers-Danlos-Syndrom mit Albinismus bei einem schwachsinnigen Knaben. Schweiz. med. Wschr. **1948**, 152. — SCHACHTER, M., et I.-J. LEMLEHIS: Contribution à l'étude de l'albinisme. Rev. franç. Derm. Vénér. **10**, 515 (1934). — SCHATTSCHNEIDER, FR.: Ursachen der Glatzenbildung und deren Verhütung. Wattenscheid: H. Busch-Verlag 1954. — SCHEIDT, W.: Einige Ergebnisse biologischer Familienerhebungen. Arch. Rassenbiol. **17**, 129 (1925). — SCHOKKING, C. PH.: Another wooly-hair mutation in man. J. Hered. **25**, 337 (1934). Ref. Zbl. Haut- u. Geschl.-Kr. **50**, 17 (1935). — SCHWARZ, K.: Rothaarigkeit (Erythrotrichie), eine Mangelerscheinung bei der schwarzen Ratte. Naturwissenschaften **1942**a, 264. — Achromotrichie durch Pantothensäure-Mangel. Über die Verschiedenheit der funktionellen Aufgaben der Pantothensäure. Hoppe-Seylers Z. physiol. Chem. **275**, 245 (1942b). — SCOTT, E. J. VAN, ST. ROTHMAN and C. R. GREENE: Studies on the sulfhydryl content of the skin. J. invest. Derm. **20**, 111 (1953). — SIEVE, B. F.: Science **94**, 257 (1941). Zit. nach TOURAINE. — SILVA-MELLO, A. DA: Das Ergrauen der Haare und das Nervensystem bei Magenkrebs. Dtsch. med. Wschr. **1935**II, 1276. — SMITH, N. G., and J. SCHULZ: Partial albinism. Arch. Derm. Syph. (Chicago) **71**, 468 (1955). — SOLENTE, G.: Une peublade albinos: Les dariens, d'après J. O. DE LA METTRIE. Ann. Derm. Syph. (Paris) **78**, 321 (1951). — SUNDFOR, H.: Eine seltene erbliche Pigmentanomalie. Norsk. Mag. Laegevidensk. **99**, 1015 (1938). Ref. Zbl. Haut- u. Geschl.-Kr. **61**, 285 (1939).

THANNHAUSER, S.: Werner's syndrome (Progeria of the adult) and Rothmund's syndrome: Two types of closely related heredo-familial atrophic dermatoses with juvenile cataracts and endocrine features; a critical study with five new cases. Ann. intern. Med. **23**, 559 (1945). — THÉE, R.: Étude de la pigmentation dans les plaques peladiques. Strasbourg: Ch. Roch. 1935, 81 S. Ref. Zbl. Haut- u. Geschl.-Kr. **52**, 653 (1936). — TJÓN, A. R.: Favus capitis und Canities praematura postfavosa. Ned. T. Geneesk. **1933**, 2127. Ref. Zbl. Haut- u. Geschl.-Kr. **45**, 630 (1933). — TOMMASI, L.: Alopecia of the peroneal regions as a constitutional sign of a neuro-arthritic diathesis. Brit. J. Derm. **52**, 1 (1940). — TOURAINE, A.: Génétique du rutilisme. Ann. Derm. Syph. (Paris) Sér. VIII **2**, 509 (1942a). — Rutilisme crépu familial, en linkage avec menstruation tardive. Ann. Derm. Syph. (Paris), Sér. VIII **2**, 365 (1942b). —

Rutilisme crépu familiale, en linkage avec menstruation tardive. Bull. Soc. franç. Derm. Syph. **365**, 509 (1942c). — Les mélanoses neuro-cutanées. Ann. Derm. Syph. (Paris), Sér. IX, **489** (1949). — Touraine, A., et H. Bour: Mèche blanche et dychromie familiales. Bull. Soc. franç. Derm. Syph. **45**, 835 (1938). — Touraine, A., et S. Lambergeon: Alopécie héréditaire en dominance; linkage avec cheveux crépus. Bull. Soc. franç. Derm. Syph. **56**, 54 (1949). — Turpin, R.: L'albinisme. Ann. Derm. Syph. (Paris), Sér. VIII 1, 321 (1941).

Voloss, C. R.: Soc. biol. **144**, 619 (1950). Zit. nach Hirsch.

Walzer, A.: Partial albinism. Arch. Derm. Syph. (Chicago) **40**, 467 (1939). — Welde, E.: Wesen und Bedeutung der menschlichen Haarfarbe. Konstit. u. Klinik **1938**, 95. — Williams, C. D.: A nutritional disease of childhood associated with a maize diet. Arch. Dis. Childh. **8**, 423 (1933). — Windle, E.: Three generations of albinism and Twinning. J. Hered. **26**, 23 (1935). Ref. Zbl. Haut- u. Geschl.-Kr. **51**, 343 (1935). — Wise, F., and M. B. Sulzberger: Acquired progressive kinking of the scalp hair accompanied by changes in its pigmentation. Correlation of an unidentified group of cases presenting circumscribed areas of kinky hair. Arch. Derm. Syph. (Chicago) **25**, 99 (1932). — Woelfflin, E.: Über Vererbung von frühzeitigem Ergrauen bzw. Weißwerden der Kopfhaare. Arch. Rassenbiol. **32**, 170 (1938). — Woringer, Fr., et R. Thée: Étude de la pigmentation dans les aires peladiques. Presse méd. **1935 II**, 1652. Ref. Zbl. Haut- u. Geschl.-Kr. **52**, 652 (1936).

Yamamoto, H.: Tyrosinonbestimmung im Harn bei einem Albinokranken. Jap. J. Derm. **26**, 47 (1934). Ref. Zbl. Haut- u. Geschl.-Kr. **49**, 517 (1935).

Zanón, A. M. N.: Calvicie y canicie. Act. dermo-sifiliogr. (Madr.) **50**, 543 (1959). Ref. Zbl. Haut- u. Geschl.-Kr. **107**, 251 (1960). — Zarafonetis, Chr.: Darkening of gray hair during paraaminobenzoic-acid therapy. J. invest. Derm. **15**, 399 (1950). — Ziegelmayer, G.: Über die Konstitution der Rothaarigen. Heilkunst **69**, 125 (1956).

F. Änderungen der Haarmenge (erworbene und erbmäßig bedingte Formen)

Ohne Autor: Alopecia mucinosa, Sitzungsber. Detroit. Dermat. Soc., A.M.A. Arch. Derm. **80**, 117 (1959).

Adams, R., and J. L. Johnson: Leucenol. VI. A total synthesis. J. Amer. chem. Soc. **71**, 705 (1949). — Aguilera-Maruri, C.: Hipertricosis dolorosa del tragus (Pericondritis irritativa pilosa). Act. dermo-sifiliogr. (Madr.) **44**, 194 (1953). Ref. Zbl. Haut- u. Geschl.-Kr. **89**, 191 (1954). — Albrectsen, B., and J. Borup-Svendsen: Hypotrichosis, syndactyly, and retinal degeneration in two siblings. Acta derm.-venereol. (Stockh.) **36**, 96 (1956). Ref. Zbl. Haut- u. Geschl.-Kr. **96**, 312 (1957). — Almquist, J.: Ausbleiben des Haarwuches in den Axillen. Zbl. Haut- u. Geschl.-Kr. **21**, 408 (1927). — Anderson, J.: Alopecia areata: a clinical study. Brit. med. J. **1950**, No 4691, 1250. — Anderson, N. P.: Alopecia areata in two sisters. Arch. of Dermat. **36**, 871 (1937). — Apfelthaler-Kumer, S.: Alopecia areata maligna. Hautarzt **1**, 381 (1950). — Aretz: Monilethrix bei neunjährigem Mädchen. Ref. Zbl. Haut- u. Geschl.-Kr. **82**, 405 (1953). — Arnold jr., H. L.: Alopecia areata. Prevalence in Japanese and prognosis after reassurance. Arch. Derm. Syph. (Chicago) **66**, 191 (1952). — Artom, M.: Su di un caso di moniletrix con pili torti. Boll. Sez. region. Soc. ital. Derm. **1**, 35 (1933). Ref. Zbl. Haut- u. Geschl.-Kr. **46**, 724 (1933). — Arzt, L.: Zur Kenntnis der Erkrankungen der Horngebilde (Alopecie, Nagelveränderungen, Pigmentverschiebungen). Arch. Derm. Syph. (Berl.) **182**, 207 (1941). — Audit, J.-F.: Quelques considérations sur l'hypertrichose féminine. Presse méd. **1952**, 554. Ref. Zbl. Haut- u. Geschl.-Kr. **85**, 196 (1953). — Awachat, A. K., M. L. Sharma and M. Sh. Rao: Alopecia areata. Indian J. Derm. **26**, 59 (1960). Ref. Zbl. Haut- u. Geschl.-Kr. **108**, 248 (1961). — Ayres, S., and A. K. Jensen: Otorhinophyma, pruritus and alopecia totalis syndrome. Response to testosterone. Arch. Derm. Syph. (Chicago) **56**, 379 (1947). — Azorin, L., u. J. M. Spilzinger: Allgemeine Kahlheit. Sem. méd. (B. Aires) **1937 II**, 782. Ref. Zbl. Haut- u. Geschl.-Kr. **59**, 664 (1938). — Azúa-Dochao, L. de, y A. Zubiri-Vidal: Tricoclasia idiopatica. Act. dermo-sifiliogr. (Madr.) **41**, 347 (1950). Ref. Zbl. Haut- u. Geschl.-Kr. **77**, 59 (1951).

Babel, J.: Syndrome de Vogt-Koyanagy (uvéite bilatérale, poliosis, alopécie, vitiligo et dysacousie). Schweiz. med. Wschr. **20**, 1136 (1939). — Baker, B. L.: The relationship of the adrenal, thyroid and pituitary glands to the growth of hair. Ann. N.Y. Acad. Sci. **53**, 690 (1951). — Bakker, B. J.: Über Hyperpigmentierung und Hypertrichose bei Porphyrie. Dermatologica (Basel) **109**, 226 (1954). — Bansi, H. W.: Krankheiten der Schilddrüse. In G. v. Bergmann, W. Frey u. H. Schwiegcks Handbuch der inneren Medizin, Bd. VII/1, S. 480 u. 610. Berlin-Göttingen-Heidelberg: Springer 1955. — Barett, C. C.: Alopecia in sisters. Arch. Derm. Syph. (Chicago) **72**, 469 (1955). — Barthelemes, H.: Über die regulative Funktion der Pantothensäure bei der Behandlung kindlicher Hypothyreosen. Münch. med. Wschr. **1952**, 259. — Baumann, E.: Vorläufige Mitteilung über die Behandlung maligner Tumoren mit einem neuen N-Lost-Phosphamidester. Medizinische **1959**, 659. — Beare, M. J.: Congenital pilar defect showing features of pili torti. Brit. J. Derm. **64**, 366 (1952). — BECHET, P.: Hypertrichosis of the forearms and lumbur region in a girl aged five years. Arch. Derm. Syph (Chicago) **24**, 314 (1931). — Extensive alopecia areata: Results of treatment. Arch. Derm. Syph. (Chicago) **37**, 1073 (1938). — BEHRENDS: Alopecia totalis. Ref. Zbl. Haut- u. Geschl.-Kr. **57**, 573 (1938). — BELINFANTE, H. T.: Nagelafwijkingen en hearnitoal na gouddermatitis. Ned. T. Geneesk. **81**, 2613 (1937). — BENEDEK, T.: J. invest. Derm. **1**, 285 (1941). Zit. nach TOURAINE. — BENETAZZO, G.: Su un caso di moniletrix. Arch. ital. Derm. **10**, 302 (1934). Ref. Zbl. Haut- u. Geschl.-Kr. **48**, 698 (1934). — BENGSTON, B. N.: Pituitary therapy of alopecia. J. Amer. med. Ass. **97**, 1355 (1931). — BENGTSSON: Fall mit Erfolg hormonbehandelter Alopecia totalis. Ref. Zbl. Haut- u. Geschl.-Kr. **66**, 81 (1941). — BERESTON, E. S., and H. M. ROBIN-SON jr.: Alopecia areata occuring in two brothers and two sisters. Arch. Derm. Syph. (Chicago) **64**, 204 (1951). — BERGMAN, A.: Alopecia areata, certificially produced by intravenous injection of quinine hydrochloride and ethyl carbonate. Arch. Derm. Syph. (Chicago) **35**, 285 (1937). — BERKOVSKY, M.: Alopecia areata (eventually total). Arch. Derm. Syph. (Chicago) **26**, 554 (1932a). — Alopecia areata. Arch. Derm. Syph. (Chicago) **26**, 1163 (1932b). — BERTACCINI, G.: Alopecia totale in soggetto neuro-endocrinopatico. Boll. Sez. region. Soc. ital. Derm. **3**, 153 (1932). Ref. Zbl. Haut- u. Geschl.-Kr. **42**, 720 (1932). — Alopecia totale in soggetto neuro endocrinopatico. G. ital. Derm. **74**, 225 (1933). Ref. Zbl. Haut- u. Geschl.-Kr. **46**, 326 (1933). — BERTALANFFY, L. VON: Theoretische Biologie. Bd. 21: Stoffwechsel, Wachstum, 2. vollständig neu bearb. Aufl. Bern: Francke 1951. — BERTIER, L., and P. BOCQUIL-LON: Accident scutanés et muqueux graves, brusques et prolongés consécutifs à un traitement par les sels d'or. Alopécie totale persistante avec larges placards de lichen plan. Bull. Soc. franç. Derm. Syph. **39**, 1335 (1932). — BETTMANN, S.: Über angeborenen Haarmangel. Arch. Derm. Syph. (Berl.) **60**, 343 (1902). — BEUTNAGEL, J., u. H. C. FRIEDERICH: Beeinflussung pathologisch gestörten Haarwachstums durch Vitamin D_2 in hohen Dosen. Neue med. Welt **1950**, 779. — BIGHAM, A.: A modern survey of alopecia areata and its treatment. Med. Press **221**, 497 (1949). — BINGEL, A.: Fall von rezidivierender Polyneuritis unbekannter Ätiologie mit rezidivierender Alopecie. Dtsch. Z. Nervenheilk. **121**, 47 (1931). — BIRKE, G.: Atrichia congenita und ihr Erbgang. Arch. Derm. Syph. (Berl.) **197**, 322 (1954). — BISHOP, P. M. T.: J. Amer. med. Ass. **153**, 6, 534 (1953). — BISHOP, P. M. T., B. M. BRAY, R. R. DE MOWBRAY, W. H. H. MERIVALE and J. VAUGHAN-MORGAN: Effect of cortisone and excretion of 17-ketosteroids in adrenal virilism and simple hirsutism. Lancet **1952**, 1287. — BISSEL, G., et R. WILLIAMS: Hirsutism in females; a clinical study of its etiologie, course and treamtnet. Ann. intern. Med. **22**, 773 (1945). — BISSONNETTE, TH. H.: Relations of hair cycles in ferrets to changes in anterior hypophysis and to light cycles. Anat. Rec. **63**, 159 (1935). — BJÖRNSTAD, R. TH.: Ein Fall von Pili torti. Acta derm.-venereol. (Stockh.) **22**, 242 (1941). — BLAICH, W.: Aussprache zur Alopecia areata. Hautarzt **2**, 190 (1951). — BLOOM, D.: Alopecia, hypertrichosis, psoriasis and endocrine dysfunction. Arch. Derm. Syph. (Chicago) **28**, 896 (1933). — Zit. nach A. I. WEIDMAN, L. S. ZION and A. E. MAMELOK, Alopecia areata occuring simultaneously in identical twins. Arch. Derm. Syph. (Chicago) **74**, 424 (1956). — BÖHM, C.: Alopecie. Ref. Zbl. Haut- u. Geschl.-Kr. **47**, 666 (1934). — Alopecia totalis. Verdacht auf Intoxikation. Hautarzt **4**, 232 (1953). — BOMMER, S., W. GRIMM u. E. KUKULA: Zur Behandlung der Alopecia areata. Medizinische **14**, 439 (1952). — BONICELLI, U.: Ricerche clinico-sperimentali sull'alepecia areata decalvante. G. ital. Derm. Sif. **81**, 11 (1940). Ref. Zbl. Haut- u. Geschl.-Kr. **65**, 490 (1940). — BONNET, J., et A. FLORENS: Influence dominante de l'éternel féminin dans la pathogénic d'un cas de pelade décalvante totale. Bull. Soc. franç. Derm. Syph. **67**, 571 (1960) — BORCH, J. B.: Three cases of alopecia. totalis treated with ACTH and cortisone. Acta derm.-venereol. (Stockh.) **34**, 17 (1954). — BORELLI, S.: Hypotrichosis congenita hereditaria Marie Unna. Hautarzt **5**, 18 (1954). — Rezidivierende Alopecia areata. Münch. med. Wschr. **1956**, 697. — BOSQ, P.: Aplasia circumscripta del cuero cabelludo. Cicatrix en el nino y el adulto. Rev. argent. Dermatosif **39**, 211 (1955). Ref. Zbl. Haut- u. Geschl.-Kr. **102**, 210 (1959). — BOTTOLI, A.: Alopecia da acido undecilenico. Ann. ital. Derm. Sif. **6**, 226 (1951). Ref. Zbl. Haut- u. Geschl.-Kr. **83**, 397 (1953). — BRAIN, R. T.: Alopecia congenita: Minor ectodermal defect. Proc. roy. Soc. Med. **32**, 87 (1938). — BRAUN, H. A., L. M. LUSKY and H. O. CALVERY: Eficacy of 2,3-dimercaptopropanol (BAL) in the therapy of poisoning by compounds of antimony, bismuth, chromium, mercury and nickel. J. Pharmacol. exp. Ther. Suppl. **87**, 119 (1946). — BRAUN-FALCO, O.: Mucophanerosis intrafollicularis et seboglandularis. Derm. Wschr. **136**, 1289 (1957). — Klinik und Pathomechanismus der Endoxan-Alopecie als Beitrag zum Wesen cytostatischer Alopecien. Arch. klin. exp. Derm. **212**, 194 (1961). — BRAUN-FALCO, O., u. K. HASSENPFLUG: Umschriebene Lichenifikation am Kapillitium mit simultaner reversibler Alopecie. Derm. Wschr. **141**, 201 (1960a). — Umschriebene temporäre Alopecie am Kapillitium bei Neurodermitis diffusa mit Kopfhautbeteiligung. Derm. Wschr. **142**, 1001 (1960b). — BRAUN-FALCO, O., u. H. THEISEN: Histologische und chemische Veränderungen bei temporärer Monojodacetat-Alopecie. Eine tierexperimentelle Studie. Arch. klin. exp. Derm. **208**,

539 (1959a). — Experimentelle Untersuchungen über temporären Haarausfall nach intracutaner Injektion von Enzyminhibitoren und die dadurch ausgelösten Veränderungen im Haarfollikel. Med. Kosmetik 8, 181 (1959b). — Brenske, E.: Alopecia diffusa (familiäres Auftreten), Defluvium capillitii (familiäres Auftreten), Alopecia totalis. Hautarzt 2, 189 (1951). — Brichta, G., J. Kühböck u. E. E. Reiner: Klinische Erfahrungen mit N-Lost-Phosphamidestern bei Hämopathien. Wien. Z. inn. Med. 39, 306 (1958). — Brings, L.: Ein Fall von Aplasia cutis. Wien. klin. Wschr. 1935 I a, 122. — Über die Genese angeborener Hautdefekte. Arch. Gynäk. 159, 449 (1935 b). — Brocq, L.: La pratique dermatologique, tome I, p. 359. Paris: Masson & Cie. 1900. — Broglie, M.: Über centrogenen Morbus Basedowii. Zbl. inn. Med. 13, 225, 241, 257 (1942). — Brüderlin: Siehe Dreyer. — Brünauer, St. R.: Follikuläre Hyperkeratosen. In Handbuch der Haut- und Geschlechtskrankheiten von Jadassohn, Bd. VIII/2. Berlin: Springer 1931. — Brun, J.-F. Essai de traitement de la pelade (Alopecia areata) du cuir chevelu chez l'adulte. Bull. Soc. franç. Derm. Syph. 59, 422 (1952). — Bruneau, G.: Trichoclasie idiopathique familiale. Arch. belges. Derm. 11, 244 (1956). — Brveskij, V. C.: Vestn. Vener. Derm. 1954, 47. — Bureau, Y., et M. Bronsard: Alopécie congénitale familiale. Bull. Soc. franç. Derm. Syph. 62, 132 (1955). — Bureau, Y., A. Jarry, G. Bariere et L. Charpentier: Hypertrichose familiale, six cas en trois générations. Bull. Soc. franç. Derm. Syph. 66, 764 (1959). — Burgess, J. F.: Trichostasis spinulosa. Arch. Derm. Syph. (Chicago) 25, 40 (1932). — Burgoon jr., C. F.: Alopecia totalis: Responso to Corticotropin (ACTH) and Cortisone. Arch. Derm. Syph. (Chicago) 67, 431 (1953). — Buschke, A.: Über die biologischen Wirkungen und die praktisch-medizinische und soziale Bedeutung des Thalliums. Derm. Z. 77, 186 (1938). — Buschke, A., u. B. Peiser: Die Wirkung des Thalliums auf das endokrine System. Klin. Wschr. 1, 995 (1922). — Die biologischen Wirkungen und die praktische Bedeutung des Thalliums. Ergebn. allg. Path. path. Anat. 25, 1 (1931). — Biologische und klinische Ausblicke der neueren Thalliumforschung mit besonderer Beziehung zu den Haarpilz-Krankheiten. Mycopathologia (Den Haag) 2, 204 (1940). — Butterworth, Th., and J. C Fowler: Postfuruncular alopecia. A.M.A. Arch. Derm. 8, 570 (1959). —

Caldine, D.: Le poil, symbole de la force; les ancêtres de nos poilus. Chron. méd. 22, 227, 259 (1915). — Callaway, J. L., J. T. Wortham, E. C. Hamblen and A. A. Salmon: Essential hirsutism. Dermatologie and endocrinologie considerations. Arch. Derm. Syph. (Chicago) 60, 528 (1949). — Calvo-Melendro, J.: Atriquia congénita, total y permanente. Med. clin. (Barcelona) 24, 253 (1955). Ref. Zbl. Haut- u. Geschl.-Kr. 94, 224 (1956). — Cañadas, J.: Ergebnis mit intracutanen Injektionen von Acetylcholin bei Alopecie. Actas dermo-sifiliogr. (Madr.) 30, 681 (1939). Ref. Zbl. Haut- u. Geschl.-Kr. 64, 218 (1940). — Canizares, O.: Alopecia triangularis. Arch. Derm. Syph. (Chicago) 44, 1106 (1941). — Capelli, E.: Alopecia congenita. Dermosifiliografo 10, 133 (1935(. Ref. Zbl. Haut- u. Geschl.-Kr. 51, 344 (1935). — Carrié, C.: Alopecia areata totalis. Ref. Zbl. Haut- u. Gerchl.-Kr. 57, 82 (1938). — Alopecia totalis. Zbl. Haut- u. Geschl.-Kr. 81, 402 (1952). — Carvillo Ausejo, A.: Die Behandlung der Alopecia areata. Act. dermo-sifiliogr. (Madr.) 38, 913 (1947). Ref. Zbl. Haut- u. Geschl.-Kr. 74, 64 (1949). — Casala, A. M.: Tratamiento de la pelada decalvante con vibropuntura y Amni majus. Arch. argent. Derm. 9, 65 (1959). Ref. Zbl. Haut- u. Geschl.-Kr. 105, 323 (1960). — Casals, D. A., et G. Castellanos: Trichorrexie noneuse circonscrite en plaque unique. Ann. Derm. Syph. (Paris), Sér. 10, VIII 668 (1950). — Cascos, A.: Nota previa sobre el tratamiento de la alopecia areata con ACTH y cortisona. Act. dermo-sifiliogr. (Madr.) 44, 305 (1953). Ref. Zbl. Haut- u. Geschl.-Kr. 87, 65 (1954). — Cassius, L.: Inaug.-Diss. Tübingen 1949. — Castro, P. J. de, A. Oteiza y Setien u. F. Lopez: Moniliforme Aplasie oder Monilethrix. Arch. Med. infant. Hosp. univ. 3, 578 (1934). Ref. Zbl. Haut- u. Geschl.-Kr. 51, 578 (1935). — Cederberg, A.: Untersuchungen über die Alopecia areata mit besonderer Berücksichtigung ihrer Ätiologie. Duodecim (Helsinki) 47, 835 (1931). Ref. Zbl. Haut- u. Geschl.-Kr. 40, 338 (1932a). — Die Alopecia areata und ihre Ätiologie. Zugleich ein Beitrag zur ätiologischen Lösung des Vitiligoproblems. Derm. Wschr. 1932 I b, 539. — Charvát, J., F. Chytil, J. Hrabáně und C. Feix: Der Einfluß von ACTH auf Schwefelmetabolismus bei maligner Alopecia areata. Česká Derm. 26, 157 (1951). — Chavin, A. O.: Alopecia bei traumatischer Iridocyclitis. Vestn. Oftal. 17, 140 (1940). Ref. Zbl. Haut- u. Geschl.-Kr. 67, 271 (1941). — Chiale, G. F.: Sul «poikiloderma congenito» del Thomson. G. ital. Derm. Sif. 78, 35 (1937). — Clarke, G. E., and E. L. Glicksberg: Pili torti. Report if a case. Arch. Derm. Syph. (Chicago) 43, 836 (1941). — Cockayne, E. A.: Inherit. Abnormal. of skin and its appendages, p. 229. London: Oxford University Press 1933. — Cofanu, A. R.: Su un caso di epidermolisi bollosa distrofica con accentuata ipertricosi. Ann. ital. Derm. Sif. 10, 155 (1956). — Combes, F. C.: Arch. Derm. Syph. (Chicago) 35, 1193 (1937). — Cooper, Z. K.: Relation of endocrine glands to growth and distribution of hair. Arch. Derm. Syph. (Chicago) 21, 1007 (1930). — The effect of thallium acetate on thyreoidectomized albino rats. Arch. Derm. Syph. (Chicago) 25, 522 (1932). — Cooper, Z. K., and M. F. Engman: A study of the stimulating effect of small doses of thallium acetate on the rate of the growth of hair in the albino rat. Arch. Derm. Syph. (Chicago) **23**, 1031 (1931). — CORMIA, F. E.: Basic concepts in the production and management of the psychosomatic dermatoses. Brit. med. J. **63**, 83, 129 (1951). — CORNBLEET, TH., H. C. SCHORR and S. BARSKY: Pseudo-ophiasis and sickle cell anemia. Arch. Derm. Syph. (Chicago) **59**, 519 (1949). — CORSI, H.: Two cases of alopecia totalis, showing the effect of ultraviolet light. Proc. roy. Soc. Med. **24**, 392 (1931). — CORSON, E. F.: Trichostasis spinulosa. Arch. Derm. Syph. (Chicago) **38**, 363 (1938). — CORTELLA, E.: Alopecia decalvante in soggetto con sintomi di dismetabolismo adiposo diencefalico. Dermatologia (Napoli) **5**, 37 (1954). — CRISSEY, J. T.: Frequency curve standards in the evaluation of dermatology therapy. J. invest. Derm. **23**, 85 (1954). — CROUNSE, R. C., and E. J. VAN SCOTT: Changes in the scalp hair roots as a measure of toxicity from cancer chemotherapeutic drugs. Ref. nach KLIGMAN. — CUMMINS, L. J.: Hemiatrophy: alopecia. Arch. Derm. Syph. (Chicago) **23**, 782 (1931). — CURTH, H. O.: Familial alopecia areata. A. M. A. Arch. Derm. **81**, 1012 (1960).

DAMM, G.: Zur Behandlung der Alopecia areata durch Hypophysentransplantation. Med. Klin. **1949**, 1153. — DAMSTÉ, TH. J., and J. R. PRAKKEN: Atrichia with papular lesion; a variant of congenital ectodermal dysplasia. Dermatologica (Basel) **108**, 114 (1954). — DECROP, G.: Anidrose familiale avec hypotrichose et anodontie. Ann. Derm. Syph. (Paris) **6**, 85 (1946). — DECROP, G., u. G. GUEMENT: Complicaciones lejanas de un caso de anidrosis familiar con hipotricosis y anodontia. Act. dermo-sifiolgr. **47**, 222 (1955). Ref. Zbl. Haut- u. Geschl.-Kr. **96**, 38 (1956). — DEGOS, R., A. BASEX, C. GARNIER, J. CIVATTE et A. DUPRÉ: Mucinose folliculaire («Alopecia mucinosa de Pinkus»). Bull. Soc. franç. Derm. Syph. **66**, 626 (1959). — DEGOS, R., E. LORTAT-JACOBET et J. CIVATTE: Mucinose folliculaire (Alopécie mucineuse de Pinkus) lésion débutante. Bull. Soc. franç. Derm. Syph. **67**, 495 (1960). — DEGOS, R., et R. RABUT: Alopécie angulaire congénitale de la tempe. Bull. Soc. franç. Derm. Syph. **56**, 487 (1949). — Syndrome de Graham-Little. Bull. Soc. franç. Derm. Syph. **58**, 391 (1951). — DEGOS, R., R. RABUT et B. DUPERRAT: Alopécie en petites aires. Réticulose lymphocytaire bénigne. Bull. Soc. franç. Derm. Syph. **62**, 134 (1955). — DEGOS, R., R. RABUT et J. HEWITT: État pseude-peladique du à de métastases carcinomateuses alopéciantes. Bull. Soc. franç. Derm. Syph. **61**, 509 (1954). — DEGOS, R., R. RABUT et P. LEFORT: État pseudopeladique. (Statistique complementaire de 109 nouveaux cas. Considerations sur le Lichen plan du cuir chevelue. Arch. belges Derm. **13**, 285. — DELAHAYE. A.: Monilethrix en dominance régulière. Bull. Soc. franç. Derm. Syph. **60**, 402, (1953). — DEL GRANDE, L.: Alopecia areata decalvante rapidamente guarita con trattamento antitiroideo. Boll. Sez. region. Soc. ital. Derm. **3**, 308 (1937). — DESAUX, A.: Les pelades in A. DESAUX: Affections de la chevelure et du cuir chevelu. Paris: Masson & Cie. 1953. — DIETZ, O.: Ein Beitrag zur Behandlung der Alopecia areata. Z. Haut- u. Geschl.-Kr. **5**, 446 (1948). — DIETZ, O., u. G. SABINSKY: Beitrag zur Ätiologie des Pseudopelade-Status (Pseudopelade mit Hyperostosis calvariae diffusa et Ostitis condensans ilei). Derm. Wschr. **142**, 1295 (1960). — DILLAH, C. J., and ST. ROTHMAN: Treatment of alopecia areata totalis and universalis with cortisone acetate. J. invest. Derm. **18**, 5 (1952a). — Therapeutic experiments in alopecia areata with orally administered cortisone. J. Amer. med. Ass. **150**, 546 (1952b). — DONZELOT, E., H. KAUFMANN and G. DOUZIER: Biologische und klinische Studien über Dextransulfat, eine synthetische Heparin-artige Substanz. Sem. Hôp. Paris **31**, 1475 (1955). Ref. Chem. Abstr. **49**, 16228h (1955). — DORFF, G. B.: Hormonal therapy for the treatment of hirsuties. A preliminary report. Ann. intern. Med. **13**, 2112 (1940). — DORN, H.: Dominant-geschlechts-chromosomen-gebundener Ergbang bei Trichoclasie (Trichoptilosis in Kombination mit Trichorrhexis nodosa). Z. Haut- u. Geschlechtskr. **20**, 129 (1956). — DREYER: Alopecia totalis (Vater) und Alopecia areata (Sohn). Ref. Zbl. Haut- u. Geschlechts-Kr. **41**, 763 (1932). — DUEMLING, W. W.: Dystrophy of the hair and nails; keratoderma of the palms and soles; hypothyroidism. Arch. Derm. Syph. (Chicago) **29**, 163 (1934).

EDEL, R.: Hypertrichosis als Komplikation bei Ekzem. Ned. T. Geneesk. **1938**, 2466. Ref. Zbl. Haut- u. Geschl.-Kr. **60**, 676 (1938). — EDELSON: Guerison de trois pelades decalvantes par meladinine local et per os. Bull. Soc. franç. Derm. Syph. **64**, 489 (1957). — EHRHARDT, S.: Ringelhaare in der Familie E. Münch. med. Wschr. **1932**I, 949. — ERDOS-BROWN, M.: Superfluous hair. Arch. Derm. Syph. (Chicago) **46**, 496 (1942). — ESQUIR: Arch. Méd. nav. **128**, 1039 (1938). — EVANS, CL. D.: An unusual alopecia capitis in acute lupus eryhtematosus, sclerodermia, and dermatomyositis. Brit. J. Derm. **65**, 212 (1953). — EXCHAQUET, L.: Un cas de progéria. Rev. franç. Pédiat. **11**, 467 (1935). — Ref. Zbl. Haut- u. Geschl.-Kr. **52**, 298 (1936).

FALK, A. B., and F. J. SZYMANSKI: Alopecia mucinosa. A.M.A. Arch. Derm. **80**, 606 (1959). — FALKSON, G., and J. SCHULZ: Endoxan alopecia. Brit. J. Derm. **72**, 296 (1960). — FANBURG, S. J.: Trichostasis spinulosa. Arch. of Dermat. **27**, 274 (1933). — FEENY, P. J.: Alopecia areata treated with Thorium-X. Lancet **1947**II, 506. — FELSHER, Z.: Hereditary ectodermal dysplasia. Arch. Derm. Syph. (Chicago) **49**, 410 (1944). — FERRIMAN, P., P. K. THOMAS and A. W. PURDIE: Constitutional virilism. Brit. med. J. **1957**, No 5058, 1410. —

FINDLAY, G. H., and L. J. A. LOEWENTHAL: Alopecia mucinosa with eosinophil granuloma lichen spinulosis and chancriform lesions. Dermatologica (Basel) 120, 263 (1960). — FISCHER, H. R.: Alopecia areata bei eineiigen Zwillingen. Z. Haut- u. Geschl.-Kr. 15, 178 (1953). — FISCHER, R., J. BIRCHER u. TH. REICH: Der Haarausfall nach antikoagulierender Therapie. Schweiz. med. Wschr. 1953, 509. — FIVAZ, L.: Untersuchungen zur Ätiologie der Alopecia areata. Dermatologica (Basel) 108, 352 (1954). — Alopecia areata. Ergebnisse klinischer Untersuchungen an der dermatologischen Klinik Bern. Diss. Bern 1956. — FLECK, F.: Die Androtrichie des Weibes. Derm. Wschr. 137, 593 (1958). — FLEGEL, H.: Die Behandlung der Alopecia mit Hypophysen-Frischzellen. Derm. Wschr. 130, 1263 (1954). — FLEMMING, W.: Ein Drillingshaar mit gemeinsamer innerer Wurzelscheide. Mh. Derm. 2, 163 (1883). — FLESCH, P.: Inhibition of keratin with formation unsaturated compounds. J. invest. Derm. 19, 353 (1952). — Studies on the mode of action of vitamin A. J. invest. Derm. 21, 421 (1953). — FOERSTER: Alopecia totalis innersekretorisch bedingt. Ref. Zbl. Haut- u. Geschl.-Kr. 45, 550 (1933). — FOLDES, E.: Approach to a therapy of bladness. Acta derm.-venereol. (Stockh.) 35, 334 (1955). — FORBES, A. P., E. C. DONALDSON, E. C. REIFENSTEIN and F. ALBRIGHT: The effect of trauma and disease on the urinary 17-ketosteroid excretion in man. J. clin. Endocr. 7, 264 (1947). — FORMAN, L.: Idiopathic trichlocasia. Proc. roy. Soc. Med. 30, 527 (1937). — FRAENKEL, L.: Thecoma and hyperthecosis of the ovary. J. clin. Endocr. 3, 557 (1943). — FRANCHI, F.: Arch. ital. Derm. 10, 267 (1939). — FRANKL, J., D. KORDOVÁNYI, J. VASS u. Z. VÁZSONYI: Beitrag zum Studium der Alopecia areata. Börgyögy. vener. Szle. 6, 112 (1952). Ref. Zbl. Haut- u. Geschl.-Kr. 84, 349 (1953). — FREEMAN, H. E.: Alopecia totalis. Arch. Derm. Syph. (Chicago) 43, 219 (1941). — FREEMAN, K. I.: Alopecia areata. Canad. med. Ass. 67, 6 (1952). — FREUND, F.: Mucinosis follicularis. Ein Beitrag zur Klinik und Histologie. Hautarzt 11, 487 (1960). — FRIEDERICH, H. C.: Zur Kenntnis des angeborenen umschriebenen Haarausfalles. Derm. Wschr. 1949, 712. — Ein Beitrag zur Pathogenese der Trichorrhexis nodosa circumscripta. Z. Haut- u. Geschl.-Kr. 8, 163 (1950a). — Ein Beitrag zur Trichorrhexis nodosa circumscripta. Z. Haut- u. Geschl.-Kr. 13, 163 (1950b). — Ein Beitrag zur mechanischen Schädigung des Haares und Haarbodens. Derm. Wschr. 1950c, 344. — Zur Kenntnis der kongenitalen Hypotrichosis. (Familiäre Hypotrichosis mit und ohne Nageldystrophien, Anidrosis hypotrichotica, Progerie.) Derm. Wschr. 1950d, 409. — Umschriebener angeborener Haarmangel in differentialdiagnostischer Betrachtung. Derm. Wschr. 124, 890 (1951a). — Aussprache zur Alopecia totalis. Hautarzt 2, 190 (1951b). — Die Behandlung des Haarausfalles bei gleichzeitigem Abbrechen der Haare, bzw. Spaltung der Haarspitzen. Dtsch. med. Wschr. 1953, 1168. — FRIEDERICH, H. C., und G. W. KORTING: Über eine besondere Form von Haarknotenbildung. Z. Haut- u. Geschl.-Kr. 12, 201 (1952). — FRIEDERICH, H. C., u. R. SEITZ: Über eine Form der ektodermalen Dysplasie unter dem Bilde der Pili torti mit Augenbeteiligung und Störung der Schweißsekretion. Derm. Wschr. 131, 277 (1955). — FRIEDERICH, H. C., u. H. WEYHBRECHT: Zur sogenannten Aplasia cutis congenita circumscripta. Derm. Wschr. 129, 409 (1954). — FUCHS, A.: Hypertrichosis der Augenbrauen in der chinesischen Kunst. Klin. Mbl. Augenheilk. 129, 101 (1956). — FÜLLER, H., u. E. HEINKE: Erfahrungen mit Cyren B forte bei Alopecien. Hautarzt 4, 483 (1953). — FUHRMANN, W., u. R. RICHTER: Über die Erfolgsaussichten einer Anwendung von Belastungs-Dehnungsmessungen am menschlichen Haar für diagnostische Zwecke. Hautarzt 6, 122 (1955). — FUHS, H.: Pili annulati (Leukotrichia annularis). Ref. Zbl. Haut- u. Geschl.-Kr. 47, 387 (1934a). — Trichostasis spinulosa (Nobl), Keratosis spinulosa cum trichostasi (Galewsky). Ref. Zbl. Haut- u. Geschl.-Kr. 48, 451 (1934b). — FUNK, C. FR.: Hormonale (Cyren B) Haarwuchsförderung. Hautarzt 2, 468 (1951). — Ursache und Behandlung des Haarausfalles. Fortschr. prakt. Dermatologie 1952, 78. — Alopecia maligna. Myxoedema diffusum. Ref. Zbl. Haut- u. Geschl.-Kr. 91, 226 (1955a). — Hypotrichosis bei Anomalie des knöchernen Schädels. Ref. Zbl. Haut- u. Geschl.-Kr. 91, 229 (1955b). — Zur Therapie der Alopecia areata mit synthetischem Oestrogen und Prednison. Derm. Wschr. 136, 1057 (1957). — FUNK, C. FR., u. H. WALTHER: Alopecia areata. Zbl. Haut- u. Geschl.-Kr. 76, 418. — FUNCK-BRENTANO, P., und F. MORICARD: Ralentissement de la croissance pilaire au niveau de la face par injections oestrogénes intradermiques chez la femme. Bull. Féd. Gynéc. Obstétr. franç. 4, 542 (1952).

GABRIELE, L.: Die Behandlung der Alopecia areata mit Intracutaneinspritzungen von Acetylcholin. Ref. Münch. med. Wschr. 88, 205 (1941). — GALEWSKY, E.: Über gedrehte Haare (Trichokinesis Riecke, Pili torti Galewsky, Twisted hairs, Pili torti, Trichotortosis Ronchese). Arch. Derm. Syph. (Berl.) 167, 659 (1933a). — Pili torti. Ref. Zbl. Haut- u. Geschl.-Kr. 43, 252 (1933b). — GALIANI, J. C.: Alopecia und Impletol. Hautarzt 11, 134 (1960). — GANS, O., u. G. K. STEIGLEDER: Histologie der Hautkrankheiten, Bd. 1. Berlin-Göttingen-Heidelberg: Springer 1955. — GARDENGHI, G., e G. SERCHI: Ricerche di funzionalitaendocrina nella ipertricosi femminile. I. I 17-chetosteroidi e gli 11-ossisteroidi. Rass. Derm. Sif. 11, 161 (1958). — GARSCHE, R.: Über die Hypertrichose beim Kinde. Zugleich ein Beitrag zur Arzneimittel-Hypertrichosis. Mschr. Kinderheilk. 106, 429 (1958). — GART-

Mann, H., u. H. Sieler: Zur Grenzstrahlen-Therapie der Alopecia areata. Strahlentherapie **94**, 421 (1954). — Gay-Prieto, J., G. Jaqueti del Pozo y L. Ruiz-Del Arbol-Rodríguez: Tratamiento de las alopecias areatas extensas y peladas decalvantes por los rayos X. Act. dermo-sifiliogr. (Madr.) **44**, 605 (1953). — Gennerich: Kleinfleckige Form einer Alopecia areata. Ref. Zbl. Haut- u. Geschl.-Kr. **63**, 352 (1940). — Gentilli, M.: Ipotrichia congenita in due fratelli. Dermosifiliografo **12**, 492 (1937). — Gerstmeier, H.-M. S., u. U. Richter-Meister: Dysbakterie und Haarwuchsstörungen. Aesthet. Med. **9**, 392 (1960). — Gertler, W.: Reticulosarkomatose mit Stammzellenleukämie. Derm. Wschr. **125**, 518 (1952). — Alopecia areata bei einem Säugling. Ref. Zbl. Haut- u. Geschl.-Kr. **62**, 455 (1939). — Giachetti, A.: Ulteriori contributi alla conoscenza dell'alopecia dadibromotirosina nel ratto albino. Boll. Soc. ital. biol. sper. **25**, 183 (1949a). — Azione della tiroxina e della dibromotirosina sul trofismo pilifero. Boll. Soc. ital. Biol. sper. **25**, 185 (1949b). — L'effeto alopecizzante della 3—5 dibromotirosina. Arch. Fisiol. **48**, 230 (1949c). — Gillespie, J. B.: Congenital and familial Alopecia totalis. Amer. J. Dis. Child. **53**, 132 (1937). — Giovannini, S.: Über ein Zwillingshaar mit einer einfachen inneren Wurzelscheide. Arch. Derm. Syph. (Berl.) **25**, 187 (1893). — Gisbert Cruz, I. de: Meningouveitis alopécias. Med. clin. (Barcelona) **30**, 21 (1958). Ref. Zbl. Haut- u. Geschl.-Kr. **102**, 209 (1959). — Glanzmann, E., u. K. Meier: Pantothensäure und Schilddrüse. Z. Vitaminforsch. **16**, 322 (1945). — Glass, S. J., and H. C. Bergman: Subclinical adrenogenital syndrome. Endocrinology **23**, 625 (1938). — Gohlke, H., u. J. Holtschmidt: Neurohistologische Studien bei Alopecia areata. Arch. Derm. Syph. (Berl.) **191**, 527 (1949). — Goldman, L., and L. Mason: Investigational studies in some congenital and acquired defects of the hair in children. J. invest. Derm. **11**, 323 (1948). — Gonzales, M. R., u. S. G. Calatayud: Ein Fall von Monilethrix. Act. dermo-sifiliogr. **27**, 285 (1934). Ref. Zbl. Haut- u. Geschl.-Kr. **51**, 111 (1935). — Goodman, H.: Thallium acetate. Toxicity and depilatory action. N. Y. J. Med. **32**, 1307 (1932). — Treatment of Alopecia areata. Urol. cutan Rev. **40**, 651 (1936). — Goodman, H., u. H. S. Abel: Gleichzeitige Alopecia areata bei zwei Brüdern. Brit. J. Derm. **44**, 198 (1932). — Gottlieb, E.: Über Monilethrix (Aplasia pilorum intermittens vel moniliforme). Hospitalstidende **1936**, 781. Ref. Zbl. Haut- u. Geschl.-Kr. **57**, 186 (1938). — Gottron, H. A.: Progerie (Gilford). Zbl. Haut- u. Geschl.-Kr. **40**, 445 (1932a). — Progerie (Gilford). Derm. Wschr. **94**, 726 (1932b). — Progerie. Dermat. Z. **63**, 410 (1932c). — Keratosis follicularis hereditaria in 3 Generationen. Ref. Zbl. Haut- u. Geschl.-Kr. **57**, 565 (1938); 68, 266 (1942). — Kleinfleckige Form einer Alopecia areata. Demonstrationsbemerkung. Zbl. Haut- u. Geschl.-Kr. **63**, 352 (1939). — Familiäre Akrogerie. Derm. Wschr. **112**, 404 (1941a). — Familiäre Akrogerie. Arch. Derm. Syph. (Berl.) **181**, 571 (1941b). — Anidrosis hypotrichotica. Zbl. Haut- u. Geschl.-Kr. **70**, 594 (1943a). — Einseitige Alopecia areata. Ref. Zbl. Haut- u. Geschl.-Kr. **69**, 57 (1943b). — Anidrosis hypotrichotica und hypodontica. Derm. Wschr. **119**, 300 (1947). — Reticulosen der Haut. In: Dermatologie und Venerologie, herausgeg. von H. A. Gottron u. W. Schönfeld, Bd. IV. Stuttgart: Georg Thieme 1960. — Gottron, H. A., u. W. N. Nikolowski: Sarkom der Haut. In: Dermatologie und Venerologie, herausgeg. von H. A. Gottron u. W. Schönfeld, Bd. IV. Stuttgart: Georg Thieme 1960. — Gougerot, H., et M. Albeaux-Fernet: Un nouveau traitement de la pelade par la méthylacétylcholine. Bull. Soc. franç. Derm. Syph. **43**, 1586 (1936). — Un nouveau traitement de la pelade par la méthylacétylcholine. Arch. derm.-syph. (Paris) **10**, 101 (1938). — Gougerot, H., A. Carteaud et S. Boulle: Pelades syphiloïdes (à petits ilots multiples simulant l'alopécie en clairières de la syphilis). Ann. Mal. vénér. **33**, 204 (1938). — Gougerot, H.: Diagnostic des alopécies. Rev. Prat. (Paris) **1955**, 477. — Grasso, R.: I lisati di embrione di bue nell'alopecia totale, regional le e circoscritta: primi resultati. Dermatologia (Napoli) **5**, 42 (1954). — Gray, A. M. H.: Congenital ectodermal defects. Proc. roy. Soc. Med. **25**, 222 (1931). — Grayeb, H. J., y S. G. Strings: Displasia pilosa monilethrixiforme. Arch. argent. Derm. **7**, 191 (1957). Ref. Zbl. Haut- u. Geschl.-Kr. **100**, 251 (1958). — Greenbaum, S. S.: Female sex hormones in alopecia areata. Arch. Derm. Syph. (Chicago) **26**, 754 (1932). — Greenberg, S. I.: Alopecia areata. A psychiatric survey. Arch. Derm. Syph. (Chicago) **72**, 454 (1955). — Gregorio, E. de: Anaphylaktischer Schock durch intracutane Proteintherapie in zwei Fällen von Haarausfall. Act. dermo-sifiliogr. (Madr.) **33**, 138 (1941a). Ref. Zbl. Haut- u. Geschl.-Kr. **69**, 91 (1943). — Beitrag zum Studium der angeborenen Alopecie der Kopfschwarte. Act. dermo-sifiliogr. (Madr.) **33**, 324 (1941b). Ref. Zbl. Haut- u. Geschl.-Kr. **69**, 280 (1943). — Gregorio, E. de, y T. Cisneros: Aportaciones a la terapeutica endocrina de la pelada. Act. dermo-sifiliogr. (Madr.) **41**, 523 (1950). Ref. Zbl. Haut- u. Geschl.-Kr. **77**, 141 (1951). — Grieco, V., u. Mendes de Castro: Trichoclasia idiopathica. Arch. Derm. Syph. S. Paulo 1, 73 (1937). — Grinspan, D., y E. S. Braegger: Determinacion de los 17 cetosteroides en la alopecia seborreica. Arch. argent. Derm. **3**, 483 (1953). — Groeger, H. W.: Plötzliches Ergrauen des Haupthaares bei Alopecia areata der Augenbrauen und der Wimpern. Zbl. Haut- u. Geschl.-Kr. **73**, 180 (1949a). — Zur Kenntnis der gedrehten Haare (pili torti). Arch. Derm. Syph. (Berl.) **188**, 521 (1949b). — Gross, P.: Alopecia parvimaculata.

Arch. Derm. Syph. (Chicago) **26**, 1127 (1932). — Gross, P., E. Runne and J. W. Wilson: Studies on the effect of thallium poisoning of the rat. The influence of cystine and methionine on alopecia and survival periods. J. invest. Derm. **10**, 119 (1948). — Gross, R., u. K. Lambers: Erste Erfahrungen in der Behandlung maligner Tumoren mit einem neuen N-Lost-Phosphamidester. Dtsch. med. Wschr. **83**, 458 (1958). — Gross, R., u. G. Wulf: Klinische und experimentelle Erfahrungen mit zyklischen und nichtzyklischen Phosphamidestern des N-Lost in der Chemotherapie der Tumoren. Sonderbd. z. Strahlentherapie **41**, 361 (1959). — Grütz, O.: Alopecia totalis. Ref. Zbl. Haut- u. Geschl.-Kr. **49**, 296 (1935). — Gsell, J. L.: Therapeutische Wirkung der Pantothensäure (Bepanthen Roche) bei menschlicher Alopecie. Schweiz. med. Wschr. **1944**, 1171. — Gubner, R.: Effect of aminopterin on epithelial tissues. Arch. Derm. Syph. (Chicago) **64**, 688 (1951). — Guillot, C. F., y R. N. Corti: Tricoclasia idiopática con mutacion capilar e tripotricosis. Rev. argent. Dermatosif. **39**, 175 (1955). Ref. Zbl. Haut- u. Geschl.-Kr. **102**, 145 (1958). — Györy, Gy., L. Feher u. J. László: Morphologische Untersuchungen der Eierstöcke und der Uterusmucosa bei Hyperthecosis ovarii. Med. Klin. **52**, 445 (1957).

Haas: Alopecia areata bei Geschwistern. Hautarzt **2**, 381 (1951). — Haensch, R., u. W. Blaich: Trichomalacie und Trichotillomanie. Arch. klin. exp. Derm. **210**, 447 (1960). — Haldin-Davis, H.: Complete alopecia areata in an infant. Proc. roy. Soc. Med. **25**, 1741 (1932). — Hall, Fl.: Ringed hair (Pili annulati). Arch. Derm. Syph. (Chicago) **74**, 325 (1956). — Halla, F., u. H. C. Friederich: Haarausfall. Ursachen und Bekämpfung. Fortschritte der Kosmetik. Herausgeg. von F. Halla, H. 1. Wien u. Düsseldorf: Wilhelm Maudrich 1952. — Hallé, J., et P. Odinet: Agénésie pilaire et malformations. Rapport possible avec la progeria. Bull. Soc. Pédiat. Paris **30**, 327 (1932). — Holló, M., u. S. Zlatarov: Die Veränderung der Aktivität der alkalischen Phosphatase-Aktivität in den Haaren unter physiologischen und pathologischen Bedingungen. Börgyögy. vener. Szle **27**, 97 (1951). Ref. Zbl. Haut- u. Geschl.-Kr. **83**, 58 (1953). — Halloran, Chr. R.: Idiopathic trichoclasis. Report of a case. Arch. Derm. Syph. (Chicago) **25**, 317 (1932). — Halter, K.: Keratosis pilaris rubra atrophicans, Urticaria. Ref. Zbl. Haut- u. Geschl.-Kr. **57**, 5 (1938). — Pili anulati. Ref. Zbl. Haut- u. Geschl.-Kr. **66**, 292 (1941a). — Trichokinesis. Ref. Zbl. Haut- u. Geschl.-Kr. **67**, 123 (1941b). — Einfluß kleinster Thalliumdosen auf die Haarregeneration bei Alopecia areata. Derm. Wschr. **114**, 29 (1942). — Pili torti. Ref. Zbl. Haut- u. Geschl.-Kr. **69**, 162 (1943a). — Trichonodosis und Trichorrhexis nodosa. Ref. Zbl. Haut- u. Geschl.-Kr. **70**, 467 (1943b). — Pili und Trichotillomanie. Derm. Wschr. **119**, 301 (1947). — Halty, M.: Alopecia maligna "d'emblée". An. Fac. Med. Montevideo **25**, 114 (1940). Ref. Zbl. Haut- u. Geschl.-Kr. **66**, 333 (1941). — Hamilton, J. S.: Male hormon stimulations is prerequisite and an incitant in common baldness. Amer. J. Anat. **71**, 451 (1942). — Paterned loss of hair in man, type and incidence. Ann. N. Y. Acad. Sci. **53**, 708 (1951). — Hamne, B.: Hormonbehandlung bei totaler Alopecie. Nord. Med. **1941**, 2711. Ref. Zbl. Haut- u. Geschl.-Kr. **69**, 91 (1943). — Hampel: Thallium-Alopecie. Ref. Zbl. Haut- u. Geschl.-Kr. **67**, 124 (1941). — Hanhart, E.: Erstmaliger Hinweis auf das Vorkommen eines monohybriden rezessiven Erbganges bei Monilethrix. Arch. Klaus-Stift. Vererb.-Forsch. **30**, 1 (1955). — Harris, H.: The relation of hair growth on the body to baldness. Brit. J. Dermat. **59**, 300 (1947). — Haubold, H., u. F. Lachner: Ärztl. Forsch. **5**, 34 (1931). — Haynes, H. A., and Th. L. Parry: Alopecia areata associated with refractive errors. Arch. Derm. Syph. (Chicago) **59**, 340 (1949). — Hazen, H. H.: Post influenzal alopecia. J. Amer. med. Ass. **72**, 1452 (1919). — Hecht, H.: Keratosis pilaris rubra atrophicans faciei. Arch. Derm. Syph. (Chicago) **58**, 41 (1948). — Heidemann, H.: Ein Fall von Hypertrichose im Anschluß an eine gonorrhoische Gelenkaffektion. Ugeskr. Laeg. **1934**, 553. Ref. Zbl. Haut- u. Geschl.-Kr. **50**, 94 (1935). — Heilingötter, R.: Die theoretische Basis des Dauerwellenprozesses. Parfümerie u. Kosmetik **30**, 141, 145 (1949). — Dtsch. Friseurztg. **1952**, 5, 9, 10. — Heite, H.-J.: Alopecia areata. Hautarzt **2**, 190 (1951); **5**, 380 (1954). — Heller, V.: Allgemeine Hypertrichose im Verlauf von chirurgischen Erkrankungen. Mag. Orv. **18**, 85 (1937). Ref. Zbl. Haut- u. Geschl.-Kr. **56**, 541 (1937). — Hypertrichosis universalis im Verlauf von chirurgischen Erkrankungen. Wien. klin. Wschr. **1938**I, 633. — Helweg-Larsen, H., and K. Ludvigsen: Congenital familial anhidrosis and neurolabyrinthitis. Acta derm.-venereol. (Stockh.) **26**, 489 (1946). — Henckel, K. O.: Hypotrichosis congenita bei eineiigen Drillingen. Klin. Wschr. **1935**I, 428. — Hendren, O. S.: Identical alopecia areata in identical twins. Arch. Derm. Syph. (Chicago) **60**, 793 (1949). — Herbeuval, R., J. Bassot, G. Debry et A. Larcan: Pelade asrociée à une névralgie du nerf sous-occipital par arthrite cervicale due à une carie dentaire. Bull. Soc. franç. Derm. Syph. **59**, 394 (1952). — Hercz, L.: Monilethrix am Haarboden und in den Achselhöhlen. Ref. Zbl. Haut- u. Geschl.-Kr. **65**, 520 (1940). — Herger: Alopecia totalis bei Vitiligo und pluriglandulärer Insuffizienz. Ref. Zbl. Haut- u. Geschl.-Kr. **78**, 398 (1952). — Hertel, F.: Dtsch. Gesundh.-Wes. **36**, 1196 (1955). — Über eine weitere Rollhaarcyste des Menschen und eine Mitteilung über bereits publizierte Fälle. Derm. Wschr. **134**, 965 (1956). — Heyroth, F. F.:

Thallium. A review and summary of medical literature. Publ. Health Rep. (Wash.) Suppl. **197**, (1947). — Hirose, T.: Pathological studies on alopecia areata and its treatment by cortisone. Jap. J. Derm. **65**, 356 (1955). Ref. Zbl. Haut- u. Geschl.-Kr. **95**, 146 (1956). — Hirschboeck, J. S., F. W. Madison and A. V. Pisciotta: Alopecia and other toxic effects of heparin and synthetic heparinoids. Amer. J. med. Sci. **227**, 279 (1954). — Hisstek, J.: Monilethrix. Ref. Zbl. Haut- u. Geschl.-Kr. **64**, 4 (1940). — Hitch, J.: Zit. nach Pinkus. — Hoff, F.: Beobachtungen an Hauttransplantaten. Klin. Wschr. **1953**, 56. — Hoff, H., u. G. Riehl jr.: Zur Frage der durch Erkrankung des Zentralnervensystems bedingten Alopecie. Arch. Derm. Syph. (Berl.) **176**, 196 (1938). — Hoffmann, E.: Haarcyste des Menschen und Schrotausschlag des Schweines. V. Internat. Dermatologen-Kongr. Berlin 1904. Bd. II/1. Arch. Derm. Syph. (Berl.) **64**, 185 (1903). — Hollander, J. S.: Familiäre Alopecia areata. Ned. T. Geneesk. **1935**, 3710. Ref. Zbl. Haut- u. Geschl.-Kr. **52**, 358 (1936). — Hollander, L., G. F. Evans and F. J. Krugh: Multiple cutaneous effects of potassium sulfocyanate. Arch. Derm. Syph. (Chicago) **59**, 112 (1949). — Holmer, A. J. M.: Hirsutismus bij cyclisch vloeinde vrouwen. Ned. T. Geneesk. **94**, 948 (1950). — Hirsutism an hypertrichosis in woman with cyclical bleeding. Acta physiol. pharmacol. neerl. **2**, 145 (1951). — Hornemann, M.: Über die Behandlungsmöglichkeiten der Alopecia areata. J. med. Kosmct. **1953**, 353. — Hubler, W. R.: Partial alopecia due to thallium. A.M.A. Arch. Derm. **80**, 223 (1959). — Huet, M. J. A.: Le retentissement de certaines anomalies dentaire sur le fonctionnement de l'hypophyse. Ann. d'endocrin. **1950**, 157. — Huriez, Cl., et F. Desmons: Essai de traitement de la pelade par les injections locales de cortisone . Bull. Soc. franç. Derm. Syph. **5**, 436 (1953). — Huriez, Cl., F. Desmons et R. Lapouille: Étude électro-encéphalographique de deux cas d'alopécie diffuse congénitale évoluant par poussées fébriles successives. Bull. Soc. franç. Derm. Syph. **5**, 438 (1953).

Illhardt, U.: Katamnese der Alopecia areata. Z. ärztl. Fortbild. **54**, 24 (1960). — Ingalls, N. W.: Quart. Rev. Biol. **7**, 47 (1932a). — Amer. J. Path. **8**, 525 (1932b). — Congenital defects of the scalp. Studies in the pathology of development. III. Amer. J. Obstet. Gynec. **1933**, 25, 861. — Ingram, J. T.: Monilethrix. Brit. J. Derm. **46**, 272 (1934). — Ippen, H.: Pili torti. Ref. Zbl. Haut- u. Geschl.-Kr. **80**, 110 (1952).

Jablonska, St., T. Chorzelski and J. Laucucki: Follicular mucinosis: a new entity of myxedema groups. Przegl. Derm. Vener. **8**, 521 (1958). — Jacob, H.: Dépilation axillaire au cours des cirrhoses hépatiques. Presse méd. **1934**II, 2076. — Jadassohn, W., et R. Paillard: Umschriebene Hypertrichose auf der Schulter nach chronischer Schädigung der Haut. Dermatologica (Basel) **106**, 286 (1953). — Alopécie „traumatique". Dermatologica (Basel) **112**, 517 (1956). — Jaeger, H.: Zit. nach Stühmer. Ref. Hautarzt **3**, 54 (1952). — Jaeger, H., J. Delacrétaz et H. Chapuis: Pelade décalvante totale (3 cas). Dermatologica (Basel) **110**, 387 (1955). — Janet, H., et E. Wolinetz: Pelade chez un enfant à cou long ayant huit vertèbres cervicales. Bull. Soc. Pédiat. Paris **35**, 235 (1937). — Jankowsky, W.: Beobachtungen an Ringelhaaren. Anthrop. Anz. **9**, 267 (1932). — Jannarone, G.: L'alopecia areata. (Rilievi statistici e terapeutici.) Minerva derm. (Torino) **31**, 28 (1956). — Janson, Ph.: Alopecia areata und Hormonbehandlung. Med. Klin. **1934**IIa, 1597. — Progynon und Haarwachstum. Derm. Wschr. **1934**Ib, 114. — Janssen, A. E. T., and W. Knox: Alopecia universalis and hypoplasia renum in a newborn. Acta paediat. (Uppsala) **34**, 289 (1947). — Jeghers, H.: Hautveränderungen alimentären Ursprungs. New Engl. J. Med. No 21 and 22 (1943). Ref. Z. Haut- u. Geschl.-Kr. **1**, 282 (1947). — John, F.: Querschnitt durch neurohistologische Ergebnisse an der gesunden und kranken Haut des Menschen. Arch. Derm. Syph. (Berl.) **191**, 515 (1950). — Johnson, H. H.: An unusual case of keratosis suprafollicularis with Pili incarnati inciting foreign body reaction. Arch. Derm. Syph. (Chicago) **42**, 371 (1940). — Johnson, W. C., R. S. Higdon and E. N. Helwig: Alopecia mucinosa. A.M.A. Arch. Derm. **79**, 395 (1959). — Jordan, A.: Erfahrungen über Alopecia areata. Wien. klin. Wschr. **1936**I, 662. — Jordan, P.: Alopecia areata. Hautarzt **2**, 381 (1951). — Jores, A.: Handbuch der inneren Medizin, Bd. VII. Berlin-Göttingen-Heidelberg: Springer 1955. — Josefson, A., E. Fagerström and H. Bergstrand: Two cases of hirsutism (virilism) with ovarium tumors. Acta med. scand. **77**, 485 (1932). — Joulia, K., Lugardon, Texier et Fruchard: Vitiligo, pelade et lichénification diffuse. Bull. Soc. franç. Derm. Syph. **63**, 205 (1956). — Julesz, M., E. Szatmari u. J. Rév: Die Behandlung der Alopecia areata mit Ammoniumchlorid. Orv. Hetil. **1952**, 1121. Ref. Zbl. Haut- u. Geschl.-Kr. **87**, 153 (1954). — Jungmann, H.: The treatment of skin-disease with Grenz-rays. Brit. J. Derm. **51**, 151 (1939). — Junker: Trichiklasia idiopathica (Jackson-Sabouraud). Ref. Zbl. Haut- u. Geschl.-Kr. **92**, 397 (1955). — Juon, M.: Résultats cliniques obtenus avec l'acide pathonténique dans les maladies du cuir chevelu. Dermatologica (Basel) **91**, 310 (1945). — Dermatologica (Basel) **87**, 212 (1943). — Juster, M. E.: Pelade et examens endocrinologiques. Bull. Soc. franç. Derm. Syph. **56**, 65 (1949).

Kalk, H.: Haarausfall nach antikoagulierender Therapie. Bemerkungen zur Arbeit von Fischer. Schweiz. med. Wschr. **1953**, 766. — Kalkoff, K. W., und H. Conraths: Zur peroralen Vitamin-A-Therapie von Dermatosen. Münch. med. Wschr. 1956, 1129. — Kalkoff, K. W., u. E. Macher: Über das Nachwachsen der Haare bei Alopecia areata und maligna nach intracutaner Hydrocortisoninjektion. Hautarzt 9, 441 (1958). — Karp, F. L.: High frequency current in the treatment of hypertrichosis. Arch. Derm. Syph. (Chicago) 43, 85 (1941). — Karrenberg, C. L.: Pili moniliformis. Ref. Zbl. Haut- u. Geschl.-Kr. 39, 27 (1932a). — Nebenerscheinungen nach therapeutischer Verabfolgung von Thallium. Ein Übersichtsreferat. Zbl. Haut- u. Geschl.-Kr. 42, 1 (1932b). — Kartamischew, A. J.: Alopecia areata recidivans. Derm. Wschr. 1935 I, 166. — Keining, E.: Rollhaarcyste. Zbl. Haut- u. Geschl.-Kr 35, 218 (1931). — Keller-Podhrazky, H.: Die Behandlung der Alopecia areata mit Grenzstrahlen. Klin. Med. (Wien) 4, 152 (1949). — Kémeri, D. von: Hypertrichosis bei Pseudohermaphrodita. Ref. Zbl. Haut- u. Geschl.-Kr. 45, 556 (1933). — Ketzán, I.: Drei Fälle von Alopecia areata. Ref. Zbl. Haut- u. Geschl.-Kr. 65, 197 (1940). — Kienle, G., u. W. Wagner: Haarausfall und psychische Belastung. Z. Psychother. med. Psychol. 6, 173 (1956). — King, A. D.: Zit. nach Klingmüller. — Kisličenko, L.: Beitrag zur Kenntnis der Spindelhaare (Monilethrix). Derm. Wschr. 1939 I, 516. — Klaber, R.: Vitiligo mit Alopecia areata. Derm. Z. 73, 169 (1936). — Klauder, J. V.: Alopecia totalis. Arch. Derm. Syph. (Chicago) 27, 711 (1933). — Klauder, J. V., and B. A. Gross: Generalized alopecia: hydrolyzed wool employed in treatment. Arch. Derm. Syph. (Chicago) 67, 432 (1953). — Kleipool, R. J. C., and J. P. Wibart: Mimosine (leucaemine). 5th communication. Rec. Trav. chim. Pays-Bas 69, 37 (1950). — Kligman, A. M.: Pathologic dynamies of human hair loss. Arch. Derm. Syph. (Chicago) 83, 175 (1961). — Klingmüller, G.: Neue Beobachtungen zur Ätiologie der Alopecia. Ref. Zbl. Haut- u. Geschl.-Kr. 88, 17 (1954a). — Morphologische Veränderungen beim Abbau kranker Haarwurzeln. Hautarzt 5, 115 (1954b). — Monilethrix mit 48-Stunden-Rhythmus. Hautarzt 5, 23 (1954c). — Neue Beobachtungen zur Ätiologie der Alopecie. Arch. Derm. Syph. (Berl.) 209, 503 (1955). — Über eigentümliche Konstitutionsanomalien bei 2 Schwestern und ihre Beziehungen zu neueren entwicklungspathologischen Befunden. Hautarzt 7, 105 (1956). — Alopecia areata — Alopecia diffusa traumatica. Persönliche Mitteilung. Weiter: Derm. Wschr. 137, 593 (1958a). — Alopecia areata. Hautarzt 9, 97 (1958b). — Histochemische Befunde alkalischer Phosphatasen an normalen und kranken Haarwurzeln. Hautarzt 9, 176 (1958c). — Klingmüller, G., u. E. Reeh: Nagelgrübchen und deren familiäre Häufung bei Alopecia areata. Arch. klin. exp. Derm. 201, 574 (1955). — Klingmüller, V.: 5. Beih. Arzneimittelforschung, Aulendorf i. W. Editio Cantor KG. 1955. — Klinke, K.: Ringelhaar. Münch. med. Wschr. 1932 II, 135, 1357. — Klostermans, D.: Notes on vitaminose. Rec. Trav. chim. Pays-Bas. 65, 319 (1946). — The structure of mimosine. Rec. Trav. chim. Pays.-Bas. 66, 93 (1947). — Knierer, W.: Röntgenepilationsdosis bei Alopecia maligna. Ref. Zbl. Haut- u. Geschl.-Kr. 66, 3 (1941). — Koch, W.: Gemeinsames familiäres Auftreten von Schüsselbildung an den Nägeln und Haarveränderungen. Ref. Zbl. Haut- u. Geschl.-Kr. 62, 10 (1939). — Königsbauer, H.: Experimenteller Beitrag zum Mechanismus der Thalliumepilation bei der weißen Maus. Arch. Derm. Syph. (Berl.) 190, 527 (1950). — Koets, P.: The excretion of 17-ketosteroids in idiopathic hirsutism. J. clin. Endocr. 9, 795 (1949). — Koltes, J. A.: Alopecia areata in husband and wife. A psychiatric case study. U.S. armed Forces med. J. 3, 953 (1952). — Kooij, R.: Hypotrichie und Hypodontie ohne Anhydrose. Ned. T. Geneesk. 1937, 3493. Ref. Zbl. Haut- u. Geschl.-Kr. 58, 35 (1938). — Kopf, A. W., and R. Stegall: Diagnosis: Alopecia mucinosa. A.M.A. Arch. Derm. 79, 488 (1955). — Korbsch, W.: Verbundfollikel der Haare, Zwillingshaare. Inaug.-Diss. Düsseldorf 1950. — Korting, G. W., H. C. Friederich u. W. Adam: Klinische und experimentelle Untersuchungen über die Wirkung von Ammi majus auf den Pigmentstoffwechsel und die damit erzielbare Vitiligobehandlung. Derm. Wschr. 128, 934 (1953). — Kostorz: Alopecia areata fere totalis und Gravidität. Ref. Zbl. Haut- u. Geschl.-Kr. 60, 379 (1938). — Kosugi, T., u. Y. S. Kim: Zur Pathohistologie der Glatze der Kopfhaut und das Ergrauen des Kopfhaares. Trans. Soc. path. jap. 27, 651 (1937). Zit. nach Gans. — Kranz, H.: Zur Frage des Haarausfalles nach Thrombocid. Ärztl. Wschr. 1953, 936. — Kreibich, C.: Mucin bei Hauterkrankungen. Arch. Derm. Syph. (Berl.) 150, 243 (1926). — Kriner, J.: Atriquia congénita familiar con lesiones papulosas y atrofodermia vermiculada de las mejillas. Arch. argent. Dermat. 5, 196 (1955). Ref. Zbl. Haut- u. Geschl.-Kr. 95, 125 (1956). — Kristjansen: Monilethrix. Ref. Zbl. Haut- u. Geschl.-Kr. 47, 549 (1934). — Krumeich: Alopecia totalis bei innersekretorischen Störungen. Derm. Z. 73, 49 (1936). — Kunewälder, E.: Zur Therapie der Alopecia areata. Zbl. Haut- u. Geschl.-Kr. 47, 385 (1934). — Kuske, H.: Keratosis follicularis spinulosa mit narbiger Alopecia. Dermatologica (Basel) 104, 334 (1952). — Kveim, A.: Alopecia areata oedematosa. Acta derm. venereol. (Stockh.) 22, 304 (1941). — Kylin, E.: Über die hormonale Regulation des Haarwuchses. Acta med. scand. 103, 144 (1944). — Kylin, E., et E. Dicker: Le role de l'hypophyse dans la pathogénie de l'alopécie totale. Caractères héréditaires et cliniques de l'alopécie. Acta med. scand. 100, 485 (1939).

Ladany, E.: Trichostasis spinulosa. J. invest. Derm. **23**, 33 (1954). — La Cuesta-Almo-nacid, L. de: Pelada y ammoidinas. Act. dermo-sifiliogr. (Madr.) **46**, 189 (1954). Ref. Zbl. Haut- u. Geschl.-Kr. **93**, 138 (1955). — Landes, E., u. I. Langer: Ein Beitrag zur Hypotrichosis congenita. Hautarzt **7**, 413 (1956). — Lang, M.: Trichostasis spinulosa. Ref. Zbl. Haut- u. Geschl.-Kr. **54**, 145 (1937). — Langer, E.: Alopecia areata. Hautarzt **2**, 189 (1951). — Alopecia areata, Aplasia moniliformis pilorum, Alopecia maligna totalis. Z. Haut- u. Geschl.-Kr. **16**, 92, 118 (1954). — Larsen, M.: Monilethrix, 11 Fälle in 6 Gene-rationen. Hospitalstidende **1936**, 129. Ref. Zbl. Haut- u. Geschl.-Kr. **54**, 98 (1937). — Last, E., and R. O. Stein: Behandlung der Alopecia areata mit Grenzstrahlen. Arch. phys. Ther. **19**, 99 (1938). — Laugier, P.: Pelades décalvantes: échec de la cure de sommeil. Bull. Soc. franç. Derm. Syph. **67**, 185 (1960). — Lautmann, F.: Thèse Paris Nr 605 (1940). Zit. nach Touraine. — Laymon, C. W.: The non-patterned alopecias. Ann. N.Y. Acad. Sci. **53**, 735 (1951). — Leboutre, R.: Essai de traitement d'une pelade par la Cortisone. Bull. Soc. franç. Derm. Syph. **64**, 425 (1957). — Leczinsky, C. G.: Two cases of alopecia totalis treated with gonadotropin (Antex). Acta derm.-venereol. (Stockh.) **30**, 460 (1950). — Lede-rer, E.: Säuglingsglatze und ihre Beziehungen zur Glatze der Erwachsenen. Bemerkungen zur Arbeit von Prof. Stein. Wien. klin. Wschr. **1933** II, 1029. — Ledig: Hypertrichosis. Ref. Zbl. Haut- u. Geschl.-Kr. **95**, 175 (1956). — Ledo-Dunipe, E.: Emoción y alopecias en áreas. Act. dermo-sifiliogr. (Madr.) **44**, 139 (1953). Ref. Zbl. Haut- u. Geschl.-Kr. **89**, 83 (1954). — Lehner, E., u. L. Szodoray: Ein ungewöhnlicher, sich durch entzündliches follikuläres Ödem auszeichnender Hautausschlag. Derm. Wschr. **108**, 679 (1939). — Lehr, M. H.: A new inherited skin defect in man. Pedigrees of two families with a sex-influenced hereditary keratosis follicularis spiralis. J. Hered. **30**, 331 (1939). — Leider, M.: Multiple simultaneous anomalies of the hair. Arch. Derm. Syph. (Chicago) **62**, 510 (1950). — Multiple simultaneous anomalies of the hair. Arch. Derm. Syph. (Chicago) **64**, 646 (1951). — Leine-weber, H. G.: Neuzeitliche Behandlung des Haarausfalles. J. med. Kosmet. **1953**, 293. — Leinert: Ein neues Verfahren zur Bekämpfung des Haarausfalles und der Alopecien verschie-denster Genese. Dtsch. med. J. **1953**, 463. — Leipold, W.: Heilung einer Alopecia areata totalis durch Röntgenepilation. Derm. Wschr. **105**, 159 (1937). — Alopecia maligna decalvans mit Nagelveränderungen. Ref. Zbl. Haut- u. Geschl.-Kr. **57**, 249 (1938). — Münch. med. Wschr. **1938**, 384. — Lejhancová G., u. L. Holčík: Pili torti. Česká Derm. **19**, 197 (1940). — Le Loutre: Zit. nach Klingmüller, G. — Lembke, J., H. H. Stange u. K. Rumphorst: Klinische Erfahrungen mit dem Zytostatikum „Endoxan" bei gynäkologischen Karzinomen. Landarzt **35**, 724 (1959). — Lenggenhager, R.: Entstehung und Verlauf der Alopecia areata. Dermatologica (Basel) **108**, 441 (1954). — Lerner, A. B.: Total alopecia and vitiligo. A.M.A. Arch. Derm. **80**, 369 (1959). — Lerner, C.: The treatment of hypertrichosis by electrocoagu-lation. Arch. Derm. **47**, 259. — Lesné, E., R. Clément et P. Guillain: Hypertrichose pig-mentaire en aires artificiellement provoquée? Bull. Soc. Pédiat. Paris **30**, 451 (1932). — Letard, E.: Chiens nus et hommes-chiens. Rev. Path. comp. **34**, 1727 (1934). — Leven: Keratosis follicularis spinulosa decalvans. Derm. Wschr. **1933** I, 341. — Leventhal, M. L., and M. R. Cohen: Bilateral polycystic ovaries, the Stein Syndrome. Amer. J. Obstet. Gynec. **61**, 1034 (1951). — Levi, I.: Ipertricosi sacrale con non comuni alterazioni ossee. Boll. Ass. med. Triest **28**, 28 (1937). — Levin, O. L.: Post-influenza alopecia. Med. Press **107**, 47 (1919a). — Post-influenza alopecia. N.Y. med. J. **109**, 409 (1919b). — Levin, O. L., and Behrman: J. Amer. med. Ass. **118**, 41 (1942). Zit. nach W. Lutz, Dermatologica (Basel) **87**, 267 (1943). — Levis, L., u. A. Reti: Zit. nach W. Weslaw, B. Wronski, A. Wrob-lenski u. B. Wroblenski, Symptomatologie und Verlauf der A-Hypervitaminose bei Ratten infolge enteraler, subcutaner und percutaner Darreichung von Vitamin A-Konzentraten. Klin. Wschr. **17**, 777 (1938). — Lévy-Franckel, A.: La pelade, syndrom d'irritation vago-sympathique. Bull. Soc. franç. Derm. Syph. **3**, 101 (1922). — Lévy-Franckel, A., et E. Ju-ster: Recherche sur le mécanisme physio-pathologique de la pelade. Ann. Derm. Syph. (Paris) Nr 4 (1928); Nr 10 (1931). — Lévy-Franckel, A., P. Guillaume et E. Juster: Examen de la circulation cutanée dans la pelade et le vitiligo. Bull. Soc. franç. Derm. Syph. Nr 7 (1925). — Lewis, G. M., and B. M. Esplin: Vogt-Koyanagi syndrome. Report of a case. Arch. Derm. Syph. (Chicago) **59**, 526 (1949). — Lewith, R.: Günstige Wirkung von Hypo-physenvorderlappenhormon auf Alopecia totalis. Zbl. Haut- u. Geschl.-Kr. **53**, 3 (1936). — Lichcier, I.: Alopecia universalis und Alopecia areata in ein und derselben Familie. Med. biol. Ž. **6**, 435 (1930). Ref. Zbl. Haut- u. Geschl.-Kr. **39**, 68 (1932). — Light, A. E.: Histo-logical study of human scalps exhibiting various degrees of nonspecific baldness. J. invest. Derm. **13**, 53 (1949). — Patterned loss of hair in man: pathogenesis and prognosis. Ann. N.Y. Acad. Sci. **53**, 729 (1951). — Lindemayer, W.: Aplasia cutis congenita circumscripta. Arch. klin. exp. Derm. **206**, 794 (1957). — Linsenmeyer, G.: Zit. bei Bauer-Fischer-Lenz, Menschliche Erblehre. München: J. F. Lehmann 1936. — Linser, K.: Keratosis follicularis congenita partim spinulosa. (Typ Jadassohn-Lewandowsky.) Ref. Zbl. Haut- u. Geschl.-Kr. **78**, 410 (1952). — Monilethrix bei Geschwistern. Ref. Zbl. Haut- u. Geschl.-Kr. **88**, 198

(1954). — Lippert: Pili annulati. Ref. Zbl. Haut- u. Geschl.-Kr. 44, 255 (1933). — Lisi, F.: La vitamina B_1 nella cura della alopecia areata (area celsi). Dermosifiliografo 13, 401 (1938). — Lissia, G.: Tentativi terapeutici con vitamin A in un caso di aplasia moniliforme. Dermatologia (Napoli) 2, 102 (1951). — Lochte, Th.: Über den Nachweis von Markbestandteilen in den peripheren Abschnitten der Rinde des Ringelhaares. Derm. Wschr. 1949, 811. — Löhe, H.: Nagelveränderungen bei Alopecia areata. Derm. Wschr. 120, 506 (1949). — López, B.: Contribucion al conocimiento de la etiopatogenica y tratamiento de la pelade. Act. dermo-sifiliogr. (Madr.) 42, 589, 788 (1951). — Ref. Zbl. Haut- u. Geschl.-Kr. 79, 367 (1952). — Lord, L. W.: Anterior lobe pituitary extract in the treatment of alopecia. Arch. Derm. Syph. (Chicago) 28, 381 (1933). — Lord, L. W., and W. D. Wolfe: Hereditary ectodermal dysplasia of the anhidrotic type. (Congenital ectodermal defect.) Arch. Derm. Syph. (Chicago) 38, 893 (1938). — Ludwig, A., u. G. Korting: Vogt-Koyanagi-ähnliches Syndrom und mandibulofaciale Dysostosis (Franzeschetti-Zwahlen). Arch. Derm. Syph. (Berl.) 109, 307 (1950). — Ludwig, E.: Hypotrichosis congenita hereditaria Typ M. Unna. Arch. Derm. Syph. (Berl.) 196, 261 (1953). — Lundbäck, H.: Total congenital herditary alopecia. Acta derm.-venereol. (Stockh.) 25, 189 (1944).

Macalpine, I.: Is alopecia areata psychosomatic? A psychiatric study. Brit. J. Derm. 70, 117 (1958). — Macbeth, A. N.: Alopecia totalis. Derm. Z. 71, 229 (1935a). — Alopecia totalis supervening on hirsutism. Proc. roy. Soc. Med. 28, 369 (1935b). — Mahn, G.: Alopecia totalis. Hautarzt 2, 190 (1951). — Maire, G., et Fr. Woringer: À propos d'un cas de pelade décalvante à évolution aiguë. Bull. Soc. franç. Derm. Syph. 39, 1536 (1932). — Malkinson, F. D., and Y. L. Linfield: Colchicine alopecia. J. invest. Derm. 33, 371 (1959). — Mallinckrodt-Haupt, A. v.: Alopecie bei 2 Schwestern. Ref. Zbl. Haut- u. Geschl.-Kr. 56, 229 (1937). — Máramarosi, G., u. E. Nagy: Beiträge zur Pathogenese der Alopecia areata und der Vitiligo. Derm. Wschr. 126, 1185 (1952). — Maranon, G., u. C. Richet: Zit. nach Tanissa. — Marchionini, A.: Alopecia totalis. Hautarzt 2, 381 (1951). — Dermatologica (Basel) 108, 360 (1954). — Marchionini, A., u. L. Draeseke: Physikalisch-chemisch nachweisbare Veränderungen der Haare bei Haarkrankheiten und inneren Leiden. Derm. Wschr. 107, 917 (1938). — Margarot, J., et P. Rimbaud: Role des arthroses cervicales dans le déterminisme de certaines pelades de la région occipitale. Ann. Derm. Syph. (Paris) 85, 609 (1958). — Mariani, M.: Sulla cura della alopecia areata con iniezioni di acetilcolina. Dermosifiliografo 13, 599 (1938). — Markowitz, M.: Alopecia congenitalis hereditaria verticis. Arch. Derm. Syph. (Chicago) 28, 587 (1933). — Martín, A. N.: Erste spanische Beobachtung von gedrehten Haaren. Familiärer Fall. Act. dermo-sifiliogr. (Madr.) 30, 139 (1938). Ref. Zbl. Haut- u. Geschl.-Kr. 62, 219 (1939). — Martin-Scott, I.: Trichorrhexis nodosa (congenital and inherited). Brit. J. Derm. 69, 181 (1957). — Alopecia mucinosa (Pinkus). Proc. roy. Soc. Med. 51, 322 (1958). — Marton, M. H.: Treatment of hypertrichosis by improved apparatus and technic. Arch. phys. Ther. 21, 678 (1940). — Maruri, C. A.: Étude du mécanisme de l'action de l'intradermoprotéinothérapie dans pelade. Ann. Derm. Syph. (Paris) 6, 137 (1935). — Marx, H.: Zur Klinik des Hypophysenzwischenhirnsystems. Nervenarzt 18, 40 (1947). — Maskilleison, L., u. L. Feldman: Die indirekte Röntgentherapie bei Alopecia areata. Sovet. Vrač. Gaz. 5, 363 (1934). Ref. Zbl. Haut- u. Geschl.-Kr. 48, 559 (1934). — May, R.: Erfahrungen mit Heparin und Thrombocid in der Thrombosebehandlung. Münch. med. Wschr. 92, 1541 (1950). — Thrombocid und Haarausfall. Münch. med. Wschr. 93, 1419 (1951). — Mazumizu, T.: Capillarmikroskopische Untersuchungen von Alopecia areata III. Jap. J. Derm. 70, 43 (1960). Ref. Zbl Haut- u. Geschl.-Kr. 107, 252 (1960). — Mazzini, M. A., y O. Bonafina: Monilethrix. (Un cas curado con vitamina A.) Rev. argent. Dermatosif. 38, 31 (1954). Ref. Zbl. Haut- u. Geschl.-Kr. 103, 63 (1959). — McCleary, J. E., and H. Montgomery: A case of ringed hairs. Arch. Derm. Syph. (Chicago) 71, 526 (1955). — McGrath, H.: Alopecia associated with an intraocular foreign body. Arch. Ophthal. (Chicago) 46, 319 (1951). — Mercantini, E. S., and R. J. Schoenfeld: Canad. med. Ass. J. 81, 565 (1959). — Merelender, J.: Alopecia totalis. Ref. Zbl. Haut- u. Geschl.-Kr. 40, 742 (1932). — Sur l'étiologie de l'alopécie en aires. Alopécie en aires avec des troubles pigmentaires prononcés. Acta derm.-vener. (Stockh.) 14, 404 (1933). — Merivale, W. H. H.: The excretion of pregnanediol and 17-ketosteroids during the menstrual cycle in benigne hirsutism. J. clin. Path. 4, 78 (1951). — Merz, W. R.: Die Behandlung der Thrombose und Lungenembolie mit Antikoagulantien. Gynaecologica Suppl. 130, 1 (1950). — Meyer I., et Vanbremeersh: Agénésie pilaire héréditaire. Bull. Soc. franç. Derm. Syph. 55, 367 (1949). — Meyer, R. H.: Studio clinico sulla alopecia areala. Clin. nuova 12, 609 (1951). — Meyer-Schwickerath, G., u. G. Mertens: Zum Krankheitsbild der Uveo-Encephalitis. Ärztl. Wschr. 9, 904 (1954). — Michel, M. P. J.: Résultat remarquable obtenu dans une pelade décalvante avec la solution fort de Bépanthène. Bull. Soc. franç. Dermat. 57, 237 (1950). — Midana, A.: Ricerche sperimentali comparative sulla temperatura della chiazza alopecia e del cuvio capelluto sano adiacente. (Nota prev.) Boll. Sez. region. Soc. ital. Derm. Nr 5, 281 (1932). — Sulla alterazioni del liquor nell'alopecia areata. Boll. Sez. region. Soc. ital. Derm. **3**, 242 (1933). — Sulla alterazioni del liquor nell'alopecia areata. Arch. ital. Derm. **10**, 539 (1934). — MIDANA, A., e R. LEONE: Influenza della stimolazione della regione diencefalo-ipofisaria nellálopecia maligna: prospettive terapeutiche. Minerva derm. (Torino) **32**, 355 (1957). — MIERZECKI: Alopecia areata bei Geschwistern. Ref. Zbl. Haut- u. Geschl.-Kr. **49**, 4 (1935). — MIESCHER, G.: Trichomalacie. Arch. Derm. Syph. (Berl.) **183**, 117 (1942). — Alopecia areata „diffusa". Dermatologica (Basel) **91**, 215 (1945). — Monilethrix. Dermatologica (Basel) **106**, 291 (1953). — Ätiologie der Alopecia areata. Dermatologica (Basel) **108**, 359 (1954). — Alopecia areata mit Beginn an den Nägeln. Dermatologica (Basel) **114**, 280 (1957). — MIESCHER, G., u. E. FISCHER: Trichomalacie. Dermatologica (Basel) **110**, 368 (1955). — MIESCHER, G., u. P. SCHMUZIGER: Trichomalacie und Trichotillomanie. Dermatologica (Basel) **114**, 199 (1957). — MIKULA, F., u. L. STEIDL: Ein Beitrag zur Ätiopathogenese der periodischen Alopecie. Derm. Wschr. **143**, 543 (1961). — MILBRADT, W.: Auftreten von Anetodermia erythematosa, Vitiligo und Alopecia areata. Derm. Wschr. **1937** I, 180. — MITCHELL-HEGGS, G. B., and W. R. MAY: Pili torti. Proc. roy. Soc. Med. **40**, 481 (1947). — MONACELLI, M., u. V. MONTESANO: Über die Pathogenese der Alopecia areata. Derm. Wschr. **1933** II, 1399. — MONCORPS, C.: Ursächlicher Zusammenhang zwischen der Zahnwurzelhautentzündung und der Alopecia areata. Münch. med. Wschr. **1937**, 1265. — MONTGOMERY, R. M., and A. J. BINDER: Ringed hairs. Arch. Derm. Syph. (Chicago) **58**, 177 (1948). — MÜLLER: Alopecia totalis. Ref. Zbl. Haut- u. Geschl.-Kr. **61**, 637 (1939). — MUSGER, A.: Ichthyosis vulgaris partim serpentina, partim hystrix mit Alopecie. Ref. Zbl. Haut- u. Geschl.-Kr. **53**, 604 (1936). — MUSSIO-FOURNIER, J. C., et A. ALBRIEUX: Contribution à l'étude de l'absorption des hormones sexuelles par la peau. À propos d'un cas d'hypertrichose faciale amélioré par des injections intradermiques de folliculine. Presse méd. **1940** I, 569. — MUSSIO-FOURNIER, J. C., A. BERTOLINI, J. MORATO-MANARO et W. BUÑO: Action dépilatoire d'une pommade à la folliculine appliquée sur le visage d'une femme atteinte d'hypertrichose. Bull. Acad. Méd. (Paris) **113**, 352 (1935). — MUSSLER: Alopecia areata? Ref. Zbl. Haut- u. Geschl.-Kr. **92**, 391 (1955).

NAEGELI, O.: Überlegenheit der Finsenbehandlung bei gewissen Formen des Haarausfalles, namentlich bei Alopecia areata. Beobachtungen beim Ergrauen der Haare im Hinblick auf die zur Zeit herrschenden theoretischen Anschauungen. Schweiz. med. Wschr. **1933**, 1328. — Münch. med. Wschr. **1934**, 188. — NARASINGA RAO, B. S., and C. GOPOLAN: Some aspects of the hair changes in Kwashiorkor. Indian. J. med. Rev. **45**. Ref. Zbl. Haut- u. Geschl.-Kr. **99**, 281 (1957). — NARUMI, J.: A study on alopecia with special reference to the effect of adreno-cortical hormonose. Jap. J. Derm. **68**, 313 (1958). Ref. Zbl. Haut- u. Geschl.-Kr. **103**, 62 (1959). — NEGRI, P.: L'area Celsi ad evoluzione acuta. Ann. Fac. Med. Perugia **34**, 213 (1934). Ref. Zbl. Haut- u. Geschl.-Kr. **52**, 90 (1936). — NETHERTON, E. W.: A unique case of trichorrhexis nodosa „bamboo hairs". A.M.A. Arch. Derm. **78**, 483 (1958). — NICOLAS, J., J. ROUSSET et J. COLAS: Onyxis chez une peladique. Bull. Soc. franç. Derm. Syph. **43**, 1339 (1936). — NICOLOSI, G., e A. LUCCHETTI: La prova del prednisone nelle donne con ipertricosi cosidetta essenziale. Progr. med. (Napoli) **14**, 609 (1958). — NIEDERER, K. W.: Laurence-Moon-Biedl-Bardet-Syndrom nach Grippeerkrankung der Mutter während der Schwangerschaft. Schweiz. med. Wschr. **44**, 1061 (1949). — NIEHAUS: Zit. nach FLEGEL. — NISHIMURA, E.: On the lipoid content of blood in cases of the alopecia areata. Jap. J. Derm. **32**, 1 (1932). Ref. Zbl. Haut- u. Geschl.-Kr. **41**, 714 (1932). — NOBL, G.: Familiäre universelle Alopecie. Spontanheilung nach 5 Jahren. Wien. klin. Wschr. **1933** I, 90. — Über das Schicksal maligner Alopecien. Wien. klin. Wschr. **1935** I, 205. — NOGUER-MORÉ, S.: Guter Erfolg kleinster Dosen von Thalliumacetat zusammen mit Bestrahlung bei einem Fall von Alopecia areata. Ecos. esp. Derm. **9**, 603 (1933). Ref. Zbl. Haut- u. Geschl.-Kr. **47**, 236 (1934). — Tratamiento local de la lepada por la hidrocortisona. (Primeros ensayos clinicor.) Act. dermo-sifiliogr. (Madr.) **46**, 266 (1955). Ref. Zbl. Haut- u. Geschl.-Kr. **92**, 261 (1955). — Algunas consideraciones acera de las alopecias postinfecciosas. (Notas clinicas etiopatogénicas, experimentales y terapéuticas.) Act. dermo-sifiliogr. (Madr.) **50**, 260 (1959). Ref. Zbl. Haut- u. Geschl.-Kr. **106**, 252 (1960). — NØRGAARD, O.: Monilethrix in five generations. Nord. Med. **58**, 1082 (1957). Ref. Zbl. Haut- u. Geschl.-Kr. **99**, 274 (1957). — NØRGAARD, V. H.: Kohlensäuregefrierung bei Alopecia areata. Nord. Med. **52**, 1055 (1954). Ref. Zbl. Haut- u. Geschl.-Kr. **90**, 256 (1955). — NYSTRÖM, A. E.: Health hazards in the chloroprene rubber industry and their prevention. Acta med. scand. Suppl. **219**, 1 (1948).

OBERSTE-LEHN, H.: Die Bedeutung der Bündelhaare im menschlichen Haarkleid für chronische Follikulitiden. Arch. klin. exp. Derm. **206**, 506 (1957). — OESCH, F.: Versuche mit Pantothensäure am Menschen. Schweiz. med. Wschr. **1946**, 6. — OGAWA, N.: Über Alopecia areata. Erste klinische Beobachtungen. Jap. J. Derm. **42**, 54 (1937). Ref. Zbl. Haut- u. Geschl.-Kr. **58**, 447 (1938 a). — Über Alopecia areata. II. Mitt.: Pharmakodynamische und tierexperimentelle Versuche. Jap. J. Derm. **42**, 205 (1937). Ref. Zbl. Haut- u. Geschl.-Kr. **58**, 447 (1938 b). — OKUDA, SH.: Klinische und experimentelle Untersuchungen über die Transplantation von lebenden Haaren. I. Über die Transplantation von lebenden Haaren auf mangelhaft behaarte oder haarlose Stellen beim Menschen. Jap. J. Derm. 46, 135 (1939a). — II. Über histologische Befunde an transplantierten Haaren beim Menschen. Jap. J. Derm. 46, 136 (1939b). — III. Über die Transplantation von lebenden Haaren bei Tieren. Jap. J. Derm. 46, 136 (1939c). — IV. Über die histologischen Befunde an überpflanzten Haaren bei Tieren. Jap. J. Derm. 46, 137 (1939d). — V. Über die Veränderungen der Nervenfibrillen an den überpflanzten Haaren. Jap. J. Derm. 46, 138 (1939e). Ref. Zbl. Haut- u. Geschl.-Kr. 64, 638 (1940). — OLIVETTI, L.: Osservazioni sperimentali sull'azione del sale sodico dell'-acido nicotinico nell'area Celsi. G. ital. Derm. Sif. 83, 908 (1942). — OLLENDORFF-CURTH, H.: Follicular atrophoderma and pseudopelade associated with Chondrodystrophia calcificans congenita. J. invest. Derm. 13, 233 (1949). — ORENTREICH, N., H. M. STURM, A. I. WEIDMAN and A. PELZIG: Local injection of steroids and hair trowth in alopecias. Arch. Derm. Syph. (Chicago) 82, 894 (1960). — OSCH: Zit. nach GSELL. — OTTENSTEIN, B.: Vergleichende stufenphotometrische Untersuchungen von Tyrosin, resp. Phenolkörpern im Blut, insbesondere bei Alopecien. Dermatologica (Basel) 84, 193 (1941). — OTTENWAELDER, A.: Recherches botaniques et chimiques sur le Leucaena glauca Benth. (mimosées). Thèse. Paris: Vigot Frères 1939. — OZSGYÁNYI, A. v.: Seltener Fall von Alopecia areata. Ref. Zbl. Haut- u. Geschl.-Kr. 53, 667 (1936).

PAFF, G. H., H. T. SUGIURA, C. A. BOCHER and J. S. ROTH: The probable mechanism of heparin inhibition of mitosis. Anat. Rec. 114, 499 (1952). — PAJTAS, J.: Totale familiäre hereditäre Hypotrichose in 4 Generationen. Dermatologica (Basel) 101, 90 (1950). — PANCONESI, E., e G. MANTELLASSI: Ulteriori risultati di indagini psicodiagnostiche sulla alopecia areata. Riv. Pat. Clin. 12, 135 (1957). — PANNATTONI, M., e G. RAGNI: L'azione della tetrabromotironina sul trofismo pilifero. Boll. Soc. ital. Biol. sper. 26, 1456 (1950). — L'azione della tetrabromotironina sul trofismo pilifero. Arch. Fisiol. 50, 322 (1951). — PEDERSEN, A. L.: Studies of menstruation anomalies, fertility and androgen excretion of normally haired and hypertrichotic woman, on the diagnosis of hypertrichosis. Acta derm.-venereol. (Stockh.) 24, 49 (1943). — Metabolim of androgen in normal-haired and in hypertrichotic schizophrenic woman. Acta psychiat. (Rbh. suppl.) 47, 130 (1947). — PEDERSEN, J.: Hypertrichosis bei Frauen und ihre Beziehungen zu einigen Hautleiden (Acne und Perniciosis). Nord. Med. 1941, 3644. Ref. Zbl. Haut- u. Geschl.-Kr. 69, 245 (1943). — PEGUM, J. S.: Reticulosis with localized alopecia. Proc. roy. Soc. Med. 47, 661 (1954). — PERLOFF, W. H.: Hirsutism, a manifestation of juvenile hypothyroidism. J. Amer. med. Ass. 157, 651 (1955). — PERLOFF, W. H., B. J. CHANNICK, B. SUPLICK and E. R. CARRINGTON: Clinical management of idiopathic hirsutism (adrenal virilism). J. A.M.A. 187, 2041 (1958). — PERNER, K., u. J. UNGAR: Beitrag zur infektiösen Ätiologie der Alopecia areata. Česká Derm. (Šamberger-Festschrift) 11, 300 (1931). — PERPIGNANO, G.: Sui rapporti fra alopecia areata e sistema endocrino. Atti Soc. ital. Derm. Sif. 1, 1053 (1939). — PETERSEN, J.: Ein Fall der doppelseitigen Alopecia triangularis congenita. Z. Haut- u. Geschl.-Kr. 2, 29 (1947). — PETRIDES, PL., u. CL. MONCKE: Ein Beitrag zur Therapie des Plasmacytoms. Verh. dtsch. Ges. inn. Med. 65, 211 (1959). — PHOTINOS: Toxische Alopecie nach Erysipel. Ref. Zbl. Haut- u. Geschl.-Kr. 41, 762 (1932). — PIECZKOWSKI, O.: Ein Beitrag zum Krankheitsbild der Keratosis follicularis (Morrow-Brooke). Derm. Wschr. 1940, 743. — PIGUET, B.: Traitement physio-pathologique de la pelade par les infiltrations anesthésiques du sympathique cervical (en particulier du ganglion sympathique cervical supérieur). Bull. Soc. franç. Derm. Syph. 56, 367 (1949). — PINCHERLE, B.: Malattia ulcerosa amniotica di Ombrédanne con lesioni ancora in atto al momento della nascita. Boll. Ass. med. Triest 28, 435 (1938). Ref. Zbl. Haut- u. Geschl.-Kr. 60, 609 (1938). — PINETTI, P.: Contributo allo studio dell'aplasia moniliforme. G. ital. Derm. Sif. 75, 1249 (1934). — PINKUS, F.: Die Einwirkung von Krankheiten auf das Kopfhaar des Menschen. Berlin: S. Karger 1917. — PINKUS, H.: Multiple hairs (Flemming-Giovannini). Report of two cases of pili multigemini and discussion of some other anomalies of the pilary complex. I. invest. Derm. 17, 291 (1951). — Alopecia mucinosa. Inflammatory plaques with alopecia characterized by root-sheath mucinosis. A.M.A. Arch. Derm. 76, 419 (1957). — PINKUS, H., u. R. J. SCHOENFELD: Weiteres zur Alopecia mucinosa. Hautarzt 10, 400 (1959). — POLEMANN, G.: Zur Kenntnis der traumatischen Trichoklasie und der idiopathischen Trichoklasie Jackson-Sabouraud. Arch. Derm. Syph. (Berl.) 190, 535 (1950). — Die Hypertrichosis und ihre Behandlung. Fette u. Seifen 55, 696 (1953). — POMMER: Hypertrichosis mit Spina bifida. Ref. Zbl. Hautkrkh. 39, 614 (1932). — POPCHRISTOFF, P.: Fall von Alopecia decalvans mit schweren Nagelveränderungen. Ref. Zbl. Haut- u. Geschl.-Kr. 45, 194 (1935). — POPOFF, L., u. B. ZACHARIEFF: Atrichia et Hypotrichia circumscripta congenita. Ref. Zbl. Haut- u. Geschl.-Kr. 62, 161 (1939). — POSTAMA, C.: Hereditäre Alopecie. Ned. T. Geneesk. 1937, 3502. Ref. Zbl. Haut- u. Geschl.-Kr. 58, 275 (1938). — POULSEN, O.: Diskussions-Bemerkung. Sonderb. z. Strahlentherapie 41, 355 (1959). — PRATT, A. G.: Trichonodosis. Report of a case. Arch. Derm. Syph. (Chicago) 56, 267 (1947). — PRONK, K. J.: Alopecia maligna totalis mit Nagelveränderungen. Ned. T. Geneesk. 1935, 5375. — PROPPE, A.: Lokale Hypertrichose. Ref. Zbl. Haut- u. Geschl.-Kr.

74, 448 (1950). — Puglisi, V.: Contributo allo studio dell'alopecia areata e vitiligina. Boll. Sez. region. Soc. ital. Derm. **2**, 160 (1937). — La vitamina PP nella cura della alopecia areata. G. ital. Derm. Sif. **83**, 80 (1942).

Quiroga, M. I.: Pelada perinérvica. Rev. argent. Dermatosif. **42**, 208 (1958). Ref. Zbl. Haut- u. Geschl.-Kr. **107**, 251 (1960). — Quiroga, M. I., u. V. Pecoraro: Alopecia perinaevica. Hautarzt **9**, 377 (1958).

Rácz, I., u. K. Turi: Monilethrix als pilo-oculares Syndrom. Bőrgyőgy. vener. Szle **8**, 190 (1954). Ref. Zbl. Haut- u. Geschl.-Kr. **92**, 93 (1955). — Rademecker, M. A.: Alopécies et troubles endocrino-végétatifs au cours de la polyradiculonévrite avec dissociation albumino-cytologique. Dermatologica (Basel) **90**, 248 (1944). — Ramel: Posttraumatische Alopecie. Ref. Zbl. Haut- u. Geschl.-Kr. **44**, 525 (1933). — Trophonévrose capillaire. Defluvium capillorum ou pelade à caractère périodique. Schweiz. med. Wschr. **1939** I, 131. — Randazzo, S. D.: Alopecia del sopraciglio in un caso di malattia di Romberg. Ann. ital. Derm. Sif. **11**, 188 (1956). — Rathnavelu, M.: Is baldness curable ? Indian J. vener. Dis. **20**, 41 (1954).— Reich, N. E., and J. B. Reinhart: Dermatomyositis associated with hypertrichosis. Arch. Derm. Syph. (Chicago) **57**, 725 (1948). — Rein, Ch. R., and E. L. Bodian: A clinical evaluation of prednisone in the treatment of dermatoses. Arch. Derm. Syph. (Chicago) **73**, 378 (1956). — Reinhold, M.: Relationship of stress to the development of symptoms in alopecia areata and chronic urticaria. Brit. med. J. **1960** I, 846. — Reiss, H.: Alopecia areata universalis. Ref. Zbl. Haut- u. Geschl.-Kr. **48**, 603 (1934). — Ressmann, A. C., and Th. Butterworth: Localized acquired hypertrichosis. Arch. Derm. Syph. (Chicago) **65**, 458 (1952). — Reye: Totale Alopecie bei Simmondsscher Krankheit. Zbl. inn. Med. **1939**, 835. — Reyn, A.: Familiäres Auftreten von Pili annulati. Hospitalstidende **1933**, 273. Ref. Zbl. Haut- u. Geschl.-Kr. **45**, 605 (1933). — Pili annulati occuring as a family disorder. Brit. J. Derm. **46**, 168 (1934). — Reyn jr.: Pili annulati. Ref. Zbl. Haut- u. Geschl.-Kr. **43**, 379 (1933). — *Rhein.-Westf. Vereinigte Dermatologen:* Demonstration Aplasia moniliformis pilorum (Spindelhaare). Ref. Zbl. Haut- u. Geschl.-Kr. **73**, 123 (1949). — Demonstration Pili annulati. Ref. Zbl. Haut- u. Geschl.-Kr. **73**, 123 (1949). — Ricciardi, L.: Sulla etiopatogenesi della alopecia areata. Atti Soc. ital. Derm. Sez. Reg. [Minerva derm. (Torino) 30. H. 1] Suppl. **1**, 20 (1955a). — L'immagine radiografica del cranis nell'alopecia areata. Studio in 92 case. Ann. ital. Derm. Sif. **10**, 65 (1955b). — Ricker: Siehe Abschnitt G u. H. — Riehl jr., G.: Nagelveränderungen bei Alopecia areata totalis. Ref. Zbl. Haut- u. Geschl.-Kr. **56**, 438 (1937). — Vegetative Hemiplegie mit Alopecia areata. Ref. Zbl. Haut- u. Geschl.-Kr. **58**, 3 (1938). — Alopecia areata bei zwei $^3/_4$jähr. Mädchen. Ref. Zbl. Haut- u. Geschl.-Kr. **63**, 402 (1940). — Řihová, Vl.: Alopecia areata und Ovarialstörungen. Česká Derm. (Šamberger Festschrift) **11**, 530 (1931). — Schilddrüse und Alopecie. Česká Derm. **12**, 345 (1932). — Zur Pathogenese der Alopecia areata. Česká Derm. **13**, 55, 96, 107, 135 (1933). — Ringrose, E. J., and G. H. Ekblad: Alopecia areata, acne, and milia. Report of a unique case illustring the importance of hair as a natural drain. Arch. Derm. Syph. (Chicago) **66**, 722 (1952). — Risak, E.: Das menschliche Haarkleid in seiner klinischen Bedeutung. Wien. klin. Wschr. **1939** II, 767. — Ritter, W. L., and A. S. Carter: Hair loss in neoprene manufacture. J. industr. Hyg. **30**, 192 (1948). — Robinson, R. C. V.: Temporary acquired hypertrichosis following traumatic shock. Arch. Derm. Syph. (Chicago) **71**, 401 (1955). — Roederer, M. J.: Alopécie triangulaire congénitale de la tempe. Bull. Soc. franç. Derm. Syph. **56**, 530 (1949). — Ronchese, F.: Pili torti (Twisted hairs). Arch. Derm. Syph. (Chicago) **26**, 98 (1932). — Twisted hairs (pili torti). Report of two cases in the same family. Urol. Rev. cutan. **37**, 549 (1933). — Alopecia due to metastases from adenocarcinoma of the breast. Report of a case. Arch. Derm. Syph. (Chicago) **59**, 329 (1949). — Pseudopelade. Arch. Derm. Syph. (Chicago) **82**, 330 (1960). — Rony, H. R., and D. M. Cohen: Preliminary and short report. The effect of cortisone in alopecia areata. J. invest. Derm. **25**, 285 (1955). — Ross, M. S., and H. Friede: Alopecia due to tick bite. Arch. Derm. Syph. (Chicago) **71**, 524 (1955). — Rousset, J.: Génodermatose difficilement classable (Trichorrhexis nodosa) predominant chez les males dans quatre générations. Bull. Soc. franç. Derm. Syph. **59**, 298 (1952). — Roxburgh, A. C.: Skin temperature in alopecia areata. Brit. J. Derm. **43**, 20 (1931). — Rusten, E. M.: Recurrent alopecia areata. Diskussionsbemerkung. Arch. Derm. Syph. (Chicago) **60**, 863 (1949). — Rygier-Čekalska' St.: Über einen Fall von sog. gedrehten Haaren (pili torti Galewsky) bei Zwillingen. Arch. Derm. Syph. (Berl.) **173**, 75 (1935). — Pili moniliformes bei Geschwistern. Ref. Zbl. Haut- u. Geschl.-Kr. **55**, 259 (1937).

Sabouraud, R.: Les alopécies post-fébriles. L'alopécie qui suit la grippe. Paris méd. **31**, 437 (1919). — Pélades et alopécies en air. Paris: Masson & Cie. 1929. — Nouvelle practique dermatologique, tome VII, p. 124. Paris: Masson & Cie. 1936. — Salvador, G. J., u. J. Conejo Mir: Ein Fall von Monilethrix isolatus. Act. derm.. sifiliogr. (Madr.) **30**, 666 (1939). Ref. Zbl. Haut- u. Geschl.-Kr. **64**, 259 (1940). — Santojanni, G.: Lichen follicolare cheratosico atrofizzante (Sindrome di Little-Lassueur e quadri affini). Ann. ital. Derm. Sif. **4**, 1 (1949). — Forme minime e fruste del lichen follicolare cheratosico atrofizzante.

Ancora sulla questione della pseudo-area. Ann. ital. Derm. Sif. **6**, 262 (1951). — SANZ BENITEZ, H.: Zum Studium der Alopecie in Spanien. Act. dermo-sifiliogr. (Madr.) **28**, 325 (1936). Ref. Zbl. Haut- u. Geschl.-Kr. **54**, 98 (1937). — SATOR: Alopecia totalis familiaris. Z. Haut- u. Geschl.-Kr. **18**, 346 (1955). — SAVILL, A.: The hair and scalp: a critical study. Fourth edit. London: E. Arnold 1952. — SAVITT, L. E.: Treatment of alopecia areata with ammoidin-ammidin solution. Preliminary report. Arch. Derm. Syph. (Chicago) **70**, 235 (1954). — SCAGLIONE, G.: Trattamento di un caso di alopecia generalizzata con vitamine. Boll. Sez. region. Soc. ital. Derm. **1**, 21 (1937). — SCAGLIONE, L.: Alopecia areata ed alterazioni del liquor. Boll. Sez. region. Soc. ital. Derm. **1**, 34 (1936). — SCHALLY, A. O.: Zur Ätiologie der Alopecia completa symptomatica acuta. Zbl. inn. Med. **1935**, 929. — SCHAMBERG, I. L.: Studies onatabrine dermatitis. I. Long-term observation of veterans with permanent atrophic residua of the disease. J. invest. Derm. **17**, 85 (1951). — SCHLAMMADINGER, J.: Pili torti. Ref. Zbl. Haut- u. Geschl.-Kr. **60**, 594 (1938a). — Über gedrehte Haare, Pili torti. Derm. Z. **78**, 206 (1938b). — SCHMIDT, E.: Aplasia pilorum moniliformis. Ref. Zbl. Haut- u. Geschl.-Kr. **75**, 301 (1950). — SCHMIDT, F. R.: In Debatte zur Demonstration Smith. Arch. Derm. Syph. (Chicago) **60**, 864 (1949). — SCHMIDT, V.: The excretion of pantothenic acid in patients with achromotorichia and alopecia. J. Geront. **6**, 369 (1951). — SCHNEIDMAN, H. M., and TH. J. SULLIVAN: Vogt-Koyanasi syndrome. A.M.A. Arch. Derm. **80**, 128 (1959). — SCHÖLDGEN: Alopecia areata gravis. Ref. Zbl. Haut- u. Geschl.-Kr. **93**, 64 (1955). — SCHÖLZEL, P.: Haarwuchs bei 40jähriger Alopecie nach Procainbehandlung. Med. Klin. **53**, 2239 (1958). — SCHÖNFELD, W.: Die Alopecie der Unterschenkel. Med. Klin. **1935**II, 1201. — Kann das Verhalten der Haare dem Arzt Hinweise auf eine bestimmte Krankheit geben? J. med. Kosmet. **1952**, 1, 36. — SCHREUS, H.-T.: Alopecia areata. Hautarzt **2**, 189 (1951). — SCHRÖPL, E., u. V. SCHRÖPL: Haarwuchs bei Alopecia gravis totalis nach Prednisonsalbe. Hautarzt **8**, 228 (1957). — SCHUCHARD, W.: Die Behandlung der Alopecia areata und des dyshydrotischen Ekzems mit milcheiweißgebundenem Vitamin D$_2$. Dtsch. med. Wschr. **1955**, 417. — SCHUERMANN, H.: Haarausfall nach Suicidversuch mit Zeliokörnern (Thalliumsulfat). Ref. Zbl. Haut- u. Geschl.-Kr. **62**, 340 (1939). — SCHULZE, W.: Zwei Fälle von rezidivierender Alopecie bei rezidivierender Polyneuritis. Ein Beitrag zur Frage der Entstehung von Alopecie auf Grund von nervösen Störungen. Diss. Hamburg 1931. — SCHWARTZ, L.: Skin hazards in the manufacture and processing of synthetic rubber. J. Amer. med. Ass. **127**, 389 (1945). — SCHWEMMLER, B.: Einfluß von Vitamin A auf Haar- und Nagelwachstum. Münch. med. Wschr. **1939**, 1226. — SCOTT, E. J. VAN: Morphologic changes in pilosebaceous units and anagen hairs in Alopecia areata. J. invest. Derm. **31**, 35 (1958). — SCOTT, O. L. S.: Localized pili torti. Brit. J. Derm. **62**, 272 (1950). — Alopecia areata treated ·with hydrocortisone. Brit. J. Derm. **69**, 66 (1957). — SEBASTIANI, F.: La cura dell'ipertricosi feminile mediante diatermocoagulazione (Considerazioni su 200 casi trattati in un periodo di 5 anni). G. ital. Derm. Sif. **96**, 430 (1953). — SEELEN, I. C., L. A. M. STOLTE, J. H. J. BAKKER and E. VERBOOM: Alopecia areata. Acta endocr. (Kbh.) **33**, 60 (1956). — SEGAUD, R.: Thèse. Paris 1948. Zit. nach Touraine. — SEIDL: Hypotrichosis (Aluminiumarbeiter). Ref. Zbl. Haut- u. Geschl.-Kr. **63**, 475 (1940). — SEIN MIN: Congenital and familial absence of hair the whole surface of the body. Lancet **1936** II, 564. — SELIM-SABRI: Die Liquorstörungen und die Rolle der endocrinen Drüsen bei Alopecia areata. Poliklinik Nr. 12/24, 363 (1935). — SÉZARY, A.: La pelade décalvante aigue bénigne. Ann. Derm. Syph. (Paris) VIII. Ser. 1, 161 (1941). — SÉZARY, A., et M. BOLGERT: Pelade décalvante aigue bénigne. Bull. Soc. franç. Derm. Syph. **48**, 616 (1941). — SÉZARY, A., A. HOROWITZ et O. DELZANT: Pelade grave chez un hyperthyroidien guérie par le traitement iodé. Bull. Soc. franç. Derm. Syph. **44**, 72 (1937). — SÉZARY, A., A. HOROWITZ et G. LÉVY: Les séro-réactions syphilitiques et le métabolism basal dans la pelade. Bull. Soc. franç. Derm. Syph. **42**, 330 (1935). — SÉZARY, A., et P. LEFÈVRE: Pelade et dépilation diffuse d'origine thyroidienne. Bull. Soc. franç. Derm. Syph. **38**, 1443 (1931). — SHAFFER, L. W.: Alopecia totalis treated with an anterior lobe pituitary preparation. Arch. Derm. Syph. (Chicago) **27**, 1007 (1933). — SHELLEY, W. B., J. S. HARUN and J. M. LEHMAN: Long-terms triamcinolone therapy of alopecia universalis. Case report. A.M.A. Arch. Derm. **80**, 433 (1959). — SHELLOW, H.: Trichomadesis (Falling hair). Arch. Derm. Syph. (Chicago) **36**, 1225 (1937). — SIDI, E., et J. BURGEOIS-GAVARDIN: Traitement des pelades décalvantes par les extraits d'Ammi majus. Presse méd. **1955**, 458. — SIEMENS, H. W.: Keratosis follicularis spinulosa decalvans. Arch. Derm. Syph. (Berl.) **151**, 384 (1926). — Studien über Vererbung von Hautkrankheiten. XII. Anidrosis hypotrichotica. Arch. Derm. Syph. (Berl.) **175**, 565 (1937). — Alopecia triangularis und Ophiasis als Schönheitsideal. Hautarzt **3**, 270 (1952). — SIKORSKI: Alopecia areata. Hautarzt **2**, 189 (1951). — SILVER, H.: Alopecia areata in four members of one family. Arch. Derm. Syph. (Chicago) **37**, 143 (1938). — SILVER, H., L. CHARGIN and P. M. SACHS: Follicular Lichen planus (Lichen planopilaris). A.M.A. Arch. Derm. **67**, 346 (1953). — SIMON, K.: Zur Therapie der Alopecia areata fere totalis. Hautarzt **6**, 188 (1955). — SIMONS, R. D. G. PH.: Ned. T. Geneesk. **1935**, 5875. — SKUTTA, A.: Neuere Ergebnisse auf dem Gebiet der Epilation. Bőrgyőgy.

vener. Szle **19**, 43 (1941). Ref. Zbl. Haut- u. Geschl.-Kr. **68**, 162 (1942). — SMITH jr., E. M.: Recurrent alopecia areata. Arch. Derm. Syph. (Chicago) **60**, 863 (1949). — Alopecia areata treated with cortisone and corticotropin (ACTH). Arch. Derm. Syph. (Chicago) **71**, 414 (1955). — SMITH jr., G. J., G. D. WEINSTEIN and J. M. BURR: Hair roots of the human scalp in thyroid disease. J. invest. Derm. **32**, 35 (1959). — SOBEL, N.: Alopecia universalis at two years of age. Arch. Derm. Syph. (Chicago) **82**, 1029 (1960). — SOFOTEROFF, S.: Das Haar als Ursache von Neuralgien. Zbl. Chir. **55**, 84 (1928). — SOMMERVILLE, J.: L'alopécie congénitale. Arch. belges Derm. **5**, 291 (1949). — SPERANSKY: Siehe RICKER. — SPIER, H. W., u. W. KEILIG: Lichen ruber follicularis decalvans (Graham-Little-Syndrom) und seine Beziehungen zur Pseudopelade Brocq. Hautarzt **4**, 457 (1953). — SPILLMANN, L.: Alopécie en aire et glandes endocrines. Action favorable de l'extrait thymique. Bull. Soc. franç. Derm. Syph. **42**, 64 (1935). — SPRECHER, A.: Considerazioni sopra un caso di atrichia ed anonichia congenite totali. G. ital. Derm. Sif. **83**, 569 (1942). — STALDER, W.: Dermatologica (Basel) **86**, 262 (1942). — STEFFEN: Alopecie nach Narkose. Ref. Zbl. Haut- u. Geschl.-Kr. **45**, 11 (1933). — STEIN, I. F., and M. L. LEVENTHAL: Amenorrhea associated with bilateral polycystic ovaries. Amer. J. Obstet. Gynec. **29**, 181 (1936). — STEIN, R. O.: Krankheiten der Haare. In ARZT-ZIELER, Bd. III, S. 881. — Die Säuglingsglatze und ihre Beziehungen zur Glatze des Erwachsenen. Wien. med. Wschr. **1933** I, 729. — Alopecia triangularis congenita der Schläfengegend. Ref. Zbl. Haut- u. Geschl.-Kr. **52**, 153 (1936). — Hypotrichosis congenita. Ref. Zbl. Haut- u. Geschl.-Kr. **57**, 656 (1938). — STEIN, R. O., u. E. LAST: Über Grenzstrahlentherapie der Alopecia areata. Med. Klin. **1935** I, 714. — STEVENSON, C. J.: Alopecia mucinosa (Pinkus). Proc. roy. Soc. Med. **52**, 368 (1959). — STIEGLER, J. P.: Agénésie pilaire congénitale. Bull. Soc. franç. Derm. Syph. **60**, 110 (1953). — STOKHUYZEN, A. W.: Hirsutisme van ovariele oorsprong? Ned. T. Verlosk. **50**, 337 (1950). — STORCK, H.: Aussprache zu R. LENGGENHAGER, Endokrine Genese der Alopecia areata und Therapie mit Cortison, ACTH usw. Dermatologica (Basel) **108**, 444 (1954). — STRASSMANN, E. O.: Masculine hair growth in woman and gynecological treatment. Med. Rec. & Ann. **36**, 264 (1942). — STRAUCH, J. H.: Coexisting tinea capitis and alopecia areata. Arch. Derm. Syph. (Chicago) **61**, 863 (1950). — STRICKLER, A., and S. I. GREENBERG: Alopecia areata. Roentgen studies of sella turcica. Arch. Derm. Syph. (Chicago) **37**, 1008 (1938). — STRYKER, G. V.: Congenital alopecia totalis with unilateral keratosis palmaris and dystrophy of nails. Arch. Derm. Syph. (Chicago) **22**, 915 (1930). — STÜHMER, A.: Spätfolgen nach operativen Eingriffen am Trigeminus (Ganglion Gasseri). Hautarzt **3**, 54 (1952). — STÜMPKE, G.: Alopecia areata. Hautarzt **2**, 190 (1951). — SULLIVAN, R. D., H. MESCON and R. JONES jr.: The effect of intra-arterial nitrogen-mustard [methylbis (2-chloraethyl) amine hydrochloride] therapy on human skin. Cancer (Philad.) **6**, 288 (1953). — SULZBERGER, M. B., and R. L. BAER: Jb. Derm. **1954/55**, 106. — SULZBERGER, M. B., and M. P. LAZAR: Hypervitaminosis A. Report of a case in an adult. J. Amer. med. Ass. **146**, 788 (1951). — SULZBERGER, M. B., and V. H. WITTEN: The effect of topically applied compound F in selected dermatoses. J. invest. Derm. **19**, 101 (1952). — SU TSAN EN: Trichorrhexis nodosa. Ref. Zbl. Haut- u. Geschl.-Kr. **36**, 444 (1932). — SUTTON, R.: Congenital effect of the skin of the new-born. Arch. Derm. Syph. (Chicago) **31**, 855 (1935). — SWEITZER, S. E.: Congenital ectodermal defect with milia. Arch. Derm. Syph. (Chicago) **27**, 1017 (1933). — SYMONDS, W. J. C.: Alopecia, optic atrophy, and peripheral neuritis of probably toxic origin. Lancet **1953** II, 1338. — SZODORAY, L.: Trichostasis spinulosa (Synonyma: Thysanothrix Franke, Keratosis spinulosa cum trichostasi Galewsky, Lanugocomedo Csillag). Dermatologica (Basel) **79**, 144 (1939). — SZODORAY, L.: Trichostasis spinulosa. Ref. Zbl. Haut- u. Geschl.-Kr. **63**, 530 (1940). — Pili torti. Ref. Zbl. Haut- u. Geschl.-Kr. **68**, 509 (1942).

TAKAHASHI, K.: Ein Fall von Hypotrichosis universalis congenita. Jap. J. Derm. **33**, 14 (1933). Ref. Zbl. Haut- u. Geschl.-Kr. **45**, 192 (1933). — TANAKA, M., u. K. BOKU: Über die Anwendung von Hämatoporphyrin gegen Alopecien. Hihu-to-Hitunyo **8**, 496 (1940). Ref. Zbl. Haut- u. Geschl.-Kr. **66**, 662 (1941). — TANISSA, A.: Dysplasie ectodermique héréditaire (Anidrose, Hypotrichose et Anodontie) et altérations endocriniennes. Ann. Derm. Syph. (Paris) **2**, 171 (1949). — TAVS, L. E.: Arch. Derm. Syph. (Chicago) **62**, 741 (1950). Zit. nach TOURAINE. — TELLO, E. E.: Experiencia personal sobre el empleo del éster tetrahidrofurfurilico del ácido nicotinico en le pelada. Arch. argent. Derm. **7**, 21 (1957). Ref. Zbl. Haut- u. Geschl.-Kr. **100**, 18 (1958). — TEMPLETON, H. J.: Hereditary alopecia. Arch. Derm. Syph. (Chicago) **44**, 312 (1941). — TEMPLETON, H. J., G. MICHAEL and J. M. KEY: Epilatory action of ethyl gasoline. Arch. Derm. Syph. (Chicago) **37**, 35 (1938). — TENCHIO, F.: Nuovi accorgimenti terapeutici nelle alopcie con raggi ultravioletti. Dermatologica (Basel) **115**, 743 (1957). — THELEN: Keratosis follicularis spinulosa decalvans (Siemens). Ref. Zbl. Haut- u. Geschl.-Kr. **66**, 5 (1941). — THEODORESCU, S., u. R. EVOLCEANU: Monilethrix. Ref. Zbl. Haut- u. Geschl.-Kr. **56**, 12 (1937). — THIEL, E.: Monilethrix und Frühstar. Hautarzt **10**, 271 (1959). — THIERS, H. M., J. RACOUCHOT et H. BLANC: Pelade apparue à la suite d'une crise douloureuse occipitale et dans le territoire de l'algie. Bull. Soc. franç. Derm.

(Syph.) **58**, 181 (1951). — Thies, W.: Über die Morphologie des vegetativen Nervensystems in der menschlichen Haut nebst Untersuchungen über neuropathologische Veränderungen bei verschiedenen Hautkrankheiten. III. Mitt. Die Innervation der Hautorgane. Z. Haut- u. Geschl.-Kr. **27**, 355 (1959). — IV. Mitt. Alopecia areata. Z. Haut- u. Geschl.-Kr. **18**, 185 (1960a). — VII. Mitt. (Schluß). Z. Haut- u. Geschl.-Kr. **28**, 281 (1960b). — Thomeschek, G.: Über die Verhinderung des medikamentös bedingten Haarausfalles durch Vitamin D_2 in Milch-Eiweißbindung. Dtsch. med. Wschr. **1954**, 36, 41. — Thomson, M. S.: Poikiloderma congenitale. Brit. J. Derm. **48**, 221 (1936). — Thorner, J. E.: Alopecia areata. With special reference to familial and endocrine factors. Endocrinology **26**, 433 (1940). — Throne, B.: Alopecia areata. Arch. Derm. Syph. (Chicago) **24**, 705 (1931). — Thyresson, N.: The influence of dietary factors, especially brewer's yeast, cystine and vitamin B on the course of chronic thallium poisoning in the rat. Acta derm.-venereol. (Stockh.) **30**, 9 (1950a). — Experimental investigation of thallium poisoning. Influence of thallium on tissue metabolism. Acta derm.-venereol. (Stockh.) **30**, 417 (1950b). — Experimental investigation of thallium poisoning in the rat. Distribution of thallium, especially in the skin, and excretion of thallium under different experimental conditions. A study with the use of the radioactive isotope Tl^2s^4. Acta derm.-venereol. (Stockh.) **31**, 3 (1951a). — Experimental investigation of thallium poisoning. Effect of thallium on the growth and differentiation of hairs and epidermis, studied in young rats and in tissue cultures of embryonic rat skin. Acta derm.-venereol. (Stockh.) **31**, 133 (1951b). — Effect of thallium on the growth of tactile hair in the white rat. Acta derm.-venereol. (Stockh.) **32**, Suppl. **29**, 370 (1952). — Experimental studies of hair loss. Acta derm.-venereol. (Stockh.) **33**, 511 (1953). — Tjon, A. R.: Vitiligo und Alopecia areata. Ned. T. Geneesk. **1933**, 2127. Ref. Zbl. Haut- u. Geschl.-Kr. **45**, 605 (1933). — Tomkinson, J. G.: Monilethrix. A group of twenty-two cases. Brit. med. J. No 3871, **1935**, 1009. — Monilethrix. A second group of familial cases. Brit. med. J. No 3752, **1932**, 526. — The incidence of monilethrix. Brit. med. J. **1936**, No 3959, 1027. — Tosti, A., R. Scerrato e M. L. Fazzini: L'attivita proliferativa nella guaina epiteliale esterna dei follicoli piliferi in sede di alopecia areata. Minerva derm. (Torino) **34**, 541 (1959). — Toulant, A.: A propos du traitement de la pelade par des injections d'acide pantothenique. Presse therm. clim. **94**, 73 (1957). — Touraine, A.: Hérédité mendélienne dominante du „Monilethrix" familial. Bull. Soc. franç. Derm. Syph. **40**, 802 (1933). — Les alopécies congénitales. Bull. méd. (Paris) **1936**, 213. — Aplasie pilaire familiale des aisselles. Bull. Soc. franç. Derm. Syph. **47**, 47 (1941). — Polykératose congénitale. Bull. Soc. franç. Derm. Syph. **49**, 181 (1943). — La polykératose congénitale. Bull. Soc. franç. Derm. Syph. **51**, 307 (1944). — La canitie aigue. Progr. méd. (Paris) **10**, 51 (1945). — Alopécie héréditaire en dominance; linkage avec cheveux crépus. Bull. Soc. franç. Derm. Syph. **56**, 54 (1949). — Affections congénitales du cuir chevelu et de cheveux, in A. Desaux, Affections de la chevelure et du cuir chevelu. Paris: Masson & Cie. 1953. — Touraine, A., et H. Bour: Pili torti. Presse méd. **1938**I, 1021. — Touraine, A., et G. Clerfeuille: Les diverses variétés de trichorrexie noueuse. Bull. Soc. franç. Derm. Syph. **45**, 636 (1938). — Touraine, A., et A. Francois: „Pili planati". Bull. Soc. franç. Derm. Syph. **1943**, 314. — Touraine, A., et L. Gallerand: Bull. Soc. franç. Derm. Syph. **1947**, 18. Zit. nach Touraine. — Touraine, A., et L. Golé: Monilethrix familial. Recherches sur la fonction pilaire. Bull. Soc. franç. Derm. **40**, 7/9 (1933). — „Pili torti" familiaux. Bull. Soc. franç. Derm. Syph. **44**, 299 (1937). — Touraine, A., J. Huber, R. Weissenbach, J. A. Lièvre et H. Bour: „Pili torti" familiaux (chez la mère et ses cinqenfants). Bull. Soc. franç. Derm. Syph. **45**, 441 (1938a). — Touraine, A., E. Lortat-Jacob, et H. Bour: Pili torti. Bull. Soc. franç. Derm. Syph. **45**, 439 (1938b). — Touraine, A., et G. Solente: Erythrokératodermie du cuir chevelu et „Trichorrhexis nodosa" familiales. Bull. Soc. franç. Derm. Syph. **44**, 1011 (1937). — Touraine, A., et A. Vialatte: Pelade et anidrose. Bull. Soc. franç. Derm. Syph. **43**, 420 (1936). — Toyama, J., u. N. Ogawa: Acetylcholinbehandlung gegen Alopecia areata. Jap. J. Derm. **37**, 117 (1935). Ref. Zbl. Haut- u. Geschl.-Kr. **51**, 556 (1935). — Traub, E. F.: Trichostasis spinulosa. Arch. Derm. Syph. (Chicago) **26**, 734 (1932). — Alopecia areata and alopecia totalis. Case presentation. Arch. Derm. Syph. (Chicago) **32**, 959 (1935). — Congenital fragilitas crinum. Arch. Derm. Syph. (Chicago) **41**, 791 (1940). — Alopecia praematura. Arch. Derm. Syph. (Chicago) **68**, 608 (1953). — Truffi, G.: Sulla alopecia da tallio. II. Meccanismo d'azione del tallio nella produzione della alopecia nel bambino. G. ital. Derm. Sif. **69**, 60 (1928). — Azione biologica dell'aceto di tallio. Arch. sc. biol. (Bologna) **13**, 271 (1929a). — Sull'azione biologica dell'azetato di tallio. G. ital. Derm. Sif. **70**, 872 (1929b). — Über die biologische Wirkung des Thalliumazetats. Derm. Wschr. **88**, 409 (1929c). — Tscherner, E.: Zur Beeinflussung des Haarwachstums durch Follikelhormon. Dtsch. med. Wschr. **1939**II, 1692. — Tsukada, S.: Über auffallenden Heilerfolg des Hypophysenvorderlappenhormons gegen Alopecien. Jap. J. Derm. **33**, 8 (1933). Ref. Zbl. Haut- u. Geschl.-Kr. **45**, 192 (1933). — Nochmals über die Heilwirkung von Hypophysenvorderlappenhormon gegen Alopecia areata. Jap. J. Derm. **37**, 121 (1935). Ref. Zbl. Haut- u. Geschl.-Kr. **51**, 555 (1935).—

Turchetti, A.: Contributo alla clinica e alla patogenesi delle sindromi alopeciche consecutive a meningite sierosa. Endocrinologia (B. Aires) 15, 306 (1940). — Turnacliff, D. D.: Alopecia areata in twins. Arch. Derm. Syph. (Chicago) 24, 1122 (1931).

Uggeri, B., e A. Giordano: La roentgenterapia del simpatico nella cura dell'alopecia areata. G. ital. Derm. Sif. 98, 177 (1957). — Ullmann, K.: Ein Fall von Alopecia totalis letalis auf endokriner Grundlage mit Führung der Schilddrüse und Hypophyse. Derm. Wschr. 102, 542 (1936). — Ullmo, A.: Un nouveau type d'agénésie et de dystrophie pilaire familiale et héréditaire. Dermatologica (Basel) 90, 75 (1944). — Umbert, J.: Pelada total de la cabeza. Casi curado con benzetacil. Act. dermo-sifiliogr. (Madr.) 47, 233 (1955). Ref. Zbl. Haut- u. Geschl.-Kr. 95, 369 (1956). — Unna, M.: Über Hypotrichosis congenita hereditaria. Derm. Wschr. 81, 1167 (1925). — Unterkirchner, J.: Keratosis spinulosa und Pseudopelade Brocq. Derm. Wschr. 1933 II, 1026. — Upshaw, B. Y., and H. Montgomery: Hereditary anhidrotic ectodermal dysplasia. A clinical and pathologic study. Arch. Derm. Syph. (Chicago) 60, 1170 (1949). — Urban, F.: Die Behandlung des Haarausfalles mit allgemeinen Lichtbestrahlungen mit besonderer Rücksicht auf die Alopecia areata. Orvosképzés 24, Opponyi Sonderh., 173 (1934). Ref. Zbl. Haut- u. Geschl.-Kr. 51, 648 (1935). — Uroma, E.: Ann. Med. exp. Fenn. 25, 221 (1948).

Vámos, L.: Versuche zur neurohormonalen Beeinflussung ausgedehnter Alopecien und Beurteilung der bisherigen Ergebnisse. Bőrgyógy. vener. Szle 10, 112 (1956). Ref. Zbl. Haut- u. Geschl.-Kr. 96, 330 (1957). — Vámos, L., K. Marton u. A. Szendei: Die Rolle der Faktoren der inneren Sekretion bei der Entwicklung der Alopecien. Bőrgyógy. vener. Szle 5, 14 (1951). Ref. Zbl. Haut- u. Geschl.-Kr. 80, 199 (1952). — Vanbremeersh, F.: Action de la chlorpromazine dans un cas de décalvante totale. Bull. Soc. franç. Derm. Syph. 61, 539 (1954). — Versari, A.: Sull'impiego del potere sensibilizzatore della clorofilla nella terapia attinica dell'alopecia areata. Rif. med. 1934a, 886. — Sulla terapia dell'alopecia areata con estratti ipofisari. Rif. med. 1934b, 1415. — Vignolo-Lutati, K.: Über die experimentelle Alopecie durch Abrin. Arch. Derm. Syph. (Berl.) 111, 549 (1912). — Vilani, G.: L'azione dell'estere tetraidrofurfurilico dell'acido nicotinico in alcuni casi di alopecia areata. Dermatologia (Neapel) 2, 174 (1951). — Vilanova, X.: Act. dermosifiliogr. (Madr.) 46, 266 (1955). — Vilanova, X., C. Cardenal e J. M. Mascaro: Discromia moteada postinfecciosa. Minerva derm. (Torino) 34, 546 (1959). — Vilanova, X., J. Pinol et J.-M. de Morgaz: Alopécie mucineuse. Bull. Soc. franç. Derm. Syph. 67, 385 (1960). — Vonderahe, A., and N. R. Abrams: Arch. Ophthal. (Chicago) 12, 693 (1934). — Vrijman, L. H.: Alopecie der Augenlider. Ned. T. Geneesk. 1938, 2488. Ref. Zbl. Haut- u. Geschl.-Kr. 60, 337 (1938).

Wainger, Ch. K., and W. P. Cappleman: Alopecia areata universalis. Results in one case of treatment with corticotropin (ACTH) and cortisone acetate intramuscularly and post-treatment observations. Arch. Derm. Syph. (Chicago) 66, 397 (1952). — Waisman, M., and E. J. Kepler: Alopecia areata, an appraisal of endocrine factors in its causation. J. Amer. med. Ass. 116, 2004 (1941). — Walker, Sh. A., and St. Rothman: Statistical study and consideration of endocrine influences in alopecia areata. J. invest. Derm. 14, 403 (1950). — Warren, Cl. M.: Alopecia areata in an infant. Proc. roy. Soc. Med. 31, 84 (1937). — Warren, W. R.: Alopecia universalis in cirrhosis. U.S. armed Forces med. J. 6, 1504 (1955). — Watabe, Ch.: Transplantation of the pituitary gland for treatment of alopecia. Kyûshû Mem. Med. Sci. 2, 81 (1951). Ref. Zbl. Haut- u. Geschl.-Kr. 83, 287 (1953). — Watrin, J., et M. Vérain: Bull. Soc. franç. Derm. Syph., Sect. Nancy 1934. Zit. nach Desaux. — Un cas de pelade décalvante remontant à 12 ans guéri par le traitement opothérapique. Résultats de l'examen interférométriques pour les glandes endocrines. Bull. Soc. franç. Derm. Syph. 42, 69 (1935). — Weber, E. P.: Congenital hypotrichosis in a child. Proc. roy. Soc. Med. 26, 1551 (1933). — Weichhardt, H.: Zur Kasuistik und Ätiologie der Aplasia cutis congenita circumscripta. Derm. Wschr. 121, 313 (1930). — Weidman, A. I., L. S. Zion and A. E. Mamelok: Alopecia areata occuring simultaneously in identical twins. Arch. Derm. Syph. (Chicago) 74, 424 (1956). — Weiner, A. L.: Alopecia areata with nail changes. Arch. Derm. Syph. (Chicago) 72, 469 (1955). — Weiner, M. A.: Trichonodosis. Report of a case. Arch. Derm. Syph. (Chicago) 58, 238 (1948). — Weiss, M.: Monilethrix. Ref. Zbl. Haut- u. Geschl.-Kr. 52, 486 (1936). — Wendlberger, J., u. E. Tscherner: Behandlungserfolge bei Frauen mit neuroendokrin bedingtem Haarausfall. Med. Klin. 1955, 1469. — Weninger, G.: Sur les poils incarnés. Ann. Derm. Syph. (Paris) 9, 687 (1928). — Wesener: Alopecia areata. Hautarzt 2, 189 (1951). — Whitaker, W. L.: The stimulation of human hair production by the topical application of testosterone. Univ. Hosp. Bull. Ann. Arbor 8, 46 (1942). — Widy, We.: Die Pigmentansammlung in den Haarwurzeln bei Thalliumvergiftungen. Hautarzt 10, 216 (1959). — Wiersema, M. U.: Alopecia areata bei zwei Brüdern. Ned. T. Geneesk. 1937, 4764. Ref. Zbl. Haut- u. Geschl.-Kr. 58, 275 (1938). — Wilkins, L.: Nebennierenerkrankungen beim Kind. Schweiz. med. Wschr. 1950, 766. — Wilkins, L., R. A. Lewis, R. Klein, L. I. Gardner, J. F. Crigler, E. Rosemberg and J. Migeon: Treatment of congenital adrenal hyperplasia with cortisone. J. clin. Endocr. 11, 1 (1951). — Wilson, R. A.: Effect of ACTH on hair growth in alopecia areata and universalis. Lancet 1952I, 646. — Wilson, R. A., J. L. Danto, St. Maddin and J. Knight: Electron microscopy of collagen fibrils during cortisone therapy of alopecia totalis (technical problems). J. invest. Derm. 25, 175 (1955). — Winkelmann, R. K.: Alopecia areata: pituitary function assessed by assay of pituitary gonatropin in urine. J. invest. Derm. 30, 223 (1958). — Winkler, M.: Ein Fall von Aplasia moniliformis (Monilethrix). Schweiz. med. Wschr. 1936II, 924. — Über Alopecia areata maligna und deren Verlauf. Dermatologica (Basel) 94, 377 (1947). — Winternitz, H.: Alopecia congenita. Zbl. Haut- u. Geschl.-Kr. 40, 451 (1932). — Wise, F.: Acquired progressive kinking of the hair of the scalp. Arch. Derm. Syph. (Chicago) 24, 315 (1931). — Witten, V. H., and M. B. Sulzberger: Alopecia universalis treated with oral cortisone. Arch. Derm. Syph. (Chicago) 69, 522 (1954). — Alopecia universalis treated with oral cortisone. Arch. Derm. Syph. (Chicago) 70, 367 (1954b). — Witten, V. H., M. B. Sulzberger, E. H. Zimmermann and A. J. Shapiro: A therapeutic assay of topically applied 9 alpha-Fluorhydrocortisone acetate in selected dermatosa. J. invest. Derm. 24, 1 (1955). — Wolfram, St.: Eigenartige follikuläre Dermatose. Hautarzt 3, 377 (1952). — Woringer, Fr.: Hypoplasie congénitale des cheveux. Bull. Soc. franç. Derm. Syph. 44, 2178 (1937). — Woringer, Fr., et R. Thée: Contribution à l'étude de la pigmentation des plaques peladiques. Ann. Derm. Syph. (Paris) 6, 1016 (1935).

Yoshida, Y.: Genetical studies on skin diseases. III. Hypotrichosis congenita. Tohoku J. exp. Med. 53, 77 (1950). Ref. Zbl. Haut- u. Geschl.-Kr. 80, 178 (1952).

Zackheim, H.: Alopecia mucinosa. A.M.A. Arch. Derm. 78, 520 (1958a). — Alopecia mucinosa. Report of a case with a grouped papular eruption and alopecies of the scalp. A.M.A. Arch. Derm. 78, 715 (1958b). — Zingale, M.: Trichorrhexis nodosa circumscripta e area celsi. G. ital. Derm. Sif. 79, 1023 (1938). — Zitzke, E.: Ausgedehnter kongenitaler Hautdefekt am behaarten Schädel. Derm. Z. 64, 247 (1932). — Zubiri Vidal, A.: Tratamiento con tiouracilo de la alopecia areata. Act. dermo-sifiliogr. (Madr.) 42, 162 (1950). Ref. Zbl. Haut- u. Geschl.-Kr. 79, 66 (1952). — Zurhelle, E.: Zur Kenntnis der Alopecia diffusanach Grippe. Dtsch. med. Wschr. 45, 543 (1919).

G. Exkretorische Funktionen der Haare
H. Gerichtsmedizinische Bedeutung der Haare

Althausen, T. L., and L. Günther: Acute arsenic poisoning. A report of 2 cases and a study of arsenic excretion with especial reference to hair. J. Amer. med. Ass. 92, 2002 (1929). — Archer, V. E., and E. Y. Luell: Effect of selenium sulfide suspension on hair roots. J. invest. Derm. 35, 65 (1960).

Baccaredda, A.: Sul meccanismo dell'alopecia da tallio. Reperto di tallio nei capelli di ricrescita. Boll. Soc. med.-chir. Pavia 49, 655 (1935). — Bagchi, K. N., and H. D. Ganguly: Mineral constituents of human hair. Ann. Biochem. 1, 83 (1941). — Bagchi, K. N., H. D. Ganguly and J. N. Sirdar: Lead in human tissues. Indian J. med. Res. 26, 935 (1939). — Lead content of human hair. Indian J. med. Res. 27, 777 (1940). — Boller, W.: Vorschlag einer neuen forensischen Haaruntersuchungsmethode. Die Mikrofluoreszenz der Haare. Arch. Kriminol. 100, 8, 207, 264 (1937). — Bourret, J., A. Badinant et F. Seruselat: Arsenic content of hair and its medico-legal interpretation: Ann. méd. lég. 33, 144 (1953). — Bunce, A. H., F. P. Parker and G. T. Lewis: Accidental death from absorption of heatless permanent wave solution. J. Amer. med. Ass. 116, 1515 (1941).

Casazza, R.: Ricerche sulla fissazione dell'oro nella cute, mediante l'indagine spettografica. Boll. Soc. med.-chir. Pavia 48, 415 (1934). — Cotter, L. H.: Clinical notes, suggestions and new instruments thioglycolic acid poisoning in connection with the cold wave process. J. Amer. med. Ass. 7, 131 (1946).

Delgado Roig, J.: Technique pour l'éxamen médico-légal des poils. Ann. Méd. lég. 12, 225 (1932). — Dérobert, L., et R. Le Breton: Valeur de la présence d'arsénic dans les cheveux pour l'éstimation de l'intoxication arsénicale. Ann. Méd. lég. 31, 172 (1951). — Donnini, A.: Sulla stabilità dei peli in seguito alla morte per alcuni veleni. II. Mabaio, glucosidi digitalici ed altre sostanze prevalentemente modificatrici dell'irrorazione cutanea. Arch. ital. Sci. formacol. 8, 73 (1939a). — III. Modificazioni dimensionali dei peli ed istologiche della ente in rapporto all'azione pilolabilizzante o pilostabilizzante di alcune sostanze. Arch. ital. Sci. formacol. 8, 269 (1939b). — IV. Il solfo totale e il glutatione ridotto nella pelle e nei peli dei ratti uccisi con sostance pililabilizzanti. Arch. ital. Sci. formacol. 8, 278 (1939c). — V. Il contento idrico della pelle e dei peli degli animali uccisi con sostanze pilolabilizzanti. Arch. ital. Sci. formacol. 8, 337 (1939d). — VI. Ulteriori ricerche sulle sostanze ad azione pilolabilizzante e pilostabilizzante e sulle interferenze reciproche alla loro azione. Arch. ital. Sci. formacol. 8, 343 (1939e). — VII. Conclusioni sul meccanismo di azione delle sostanze pilolabilizzanti e pilostabilizzanti. Contributo alla farmacologia del sistema pilare. Arch. ital. Sci. formacol. 8, 391 (1939f).

FEUDELL, P.: Intrakranielle Blutung im Anschluß an Dauerwellenlegen. Dtsch. med. Wschr. **76**, 1219 (1951). — FONZÈS-DIACON: Élimination de l'arsénic par les cheveux. Ann. Méd. lég. **15**, 793 (1935).

GAUSTAD, V.: Zit. nach FEUDELL. — GOLD, ST.: Hyperpigmentation of hair following Chloroquin. Brit. J. Derm. **70**, 378 (1958). — GOLDBLUM, R. W., L. R. GOLDBAUM and W. N. PIPER: Barbiturate concentrations in the skin and hair of guinea pigs. J. invest. Derm. **22**, 121 (1954). — GRIFFON, H.: Identification of arsenic in toxicology. The importance of the examination of hair. Ann. pharm. franç. **13**, 258 (1955a). — Quelques cas d'intoxications arsénicales non mortelles ou étudiées peu après la mort. Ann. pharm. franç. **13**, 454 (1955b). — GRIFFON, H., et J. BARRAUD: Méthode utisable en toxikologie pour la détection de l'arsénic dans les cheveux, par l'étude de la radioactivité de cet élément provoquée in situ. Ann. pharm. franç. **9**, 545 (1951a). — Utilisation en toxicologie de la radioactivité provoquée de l'arsénic pour la détection et l'étude de la répartition de cet élément dans les cheveux. C. R. Acad. Sci. (Paris) **232**, 1355 (1951b). — GRIFFON, H., L. DÉROBERT et P. CLAVELIN: Intoxication aiguë criminelle par l'arsénic. Étude comparative de l'examen histochimique et chimie des cheveux. Ann. Méd. lég. **27**, 165 (1947). — GYOTEN, Y.: Contribution to the identification of human hair. Part I. Cuticular arrangement of human hair of different regions of the body. Shikoku acta med. **9**, 239, mit engl. Zus.fass. (1956). Ref. Zbl. Haut- u. Geschl.-Kr. **99**, 275 (1957).

HALBRON, P.: Paralysie bilaterale transitoire d'accomodation et de la convergence. Intoxication par le thioglycolate d'ammonium. Arch. Ophtal. (Paris) **9**, 618 (1949). — HARIRI, A.: Die Gefahren der kalten Dauerwelle. Arch. Mal. prof. **101**, (1949). Ref. Dtsch. med. Wschr. **1949**, 751.

KNIERER, W.: Über Veränderungen der Haarfarbe nach peroraler Behandlung mit Resochin bei Kraurosis vulvae und Erythematodes. Derm. Wschr. **131**, 653 (1955). — KRAUT, H., u. M. WEBER: Über den Bleigehalt der Haare. Biochem. Z. **317**, 133 (1944). — KREFFT, S.: Zur Frage der postmortalen Farbänderung der Haare. Dtsch. Z. ges. gerichtl. Med. **44**, 231 (1955).

LABIGNETTE, P.: L'anémie des permanentes a froid. Concours méd. **25**, 1771 (1947). — LAVES, W.: Eine einfache Farbreaktion zur Untersuchung von Haarwurzeln. Dtsch. Z. ges. gerichtl. Med. **29**, 399 (1938). — LEMLEY, R. E.: Selenium poisoning in the human. J.-Lancet **60**, 528 (1940). — LEMLEY, R. E., and M. P. MERRYMAN: Selenium poisoning in the human. J.-Lancet **61**, 435 (1941). — LOCHTE, TH.: Über die Untersuchungsergebnisse an durchrissenen Haaren und über ein sichtbares und meßbares Bewegungsphänomen bei Quellung überdehnter Haare in Wasser. Dtsch. Z. ges. gerichtl. Med. **33**, 204 (1940).

MARTEN, R. M.: Hair bleaching during chloroquine treatment. Trans. St. John's Hosp. derm. Soc. (Lond.) **1957**, No 39, 45. — MELNICK, J. L., and G. R. COWGIL: Lead analysis of hair as an indication of exposure to lead. Proc. Soc. exp. Biol. (N.Y.) **38**, 899 (1938). — MOXON, A. L., and M. RHIAN: Selenium poisoning. Physiol. Rev. **23**, 305 (1943). — MUELLER, B.: Untersuchungen über Erblichkeit der Augenfarbe, der Haarfarbe und der Haarform vom gerichtlich-medizinischen Standpunkt aus. Dtsch. Z. ges. gerichtl. Med. **20**, 544 (1933). — MUELLER, B., u. H. BARTH: Nachweis kosmetischer Haarveränderungen. Dtsch. Z. ges. gerichtl. Med. **40**, 553 (1951).

OBIGLIO, J. R.: Epimikroskopie der Haare. Rev. Asoc. méd. argent. **49**, 938 (1936). Ref. Zbl. Haut- u. Geschl.-Kr. **56**, 18 (1937).

PAINTER, E. P.: The chemistry and toxicity of selenium compounds with special reference to the selenium problem. Chen. Rev. **28**, 179 (1941). — PAULUS, W.: Untersuchungen über die Einwanderungsgeschwindigkeit von Arsen in Haaren. Arch. Toxikol. **15**, 191 (1955). — PIREDDA, A.: Rilievi e considerazioni su alcuni aspetti del capello umano asaminato a luce polarizzata. G. ital. Derm. Sif. **97**, 487 (1956).

RICHTER, R.: Verteilung der Arsenobenzolderivate im Kaninchenorganismus. Arch. Derm. Syph. (Berl.) **175**, 239 (1937). — RICKER, G.: Allgemeine Pathophysiologie von A. D. SPERANSKY, 2. Aufl. Stuttgart: Hippokrates-Verlag 1947. — ROTHERMUND, M., u. R. RICHTER: Untersuchungen über die Ausscheidung und Retention des Solusalvarsans im tierischen Körper. Z. Immun.-Forsch. **85**, 106 (1935). — ROYO, F.: Determination of zinc in tissues. Trub. Inst. nac. cienc. méd. (Madr.) **5**, 239 (1944/45).

SCHIRREN sen., C. G.: Violette Verfärbung des Haupthaares und des Achselschweißes nach äußerer Anwendung der Castellanischen Lösung. Hautarzt **10**, 135 (1959). — SCHRANZ, D.: Ist aus der Haarmarkentwicklung die Reife und das Gelebthaben eines Neugeborenen festzustellen? Dtsch. Z. ges. gerichtl. Med. **24**, 425 (1935). — SCHWARZ, L., u. W. DECKERT: Studien zur Beurteilung von Arsenbefunden in Ausscheidungen und Hautanhängen. Arch. Hyg. (Berl.) **106**, 346 (1931). — Über Arsen in den Haaren und einige andere Befunde bei erkrankten Arsenarbeitern. Arch. Hyg. (Berl.) **129**, 276 (1943). — SEBRUYNS, N.: Recherches histochimiques sur la localisation du zinc dans l'organisme de la souris adulte. C. R. Soc. Biol. (Paris) **140**, 1141 (1946). — SLEPYAN, A. H.: Selenium disulfide suspension in treatment of seborrhoic dermatitis of the scalp. Arch. Derm. Syph. (Chicago) **65**, 228 (1952). — SLINGER, W. N., and D. M. HUBBARD: Treatment of seborrhoic dermatitis with a shampoo containing selenium disulfide. Arch. Derm. Syph. (Chicago) **64**, 41 (1951). — SMITH, S., and E. B. HENDRY: Arsenic in its relation to keratin tissue. Brit. med. J. **1934**, 675. — SPENCER, B., and R. T. WILLIAMS: Studies in detoxication. Influence of bromobenzene and cystine on the bromine content of the hair of rats. Biochem. J. **46**, 460 (1950). — SPIRA, L.: Some sources of intake and methods of elimination of fluorine. Acta med. scand. **130**, 78 (1948). — STEVANOVIČ, D.: Discoloration of the hair due to resochin. Dermatologica (Basel) **118**, 15 (1959). — STRYZOWSKI, C.: Die Einwanderung von Quecksilber in die „Haarsubstanz" nach subcutaner Injektion von Quecksilber bei Syphilis. Eine Methode für die Bestimmung sehr kleiner Mengen von Quecksilber mit Hilfe eines mikrochemischen Testes. Chem.-Ztg **36**, 1237 (1912). — SZÉP, Ö.: Zur Methodik der Arsenbestimmung in Haaren und Nägeln. Hoppe-Seylers Z. physiol. Chem. **267**, 29 (1940).

TABOURY, M. M. F.: Toxicologie du sélénium et de ses composés. Bull. Soc. Chim. biol. (Paris) **27**, 157 (1945). — TADA, K.: Über den Bleigehalt der Kopfhaare bei den an „seröser Meningitis" leidenden Säuglingen und ihren Müttern. Orient. J. Dis. Infants 1, 73 (1926). — TESAŘ, J.: Bestimmung der Gruppeneigenschaften im Haar. Čas. Lék. čes. **93**, 1078 (1954).

VITTE, G.: Quelques dosages d'arsénic dans les cheveux au cour d'intoxication chimique. Ann. Méd. lég. **28**, 164 (1948). — VOIGT, G. E.: Silber im menschlichen Haar. Dtsch. Z. ges. gerichtl. Med. **41**, 151 (1952).

WESTFALL, B., and J. M. SMITH: Selenium in the hair as an index of the extent of its deposition in the tissues in chronic poisoning. Nat. Inst. Hlth. Bull. **174**, 45 (1940). — WILDHAGEN, K.: Plötzlicher Tod durch Dauerwelle. Dtsch. Z. ges. gerichtl. Med. **39**, 463 (1949). — WÜHRER, J.: Über den normalen Arsengehalt des menschlichen Haares. Biochem. Z. **294**, 401 (1937).

YOUNG, E. G., and F. A. H. RICE: On the occurence of arsenic in human hair and its medicolegal significance. J. Lab. clin. Med. **29**, 439 (1944). — YOUNG, E. G., and R. P. SMITH: The arsenic content of hair and bone in acute and chronic arsenical poisoning. Review of two cases examined posthumously from a medico-legal aspect. Brit. med. J. **1942**, 251.

Chemistry of the Cutis

By

Zdenko Stary-Warren (Pa.)

With 17 Figures

At the time when the first edition of this book was written, two sets of methods were available for the investigation of cutis structure: microscopical methods and chemical methods. Both areas of investigation were sharply limited by the size of the investigated objects. Only structures larger than $0.2\,\mu$ ($= 2000$ Å) could be investigated under the microscope. Only structures smaller than $0.005\,\mu$ ($= 50$ Å) could be successfully studied by direct chemical analysis. The methods of classical organic chemistry, created for the analysis of substances of small molecular weight, could be applied to splitting products of macromolecular substances, but gave only indirect clues when applied to the macromolecules themselves.—Very little was known about the biological structures which are too small to be visible microscopically and too complicated to give easily interpretable results when analyzed with the usual methods of analytical chemistry.

Closing this gap of unknown biological dimensions was one of the main concerns of biological investigation in the last decades. A single animal cell is able to perform hundreds of enzymic reactions in a coordinated sequence; submicroscopical structures have been postulated as the morphological substrate of the intracellular coordination of enzymic reactions. Some of these structures could be identified in electron micrographs. Submicroscopical cell organs, each equipped for a specific set of metabolic reactions, were isolated by fractional centrifugation of cell homogenates; some of them are covered with submicroscopical membranes.

Structures of unexpected regularity were found in the extracellular spaces of the tissues. The interfibrillar matrix of the cutis, amorphous in microscopical appearance, was found to consist of a texture of polysaccharide threads of a well defined structure. The collagen fiber, appearing as a rather irregular rope in histological sections, was found to be a highly organized architectural unit; most of the details of its internal structure have been revealed by the combined use of physical and chemical methods. The cutis is relatively well known today in its macromolecular and submicroscopical structure; much more than any other tissue in the human body.

The dramatic progress in pathology, which occurred in the second half of the 19th century, was due, in a very important part, to the advance of morphology into microscopical (i. e., histological and bacteriological) dimensions. Human and bacterial cells, the main object of cellular pathology, are just within the range of magnitudes which can be visualized under the microscope. The advance of morphology into submicroscopical and macromolecular levels may induce the development of a subcellular pathology in the near future.

A. Chemical aspects of cutis morphology

The morphological components. Cutis and subcutis consist of a network of protein fibers, of an interfibrillar matrix, and of cells.

1. The protein network forms about 15% of the weight of fresh cutis (75% of dry, defatted cutis). Collagen, elastin and reticulin fibers are distinguishable by histological staining reactions. About 90% of the fibrous proteins in the cutis consist of collagen and about 10% consist of elastin; the amount of reticulin fibers is small.

2. The interfibrillar matrix. The interspaces between the protein fibers are filled with a semifluid material. This material (which forms in histological sections an amorphous background for the microscopically visible structures) is called the ground substance. The gel-like consistency of the ground substance is due to a submicroscopical three-dimensional network of macromolecular threads consisting of mucopolysaccharide-protein complexes (see p. 628). This network prevents the diffusion of particles of microscopical and submicroscopical size through the cutis.

The mucopolysaccharide threads forming this network can not be visualized under the microscope; they are about a thousand times thinner than the collagen fibers. The meshes between the polysaccharide threads contain large amounts of water. Inorganic salts (NaCl, $NaHCO_3$, etc.), organic substances of small molecular weight (glucose, amino acids, etc.), and proteins (similar to those of the blood serum) are dissolved in this fluid. Electron micrographs indicate that the ground substance is concentrated at the surface of collagen and elastin fibers. Chemical analysis of fiber preparations showed that the ground substance penetrates into interfilamentary clefts within the fibers (see p. 594 and 625).

3. Cells. The number of cells is relatively small as compared with the large amounts of collagen and interfibrillar matrix. Fibrocytes, mast cells, and histiocytes differ from each other not only in their histological aspect but also in their metabolic functions.

The fibrocytes produce the precursor proteins which aggregate in the extracellular space forming collagen fibers; they are responsible also for the formation of the mucopolysaccharides of the matrix and play an important role in the regeneration of damaged cutis. — The mast cells are concerned with the formation and storage of heparin and histamine. — The histiocytes are phagocytes; they remove damaged structure elements if the cutis is injured by external violence and may play a role in the normal metabolic turnover of the protein fibers and the matrix.

The cutis in comparison with other mesenchymal tissues. Mesenchymal tissues are characterized morphologically by the development of voluminous extracellular structures. All these intercellular materials consist of microscopically visible collagen and elastin fibers combined with microscopically amorphous mucopolysaccharide gels. However, the relative amounts of these components and their mutual arrangement varies considerably in different mesenchymal tissues.

Protein fibers prevail over mucopolysaccharides in tendons and ligaments. The mucopolysaccharide matrix prevails in volume over protein fibers in cartilage and bone. An intermediate proportion between protein fibers and interstitial mucopolysaccharides is maintained in cutis and in loose connective tissue.

In tendons and ligaments, the protein fibers are oriented parallelly; the polysaccharide gel fills the narrow clefts between the fibrils, minimizing their mutual friction. If a fiber is bent, the fibrils shift along each other in the longitudinal direction; the flexibility of ligaments and tendons as well as that of the single collagen fibers in the cutis depends on the lubricant properties of the interfibrillar part of the polysaccharide gel.

Synovial fluid, filling joint capsules and tendon sheaths, is a biological equivalent to the semifluid polysaccharide gel of the cutis and loose connective tissues. Articular cavities and tendon sheaths are not lined with an endothelium; they represent widened interfibrillar spaces of connective tissue. The viscous fluid which fills these cavities resembles the ground substance of connective tissue in containing hyaluronate as its main mucopolysaccharide component.

Cartilage and bone contain a three-dimensional network of collagen and elastin fibers similarly as cutis and other connective tissues. However, the matrix of these tissues differs from the ground substances of loose connective tissues by containing as its main component chondroitinsulfate instead of hyaluronate. The elastic rigidity of the matrix of cartilage and bone seems to be due to this substance. Chondroitinsulfate is a calcium acceptor; the calcification of cartilage and bone is related to the chondroitinsulfate content of the matrix. Accumulation of chondroitinsulfate in the ground substance precedes pathological calcification in the cutis and in other forms of connective tissues.

The ratio between protein fibers and ground substance. In normal fresh skin, the matrix is more voluminous than the network of collagen and elastin fibers. If an excised sample of skin is dried, the ground substance loses much more water than the fibers; only thin layers of amorphous material remain between the protein fibers after drying. Techniques of histological fixation may produce artificial changes in the relative volume of collagen fibers and ground substance in cutis preparations.

Chemically, the quantitative relation between collagen fibers and ground substance can be estimated from the ratio between the amount of *hydroxyproline* and the amount of *hexosamine* in the examined skin. The determination of this ratio in tissue samples may be of particular interest in skin disease. (Methods for hydroxyproline determination, see p. 583; hexosamine determination, see p. 632).

In the dried skin of adult rats, 6.2% hydroxyproline and 0.44% hexosamine were found by these methods. The amounts of these components in dried adult rabbit skin were 5.11% and 0.88%, respectively (SAKATA 1960). Since collagen contains 13.5% hydroxyproline, the collagen content is 46% in rat skin and 38% in rabbit skin. The ratio collagen:hexosamine is 104:1 in rat skin and 43:1 in rabbit skin. In human skin, this ratio is about 40:1 (see Table 1). — Nonmammalian skins have a different composition. Dried cod skin contained 75% collagen, 10% other proteins and only 0.24% hexosamine (YOUNG and LORIMER 1960).

In development, the matrix is formed first and the protein fibers later. Therefore, the ratio between fibers and ground substance is lowest in embryonic skin; it is still relatively low in the cutis of the newborn and increases with advancing age. The levels of collagen and hexosamine in the skin of humans of various ages are given in Table 1.

Similar age-dependent changes in the amount of collagen and hexosamine were found in the skin of growing rats (KAO, HILKER and McGAVACK 1960) and in the skin of bovine embryos, newborn calves and adult cattle (SMITS, MORREAU, GARCIA-SMIT and STODEL 1957).

Table 1. *The content of collagen and hexosamine in the dry defatted skin of normal human individuals of different ages*

In parenthesis the values for chronically ill individuals. Chronic illness causes an increase in the collagen content of the cutis (SOBEL, GABAY, WRIGHT, LICHTENSTEIN and NELSON 1958).

	Under 50 years %	50—64 years of age %	over 64 years %
Collagen	39.7 (42.9)	43.2 (46.3)	47.6 (50.2)
Hexosamine	1.52 (1.25)	1.26 (1.14)	1.11 (1.19)
Ratio collagen: hexosamine	26.1 (34.3)	34.3 (40.4)	42.9 (42.3)

The ratio collagen:hexosamine is low in the regenerating cutis after fresh injury and high in scarifications (see p. 681). The amount of mucopolysaccharides in the cutis may increase in hypothyroidism and may decrease in cases of thyreotoxicosis (see p. 674).

In several animal species, skin of males contains more collagen than skin of females. In normal male mice, collagen accounts for 50% of the total N of the skin (including the epidermis); in female mice for 32%. Castration increases the collagen level of female mice to the level usually found in males. Treatment with methylcholanthrene decreases the collagen content of the skin in male mice (Hamer and Marchant 1957). Subcutaneous implantation of polyvinyl sponges results in the development of connective tissue in the sponges; this tissue contained more collagen when developing in human males than in females (Boucek, Noble, Kao and Elden 1958). (See p. 677.)

The number of cells in a given sample of cutis or subcutis can be estimated from the amount of deoxyribonucleic acids in the cutis. The quantity of deoxyribonucleic acid per cell nucleus is a constant for all cells of the same animal (except spermatozoa and ova) and for all individuals of the same species (Boivin, Vendrely and Vendrely 1948). E.g., the nuclei of cattle cells contain, 6 to $8 \cdot 10^{-9}$ mg deoxyribonucleic acid each (Mirsky and Ris 1949). This amount is independent of the size and morphological type of the somatic cells (see p. 661).

The amount of cutis tissue in the body of various animal species is related to the body weight and not proportional to the body surface; large animals have as a rule a thicker cutis than small animals. Cutis as well as the epidermis are relatively thick in animals with a poorly developed fur (pachyderms). Assuming an average diameter of 1 mm, the total volume of cutis tissue can be estimated to be roughly 2 liter (about 2 kg) in a human adult. The volume of the subcutis depends widely on the amount of stored fat.

B. The protein fibers in the cutis
I. Chemical properties, determination and amino acid composition of the fiber proteins of the cutis
1. Chemical characteristics of collagen, elastin and reticulin

The classification of the fibers of connective tissues into collagen fibers, elastin fibers, and reticulin fibers was primarily based on the microscopical aspect of these fibers and on their different stainability in histological preparations. Chemical investigations showed that these three types of fibers consist of three proteins which are similar (but not identical) in composition and very different in their macromolecular structure.

Collagen, elastin and reticulin are insoluble in water at room temperature. Collagen fibers are converted to gelatin by prolonged heating with water, dilute acids and alkalies; elastin is not affected by these procedures. Reticulin fibers seem to contain heat-soluble and heat-resistant components. In their native state, all three types of fibers are rather resistant against nonspecific proteases. Collagen is hydrolyzed by specific collagenases and is not affected by elastases; elastin is split by specific elastases and is not dissolved by collagenases; this difference in the sensitivity to specific enzymes suggests differences in the sequence of the amino acid residues in the polypeptide chains of these proteins.

Collagen, elastin, and reticulin form unstable complexes with acid mucopolysaccharides. In addition, they contain carbohydrate groups which are firmly bound to the protein molecules; these firmly bound carbohydrate groups are relatively small in collagen and elastin, and relatively large in reticulin.

Collagen, elastin and reticulin are fibrous proteins; their polypeptide chains are arranged to bundles and oriented in the longitudinal direction of the fiber. However, the mechanical properties of collagen fibers, elastin fibers, and reticulin fibers are different; the x-ray diffraction patterns and the electron microscopical appearance of collagen and reticulin fibers indicate a high degree of regularity in their submicroscopical structure; a similarly regular structure is not distinguishable in elastin fibers.

Collagen fibers appear white; tissues which contain large amounts of elastin have a yellowish color caused by adsorbed pigment (see p. 626). Elastin fibers can be differentiated histologically from collagen by selective stains such as acid orcein and resorcinol-fuchsin, indicating a different behavior against adsorbable substances.

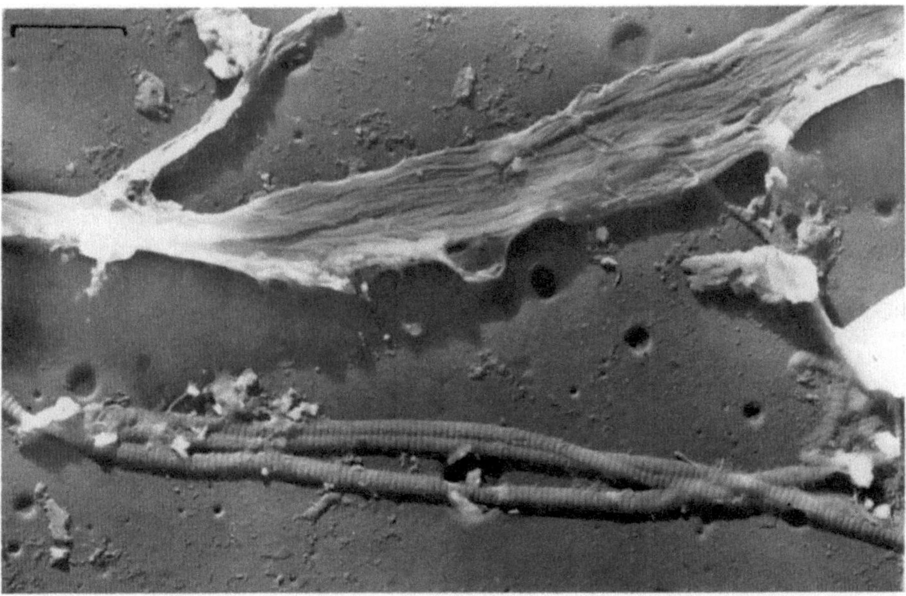

Fig. 1. *Shadowed electron micrograph of several collagen fibrils and of an elastic fiber.* The disordered structure of the elastin fiber is in sharp contrast to the strictly regular structure of the collagen fibrils. The collagen fibrils in the picture have a diameter of about $0.16\,\mu$ (= 1600 Å); they show the normal collagen striation with an interval of 700 Å. The striations of the two adjacent fibrils coincide exactly. — The elastin fiber is composed of irregular strands. These strands are thinner than the collagen fibrils; they are bent irregularly and vary in width. They appear to be glued together by an amorphous material. This material consists of mucopolysaccharides. — A similar contrast between regularity in collagen and irregularity in elastin seems to exist also in the macromolecular level. The collagen fibrils consist of collagen molecules which are arranged in an exactly parallel overlapping array (see Fig. 8 and 9). The elastin fibers seem to consist of intertwined and irregularly folded polypeptide chains. — The above electron micrograph represents a preparation from the abdominal skin of a 36 years old human. The horizontal diameter through the picture equals approximately the diameter of an erythrocyte. [HALL, KEECH, REED, SAXL, TUNBRIDGE and WOOD: J.Geront. **10**, 388 (1955)]. Courtesy of M. KEECH and the Journal of Gerontology.

The metabolic turnover is in a well measurable range in collagen and very slow in elastin. In advanced age, the collagen turnover is slowing down and the highly organized collagen fibers may be converted gradually to less regularly structured fibers which resemble elastin. In vitro, alterations in the macromolecular structure of collagen fibers may cause an elastin-like stainability (see collastin, p. 628).

Fibers which seem to consist of a combination of elastin and collagen occur in the tissues of several animal species, e.g. in the fins and scales of fish. This combination, called elastoidin, yielded gelatin on autoclaving (deriving from its collagen component) and an insoluble residue (elastin) (GROSS and DUMSHA 1958).

Distribution in the cutis. Collagen fibers prevail by far in all parts of the cutis. Elastin and reticulin fibers are relatively frequent in the papillary layer of the corium, forming dense networks immediately subjacent to the epidermis. In the lower layers of the corium, however, almost all fibers are collagen fibers.

2. Preparation of collagen and elastin from cutis tissue

The insoluble network of protein fibers in the cutis can be isolated by extracting the mucopolysaccharides and the proteins which are dissolved in the interfibrillar fluid. Various salt solutions, alkaline buffer solutions, calcium hydroxide and dilute sodium hydroxide may be used for this purpose. Small amounts of soluble collagens may be extracted from the cutis by such procedures (see p. 603). The insoluble material remaining after this extraction consists mainly of fiber collagen and elastin. Collagen can be converted to soluble gelatin by prolonged boiling or autoclaving. The insoluble residue is elastin.

Methods of this type give gelatin and not collagen, and may alter the structure of the elastin in some respects; they are, however, often used in studies on the amino acid composition of collagen and elastin.

The procedure given here was originally described by LOWRY, GILLIGAN and KATERSKY (1941) and later modified in other laboratories: The investigated skin sample is cleaned of fat, blood, etc.; the epidermis is removed by scraping or by slight heating on a metal plate (FELSHER 1947); the remaining corium is homogenized, shaken for 24 hours with 0.1 N NaOH at room temperature, and centrifuged. The supernatant is discarded; the residue is washed with cold 0.1 N NaOH, adjusted to pH 7 by addition of 0.1 N HCl, washed with water, then with a mixture of alcohol and ether (3:1 v/v.), and finally with ether. The residue (= collagen plus elastin) is suspended in water and autoclaved at 50 pds. pressure for 4 hours. The supernatant gelatin solution can be separated by centrifugation from the elastin in the residue.

Since the soluble collagens are removed by the previous extraction together with the noncollagen proteins, methods of this kind involve an inevitable loss of collagen. The previous extraction of noncollagen proteins is avoided by the method of FITCH, HARKNESS and HARKNESS (1955). In this method, the skin sample is directly extracted with 0.3 M trichloracetic acid at 90° in two periods at 30 min each. Control experiments with rat skin showed that more than 98% of the collagen present can be extracted by this method.

In a similar method, heating with 0.3 M perchloric acid is used for the extraction of collagen from skin (GERBER, GERBER and ALTMAN 1960). Since most of the noncollagen proteins are precipitated by trichloracetic acid and perchloric acid, the gelatin in the extract represents the collagen in the sample.

The availability of specific collagenases and elastases, dissolving either collagen or elastin and leaving the other proteins intact, provides the possibility of preparing nondenaturated fiber collagen and nondenaturated elastin. Nondenaturated collagen may be obtained, if the isolated fibrous network of the cutis is incubated with specific elastases. Nondenaturated elastin may be prepared by treatment with collagenase.

Rather pure preparations of cutis collagen can be obtained when the upper layers of the corium are removed mechanically. The remaining lower layers (which contain only very small amounts of elastin and reticulin fibers (see p. 581) are then extracted with slightly alkaline buffer solutions to remove the soluble material. Such preparations contain the collagen in its original fibrous form which is not denaturated by attempts to separate it from elastin by chemical methods (BOWES and KENTEN 1949).

The most of the samples of elastin and reticulin used for chemical investigation have not been obtained from skin but from other organs where these proteins are relatively abundant. Elastin is often prepared from ligamentum nuchae and aorta. Many reticulin preparations, described in literature, originate from lymph nodes, adipose tissue, and other "reticular" tissues; it is possible that these preparations are not quite identical with the substances which form the elastin and reticulin fibers in the cutis. Slight differences in amino acid composition and other properties have been found between elastins from ligamentum nuchae, the aortic wall and other organs (see p. 588). Rather marked differences exist between tendon collagen, bone collagen and skin collagen. The terms collagen, elastin and reticulin do not designate three individual proteins but three classes of proteins with slight variations in composition and macromolecular structure within each of these three classes.

3. Determination of collagen and elastin in the skin

The usual methods for the determination of collagen and elastin are based on the conversion of collagen to gelatin by autoclaving. The amount of collagen is calculated on the basis of N-determinations in the tannin precipitate or on the basis of the hydroxyproline-content of the gelatin solution. The amount of elastin is calculated from the N-content or from the hydroxyproline content of the autoclaved residue.

Extraction of the homogenized skin sample with cold $N/10$ NaOH, followed by autoclaving of the neutralized and washed residue with water, precipitation of the gelatin solution with protein-precipitating reagents (e. g., tannic acid) and N-determination in the precipitate gives results which roughly reflect the amount of collagen in the analyzed sample. Since collagen contains about 18% N, the N value is multiplied by the factor 5.6 to give collagen.

Since the amount of hydroxyproline in all mammalian collagens is about 13.4%, collagen determinations in the skin can be based on the colorimetric determination of this amino acid (NEUMANN and LOGAN 1950a, b).

Determination of skin collagen based on the color reaction of hydroxyproline: 0.1—1.0 g of the excised skin is finely minced, extracted twice with 15 ml acetone (2—6 hours each) and with 15 ml ether (12—16 hours). The residue is dried at 108° to constant weight. 5—100 mg of the dried tissue are weighed, put in a centrifuge tube with 4 ml water and autoclaved 3 hours at 15 pds. pressure. The solution is centrifuged, the supernatant is transferred to a 18×150 mm test tube and evaporated. The residue is autoclaved with 4 ml water for 3 hours. The supernatant of the second autoclaving and two washings with hot water are transferred to the test tube and evaporated to dryness; then 1 ml 6 N HCl is added for each 50 mg of extracted gelatin. The tube is sealed and autoclaved 3 hours at 50 pds. pressure. The hydrolysate is neutralized with NaOH, diluted and filtered. 1 ml of this solution is pipetted into a test tube; three other tubes contain each 1 ml each of standard solutions containing 5, 10 and 15 γ of hydroxyproline, another tube contains water (blank). To each tube is pipetted in succession 1 ml of each of 0.01 M $CuSO_4$, 2.5 N NaOH and 6% H_2O_2. The solutions are mixed, shaken for 5 min at room temperature and heated for 5 min at 80° with occasional shaking (the heating and shaking destroys the excess of peroxide). The tubes are then chilled in ice; 4 ml 3 N H_2SO_4 and 2 ml 5% dimethylaminobenzaldehyde (dissolved in n-propanol) are added with thorough shaking. The tubes are placed in a water bath at 70° for 16 min and the developed color is read at 5400 A.

Elastin can be determined in the same sample of skin; the residue (remaining after the removal of collagen) is autoclaved again, washed with water and hydrolyzed for 3 hours at 50 pds. pressure with 6 N HCL. The amount of hydroxyproline is determined colorimetrically in the hydrolyzate.

Elastin contains, however, less hydroxyproline than collagen and this amount varies somewhat in elastins from different animal species making the determination of elastin by the hydroxyproline method less reliable than the determination of collagen.

Elastin determination with the orcein method. The chemical determination of elastin in tissue samples can be based on the specific adsorption of orcein by elastin. (This stain is used for histological staining of elastin fibers). The sensitivity of the method is about 0.067 mg elastin (SCARSELLI 1958).

The tissue sample (about 0.5 g) is homogenized, washed with water to remove blood and other soluble material, and extracted by standing with about 35 ml acetone for 1 hour. The extraction is repeated with acetone (7 hours) and with ether (12 hours). The residue is dried at 70° (14 hours) and ground to a fine powder. About 50 mg of this powder is weighed, introduced in a centrifuge tube, macerated with 10 ml N NaOH at 25° (8 hours), centrifuged at 4000 rpm. (20 min) and digested for 20 min at 38° with 95% alcohol containing 0.5 ml conc. HCl per 100 ml. The alcohol is decanted after centrifuging; the residue is stained at 25°

(24 hours) with orcein solution; 10 ml orcein reagent is added for each 2.5 mg elastin assumed to be present. The stain solution is removed by centrifugation. The stained residue is digested repeatedly with 10 ml alcohol (three digestions 1, 12 and 5 hours) and decanted; the last alcohol extract is colorless. The alcohol which remained in the decanted residue is evaporated at 38⁰. 5 ml carbonate-bicarbonate buffer (pH 10) are added. (The buffer is prepared by mixing equal volumes of 0.05 M solutions of carbonate and bicarbonate). The mixture is incubated at 38⁰ for 3 hours, digested with 5 ml pancreatin solution at 38⁰ for 45 min and centrifuged at 4000 rpm. (15 min) to remove the nearly unstained insoluble material. The clear supernatant which has a bluish-gray color is separated. After 1 hour standing at room temperature the optical density is read at 5900 A in comparison with a blank prepared by mixing 5 ml buffer and 5 ml pancreatin solution. The amount of elastin is calculated from a standard curve. — Preparation of the orcein stain: 1 g orcein is dissolved in 100 ml anhydrous alcohol and 1 ml HCl (D = 1.19) is added (stock solution). Before use, the stain is diluted in the ratio 1:9 with 95% alcohol containing 0.5 ml conc. HCl per 100 ml. The pancreatin solution is prepared by dissolving, 45 min before use, 4 g commercial pancreatin in 100 ml carbonate—bicarbonate buffer (0.05 M, pH 10); the solution is shaken for 15 min and cleared by filtration through a Buchner funnel.

4. Amino acid composition of collagen and elastin

The fibrous proteins of connective tissue differ from any other known group of proteins by containing large amounts of glycine, alanine, proline and hydroxyproline (see Table 2).

The residues of glycine, alanine, proline and hydroxyproline do not form long bulky side groups in the polypeptide chains as do the residues of most other amino acids. Polypeptide chains which do not have bulky side chains can be packed in a close and highly regular side-by-side arrangement, and the packed polypeptide chains can be connected by a series of hydrogen bonds which repeat periodically in regular intervals along the bundle. Thus, parts of the collagen molecule which consist of glycine, alanine and imino acid residues have a particularly regular ("ordered") structure. About two thirds of the collagen molecule consist of such "ordered" areas (BEAR 1944).

Other regions in the collagen molecule consist mainly of amino acid residues with long side chains. These parts of the collagen molecule have a lower degree of structural regularity. The bulky side chains of various shapes and with various degrees of polarity have to be placed between the spines of adjacent polypeptide chains and are folded in various patterns. These regions are the regions of (relative) disorder in the collagen molecule.

The disordered areas contain relatively large amounts of dicarboxylic amino acids (as aspartic and glutamic acid) and basic amino acids (e.g., arginine). If collagen fibers are treated with phosphotungstic acid, part of the reagent is retained by the basic groups in the disordered regions. Consequently, the disordered areas appear dark in electron micrographs of collagen fibers stained with phosphotungstic acid. Much less phosphotungstic acid is bound by the "ordered" areas; these areas form the light bands in the electron micrographs.

Regions of highly regular structure (consisting mainly of glycine and imino acid residues) and regions of irregular structure (containing mainly polar amino acids) follow each other in the collagen molecules in a well defined and characteristic pattern (see electron micrographs of collagen fibers, Fig. 10). A large accumulation of amino acid residues with long polar side chains exists at one of the two ends of the collagen molecule; a somewhat smaller accumulation of such residues forms the other end. The middle part of the collagen molecule contains most of the glycine and imino acid residues. However, several smaller areas consisting of amino acid residues with long polar side chains are distributed along the central parts of the collagen molecule (see p. 611—612).

Most of the amino acids used for the formation of collagen and elastin are easily formed in animal cells. Glycine is formed from serine; serine and alanine are formed from pyruvic acid and nonspecific N-sources. Hydroxyproline arises from proline and proline from glutamic acid which is formed from α-ketoglutaric acid. Relatively small amounts of exogenous (essential) aromatic amino acids such as tyrosine, tryptophan and histidine are used for the formation of the fibrous proteins of the cutis. There is a sharp contrast to the keratin in the epidermis which contains large amounts of essential aromatic amino acids.

Cysteine and cystine were not found in collagen and only traces are present in elastin. Thus, collagen and elastin do not contain interpeptidic disulfide bonds and differ in this respect from the keratins formed in the epidermal epithelium.

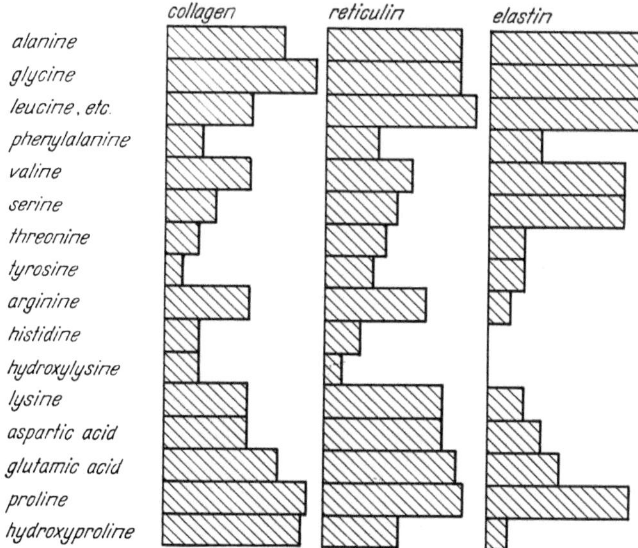

Fig. 2. *The amino acid composition of collagen, reticulin and elastin.* Notice the presence of large amounts of glycine. proline and alanine in these three types of fiber proteins and the high content of leucine and valine in elastin. Collagen contains much more hydroxyproline and hydroxylysine than elastin and reticulin. The samples analyzed were ox hide collagen, elastin from ligamentum nuchae and reticulin from lymph nods; the elastin and reticulin preparations were autoclaved to remove collagen. The hydrolyzates were fractionized by paper chromatography and the intensity of the ninhydrin spots determined photometrically. Leucine, etc., refers to a composite spot which may contain leucine, isoleucine and methionine. (BOWES and KENTEN 1949.)

The amino acid compositions of collagen and elastin are significantly different from each other inspite of the similarities reported above. The amounts of dicarboxylic amino acids (aspartic and glutamic acid) and of basic amino acids (lysine, arginine and histidine) are smaller in elastin than in collagen, indicating that saltlike cross linkages (connecting the carboxylic side groups of one polypeptide chain with basic side groups of another polypeptide chain (see Fig. 3-V), are relatively rare in elastin. The carboxyl groups in the side chains, formed by residues of dicarboxylic acids, are partly transformed to carboxyl-amido groups. 0.52% amido-N was found in citrate soluble collagen and 0.66% in fiber collagen from ox hides (BOWES, ELLIOT and MOSS 1955).

Collagen contains an excess of basic over acidic groups; it is able to immobilize anions. KERN (1960) suspended an insoluble collagen preparation (obtained from steer hides by extraction with 8% NaCl and dehydration with alcohol and acetone) in NaCl solutions of various concentrations. After equilibration, the NaCl solution was removed by mechanical compression and the amount of Na$^+$ and Cl$^-$ determined in the collagen. In all experiments more Cl than Na was retained in the collagen.

The long chained aliphatic amino acids (valine and the leucines) are present in larger amounts in elastin than in collagen. The residues of these amino acids form long, nonpolar side chains in the polypeptide molecule. The adsorption of nonpolar substances by elastin and some of the histological staining properties of the elastin fiber are due to the presence of relatively large amounts of these amino acids (see the yellow pigment in elastin, p. 626).

Collagens from nonmammalian sources, although similar to mammalian collagens in their overall composition and physicochemical properties, are different from mammalian collagens in the amounts of several amino acids. Collagens from fish skin and from the subcutaneous membrane of the turtle contained more serine, threonine and methionine than analogous preparations from mammalian skin (NEUMAN 1949). Isinglass, a gelatin preparation from fish bladders, was found to contain 2.78% methionine, 3.22% threonine and large amounts of arginine (BEVERIDGE and LUCAS 1944). Considerably less proline and hydroxyproline were found in collagen from fish skin than in mammalian skin collagen (GUSTAVSON 1954, ESIPOVA 1957, EASTOE 1957). The relatively low hydroxyproline content of fish collagen is related to its thermal instability (see p. 618).

The occurrence of hydroxyproline in collagen and elastin and the occurrence of hydroxylysine in collagen is of particular interest for the metabolism of cutis tissue. Only small amounts of these amino acids have been found in other proteins. These amino acids are not formed previous to the protein synthesis as are most of the other amino acids. The hydroxylation of proline and lysine is connected with the formation of the collagen molecule and may occur simultanously with or after the incorporation of the amino acid into the polypeptide chain. The formation of these two amino acids seems to be a metabolic characteristic of connective tissues.

a) Hydroxyproline

Collagen contains about 13.4% hydroxyproline. The amount of hydroxyproline in elastin preparations from different animal sources varies considerably: 1.46% hydroxyproline was found in elastin from sheep aorta, 0.84% in elastin from sheep ligamentium nuchae and 1.92% in cattle ligamentum nuchae (NEUMAN and LOGAN 1950b). Hydrolyzed extracts from autoclaved reticular tissues (lymph nodes and adipose tissue) gave spots in the level of hydroxyproline on paper chromatography, indicating the presence of this amino acid in reticular fibers (BOWES and KENTEN 1949) (see Fig. 2).

Hydroxyproline is formed in the connective tissue by hydroxylation of proline. Preformed dietary hydroxyproline is not used for the synthesis of collagen. N^{15}, which was incorporated into hydroxyproline in vitro and then administered to rats, was excreted in feces and urine (mostly as NH_3 and urea). Only small amounts of the isotope were found in the proteins of the carcass: the N^{15} formed the amino groups of dicarboxylic and other amino acids which are easily synthesized from NH_3 and other nonspecific N-sources; almost no N^{15} was found in the form of hydroxyproline (STETTEN 1949). This indicates that the administered hydroxyproline is destroyed; the nitrogen is partly used for the synthesis of other amino acids.

After administration of D- and N^{15}-labeled proline, both isotopes appeared in the carcass proteins in the form of hydroxyproline. The isotope concentration in the hydroxyproline isolated from the carcass proteins indicated that about one quarter of the present amount of this amino acid was formed by the oxidation of proline in 3 days (STETTEN and SCHOENHEIMER 1944).

In metabolism, ornithine can be converted to proline. After administration of N^{15} labeled ornithine, the N^{15} concentration in the proline isolated from the tissues was three times as high as the N^{15} in the hydroxyproline (STETTEN 1951). This finding is consistent with the conversion of ornithine to proline and the consecutive conversion of proline to hydroxyproline.

The conversion of proline to hydroxyproline seems to precede the formation of the collagen fiber. In cultures of osteoblasts from fowl embryos, the conversion of proline-C^{14} into hydroxyproline-C^{14} was fastest in a stage in which collagen fibers were not yet visible (FITTON-JACKSON and SMITH 1957a, b). The OH-groups of hydroxyproline are capable of forming strong hydrogen bonds with the CO-groups in the peptidic linkages of adjacent polypeptide chains. Therefore, the formation of hydroxyproline is necessary for the stability of the three-chained helix of the collagen molecule (see p. 600).

Deficiency of ascorbic acid inhibits collagen formation. Consequently the utilization of proline for collagen synthesis and its conversion into hydroxyproline residues is reduced in vitamin C deficiency (GOULD and WOESSNER 1956) (see p. 682). However, the urine of scorbutic guinea pigs contained C^{14}-hydroxyproline after administration of C^{14}-proline; it seems that the hydroxylation of proline is not the reaction which is primarily affected by ascorbic acid deficiency (MITOMA and SMITH 1960).

b) Hydroxylysine

Collagen contains about 1.7% ε-hydroxylysine. Chromatographic analysis of autoclaved reticular tissues showed that this amino acid occurs also in reticulin. No hydroxylysine was found in elastin from ligamentum nuchae (BOWES and KENTEN 1949): it does not occur in most of the soluble proteins (HEATHCOTE 1948, SHEEHAN and BOLHOFER 1950, INSKIP 1951).

Small amounts (0.85% of the total N) of hydroxylysine were found in the γ-globulin fraction of human serum (WALDSCHMIDT-LEITZ, BRETZEL and KELLER 1960) (see electrophoresis of extractible collagen p. 604). Hydroxylysine also occurs in trypsin (VISWANATHA and IRREBERRE 1960).

Hydroxylysine is formed from lysine in a way which seems to be analogous to that by which hydroxyproline is formed from proline. Exogenous hydroxylysine is not used for the formation of collagen: hydroxylysine labeled with C^{14} and included in the diet of rats was not incorporated into skin collagen (SINEX and VAN SLYKE 1955). However, when C^{14}-labeled lysine was administered to rats, significant radioactivity was found in the skin collagen. When lysine and hydroxylysine were isolated from the hydrolyzed skin collagen of these rats, both amino acids contained C^{14}.

After injection of C^{14}-lysine into rats, the radioactivity of the hydroxylysine residues in the skin collagen showed a characteristic time dependency: The radioactivity of lysine was higher than that of hydroxylysine during the first hours after a single injection of lysine-C^{14}. Both amino acids showed equal radioactivity one day later, indicating that lysine residues which were already incorporated in polypeptide chains, were gradually transformed into hydroxylysine (PIEZ and LIKINS 1957). In the skin collagen of rats killed 2 weeks after the injection of C^{14}-labelled lysine more C^{14}-activity was found in the hydroxylysine than in lysine. This finding suggests that the older collagen molecules contain more hydroxylysine than recently formed molecules (VAN SLYKE and SINEX 1957).

There seems to exist a negative correlation between the average hydroxylysine content and the turnover rate of collagens in different tissues: The slower the turnover rate, the higher the amount of hydroxylysine. The amount of lysine in the collagens from various rat tissues decreases in the following order: skin, tail, tendon, bone, dentin. The amount of hydroxylysine increases in the same order. The sum of both amino acids is about 5% in the collagens of all of these tissues.

Hydroxylysine gives a positive PAS-reaction (see p. 658). It is possible that the hydroxylysine residues present in polypeptide chains of collagen simulate the presence of PAS-positive carbohydrate under certain conditions. However, experiments in which the PAS-reaction was applied at different pH values suggest that the hydroxylysine residues in the collagen fiber, which are strongly bound by hydrogen linkages, are not easily available for the oxydation by periodate. Thus, the PAS-reaction given by fiber collagen seems to be due to its carbohydrate groups and not to its hydroxylysine content (MOSS 1955).

Table 2. *Amino acids in the hydrolyzate of collagen and elastin*

Amounts expressed in% of the protein weight. The amino acid composition of serum albumin is given for comparison. The sum of the amino acids exceeds 100% of the protein weight because the amino acids are present as residues in the protein.

	Serum Albumin %	Colla-gen %	Elastin %
Glycine	1.6	26.2	29.9
Alanine	2.7	9.5	18.9
Proline	5.1	15.1	17.0
Hydroxyproline	—	14.0	2.0
Valine	7.7	3.4	17.4
Leucine	} 12.7	3.2	8.7
Isoleucine		2.1	4.0
Serine	3.7	3.0	0.82
Threonine	5.0	2.4	0.96
Cystine (resp. Cysteine)	5.6	—	0.15
Methionine	1.3	0.8	0.3
Aspartic acid	10.4	6.3	0.6
Glutamic acid	17.4	11.3	2.1
Lysine	12.3	4.5	0.4
Hydroxylysine	—	1.3	—
Arginine	6.2	8.8	0.9
Histidine	3.5	0.8	0.1
Phenylalanine	7.8	4.2	5.0
Tyrosine	4.7	1.4	1.6
Tryptophan	0.2	0.0	0.0
Glycine + alanine + proline + hydroxyproline	9.4	64.8	67.8
Dicarboxylic acids (aspartic acid + glutamic acid)	27.8	17.6	2.7
Basic amino acids (lysine + hydroxylysine + arginine + histidine)	22.0	15.4	1.4
Valine + leucine + isoleucine	20.4	8.7	30.2
Phenylalanine + tyrosine + tryptophan	12.7	5.6	6.6

The data given in literature for the amino acid composition of collagen and elastin are based on the analysis of samples obtained from different mesenchymal tissues and from different animal species and show considerable variations. Even samples of human-skin collagen may vary in composition and properties according to the age of the individual and the anatomical region from which the sample is taken; one single collagen fiber may contain collagen fractions of different composition. The table gives average values.

In spite of these variations, the amino acid composition of collagen and elastin is very characteristic. Collagen and elastin differ in this respect from each other and from all other known types of proteins (see the amino acid composition of serum albumin given in the table). Both, collagen and elastin contain large amounts of glycine, alanine, proline and hydroxyproline; the sum of these amino acids accounts for about two thirds of the weight of their polypeptide chains. Dicarboxylic amino acids (aspartic and glutamic acid) and basic amino acids (lysine, arginine and histidine) are particularly low in elastin, indicating that salt-like interpeptidic bonds (see Fig. 3) are scarce. Elastin contains relatively large amounts of valine, isoleucine, and leucine. These amino acids may be responsible for the adsorption of the pigment which gives elastin tissues the yellow color (see p. 626). In both, collagen and elastin, aromatic amino acids (phenylalanine, tyrosine, and tryptophan) are present only in relatively small amounts. No cystine is present in collagen and very small amounts of this amino acid were found in elastin; no disulfide cross linkages exist in these proteins.

For the amino acid composition of collagen and elastin see, e.g., STEIN and MILLER 1938 (elastin); BOWES and KENTEN 1948a (collagen from ox hides); GRAHAM, WAITKOFF and HIER 1949 (tendon collagen, elastin); NEUMAN 1949 (gelatin, collagen and elastin of various animals); BOWES 1951 (skin collagen); EASTOE 1955 (mammalian collagens and gelatin); GUSTAVSON 1956 (gelatin, ox hides); PARTRIDGE, DAVIS and ADAIR 1955 (elastin); DENISOVA, ZAIDES and MIKHAILOV 1957 (cattle hides); EASTOE 1957 (fish collagen and gelatin); JACKSON, LEACH and JACOBS 1958 (rabbit skin); GROSS, DUMSHA and GLAZER 1959 (invertebrate animals); PIEZ and GROSS 1960 (fish collagens).

II. Structure and Metabolism of the Collagen Fiber

1. The structure of the polypeptide chains

a) Amino acid sequences in collagen

As reported on p. 584, the polypeptide chains of collagen contain areas which prevalently consist of glycine, proline and hydroxyproline. Some of the peptide linkages occurring in these areas are specifically hydrolyzed by collagenase. Collagenase does not split other proteins; this indicates that the polypeptide chains of the collagen molecule contain amino acid sequences which do not occur in other proteins.

To find out which amino acid sequences occur in these parts of the collagen molecule, a variety of hydroxyproline-containing peptides were prepared synthetically and incubated with collagenase. Most of these peptides were not split; an exception was carbobenzoxy-hydroxyprolyl-glycyl-glycyl-proline-methylester. Upon incubation with the enzyme at pH 7.5, the linkage between the two glycine residues was hydrolyzed. The cleavage products, carbobenzoxyhydroxyprolylglycine and glycylprolylanhydride ($= 2{,}5$-dioxo-$1{,}6$-trimethylene-piperazine) could be isolated by paper chromatography (GRASSMANN, HÖRMANN, NORDWIG and WÜNSCH 1959).

Experiments with other glycine- and proline-containing peptides led to the general rule that oligopeptides containing the sequence (-prolyl-glycyl-glycyl-prolyl-) are split by collagenase and that the enzyme attacks the linkage between two glycine residues which are intercalated between two proline residues (HEYNS and LEGLER 1959). The flanking proline residues can be replaced by hydroxyproline residues and the first glycyl residue can be replaced by an alanyl- or a leucyl-residue without affecting the action of the enzyme. Furthermore, the specificity of the enzyme requires that the imino group of the first prolyl residue and (in some instances) the carboxyl groups of the final proline has to be masked (NAGAI, SAKAKIBARA, NODA and AKABORI 1960). It is concluded that similar sequences also occur in the dolypeptide chain of the collagen molecule.

Analyses of the products of collagenase digestion of collagen (see p. 593) gave results which are consistent with the digestion experiments on synthetic peptides. Two tripeptides have been isolated from collagenase-digested bovine tendon collagen and identified as glycyl-prolylalanine and glycyl-prolylhydroxyproline. Together, these two peptides accounted for 40% of the proline content of collagen (SCHROHENLOHER, OGLE and LOGAN 1959).

Glycyl-hydroxyprolyl-proline was found in partial hydrolyzates of collagen with acids. Analyses of the products of partial hydrolysis of gelatin with acids and alkaline solutions suggest that the sequence glycine-proline-hydroxyproline-glycine, but not the sequence prolyl-glycyl-R, may be of frequent occurrence in gelatin and collagen (KRONER, TABROFF and MCGARR 1953, 1955; SCHROEDER, KAY, LE GETTE, HONNEN and GREEN 1954). Graded hydrolysis with acids splits preferently the endopeptidic linkages of the collagen chains; no single amino acids are liberated during the first stages of acid hydrolysis (HEYNS and KÖNIGSDORF 1953). Partial HCl-hydrolyzates of steer-hide collagen contained glycylglycine, glycylalanine and alanyl-glycylalanine; leucylalanine and valylglycine; threonylglycine, serylglycine and hydroxyprolylglycine.

The tryptic digestion of procollagen (see p. 604) comes to an endpoint after digestion of a small part of the peptide linkages; degradation products with an average length of about 18 amino acids are formed which are inaccessible to further tryptic digestion. Electrophoretic fractionation of these polypeptides gave fractions consisting largely of strongly polar dicarboxylic and basic amino acids; other fractions consisted mainly of glycine, proline and hydroxyproline. This suggests that sequences of strongly polar amino acids alternate with areas containing mainly residues of glycine, proline and hydroxyproline (see p. 584). One of these peptides consisted of 42—44 amino acids, of which one-third was glycine, another third were proline and hydroxyproline residues. Carboxylpeptidase liberated first 2 mols of aspartic acid and then leucine from this polypeptide, indicating that these amino acids are present in the carboxylic end of the polypeptide. Hydrolysis with aminopolypeptidase from yeast liberated first glycine, then serine, and threonine residues from in the N-terminal end of the polypeptide (Grassmann, Hannig, Endres and Riedel 1956).

b) The lack of free terminal groups in fiber collagen

The polypeptide chains forming a protein molecule have in general a free terminal amino group (which is supplied by the "first" amino acid residue in the chain) and a free terminal carboxyl group (supplied by the "last" amino group residue). However, no terminal amino groups and terminal carboxyl groups can be demonstrated in native collagen.

α) Identification of N-terminal amino acids

If a protein is treated with 2,4-dinitrofluorobenzene at room temperature, the free amino group of the first amino acid in the polypeptide chain binds one molecule of this reagent. Since the linkage between dinitrofluorobenzene and the amino acid is relatively stable against hydrolysis, the labelled amino acid can be easily isolated from the hydrolyzate and identified (e.g. by paper chromatography) (Sanger 1945). No dinitrofluorobenzene labeled amino acids were found in the hydrolyzate of collagen treated with this reagent. The polypeptide chains forming the collagen fiber apparently do not have terminal amino groups.

Table 3. *N-terminal amino acids in skin proteins*

The determinations were done by the Sanger-method. The labeled amino acids in the hydrolyzate were isolated by paper chromatography. The values are expressed in millimoles per 100 g protein (Joseph and Bose 1958). Virtually no N-terminal groups have been found in insoluble collagen; small amounts are present in the extractable collagens and in elastin, and large amounts in the soluble proteins of the cutis. Reticulin has an intermediate position.

	Aspartic acid	Serine	Glycine	Alanine	Total
Skin collagen (mucoprotein removed by CaCl$_2$ extraction)	Trace	Trace	Trace	—	
Procollagen (citrate extracted)	0.11	0.05	—	0.04	0.2
Tropocollagen (NaCl extracted)	0.03	0.04	—	—	0.07
Elastin (bovine lig. nuchae)	0.04	0.05	0.05	0.05	0.19
Reticulin (lymph nodes)	0.21	0.20	0.06	0.18	0.65
Reticulin (spleen)	0.04	0.18	0.04	0.05	0.31
Skin albumin	0.20	0.16	0.04	0.20	0.60
Skin globulin	0.32	0.43	0.05	0.34	1.14
Skin mucoid	0.33	0.35	0.05	0.20	0.93

β) Identification of C-terminal amino acids

Schlack and Kumpf (1926) developed a method for labeling the amino-acid residue forming the COOH-end of a polypeptide chain: When an acetylated peptide is treated with NH$_4$SCN and (CH$_3$CO)$_2$O, the terminal amino acid residue with a free COOH-group forms a thiohydantoin ring. The thiohydantoin can be split off by hydrolysis with alkali; it can be readily isolated and identified. The C-terminal amino acids of several proteins (e.g. of insulin), were identified by a modification of this method (Baptist and Bull 1953). However, no terminal COOH group could be demonstrated by this method in collagen (Grassmann and Hörmann 1953) (see also Deasy 1956).

Another method for labeling the C-terminal amino-acid residue consists of converting it to an ester; the esterfied peptide is then reduced with LiBH$_4$; the amino alcohols produced by this reaction can be identified in the hydrolyzate (GRASSMANN, HÖRMANN and ENDRES 1955). Treatment of procollagen (see p. 604) with this method indicated that glycine, alanine, and valine residues form the C-terminal group in this protein (GRASSMANN, ENDRES and STEBER 1954). These amino acids were also reduced to amino alcohols if the procollagen had not been previously submitted to an esterification procedure. This observation suggests that the COOH terminals may be esterfied in collagen.

Free COOH groups in a protein can be demonstrated by staining with the basic dye safranine and basic groups by staining with the acid dye Orange G (FRAENKEL-CONRAT and COOPER 1944). In collagen, these reactions are demonstrable only after denaturation at 60° for several hours (VEIS and COHEN 1954).

Various interpretations have been proposed for the lack of N- and C-terminal groups in native collagen: masking of the terminal groups by carbohydrate bound by ester linkages (see p. 595); end-to-end connections of antiparallelly arranged polypeptide chains by peptide bonds forming ring structures; or end-to-end connection of the collagen molecules leading to the formation of long threads running through the whole length of the protofibrils. In insoluble collagen, the terminal groups may be protected against labeling procedures by adjacent, hydrogen-bonded polypeptide chains or mucopolysaccharides. Numerous and well defined terminal groups have been shown to exist in gelatin (see p. 619).

c) Branchings in the polypeptide chains of collagen

The ε-groups of lysine residues and the γ-carboxyl of glutamyl residues may participate in the cross connection of the polypeptide chains in the collagen molecule (see Fig. 3-VIII). A tripeptide, identified as N-ε-glycyl-α-glutamyl-lysine, was isolated from a partial hydrolyzate of bovine Achilles-tendon collagen (MECHANIC and LEVY 1959). This tripeptide seems to be a fragment of a branched polypeptide chain.

The demonstration of succinic semialdehyde in the hydrolyzate of Lossen-rearranged gelatin-dinitro-phenylhydroxamate indicated the probable existence of γ-glutamyl linkages in collagen (GALLOP, SEIFTER, LUKIN and MEILMAN 1960) (Fig. 3-VII).

Not all lysine and hydroxylysine residues present in the collagen molecule have peptide bound ε-amino groups. The titration curves of ox hide collagen obtained by BOWES and KENTEN (1948a) indicate that most side groups of the basic and dicarboxylic amino acids are free. GRASSMANN and HÖRMANN (1953) isolated lysine with a dinitrofluorobenzene-bound ε-amino group from hydrolyzates of collagen treated with this reagent.

KULONEN (1955) found that about one third of the ε-amino groups of the lysine residues in the citrate-soluble collagen fraction of rabbit skin are not available to react with dinitro-fluorobenzene. About two thirds on the ε-amino groups of the lysyl and hydroxylysyl residues react with fluorodinitrobenzene in collagens of soft connective tissues, whereas the reactive-ε-amino groups of the collagen of bone and calcified cartilage increased from a very low level to almost the theoretical value on complete decalcification (SOLOMONS and IRVING 1956, 1958).

On the basis of a molecular weight of 350000, a collagen molecule can be estimated to contain about 3500—4000 amino acid residues, about 120 of them are lysine and hydroxy-lysine residues. Thus, about forty ε-branchings exist in one collagen molecule according to the data given above.

d) The action of proteases

α) Nonspecific proteases

Digestion of collagen with trypsin at pH 8 results in a significant increase of free amino groups as measured with the formol titration method (HAUROWITZ, TUNCA, SCHWERIN and GÖKSU 1944). However, the splitting of a limited number of peptide linkages in the hydrogen-bonded polypeptide chains does not necessarily lead to the disruption of the collagen fiber. Collagen fibers are not easily

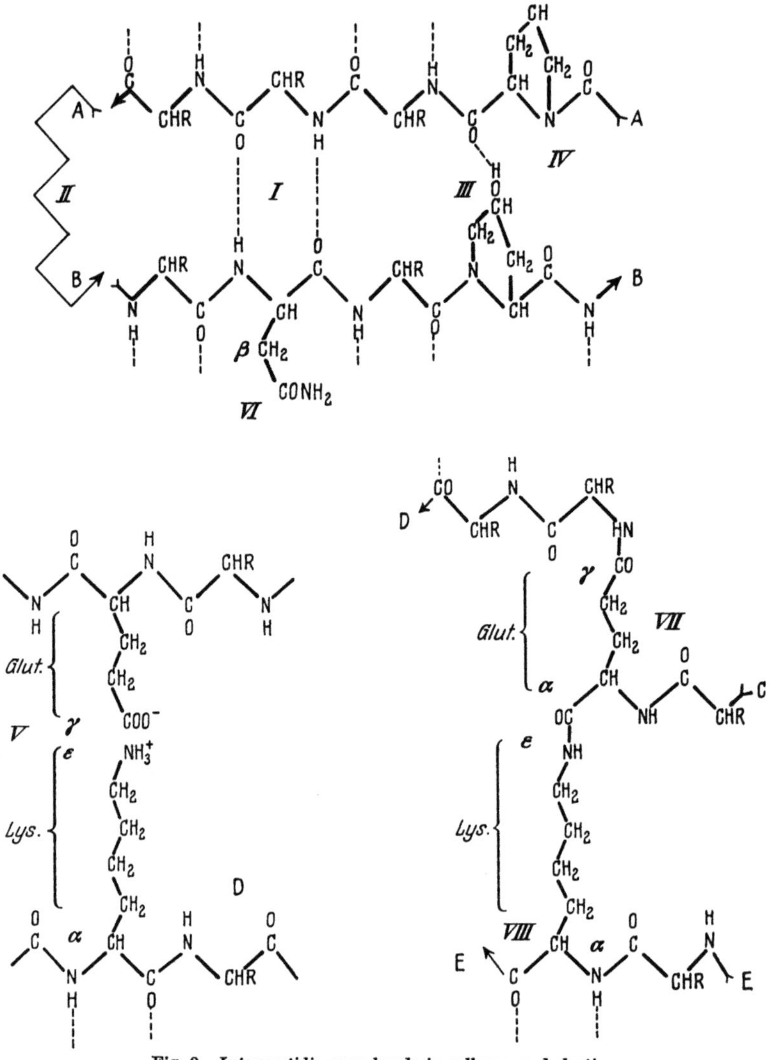

Fig. 3. *Interpeptidic cross bonds in collagen and elastin.*

I. *Hydrogen bonds* are electrostatic forces which connect hydrogen atoms (e.g., the H-atom of a NH-group) with O-atoms (e.g., the O-atom of a CO-group). CO-groups of one polypeptide chain can be connected by hydrogen bonds with the NH-groups of another polypeptide chain. Two hydrogen bonds of this type are shown at I, connecting the polypetide chains A—A and B—B. The arrangement of several polypeptide chains to a polypeptide bundle can be stabilized by a series of such hydrogen bonds.

II. *Intrapeptidic hydrogen bonds* may connect CO and NH groups of the same polypeptide chain; such polypeptide chains form loops and spirals. If A and B are not separate polypeptide chains, but parts of the same polypeptide chain (as schematically shown by the bent arrow A—B at II), a loop is formed by the hydrogen bonds at I.

III. *Hydroxyproline bonds.* Hydrogen bonds may connect the hydroxyl groups of a hydroxyproline residue with the CO group of another polypeptide chain. Since hydroxyproline occurs only in collagen and elastin, hydroxyproline bonds are characteristics for these proteins. The stability of the collagen fiber depends mainly on the hydrogen bonds of hydroxyproline residues. Procedures which involve the acetylation of OH-groups disrupt the (—OH $\cdots$ CO—) bonds; the thermal stability of collagen (see p. 618) is considerably decreased by such procedures.

IV. *Proline and hydroxyproline residues* which are incorporated in a polypeptide chain do not have a NH group. The N-atoms of proline and hydroxyproline residues do not form hydrogen bonds.

V. *Salt linkages* connect basic groups and acid groups in the side chains of two polypeptide molecules. Basic side chains are formed by basic amino acids (lysine, histidine, arginine); acidic side chains are formed by dicarboxylic amino acids (aspartic and glutamic acid). The figure shows a salt linkage connecting the γ-carboxyl of a glutamyl residue with the ε-amino group of a lysine residue. Such salt linkages seem to occur in the "areas of relative disorder" in the collagen molecule. The dicarboxylic and basic amino acid residues in collagen are not directly available for acidimetric titration, suggesting the presence of salt-like cross links. — Elastin contains smaller amounts of basic amino acids and of dicarboxylic acids than does collagen. Therefore salt linkages can be expected to be of lesser importance in the packing of the polypeptide chains in elastin fibers.

dissolved by trypsin: breaking of the hydrogen-bonds by previous treatment with alkali increases the susceptibility to trypsin significantly (GUSTAVSON 1956).

Trypsin and chymotrypsin dissolve collagen in the presence of hydrogen bond-breaking salicylate and in the presence of calcium salts. Guanine, arginine and creatine increase the solubilization and lower the calcium and salicylate levels required (GRANT and ALBURN 1960). Dissolved collagen preparations are hydrolyzed by trypsin more rapidly than insoluble collagen (see p. 596); gelatin is split easily (see p. 620).

Papain and ficin digest native collagen fibers only in the pH-range 2.0—4.5 and at low salt concentration (SHERRY, TROLL and ROSENBLUM 1954). Dispersions of cattle collagen (Waring blendor) became more viscous upon treatment with ficin; the fibers swelled to diameters of 5000—40000 A (ONESON and ZACHARIS 1960).

Pepsin, in a strong acidic solution, disrupts the fiber rapidly and hydrolyzes the denaturated polypeptide chains. — Nonpurified preparations of pancreas elastase have a collagenolytic activity which seems to be distinct from that of other proteolytic pancreas enzymes: this activity is attributed to a specific pancreas collagenase (OKEN and BOUCEK 1957). Pancreas extracts rendered 20% of the hydroxyproline content of fiber collagen dialysable (HOUCK and PATEL 1961).

The presence of collagen-hydrolyzing enzymes in the cutis is postulated from the fact that collagen is constantly removed and replaced in metabolism. Under certain physiologica and pathological condition large amounts of collagen can disappear rapidly from the cutis.

β) Collagenases

Collagenases (i.e., proteases which split nondenaturated collagen within the physiological pH range) were found in Clostridium welchii (which also produces neuraminidase and blood group destroying enzymes) and in Clostridium histolyticum (which also produces other proteinases). They seem to be a part of the enzymic equipment enabling these bacterial species to propagate in connective tissue. A variety of enzyme preparations from other bacteria and from molds showed no capability of attacking nondenaturated collagen. Elastin and keratin are resistant against collagenase. Gelatin is split by collagenase about 10 times faster then collagen: human skin collagens from different individuals are hydrolyzed in a different rate: no relation to the hydroxyproline content of the collagen could be detected (HALL and REED 1957). Casein, fibrin, hemoglobin and serum albumin, which are highly susceptible to the action of other proteinases, are not attacked by collagenase (DEBELLIS. MANDL, MACLENNAN and HOWES 1954).

In recent years, collagenase developed to an important tool for the investigation of collagen and collagen-containing tissues. The enzyme is prepared from culture filtrates of Clostridium histolyticum. It is precipitated by ammonium sulfate at 40—60% saturation and the precipitate is dissolved by dialysis. The specific collagenase is then separated from nonspecific proteinases by electrophoresis in starch gel at pH 5.3 (acetate buffer). Collagenase can be purified by adsorption to collagen (e. g., ichthyocol) at pH 7.4 and 0^0 in the presence of 0.005 M $CaCl_2$; the collagen (together with the adsorbed enzyme) is separated by centrifugation, suspended in buffer, and incubated at 30^0 until the adsorbed enzyme has digested the collagen: the digestion products are removed by dialysis (GALLOP, SEIFTER and MEILMAN 1957).

Collagenase of Clostridium histolyticum is a globular protein with a molecular weight of approximately 100000, a sedimentation constant of 5.65, and a diffusion constant of 9.3×10^{-7} cm^3 sec. It is inhibited by metal-sequestering agents such as 1.10-phenanthroline, α,α'-dipyridyl and 8-hydroxyquinoline-5-sulfonate. A similar inhibition was observed with

---

VI. *Amido groups.* Not all dicarboxylic acid residues are available for salt linkages. A part of the carboxyl groups in the side chains are converted into carboxylamido groups. A carboxylamido group formed by the β-carboxyl of an aspartic acid residue is shown at VI.

VII. *Branched polypeptide chains in the collagen molecule.* An amino acid may be bound to the α-carboxyl, another to the α-amino group, and a third one to the γ-carboxyl group of a glutamyl residue. A branching of this type is shown at VII; the side chain D originates at VII from the polypeptide chain C→E.

VIII. *Branchings originating from ε-amino groups of lysine and hydroxylysine residues.* At VIII one amino acid residue is bound to the α-amino group, another to the carboxyl group: a third one is bound to the ε-amino group of the lysine residue. The polypeptide chain C is bound to the chain E-E by the ε-amino group of a lysine residue. A tripeptide, containing an ε-bound lysine residue, has been isolated from partial hydrolyzates of collagen.

cysteine and other SH-containing substances; the inhibition is not reversed by dialysis. It seems to contain a metal component which is not calcium (SEIFTER, GALLOP, KLEIN and MEILMAN 1959). The purified enzyme exhibits optimum activity between pH 7.0 and 9.6 in veronal acetate buffer and between pH 6.0 and 7.2 in phosphate buffer. It is inactivated by heating to 56° for 30 min. When kept at 37°, about 20% of its activity disappeared in 24 hours. The hydrolytic effect of collagenase on extractible collagens (which become denaturated at temperatures slightly over 37°) can be studied at room temperature (KAZAKOVA, OREKHOVICH and SHPITIKER 1958).

Chromatography of collagenase preparations on the anion exchanger N,N-diethylamino-ethylcellulose led to the demonstration of three fractions (A, B and C collagenase). The fractions differ from each other in stability, activation and electrophoretic behavior (GRANT and ALBURN 1959). Effect of metal ions, various inhibiting buffers and temperature on collagenase, see MANDL, ZIPPER and FERGUSON (1958).

The products obtained by digestion of collagen with collagenase from Clostridium histolyticum were small peptides with an average molecular weight of 500; some of these collagen-peptides were isolated by paper chromatography (see p. 589). Collagenase from Clostridium welchii splits gelatin to fragments of an average molecular weight of about 800 (BIDWELL, VAN HEYNINGEN and CHARLWOOD 1948); this indicates that both collagenases attack the same type of peptide linkages.

Glycine was found to be the N-terminal amino acid in the polypeptide fragments obtained by digestion of collagen with collagenase (MICHAELS, GALLOP, SEIFTER and MEILMAN 1958). This finding indicates that collagenase splits peptide linkages in which the N-atoms of glycine residues are involved (see p. 584). About 60% of the N-glycine linkages present in the collagen molecule can be hydrolyzed by collagenase.

Experiments with specific antiserums against ammonium sulfate-precipitated collagenase fractions indicate that collagenase preparations from Clostridium histolyticum contain a specific gelatinase besides collagenase (MANDL and ZAFFUTO 1958).

γ) Collagen mucoproteinase

Collagen mucoproteinase splits a mucoprotein component from the collagen macromolecule. The enzyme occurs together with elastase in pancreas tissue and was isolated from purified elastase preparations (see p. 624) by fractionation with ethanol at 20°; it is soluble in 30 vol.-% and insoluble in 80 vol.-% alcohol.

2. Carbohydrate in the collagen fibers

a) Acid mucopolysaccharides associated with the collagen fibers

The mucopolysaccharide gel in which the collagen fibers are embedded (see p. 628) seems to be densified at the surface of the fibers and thin layers of it are extended into the intervals between the collagen fibrils and filaments within the fiber.

The collagen fibers in normal human skin and in dermal scar tissue give a positive periodic acid-Schiff reaction (see p. 657). A positive PAS-reaction can be obtained with collagen fibers of animal hides. This reaction which is given also by extracted collagens (HÖRMANN and FRIES 1958) indicates the presence of a carbohydrate component in the collagen fiber. The hydroxylysine residues present in the collagen molecules do not seem to play a significant role in this reaction (see p. 587).

Most of the mucopolysaccharides adhering to the collagen fiber can be extracted by alkaline $CaCl_2$-solution. However, a significant part of the mucopolysaccharide remains in the fiber structure after extraction. Mucopolysaccharides which are occluded mechanically in the interior of the fiber and bound by hydrogen bonds to the adjacent polypeptide chains may form a part of this non-extractible mucopolysaccharide fraction.

Acid mucopolysaccharides are involved in the fibrogenesis of the cutis. They are demonstrable in embryonic tissues before the first collagen fibers are formed. The reconstitution of collagen fibers in vitro from soluble collagens (see p. 609) is significantly modified if the collagen solution contains small amounts of acid mucopolysaccharides. Under certain conditions of pH, ionic strength, and concentration, procollagen solutions are precipitated immediately on addition of chondromucoid (BYCHKOV and FOMINA 1958), extracts of umbilical cord (FAUVE, DELAUNAY, BAZIN and HENON 1956) or heparin. The ratio hydroxyproline: hexosamine (see p. 579) was 4.5 if the complex was formed at pH 4.3, and 6.1 if it was formed at pH 6.0. Similar complexes are formed when hyaluronate or chondroitinsulfate are added to collagen solutions (BYCHKOV 1950). Precipitation of soluble collagen in the presence of bacterial polysaccharides (prepared from staphylococci, streptococci, pneumococci and salmonellae) resulted frequently in the formation of abnormally constituted fibers (DELAUNAY and BAZIN 1956, 1957). (See long spacing collagens, p. 609.)

Under other experimental conditions, low concentrations of heparin and of deoxyribonucleic acid retarded the fiber formation from extracted collagen and caused the formation of abnormally thin fibrils; chondroitinsulfate A and C and keratosulfate accelerated the reaction and thick fibrils were produced; chondroitinsulfate B and hyaluronate had no effect (WOOD 1960b). — However, the presence of mucosaccharides is not a necessary condition for the formation of collagen fibers; collagen fibrils with a normal striation interval can be produced in vitro in absence of any mucopolysaccharide.

The structure of the native collagen fibers seems to be stabilized by the interposition of mucopolysaccharide chains (NEMETH-CSOKA 1960). The shrink temperature of collagen fibers (see p. 618) is lowered by previous treatment with hyaluronidase (BROWN, CONSDEN and GLYNN 1958). A large part of the collagen forming the tail tendon in rats can be extracted by NaCl-solutions; however, much less collagen could be extracted from this material if the NaCl-solution contained sulfated mucopolysaccharides (heparin or chondroitinsulfate) or bacterial polysaccharides (BAZIN, DELAUNAY and BRIQUELET 1957, 1958). When solutions of extractible collagen were treated first with hyaluronidase and then incubated at 38° for 20 hours (see p. 609), the formed fibers did not have the usual, regular, tigthly packed structure but appeared in the electron microscope as tortuous and rope-like structures composed of short helically entwined parts (WASSERMANN and LINDENBAUM 1956).

b) Mucoproteins bound to the collagen structure

Two different mucoproteins were found in collagen fibers from various tissues. Collagen mucoproteinase (see p. 594) liberates one of these mucoproteins (called mucoid$_2$) from the collagen fibers (BANGA and BALÓ 1956). The amount of the liberated mucoprotein is 5—8% of the collagen weight; it contains anthrone-positive substances (hexoses) and hexosamine. Besides mucoid$_2$, the digest contained acid mucopolysaccharides. The acid mucopolysaccharides could be separated by electrophoresis; they were hyaluronidase-resistant and gave the hexuronic acid reaction with carbazol and sulfuric acid (BANGA and BALÓ 1960a, b).

c) Carbohydrate residues firmly bound in the collagen molecules

Mucopolysaccharide groups which are firmly bound to protein molecules in general do not contain hexuronic acid and sulfate residues; they contain hexoses and hexosamine as main components. The presence of protein-bound hexoses in collagen was demonstrated by the color reactions with anthrone or orcinol and the presence of hexosamine by the Elson-Morgan reaction (GRASSMANN and SCHLEICH 1953. BANGLE and ALFORD 1954). Galactose, glucose, hexosamine and smaller amounts of mannose were found in hydrolyzates of ox hide collagen by the use of a chromatographic technique (MOSS 1955). Galactose and glucosamine were found to be the predominant carbohydrate components in human collagen from subcutaneous tissue of normal and rheumatic individuals (CONSDEN, GLYNN and STANIER 1953). The amount of the firmly bound carbohydrate is small and does not seem to exceed 1% of the total weight of the collagen. GRASSMANN and SCHLEICH (1953) found 0.65% and BEEK (1941) 0.52% carbohydrate in hide collagen. GROSS, DUMSHA and GLAZER (1958) found glucose and galactose in purified ox hide collagen. ONESON and ZACHARIS (1960) demonstrated the presence of 0.29—0.85% mannose and 0.25—0.43% hexosamine in collagen from cattle tendon. The sugar fraction consisted of galactose, glucose, mannose and fucose in the approximative ratio 1.0:0.8:0.25:0.2. An oligosaccharide, slowly moving in chromatography, was isolated from collagen digested with ficin at 70°. The oligosaccharide yielded on hydrolysis galactose, glucose, mannose and fucose.

There is indirect evidence that the mucopolysaccharide present in the collagen fiber is bound by ester bonds to the carboxyl groups of amino acid residues (Grassmann, Endres and Steber 1954, Grassmann and Kühn 1955). The lack of terminal carboxyl groups in collagen (see p. 590) has been explained in terms of carbohydrate groups bound to the terminal carboxyl of the polypeptide chain (Ester bonds in gelatin see p. 620). After injection of C^{14} labeled glycine, an intact polysaccharide group together with a bound glycine residue was liberated from the collagen molecule by carboxylpeptidase (Konno and Altman 1958). This suggests that a carbohydrate group is bound to the carboxyl group of a terminal glycine residue.

3. Macromolecular structure of the collagen fiber

a) General structure of fibrous proteins

Protein fibers consist of bundles of polypeptide chains which are oriented longitudinally in the direction of the fiber axis. In some types of fibrous proteins the polypeptide chains are in a stretched position; they seem to be folded in serpentine patterns in others. In collagen, they are twisted helically around one another like the threads in a yarn.

The position of the polypeptide chains is stabilized by cross linkages which connect each chain with its neighbors. Several types of interpeptidic cross linkages are shown schematically in Fig. 3.

In contrast to the fiber-forming proteins, globular proteins occur in the body mainly in dissolved form; they consist of spherical of egg-shaped particles; each particle contains only one or a few polypeptide chains.

Large amounts of dissolved globular proteins occur in the fluid filling the interfibrillar spaces in the cutis.

Solutions of globular proteins are not viscous; blood serum (which contains globular proteins in a high concentration) has a relatively low viscosity. Polymolecular aggregates of globular proteins (e.g. heat-precipitated blood serum) do not form fibers and do not have tensile strength. The polypeptide chains of globular proteins may have a similar molecular weight as have the polypeptide chains in fibrous proteins, but these chains are folded and contorted to loops and spirals in a stable pattern which seems to be well defined for each of these proteins and responsible for their serological specifity. In globular proteins, amino acid residues of the same polypeptide chain are linked together by cross linkages (see Fig. 4-II); these intrapeptidic cross linkages stabilize the pattern of the loops and spirals and give the particle its globular shape.

Fibrous and globular proteins differ in the arrangement of the cross linkages; intrapeptidic cross linkages prevail in globular proteins, and interpeptidic cross linkages in fibrous proteins.

b) Insolubility and resistance to enzymic hydrolysis

All types of fibrous proteins are insoluble in water and in neutral salt solutions of low ionic strength. The resistance against dissolving procedures varies greatly in different types of fibrous proteins. Some fibrous proteins dissolve readily in salt solutions of high ionic strength or in solutions of slightly acid or alkaline pH. Others have a remarkable resistance even against solutions of strong acids.

The strength of interpeptidic linkages and the mutual twist of the polypeptide chains cause the insolubility of the protein fibers. The polypeptide chains are kept together mainly by hydrogen bonds in collagen (which is dissolved by boiling with water); they form a closely intertwined fabric in elastin (which resists boiling).

The hydrogen bonds are easily broken in some fractions of collagen; cold $CaCl_2$ solutions of slightly increased ionic strength and acid buffers may dissolve a part of the collagen fiber. In contrast, the polypeptide chains are connected by stable disulfide bridges in the keratins which resist even strong acids.

Most types of fibrous proteins (one of the few exceptions is fibrin) are, in their natural form, relatively resistant against proteinases. The resistance can be

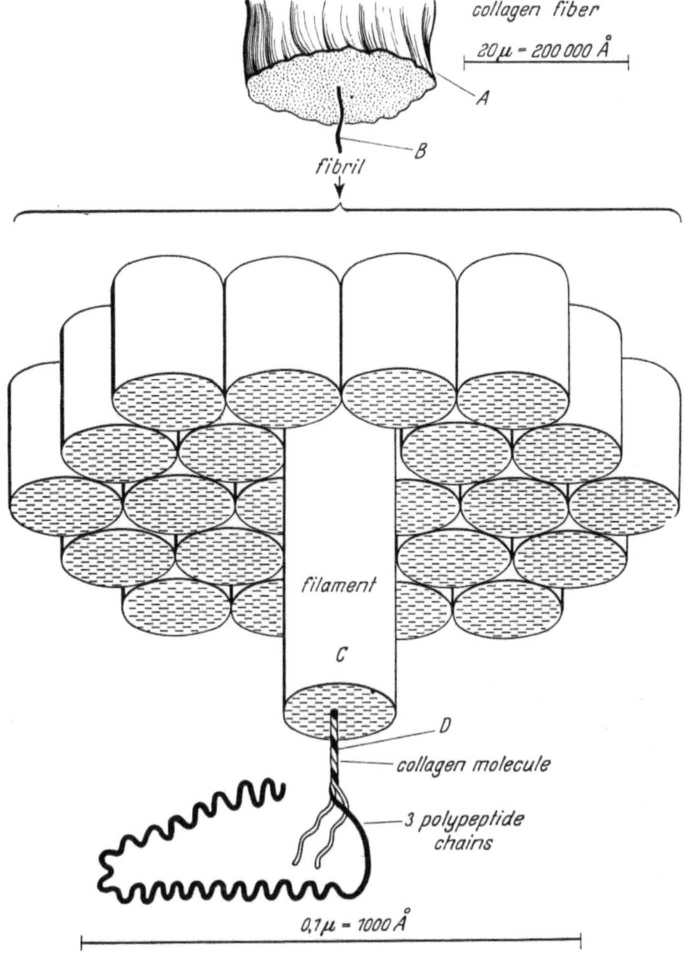

Fig. 4. *The architecture of collagen fibers.* A. *Native collagen fibers* appear in histological sections of cutis and subcutis as single or branched strings; their diameter varies between 5—40 μ (50000—400000 Å). These fibers can be split into thinner fibers by mechanical or physicochemical methods. Electron micrographs of such preparations reveal that each fiber consists of several thousand striated fibrils. — B. *Collagen fibrils* have a diameter of a few hundred to several thousand Å; the fibrils are strictly parallel. The striation is not shown in the picture; the striation period would be 3—4 times the diameter of one filament. — C. *Filaments.* The fibrils can be split to striated filaments with a diameter of 200 Å. Some of the electron micrographs indicate that the filaments form two strands which are twisted around each other; both right-handed helical spirals and left-handed spirals can be observed in the strands of a particular preparation (REED 1958). — D. *Protofibrils.* Each filament consists of bundles of several hundred protofibrils; the protofibrils are end-to-end connected collagen molecules. The molecules consist of three polypeptide chains twisted together to form a spiral. Protofibrils and collagen molecules have a diameter of about 14 Å. Collagen molecules are long thin rods; the length of a collagen molecule is about 2800 Å. The part of the filament sticking out from the fibril corresponds in its length to about one fourth of the length of a single molecule. — A collagen fiber, visible as a single string in the normal microscope, contains in its cross-section several hundred fibrils, 10000—100000 filaments, 1000000—1000000000 protofibrils. 1 μ in the length of a collagen fiber represents the length of three molecules. The magnification of the lower part of the picture (filaments) is about 500 times that of the upper part (collagen fiber). An erythrocyte would have the diameter of about 10 mm at the magnification of the collagen fiber and would have the diameter of 5 m at the magnification of the filaments

consistently reduced if the close arrangement of the polypeptide chains in the fiber is destroyed or loosened. The close packing of the polypeptide chains in the original fiber may prevent the access of the enzyme to the specific types of peptidic linkages which are susceptible to its hydrolytic action.

E. g., native collagen fibers can be dissolved by collagenase but not by trypsin (see p. 593)
The glycyl-glycine linkages (which are split by collagenase) are relatively numerous and are
on the surface of the molecule in an accessible position. However, the peptide bonds which
are specifically split by trypsin are relatively rare and may be hidden in the interior of the
fiber. Hydrothermal shrinking of the collagen fiber loosens the connections between the
polypeptide chains; conversion to gelatin liberates the polypeptide chains completely. Both
reactions make the trypsin-sensitive peptide linkages accessible and reduce the resistance
against trypsin significantly.

c) Mechanical properties of fibrous proteins

Protein fibers have a great tensile strength. Some of them can be extended
to a multiple of their original length without breaking. The tensile strength of
the fibers is caused by the orientation of the long polypeptide chains in the axial
direction of the fiber. Fibers which are extensible and elastic consist of folded
polypeptide chains which become oriented in the axial direction and are unfolded
by the stretching force. They become refolded when released.

Wet hair can be considerably stretched; high angle x-ray diffraction revealed that the
polypeptide chains are in a parallel, regularly folded alignment in the native hair; they
become unfolded in stretched hair (*"intramolecular stretching"*).

Elastin fibers are assummed to consist of irregularly and extensively folded polypeptide
chains which become gradually unfolded and oriented parallelly if the fiber is stretched.
They return to their original disordered state when released. — Elastin resembles rubber in its
elastic properties. Unstretched elastin is optically isotropic. Stretched elastin is birefringent,
indicating that the polypeptide chains become oriented by the stretching force.

Another mechanism is involved in the stretching of collagen. Isolated collagen fibrils
can be forcibly stretched several times their original length. In the three chained helix of the
collagen molecule, the polypeptide chains are not folded in a degree which could explain
this degree of extensibility. In electron micrographs, the striation period increases proportionally to the increase in length of the stretched fibril (see Fig. 11, p. 614). The increase in the
striation period may reflect an extension of the polypeptide coils (see p. 607) which form the
end-to-end connection between the molecules in the fiber (*"intermolecular stretching"*).

Stretching of a sample of cutis tissue does not, as a rule, involve an increase in the length
of the collagen fibers. The collagen fibers which form the microscopically visible collagen
network are in normal nonextended skin arranged in various directions. They are straightened
and assume a parallel position if the skin is stretched. This type of stretching is comparable
to the increase in length which occurs if a quadratic net is extended at two opposite corners
(*"diagonal stretching"*). A diagonal stretching in the molecular level occurs if a gelatin
gel (consisting of a network of nonoriented polypeptide chains) is extended in a given direction by mechanical force (see p. 621).

The above given general scheme for the structure of fibrous proteins has been deduced
from the x-ray diffraction patterns of protein fibers.

d) X-ray diffraction patterns of collagen fibers

α) High angle X-ray diffraction patterns of collagen

The polypeptide chains which are closely packed in a direction parallel to the
fiber axis form a longitudinal lattice deflecting x-rays in a direction equatorial
to the fiber axis; the distance between two adjacent polypeptide chains can be
calculated from the angle of equatorial deflection (Fig. 5a).

Each of the polypeptide chains consists of an alternating sequence of (—NH
—CHR—CO—) groups. Thus, layers of identical atom groups alternate in identical
intervals along the bundle, forming a lattice in a transversal position to the fiber
axis. The transversal lattice deflects the x-rays in a meridional direction (Fig. 5b).

X-ray studies on crystallized amino acids and oligopeptides have shown that
the length of an amino acid residue (—NH—CHR—CO—) is 3.15 Å. This period
would appear in the axial direction of an ideal fibrous protein which consists
of stretched polypeptide chains in an exactly parallel position to the fiber axis.
In the proteins of the collagen group (in which the polypeptide chains are inclined

to the fiber axis by a helical twist), this period is somewhat shorter (2.86 Å), additional x-ray reflections are produced by periodically repeating helical turns.

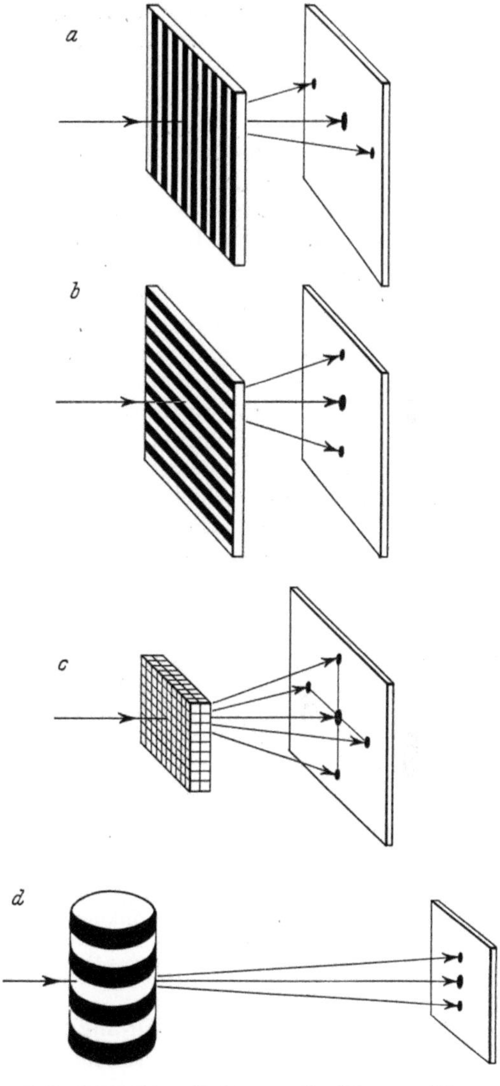

Fig. 5 a—d. *Diffraction patterns.*

a The diffraction of x-rays in a crystalline substance is a phenomenon which is analogous to the diffraction of visible light in the diffraction gratings which are used in spectroscopes and other optical instruments. Such gratings consist of parallel lines scratched on a glass plate in identical intervals of about 0.01 mm (= 100000 Å). Such gratings will diffract visible light (wave length 3900—7700 Å). If a thin beam of monochromatic visible light is thrown through a grating in which the lines are in a vertical position, a number of spots will be observed on a screen placed behind the grating: a central spot (representing the undeflected beam) and other spots (representing deflected rays); the spots of the deflected rays will be in equal distances at the right and at the left of the nondeflected beam.

b If the grating is set in a horizontal position, the spots of deflected light will appear above and below the central spot. The light is always deflected in a direction which is perpendicular to the lines of the grating, The angle in which the monochromatic light is deflected depends on the distance between the lines in the grate: The smaller the interval in the grating, the greater the angle of deflection. If the wave length of the monochromatic light is known, the distance between the lines in the grating can be calculated from the angle of deflection.

c Crystals consist of molecules or ions which are fixed in a definite mutual position. Rows of identical atoms alternate in regular intervals of several Å, forming a space "lattice". This lattice deflects x-rays (wave length about 0.1—10 Å) similarly as a grating with intervals of several thousand Å deflects visible light. Vertical rows of identical atoms deflect the x-rays in horizontal ("equatorial") direction; horizontal rows produce a diffraction in vertical ("meridional") direction. The angle in which x-rays of a given wave length are deflected depends on the distance between the rows of identical atoms; the smaller the distance of two identical rows in the crystal lattice, the greater the angle of deflection. The distances in which the rows of identical atom groups follow each other in the different directions of space can be deduced from the x-ray diffraction pattern given by the investigated crystalline substance. The shape and the mutual position of the molecules in the crystal can be calculated from the distances of the atom groups in the lattice. — Crystalline substances of complicated structure may contain a lattice in which layers of different atom groups alternate in different periodically repeating intervals, giving a large number of reflections on the screen. Several alternative interpretations may be possible for a complicated x-ray pattern. Data obtained with other physico-chemical methods (e. g., infrared spectroscopy) may give important clues for the interpretation of the x-ray diffraction pattern of the investigated substance.

d Macromolecular materials of crystalline structure (e.g., collagen fibers) may contain two types of a crystal lattice; one with small intervals and another with very large intervals. The small-interval lattice is produced by rows of atom groups whose distances are in a similar range of magnitude as are the distances of the atom groups in crystals of small molecules. This small-distance lattice deflects x-rays in relative wide angles, and therefore, can be analyzed by the technique used for the crystallographic analysis of substances of small molecular weight ("wide angle x-ray spectrography"). Besides this small-interval lattice, a large-interval lattice is sometimes present in crystalline structure of macromolecular substances. This type of lattice deflects x-rays only in small angles from the original direction. If the wide-angle technique is used, the secondary spots produced by the large interval lattice almost coincide with the spot of the nondeflected beam. To separate the slightly deflected x-rays from the nondeflected beam, a special technique has to be applied: much thinner beams of x-rays are used and the photographic screen is set up in a much greater distance behind the investigated material. This "small angle x-ray spectrography" is used to analyze intervals of several hundred Å. — The intervals revealed by this technique in the longitudinal direction of the collagen fiber are identical with the interval of the striation observed in electron micrographs of collagen fibrils.

The high-angle x-ray (= short period), pattern of collagens shows a large number of reflections. Two series of meridional reflections correspond to intervals of 2.86 Å and 9.5 Å in the axial direction. Two series of equatorial reflections correspond to intervals of 4.41 and 11.5 Å in the transversal plane.

β) The three-chain helix of the collagen molecule

The analysis of the high angle x-ray diffraction pattern, together with results obtained with other methods, led to the conclusion that the collagen molecules consist of helically twisted polypeptide bundles. Each bundle contains three polypeptide chains (Pauling and Corey 1951). Each polypeptide chain is twisted around its own axis ("minor helix") and the three chains are slowly twisting about one another ("major helix") (see Fig. 6). The pitch of the minor helices is 9.5 Å; the minor helix contains 3 amino acid residues per turn. The minor helices are slightly inclined to the fiber axis. The pitch of the major helix is 28.6 Å; the major helix contains 10 amino acid residues per turn (Ramachandran and Kartha 1954, Crick 1954, Ramachandran 1956, Rich and Crick 1955). Synthetic polyglycine (Crick and Rich 1955) and poly-L-proline (Cowan and McGavin 1955, Cowan, McGavin and North 1955) have a similar structure and were used as model substances in these investigations.

The three-chain helices are packed parallelly. They are rigid and not twisted around one another. In a transversal section of the fiber, each helix is surrounded by six of its neighbors forming a hexogenal array (Sasisekharan and Ramachandran 1957). Solutions of extractible collagen fractions (see p. 605) contain three-chained helix-molecules. The physicochemical investigation of these molecules gave results which are in good agreement with the structure proposed above. Evidence obtained from infrared spectroscopy of collagen (Ambrose and Elliot 1951, Sutherland, Tanner and Wood 1954) seems to be consistent with this interpretation of the high angle x-ray pattern of the collagen fiber (Ramachandran 1955).

Rich and Crick (1955), proposed two possible arrangements for the three-chain helix of the collagen molecule. Both alternatives satisfy the x-ray diffraction data. In collagen model I, the hydroxyl groups of hydroxyproline are oriented toward the axis of the helix connecting the three polypeptide chains by their hydrogen bonds. In collagen model II, they are directed radially away from the helix axis, and the hydroxyl groups are connected by hydrogen bonds with adjacent three-chain helices. It is not clear at the present time which one of the two proposed models represents the real configuration of the collagen molecule. The introverted arrangement of the hydroxyproline rings seems theoretically less probable with respect to stereochemical considerations; the placing of the pyrrolidin rings in the interior of the three-chained helix may imply some deformation in the polypeptide chains. However, some experimental evidence supports the introverted arrangement: The temperature at which the three-chained collagen helix is split into three separate polypeptide chains (see parent gelatin, p. 607, and shrinking temperature, p. 618) is low in collagens with a low hydroxyproline content. This indicates that the hydrogen-bonded hydroxyproline residues are involved in the mutual connection between the three chains and are in the interior of the helix.

γ) The small-angle (= long period) X-ray patterns

of collagen fibers exhibit reflections which can be ascribed to various orders of a single fundamental spacing repeating along the fiber axis. This spacing is about 640 Å in dry collagen fibers and about 700 Å in wet fibers. Collagens from various tissues and from a wide variety of animal species show this axial period (Bear 1944). This interval is in good agreement with the 640—700 Å spaced striation of collagen fibers visible in electron micrographs. The interpretation of this period in terms of collagen structure is discussed on p. 609 and Fig. 8 and 9.

e) Electron micrographs of collagen fibrils

α) Fibers, fibrils and filaments

The collagen fibers in the cutis (diameter 20—40 μ) can be split mechanically into thinner fibers (e.g. by teasing with a needle). Electron micrographs show that these split fibers consist of bundles of fibrils (see Fig. 1, p. 581). These fibrils have an approximately uniform width in a given sample of tissue; they may vary in width in different collagen preparations from the same animal species. The collagen fibrils in different samples of normal human cutis may vary in diameter from 700—1400 Å (= 0.07—0.14 μ) (GROSS and SCHMITT 1948). A similar range in the diameter of collagen fibrils was found also in the collagens of very

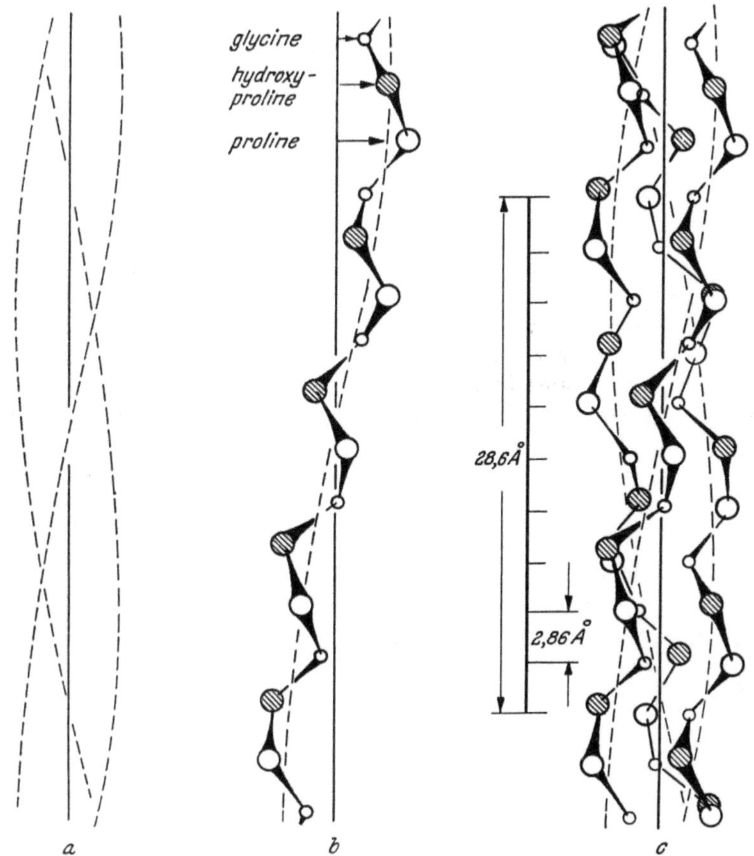

Fig. 6a—c. *The three chained-helix of the collagen molecule.* The collagen molecule consists of three polypeptide chains which are twisted around one another forming a three chained helix.

a The major helix. The straight solid line in the figure is the axis of the three chained helix; the broken lines represent the axes of the three individual polypeptide chains. The helical arrangement of the axes of the three polypeptide chains around the axis of the molecule is the major helix. The major helix represents a slowly turning right hand screw.

b One of the three minor helices. Polypeptide chains coiling slowly about their own axis form the minor helices of the collagen mole cule. The minor helices have left handed turns; each turn consists of three amino acid residues. Each amino acid residue is shown as a circle.

c The complete three-chain helix. Amino acid residues in identical positions appear in intervals of 28.6 Å in the helix. The interval includes ten horizontal layers of amino acid residues. The interval between two such layers is 2.86 Å; this interval represents the length of an amino acid residue in its projection on the fiber axis. — The sequence glycyl-hydroxyprolyl-prolyl-assumed for this model (see p. 587) represents the approximative amino acid composition of about two thirds of the collagen molecule. The polypeptide chains may be deformed and in a larger mutual distance in the "disordered" regions of the collagen molecule which consist mainly of amino acids with long polar side chains. [Drawing by F. H. C. CRICK, reproduced by KENDREW and PERUTZ. Ann. Rev. Biochem. **25**, 327 (1957). Courtesy of J. C. KENDREW, Cambridge, England and Annual Reviews Inc. Palo Alto, Calif.]

different animal species, e.g., in toad, various reptiles, pigeon and rat (SANTOS, SANTOS, EDWARDS, HOGE and SAWAYA 1957). (Schematical structure of collagen fibrils and fibers, see Fig. 3 and 9; electron micrographs of collagen fibrils, see Fig. 1.)

The fibrils are packed in a strictly parallel position and are never branched. The branching of collagen fibers (sometimes demonstrable in histological preparations with the normal microscope) is caused by transfer of fibril bundles from one fiber to another. This exchange of fibrils is one of the factors which hold the network of collagen fibers in the cutis together.

Applying a special technique, interfibrillar filaments can be detected which pass from one fibril to another. The filaments seem to be embedded in a material of lower electron-density without apparent structure (KÜHNKE 1957). If the collagen fibers are treated with phosphomolybdic acid and after addition of acetic acid dried for 1 hour at 60—65°, a longitudinal breakdown of the filaments can be observed; single protofibrils and bundles of proto-fibrils are separated (NEMETSCHEK 1958).

β) The main period of collagen striation

The fibrils in all collagen-containing tissues show a cross striation. In fibers treated with phosphotungstic acid the striation appears in the form of alternating dark and light bands which extend across the fibrils, indicating alternate areas of low and high density. The interval from one dark band to the next is 640 to 700 Å; this interval varies somewhat from one fiber to another and is independent from the diameter of the fibrils and the fibril bundles. No significant differences in the period have been found in the collagen fibers of different tissues and in collagens of various animal species. This striation gives the collagen fibrils a bead string-like appearance in shadowed electron micrographs; the contour of the fibrils appears to be raised and depressed in regularly alternating intervals along the length of the fibrils (see Fig. 1 and 7).

The occurrence of collagen fibers with short spacing striations (230 Å) and long spacing striations (2800 Å) has been reported in occasionally samples of pathological skin. Short spaced and long spaced types of collagen can be produced from soluble collagens in vitro (see p. 610).

Contraction of the collagen fibers, induced by treatment with dilute acids, reduces the intervals in the same proportion as the length of the fiber is reduced. If collagen fibers are stretched mechanically, the interval of the striation increases with the length of the stretched fibril (see Fig. 11, p. 614). The stretching induces mainly an elongation of the light bands in the fibrils (SCHMITT, HALL and JAKUS 1942). Some elongation is observed also in the dark bands (NEMETSCHEK 1958). — Collagen fibrils of embryonic, newborn, and grown rats have an dentical striation period; they differ, however, in diameter.

The main period of the electron optic striation is identical in length with the 640—700 Å period deduced from the small-angle x-ray diffraction patterns of collagen. Stretching and shrinking procedures which change the period in the electron micrograph, affect the period in the x-ray diffraction pattern in the same sense. Both periods represent the same repeating structure in the collagen fiber (see p. 600). These repeating structures are the terminal regions of the collagen molecules. These terminal regions consists mainly of amino acids with long and polar side chains (see "disordered" regions in the collagen molecule, p. 584). These regions appear dark in electron micrographs of phosphotungstic acid stained collagen fibers because phosphotungstic acid is adsorbed by basic groups, e.g., by the guanidine groups of arginine residues (KÜHN, GRASSMANN and HOFFMANN 1958). The terminal disordered areas of two collagen molecules combine when the molecules are connected in an end-to-end position and the combined end-groups form the dark bands in the fiber. The period of 700 Å is a quarter of the length of the collagen molecule because the molecules in each subsequent layer are displaced a quarter of their length in the axial direction of the fiber (see Fig. 8).

γ) Intraperiodic subbands

Using great magnification and special staining, the light and dark bands which form the main period of the collagen striation may be resolved to a series of subbands. Within the dark bands, thin light lines become visible, indicating the presence of small, "ordered" districts within the "disordered" terminal areas. In the main bright region appears a series of narrow dark bands of various density, representing small districts of "relative disorder" within this otherwise "ordered" region.

Since in the native fiber each collagen molecule is shifted longitudinally against its neighbors a quarter of its length, the spectrum of subbands (as it appears in native fibers) is produced by the superposition of the subbands of four longitudinally displaced series of collagen molecules (see Fig. 8 and 9). — The real number and position of discordered regions in the collagen molecule can be analyzed in "segment long spacing" collagens, in which the molecules are arranged in a vectorially parallel position without overlapping (see Fig. 9). About 30 dark subbands of various intensity appear in electron-micrographs of such preparations. Treatment with phosphotungstic acid (staining of basic groups in the polypeptide chains) and treatment with uranyl salts (staining of acidic groups) give similar but not identical patterns; the subbands have the same positions both in uranyl-stained and in phosphotungstic acid-stained preparations, but the relative intensity varies with the staining reagent, showing the prevalence of either basic or acidic groups in the particular subband (SCHMITT and HODGE 1960).

Other intraperiodic striations appear in preparations of skin and tendon collagens which are treated with periodate and then impregnated with Ag. This reaction seems to indicate the presence of carbohydrates in the Ag-impregnated areas. The relative intensity of these subbands does not coincide with that of the striation visible in fibers impregnated with phosphotungstic acid. Previous treatment with hyaluronase or trypsin did not affect the intensity of silver-binding. A silver impregnation, although not quite so clearly periodic as in collagen from grown animals, was observed also in collagen fibers from embryonic tissue and with reticulin fibers. Three transversal layers of Ag particles per period were observed in electron micrographs of normal collagen and six in the long-spacing types of reconstituted collagen. Treatment with periodate solution for longer periods gradually destroyed the collagen fibers; yet, the remaining fibrillar fragments showed a periodical Ag impregnation (KÜHN, HOFMANN and GRASSMANN 1956). For electron micrographs of Ag-stained collagen fibrils see, SCHWARZ and MERKER (1959), GRASSMANN, HOFMANN, KÜHN, HÖRMANN, ENDRES and WOLF (1957).

4. Extractible collagens and the reconstitution of collagen fibers in vitro

If collagen-containing tissues are extracted with salt solutions, buffers, or dilute acids, a part of the collagen is dissolved. If this extraction is performed at low temperature, the extracted collagen molecules retain their original three-chained structure and have the capacity of reaggregating to fibers.

Studies on the chemical constitution of dissolved collagens and on the mechanism by which they reconstitute to fibers in vitro, proved to be of great importance for the investigation of the structure and the metabolism of the collagen fiber in the cutis and other connective tissues.

The residue remaining after exhaustive extraction of soluble collagens can be dissolved only by prolonged heating or autoclaving with water (see metacollagen and collastromin, p. 613). Such procedures disrupt the three chained collagen molecules into single polypeptide chains; the mixture of polypeptide chains formed by heating of collagen is called gelatin (see p. 619). Gelatin consists of separated single-chained polypeptide molecules, whereas extractible collagens consist of three-chained molecules with intact helix structure.

a) Fractions of extractible collagen

Several fractions of soluble collagen can be extracted from collagen containing tissues. One series of fractions, called tropocollagens, can be extracted from the tissue with cold, neutral salt solutions. Another series of fractions, called pro-collagens, is obtained if the tissue (from which the tropocollagens previously were extracted with neutral salt solutions) is treated with cold buffers at pH 3—4. Collagen fractions which can be extracted with cold dilute acetic acid or dilute alkali seems to be closely related to or identical with procollagen.

Tropocollagens and procollagens differ from each other in the degree of fixation to the fibrils. The first fractions of tropocollagen occur in the cutis in a dissolved form or are loosely attached to the fibers. The last fractions of procollagen are firmly incorporated into the fibers and can be liberated only by prolonged treatment with dilute acids. There exists a continuous series of collagen fractions of gradually decreasing extractibility between these two extremes.

The fractions of extractible collagen differ slightly in their amino acid composition (Jackson, Leach and Jacobs 1958). The more firmly bound (less extractible) fractions seem to contain more hydroxyproline and hydroxylysine than the easily extractible fractions. With the exception of these small differences, the general chemical and physical properties of the extractible collagen fractions are very similar.

Tropocollagen. If fresh ground skin is shaken with NaCl solution or phosphate buffer (pH 7.6) for 18 hours at 5^0, a viscous, protein-containing extract is obtained. Electrophoretic analysis of the extracted proteins give a pattern which resembles that of serum proteins, except for a sharp, slow-moving and slowly diffusing additional peak in the γ-globulin area. This peak in the γ-area is extracted collagen. If the extract is digested with collagenase at 27^0, the viscosity is rapidly reduced to a value close to that of the buffer, and the peak in the γ-area disappears. (See occurrence of hydroxylysine in the γ-globulin fraction, p. 587).—If the extract is digested with trypsin at 27^0, the decrease in viscosity is small and all peaks in the electrophoretic protein pattern (including the additional γ-peak) are reduced in size. A rapid but relatively small decrease in viscosity is observed if the extract is digested with hyaluronidase at 27^0; however, no change occurs in the electrophoretic pattern of the proteins (Gross 1957).

These experiments show that the skin extracts contain three main components:

a) An extracted collagen fraction which migrates with the γ-globulins in electrophoresis. It gives the solution a high viscosity and is sensitive to collagenase; this fraction is tropocollagen.

b) Collagenase-resistant, trypsin-sensitive proteins which give the same fractions as do serum proteins in electrophoresis. They resemble serum proteins also in other respects. These proteins are dissolved in the interfibrillar fluid of the cutis.

c) Hyaluronidase-sensitive mucopolysaccharides (see p. 635).

If the tissue extract is warmed to 37^0, the tropocollagen precipitates, the supernatant loses its viscosity and the sharp peak in the electrophoretic γ-fraction disappears. The precipitates formed from extracted collagens contain hydroxyproline in similar amounts as other collagens; the precipitations contain fibrils which resemble native collagen fibrils in their wide-angle x-ray pattern and may exhibit the typical striation in 640—700 Å intervals when examined under the electron microscope (see reconstituted collagens, p. 609). No precipitation was observed if the skin extracts were digested with collagenase before warming.

The amount of tropocollagen extracted depends on the ionic strength of the NaCl solution used for the extraction: 0.14 M (= 0.8%) NaCl-solution dissolved smaller amounts of tropocollagen than 0.4 M (= 2.3%) NaCl solution.

Acid soluble collagen and procollagen. Nageotte (1927, 1928) observed that some types of collagen fibers can be dissolved by treatment with cold dilute acetic acid. Tustanovskii (1947) isolated a collagen fraction by extracting the cutis and other collagen-containing tissues with cold citrate buffer at a pH of approximately 4 and called it procollagen.

Preparation of procollagen: Fresh rat hides are freed from hypodermic tissue and finely ground. Albumins and globulins (and the tropocollagens) are removed by grinding with 0.3 M

Na$_2$HPO$_4$-solution. The washed residue is extracted with citrate buffer (pH 4) for 24—36 hours at 1°. Procollagen molecules reaggregate very easily to fibrous precipitates. If the viscous, transparent extract is dialyzed against 0.01 M Na$_2$HPO$_4$ solution, a precipitate in the form of long crystal-like needles appears after 24 hours. Amorphous precipitations are obtained by mixing equal volume of the citrate extract and 10% NaCl solution (OREKHOVICH, TUSTA-NOVSKIJ, OREKHOVICH and PLOTNIKOVA 1948, OREKHOVICH, TUSTANOVSKIJ and PLOTNIKOVA 1948). — Procollagen crystals (= in vitro reconstituted collagen fibers) were obtained from the skin extracts of many animal species and from extracts of human skin.

"Acid soluble" collagen is a similar preparation. The skin sample is frozen in dry ice and then ground in a mill; the powder is extracted at 5° four to six times (for 1—2 days each time) with 50 ml 3% acetic acid per g of tissue. The extracted collagen can be stored at 5° as a 0.2—0.5% solution in 1% acetic acid. The preparation behaves as a homogenous substance in ultracentrifugation and is able to reconstitute to fibers (PIEZ, WEISS and LEWIS 1960).

Fractions of procollagen. slightly different from each other in their amino acid composition. were obtained if the digestion with citrate buffer (pH 4) was repeated in several periods of 48 hours each. The first and the last fractions contained relatively large amounts of proline: hydroxyproline and aspartic acid were highest in the fractions obtained in the middle of the extraction series. The residue. exhausted by several extractions (see collastromin. p. 613). contained less hydroxyproline and lysine than the extractible collagen fractions (DENISOVA and ZAIDES 1957).

Procollagen is rapidly digested by papain and about 3 times more slowly by cathepsin. It is hydrolyzed by pepsin and trypsin to a limited degree (PLOTNIKOVA 1949). The isoelectric point of dissolved collagen was found to be in the range of pH 4.7—5.7. depending on the electrolytes present (ARBUZOV 1954).

b) Structure of extracted collagens

Dissolved collagen molecules are rigid rods with a length of about 2800 to 3000 Å and a width of 14 Å. A 10 million-times enlarged model of a monomer collagen molecule would be a rigid bar, 3 m long and 14 mm thick. Electron micrographs of isolated collagen molecules show nonflexible, rod-like particles; the length and the diameter of these particles were in good agreement with the data obtained by physicochemical methods (HALL and DOTY 1958). Solutions of extracted collagen, from which large particles had been removed by previous high-speed centrifugation, gave a molecular weight of 350000 and a particle ength of about 2900 Å (BOEDTKER and DOTY 1956).

Dimeric and polymeric collagen molecules seem to occur in the noncentrifuged original extract. Electrophoresis of acid-extracted collagen showed several components with different mobility (TOMLIN and TURNER 1957). OREKHOVICH and SHPITIKER (1958) found an average molecular weight of 700000 and a particle length of 6000 Å in procollagen solutions. NODA (1955) found similar values in acid extracted collagen. These findings indicate the presence of end-to-end connected dimer molecules in extracted collagens. Electron micrographs of tropocollagen (which had been purified by repeated precipitation with NaCl or (NH$_4$)$_2$SO$_4$ and redissolving in dilute buffers) showed that the dissolved material consists of various linear aggregates of repeating units several thousand Å in length (JACKSON and FESSLER 1955).

The values for the molecular weight and the dimensions of the monomer molecule seem to be very close to each other in collagens from mammalian and non-mammalian sources. The molecules of extracted cod skin collagen have a weight of 280000, a length of 2810 Å, and a diameter of 12.1 Å (YOUNG and LORIMER 1960).

Graded hydrolysis of extracted collagen with collagenase produced only a slight decrease in molecular weight. The three chained collagen molecule is not disrupted even if its polypeptide chains are split at several places because the fragmented polypeptide chains are still kept together by their hydrogen bonds. The optic rotation was not significantly changed. indicating that the poly-peptide fragments remain in their three-chain helix position (see parent gelatin. p. 607). However, the viscosity decreased rapidly, and parallel light-scattering measurements revealed that the originally rigid molecules become flexible and form coils if the polypeptide chains are disrupted (von Hippel, Gallop, Seifter and Cunningham 1960).

The extractible collagen molecules represent the repeating unit in the polymer structure of the collagen fiber. An essential part of the data given in literature on the weight, shape and structure of the repeating unit in the collagen fiber have been obtained by analysis of extracted collagens.

c) Amount of extractible collagens in the cutis

Salt extractible collagens form only a small part of the total collagen in the adult cutis; under the usual conditions of extraction (48 hrs. at room temperature) procollagen is more than twice the amount of tropocollagen (see Table 4).

More procollagen could be extracted from the skin of young animals than from that of adults. Orekhovich (1950) obtained 1—2% procollagen from the skin of adult guinea pigs, 3—4% from that of animals 7—8 month of age, and 7—10% from young guinea pigs 10 days to 6 months after birth. More tropocollagen could be extracted from calf skin than from ox hides; fibrous precipitations could be obtained easier from tropocollagen of young animals than from analogous preparations from the skin of adult animals (Cooper 1957).

Similar results were obtained with the skin of young and old rats (McGavack and Kao 1960). From human skin less collagen could be extracted when the samples originated from older subjects (Boucek, Noble, Kao and Elden 1958; Banfield 1952). Administration of growth hormone increased the amount of acid soluble collagen in the skin of old hamsters (Banfield 1958).

The amount of total collagen (soluble plus insoluble) varies considerably in the skin of different mammalian species; however, the ratio between the soluble and the insoluble collagen fraction in the skin seems to be about the same in adult mammals of different species. About 7% of the total collagen is extractible and about 93% resists extraction (see Table 4).

Collagen fibers from fish skin contain larger amounts of acid soluble collagen than collagens from mammalian sources. As much as 62% of the total content of hydroxyproline could be extracted from cod skin with cold citrate buffer (p_H 3.5) (Young and Lorimer 1960). Fish collagens also contain less hydroxyproline and have a lower hydrothermal stability (Gustavson 1954, 1956) than collagens from mammalian sources, indicating a lesser degree of cross connections. — Rat tail collagen differs from the collagen of other tissues by giving a high percentage of acid extractible collagen.

A part of the soluble types of collagen seems to originate from the reticular fibers. The argyrophil fibers in the cutis lose their stainability with silver nitrate when the tissue sections are extracted with NaCl solutions; subsequent extraction with acid citrate buffer removed the thin reticulin fibers almost completely, leaving the thick collagen fibers apparently unaffected (reticulin see p. 621).

Table 4. *Amount of extractible collagens in the cutis*
Samples of dorsal rabbit and rat skin were extracted with 0.45 M NaCl (tropocollagen); the residues were extracted with citrate buffer at pH 3.6 and 4 for two days (procollagen). The amount of collagen fractions are computed on the basis of hydroxyproline determinations in these extracts (Sakata 1960). — Rat skin contains more total collagen than rabbit skin; the amounts of extractible collagens increase proportionally. The ratios tropocollagen to procollagen; and extractible collagen to total collagen are the same inspite of the differences in the absolute amounts.

	Amount of hydroxyproline in mg-% of fresh skin		Amount of collagen fraction in % of fresh skin		In % of the total collagen	
	Rabbit	Rat	Rabbit	Rat	Rabbit	Rat
Tropocollagen.	42.2	56.8	0.312	0.42	2	2
Procollagen.	104.6	132.1	0.790	0.98	5	5.5
Total extractible collagen	146.8	188.9	1.102	1.40	7	7.5
Insoluble collagen	1811	2200	13.4	16.4	86	92.5

d) Cleavage of extractible collagens to parent gelatin

Procollagen and other extractible collagens are denaturated to "parent gelatin" when the temperature of the solution (pH 6) is raised to 36—40° for several minutes (OREKHOVICH and SHPITIKER 1955a). In acid solution (pH 2) or in the presence of urea, denaturation occurs at lower temperature (e.g., at 30°). The denaturation to parent gelatin is connected with a sharp decline in viscosity and optic rotation (FLORY and WEAVER 1960).

Viscosity, rotation and sedimentation data indicate that the denaturation to parent gelatin involves the cleavage of the three-chained helix of the collagen molecule and that parent gelatin consists of single polypeptide chains. Ultracentrifugation of parent gelatin (obtained from citrate extracted collagen by warming at 36°) showed the presence of two components with molecular weights of about 80000 and 160000 (PIEZ, WEISS and LEWIS 1960). The slowly sedimenting fraction (with low molecular weight) is called the α-component, the heavier is designated β-component.

The α- and β-components can be separated by fractionation with ammonium sulfate in 5 M urea solution (OREKHOVICH and SHPITIKER 1955a, b, 1957). Chromatography in a column of carboxymethylcellulose in acetate buffer (pH 4.8) gives a very good separation; the α-component appears first in the eluate.

In their overall amino acid composition, both components have the general characteristics of collagen. However, the heavier β-component contains more valine, leucine and isoleucine, and the α-components more glutamic acid and lysine; differences were found also in several other amino acids (PIEZ, WEISS and LEWIS 1960).

Since the α- and β-polypeptides differ in their amino acid composition, polar side chains are distributed in a different pattern along the chains; these differences may facilitate the formation of cross linkages between the three chains of the collagen molecule.

Conversion of dissolved collagen to parent gelatin yields equal amounts of the α- and the β-component. Since the molecular weight of the α-component is about half that of the β-component, parent gelatin contains twice as many molecules of the α-component than of the β-component. It can be concluded that the triple-chained collagen molecules consist of two relatively short polypeptide chains (yielding 2 molecules of the α-component) and one long polypeptide chain (yielding 1 molecule of the β-component (PIEZ, WEISS and LEWIS (1960). The sum of the molecular weights $(2 \times 80000) + 160000 = 320000$ corresponds roughly to the molecular weight of the nondenaturated collagen (which is 350000, see p. 605).

The smaller α-polypeptides contain about 900 amino acid residues each and are (in the helical form in which they exist in the collagen molecule) about 2600 Å long. The β-component contains about 1800 amino acid residues; the total three-chained collagen molecule consists of about 3600 amino acid residues.

Since the β-chain of the collagen-helix is twice as long as the α-chains, about half of this chain (= about 900 amino acid residues) is left outside of the triple chain of the collagen molecule. The arrangement of this surplus part of the β-chain in the protofibril structure is not known at the present time. It is possible that the ends of the long polypeptide chains, sticking out of the end of the three-chained helices, play a role in the end-to-end connection of the collagen molecules to protofibrils by mutual coiling (see sonic irradiation of collagen, p. 611).

These parts of the collagen fiber seem to contain larger amounts of nonpolar amino acids than the helices. Collagen contains about 210 residues of valine, leucine and isoleucine per molecule; the two α-chains contain 40 residues each of these amino acids; the β-chains contain about 130.

As reported on p. 605, the values given by OREKHOVICH and SHPITIKER for the molecular weight and the particle length of procollagen are about twice the values obtained by other investigators. These higher values seem to be caused by the presence of dimer and polymer molecules in their preparations. OREKHOVICH, SHPITIKER, KASAKOVA and MAZUROV (1959) also found higher molecular weights for the α- and β-components of denatured parent gelatin. In their preparations, the α-component had a molecular weight of 125000 and the β-component 290000. The molecular ratio of the components was, however, 2:1 (OREKHOVICH, SHPITIKER and ZASLAVSKII 1958), and their findings are in agreement with the above reported assumption that procollagen consists of two short and a longer polypeptide chains. The higher molecular weight of the components of parent gelatin obtained from their preparations suggests that the three-chain helix can be disrupted into single polypeptide chains without clearing the end-to-end connections of the polypeptide chains of two consecutive molecules.

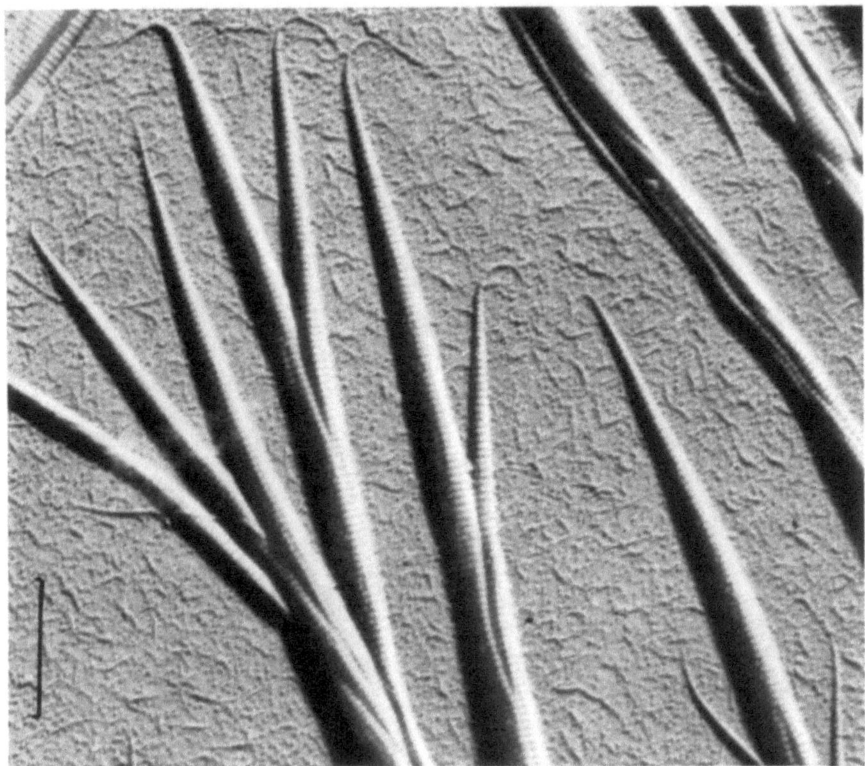

Fig. 7. *Growing collagen fibrils.* Fibrils developing in vitro in a tropocollagen solution of 0.31 ionic strength. Small rod-like particles are visible in the background. The electron micrograph is a replica of a precipitate shadowed with gold-palladium. The scale represents 1 μ; a diagonale through the whole picture would correspond approximately to the diameter of an erythrocyte. The fibrils have the normal striation period (700 Å). The length of most of the small rods in the background corresponds to four or more such striation periods (see Fig. 8). [WOOD and KEECH: Biochem. J. **75**, 588 (1960). Courtesy of M. KEECH (Detroit) and the Biochemical Journal]

The α- and β-components of the three chained collagen helix seem to be synthesized in metabolism independently of each other. When rats were given glycine which was labelled (in the COOH group) with C^{14}, about twice as much C^{14} was found in the α-component as in the β-component (OREKHOVICH, SHPITIKER, KASAKOVA and MAZUROV 1959; MAZUROV and OREKHOVICH 1960) (see collagen metabolism, p. 614).

Evidence that the different parts of the collagen molecule have a different composition and may be formed independently in metabolism has been obtained also from other experiments. Rat-tail collagen was extracted at 20—24° for 24 hours with 0.1 M acetic acid; the filtered extract was fractionized (and converted to parent gelatin) in a column of carboxymethyl cellulose at 40°. Four fractions were obtained. Fraction 1 consisted of small molecules and contained only 3.9% hydroxyproline. Fractions 2, 3 and 4 consisted of large molecules and contained large amounts of hydroxyproline (KESSLER, ROSEN and LEVENSON 1959, 1960). If the animals had been injected with glycine-2-C^{14} 12 hours previously to the experiment, more radioactivity was found in fraction 1 and 2, than in 3 and 4 (ROSEN, KESSLER and LEVENSON 1960).

e) Reconstitution of fibers from extracted collagen

As reported on p. 604 and 605, extracted collagens are able to reaggregate to fibrous precipitates. They may reconstitute to fibers if the acidic buffer, which caused their liberation from the fiber, is removed by dialysis. Warming of the solution to 25—37⁰ (a temperature which is slightly below the denaturation temperature) may induce the precipitation of the extracted collagen.

Tropocollagen, precipitated by warming of the solution, redissolves again if the solution is cooled to 2⁰ and acidified to pH 3.5. With increasing incubation time there is a gradual diminution of reversibility: the precipitated gel becomes insoluble in cold citrate (pH 3.5) if kept at incubation temperature for a longer period (GROSS 1958 b). The fibrous structure in the precipitate seems to be gradually stabilized by crossbonds.

The precipitation of extracted collagen is significantly delayed by 0.01 M urea and 0.0005 M arginine. Guanidine, histamine and creatine; glutamine, asparagine and acetamide; aspartic, glutamic and ascorbic acid had similar effects. Highly charged polymers, as chondroitin sulfate A, B, C, heparin, keratosulfate, hyaluronate or α_1-glycoprotein, did not affect the rate of thermal precipitation (GROSS 1956 a), but may influence the speed of precipitation and the structure of the precipitated fibrils.

The reconstituted fibrils grow by axial and lateral apposition of new molecules (see Fig. 7, 8). The width of the reconstituted fibrils is nearly constant in preparations obtained under similar conditions. Slight changes in the ionic strength and in the temperature of the solution influence the width of fibrils: thick fibrils are formed at pH 6 and thin fibrils at pH 8 (WOOD and KEECH 1960). The accretion of collagen molecules to preexisting preparations is proportional to the concentration of collagen in the solution (WOOD 1960 a). This suggests that the fibroblasts regulate the rate of fiber growth indirectly by changing the amount of secreted collagen precursors.

The precipitates formed from extractible collagens appear as needles or fibers in the microscope. The reconstituted fibrils react similarly as native collagen fibers in histological staining reactions (e.g., with van Gieson's stain). They have the appearance of collagen fibers when stained with phosphotungstic acid and investigated under the electron microscope. If the collagen is precipitated from a NaCl containing solution, a cross striation with an interval of 700 Å appears which is similar to that of native collagen. Under other conditions of precipitation no cross striation may be observed (COOPER and JOHNSON 1956).

Long spacing collagens. In the presence of substances with strong electronegative charges "long-spacing" types of collagen are formed in vitro. Electron micrographs of such collagens exhibit a striation with a period of 2600—3000 Å, i.e.. about 4 times the interval of native collagen fibers (SCHMITT 1959). This interval is identical with the length of a collagen molecule (see p. 605). It has been concluded that the long spacing fibers are formed by the end-to-end aggregation of collagen molecules in a nonoverlapping position (SCHMITT, GROSS and HIGHBERGER 1953) (see Fig. 9).

There are two different types of long-spacing collagens: these two types differ in the sequence of the intraperiodic subbands. The dark intraperiodic subbands are arranged symmetrically between the dark areas of the main striation in one-type of long spacing collagens: they have an asymmetric sequence in the other.

It is assumed that the fibers in which the substriation has a symmetric pattern consist of collagen molecules which are in an alternating antiparallel position (see Fig. 9). Long-spacing collagen aggregates of this type are, e.g., formed in collagen solutions which contain α_1-glycoprotein. This type is called the "fiber-long-spacing" type (FLS).

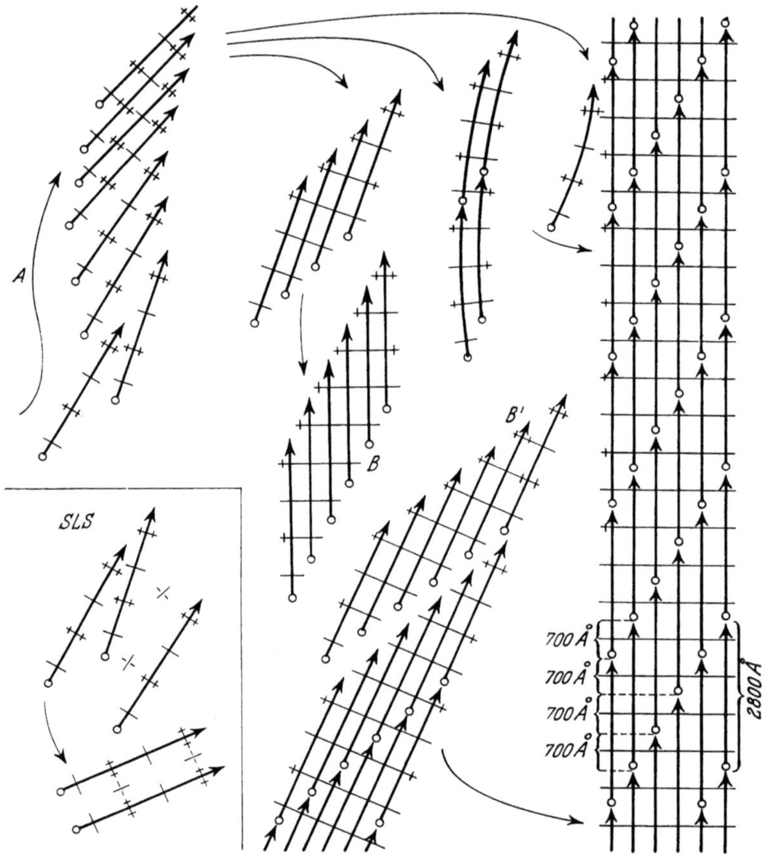

Fig. 8. The aggregation of collagen molecules to fibers as induced by the mutual attraction between hydrogen bond-forming groups with complementary charge. New collagen molecules secreted by the fibroblasts are shown at A. Groups capable of forming hydrogen bonds are distributed along the rigid collagen molecules in a well defined pattern. Hydrogen bond forming groups in one molecule attract complementary groups in the adjacent molecules. The interval between the complementary groups in each molecule equals one quarter of the molecular length. Consequently, the molecules aggregate laterally in an overlapping position. The aggregates have oblique or regularly indented terminal faces. These terminal faces (B—B') can be connected by lateral hydrogen bonds (For the axial connection of the terminal groups see p. 607). A mechanism of this type leads to the formation of collagen fibers with a normal striation period (700 Å).
SLS. In vitro the collagen molecules may aggregate laterally without overlapping. This occurs in the presence of substances which carry two or more electronegative charges in a proper distance. Such substances mediate the connection of identical groups in adjacent collagen molecules and "long spacing" collagens are formed. Collagen fibrils of this type are formed, e.g., in the presence of adenosine triphosphate

The type with asymmetric substriation is formed in collagen solutions which contain adenosine triphosphate. It consist of collagen molecules which are joined in a vectorially parallel position. This type of aggregates is called "segment-long-spacing" type (SLS). The sequence of dark subbands in the electron micrographs of this type represents the true sequence of strongly polar areas in the collagen molecules (see p. 603).

In electron micrographs of in vitro-reconstituted collagens, a period of 230 Å is sometimes observed (see p. 602). This period (representing one third of the normal period of 700 Å) is probably produced by an axial displacement of the collagen molecules at about 1/12 of their length.

Reconstituted collagens are hydrolyzed by collagenase. SLS-collagen was disrupted by treatment with collagenase into small fragments, and oligopeptides appeared in the solution (NISHIGAI, NAGAI and NODA 1960).

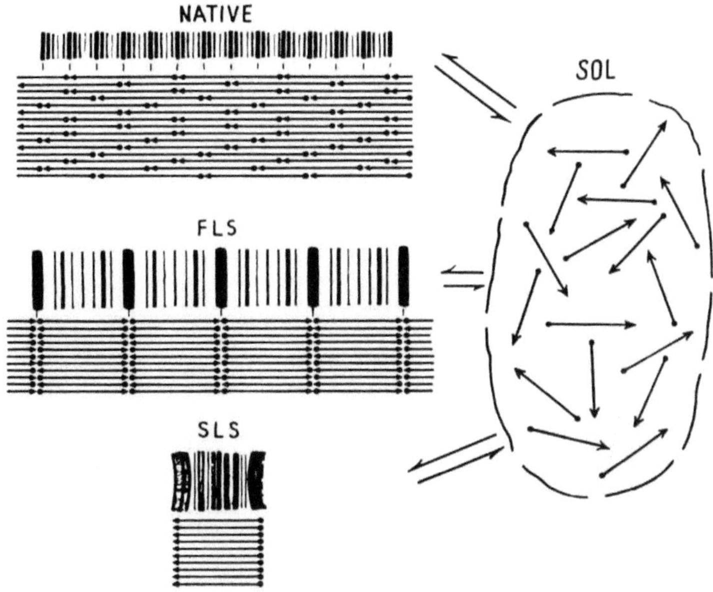

Fig. 9. *Diagrammatic illustration of patterns aggregated in vitro of tropocollagen macromolecules.*
SOL: Dissolved tropocollagen consists of rigid, rod-like molecules. Each molecule consists of a three-chain helix. Since the two ends of the helix are not identical in amino-acid composition and configuration, the monomer molecules are indicated by arrows in the figure. Areas consisting of strongly polar amino acids and areas consisting of short chained amino acids (as glycine and proline) follow each other along the length of the molecules in a given sequence. The direction of the arrows indicates the vectorial position of the molecules.

Dissolved tropocollagen molecules may reconstitute to fibers in different ways:
SLS (Segment-long-spacing) aggregates are formed from tropocollagen solutions in vitro in the presence of adenosine triphosphate. In such aggregates, the molecules are arranged in a vectorially parallel pattern without overlapping. (All arrows are pointed to the left with their points in the same plane.) Therefore, analogous parts of the helices are in the same cross section. The main bands in the electron micrographs represent the terminal regions of the molecules; the period in which these bands repeat is identical with the length of the monomer collagen molecule (2800 Å). Since the molecules are in a vectorially parallel position without overlapping, the series of intraperiodic bands in the electron micrograph of SLS preparations represents the sequence of intraperiodic bands in the molecule (i.e., the sequences of "ordered" and "disordered" areas in the polypeptide chains, see p. 584).
FLS (fiber-long-spacing) aggregates develop from tropocollagen solutions in vitro in the presence of α_1-glycoprotein. The molecules aggregate in an antiparallel position without overlapping. The striation period in electron micrographs represents the length of the collagen molecules (like in SLS). Since the molecules are in an antiparallel position (arrows pointed alternatively in two directions) the intraperiodic bands have a symmetrical pattern.
Native Fiber: The picture shows the arrangement of the molecules in the native collagen fiber. Aggregates with a similar pattern develop if tropocollagen is precipitated in vitro from NaCl containing solutions. The molecules are aggregated in a vectorially parallel position (all arrows are in the direction of the figure). However, the end-to-end connections do not coincide (as in SLS or in FLS) because each molecule is displaced in the axial direction with respect to the adjacent molecules. The shift is 650—700 Å, i.e. a quarter of the length of the monomer molecules (2600—2800 Å). The main bands in the electron micrographs (interval 650—700 Å) represent the terminal regions of four overlapping series of collagen molecules. The interbands do not form a symmetrical pattern as they do in the FLS aggregates because the molecules are in a vectorially parallel position. SCHMITT: Macromolecular basis of collagen structure in connective tissue thrombosis and arteriosclerosis 1959. Courtesy of F. O. SCHMITT (Boston) and Academic Press Inc. (New York)

f) The effect of sonic irradiation on extracted collagen

Sonic irradiation of tropocollagen solutions reduced the viscosity of the solution, indicating that the long rigid collagen molecules are broken into shorter segments. Sonic irradiation does not affect the optic rotation of the solution, indicating that the three chained helix is not disrupted (see the reduction of optic rotation during the breakdown to parent gelatin, p. 607). The diameter of the fragments is identical with that of the collagen molecules (about 14 Å). The average molecular weight of sonically irradiated collagen varies in the range

39*

between 335000 and 140000, according to the length of sonic exposure (NISHI-HARA and DOTY 1958).

Most of the collagen molecules are broken into two (approximately equal) parts. The fragments form polymolecular aggregates by lateral apposition. In the axial direction, two of the halves may combine. This combinations is mediated by the original end groups. The ends, which are newly produced by the sonic fragmentation and originate from the middle part of the molecule are not capable of producing end-to-end connections (SCHMITT 1959). The regions of the collagen

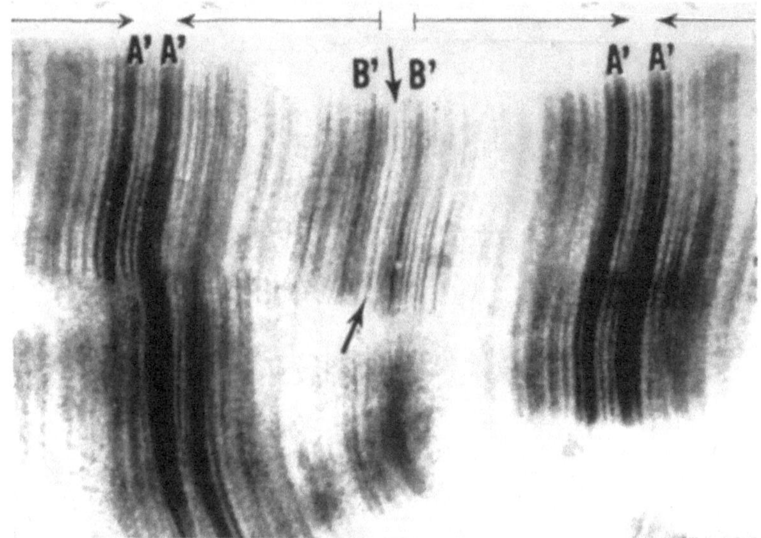

Fig. 10. *In vitro formed SLS aggregates of sonically altered molecules of skin collagen.* (Electron micrograph by HODGE and SCHMITT 1958). The picture represents a precipitation formed from a tropocollagen solution in the presence of ATP. In the picture, the collagen molecules are in a horizontal position; the distance A'—B' represents the length of the molecules (about 2800 Å); the vertical columns beneath A'—B' and B'—A' represent bundles of laterally aggregated molecules. The molecules are in a vector-parallel position; identical sequences of strongly stained and less stained areas in the parallely arranged molecules produce the vertical striations in the photograph (see p. 610). — The dark bands are areas where the polypeptide chain consist mainly of polar amino acids; (they adsorb phosphotungstic acid and therefore appear dark in electron micrographs). Trypsin splits polypeptide bonds in these areas. — The white bands represent sequences of glycine, alanine and imino acids in the polypeptide chains. Collagenase splits the collagen molecules in these areas. — At least 20—30 dark bands and a similar number of white bands per molecule are visible in this picture. Since the length of a collagen molecule corresponds roughly to a sequence of 900 amino acid residues, the average length of these areas corresponds to about 20 amino acid residues. — The dark striae vary significantly in width and staining intensity. The greatest accumulation of dark striae is near the A-end of the molecules; a second somewhat weaker accumulation is at the B-ends.
The collagen which formed the aggregate shown in the above electron micrograph, was treated shortly with sonic irradiation after its extraction from the skin. This short treatment did not cause a fragmentation of the molecule, but it altered the terminal A and B parts of the molecules. These alterations may be interpreted as a partial uncoiling of the ends of the long β-polypeptide chains. The altered terminal groups A' and B' do not aggregate in the original AB—AB-position, but form abnormal, A'A' and B'B' connected aggregates; the molecules are 180° reversed in alternating equatorial layers. The changes produced by sonic irradiation are visible in the photograph; the A' ends of two adjacent molecules are separated from each other by a region which is about 100 Å long and is only faintly stained with phosphotungstic acid. Similarly the B'B' junctions are divided by a 180 Å long nonstained area; a thin, darkly stained band is visible in the middle of the junctional region (vertical arrows). These areas seem to represent the uncoiled ends of the "long" polypeptide chain sticking out from the end of the three-chained helix of the collagen molecule (see "parent gelatin", p. 607). [SCHMITT: The macromolecular basis of collagen structure. In connective tissue, thrombosis and atherosclerosis, p. 43. New York and London: Academic Press 1959.] Courtesy of F. O. SCHMITT (Boston) and Academic Press Inc. (N. Y.).

molecule which form the terminal groups of the non-fragmented collagen molecule (presumably the "long" β-polypeptide chain of the helix, see p. 607) seem to have a specific structure which enables them to form the end-to-end connection of the molecules to protofibrils.

If the collagen solution is treated with sonic irradiation for only a short time, most of the molecules are not broken, but the binding ability of the terminal groups is changed. While in precipitates of nonirradiated collagen the A terminal of one molecule is connected with the B terminal of the next, in collagens which had been treated with sonic irradiation, the A terminal of a molecule reacts with the A terminal of the next molecule; similarly the B terminals of two molecules react with each other. In precipitates formed from irradiated collagen, the molecules have a reversed position in each transversale layer (see electron micrograph Fig. 10). The end-to-end connection between two molecules is not so close as it is in normal protofibrils; interbands of characteristic structure appear in the electron micrographs between two connected A terminals and between two connected B-terminal groups (SCHMITT 1959).

5. The insoluble part of the collagen fiber

a) Chemical properties and composition

The insoluble material, which remains after exhaustive extraction of collagen fibers with cold citrate buffer, has been called collastromin (by TUSTANOVSKII) or metacollagen (by BANGA). This part of the collagen fiber seems to represent the collagen molecules which are most extensively stabilized by cross linkages; it seems to form the core of the collagen fibers upon which the extractible collagens are deposed.

The insoluble part of the fiber has the typical amino acid composition of collagen and differs in this respect only slightly from the extractible collagens. As reported on p. 605, the amount of hydroxyproline and lysine seems to be somewhat lower in collastromin than in the extractible collagen fractions. Collastromin is hydrolyzed by collagenases. However, its digestion is slower than that of the extractible collagens.

Similarly as extractible collagens, collastromin can be converted to gelatin by autoclaving. This procedure disrupts the collagen molecules to single polypeptide chains. No procedure is known by which intact collagen molecules can be obtained from the intensively interconnected structure of collastromin.

Collastromin contains large amounts of mucopolysaccharides which seem to be bound by cross linkages to the polypeptide chains and can not be completely extracted by the usual methods. Scattered argyrophilic areas (which increase after oxidation with periodate) indicate an inhomogeneous distribution of the polysaccharide component in the fiber (TUSTANOVSKII, ZAIDES, ORLOVSKAYA and MIKHAILOV 1954).

b) Structure

Collastromin does not have the regular structure of the extractible parts of the collagen fiber. The high-angle x-ray diffraction spectrum of collastromin does not show the typical interval of 2.9 Å. Investigation with the low-angle technique and electron micrographs of exhausted collagen fibers do not indicate the periodicity in 700 Å intervals which is characteristic of native collagen fibers (ZAIDES, MIKHAILOV, ORLOVSKAYA and TUSTANOVSKII 1959).

Preparations of collagen fibers from which extractible collagens were completely removed resemble elastin in some respects; they stain similarly as elastin with Weigert's resorcinol fuchsin and are digested by elastase. Collagen fibers from which the soluble collagen has been extracted swell more than nonextracted native collagen fibers when placed in water; their mechanical properties resemble those of elastin (BANGA, BALÓ and SZABÓ 1956 b, c) (see p. 627).

The metabolic turnover of the insoluble collagen fraction is much slower than that of the extractible collagens. In guinea pigs, maximum incorporation of radioactive glycine into procollagen was observed 12—24 hours after the injection. Maximum values in the insoluble collagen fraction were reached 40 days after the injection (OREKHOVICH and SHPITIKER 1956).

The first fibers which are formed in the skin of pig and cow embryos contain (besides protein) large amounts of carbohydrate and resemble collastromin in histological and electron microscopical appearance; typical collagen fibers develop later (presumably by apposition of procollagen to the fiber skeleton).

6. The metabolism of collagen fibers

a) Three stages in the formation of collagen fibers

The synthesis of fiber collagen consists of three steps: a) The formation of the polypeptide chains. b) The aggregation of three polypeptide chains to three-chained collagen molecules. c) The polymerization of the collagen molecules to protofibrils and filaments.

The polypeptide chains are formed within the fibroblasts (presumably in the endoplasmatic reticulum). The incorporation of proline-C^{14} and glutamate-C^{14} into collagen was demonstrated in osteoblast cultures (Fitton-Jackson and

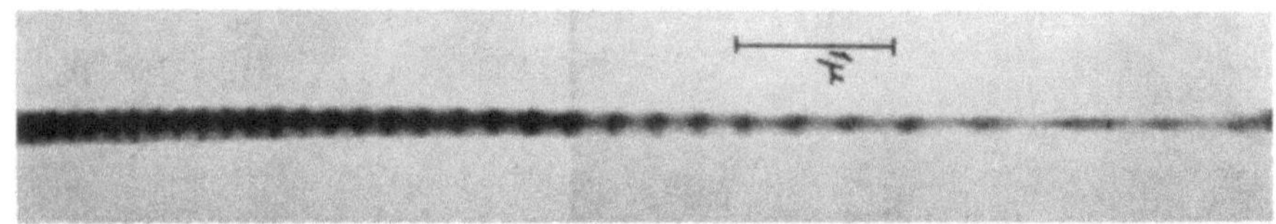

Fig. 11. *Gradual stretching of a collagen fibril.* (Rat tail tendon.) All parts of the fibril are stretched. The striation has an interval of about 1000 A (instead of the normal 700 Å) in the left part of the picture; the interval is about 5000 Å in the right part, indicating that this part of the fibril is stretched to about seven times its original length. The striation interval in the strongly stretched part is much greater than the interval in the long spacing collagens (see p. 609). The amount of "dark" material per period is gradually decreasing when the fiber is stretched, suggesting a decoiling in the dense terminal regions of the collagen molecules (Electron micrograph: Schmitt, Hall and Jakus 1942.) Courtesy of F. O. Schmitt (Boston) and the Journal of cell. comp. Physiol.

Smith 1957a). Experiments with C^{14}-labelled glycine (see p. 608) indicate that the fibroblasts form the α- and β-chains separately and in a different speed.

The hydroxylation of proline (see p. 586) seems to occur in the cell protoplasma. The supernatant cell fluid (isolated from fibroblast homogenates by centrifugation at 105000 x g) converted C^{14} proline into hydroxyproline. The hydroxylation rate was increased by simultaneous addition of mitochrondia and microsomes (Boucek, Noble and Woessner 1959). Boiling the supernatant caused a marked decrease of hydroxydation, suggesting that enzymic catalysis is involved in the reaction.

It is not clear at the present time where and how the three polypeptide chains are connected to collagen molecules. There is some evidence suggesting that the collagen precursor secreted by the fibroblasts may consist of separate polypeptide chains (see p. 608) which are coiled to single-stranded helices and then aggregate in the extracellular space to three-chained molecules. However, most authors assume that the fibroblasts connect the polypeptide chains to the three-chain helix and that they secrete collagen molecules, completely finished with twist and intramolecular cross-bonds and ready to aggregate to fibrils.

The formation of a protein, constituting extracellularly to fibrous membranes, was observed in protein-free cultures of L-strains of mouse fibroblasts (Merchant and Kahn 1958).

b) The incorporation of soluble collagen into collagen fibers

The formation of fibrils in the intercellular space is a process which is very similar to the formation of crystals in a supersaturated solution. The surface of each collagen molecule contains polar atom groups in a certain pattern. If two molecules approach each other in the solution, the polar groups of one of the molecules attract the complementary groups on the surface of another molecule. The molecules are connected by hydrogen bonds in an overlapping position (like the tiles on a roof). These overlapping position seems to be induced by the pattern in which positive and negative charges are distributed along the collagen molecules (schematically shown in Fig. 8).

The lateral aggregates associate with each other to the fiber. The formation of cross bonds between the oblique or indented terminal surfaces of the aggregates seems to be one of the first steps in the end-to-end connection. In addition, a direct connection between the end groups is assumed (SCHMITT 1959).

The new fibrils may be attached to preexisting collagen fibers; mucopolysaccharides may play a role in this step of fiber formation and mucopolysaccharide films may be occluded between the filaments or fibrils in the growing fiber (see p. 594).

The growth of new collagen fibrils can be checked electron microscopically in histamine injected skin. After injection of 0.3 ml/1% histamine solution into the back skin of albino rabbits the collagen fibers decompose into small granules visible in electron micrographs. New fibrils appear 12 hours later showing that reconstruction is underway. The width of the fibrils increases during the regeneration (ISHIMOTO 1956).

The stability of the new fibers increases slowly with the gradual development of more and more cross linkages between the collagen molecules. The series of fractions of extractible collagen, which can be obtained by consecutive extractions with solutions of increasing desaggregating power, represents parts of the collagen fiber which are in different stages of stabilization. Tropocollagens represent the precursor molecules which are not yet incorporated or only loosely bound to the fibers. Procollagens originate from collagens which are already connected with the fiber but are not yet stabilized enough to resist the desaggregating power of dilute acids.

c) Isotope-labeled collagen precursors

The extractibility of the collagen fractions depends on the time elapsed since their constituent molecules were synthesized. JACKSON and BENTLEY (1960) injected glycine-C^{14} into 4 groups of guinea pigs; these 4 groups were sacrificed 8, 10, 24 and 36 hours after the injection and samples of the dorsal skin were extracted with neutral NaCl solutions of gradually increasing concentration. Determinations of the radioactivity of the extracted tropocollagen fractions revealed that the NaCl solution with the lowest ionic strength (0.14 M NaCl) dissolved the collagen fraction which was most recently synthesized. The fractions which were extracted by NaCl-solutions of higher concentration (and with higher desaggregating power) reached the maximum of radioactivity considerably later.—Procollagen is a collagen fraction somewhat more advanced in age than tropocollagen but younger than the insoluble part of the collagen fiber.

A high radioactivity was found in the total tropocollagen fraction two hours after the injection of radioactive glycine. The activity of this fraction reached a maximum between 8—12 hours, and had fallen rapidly by 24 hours. However, the radioactivity of the procollagen fraction was low at 2 hours and rose too a maximum only after 12 hours. The maximum activity of procollagen remained considerably below the maximum activity of the tropocollagen fraction. The activity curve for insoluble collagen was lower than that for procollagen and reached a maximum only after 24 hours (JACKSON 1959).

Analogous results were obtained with experiments with C^{14}-labelled proline (OREKHOVICH 1952). Twenty four hours after a single injection of proline-C^{14} into rats, much more C^{14} was found in the proline and hydroxyproline of the skin-procollagen than in the proline and hydroxyproline of the insoluble skin collagen. Determinations in the skin of animals which were sacrificed 3, 6, 9, 12 and 15 days after the injection of proline-C^{14} showed that the radioactivity of the procollagen fraction decreased faster than that of insoluble collagen. The turnover time (= the time necessary for the decrease of the specific activity to 37% of its initial value) was calculated from these results; it was 25 days for procollagen and more than 150 days for insoluble collagen (GERBER, GERBER and ALTMAN 1960).

These observations indicate that some of the tropocollagen molecules are destroyed before they are converted to procollagen and that some of the procollagen is destroyed before it is converted to insoluble collagen. Procollagen forms probably the outer layers of the collagen fibers which are formed and destroyed more rapidly than the less accessible collagen in the interior of the fiber.

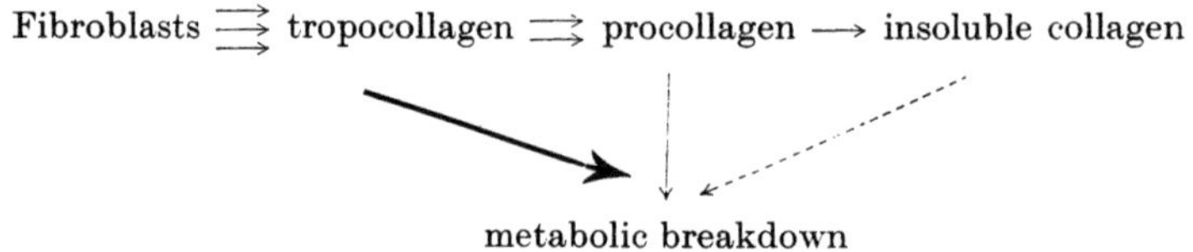

The gradual incorporation of the extractible collagens into the fibers is preceded and accompanied by internal changes in the molecules. (Metabolic turnover of collastromin, see p. 613.)

d) Average speed of the metabolic turnover of skin collagen

The normal metabolic renewal of the collagen fibers occurs with different speed in the connecting tissue of the various organs in the body. The superficial and the internal part of the fibers seems to have a different turnover time; the speed in which the collagen is broken down and replaced by new collagen molecules seems to be inversely related to the diameter of the fibers. The turnover time of skin collagen, as calculated on the basis of experiments with radioactive isotopes, varies with the method which is used for the preparation of the collagen sample. All experiments show that collagen is renewed much slower than the proteins of liver and blood serum and slower than the globular proteins of the skin.

When compared with the collagen of other tissues, the turnover of skin collagen has a medium value; its renewal is faster than that of tendon collagen and slower than that of the collagen of bone tissue. Glycine-C^{14}, injected into adult rats, appeared more rapidly in the collagen of liver and bone than in skin collagen; it was incorporated only slowly into the collagen of the tendons (Neuberger and Slack 1953). — As determined with proline-C^{14} in adult rats, the turnover time of collagen fibers was 20 days in connective tissue of the intestine, 30 days in liver collagen, 50 days in muscle collagen, 60 days in skin collagen, more than 110 days in tendon and about 300 days in kidney collagen (Gerber, Gerber and Altman 1960).

Older determinations (with tritium oxide) indicate a much slower turnover. In adult rats which were administered tritium oxide and sacrificed 4 and 8 month after the treatment, more residual tritium was found in the skin collagen than in the total collagen of the carcass (minus gastro-intestinal tract and viscera). The apparent biological half life of skin collagen was 1000 days, that of total carcass collagen 300 days (Thompson and Ballou 1954). The pelt retained the tritium longer than any other orga.1 (Thompson 1953).

The turnover of collagen is more rapid during growth than in adult age (see p. 672). In growing rats, radioactive amino acids are incorporated into collagen at the same rate as into liver proteins (Neuberger 1960) (see amount of extractible collagens in young animals, p. 673). The synthesis of collagen occurs in a large scale during repair in injured cutis (see p. 679) Large amounts of extractible collagens were found in the skin of scorbutic animals (see p. 681). (Enzymic breakdown of cutis collagen, p. 579).

7. Swelling of collagen fibers

a) The mechanism of collagen swelling

If collagen fibers are immerged into dilute solutions of acid or alkali, the ions of the electrolyte are attracted by charged groups on the surface and in the interior of the fiber; consequently, the concentration of the electrolyte becomes higher on the surface and in the interior of the fiber than in the surrounding solution. To equalize this concentration difference, water molecules are osmotically pressed into the fiber. The water causes a widening of the intervals within the fiber and the fiber becomes thicker. The swelling reaction of the collagen fiber obeys Donnan's law of membrane equilibria.

b) Factors influencing the degree of swelling

The cohesion between the fibrous elements in the cutis counteracts the swelling. Single collagen fibers, mechanically isolated from the cutis, swell more than collagen fibers in situ under comparable conditions. Samples of skin with a tight fiber network swell less than skin samples with a loose collagen network.

The degree of swelling depends on the pH value of the solution. Little swelling is observed if the pH of the solution is near the isoelectric point of collagen: the electric charges within the molecules compensate each other. At alkaline reaction, more alkali ions are bound to the acid groups of the collagen molecule and the degree of swelling increases in the same proportion. At pH 12.0—12.5, all acid groups are saturated with alkali ions: a further addition of NaOH does not increase the amount of alkali ions bound by the fibers. As the concentrations of the alkali ions in the surrounding fluid increases, the difference between the concentration of alkali ions within and outside the fiber becomes smaller, the swelling pressure begins to fall and the volume of the fibers begins to decrease again.

If acid is added to the solution in which the collagen fibers are immerged, the amount of anions bound to the basic groups in the collagen structure increases and the degree of swelling increases accordingly. The maximum of swelling in acid solutions is reached at about pH 1—2 (MARRIOTT 1932). For swelling curves of skin collagens, see BOWES (1951).

In solutions of various salts and buffers with pH values near the isoelectric point of collagen, the degree of swelling depends on the salt concentration. The swelling reaches a maximum at a well defined salt concentration and decreases if the salt concentration is raised over this value.

Equimolar solutions of different salts have different swelling effects. Both, the cation and the anion of the electrolyte, influence the swelling separately. A solution of LiCl has a greater swelling effect than an equimolar solution of NaCl; NaCNS has a greater effect than NaCl. The swelling effects of inorganic cations and anions vary according to the position of these ions in the "lyotropic series" (HOFMEISTER 1887). The position of the ions in the lyotropic series represents the order of hydration of the ions.

Organic substances may affect the degree of swelling. At pH 3—4, organic acids have a stronger swelling effect than inorganic acids. — Small amounts of adenosine triphosphate prevent the swelling of collagen fibers in acetic acid (BANGA and BALÓ 1957). It has been demonstrated that the adenosine triphophate molecules are incorporated into the fiber. They mediate the formation of strong intermolecular cross-bonds and increase the internal cohesion of the fiber. Similar effects on collagen swelling have been observed with various mucopolysaccharides.

Swelling procedures affect not only the collagen, but also the mucopolysaccharide gels covering the fiber. The PAS positive material covering on the surface of the native fiber disappears during the swelling process (LINDNER, SCHWEINITZ and FREYTAG 1960). The mucopolysaccharides in the interior of the fiber are not easily extracted; the lattice of collagen molecules acts as a semipermeable membrane preventing the diffusion of the large molecules into the interfibrillar space.

The procedures which lead to a swelling of the insoluble part of the collagen fiber are closely related with those which are used in extracting the soluble collagens. Tropocollagen and procollagen are dissolved because all their intermolecular cross-bonds are easily broken. The insoluble part of the fiber swells because a part of the cross-bonds is opened and others are left intact. Sections of the molecular spines are loosened and become wrinkled, causing an increase in width and an axial contraction of the fiber. Swelling of the insoluble collagen and extraction of soluble collagens are physicochemical reactions which disrupt *inter*molecular cross-bonds. In contrast, thermal shrinking and thermal denaturation disrupt *intra*molecular cross-linkages.

The "heat of wetting" of collagen. Dry proteins adsorb distilled water; the water molecules are bound by intermolecular forces to polar groups in the protein molecules. The binding of water is an exothermic reaction; the amount of energy released by the adsorption of water is designed as the "heat of wetting". The heat of wetting of collagen (37.1 cal./g) is much higher than that of any other investigated protein, even though some of these have higher contents of polar groups. (The value is, e.g., 16.1 cal./g for serum albumin.)

The water molecules are inserted between the hydrogen bonded groups of the collagen fiber. Hydrothermal shrinking (see p. 619) causes a decrease in the heat of wetting of collagen; the heat of wetting is considerably lower in gelatin. Methylation, acetylation or deamination of collagen caused a decrease in the heat of wetting, indicating that the groups which are inactivated or destroyed by these reactions are responsible for the binding of water (Kanagy 1954, Kanagy and Cassel 1957).

8. Thermal denaturation of collagen

The three-chained molecules of soluble collagens are sliced into three separate polypeptide molecules at a temperature of about 37° ("parent gelatin", see p. 607). The molecules of insoluble collagen, presumably more firmly bound to each other by cross linkages, are broken to single polypeptide chains only when treated at temperatures above 100°. (Formation of gelatin, see p. 619). The initial stage in the disruption of the collagen fibers to gelatin is characterized by a considerable decrease in length ("shrinkage") of the fibers. Collagen fibers shrink when in contact with water at temperatures above 50° and below 100°.

a) The hydrothermal shrinkage of the collagen fiber

Excised samples of mammalian skin contract sharply at 60—70°. Isolated collagen fibers may shrink to 25—40% of their initial length. The shrunken collagen fiber has rubberlike elasticity; its tensile strength is decreased and its sensitivity to trypsin is increased. Thermal denaturation of collagen makes it susceptible to elastase (Hall 1956).

High angle (= short period) x-ray spectrograms of shrunken tendons did not show the typical pattern of the collagen fiber; the diffraction pattern resembles that of gelatin. If the shrunken tendon is expanded mechanically to its original length, the original diagram of the native tendon appears again (Gerngross and Katz 1926) (see expanded gelatin, p. 621). The low angle (long period) diffraction pattern disappears in the shrunken collagen fiber and does not reappear if the fibers are extended (Bear 1944).

The hydrothermal shrinkage of the collagen fiber is comparable to the melting of a crystal. The orientation of the polypeptide chains in the fiber axis is lost and an important part of the cross linkages is disrupted.

Variations in shrinking temperature. The temperature at which collagen fibers of a particular type begin to shrink is related to the stability of the fiber structure. Since the OH-groups of hydroxyproline residues form relatively resistant hydrogen bonds with the CO-groups of adjacent polypeptide chains, the hydrothermal stability of the collagens from different animal species is correlated with the hydroxyproline content of these collagens. The shrinkage temperatures of the skin collagens from calf, pike and cod were found to be 65, 55 and 40°; the hydroxyproline contents of the samples were 12.7, 7.9 and 5.8% respectively (Gustavson 1954).

A relatively high shrinkage temperature is observed in collagen samples with high mucopolysaccharide content. Cross linkages between collagen molecules and intrafibrillar mucopolysaccharides may increase the thermal stability of collagen (VERZÁR and HUBER 1958b). About 60% of the interfibrillarily deposed mucosaccharides is dissolved during the hydrothermal shrinkage of collagen fibers (ZAIDES, MIKHAILOV, ORLOVSKAYA and TUSTANOVSKII 1959).

BROWN and CONSDEN (1958) found that skin collagen from adult humans begins to shrink at about 61^0 and ceases to shrink at about 67^0. HALL and REED (1957) found differences from 60 to 80^0 in the shrinkage temperature of skin collagens of different human individuals. Samples of skin collagen with a relatively high shrinkage temperature (72—80^0) are more resistant against collagenase than skin collagens with low shrinkage temperature (60—70^0). Compact parts of the cutis have a higher shrinkage temperature than parts of the skin with a comparatively loose structure. The shrinkage temperature of human skin increases with advancing age (see p. 673). The thermal stability of skin collagen may vary in dermatological diseases and metabolic disorders.

Effect of hydrogen bond breakers. The shrinkage temperature depends on the chemical composition of the solution in which the collagen fiber is immerged. The shrinkage temperature is lower in salt solutions than in water. Hydrogen-bond breakers (e.g. KCNS, urea, ammonium salts, ethylenediaminetetraacetate, phenol, Na salicylate) cause a lowering of the shrinkage temperature; salicylate seems to be the most effective of these reagents (BROWN, CONSDEN and GLYNN 1958). Previous treatment with HCOH or p-quinone results in the formation of new cross linkages between the polypeptide chains and in an increase of the contraction temperature; ethanol and glycerol cause a reversible inhibition; the Ca-affinity of shrunken collagen is increased (VERZÁR and HUBER 1958).

The rate of shrinkage depends on the pH of the solution. The rate had a minimum value at pH 9 (in 0.1 M buffer solutions). The denaturation does not occur simultaneously in all collagen molecules; the molecules, which are denatured first, may be prevented from shrinking by the rigidity of adjacent molecules which still have an intact structure (CREWTHER and DOWLING 1958a).

b) Conversion of collagen to gelatin

The breakdown of the three-chain helix. Prolonged boiling or autoclaving of skin samples with water dissolves the collagen fibers. Complete dissolution may be obtained at temperature below 100^0 if the solution contains hydrogen-bond breakers such as urea, certain inorganic salts (e.g., thiocyanates), or dilute acids. The ability to form a soluble protein by heat-denaturation is characteristic of collagens. No other class of proteins gives a similar reaction. The soluble protein formed by heat denaturation of collagen is gelatin.

The transformation of collagen to gelatin is irreversible; the three-chained helix of the collagen molecule is disrupted and the gelatin molecules can not be rearranged to collagen fibers; this irreversibility differentiates gelatin from soluble collagens. The disruption of collagen molecules to single polypeptide chains involves primarily the cleavage of hydrogen bonds; in addition, some peptide bonds e.g., the γ-linkages of glutamic acid, the ε-branchings of lysine and hydrolysine, and less resistant peptidic linkages within the polypeptide chains may be broken.

Autoclaving at high temperatures in the presence of oxygen may partly destroy some of the amino acids; methionine, threonine, serine, and tyrosine seem to be particularly affected (CASSEL 1958).

The three polypeptide chains, which form the collagen molecule, have different lengths and different amino acid compositions (see p. 607). Consequently, gelatin preparations, even when produced by relatively mild methods, always contain components of different molecular weight and different amino acid composition.

Chemical properties of gelatin. Determinations of the average molecular weight in different gelatin preparations give a wide range of values. An average molecular weight of about 65000 is found in gelatin samples prepared by relatively mild procedures. Gelatin samples prepared by autoclaving at high temperatures and in the presence of acid and alkali give lower values (POURADIER and VENET 1950, COURTS 1954 b).

The isoelectric point of dissolved gelatin depends on the ionic strength of the medium. Acid processed gelatin from the purified insoluble collagen fraction of rabbit skin was isoelectric at pH 5.1 in solutions of 0.1 ionic strength and at pH 7.3 in a solution of 0.01 ionic strength. The isoionic point (measured in a salt free medium) was pH 9.3. Gelatin prepared from the citrate-soluble collagen fraction gave similar values (JACKSON and NEUBERGER 1957).

The isoionic points of acid-processed gelatins are considerably higher than those of alkali processed gelatins. Gelatins prepared from skin collagen by heating with $Ca(OH)_2$ had isoelectric points between pH 4.75 and 7.27; acid-prepared gelatins from the same source had an isoelectric point of pH 8.0 under the same experimental conditions (AMES 1952 b).

Structure of the polypeptide chains. A nonfractionized sample of gelatin contains the same amino acid residues in the same proportion as the collagen sample from which it was produced; also the sequences of the amino acids in the polypeptide can be assumed to be the same. The amount of amido groups (see p. 585) is not essentially changed by the conversion of collagen to gelatin as such (EASTOE, LONG and WILLAN 1961). However, it may be decreased in alkali processed gelatin by concomitant hydrolysis; the deamidation of the carboxyles may cause a shift in the isoionic point.

As reported on p. 590, no terminal carboxyl groups and no terminal amino groups have been detected in collagen; different interpretations were proposed to explain this observation. However, gelatin contains terminal COOH-groups as well as terminal NH_2-groups (GRASSMANN and HÖRMANN 1953). It consists of polypeptide chains which are free at both ends.

Glycine forms the predominant N-terminal amino acid residue in all gelatins without regard of the source. A smaller percentage of the polypeptide chains have serine, threonine, alanine, aspartic acid and glutamic acid residues as N-terminal groups (COURTS 1954 a). The carboxyl terminal of the polypeptide chains is formed primarily by dicarboxylic and hydroxy-amino acids; no basic amino acids are present in this position (HEYNS and LEGLER 1957).

Gelatin is much more susceptible to nonspecific proteinases than collagen (see p. 593). Trypsin (pH 8.5) and papain (pH 5.05) hydrolyze gelatin easily; somewhat weaker effects were observed with chymotrypsin (pH 8) and pepsin (pH 1.85).

Trypsin liberated mainly the NH_2-groups of glycine residues. Since trypsin is known to split peptide linkages only involving lysine and arginine residues, some of the glycine residues seems to be in a position which is close to basic amino acids (see p. 591, c). Papain liberated mainly the amino groups of alanine; pepsin those of alanine and valine. Chymotrypsin increased the number of the NH_2-end groups without specificity for a certain amino acid (COURTS 1955). — Gelatin is hydrolyzed faster than collagen by collagenases (see p. 593). Clostridium histolyticum seems to produce, besides collagenase, a specific gelatinolytic enzyme (MANDL and ZAFFUTO 1958).

About 90% of the lysine residues present in gelatin have free ε-amino groups. The ε-lysine branchings, demonstrated to exist in native collagen (see p. 591), seem to be cleaved by the denaturation to gelatin.

The values for the average molecular weight computed from determinations of terminal amino groups and those obtained by physicochemical methods show good agreement when determined in the same sample of gelatin (COURTS 1954 a); these values would not be consistent if the polypeptide chains of gelatin were extensively branched. The ε-amino groups of the lysine residues are susceptible to guanidination by 1-guanyl-3,5-dimethylpyrazole nitrate (BETHEIL and GALLOP 1960), indicating that they are present in an easily accessible form in gelatin.

There is some evidence suggesting the occurrence of ester linkages in gelatin (see collagen, p. 591). Gelatin can be cleaved to nondialyzable fragments (mol. weight about 20000) by either hydroxylamine or hydrazine under conditions favoring disruption of ester bonds without the concomitant hydrolysis of peptide bonds (GALLOP, SEIFTER and MEILMAN 1959).

Physico-chemical data indicate that the polypeptide chains are independent of each other in gelatin solutions at temperatures above 35⁰. They distribute in the solution at random; some of them may retain their helical configuration (HARRINGTON 1958). They are in a clustered configuration at the isoelectric point (as a result of attractive forces within the molecule) and are more or less extended in solutions with other pH because of the mutual repulsion of a similarly charged groups (POURADIER and ABRIBAT 1949). The long, extended polypeptide chains are the cause of the great viscosity of gelatin solutions; the viscosity has a minimum value at the isoelectric point (STAINSBY 1952).

Formation of gelatin gels. The separated polypeptide chains in the gelatin solution retain their ability to form hydrogen-bonds. When the hot gelatin solution cools down some of the interpeptidic cross bonds are restituted in points where two polypeptide chains cross or touch each other at random. One polypeptide chain may be bonded at several points of its length to several other polypeptide chains and a loose three dimensional network is formed. The meshes of this network contain large amounts of water, which is immobilized by intermolecular attraction to the hydrophilic groups of the polypeptide chains forming the network. At cooling, solutions containing as little as 4—6% gelatin may form solid gels which can be cut with a knife. They can be deformed by pressure but regain their original form when the pressure is released.

The polypeptide chains forming the network are immobilized in their original random position in which they were when the gelatin solution was transformed to a gel. They may be folded and may form spirals. Additional amounts of water and electrolyte solution can be taken up into the meshes of the network; when the gel swells the polypeptide chains forming the network are stretched. If the gel loses water by gradual drying, its volume is reduced proportionally in all three dimensions of space.

The x-ray diffraction pattern of dry gelatin does not contain oriented reflections. If a film of dry gelatin is stretched, the polypeptide chains become oriented parallelly to the direction of the pull. Stretched gelatin films give a high-angle (short-period) x ray pattern similar to that of collagen fibers (KATZ and GERNGROSS 1925).

III. The structure of reticulin

The protein component in the reticulin fibers exhibits the characteristics of the proteins of the collagen group in its amino acid composition. Chromatographic amino-acid analysis of hydrolyzed reticular tissues suggests an intermediate position of this protein between collagen and elastin (see Fig. 2). Reticulin contains larger amount of lysine, arginine and histidine and more hydroxyproline than elastin. Hydroxylysine is present in reticulin as well as in collagen: it has not been found in elastin. Reticulin contains, like elastin, relatively large amounts of leucine and isoleucine.

Similarly as collagen fibers, reticulin fibers seem to contain several protein components of different solubility. Some of the proteins forming reticulin fibers can be extracted by salt solutions and dilute acids; preparations of soluble "collagen" may contain components which originate from reticular fibers (see p. 606). Other components of the reticular fiber can be dissolved only by autoclaving. Some reticular structures are not dissolved even by prolonged autoclaving with dilute acid.

Tissue from lymph nodes lost about 50% of its dry weight by autoclaving. Chromatograms of autoclaved reticular fibers from adipose tissue indicated a low hydroxyproline content suggesting the presence of an elastin-like material in the residue. However, the residue of autoclaved reticular tissue is not elastin; it contains less valine and more dicarboxylic acids than analogously treated preparation of elastic tissue.

Native reticular fibers give similar x-ray diffraction patterns as do collagen fibers. They exhibit a striation of a similar main period in electron micrographs: it can be deduced that the reticulin fibers contain similar three-chained helices as collagen fibers and that the molecules are associated in a similar overlapping pattern.

On great magnification, several intraperiodic striations are visible in the electron micrographs of reticulin (Kühn, Hofmann and Grassmann 1958) which may be interpreted as areas of relative disorder (see intraperiodic striations in collagen, p. 584).

In spite of the analogies with collagen in the electron microscopical aspect, the material forming reticulin fibers is not (or not exclusively) collagen. Reticulin fibers can be differentiated histologically from collagen by various staining methods (e.g. with the Mallory triple stain, van Gieson'stain), indicating differences in chemical structure.

The main difference between reticulin and collagen is the high percentage of carbohydrate groups in reticulin. The silver staining methods used for the histological demonstration of reticular fibers are probably based on the presence of large carbohydrate groups in this protein. Reticulin fibers give a strong PAS-reaction (Robb-Smith 1957).

PAS staining of the reticular fibers of different organs requires, however, different methods of fixation, indicating that the material composing the reticular fibers in cutis and subcutis is not identical in its carbohydrate groups with the reticulin of parenchymatous organs (Holczinger 1956).

Reticulin fibers in a subcutaneous carrageenin granuloma were not stained by Ag after extraction with 0.2 M NaCl solution (pH 7.4); they took up van Gieson's stain similarly as collagen fibers. Subsequent extraction with citrate buffer (pH 3.6) removed the fibers almost completely (Jackson and Williams 1956).

Reticulin fibers are not metachromatic and are not affected by hyaluronidase, but become metachromatic after sulfation indicating the absence of acid mucosaccharides and the presence of hexose containing carbohydrate groups (see p. 659).

Galactose, mannose and fucose were detected by paper chromatography in hydrolysates of fibrous material from reticular organs (Glegg, Eidinger and Leblond 1953). Reticulin isolated from human kidneys was found to contain 85% amino acid residues and about 11% bound lipide (10.4% myristic acid and 0.5% palmitic acid). The carbohydrate group (about 4.3%) consisted of 0.07% hexosamine and 4.2% nonhexosamine carbohydrate, including galactose, mannose and fucose; no uronic acid, SO_4-esters or galactosamine were present (Windrum, Kent and Eastoe 1955).

IV. The structure and metabolism of elastic fibers

1. Structure

Elastin resembles collagen in containing large amounts of glycine, alanine or proline (see p. 588); but it contains less hydroxyproline and less dicarboxylic acids. The values of valine, leucine and isoleucine are characteristically higher in elastin than in collagen (see Fig. 2).

Elastin resembles collagen in being very poor in N-terminal groups, unless it is first degraded by elastase or acid hydrolysis (Partridge, Davis and Adair 1955) (see p. 590).

The arrangement of the polypeptide chains in elastin is not known at the present time. From the results of chemical experiments and of physical studies on elastin two conclusions may be drawn:

1. Elastin fibers do not have a similar degree of organization and regularity as collagen fibers.

2. The polypeptide chains forming the elastin fiber are intertwined in a manner which does not permit their ready separation by procedures which involve a loosening of interpeptidic hydrogen bonds.

Electron microscopy and X-ray diffraction. Elastin fibers do not consist of clearly separated filaments; they do not exhibit an axial periodicity in electron micrographs as do collagen fibers (see Fig. 1). Electron micrographs of pepsin-treated ligamentum nuchae fibers exhibit fibers ranging in width from 200 to 2500 Å, without apparent regularity in structure (WOLPERS 1944). Electron micrographs taken before and after treatment with trypsin revealed two components: bundles of trypsin-resistant threads and a trypsin sensitive, heat-resistant, apparently amorphous matrix. When elastic tissue was freed from collagen by boiling and then digested with trypsin, the release of thin threads could be observed. The threads range in length from $0.1\,\mu$ to many μ (GROSS 1949).

Some observations indicate that the elastin fibers contain triple-chain-structures similar to that of the collagen molecules. RAMACHANDRAN and SANTHANAM (1957) obtained a high angle x-ray diffraction pattern which suggested the similarity in structure of elastin and collagen on the macromolecular level.

However, the combined occurrence of collagen and elastin in most tissues makes the interpretation of x-ray diffraction patterns difficult. A typical collagen pattern, obtained with stretched ligamentum nuchae, disappeared when the collagen was removed by autoclaving (ASTBURY 1940). The autoclaving procedure used in general for the removal of collagen may change the internal structure of the elastin fiber. The use of collagenase in the purification of elastin preparations (see p. 582) will be probably helpful in this respect.

The electron microscopic aspect and the small angle x-ray pattern of elastin do not reveal any periodicity. It is concluded that large parts of the elastin fiber have a disordered structure, in which bundles of polypeptide chains, arranged in the general direction of the fiber axis, are intertwined and contorted around each other. This interpretation is in good agreement with the rubber-like elasticity of the elastic fiber.

Dissolving procedures and partial hydrolysis. Mutual penetration of contorted polypeptide chains and twisted polypeptide bundles may account for the relative insolubility of the elastin fiber. Elastin is not dissolved by prolonged boiling or autoclaving with water or salt solutions.

Elastin can be brought into solution by prolonged boiling with 100—200 times it volume of 40% urea solution (HALL 1951). After dialysis the material is reversibly precipitated by warming. The sedimentation constants of the dissolved splitting products and their diffusion coefficients vary with the concentration of the solution, suggesting that the dissolved material may reversibly aggregate to larger particles; dilution favors reversible dissociation into smaller molecules. The minimum molecular weight (at infinite dilution) was calculated to be 6800 (BOWEN 1953).

Procedures which include a considerable degree of hydrolysis split three-dimensional blocks from this network; each block consists of a number of relatively short polypeptide fragments, closely intertwined with each other (= α-elastoprotein). Loose strands of the texture containing only few polypeptide chains may be liberated from the surface of the fiber (β-elastoprotein).

Dried elastin from cattle ligamentum nuchae could be completely dissolved by six extractions (1 hour each) with 0.25 M oxalic acid at 100° (ADAIR, DAVIS and PARTRIDGE 1951). During this procedure about 5% of the total N is converted to small peptides, which are dialysable through cellophane membranes; in addition, free aspartic acid is liberated. The dissolved nondialyzable elastoprotein had an isoelectric point of pH 3.9—4.0 in solutions of 0.2 ionic strength, and of pH 4.7—4.8 at 0.02 ionic strength. The elastoprotein was resolved into two fractions by electrophoresis at 0.02 ionic strength and pH 3—5. The fraction which is present in larger amounts and has a higher molecular weight (= α-elastoprotein) is precipitated at 40% saturation with $(NH_4)_2SO_4$; it is polydisperse in ultracentrifugation with a mean molecular weight of 60000—84000. It is soluble in distilled water and buffer solutions at temperatures below 25° and precipitates in pH 4—6 buffer solutions on gentle warming; cooling reverses the precipitation. — The minor component (β-elastoprotein) has a mean molecular weight of 5500—6000 and is soluble in water and buffer solutions at all temperatures (Partridge, Davis and Adair 1955).

The β-component is liberated earlier than the α-component. The amino acid composition of α- and β-elastoprotein is essentially the same as that of undissolved elastin (Partridge and Davis 1955).

Only traces of N-terminal residues were found in undissolved elastin with the dinitro-fluorobenzene method (see p. 590). However, the dissolved α- and β-components contain 24.4 and 32.5 moles of N-terminal residues respectively per 100000 g protein. It can be deduced from this value and from the molecular weights that the β-elastoprotein consists of thin strands of polypeptide chains; each strand is composed on the average of two chains and each chain contains about 27 amino acid residues (average number of amino acid residues per molecule = 54). — The α-elastoprotein consists of (as a mean value) 17 such chains. Each chain contains about 35 residues (average number of amino acid residues per molecule = 600). Pancreas elastase (cattle) attacks both the α- and the β-component; the amount of N-terminal residues increases about 4 fold during the digestion with this enzyme (Partridge and Davis 1955).

The macromolecular α-fraction becomes insoluble on prolonged heating at pH 5. The heat-precipitated material has some of the properties of genuine elastin: it is insoluble in water and salt solutions at 100° and is dissolved by elastase; it differs from elastin by being hydrolyzed by trypsin. The x-ray diffraction pattern showed diffuse rings at 4.4 and 9.0 Å (Wood 1958).

Electron micrographs of elastin (from ligamentum nuchae) solubilized with 0.1 N NaOH showed globular particles 500 Å in diameter. On fractionation with trichloracetic acid, fractions of rather different amino acid composition were obtained (Gotte and Moret 1958).

Enzymic hydrolysis. Elastin is not digested by purified trypsin and chymotrypsin (Grassmann 1936; Baló and Banga 1949, 1950; Partridge and Davis 1955). It is resistant against pepsin and ficin; papain dissolves elastin slowly on incubation at pH 8.8 (Lewis, Williams and Brink 1956). Collagenases do not attack elastin.

Elastolytic activity has been found in human pancreas and in the pancreas of various animals, including dog, cat, pig, and chicken (Baló and Banga 1950). Commercial (impure) trypsin preparations can be used as a source for elastolytic enzymes.

Pancreas extracts contain two enzymes which affect elastin fibers: elastase (which hydrolyses the peptidic linkages of elastin) and elastomucoproteinase (which splits mucopolysaccharides from the elastin molecule).

Elastase can be obtained from the defatted and powdered pancreas tissue by extraction with 0.1 N phosphate buffer (pH 6.0). The enzyme complex can be concentrated by gradual precipitation with ammonium sulfate; the specific activity is present in the fraction precipitated between 20% and 40% saturation.

Commercial trypsin preparations are extracted with sodium acetate buffer (pH 4.5); the filtered extract is brought to 45% saturation with solid ammonium sulfate. The precipitate is washed repeatedly with an acetate buffer solution, which is 45% saturated with ammonium sulfate.

Elastase has been prepared in a crystallized form (e.g., from beef pancreas by Banga 1949, 1951; from hog pancreas by Bagdy and Banga 1957 and from commercial extracts of hog pancreas). The enzyme can be purified by adsorption on elastin (Grant and Robbins 1957) or on NaAl silicate (Bagdy and Banga 1958), or by chromatography on carboxymethylcellulose (Naughton and Sanger 1961). Purified elastase preparations behave as a homogeneous substance in electrophoresis, ultracentrifugation and diffusion; the molecular weight is about 25000 (Lewis, Williams and Brink 1956).

The elastolytic activity of pancreas extracts can be determined gravimetrically: elastin suspensions are incubated with the enzyme solution in Na_2CO_3—$NaHCO_3$ buffer at pH 8.8 at 37° for 30 min; after the incubation, the remaining elastin is isolated by centrifuging; impurities are extracted with ethanol and the residue is weighed after drying. A modification of this method was described by BUTTURINI and PRETOLANI 1958.

Although inactive against native collagen fibers, elastase preparations are able to hydrolyze heat-denaturated and shrunken collagen (BANGA 1952, GRANT and ROBBINS 1957) (see p. 618). Fibrin, coagulated hemoglobin and coagulated albumin were partly dissolved by treatment with elastase (PARTRIDGE and DAVIS 1955).

Elastase liberates soluble polypeptides from elastin and new amino acids come in terminal position by the breakage of peptide bonds. Elastase is an endoproteinase: no free amino acids were observed in the supernatant of elastase digested elastin preparations. The reaction of elastase with the A and B chains of insulin showed that the enzyme hydrolyzes peptide bonds involving neutral amino acids having long aliphatic chains. The specific effect of elastase on elastin is related to the high proportion of valine, leucine and isoleucine in elastin (NAUGHTON and SANGER 1961). The pH optimum of the enzyme is in a range of 8.0—9.4 depending on the buffer used. A pH optimum at 9.7 was found in another preparation.

Elastase occurs in dog pancreas as an inactive zymogen which is converted to the active form by trypsin (GRANT and ROBBINS 1957). The elastase is produced in the glandular part of the pancreas and is supposed to be a digestive enzyme: but it has been found also in the pancreas of herbivorous animals (cattle pancreas contains, e.g., five times the elastolytic activity of human pancreas).

In dogs, elastase secretion by the pancreas can be stimulated by injection of secretin, by subcutaneous pilocarpine or by intraduodenal administration of HCl (KOKAS, FOLDES and BANGA 1951). Starvation increased, hypophysectomy and administration of thiouracil decreased the elastase activity in the pancreas of rats and guinea pigs (COHEN, MEGEL and KLEINBERG 1958).

Lower elastase levels were found in the pancreas of arteriosclerotic persons than in those of healthy young men (BALÓ and BANGA 1953). Blood serum contains an elastase inhibitor: the level of this inhibitor substance is low in arteriosclerotic individuals (SALVINI and CORCELLA 1957; the inhibitor level decreases in rabbit serum after feeding of cholesterol (ALEKSEEVA 1956); the β-lipoprotein fraction has a strong elastase inhibiting effect (ROBERT and SAMUEL 1957). Administration of crystalline elastase did not reduce the incidence or severity of cholesterol-induced arteriosclerosis in chicken (TENNENT, ZANETTI, OTT, KURON and SIEGEL 1956). (Pharmacological effects of elastase see BAGDY, TOLUAY, BORSY and KOVACZ 1960.)

Elastomucoproteinase. Elastin, isolated by autoclaving with acetic acid. released H_2SO_4 and carbohydrate when digested at pH 8.55 with pancreas extracts (HALL, REED and TUNBRIDGE 1952) (see mucopolysaccharide groups in elastin. p. 626). An elastomucoproteinase splitting a mucosaccharide component from elastin at pH 7.3—7.4 was separated from pancreas extracts (BANGA and BALÓ 1956). The elastolytic activity of pancreas extracts is due to the elastase. not to elastomucoproteinase. Treatment with elastomucoproteinase affects the extensibility of elastin containing tissues. Elastin fibers, which are treated with the enzyme and then treated with dilute acetic acid are split into filaments. whereas untreated fibers merely swell in acid (BALÓ, SZABÓ and BANGA 1960).

Mucopolysaccharide groups in elastic fibers. All investigators agree that elastin fibers contain carbohydrate components, Contradictory results on the amount of the carbohydrate present are probably due to methodical differences in the preparation of the investigated elastin. Elastin prepared by autoclaving with acetic acid yielded after hydrolysis about 4.2% reducing carbohydrate

(HALL 1955). Elastin preparations obtained by treatment with alkali contain less than 0.2% carbohydrate (LAMY, CRAIG and TAUBER 1961). HALL, REED and TUNBRIDGE (1952) demonstrated that elastin fibers are a dual structure consisting of an almost carbohydrate-free fibrous core and a superficial amorphous coating which contains large amounts of carbohydrates.

At least three mucopolysaccharide fractions seem to be present in the native elastic fiber: 1. A mucosaccharidic matrix in which the filaments are embedded. The matrix contains mainly acid mucopolysaccharides and soluble proteins and can be removed by alkaline buffer or alkaline $CaCl_2$-solutions. 2. Acid mucosaccharides which are bound to (or occluded between) the filaments. Most of this fraction can be removed by elastolytic enzymes. 3. Carbohydrate groups which contain hexosamines and hexoses and are firmly bound to the polypeptide chain. The amount of this fraction is small.

Electron microscopic studies of aortic elastin tissue revealed fibers embedded in a amorphous matrix. Treatment with alkaline buffer removed the matrix and unmasked elastin filaments 160—190 Å in diameter (KEECH 1960). The load-extension curves of strips of ox ligamentum nuchae did not change if the mucopolysaccharides were extracted with alkaline $CaCl_2$ solution (WOOD 1953).

Elastin (lig. nuchae) from which most of the mucopolysaccharides were removed by previous extraction with 0.1 N NaOH contained a residual mucopolysaccharide fraction which could not be extracted by 0.1 N NaOH or by treatment with $CaCl_2$ of various pH. Partial hydrolysis of this elastin preparation with 5 N HCl for 6 hours resulted in the liberation of inorganic sulfate (GOTTE and MORET 1957).

Elastic tissue (ox ligamentum nuchae), from which collagen is removed by treatment with boiling dilute acetic acid, contains a polysaccharide whose degradation products (hexosamines, plus other reducing material and sulfate) appear when the tissue is dissolved by the action of elastolytic pancreas extracts (HALL, REED and TUNBRIDGE 1952). Polysaccharides and free sulfate are released on digestion of elastin with elastolytic pancreas extracts (MORET and GOTTE 1957). Elastomucoproteinase, which had no elastolytic activity, liberated from elastin a mucoprotein which differed in the color of its Molisch reaction from the mucoprotein split from collagen by collagen mucoproteinase. This elastomucoprotein contains hexosamine, neuraminic acid and hexuronic acid (BANGA and BALÓ 1960a). It is resistant to hyaluronidase (BALÓ, BANGA and SZABÓ 1957).

The decrease in extensibility of the walls of blood vessels, which is observed in aged and arteriosclerotic individuals, seems to be related to the accumulation of mucosaccharides within and on the surface of the elastin fibers. The extensibility of strips of such arteries was improved if they were treated with elastomucoproteinase in vitro. Trypsin did not have a similar effect.

An elastin preparation of ligamentum nuchae (purified by extraction with NaCl-solution, repeated autoclaving with water, and exhaustive washing with water, ethanol, ethanol-ether and ether) still contained glucosamine and galactosamine, but the aminosugars together did not account for more than 0.1% of the dry protein (PARTRIDGE and DAVIS 1955).

Lipids may be occluded interfibrillary in elastin fibers. Elastin preparations from beef ligamentum contained about 0.5% lipid which could be released only by digestion with elastase. The lipid contained an unsaturated, plasmalogen-like component (LABELLA 1957). — The large amount of valine residues in elastin facilitates the adsorption of lipids; cholesterol and lipoproteins are easily adsorbed by elastin structures.

The yellow pigment of elastin tissues. The yellow color of elastin-containing tissues is caused by an fluorescent pigment. This pigment was extracted from elastic tissue by refluxing with 6 N HCl for 24 hrs.

The extract was concentrated by evaporation, the pigment was adsorbed on charcoal and eluted with hot pyridine. The pyridine was removed, the residue extracted with ether, and the ether solution washed by shaking with $NaHCO_3$ and NaOH.

The pigment can be purified by chromatography. It is insoluble in water and petrol ether and soluble in methanol, ether and chloroform. The Rf value is 0.85—0.88 in paper chromatography with butanol-ethanol-0.5 M NH_3 (70:10:20). — The pigment gives Ehrlich's diazo reaction and resembles a pterine pigment (LOOMEIJER 1958).

2. Metabolism of elastin

The biogenesis of elastin fibers is still a highly controversial problem. On the basis of chemical and clinical evidence, two possibilities have to be considered:

a) The formation of elastin fibers from a specific soluble precursor protein, different from collagen. This protein would aggregate to elastin fibers in a similar way as extractible collagens aggregate to collagen fibers. The extremely slow turnover of elastin would explain why the elastin precursor is not detectable in cutis extracts.

b) The conversion of collagen fibers to elastin fibers by a gradual disorganization of their structure.

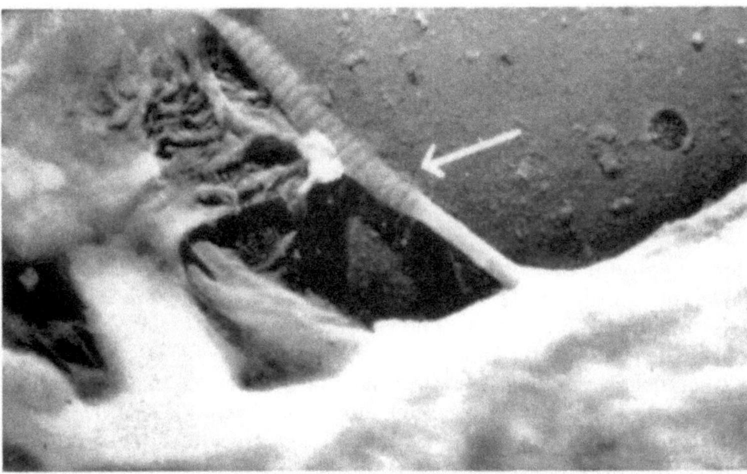

Fig. 12. Conversion of collagen fibrils to elastin-like components in vitro. — Abdominal skin collagen from an adult aged 36 years incubated with borate buffer (p_H 8.8) for 20 hours at 37°. The electron micrograph shows a striated collagen fibril connected with an elastin-like sheet. [HALL, KEECH, REED, SAXL, TUNBRIDGE and WOOD (1955). Courtesy M. KEECH (Detroit) and Journal of Gerontology (Baltimore)

The view that elastin fibers are produced directly from a specific soluble precursor protein is based on the characteristic amino acid composition of elastic tissues. Elastin contains about 17% valine, i.e., about 5 times the amount present in collagen (see p. 588). The conversion of collagen to elastin would involve the degradation and reconstitution de novo of large parts of the collagen molecule. However, the amino acid composition of elastin was determined in samples of ligamentum nuchae and aortic wall; it is possible that the elastic fibers in the cutis differ in their amino acid composition from the "classical" elastin in elastic tissues.

The view that elastin fibers derive from collagen fibers is mainly supported by the fact that partly degraded collagen fibers resemble elastin fibers both in their histological and electron microscopical aspect. Isolated collastromin (p. 613) has a similar histological stainability and a similar electron microscopic appearance as elastin but it resembles collagen in its amino acid composition. There is a considerable difference in the amino acid composition between collastromin and the elastin preparations from ligamentum nuchae or aorta.

Formation of elastin-like fibers in vitro. A wide range of procedures, which involve the rearrangement of hydrogen bonds, are able to convert collagen fibers into elastin-like structures in vitro (TUNBRIDGE 1956). An increase in the amount of elastin-like fibers was, e.g., observed in preparations of human skin during the incubation with periodate solutions and various buffers (KEECH 1958).

40*

Electron micrographs show that the new "elastin" originates directly from collagen fibers which lost their regular structure (see Fig. 12). The extent in which this transformation occurs in vitro depends on the age of the subject from which the collagen originates. Collagen fibers gradually become somewhat irregular with advancing age (see p. 673). They become more and more resistant against collagenase (HALL 1956) and susceptible to elastase (see p. 674); their physico-chemical properties show characteristic changes. Similar intermediates, combining the amino acid composition of collagen with an elastin-like macromolecular structure seem to occur in disease.

Collastin and Elastoidin. The abnormal material deposed in the skin in senile elastosis is closely related to elastin; however the fibers contain more mucopolysaccharide than normal elastin and chondroitinsulfate B seems to be present. The material is digested by trypsin and elastase, and was not affected by chondroitinsulfatase (BRAUN-FALCO and SALFELD 1957). — "Collastin" fibers (observed in a tissue sample, in which they were associated with a basal-cell carcinoma) consisted of an intermediate between collagen and elastin; they were orcein-positive and were susceptible to elastase but not to collagenase (LOEWI, GLYNN and DORLING 1960). "Elastoidin" is a combined material occurring in fish (see p. 581).

C. The ground substance

If a small amount of isotonic NaCl solution is injected into the cutis a local elevation in the profile of the skin is produced by the injected fluid; this wheal may persist for 30 min or longer. The obstacle which prevents the instantaneous spread of the injected fluid into the surrounding tissue is not the network of collagen fibers. The collagen network has large meshes; the wheal would not persist for so long a time if the injected fluid would be able to flow freely through the interspaces between the collagen fibers. The failure of injected fluid to spread instanteously in the cutis indicates that the interspaces between the collagen fibers are filled with a jelly like material. This material whose structure is not visible at microscopical magnifications is called the "amorphous ground substance" of the cutis (see p. 579).

The ground substance acts as an ultrafilter; it is impermeable to colloidal and microscopical particles. Intracutaneously injected colloidal substances (e.g., hemoglobin) or particles of microscopical size (e.g., the particles of India ink) are retained at the site into which they have been pressed by the force of the injection and do not spread into the surrounding tissue.

A similar lack of diffusion is observed if suspensions of colloidal particles are injected into in vitro-prepared hydrated gels. Gels which contain large amounts of water and only a few percent of solid substance can be obtained from substances which consist of long thread-like macromolecules (see gelatin, p. 621). In such in vitro-prepared gels, the macromolecular threads have a random position running through the gel in all directions of space; each thread touches other threads only at a few points of its length. The threads adhere to each other at these touching points, forming a loose, three-dimensional network. This network causes the jelly-like, semi-solid consistency of such gels; it retains colloidal particles like a sieve, permitting the slow passage of smaller particles. The ground substance of the cutis resembles such in vitro-formed, hydrated gels in many respects; it contains large amounts of water and only small amounts of dry substance and is (as are in vitro-formed gels) only weakly and amorphously stained by histological dyes.

The interfibrillar ground substance in the cutis is destroyed by intracutaneous injections of "spreading factors" which can be obtained from extracts of testis tissue and from some other biological sources. Wheals produced by intracutaneous injections of NaCl solution flatten rapidly if such spreading factors are added to the injected fluid. India ink, injected into a part of the cutis into which spreading factors have been injected previously, spreads over a large area of the skin.

These spreading factors were recognized to be enzymes which split acid mucopolysaccharides such as hyaluronate and the chondroitinsulfates A and C. These enzymes were called hyaluronidases (see p. 640). Other enzymes (including proteases) do not have comparable spreading effects. This indicates that the substances which are responsible for the limited permeability of the cutis are mucopolysaccharides which are split by hyaluronidase.

This conclusions was confirmed by chemical analysis. Several types of mucopolysaccharides were extracted from the cutis and from other mesenchymal tissues. The mucopolysaccharide mainly responsible for the formation of the mucopolysaccharide gels in the cutis is hyaluronic acid which is split by hyaluronidase.

Although the semisolid consistence of the ground substance is due to the polysaccharide network, the percentual amount of polysaccharidic material in the ground substance is relatively small and the histological methods used for carbohydrate staining give only weak reactions in most parts of the cutis. Histological carbohydrate reactions are obtained only in sites where the mucopolysaccharide network is concenrated (e.g., in the parts of the cutis adjacent to the basement membrane, see p. 656).

The mucopolysaccharides are strongly hydrophilic substances and the interstitial mucopolysaccharide gels are able to bind large amounts of water. They are an important factor in the maintenance of the water balance in the body. After the absorption of ingested water in the intestine, the surplus is stored in the interstitia of the cutis and other tissues and the hydration of the interstitial mucopolysaccharide gels increases; it decreases gradually when the water is excreted by the kidney and evaporates from the alveolar and epidermal surface. Hormonal factors which affect the metabolism of mucopolysaccharides may cause changes in the amount of water which can be immobilized in the interstitia of the cutis.

The mechanism by which water is stored and released by the ground substance can be illustrated by model experiments with gels in vitro. A drop of water brought upon the surface of a hydrophilic gel (e.g., on a block of hydrated gelatine) disappears within several minutes; the water is imbibed into the gel and the gel increases in volume in the surrounding area. If the drop of water contains a dissolved hydrophilic colloid (e.g. serum protein) only a part of the water is taken up by the gel; the colloidal particles cannot pass into the gel and retain a part of the water on the surface. The uptake of water into the gel stops when the colloid concentration in the solution reaches a certain value. If a drop of a concentrated protein solution is brought upon the surface of a hydrated gel, water may be attracted from the gel into the solution.

Thus, the hydration of the gel is adjusted to the colloidal osmotic pressure of the solution to which it is exposed. A similar interrelationship seems to exist between the colloidal osmotic pressure of the blood plasma and the hydration of the ground substance in the interstitial spaces.

A decrease in the protein concentration of the blood plasma leads to an increased uptake of water into the cutaneous polysaccharide gels. An increase in the protein concentration in the blood plasma is reflected in a partial dehydration of the cutaneous mucopolysaccharide gels. The deposition of water in the ground substance of the cutis (and other connective tissues) is easily reversible, and the water content of the cutis may change rapidly even under physiological conditions.

Although the ground substance of connective tissue is in general impermeable for large colloidal particles, a limited permeation of colloidal particles may be possible under physiological conditions. Protein hormones (e.g. insulin) pass through the capillary walls and the ground substance to the cells. Parts of the mucopolysaccharide network of the ground substance may have an oriented structure which permits the rapid permeation of proteins from the capillaries to the cells (see p. 637).

Not all types of mucopolysaccharides present in the ground substance are constituents of the mucopolysaccharide network. Mucosaccharide groups are present in some of the proteins which are dissolved in interstitial fluid of the cutis (see neutral mucopolysaccharides, p. 633 and 660). Another part of the cutis mucopolysaccharide is bound to the collagen and elastic fibers.

I. The mucopolysaccharides of the ground substance

1. General chemical and metabolic characteristics

a) Definition and occurrence

Mucopolysaccharides are polysaccharides which contain amino sugars (hexosamines) in combination with other monosaccharide units (e.g., with uronic acids or hexoses). Since substances of this type have been detected first in mucous secretions, the whole group of hexosamine-containing heteropolysaccharides[1] has been designed as "mucopolysaccharides", regardless of the source from which they originate.

Mucopolysaccharides are secreted not only by mucous glands and mucous epithelia, but have been demonstrated in many other secretions. Mucosaccharide-containing proteins are present in blood serum and crebrospinal fluid. A lubricating and protecting mucopolysaccharide lining covers the surface of erythrocytes and the endothelium of capillaries and blood vessels. Large amounts of mucopolysaccharides have been found in the extracellular materials of all organs; mucopolysaccharide gels form thin septa between the cells of epithelial organs and voluminous extracellular materials in mesenchymal tissues. The matrix of cartilage and bone contains mucopolysaccharides (besides collagen fibers and insoluble Ca-salts). Polysaccharides are one of the main constituents of the transparent media in the eye. The ground substance of the cutis represents the largest accumulation of mucopolysaccharides in the body of man and vertebrate animals.

Mucopolysaccharides occur in all heterotrophic microorganisms; they are components of cell walls or of material which cover the external surface of the cell walls. Mucopolysaccharides of specific structure have been detected in the cell walls of many bacterial species. Some types of pathogenic bacteria (e.g. some strains of streptococci and staphylococci) produce acid mucopolysaccharides which are very similar in structure to those which occur in the human cutis. — Chitin, forming the integument of many invertebrate animals, differs from the mucopolysaccharides in consisting exclusively of acetylglucosamine residues.

Mucooligosaccharides (i.e. oligosaccharides which contain hexosamines units in combination with other monosaccharide residues) are formed as intermediates in the enzymic breakdown of mucopolysaccharides. Substances of this type occur in milk and urine. The term "mucosaccharides" includes hexosamine containing heteropolysaccharides and oligosaccharides without respect to the size of the molecule.

b) Metabolic characteristics

The behavior of the mucopolysaccharides in metabolism is very different from that of glucose and glycogen. In contrast to glycogen, mucosaccharides can not easily be used as energy sources and are never used as an energy store. While the enzymic degradation of glycogen yields directly glucose-6-phosphate (which is the starting substance for all major pathways in carbohydrate metabolism), the enzymic breakdown of mucopolysaccharides leads to relatively inert oligosaccharides. — All known mucopolysaccharides consist of nonbranched chains and enzymes liberating terminal monosaccharide units can attack the molecule only at a single terminal point. In contrast, the glycogen molecule is extensively branched and has many terminal groups; numerous glucose molecules can be liberated simultaneously from the terminal groups of one single glycogen molecule. — While the glycogen is formed and stored in the metabolically highly active interior of the cells, mucopolysaccharides are accumulated in the enzymatically less active intercellular spaces. The turnover of the mucopolysaccharides is much slower than the turnover of glycogen and the amounts of these substances in the tissues show little change under physiological conditions.

---

[1] Heteropolysaccharides are polysaccharides consisting of more than one type of monosaccharide units.

2. Classification and nomenclature

Two classes of mucopolysaccharides, differing from each other in chemical composition and biological function, occur in animal tissues: "Acid" and "neutral" mucopolysaccharides.

a) Acid mucopolysaccharides

Acid mucopolysaccharides contain (besides hexosamine) either hexuronic acid residues or sulfuric acid residues or both. Accordingly, three subgroups of acid mucosaccharides can be distinguished (see Fig. 13).

Aminopolyuronides. Hexosamine and hexuronic acid units alternate in the polysaccharide chains of these substances; N-acetylgroups are bound to the hexosamine residues; no sulfate residues are present. This group of acidic mucopolysaccharides includes hyaluronic acid and chondroitin.

Sulfated aminopolyuronides. Hexosamine and hexuronic acid units alternate in the polysaccharide chain; sulfate and acetyl residues form side groups. This type of acidic mucopolysaccharides includes the chondroitinsulfates A, B and C, heparin and heparitin.

Sulfated hexosaminohexosans. O-sulfated acetylhexosamine units alternate with hexose units in the polysaccharide chains. No uronide residues are present. Keratosulfate (see Fig. 13) is the only substance of this group which so far has been identified in vertebrate animals.

The salts of acidic mucopolysaccharides occur in the tissue either free or in form of protein complexes from which they can be easily liberated by mild physicochemical procedures. The long unbranched molecules of acidic mucopolysaccharides are the main building element of the gel structures which form the matrix of mesenchymal tissues, including the cutis.

b) Neutral mucopolysaccharides

Neutral mucopolysaccharides yield on hydrolysis hexosamines and hexoses (e.g. galactose and mannose); in addition, fucose or neuraminic acid residues may be present in polysaccharides of this type. The relative amounts of these components vary in wide limits, indicating that this class of substances includes compounds of very different composition and very different macromolecular structure.

The term "neutral mucopolysaccharides" is used in literature for all mucopolysaccharides which do not contain uronic acid or sulfuric acid residues. However, compounds belonging to this type of carbohydrates may contain residues of neuraminic acid and may have the properties of weak acids. The term glycosaminoglycans was proposed by JEANLOZ (1960) for this class of carbohydrates. The term "glucidamin" is used by MASAMUNE (1955) for compounds which contain neutral mucopolysaccharides firmly bound to a peptide component.

In contrast to the acidic mucopolysaccharides, "neutral" mucopolysaccharides do not occur in a free or easily dissociable form in the tissues. They are, as a rule, firmly bound to proteins, and can be separated from the polypeptide chains only by hydrolytic procedures.

In the cutis, neutral mucopolysachcaride groups are constituents of most of the proteins which occur in dissolved form in the interstitial fluid of the cutis; small carbohydrate groups containing hexose and hexosamines are present in collagen and elastic fibers (see p. 594 and 625).

Most of the proteins which occur in animal tissues and body fluids contain small amounts of firmly bound neutral mucopolysaccharide groups (exceptions are aglyconic proteins, such as serum albumin, insulin and hemoglobin). Proteins which contain important amounts of firmly bound carbohydrate are called glycoproteins. The mucopolysaccharide part prevails over the polypeptide part in some compounds of this class (e.g., in some blood group antigens). A complete series of intermediates seems to exist between oligopeptidic neutral mucopolysaccharides (which consist mainly of carbohydrate and contain only very small polypeptidic groups) and aglyconic proteins (which do not contain carbohydrate at all).

Proteins with firmly bound neutral mucosaccharide groups may form complexes with acid mucopolysaccharides. Such protein complexes contain two mucopolysaccharide components. The acid mucopolysaccharide is released easily (e.g., by treatment with alkaline buffers or salt solutions); the neutral mucopolysaccharide is liberated only by hydrolytic procedures. A part of the mucopolysaccharides of the cutis seems to be present in form of such complexes, containing two different types of mucosaccharides.

Proteins or protein complexes in which mucopolysaccharides form a third or more of the total weight are called mucoids or mucoproteins. The mucopolysaccharide may be an easily removable acidic mucopolysaccharide (as in elastomucoprotein or chondomucoid) or on firmly bound neutral mucopolysaccharide (as in the seromucoids or seromucoproteins).

Nomenclature of mucosaccharide splitting enzymes

Mucinase is a general term used to design all enzymes which have a depolymerizing or hydrolyzing effect on mucosaccharide-containing macromolecules. Mucoproteinases liberate mucopolysaccharides from proteins. Mucopolysaccharidases split osidic linkages in the mucopolysaccharide chain; hyaluronidases are mucopolysaccharidases which split specifically the polysaccharide chain of hyaluronate and of chondroitinsulfate A and C. Chondroitinsulfatases are not polysaccharidases but sulfatases (they split sulfate residues from chondroitinsulfate). Heparinases are, in present usage, enzymes which abolish the anticoagulant activity of heparin preparations; this term does not specify the chemical reaction which causes the inactivation. A heparinase which splits the polysaccharide chain of heparin is a heparinpolyosidase and an enzyme liberating sulfate from heparin is a heparinsulfatase. Enzymes which split the osidic linkages of glucuronide, glucosaminide or fucoside residues are glucuronidases, glucosaminidases, or fucosidases, respectively. Exoglucosaminidases and exoglucuronidases split terminal residues from the mucopolysaccharide chain. Endoglucosaminidases and endoglucuronidases hydrolyze the respective linkages in the nonterminal parts of the polysaccharide chain. — Neuraminidases are enzymes which liberate neuraminic acid or sialic acids.

3. Amount of mucopolysaccharides in the cutis. Determination methods

The total amount of mucopolysaccharides in the cutis (including the "acid" and the "neutral" type of these substances) can be estimated from hexosamine determinations in a specimen of cutis tissue. Samples of fresh connective tissue (cutis) contained about 0.076% hexosamine (BOAS 1953); dried defatted rat subcutis contained about 0.4% hexosamine (BENASSI and PRODI 1953). The hexosamine content of dry normal human skin is 1.2—1.5% (see Table 1, p. 579). The amount of mucopolysaccharides is about 2.5 times the hexosamine value. Changes in the relative volume and the density of the mucopolysaccharide gels are reflected in the hexosamine content of the skin.

The hexosamine content of the cutis decreases with age (see Table 1 and p. 672) and in deficiency of vitamin C (see p. 681). Significant changes in the hexosamine content of the cutis have been observed in hormonal disorders (see p. 674). Although the mucopolysaccharide gels seem to be involved in the pathogenesis of various types of dermatological diseases, very little is known at the present time about the changes in the hexosamine content of the cutis in skin disease.

The determination of hexosamine in tissues can be based on the colorimetric evaluation of the reaction of ELSON-MORGAN (1933) given by all hexosamines (BOAS 1953). A method adapted for the analysis of small bioptic samples of skin may be given here: The excised skin sample is cleaned from blood with slightly moistened filter paper; adherent adipose tissue is removed. The skin sample (about 0.5 g) is weighed and without mincing introduced into a glass-stoppered, calibrated 20 ml tube; 5 ml 4 N HCl are added; the stopper is secured with a rubber band. The tube is heated in a boiling water bath for 15 hours. After cooling, the hydrolyzate is made up to 20 ml with water and transferred into an ion exchange column. The 25 cm long column is made from 10 mm glass tubing; it is filled with Dowex 50, which had been washed before in a Buchner funnel with 2 N NaOH, then with 2 N HCl and with water; the hexosamine is absorbed quantitatively by the column if the hydrolyzate does not contain more than 25 meq. HCl. The effluent is discarded, the column washed with water and then eluted with 5 ml 2 N HCl. A 1—3 ml aliquot of the eluate is pipetted into a calibrated, glass-stoppered tube. After addition of phenolphalein as indicator, 5 N NaOH is added from a burette until the solution turns pink; HCl is added until the pink color just disappears and the volume is made up to 5 ml. The colorimetric determination is made in this solution. Standard solutions: 0.5, 1.0 and 2 ml of a stock glucosamine solution (containing 20 mg/l glucosamine hydrochloride) and 1.5 ml 23.2% NaCl solution are pipetted into three 10 ml tubes; the mixture is exactly neutralized with a few drops of NaOH and HCl (until colorless with phenolphalein) and filled up to 5 ml. — Color reaction: 1 ml acetylacetone reagent (2% acetylacetone in N Na$_2$CO$_3$) is added to the standard solutions and to the unknown sample; the tubes are heated in a waterbath (90°) for 45 min. After cooling, 1 ml of Ehrlich's reagent (2.67 g p-dimethylaminobenzaldehyde, dissolved in 100 ml of 1/1 mixture of ethanol and conc. HCl) is added to each tube. The volume is made up to 10 ml with ethanol. One hour later the developed color is measured photometrically at 530 mμ.

The hexosamines values obtained in hydrolyzed corium reflect the total amount of mucopolysaccharides, including acid mucopolysaccharides (hyaluronate, chondroitinsulfate etc.) and neutral mucopolysaccharide (i.e. the mucopolysaccharide groups of the glycoproteins which are dissolved in the ground substance).

4. The acid mucopolysaccharides in the cutis

a) Analytical and preparative methods

α) Determination of the acid mucopolysaccharides of the cutis

Similarly as hexosamine determinations in cutis hydrolysates reflect the total mucopolysaccharide level in the investigated sample, hexuronic acid determinations can be used for the estimation of the amount of uronide-containing acid mucopolysaccharides.

Hyaluronic acid, the chondroitinsulfuric acids and heparin contain equimolar amounts of hexosamine and hexuronic acid residues; therefore, the ratio hexosamine: hexuronic acid is 1:1 in preparations which contain only these types of mucopolysaccharides and do not contain keratosulfate or neutral mucosaccharides. In extracts of human cutis, the ratio hexosamine: hexuronic acid is higher than 1:1; this indicates the presence of neutral mucopolysaccharides. No keratosulfate has been found so far in normal skin.

Methods for the microdetermination of hexuronic acid are based on the decomposition of hexuronic acids by heating with HCl or H$_2$SO$_4$. The amount of CO$_2$ developed by heating with acid can be determined gasometrically (McCready, Swenson and MaClay 1946; Tracey 1948; Barker, Foster, Siddiqui and Stacey 1958), or titrimetically (Ogston and Stanier 1951).

The furfurol derivate formed by heating of hexuronic acids with HCl gives a blue-violet color reaction (absorption maximum at 570 mμ) with naphthoresorcinol (Tollens reaction). This reaction was used for the determination of hexuronic acids in blood serum (Stary and Yuvanidis 1953), and was adapted for hexuronic acid determinations in tissue extracts by De Moncuit and Robert (1959).

The color reaction with carbazol and sulfuric acid (Dische 1947) gives about 70% less color intensity with iduronic acid than with glucuronic acid (Hoffman, Linker and Meyer 1956). Since skin contains chondroitinsulfate B (whose hexuronic components is iduronic acid), determinations of hexuronic acid with this method (Boas 1955) do not express the total amount of hexuronic acid in the tissue when glucuronic acid is used as standard.

At slightly acid reaction, acid mucopolysaccharides are precipitated by serum albumin or other proteins (Meyer and Palmer 1936); the amount of the precipitate ("mucin clot"), determined turbidometrically before and after digestion with hyaluronidase, gives the amount of hyaluronate (plus chondroitinsulfate A and C) (Langecker 1952). — Hemoglobin is precipitated by acid mucopolysaccharides at pH 3.8; the amount of precipitated hemoglobin can be estimated colorimetrically after conversion to ferri-hem cyanide and the amount of the mucopolysaccharide present can be calculated from this value (Pierce, Steele and White 1953). — Acid mucopolysaccharides are precipitated by cetyltrimethyl-ammonium bromide; a method for the determination of 10—200 γ acid mucopolysaccharides is based on the turbidometric determination of this precipitate (Di Ferrante 1956).

β) Extraction and fractionation of acid mucopolysaccharides from skin

Either fresh skin or acetone-defatted and dried skin powder is shaken with 2% NaOH for 24 hrs.; this procedure is repeated several times. The skin solution is precipitated with 77% alcohol; the acid mucopolysaccharides are extracted from this precipitate with 10% $CaCl_2$. Meyer and Chaffee (1941) separated the chondroitinsulfate from this solution by precipitation with barium acetate and 20% alcohol; the precipitate is dissolved in water and reprecipitated by pouring into glacial acetic acid. The supernatant of the Ba-precipitate contains the hyaluronic acid; it is precipitated with alcohol, redissolved in water and again precipitated by pouring into glacial acetic acid. With this method, samples of fresh skin yielded average amounts of 24.5 mg-% hyaluronic acid and 26.6% chondroitinsulfuric acid (Pearce and Watson 1949).

Schiller, Slover and Dorfman (1961) dissolved acetone-defatted skin samples by digestion with papain at 60⁰ and pH 5.5 and removed the rest of the proteins by precipitating with 10% trichloracetic acid; the trichloracetic acid-soluble material was dialyzed, concentrated and the acid mucopolysaccharides precipitated with cetylpyridinium chloride (3 mg per 1 mg expected mucopolysaccharide) in 0.04 M NaCl.

In electrophoresis, chondroitinsulfate migrates faster to the anode than hyaluronate. An electrophoretic method for the separation of skin mucopolysaccharides was developed by Gardell, Gordon and Åquist (1950), and by Schiller, Mathews, Jefferson, Ludowieg and Dorfman (1954). The alkaline skin extracts is dialyzed and incubated with trypsin; the remaining proteins are precipitated with 12% trichloracetic acid; the supernatant is dialyzed, concentrated and the mucopolysaccharides precipitated by addition of 4 volumes of 95% alcohol in the presence of 1% Na acetate. After 3 days at 4⁰ the precipitate is collected, washed with 95% alcohol and ether and dried over paraffin. The preparation is dissolved in 0.01 M Na phosphate buffer (pH 7) and brought into the central section of a slab of buffer containing Celite. A potential gradient of 2 volts/cm, with a current of 100—120 ma, is applied for 24 hrs.; the separated mucopolysaccharides are eluted from sections which are cut from the Celite slab. Chondroitinsulfate B can be separated from A and C by electrophoresis on paper or agar gel in a pyridine-formic acid buffer of pH 3.0 (Mathews 1961). The electrophoretic mobilities of the chondroitinsulfates A, B and C were determined by Adams (1960).

Electrodialysis can be used for the isolation of acid mucopolysaccharides. The skin extract is applied to the central compartment of the electrodialysis apparatus. The acid mucopolysaccharides are deposed as a paste on the anodic dialysis membrane.

Tissue extracts containing hyaluronate and chondroitinsulfate can be fractionized by chromatography in a column of siliconized celite. The mucopolysaccharides are applied to the column in the acidic form in a solution of water saturated with butanol. The column is eluted with NaCl solutions of gradually increasing concentration and finally with 1% NaOH (Berenson, Roseman and Dorfman 1955).

Columns of the exchange resin Dowex 1—X2 (200—400 mesh) can be used in a similar way; the mucopolysaccharides are applied in aqueous solution and the column is washed with water. The acid mucopolysaccharides are separated by the stepwise elution with NaCl-solutions of increasing concentration: Hyaluronate is eluted with 0.5 M NaCl, heparin mono-sulfate with 1.25 M NaCl, chondroitinsulfate with 1.5 M NaCl and heparin with 2.0 M NaCl; most of the keratosulfate is eluted with 3.0 M NaCl (SCHILLER, SLOVER and DORFMAN 1961).

b) Types of acid mucopolysaccharides occurring in the cutis

Hyaluronate and chondroitinsulfate B (see Fig. 13) are the main acid muco-polysaccharides in the adult corium; they are present in about equal amounts. Since chondroitinsulfate B is not split by hyaluronidase, the strong spreading effect observed with this enzyme in the cutis indicates that hyaluronate is the main structural component of the ground substance in this tissue. A part of the chondroitinsulfate B seems to be located on the surface or enmeshed in the interior of the collagen and elastin fibers. In extracting bull skin, it was found mainly in the middle and bottom layers of the cutis.

Besides hyaluronate and chondroitinsulfate B, smaller amounts of other acid mucopolysaccharides may occur in animal skin (HOFFMAN, LINKER and MEYER (1957). Chondroitinsulfate C has been found in human embryonic cutis. The anticoagulant activity of cutis extracts is due partly to the presence of chondro-itinsulfate B; however, heparin is present in smaller amounts which seem to be related to the number of mast cells demonstrable in the investigated tissue sample.

Chondroitinsulfate A, chondroitin and keratosulfate have not been demonstrated in the normal cutis. However, there is some evidence that the mucopolysaccharide gels in the cutis may change in disease not only in density but also in their qualitative composition. Types of mucopolysaccharides which are not detactable in the normal cutis may occur in skin disease.

c) Hyaluronic acid

Hyaluronic acid consists of alternating units of glucosamine (whose amino groups are acetylated) and glucuronic acid (whose carboxyl groups are free) (see formula Fig. 13 and 15). The free carboxyl groups of the hexuronic acid residues give the polysaccharide the properties of an acid. Hyaluronic acid occurs in the tissues as hyaluronate, immobilizing an equivalent amount of metal ions (mainly Na ions). The distribution of Na and Ca in the intracellular space may be influenced by the concentration of hyaluronate and chondroitinsulfate (ALD-RICH 1958).

Weight and shape of dissolved hyaluronate particles. Hyaluronate prepara-tions from various sources have the same overall structure, but differ in particle size. Hyaluronate from pig skin has an average particle weight of $7.2 \cdot 10^6$ (LAU-RENT 1957), corresponding to about 36000 monosaccharide units.

Hyaluronate prepared from other tissues have a smaller average particle weight. A value of $3—5.8 \cdot 10^6$ was found for hyaluronic acid from human umbilical cord, $1.6 \cdot 10^6$ for hyaluronic acid from ox synovia and values between $1.27 \cdot 10^6$ and $8.7 \cdot 10^4$ for hyaluronate from the vitreous body (LAURENT 1957, ROWEN and BRUNISH 1955, ROWEN, BRUNISH and BISHOP 1956, VARGA 1955).

Solutions of hyaluronic acid are extremely viscous and show streaming bire-fringence; this indicates long filamentous particles. The average particle length as calculated for preparations of hyaluronic acid from various tissues varies between 5000 and 10000 Å.

A single polysaccharide chain with a molecular weight of several millions would be (in a stretched position) 20000—150000 Å long. The particle length really observed is considerably smaller, indicating that the particles consist of several (more or less) parallelly arranged molecules. The ease with which hyaluronate preparations are depolymerized by physico-chemical factors suggests that the hyaluronate particles are aggregates of several molecules.

Electron micrographs of hyaluronate particles show filaments with a length of several thousand Å and a width of less than 30 Å (JENSEN and CARLSEN 1954).

Hyaluronic acid 1

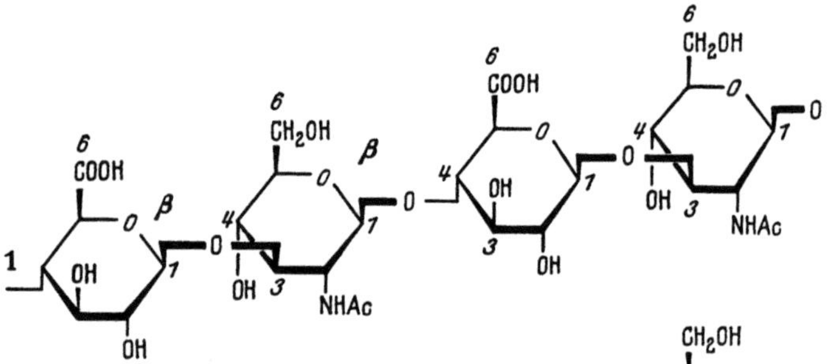

Chondroitin 2

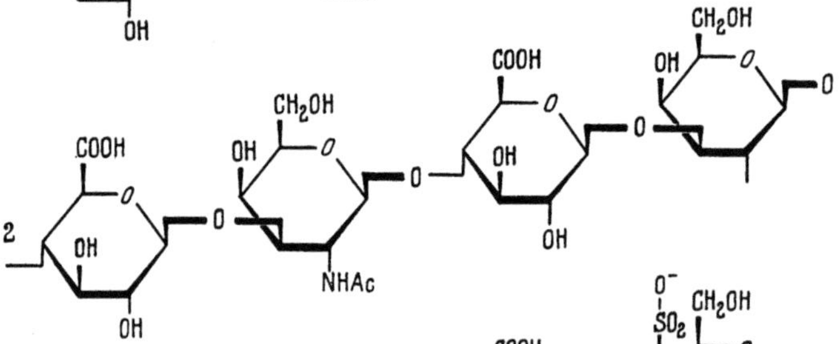

Chondroitinsulfate A 3

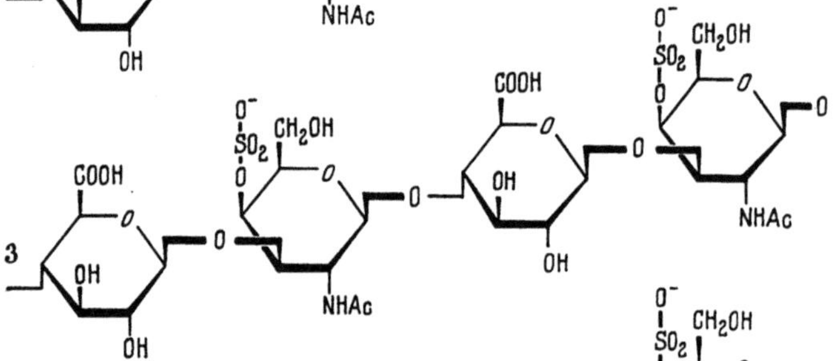

Chondroitinsulfate B 4

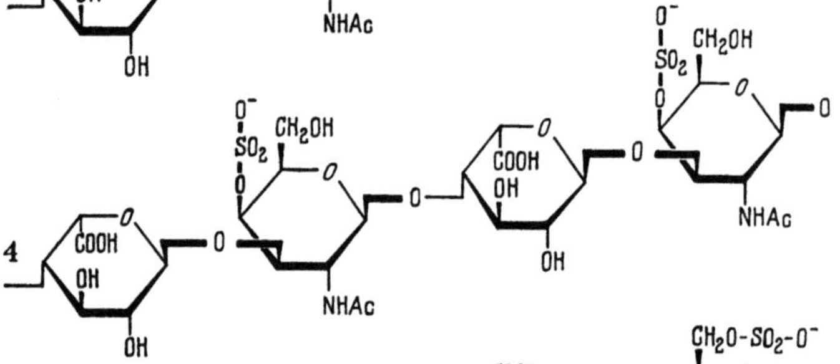

Chondroitinsulfate C 5

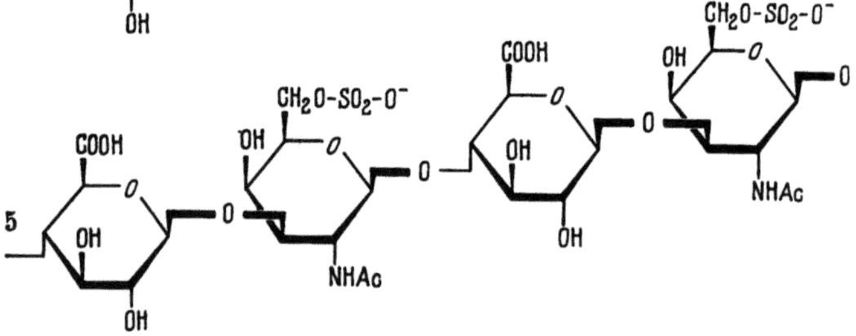

Keratosulfate 6

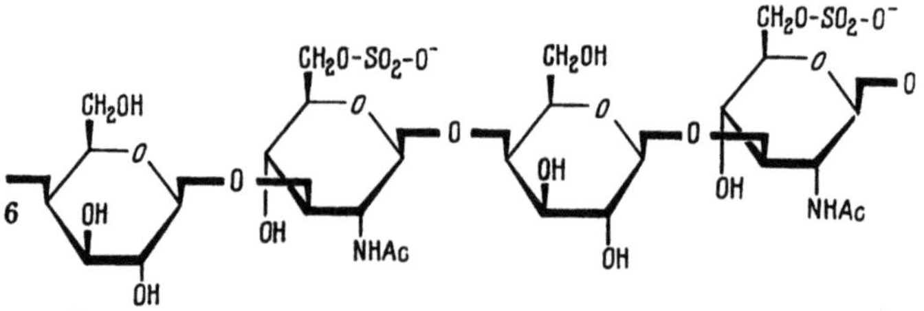

Fig. 13. Acid Mucopolysaccharides

Thicker filaments, formed by parallel array of several polysaccharide chains, show branchings and anastomoses; they may coil up to globular enlargements and form network which appear as stellate sheets (GROSS 1948) (Fig. 14). X-ray examination of hyaluronic acid preparations revealed no regular macromolecular structure.

The mutual position of the hyaluronate filaments in the ground substance is not known. There is some evidence that the hyaluronate filaments may be oriented in a preferred direction in some parts of the cutis, giving the ground substance an increased permeability in the direction in which the filaments are oriented (see p. 629).

α) The effect of salts, protein and reducing agents on hyaluronate solutions

The physicochemical characteristics of dissolved hyaluronic acid (e.g., flow birefringence, viscosity, sedimentation and diffusion velocity) change with the concentration of Na ions in the solution. The particles seem to aggregate at low salt concentrations and disaggregate with the addition of salt (BLUMBERG, OSTER and MEYER 1955; VARGA, PIETRUSZKIEVICZ and RYAN 1959). The changes in particle size are most marked as zero ionic strength is approached; however, significant changes occur also in physiological range of salt concentrations, suggesting that hyaluronic acid may play a role in the mechanism of Na retention in the tissue.

Presence of protein, even in high concentrations, does not change the viscosity of hyaluronate solutions. Incubation with papain was observed to reduce the particle size of hyaluronate solutions. However, this effect is not due to the proteolytic activity of the enzyme; the agents used for the activation of papain (KCN and cysteine) are capable of degrading hyaluronic acid (BALÁCZ and SUND-BLAD 1959).

Fig. 13. *The structure of acid mucopolysaccharides.* Hexosamine residues alternate with other monosaccharide residues in all types of acid mucopolysaccharides. The amino groups of the hexosamine residues are acetylated in all mucopolysaccharides, except in heparin. Two types of hexosamine occur in acid mucopolysaccharides: glucosamine (in hyaluronic acid and keratosulfate) and galactosamine (in chondroitin and in all types of chondroitinsulfuric acid). The residues which alternate with the acetylhexosamine units are glucuronic acid residues in hyaluronic acid, in chondroitin and in chondroitinsulfuric acids type A and C; they are iduronic acid residues in chondroitinsulfuric acid type B; (note the inverse position of the COOH residues in the formula of this substance). Galactose residues alternate with acetylglucosamine units in keratosulfate. — In hyaluronate and all three types of chondroitinsulfate, the C-1 atoms are in a β-position; these types of mucopolysaccharides are levorotatory. *1—3* linkages and *1—4* linkages alternate in the chains of all acid mucopolysaccharides. — Six types of acidic mucopolysaccharides are shown in the table:

1. *Hyaluronic acid* consists of alternating residues of acetylglucosamine and glucuronic acid; the C-atom 1 of the glucuronide residues is bound to C-atom 3 of the glucosamine units, and C-1 of the glucosamine is linked to C-4 of the next glucuronide unit. — Hyaluronic acid is the main mucopolysaccharide component in embryonic and adult skin. It also occurs in the walls of blood vessels, in the umbilical cord (WHARTON jelly), in tendons and ligaments, and in growing bone. It is the only acid mucopolysaccharide occurring in synovia and in the vitreous body.

2. *Chondroitin* consists of alternating units of acetylgalactosamine and glucuronic acid; the linkages have the same configuration as in hyaluronic acid. Chondroitin differs from hyaluronic acid only in the stereo-configuration of the C-atom 4 of the hexosamine residues (galactosamine instead of glucosamine). — Chondroitin has been found in the cornea and can be obtained in vitro by desulfation of chondroitinsulfate A or C.

3. *Chondroitinsulfate A* (chondroitin-4-sulfate). The polysaccharide chain consists of acetylgalactosamine and glucuronic acid as in chondroitin. Sulfate residues are bound to the C_4-atoms of the acetylgalactosamine units. — Chondroitinsulfate A occurs in cartilage and bone, in the aortal wall, in heart valves, and in ligaments. Chondroitinsulfate A and C seem to be involved in pathological calcification.

4. *Chondroitinsulfate B* (other names: dermoitinsulfate, dermatansulfate, β-heparin) consists of sulfated acetylgalactosamine residues alternating with iduronic acid; the sulfate groups are bound to the C_4-atoms of the galactosamine units (similarly as in type A). — Chondroitinsulfate B is one of the two main acid mucopolysaccharides in the adult human cutis. It seems to be involved in the stabilization of collagen and elastin fibers (see p. 595). Chondroitinsulfate B has also been found in the walls of blood vessels, and in tendons and ligaments.

5. *Chondroitinsulfate C* (chondroitin-6-sulfate) consists of sulfated acetylgalactosamine and glucuronic acid (like type A); but the sulfate residues are linked to the C_6-atom of the galactosamine residues. Chondroitinsulfate C occurs mainly in cartilage and bone; adult cutis contains only small amounts of this mucopolysaccharide; it occurs in the umbilical cord, in embryonic skin, and the Nuclei pulposi.

6. *Keratosulfate* consists of alternating units of galactose and acetylglucosamine. The sulfate groups are bound to C_6 of the glucosamine residues. Keratosulfate was first found in the cornea; it also occurs in Nuclei pulposi, in costal cartilage, and probably in other mesenchymal tissues

Reducing agents (e.g. cysteine, ascorbic acid, Fe⁺⁺ or Cu⁺) degrade hyaluronic acid. The reactions is accelerated in the presence of O_2 or phosphate. The degradation products formed by this oxido reductive reaction are similar to those obtained by mild hydrolysis with hyaluronidase. However, no loss of hexosamine or glucuronic acid is observed (Pigman and Rizvi 1959).

β) Degradation of hyaluronate by ultraviolet irradiation and porphyrin

Irradiation with ultraviolet light has a depolymerizing effect on hyaluronate in vitro; no similar effect was noticed on chondroitinsulfate. Ultraviolet light with a wave length of 2550 Å is strongly absorbed by hyaluronic acid and has maximum viscosity-reducing activity.

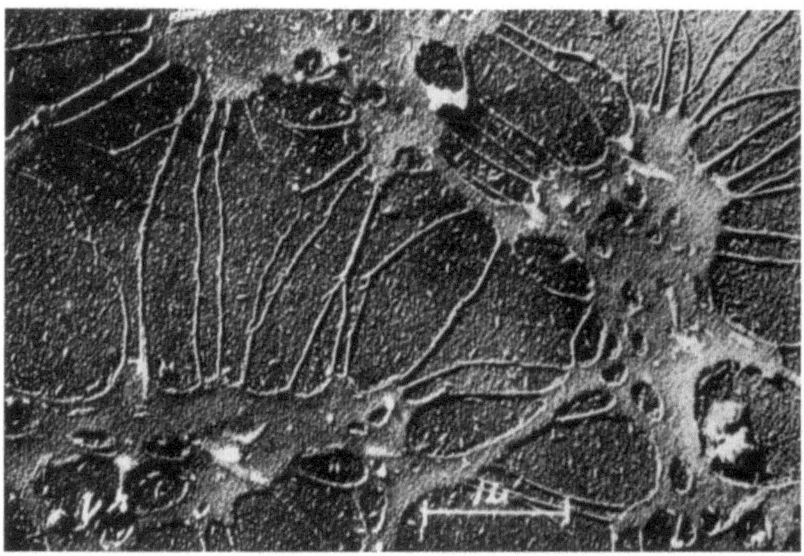

Fig. 14. *Electron micrographs of hyaluronic acid threads.* — The threads have various diameters; they consist of bundles of unbranched hyaluronate molecules. The threads divide into thinner threads, each of them contains several hyaluronate molecules in a parallel array. Networks of hyaluronate threads like that on the above picture are formed in vitro. Similar hyaluronate structures may occur in the cutis, producing an oriented diffusion (1:24000). — The preparation used was pure sodium hyaluronate, free of protein. The fiber was shadowed with chromium. [Gross, H.: J. biol. chem. **172**, 511 (1948).] Courtesy of Jerome Gross and the Journal of Biol. Chemistry.

The presence of fluorescent substances in hyaluronate solutions strongly enhances the viscosity-reducing effect of ultraviolet irradiation. Addition of porphyrin produces a photosensibilization of hyaluronate solutions in the presence of oxygen; on irradiation such solutions are rapidly degraded in vitro. Ultraviolet irradiation alone or addition of hematoporphyrin in the dark had no comparable effect (Castellani 1954). The cutaneous lesions in the light-exposed parts of the skin which are observed in patients with porphyrinemia and in porphyrin injected animals seem to be caused by the porphyrin-induced photosensitivity of the hyaluronic acid in the cutis.

The spread of hemoglobin in the skin of normal rabbits did not change immediately if the animals were irradiated with ultraviolet light for short periods. However, the spread in the exposed skin showed a significant increase 24 hours after the the irradiation was stopped. No changes were observed in the water content and in the hexosamine content of the exposed skin (Hvidberg, Kvorning, Schmidt and Schou 1959).

γ) Enzymic degradation

Hyaluronic acid and the chondroitinsulfates A and C (which resemble hyaluronic acid in the structure of the polysaccharide chain) are split to oligosaccharides by testicular hyaluronidase. Chondroitinsulfate B (which contains iduronic acid instead of glucuronic acid) is not hydrolyzed by this enzyme.

The spreading effect of hyaluronidase (see p. 628) was first discovered in cutaneous tests. DURAN-REYNALS (1929) found that experimental infections with intracuteneously injected vaccine virus are greatly enhanced if the virus is injected together with testis extracts. McCLEAN (1930) found that testis extracts increase the spread of intracutaneously injected India ink. The "spreading factor" present in the testis extracts was recognized to be a mucolytic enzyme by CHAIN and DUTHIE (1938); the enzyme reduced the viscosity of vitreous humor and synovial fluid and liberated reducing sugars and dialyzable glucosamine compounds from the nondialyzable mucopolysaccharides present in these materials. The polysaccharide which causes the viscosity of vitreous humor and synovial fluid was isolated and called hyaluronic acid (MEYER and PALMER 1936; MEYER, SMYTH and DAWSON 1939). Consequently, the enzyme which splits this substance was designed as hyaluronidase. Hyaluronidases were isolated from various biological sources.

Testicular hyaluronidase is produced by the spermatozoa and is present in the sperm fluid and testis extracts. During fecundation, this enzyme dissolves the hyaluronate-containing gels surrounding the ovum and opens the way for the fertilizing spermatozoa. Bacterial hyaluronidases are produced by various species of pathogenic bacteria (e.g., by strains of type II pneumococci, Staphylococcus aureus, group C-hemolytic streptococci, and Clostridium welchii) (MEYER, HOBBY, CHAFFEE and DAWSON 1940, ROBERTSON, ROPES and BAUER 1940). It is probable that the propagation of these bacteria in the infected tissues is accelerated by the produced hyaluronidase. In 92% of the cases of eczema which were due to infections with staphylococci or streptococci, the bacteria were found to be producers of hyaluronidase (DELMOTTE 1957).

Hyaluronidases have been found in the poisonous secretions of snakes and insects. Most of the poisons produced by these animals are macromolecular substances; the spread of the poison in the cutis of the bitten animal is accelerated by the simulataneous action of the enzyme. — The medicinal leech (Hirudo medicinalis) releases a hyaluronidase-containing secretion into the bitten skin; the enzyme can be extracted from the cranial part of the animal.

The chemical mechanisms by which hyaluronidases from these various sources split the hyaluronate molecule are different; testicular, bacterial and snake hyaluronidases attack endoglucosaminidic linkages, whereas leech hyaluronidase splits endoglucuronidic linkages. Degradation with hyaluronidases of different type gave important clues for the investigation of the structure of the hyaluronic acid molecule (see Fig. 13).

Digestion with *testicular hyaluronidase* rapidly decreases the viscosity of the hyaluronate solution, indicating the rapid cleavage of the endo linkages in the long polysaccharide chains. The resulting oligosaccharides are digested only slowly. These oligosaccharides consist of glucuronic acid and acetylglucosamine residues in equal numbers; the reducing ends of the molecules are formed by acetylglucosamine residues, indicating that glucosaminidic linkages are cleaved by this enzyme.

The final product is a disaccharide with an intact glucuronidic linkage, and an acetylglucosamine residue at the reducing end. This disaccharide is acetylhyalobiuronic acid. Deacetylation of this disaccharide yields hyalobiuronic acid. This disaccharide gives the hexosamine reaction of Elson and Morgan (see p. 632) without previous hydrolysis, indicating that the aldehyde group of the glucosamine residue is free. Thus, hyalobiuronic acid is a glucuronido-glucosamine.

The relative stability of hyalobiuronic acid to acid hydrolysis indicates that the glucuronide residue is present in its pyranoside form. The disaccharide has a negative rotation and can be split by β-glucuronidase, indicating that the uronidic linkage is β-configurated.—By a series of reactions (which includes the reduction of the glucuronide to a glucose residue, the conversion of the glucosamine residue to arabinose by ninhydrin, and complete acetylation), hyalobiuronic acid can be converted to heptaacetylglucosido-arabinose. This compound was demonstrated to be identical with heptaacetylglucosido-1-β-3-arabinose prepared

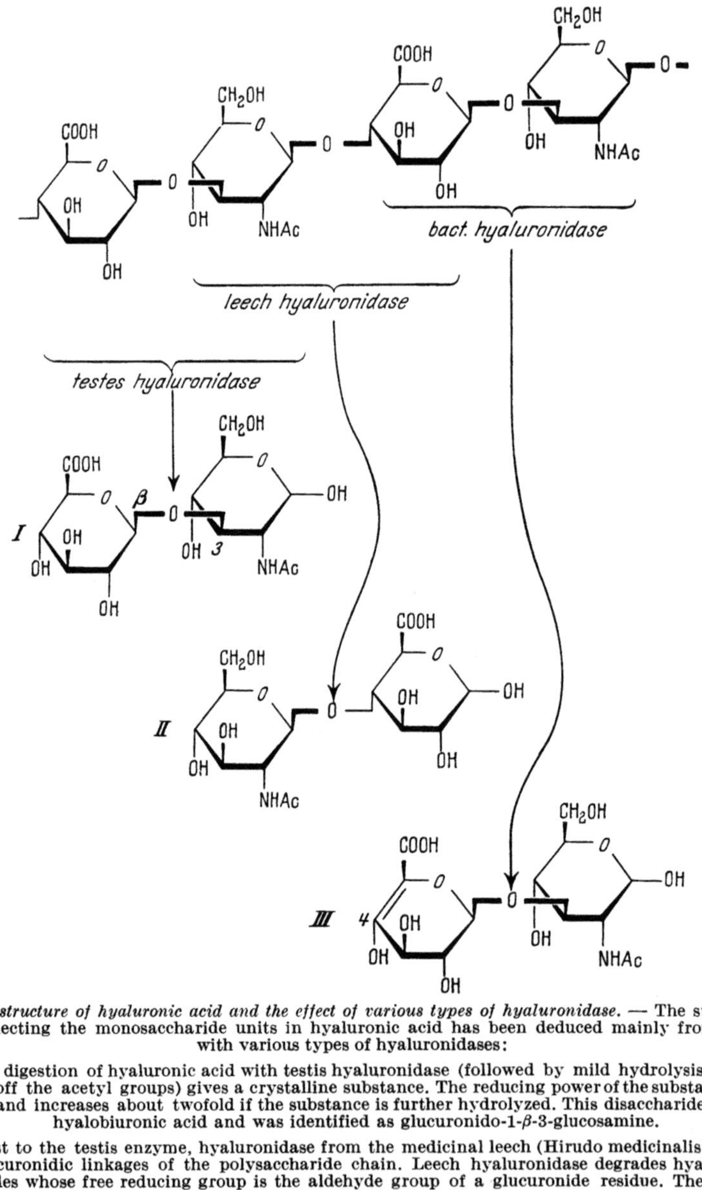

Fig. 15. *The structure of hyaluronic acid and the effect of various types of hyaluronidase.* — The structure of the linkages connecting the monosaccharide units in hyaluronic acid has been deduced mainly from experiments with various types of hyaluronidases:

I. Exhaustive digestion of hyaluronic acid with testis hyaluronidase (followed by mild hydrolysis with NH_2SO_4 which splits off the acetyl groups) gives a crystalline substance. The reducing power of the substance is that of a disaccharide and increases about twofold if the substance is further hydrolyzed. This disaccharide is designed as hyalobiuronic acid and was identified as glucuronido-1-β-3-glucosamine.

II. In contrast to the testis enzyme, hyaluronidase from the medicinal leech (Hirudo medicinalis) was shown to split the glucuronidic linkages of the polysaccharide chain. Leech hyaluronidase degrades hyaluronic acid to oligosaccharides whose free reducing group is the aldehyde group of a glucuronide residue. The main product is a tetrasaccharide containing two disaccharide units. Each of these disaccharides is an acetylglucosaminido-1-β-4-glucuronic acid.

III. Hyaluronidases from various bacterial sources split the glucosaminidic linkages of hyaluronic acid, similarly as do hyaluronidases of testicular origin. However, bacterial hyaluronidases introduce simultaneously an unsaturation into the terminal uronic acid moiety of the splitting product. The unsaturation was proved to be in the 4—5 position of the glucuronide moiety. It is concluded from this finding that the glucosamine moieties are bound to the C-atom 4 of the uronic acid residues. Thus, 1—4 glucosaminido and 1—3 glucuronido linkages alternate in the polysaccharide chains of hyaluronic acid.

synthetically; the melting point of the synthetic compound was not depressed when the compound prepared from hyaluronic acid was admixed. This proves that in hyalobiuronic acid the C_1 atom of the glucuronide residue is bound to the C_3-atom of the glucosamine residue; hyalobiuronic acid is a glucuronido -1-β-3-glucosamine. Consequently, the glucuronidic linkages in hyaluronic acid are 1—3 linkages (RAPPORT, WEISSMANN, LINKER and MEYER 1951, WEISSMANN, RAPPORT, LINKER and MEYER 1953).

The hydrolysis of hyaluronate by testicular hyaluronidase is accompanied by transglycosylation. Individual tetrasaccharides isolated from partial hydrolyzates of hyaluronate gave on digestion with testicular hyaluronidase not only disaccharides but also hexasaccharides, indicating that the acetylhyalobiuronic acid resulting from the cleavage of one tetrasaccharide molecule is linked by the enzyme to another tetrasaccharide molecule (WEISSMANN 1955).

The acetylglucosamine residue at the reducing end of the tetrasaccharide molecule can be removed by hydrolysis with $Ca(OH)_2$. An intermediate tetrasaccharide obtained by digestion with testicular hyaluronidase gave on treatment with $Ca(OH)_2$ one equivalent of free acetylglucosamine and a trisaccharide with glucuronic acid residues at both ends. Consecutive digestion with liver-β-glucuronidase removed the glucuronide reside from the nonreducing end of the trisaccharide. The resulting disaccharide contains the same components as hyalobiuronic acid; the components are however, in an inverse position.

<pre>
glucuronido — acetylglucosaminido — glucuronido — acetylglucosamine
glucuronido — acetylglucosaminido — glucuronic acid   ↳→
    ←↵   acetylglucosaminido — glucuronic acid
</pre>

Bacterial hyaluronidases split endoglucosaminidic linkages as does the testicular enzyme. However, the oligosaccharides produced by this cleavage are unsaturated. The disaccharide obtained by exhaustive digestion of hyaluronic acid with bacterial hyaluronidase consumed one mole of bromine; it showed a strong absorption peak in the ultraviolet spectrum at 232 mμ which is characteristic of an α, β unsaturated acid and gave (as other α, β unsaturated acids) oxalic acid when treated with ozone (LINKER, MEYER and HOFFMAN 1956). These reactions show that the unsaturation is placed between the two C-atoms which follow the COOH-group of the glucuronide moiety (i.e., the two C-atoms in the 4 and 5 position of the monosaccharide unit). The formation of a disaccharide with a 4, 5 unsaturation in the glucuronide unit can only be explained if the glucosaminide bonds which are split by bacterial hyaluronidase involve the C-atom 4 of the glucuronide units (see Fig. 15).

Leech hyaluronidase splits the endoglucuronidic bonds of the hyaluronate molecule. Exhaustive digestion of hyaluronate by an extract of the medicinal leech produced oligosaccharides in which glucuronic acid forms the reducing and acetylglucosamine the nonreducing end group (LINKER, HOFFMAN and MEYER 1957). The acetylglucosamine residue at the nonreducing end can be split off by β-glucosaminidase; a trisaccharide with glucuronic acid residues at both ends (identical with that mentioned above) results from this reaction. — In contrast to other hyaluronidases, leech hyaluronidase does not split chondroitinsulfate A and C (MEYER 1958).

δ) Hyaluronate-degrading enzymes in the cutis

The normal metabolic hyaluronate turnover in the cutis (see p. 647) indicates that hyaluronate-degrading enzymes are produced in the cutis. Hyaluronidase activity was detected in normal rabbit skin (MEYER, HOBBY, CHAFFEE and DAW-

SON 1941). The hyaluronate-destroying enzyme system in the skin of guinea pigs was found to be 40 times more active after burns and in acute dermatitis produced with p-phenylendiamine. Histamine-antagonizing agents, such as pyribenzamine and antistine [2-(N-benzylanilinomethyl)-2-imidazoline], reduced the effect of hyaluronidase upon cutaneous spreading as well as upon the allergic reaction (R. L. MAYER 1950).

Oligosaccharides originating from the breakdown of corium hyaluronate are transported by the lymph stream into the blood, they are rapidly excreted in the urine or metabolized in other organs. Enzymes capable of splitting muco-oligosaccharides have been found in the liver (WEISSMANN and TORNHEIM 1961).

d) Chondroitinsulfates

Chondroitinsulfate (first detected in cartilage 1861) was found in the cutis by MEYER and CHAFFEE (1941). Later, chondroitinsulfates of various structure were found in most of the other mesenchymal tissues and in tumors of mesenchymal origin.

The chondroitinsulfates are sulfated mucopolysaccharides whose polysaccharide chains consist of alternating units of hexuronic acid and N-acetylgalactosamine; one sulfate residue is bound by an O-bridge to each galactosamine unit.

The presence of D-galactosamine is a characteristic of chondroitinsulfates; all other acid mucopolysaccharides contain D-glucosamine. The hexosamine present in the chondroitinsulfates was called chondrosamine in older literature; it was shown to be identical with D-galactosamine (2-amino D-galactose) in its optic rotation, chromatographic behavior and chemical properties. It can be converted (with loss of its amino group) to galactose-phenylosazone. X ray powder photographs of chondrosamine hydrochloride confirmed its identity with the hydrochloride of D-galactosamine (JAMES, SMITH, STACEY and WIGGINS 1945).

Three types of chondroitinsulfuric acid have been found in mammalian tissues. They differ from each other in the structure of the hexuronic acid component and in the position of the sulfate residues. The hexuronic acid of chondroitinsulfate A and C is D-glucuronic acid, whereas chondroitinsulfate B contains L-iduronic acid. The sulfate residues are bound to the carbon atom 4 of the galactosamine units in type A and B and to the carbon-atom 6 in type C (see Fig. 13).

The chondroitinsulfates A and C are split by testicular hyaluronidase and are resistant to bacterial hyaluronidases. Desulfation of chondroitinsulfate A and C yields chondroitin, a mucopolysaccharide which consists of alternating units of glucuronic acid and acetylgalactosamine. Chondroitin is a stereomer of hyaluronic acid and is split by testicular and bacterial hyaluronidase. Exhaustive digestion of chondroitin with testicular hyaluronidase and deacetylation of the digestion product yields the disaccharide chondrosine which was identified as a glucuronidogalactosamine. In contrast to type A and C, chondroitinsulfate B and its desulfation products are resistent to hyaluronidases.

Chondroitinsulfate B has anticoagulant activity (similarly as heparin). No anticoagulant acitivity could be demonstrated in chondroitinsulfates A and C.

The hexuronic acid moiety present in chondroitinsulfate A and C was identified as D-glucuronic acid by oxidation to D-glucaric (D-glucosaccharic) acid (WOLFROM and BROCK-NEELY 1953). The presence of a hexuronic acid different from glucuronic acid in chondroitinsulfate B was first concluded from the low value given in the carbazol reaction (see p. 633). The identity of this hexuronic acid with L-iduronic acid was established by chromatography (HOFFMAN, LINKER and MEYER 1956), by determination of the specific rotation (CIFONELLI, LUDOWIEG and DORFMAN 1958) and by conversion to 2,3,4-tri-O-acetyl-1-6 anhydro-β-L-idopyranose which proved to be identical with the analogous synthetical substance derived from L-iduronic acid (STOFFYN and JEANLOZ 1960).

CHO		CHO		CHO		CHO		CHO
HCNH$_2$		HCNH$_2$		HCOH		HCOH		HCOH
HOCH		HOCH		HOCH		HOCH		HOCH
HOCH	$\leftrightarrow$	HCOH		HCOH		HCOH		HCOH
HCOH		HCOH		HCOH		HCOH	$\leftrightarrow$	HOCH
CH$_2$OH		CH$_2$OH		CH$_2$OH		COOH		COOH
D-Galactosamine		D-Glucosamine		D-Glucose		D-Glucuronic acid		L-Iduronic acid

Similarly as in hyaluronic acid, 1—4 hexosaminidic linkages alternate with 1—3 hexuronidic linkages in the A and B types of chondroitinsulfate. All linkages are β configurated and all chondroitinsulfates are levorotatory.

The 1—4 position of the hexosaminidic linkages was demonstrated in a similar way as in hyaluronate. Though chondroitinsulfate A and C are resistant to bacterial hyaluronidases, the chondroitin obtained by desulfation of the chondroitinsulfates A and C is split by bacterial hyaluronidases in a similar rate as is hyaluronate, indicating that the linkages have the same configuration as in hyaluronate. Exhaustive digestion with bacterial hyaluronidase yielded a disaccharide which was identified as an unsaturated glucuronido acetylgalactosamine; the unsaturation was located between the C atoms 4 and 5 of the glucuronide moiety. This indicates that the C$_4$ atom of the glucuronide is involved in the galactosaminidic linkages split by hyaluronidase (Hoffman, Linker and Meyer 1958). The 1—3 position of the glucuronidic linkages has been demonstrated in the chondroitinsulfates A and C. As reported above, graded hydrolysis and deacetylation of these types of chondroitinsulfate yields a disaccharide called chondrosine. Chondrosine was identified with glucuronido-1-β-3-galactosamine. Reduction of chondrosine yields glycosyl-galactosaminitol which is hydrolyzed by β-glucosidase, a further confirmation that the glucuronidic linkage is β-configurated (Davidson and Meyer 1955). The results of periodate oxidation of chondrosine derivatives indicate that the C-atom 3 of the galactosamine residue is involved in this linkage. Thus, the glucuronidic linkage in chondrosin is identical with that of hyalobiuronic acid. Chondrosine differs from hyalobiuronic acid only in containing D-galactosamine instead of D-glucosamine.

In all three types of chondroitinsulfates the sulfate residues are bound by O-bridges to the galactosamine units. The chondroitinsulfates A and B have similar infrared absorption spectra, whereas chondroitinsulfate C differs from both other types in this respect. The absorption bands disappear if the chondroitinsulfates are desulfated. The wave length of the absorbed infrared light was shown to depend on the position in which the sulfate group is bound to the galactosamine-residue (Orr 1954). Interpretation of the infrared spectra indicates that the sulfate residue is bound to carbon-atom 6 of the galactosamine units in the chondroitinsulfates A and B and to carbon-atom 4 in chondroitinsulfate C (Mathews 1958).

Each of the three known types of chondroitinsulfate occurs in a characteristic group of mesenchymal tissues and each of them seems to have a typical biological function.

Chondroitinsulfate A (characterized by its optical rotation $\alpha_D = -28$ to 32^0) occurs mainly in cartilage and in the cornea. It has been found also in ligamentum nuchae and in the aortic wall, but does not seem to be present in normal skin. Chondroitinsulfate B ($\alpha_D = -55$ to 63^0) is one of the main constituents of the cutis; it occurs also in tendons, in the aortic wall and in heart valves. It is excreted in the urine of patients with lipochondrodystrophy (Hurler disease, see p. 647). Other names proposed for this substance are β-heparin, dermoitinsulfate or dermatansulfate. Chondroitinsulfate C ($\alpha_D = -16$ to 22^0) occurs in embryonic skin. The C type is present also in the umbilical cord and in the nuclei pulposi; it has been found in a maligne osteosarcoma and in chordoma tissue. Various

amounts of this substance have been demonstrated in cartilage and in a variety
of other types of mesenchymal tissues.

As reported on p. 641, hyaluronidase is able to transfer hyalobiuronic acid from one oligosaccharide to another. When mixtures of hyaluronate and chondroitinsulfate A or C were
incubated with testicular hyaluronidase, hybrid oligosaccharides were obtained consisting of
alternating disaccharide units of N-acetylchondrosine sulfate and N-acetyl hyalobiuronic acid.
However, no similar intermediates between hyaluronate and chondroitinsulfate were detected
in the tissues.

α) Molecular weight of the chondroitinsulfates

The data for the molecular weight of the chondroitinsulfates from different
sources show a wide disagreement. Most determinations were made with preparations which contained more than one type of chondroitinsulfate; however,
A, B and C chondroitinsulfates seem to be different in their average molecular
weight and each of these types seems to be polydisperse. A protein-free chondroitinsulfate preparation obtained from cartilage by mild extraction with alkali,
precipitation with alcohol and treatment of the precipitate with proteolytic
enzymes had an average molecular weigth of 50000 (MATHEWS 1956).

β) Mucopolysaccharide-protein complexes in the cutis

Chondroitinsulfate forms easily dissociable complexes with proteins in vitro
(complexes with collagen, see p. 594). Chondroitinsulfate occurs in vivo mainly
in form of protein complexes (in contrast to hyaluronate which occurs mainly
in a free form in the tissues). Extraction of cutis or other mesenchymal
tissues with water or isotonic salt solutions yields a considerable part of the
hyaluronate present, but only a small amount of the chondroitinsulfate. Chondroitinsulfate can be extracted in a better yield with alkaline solutions (e.g., 2%
NaOH or 1% K_2CO_3) or with salt solutions with high ionic strength (e.g., 30%
KCl or 10% $CaCl_2$). Such extraction procedures are known to disrupt protein
complexes.

The yield of extracted chondroitinsulfate is substantially increased if the tissue
is treated with protein-hydrolyzing enzymes (e.g., with papain) previously to
the extraction. Autolyzed tissue samples give chondroitinsulfate in a better
yield than fresh tissue samples from the same source.

Hyaluronate, extracted from the skin with water or isotonic salt solutions,
appears to be in a free form; it migrates as a separate, protein-free fraction when
the extracts are submitted to electrophoresis. However, strongly electronegative
protein fractions containing large amounts of hexosamine and sulfate are obtained
in the electrophoresis of chondroitinsulfate-containing skin extracts. Protein-
chondroitinsulfate complexes can be isolated from tissue extracts by various
procedures, including salt precipitation and chromatography. The particle weight
of such aggregates is in the range of several millions.

Various types of proteins are capable of associating with chondroitinsulfate.
A chondroitinsulfate complex containing a collagen-like protein with a considerable amount of hydroxyproline was isolated from extracts of cartilage (PART-
RIDGE 1948). Observations which indicate that chondroitinsulfate plays an important role in the formation and stabilization of the collagen and elastin fibers
in the cutis have been reported on p. 613 and 625. Other tissue extracts yielded
protein-chondroitinsulfate complexes which did not contain hydroxyproline;
thus, the protein moiety in these complexes was not collagen (PARTRIDGE and
DAVIS 1958, SHATTON and SCHUBERT 1954, MALAWISTA and SCHUBERT 1958).

A protein-chondroitinsulfate complex is obtained if fresh, machine-ground cartilage is
extracted with water at a temperature of about 4°. Addition of two volumes of alcohol to

the extract precipitates the collagen-containing material. With potassium acetate the supernatant gives a precipitate which contains protein and chondroitinsulfate. The redissolved complex migrates as a single component in electrophoresis. The protein component is not collagen; it contains large amounts of tyrosine and other aromatic amino acids and no hydroxyproline. Light scattering and viscosity data indicate that this mucoprotein consists of rod-shaped particles of an average weight of 4×10^6 with a length of 3700 Å and a diameter of about 30 Å. The protein seems to form the axis of the rods; about 62 chondroitinsulfate molecules, each with a molecular weight of about 50000, are distributed along this protein core. Each chondroitinsulfate molecule is attached by one or more bonds to the protein core; the chondroitin chains retain their flexibility and the mutual repulsion between the electronegatively charged chondroitinsulfate chains leads to the formation of laterally extended loops (MATHEWS and LOZAITYTE 1958).

Complexes of acid mucopolysaccharides with non-collagen proteins were found in skin extracts. They seem to represent the form in which most of the chondroitinsulfate is present in the ground substance of the cutis. Non-collagen proteins connected with chondroitinsulfate were also found in the collagen fibers (HARKNESS, MARKO, MUIR and NEUBERGER 1954, BOWES, ELLIOT and MOSS 1956).

e) Heparins

Heparins are mucopolysaccharides with N-bound sulfate groups (the sulfate groups are O-bound in all other sulfated mucopolysaccharides); the polysaccharide chain of the heparins consists of alternating units of D-glucuronic acid and D-glucosamine. Biologically, heparin is characterized mainly by its anticoagulant activity.

The hexosamine component of heparin has been identified by the isolation of crystallized D-glucosamine HCl from the hydrolyzate of heparin. The hexuronic component of heparin can be oxidized to D-glucosaccharic acid (WOLFROM and RICE 1946) proving that it is D-glucuronic acid. If heparin is hydrolyzed gradually with acids, equimolar amounts of glucuronic acid and glucosamine are liberated in each phase of the hydrolysis, indicating an alternating sequence of glucuronic acid and glucosamine residues in the polysaccharide chain. Thus, the polysaccharide chain of heparin consists of the same monosaccharide components as that of hyaluronate; it differs from hyaluronate in the configuration of the osidic linkages.

The linkages in the polysaccharide chain of heparin are α-linkages; the heparins are dextrorotatory; in contrast, hyaluronate and the chondroitinsulfates have β-linked polysaccharide chains and are levorotatory. Consequently, the linkages of heparin are not split by hyaluronidases, β-glucuronidase or β-glucosaminidase.

In contrast to other acid mucopolysaccharides, heparin does not seem to contain 1—3 linkages. The osidic linkages are 1—4 configurated (similarly as in glycogen and in chitin). The periodate consumption of the glucosaminido-glucuronic acid obtained from the partial degradation of heparin indicates a 1—4 configuration of the glucosaminidic linkage (WOLFROM, MONTGOMERY, KARABINOS and RATHGEB 1950).—Oligosaccharides obtained by partial hydrolysis of heparin give the Elson-Morgan reaction with an absorption maximum at 540 mμ; this is characteristic of 4-substituted glucosamines (CIFONELLI and DORFMAN 1960) and indicates that the C-1-atom of the glucuronide residues is linked to the C-atom 4 of the glucosamine residues; the older assumption that 1—3 glucuronidic and 1—4 glucosaminidic linkages alternate in heparin is not in agreement with this observation.

There is some evidence that the polysaccharide chain of the heparins may be branched and additional linkages of other types may be present. The stereotypic alternation of 1—3 and 1—4 linkages in all other acidic mucopolysaccharides indicates that these substances are formed by a polymerizing reaction of the same type (see p. 654). A different mechanism has to be postulated for the formation of the polysaccharide chain of heparin.

The sulfate groups. The amino groups of the glucosamine residues are sulfated in heparin and not acetylated as in all other known types of acid and neutral mucopolysaccharides. Hydrolysis of heparin does not yield acetic acid (MASAMUNE, SUZUKI and KONDOH 1940, WOLFROM and KARABINOS 1945); the other known types of mucopolysaccharides give equimolar amounts of hexosamine and acetic acid on hydrolysis. However, the number of sulfate residues liberated during the hydrolysis of heparin preparations exceeds the number of liberated glucosamine.

In addition to the nitrogen-bound sulfate residues (sulfamide groups), variable amounts of O-bound sulfate (ester sulfate groups) are bound to the glucosamine residues of heparin. The ratio of bound sulfate to glucosamine is $3:1$ in some heparins, indicating the presence of one N-bound and two O-bound sulfate residues per disaccharide unit.

Sulfamino groups are known to be easily cleaved by hydrolysis with acids, whereas ester sulfate groups are easily split by hydrolysis with alkali. During graded acid hydrolysis of heparins with acid, free sulfuric acid appears simultaneously with the liberation of the amino groups of the glucosamine residues (JORPES, BOSTRÖM and MUTT 1950). A polysaccharide which contained one mol. estersulfate per glucosamine unit and no sulfamine groups was obtained by treatment of a heparin preparation with methanolic HCl (DANISHEVSKY, EIBER and CARR 1960). — Graded hydrolysis of heparin with alkali results in the liberation of large amounts of sulfate; however, only small amounts of free amino groups can be demonstrated in the remaining, incompletely desulfated polysaccharide. Cleavage of both sulfoester and sulfamino linkages leads to a sulfate-free polysaccharide (Ψ-heparin without anti-coagulant activity).

The molecular weight of heparin was found to be 16000—17000 in different preparations (JENSEN, SNELLMAN and SYLVÉN 1948). This molecular weight corresponds to a polysaccharide chain consisting of about 50 monosaccharide units. Thus the heparin molecule is smaller than that of the types of acid mucopolysaccharides which participate in the formation of the cutis structure (such as hyaluronate and chondroitinsulfate).

The amount of heparin in the skin of different animal species shows large variations; its amount is correlated to the number of mast cells. Rat skin contains relatively large amounts of heparin (JAQUES 1959, SCHILLER, SLOVER and DORF-MAN 1961). About 25 mg heparin was isolated (with the cetylpyridinium chloride method, see p. 634) from 100 g dry rat skin. The amount of heparin in the skin of other species is considerably smaller. No heparin could be isolated with this method from normal skin of hog, guinea pig, rabbit, fetal calf, camel and man.

The name heparin was given to this substance because it was first found in the dog liver which contains large amounts of mast cells in the capsular connective tissue. However, little heparin was found in the livers of other animal species in which mast cells occur only scarcely. Small amounts of heparin are present in the blood; the level of heparin parallels roughly the number of basophilic leukocytes (which are related to the mast cells); the blood level increases in anaphylactic shock after injection of peptones and after irradiation. (Mast cells see p. 663.)

Anticoagulant activity of a similar type as in heparin is demonstrable also in many other sulfated polymers. Chondroitinsulfate B and a variety of in vitro sulfated polysaccharides (e.g., sulfated dextrans) and sulfated synthetic polyvinyl derivates have been shown to have anticoagulant activity (DENICOLA, ALTIERI and MAZZETTI 1956). The anticoagulant activity of skin extracts is partly due to chondroitinsulfate B (see p. 642).

Heparin seems to be involved in the mechanism which is responsible for the storage and release of histamine in the mast cells. The virulence enhancing effect of heparin on bacteria see p. 686.

Crude heparin preparations from various tissues are, as a rule, mixtures of several heparins which differ from each other in the amount of bound sulfate and in their anticoagulant activity. Electrophoresis of such heparin preparations yields two or more anodically migrating components; the fast components have stronger anticoagulant activity and contain more bound sulfate than the slower components. — The speed of heparin turnover in the cutis and other parts of connective tissue is not known at the present time. Injected heparin is destroyed rapidly. After injection of 5 mg of S^{35}-labelled heparin, all radioactivity excreted in the urine was in the form of inorganic sulfate (EIBER, DANISHEFSKY and BORRELLI 1960, DANISHEFSKY and BORRELLI 1960). Heparin biosynthesis from sulfate see p. 654, heparin production by mast cells see p. 663.

Heparitinsulfate. Fractionation of heparin-containing tissue extracts yields small amounts of a dextrorotatory mucopolysaccharide which is different from heparin. This material contains N-bound and O-bound sulfate (similarly as heparin) but differs from heparin in containing N-bound acetyl groups (JORPES and GARDELL 1948, LINKER, HOFFMAN, SAMPSON and MEYER 1958, CIFONELLI and DORFMAN 1960). Quantitative analysis of the hydrolysate suggests the presence of one N-sulfate, one O-sulfate, and one N-acetyl residue per tetrasaccharide unit. This mucopolysaccharide is called heparitinsulfate (or, with an older term, heparinmonosulfate). In contrast to other acid mucopolysaccharides, heparitinsulfate is a highly branched polymer; the N-acetylated and sulfate-free disaccharide units seem to be located mainly in the outer branches, whereas the N-sulfated and O-sulfated disaccharide units are located in the inner core (MEYER 1961).

Heparitinsulfate was isolated also from amyloid tissue. — In Hurlers disease (lipochondrodystrophia) heparitinsulfate is deposited in large amounts in the tissues and excreted in urine (DORFMAN and LORINCZ 1957, BROWN 1957, MEYER, GRUMBACH, LINKER and HOFFMAN 1958).

II. Metabolism of the ground substance mucopolysaccharides

1. The metabolic turnover of the cutis ground substance

The physiological renewal of the cutis mucopolysaccharides is much more rapid than that of the collagen fibers. Hyaluronic acid (which is present in the cutis mainly in a free form) is renewed more rapidly than chondroitinsulfate (which is partly bound to the collagen fibers).

Following the injection of C^{14}-labeled acetate into adult rabbits, the hyaluronate and chondroitinsulfate isolated from the skin of the animals were found to contain C^{14} in the acetate residues. If constant amounts were injected daily for several days, the amount of incorporated C^{14} increased in a straight curve in both mucopolysaccharide fractions; the increase was much more rapid in hyaluronate than in chondroitinsulfate. When the injections were stopped, the amount of incorporated C^{14} decreased more rapidly in the hyaluronate than in the chondroitinsulfate fraction. The half life of the ground substance polysaccharides (i.e. the time in which half of the amount present is replaced by new molecules) can be estimated from the decay curves; this time was found to be 1.9 days for hyaluronate and 7 days for the chondroitinsulfate fraction (SCHILLER, MATHEWS, GOLDFABER, LUDOWIEG and DORFMAN 1955).

In other experiments, rabbits were injected with C^{14}-labeled glucose and killed in intervals of 2—16 days after the last injection; the amount of C^{14} was determined in the hyaluronate and the chondroitinsulfate fraction of the skin. After stopping the C^{14} administration the amount of C^{14} was found to decrease more rapidly in the hyaluronate fraction than in the chondroitinsulfate fraction. The evaluation of the decay curves yielded the value of 3.7 days for the half life time of hyaluronate and 7.7 days for chondroitinsulfate (SCHILLER, MATHEWS, CIFONELLI and DORFMAN 1956). These values are in agreement with the above reported data for the half life time of the acetyl groups and indicate that the acetyl groups turn over at the same rate as the rest of the mucopolysaccharide molecule to which they are attached.

The renewal of sulfated mucopolysaccharides in the skin is reflected in the incorporation of radioactive S^{35} after administration of inorganic $Na_2S^{35}O_4$. In adult rats the concentration of S^{35} in the dermis reached its maximum 4 hours after a single injection of $Na_2S^{35}O_4$. The S^{35} concentration of the chondroitinsulfate fraction isolated from the dermis samples reached maximum values 24 hours after the injection.

Determinations with S^{35} of the half life time of the skin chondroitinsulfates gave somewhat higher values as determinations with C^{14}. The half life time for chondroitinsulfate-S^{35} was 8—9 days for rat skin (Boström and Gardell 1953) and 10—11 days for rabbit skin (Schiller, Mathews, Cifonelli and Dorfman 1956); only 7 days were found for rabbit skin when measured with C^{14}. The difference may be caused by a partial reutilization of the sulfate liberated in the breakdown of chondroitinsulfate.

The sulfated mucopolysaccharides formed after administration of radioactive S^{35}-sulfate can be located by radioautography. 2—4 hours after the injection, the ground substance of the rat skin showed a smooth distribution of S^{35}. More S^{35} was present in the papillary than in the reticular layer of the corium; strong accumulations of S^{35} were observed in the mast cells; the concentration of S^{35} in these cells did not decrease even after 24 and 48 hours. Large amounts of S^{35} accumulated in the dermal papillae, in the walls of small blood vessels and in the outer layers of active hair follicles; smaller amounts of S^{35} occurred in the bulk of active hair follicles. No accumulation of S^{35} was found in quiescent hair follicles and there was no S^{35} in the keratinized parts (Jorpes, Odeblad and Boström 1953, Montagna and Hill 1957).

The spread of Indian ink in the rabbit skin is enhanced if the dye is injected together with hyaluronidase (see p. 628); the spread is enhanced also if hyaluronidase is injected first and the India ink shortly afterwards. However, if the interval between the injection of hyaluronidase and that of the ink is increased to 6, 12 and 24 hours, the spread of the ink is gradually decreasing to prehyaluronidase values (Stary, unpublished). These experiments show that the cutis is able to regenerate the destroyed ground substance within several hours.

Damage, inflicted to the cutis by mechanical force or disease, destroys the ground substance simultaneously with the collagen network; in such lesions the ground substance polysaccharides are regenerated more rapidly than the collagen fibers.

The acid polysaccharides in the ground substance of the cutis are produced by the fibroblasts. The production of acid mucopolysaccharides and of collagen precursors can be observed in fibroblast cultures in vitro and "mucins" can be precipitated from the culture media (see p. 634).

2. The pathways of mucopolysaccharide metabolism

The synthesis of acid mucopolysaccharides includes a) the formation of the acetyl hexosamine units, b) the formation of the hexuronic acid units, c) the arrangement of these residues in an alternative sequence to a polysaccharide chain. The formation of sulfated mucopolysaccharides requires the connection of the hexosamine residues with sulfate groups.

Some of the intermediate reactions in the synthesis of acid mucopolysaccharides have been studied in preparations of human or animal cutis as well as in preparations of other mucopolysaccharide-producing tissues and in mucopolysaccharide-producing bacteria. These studies revealed that the metabolic pathways by which acid mucopolysaccharides are synthesized by different types of living cells are identical or very similar. This suggests that the intermediate steps which have been studied so far only in other mucosaccharide-producing cells may occur in an analogous way in the fibroblasts of the cutis.

a) Hexosamine biosynthesis

Glucose seems to be the starter substance for the biosynthesis of hexosamine in animal cells as well as in microorganisms. Cultures of streptococci produce hyaluronic acid when grown on a glucose containing medium. If the added glucose contains a C^{14}-atom in position 1, C^{14} is found in position 1 in the hexosamine residues of the hyaluronate molecules (TOPPER and LIPTON 1953, ROSEMAN, MOSES, LUDOWIEG and DORFMAN 1953). Rats which were given glucose-1-C^{14} produced serum proteins which contained glucosamine-1-C^{14} in their carbohydrate groups (BECKER and DAY 1953). When chickens were given glucose-1-C^{14}, glucosamine with C^{14} in position 1 could be isolated from the ovomucoid of the eggs (RIEDER and BUCHANAN 1958). Thus, the conversion of glucose to glucosamine does not involve a cleavage or a rearrangement of the 6-C-chain of the glucose molecule.

The conversion of glucose into the acetylglucosamine units of hyaluronic acids includes a sequence of consecutive reactions: The phosphorylation of the glucose molecule, the amination of the glucose phosphate, the acetylation of the amino group, the transfer of the phosphate residue from C_6 to C_1 and the replacement of the phosphate residue by uridine diphosphate. Finally, the acetylglucosamine residue is transferred from this uridine diphosphate compound to the terminal glucuronide group of a mucopolysaccharide chain. See Fig. 16.

The phosphorylation of glucose to glucose-6-phosphate is the initial reaction not only in hexosamine synthesis but also in all other major pathways of glucose metabolism. The phosphate, necessary for this reaction, is supplied by adenosine triphosphate (ATP) which is formed in the mitochondria of the fibroblasts. The hexokinase which catalyzes the transfer of the phosphate residue from ATP to glucose is present in the noncorpuscular part of the cytoplasm.

In animal cells, insulin is necessary for this reaction. The synthesis of mucopolysaccharides is much slower in insulin-deficient animals than in normal controls.

The amination. Glucose-6-phosphate is transformed to glucosamine-6-phosphate; the amino group is supplied by the amido group of L-glutamine.

The formation of hyaluronic acid in cultures of Streptococcus hemolyticus is strongly enhanced by addition of glutamine; the synthesis stops when the added glutamine is exhausted. Glutamic acid was effective only in the presence of ammonia; NH_4-salts increased the mucopolysaccharide formation only in the presence of glutamate. Asparagine had only a weak enhancing effect (LOWTHER and ROGERS 1956).

The amination of glucose-6-phosphate seems to be the limiting reaction of mucopolysaccharide synthesis. In slices of cartilage, addition of glutamine to the incubation medium was followed by an increase in the incorporation of S^{35} labeled sulfate (BOSTRÖM, RODÉN and VESTERMARK 1955). Addition of glucosamine had a similar effect, indicating that the glutamine is used as a source of amino groups in the synthesis of hexosamines (RODÉN 1956).

The acetylation of glucosamine-6-phosphate. If acetate-1-C^{14} was administered to rabbits, C^{14}-containing hyaluronate and chondroitinsulfate could be isolated from the skin of these animals; the C^{14} was found in the CO-groups of the acetyl residues (SCHILLER, MATHEWS, GOLDFABER, LUDOWIEG and DORFMAN 1955).

If slices of costal cartilage were incubated with acetate which was C^{14} labeled in the methyl group, the chondroitinsulfate isolated from the slices contained C^{14} in the methyl group of the acetyl residues.

Previously to the acetylation, the acetate is activitated by binding to coenzyme A. The transfer of the acetyl residue from acetyl-coenzyme A to glucosamine-6-phosphate is catalyzed by specific transacetylases. A transacetylase which catalyzes specifically the N-acetylation of glucosamine-6-phosphate has been found in Neurospora crassa (LELOIR and CARDINI 1953) and in yeast (BROWN 1951). Free glucosamine can be acetylated by a similar enzymic reaction (DAVIDSON, BLUMENTHAL and ROSEMAN 1957).

Transfer of the phosphate group from C_6 to C_1. The incorporation of the acetylglucosamine into the polysaccharide chain requires the activation of C-atom 1; therefore, acetylglucosamine-6-phosphate is transformed into the corresponding 1-phosphate.

Each monosaccharide unit in a polysaccharide chain is linked to the next unit by its C1-atom. Before a new monosaccharide molecule can be linked to the end of a preexistent polysaccharide chain, the C 1 atom of the monosaccharide has to be activitated; this activitation

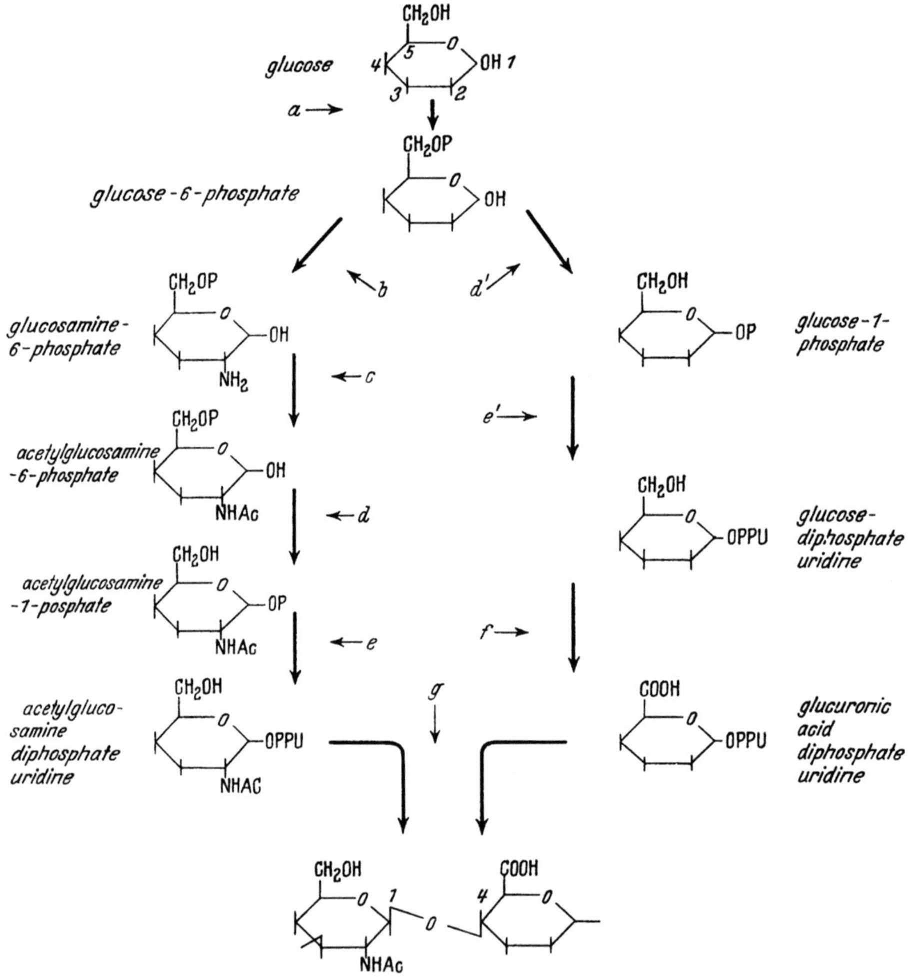

Fig. 16. *Pathway of Hyaluronate Synthesis in the Fibroblasts.* a The first step is the conversion of glucose to glucose-6-phosphate. The reaction is catalyzed by hexokinase, and ATP is the source of the phosphate. The glucose-6-phosphate formed is the starting substance for both the synthesis of the acetylglucosamine units and of the glucuronide units of the hyaluronate molecule.

Acetylglucosamine Synthesis:

b Glucose-6-phosphate is aminated to glucosamine-6-phosphate (glutamine as NH₂-source),

c and acetylated to acetylglucosamine-6-phosphate (Co A as source of acetyl groups).

d Acetylglucosamine-6-phosphate is isomerized to acetyl-glucosamine-1-phosphate (phosphoisomerase),

e and reacts with uridine triphosphate (UTP) to form diphospho-uridine acetyl-glucosamine (Diphospho-uridine = PPU or DPU).

Glucuronide Synthesis:

d' Glucose-6-phosphate is isomerized to glucose-1-phosphate (phosphoisomerase),

e' and reacts with UTP to form diphospho-uridine-glucose.

f DPU-glucose is oxidized to DPU-glucuronic acid by DPU-dehydrogenase (diphosphopyridine-nucleotide is used as H acceptor).

g DPU-acetylglucosamine and DPU-glucuronic acid react with each other to form two new units in the polysaccharide chain; equivalent amounts of inorganic phosphate and uridine monophosphate are liberated with the fixation of each monosaccharide unit to the polysaccharide chain.

is brought about by phosphorylation. E.g., the incorporation of new glucose molecules into glycogen requires the formation of glucose-1-phosphate. Similarly, acetylhexosamine-6-phosphate has to be converted into the corresponding 1-phosphate before it can be attached to the polysaccharide chain of hyaluronate or chondroitinsulfate.

Some of the phosphoglucomutases which catalyze the transfer of phosphate residues between the C atoms 1 and 6 of glucose seem to be capable of catalyzing a similar transfer also in glucosamine phosphate (BROWN 1953) and in acetylglucosamine phosphate (LELOIR and CARDINI 1953). However, in most biological materials, the 6 to 1-transfer of phosphate residues in phosphorylated acetylglucosamine is catalyzed by specific phosphoacetylglucosamine mutases (REISSIG 1953, 1956).

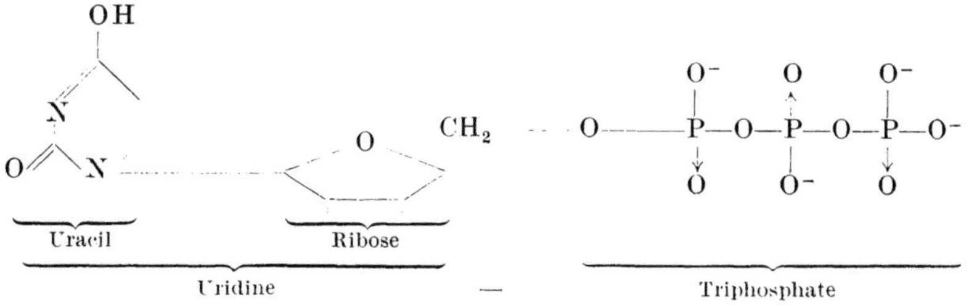

$$\text{OH}$$

$$\underbrace{\text{Uracil} \qquad \text{Ribose}}_{\text{Uridine}} \quad - \quad \underbrace{\text{Triphosphate}}$$

The formation of uridine diphosphate-acetylglucosamine. The acetylglucosamine-1-phosphate formed in the preceding step reacts with uridine triphosphate (UTP). This substance is an energy-rich phosphate similar to ATP. It can be split by pyrophosphatases into pyrophosphate and a uridine monophosphate radical which is attached in this reaction to the 1-phosphates of glucose or other monosaccharides. Uridine diphosphate compounds (= UDP compounds) are formed by this reaction.

uridine-O-PO(OH)-O-PO(OH)-O-PO(OH)$_2$ uridine-O-PO(OH)   PO(OH)$_2$

$+$ $\rightarrow$ $\searrow$ O $+$ O

glucose-1-O-PO(OH)$_2$ glucose-O-PO(OH)   PO(OH)$_2$

UTP + glucose-1-phosphate   =   UDP-glucose + pyrophosphate

The uridine diphosphates of galactose and glucose have been shown to be intermediates in the conversion of galactose to glucose in the liver. UTP is also required for the synthesis of lactose and glycogen and for the formation of conjugated glucuronides in the liver (see p. 652).

When UTP reacts with acetylglucosamine-1-phosphate, UDP-acetylglucosamine is formed. This compound reacts with an analogous UDP-compound of glucuronic acid; in this reaction acetylglucosamine and glucuronic acid radicals are connected to the alternating polysaccharide chain of hyaluronic acid (see p. 654).

The epimerization of glucosamine to galactosamine (which is necessary for the formation of chondroitinsulfates) occurs in this stage of the reaction series. UDP-acetylglucosamine in converted to UDP-acetylgalactosamine by a specific epimerase. This reaction is a reversal of the epimerization of UDP-galactose to UDP-glucose with occurs in a big scale in the liver after administration of galactose or lactose and has been observed also in bacteria which utilize galactose.

Uridine diphosphate-acetylglucosamine was detected in yeast (CABIB, LELOIR and CARDINI 1953), in rat liver (HURLBERT and POTTER 1954), and in mammary glands of guinea pigs (E. E. B. SMITH and MILLS 1955). Both, UDP-acetylglucosamine and UDP-acetylgalactosamine have been found in bovine liver extracts (PONTIS 1955). These compounds can be separated by paper chromatography. The uridine component can be identified by ultraviolet spectrography; the hexosamine component can be degraded to pentose and is identified as arabinose (glucosamine) and lyxose (galactosamine). An epimerase which catalyzes the conversion of UDP-acetylglucosamine into the corresponding galactosamine compound was demonstrated in extracts of liver tissue (Leloir 1955).

The epimerization of galactose in the liver and in galactose-utilizing bacteria is known to occur after linking of the galactose molecule to uridine diphosphate. Uridine diphosphate-galactose is then converted to uridine diphosphate glucose by a specific epimerase. The epimerization of C-atom 4 is brought about by an oxido-reduction with the formation of a 4-keto-sugar as an intermediate. When this reaction is performed in a medium containing H_2O^{18}, or H_2^3O or $H_2^3O^{18}$, none of the isotopes are incorporated into the sugar molecule (Anderson, Landel and Diedrich 1956, Kovalsky and Koshland 1956, Kalckar and Maxwell 1956); the hydrogen atoms which are split off during the intermediate oxidation of the CHOH group are temporarily bound by the enzyme system and reused for the reduction of the keto group formed as intermediate.

$$H\text{—}\overset{|}{\underset{|}{C}}\text{—OH} \quad \rightleftharpoons \quad \overset{|}{\underset{|}{C}}O + H_2 \quad \rightleftharpoons \quad HO\overset{|}{\underset{|}{C}}H$$

Use of preformed hexosamine in mucopolysaccharide synthesis. As reported on p. 649, glucose is the normal starting material for the synthesis of the hexosamine residues of newly formed mucopolysaccharide molecules. However, preformed hexosamine molecules may also be used in the synthesis of mucopolysaccharide chains.

Hexokinases (whose main function is the phosphorylation of glucose) are also able to phosphorylate hexosamine (Harpur and Quastel 1949, Brown 1951). Besides nonspecific hexokinases, mammalian tissues contain enzymes which catalyze specifically the phosphorylation of acetylhexosamines by ATP. The products are acetylglucosamine-6-phosphate and acetylgalactosamine-1-phossphate, respectively (Leloir, Cardini and Olavarría 1958). Liver extracts are capable of producing acetylglucosamine-6-phosphate from glucosamine (Chou and Soodak 1951).

The hexosamine phosphates formed by these kinases can be introduced into the pathway of mucopolysaccharide synthesis similarly as the hexosamine-phosphates formed from glucose molecules. Glucosamine, labeled with C^{14} and N^{15}, was incorporated into hyaluronic acid without deamination by streptococci; however no incorporation of acetylglucosamine was observed (Dorfman, Roseman, Moses, Ludowieg and Mayeda 1955).

This alternative pathway may be of importance for the reutilization of hexosamines. The relatively large amounts of hexosamines which are liberated by the metabolic breakdown of the mucopolysaccharide chains in the damaged cutis become available for the synthesis of new mucopolysaccharide molecules.

b) The formation of the hexuronide residues

The mammalian organism produces glucuronides: a) for the formation of acid mucopolysaccharides (e.g., in mesenchymal tissues) and b) for the formation of glucuronide conjugates of various exogenous and endogenous substances (e.g., for the detoxication of phenols and inactivation of steroid hormones in the liver). The metabolic pathways by which these two types of glucuronides are formed seem to be identical or very similar.

Glucuronides are formed from glucose and not from preformed glucuronic acid. The conversion of glucose to glucuronide units does not involve the scission of the 6 C-chain of the glucose molecule and 3 C-substances are not intermediates in this reaction.

The reaction series by which a glucose molecule is converted to a glucuronide unit starts with the kinase-catalyzed formation of glucose-6-phosphate by ATP.

In a second step the phosphate residue is transferred from C-atom 6 to C-atom 1 of the glucose molecule. Glucose-1-phosphate is transformed to glucose-1-uridine-diphosphate (= UDP-glucose). The primary alcohol groups of the glucose residue is then oxidized to a carboxyl residue and glucuronic acid-1-uridine diphosphate is formed. Finally the uridine diphosphate residue is replaced by the terminal glucosamine residue of a mucopolysaccharide chain (see Fig. 16).

The system (ATP+kinase) phosphorylates hexoses or hexose derivatives at the alcohol hydroxyl of C-atom 6. Glucuronic acid does not have an alcohol hydroxyl at C-atom 6; it can not be phosphorylated by this system. Therefore, preformed glucuronic acid is not used in glucuronide formation. C^{14}, administered to animals in form of glucuronic acid, was not found in glucuronides of any kind. Addition of glucuronic acid had no accelerating effect on glucuronide synthesis in liver slices (LIPSCHITZ and BUEDING 1939). Glucosamine and acetylglucosamine have an OH-group at C_6; they can be phosphorylated by ATP and when administered to animals can be used for the formation of acid mucopolysaccharides (see alternative pathway of glucosaminide synthesis, p. 652).

The first steps of glucuronide synthesis (the formation of glucose-6-phosphate and its conversion to glucose-1-phosphate) are identical with the initial reaction of glycogen synthesis; the same enzymes (hexokinase and phosphoglucomutase) are used in both reaction series. The formation of glucuronides in tissue slices is greatly accelerated by addition of glucose-1-phosphate indicating that this substance is an intermediate in glucuronide synthesis (SHIRAI and OHKUBO 1954).

The further steps of glucuronide synthesis require the presence of uridine triphosphate (UTP). Uridine diphosphate glucose (= UDP-glucose) is formed when UTP reacts with glucose-1-phosphate (see the equation on p. 651). This reaction is catalyzed by UDP-glucose-phosphorylase (MUNCH-PETERSEN, KALCKAR, CUTOLO and SMITH 1953).

Glucuronic acid-1-phosphate does not seem to be capable of reacting with UTP. Addition of glucuronic acid-1-phosphate did not stimulate glucuronide formation in liver slices (TOUSTER and REYNOLDS 1952).

UDP-glucose is converted to UDP-glucuronic acid by the oxidation of the primary alcohol group at C_6 to a carboxyl group. No oxidation occurs at C_1 which is protected by the UDP residue. The oxidation is catalyzed by a specific dehydrogenase; oxidized diphosphopyridine nucleotide (DPN^+) is used as hydrogen acceptor in this reaction (STROMINGER, KALCKAR, AXELROD and MAXWELL 1954).

$$\text{UDP-glucose} + 2\,DPN^+ + 2\,H_2O \rightarrow \text{UDP—glucuronic acid} + 2\,DPNH + 2\,H^+$$

A UDP-glucose-dehydrogenase was isolated from calf liver homogenates (STROMINGER, MAXWELL, AXELROD and KALCKAR 1957); maximum glucuronide formation is observed at alkaline reaction (pH 8.7); for each mole of UDP-glucose two moles of UDN^+ are reduced. The reaction is irreversible. UDP-glucose dehydrogenase, involved in the synthesis of acid mucopolysaccharides, was found in metaphyseal cartilage of growing rabbits (ZAMBOTTI, CASTELLANI and DE BERNARD 1957). The production of glucuronides is increased by addition of DPN^+ to such systems in vitro. UDP glucose can be substituted by combined addition of UTP and glucose-1-phosphate (CASTELLANI, DE BERNARD and ZAMBOTTI 1957).

The *L-iduronic acid* is formed (similarly as glucuronic acid) from glucose without scission of the 6-C chain (DORFMAN, MARKOWITZ and CIFONELLI 1958). The formation of L-iduronic acid form D-glucose or D-glucuronic acid requires the epimerization of C-atom 5 (see formula, p. 643). Skin contains an enzyme system which catalyzes this transformation via the uridine diphosphate compounds: Extracts of acetone powder from the skin of young rabbits converted uridine diphosphoglucose and diphosphopyridine nucleotide to a mixture of UDP-linked glucuronic and iduronic acids. UDP-glucuronic acid can be epimerized to UDP-iduronic acid by a skin enzyme (JACOBSON 1961). When glucose labeled with C^{14} in position 6 was administered to rats, the iduronic acid residues present in the chondroitinsulfate B of the skin contained the C^{14} mainly in their carboxyl groups indicating that the iduronic acid is formed without scission of the glucose molecule (RODÉN and DORFMAN 1958).

c) The formation of the polysaccharide chains

Polysaccharide chains are formed from the uridine diphosphate compounds of monosaccharides. UDP glucose is an intermediate in the formation of glycogen (LELOIR and CARDINI 1957, LELOIR, OLAVARRIA, GOLDEMBERG and CARMINATTI 1959), and UDP compounds of acetylhexosamines and hexuronic acids are intermediates in the formation of the alternating chains of acid mucopolysaccharides.

In the polymerizing reaction, the UDP-compounds are split by a specific pyrophosphatase to uridine monophosphate (UMP), free phosphate and the monosaccharide radical which is linked to the terminal residue of the acceptor polysaccharide. Acetylhexosamine residues are transferred from uridine diphosphate residue to the C-atom 4 of the terminal hexuronic acid residue of the mucopolysaccharide chain. Hexuronic acid residues are transferred from the uridine diphosphate residue to the C-atom 3 of a terminal acetylhexosamine residue.

Under conditions which enable group A streptococci to produce maximum amounts of hyaluronate, uridine diphosphate compounds of glucose, acetylglucosamine, and glucuronic acid were isolated from extracts of the streptococci (DORFMAN, MARKOWITZ and CIFONELLI 1958). Cell free homogenates of Rous chicken sarcoma (which produces hyaluronic acid) formed mucosaccharides when incubated with UDP-glucose, glutamine, and DPN$^+$ (see p. 654); UDP-glucuronide and UDP-acetylglucosamine were shown to be obligatory intermediates in hyaluronate synthesis in this system (GLASER and BROWN 1955).

Similarly, the chain of chitin (which consists exclusively of 1—4 linked acetylglucosamine units) is produced by the successive transfer of acetylglucosamine units from UDP-acetylglucosamine to a preformed chitodextrin chain. The enzyme catalyzing this reaction was isolated from (chitin producing) Neurospora crassa (GLASER and BROWN 1957).

d) The formation of the sulfate groups

The metabolic reactions by which sulfate is bound to the hexosamine residues require the activation of the sulfate residue by adenosine triphosphate (ATP)

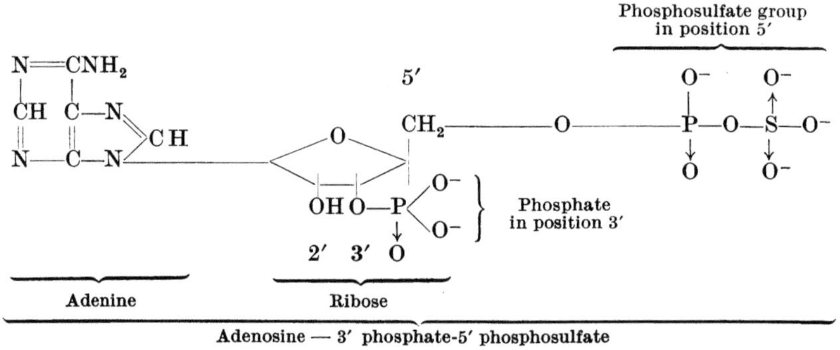

Adenosine — 3' phosphate-5' phosphosulfate

in the presence of Mg-ions. The active form of sulfate is 3'-phosphoadenosine-5'-phosphosulfate (PAPS) (ROBBINS and LIPMANN 1956, 1957, 1958). The sulfate group can be transferred from this compound to various acceptors (LIPMANN 1958, GREGORY and ROBBINS 1960). Sulfate esters (as in the chondroitinsulfates) or sulfamino compounds (as in heparin) are formed by this reaction.

The formation of PAPS has been studied first in yeast preparations. It is a two stage reaction. In the first stage, sulfate reacts with one molecule of ATP and adenosine-5'-phosphosulfate (APS) is formed; the reaction is catalyzed by adenosine triphosphate sulfurylase,

$$ATP + H_2SO_4 \rightarrow APS + \text{pyrophosphate.}$$

In the second stage, APS is phosphorylated to PAPS by a second molecule of ATP; this reaction is catalyzed by adenosine-5'-phosphosulfate-kinase (BANDURSKI, WILSON and SQUIRES 1956). A similar two stages reaction leading to activitated sulfate was shown to occur in mammalian cells (ROBBINS and LIPPMANN 1958).

The transfer of the sulfate residue from PAPS to the mucopolysaccharide chain is catalyzed by specific sulfokinases. An enzyme catalyzing the transfer of sulfate from PAPS to added acceptor-mucopolysaccharides has been prepared from the oviduct of hens, an organ which produces large amounts of sulfated mucopolysaccharides. Chondroitin (prepared by in vitro desulfation of chondroitinsulfate A or isolated from cornea) can serve as sulfate acceptor. Chondroitinsulfate A, B, C became radioactive when incubated with the enzyme in the presence of S^{35} labelled PAPS. Glycogen, heparin, keratosulfate, and hyaluronic acid were not effective as S acceptors (SUZUKI and STROMINGER 1960a).

The same enzyme preparation also catalyzed the PAPS-dependent sulfation of free acetylgalactosamine and of a variety of oligosaccharides derived from chondroitinsulfate A. This indicates that the sulfation of the acetylgalactosamine may occur before and after the polymerization of the monosaccharide residues to the polysaccharide chain. The enzyme preparation was capable of incorporating two sulfate residues into one acetylgalactosamine residue, forming acetylgalactosamine disulfate (SUZUKI and STROMINGER 1960b, c). The total amount of sulfate in chondroitinsulfates is equivalent to that of acetylgalactosamine: however some of the acetylgalactosamine residues may not be substituted by sulfate and others may be acetylgalactosamine disulfate residues.

Exogenous inorganic sulfate (ingested orally or parenterally) can be utilized for the formation of sulfated mucopolysaccharides. Radioactive S^{35}-sulfate administered to animals is incorporated into newly formed mucopolysaccharides. The amount of newly formed mucopolysaccharides in the cutis can be estimated from the radioactivity of tissue extracts, and the radioactive mucopolysaccharides can be localized in the tissue by radioautography (see p. 648). However, inorganic sulfate is absorbed in the intestine very slowly and under normal conditions most of the sulfate used for the synthesis of the chondroitinsulfate in the cutis originates from the oxidation of sulfur-containing amino acids.

e) The metabolic breakdown of acid mucopolysaccharides

The breakdown of acid mucopolysaccharides includes the hydrolysis of the polysaccharide chains to oligosaccharides, the desulfation and deacetylation of the hexosamine and the oxidation of the hexosamine and glucuronic acids units. The initial hydrolytic steps of this reaction series occur in the cutis. The splitting products may be reutilized or oxidized in the cutis itself or taken up by the blood stream; they may be metabolized partly in the liver or excreted by the kidney. The small amounts of dialysable hexosamine compounds excreted in normal urine may reflect the normal mucopolysaccharide turnover in the cutis and other organs.

A considerable increase in the urinary excretion of glucosamine containing compounds was observed after cutaneous injections of hyaluronidase and after injection of parathormone (which causes the destruction of the mucopolysaccharide gels in bone tissue).

Hyaluronidase activity has been demonstrated in normal skin (see p. 641). A glucosaminidase which splits the glycosidic linkages of oligomucosaccharides was demonstrated in homogenates of rat kidney. The enzyme is associated with the subcellular particles of the homogenates (PUGH, LEOBACK and WALKER 1957). β-glucuronidase has been demonstrated in a variety of animal tissues including the liver.

In order to determine the ability of the skin to polymerize and depolymerize acid mucopolysaccharides, skin extracts are treated with protamine sulfate and the precipitated mucopolysaccharides are removed by centrifugation; the supernatant is incubated with a pure mucopolysaccharide preparation with known properties and known particle weight. In such experiments chondroitinsulfate B (but not chondroitinsulfate A) was degraded by skin extracts. However, in the presence of uridine-5'-triphosphate (UTP), incubation of chondritinsulfate B with this supernatant gave a polysaccharide with a high molecular weight which was less polydisperse than the original chondroitinsulfate B. UTP could not be replaced by the triphosphates of adenosine or guanosine. Chondroitinsulfatase activity was not detected in skin extracts (DAVIDSON and RILEY 1960).

The glucosamine, liberated by the hydrolysis of mucopolysaccharides, can be deaminated in animal tissues (MUNICIO and MALLOL 1957). After deamination, it can be used for the formation of glycogen; at least 100 mg/kg glucosamine can be metabolized in the human body per day (BERGFELD and KAPFHAMMER 1944).

Enzymes catalyzing the deamination of hexosamines seem to occur in many tissues. Brain extracts were, e.g., shown to deaminate glucosamine; the deamination can occur anaerobically in the presence of adenosine diphosphate and Mg (FAULKNER and QUASTEL 1956). The oxidation of hexosamine to the corresponding hexosaminic acids was observed in bacteria (HOCHSTEIN, WOLFE and NAKADA 1959), but has not been demonstrated so far in animal tissues.

While the glucuronide conjugates are rapidly excreted in urine and bile, free glucuronic acid is easily destroyed in metabolism; the glucuronic acid is split to pentose and one molecule CO_2; the formed pentose is (as are pentoses from other sources) utilized for the production of glucose and glycogen.

Pentoses (which are found in the animal organism, e.g., as constituents of nucleic acids) originate from glucose and are finally reconverted to glucose (= pentose cycle). The formation of hexuronic acids from glucose is one of the first steps of the pentose cycle. In consecutive steps hexuronic acids are decarboxylated to pentose. Six molecules of pentose yield at the end of this cycle 5 molecules glucose. Thus, 5 atoms of each glucuronic acid molecule can be utilized for the formation of glucose and glycogen. In most animal species the catabolism of glucuronic acids is associated with the formation of ascorbic acid. D-glucuronic acid is reduced to L-gulonic acid by an enzyme which depends on reduced triphosphopyridine nucleotide as hydrogen donor. L-gulonic acid is dehydrogenized to ascorbic acid; 3-keto gulonic acid is assumed to be an intermediate in this reaction. The dehydrogenation of gulonic acid to ascorbic acid is catalyzed by a diphosphonucleotide-dependent enzyme system. This enzyme is missing in man, monkey and guinea pigs; only very small amounts of C^{14}-labelled ascorbic acid was found in the urine of humans given C^{14}-6-glucuronolactone (BAKER, SAUBERLICH and WOLFSKILL 1961) and only in man, monkeys and guinea pigs can scurvy be produced by a diet deficient in ascorbic acid. Instead of forming ascorbic acid these species transform gulonic into a ketopentose (xylulose) by oxidative decarboxylation. Xylulose is then introduced into the pentose cycle and converted to glucose.

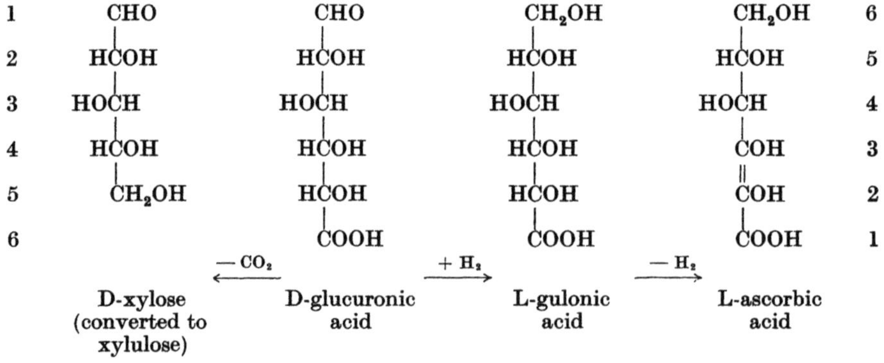

1	CHO	CHO	CH_2OH	CH_2OH	6
2	HCOH	HCOH	HCOH	HCOH	5
3	HOCH	HOCH	HOCH	HOCH	4
4	HCOH	HCOH	HCOH	COH	3
5	CH_2OH	HCOH	HCOH	COH	2
6		COOH	COOH	COOH	1

$$\xleftarrow{-\,CO_2} \qquad \xrightarrow{+\,H_2} \qquad \xrightarrow{-\,H_2}$$

D-xylose (converted to xylulose)	D-glucuronic acid	L-gulonic acid	L-ascorbic acid

III. Histochemical visualization of mucopolysaccharides

The histological visualization of the mucopolysaccharides in the cutis is limited by their low concentration. Specific staining reactions are positive only in sites where the mucopolysaccharide gel is present in a concentrated form.

The staining reactions most generally used for the detection of mucopolysaccharides are the periodic acid-Schiff reaction (PAS-reaction) and the metachromatic staining with polymeric basic dyes (e.g. toluidine blue). The neutral mucopolysaccharide groups which are firmly attached to proteins give a strong PAS reaction and are not stained metachromatically with basic dyes. Acid mucopolysaccharides are stained by basic dyes and most of them are stained metachromatically. They give, however, only a weak PAS reaction. Histological structures which give both, a strong PAS reaction and metachromasia, contain as a rule both acid and neutral mucopolysaccharides.

a) The periodic acid-Schiff reaction (PAS reaction)

Organic compounds containing two vicinal alcohol groups (i.e. alcohol groups at two adjacent C-atoms) are oxidized by periodic acid; the linkage between the two C-atoms is split and the alcohol groups are dehydrogenized to aldehyde groups (MALAPRADE 1928, 1934).

$$R_1 \cdot CHOH - CHOH \cdot R_2 + HIO_4 \rightarrow R_1\text{-}CHO + R_2\text{-}CHO + HIO_3 + H_2O$$

The aldehyde groups formed in this reaction are capable of binding sulfurous acid. If Schiff's reagent (containing a colorless complex of the red stain fuchsin and sulfurous acid) is added, the sulfurous acid residues are bound by the aldehyde groups. The fuchsin is restored to its colored (quinoide) form (see Fig. 17) and simultaneously attached to the aldehyde-containing material (Schiff's test for aldehydes).

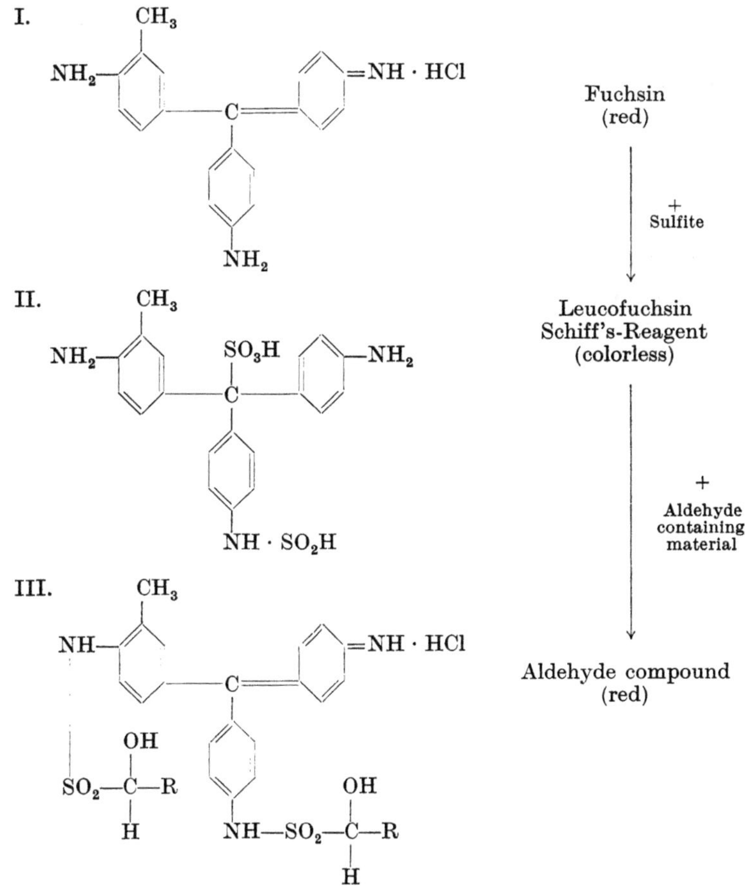

Fig. 17. *The mechanism of the Schiff reaction.* I. Fuchsin: one of the three rings contains a quinoide arrangement (only two double linkages); the quinoide structure causes the red color of the stain. — II. Leucofuchsin is formed if fuchsin reacts with sulfurous acid; it does not contain the chromophoric quinoide group and is colorless. — III. The sulfurous acid residues in the leucofuchsin molecule react with compounds which contain aldehyde groups. This reaction restores the quinoide arrangement in one of the rings and produces the red color. The dye is attached by the sulfite groups to the aldehyde containing material R.

This reaction can be used for the demonstration of mucopolysaccharide-containing structures in histological sections (McMANUS 1946, 1948, 1950, HOTCHKISS 1948). Pairs of vicinal OH-groups are present in most glycoproteins with firmly bound neutral carbohydrate groups. Most of the fucose and the hexose residues present in these groups are easily oxidized by treatment with periodic acid and cause a strong PAS reaction. However, acid mucopolysaccharides contain vicinal pairs of hydroxyl groups only in their glucuronide units (in C_2 and C_3, see formula p. 636) and not in the hexosamine units (which are bound at C_3); periodic acid oxidizes acid mucopolysaccharides only slowly. Acid mucopolysaccharides give, therefore, only a weak PAS reaction.

A strong PAS reaction is given by glycogen (which contains one pair of vicinal OH groups in each of its glucose units). Amylase destroys glycogen without affecting the mucopolysaccharides; the presence of glycogen in PAS-positive material can be excluded if the tissue sections are previously treated with amylase (LILLIE 1947).

Hydroxylysine contains a hydroxyl in a vicinal position to its ε-amino-group; two aldehyde groups are formed on oxidation of this amino acid with periodic acid (NICOLET and SHINN 1939). Collagen fibers contain hydroxylysine; however, the hydroxylysine residues bound in the collagen structure do not seem to be easily available for the periodic acid as applied in the usual histological PAS-method; therefore, the PAS-reaction observed in collagen structures is attributed to carbohydrate groups (see p. 587). — The amino groups of serine and threonine residues in the polypeptide chain are bound by peptidic linkages; these amino acids do not cause a positive PAS reaction (BANGLE and ALFORD 1954).

Acetylation protects the hydroxyl groups from oxidation with periodic acid. If paraffin-embedded tissue sections are treated with a mixture of 13 ml acetic anhydride and 20 ml pyridine for 45 min at room temperature and then washed with water, the carbohydrate containing structures lose their PAS-stainability. The acetyl groups are removed again if the acetylated sections are treated with 0.1 N KOH at room temperature for 45 min; the presence of carbohydrate is confirmed if the material becomes PAS-stainable again after this treatment (McMANUS and CASON 1950).

Instead of periodic acid, chromylchloride (CrO_2Cl_2) can be used for the oxidation of polysaccharides in tissue sections; the oxidations is followed by exposure to leucofuchsin (MENDE and CHAMBERS 1957). — In another modification, the mucopolysaccharides are oxidized by periodic acid; the aldehydes originating from this reaction reduce $AgNO_3$-solutions; the metallic Ag formed is deposed at the site of the mucosubstances in the investigated tissue (HECKNER and STRUFE 1956).

b) Metachromatic staining with toluidine blue

In tissue sections stained with toluidine blue, sulfomucosaccharides (such as heparin and chondroitinsulfate) assume a red or violet color; hyaluronate (which does not contain the strongly acid sulfate groups) gives as a rule a less pronounced metachromasia. Metachromasia is caused by a depolymerization of the electropositive polymolecular particles of the dye by strongly electronegative surfaces (MICHAELIS 1950). Dissolved toluidine blue consists of polymolecular particles, kept together by intermolecular forces; these polymer particles have a blue color. Insoluble materials which contain electronegative groups in their surface, attract the electropositive charges of the basic dye and the unchanged polymolecular particles are adsorbed to this surface giving the stained material a blue color (orthochromatic staining). However, if the acidic groups in the stained surface are numerous and strongly dissociated the polymolecular particles of the dye are disrupted to monomolecular cations; these cations have a red color. The separated cations are spread over the stained surface giving the acidic surface a red color (metachromasia). Metachromasia of acid mucopolysaccharides can be produced also by other basic dyes (e.g., Azure A; see p. 659).

Thus, red staining with toluidine blue indicates a material of strong electronegativity (e.g., chondroitinsulfate or heparin); less electronegative materials such as hyaluronate may give violet or purple variations in color. Highly polymerized hyaluronic acid seems to give stronger metachromasia than hyaluronic acid which is partially degraded to smaller molecules (PERSSON 1953). — The degree of metachromasia depends on the pH of the staining solution; the carboxyl groups of hyaluronic acid are weakly dissociated at low pH values and give only weak metachromasia; the same histological substrate may give stronger metachromasia if the pH value of the staining solution is higher (LISON 1935). —

Salt solutions of high ionic strength inhibit metachromatic staining; the cation of the salt competes with the cation of the stain for the electronegative charges of the substrate. The salt inhibition can be overcome by using concentrated solutions of the stain (SCHUBERT and LEVINE 1953). — A comprehensive review on metachromatic techniques has been given by VITRY (1958).

Besides acid mucopolysaccharides, other strongly acidic polymers (e.g. nucleic acids) may be stained metachromatically. Nucleic acids give this reaction only at pH values not lower than 4; sulfated mucopolysaccharides are still metachromatic at pH 2. — Treatment of tissue sections with hyaluronidase previous to the staining procedure can be used to distinguish different types of acid mucopolysaccharides. The metachromasia of materials containing hyaluronate or chondroitinsulfate A and C disappears when the tissue sections are incubated with testicular hyaluronidase; chondroitinsulfate B and heparin are not affected. In adult human skin (which contains mainly hyaluronate and chondroitinsulfate B) only hyaluronate is hydrolyzed by treatment with hyaluronidase; the metachromasia which resists this treatment can be ascribed mainly to chondroitinsulfate B.

Neutral polysaccharides (such as glycogen, or the carbohydrate groups of reticulin) are stained with toluidine blue orthochromatically; they give a metachromatic reaction after conversion to sulfuric acid esters in vitro (KRAMER and WINDRUM 1954, WINDRUM 1958a, b). Oxidation with chromic acid produces carboxyl groups in previously neutral mucopolysaccharide molecules. (The oxidation occurs presumably at C-atom 6 of the monosaccharide residues.) The products of this oxidation are stained metachromatically. Metachromasia can be induced in non-metachromatic mucopolysaccharides also by treatment with other oxidants such as 1% periodic acid, 1% potassium permangante or lead tetraacetate (ROMANINI and GIORDANO 1952).

c) Alcian blue-8-GN

Alcian blue-8-GN is a basic dye which can be used for histological staining of strongly electronegative substrates; its seems to be particularly specific for sulfated mucopolysaccharides (LISON 1953, 1954; RIZZOLI 1955). Staining with Alcian blue can be combined with formol-fuchsin stain and with van Gieson connective tissue stain and can be applied for unfixed frozen sections as well as for fixed sections (ESKELUND 1957).

In the skin of S^{35}-injected mice, the distribution of Alcian blue-stainable material paralleled the distribution of S^{35} as determined by autoradiographs; only in mast cells was the S^{35} density relatively stronger than the stainability with Alcian blue (CURRAN and KENNEDY 1955). Elastin fibers (which usually contain acid mucopolysaccharides) may be stained by Alcian blue. — Similarly, other basic dyes such as trypaflavine (= acriflavine) (NAKAJIMA, KIMOTO and KARIZOE 1955), gentian violet (HARADA 1955), or Azure A (GRAUMANN and MUSSO 1959) can be used for the staining of acid mucopolysaccharides.

d) Hale's method

When tissue sections which contain acid mucopolysaccharides are treated with a suspension of colloidal $Fe(OH)_3$ in 2 N acetic acid, some of the electropositive iron hydroxide particles are adsorbed by the electronegative surface of the mucopolysaccharide-containing material. The adsorbed iron can be demonstrated with the Prussian blue reaction (HALE 1946).

Both hyaluronic acid and sulfated mucopolysaccharides can be visualized with this reaction (PERSSON 1953). Modifications of this method have been proposed by RINEHART and ABDUL HAJ (1950), MÜLLER (1955, 1959), VINOGRADOW and CHEREMNYKH (1957), GRAUMANN and CLAUSS (1958).

e) Other methods

Benzidine is bound by sulfate groups, and, consequently, by sulfate containing mucopolysaccharides. Benzidine gives a blue color reaction on oxidation. A staining method including the treatment with a benzidine-containing reagent and subsequent oxidation of the bound benzidine with potassium bichromate was developed by BRACCO and CURTI (1953).

Acid mucopolysaccharides precipitate chitosan; the chitosan bound to the mucopolysaccharides gives with Lugol solution a brown color reaction, indicating the sites of mucopolysaccharide deposits (YASUDA 1953). To demonstrate the site of acid mucopolysaccharides, tissue sections can be treated with serum albumin; the albumin bound by the mucopolysaccharides can be stained using tetrabromphenolsulfophthalein (TELKKÄ and KULONEN 1959).

IV. Nonfibrous proteins and mucoproteins in the interfibrillar matrix

Skin extracts prepared with neutral or slightly alkaline salt solutions contain (besides extractable collagen precursors) relative large amounts of proteins which are not related to collagen. In contrast to the viscous collagens, these proteins have a relatively low specific viscosity. Most of them are coagulated by boiling (while collagens give soluble gelatin by boiling with water). The amino acid composition of these proteins resembles that of the serum proteins; they contain a high percentage of tyrosine and no hydroxyproline. The amount of these non-fibrous proteins represents about 5% of the dry weight of the cutis. The average metabolic turnover of these proteins is much higher than that of the cutis collagen.

The electrophoretic pattern of the soluble skin proteins is similar to that of serum proteins, both in the position of the various peaks and in their relative heights (Boas 1955); immunoelectrophoresis shows that most of the proteins forming these fractions are identical immunologically with the corresponding serum protein fractions; however additional proteins are present in skin extracts which do not occur in the blood serum. All protein fractions obtained by electrophoresis of skin extracts at pH 7.8 contained various amounts of nonserum proteins, and an additional prealbumin fraction migrating with a greater anodic velocity than albumin was observed (Harkness, Marko, Muir and Neuberger 1954).

It is technically difficult to remove the intravascular blood from the skin samples by perfusion with isotonic salt solutions. Therefore, extracts of investigated skin samples often contain some hemoglobin and serum proteins which originate from intravascular blood. However, the ratio of "serum proteins" to hemoglobin is much higher in skin extracts than in the blood, indicating that most of these proteins are present in the extravascular fluid of corium and subcutis. This conclusion was confirmed by the intravenous injection of serum albumin which was labeled with radioactive iodine; the radioactivity spread within a few minutes equally in all compartments of the intravascular space of the body; however, only little radioactivity was found at this time in the serum albumin of the skin extracts. Thus, the exchange between circulating serum proteins and the analogous proteins in the extravascular spaces is slow when compared with the speed of the blood circulation.

The concentration of extravascular "serum proteins" in the skin is about 1.5—2.0% (Neuberger 1956). This value is similar to that obtained for serum proteins in the lymph of the limbs. Experiments with C^{14}-labelled serum protein indicate that a steady state of radioactivity of skin proteins as compared with circulating protein is reached about 8 days after injection. The half life of skin serum albumin with regard to exchange with intravascular serum albumin is estimated to be about 4—7 days; the half life time may be different for the other fractions. However, some of the nonfibrous proteins which occur in skin extracts do not have counterparts in the serum proteins; they originate from the cells in the cutis itself. Several albumin fractions, immunologically different from serum albumin, could be separated from extracts of rabbit skin by column electrophoresis. Eight days after the injection of C^{14}-glycine, the radioactivities of these fractions were different from each other indicating differences in the turnover time.

Some of the nonfibrous proteins contain large neutral mucosaccharide groups which are similar to those of the mucoproteins in mucous secretions and to the seromucoids in the blood plasma. As reported on p. 633, the amount of hexosamine in the cutis is much higher than that of hexuronic acids; the difference represents the amount of neutral protein-bound mucopolysaccharide groups. The percentage of protein-bound carbohydrate is much higher in the extravascular proteins of the skin than in the protein mixture which circulates in the blood-plasma.

The carbohydrate content of nonfibrous proteins extracted from human subcutaneous tissue and subcutaneous rheumatic nodules was studied by Consden, Glynn and Stanier (1953); hydrolyzates of these proteins gave strong chromatographic spots corresponding to glucosamine and galactose, and a weaker spot for mannose. The presence of bound fucose was demonstrated in the matrix of other connective tissues (GLEGG, EIDINGER and LEBLOND 1953). The determination of the carbohydrate components in the extractable skin proteins gave in the albumin fraction 2% reducing sugar and 0.45% hexosamine and in the globulin fraction 6.4% reducing sugar and 1.8% hexosamine. Galactose, mannose, glucose and fucose were found in all these fractions; the first two monosaccharides were present in relatively large amounts; the hexosamine was mainly glucosamine (JOSEPH and BOSE 1959). Neuraminic acid, which is present in the carbohydrate groups of many types of plasma proteins, has been demonstrated also in the proteins of various mesenchymal tissues (CASTELLANI, FERRI, BOLOGNANI and GRAZIANO 1959).

As reported on p. 657—658, accumulations of mucoproteins are demonstrable by the PAS-method; acid mucopolysaccharides are stained only weakly by this technique. Histochemical studies showed an accumulation of PAS-positive material at the dermal-epidermal junction, in the walls of the blood vessels and in the connective tissue surrounding sebaceous glands and smooth muscles; the PAS-positive material was not affected by amylase, hyaluronidase or half saturated $Ca(OH)_2$ solution (which dissolves most of the acid mucopolysaccharides). An important part of these mucoproteins seems to be present in the corium in an insoluble and non-extractable form, and is not included in the extractable protein fractions discussed above.

In pathological conditions, the amount of neutral mucopolysaccharides in connective tissues often increases simultaneously with the amount of acid mucopolysaccharides. Both types of mucosubstances accumulate in connective tissue in conditions of nonspecific local stress (e.g., in the periphery of an infected area). A parallel increase of metachromasia (indicating acid mucopolysaccharides) and periodate-Schiff positivity (indicating mainly neutral mucopolysaccharides) is observed in such tissues. Under other abnormal conditions (e.g., in-vitamin C deficiency) the amount of PAS-positive material seems to increase while the amount of acid mucopolysaccharides decreases. Skin lesions from patients with lupus erythematosus, dermatomyositis, lichen sclerosus and atrophicans, and poikiloderma showed remarkable abnormalities in the distribution and appearance of the PAS stainable material in the dermis. The appearance of the PAS-stained material makes psoriasis distinguishable from psoriasiform neurodermatitis (STOUGHTON and WELLS 1950).

D. Cells and intracellular substances in the metabolism of corium and subcutis

The continuous turnover of fiber collagen and ground substance mucopoly-saccharides (which was demonstrated in experiments with isotopically labeled amino acids, glucose, acetate and sulfate) includes the breakdown of the existing macromolecules and the formation of new molecules. The breakdown requires the action of extracellularly acting hydrolytic enzymes; these enzymes are supplied by the cells in the corium and subcutis. For the replacement of the destroyed structures, new molecules of collagen precursors and mucopolysaccharides are formed in the cells. The fibroblasts of the corium are secretory cells; their secretion is directed into the extracellular spaces and includes collagen precursors and mucopolysaccharides. Although the formation of collagen fibers and of the ground substance polysaccharide network occurs extracellulary by a crystallization-like physico-chemical reaction and without direct participation of the cells, the cells are the motor which regulates the normal turnover of the extracellular materials.

In normal corium, the number of cells is small as compared with the abundant volume of extracellular material. Few cells, distributed in small groups between the collagen fibers, are responsible for the metabolic turnover in a large area. However, each of these cells is a center of intensive metabolic activity. If calculated for the total weight of the tissue, the O_2-consumption and CO_2-production are smaller in corium and subcutis than in most of the other tissues. However, both values are at the same level with other tissues or even higher when calculated for a single tissue cell.

The turnover of extracellular material is enhanced in injured or inflammed skin. The cells remove the debris and synthesize the material for the repair and the replacement of damaged extracellular structures with an increased speed. The number of cells increases both, by the multiplication of the native cell population and by immigration of new cells. The metabolic activity of each cell is enhanced (see p 680).

Changes in the number and metabolic activity of a cell population are reflected in the amount of the nucleic acid fractions which can be determined by chemical methods. The concentration of desoxyribonucleic acids is proportional to the number of cells present; the amount of ribonucleic acids is related to the actual metabolic activity of the cell population (see p. 665).

1. The cell types in cutis and subcutis and their metabolic functions

The various types of cutis cells which can be differentiated by histological methods also differ in their metabolic functions and in their enzymic equipment. The fibroblasts form the majority of the cell population in the corium; the cells which produce collagen precursors and ground substance mucopolysaccharides belong to this type. Mast cells produce and store heparin; they seem to be involved in the metabolism of histamine, serotonine and other aromatic amines. Histiocytes have been observed to englobe microscopically visible particles and seem to possess the enzymic equipment for their digestion. The cells of adipose tissue, histologically characterized by the included fat drops, have been shown to produce triglycerides and cholesterol; they are not only accumulating surplus fat from the blood during hyperlipemia but have a considerable metabolic activity.

The differentiation in metabolic function is not always recognizable in the microscopic aspect of mesenchymal cells. Different parts of connective tissue produce various types of acid mucopolysaccharides and collagens of different structure; no equivalent for these metabolic differences has been found so far in the morphology and histological stainability of the fibroblasts. The cells in the fat-deprived subcutis of a starving individual lose the microscopical characteristics of the adipose cell but retain their specific metabolic capacities; they start accumulating fat again when a high-calory diet is resumed.

The existence of cell types with specialized metabolic capacities among the microscopically uniform fibroblasts of connective tissues is suggested by the occurrence of metabolically well differentiated tumors originating from fibroblasts. The formation of collagen is the prevailing metabolic activity in fibroma cells; the formation of mucopolysaccharides is the prevailing synthetic reaction in myxoma cells and fat accumulates specifically in lipoma cells.

a) Fibroblasts

Fibroblasts produce collagen and utilize exogenous proline and glycine in this synthesis. They convert glutamic acid to proline and transform serine to glycine if the supply of exogenous proline and glycine does not meet the needs. A part of the transaminase activity found in the total skin may be ascribed to the formation of nonessential amino acids in the corium cells.

Fibroblasts have the specific capacity of oxidizing proline to hydroxyproline and lysine to hydroxylysine; this capacity was demonstrated also in invitro cultures. The composition of the collagen produced in fibroblast cultures is very similar to that produced in vivo and is not affected by the amino acid composition of the culture medium.

In vitro cultures of fibroblasts produce (besides collagen) acid mucopolysaccharides which can be demonstrated by the precipitation of mucin clots (see p. 634); no clots are formed if the investigated sample was incubated with hyaluronidase (GROSSFELD, MEYER and GODMAN 1955). The hyaluronate production runs parallel to the multiplication of the cells and to the synthesis of desoxyribonucleic acids if the fibroblasts are grown on rich nutritional media; however, it also continues when the cell multiplication stagnates in a poor nutritional medium (MORRIS and GODMAN 1960).

Hyaluronate, chondroitinsulfate A or C, and chondroitinsulfate B were isolated from the incubation medium of chicken-fibroblast cultures (BERENSON 1958, BERENSON, LUMPKIN and SHIPP 1958). Glycoprotein-containing granules were demonstrated histologically in fibroblasts from various sources (GERSH and CATCHPOLE 1949) and in mesenchymal cells of the embryo (MANCINI and BACARINI 1951).

b) Histiocytes

The histiocytes are characterized by their phagocytic activity; they are involved, e.g., in the normal turnover of the connective tissue, in the physiological reabsorption of embryonic tissues (e.g., of the tail in tadpoles) and in the removal of damaged structures in the skin after injury. The heterogenity of the materials which can be removed by phagocytosis requires a highly diversified (or highly adaptable) enzyme production in these cells.

E.g., a high esterase activity was observed in the histiocytes (STEIGLEDER and SCHULTIS 1957). During phagocytosis a marked activity of pyruvic dehydrogenase, diphosphopyridine nucleotide diaphorase and cytochrome oxidase were noticed, indicating an intensified energy metabolism. Increases were observed also in the activities of acid phosphatase, phosphoamidase, nonspecific esterase, lipase, β-glucuronidase, and aminopeptidase (GEDICK and FISCHER 1960). These enzymes may be connected with the degradation of phagocytized material. This increase in enzyme activity is observed also during phagocytosis of foreign materials which are nonsusceptible to these enzymes (e.g. carbon particles). The foreign particles may be covered by mucopolysaccharides and proteins which are degraded by the histiocytes.

There is some evidence suggesting that these cells may have also synthetical function. Cultures from blood buffy coats of rabbits formed considerable amounts of hydroxyproline indicating that the monocytes in the blood may be transformed into functional fibroblasts (ALLGÖWER and HULLIGER 1960).

c) The mast cells

Heparin occurs in all tissues in which mast cells can be demonstrated histologically (JORPES, HOLMGREN and WILANDER 1937). The amount of heparin in a particular part of the cutis is significantly correlated to the density of the mast cell population.

Mast cells are characterized histologically by large (diameter 200—500 mμ) basophilic granula which often give a very strong metachromasia. The metachromasia of the mast cell granula was originally interpreted as to be caused by the accumulation of freshly synthesized but not yet secreted heparin. However, the fraction of large granula (isolated from mast cell homogenates by ultracentrifugation) had no anticoagulant activity; the heparin was found in the supernatant cell fluid. The fraction of large granula isolated from mast cells contains 72% protein, 24% lipid and 3.6% ribonucleic acids (HEDBOM and SNELL-

MAN 1955); this composition conforms well with the composition of the mitochondria of other cell types. It is assumed that the synthesis of heparin occurs in the cytoplasma of the mast cells, probably near the surface of the granula.

Mast cell tumors occur spontaneously in several animal species (e.g., in dogs) and can be induced in the skin of mice by painting with methylcholanthrene or 9,10-dimethyl-1,2-benzanthracene. The tumor is transplantable. After administration of S^{35}-labeled Na_2SO_4, a stripping film showed marked blackening (indicating S^{35} uptake) over the mast cell tumor, a less intensive blackening over the ground substance of the tumor and only a slight blackening over the normal parts of the skin (ASBOE-HANSEN 1953). Slices of mast cell tumors incorporated glucose C^{14} and sulfate-S^{35} into an acid mucopolysaccharide, indistinguishable from heparin (KORN 1959a, b, c).

Mast cells are capable of storing exogenous heparin. The volume of the mast cells was found to increase 3—4 times after intravenous injection of heparin. The storage of exogenous heparin was decreased after adrenectomy and after injection of thyrotropic hormone (DEGOS and COTTENOT 1958).

The mast cells play a role in the production of histamine. A strong positive correlation was found between the number of mast cells and the histamine content in various tissues. The histamine content, the heparin concentration, and the number of mast cells are greater in adult tissues than in immature tissues of cow, cat and man. Mast cell tumors from dogs and children contained considerably more histamine than other tissues (RILEY and WEST 1953).

Histamine (but not heparin) is present in the basophilic granula of the mast cells; intravenous injections of histamine liberators or of anaphylatoxin are followed by the deintegration of the mast cells; the release of histamine may produce eczema. Both histamine and histamine liberators cause the disappearance of the metachromasia from the mast cells; the occurrence of metachromasia halos during this reaction suggests that the metachromatic material diffuses into the surrounding tissue fluid (BAKELAND 1958). It seems that the histamine liberators have a direct effect on mast cells and that this effect is prevented by premedication with antihistamine drugs (RILEY 1953).

Serotonin was found to be present in the mast cells of some animal species. Mast cells convert added tryptophan to serotonin (GREEN and DAY 1961).

The view that the hyaluronate and the chondroitinsulfates in the connective tissue are secreted by the mast cells and not by the fibroblasts was based on the failure to demonstrate metachromasia in the fibroblasts (ASBOE-HANSEN 1950a). However, ground substance hyaluronate is produced also in sites where mast cells are extremely rare, for instance, in the sex skin of monkeys (DURAN-REYNALS, BUNTING and VAN WAGENEN 1950) and in the cocks comb (LUDWIG and BOAS 1950). No significant correlation exists between the density of the mast cell population and the concentration of the ground substance mucopolysaccharides in the skin under varied experimental conditions.

The mast cells in urticaria pigmentosa. One of the characteristic histological findings in this disease is the accumulation of mast cells in the upper part of the corium; these cells give an intensive PAS reaction and the metachromasia of the granula is relatively weak. The pigment which produces the maculas is probably derived from aromatic amino acids, e.g., tryptophan; it is not present in the corium, but in the epidermis.

An acid mucoprotein with coagulation-inhibitory activity but not identical with heparin was extracted from the affected skin of patients with urticaria pigmentosa (BALBI 1949, CACCIALANZA 1951).

The accumulation of mast cells in the cutis and a simultaneous maculous pigmentation in the epidermis can be provoked by intracutaneous injections of heparin in both the skin of normal humans and the nonaffected skin of patients with urticaria pigmentosa. Extracts of umbilical cord had a similar effect (MENEGHINI 1950). After the subepidermal injection of glucosamine a cellular infiltration developed which numerous cells with metachromatic granula; the epidermis (and the hair growing in the injected area) became strongly pigmented (PASCHOUD 1954).

2. Nucleic acids

The total amount of nucleic acids in corium and subcutis

Nucleic acids are always constituents of intracellular structures; they are, as a rule, not found in extracellular materials. The low density of the cell population and the high percentage of extracellular material in the normal corium and subcutis is reflected in the low overall concentration of nucleic acids in these tissues.

The concentration of nucleic acids can be estimated from the amount of phosphate determined in the extracted nucleic acid. Corium of white rats contained about 19 mg nucleic acid-phosphorus (NA-P) per 100 g fresh tissue (Ro-DESCH and MANDEL 1957); this amount corresponds to about 0.22% nucleic acids. Epidermis of rats (including the keratinized parts) contains about 30.5 mg-% NA-P ($=$ 0.35% total nucleic acids); the relatively high value reflects the dense cell population of the stratum germinativum. Most other organs contain much more nucleic acids than the skin; pancreas, spleen, and liver of the same animal species contained 246, 190 and 100 mg-% NA-P corresponding to 2.9, 2.2 and 1.12% nucleic acid (for a review see, STARY 1956).

Two types of macromolecular nucleic acids occur in the cells: a) desoxyribonucleic acids (DNA) form the chromosomes and are responsible for cell multiplication, b) ribonucleic acids (RNA) are responsible for the metabolism of the cells. The ratio DNA:RNA reflects the metabolic activity of the single average cell. The ratio DNA to RNA was 1:2.9 in the dermis and 1:2.3 in the epidermis of white rats: epidermis contains more cells than the corium, but the average metabolic activity of these cells is similar in both tissues. The ratio DNA:RNA is about 1:4 in the (metabolically highly active) liver tissue.

Desoxyribonucleic acids are limited to the cell nuclei. Since each cell nucleus in a given animal species contains an identical amount of DNA, the number of cells in a chemically analyzed sample of corium can be directly calculated from the amount of DNA found (see p. 580).

Fresh rat corium contains an average of 4.19 mg-% DNA-P ($=$ 0.0486% DNA). This amount corresponds to about 70000 cells per 1 mm^3. Analogous determinations gave 150000 cells for 1 mm^3 rat epidermis and 410000 cells for liver tissue. For comparison: the microscopical cell count of the compact erythrocyte sediment of centrifugated normal human blood is about 10000000 erythrocytes per 1 mm^3.

Ribonucleic acids are formed in the cell nuclei, but accumulate in the cytoplasm; their amount varies with the metabolic activity of the cells. In contrast to the DNA fraction, the RNA fraction is rapidly and continuously synthesized and degraded in the normal metabolism of the cells. If animals are injected with P^{32}-labeled inorganic phosphate, the radioactive phosphate is rapidly incorporated into the RNA of the already existing and of new cells. Much less radioactivity is found in the DNA fraction; its amount corresponds to the number of newly formed cells.

Pathological conditions change the amount of the nucleic acid fraction in the corium. Degenerative changes may cause a decrease in the RNA values; both RNA and DNA are gradually destroyed in necrotic parts of the tissue. Inflammatory changes are connected with an increase of DNA (cell production and immigration of leucocytes) and RNA (for the enhanced production of protein, mucopolysaccharides, etc.). A similar increase of both types of nucleic acids is observed in the regenerating corium after mechanical, chemical and other lesions and in granulation tissue. In each cell mitosis which occurs in the tissue, an identical amount of new DNA is formed. In regenerating tissue, injected radioactive phosphate is incorporated also in the DNA and its incorporation into the RNA fraction is enhanced.

3. Enzymes in the cutis

Each living cell is able to perform a basal set of metabolic reactions and contains essentially the same types of enzymes for the catalysis of these basal reactions. E.g., all types of cutis cells possess the complete enzymic equipment for the synthesis and hydrolysis of proteins, nucleic acids, glycogen and complex lipides, and each of these cells contains enzyme systems which enable them to metabolize amino acids, glucose and fatty acids. The degree of activity may vary in different cell types. It depends on the sensitivity of the analytical method used whether or not one of these ubiquitous enzymes is detected in skin extracts.

In addition to these obligatory enzymes required for basal metabolic functions, each cell type contains specific enzyme systems which are necessary for the particular metabolic function for which the cell is specialized. Fibroblasts differ from other cells in producing collagen and certain types of acid mucopolysaccharides; they contain the specialized enzymic equipment which enables them to produce these substances. Fibroblasts from tissues whose ground substance consists mainly of chondroitinsulfate differ from fibroblasts of tissues with a hyaluronate-containing matrix in containing the enzymes and coenzymes which are necessary for the activation of sulfate. Histiocytes contain large amounts of hydrolases necessary for the degradation of the phagocytized material (see p. 663). Fat cells contain the enzymes for glycogen synthesis and fat metabolism in a higher activity than the other cells in the cutis (see p. 668).

Enzyme determinations in extracts of the whole cutis give, in general, no information about the type of skin cells from which the enzyme originates. Tissue cultures, containing only one type of cells may permit more concrete conclusions. Analysis of tumors which consist of only a single cell type (e.g. mast cell tumors) may indicate which enzyme systems are present in the normal cells from which they originate. Histochemical methods, so far as available, are useful for the specific localization, but can not easily be interpreted quantitatively.

The skin contains peptidases and proteases which are different from the peptidases and proteases of other tissues. Several enzymes of this group have been detected in extracts of rabbit skin. One of them, named dermopeptidase, has a substrate specifity different from that of leucine aminopeptidase (which also is present in extracts of rabbit skin). Prolidase has been detected in skin extracts, whereas carboxypeptidases seem to be absent (FRUTON 1946).

A specific dermoprotease was characterized as an endoproteinase which differs from other known proteinases by its failure to digest some synthetic substrates. N-benzoyl-L-arginine amide and carbobenzyloxy-L-tyrosylglycine amide (typical synthetic substrates of trypsin and chymotrypsin) and carbobenzyloxy-L-glutamyl-L-tyrosine and carbobenzyloxyglycyl-L-phenylalanine (which are substrates for pepsin and carboxypeptidase) are not digested by skin extracts. Trypsin and chymotrypsin are inactivated by thiol compounds, whereas the skin proteinase is not (BELOFF and PETERS 1945; PETERS and WAKELIN 1948; NEVILLE-JONES and PETERS 1948). However, most of the protease activity of the skin is present in the epidermis and not in the cutis. When the epidermis was separated from the corium, the extract of the epidermis contained the bulk of proteolytic enzymes. An epidermal protease has been described (WELLS and BABCOCK 1953).

Alkaline phosphatase is abundant in tissues engaged in rapid collagen formation. Phosphatase activity is low in the normal adult skin but high in skin wounds (FELL and DANIELLI 1943, DANIELLI, FELL and KODICEK 1945) (see p. 679). This does not necessarily prove that phosphatase is specifically involved in collagen synthesis. Freshly precipitated collagen fibers combine firmly with phosphatase (GOLD and GOULD 1951) and the high phosphatase content of regenerating skin may be due to the binding of phosphatase by new collagen fibers.

4. Lipides in cutis and subcutis

Two types of lipides occur in the dermis and in subcutaneous tissue: a) structural lipides which are a constant component of all living cells and b) fat deposits whose amounts change with the nutritional status of the organism.

a) Structural lipides

Structural lipides are an essential part of the metabolic equipment of the cell; the cell walls, the mitochondria and microsomes of all living cells contain important amounts of lipides. The amount of these lipides does not essentially increase in overnutrition; they do not disappear on starvation.

The amount of structural lipides in a tissue sample depends on the number and metabolic activity of the cell population and is correlated with the amount of ribonucleic acids. Since the number of cells is small, the concentration of these lipides is low in the corium and in subcutaneous tissue.

Chemically, the structural lipides consist of a complicated mixture (mainly phospholipides, some sterols and almost no triglycerides). Most of these lipides are linked to protein and in general, are not stained by Sudan III or other fat stains; they may become stainable if the lipoproteins decompose in degenerating or necrotic tissue.

Esterases (presumably connected with the lipide turnover) can be demonstrated histochemically in connective tissue of the skin. Both, the amount of lipides and the esterase activity of the cells may be altered in skin disease (STEIGLEDER 1957).

b) Fat deposits

Fat deposits consist mainly of triglycerides; smaller amounts of sterols, phospholipides and carotenoids may be present. Fat deposits are characterized by the nutrition-dependent variability of the amount of stored fat. The ability to change their fat content in wide limits is characteristic of the adipose cells; the ability of liver cells to store fat is considerably smaller. Other types of cells change their fat content in normal conditions only in a very limited degree.

Histologically, adipose cells are characterized by the fat droplets included in their cell protoplasma which are stainable with fat stains. In the fasting animal the adipose cells lose their fat content and most of their histological characteristics; it may be difficult to distinguish fat-deprived adipose cells histologically from the other cell types in connective tissue. However, the specific metabolic abilities of the adipose cells are maintained even during starving; the adipose cells are ready to produce fat as soon as the nutritional conditions change.

The distribution of adipose cells in the various regions of connective tissue throughout the skin is genetically determined. Fattening produces a waste accumulation of adipose tissue in the subcutis of the abdominal skin, but little fat accumulates in the dorsal parts of hand and foot and in scrotal skin.

Human abdominal skin contains potential adipose tissue even in emaciated individuals. If the lean abdominal skin of a undernourished individual is transplanted into the dorsal region of the hand and if the individual is fattened afterwards, the preadipose cells in the grafted skin accumulate large amounts of fat, increase in volume and develop to typical fat cells; the grafted skin becomes sharply contrasted to the surrounding lean skin. Thus, the ability of the skin to form adipose tissue does not depend on the innervation and vascularization of the tissue. It is determined by the presence or absence of potential adipose cells. The adipose cells may multiply in overnutrition; however no other type of mesenchymal cells seems to be able to transform to adipose cells.

The adipose cells are not equally distributed in the layers of the skin. The papillary layer of the corium, as a rule, does not contain cells which are capable of accumulating fat. In the subjacent layers, aggregates of fat cells are found in gradually increasing amounts; a compact layer of adipose tissue may develop in the subcutis.

Adipose tissue differs from other connective tissues in containing a dense network of reticular fibers; it is connected anatomically and functionally with the system of lymph vessels in the subcutis. In the fasted animal, the mobilized fat appears in the lymph coming from the adipose tissue and later in the blood plasma. Reticulin is a component of both, adipose and lymphatic tissue (see p. 621). Fat, absorbed in the intestine, is transported by the intestinal lymph into the vena cava and by the blood into subcutaneous and other adipose tissues. The thoracic duct is a bypass avoiding the passage of absorbed fat through the liver. If fat, containing isotope-labeled fatty acids, is fed to animals, fatty acids with the same isotopelabel are found in the triglycerides of adipose tissues. The mechanism which transfers the fat from the blood plasma into the adipose cells is unknown. Transesterization and the intermediate formation of phospholipides may precede the introduction of the fat into the cells.

Adipose cells have the capacity of converting carbohydrate into fat. Other types of mesenchymal cells do not have this capacity in a comparable degree. No significant fat accumulation has been observed in fibroblast cultures during incubation in culture media which contained abundant amounts of glucose and adequate amounts of insulin. If rats are fasted and then fed with a diet containing surplus amounts of carbohydrate, large amounts of glycogen appear in the cells of the adipose tissue; after an interval of several days the glycogen is replaced by fat (Tuerkischer and Wertheimer 1946).—Adipose tissue can oxidize fat when deprived of glucose. The glycogen-free adipose tissue of fasting rats had a respiratory quotient of 0.64 indicating the oxidative breakdown of fatty acids. However, the glycogen-loaded adipose tissue of rats receiving abundant carbohydrate had a respiratory quotient of 1.1—1.3, indicating the transformation of carbohydrate into fat (A. Mirski 1942).

When interscapular fat tissue from rats was incubated with serum enriched with D_2O, the fat was found to contain deuterium. The incorporation of deuterium into the fatty acids was particularly high in adipose tissue from animals fed with a carbohydrate rich diet (Shapiro and Wertheimer 1948). The lipogenetic activity of adipose tissue and of liver was measured by incubating slices of both tissues in a medium containing C^{14}-labeled glucose. Adipose tissue of normal rats converted per 1 g N about 500-times as much glucose into fatty acids than liver tissue. Insulin is necessary for this transformation. Adipose tissue and liver tissue of alloxan diabetic rats were completely incapable of converting C^{14}-labelled glucose in C^{14} labeled fatty acids; insulin therapy restored the lipogenetic activity of both liver and adipose tissue to overnormal values (Hausberger, Milstein and Rutman 1954).

The hunger-induced involution of adipose tissue consist of several stages. In the initial step, the fat is replaced by water. Volume and weight of the adipose tissue may be maintained in spite of the decrease in fat content. The volume of the adipose cells and the total weight of the tissue is reduced in a later stage. The amounts of water and fat in the adipose cells have been found to vary in an inverse relation. In general, the percentage of fat is high in the adipose tissue of a lean individual which is fattened and low in an obese individual which is reducing.

Not all parts of subcutaneous adipose tissue are reduced by hunger. Plantar and palmar adipose tissue is more resistant to starvation than the adipose tissue in other parts of the subcutis. The hunch collapses in the hungry camel, but most of the adipose tissue in the soles resists. The cells of lipoma and liposarcoma tissue accumulate fat independently of the state of nutrition of the bearer.

Female skin differs from that of males not only in its lower collagen content (p. 677) but also in the distribution of adipose cells. In albino rats maintained at an identical diet, more subcutaneous fat accumulated in females than in males (HALDI, GIDDINGS and WYNN 1942, WYNN and HALDI 1944).

Sterols in the cutis. The adipose cells (and probably the cells of the sebum producing glands) are able to synthesize cholesterol more rapidly than any other tissues including the liver. Skin from adult rats, incubated with C^{14}-acetate, synthesized C^{14}-containing cholesterol; the specific activity of the cholesterol isolated after the incubation had a higher C^{14}-content than that isolated from analogously treated liver. Skin tissue was twice as active in cholesterol synthesis as tissue samples from intestine and testis and about 17 times as active as the kidney tissue. The skin of newborn rats produced about twice as much cholesterol as that of adult rats (SRERE, CHAIKOFF, TREITMAN and BURSTEIN 1950). A considerable part of the cholesterol found in adipose tissue is produced in the tissue itself.

A part of the cholesterol deposed in the normal subcutis originates from the iver and other organs, and (in non-vegeterian diets) from ingested food. Other terols which are not synthesized in the human organism may be absorbed from foods and deposed in the subcutis. These sterols of exogenous origin include the provitamins D; the storage of these substances in corium and subcutis is of biological importance because the (biologically inactive) provitamins are tranformed into vitamin D by ultraviolet irradiation of the skin.

The accumulation of large amounts of cholesterol in corium and subcutis is connected with the deposition of carotenoid pigments and may give rise to the formation of xanthomas. The growth of the xanthoma seems to stimulate the formation of mucopolysaccharides in the bordering connective tissue; during early xanthomatosis a rapid accumulation of acid mucopolysaccharides in the corium was observed in cholesterol-fed rabbits (ADLERSBERG, WANG and STAUSS 1957).

Carotenes and vitamin A. Human subcutaneous fat contains small amounts of carotenes which give the fat a yellowish color. Carotenes are synthesized by plants; they occur in foods of vegetable origin and in the fat of animals whose food contained carotene. The human intestine (and that of many animal species) is capable of absorbing carotenes from ingested food. The carotenes circulate in the blood, and are (together with other exogenous lipids) taken up by the adipose cells. The yellow color of the subcutaneous fat may be intensified by diets containing large amounts of carotene; a yellow coloration of the skin is observed sometimes in infants fed excessive amounts of carrots. Administered vitamin A is partly stored in the subcutis.

In contrast to triglycerides, cholesterol and carotene are not easily broken down by animal cells. If the triglycerides in the subcutis are rapidly reduced by starvation or by disease, the percentages of cholesterol and of carotene increase in the adipose tissue. The subcutis of emaciated senile individuals may have an intensive yellow color because the triglycerides were consumed and the carotenes remained.

Changes in the composition of subcutaneous fat depots in diabetes melitus. The oxidation of fatty acids is enhanced in the diabetic liver; the triglycerides mobilized from the adipose tissue move via lymph vessels and blood to the liver (diabetic lipemia). The oxidative breakdown of these fatty acids in the liver causes an increase in the supply of acetic acid which is the initial material for cholesterol synthesis in the liver cells as well as in the cells of the skin.

The skin of depancreatized cats contained less triglycerides, more cholesterol and more phospholipides than the skin of normal cats living under the same conditions and receiving the same diet (see Table 5). The increased amount of phospholipides in diabetic adipose tissue reflects the enhanced triglyceride turnover. The accumulation of cholesterol and carotene is connected with the relative metabolic stability of these substances. In contrast to the accelerated triglyceride oxidation, the metabolic breakdown of cholesterol is not enhanced in the diabetic liver and the excretion of cholesterol (in liver and intestine), of bile acids (formed by the oxidation of cholesterol) and the oxidation of carotene does not increase proportionally with the rapid triglyceride turnover. As a result, cholesterol and carotene accumulate in the body and the percentage of these substances increases in the subcutaneous fat of patients with diabetics melitus not treated with insulin and in animals with experimental diabetes; typical xanthomas containing large amounts of cholesterol and carotene may develop.

Table 5. *Lipid fractions in the total skin and in other organs of depancreatized and of normal male cats*

The values for the solid tissues are given in % of the dry weight (V. J. MATTHEWS, NEWTON and BLOOR 1934). In the last line of the table, the amount of the lipid fractions in the pancreatectomized animals is expressed in % of the normal value. The skin of the depancreatized cats contained less neutral fat and considerably more cholesterol and phospholipids than that of normal animals. Similar changes occurred in muscle (which contains interstitial adipose tissue). The neutral fat mobilized from the skin is accumulated in the liver.

	Neutral fat				Cholesterol				Phospholipid			
	Skin %	Muscle %	Liver %	Blood-plasma mg-%	Skin %	Muscle %	Liver %	Blood-plasma mg-%	Skin %	Muscle %	Liver %	Blood-plasma mg-%
Normal cats	24.6	6.89	9.81	158	0.35	0.31	1.49	92.7	0.77	2.71	6.25	170.7
Depancreatized cats .	5.31	3.44	16.62	161.7	0.8	0.48	0.94	102.0	1.36	2.91	5.53	211.3
In % of the normal value . . .	21.9	50	170	102	229	155	63	110	177	107	88.5	124

5. The glycogen and glucose metabolism of the cutis and subcutis

Glycogen occurs in the protoplasma of cells and not in extracellular materials. Since the dermis contains large amounts of extracellular material, the amount of glycogen in the dermis is small, much smaller than that of the cell-rich epidermis. When human skin was cut horizontally into two layers, about 75 mg-%-glycogen was found in the superficial layer (which includes the epidermis) and 47 mg-% in the deep layer (CORNBLEET 1940). (Glycogen formation in adipose tissue, see p. 668).

However, the comparison with the low cell density of the corium shows that the cells of the dermis contain at least the same "per capita" glycogen content as the cells of other tissues. The fibroblasts in the corium and the adipose cells in the subcutis are able to form glycogen rapidly and to use it for specific metabolic functions. The glycogen in the dermis cells, the ground substance mucopolysaccharides and the subcutaneous fat are formed from glucose which is taken up by the dermis cells from the extracellular fluid. The initial step in all of these reactions is the conversion of glucose to glucose-6-phosphate. The phosphorylation of glucose is catalyzed by hexokinases and depends on insulin. The speed with which the dermis cells produce glucose-6-phosphate is the limiting factor in the uptake of glucose from the extracellular fluid.

Determinations of free glucose in human skin and in the skin of various animals revealed considerable differences. The glucose content in the skin is about half the blood level in the human and in the mouse; the skin-glucose level is only slightly lower than the plasma-glucose level in the dog, and almost equals the plasma level in the rabbit (URBACH and FANTL 1928, URBACH and LENTZ 1945). It is assumed that glucose passes through the capillary walls by free diffusion and the difference between the glucose levels of skin and blood is explained by the continuous glucose utilization in the tissue cells.

Toxic inhibition of the glucose utilization may abolish this difference. FOLIN, TRIMBLE and NEWMAN (1927) injected glucose into nephrectomized dogs and investigated the distribution of sugar 3 minutes later; they found that under these conditions there was almost as great a concentration of sugar in the excised skin as in the blood. High glucose values surpassing the blood level were found occasionally in animal skin; these findings may be caused by the rapid degradation of skin glycogen to glucose during the excision and extraction of the sample.

The ratio between blood glucose and skin glucose which is characteristic of the animal species is maintained when the blood glucose level changes. Alimentary hyperglycemia and insulin-induced hypoglycemia are followed by a corresponding temporary increase or decrease of the glucose level in the skin. In untreated diabetics the glucose level is raised in the skin as well as in the blood (TRIMBLE and CAREY 1931), however, the difference between the glucose levels in blood and skin is maintained inspite of the decreased glucose utilization in the tissue cells of the diabetic.

Inflammatory diseases of the skin diminish the difference between blood glucose and the skin glucose level. The extracellular fluid of the skin behaves similarly as other extracellular fluids in this respect; for example, the glucose level in cerebrospinal fluid, normally about half the blood level, increases to values near to the blood level in acute meningitis and other inflammatory diseases of the cerebrospinal area.

E. The metabolism of the corium in various biological conditions

The metabolic activity of the corium cells depends on the age of the individual and is influenced by endocrine, nutritional and pharmacological factors. The effects of these factors can be studied in the intact animal (e.g., by investigating the spread of colloidal dyes in the corium) or in excised samples of tissues incubated in vitro. The speed with which isotope-labeled substances are incorporated into the collagen and the cutis mucopolysaccharides of the incubated skin can be used to investigate the influence of these factors on the metabolic turnover of the extracellular materials in the cutis. The ability of the cutis to form repair tissue after injury is affected by the factors which regulate the normal metabolic turnover in the cutis and can be used for the investigation of the effects of age, endocrine unbalances, etc.

Spreading experiments can give different kinds of information according to the technique employed. If the colloidal dye is injected without hyaluronidase, the extension of the spread is inversely related to the density of the ground substance network without regard to its chemical composition. If the dye is injected with hyaluronidase, the spread area increases; the amount of this increase reflects the percentage in which hyaluronidase-susceptible mucopolysaccharides participate in the formation of the ground substance network. — The spread-inhibiting effect of the ground substance depends not only on the concentration but also on the arrangement of the mucopolysaccharide molecules in the gel structure. The results of chemical mucopolysaccharide determinations in the cutis do not necessarily parallel the observations made in spread experiments.

The ability of the corium to repair and regeneration can be investigated by dermal or subcutaneous injection of carrageenine. This substance is a gel-forming sulfated galactan which is obtained from Irish moss (Chondrus crispus). Carrageenine is not utilized in the animal body and granulation tissue grows into the carrageenine deposits. — The implantation of small polyvinyl sponges can be used for the same purpose in humans and animals. The cells of corium and subcutis grown into these sponges and the extracellular material they produce is deposed in the meshes. After several days the sponges are removed from the skin and the granulation tissue grown can be analyzed using histological and chemical methods. The speed of growth and the composition of the granulation tissue depends on the age of the individual and on endocrine, nutritional and other factors.

I. Growth and age

The O_2 consumption and CO_2 production of corium and subcutis are higher during fetal than during postnatal growth; both values decrease gradually in adult life. The multiplication of cells and the rapid formation of new ground substance and new collagen molecules require intensive metabolic activity. Even the material of the already existing structures is broken down and replaced by new molecules with a much higher speed in the growing organism than in later life.

The intensive metabolic activity of the cells in the embryonic skin is reflected in the rapid production and turnover of adenosine triphosphate in the fibroblast mitochondria and in the high activity of the cell enzymes involved in the turnover of intracellular materials and in the synthesis of mucopolysaccharides and extracellular proteins.

In fetal mesenchymal tissues, the development of solid extracellular structures is preceded by the formation of fluid or semifluid materials. In the fetal skin, mucopolysaccharides appear first; collagen fibers appear shortly afterwards. In the consecutive stages of intrauterine and extrauterine growth, the percentage of collagen increases continuously and that of mucopolysaccharides decreases. The collagen network is gradually concentrated. The fibers become coarser and the interfibrillar spaces narrower (see p. 579 and Table 1).

The intensive synthetic and secretoric activity of embryonic fibroblasts is reflected in their microscopical aspect. Large granula and lamellate structures were demonstrated in the cytoplasm (Fitton-Jackson 1953). Some of these cytoplasmic structures are centers of enzymic activity corresponding to the mitochondria of other cell types. Another part of these granula seems to consist of accumulated collagen precursors and mucopolysaccharides ready for secretion. This type of granula seems to be equivalent to the secretoric granula in glandular cells.

Embryo extracts rapidly produce hyaluronic acid when incubated in vitro (Grossfeld 1958). Studies in vitro with mesenchymal tissues from chicken embryos revealed a rapid uptake of S^{35}-sulfate into acid mucopolysaccharides. Much less S^{35}-sulfate was taken up by tissues from chicken after the hatching period. The uptake decreased with the age of the chickens (Layton 1950b, Amprino 1955). Similar observations were made in mice (Layton, Denko, Scapa and Frankel 1952) and other mammals.

The age dependence in the metabolic activity of the skin mucopolysaccharides was demonstrated by injection of C^{14}-labeled glucose into a series of rabbits. The rabbits used the C^{14}-labeled glucose for the formation of hyaluronate and chondroitinsulfate. At varying time intervals subsequent to the injection a set of animals was sacrificed, the mucopolysaccharide fraction was extracted from the skin, deproteinized and hydrolyzed; the hexosamines were separated by chromatography. The glucosamine (originating from hyaluronate) contained much more C^{14} than galactosamine (originating from chondroitinsulfate) indicating the more rapid turnover of hyaluronate. Both, glucosamine and galactosamine contained more C^{14} in 14-days old rabbits than in 12 months old rabbits (Davidson, Small, Perchemlides and Baxley 1961).

The mucopolysaccharide gel forming in the fetal skin differs from that of the adult corium not only in the speed of metabolic turnover but also in its chemical composition. Fetal skin contains mainly hyaluronate and, in a smaller concentration, chondroitinsulfate C. Adult skin contains about equal amounts of hyaluronate and chondroitinsulfate B (see p. 635). In advanced age the hyaluronate seems to decrease more rapidly than that of chondroitinsulfate B (which seems to be partly occluded in the collagen fibers).

Very little fiber collagen was found in the bovine skin in early fetal stages; the embryonic skin contained large amounts of soluble collagen precursors (SMITS, MORREAU, GARCIA-SMIT and STODEL 1957). The first fiber structure in the connective tissue of pig and cow embryos consists of collastromin fibers rich in carbohydrate (ORLOVSKAYA, ZAIDES and TUSTANOVSKII 1956); later, normal collagen with typical striation is deposed around this core. Skin of newborn rats contains more hexosamine per gram dry substance than that of older rats (BOAS and FOLEY 1954). In growing rats a particularly rapid increase in skin collagen occurs in the age between 4 weeks and 8 month; the hexosamine content decreases rapidly in the same period (McGAVACK and KAO 1960). The average diameter of the collagen fiber bundles increases with age in animal and human skin (GROSS 1950a, b). Age determined histological changes in the collagen fibers of the skin were described by several authors (see STROBEL 1948).

Analytically, changes in the ratio between collagen and the mucopolysaccharide content are reflected in the amount of hydroxyproline (the characteristic amino acid of collagen) and hexosamine (the characteristic constituent of the mucopolysaccharides); both components can be determined in the skin by colorimetric methods (see p. 583 and 632).

The collagen-mucopolysaccharide ratio continues to increase in a lower speed during adult life. The prevalence of collagen over ground substance polysaccharides is one of the characteristic properties of the senile skin. Similar changes occur in other parts of connective tissue. The body of the aged contains a higher percentage of collagen than the body of a young individual. Similar differences in the collagen-hexosamine ratio have been found in the skin of individuals with chronical illness (see Table 1, p. 579). The cross-bond interlocked polypeptide chains of fiber collagen do not seem to be easily accessible to degrading enzymes; the relative resistance of fiber collagen causes unbalance between collagen formation and collagen degradation and slow but continuous accumulation of collagen, and the gradual displacement of the mucopolysaccharide by collagen fiber gels is the result.

However, the relative metabolic resistance of the collagen fibers is not the only cause for the age dependent accumulation of collagen in the corium. Fibroblasts of aged individuals produce collagen and mucopolysaccharides in another proportion than those from young individuals. The connective tissue developing in subcutaneously implanted polyvinyl sponges contained more collagen per g. tissue in aged humans than in younger individuals, and the amount of soluble collagen was smaller (BOUCEK, NOBLE, KAO and ELDEN 1958) (soluble collagens see p. 606).

The composition and the physicochemical properties of skin collagen show age dependent changes. The skin of young rats contains soluble collagen in a larger proportion than the skin of adult rats (K. D. OREKHOVICH 1950, McGAVACK and KAO 1960). The skin of the human newborn contains a considerable amount of an acetic acid-soluble collagen fraction; the amount of this fraction was low in individuals up to 30 years of age and even lower above this age (BANFIELD 1952). The age-dependent decrease in the extractible collagen fraction was observed in all animal species investigated and seems to be related to the slow collagen turnover in the aged.

The polypeptide chains of the collagen in the skin of aging individuals are more extensively interconnected by cross-linkages than those of the skin of young individuals. The collagen in the aged skin has, as a rule, a higher shrinking temperature (see p. 619) and is only slowly converted to gelatin.

Collagen fibers from human embryos begin to shrink at a temperature of about 54°, and the shrinking is completed at about 60°. Somewhat higher temperatures are necessary for the shrinkage of collagen fibers from children and young adults. No significant difference was observed in collagen fibers from persons 15 to 44 years of age. In persons 45—88 years of age the initial and terminal shrinking temperature was 61.2 and 67° (Brown and Consden 1958). An age-dependent increase in the thermal stability of collagen fibers was found also in animals (Verzar and Huber 1958).

In tail collagen of adult rats, the contraction time (= time necessary to contract the fiber 50% in a 40% KI solution at 22°) was about twice as long as in young rats. The elongation force (= the force necessary to expand the contracted fiber in water at 20° to its original length) and the force necessary to tear the fiber increased with age; the elasticity (distance which the mechanically extended fiber travels after removal of the weight) decreased (Banga 1957).

The reactivity of the collagen fibers toward various chemical agents decreases with advancing age (Burton, Hall, Keech, Reed, Saxl, Tunbridge and Wood 1955). Collagen of young rats is hydrolyzed more rapidly by dilute acid than collagen from adult rats; a similar difference was found between collagens from calf and bull (Chvapil and Zahradnik 1958). With advancing age, collagen becomes increasingly resistant against degradation with collagenase (Keech 1954, 1955). When treated with collagenase, collagen fibrils from infant skin gave about twice as much soluble nitrogen compounds as collagen fibers from adults over the age of 30 years; collagen fibers from children aged from 1 to 10 years gave about one and a half times as much (Hall, Keech, Reed, Saxl, Tunbridge and Wood 1955).

The amount of fibers which are stainable as elastin increases as the age of the subject advances (Ejiri 1937, Dick 1947, Hall 1957). The chemical composition and the sensitivity to elastase of the elastin fraction in the aging skin change (Ma and Cowdry 1950). However, the less stabilized collagen fibers of young individuals are converted more easily to elastin-like material by incubation in vitro.

Keech and Reed (1957) showed that the amount of elastin in samples of human skin increases on incubation in vitro at 28—37° for several days. The increase was faster in skin from young than in that from older persons (see p. 627).

The large percentage of collagen in the aging cutis and the gradual recession in the quantity of ground substance is reflected in almost all investigations in which inorganic or organic substances were determined comparatively in the skin of young and old individuals of the same species. It is known from older literature that the amount of water in the skin decreases significantly during childhood and adolescence; this change is closely related to the narrowing of the interfibrillar spaces. The interfibrillar gels contain dissolved globular proteins (see p. 660); the amount of these proteins in the corium has been found to decrease during growth and this gradual decrease continues with advancing age (Jacobs 1949). The decreasing amount of protein and the increase in the water content of the adherent adipose tissue may be some of the causes why an increase in the water content of the total skin is observed occasionally in senile and emaciated individuals.

The gradual decrease of the sulfur content of aging skin (Klauder and Brown 1936) seems to reflect the gradual replacement of sulfated mucopolysaccharides and soluble proteins by collagen fibers. Soluble proteins contain large amounts of cystine and methionine whereas sulfur-containing amino acids are not present in collagen and elastin.

II. Endocrine factors and sex differences

1. Thyroid gland

Hypothyroidism is connected with an accumulation of water and mucopolysaccharides in corium and subcutis. The term myxedema, originally introduced to express the characteristic nonelastic consistency of the skin, corresponds correctly to the chemical and metabolic changes which occur in the cutis in hypothyroidic states. In histological investigation, amorphous masses, stainable with mucicarmine and other stains for mucin, and exhibiting metachromasia may be demonstrable in the interfibrillar spaces of the subcutis and the deeper layer of the corium. The collagen fibers also show a tendency for basophilic staining; deposits of basophilic material accumulate around the blood vessels (BREWER 1951). The accumulation of metachromatic material in the corium of hypothyroidic patients was accompanied by an increase in the number of mast cells; treatment with thyroid hormone reduced both, the metachromasia and the number of mast cells (ASBOE-HANSEN 1950b). Wheals caused by intradermal injection of saline persisted longer in myxedematous than in normal skin; the wheals disappear after local injection of hyaluronidase indicating that this spread-limiting material is hyaluronic acid. The hyaluronate content of the synovial fluid is increased in myxedema (ROPES, ROBERTSON, ROSSMEISL, PEABODY and BAUER 1947). Chemical changes, equivalent to those occurring in the cutis of hypothyroidic humans, also were demonstrated in animals with deficient thyroid functions. An important increase in the mucopolysaccharide content of the skin was observed in thyroidectomized rats and in rats treated with thiourea (DEL-CONTE, DELLA SALA and STUX 1954). In thyroidectomized rats, the tissue surrounding cutaneous wounds contained 40% more mucopolysaccharides than analogous wound tissue obtained from rats with normal thyroid function; both the acid mucopolysaccharides and glycoproteins increased (BOAS 1959). The amount of metachromatic, hyaluronidase-susceptible material increased in the corium and subcutis of tadpoles treated with 4-methyl-2-thiourazil; it decreased after administration of thyroxine (BENASSI 1955). The main increase was observed in the hyaluronate fraction. In the skin of rats treated with propyl thiouracil, the chondroitinsulfate fraction was lower than in normal controls (SCHILLER 1961). Similar changes in the proportion hyaluronate to chondroitinsulfate were observed in hypophysectomized rats indicating that the lack of thyroidea hormone rather than an excess of thyrotropic hypophyse hormone is responsible for this change. Administration of dinitroorthocresol in myxedema produces an increase of the lowered metabolic rate but does not reduce the accumulation of mucopolysaccharides in the corium (DODDS and ROBERTSON 1933).

After a single dose of C^{14}-labeled acetate, C^{14}-containing mucopolysaccharides appear in the skin (see p. 647); the curve in which the C^{14}-content of the skin mucopolysaccharide decreases and finally disappears in the following time, reflects the speed with which the skin mucopolysaccharides are destroyed in metabolism. This decay curve has been found to be prolonged in rats fed with propyl thiouracil (SCHILLER 1961) indicating that the accumulation of mucopolysaccharides in the hypothyroidic skin is caused by a retardation in the breakdown of these substances. This retardation was prevented by daily injections of thyroxine.

Thyreotropic hormone induces specifically the accumulation of a mucosaccharide-containing gel in the orbital connective tissue leading to exophthalmos (LUDWIG, BOAS and SOFFER 1950, ASBOE-HANSEN and IVERSEN 1951). Some observations suggest that the myxedematous accumulation of mucopolysaccharides in the corium may be due to the thyreotropic hormone which is produced in increased amounts in the absence of thyroxine. The amount of hyaluronate, chondroitinsulfate and moisture was found to be markedly increased in the affected skin in human pretibial myxedema. Hyaluronate was increased more than chondroitinsulfate; the ratio hyaluronate to chondroitinsulfate was 1.3:1 in the myxedematous skin, against 1:1 in normal skin. The mucopolysaccharides seemed to be identical qualitatively with those of normal skin (WATSON and PEARCE 1949).

Myxedema also seems to affect the turnover of the collagen fibers in the corium. An increase in the collagen content of the skin was observed in rats treated with propyl thiouracil (H. SOBEL, ZUTRAUEN and MARMORSTON 1953).

2. Insulin

The utilization of glucose by the cells of corium and subcutis starts with the insulin-dependent formation of glucose-6-phosphate. Insulin deficiency stops the synthesis of glycogen in all cell types of cutis and subcutis (see p. 670), the synthesis of fat in the adipose cells (see p. 668) and the production of acid mucopolysaccharides in the fibroblasts. Since the fibroblasts use glucose for the synthesis of nonessential amino acids, a reduced production of collagen percursors may be expected (glucose level in diabetic skin, see p. 671).

The amount of hyaluronate and chondroitinsulfate decreases in the skin of the alloxan-diabetic rat. The incorporation of C^{14}-labeled glucose into the acid mucopolysaccharides of the skin was shown to be inhibited in insulin-deficient animals and the half-life time of hyaluronate and chondroitinsulfate is prolonged. Administration of insulin to alloxan-diabetic animals restores the hyaluronate urnover to normal values (SCHILLER and DORFMAN 1955, 1957a).

The defect in the synthesis of ground substance mucopolysaccharides may be one of the factors which facilitate the propagation of pathogenic bacteria in the skin of diabetics. (Changes in the lipide composition of diabetic skin see p. 669.)

3. Adrenal cortex

The palliative action of cortisone in diseases which affect connective tissue includes the inhibiting action of this drug on the growth of fibroblasts, the inhibition of the synthesis of mucopolysaccharides and the depression of collagen formation.

These effects have been demonstrated in a variety of animal experiments. Cortisone and 17-hydroxycorticosterone) reduced the metabolic activity of fibroblasts from chick embryos tested with the mucin clot technique (see p. 634) (KAUFMAN, MASON and KINNEY 1953). Cortisone depressed the fixation of S^{35}-sulfate in normal adult and embryonic connective tissues in vivo and in vitro (LAYTON 1951a). When normal rats and rats which had been treated with cortisone in a dosage of 20 mg/kg body weight/day for 8 days were injected with S^{35}-sulfate, about four times more S^{35} was found in the skin of untreated than in the skin of the cortisone-treated animals (LAYTON 1951b, 1952). The uptake of C^{14}-acetate into hyaluronate and the uptake of C^{14}-acetate and S^{35}-sulfate into chondroitinsulfate was inhibited in the skin of rats treated with cortisone or hydrocortisone, and the normal turnover of the skin mucopolysaccharides was slowed down (SCHILLER and DORFMAN 1957b).

Cortisone also reduces the uptake of S^{35} by mast cells (ASBOE-HANSEN 1954) (see p. 664). Systemic administration of adrenocorticotropic hormone had an inhibitory effect on the growth of the skin (BAKER, INGLE, LI and EVANS 1948).

The effect of ACTH, adrenal extracts and the individual corticosteroids on dermal spread seem to vary with the experimental conditions and animal species used. An increase of the dermal spread of India ink was observed in the skin of rabbits treated with ACTH or cortisone (ASBOE-HANSEN 1952). No effect or even a decrease of dermal spread was observed after cortisone treatment in the mouse (OPSAHL 1949). In normal and adrenalectomized rats, ACTH had an inhibitory effect on dermal spread (CARSTENSEN and LINDERHOLM 1952). Local application of corticosterone did not affect the spreading action of hyaluronidase, whereas 17-hydroxycorticosterone caused an accentuation in the rate of spreading (HAYES 1953). An increase of derml aspreading was observed in adrenalectomized animals.

Cortisone inhibits the collagen formation in the corium. A decrease in the amount of both, collagen fibers and ground substance was observed histologically in the skin of cortisone treated rats (LAYTON 1951b). Application of adreno-cortical steroids to the skin of adult rats reduced the volume and the number of the collagen fibers in the treated area apparently without affecting the elastic fibers (CASTOR and BAKER 1950). Atrophic changes in collagen fibers and sub-cutaneous fat tissue were observed in cortisone treated rabbits (BAXTER, SCHILLER, WHITESIDE and STRAIGHT 1951). Since the collagen turnover is relatively slow, a significant decrease in the collagen content of the skin seems to occur only after a prolonged treatment. Treatment with cortisone reduced the hexosamine-collagen ratio in the carcass of rats (H. SOBEL, GABAY, JOHNSON and HASSAN 1959).

Adrenocorticotropic hormone (7 mg/day for 24 days) produced an atrophy of the collagen fibers at the site of injection without diminution of the thickness of the cutis (HERREUVAL, DEBRY and LARCAN 1956).

The development of granulation tissue in skin wounds of the rabbit ear was retarded by large daily intramuscular doses of cortisone acetate (RAGAN, HOWES, PLOTZ, MEYER and BLUNT 1949). Treatment with cortisone depressed the formation of new capillaries, the fibroblast proliferation and the development of metachromasia in the ground substance of the injured parts of the corium. However, no delay was noticed in the regeneration of the epidermis (SPAIN and MOLOMUT 1952). In rats with subcutaneous turpentine abscesses, administration of cortisone and 17-hydroxycorticosterone inhibited the proliferation of fibroblasts and the formation of new capillaries in the granuloma (ROMANI 1953, 1954). Direct local administration of 17-hydroxycorticosterone in an ointment through several month reduced the volume of keloid tissue in the skin (MANCINI 1954). Biopsies made during the regression of the keloid showed a decrease in the number, size and ribonucleic acid content of the fibroblasts, a decrease in the glycoprotein content of the keloid tissue and an "atrophy" of the cutaneous collagen and elastin structures. The activity of glutamic-oxalacetic transaminase was increased in homogenates of rat connective tissue after administration of 17-hydroxycorticosterone; no change in the glutamic-pyruvic transaminase occurred (BOLLET and SHUSTER 1960).

Administration of cortisone to cholesterol-fed rabbits resulted in an additional elevation of all lipide fractions in the blood; the injected animals exhibited ess atherosclerosis than those fed cholesterol alone (ADLERSBERG, WANG and STAUSS 1957) (see p. 669).

4. Sex differences

In several animal species including man, male skin has more tensile strength than female skin; this difference is related to the content of fiber collagen (see p. 580). More acid-extractible collagen was found in female than in male skin. The mol. weight and the asymmetry of the particles seems to be greater in the acid-soluble collagen of male than in that of female individuals. The connective tissue developing after subcutaneous implanation of polyvinyl sponges contained more collagen in human males than in females (BOUCEK, NOBLE, KAO and ELDEN 1958). The age-dependent increase of skin collagen reaches a plateau at the age of 8 months in male rats and continues to the age of 2 years in female rats (McGAVACK and KAO 1960).

Pretreatment of rats with estrogen and relaxin does not seem to alter the susceptibility of skin collagen to digestion by proteolytic enzymes at near physiological pH; no difference was found in male, female and castrate rats (Oken and Boucek 1958).

The mucopolysaccharide network in the ground substance seems to be more dense in male than in female skin. Administration of androgen hormones reduces the spread in the cutis (Winter and Flataker 1950) and the hyaluronate content of the rabbit skin can be increased several fold (Davidson, Small and Perchemlides 1961). Cyclic changes in the intradermal spread have been observed in women. Intradermal injection of saline produces a smaller wheal and injected P^{32}-phosphate spreads faster during menstruation than at the days preceding and following the ovulation (Seeberg 1950).

Injection of follicle stimulating hormone caused a decrease in the hexosamine content of the rat skin. A similar effect was observed after castration in male and paradoxically in female rats. Administration of testosterone, stilbestrol or progesterone did not prevent the effect of castration (Mikolajczyk 1959). Neutral and acid mucopolysaccharides are influenced differently by sexual hormones. The amount of the perchloric acid-soluble mucoprotein fraction was found to be in the same range of magnitude in the subcutaneous connective tissue of male and female rats; the amount of this fraction increased in both sexes when the rats were treated with 4,4' dihydroxy-α,α-diethylstilbene (Lorenzoni 1956b).

The distribution of subcutaneous and cutaneous fat deposits is characteristically different in males and females; the distribution of cutaneous fat is influenced by castration and by injection of sexual hormones. In several animal species certain parts of the cutis are particularly susceptive to sexual hormones. The anatomic development and the chemical composition of the sexual skin of female monkeys depends on estrogen hormones and that of the cocks comb on testosterone. An unknown biochemical mechanism makes the fibroblasts in these parts of the animal skin susceptible to the respective hormones; no similar effects are observed in other parts of the skin after administration of these hormones.

The swollen *sexual skin* which develops in female rhesus monkeys during estrus, and which can be induced in immature monkeys by estrogenic stimulation contains a metachromatically staining mucopolysaccharide-protein complex.

Squeezing of the skin yields a mucous fluid containing 2.5% protein. After acidifying with acetic acid this fluid gave a mucin precipitate (similarly as do, e.g., the mucous secretions from gastric glands or bronchial mucosa (Zuckerman 1940). The viscosity of the fluid can be reduced by hyaluronidase (Chain and Duthie 1940); after infiltration with testicular hyaluronidase the swelling can be collapsed by slight pressure (Duran-Reynals, Bunting and van Wagenen 1950). The swollen skin contains more hyaluronate and less chondroitin-sulfate (per 1 g wet tissue) than the preestrogenic skin; the amount of hyaluronate is correlated to the increased water content of the skin (Rienits 1960). The sexual skin reacts to estrogenic stimulation even when transplanted in another part of the skin (Bachman, Collip and Selye 1936).

The mucopolysaccharide content of the *cocks comb* depends on androgen stimulation; the amount of hyaluronate increases in the intercellular ground substance and metachromasia appears in the vicinity of growing metabolically active fibroblasts (Ludwig and Boas 1950, Balacz and Szirmai 1958). Testosterone injections enhance the incorporation of administered S^{35}-sulfate into the sulfated mucopolysaccharides of the cocks comb (Mancini, Izquierdo and Kirschbaum 1958). Castration reduces the accumulation of histologically demonstrable mucoid in the comb connective tissue (Hardesty 1931). In the capon comb the ground substance is not stained metachromatically by toluidine blue, but the collagen is PAS-positive similarly as in the cock comb.

Cock comb contains 4% (dry weight) hexosamine, capon comb only 0.5% (Szirmay 1956). Treatment with testosterone produces an increase in the hexosamine content of the comb tissue; no increase in the hexosamine content has been observed after testosterone administration in other tissues. Treatment with cortisone causes a decrease in the mucosaccharide content of other mesenchymal tissues (see p. 676); however no inhibition by cortisone has been observed in the mucopolysaccharide synthesis in the cock comb (SCHILLER, BENDITT and DORFMAN 1952).

III. Pathochemical changes in cutis and subcutis

1. The metabolic stages of skin repair

Skin is exposed more to injuries by external mechanical force than other tissues, and is able to regenerate rapidly. Cutaneous wounds are closed by the simultaneous and coordinated growth of the epidermal epithelium and the connective tissue in the dermis surrounding the injured area. Four overlapping stages can be discerned in the repair of the injured skin: a) The exudative phase which is characterized by the accumulation of a wound fluid. b) The proliferation of fibroblasts. c) An abundant secretion of acid mucopolysaccharides into the intercellular space. d) The secretion of collagen precursors by the fibroblasts. New collagen fibers and new interfibrillar ground substance are formed by the extracellular organization of the secreted soluble collagen and the mucopolysaccharides.

a) *The wound fluid* provides the nutritional medium for the multiplication of the fibroblasts; it resembles the blood plasma in some respects. It contains chloride in about the same concentration as the blood plasma, but less protein (3—4%) and less phosphate. The level of the inorganic cations (Na, K, Ca) was lower than in the plasma (SCHILLING and MILCH 1955). The total protein (3—4%) includes glycoproteins and mucoproteins which seem to be similar in precipitability and other properties to their counterparts in the blood serum. Electrophoresis of cutaneous wound fluid from dogs revealed a relatively high content of albumin and low α_2 and β_1 fractions. The determination of the lipid fractions revealed low phosphatides in the wound fluid; the ratio cholesterol: protein is similar as in the blood plasma.

The wound fluid can be obtained using small cylinders of stainless steel mesh which are implanted into subcutaneous tissue; the fluid can be aspired from the inside of these cylinders which become gradually incapsulated with fibrous material (SCHILLING and MILCH 1955; WHITE, SHETLAR, SHURLEY and SCHILLING 1959).

The wound fluid originates partly from blood plasma which escaped from blood capillaries (whose permeability is increased in the damaged area); another part may be secreted by the tissue cells. The fibrinogen present in the blood plasma is rapidly coagulated and fibrin-containing insoluble protein deposits may accumulate extracellularly in the damaged area (MOVAT, MORE and WOLOCHOW 1960). For the "fibrinoid" occurring in rheumatic nodules, see p. 660). The amount of mucoproteins in the wound fluid increases rapidly; the neutral protein-bound mucopolysaccharides and not the acid mucopolysaccharides are mainly responsible for the high level of bound hexosamine in the skin connective tissue during the first stages of repair and inflammation (JACKSON, FLICKINGER and DUNPHY 1960).

The blisters which develop after burns and in several types of skin disease are localized in the epidermis or immediately below the epidermis and not in the corium. However, the fluid in these blisters originates from the capillaries in the corium. The composition of this fluid is similar to the wound fluid and to the exudates which accumulates in serous cavities in inflammatory diseases. The glucose concentration in the blister fluid is correlated to the blood glucose level. The amount of protein varies with the degree of vascular damage in the corium; serum albumin usually prevails over the globulin fractions. 3.9—7.2% protein were found in cantharidin blisters of human cutis; the blister proteins contained a somewhat lower percentage of bound mucopolysaccharides than the blood serum (LUSTIG and NASSAU 1941).

b) *The number of cells* in the injured area of the corium increases significantly within 6 to 24 hrs. after the injury. Polymorphonuclear leukocytes and macrophages appear rapidly in the extracellular debris. The first fibroblasts appear after 24 hours. Electron micrographs of these fibroblasts showed an extensive development of the endoplasmic reticulum, enlarged mitochondria and numerous fine intracytoplasmic filaments (Ross and Benditt 1961). The multiplication of fibroblasts, and the gradual change in their properties can be studied in transparent chambers inserted in the skin of the rabbit ear.

Towards the end of the stage of cell multiplication, granules appear in the cytoplasm of the fibroblasts and vesication is observed at the surface of the cells indicating the secretion of extracellular material (Stearns 1940a, b). The granules in the fibroblasts in this stage of wound healing give positive PAS reaction (Gersh and Catchpole 1949) and are metachromatic (Sylvén 1941) indicating the formation of neutral and acid mucopolysaccharides. — The fibroblasts are accompanied by strongly metachromatic mast cells.

c) *The formation of mucopolysaccharides.* The accumulation of hexosamine containing polysaccharides (Dunphy and Udupa 1955) and the incorporation of injected S^{35}-sulfate into the extracellular substance (Layton 1950a) parallels roughly the number of fibroblasts present in the damaged area. Within 24 hours the accumulation of mucopolysaccharides may reach a degree demonstrable by chemical and histological methods. Sulfate and hexosamine determinations indicate an early, rapid production of acid mucopolysaccharides in the granulation tissue produced by injection of carageenin (Slack 1956). The dermis of rats responds even to a relatively small local trauma (e.g., a small incision, a plier pinch, injection of 0.25 ml. 50% ethyl alcohol, 0.3 ml. turpentine or 0.25 ml. 4% tannin) with an accumulation of mucopolysaccharides which is recognizable in the increased hexosamine concentration.—Free N-acetylhexosamine was detected in extracts of granulation tissue reflecting the rapid mucopolysaccharide turnover (Shallock 1957). After intradermal injection of croton oil into the dorsal skin of rats, maximum uptake of S^{35} was observed 7—10 days after the injury (Junge-Hülsing 1959). The concentration of bound hexosamine increased and that of hydroxyproline decreased in rat skin necrotized after intradermal injections of croton oil (Houck and Jacob 1958b).

The granulation tissue grown into polyvinyl sponges which were inserted into the skin of guinea pigs contained at least three types of acid mucopolysaccharides (one of them was hyaluronate); chondroitinsulfate B was present in older granulomas (Bollet, Goodwin, Simpson and Anderson 1958). The activity of enzymes involved in mucopolysaccharide metabolism (see p. 648) can be studied in granulation tissues obtained from this source (Bollet, Goodwin and Brown 1959).

Hyaluronate, heparitinsulfate and the chondroitinsulfates A and B were identified in the inflammatory tissue of rats in which sterile abscesses were produced by subcutaneous injections of turpentine (Berenson and Dalferes 1960).

The mucopolysaccharide production is enhanced in a wide area surrounding the damaged or inflamed tissue (Altshuler and Angevine 1949, 1951; Houck and Jacob 1958b). Neutral, protein-bound mucosaccharides are formed in an increasing amount and a part of the produced mucoproteins moves via the lymph vessels into the blood. If the affected area is large an increase in the level of protein bound hexoses and hexosamine in the blood plasma may result. The increased mucopolysaccharide production is confined to the damaged area of the dermis and the connective tissue in the environment. Systematic stress (e.g. a bone fracture) did not cause an increaed hexosamine level in the nonaffected parts of the corium (Boas and Foley 1954; Houck and Jacob 1958b). In guinea pigs, a decrease of the hexosamine content of the skin was observed after operative shocks (Gazzaniga, Sabbadini and Conti 1957b).

Intravenously injected hyaluronidase had no effect on the erythema induced by ultraviolet irradiation or application of croton oil on human skin. In rabbits in which a strong degree of inflammation was provoked by croton oil, an exacerbated skin reaction was observed after injection of the enzyme (BRAUN and WEBER 1953).

d) *Collagen synthesis in granulation tissue.* The formation of collagen fibers in the spaces temporarily filled with metachromatic ground substance begins slowly, but may continue for a relatively long time. Neutral salt-soluble collagen appears in the granulation tissue before the acid soluble collagen and fiber collagen (see p. 603); after administration of C^{14}-glycine, the higher specific activity was found in the neutral salt soluble collagen fraction (JACKSON 1959). An increase in the fiber collagen is usually demonstrable only after several days after the injury. In guinea pigs, free hydroxyproline and hydroxyproline-containing peptides appeared within the first days of development of carageenin granulomas; collagen accumulation reached maximum values in 7—12 days (CHVAPIL and CMUCHALOVA 1960). As the amount of collagen increases, that of acid mucopolysaccharides and interstitial fluid decreases gradually. The development of a dense network of collagen fibers may finally lead to the cicatrization of the injured area. (Effect of the adrenal cortex on skin regeneration, see p. 677).

Changes in cutis composition during allergic response. While normal rabbit skin shows little metachromasia when stained at 2^0 and pH 4.5 or 2.5, a strong red metachromasia was obtained in skin from rabbits with Arthus type hypersensitivity. The metachromasia was abolished by a previous treatment with testicular hyaluronidase and chondroitinsulfatase from pearl oysters (KASAI 1959). X-ray studies in fibrinoid foci in subcutaneous rheumatoid nodules revealed no presence of fibrin; the foci contained a mixture of collagen fibers with typical electron microscopical striation and amorphous polysaccharidic material (KELLGREN, BALL, ASTBURY, REED and BEIGHTON 1951).

2. Effects of irradiation

Damage of the skin caused by irradiation with ultraviolet light or x-rays, by excessive heat or damaging chemical agents causes a sequence of chemical changes in the corium which is in some respects similar to that caused by mechanical injury. In rats which had been irradiated with large doses of x-rays (520 to 560 r., i.e., a dose which produces a mortality of more than 30% of the animals) the collagen content of the skin was found to be significantly increased 15 to 18 month later; the hexosamine content of the skin was at this time lower than in normal skin (H. SOBEL, GABAY and BONORRIS 1960).

Even small repeated doses of x-rays may change the physical properties of fiber collagen; the collagen fibers in the irradiated skin may resemble histologically those of old animals and the number of cross linkages seems to increase (BJÖRKSTEN, ANDREWS, BAILEY and TRENK 1960). Total body x-ray irradiation in the lethal dose range did not change the uptake of S^{35}-sulfate by the skin of rats and mice within 2 days after irradiation (ODEBLAD and ZILIOTTO 1955).

Treatment with ultrasonic waves resulted in the appearance of metachromatic material in the skin of guinea pigs (RADINO 1956).

3. Cutaneous repair in scurvy

Chemically, scurvy is a disorder in the metabolism of extracellular materials. The cells of the dermis, producers of large amounts of extracellular material, seem to be particularly affected by this disease. The occurrence of petechiae and ecchymoses and the delayed healing of cutaneous wounds is the result of the qualitatively inadequate production of extracellular material by the fibroblasts. In contrast to the vitamins of the B-group whose deficiency affects mainly the epithelial parts of the skin, vitamin C seems to be particularly necessary for the maintenance of the normal structure and regeneration of the cutis. Both, the regeneration of the ground substance and the formation of the collagen fibers are affected by the deficiency in vitamin C.

Skin mucopolysaccharides in scurvy. Histological investigations (Wolbach 1933, Penney and Balfour 1949) showed that the amount of metachromatic material decreases gradually in the cutis of scorbutic guinea pigs; no metachromatic substance is detectable in newly formed granulation tissue of such animals. On the other hand, a strong PAS-reaction was observed in the connective tissue of scorbutic guinea pigs and no reduction in the amount of total mucosaccharides has been found by chemical methods. The total amount of mucopolysaccharides was even greater in the wound tissue of scorbutic guinea pigs than in the wound tissue of the controls (Dunphy and Udupa 1955, Gersh and Catchpole 1949).

An important part of the mucopolysaccharides in the wounds of scorbutic guinea pigs is susceptible to testicular hyaluronidase but not to streptococcic hyaluronidase (Bunting and White 1950). The predominant polysaccharide which accumulates in repair tissue produced by injection of carageenan in scorbutic guinea pigs was isolated and identified as hyaluronic acid (Robertson and Hinds 1956). The hyaluronate isolated from scorbutic skin had a high viscosity and gave fibrous precipitates with proteins suggesting a high degree of polymerization.

While the production of hyaluronate and of neutral mucopolysaccharides is enhanced in vitamin C deficiency, chondroitinsulfate seems to be reduced and its synthesis is inhibited. The incorporation of S^{35}-sulfate into the chondroitinsulfate fraction of cutaneous granulomas developing after the injection of carageenin was greatly reduced in scorbutic guinea pigs (Slack 1958). No impairment was demonstrated in the synthesis of hyaluronate and of neutral mucopolysaccharides.

An increase in the amount of neutral mucopolysaccharides is also observed in the blood of scorbutic guinea pigs. The level of protein bound hexoses increased in the serum of these animals to 145 mg-%, i.e., to about 120% of the normal value (Bonomo and Chirico 1954); the increase includes the seromucoid fraction (as determined by perchlorate fractionation). The elevated values were reduced by administration of ascorbic acid (Pirani and Catchpole 1951, Mombelloni, Pirani and Catchpole 1961). The mucopolysaccharide excretion in the urine is greatly increased in scorbutic guinea pigs. Large amounts of a nonglycogen polysaccharide may accumulate in the cells of the renal tubuli (Benassi and Tinacci 1953). The hexosamine-containing mucoproteins which appear in the blood plasma in vitamin C deficiency seem to originate from the soluble neutral mucoproteins of connective tissues (see p. 660) suggesting a deviation of the mucopolysaccharide metabolism in which an enhanced production of neutral mucopolysaccharides replaces the normal production of chondroitinsulfate.

The decrease in the formation of chondroitinsulfate is connected with an impairment in collagen production. Early histological studies revealed that the production of collagen fibers is deficient in the skin and in the granulation tissue of scorbutic animals. These findings were confirmed by chemical investigations. The amount of acid-soluble collagens was found to be greatly reduced and the incorporation of administered C^{14}-glycine was retarded in the skin of scorbutic guinea pigs (Orekhovich 1952, Orekhovich and Shpikiter 1957). No detectable amounts of tropocollagen could be extracted with neutral salt solutions from the skin of such animals under conditions which cause active formation of tropocollagen in normal animals (Gross 1959). The inhibition of protein synthesis is limited to the fibroblasts; vitamin C deficiency exerts no substancial effect on the incorporation of C^{14} into the proteins of tissues which do not produce collagen (Orekhovich and Pavlikhina 1957).

Inspite of the retarded collagen synthesis in scurvy, the percentage of collagen in the skin and other tissues is sometimes higher in scorbutic guinea pigs than in normal controls (ELSTER 1950). These results are caused by the metabolic resistancy of fiber collagen. Ascorbic acid deficiency causes a diminution in food intake; the content of glycogen, fat and easily degradable proteins decreases in all tissues and the percentage of the relatively resistant fiber collagen increases. Similar changes are observed in the cutis of starving animals and emaciated. humans.

Subcutaneous injection of carageenin induces formation of a massive, collagenous granuloma in normal guinea pigs; in scorbutic guinea pigs, the same substance produced a granuloma of equal size, which, however, contained very little collagen. This granuloma changed to a typical collagenous granuloma after the administration of ascorbic acid. The rapid formation of large collagen-containing granulomas increases the nutritional requirements of ascorbic acid (ROBERTSON and SCHWARTZ 1953). After injection of C^{14}-labelled proline, the collagen extracted from the carageenin granuloma formed by scorbutic guinea pigs contained much less C^{14}-hydroxyproline than the analogous preparation from normal animals. The amount of C^{14}-hydroxyproline was greatly increased in the collagen extracted from the "recollagenized" granulomas of guinea pigs which had obtained large amounts of ascorbic acid after a period of deficiency (ROBERTSON, HIWETT and HERMAN 1958). Ascorbic acid does not seem to be used for the transformation of proline to hydroxyproline; the C^{14}-radioactivity was similarly reduced in the proline as in the hydroxyproline of the gelatin extracted from scorbutic granulomas, and the amount of hydroxyproline excreted in urine after injection of proline was not decreased by ascorbic acid deficiency (MITOMA and SMITH 1960).

In skin wounds of scorbutic guinea pigs, the activity of alkaline phosphatase was greatly reduced in both, the fibroblasts and in the extracellular materials (DANIELLY, FELL and KODICEK 1945; BUNTING and WHITE 1950) (see p. 666).

4. Release of corium proteins and mucoproteins into the blood plasma in skin disease

Immunological studies and experiments with isotope labeled proteins proved that the proteins dissolved in the extracellular fluid of the corium rapidly interchange with the proteins circulating in the blood plasma (see p. 660); the mixture of extracellular skin proteins contains a higher percentage of mucoproteins than the mixture of proteins which circulates in the blood plasma. An increase in the mucoprotein content of the extracellular skin fluid may be induced by the inflammatory response to local skin injury. The extracellular fluid, containing specific proteins and mucopolysaccharides, is carried by the lymph system into the blood plasma. After intradermal injection of croton oil, the level of protein-bound hydroxyproline increased in the blood of rats (HOUCK and JACOB 1958b) suggesting that soluble collagens (or derivatives) are taken up into the blood stream. Damage of a large area of the skin (and of many other tissues) is followed by an elevation in the mucopolysaccharide level in the blood plasma.

Increases of the mucopolysaccharide level in the blood serum have been observed in a variety of skin diseases. Since the mucoproteins in serum and cutis contain hexoses and hexosamine as main components, the increase is reflected by the level of protein bound hexose and hexosamine. The serum proteins are precipitated and the amount of hexose and hexosamine is determined in the washed protein precipitate. Table 6 shows that the mucopolysaccharide content increases in most types of skin disease; in general the degree of the elevation depends on the area affected and on the intensity of the pathological changes.

Skin burns not only produce extensive cell damage, but the local heat may cause the denaturation of collagen fibers by conversion to gelatin, destruction of the ground substance structure and the coagulation of the proteins of the extracellular fluid; mucoproteins are relatively resistant to heat denaturation and some of them are taken up by the blood plasma. High increases of the plasma mucoprotein level were observed after cutaneous burns in dogs (KNOBLOCH, NAGLE, SHETLAR and SHETLAR 1952) and in humans (children) (BONIFAZ 1960). The α_1 and α_2 serum protein fractions carry most of the mucoprotein in these cases; the values for total protein and serum albumin are low (BONELLI and ARMUZZI 1958).

The mucopolysaccharide level in the serum is also increased in skin diseases which affect primarily the epidermis; the inflammatory reaction to epidermal injury includes the corium, leading to the release of corium mucopolysaccharides into lymph and blood.

The amount of free hexuronic acid in the blood plasma was found to increase in dermatoses (WEBER and THAESLER 1959), reflecting the increased metabolic turnover of the acid mucopolysaccharides in the corium.

Hexose and hexosamine determinations in separated fractions of the serum proteins (WEBER 1958) showed that the increase in protein bound carbohydrate is not caused by the rise of a single type of mucoprotein but a variety of mucoproteins, including the seromucoids in the α and β fractions; a significant increase was found in amount and mucosaccharide content of these fractions. When the serum if fractionized by electrophoresis or salt fractionation, most of the fractions show a simultaneous increase in their mucopolysaccharide content; however, the degree of the increase in the different fractions may be different.

CACCIALANZA and BONELLI (1954) determined the seromucoid fraction in various skin diseases. (This fraction consists of carbohydrate-containing serum proteins which are not precipitated by perchloric acid; this fraction contains about 10% of the total serum mucopolysaccharide.) Considerable increases were noticed in cases of eczema, erythrodermia and in pemphigus vulgaris bullosus; somewhat smaller increases occur in lupus erythematodes, psoriasis and dermatitis herpetiformis; little or no increase was found in eczematoid reactions and sclerodermia.

In acute lupus erythematodes, the serum hexosamine level is elevated; the level can be normalized by treatment with cortisone or ACTH (BOAS and REINER 1951, BOAS and SOFFER 1951). No increase was found in the protein-bound hexose (see Table 6), indicating the presence of mucopolysaccharides which do not contain hexose (possibly acid mucopolysaccharides); the albumin fraction of the serum proteins (when isolated by salt fractionation) contains a high percentage of carbohydrate in this disease (WEBER, BRAUN-FALCO and THAESLER 1954) and the excretion of urinary mucoproteins is increased (DI FERRANTE, ROBBINS and RICH 1957).

Pemphigus vulgaris and foliaceus, and dermatitis herpetiformis are characterized by a particularly high parallel increase of both, hexose and hexosamine. These changes are accentuated by the simultaneous hypoproteinemia with a relative prevalence of the globulin fraction; electrophoresis shows an increase in the α_1, α_2 and γ fractions and a decrease in the β-fraction of the serum proteins (BONELLI 1956, WEBER 1958).

The hypermucoproteinemia found in skin carcinoma suggests that malignant changes in the epidermis lead to a mobilization of the mucopolysaccharides in the underlying corium. Similarly increased mucopolysaccharide levels are observed in experimental animals with malignant tumors and in human patients with malignant tumors of other organs (see p. 685).

Table 6. *Protein-bound hexose and hexosamine in the serum of normals and of patients with various skin diseases* (WEBER 1958)

The hexose and hexosamine levels in the blood serum increase in a roughly parallel proportion in most of the investigated diseases. The increase in the hexose level prevailed in the investigated cases of pemphigus foliaceus and that of the hexosamine level in cases of lupus erythematodes, indicating that mucopolysaccharides of different composition are released into the blood in these diseases. Hexose and hexosamine values are particularly high in cases of pemphigus vulgaris. High increases in the mucopolysaccharide level of the blood occur in dermatological diseases in which the amount of PAS positive material in the basal membrane is diminished.

Hypermucosaccharidemia occurs in cases of skin carcinoma as well as in malignant disease of other organs.

		Number of cases investigated	Hexose* mg-%	Hexosamine* mg-%	Total serum protein* %
1	Normals	20	112	89	7.4
2	Dermatitis and Eczema	18	150	123	7.8
3	Psoriasis	14	135	110	8.1
4	Erythrodermia	9	163	134	7.3
5	Skin carcinoma	7	183	151	7.3
6	Pemphigus vulg.	2	170, 165	138, 160	5.2, 7.4
7	Pemphigus foliaceus	2	195, 180	100, 117	6.6, 7.0
8	Erythematodes (acute exacerbation)	2	105, 105	138, 135	8.2, 7.6
9	Erythematodes (chronic)	1	72	50	8.0

* Average values in line 1—5, individual determinations in line 8—9.

5. Metabolism of tumor growth in corium and subcutis

Benign tumors of dermal origin imitate normal dermis tissue in producing collagen and acid mucopolysaccharides. The proportion between collagen fibers and ground substance varies with the type of the tumor. Increasing malignancy is, in general, connected with an enhanced mucopolysaccharide production and a relatively reduced production of collagen by the tumor cells (HIERONYMI 1954). Large amounts of mucopolysaccharide were found in sarcoma tissue of human origin (FORAKER and MARINO 1956) and in transplantable tumors in animals (KABAT 1939, FUJITA 1954, CAPUTO 1955, GAZZANIGA, SABBADINI and CONTI 1957a).

Acid and neutral mucopolysaccharides seem to be present in all types of sarcoma tissue (HASHIZUME 1957). Hyaluronidase-susceptible and resistant, sulfate free and sulfated mucopolysaccharides were demonstrated in different types of transplantable tumors. Since each tumor consists only of fibroblasts of one type, the proportion in which the different types of mucopolysaccharides are produced is characteristic of the tumor. The synthesis of chondroitin sulfate in the rapidly growing neoplasm tissue attracts a large percentage of injected S^{35}-sulfate and the site of the tumor becomes radioactive (GOTTSCHALK, ALPERT and MILLER 1959). The mucopolysaccharides are produced mainly in the hypoxic areas of the tumor, not in the better vascularized tumor margins (KROMPECHER and BERENCSI 1958).

All types of rapidly growing neoplasms enhance the production of acid and neutral mucopolysaccharides in the peritumoral connective tissue (CATCHPOLE 1950, LORENZONI 1955). Mucopolysaccharides found in tumors may partly be due to the tumor stroma (TEYSSIE, DE POGO, DE LUSTIG and SCACIATTI 1960). Epithelial tumors growing in the epidermis induce an increased mucopolysaccharide production and a densification of the ground substance in the subjacent part of the corium. The connective tissue between the epithelial tumor cords may contain large amounts of ground substance mucopolysaccharides. An amorphous extracellular material giving the histochemical mucopolysaccharide reactions and disappearing after treatment with hyaluronidase was found in carcinoma tissue (LENGYEL and SZEMESI 1955). The amount of neutral mucopolysaccharides in the blood plasma may be considerably elevated in persons with malignant disease (see STARY 1959).

Treatment with carcinogenic substances increases the mucopolysaccharide content of the corium in the treated area. Simultaneously, the formation of collagen is affected. In the skin of mice painted with methyl cholanthrene the number of collagen and elastic fibers increases in the first days and decreases afterwards (MA 1949). The skin of mice treated locally with methyl cholanthrene through 12 weeks contained considerably less collagen than the skin of the controls (HAMER and MARCHANT 1957). The subcutaneous introduction of dibenzanthrene made the skin of rats more susceptible to the action of cathepsin in vitro as compared with the skin of untreated animals (OREKHOVICH 1946), suggesting a decrease in the stabile, extensively cross-linked collagen fraction. However, no changes in the amino acid composition, infrared absorption and x-ray pattern were observed in the collagen of rabbit skin treated with carcinogenic substances (SETÄLÄ, HOLSTI, LUNDBOM, MERENMIES and DAMMERT 1957).

There is some evidence that the mucosaccharide gel in the connective tissue abutting the tumor may have a protective effect against the propagation of the malignant cells in the tissue, and against their invasion into the lymph vessels which leads to the formation of metastases. Experimental tumors in animals were observed to propagate more rapidly if the reactive mucopolysaccharide production in the surrounding connective tissue had been suppressed by cortisone injections. On the other hand, the growth of in vitro cultures of some types of epithelial and mesenchymal tumors is enhanced by mucosubstances. Extracts of umbilical cord added to the culture medium have a strong growth-promoting effect. These extracts can be replaced entirely by hyaluronate and partly by chondroitinsulfate C. Hyaluronate loses its growth promoting activity by enzymic digestion (OZZELLO, LASFERGUES and MURRAY 1960). Urinary mucoid and fetuin (a mucoprotein isolated from the serum of bovine embryos) were shown to possess a growth promoting activity. This activity was demonstrable even then when the neuraminic acid had been split from these mucoids by neuraminidase (FAILLARD and STICKL 1960). Heparin, glucuronic acid or glucosamine decreased the life span of mice bearing transplantable tumors when injected into the animals and enhanced the in vitro growth of the tumors when added to the culture medium. Heparin-inhibiting substances cause a retardation in the growth of various types of experimental tumors (CSABA 1959).

Mucins of various origin and heparin have a virulence-enhancing effect on various pathogenic bacteria (e.g. Staphylococcus aureus, Streptococcus haemolyticus) (H. SMITH 1950, 1951; SMITH, HARRIS-SMITH and STANLEY 1951, 1952).

6. Amyloid and hyalin

Sites in which PAS positive material accumulates physiologically (e.g. the vicinity of the basal membrane in hair follicles and in the walls of small blood vessels) are predilection places for the development of amyloid. Small particles of dermis amyloid may be occluded between epidermis cells and move with the cells slowly through the renewing epidermis to the surface (FREUDENTHAL 1930).

Amyloid deposits consist of a mixture of mucopolysaccharides and proteins which stains brown or black with iodine and sulfuric acid. Amyloid stains metachromatically (red or violet) with methyl violet while the tissue components in the environement give a blue color (JÜRGENS 1875); but it gives only a weak metachromasia with toluidine blue. This difference seems to be due to a PAS-positive protein fraction which blocks the metachromasia with toluidine blue (LARSEN 1958b, CARNES and FORKER 1954). Amyloid stains easily with alcian blue; it gives a positive PAS-reaction (McMANUS and CASON 1950, PFEIFFER 1959).

The reaction with iodine given by amyloid is similar to that given by starch and glycogen. The reaction given by starch with iodine is due to the arrangement of the polysaccharide chains in spirals, the iodine molecules enter into the interior of the spiral; each turn of the spiral (6 hexose residues) is capable of harboring one iodine molecule. The long polysaccharide chains of amylose give a blue reaction with iodine while the short (branched) chains of glycogen give a brown color; coiled chains of a similar type may occur in the mucopolysaccharide material accumulating in amyloidosis. No iodine reaction is given by the mucopolysaccharides occurring in normal tissues.

The accumulation of mucopolysaccharides is a characteristic feature of amyloidic tissues; organs in which amyloidosis develops contain increased amounts of hexosamine. The hexosamine content of the rat liver increased from 700 to 1300 mg-% and that of the spleen from 450—750 mg-% of the dry substance when amyloidosis was produced by repeated injections of casein (PRODI and CANTELLI 1955). A sulfated mucopolysaccharide (probably a mixture of chondroitinsulfates) was found in extracts of amyloidic material (HASS 1942, HASS, HUNTINGTON and KRUMDIECK 1943, HASS and SCHULTZ 1940). Besides acid mucopolysaccharides, neutral mucosubstances bound to a noncollagen protein rich in aromatic amino acids are present in large amounts; about 1.5% hexosamine (galactosamine and glucosamine), 2% hexoses (glucose and galactose) and 0.6% hexuronic acid were found in hydrolyzates of isolated amyloid material. Large amounts of neuraminic acid were found in amyloidic liver tissue (KLENK and FAILLARD 1955). An investigated sample of human amyloid contained about 80% water; 1% of the dry substance was hexosamine; no significant differences from normal tissue were found in the concentration of uronic acid and hydroxyproline. γ-globulin could not be demonstrated in considerable amounts by immunochemical methods indicating that amyloid deposits are not composed of an antigen-antibody precipitation (CALKINS, COHEN and LARSEN 1960). When amyloidosis is induced in animals by injection of casein or subcutaneous implantation of a reticulosarcoma; the accumulation of a PAS-positive material in the plasma of reticuloendothelial cells precedes the deposition of extracellular amyloid (CHRISTENSEN, RASK-NIELSON and CLAUSEN 1959). It is assumed that the amyloid is produced by reticulo-endothelial cells stimulated by the presence of abnormal proteins (e.g. tumor proteins) or injected casein. Amyloidic material is resistant to pepsin, trypsin, amylase and hyaluronidase (ARVY and SORS 1958). Electrophoresis of the proteins extracted from amyloidic tissue gave a metachromatic fraction and a PAS-positive fraction which migrated with the α_2-proteins (LARSEN 1957).

The serum mucopolysaccharide level increases in advanced cases of amyloidosis (LETTERER and SCHNEIDER 1954); serum electrophoresis showed increased α_2 and β peaks and sometimes an additional peak between these fractions (BLOCK, RUKAVINA and CURTIS 1955, CLAUSEN, CHRISTENSEN and RASK-NIELSON 1959, RASK-NIELSON, CLAUSEN and CHRISTENSEN 1960). Intravenously injected Congo red accumulates in amyloid deposits and disappears rapidly from the blood in cases of advanced amyloidosis (BENNHOLD 1923). Serum of patients with rheumatoid arthritis, lupus erythematosus and amyloidosis showed a decreased affinity for Congo red and an increased serum mucopolysaccharide level (LARSEN 1958a, b).

The material formed in "hyaline degeneration" seem to contain neutral muco-polysaccharides (and perhaps keratosulfate). Histochemical and chemical analyses of hyalin deposits in various tissues contained hexoses, hexosamine, methyl-pentoses and sulfate but no hexuronic acids (Pernis and Clerici 1957, Clerici and Pernis 1958).

Bibliography

Adair, G. S., H. F. Davis and S. M. Partridge: A soluble protein derived from elastin. Nature (Lond.) 167, 605 (1951). — Adams, J. B.: Identification of isomeric chondroitinsulfates. Nature (Lond.) 186, 555 (1960). — Adlersberg, D., C. I. Wang and L. Stauss: The role of the ground substance in atherogenesis. J. Mt Sinai Hosp. 24, 655 (1957). — Aizawa, I.: Biochemical studies on carbohydrates. Itinsulfuric acids in pig skin. Tôhoku J. exp. Med. 65, 375 (1957). — Biochemical studies on carbohydrates. On the mode of union between itinsulfuric acids and proteins in pig skin. Tôhoku J. exp. Med. 65, 383 (1957). — Aldrich, B. I.: Effects of the hyaluronic acid complex on the distribution of ions. Biochem. J. 70, 236 (1958). — Alekseeva, A. S.: Changes in the activity of the enzyme system which catalyzes the synthesis and hydrolysis of elastic vessel fibers in experimental atherosclerosis. Ateroskleroz i Koronar. Nedostatochnost. Sbornik 1956, 137. — Allgöwer, M., and L. Hulliger: Origin of fibroblasts from mononuclear blood cells: a study on in vitro formation of the collagen precursor, hydroxyproline, in buffy coat cultures. Surgery 47, 603 (1960). — Altshuler, C. H., and D. M. Angevine: Histochemical studies on the pathogenesis of fibrinoid. Amer. J. Path. 25, 1061 (1949). — Acid mucopolysaccharides in degenerative disease of connective tissue, with special reference to serous inflammation. Amer. J. Path. 27, 141 (1951). — Ambrose, E. J., and A. Elliott: Infrared spectra and structure of fibrous proteins. Proc. roy. Soc. A 206, 206 (1951). — Ames, W. M.: The conversion of collagen to gelatin and their molecular structure. J. Sci. Food Agric. 3, 454 (1952a). — Titration curves of two types of gelatin. J. Sci. Food Agric. 3, 579 (1952b). — Amprino, R.: Distribution of sodium S³⁵ sulfate in early chick embryos. Experientia (Basel) 11, 19 (1955). — Anderson, L., A. M. Landel and D. F. Diedrich: The galactose-glucose conversion in isotopic water. Biochim. biophys. Acta 22, 573 (1956). — Andreeva, N. S., N. G. Esipova and M. I. Millionova: On peculiarities in the structure of collagen. Kristallografiya 2, 470 (1957). — Arbuzov, G. A.: Isoelectric point of collagen. Nauch. Trudy Moskov. Tekhnol. Inst. Legkoi Prom. 4, 70 (1954). — Arvy, L., and C. Sors: Histochemical study of amyloid. Acta histochem. (Jena) 6, 77 (1958). — Asboe-Hansen, G.: The origin of synovial mucin. Ehrlich's mast cell—a secretory element of the connective tissue. Amer. J. Rheumat. Dis. 9, 149 (1950a). — The variability in the hyaluronic acid content of the dermal connective tissue under the influence of thyroid hormone. Acta derm.-venereol. (Stockh.) 30, 221 (1950b). — Autoradiography of mast cells in experimental skin tumors of mice injected with radioactive sulfur (S³⁵). Cancer (Philad.) 13, 587 (1953). — Autoradiographic evidence of cortisone action on mast cells in experimental skin tumors. Cancer Res. 14, 94 (1954). — Asboe-Hansen, G., and D. Glick: Influence of various agents on mast cells isolated from rat peritoneal fluid. Proc. Soc. exp. Biol. (N.Y.) 98, 458 (1958). — Asboe-Hansen, G., and K. Iversen: Influence of thyrotropic hormone on connective tissue. Pathogenetic significance of mucopolysaccharides in experimental exophthalmos. Acta endocr. (Kbh.) 8, 90 (1951). — Astbury, W. T.: The molecular structure of the fibers of the collagen group. J. Intern. Soc. Leather Trades Chem. 24, 69 (1940). — Astbury, W. T., and F. O. Bell: Molecular structure of the collagen fibers. Nature (Lond.) 145, 421 (1940).

Bachman, C., S. B. Collip and H. Selye: Further studies of sex skin reactions in Macaca mulatta. Proc. Soc. exp. Biol. (N.Y.) 33, 549 (1936). — Bagdy, D., and I. Banga: Extraction and purification of elastase from dried pancreas. Acta physiol. Acad. Sci. hung. 11, 371 (1957). — Adsorption of elastase by means of synthetic sodium aluminum silicate. Experientia (Basel) 14, 64 (1958). — Bagdy, D., P. Tolnay, J. Borsy and K. Kovács: Chemical, biological and pharmacological properties of elastase, and its therapeutic application. Mag. Tudományos Akad. Biol. és Orvosi Tudományok Osztályának Közleményei 11, 277 (1960). — Bairati, A., e F. Massari: Richerche sui fattori che influenzano la colorazione argentica delle strutture fibrose del connettivo. III. Connettivo reticolato. Boll. Soc. ital. Biol. sper. 29, 1 (1953). — Bairati, A., e M. Paterno: Osservazioni sulla solubilita del tessuto fibroso e del collagene in soluzioni concentrate di urea. Boll. Soc. ital. Biol. sper. 30, 1079 (1954). — Bakeland, E.: The in vivo study of mast cells. Ann. histochim. 3, 179 (1958). — Baker, B. L., D. J. Ingle, C. H. Li and H. M. Evans: Growth inhibition in the skin induced by parenteral administration of adrenocorticotropin. Anat. Rec. 102, 313 (1948). — Baker, B. L., and W. L. Whitaker: Interference with wound healing by the local action of adrenocortical steroids. Endocrinology 46, 544 (1950). — Baker, E. M., H. E. Sauberlich and

S. J. WOLFSKILL: Metabolism of C^{14}-6-D-glucuronolactone and C^{14}-6-D-glucuronic acid in man. Fed. Proc. **20**, 85 (1961). — BALACZ, E. A., and L. SUNDBLAD: Viscosity of hyaluronic acid solutions containing proteins. Acta Soc. Med. upsalien. **64**, 137 (1959). — BALACZ, E. A., and J. A. SZIRMAI: Dye binding and mucosacch. content of conn. tissue. J. Histochem. Cytochem. **6**, 416 (1958). — BALÓ, J., and I. BANGA: Elastase and elastase inhibitor. Nature (Lond.) **164**, 491 (1949). — The elastolytic activity of pancreatic extracts. Biochem. J. **46**, 384 (1950). — Change in the elastase content of the human pancreas in relation to arteriosclerosis. Acta physiol. scand. **4**, 187 (1953). — The swelling of collagen and its prevention by adenosinetriphosphate (ATP). Mag. Akad. Biol. Orvosi Tudományok Osztályának Közleményei **9**, 75 (1958). — BALÓ, J., I. BANGA and D. SZABÓ: Examination of the structure of collagen tissue. Mag. Tudományos Akad. Biol. és Orvosi Tudományok Osztalyanak Közleményei **7**, 385 (1956). — Metacollagen as apparent elastin. Mag. Tudományos Akad. Biol. Orvosi Tudományok Osztályanak Közleményei **8**, 229 (1957). — BALÓ, J., D. SZABÓ and I. BANGA: The action of collagen mucoproteinase on the neutral mucopolysaccharides of collagen fibers. Acta histochem. (Jena) **9**, 69 (1960). — BANDURSKI, R. S., L. G. WILSON and C. L. SQUIRES: The mechanism of "active sulfate" formation. J. Amer. chem. Soc. **78**, 6408 (1956). — BANFIELD, W. G.: The solubility and swelling of collagen in dilute acid with age variations in man. Anat. Rec. **114**, 157 (1952). — Width and length of collagen fibrils during the development of human skin, in granulation tissue and in the skin of adult animals. J. Geront. **10**, 13 (1955). — Effect of growth hormone on acetic acid-extractable collagen of hamster skin. Proc. Soc. exp. Biol. (N.Y.) **97**, 309 (1958). — BANGA, I.: Elastolytic enzyme. Abstr. Communs. 1 st. Internat. Congr. Biochem. **122** (1949). — The enzymic break-down of the structure proteins of the aorta. II. Congr. Intern. de Biochim. (Résumés des Communications) p. 269, Paris, 1952. — Thermal contraction of collagen and its dissolution with elastase. Nature (Lond.) **172**, 1099 (1953). — The effect of weak organic acids on the rat tail collagen fiber of young and old animals. Gerontologia (Basel) **1**, 325 (1957). — BANGA, I., and J. BALÓ: Elastomucoproteinase and collagenmucoproteinase, the mucolytic enzymes of the pancreas. Nature (Lond.) **178**, 310 (1956). — The effect of adenosinetriphosphate and of acid swelling on collagen. Biokhimiya **22**, 60 (1957). — Isolation of neutral heteropolysaccharide containing mucoprotein from bovine achilles tendon with the aid of collagen mucoproteinase. Biochem. J. **74**, 388 (1960a). — Elasticity-increasing property of elastomucoproteinase. Biochim. biophys. Acta **40**, 367 (1960b). — BANGA, I., J. BALÓ and D. SZABÓ: Procollagen as a component of collagen fibers. Acta physiol. Acad. Sci. hung. **9**, 61 (1956a). — Metacollagen as the apparent elastin. J. Geront. **11**, 242 (1956b). — The structure, aging, and rejuvenation of collagen fibers. Experientia (Basel) Suppl. No 4, 28 (1956c). — BANGLE jr., R., and W. C. ALFORD: The chemical basis of the periodic acid-Schiff reaction of collagen fibers with reference to periodate consumption by collagen and by insulin. J. Histochem. Cytochem. **2**, 62 (1954). — BAPTIST, V. H., and H. B. BULL: Determination of the terminal carboxyl residues of peptides and of proteins. J. Amer. chem. Soc. **75**, 1727 (1953). — BARER, G. R.: Quantitative measurements on spreading phenomena in skin. Brit. J. Pharmacol. **9**, 346 (1954). — BARKER, S. A., A. B. FOSTER, I. R. SIDDIQUI and M. STACEY: Uronic acid determination. Talanta **1**, 216 (1958). — BARROLLIER, J., and E. WATZKE: Bemerkungen zur Färbung mit dem Perjodsäure-Schiff's Reagens. Naturwissenschaften **43**, 398 (1956). — BAXTER, H., C. SCHILLER, J. WHITESIDE and R. E. STRAITH: The influence of cortisone on skin and wound healing in experimental animals. Plast. reconstr. Surg. **7**, 24 (1951). — BAZIN, S., and A. DELAUNAY: Collagen. X. Modifications produced in vitro combinations of collagen-mucopolysaccharides. Ann. Inst. Pasteur **92**, 459 (1957). — The influence exerted upon collagen-mucopolysaccharide combinations by several polypeptides, a function of their neutral or basic character. C. R. Acad. Sci. (Paris) **246**, 2190 (1958). — BAZIN, S., A. DELAUNAY and N. BRIQUELET: Collagen. XI. Quantitative examination of in vitro combinations of collagen A-mucopolysaccharide acid. Ann. Inst. Pasteur **93**, 624 (1957). — Collagen. XIII. Effect of different polypeptides, especially extracts of inflammatory granulomas, on collagen mucopolysaccharide combinations in vitro. Ann. Inst. Pasteur **95**, 520 (1958). — BEAR, R. S.: X-ray diffraction studies on protein fibers. I. The large fiber-axis period of collagen. J. Amer. chem. Soc. **66**, 1297 (1944). — BECKER, C. E., and H. G. DAY: Utilization of glucose and the synthesis of glucosamine in the rat. J. biol. Chem. **201**, 795 (1953). — BEEK, jr., J.: Carbohydrate in collagen. J. Amer. chem. Soc. **63**, 1483 (1941). — BELOFF, A., and R. A. PETERS: Observations upon thermal burns; influence of moderate temperature burns upon proteinase of skin. J. Physiol. (Lond.) **103**, 461 (1945). — BENASSI, G.: Aumento del mucopolisaccaridi tessulati nel girino trattato con-4-metil-2-tiouracile. Boll. Soc. ital. Biol. sper. **31**, 659 (1955). — BENASSI, G., e G. PRODI: Sulla determinazione delle esosamine totali nei tessuti: richerche sul connettivo sottocutaneo e sul derma di ratto albino normale. G. Biochim. **2**, 424 (1953). — BENASSI, G., and F. TINACCI: Excretion of mucopolysaccharides in urine. Lancet **1953**, I, 952. — BENNHOLD, H.: Über die Ausscheidung intravenös einverleibten Kongorotes bei den verschiedensten Erkrankungen, insbesondere bei Amyloidosen.

Dtsch. Arch. klin. Med. **142**, 32 (1923). — BERENSON, G. S.: Production of acid mucopoly-saccharides by fibroblasts in synthetic medium. Fed. Proc. **17**, 741 (1958). — BERENSON, G. S., and E. R. DALFERES jr.: Identification of acid mucopolysaccharides from granulation tissue in rats. Brit. J. exp. Path. **41**, 422 (1960). — BERENSON, G. S., M. LUMPKIN and V. G. SHIPP: The time-course production of acid mucopolysaccharides by fibroblasts in a synthetic medium. Anat. Rec. **132**, 585 (1958). — BERENSON, G. S., S. ROSEMAN and A. DORFMAN: Chromatographic method for the separation of acid mucopolysaccharides. Biochim. biophys. Acta **17**, 75 (1955). — BERGFELD, W., and J. KAPFHAMMER: Belastungsversuche mit Glucossamin bei Mensch und Tieren. Dtsch. Z. Verdau.- u. Stoffwechselkr. **8**, 113 (1944). — BERGMANN, W., and W. H. STEIN: A new principle for the determination of amino acids and its application to collagen and gelatin. J. biol. Chem. **128**, 217 (1939). — BETHEIL, J. J., and P. M. GALLOP: Guanidination of lysine hydroxylysine in ichthyocol. Biochim. biophys. Acta **45**, 598 (1960). — BEVERIDGE, J. M. R., and C. C. LUCAS: Amino acids of isinglass. J. biol. Chem. **155**, 547 (1944). — BIDWELL, E., W. E. VAN HEYNINGEN and P. A. CHARLWOOD: The biochemistry of the gas gangrene toxins. V. The kappa toxin (collagenase) of Cl. welchii. Biochem. J. **42**, 140 (1948). — BJORKSTEN, J., F. A. ANDREWS, J. BAILEY and B. TRENK: Fundamentals of aging: Immobilization of proteins in whole-body irradiated white rats. J. Amer. Geriat. Soc. **8**, 37 (1960). — BLUMBERG, B. S., G. OSTER and K. MEYER: Changes in the physical characteristics of ground substance with alterations in the sodium chloride concentration. J. clin. Invest. **39**, 1456 (1955). — BOAS, N. F.: Method for the determination of hexosamines in tissues. J. biol. Chem. **204**, 553 (1953). — Distribution of hexosamine in electrophoretically separated extracts of rat connective tissue. Arch. Biochem. **57**, 367 (1955). — Effects of hormones on connective tissue and mucoproteins. Ann. N.Y. Acad. Sci. **72**, 1045 (1959). — BOAS, N. F., and J. B. FOLEY: Regulation of connective tissue levels by the anterior pituitary and thyroid glands. Proc. Soc. exp. Biol. (N.Y.) **87**, 89 (1954). — BOAS, N. F., and M. REINER: Effect of ACTH and cortisone on serum hexosamine and gamma globulin levels in acute disseminated lupus erythematosus. J. clin. Endocr. **11**, 890 (1951). — BOAS, N. F., and L. F. SOFFER: The effect of adrenocorticotropic hormone and cortisone on the serum hexosamine level in acute disseminated lupus erythematosus. J. clin. Endocr. **11**, 39 (1951). — BOEDTKER, H., and P. DOTY: The native and denatured states of soluble collagen. J. Amer. chem. Soc. **78**, 4267 (1956). — BOIVIN, A., R. VENDRELY and C. VENDRELY: Desoxy-ribonucleic acid as the site of hereditary characters in the cell nucleus: evidence based on analyses. C. R. Acad. Sci. (Paris) **226**, 1061 (1948). — BOLLET, A. J., J. F. GOODWIN and A. K. BROWN: Metabolism of mucopolysaccharides in connective tissues. J. clin. Invest. **38**, 451 (1959). — BOLLET, A. J., J. F. GOODWIN, WM. F. SIMPSON and D. V. ANDERSON: Mucopolysaccharide, protein, and deoxyribonucleic acid concentration of granulation tissue induced by polyvinyl sponges. Proc. Soc. exp. Biol. (N.Y.) **99**, 418 (1958). — BOLLET, A. J., and A. SHUSTER: Metabolism of mucopolysaccharides in connective tissue. II. Synthesis of glucosamine 6-phosphate. J. clin. Invest. **39**, 1114 (1960). — BONELLI, M.: Protein fractions and blood serum mucoproteins in pemphigus herpetiform dermatitis, and herpes gestationis. G. ital. Derm. Sif. **97**, 43 (1956). — BONELLI, M., and G. ARMUZZI: Protein and glyco and lipoprotein alterations of serum after burns. G. ital. Derm. Sif. **99**, 291 (1958). — BONIFAZ, J. I.: Determination of mucoproteins in the burned child. Rev. Hosp. Niño (Lima) **22**, 103 (1960). — BONOMO, E., e M. CHIRICO: Sul comportamento dei glicoproteidi serici nello scorbuto sperimentale della cavia. Acta vitamin. (Milano) **8**, 174 (1954). — BOSTRÖM, H., and S. GARDELL: Uptake of sulphates in mucopolysaccharides esterfield with sulphuric acid in the skin of adult rats after intraperitoneal injection of S^{35} labelled sodium sulphate. Acta chem. scand. **7**, 216 (1953). — BOSTRÖM, H., L. RODÉN and A. VESTERMARK: Glutamine as an accelerator of chondroitinsulfate synthesis. Nature (Lond.) **176**, 601 (1955). — BOUCEK, R. J., N. L. NOBLE, K. Y. T. KAO and H. R. ELDEN: The effects of age sex and race upon the acetic acid soluble fractions of collagen (human biopsy connective tissue). J. Geront. **13**, 1 (1958). — BOUCEK, R. J., N. L. NOBLE and J. E. WOESSNER jr.: Properties of fibroblasts. "Connective tissue, thrombosis and atherosclerosis." Edit. IRVINE H. PAGE, p. 193.: Academic Press 1959. — BOWEN, T. J.: Physical studies on a soluble protein obtained by the degradation of elastin with urea. Biochem. J. **55**, 766 (1953). — BOWES, J. H.: Some observations on the amino acid distribution of collagen, elastin, and reticular tissue from different sources. Biochem. J. **45**, 281 (1949). — Composition of skincollagen and the effect of alkalis on collagen. Research **4**, 155 (1951). — BOWES, J. H., R. G. ELLIOTT and J. A. MOSS: Collagen and acid-soluble collagen. Biochem. J. **61**, 143 (1955). — The composition of some protein fractions extracted from calf skin. Biochem. J. **63**, 1 P (1956). — Collagen and the more soluble constituents of skin. J. Soc. Leather Trades' Chemists **41**, 249 (1957). — BOWES, J. H., and R. H. KENTEN: Amino caid composition and titration curve of collagen. Biochem. J. **43**, 358 (1948a). — The effect of alkalis on collagen. Biochem. J. **43**, 365 (1948b). — Some observations on the amino acid distribution of collagen, elastin, and reticular tissue from different sources. Biochem. J. **45**, 281 (1949). — BOWES, J. H., and J. A. MOSS: The reaction of Fluorodinitrobenzene with the a- and e-amino groups of collagen. Biochem. J. **55**, 735 (1953). — BRACCO, M., and P. C. CURTI: New histochemical reaction for detecting sulfomucins. Biol. lat. (Milano) **6**, 412 (1953). — BRAUN-FALCO, O., u. R. GEIMER: Die Wirkung von Hyaluronidase und Heparin auf experimentelle Hautblasen. Arch. Derm. Syph. (Berl.) **197**, 42 (1953). — BRAUN-FALCO, O., u. G. WEBER: Die Wirkung der Hyaluronidase auf Entzündungen der Haut. Hautarzt **4**, 164 (1953). — BRAUN-FALCO, O., and K. SALFELD: Biochemistry and histochemistry of senile elastosis. Derm. Wschr. **135**, 374 (1957). — Bull. Soc. franç. Derm. Syph. **64**, 586 (1957). — BRAUN-FALCO, O., G. WEBER and G. THAESLER: Verhalten der proteingebundenen Serumpolysaccharide in Dermatosen. I. Methode. Arch. Derm. Syph. (Berl.) **198**, 584 (1954). — BREWER, D. B.: Myxoedema: an autopsy report with histochemical observations on the nature of mucoid infiltrations. J. Path. Bact. **63**, 503 (1951). — BROWN, D. H.: The phosphorylation of D(+)-glucosamine by crystalline yeast hexokinase. Biochim. biophys. Acta **7**, 487 (1951). — Action of phosphoglucomutase on d-glucosamine-6-phosphate. J. biol. Chem. **204**, 877 (1953). — Tissue storage of mucopolysaccharides in Hurler-Pfaundler's disease. Proc. nat. Acad. Sci. (Wash.) **43**, 783 (1957). — BROWN, P. C., and R. CONSDEN: Variation with age of shrinkage temperature of human collagen. Nature (Lond.) **181**, 349 (1958). — BROWN, P. C., R. CONSDEN and L. E. GLYNN: Observation on the shrink temperature of collagen and its variation with age and disease. Ann. rheum. Dis. **17**, 196 (1958). — BUNTING, H., and R. F. WHITE: Histochemical studies of skin wounds in normal and in scorbutis guinea pigs. Arch. Path. (Chicago) **49**, 590 (1950). — BURTON, D., D. A. HALL, M. K. KEECH, R. REED, H. SAXL, R. E. TUNBRIDGE and M. J. WOOD: Apparent transformation of collagen fibrils into elastin. Nature (Lond.) **176**, 966 (1955). — BUTTURINI, U., and E. PRETOLANI: Method for the evaluation of the elastolytic activity of pancreatic extract. Boll. Soc. ital. Biol. sper. **34**, 116 (1958). — BYCHKOV, S. M.: Complex formation of hyaluronic and chondroitinsulfuric acids with procollagen. Dokl. Akad. Nauk SSSR. **75**, 83 (1950). — BYCHKOV, S. M., and V. A. FOMINA: Reactions between chondromucoid and procollagen. Vop. med. Khim. **4**, 59 (1958).

CABIB, E., L. F. LELOIR and C. E. CARDINI: Uridine diphosphate acetylglucosamine. J. biol. chem. **103**, 1055 (1953). — CACCIALANZA, O., e M. BONELLI: Valutazione delle mucoproteine del siero di sangue in varie dermatosi. G. ital. Derm. Sif. **5**, 1 (1954). — CALKINS, E., A. S. COHEN and B. LARSEN: Amyloidosis: preliminary clinical, chemical and experimental observations. Ann. N.Y. Acad. Sci. **86**, 1033 (1960). — CAPUTO, A.: Comportamento elettroforetico di estratti di sarcoma di Rous sottoposti ad ultracentrifugazeione. Tumori **91**, 194 (1955). — CARNES, W. H., and B. R. FORKER: Metachromasia of amyloid deposits. J. Histochem. Cytochem. **2**, 469 (1954). — CARSTENSEN, H., and H. LINDERHOLM: The effect of adrenocorticotropic hormone on dermal spread. Acta endocr. (Kbh.) **9**, 6 (1952). — CASSEL, J. M.: Degradation of collagen by heat. J. Amer. Leather Chemists' Ass. **53**, 507 (1958). — CASTELLANI, A.: Photodynamic depolymerization of hyaluronic acid by hematoporphyrin. G. biochem. ital. **3**, 19 (1954). — CASTELLANI, A., B. DE BERNARD and V. ZAMBOTTI: Glucuronic acid formation in epiphyseal cartilage homogenate. Nature (Lond.) **180**, 859 (1957). — CASTELLANI, A., G. FERRI, L. BOLOGNANI and V. GRAZIANO: Presence of sialic acid in connective tissue. Nature (Lond.) **185**, 37 (1959). — CASTOR, C. W., and B. L. BAKER: The local action of adrenocortical steroids on epidermis and connective tissue of the skin. Endocrinology **47**, 234 (1950). — CATCHPOLE, H. R.: Serum and tissue glycoproteins in mice bearing transplantable tumors. Proc. Soc. exp. Biol. (N.Y.) **75**, 221 (1950). — CAWLEY, E. P., C. H. LUPTON jr., C. E. WHEELER and J. F. McMANUS: Examination of normal and myxedematous skin: use of Mowry's alcian blue-periodate acid-Schiff technique. A.M.A. Arch. Derm. **76**, 637 (1957). — CHAIN, E., and E. S. DUTHIE: Identity of hyaluronidase and spreading factor. Brit. J. exp. Path. **21**, 324 (1940). — CHOU, T. C., and M. SOODAK: The acetylation of d-glucosamine by pigeon liver extracts. J. biol. Chem. **196**, 105 (1951). — CHRISTENSEN, H. E., R. RASK-NIELSEN and J. CLAUSEN: Biochemical changes in experimental amyloidosis. I. Morphological and histochemical studies on the tissues of mice in experimental amyloidosis. Protides. Biol. Fluids, Proc. 7th Colloq. Bruges, Belg., p. 184, 1959. — CHVAPIL, M., and B. ČMUCHALOVÁ: Biological significance of peptides containing hydroxyproline during the development of carrageenin granuloma. Nature (Lond.) **186**, 806 (1960). — CHVAPIL, M., and R. ZAHRADNÍK: Fibroplasia. VIII. Changes in the rate of hydrolysis of connective tissue proteins during age. Physiol. Bohemoslov. **7**, 227 (1958). — CIFONELLI, J. A., and L. DORFMAN: Properties of heparin monosulfate (Heparitin monosulfate). J. biol. Chem. **235**, 3283 (1960). — CIFONELLI, J. A., J. LUDOWIEG and A. DORFMAN: Chemistry of β-heparin (chondroitinsulfuric acid B). J. biol. Chem. **233**, 541 (1958). — CLAUSEN, J., H. E. CHRISTENSEN and R. RASK NIELSON: III. Immunochemical investigations on serums and urines from mice with experimental amyloidosis. Protides. Biol. Fluids. Proc. 7th. Colloq. Bruges, Belg, p. 196, 1960. — CLERICI, E., and B. PERNIS: The carbohydrate content of pathological hyaline tissues. Acta histochem. (Jena) **6**, 174 (1958). — COHEN, H., H. MEGEL and W. KLEINBERG: Pancreatic elastase. I. Observations on cellular cource and endocrine influence. Proc. Soc. exp. Biol.

(N.Y.) **97**, 8 (1958). — CONSDEN, R.,L. E. GLYNN and W. M. STANIER: A chemical examination of connective tissue in rheumatic fever. Biochem. J. **55**, 248 (1953). — COOPER, D. R.: Formation of fibrils from extracts of bovine hide. Biochim. biophys. Acta **26**, 330 (1957). — COOPER, D. R., and P. JOHNSON: Formation of fibrils from extracts of skin. Biochim. biophys. Acta **20**, 411 (1956). — CORNBLEET, T.: Cutaneous carbohydrates. I. The normal skin. Arch. Derm. Syph. (Chicago) **41**, 193 (1940). — COURTS, A.: The N-terminal amino acid residues of gelatin. I. Intact gelatins. Biochem. J. **58**, 70 (1954a). — II. Thermal degradation. Biochem. J. **58**, 14 (1954b). — III. Enzymic degradation. Biochem. J. **59**, 382 (1955). — COWAN, P. M., and S. McGAVIN: The structure of poly-L-proline. Congr. intern. biochim., Resumes communs., 3e Congr. Biochem. Brussels, p. 18, 1955. — COWAN, P. M., S. McGAVIN and A. C. T. NORTH: The polypeptide chain configuration of collagen. Nature (Lond.) **176**, 1062 (1955). — CREWTHER, W. G., and L. M. DOWLING: The thermal shrinkage of collagen in solutions of electrolytes. J. physic. Chem. **62**, 678 (1958). — CRICK, F. H. C.: A structure for collagen. J. chem. Physics **22**, 347 (1954). — CRICK, F. H. C., and A. RICH: Structure of polyglycine. II. Nature (Lond.) **176**, 780 (1955). — CSABA, G.: Role of mucopolysaccharides in the growth of tumors. Orv. Szle **100**, 1882 (1959). — CURRAN, R. C., and J. S. KENNEDY: The distribution of sulphated mucopolysaccharides in the mouse. J. Path. Bact. **70**, 449 (1955).

DANIELLI, J. F., H. B. FELL and E. KODICEK: Enzymes of healing wounds: effect of different degrees of vitamin C deficiency on phosphate activity in experimental wounds in guinea pigs. Brit. J. exp. Path. **26**, 367 (1945). — DANISHEFSKY, I., and F. J. BORRELLI: Studies made with radioactive heparin in humans. Angiology **11**, 40 (1960). — DANISHEFSKY, I., H. B. EIBER and J. J. CARR: Investigations on the chemistry of heparin. I. Desulfation and acetylation. Arch. Biochem. **90**, 114 (1960). — DAVIDSON, E. A., H. J. BLUMENTHAL and S. ROSEMAN: Studies on glucosamine-6-phosphate N-acetylase. Bact. Proc. **108** (1956). — J. biol. Chem. **226**, 125 (1957). — DAVIDSON, E. A., and K. MEYER: Structural studies on chondroitinsulfuric acid. The glucuronidic linkage. J. Amer. chem. Soc. **77**, 4796 (1955). — DAVIDSON, E. A., and J. G. RILEY: Chondroitinsulfate B metabolism. Biochim. biophys. Acta **42**, 566 (1960). — DAVIDSON, E. A., W. SMALL and P. PERCHEMLIDES: Hormonal control of mucopolysaccharide metabolism. Fed. Proc. **20**, 162 (1961). — DAVIDSON, E. A., W. SMALL, P. PERCHEMLIDES and W. BAXLEY: Age-dependent metabolism of connective-tissue polysaccharides. Biochim. biophys. Acta **46**, 189 (1961). — DEASY, C. L.: Use of the thiohydantoin method for the determination of the terminal carboxyl amino acids of collagen. J. Amer. Leather Chemists' Ass. **51**, 584 (1956). — DE BELLIS, R., I. MANDL, J. D. MacLENNAN and E. L. HOWES: Separation of proteolytic enzymes of Clostridium histolyticium. Nature (Lond.) **174**, 1191 (1954). — DEGOS, R., and F. COTTENOT: Role of mast cells in the metabolism of connective tissues. Bull. Soc. franç. Derm. Syph. **64**, 548 (1958). — DELAUNAY, A., and S. BAZIN: Collagen. VII. Action of chondroitinsulfuric acid on solutions of collagen A. Bull. Ass. Dipl. Microbiol. Nancy **62**, 5 (1956). — Les liaisons collagène-mucopolysaccharides et leur importance en biologie. Bull. Soc. franç. Derm. Syph. **64**, 534 (1957). — DEL CONTE, E., J. D. SALA and M. STUX: Action of thyroidectomy, thiourea, and iodine on the labrocytes and acid mucopolysaccharides of the skin of the rat. Rev. Soc. argent. Biol. **30**, 265 (1954). — Effect of thyroidectomy, thiourea, and iodine on the labrocytes and acid mucopolysaccharides of the skin of the rat. Acta endocr. (Kbh.) **20**, 343 (1955). — DELMOTTE, A.: Intervention of bacterial and serum factors on the ground substance of skin. Bull. Soc. franç. Derm. Syph. **64**, 578 (1957). — DE MONCUIT, M., and L. ROBERT: Determination of uronic acid in tissue extracts. Ann. Biol. clin. **17**, 475 (1959). — DE NICOLA, P., S. ALTIERI and G. M. MAZZETTI: Thromboelastographic and blood coagulative study of some heparinlike synthetic substances. Haematologica **41**, 149 (1956). — DENISOVA, A. A., and A. L. ZAIDES: Amino acid composition of collagen fractions from an guinea pig. Dokl. Akad. Nauk SSSR. **114**, 1287 (1957). — DENISOVA, A. A., A. L. ZAIDES and A. N. MIKHAILOV: Quantitative chromatographic analysis in laboratory practice in leather production. Legkaya Prom. **17**, No 9, 23 (1957). — DICK, J. C.: Observations on the elastic tissue of the skin. J. Anat. (Lond.) **81**, 201 (1947). — DI FERRANTE, N.: Turbidimetric measurement of acid mucopolysaccharides and hyaluronidase activity. J. biol. Chem. **220**, 303 (1956). — DI FERRANTE, N., W. C. ROBBINS and C. RICH: Urinary excretion of acid mucopolysaccharides by patients with lupus erythematosus. J. Lab. clin. Med. **50**, 897 (1957). — DISCHE, Z.: A new specific color reaction of hexuronic acids. J. biol. Chem. **167**, 189 (1947). — DODDS, E. C., and J. D. ROBERTSON: The clinical application of dinitro-o-cresol. II. A study of myxoedema. Lancet **1933 II**, 1197. — DORFMAN, A., and A. E. LORINCZ: Occurrence of urinary acid mucopolysaccharides in the Hurler syndrome. Proc. nat. Acad. Sci. (Wash.) **43**, 443 (1957). — DORFMAN, A., A. MARKOVITZ and J. A. CIFONELLI: Metabolism of hyaluronic acid and chondroitinsulfuric acids. Fed. Proc. **17**, 1093 (1958). — DORFMAN, A., S. ROSEMAN, F. E. MOSES, J. LUDOWIEG and M. MAYEDA: The biosynthesis of hyaluronic by group A streptococcus. III. Origin of the N-acetylglucosamine moiety. J. biol. Chem. **212**, 583 (1955). — DUNPHY, J. E., and K. N. UDUPA: Chemical and histochemical sequences in the normal healing of wounds. New Engl. J. Med. **253**, 847 (1955).—

DURAN-REYNALS, F.: The effect of extracts of certain organs from normal and immunized animals on the infecting power of vaccine virus. J. exp. Med. 50, 327 (1929). — Tissue permeability and the spreading factors in infection; a contribution to the host: parasite problem. Bact. Rev. 6, 197 (1942). — DURAN-REYNALS, F., H. BUNTING and C. VAN WAGENEN: Studies on the sex skin of Macaca mulatta. Ann. N. Y. Acad. Sci. 52, 1006 (1950).

EASTOE, J. E.: The amino acid composition of mammalian collagen and gelatin. Biochem. J. 61, 589 (1955). — Amino-acid composition of fish collagen and gelatin. Biochem. J. 65, 363 (1957). — EASTOE, J. E., J. E. LONG and A. L. D. WILLAN: The amide nitrogen content of gelatins. Biochem. J. 78, 51 (1961). — EIBER, H. B., I. DANISHEFSKY and F. J. BORRELLI: Studies made with radioactive heparin in humans. Angiology 11, 40 (1960). — EINBINDER, J., and M. SCHUBERT: Binding of mucopolysaccharides and dyes by collagen. J. biol. Chem. 188, 335 (1951). — EJIRI, I.: Studien über die Histologie der menschlichen Haut. III. Mitteilung: Über die regionären und Altersunterschiede der verschiedenen Hautelemente mit besonderer Berücksichtigung der Altersveränderung der elastischen Fasern. Jap. J. Derm. 41, 8 (1937). — ELSON, L. A., and W. T. J. MORGAN: A colorimetric method for the determination of glucosamine and chondrosamine. Biochem. J. 27, 1824 (1933). — ELSTER, S. K.: Effect of ascorbic acid deficiency on collagen content of guinea pig tissues. J. biol. Chem. 186, 105 (1950). — ELSTER, S. K., and E. I. LOWRY: Collagen content of guinea pig tissues. Proc. Soc. exp. Biol. (N.Y.) 75, 127 (1950). — ESIPOVA, N. G.: Type of some hydrogen bonds of collagen. Biofizika 2, 461 (1957). — ESKELUND, V.: Mucin staining with Alcian Blue. Acta path. microbiol. scand. 40, 107 (1957).

FAILLARD, H., and H. STICKL: Der Einfluß neuraminsäurehaltiger Mucoproteide und Glykolipoide auf das Wachstum epithelialer und mesenchymaler Zellen in Gewebekulturen. Hoppe-Seylers Z. physiol. Chem. 319, 220 (1960). — FAULKNER, P., and J. H. QUASTEL: Anaerobic deamination of D-glucosamine by bacterial and brain extracts. Nature (Lond.) 177, 1216 (1956). — FAUVE, R., A. DELAUNAY, S. BAZIN and M. HENON: The action of a human umbilical cord extract rich in mucopolysaccharides on solutions of collagen A. C. R. Acad. Sci. (Paris) 242, 306 (1956). — FELL, H. B., and J. F. DANIELLI: The enzymes of healing wounds. I. The distribution of alkaline phosphomonoesterase in experimental wounds and burns in the rat. Brit. J. exp. Path. 24, 196 (1943). — FELSHER, Z.: Studies on the adherence of the epidermis to the corium. J. invest. Derm. 8, 35 (1947). — FESSLER, I. J. H.: Properties of neutral-salt soluble collagen. Biochem. J. 76, 452 (1960). — FISCHER, A., G. FISCHER, CHR. LANDSCHUTZ, G. EHRENSVARD, M. RAFELSON jr. and R. STJERNHOLM: Amino-acid formation from carbon[14] labelled glucose in cultures of fibroblasts from embryonic chicken-heart tissues. Acta physiol. scand. 27, 247 (1953). — FITCH, S. M., M. L. R. HARKNESS and R. D. HARKNESS: Extraction of collagen from tissues. Nature (Lond.) 176, 163 (1955). — FITTON-JACKSON, S.: Fibrogenesis in vivo and in vitro. Nature and structure of collagen, Disc. by Colloid and Biophys. Comm., Faraday Soc., King's Coll., London Mar., 1953, p. 140—151, Disc. 152—157. — FITTON-JACKSON, S., and R. H. SMITH: Biosynthesis of collagen. I. Growth of fowl osteoblasts and the formation of collagen in tissue culture. J. biophys. biochem. Cytol. 3, 897 (1957a). — Some aspects of the biosynthesis of collagen. Proc. Conf. Gelatine and Glue Research, 1957b, p. 54. — FLORY, P. J., and E. S. WEAVER: Helix-coil transitions in dilute aqueous collagen solutions. J. Amer. chem. Soc. 82, 4518 (1960). — FOLIN, O., H. C. TRIMBLE and L. H. NEWMAN: The distribution and recovery of glucose injected into animals. J. biol. Chem. 75, 263 (1927). — FOOT, N. L.: Chemical contrasts between collagenous and reticular tissue. Amer. J. Path. 4, 525 (1928). — FORAKER, A. G., and G. MARINO: Estudios bioquimicos en el condrosarcoma. Folia clin. int. (Barcelona) 6, 56 (1956). — FRAENKEL-CONRAT, H. L., and M. COOPER: The use of dyes for the determination of acid and basic groups in proteins. J. biol. Chem. 154, 239 (1944). — FRANZBLAU, C., S. SEIFTER and P. M. GALLOP: Nature of non-dialyzable peptides found after digestion of ichthyocol with collagenase. Fed. Proc. 20, 386 (1961). — FREUDENTHAL, W.: Amyloid in der Haut. Arch. Derm. Syph. (Berl.) 162, 40 (1930). — FRUTON, J. S.: On the proteolytic enzymes of animal tissue. V. Peptidases of skin, lung and serum. J. biol. Chem. 166, 721 (1946). — FUJITA, K.: Properties of a polysaccharide in chicken sarcoma. Nagoya J. med. Sci. 17, 98 (1954).

GALLOP, P. M., S. SEIFTER, M. LUKIN and E. MEILMAN: Application of the Lossen rearrangement of dinitrophenylhydroxamates to analysis of carboxyl groups in model compounds and gelatin. J. biol. Chem. 235, 2619 (1960). — GALLOP, P. M., S. SEIFTER and E. MEILMAN: Studies on collagen. I. The partial purification, assay, and mode of activitation of bacterial collagenase. J. biol. Chem. 227, 891 (1957). — Occurrence of esterlike linkages in collagen. Nature (Lond.) 183, 1659 (1959). — GARDELL, S., A. H. GORDON and S. ÅQUIST: Electrophoresis of mucopolysaccharides in a slab of Hyflo super-cel. Acta chem. scand. 4, 907 (1950). — GARDELL, S., F. HEIJKENSKJÖLD and A. ROCHNORLUND: Oxidation of glucosamine and galactosamine with ninhydrin to arabinose and lyxose and their identification by paper chromatography. Acta chem. scand. 4, 970 (1950). — GAZZANIGA, M., E. SABBADINI and U. Conti: Behavior of hexosamine substances in experimental Walker's tumor. Boll. Soc. med.-chir. Pavia 71, 1743 (1957a). — Behavior of hexosamine substances in shock from evisceration. II. Hexosamine of liver; kidney, muscle and cutaneous and subcutaneous tissue. Boll. Soc. med.-chir. Pavia 71, 1763 (1957b). — Gedigk, P.: Histochemische Darstellung von Kohlenhydraten. Klin. Wschr. 30, 1052 (1952). — Gedigk, P., and R. Fischer: The adaption of the enzyme activity of histiocytes in functional stages. Klin. Wschr. 38, 806 (1960). — Gerber, G. B., G. Gerber and K. I. Altman: Metabolism of tissue proteins. I. Turnover of collagen labeled with proline-U-C^{14} in young rats. J. biol. Chem. 235, 2653 (1960). — Gerngross, O., and J. R. Katz: X-ray spectrographic investigations of the heat contraction (so-called "Schnurren") of untanned and formaldehyde-tanned tendons. Kolloidchem. Beih. 23, 368 (1926). — Gersh, I., and H. R. Catchpole: The organization of ground substance and basement membrane and its significance in tissue injury, disease and growth. Amer. J. Anat. 85, 457 (1949). — Gilfillan, R. F., A. J. Sbarra and W. A. Bardawil: Serum elastase inhibitor in chronic metabolic and infectious diseases of the aged including temporal arteritis. Fed. Proc. 20, 161 (1961). — Gillman, T., J. Penn, D. Bronks and M. Rous: Staining reactions of elastic fibers with special references to "Elastic Degenerations" in the human skin. Nature (Lond.) 174, 789 (1954). — Glaser, L., and D. H. Brown: The enzymic synthesis in vitro of hyaluronic acid chains. Proc. nat. Acad. Sci. (Wash.) 41, 253 (1955). — The synthesis of chitin in cell-free extracts of neurospora crassa. J. biol. Chem. 228, 729 (1957). — Glegg, R. E., D. Eidinger and C. P. Leblond: Some carbohydrate components of reticular fibers. Science 118, 614 (1953). — Gold, N. I., and B. S. Gould: Collagen fiber formation and alkaline phosphophatase. Arch. Biochem. 33, 155 (1951). — Gotte, L., and V. Moret: Elastin. II. Mucopolysaccharides in elastin fibers. Atti R. Accad. naz. Lincei, Cl. Sci. fis. mat.,natur.23, 281 (1957). — Products of partial alkaline hydrolysis. Atti R. Accad. naz. Lincei, Cl. Sci. fis. mat., natur. 25, 321 (1958). — Gottschalk, R. G., L. K. Alpert and P. O. Miller: Use of large amounts of radioactive sulfur in patients with advanced chondrosarcomas. Cancer Res. 19, 1078 (1959). — Gould, B. S., and J. F. Woessner: Biosynthesis of collagen. The influence of ascorbic acid on the proline, hydroxyproline, glycine, and collagen content of regenerating guinea pig skin. J. biol. Chem. 226, 289 (1957). — Graham, C. E., H. K. Waitkoff and S. W. Hier: The amino acid content of some scleroproteins. J. biol. Chem. 177, 529 (1949). — Grant, N. H., and H. E. Alburn: Studies on the collagenases of clostridium histolyticum. Arch. Biochem. 82, 245 (1959). — Collagen solubilization by mammalian proteinases. Arch. Biochem. 89, 262 (1960). — Grant, N. H., and K. C. Robbins: Occurrence and activitation of an elastase precursor in pancreas. Proc. Soc. exp. Biol. (N.Y.) 90, 264 (1955). — Porcine elastase and proelastase. Arch. Biochem. 66, 396 (1957). — Grassmann, W.: Collagen. Kolloid.-Z. 77, 205 (1936). — Grassmann, W., H. Endres u. A. Steber: Esterbindungen im Procollagen. Z. Naturforsch. 9b, 513 (1954). — Grassmann, W., K. Hannig, H. Endres and A. Riedel: Die Aminosäuresequenz im Kollagen. I. Die Position des Prolins und Hydroxyprolins. Hoppe-Seylers Z. physiol. Chem. 306, 123 (1956). — Grassmann, W., and H. Hörmann: Bestimmung der Endgruppen in Collagen und Gelatine. Hoppe-Seylers Z. physiol. Chem. 292, 24 (1953). — Grassmann, W., H. Hörmann u. H. Endres: Untersuchungen über die Anwendbarkeit der Reduktionsmethode zur Bestimmung carboxylendständiger Aminosäuren in Peptiden und Proteinen. Chem. Ber. 88, 102 (1955). — Grassmann, W., H. Hörmann, A. Nordwig and W. Wünsch: Die Spezifität der Collagenase. Hoppe-Seylers Z. physiol. Chem. 316, 287 (1959). — Grassmann, W., U. Hofmann, K. Kühn, H. Hörmann, H. Endres and K. Wolf: Electron microscopic and chemical studies of the carbohydrate groups of collagen. Connective tissue. Symposium and of the Council for Internat. Organizations of Medical Sciences, p. 157, Paris 1957. — Grassmann, W., and K. Kühn: The decomposition of collagen and procollagen with sodium periodate and phenyl iodoacetate. Hoppe-Seylers Z. physiol. Chem. 301, 1 (1955). — Grassmann, W., u. H. Schleich: Über den Kohlenhydratgehalt des Kollagens. II. Mitteilung zur Kenntnis des Kollagens. Biochem. Z. 277, 230 (1953). — Graumann, W., and W. Clauss: The specificity of the histochemical iron reaction for polysaccharides. Acta histochem. (Jena) 6, 1 (1958). — Graumann, W., and H. Musso: Histological examination of the metachromogenous efficiency of various toluidine blue and Azure A preparations. Histochemie 1, 196 (1959). — Green, J. P., and S. M. Day: Uptake and metabolism of amines by mast cells in culture. Fed. Proc. 20, 136 (1961). — Gregory, J. D., and P. W. Robbins: Metabolism of sulfur compounds (sulfate metabolism). Ann. Rev. Biochem. 29, 347 (1960). — Gross, J.: Electron microscope studies of sodium hyaluronate. J. biol. Chem. 172, 51 (1948). — Structure of elastic tissue as studied with the electron microscope. J. exp. Med. 89, 699 (1949). — A study of certain connective tissue constituents with the electron microscope. Ann. N.Y. Acad. Sci. 52, 964 (1950a). — A study of the aging of collagenous connective tissue of rat skin with the electron microscope. Amer. J. Path. 26, 708 (1950b). — Behavior of collagen units as a model in morphogenesis. J. biophys. biochem. Cytol. 2, Suppl., 261 (1957). — Studies on the fibrogenesis of collagen. Some properties of neutral extracts of connective tissue. Connective Tissue Symposium. Council for Internat. organizations of medical sciences, p. 45, London 1957. — Influence of time on the reversible association between large molecules: the collagen system. Nature (Lond.) 181, 556 (1958a). — Formation of collagen. III. Time-dependent solubility changes of collagen in vitro. J. exp. Med. 108, 215 (1958b). — IV. Effect of vitamin C deficiency on the neutral salt-extractable collagen of skin. J. exp. Med. 109, 557 (1959). — GROSS, J., and B. DUMSHA: Elastoidin: a two component member of the collagen class. Biochim. biophys. Acta 28, 268 (1958). — GROSS, J., B. DUMSHA and N. GLAZER: Comparative biochemistry of collagen. Some amino acids and carbohydrates. Biochim. biophys. Acta 30, 293 (1958). — GROSS, J., J. H. HIGHBERGER and F. O. SCHMITT: Some factors involved in the fibrogenesis of collagen. Proc. Soc. exp. Biol. (N.Y.) 80, 462 (1952). — Extraction of collagen from connective tissue by neutral salt solutions. Proc. nat. Acad. Sci. (N.Y.) 41, 1 (1955). — GROSS, J., and F. O. SCHMITT: The structure of human skin collagen as studied with the electron microscope. J. exp. Med. 88, 555 (1948). — GROSSFELD, H.: Production of hyaluronic acid in tissue culture. The presence of hayluronidase in embryo extract. Exp. Cell Res. 14, 213 (1958). — GROSSFELD, H., K. MEYER and G. GODMAN: Differentiation of fibroblasts in tissue culture, as determined by mucopolysaccharide production. Proc. Soc. exp. Biol. (N.Y.) 88, 31 (1955). — GUSTAVSON, K. H.: Hydroxyproline and stability of collagens. Acta chem. scand. 8, 1298 (1954). — The chemistry and reactivity of collagen. New York: Academic Press 1956. —

HAAS, G. M.: Elastic tissue. Arch. Path. (Chicago) 27, 334 (1939). — HALDI, J., G. GIDDINGS and W. WYNN: Dietary control of the water content of the skin of the albino rat. Amer. J. Physiol. 135, 392 (1942). — HALL, C. E., and P. DOTY: A comparison between the dimensions of some macromolecules determined by a electron microscopy and by physico-chemical methods. J. Amer. chem. Soc. 80, 1269 (1958). — HALL, D. A.: Elastin from human tissue and from ox ligament. Nature (Lond.) 168, 513 (1951). — Various elastin preparations as substrates for elastase. 11e Congres Internat. de biochemie, Resumes des Communications. p. 273, Paris 1952. — The reaction between elastase and elastic tissue. Biochem. J. 59, 459 (1955). — Chemical studies on the relation between elastin and collagen. Experientia Suppl. No. 4, 19 (1956). — Collagen and elastin. Effect of age on their relation. Gerontologia 1, 347 (1957). — HALL, D. A., M. K. KEECH, R. REED, H. SAXL, R. E. TUNBRIDGE and M. J. WOOD: Collagen and elastin in connective tissue. J. Geront. 10, 388 (1955). — HALL, D. A., and R. REED: Hydroxyproline and thermal stability of collagen. Nature (Lond.) 180, 243 (1957). — HALL, D. A., R. REED and R. E. TUNBRIDGE: Structure of elastic tissue. Nature (Lond.) 170, 264 (1952). — Electron microscope studies of elastic tissue. Exp. Cell Res. 8, 35 (1955). — HAMER, D., and J. MARCHANT: Collagen and other constituents in the skin of normal carcinogen-treated, and castrated mice. Brit. J. Cancer 11, 445 (1957). — HARADA, K.: New staining method of polysaccharide sulfate esters. III. Igaku to Seibutsugaku 36, 21 (1955). — HARDESTY, M.: The structural basis for the response of the comb of the brown Leghorn fowl to sex hormones. Amer. J. Anat. 47, 277 (1931). — HARKNESS, R. D., A. M. MARKO, H. M. MUIR and A. NEUBERGER: Metabolism of collagen and other proteins of the skin of rabbits. Biochem. J. 56, 558 (1954). — HARPUR, R. P., and J. H. QUASTEL: Phosphorylation of D-glucosamine by brain extracts. Nature (Lond.) 164, 693 (1949). — HARRINGTON, W. F.: Effect of neutral salts on the structure of collagen and gelatin. Nature (Lond.) 181 (1958). — HARRINGTON, W. F., and P. H. v. HIPPEL: Formation and stabilization of the collagen-fold. Arch. Biochem. 92, 100 (1961). — HARRINGTON, W. F., P. H. v. HIPPEL and E. MIHALYI: Proteolytic enzymes as probes of the secondary structure of fibrous proteins. Biochim. biophys. Acta 32, 303 (1959). — HASHIZUME, K.: Biochemical studies on carbohydrates CXCVII. Glucidamins in Yoshida Sarcoma. Tôhoku J. exp. Med. 65, 195 (1957). — HASS, G.: Studies of amyloid. II. The isolation of a polysaccharide from amyloid-bearing tissues. Arch. Path. (Chicago) 34, 92 (1942). — HASS, G., R. HUNTINGTON and N. KRUMDIECK: The properties of amyloid deposits occurring in several species under diverse conditions. Arch. Path. (Chicago) 35, 226 (1943). — HASS, G., and R. F. SCHULTZ: Amyloid 1. Methods of isolating amyloid from other tissue elements. Arch. Path. (Chicago) 30, 240 (1940). — HAUROWITZ, F., M. TUNCA, P. SCHWERIN and V. GÖKSU: The action of trypsin on native and denaturated proteins. J. biol. Chem. 157, 621 (1945). — HAUSBERGER, F. X., S. W. MILSTEIN and R. J. RUTMAN: The influence of insulin on glucose utilization in adipose and hepatic tissues in vitro. J. biol. Chem. 208, 431 (1954). — HAUSS, W. H., G. JUNGE-HÜLSING and W. SCHULTZE: Altersbedingte und organbestimmte Unterschiede im Stoffwechsel der Sulfomucopolysaccharide des Bindegewebes. Z. Altensforsch. 14, 259 (1960). — HAYASHI, H., T. ONO, K. UDAKA and H. IBUKA: Effect of nucleic acid and mucopolysaccharide on the growth of monocytes in tissue culture. Mie med. J. 4, 133 (1955). — HAYASHI, H., K. UDAKA, T. FUNAKI and T. INOUE: Acid mucopolysaccharides of ground substance of connective tissue. Mie med. J. 4, 159 (1955). — HAYES, M. A.: The effect of prolonged local treatment with adrenocortical and sex steroids on the intradermal spreading action of hyaluronidase. Endocrinology 52, 646 (1953). — HEATHCOTE, J. G.: Isolation of hydroxylysine picrate from a gelatin hydrolyzate.

Biochem. J. **42**, 305 (1948). — Heckner, F., and R. Strufe: Cytochemischer Nachweis von Polysacchariden mit Natriumperjodat. Klin. Wschr. **34**, 326 (1956). — Hedbom, A., and O. Snellman: Isolation and analysis of the large cytoplasmic granules of tissue mast cells. Exp. Cell Res. **9**, 148 (1955). — Herbeuval, R., G. Debry and A. Larcan: Study of the effects of adrenocorticotropic hormone and of a somatotropic extract on the cutaneous tissue of the rabbit at the site of injection. Comparative study of the effects of heparin. Ann. Endocr. (Paris) **17**, 380 (1956). — Heyns, K., and W. Königsdorf: Proteins and their degradation products. IX. Building block sequence-analysis of collagen. Hoppe-Seylers Z. physiol. Chem. **295**, 244 (1953). — Heyns, K., and G. Legler: Proteins and their degradation products. XIII. The carboxyl-terminal and amino-terminal amino acids of gelatin. Hoppe-Seylers Z. physiol. Chem. **306**, 165 (1957). — XVI. The specificity of collagenase from clostridium histolyticum and its use to determine the primary structure of collagen. Hoppe-Seylers Z. physiol. Chem. **115**, 288 (1959). — Hieronymi, G.: Vorkommen und Verteilung saurer Mucopolysaccharide in Tumoren. Frankfurt. Z. Path. **65**, 409 (1954). — Hill, R., and H. Montgomery: Regional changes and changes caused by age in normal skin. J. invest. Derm. **3**, 231 (1940). — Von Hippel, P. H., P. M. Gallop, S. Seifter and R. S. Cunningham: An enzymic examination of the structure of the collagen macromolecule. J. Amer. chem. Soc. **82**, 2774 (1960). — Hobson, R. P.: On an enzyme from the blow fly larvae (Lucilia sericata) which digests collagen in alkaline solution. Biochem. J. **25**, 1458 (1931). — Hochstein, L. I., J. B. Wolfe and H. L. Nakada: N-Acetylgalactosamine metabolism by proteus vulgaris. Fed. Proc. **18**, 247 (1959). — Hodge, A. J., and F. O. Schmitt: Interaction properties of sonically fragmented collagen macromolecules. Proc. nat. Acad. Sci. (Wash.) **44**, 418 (1958). — Hörmann, H., and G. Fries: The effect of periodic acid on procollagen. Hoppe-Seylers Z. physiol. Chem. **311**, 19 (1958). — Hoffman, P., A. Linker and K. Meyer: Uronic acid of chondroitin sulfate B. Science **124**, 1252 (1956). — Acid mucopolysaccharides of connective tissues. Arch. Biochem. **69**, 435 (1957). — Chondroitinsulfates. Fed. Proc. **17**, 1078 (1958). — Hofmeister, F.: Zur Lehre von der Wirkung der Salze. Naunyn-Schmiedeberg's Arch. exp. Path. Pharmak. **24**, 247 (1887/88); **25**, 1 (1888/89); **27**, 395 (1890); **28**, 210 (1890/91). — Holczinger, L.: Influence of fixatives on the periodic acid-Schiff staining of reticular fibers. Acta histochem. (Jena) **3**, 19 (1956). — Hotchkiss, R. D.: A microchemical reaction resulting in the staining of polysaccharide structures in fixed preparations. Arch. Biochem. **16**, 131 (1948). — Houck, J. C., and R. A. Jacob: Effect of age on collagen and hexosamine content of rat skin. Proc. Soc. exp. Biol. (N.Y.) **97**, 604 (1958). — Some systemic responses to local inflammation. Proc. Soc. exp. Biol. (N.Y.) **98**, 655 (1958). — Houck, J. C., and Y. M. Patel: Pancreatic collagenase. Fed. Proc. **20**, 161 (1961). — Hurlbert, R. B., and V. R. Potter: Nucleotide Metabolism. I. The conversion of orotic acid-6-C^{14} to uridine nucleotides. J. biol. Chem. **209** (1954). — Hvidberg, E., Sv. A. Kvorning, A. Schmidt and J. Schou: Effect of ultraviolet irradiation on connective tissue. Acta pharmacol. (Kbh.) **15**, 365 (1959). — Hvidberg, E., and A. Schmidt: Effect of prolonged cortisone treatment on subcutaneous tissue in mice. Acta pharmacol. (Kbh.) **15**, 293 (1959).

Inskip, L. W.: The occurrence of hydroxylysine in proteins. J. Amer. chem. Soc. **73**, 5463 (1951). — Ishimoto, Y.: Studies on the collagen fiber of skin. V. Electronmicroscopy findings on the collagen fiber from the skin area injected with histamine. Tokushima J. exp. Med. **3**, 65 (1956).

Jackson, D. S.: Connective tissue growth stimulated by carageenin. Biochem. J. **65**, 277 (1959). — Jackson, D. S., and J. P. Bentley: Significance of the extractable collagen. Cytol. **7**, 37 (1960). — Jackson, D. S., and J. H. Fessler: Isolation and properties of a collagen soluble in salt solution at neutral pH. Nature (Lond.) **176**, 69 (1955). — Jackson, D. S., D. B. Flickinger and J. Engelbert Dunphy: Biochemical studies of connective tissue repair. Ann. N.Y. Acad. Sci. **86**, 943 (1960). — Jackson, D. S., A. A. Leach and S. Jacobs: Amino-acid composition of the collagen fractions of rabbit skin. Biochim. biophys. Acta **27**, 418 (1958). — Jackson, D. S., and A. Neuberger: The isoionic and isoelectric point of acid-processed gelatin from insoluble and citrate-extracted collagen. Biochim. biophys. Acta **26** (1957). — Jackson, D. S., and G. Williams: Nature of Reticulin. Nature (Lond.) **178**, 915—916 (1956). — Jackson, S. F. see: Fitton-Jackson — Jacobs, J. L.: A modified technique, for determining protein fractions of animal skin. J. Amer. Leather Chemists' Ass. **44**, 722—737 (1949). — Jacobson, B.: Uronic acid biosynthesis by skin enzymes. Fed. Proc. **20**, 162 (1961). — James, S. P., F. Smith, M. Stacey and L. F. Wiggins: A constitutional synthesis of chondrosamine. Nature (Lond.) **156**, 308 (1945). — Jaques, L. B.: Isolation of rat heparin. Canad. J. Biochem. **37**, 1183 (1959). — Jeanloz, R. W.: The nomenclature of mucopolysaccharides. Arthritis. Rheumat. **3**, 233 (1960). — Jensen, C. E., and F. Carlsen: Hyaluronic acid. VI. An electron microscope study of potassium hyaluronate. Acta chem. scand. **8**, 1357 (1954). — Jensen, R., O. Snellman and B. Sylven: The inhomogeneity of commercial heparin in preparations from physiochemical point of view. J. biol. Chem. **174**, 265 (1948). — Jorpes, J. E., H. Boström and C. V. Mutt: The linkage of the amino group in heparin. J. biol. Chem. **183**, 607 (1950). — Jorpes, J. E., and S. Gardell: On heparin monosulfuric acid. J. biol. Chem. **176**, 267 (1948). — JORPES, J. E., H. HOLMGREN and O. WILANDER: Über das Vorkommen von Heparin in den Gefäßwänden und in den Augen. Z. mikr.-anat. Forsch. **42**, 279 (1937). — JORPES, J. E., E. ODEBLAD and H. BOSTRÖM: An autoradiographic study of the uptake of S^{35} labelled sodium sulphate in the mast cells. Acta haemat. (Basel) **9**, 273 (1953). — JOSEPH, K. T., and S. M. BOSE: N-terminal amino acids of the constituent proteins of hides and skin. Bull. Central Leather Research Inst., Madras (India) **4**, 343 (1958). — Determination of the carbohydrate constituents of skin proteins. Bull. Central Leather Research Inst., Madras (India) **6**, 132 (1959). — JÜRGENS, R.: Eine neue Reaction of Amyloidkörper. Virchows Arch. path. Anat. **65**, 189 (1875). — JUNGE-HÜLSING, G.: Metabolism of sulfomucopolysaccharides in granulation tissues. Z. Rheuma-forsch. **18**, 355 (1959).

KABAT, E. A.: A polysaccharide in tumors due to a virus of leucosis and sarcoma of fowls. J. biol. Chem. **130**, 143 (1939). — KALCKAR, H. M., and E. S. MAXWELL: Nature of the enzymic galactose-glucose conversion. Biochim. biophys. Acta **22**, 588 (1956). — KANAGY, J. R.: Heats of wetting of collagen, leather and other organic and fibrous materials. J. Amer. Leather Chemists' Ass. **49**, 646 (1954). — KANAGY, J. R., and J. M. CASSEL: Heats of wetting of modified collagen and other materials. J. Amer. Leather Chemists' Ass. **52**, 248 (1957). — KAO, K. Y. T., and R. J. BOUCEK: Incorporation and conversion of lysine-2-C^{14} in rat biopsy connective tissue. Proc. Soc. exp. Biol. (N.Y.) **98**, 526 (1958). — In vitro incorporation and hydroxylation of lysine-2-C^{14} in rat biopsy-connective tissue. Proc. Soc. exp. Biol. (N.Y.) **98**, 530 (1958). — KAO, K. Y. T., D. M. HILKER and T. H. McGAVACK: Connective tissue. III. Collagen and hexosamine content of tissues of rats of different ages. Proc. Soc. exp. Biol. (N.Y.) **104**, 359 (1960). — KASAI, H.: Acid mucopolysaccharides of the ground substance of connective tissue. III. Mechanism of increased metachromasis in early stage of Arthur-type hypersensitivity. Mie med. J. **9**, 275 (1959). — KATZ, J. R., and O. GERNGROSS: Gelatin and collagen. Naturwissenschaften **13**, 900 (1925). — KAUFMAN, N., E. J. MASON and T. D. KINNEY: The effect of steroids on fibroblast migration in vitro. I. Cortisone its inhibitory effect. II. 17-Hydroxycorticosterone, its inhibitory effect. Amer. J. Path. **29**, 761 (1953). — KAZAKOVA, O. V., N. N. OREKHOVICH and V. O. SHPITIKER: Effect of temperature on the rats of cleavage of procollagens by collagenase. Dokl. Akad. Nauk SSSR. **120**, 359 (1958). — KEECH, M. K.: The effect of collagenase on human skin collagen. Comparison of different age-groups and of cases with and without "Collagen Disease". Yale J. Biol. Med. **26**, 295 (1954). — Human skin collagen from different agegroups before and after collagenase diges-tion. An electron microscope study. Ann. rheum. Dis. **14**, 19 (1955). — Transformation of collagen to elastin in dermal collagens with varying sensitivity towards collagenase. Ann. rheum. Dis. **17**, 23 (1958). — Electron-microscope study of elastase-digested rat aorta. Gerontologia **4**, 1 (1960). — KEECH, M. K., and R. REED: Electron-microscopic study of the effect of prolonged heat and ultraviolet light on human dermis from different age groups. Ann. rheum. Dis. **16**, 198 (1957). — KELLGREN, J. H., J. BALL, W. T. ASTBURY, R. REED and E. BEIGHTON: Biophysical studies of rheumatoid connective tissue. Nature (Lond.) **168**, 493 (1951). — KENDREW, J. C., and M. F. PERUTZ: X-ray studies of compounds of biological interest. Ann. Rev. Biochem. **26**, 327 (1957). — KERN, H. L.: Masked condition of ionic residues in collagen. Biochim. biophys. Acta **42**, 345 (1960). — KESSLER, A., H. ROSEN and S. M. LEVENSON: Chromatographic fractionation of rat tail tendon collagen. Nature (Lond.) **184**, Suppl. 21, 1640 (1959). — Chromatographic fractionation of acetic acid solubulized rat tail tendon collagen. J. biol. Chem. **235**, 989 (1960). — KLAUDER, J. V., and H. BROWN: Certain phases of sulfur metabolism of the skin. Arch. Derm. Syph. (Chicago) **34**, 568 (1936). — KLENK, E., u. H. FAILLARD: Vorkommen von Neuraminsäure im Leberprotein bei amyloider Degeneration. Hoppe-Seylers Z. physiol. Chem. **299**, 191 (1955). — KNOBLOCH jr., W. H., P. NAGLE, C. L. SHETLAR and M. R. SHETLAR: Effect of epidermal damage upon serum poly-saccharides. Proc. Soc. exp. Biol. (N.Y.) **81**, 417 (1952). — KOKAS, E., I. FOLDES and I. BANGA: Elastase and trypsin contents of the pancreatic secretion. Acta physiol. Acad. Sci. hung. **2**, 333 (1951). — KODICEK, E., and G. LOEWI: The uptake of (^{35}S) sulphate by mucopoly-saccharides of granulation tissue. Proc. roy. Soc. B **144**, 100 (1955). — KONNO, K., and K. I. ALTMAN: Isolation of a glycine-carbohydrate residue from muscle collagen. Nature (Lond.) **181**, 994 (1958). — KORN, E. D.: Synthesis of heparin by slices of mouse mast cell tumor. J. biol. Chem. **234**, 1321 (1959a). — The isolation of heparin from mouse mast cell tumor. **234**, 1325 (1959b). — Enzymic sulfation of heparin. **234**, 1647 (1959c). — KOWALSKY, A., and D. E. KOSHLAND jr.: Mechanism of the galactose-glucose interconversion in Lactobacillusbulgaricus. Biochim. biophys. Acta **22**, 575 (1956). — KRAMER, H., and G. M. WINDRUM: Sulfation techniques in histochemistry with special reference to metachromasia. J. Histochem. Cyto-chem. **2**, 196 (1954). — KROMPECHER, ST., and GY. BERENCSI: Mucopolysaccharides in the histochemistry of cancer. Production of neutral mucopolysaccharides and their drainage through dilated lymphatics in mouse cancer C_3H. Acta morph. Acad. Sci. hung. **9**, 375 (1958). — KRONER, T. D., W. TABROFF and J. J. McGARR: Peptides isolated from a partial hydrolyzate of steer-hide collagen. J. Amer. chem. Soc. **75**, 4084 (1953). — Evidence for the prolyl-hydroxyproline linkage in collagen. J. Amer. chem. Soc. 77, 3356 (1955). — KÜHN, K., W. GRASSMANN and U. HOFMANN: The electron microscopic definition of collagen and the production of highly subdivided cross striations. Z. Naturforsch. 13b, 154 (1958). — The formation of the collagen fibrils out of dissolved collagen and the function of the carbohydrate-containing components. Z. Naturforsch. 14b, 436 (1959). — KÜHN, K., U. HOFMANN and W. GRASSMANN: Querstreifung und Periodat-Silber-Urotropin-Reaktion bei verschiedenen Kollagenarten. Z. Naturforsch. 11b, 581 (1956). — Die Verteilung basischer Aminosäuren im Tropokollagenmolekül. Naturwissenschaften 46, 512 (1959). — KÜHNKE, E.: The intrafibrillar network structure of collagen. Naturwissenschaften 44, 509 (1957). — KULONEN, E.: The free amino groups of citrate extracted collagen. Ann. Med. exp. Fenn. 33, 8 (1955).

LABELLA, F. S.: Elastin, a metabolically active lipoprotein. Nature (Lond.) 180, 1360 (1957). — LAMY, F., C. P. CRAIG and S. TAUBER: Studies on elastase and elastin I. Assay and properties of elastase. J. biol. Chem. 236, 86 (1961). — LANGECKER, H.: Bestimmung der Hyaluronsäure in Organen. Klin. Wschr. 30, 222 (1952). — LARSEN, B.: Presence of glycoproteins in secondary amyloid deposits related to serum glycoprotein. Acta rheum. scand. 3, 30 (1957). — Relation between the affinity for Congo red and the glycoprotein content of serum in rheumatoid arthritis and related diseases. Ann. rheum. Dis. 17, 240 (1958a). — Metachromasia-inhibiting components in amyloid. J. Histochem. Cytochem. 6, 131 (1958b). — LAURENT, T. C.: Comparative study of physicochemical properties of hyaluronic acid prepared according to different methods and from different tissues. Ark. Kemi 11, 487 (1957). — LAYTON, L. L.: In vitro sulfate fixation by granulation tissue and injured muscle tissue from healing wounds. Proc. Soc. exp. Biol. (N.Y.) 73, 570 (1950a). — Quantitative differential fixation of sulfate by tissues maintained in vitro. I. Sulfate fixation as a function of age. Cancer (Philad.) 3, 725 (1950b). — Effect of cortisone upon the tissue synthesis of acid mucopolysaccharides. Proc. Soc. exp. Biol. (N.Y.) 76, 596 (1951a). — Bull. schweiz. Akad. med. Wiss. 8, 74 (1952). — Cortisone inhibition of mucopolysaccharides synthesis in the intact rat. Arch. Biochem. 32, 224 (1951b). — LAYTON, L. L., C. W. DENKO, S. SCAPA and D. R. FRANKEL: Influence of age upon chondroitinsulfate synthesis by the tissues of normal dba-mice. Cancer (Philad.) 5, 405 (1952). — LELOIR, L. F.: The uridine coenzymes. 3. Internat. Congr. Brussels. Conf. and Reports 1955. — LELOIR, L. F., and C. E. CARDINI: Biosynthesis of glucosamine. Biochem. biophys. Acta 12, 15 (1953). — Biosynthesis of glycogen from uridine diphosphate glucose. J. Amer. chem. Soc. 79, 6340 (1957). — LELOIR, L. F., C. E. CARDINI and J. M. OLAVARRÍA: Phosphorylation of acetylhexosamines. Arch. Biochem. 74, 84 (1958). — LELOIR, L. F., M. A. FEKETE and C. E. CARDINI: Starch and oligosaccharide synthesis from uridine diphosphate glucose. J. biol. Chem. 236, 636 (1961). — LELOIR, L. F., J. M. OLAVARRIA, S. H. GOLDEMBERG and H. CARMINATTI: Biosynthesis of glycogen from uridine diphosphate glucose. Arch. Biochem. 81, 508 (1959). — LENGYEL, A., u. I. SZEMESI: Hyaluronsäure-Untersuchung im Stroma des Plattenepithelkrebses am Gebärmutterhals. Gynaecologia (Basel) 140, 116 (1955). — LETTERER, E., u. G. SCHNEIDER: Die Bedeutung des Bluteiweißbildes in der Amyloidose. Plasma (Milano) 1, 263 (1953). — LEWIS, M. S., and K. A. PIEZ: Physical properties of dogfish shark skin collagen. Fed. Proc. 20, 380 (1961). — LEWIS, U. J., D. E. WILLIAMS and N. G. BRINK: Pancreatic elastase; purification, properties and function. J. biol. Chem. 222, 705 (1956). — LILLIE, R. D.: Studies on the preservation and histologic demonstration of glycogen. J. techn. Meth. 27, 23 (1947). — LINDNER, I. J., H. A. SCHWEINITZ and G. FREYTAG: Reactions of collagen fibers. Acta histochem. (Jena) 9, 231 (1960). — LINDSTEDT, S., and J. D. PROCKOP: Isotopic studies on urinary hydroxyproline as evidence for rapidly catabolized forms of collagen in young rat. J. biol. Chem. 236, 1399 (1961). — LINKER, A., P. HOFFMAN and K. MEYER: The hyaluronidase of the leech: an endoglucuronidase. Nature (Lond.) 180, 810 (1957). — LINKER, A., P. HOFFMAN, K. MEYER, P. SAMPSON and E. D. KORN: The formation of unsaturated disaccharides from mucopolysaccharides and their cleavage to a keto acid by bacterial enzymes. J. biol. Chem. 235, 3061 (1960). — LINKER, A., P. HOFFMAN, P. SAMPSON and K. MEYER: Heparitin sulfate. Biochim. biophys. Acta 29, 443 (1958). — LINKER, A., K. MEYER and P. HOFFMAN: The production of unsaturated uronides by bacterial hyaluronidase. J. biol. Chem. 219, 13 (1956). — LIPMANN, F.: Biological sulfate activitation and transfer. Science 128, 575 (1958). — LIPSCHITZ, W. L., and E. BUEDING: Mechanism of the biological formation of conjugated glucuronic acids. J. biol. Chem. 129, 333 (1939). — LISON, L.: Études sur la metachromasie. Colorants metachromatiques et substances chromotropes. Arch. Biol. (Liège) 46, 599 (1935). — Histochimie et cytochimie animales. Paris: Gauthier-Villars 1953. — Alcian blue 8 G with chlorantine-fast red 5 B. A technique for selective staining of mucopolysaccharides. Stain Technol. 29, 131 (1954). — LOEWI, G.: Urinary excretion of acid polysaccharide in rheumatoid arthritis and other diseases. Ann. rheum. Dis. 18, 239 (1959). — LOEWI, G., L. E. GLYNN and J. DORLING: The nature of collagen degeneration. J. Path.

Bact. **80**, 1 (1960). — LOEWI, G., and P. W. KENT: The utilization of inorganic sulfate by granulation tissue. Biochem. J. **65**, 550 (1957). — LOEWI, G., and K. MEYER: Acid mucopolysaccharides of embryonic skin. Biochim. biophys. Acta **27**, 453 (1958). — LOOMEIJER, F. J.: Yellow fluorescent pigment in elastin. Nature (Lond.) **182**, 182 (1958). — LORENZONI, L.: Comportamento delle mucoproteine del sottocute di ratti normali e portatori di sarcoma Galliera tratti con dietilstilbene. Atti Soc. lombarda Sci. med. biol. **10**, 201 (1955). — Comportamente delle mucoproteine percloricosolubili plasmatiche e del tessuto connettivo sottocutaneo di ratti portatori di alcuni tumori da innesto. Tumori **42**, 361 (1956a). — Variazioni dei contenuto in mucoproteine percloricosolubili del plasma e del connetivo in ratti trattiati con estrogeni di sintesi. Tumori **42**, 431 (1956b). — LOWRY, O. H., D. GILLIGAN and E. M. KATERSKY: The determination of collagen and elastin in tissues, with results obtained in various normal tissues from different species. J. biol. Chem. **139**, 795 (1941). — LOWTHER. D. A., and H. J. ROGERS: The role of glutamine in the biosynthesis of hyaluronate by streptococcal suspensions. Biochem. J. **62**, 304 (1956). — LUDWIG, A. W., and N. F. BOAS: The effects of testosterone on the connective tissue of the comb of the cockerel. Endocrinology **46**. 291 (1950). — LUDWIG, A. W., N. F. BOAS and L. J. SOFFER: Rôle of mucopolysaccharides in pathogenesis of experimental exophthalmos. Proc. Soc. exp. Biol. (N.Y.) **73**, 137 (1950). — LUSTIG, B., and E. NASSAU: The carbohydrate content of the proteins in blood serum, cantharidin blisters and pleural effusions. Amer. Rev. Tuberc. **6**, 817 (1941). — LYNN jr., W. S.. R. BROWN and E. EARNHARDT: Effects of starvation on metabolism and enzyme contents of adipose tissue. Fed. Proc. **20**, 204 (1961).

MA, C. K.: Morphological and chemical investigation of dermal elastic and collagenic tissue during epidermal carcinogenesis. Cancer Res. **9**, 481 (1949). — MA, C. K., and E. V. COWDRY: Aging of elastic tissue in human skin. J. Geront. **5**, 203 (1950). — MALAPRADE, L.: Action des polyalcools sur l'acide periodique. Application analytique. Bull. Soc. chim. Fr.. Ser. IV **43**, 683 (1928). — Etude de l'action des polyalcools sur l'acide periodique et les periodates alcalins. Bull. Soc. chim. Fr., Ser. V **1**, 833 (1934). — MALAWISTA, I., and M. SCHUBERT: Chondromucoprotein new extraction method and alkaline degradation. J. biol. Chem. **230**, 535 (1958). — MANCINI, R. E.: Inhibition of fibroplasia of keloids by the local action of hydrocortisone. Rev. Soc. argent. Biol. **30**, 107 (1954). — MANCINI, R. E., y I. BACARINI: Mucoproteinas du tejido conectivo adulto y embrionario. Rev. Soc. argent. Biol. **27**, 27 (1951). — MANCINI, R. E., I. IZQUIERDO and P. KIRSCHBAUM: Influence of testosterone on fixation of sulfur-35 by the mucopolysaccharides of connective tissue of the cock's comb. C. R. Soc. Biol. (Paris) **152**, 190 (1958). — MANDL, I., and S. F. ZAFFUTO: Serological evidence for a specific Clostridium histolyticum gelatinase. J. gen. Microbiol. 18, 13 (1958). — MANDL, I., H. ZIPPER and L. T. FERGUSON: Clostridium histolyticum collagenase: its purification and properties. Arch. Biochem. **74**, 465 (1958). — MARRIOTT, R. H.: The swelling of single collagen fiber bundles. Biochem. J. **26**, 46 (1932). — MASAMUNE, H.: On the mode of combination of carbohydrate with amino acid grouping in mucopolysaccharides and mucoproteins. Conferences et Rapports 3 eme Congres. Internat. de Biochimie, Bruxelles, 1955. — MASAMUNE, H., M. SUZUKI and Y. KONDOH: Heparin. J. Biochem. (Tokyo) **31**, 343 (1940). — MATHEWS, M. B.: The molecular weight of sodium chondroitinsulfate by light scattering. Arch. Biochem. **61**, 367 (1956). — Isomeric chondroitinsulphates. Nature (Lond.) **181**, 421 (1958). — Acid strength of carboxyl groups in isomeric chondroitinsulfates. Biochim. biophys. Acta **48**, 402 (1961). — MATHEWS, M. B., and I. LOZAITYTE: Sodium chondroitinsulfate-proteins complexes of cartilage. I. Molecular weight and shape. Arch. Biochem. **74**, 158 (1958). — MATTHEWS, V. J., J. K. NEWTON and W. R. BLOOR: The lipides of the skin in experimental diabetes. J. biol. Chem. **108**, 145 (1935). — MAYER, R. L.: Hyaluronidase and inflammation of the skin. Ann. N.Y. Acad. Sci. **52**, 1041 (1950). — MAZUROV, V. I., and V. N. OREKHOVICH: α- and β-components of procollagens. Biokhimiya **25**, 814 (1960). — McCLEAN, D.: The influence of testicular extract on dermal permeability and the response to vaccine virus. J. Path. Bact. **33**, 1045 (1930). — McCREADY, R. M., H. A. SWENSON and W. D. MACLAY: Determination of uronic acids. Industr. engng. Chem. II 18, 290 (1946). — McGAVACK, T. H., and K. Y. T. KAO: Influence of age and sex on the soluble collagen, insoluble collagen, and elastin of rat tissues. Exp. Med. Surg. 18, 104 (1960). — McMANUS, F. J. A.: Histological demonstration of mucin after periodic acid oxidation. Nature (Lond.) **158**, 202 (1946). — Histological and histochemical uses of periodic acid. Stain Technol. **33**, 99 (1948). — Carbohydrate specificity of the periodic acid-Schiff's reagent. Amer. J. Path. **26**, 690 (1950). — McMANUS, J. F. A.. and J. C. CASON: Carbohydrate histochemistry studied by acetylation techniques. I. Periodic acid methods. J. exp. Med. **91**, 651 (1950). — MECHANIC, G., and M. LEVY: An ε-lysine tripeptide obtained from collagen. J. Amer. chem. Soc. **81**, 1889 (1959). — MENDE, T. J.. and E. L. CHAMBERS: Reaction of tissues with Schiff's reagent after treatment with anhydrous chromylchloride. J. Histochem. Cytochem. **5**, 606 (1957). — MERCHANT, D. J., and R. H. KAHN: Fiber formation in suspension cultures of L strain fibroblasts. Proc. Soc. exp. Biol. (N.Y.) **97**, 359 (1958). — MEYER, K.: Chemical structure of hyaluronic acid. Fed. Proc. 17,

1075 (1958). — Studies on Hurler's syndrome. Canad. med. Ass. J. 84, 851 (1961). — Meyer, K., and E. Chaffee: The mucopolysaccharides of skin. J. biol. Chem. 138, 491 (1941). — Meyer, K., M. M. Grumbach, A. Linker and P. Hoffman: Excretion of sulfated mucopolysaccharides in gargoylism. Proc. Soc. exp. Biol. (N.Y.) 97, 257 (1958). — Meyer, K., G. L. Hobby, E. Chaffee and M. H. Dawson: Hydrolysis of hyaluronic acid by bacterial enzymes. J. exp. Med. 71, 137 (1940). — Meyer, K., and J. W. Palmer: On glycoproteins. II. The polysaccharides of vitreous humor and of umbilical cord. J. biol. Chem. 114, 689 (1936). — Meyer, K., E. M. Smyth and M. H. Dawson: The isolation of a mucopolysaccharide from synovial fluid. J. biol. Chem. 128, 319 (1939). — Michaelis, L.: Reversible polymerization and molecular aggregation. J. physic. Colloid Chem. 54, 1 (1950). — Michaels, S., P. M. Gallop, S. Seifter and E. Meilman: Specificity of collagenase. Biochim. biophys. Acta 29, 450 (1958). — Mikolajczyk, H.: The effect of follicle-stimulating hormone and castration on mucopolysaccharides of connective tissue. Endokrynol. Polska 10, 91 (1959). — Mirski, A.: Metabolism of adipose tissue in vitro. Biochem. J. 36, 232 (1942). — Mirsky, A. E., and H. Ris: Variable and constant components of chromosomes. Nature (Lond.) 163, 666 (1949). — Mitoma, C., and T. E. Smith: Studies on the role of ascorbutic acid in collagen synthesis. J. biol. Chem. 235, 246 (1960). — Mombelloni, P., C. L. Pirani and H. R. Catchpole: Serum proteins and glycoproteins in experimental scurvy and in carrageenan granuloma. Fed. Proc. 20, 160 (1961). — Montagna, W., and C. R. Hill: The localization of sulfur-35 in the skin of the rat. Anat. Rec. 127, 163 (1957). — Moret, V., and L. Gotte: The mechanism of action of elastase. Atti R. Accad. naz. Lincei, Cl. Sci. fis., mat. natur. 23, 442 (1957). — Morris, C. C., and G. C. Godman: Production of acid mucopolysaccharides by fibroblasts in cell cultures. Nature (Lond.) 188, 407 (1960). — Moss, J. A.: The carbohydrate of collagen. Biochem. J. 61, 151 (1955). — Movat, H. Z., R. H. More and D. Wolochow: Cellular and intercellular changes after mechanical chemical or radiation injury of connective tissue. Brit. J. exp. Path. 41, 97 (1960). — Müller, G.: A simplification of the Hale reaction. Acta histochem. (Jena) 2, 68 (1955). — Demonstration of acid mucopolysaccharides by toluidine blue metachromasia, alcian blue, the periodic acid-Schiff reaction, and the ferric hydroxid periodic acid-Schiff reaction. Acta histochem. (Jena) 6, 218 (1959). — Munch-Petersen, H., M. Kalckar, E. Cutolo and E. B. Smith: Uridyl transferases and the formation of uridine triphosphate. Enzymic production of uridine triphosphate: uridine diphosphoglucose pyrophosphorolysis. Nature (Lond.) 172, 1035 (1953). — Municio, A. M., and M. Mallol: Some aspects of the metabolism of D-glucosamine. Bull. Soc. Chim. biol. (Paris) 39, Suppl., 194 (1957).

Nagai, Y., S. Sakakibara, H. Noda and S. Akabori: Hydrolysis of synthetic peptides by collagenase. Biochim. biophys. Acta 37, 567 (1960). — Nageotte, J.: Fibrillous coagulation in vitro of collagen dissolved in a dilute acid. C. R. Acad. Sci. (Paris) 184, 115 (1927). — Sur la solubilité du collagène dans les acides dilués. C. Rend. Soc. Biol. (Paris) 98, 15 (1928). — Nakajima, T., E. Kimoto and M. Karizoe: Histochemical demonstration of chondroitinsulfuric acid and related substances. Ugaku to Seibutsugaku 36, 182 (1955). — Naughton, M. A., and F. Sanger: Purification and specificity of pancreatic elastase. Biochem. J. 78, 156 (1961). — Nemeth-Csoka, M.: Studies on collagen fibers. I. The submicroscopic structure on in vitro precipitated collagen fibers and the stabilizing rôle of acid mucopolysaccharides. Acta histochem. (Jena) 9, 282 (1960). — Nemetschek, Th.: Morphology of collagen: transverse structure, elementary fibrils, and arrangement in cell bands. Naturforsch. 13 b, 225 (1958). — Neuberger, A.: Observations on the presence and metabolism of plasma proteins in skin and tendon. In Symposium Council for International Organizations of Medical Sciences, p. 35, London 1956. — Metabolism of collagen in mammals. Arzneimittel-Forsch. 10, 390 (1960). — Neuberger, A., and H. G. Slack: The metabolism of collagen from liver, bone, skin and tendon in the normal rat. Biochem. J. 53, 47 (1953). — Neuman, R. E.: The amino acid composition of gelatins, collagens, and elastins from different sources. Arch. Biochem. 24, 289 (1949). — Neuman, R. E., and M. A. Logan: The determination of hydroxyproline. J. biol. Chem. 184, 299 (1950a). — The determinations of collagen and elastin in tissues. J. biol. Chem. 186, 549 (1950b). — Neville-Jones, D., and R. Peters: A further observations on the proteolytic enzymes in rat skin. Biochem. J. 43, 303 (1948). — Nicolet, B. H., and L. A. Shinn: The action of periodic acid on amino alcoholic. J. Amer. chem. Soc. 61, 1615 (1939). — Nishigai, M., Y. Nagai and H. Noda: Partial collagenase digestion of the fiber structure of collagen. J. Biochem. (Tokyo) 48, 152 (1960). — Nishihara, T., and P. Doty: Sonic fragmentation of collagen macromolecules. Proc. nat. Acad. Sci. (Wash.) 44, 411 (1958). — Noda, H.: Physico-chemical studies on the soluble collagen of rat tail tendon. Biochim. biophys. Acta 17, 92 (1955).

Odeblad, E., and D. Ziliotto: Uptake of radio sulfate in different organs after total body irradiation. Acta radiol. (Stockh.) 44, 313 (1955). — Ogston, A. G., and J. E. Stanier: A micromethod for the estimation of uronic acid. Biochem. J. 49, 591 (1951). — Oken, D. E., and R. J. Boucek: Enzymic proteolysis of rat sponge-biopsy collagen tissue. Proc. Soc.

exp. Biol. (N.Y.) **96**, 367 (1957). — ONESON, I., and J. ZACHARIS: The role of the carbohydrate moiety in the structure of the collagen fibril. Arch. Biochem. **89**, 271 (1960). — OPSAHL, J. C.: The role of certain steroids in the adrenal-hyaluronidase relationship. Yale J. Biol. Med. **22**, 115 (1949). — OREKHOVICH, K. D.: Procollagen content of the skin of animals at various age levels. Dokl. Akad. Nauk SSSR. **71**, 521 (1950). — OREKHOVICH, V. N.: Specific alterations of skin proteins. Byull. Eksptl. Biol. Med. **22**, 57 (1946). — OREKHOVICH, V. N., A. S. KONIKOVA, K. D. OREKHOVICH and V. N. DOBBERT: The rate of renewal of proteins of various tissues and organs. Dokl. Akad. Nauk SSSR. **71**, 105 (1950). — OREKHOVICH, V. N., and L. V. PAVLIKHINA: Transformation of procollagen into collagen. Vopr. med. Khim. **3**, 195 (1957). — OREKHOVICH, V. N., L. V. PAVLIKHINA and V. O. SHPIKITER: The nature of the alkalisoluble collagen fraction. Biokhimiya **22**, 210 (1957). — OREKHOVICH, V. N., and V. O. SHPIKITER: Study of some properties of denaturated procollagen with the ultracentrifuge. Dokl. Akad. Nauk SSSR. **101**, 529 (1955a). — Molecular weight and the degree of asymmetry of procollagen. Biokhimiya **20**, 438 (1955b). — Procollagens as biological precursors of collagen and the physico-chemical nature of these proteins. Connective Tissue, Symposium. Council for Internat. Organizations of Medical Science, p. 281, London 1956. — Isolation of α and β components of procollagen. Dokl. Akad. Nauk SSSR. **115**, 137 (1957). — Procollagens. Science **127**, 1371 (1958). — OREKHOVICH, V. N., V. O. SHPIKITER, O. KASAKOVA and V. MAZUROV: The incorporation of C^{14}-labeled glycine into the a- and B components of procollagen. Arch. Biochem. **85**, 554 (1959). — OREKHOVICH, V. N., V. O. SHPIKITER and V. T. ZASLAVSKII: Sedimentation and diffusion of a-B components of procollagen and their ratio. Biokhimiya **23**, 285 (1958). — OREKHOVICH, V. N., A. A. TUSTANOVSKII and K. D. OREKHOVICH: Enzymic hydrolysis of crystalline skin protein. Dokl. Akad. Nauk SSSR. **57**, 475 (1947). — OREKHOVICH, V. N., A. A. TUSTANOVSKII, K. D. OREKHOVICH and N. E. PLOTNIKOVA: The procollagen of hide. Biokhimiya **13**, 55 (1948). — OREKHOVICH, V. N., A. A. TUSTANOVSKII and N. E. PLOTNIKOVA: Isolation of crystalline proteins of a new type (procollagen) from various organs of the vertebrates. Dokl. Akad. Nauk SSSR. **60**, 837 (1948). — ORIEKHOVITCH, V. N.: Les procollagènes, composition chimique. Propriétés et rôle biologique. IIe Congr. Internat. de biochimie Paris, Symposium sur la biogénèse des protéines, p. 62, 1952. — ORLOVSKAYA, G. V., A. L. ZAIDES and A. A. TUSTANOVSKII: Formation of collagen in embryogenesis. Dokl. Akad. Nauk SSSR. **111**, 1396 (1956). — ORR, S. F. D.: Infra-red spectroscopic studies of some polysaccharides. Biochim. biophys. Acta **14**, 173 (1954). — OZZELLO, L., E. Y. LASFARGUES and M. R. MURRAY: Growth-promoting activity of acid mucopolysaccharides on a strain of human mammary carcinoma cells. Cancer Res. **20**, 600 (1960).

PARTRIDGE, S. M.: Chemistry of connective tissues. I. The fate of combination of chondroitinsulfate in cartilage. Biochem. J. **43**, 387 (1948). — PARTRIDGE, S. M., and H. F. DAVIS: The chemistry of connective tissues. 3. Composition of the soluble proteins derived from elastin. Biochem. J. **61**, 21 (1955). — The presence in cartilage of a complex containing chondroitinsulfate combined with noncollagenous protein. Ciba Found. Symp. Chem. Biol. Mucopolysaccharides, p. 93, 1958. — PARTRIDGE, S. M., H. F. DAVIS and G. D. ADAIR: The chemistry of connective tissues. 2. Soluble proteins derived from partial hydrolysis of elastin. Biochem. J. **61**, 11 (1955). — PASCHOUD, J. M.: Experimentelle Untersuchungen zur Heparin-Genese der Urticaria pigmentosa. Dermatologica (Basel) **108**, 362 (1954). — PAULING, L., and R. B. COREY: Structure of fibrous proteins of the collagen gelatin group. Proc. nat. Acad. Sci. (Wash.) **37**, 272 (1951). — PEARCE, R. H., and E. M. WATSON: Mucopolysaccharides of human skin. Canad. J. Res. E **27**, 43 (1949). — PENNEY, J. R., and B. M. BALFOUR: The effect of vitamin C in mucopolysaccharide production in wound healing. J. Path. Bact. **61**, 171 (1949). — PERNIS, P., and E. CLERICI: Chemobiological studies of hyaline tissue in silicosis. Carbohydrate content. Med. d. Lavoro **48**, 238 (1957). — PERSSON, B. H.: Studies on connective tissue ground substance. I. Histochemical features of ground substance in ascorbic acid deficiency and its modification by the action of cortisone. Acta Soc. Med. upsalien. **58**, 120 (1953). — PETERS, R. A., and R. W. WAKELIN: The effect of some thiol compounds upon trypsin, chymotrypsin and chymotrypsinogen. Biochem. J. **43**, 45 (1948). — PFEIFFER, H. H.: The topochemical analysis of glycoproteins in amyloid deposits. Acta histochem. (Jena) **8**, 97 (1959). — PIERCE, J. W. A., R. H. STEELE and A. G. C. WHITE: A colorimetric method for hyaluronic acid estimation. Proc. Soc. exp. Biol. (N.Y.) **83**, 373 (1953). — PIEZ, K. A., and J. GROSS: The amino acid composition of some fish collagens. The relation between composition and structure. J. biol. Chem. **235**, 995 (1960). — PIEZ, K. A., and R. C. LIKINS: The conversion of lysine to hydroxylysine and its relation to the biosynthesis of collagen in several tissues of the rat. J. biol. Chem. **229**, 101 (1957). — PIEZ, K. A., E. WEISS and M. S. LEWIS: Separation and characterization of the α and β components of calf-skin collagen. J. biol. Chem. **235**, 1987 (1960). — PIKULEV, A. T.: Elastin as a glycolipoprotein. Sborn. Nauch Rabot Stalingrad Med. Inst. **11**, 45 (1957). — PIRANI, C. L., and H. R. CATCHPOLE: Serum glycoproteins in experimental scurvy. A.M.A. Arch. Path. **51**, 597 (1951). — PLOTNIKOVA, N. E.: Isolation of crystalline procollagens from skin and organs of man. Dokl. Akad. Nauk SSSR. **66**, 1145 (1949). — PONTIS, H. G.: Uridine diphosphate acetylgalactosamine in liver. J. biol. Chem. **216**, 195 (1955). — POURADIER, J., and M. ABRIBAT: Analysis of various hypotheses on the structure and constitution of gelatin. Science inds. phot. **20**, 444 (1949). — POURADIER, J., and A. M. VENET: The structure of gelatin. II. Variation of the physical and mechanical properties with molecular weight. J. Chim. physique **47**, 391 (1950). — PRODI, G., e F. CANTELLI: Sul contenuto di esoamine in organi di animale sottoposti ad amiloidose spermentale. G. Biochim. **4**, 58 (1955). — PUGH, D., D. H. LEOBACK and P. G. WALKER: Studies on glucosaminidase N-Acetyl glucosaminidase in rat kidney. Biochem. J. **65**, 464 (1957).

RADINO, G.: Histophotometric research on the behavior of the interstitial mucoid substance under the action of ultrasounds. Med. sper. **28**, 302 (1956). — RAGAN, C., E. L. HOWES, C. M. PLOTZ, K. MEYER and J. W. BLUNT: Effect of cortisone on the production of granulation tissue in the rabbit. Proc. Soc. exp. Biol. (N.Y.) **72**, 718 (1949). — RAMACHANDRAN, G. N.: Infrared spectrum and structure of collagen. J. Chem. Physics **23**, 600 (1955). — Structure of collagen. Nature (Lond.) **177**, 710 (1956). — RAMACHANDRAN, G. N., and G. KARTHA: Structure of collagen. Nature (Lond.) **174**, 269 (1954). — RAMACHANDRAN, G. N., and M. S. SANTHANAM: Structure of elastin. Proc. ind. Acad. Sci. A **45**, 124 (1957). — RAPPORT, M. M., B. WEISSMANN, A. LINKER and K. MEYER: Isolation of a crystalline disaccharide, hyalobiuronic acid, from hyaluronic acid. Nature (Lond.) **168**, 996 (1951). — RASK-NIELSON, R., J. CLAUSEN and H. E. CHRISTENSEN: II. Paper electrophoretic investigations on serum and urine of mice with experimental amyloidosis. Protides. Biol. Fluids. Proc. 7th, Colloq. Bruges, Belg., p. 190, 1960. — REISSIG, J. L.: Phosphoacetylglucosaminemutase of Neurospora. Act. bioquim. (Rosario, Arg.) **2**, 52 (1953). — J. biol. Chem. **219**, 753 (1956). — RICH, A., and F. H. C. CRICK: Structure of collagen. Nature (Lond.) **176**, 915 (1955). — RIEDER, S. V., and J. M. BUCHANAN: Studies on the biological formation of glucosamine in vivo. J. biol. Chem. **232**, 959 (1958). — RIENITS, K. G.: Acid mucopolysaccharides of the sexual skin of apes and monkeys. Biochem. J. **74**, 27 (1960). — RILEY, J. F.: The effects of histamine liberators on the mast cells of the rat. J. Path. Bact. **65**, 471 (1953). — Mast cells. Livingstone: E. & S. 1959. — RILEY, J. F., and G. B. WEST: The presence of histamine in tissue mast cells. J. Physiol. (Lond.) **120**, 528 (1953). — RINEHART, J. F., and K. ABDUL-HAJ: An improved method for the histologic staining of acid polysaccharides and 1,2-glycol groupings in paraffin sections of rat tissue. Amer. J. Path. **26**, 639 (1950). — RIZZOLI, C.: The histochemical basis for the staining of mucopolysaccharides in tissues with Alcian blue 8 GN. Boll. Soc. ital. Biol. sper. **31**, 420 (1955). — ROBBINS, P. W., and F. LIPMANN: Identification of enzymically active sulfate as adenosine-3-phosphate-5-phosphosulfate. J. Amer. chem. Soc. **78**, 2652 (1956). — Isolation and identification of active sulfate. J. biol. Chem. **229**, 837 (1957). — Enzymatic synthesis of adenosine-5'-phosphosulfate. J. biol. Chem. **233**, 686 (1958). — ROBB-SMITH, A. H. T.: The relation of reticulin to other collagens. Proc. Conf. Gelatine and Glue Research, p. 38, 1957. — ROBERT, L., and P. SAMUEL: Spectrophotometric method for determination of the elastase inhibitor of serum. Ann. Biol. clin. **15**, 453 (1957). — ROBERTSON, W. V. B., and H. HINDS: Polysaccharide formation in repair tissue during ascorbic acid deficiency. J. biol. Chem. **221**, 791 (1956). — ROBERTSON, W. V. B., J. HIWETT and C. HERMAN: The relation of ascorbic acid to the conversion of proline to hydroxyproline in the synthesis of collagen in the carageenan granuloma. J. biol. Chem. **234**, 105 (1959). — ROBERTSON, W. V. B., M. W. ROPES and W. BAUER: Mucinase; a bacterial enzyme which hydrolyzes synovial fluid mucin and other mucins. J. biol. Chem. **133**, 261 (1940). — ROBERTSON, W. V. B., and B. SCHWARTZ: Ascorbic acid and the formation of collagen. J. biol. Chem. **201**, 689 (1953). — RODÉN, L.: Effect of hexosamines on the synthesis of chondroitin sulphuric acid in vitro. Ark. Kemi 10, 345 (1956). — RODÉN, L., and A. DORFMAN: The metabolism of mucopolysaccharides in mammalian tissues. The origin of l-iduronic acid. J. biol. Chem. **233**, 1030 (1958). — RODESCH, J., and P. MANDEL: Ribonucleic acid in the skin of the white rat. Bull. Soc. franç. Derm. Syph. **64**, 561 (1957). — ROMANI, J. D.: Comparative inhibiting action of cortisone and 17-hydroxycorticosterone on the inflammatory granuloma and on local and general eosinophilia during formation of a fixation abscess in the rat. C. R. Soc. Biol. (Paris) **147**, 970 (1953). — Action of anti-inflammatory corticoids on the fibroblasts and mucopolysaccharides of a fixation abscess in the rat. C. R. Soc. Biol. (Paris) **148**, 37 (1954). — ROMANINI, M. G., e A. R. GIORDANO: Contributi allo studio dei mucopolisaccaridi. II. Osservazioni sullo studio della metacromasia e di altre reazioni di sostanze mucoidi dopo ossidazioni varie. Mikroskopie **7**, 26 (1952). — ROPES, M. W., W. V. B. ROBERTSON, E. ROSSMEISL, R. B. PEABODY and W. BAUER: Synovial fluid mucin. Acta med. scand. Suppl. **196**, 700 (1947). — ROSEMAN, S., F. E. MOSES, J. LUDOWIEG and A. DORFMAN: The biosynthesis of hyaluronic acid by group A streptococcus. Utilization of glucose-1-carbon^{14}. J. biol. Chem. **203**, 213 (1953). — ROSEN, H., A. KESSLER and S. M. LEVENSON: Metabolic inhomogeneity of rat tail tendon collagen: The distribution of C^{14} in the chromatographic components. Arch. Biochem. **90**, 167 (1960). — ROSS, R., and E. P. BENDITT: A comparison of the ultrastructure sequences in normal versus scorbutic wounds. Fed. Proc. **20**, 164 (1961). — ROWEN, J. W., and R. BRUNISH: The size and shape of hyaluronic acid from vitreous humor. Atomic Energy Comm. UCLA-326, 39 pp., 1955. — ROWEN, J. W., R. BRUNISH and F. W. BISHOP: Form and dimensions of isolated hyaluronic acid. Biochim. biophys. Acta **19**, 480 (1956).

SAKATA, R.: Biochemical studies on collagen metabolism. I. Collagen metabolism in normal skin. Kumamoto med. J. **13**, 27 (1960). — SALVINI, L., and M. CORCELLA: The elastase inhibitor in serum. Arch. Stud. Fisiopat. Ricambio **21**, 460 (1957). — SANGER, F.: Free amino groups of insulin. Biochem. J. **39**, 507 (1945). — SANTOS, P. S., H. S. SANTOS, G. A. EDWARDS, A. R. HOGE and P. SAWAYA: Contribution to the knowledge of the fine structure and chemical properties of animal connective tissue fibers. Mem. Inst. Butantan **27**, 1 (1955/56). — SASISEKHARAN, V., and G. N. RAMACHANDRAN: Collagen. II. Cylindrical lattice structure of collagen. Proc. ind. Acad. Sci. A **45**, 363 (1957). — SATAKE, M.: Itinsulfuric acid in pig skin. II. Two disaccharides isolated from skin itinsulfate. Tôhoku J. exp. Med. **68**, 385 (1958). — SATAKE, M., and H. MASAMUNE: Two disaccharides separated from a probable mixture of dermoitinsulfuric and chondroitinsulfuric acids. Tôhoku J. exp. Med. **68**, 44 (1958). — SCARSELLI, V.: Spectrophotometric determination of elastin. G. Biochim. **7**, 20 (1958). — SCHILLER, S.: The influence of the thyroid gland on metabolism of mucopolysaccharides in the skin of rats. Fed. Proc. **20**, 163 (1961). — SCHILLER, S., E. O. BENDITT and A. DORFMAN: Effect of testosterone and cortisone on the hexosamine content and metachromasia of chick combs. Endocrinology **50**, 504 (1952). — SCHILLER, S., and A. DORFMAN: Biosynthesis of mucopolysaccharides in the skin of alloxan-diabetic rats. Biochim. biophys. Acta **16**, 304 (1955). — The metabolism of mucopolysaccharides in animals: the influence of insulin. J. biol. Chem. **227**, 625 (1957a). — The metabolism of mucopolysaccharides in animals; the effect of cortisone and hydrocortisone on rat skin. Endocrinology **60**, 376 (1957b). — SCHILLER, S., M. B. MATHEWS, J. A. CIFONELLI and A. DORFMAN: The metabolism of mucopolysaccharides in animals. Further studies on skin of glucose-C^{14}, acetate-C^{14}, and sodium sulfate-S^{35}. J. biol. Chem. **218**, 139 (1956). — SCHILLER, S., M. B. MATHEWS, L. GOLDFABER, J. LUDOWIEG and A. DORFMAN: The metabolism of mucopolysaccharides in animals. Studies in skin utilizing labelled acetate. J. biol. Chem. **212**, 531 (1955). — SCHILLER, S., M. B. MATHEWS, H. JEFFERSON, J. LUDOWIEG and A. DORFMAN: The metabolism of mucopolysaccharides in animals. Isolation from skin. J. biol. Chem. **211**, 717 (1954). — SCHILLER, S., G. A. SLOVER and A. DORFMAN: A method for the separation of acid mucopolysaccharides: Its application to the isolation of heparin from the skin of rats. J. biol. Chem. **236**, 983 (1961). — SCHILLING, J. A., and L. E. MILCH: Fractional analysis of experimental wound fluid. Proc. Soc. exp. Biol. (N.Y.) **89**, 189 (1955). — SCHLACK, P., and W. KUMPF: A new method for ascertaining the constitution of peptides. Hoppe-Seylers Z. physiol. Chem. **154**, 125 (1926). — SCHMITT, F. O.: The macromolecular basis of collagen structure. Conf. on connective tissue, thrombosis and atherosclerosis, edit. by IRVINE H. PAGE, p. 43. (Academic Press 1959). — SCHMITT, F. O., and J. GROSS: Further progress in the electron microscopy of collagen. J. Amer. Leather Chemists' Ass. **43**, 658 (1948). — SCHMITT, F. O., J. GROSS and J. H. HIGHBERGER: A new particle type in certain connective tissue extracts. Proc. nat. Acad. Sci. (Wash.) **39**, 459 (1953). — States of aggregation of collagen. Symposia Soc. Exp. Biol. No 9, Fibrous Proteins and their Biol. Significance **148** (1954). — SCHMITT, F. O., C. E. HALL and M. A. JAKUS: Investigations of collagen by electron microscope. J. cell. comp. Physiol. **20**, 11 (1942). — SCHMITT, F. O., and A. J. HODGE: Das Tropokollagen-Makromolekül und die Eigenschaften seiner geordneten Aggregationsformen. Leder **11**, 74 (1960). — SCHÖLL, H., I. BENNHOLD and P. B. DIEZEL: Verschiedene Typen von Farbänderungen von Azofarbstoffen. Ein Beitrag zur Metachromasie. Histochemie **1**, 315 (1959). — SCHROEDER, W. A., L. M. KAY, J. LE GETTE, L. HONNEN and F. C. GREEN: The constitution of gelatin. Separation and estimation of peptides in partial hydrolyzates. J. Amer. chem. Soc. **76**, 3556 (1954). — SCHROHENLOHER, R. E., J. D. OGLE and M. A. LOGAN: Two tripeptides from an enzymatic digest of collagen. J. biol. Chem. **234**, 58 (1959). — SCHUBERT, M., et A. LEVINE: A conductimetric study of the interaction of anionic mucopolysaccharides and cationic dyes. J. Amer. chem. Soc. **75**, 5842 (1953). — SCHWARZ, W., and H. J. MERKER: Electron-microscopic investigations of internal silvering of the tendon fibril. Histochemie **1**, 225 (1959). — SEEBERG, G.: Cutaneous absorption during the menstrual cycle and its influence on intradermal reactions of the delayed type. Acta derm.-venereol. (Stockh.) **30**, 231 (1950). — SEIFTER, S., P. M. GALLOP, L. KLEIN and E. MEILMAN: II. Properties of purified collagenase and its inhibition. J. biol. Chem. **234**, 285 (1959). — SETÄLÄ, K., P. HOLSTI, S. LUNDBOM, L. MERENMIES and K. DAMMERT: Die Wirkung nicht ionisierbarer, oberflächenaktiver, tumorerregender Substanzen auf das Kollagen der Kaninchenhaut. Z. Krebsforsch. **61**, 569 (1957). — SHALLOCK, G.: The process of glycoprotein dissociation in ground substance of connective tissue. Bull. Soc. franç. Derm. Syph. **64**, 636 (1957). — SHAPIRO, B., and E. WERTHEIMER: The synthesis of fatty acids in adipose tissue in vitro. J. biol. Chem. **173**, 725 (1948). — SHATTON, J., and M. SCHU-

Bert: Isolation of a mucoprotein from cartilage. J. biol. Chem. **211**, 565 (1954). — Sheehan, J. C., and W. A. Bolhofer: A new isolation of hydroxylysine. J. Amer. chem. Soc. **72**, 2466 (1950). — Sherry, S., W. Troll and E. D. Rosenblum: Collagenase activity of cathepsins. Proc. Soc. exp. Biol. (N.Y.) **87**, 125 (1954). — Shetlar, M. R., E. G. Lacefield, B. N. White and J. A. Schilling: Wound healing: glycoproteins of wound tissue. I. Hexosamine, hexose and uronic acids content. Proc. Soc. exp. Biol. (N.Y.) **100**, 501 (1959). — Shirai, Y., and T. Ohkubo: Synthesis of glucuronides by tissue slices. J. biol. Chem. **41**, 341 (1954). — Sinex, F. M., and B. Faris: The pigmentation of elastin. Fed. Proc. **20**, 378 (1961). — Sinex, F. M., and D. D. van Slyke: The source and state of the hydroxylysine of collagen. J. biol. Chem. **216**, 245 (1955). — Slack, H. G. B.: The metabolism of sulphated polysaccharides in carageenin induced granuloma. Biochem. J. **64**, 7 p. (1956). — Connective tissue growth stimulation by carageenin. II. The metabolism of sulfate polysaccharides. Biochem. J. **65**, 459 (1957). — Connective tissue growth stimulated by carageenin. III. The nature and amount of polysaccharide produced in normal and ascorbutic guinea pigs and the metabolism of a chondroitinsulfuric acid fraction. Biochem. J. **69**, 125 (1958). — Smith, E. E. B., and G. T. Mills: Uridyl transferase of mammary gland. Biochim. biophys. Acta 18, 151 (1955). — Smith, H.: The virulenceenhancing factor of mucins. Fractionation studied on hog gastric mucins. Biochem. J. **46**, 356 (1950). — Identification of a heparin as a main component of the "third factor" involved in the virulence-enhancing action of hog gastric mucin. Nature (Lond.) **168**, 563 (1951). — Smith, H., P. W. Harris-Smith and J. L. Stanley: The virulence-enhancing factor of mucins. The role of particulate insoluble matter and a viscous medium in virulence enhancement, with a revised assay of the third factor involved. Biochem. J. **50**, 211 (1951). — The virulence-enhancing factor of mucins. Identification of a heparin as the main component of the third factor involved in virulence enhancement. Biochem. J. **52**, 22 (1952). — Smith, J. E., G. T. Crowley jr. and R. B. Giles jr.: Some carbohydrates of synovial fluid. Arthritis Rheumat. **3**, 409 (1960). — Smith, R. H., and S. Fitton-Jackson: Conversion of L-proline-C^{14} to hydroxyproline-C^{14} by fowl osteoblasts in tissue culture. J. biophys. biochem. Cytol. **3**, 912 (1957). — Smits, G., J. Morreau, C. Garcia-Smit and S. Stodel: Quantitative interrelations of the chief components of some connective tissues during fetal and post-natal development in cattle. Biochim. biophys. Acta **25**, 542 (1957). — Sobel, H., S. Gabay and G. Bonorris: Hexosamine and collagen in tissue of rats which survived x-irradiation. J. Geront. **15**, 253 (1960). — Sobel, H., S. Gabay, C. Johnson and B. Hassan: Carcass nitrogen and the hexosamine-collagen ratio of skin following starvation and cortisone administration in rats and guinea pigs. Metabolism **180** (1959). — Sobel, H., S. Gabay, E. T. Wright, I. Lichtenstein and N. H. Nelson: The influence of age upon the hexosamine-collagen ratio of dermal biopsies from men. J. Geront. **13**, 128 (1958). — Sobel, H., and J. Marmorston: The effect of cortisone on the collagen and hexosamine content of the skin and femurs of one year old rats. Endocrinology **55**, 21 (1954). — The possible role of the gel-fiber ratio of connective tissue in the aging process. J. Geront. **2**, 1 (1956). — Sobel, H., H. A. Zutrauen and J. Marmorston: The collagen and hexosamine contents of the skin of normal and experimentally treated rats. Arch. Biochem. **46**, 221 (1953). — Solomons, C. C., and J. T. Irving: Availability to dinitrofluorobenzene of some amino groups in human dentine and ox hide collagen. Nature (Lond.) **178**, 548 (1956). — Calcification. The reaction of some hard- and soft-tissue collagens with 1-fluoro-2,4-dinitrobenzene. Biochem. J. **68**, 499 (1958). — Spain, D. M., and N. Molomut: Effect of cortisone on inflammation in mice. Amer. J. clin. Path. **22**, 944 (1952). — Spiro, R. G.: Studies on the biosynthesis of glucosamine in the intact rat. J. biol. Chem. **234**, 742 (1959). — Srere, P. A., I. L. Chaikoff, S. S. Treitman and L. S. Burstein: The extrahepatic synthesis of cholesterol. J. biol. Chem. **182**, 629 (1950). — Stainsby, G.: Viscosity of dilute gelatin solutions. Nature (Lond.) **169**, 662 (1952). — Stary, Z.: Leber und Galle. In Physiologische Chemie, herausgeg. von Flaschenträger u. E. Lehnartz. Berlin-Göttingen-Heidelberg: Springer 1956. — Mucosaccharides and glycoproteins. Chemistry and Physiopathology. Ergebn. Physiol. **50**, 174 (1959). — Stary, Z., u. M. Bilen: Mucopolysaccharidgehalt normaler Organe. Klin. Wschr. **34**, 786 (1956). — Stary, Z., u. S. Tekman: Klinische und pathologische Bedeutung der Hyaluronidasen. Münch. med. Wschr. **93**, 30—31 (1951). — Stary, Z., u. M. Yuvanidis: Über den Hexuronsäuregehalt der Serumproteine. Biochem. Z. **324**, 206 (1953). — Stearns, M. L.: Studies on the development of connective tissue in transparent chambers in the rabbits ear. Amer. J. Anat. **66**, 133 (1940). — Studies on the development of connective tissue in transparent chambers in the rabbits ear. Amer. J. Anat. **67**, 55 (1940). — Steigleder, G. K.: Nonspecific esterases in connective tissue cells of skin. Bull. Soc. franç. Derm. Syph. **64**, 554 (1957). — Steigleder, G. K., and K. Schultis: Histochemie der Haut-Esterasen. Arch. klin. exp. Derm. **205**, 196 (1957). — Stein, W. H., and C. G. Miller jr.: The composition of elastin. J. biol. Chem. **125**, 599 (1938). — Stetten, M. R.: Some aspects of the metabolism of hydroxyproline; studies with the aid of isotopic nitrogen. J. biol. Chem. **181**, 31 (1949). — Mechanism of the conversion of ornithine into proline and glutamic acid in vivo. J. biol. Chem. **189**, 499

(1951). — STETTEN, M. R., and R. SCHOENHEIMER: The metabolism of l(-)proline studies with the aid of deuterium and isotopic nitrogen. J. biol. Chem. **153**, 113 (1944). — STOFFYN, P. J., and R. W. JEANLOZ: The identification of the uronic acid component of dermatan sulfate (β-Heparin, chondroitinsulfate B). J. biol. Chem. **235**, 2507 (1960). — STOUGHTON, R. B., and G. WELLS: A histochemical study on polysaccharides in normal and diseased skin. J. invest. Derm. **15**, 37 (1950). — STROBEL, H.: Die Gewebsveränderungen der Haut im Verlaufe des Lebens. Arch. Derm. Syph. (Berl.) **186**, 636 (1948). — STROMINGER, J. L., H. M. KALCKAR, J. AXELROD and E. S. MAXWELL: Enzymatic oxidation of uridine diphosphate glucose (UDPG) to uridine diphosphate glucuronic acid (UDPGA). J. Amer. chem. Soc. **76**, 6411 (1954). — STROMINGER, J. L., E. S. MAXWELL, J. AXELROD and H. M. KALCKAR: Enzymatic formation of uridine diphosphoglucuronic acid. J. biol. Chem. **224**, 79 (1957). — SUTHERLAND, G. B. B. M., K. N. TANNER and D. L. WOOD: Infrared evidence for collagen structures. J. chem. Phys. **22**, 1621 (1954). — SUZUKI, S., and J. L. STROMINGER: Enzymatic sulfation of mucopolysaccharides in hen oviduct. I. Transfer of sulfate from 3'-phosphoadenosine 5' phosphosulfate to mucopolysaccharides. J. biol. Chem. **235**, 257 (1960). — Enzymatic sulfation of mucopolysaccharides in hen oviduct. II. Mechanisms of the reaction studied with oligosaccharides and monosaccharides as acceptors. J. biol. Chem. **235**, 267 (1960). — III. Mechanism of sulfation of chondroitin and chondroitinsulfate A. J. biol. Chem. **235**, 274 (1960). — SYLVÉN, B.: Über das Vorkommen von hochmolekularen Esterschwefelsäuren im Granulationsgewebe und bei Epithelregeneration. Acta chir. scand. **86**, Suppl., 66 (1941). — SZIRMAI, J. A.: The connective tissue of the cock comb. Histochemical observation on the ground substances. J. Histochem. Cytochem. **4**, 96 (1956).

TELKKÄ, A., and E. KULONEN: Precipitation of polysaccharides as basis of histochemical reactions. Ann. Med. exp. Fenn. **37**, 310 (1959). — TENNENT, D. M., M. E. ZANETTI, W. H. OTT, G. W. KURON and H. SIEGEL: Influence of crystalline elastase on experimental atherosclerosis in the chicken. Science **124**, 588 (1956). — TEYSSIE, A. R., B. G. T. DE POGO, E. SACERDOTE DE LUSTIG and J. SCACIATTI: Mucopolysaccharides of normal and tumoral fibroblasts cultured in vitro. Tex. Rep. Biol. Med. **18**, 523 (1960). — THOMPSON, R. C.: Studies of metabolic turnover with tritium as a tracer. II. Gross studies on the rat. J. biol. Chem. **200**, 731 (1953). — THOMPSON, R. C., and J. E. BALLOU: Studies of metabolic turnover with tritium as a tracer. IV. Matabolically inert lipide and protein fractions from the rat. J. biol. Chem. **208**, 883 (1954). — TOMLIN, S. G.: The structure of collagen fibers. Proc. Intern. Wool Textile Research Conf., Melbourne B **187** (1955). — TOMLIN, S. G., and K. T. TURNER: Electrophoretic studies of tendon collagen solutions. Biochim. biophys. Acta **26**, 170 (1957). — TOPPER, Y. T., and M. M. LIPTON: The biosynthesis of a streptococcal capsular polysaccharide. J. biol. Chem. **203**, 135 (1953). — TOUSTER, O., and V. H. REYNOLDS: The synthesis and properties of B-d-glucuronic acid-1-phosphate. J. biol. Chem. **197**, 863 (1952). — TRACEY, M. V.: A manometric method for the estimation of milligram quantities of uronic acids. Biochem. J. **43**, 185 (1948). — TRIMBLE, H.: True sugar content of skin in diabetes. Arch. Derm. Syph. (Chicago) **25**, 6 (1932). — TRIMBLE, H. C., and B. W. CAREY jr.: On the true sugar content of the skin and of muscle in diabetic and non-diabetic persons. J. biol. Chem. **90**, 655 (1931). — TUERKISCHER, E., and E. WERTHEIMER: Factors influencing deposition of glycogen in adipose tissue of the rat. J. Physiol. (Lond.) **104**, 361 (1946). — TUNBRIDGE, R. E.: Relation of elastin and collagen (morphological studies). Experientia (Basel) Suppl. No 4, 15 (1956). — TUSTANOVSKII, A. A.: Proteins of the skin. Biokhimiya **12**, 285 (1947). — TUSTANOVSKII, A. A., A. L. ZAIDES, G. V. ORLOVSKAYA and A. N. MIKJAILOV: The structure of collagen. Dokl. Akad. Nauk SSSR. **97**, 121 (1954).

URBACH, E., and P. FANTL: Methoden zur quantitativ-chemischen Analyse der Haut. Biochem. Z. **196**, 474 (1928). — URBACH, E., and J. W. LENTZ: Carbohydrate metabolism and the skin. Arch. Dermat. Syph. (Chicago) **52**, 301 (1945).

VAN SLYKE, D. D. and F. M. SINEX: The course of hydroxylation of lysine to form hydroxylysine in collagen. J. biol. Chem. **232**, 797 (1958). — VARGA, L.: Studies on hyaluronic acid prepared from the vitreous body. J. biol. Chem. **217**, 651 (1955). — VARGA, L., A. PIETRUSZKIEWICZ and M. RYAN: Hyaluronic acid. I. Influence of ionic strength on the sedimentation and diffusion properties. Biochim. biophys. Acta. **32**, 155 (1959). — VEIS, A., and J. COHEN: The degradation of collagen. A method for the characterization of native collagen. J. Amer. chem. Soc. **76**, 2476 (1954). — The role of cross linkages in the solubilization of insoluble collagen. J. physic. Chem. **62**, 459 (1958). — VERZÁR, F., and K. HUBER: Thermal contraction of single tendon fibers from animals of different age after treatment with formaldehyde, urethan, glycerol, acetic and other substances. Gerontologia (Basel) **2**, 81 (1958a). — The affinity of collagen fibers for radio-isotopes calcium-45, sodium-24, potassium-42 and iodine-131 during thermal contraction. Gerontologia (Basel) **2**, 113 (1958b). — VINOGRADOV, V. V., and L. P. CHEREMNYKH: Histochemical detection of acid mucopolysaccharides. Byull. Eksptl. Biol. i Med. **43**. 124 (1957). — VISWANATHA, T., and F. IRREVERRE: Occurrence of hydroxylysine in trypsin. Biochim. biophys. Acta **40**, 564 (1960). —

Vitry, G.: La reaction metachromatique et son utilisation pour l'etude des polysaccharides. Ann. Histochim. 3, 279 (1958).

Waldschmidt-Leitz, E. W., G. Bretzel and L. Keller: Detection of hydroxylysine in serum protein. Naturwissenschaften 47, 254 (1960). — Wassermann, F., and A. Lindenbaum: Effect of enzymes on the reconstitution of collagenous fibrils in vitro. J. biophys. biochem. Cytol. 2, Suppl. 299 (1956). — Watson, E. M., and R. H. Pearce: The mucopolysaccharide content of the skin in localized (pretibial) myxedema. Amer. J. clin. Path. 19, 442 (1949). — Weber, G.: Vergleichende Untersuchungen über das quantitative Verhalten proteingebundener Kohlenhydrate im Blutserum bei Dermatosen. Acta derm.-venereol. (Stockh.) 38, 127 (1958). — Weber, G., O. Braun-Falco u. G. Thaesler: Zur Frage des Verhaltens proteingebundener Polysaccharide im Serum bei Dermatosen. Arch. Derm. Syph. (Berl.) 198, 634 (1954). — Derm. Wschr. 129, 561 (1954). — Weber, G., and G. Thaesler: Glucuronic acid in the blood serum during dermatoses. Minerva derm. (Torino) 34, 554 (1959). — Weissmann, B.: The transglycosylative action of testicular hyaluronidase. J. biol. Chem. 216, 783 (1955). — Weissmann, B., M. M. Rapport, A. Linker and K. Meyer: Isolation of the aldobionic acid of umbilical cord hyaluronic acid. J. biol. Chem. 205, 205 (1953). — Weissmann, B., and J. Tornheim: Action of purified liver extracts on a hyaluronate trisaccharide. Fed. Proc. 20, 236 (1961). — Wells, G. C., and C. Babcock: Epidermal protease. J. invest. Derm. 21, 459 (1953). — White, B. N., M. R. Shetlar, H. M. Shurley and J. A. Schilling: Wound healing: investigation of proteins, glycoproteins, and lipides of experimental wound fluid in the dog. Proc. Soc. exp. Biol. (N.Y.) 101, 353 (1959). — Windrum, G. M.: Histochemical demonstration of hyaluronic acid. A.M.A. Arch. Path. 65, 513 (1958a). — Sulfation techniques in histologic study of granulation tissue. Lab. Invest. 7, 9 (1958b). — Windrum, G. M., P. W. Kent and J. E. Eastoe: The constitution of human renal reticulin. Brit. J. exp. Path. 36, 49 (1955). — Winter, C. A., and L. Flataker: Influence of cortisone and related steroids upon spreading effect of hyaluronidase. Fed. Proc. 9, 137 (1950). — Woessner jr., J. F., and R. J. Boucek: Connective tissue development in subcutaneously implanted polyvinyl sponge. II. Enzymic changes during development. Arch. Biochem. 92, 95 (1961). — Wolbach, S. B.: Controlled formation of collagen and reticulum: a study of the source of intercellular substance in recovery from experimental scorbutus. Amer. J. Path. 9, 689 (1933). — Wolf, G., and A. Moretti: Vitamin A and net synthesis of mucopolysaccharides. Fed. Proc. 20, 162 (1961). — Wolf, G., P. T. Varandani and B. Conner Johnson: Vitamin A and mucopolysaccharide synthesizing enzymes. Biochem. biophys. Acta 46, 59 (1961). — Wolfrom, M. L., and W. BrockNeely: The uronic acid component of chondroitinsulfuric acid. J. Amer. chem. Soc. 75, 2778 (1953). — Wolfrom, M. L., and J. V. Karabinos: Heparin. Hydrolytic characteristics. J. Amer. chem. Soc. 67, 679 (1945). — Wolfrom, M. L., G. Montgomery, J. V. Karabinos and P. Rathgeb: The structure of heparin. J. Amer. chem. Soc. 72, 5796 (1950). — Wolfrom, M. L., and F. A. H. Rice: Uronic component of heparin. J. Amer. chem. Soc. 68, 532 (1946). — Uronic acid component of mucoitinsulfuric acid. J. Amer. chem. Soc. 69, 1833 (1947). — Wolpers, C.: Zur electronenmikroskopischen Darstellung elastischer Gewebeselemente. Klin. Wschr. 23, 169 (1944). — Elektronenmikroskopische Untersuchungen zur Pathologie der kollagenen Fasern. Frankfurt. Z. Path. 61, 417 (1950). — Wood, G. C.: The stabilization of elastin by a polysaccharide. Biochem. J. 55, XXXIV (1953). — Reconstitution of elastin from a soluble protein derived from ligamentum nuchae. Biochem. J. 68, 21 P (1958); 69, 539 (1958). — The formation of fibrils from collagen solutions. 2. A mechanism of collagen fibril formation. Biochem. J. 75, 598 (1960a). — The formation of fibrils from collagen solutions. 3. Effect of chondroitinsulphate and some other naturally occurring polyanions on the rate of formation. Biochem. J. 75, 605 (1960b). — Wood, G. C., and M. K. Keech: The formation of fibrils from collagen solutions. I. The effect of experimental conditions: kinetic and electronmicroscope studies. Biochem. J. 75, 588 (1960). — Wynn, W., and J. Haldi: Water and fat content of albino rat on high fat diet, further observations. Amer. J. Physiol. 142, 508 (1944).

Yasuda, K.: Histochemical staining of hyaluronic acid with chitosan. Okajimas Folia anat. Jap. 25, 55 (1953). — Young, E. G., and J. W. Lorimer: The acid soluble collagen of cod skin. Arch. Biochem. 88, 373 (1960).

Zaides, A. L., A. N. Mikhailov, G. V. Orlovskaya and A. N. Tustanovskii: Collagen a protein consisting of several microphases and several components. Kozarstvi 9, 3 (1959). — Zambotti, V., A. A. Castellani and B. De Bernard: Uridine diphospho-glucose dehydrogenase in the metaphyseal cartilage. R. C. Ist. lomb. sci., Cl. Sci., mat. natur. 91, 14 (1957). — Zuckerman, S.: The histogenesis of tissues sensitive to oestrogens. Biol. Rev. 15, 231 (1940).

Pathophysiologie allergischer Dermatosen

Von

Günter Stüttgen-Düsseldorf

Mit 15 Abbildungen

Vorwort

Im Vordergrund der Betrachtung der Pathophysiologie allergischer Dermatosen steht hier der Mechanismus der allergischen Reaktion unter besonderer Berücksichtigung der gebildeten oder freigesetzten Wirkstoffe. Überschneidungen mit den Beiträgen in diesem Ergänzungswerk Band II/1 von MIESCHER „Ekzem (Histopathologie, Morphologie, Nosologie)", STORCK „Das experimentelle Ekzem", FISCHER „Ekzemtherapie",SCHNYDER und BORELLI „Neurodermitis constitutionalis sive atopica", BURCKHARDT „Die beruflichen Hautkrankheiten", STORCK (II/2) „Hämorrhagische Krankheiten einschließlich Shwartzman-Sanarelli-Phänomen, Koagulopathien, Thrombopathien allergischer Genese" und in Ergänzungsband IV W. JADASSOHN „Immunbiologie der Haut. Arthus-Phänomen und Serumkrankheit, Mechanismus der urticariellen und ekzematösen Reaktion usw.", KALKOFF und GEHREIS „Tuberkulose der Haut (einschließlich allgemeiner Pathogenese der Hauttuberkulose, Tuberkulinreaktion)" werden wohl an manchen Stellen nicht zu vermeiden sein. Aus diesen Gründen sind die Kapitel wie Allergene, Antikörper und Histogenese lediglich vom Gesichtspunkt einer Besprechung von Transportfunktionen hautfremder Zellen und Flüssigkeiten (Allergene, Antikörper) sowie geweblicher Reaktionen auf definierte Wirkstoffe der allergischen Reaktion (Histogenese) durchgeführt worden, die als Träger von Vorstufen oder bereits gebildeten Substanzen für die Auswirkung oder Entwicklung einer allergischen Reaktion an der Haut sich anbieten.

Im weitgefaßten Sinn kann das Shwartzman-Sanarelli-Phänomen auch einer erworbenen Anders-Reaktion zugeordnet werden. Anaphylaktische Vorgänge im Sinne einer spezifischen Antikörper-Reaktion sind aber am Zustandekommen dieses Phänomens nicht beteiligt (APITZ). Im Vordergrund stehen bei dieser Reaktion primär hämorrhagische Veränderungen durch Schädigung der Gefäßendothelien auf dem Boden einer Umstimmung, die von einer Antigen-Antikörper-Reaktion verschieden ist. Entsprechend findet sich auch eine verschiedenartige Beeinflussung des Shwartzman-Sanarelli-Phänomens, obwohl nicht bestritten werden kann, daß manche Berührungspunkte mit allergischen Vorgängen gegeben sind. Aus diesen Gründen wird bei dem vorliegenden Kapitel auf dieses Phänomen verzichtet, das an anderer Stelle des Ergänzungswerkes von STORCK besonders behandelt wird.

1. Der Allergiebegriff

Seitdem VON PIRQUET (1906) den klinischen Begriff der Allergie prägte, hat sich die Definition dessen, was unter Allergie verstanden werden darf, in allgemeiner Gültigkeit bis heute noch nicht abgeklärt; es wird nach LETTERER (1956) mehr oder weniger immer eine Konvention bleiben, was wir unter Allergie verstehen wollen. Die Objektivierungsmöglichkeiten eines allergischen Vorgangs sind klinisch und klinisch-experimentell an der menschlichen Haut günstig. Dementsprechend hat die Dermatologie an der Entwicklung und Deutung dieses Forschungszweiges der Medizin von jeher besonderen Anteil gehabt und ist besonders bestrebt gewesen, den Begriff Allergie abzuklären (JADASSOHN, BLOCH). Im Sinne v. PIRQUETs wird unter Allergie ein allgemeiner Begriff für eine veränderte, erworbene Reaktionsfähigkeit verstanden, und es wird damit der Auslegung dieses Begriffes ein weiter Raum gegeben, obwohl unterstellt werden kann, daß die Basis zur Begriffsbildung der Allergie eine Antigen-Antikörper-Reaktion war. Richet prägte (1902), ausgehend vom Tierversuch, durch Vorbehandlung mit körperfremden Substanzen den Begriff der Anaphylaxie, den er der Immunität gegenüberstellte und als Schutzlosigkeit des Organismus verstanden haben wollte. Mit der Zeit entwickelte sich die Tendenz, die Sonderfälle, seien sie tierexperimenteller Natur oder klinischen Charakters, wie Idiosynkrasie, echte eiweiß-anaphylaktische Zustände und dergleichen, in den Schmelztiegel eines übergeordneten Allergiebegriffes einfließen zu lassen, der neben der Anders-Reaktion den Nachweis oder die hohe Wahrscheinlichkeit eines Antigen-Antikörper-Ablaufes forderte (Dörr, Berger). Unter dieser Voraussetzung wurde der Ablauf einer allergischen Reaktion den hyperergischen Reaktionen nach Rössle im Sinne einer allergischen Entzündung zugeordnet und interferierte mit Entzündungen anderer Genese bzw. anderen erworbenen Reaktionsänderungen, die nicht auf einer Antigen-Antikörper-Reaktion beruhten (Dysregulative Allergie nach Letterer). Unter der Parallergie, beschrieben von Moro und Keller, wurde eine Reaktionsänderung des spezifisch sensibilisierten Organismus gegen Reizstoffe verstanden, die keinen strukturellen Zusammenhang mit dem ursprünglichen Allergen boten. Als Metallergie bezeichnete Urbach die erneute Auslösung der gleichen schon abgeklungenen Reaktionen durch nachfolgende Antigene anderer Art. Die Metallergie steht nach Urbach zwischen der polyspezifischen allergischen und der polyvalenten nichtallergischen Pathergie.

Die weitere Erörterung dieser Begriffe würde uns von dem Thema unserer Abhandlung zu weit entfernen, obwohl diese kurze Skizzierung des Begriffs der allergischen Reaktion andeutet, daß allergische und nichtallergische Mechanismen, soweit man den Allergiebegriff auf eine Antigen-Antikörper-Reaktion begrenzt, in Bahnen einmünden können, die beiden gemeinsam sind und die Unterschiede sich hauptsächlich in dynamischer Sicht herausschälen, wobei der Versuch von Schreus und Gahlen (1950), die jeweilige Entzündungsform aus der Beziehung zwischen Kontaktzeit und Konzentration der einwirkenden Substanz abzuleiten, bei der allergischen Entzündung an der Haut im Rahmen dieser Gleichung die Annahme eines besonderen Exponenten bei der Antigen-Antikörper-Reaktion wahrscheinlich machte, der — anders als der Schwarzschildexponent — größer als 1 ist. So wird sich bei der folgenden Betrachtung herausstellen, daß das Problem der allergisch bedingten Hautveränderungen mehr im Reaktionsmodus liegt, als im Typ spezifischer pharmakodynamischer Substanzen, die Entzündungen auslösen, welche schließlich mit Stufen unspezifischer Entzündungen parallel gehen können. Clark und Randolph definieren z.B. die Allergie als Verstärkung eines normalen physiologischen Vorganges, bei welchem die sauren Stoffwechselprodukte rascher gebildet als neutralisiert werden.

Für die Objektivierung einer epidermalen bzw. cutanen Allergie bleibt der Hauttest unerläßlich. Seine Bedeutung im Hinblick auf andere Organallergien unterliegt einer kritischen Einstellung, die von Darier, Sézary und Tzanck, Bonnevie und Salén in großen Reihenversuchen unterbaut wurde. Gahlen zeigte an Hand der epicutanen Hautläppchenproben, daß in einer positiven Hautprobe unter Beachtung der Grenzkonzentrationen die Zugehörigkeit zu Kollektiven verschiedener Pathogenese verborgen sein kann, nämlich einmal zur sicheren Überempfindlichkeit und zum anderen zu einer nur empfindlichen Gruppe, die auf die Testsubstanz toxisch reagiert; statistisch gliedert sich das recht homogene Bild einer positiven Kontaktreaktion gemäß funktioneller Besonderheiten in der Pathogenese auf. Zur Sicherung der allergischen Reaktion sind auch im Einzelfall vom wissenschaftlichen Standpunkt aus in Konzentrationen abgestufte Hautläppchenproben notwendig, die in Zehnerpotenzen unter den Konzentrationen liegen, die im allgemeinen für den praktischen Gebrauch nach Carrié und SCHREINER zu empfehlen sind. Die Variabilität der Empfindlichkeitsgrade bringt es mit sich, daß mit bestimmter Wahrscheinlichkeit niedrigste Reizschwellen vorkommen, die wegen ihrer relativen Seltenheit als Allergie bezeichnet werden, ohne daß aber eine Antigen-Antikörper-Reaktion vorliegt. Anaphylactoide Reaktionen können durch großmolekulare Substanzen (Hühnereiweiß, Dextran) in Abhängigkeit von der jeweiligen Tierart durch intracutane Injektionen ausgelöst werden, die auf eine pharmakologische Eigenart der injizierten Substanz bezogen werden können (Histaminliberatoren s. dort) (LENDLE u. WEISSER). Abgesehen von der Ähnlichkeit pathogenetisch verschiedenartiger Entzündungen an der Haut, kann also auch im Einzelfall anhand der Konzentrationsunterschiede der die Entzündung auslösenden Substanzen nicht ohne weiteres auf einen allergischen Ablauf geschlossen werden, und es drängen sich Untersuchungen auf, die auf einem anderen Weg Licht in das Wesen einer allergischen Reaktion bringen können.

2. Allergene

Eine Substanz, die auf dem Blutweg an die Haut herangeführt wird oder exogen in die Haut eindringt, braucht als solche nicht unbedingt als Allergen zu wirken, wenn die Folge eines derartigen Kontaktes eine allergische Reaktion darstellt. Metabolische Umwandlungen vermögen im Organismus und auch in der Haut aus der eindringenden Substanz erst das eigentliche Allergen zu bilden. So spaltet sich aus der organischen Arsenverbindung Salvarsan später im Organismus Arsen ab, und 6-wertige Chromverbindungen werden in der Haut zu 3wertigen reduziert (MAGNUS). Lichtenergetische Umwandlungen allein können Substanzen (Phenothiazine, Sulfonamide) in oder auf der Haut in ein Allergen umformen, ohne daß der Hautstoffwechsel dabei eine Rolle spielt (BURCKHARDT, SCHWARZ und SCHWARZ-SPECK 1957, KIMMIG, IPPEN 1958). Durch die verschiedenartigen Möglichkeiten der Umwandlung organischer und anorganischer Substanzen kann ein Reaktionsprodukt gebildet werden, welches chemisch mit der in die Haut eindringenden oder der im Test aufgelegten Substanz nicht identisch ist. Besondere Beachtung verdienen in dieser Hinsicht Substanzen von Chinonstruktur, wie aromatische Amine und Aminophenole, auf die R. L. MAYER aufmerksam gemacht hat. Diese chemische Umwandlung gilt natürlich nicht nur allein im Rahmen der Resorption für epicutan applizierte, sondern auch für oral verabreichte Substanzen. Abbauprodukte bis zu Peptonen aus Eiweißen von tierischen und vegetabilischen Stoffen haben noch eine Allergenwirkung und besitzen die Fähigkeit zur Antianaphylaxie. Auf diesem Prinzip beruht auch die spezifische Propeptontherapie nach LUITHLEN und URBACH und ebenfalls die Entwicklung des Begriffes der peptogenen Allergie nach SCHREUS. Durch diesen Begriff soll ausgedrückt werden, daß verschiedene native Eiweißkörper, die gleichzeitig als Allergene erkannt sind, in den sich ähnelnden Abbauprodukten — den Peptonen — ihre gemeinsame Allergenbasis besitzen. Es dürften aber auch andere Gesichtspunkte für das Phänomen der Gruppenspezifität bestehen, auf die JADASSOHN 1958 hinwies. Eine andere Arbeitshypothese der Allergenbildung stammt von MANWARING, der die Bildung von sekundären Endoallergenen, z.B. in der Leber, annahm. BARBER und ORIEL glaubten, dafür mit der sog. P-Substanz Belege bringen zu können. Die P-Substanz ist ein aus dem Urin gewonnenes Polypeptid, welches von den Autoren als Proteose gekennzeichnet und als sog. sekundäres Allergen bezeichnet wurde. Eine mit dieser Substanz ausgelöste positive Prausnitz-Küstner-Reaktion, sowie das Gelingen der Schultz-Daleschen Versuchsanordnung schien die Annahme zu rechtfertigen, diese Substanz in die Gruppe der Allergene einzuordnen.

Versuche, mit der P-Substanz zu desensibilisieren, unterbauten diese Vorstellung. Die zahlreichen Nachuntersuchungen führten jedoch zu einer kritischeren Einstellung. HÜLLSTRUNG konnte zwar klinisch in gewissem Maße ebenso wie BLACK die Erfahrungen von ORIEL bestätigen, doch wurde bereits eine unspezifische Reaktion auf die P-Substanz angenommen, die aus einer Äther-Wasser-Emulsion gewonnen wurde. Eigene Untersuchungen belegten vom pharmakologischen Standpunkt aus die Inhomogenität dieser Urinfraktion. Der P-Substanz ähnlich wurde mittels einer Äther-Extraktion von KARADY u. Mitarb. aus dem Harn von Allergikern eine spasmolytisch wirkende Fraktion gewonnen, welche sich im Stadium einer Sensibilisierung anreichert. Die Schwierigkeiten in der Analyse derartiger Substanzen beruhen auf der nur auf biologischem Wege erfolgten Identifizierung.

Durch Bindung an Eiweiße werden organische und anorganische Substanzen, die ein relativ kleines Molekulargewicht haben und von LANDSTEINER als Haptene bezeichnet werden, zu Vollantigenen. Sensibilisierung gelingt nur mit Vollantigenen, dagegen können bei schon bestehender Sensibilisierung Erfolgsreaktionen mit dem Hapten ausgelöst werden. Ekzemauslösende Antigene entstehen vornehmlich aus einfachen chemischen Verbindungen (Haptene), die als determinante Gruppe mit Eiweißen der Epidermis Komplexe bilden (s. GRAUL). So wurde von RAJKA nachgewiesen, daß bei den Allergenen, die zur mikrobiellen Allergie führen, eine Inkubation mit Hauteiweißen, insbesondere Keratinen, notwendig sein dürfte. K. H. SCHULZ zeigte an Hand einer monographischen Übersicht den engen Zusammenhang zwischen der sensibilisierenden Wirkung von Arzneimitteln, insbesondere von Kontaktallergenen, und der Konjugationsfähigkeit. Die Form der Konjugation von Haptenen an verschiedenartige Eiweiße vermag nach R. L. MAYER auch den Reaktionsort der Antigen-Antikörper-Reaktion zu bestimmen. Das Hapten ist verantwortlich für die Spezifität der Sensibilisation, während durch den Eiweiß-Träger der Typus der Reaktion — Früh- oder Spätreaktion — bestimmt wird. R. L. MAYER konnte nachweisen, daß der sog. „carrier", der Bindestoff des Haptens, für die Lokalisation der Antigen-Antikörper-Reaktion entscheidende Bedeutung besitzt, wie besonders für das Formaldehyd gezeigt werden konnte. Zur Bildung von Allergenen, die zu einem Kontaktekzem führen, ist die Bindung der Haptene zum Vollantigen an Keratin und Kollagen naheliegend, während nach Injektion, Inhalation oder auch Resorption durch den Intestinaltrakt Albumine und Globuline, insbesondere Globular-Proteine, in Frage kommen. Im Tierexperiment nach BAER, ROSENTHAL u. SIMS ist eine Acanthose Voraussetzung einer ekzematösen, allergischen Kontakt-Reaktion. Die verschiedenartigsten Hautallergene, deren statistische Häufung besonders auffällig ist, scheinen in ihrer gerbenden Eigenschaft nach MAYER eine gemeinsame Basis zu besitzen. Aber es ist nicht so, daß nur arteigenes bzw. organspezifisches Eiweiß ein Hapten zu einem Vollantigen werden läßt; jedwedes artfremde Protein ist in besonderem Maße als komplementierende Substanz bei der Entwicklung einer Allergisierung von Einfluß (HAXTHAUSEN). Organspezifische Eiweiße scheinen aber eine besondere Neigung zu haben, sich an den jeweiligen Orten der späteren Antigen-Antikörper-Reaktion mit dem Hapten zu binden, wie es SCHWARZ bei der Arzneimittelallergie durch einstündige Inkubation des Allergens mit Eigenserum zeigen konnte.

Am Beispiel verschieden substituierter Dinitrophenol-Verbindungen belegte EISEN u. Mitarb., daß die Auslösung einer allergischen Sofortreaktion durch ein Allergen und die Provokation von Antikörpern nicht miteinander gekoppelt sein muß. In Abhängigkeit von der jeweiligen Antikörperpopulation reagieren in dieser Hinsicht Mensch und Tier verschieden.

3. Antikörper

Eine allergische Reaktion wird erst dann ausgelöst, wenn das Allergen mit seinem spezifischen Antikörper im Zellverband reagiert. Antikörper können im zirkulierenden Blut (zirkulierende Antikörper) oder an Zellen gebunden (sessile Antikörper) vorliegen. Die Spezifität der zirkulierenden Antikörper kann nach SHERMAN durch Hemmung einer allergischen Reaktion nach vorübergehender Absättigung des antikörperhaltigen Serums belegt werden. Ähnliche Schlußfolgerungen erlauben auch die Versuche von FREY und GELEICK. Diese Autoren zeigten, daß bei hochsensibilisierten Tieren eine intravenöse Verabreichung von Dinitrochlorbenzol zu einer deutlichen Verminderung der Intensität der Erfolgsreaktion führt. Diese Desensibilisierung ist spezifisch, da der Sensibilisierungsgrad auf ein Thioxanthemderivat, auf das die Tiere gleichzeitig sensibilisiert waren, durch die Verabreichung von Dinitrochlorbenzol nicht absinkt. Von Bedeutung erscheinen die Befunde von MONGAR und SCHILD, daß Gammaglobuline das Auslösen einer passiven allergischen Reaktion verhindern können (kompetitive Verdrängung der Antikörper?). Dagegen konnten GITLIN, JANAWAY, APT und CRAIG zeigen, daß Kontaktekzeme auch bei Agammaglobulinämie induziert und ausgelöst werden können, was nicht ohne weiteres dafür spricht, daß hier nicht zirkulierende Antikörper beteiligt sind, da Antikörper nicht nur γ-Globuline sein müssen.

Es dürfte erwartet werden, daß mit Hilfe der Immunelektrophorese (GRABAR) eine Unterscheidung von Antikörpern verschiedener Art gelingt, und somit weitere Einblicke in den Mechanismus einer allergischen Reaktion gewährt werden, deren Wesen in der Induktion einer spezifischen Proteinsynthese in Abhängigkeit von der chemischen Natur der Allergen-Conjugate und ihrer Determinanten liegt. Nach HAUROWITZ ist z. Z. jedem Versuch einer apodiktischen Beweisführung über die näheren Zusammenhänge einer Antikörpersynthese noch skeptisch gegenüberzustehen (1961). Im Tierexperiment konnte ISHIZAKA weitere Belege dafür bringen, daß es dann zu starken lymphagogen Reaktionen kommt, wenn die Antigen-Antikörper-Reaktion einen starken Komplementverbrauch aufweist. Mit dem Nachweis eines Komplementverbrauches kann die Natur des Antikörpers näher definiert werden. LINDEMAYR sieht in der Komplementbindungsreaktion eine diagnostische Stütze. KLEIN (1961) und KÜPPER, LANGER u. KLEIN konnten aus Exzisionen menschlicher allergischer Testreaktionen (Tuberkulinreaktion, allergisches Ekzem, Erythema nodosum) noch keinen Anhalt dafür gewinnen, daß die allergische Reaktion in der menschlichen Haut mit einem Komplementverbrauch in solcher Form einhergeht, daß dieses Komplement mit Hilfe eines markierten Antikomplements sichtbar gemacht werden konnte. Demgegenüber konnten KLEIN u. Mitarb. (1961) am Beispiel der Aschoffschen Knötchen im Herzmuskel zeigen, daß im Bereich dieses Knötchens eine Fixierung des Antikomplements eintrat, nachdem zugesetztes Komplement sich im Bereich der Strukturen dieser Reaktion band. Ergänzend kann auch hier mitgeteilt werden, daß wir mit antikomplementären Substanzen (LANGE und HABERLAND), die einen Amboceptorschock verhüten können, bei einer Mischinjektion mit Allergenen keine Hemmung einer Spätreaktion belegen konnten, wenn diese Substanzen keine allgemein entzündungswidrigen Eigenschaften besaßen. Diese Untersuchungen sind z.Z. lediglich als Hinweis für die Schwierigkeit der Definition der verschiedenen Typen einer Antigen-Antikörper-Reaktion zu verwerten und können auf Grund möglicher technischer Mängel nicht für eine prinzipielle Aussage verwandt werden.

Die klinisch-experimentellen Untersuchungen über den Nachweis von Antikörpern in der menschlichen Haut beschäftigen sich vornehmlich mit der Fragestellung, ob die menschlichen Epidermiszellen oder die des Coriums in der Lage wären, Antikörper zu produzieren bzw. anzureichern.

Bei der Gewinnung von Hautextrakten und der nachfolgenden Prüfung, ob in diesem Extrakt Antikörper vorhanden sind, besteht die Möglichkeit, daß sich im Extrakt freie Antikörper des Blutserums befinden, die in der Lage sind, in der Versuchsanordnung nach PRAUSNITZ-KÜSTNER eine urticarielle Frühreaktion auszulösen, wie es von Serumverdünnungen entsprechender Probanden bekannt ist (Neurodermitis, Urticaria). Die gleichartige Prüfung von Hautextrakten allergischer ekzematöser Reaktionen oder von Cantharidenblaseninhalt nach der Methode von KÖNIGSTEIN-URBACH führte zu einem häufigeren positiven Ausfall einer passiven Allergie und vielleicht auch zur Auslösung einer passiv induzierten Ekzemreaktion. Bei derartigen Versuchen befinden sich aber nicht nur allein Gewebsflüssigkeit aus der Haut und aus dem Serum, sondern auch Blutzellen bzw. Bestandteile von Leukocyten und Lymphocyten in dem später zur Demonstration einer passiven Allergie benutzten Injektionsvolumen. Es stellte sich später heraus, daß für die Auslösung einer passiven ekzematösen allergischen Hautreaktion im Tierexperiment nur Lymphocyten erforderlich waren. Die in der Literatur öfters zitierten Einzelbeobachtungen über die Auslösung passiver allergischer Kontaktreaktionen vom Ekzemtyp mit zellfreien Flüssigkeiten entsprachen nicht immer dem typischen Bilde einer ekzematösen Reaktion, sondern ließen vermuten, daß es sich bei derartigen Reaktionen um urticariell-ekzematöse Hautveränderungen handelte, zu deren Auslösung freie Antikörper des Serums genügten.

Versuche von HAXTHAUSEN wie auch von BIZZOZERO und insbesondere CURTIS lassen vermuten, daß die Antikörper nicht primär beim Ekzem in der Epidermis gebildet werden, sondern an Blutzellen gebunden, wie Lymphocyten, in die Epidermis geschleust werden und dort mit dem Allergen reagieren. Nach intracutanen Impfungen sind in der so behandelten Haut höhere Agglutinintiter nachzuweisen (BINAZZI, CANNON und SULLIVAN), ohne daß damit ein Antikörperproduktion der Epidermis belegt werden kann. Antikörper, die zum Typ der Spätreaktion gehören (CHASE 1953, 1957, 1958), sind in Leukocyten bzw. Lymphocyten vorhanden oder an Lymphocyten adsorbiert und werden in Gegenwart des entsprechenden Allergens, z.B. Tuberkulin, aus dieser Bindung gelöst und können somit frei in der Blasenflüssigkeit faßbar werden. Derartige Antikörper sind nicht den freien humoralen Antikörpern, noch „Antikörpern aus Hautzellen" zuzuordnen (KUHNS). HAXTHAUSEN konnte nachweisen, daß bei eineiigen Zwillingen die sensibilisierte Haut nach Übertragung auf den nichtsensibilisierten Zwilling nach Einheilen des Transplantates negative epidermale Teste gibt, während umgekehrt die nichtsensibilisierte Haut des einen Zwillings nach Übertragen und Einheilen bei dem sensibilisierten Zwilling auf das Allergen eine positive Reaktion zeigt. Der Verdacht also, daß diese Antikörper der ekzematösen Kontaktreaktion nicht in den Epidermiszellen gebildet wurde, war gefestigt. Diese Ergebnisse wurden noch durch einen Parabioseversuch beim Meerschweinchen unterstützt. Bei epidermaler Sensibilisierung des einen Meerschweinchens mit Dinitrochlorbenzol reagierte später auch das nichtsensibilisierte Meerschweinchen, das somit die Antikörper nur auf dem Blutwege zugeführt bekommen haben konnte. Auch INDERBITZIN zeigte, daß bei einer induzierten Lymphopenie die allergische Kontaktreaktion der Epidermis nach der üblichen Latenzzeit wesentlich in der Reaktionsstärke abgeschwächt war; er bezog dieses Phänomen auf die fehlende Einströmung Antikörper beladener Lymphocyten in die Epidermis.

Die perivasculäre kleinzellige Infiltration im Frühstadium einer positiven allergischen Testreaktion und die damit verbundene Veränderung der basalen Schichten der Epidermis, sowie die frühzeitigen Capillarveränderungen beim allergischen Ekzem (MIESCHER, BANDMANN, BUSINCO) sind weitere Belege dafür, daß es durch Kontakt des Allergens mit Blutzellen zu einer allergischen Reaktion kommt. Anschließend mag auch hier der Hinweis klärend sein, daß im Cantharidenblasenserum Formelemente bzw. Zerfallsprodukte von Blutzellen vorhanden sind, die nach dem oben Gesagten die Möglichkeit bieten, als Träger von Antikörpern angesehen zu werden, aber quantitativ zum Nachweis unzureichend sind. BIZZOZERO konnte an exzidierten Stücken ekzematös sensibilisierter Haut durch Kontakt mit dem Allergen in vitro keine histologisch faßbaren Veränderungen feststellen. Wurde außerdem bei einem auf Dinitrochlorbenzol sensibilisierten Patienten ein Hautfeld mit einer Dinitrochlorbenzollösung bepinselt, ein Teil davon exzidiert und sofort wieder reinplantiert, entwickelten sich ekzematöse Veränderungen auf der bepinselten, belassenen Haut, nicht aber auf dem reinplantierten Teil. Daraus wird geschlossen, daß das vom neurovasculären System getrennte Hautstück keine Antikörper enthält und diese durch die Blutbahn beziet. EPSTEIN und KLIGMAN haben experimentell an der menschlichen Haut belegt, daß zur allergischen ekzematösen Erfolgsreaktion ein intaktes Gefäßnetz gehört und daß Lymphocyten und nicht die Gewebsflüssigkeit aus den Capillaren die epidermalen Veränderungen bewirken. Die Interpretation der Versuche von LANDSTEINER und CHASE, SCHREUS, HAXTHAUSEN sowie KALKOFF bei Bildung von Hautinseln und deren nachfolgender Sensibilisierung durch Kontaktallergene läßt vermuten, daß die Generalisierung einer Sensibilisierung über die ganze Hautdecke von einer gefäßbedingten Verteilung von Antikörpern abhängig ist. Umschneidet man grabenförmig einen Hautbezirk und sensibilisiert die Hautinsel, so wird sich nur dann die Sensibilisierung auf die übrige Körperdecke fortpflanzen, wenn die abfließenden Gefäße aus dem sensibilisierten Bezirk nicht unterbunden sind. Schließlich kann die Sofort- und Spätreaktion der Haut sich nicht nur aus verschiedenen Antikörpern ableiten, sondern auch auf zeitlich verschiedenartigem Kontakt mit den bindungsfähigen Antikörper-äquivalenten Systemen beruhen. Ein Beweis dafür, daß die Epidermis eine rein passive Rolle bei einer Allergisierung spielt, ist aus all diesen Untersuchungen allerdings nicht abzuleiten. Es ist denkbar, daß in der Antigen-exponierten Epidermis nicht histologisch faßbare Veränderungen auftreten, die erst dann sichtbar werden, wenn das entzündliche Ödem in die Epidermis eindringt. Vom Standpunkt der Hautallergie, insbesondere der ekzematösen Kontaktreaktion, spricht vieles dafür, daß lymphocytäre Elemente eine wesentliche Rolle spielen. Das RES ist für die Sensibilisierungsphase bzw. für die Auslösung einer Antigen-Antikörper-Reaktion (VAMOS) von Wichtigkeit, da Blockierung dieses Systems durch Gelatine, Tusche oder Kaolin den Schock verhindert. In diesem Zusammenhang konnte auch W. EHRICH nachweisen, daß corpusculäre Antigene von Phagocyten aufgenommen werden und durch diese in sog. effektive Moleküle zerlegt werden. Diese induzieren dann das nichtdifferenzierte Mesenchym zur Plasmazellenbildung mit gegen das Antigen gerichteten Antikörpern.

Übertragen wir die von EHRICH als genetische Theorie bezeichnete These der Antikörperbildung auf die Verhältnisse der Haut, so erscheint bei der ekzematösen Sensibilisierung eine Beteiligung der regionären Lymphknoten als Bildungsort und der Lymphknoten als Träger von Antikörpern sehr wahrscheinlich. Arbeiten von FREY und WENK (1956) über die Pathogenese des Dinitrochlorbenzol-Kontaktekzems des Meerschweinchens lassen erkennen, daß für die Entstehung der Sensibilisierung die cutanen Lymphgefäße und die dem Orte des Primärkontaktes zugeordneten regionären Lymphknoten intakt sein müssen. Diese Untersuchungen wurden an Hautexplantaten ausgeführt, d.h. an Hautstücken, die von der umgebenden Haut chirurgisch getrennt waren, aber durch die belassenen normalen Blutgefäße vital erhalten wurden. Diese Versuchstechnik erlaubte es, die Bedeutung der Blut- und Lymphbahnen sowie der cerebrospinalen Nerven und der Haut selber für die Entstehung und Ausbreitung der Sensibilisierung sowie für die Entstehung von Erfolgsreaktionen zu untersuchen.

Wurden *vor* der Sensibilisierung die Lymphgefäße durchtrennt oder die regionären Lymphknoten exstirpiert, blieb die Sensibilisierung, trotz Bestehens der Kontinuität der Haut sowie der Blut- und Nervenbahnen, aus. Demnach dürften die Lymphgefäße der Haut das nach epicutaner Applikation von Dinitrochlorbenzol entstandene antigene Prinzip zu den regionären Lymphknoten transportieren. Wird jedoch der sensibilisierende Primärkontakt auf die normale Haut gesetzt, ist die Erfolgsreaktion (Test) auf der normalen Haut aber auch auf dem Explantat positiv. Das besagt, daß das wie ein Antikörper wirkende Prinzip durch die Blutbahn auf das gesamte Integument gelangt. Die Resektion der das Hautexplantat versorgenden cerebrospinalen Nerven verhinderte die Erfolgsreaktion nicht.

Einen weiteren Beweis für die Beteiligung der Lymphknoten an der Antikörperbildung lieferten FREY und WENK (1958), indem sie die Lymphknoten in steigenden Abständen *nach* dem Primärkontakt entfernten. Blieben die regionären Lymphknoten nur bis 48 Std in situ, kam keine Sensibilisierung zustande, als wären sie vor dem Primärkontakt entfernt worden. Mit der Verlängerung der Zeitabstände zwischen Primärkontakt und Exstirpation stieg der Prozentsatz sensibilisierter Tiere allmählich an, um nach Belassung des Lymphknoten während sieben Tagen etwa 80%, während neun Tagen 100% zu erreichen. Zur Bestätigung dieser Ergebnisse konnte MACHER die Beteiligung der regionären Lymphknoten an der Bildung von Antikörpern beim experimentellen Kontaktekzem des Meerschweinchens insofern nachweisen, als er nach erfolgtem Primärkontakt eine gesetzmäßige Schwellung und Gewichtszunahme dieser Organe fand, die morphologisch auf einer lymphatischen Hyperplasie, im speziellen der Hellmannschen Rindenknötchen, die indifferenzierte lymphatische Stammzellen enthielten, beruhten.

Die Bedeutung der Lymphocyten als Träger antikörperartiger Prinzipien wurde schon von LANDSTEINER und CHASE, M. W. CHASE, SKOG und DOUGHERTY durch passive Übertragung der Sensibilisierung mittels Zellsuspensionen sensibilisierter Tiere auf nicht sensibilisierte Empfänger erkannt. EPSTEIN und KLIGMAN konnten mit Leukocytensuspensionen und Inhalt von Cantharidenblasen von mit Pentadecylcatechol sensibilisierten Versuchspersonen die Sensibilisierung auf gesunde Menschen übertragen. Bei einem Empfänger entwickelt sich die durch epidermale Teste belegte Allergie in 10 Tagen und dauert 3—14 Monate. Eine derartige Fixierung von Antikörpern in aktiver Form über einen längeren Zeitraum ist kennzeichnend für die Epidermis. Die jeweilige Form der Sensibilisierung unterlag individuellen Eigentümlichkeiten, und es zeigten sich drei verschiedene Reaktionsformen, worunter eine wohl auf eine echte Übertragung einer Sensibilisierung in Form von Antikörpern zu beziehen war, während sich in weiteren Fällen eine Kombination einer aktiven und passiven Sensibilisierung zu entwickeln schien. Diese Ergebnisse sind offenbar Sonderfälle und nicht auf alle Allergene bei der ekzematösen Sensibilisierung übertragbar (BAER, SERRI 1962).

Im Tierexperiment belegte OVARY, daß bei Sofortreaktionen zwischen den Antikörpertypen der cutanen Anaphylaxie und des Arthus-Phänomens unterschieden werden muß. Bei der cutanen Anaphylaxie, deren passive Auslösung durch die Prausnitz-Küstner-Reaktion geschieht, liegt ein nicht präzipitierender Antikörper mit Neigung zur cellulären Fixation vor, während beim Arthus-

Phänomen mit seiner gefäßbedingten Sofortreaktion und nachfolgenden monocytären Gewebsreaktion freie präzipitierende Antikörper nachweisbar sind.

Antikörper können sich auch gegen körpereigene Eiweiße bilden, wenn dieses Eiweiß durch denaturierende Prozesse körperfremd geworden ist, und nun der Organismus versucht, auf einem derartigen Wege diese Substanzen zu eliminieren (SCHMIDT). HECHT konnte durch intracutane Injektion eines Kaninchenhautautolysates in Kombination mit Staphylokokkentoxin durch Präcipitation homologe Kaninchenhautantikörper nachweisen. H. SCHMIDT glaubt auch, daß die endogene Allergie im Verlaufe von Lostläsionen (BARON) auf dem Mechanismus einer Autoantikörperbildung gegen Hautbestandteile beruhen könnte. Auf Grund von Hautproben mit Suspensionen von Hautschuppen und auch Serum mit Leukocyten gemischt nehmen CORMIA und APLIN eine Autoekzematisation an, die nach Ansicht der Autoren den Schluß erlaubt, daß sich der Organismus im Verlaufe einer Hautkrankheit gegen Eiweißstoffe der zerfallenden Epidermis sensibilisiert. Ein exakter serologischer Nachweis von Autoantikörpern wurde bei dieser Versuchsanordnung allerdings nicht unternommen.

Ob Autoantikörper pathogenetische Bedeutung haben, ist noch nicht sicher erwiesen, da eine Provokation derartiger Antikörper als Zweitschädigung im Rahmen einer bakteriellen Infektion aufgefaßt werden kann und für die weitere Entwicklung eines Krankheitsbildes nicht unbedingt von Bedeutung sein muß (VORLAENDER, P. MIESCHER 1962).

Allerdings ist beim allergischen Kontaktekzem die Vorstellung berechtigt, daß es sich dabei um eine partielle Autoimmunreaktion handelt. Das Kontaktallergen (reaktive Gruppe) geht mit hauteigenen Substanzen, wie z. B. Keratin (homologer Proteinträger), eine enge Verbindung ein, auf die der sensibilisierte Organismus im Sinne einer zellgebundenen Überempfindlichkeit reagiert, deren Spezifität sowohl von der reaktiven Gruppe als auch vom homologen Proteinträger abhängt. Diese Vorstellungen von R. MAYER wurden von GELL und BENECERRAF bestätigt und von MIESCHER und JACKSON neben einem weiteren Beleg im Tierexperiment auch bei der Arzneimittelallergie diskutiert.

Aus der bisherigen Betrachtung der Bildung von Antikörpern bei allergischen Hautreaktionen geht hervor, daß im Tierversuch das Lymphsystem einschließlich seiner cellulären Elemente für die ekzematöse Sensibilisierung wesentlich ist. Im Tierversuch gelingt die passive Übertragung der Sensibilisierung durch Antikörper besonders bei intraperitonealer Applikation. Antikörper, die eine Spätreaktion vom Tuberkulintyp auslösen, sind ebenfalls an Lymphocyten gebunden und könnten intracutan mit nachfolgender entsprechender Erfolgsreaktion übertragen werden. Freie Antikörper des Serums oder solche in lockerer Bindung an Plasmazellen induzieren die allergische urticarielle Frühreaktion einschließlich des Arthusphänomens (s. STORCK).

Es stehen also einer allergischen Reaktion an der Haut zur Bildung und Freisetzung von Wirkstoffen einmal die epidermalen und corialen Zellen der Haut und zum anderen „hautfremde Strukturen" — zum Teil durch das Blut in die Haut transportierte Zellen — zur Verfügung, die nicht nur als Antikörperträger Bedeutung erlangen, sondern auch für den Mechanismus der Wirkstoffbildung wichtig sein können.

4. Mechanismus und Wirkstoffe der allergischen Reaktion

Der Ablauf einer allergischen Reaktion ist an Zellstrukturen gebunden, und es werden dabei zugleich Wirkstoffe frei, die extracellulär faßbar sind und für die Fernwirkung einer sich im lokalen Bereich abspielenden Antigen-Antikörper-

Reaktion mitverantwortlich sind. Die Frage, ob die Antigen-Antikörper-Reaktion ein rein celluläres Geschehen ist und quantitative wie qualitative Veränderungen der Körpersäfte ausschließt, ist von einer fruchtbaren experimentellen Arbeit über das Zusammenspiel humoraler und cellulärer Faktoren gefolgt worden. Es besteht weiterhin die Anschauung, daß die Antigen-Antikörper-Reaktion sich an den Oberflächen der Zellen abspielt, und von Kallos und Kallos-Deffner konnte nachgewiesen werden, daß bei der Sensibilisierung sowohl mit kleinmolekularen Eiweißen als auch mit 400mal größeren Molekülen keine Veränderung der Latenzzeit bis zum Manifestwerden der Antigen-Antikörper-Reaktion bestand. Dieser Versuch gilt als Beleg oder auch als wertvoller Hinweis dafür, daß nicht eine Diffusion in das Innere einer Zelle durch eine Membran im Vordergrund steht, sondern die Benetzung der Außenfläche einer Zelle das wesentliche Moment für die Auslösung einer Antigen-Antikörper-Reaktion ist. Die chemisch-physikalischen Veränderungen an den Zellmembranen während einer Antigen-Antikörper-Reaktion führen zur Freisetzung pharmako-dynamisch aktiver Substanzen von verschiedener Wertigkeit.

Die Wirkstoffe einer allergischen Hautreaktion können aus *hauteigenen* Strukturen und „*hautfremden*" Zellen und Flüssigkeiten, wie z.B. Infiltratzellen, stammen. Die Substanzen, die nun bei einer Antigen-Antikörper-Reaktion der Haut diskutiert werden und als Wirkstoffe gelten, müssen bei den verschiedenen allergischen Reaktionstypen der Haut folgende klinische Veränderungen verursachen:

1. Frühreaktion urticariellen Typs. Morphologisch: Quaddel- und Erythembildung; histologisch: Leukocytenemigration (Eosinophile), Endothelschwellung, fibrilläre Aufquellung, Ödem.

Als Sonderform das Arthus-Phänomen: schwere Gefäßalteration mit Hämorrhagie und Thrombose sowie einem intensiven perivasculären Infiltrat mit zentraler Nekrose.

2. Papulöse Spätreaktion (Tuberkulintyp). Morphologisch: derbe Papel mit Erythem; histologisch: lymphocytär-histiocytäre Infiltration, gegebenenfalls mit eosinophilen Leukocyten und Zeichen eines Leukocytenzerfalls, Endothelschwellung.

3. Spätreaktion vom Ekzemtyp. Morphologisch: epidermale Veränderung im Sinne eines Ekzems mit Rötung, Bläschenbildung und Ödem; histologisch: Entwicklung einer Spongiose mit Einwanderung von Lymphocyten in Verbindung mit einer kleincellulären perivasculären Infiltration.

Ich habe diese allgemein bekannten Tatsachen deswegen vorangestellt, um hervorzuheben, daß es von vornherein unwahrscheinlich ist, ein homogenes Spektrum pharmako-dynamischer Wirkstoffe bei den verschiedenartigen Äußerungsformen einer allergischen Reaktion an der Haut anzunehmen, und nur dem Zeitfaktor einer Wirkstoffliberation Bedeutung zuzumessen.

Gehen wir nun zu einer Diskussion der Wirkmechanismen und der dabei freigesetzten Wirkstoffe an der Haut über, so ist zunächst mit Brocklehurst zu sagen, daß eine Substanz erst dann als Wirkstoff der allergischen Reaktion diskutabel wird, wenn sie neben der Möglichkeit, ein äquivalentes Bild oder Teilbild einer solchen allergischen Reaktion hervorzurufen, am Orte der allergischen Reaktion tatsächlich vorkommt. Es muß beachtet werden, daß bei der Betrachtung der Ergebnisse der gesamten Literatur die pharmako-analytischen Untersuchungen auf verschiedene Entwicklungsstadien einer gleichsinnigen Antigen-Antikörper-Reaktion bezogen werden können und, somit differente Ergebnisse bei der gleichen Versuchsanordnung in Abhängigkeit von dem Zeitfaktor nach Auslösung einer Antigen-Antikörper-Reaktion auftreten können.

Dale weist auch darauf hin, daß in Abhängigkeit von der Tierart Besonderheiten in der Verteilung von Wirkstoffen eintreten können, die eine individuelle Eigenart des jeweiligen Tieres darstellen, und derartige Ergebnisse nicht ohne weiteres verallgemeinert werden können und insbesondere nicht auf die Verhältnisse der Menschenhaut übertragbar sind. Offenbar ähnelt die Reaktionsfähigkeit des Meerschweinchens am meisten der des Menschen.

a) Histamin

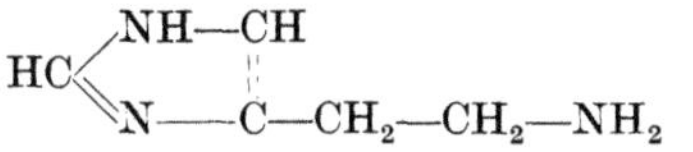

$$\mathrm{HC} \begin{array}{c} \mathrm{NH-CH} \\ \| \\ \mathrm{N-C-CH_2-CH_2-NH_2} \end{array}$$

β-[Imidazolyl-4(5)]-äthylamin, $C_5H_9N_3$

Histamin wurde von Kutscher und Ackermann sowie Dale und Laidlaw 1910 in Mutterkornextrakten aufgefunden, während die erste Darstellung bereits 1907 im Zuge der Konstitutionsaufklärung des Histamins erfolgte. Anschließend erkannten Dale und Laidlaw die biologische Wirkung dieses biogenen Amins. Lewis analysierte die pathophysiologische Wirkung auf die Haut, und an Hand der Dreifachreaktion von Lewis nach intracutaner Histamingabe wurde die Analogie zu klinischen urticariellen Phänomenen offenbar.

Die gesamte Haut wiegt bei einem 70 kg schweren Menschen etwa 4 kg. Auf 1 g Frischgewicht kommt durchschnittlich 8 γ Histamin, so daß der Gesamthistamingehalt der Haut (freies und gebundenes s. unten) um 30 mg beträgt. Diese Menge Histamin würde ausreichen, einen Menschen zu töten. Histamin liegt aber in gebundener und freier Form vor, und zwar einmal gespeichert in Mastzellen, zum anderen in Konjugation mit Essigsäure, wodurch es pharmakologisch inaktiviert wird, und schließlich in einer Bindung an Hautstrukturen in physikalisch-chemischer Form, die einer näheren Definition noch nicht erschlossen ist. Unabhängig von diesem Gewebshistamin ist der Histamingehalt der Blutzellen, Blutplättchen und des Plasmas. Der Histamingehalt der Haut bei den verschiedenen Tierarten ist unterschiedlich, die Reaktion auf Histamin unterliegt auch einer großen Variation in Abhängigkeit von der Tierart (Tabelle 1).

Tabelle 1. *Allergische Reaktionsfähigkeit, Histaminreaktion der Haut und Hauthistaminspiegel* (nach W. L. M. Perry) (Histamine. Ciba Foundation. London: J. & A. Churchill 1956)

Tier	Drei-fachre-aktion (Lewis)	Aktive Reaktion		Passive Reaktion		Haut-histam. Gamma/g
		cut. Ana-phylaxie	Arthus-phänomen	cut. Ana-phylaxie	Arthus-phänomen	
Maus	—	—	—			40
Ratte	—	—	—	+	+	40
Katze	—	—	—			20
Meerschweinchen .	—	++	++	++	+++	3
Kaninchen	—	++	+++	+++	—	4
Affe	—	++				4
Mensch	++	++	++	+		4—8
Hund	±	++	+	+		8
Schwein	+	++				

Es kann kein Zweifel darüber bestehen, daß Histamin bei allergischen Abläufen zur Wirkung kommt (Abb. 1), und Feldberg konnte 1961 49 derartige Arbeiten zitieren. Sowohl tierexperimentelle Versuche als auch klinisch-experimentelle Ergebnisse und schließlich das Symptomenbild akuter allergischer

Erkrankungen belegen recht eindeutig, daß Histamin im Verlaufe einer Antigen-Antikörper-Reaktion freigesetzt wird (DRAGSTEDT). Diese Histaminwirkung äußert sich unter der Dreifach-Reaktion von LEWIS: 1. Eine lokale Rötung als Folge einer Dilatation der kleinsten Hautgefäße, 2. eine über diese Rötung hinausgehende Bildung eines Erythems auf Grund einer Erweiterung der umliegenden Arteriolen durch einen Axonreflex und 3. ein lokales Ödem durch Erhöhung der Gefäßpermeabilität. Je nach den Eigenheiten einer allergischen Hautreaktion variiert das Bild und tritt in Interferenz mit der Wirkung anderer liberierter Substanzen. Die Frage nach der Bedeutung des Histamins bei allergischen Hauterkrankungen spitzt sich nun auf die Frage zu, ob Histamin nur bei allergischen Erkrankungen in Freiheit gesetzt wird, die Intensität einer Histaminliberation einen pharmakognostischen Charakter erhält, oder ob die Histaminliberation lediglich ein unspezifisches Begleitsymptom im Verlauf einer allergischen Reaktion an der Haut ist. Ein Vergleich des Histamingehaltes der Haut, der Reaktionsfähigkeit auf Histamin und der Auslösung aktiver und passiver allergischer Reaktionen bei Mensch und Tier in einer tabellarischen Aufstellung nach PERRY zeigt, daß die allergische Reaktionsbereitschaft sicherlich nicht von dem Gesamthistamingehalt der entsprechenden Haut abhängig ist.

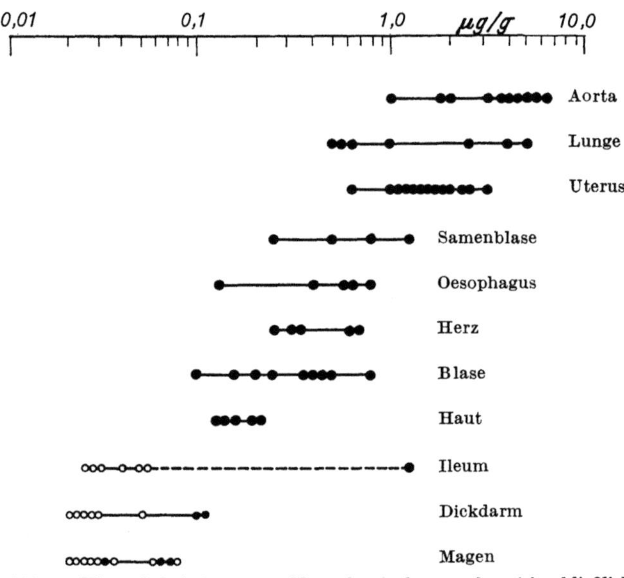

Abb. 1. Histaminfreisetzung aus Meerschweinchengeweben (einschließlich Haut) im anaphylaktischen Schock in Gamma/g Gewebe. (Nach SCHILD: Cellular and humoral aspects of the hypersensitive states. London: Cassell 1959.)

An der menschlichen Haut ist die Verfolgung dieser Fragestellung mit günstigen technischen Möglichkeiten verbunden. So kann aus Probeexcisionen und deren Aufarbeitung der Histamingehalt festgestellt werden, durch Absorptions- oder Chromatographie-Verfahren ist der Typ des Histamins frei oder gebunden aufzuschlüsseln, und schließlich kann durch Messung des Histaminspiegels in Blut und Urin dem Ausscheidungsweg des aus der Haut freigesetzten Histamins nachgegangen werden. Parallel durchgeführte histologische Untersuchungen schlagen eine Brücke zwischen humoralen Gewebsspiegeln der Wirkstoffe und den cellulären Veränderungen, und schließlich ist aus therapeutischen Versuchen unter pharmako-analytischen Gesichtspunkten der Wertigkeit der jeweiligen liberierten Substanz vom klinischen Gesichtspunkt aus nachzugehen. All diese Untersuchungen sind von verschiedenen Arbeitskreisen bearbeitet worden, und es kann als Resumé vorweggenommen werden, daß Histamin bei den verschiedenartigsten Hautreizungen in Freiheit gesetzt wird, sich eine Histaminverarmung der Haut als Zeichen einer Histaminliberation mit einem Steigen des Histaminspiegels im Blut kombinieren kann, und die Intensität einer Hautinfiltration mit Erhöhungen des Gesamthistaminspiegels in diesem Hautareal vergesellschaftet ist. Die Histamin-

Urinbestimmung gilt als eine besonders günstige Methode, da ein hoher Prozentsatz des Histamins und seiner Stoffwechselmetaboliten im Urin ausgeschieden wird und somit einer analytischen Betrachtung besonders leicht zugänglich ist.

α) Biosynthese und Abbau sowie Bindung des Histamins

Histamin entsteht im Organismus durch Decarboxylierung des L-Histidin. In vitro kann die Ausbeute an Histamin dadurch gesteigert werden, daß dem Ansatz Pyridoxal-5-phosphat als Coferment der Decarboxylase hinzugegeben wird (WERLE). Hemmstoffe der Decarboxylase sind Carbonylgruppenreagentien, Urocaninsäure (in der Haut in wirksamer Konzentration vorhanden, s. SPIER)

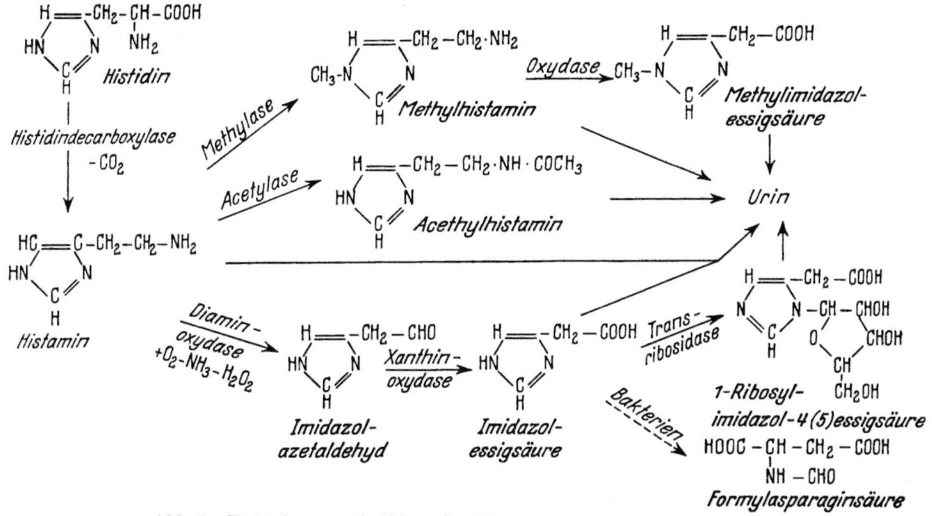

Histidin
Histidindecarboxylase
$-CO_2$
Histamin
Methylase
Acetylase
Methylhistamin
Acethylhistamin
Oxydase
Methylimidazolessigsäure
Urin
Diaminoxydase
$+O_2 - NH_3 - H_2O_2$
Imidazolazetaldehyd
Xanthinoxydase
Imidazolessigsäure
Transribosidase
Bakterien
1-Ribosylimidazol-4(5)essigsäure
Formylasparaginsäure

Abb. 2. Entstehung und Abbau des Histamins im tierischen Organismus.
[Nach WERLE: Der Histaminstoffwechsel; in: Allergie u. Asthma **3**, 335 (1957)]

sowie Derivate des 1-Benzyl-isochinolins. Die Synthese von Histamin durch eine Histidin-Decarboxylase in den Mastzellen, auch der menschlichen Haut, ist mit markiertem Histidin nachgewiesen (RORSMAN u. WEST, SCHAYER) und unabhängig von dem Hinweis auf Mastzellen mit Hilfe eines pharmakologischen Differenzverfahrens belegt worden (STÜTTGEN). Dabei wurde der Histaminabbau blockiert, und unter sterilen Bedingungen die Entwicklung pharmakologisch nachweisbaren Histamins bewiesen.

Der Abbau des Histamins ist durch Methylierung, Acetylierung und schließlich durch eine oxydative Desaminierung durch die Diaminoxydase möglich (Abb. 2). Die Diaminoxydase wird als Histaminase bezeichnet (ZELLER), obwohl fermentchemisch gegen diese Bezeichnung gewisse Einwände bestehen können (KAPELLER-ADLER). Nach oxydativer Desaminierung des Histamins zum Imidazolacetaldehyd tritt durch die Xanthinoxydase eine fermentchemische Umwandlung zur Imidazolessigsäure ein, ein Vorgang, der auch fermentunabhängig durch eine Kupferkatalyse möglich ist (BRUNS und STÜTTGEN, TABOR). Die Abbauprodukte des Histamins haben kein besonderes Interesse mehr im Hinblick auf eine pharmako-dynamische Aktivität, wenn auch die Imidazolessigsäure noch in der Lage ist, ein Erythem auszulösen (MOSEBACH). Das methylierte Histamin besitzt etwa 0,1 % der pharmakodynamischen Aktivität des Histamins bei der Beurteilung nach der Dreifach-Reaktion nach LEWIS (ASPEGREN und RORSMAN). Ein unterschiedlicher Abbau des mit C^{14} markierten Histamins konnte bei Patienten mit allergischen Erkrankungen nicht nachgewiesen werden (HELANDER, LINDELL, NILSSON und WESTLING).

β) Prinzip der Methoden der Histaminbestimmung

Histamin liegt im Organismus unter Einschluß der Haut in freier und gebundener Form vor. Diese Bindung, die auf einer Acetylierung des Histamins beruht, kann durch Zugabe konzentrierter HCl und Hydrolyse gelöst werden (Anrep u. Barsoum, Gaddum). Damit gewinnt das gebundene inaktive Histamin seine pharmakologische Wirksamkeit zurück. Vom pathophysiologischen Standpunkt aus interessiert vornehmlich das in freier Form vorliegende Histamin. Derartige Bestimmungen des freien Histamins dürfen also nicht mit hydrolysierenden Vorgängen kombiniert werden, insbesondere dann nicht, wenn die zur Analyse verwandten Extrakte nicht zellfrei sind und somit die Möglichkeit besteht, daß an celluläre Strukturen gebundenes inaktives Histamin durch die Prozeduren der Aufarbeitung in freies Histamin überführt wird. Das Verhältnis freies zu gebundenes Histamin beträgt in der Haut etwa 1:10 (Johnson). Zur Anreicherung von gebundenem und freiem Histamin eignen sich Holzkohle wie auch Harze (Roberts u. Adam). Auch chromatographische Methoden sind geeignet, Histaminfraktionen zu trennen und nach der Eluierung aus dem Chromatogramm pharmakologisch zu testen. Born, Vane u. Philpot bestimmen das freie Histamin im Blut auf folgende Weise:

1. Dialyse gegen Ringerlösung.
2. Eindampfen.
3. Rückstand mit 0,4 ml Methanol extrahieren.
4. Chromatographische Trennung.
5. Eluieren und biologische Bestimmung.

Histochemisch konnten Schauer und Werle zeigen, daß in Mastzellen bzw. deren Granula Histamin als Reineckat bei nachfolgender Diazotierung sichtbar gemacht werden kann.

Im Vordergrund der quantitativen und qualitativen Endstufen der Histaminanalyse steht noch die Austestung der Extrakte am isolierten Meerschweinchendünndarm nach R. Magnus. Der Badeflüssigkeit ist Atropin zugegeben, um am Darm andere kontrahierende Substanzen wie Acetylcholin zu hemmen. In solchen Versuchsanordnungen können Antihistamine die Kontraktionen hemmen oder aufheben.

Neben der Möglichkeit, Histamin durch Kontraktion isolierter Organpräparate nachzuweisen, ist die Blutdrucksenkung am Tier ein gutes Demonstrationsobjekt einer qualitativen und quantitativen Histaminfreisetzung. Insbesondere ist die Blutdrucksenkung an der Katze geeignet.

Die pharmakologische Analyse von Extrakten mit entsprechenden Wirkstoffen erfordert besonders im Hinblick auf die später zu besprechenden Polypeptide am besten eine Testung an verschiedenen Tierorganen, die sich durch unterschiedliches Ansprechen auf Histamin, Acetylcholin usw. unterscheiden. Bei dem Gebrauch von Antihistaminen und der Bewertung einer dadurch verursachten Hemmung ist auf die Spezifität der Histamininhibition zu achten, da die Antihistamine im allgemeinen auch Hemmwirkungen gegenüber Acetylcholin, Serotonin, Adrenergica aufweisen können (s. tabellarische Aufstellung unter Hinweis auf die Dosisabhängigkeit von Haas).

γ) Nachweis histaminolytischer Prinzipien biologischer Natur

a) Histaminase. Aktivitätsoptimum p_H 7,2—7,7, Michaelis-Konstante für Histamin = 0,00079 m. Hemmstoffe: Carbonylreagentien, Blausäure. Kompetitive Hemmstoffe = prim. > sec. > tert. Amine (s. Werle u. v. Pechmann).

Der Nachweis einer fermentativen Histamininaktivierung ist durch die Differenzmethodik am isolierten Organpräparat möglich, indem vor und nach Inkubation der Extrakte, die histaminasehaltig sind, ein bestimmtes Volumen des Extraktes auf Histamin getestet wird. Auf Grund der oxydativen Desaminierung durch Sauerstoffverbrauch und Ammoniakentstehung kann entsprechend der Sauerstoffverbrauch in der Warburg-Apparatur gemessen werden oder NH_3 quantitativ bestimmt werden (Conway-Schalen, Werle, Zeller).

b) Histaminbindung (Abb. 3).

Gehen wir auf die Histaminbindung ein, so muß entsprechend unter Histaminolyse die Aufhebung der Wirksamkeit des Histamins und nicht seine Aufspaltung verstanden werden. Bindungs- und Inaktivierungsfähigkeiten des Histamins sind an die biologisch vorliegenden Substanzen wie Heparin, Adenosinphosphate und Eiweiße bekannt. Die Bindung an Heparin geht im sauren Milieu (Werle und Amann) vor sich oder bei der Bildung eines ternären Heparin-Metall-Histamin-Komplexes (Kerp und Steinhäuser), auch bei neutralem oder alkalischem p_H. Weiterhin kann im breiten p_H-Bereich Histamin durch Adenosinphosphate so gebunden werden, daß es sich einmal dem pharmakologischen Nachweis entzieht (Schauer u. Eder) und zum anderen in diesem gebundenen Zustand nicht als Substrat der Histaminase wirkt (Stüttgen, Keller u. Knobel). Die Hemmung der ATP-ase durch

Histamin (ZELLER 1938) ist allerdings nicht als einfache Bindung des Substrats ATP an Histamin zu deuten.

An Albumine gebunden kann Histamin im Sinne von BENNHOLD den Transportfunktionen der Bluteiweiße unterliegen.

c) Histaminopexie (PARROT, URQUIA, LABORDE 1952).

Unter der Histaminopexie nach PARROT versteht man die histaminbindende und pharmakologisch inaktivierende Fähigkeit von Serumglobulinen, die bei p_H 5,2 ausfällbar sind. Der Nachweis einer Histaminopexie ist an eine vorhergehende Dialyse des Serums gebunden. Erst danach kann nachgewiesen werden, daß nach Zusatz von Gammamengen Histamin zum verdünnten Serum bei der Austestung am isolierten Organpräparat bei vorhandenem histamino-pektischen Vermögen eine Differenz zwischen der Kontrolle ohne entsprechendes Serum und dem Versuch mit Serum in der Form besteht, daß die Minderung der Histaminkontraktion in Prozenten ausgedrückt werden kann. Dieses histaminopektische Prinzip des Serums wurde außerdem von PARROT durch Diffusions-, Colometrie- und Isotopen-Versuche unterbaut. Durch Zusatz von Elektrolyten, insbesondere Kalium, wird das histaminopektische Vermögen der Globuline aufgehoben.

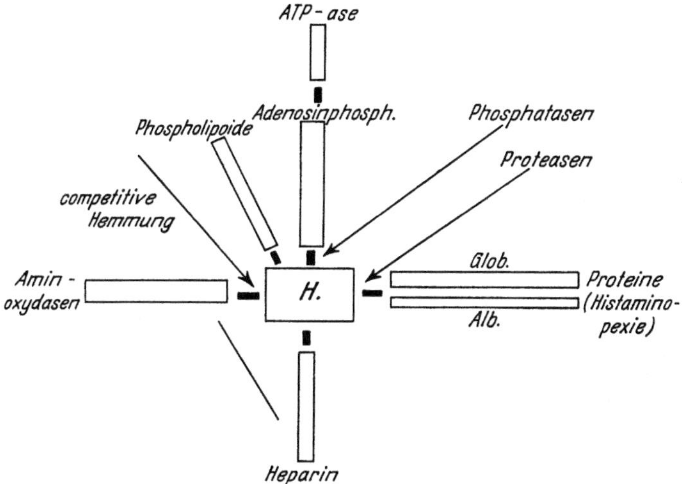

Abb. 3. Darstellung der Bindungen bzw. Affinitäten des Histamins (als Prototyp biogener Amine) an Fermente, Eiweiße, Adenosinphosphate und Phospholipoide, sowie der Lösungsmöglichkeiten verschiedener Bindungen. (1961)

δ) Antihistamine

Antihistamine sind solche Stoffe, die in einer bestimmten Mindeststärke (10^{-10}—10^{-8}) und in einer so ausgeprägten Art den Histamineffekt hemmen, daß diese Eigenschaft zum beherrschenden Kennzeichen wird. Diese Stoffe wirken durch eine Histaminverdrängung von dem Histaminreceptor nach dem kompetitiven Mechanismus. Dementsprechend besteht eine chemische Verwandtschaft zwischen Histamin und Antihistamin. Die stärkere Haftfähigkeit der Antihistamine läßt eine einfache Verdrängung des Histamins als unwahrscheinlich erscheinen (HAAS 1951). An der Haut ist bereits eine deutliche Hemmung der Dreifach-Reaktion nach LEWIS durch Antihistamine zu belegen, wenn bei einer intracutanen Injektion (z. B. 10 γ Histamin) die gleiche Menge Antihistamin hinzugegeben wird. Die Antihistamine haben je nach ihrer chemischen Konstitution aber auch allgemein spasmolytische Wirkungen, z. B. auf Bariumchlorid, Acetylcholin oder auch Serotonin. Bei der oralen Applikation beim Menschen oder auch beim Tier ist besonders darauf hinzuweisen, daß eine allgemein sedative Wirkung den pharmako-analytischen Effekt im Hinblick auf eine alleinige Wertung der Histamininhibierung verwischen kann. Intracutan injiziert bewirken Antihistamine eine mehr oder weniger ausgeprägte Anaesthesie, die unabhängig von dem Antihistamineffekt ist (HALPERN, PERRIN u. DEWS).

ε) Klinische und experimentelle Befunde

FELDBERG und SCHACHTER konnten nachweisen, daß am isolierten sensibilisierten Hautstückchen nach Perfusion mit allergenhaltiger Lösung Histamin freigesetzt wird. Dem entsprechen auch Befunde von GUILLOT bei der Hautsensibilisierung mit 2.4-Dinitrochlorbenzol sowie weitere Versuche von EMMELIN, KAHLSON und LINDSTROM am Meerschweinchen.

Tabelle 2. *Überblick über die synthetischen und biogenen Histaminfreisetzer nach* HALPERN *in Anlehnung an* PATON, *der folgende Klassifikation vorschlug: 1. Sensibilisierende Verbindungen. 2. Gewebsschädigende Substanzen. 3. Proteolytische Enzyme. 4. Oberflächenaktive Stoffe. 4. Hochmolekulare Substanzen. 6. Synthetische Histaminliberatoren. 7. Monobasische Verbindungen.* (Schema HALPERN in: Kongreßbericht vom III. Internationalen Kongreß für Allergologie, Editions Medicales Flammarion, Paris 1958)

Substanzen mit niedrigem Molekulargewicht	Hochmolekulare Substanzen
Monoamine: NH_2—$(CH_2)n$—CH_3 n = 2 bis 12	Antigen-Antikörper-Komplexe
Diamine: NH_2—$(CH_2)n$—NH_2 n = 2 bis 16	Ovomucoid (Ratte)
Diamidine: 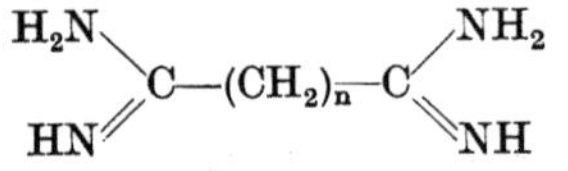 n = 8 bis 16	Dextran (Ratte) Polyvinylpyrrolidon (Hund) Tween 20 (Hund) Pepton (Hund) Anaphylatoxin (Meerschweinchen)
bisquarternäre Verbindungen: $(CH_3)_3N$—$(CH_2)n$—$N(CH_3)_3$ n = 12	Polymyxin Proteolytische Fermente
substituierte aromatische Verbindungen: 48/80 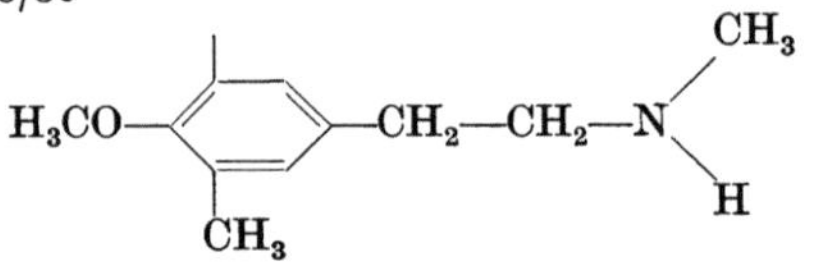	Schlangengifte und Toxine
1935 L: 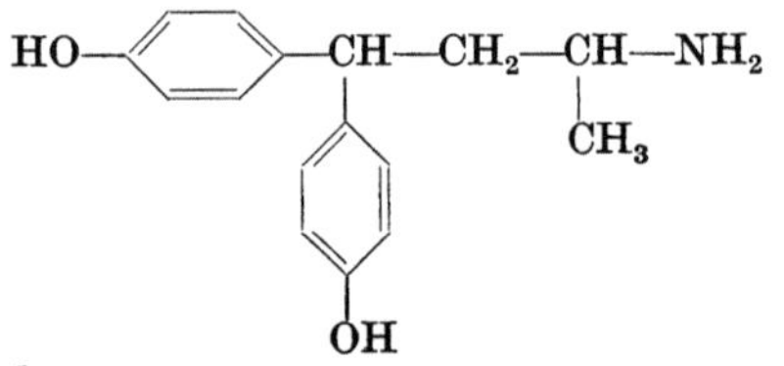	
Ammoniak d-Tubocuranin Licheninformin Sinomenin Morphin Trimetophan	

NILZÉN fand eine Verarmung der Haut an Histamin im Bereiche einer Urticaria-Quaddel als Kriterium einer akuten allergischen Reaktion vom Soforttyp. Dem entsprach der sinkende Histamingehalt bei entsprechenden Hautreaktionen der passiv-cutanen Anaphylaxie, die INDERBITZIN durchführte. Der Histamingehalt dieser Haut zeigte nach dem Absinken in Abhängigkeit von der Zeit und entsprechender Normalisierung der Haut eine Restitution. Demgegenüber steht beim Spättyp einer allergischen Entzündung, wie z. B. einer Tuberkulin-Reaktion, der sofortige Anstieg des Gesamthistamins im Vordergrund. Wir hatten in der

Methodik schon darauf hingewiesen, daß der Gehalt an freiem Histamin nur in Plasma bzw. blutzellfreiem Exzisionsmaterial ein Spiegelbild des pharmakodynamisch aktiven Gewebshistamins bietet, da der Gehalt des gebundenen Histamins der Blutzellen bei der üblichen Aufarbeitung unter einer Hydrolyse sich zu demjenigen der organeigenen Zellen addiert, und somit diese Histaminbestimmung lediglich eine Summe des verschiedenartig vorliegenden und von verschiedenartigen Strukturen abstammenden Histamins bietet. Pharmakologisch wirksam ist zunächst das freie Histamin, welches im Organismus eine schnelle Verteilung erfährt. Bereits nach 4 min sind von 500 γ/100 g bei der Ratte 80% aus dem Plasma verschwunden. Nach 5 min sind 25%, nach 4 Std 75% im Urin ausgeschieden (HALPERN, NEVEU u. WILSON). Es besteht die Möglichkeit, daß

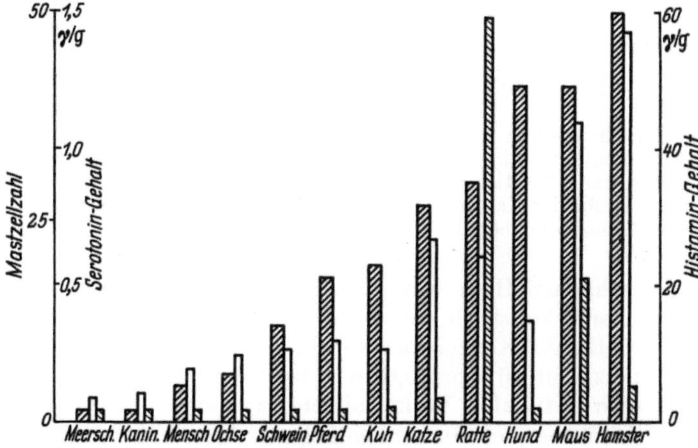

Abb. 4. Darstellung des Gehalts der Haut verschiedener Tiere an Histamin und Serotonin in Abhängigkeit von der Mastzellenzahl. [Schema nach LINDNER, auf Grund einer Literaturübersicht; Arch. klin. exp. Derm. **213**, 588 (1961).] ▨ Mast-, ☐ Histamin- und ▨ Serotoningehalt der Bauchhaut verschiedener Species

gebundenes Histamin durch proteolytische Vorgänge oder durch chemische Alteration am Orte der Ablagerung zur Wirkung kommen kann. Das Studium der Bedeutung des Histamins, insbesondere für allergische Prozesse, ist durch die experimentelle Anwendung histaminfreisetzender Substanzen synthetischer Natur oder biologischen Ursprungs, die unter dem Namen Histaminliberatoren bekannt geworden sind, ein gutes Stück vorangekommen.

Der gemeinsame Wirkungsmechanismus der *Histaminliberatoren* (PATON) ist die Fähigkeit, Histamin aus Mastzellen freizusetzen. Eine derartige Freisetzung kombiniert sich mit einer Mastzellendegranulation (RICCI). Aus der Darstellung in Tabelle 2 ist zu entnehmen, daß eine Zahl von klein- und großmolekularen Substanzen in der Lage ist, Histamin aus mastzellhaltigem Gewebe freizusetzen. Zu beachten ist dabei, daß diese Histaminfreisetzung in Abhängigkeit von dem Mastzellengehalt der jeweiligen Haut steht (Abb. 4). Experimentell hatte man so die große Chance, auch an der menschlichen Haut zu untersuchen, ob nach einer solchen Minderung des Histamingehaltes die allergische Reaktion an der Haut eine Abschwächung erfuhr (RILEY, MILES, NORLANDER). Bevor wir die Deutung der Veränderung der Reaktionsfähigkeit, insbesondere der menschlichen Haut, durch Anwendung von Histaminliberatoren diskutieren, möchte ich auf tierexperimentelle Ergebnisse von PERRY (Tabelle 3) aufmerksam machen, der nachweisen konnte, daß unter Vorbehandlung der Haut mit 48/80 zwar eine Histaminverarmung der mastzellreichen Rattenhaut eintritt, daß aber durch diese Vorbehandlung die Reaktionsfähigkeit der Haut auf das Arthus-Phänomen und auf die passive cutane Anaphylaxie nicht beeinflußt wurde, und nach Ablauf dieser allergischen Reaktionen der Histaminliberator 48/80 keine weitere Liberation von Histamin aus der Rattenhaut ermöglichte. Bei dem Meerschweinchen, welches mastzellenarm ist, war der Histamingehalt der Haut durch 48/80 nicht beeinflußbar. Wir werden diese Ergebnisse beachten müssen, wenn wir im folgenden besonders klinisch-experimentelle Forschungen besprechen.

Tabelle 3. *Der Effekt allergischer Hautreaktionen und des Histaminliberators 48/80 auf den Histamingehalt der Haut* (W. L. M. PERRY: Histamine. Ciba Foundation. London: J. & A. Churchill 1956)

Tierart	Histamin Gamma/g	Nach 48/40	Allergische Reaktion auf PCA und Arthus-Phänomen		Hauthistamin nach der allergischen Reaktion	
			vor 48/80	nach 48/80	vor 48/80	nach 48/80
Ratte	40	3	normal	normal	3	3
Meerschweinchen .	3	3	normal	normal	3	3

Ergebnis: Die allergischen Reaktionen bei Ratte und Meerschweinchen sind an der Haut unabhängig von dem Histamin, welches in den Mastzellen gespeichert ist. Nach einer allergischen Reaktion kann der Histamingehalt durch 48/80 nicht weiter gesenkt werden. Beim Meerschweinchen bleibt der Hauthistamingehalt sowohl vom Histaminliberator als auch von der allergischen Reaktion unbeeinflußt.

An der menschlichen Haut wird durch Histaminliberatoren Histamin sicher in freier, also pharmakologisch wirksamer Form liberiert. Experimentell zeigte sich, daß die optimale Konzentration des gebräuchlichen Histaminliberators 48/80 nach BINAZZI mit $10\,\gamma$ pro 0,01 cm³ bei intracutaner Injektion angegeben wird. Unter solch optimalen Verhältnissen bzw. auch bei einer noch höheren Konzentration wird aber der Histamingehalt der Haut lediglich um 15% gesenkt (MENEGHINI). Das würde heißen, daß diese 15% dem Histamingehalt der Mastzellen der menschlichen Haut entsprechen. Sicherlich ist auch in der mastzellenfreien menschlichen Epidermis relativ viel Histamin, da MONGAR (Tabelle 4) nach verschiedenen Trennungsmethoden der Epidermis vom Corium eine Histaminverteilung fand, die auch den Einfluß der Trennungsmethode auf das eluierbare Histamin hervorhebt.

Tabelle 4

Trennungsmethode	Corium	Epidermis
Trypsin	6,2	0,6
Erhitzen	5,0	2,2
Schnitte	8,0	5,0

Gemeinsam mit ORFANOS haben wir bei diffusen Mastocytosen bei der Injektion von $10\,\gamma$ bis $300\,\gamma$ 43/80 pro 0,1 cm³ intracutan elektronenmikroskopisch erst bei großen Dosen eine Degranulation der Mastzellen gesehen, bei unterschwelligen Konzentrationen konnten wir aber bereits eine Aktivierung der Sekretbildung beobachten. Der Effekt von Histaminliberatoren ist ein Soforteffekt, wenigstens im Tierexperiment. Bei menschlichen Mastzellen zeigt sich ein Anhalt dafür, daß die Einwirkung auf die Mastzelle stufenförmig langsamer vor sich geht. Vergleichsweise betrachtet benötigt die allergische Reaktion eine deutlich längere Zeit auch bei einer Sofortreaktion, um die Wirkstoffe einschließlich Histamin im Gewebe zur Wirkung kommen zu lassen. In Abhängigkeit von der Art einer Hautveränderung zeigt sich nun auch eine verschiedenartige histaminähnliche Reaktion auf Histaminliberation (BINAZZI u. LANDI). Bei normalen Probanden und bei einer Urticaria ist eine auffällige Rötung und Quaddelbildung zu sehen, während beim Pemphigus und auch bei der Dermatitis herpetiformis Duhring diese Veränderungen minimal waren, und auch bei der Neurodermitis entsprechend der konstitutionellen Eigentümlichkeiten ebenfalls eine abgeschwächte Reaktion festzuhalten ist. Intravenöse Injektionen von 48/80 in einer Dosis von 2,5—3 mg führten zu keiner besonderen Erhöhung des Histaminspiegels im Blut (MENEGHINI u. LEVI). Desweiteren zeigte sich nach PANCONESI u. Mitarb. eine Abhängigkeit der Hautreaktivität auf 48/80 von dem Alter der Probanden. Mit zunehmendem Alter nimmt die Reaktionsfähigkeit ab. Die Zahl der Mastzellen stellt sich altersunabhängig aber lokalisationsgebunden dar (BINAZZI u. RAMPICHINI). Von besonderem Interesse ist der Befund, daß diejenigen Medikamente, welche eine allergische Sofortreaktion hemmen, wie z.B. die Antihistamine (McINTIRE), eine Mastzellendegranulation im Tierversuch auf Histaminliberatoren hin abschwächen. So wird im Einklang mit der therapeutischen Beeinflußbarkeit allergischer Sofortreaktionen der Verdacht geweckt, daß bei einer allergischen Reaktion dieses Typs Mastzellen degranuliert werden, und entsprechend einer Ausschüttung von Granula Stoffe wirksam werden, die in menschlichen Mastzellen enthalten sind. In menschlichen Mastzellen sind neben Histamin Heparine mit deutlichen Antithrombineigenschaften nachgewiesen worden (JORPES). In menschlichen Mastzellen ist sicher kein Serotonin vorhanden, wir fanden allerdings mit STURM jr. eine Vorstufe des Serotonins, das 5-Hydroxytryptophan in mastzellenreichen Hautgeweben, ohne dieser Substanz bereits eine pharmako-dynamische Eigenschaft geben zu können, zumal in der menschlichen Haut in Mastzellen die entsprechende Decarboxylase fehlt, die diese Substanz in Serotonin verwandelt (BIRT, HAGEN u. ZEBROWSKI).

Wir haben uns bis jetzt vornehmlich damit beschäftigt, ob Histamin und in welchem Maße dieses biogene Amin durch synthetische Liberatoren freigesetzt wird, und inwieweit auf Zufuhr die serHistaminliberatoren eine sofortige biologische Wirkung eintritt.

Wenden wir uns nun der *Reaktionsfähigkeit der Haut nach einer Anwendung von Histaminliberatoren* zu, so ist zunächst vorauszuschicken bzw. daran zu erinnern, daß die Sensibilisierungsfähigkeit der jeweiligen Tierarten unabhängig von dem Mastzellgehalt und von dem Gesamthistamingehalt der Haut ist, und somit keine einheitliche Parallele zwischen Allergisierung und Histaminliberation besteht, und die jeweiligen Typen der Histaminliberatoren z.Z. noch nicht in den Verdacht geraten können, ein biogenes Zwischenprodukt im Verlaufe einer Antigen-Antikörper-Reaktion zu sein (FELDBERG 1961).

Rufen wir uns die relativ geringe Verminderung des Histamingehalts der Haut beim Menschen nach Anwendung von Histaminliberatoren wieder ins Gedächtnis zurück, so ist es erstaunlich, daß nach einer solchen Histaminfreisetzung die Reaktivität der Haut auf entzündliche Reize jedweder Art herabgesetzt erscheint. Man könnte somit den Eindruck haben, daß die Histaminliberation allein nicht der entscheidende Faktor bei der Degranulation der Mastzellen ist.

BERNSTEIN und FEINBERG fanden an der menschlichen Haut, daß im Bereich einer vorhergehenden Behandlung mit dem Histaminliberator 48/80 die Überempfindlichkeitsreaktion und Histaminreaktion vermindert wurde. STERN weist in diesem Zusammenhang darauf hin, daß die Verteilung des Histamins in der Haut, nämlich eine Abnahme des Histamins in kranio-caudaler Richtung, der graduellen Stärke einer allergischen Reaktion parallel geht. Diese topographische Eigenheit, die dem Verteilungsschema des Hauthistamins entspricht (H. H. JOHNSON), zeigt aber keine Korrelation zur Empfindlichkeit der Haut auf Histamin, die z.B. nach den Untersuchungen von STÜTTGEN u. Mitarb. im Bereiche der Innenseite des Oberschenkels besonders ausgeprägt ist.

Mit Hilfe der Histaminliberatoren konnte auch gezeigt werden, daß die Minderung der Hautreaktivität auf diese Substanzen bei Hautreaktionen von

Bedeutung ist, die unabhängig von einer Antigen-Antikörper-Reaktion sind, und bereits einfache Hautreize zu einer Histaminfreisetzung führen (GRAF, FELDBERG). Beim Studium der cholinergischen Urticaria, also einer Urticaria-Form, die mit einer Schwitzreaktion auf Grund einer Acetylcholinfreisetzung im Bereiche der ekkrinen Schweißdrüsen verbunden ist, und bei der eine Histaminfreisetzung eingeschaltet ist, konnte von HERXHEIMER gezeigt werden, daß sowohl die lokale Anwendung von Histaminliberatoren als auch die allgemeine Anwendung von Antihistaminen zu einer wesentlichen Abschwächung der urticariellen

Tabelle 5. *Bestimmung des Plasmahistamins (γ/cm³) bei Patienten mit allergischen Hautmanifestationen.* Extraktion nach CODE; Bestimmung am Meerschweinchenintestinum. (Nach W.KAISER)

Name	Geschlecht	Allergen	Ermittelter Histaminwert (γ/cm³)	
			im erscheinungsfreien Intervall	nach Allergenprovokation
B. G.	♀	Fett-Amin	0,04	0,12
B. H.	♀	Phenothiazin	0,03	0,16
D. J.	♂	Toluylen	0,04	0,10
F. J.	♂	Kälteurticaria	0,02	0,20
L. A.	♀	Phenol-Kresol	0,04	0,10
M. E.	♀	Phenothiazin	0,04	0,15
M. M.	♀	Obst	0,03	0,14
N. W.	♀	Steroidhormone	0,03	0,12
W. I.	♀	Obst	0,04	0,12
W. J.	♀	Chlorpromazin	0,03	0,10

und erythematösen Veränderungen führte. Abgerundet werden soll der Vorgang der Histaminliberation mit dem Hinweis, daß der biochemische Mechanismus der Histaminliberation noch nicht endgültig geklärt ist. HÖGBERG und UVNÄS nehmen an, daß die Mastzellendegranulation über eine Aktivierung einer Lecithinase vor sich geht, die eine Bindung des Histamins an ein Phospholipoid spaltet. Weiterhin ist die Hypothese diskutabel, ob nicht der von WERLE und AMANN beobachtete Heparinkomplex mit Histamin gelöst wird. Derartige Überlegungen sind aber nicht allein für die Histaminfreisetzung aus Mastzellen von Bedeutung, sondern können ganz allgemein auf die Freisetzung von biogenen Aminen erweitert werden, auf welche wir im einzelnen noch zu sprechen kommen.

Wenn so bei allergischen Hautreaktionen eine Histaminfreisetzung aus der Haut aufgefunden werden konnte, die sich mit einer Anreicherung von Histamin in Plasma (Tabelle 5) und Urin kombiniert, so kann nicht an der Tatsache vorbeigegangen werden, daß unabhängig von einer allergischen Reaktion bei entsprechenden Hautreizen in der Haut liberiertes Histamin in die Gefäße diffundiert, und

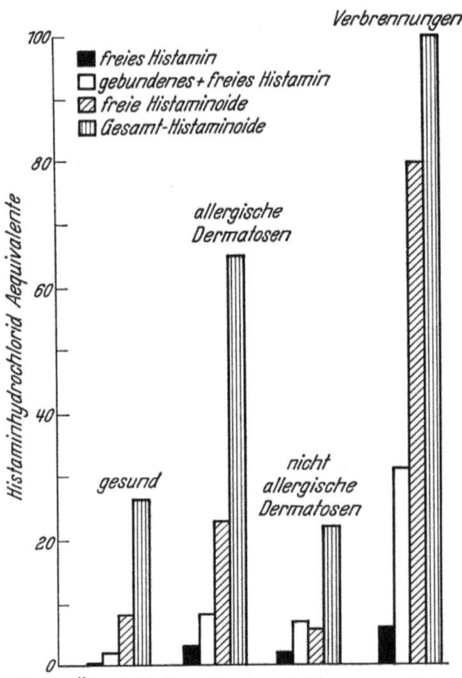

Abb. 5. Übersicht über die Ausscheidung von Histamin und Histaminäquivalenten nach ANREP und BARSOUM in der Austestung am Meerschweinchendarm. [STÜTTGEN: Allergie u. Asthma **1**, 112 (1957)]

so die Höhe des Histaminspiegels in den Körperflüssigkeiten kein differentialdiagnostisches Moment im Hinblick auf eine bestimmte Pathogenese ist (Abb. 5).

Derartige Untersuchungen wurden besonders bei der Aufarbeitung von Urin auf Histaminfraktionen gewonnen (STÜTTGEN, EL-SARED, MITUMOTO, BUSINO, FIESSINGER und GAJDOS, COSTE, DUREL und RATNER). Es liegen auch Untersuchungen vor, wonach bei allergischen Erkrankungen in den Faeces erhöht Histamin nachgewiesen wird (JIMINEZ-DIAZ). Doch sind Bewertungen der

Tabelle 6. *Bewertung des Histamins als auslösender Wirkstoff einer allergischen Hautreaktion*

Positiv	Negativ
Nachweis von Histamin in Körperflüssigkeiten nach allergischen Hautreaktionen oder allergischen Dermatosen. KATZ und COHEN 1941, EMMELIN, KAHLSON und LINDSTRÖM 1941, ROSE 1941, KATZ 1942, LAST und LOEW 1947, COSTE, MASERON und PIGUET 1944, NILZÉN 1947, GUILLOT 1950, SCHÖNFELD 1951, STÜTTGEN 1953, FELDBERG und SCHACHTER 1953, BROCKLEHURST, HUMPHREY und PERRY 1955, PERRY 1956, ALBERTY und TAKKUNEN 1957, KOJI 1960, MOTA und ICHHI 1960.	Die Menge des freigesetzten Histamins ist unabhängig von der Menge der Antikörper bei passiver Allergie.
	Bei allergischen Früh- und Spätreaktionen steht das quantitativ nachgewiesene Histamin nicht im Verhältnis zur Permeabilitätsstörung der Gefäße. LAST und LOEW 1947, INDERBITZIN und CRAPS 1957.
Senkung des Histamingehalts in der Haut nach allergischer Frühreaktion. NILZÉN 1947 (Mensch), INDERBITZIN und DOBRIC 1959 (Ratte).	Eine vorhergehende Histaminliberation verhindert nicht die Zeichen einer allergischen Hautreaktion. BINAZZI und LANDI 1959.
Minderung allergischer Hautreaktionen nach vorhergehender Anwendung von Histaminliberatoren und auch einer PCA. BINAZZI und LANDI 1959 (Mensch), RICCI 1959 (Mensch), STERN 1960, OVARY 1958.	Bei chronisch-allergischen Ekzemen wird durch Histaminliberatoren nur noch wenig Histamin aus der Haut freigesetzt. MARAGNANI 1960.
Hemmung der urticariellen Frühreaktion durch Antihistamine, OVARY 1952.	Die Spätreaktion vom Tuberkulintyp und vom Ekzemtyp sowie das Arthus-Phänomen wird durch Antihistamine nicht wesentlich gehemmt.
Unterdrückung allergischer Haut- und Schleimhautveränderungen ödematösen Typs durch Antihistamine.	Histamin intracutan löst nicht das gesamte Spektrum einer allergischen Reaktion in histogenetischer Betrachtung aus. WERNER 1957.
Geringgradige Hemmung der vasculären Begleitreaktion bei allergischen ekzematösen Testreaktionen. Literatur s. HAAS, FREI, KRAUSE und STÜTT-(GEN.)	Fehlende spongiotische Auflockerung mit Bläschenbildung der Epidermis auch bei protrahierter Histaminanwendung (aber Acanthose). SCHNITZER 1957.

Beurteilung: Histamin kommt bei allergischen Frühreaktionen deutlicher zur Wirkung als bei allergischen Spätreaktionen. Histamin ist nicht allein für Gefäßpermeationsstörungen und exsudative Hautveränderungen, insbesondere nicht beim Ekzem verantwortlich zu machen.

Histaminfraktionen in den Faeces auf Grund der bakteriellen Histaminbildung (GALE) in pathogenetischer Hinsicht oder im Zusammenhang mit Allgemeinerkrankungen schwierig. Die deutlichsten Erhöhungen des Histamins in Körperflüssigkeiten findet man bei akuten großflächigen Hautveränderungen, die in ihrem Symptomenbild an eine Dreifach-Reaktion von LEWIS erinnern. Insbesondere ist die Histaminmobilisierung bei Verbrennungen im Frühstadium zu demonstrieren (VOSS, LOOS). Aus einer Analysierung der Summe der H-Substanzen, also Stoffen, die dem Histamin äquivalente Wirkungen zeigen können, ist zu folgern, daß das Spektrum der freigesetzten Substanzen dieses Typs bei verschiedenen Hautentzündungen differenter Natur ist (LEHNER, STÜTTGEN, GÖZSY u. KÁTÓ). Ein durch Pepton (Histaminfreisetzer) ausgelöster

Schock zeigt größere Ähnlichkeiten zum anaphylaktischen Schock als zu einer alleinigen Histamininjektion (Feldberg).

Unter Histamin ist allerdings klinisch ein Wiederaufflackern cutaner und visceraler Erkrankungen festzustellen (Corelli), ein Phänomen, das nach Tzanck auch mit lokal appliziertem Histamin zu erreichen ist. Die Wirkungen des Histamins, insbesondere die Dilatation der kleinsten Gefäße und die Erhöhung der Permeabilität, sind somit geeignet, die allgemeine Empfindlichkeit der Haut zu steigern. Es ergeben sich aber auch Hinweise dafür, daß Histamin eine physiologische Aufgabe hat (Lecomte, Stern, Langen). Pepys belegte, daß Histamin eine Tuberkulinreaktion dadurch hemmen kann, daß durch Histamin die Diffusion des entzündungserregenden großmolekularen Antigens beschleunigt wird, und somit ein Verdünnungseffekt auf das Tuberkulin resultiert. Wir kämen somit zu der Frage der physiologischen Wirkung des Histamins, die offenbar als kreislaufdynamische und permeationsfördernde Funktion im Rahmen der Elimination und Konzentrationsverdünnung durch Exsudation am Orte der Hautschädigung gesehen werden kann. Dazu gesellen sich funktionelle Faktoren wie Aktivierung der Phagocytose. Fassen wir somit die Histaminliberation als ein reaktives Moment von pathophysiologischer Bedeutung sowohl für die Entstehung einer Hautveränderung als auch für die Begrenzung der Wirkung eines hautschädigenden Faktors auf, so kann die Histaminliberation insbesondere bei großflächigen Hautveränderungen überschießend sein und dann im Vordergrund des klinischen Bildes stehen. Wägen wir die Rolle des Histamins bei den verschiedenen allergischen Hautveränderungen ab, so ist die Histaminfreisetzung als ein Symptom einer allergischen Reaktion besonders im Bereiche der gefäßführenden Hautschichten zu sehen, während bei ekzematösen Veränderungen, bei denen der Schwerpunkt sich epidermiswärts verschiebt, die Histaminliberation von untergeordneter Bedeutung ist (Tabelle 6).

b) Histaminopexie

Klinische Untersuchungen über das histaminopektische Vermögen des Serums a) von Patienten mit allergischen Zeichen, b) keinen Anhalt für allergische Erkrankungen bietenden und c) gesunden Probanden zeigten ein vermindertes Histaminbindungsvermögen bei Allergikern, das auf die Gamma-Globulin-Fraktion (Fraktion II — nach Cohn) zurückgeführt werden kann. Bei längerer Dialyse gewinnt allerdings auch das Allergiker-Plasma ein Bindungsvermögen für Histamin, welches aber schon bei normaler Kaliumkonzentration des Serums wieder aufgehoben wird (Parrot u. Mitarb.). Die Injektion von Humanserum mit hoher Histaminopexie bei Tieren oder Patienten mit fehlender Histaminopexie induziert die Entwicklung einer Histaminbindung beim Empfänger. Die induzierte Histaminopexie gehört in das Gebiet immunologischer Reaktionen (s. Gillissen), zeichnet sich durch eine Sättigung durch kleinere Histaminmengen aus, hat passageren Charakter und verschwindet nach 20minütiger Erhitzung auf 56° (Parrot 1958). Die bisherigen Untersuchungen zeigen eine Zugehörigkeit des fehlenden Symptoms einer Histaminopexie zu einem Kollektiv von Ekzematikern bzw. Allergikern im allgemeinen. Lediglich 12% des Allergikerkreises weisen eine Histaminopexie auf, während die übrigen 88% keine deutliche Histaminopexie aufweisen. Inderbitzin, nahm kritisch zur Methode Stellung und Meninghini u. Levi fanden ebensowenig eine Kollektivgebundenheit der Histaminopexie wie Cruchaud et al. (65 Allergiker). Im deutschen Schrifttum sind große Versuchsreihen an der Tappeinerschen Klinik in Wien durchgeführt worden, die in der Auslegung nach Wodniansky und Tirschek den Mangel an Histaminopexie als ein konstantes Symptom des allergischen Terrains und als konstantes Merkmal der allergischen Konstitution belegen. Der Begriff Histaminopexie ist wörtlich zu eng gefaßt, da die Bindungsfähigkeit allgemein für biogene Amine gilt und so Acetylcholin und Serotonin (s. CRUCHAUD) mit einschließt. Eine kompetitive Hemmung des Histaminbindungsvermögens wird durch Histidin und auch Putrescin erzielt (PARROT).

Einen Sonderfall stellen Leberkrankheiten dar, die wie bei allergischen Erkrankungen eine erniedrigte oder fehlende Histaminopexie zeigen. Diese fehlende Histaminopexie läßt sich hier auch nicht nach langer Dialyse des Serums nachweisen (PARROT, LABORDE et MORDELET-DAMBRINE).

Das Phänomen der Histaminopexie wäre also ein Hinweis dafür, daß der Allergiker sich zunächst durch ein unterschiedliches bzw. unterschiedlich beeinflußbares Globulinspektrum auszeichnet, welches unter bestimmten Bedingungen Wirkstoffe einer Antigen-Antikörper-Reaktion zu binden vermag.

c) Histaminase

Die Histaminase (BEST 1929), gut darstellbar in Darm und Niere, weniger in der Haut, erfährt in der Schwangerschaft im Plasma und Vollblut eine beträchtliche Erhöhung. Dieses Ferment wird wie auch eine Aminoxydase (WERLE u. v. PECHMANN) in der Placenta gebildet und gelangt von dort aus — im Gegensatz zur Aminoxydase — in den Kreislauf. Die Gegenüberstellung der allergischen Hauterkrankung und die klinisch experimentelle Prüfung der Histaminreaktion bei schwangeren und nichtschwangeren Frauen kann die Bedeutung dieses Enzyms, und zwar der humoralen Histaminase bei allergischen Erkrankungen, aufhellen. WERLE und EFFKEMANN sowie WERLE und v. ELMENDORFF belegten eine herabgesetzte Histaminaseaktivität bei Schwangerschaftsintoxikationen allergischen Typs (Abb. 6). Bei einer um das 10—20fache erhöhten histaminolytischen Fähigkeit des

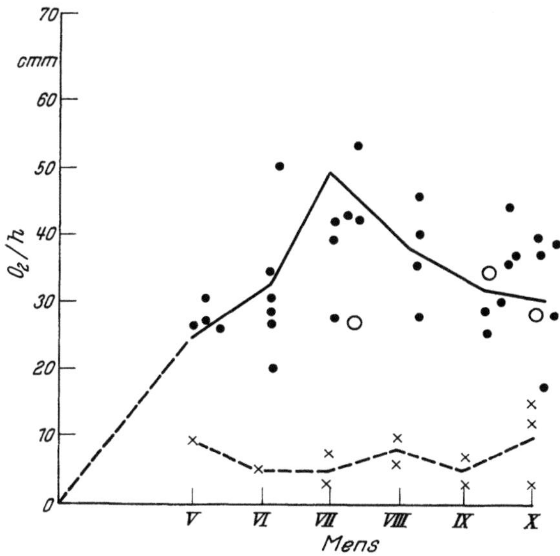

Abb. 6. Histaminasewerte in der Schwangerschaft in Abhängigkeit von allergischen Erkrankungen. [Nach WERLE u. SCHMIDT-ELMENDORFF: Geburtsh. u. Frauenheilk. **10**, 605 (1950)] ● Gesunde Schwangere (Mittelwerte). ○ Werte von Frauen, welche ihre Allergie in der Gravidität verloren. × Werte von Frauen, bei denen die Allergie in der Gravidität fortbestand oder neu auftrat (Mittelwerte)

Blutes ist die Reaktivität der Haut gegenüber intracutan injiziertem Histamin nicht verändert. Bei normalen Probanden zeigt sich nur eine geringe Histaminolyse, die in der Versuchstechnik nach WERLE in der Form definiert werden kann, daß etwa 1,5 γ Histamin in einem Ansatz von 3 γ Histamin zu 3 cm³ Vollblut in 1½ Std bei einer Temperatur von 37° abgebaut werden können. Diese Berechnung beruht auf einer pharmakologischen Testung des Histamins am isolierten Organpräparat. Ein statistischer Überblick über die von uns durchgeführten Histaminasebestimmungen bei dermatologischen Erkrankungen er-

brachte keinen sicheren Anhalt für eine wesentliche Histaminaseaktivitäts-
änderung im Blut. Wir konnten auch nicht belegen, daß unter Medikamenten, die
eine Histaminasehemmung verursachen, die Empfindlichkeit gesteigert wird.
Die Injektion weitgehend gereinigter Histaminase (Torantil) ist ebenfalls nicht
mit einer Minderung der Histaminreaktivität der Haut verbunden (Literatur in
Klinik u. Experiment, s. Haas). Beim Menschen konnten wir nach Injektion
von 30 Einheiten Torantil (gereinigte Histaminase aus Schweinenieren) keine
Histaminaseaktivität im Plasma oder Vollblut 5—30 min nach der Injektion
feststellen. Eine signifikant erhöhte Histaminempfindlichkeit an der Haut liegt
bei allergischen Dermatosen nicht vor, wenn man die unveränderte Haut mit
Histamininjektionen testet (Engelhardt, Funk und Heite). Bei der Bewertung
der Histaminreaktion an der Haut ist die individuelle Hautstruktur (Dicke,
Turgor usw.) neben der vasculären Empfindlichkeit des Histamins zu beachten.

Histaminempfindlichkeit, Aktivität der Histaminase und Spiegel des humoral
faßbaren Histamins sind somit nicht sicher miteinander so gekoppelt, daß die
Pathogenese allergischer Erkrankungen einer einfachen Deutung zugängig wäre.
Es muß dabei aber betont werden, daß wir uns hier nur auf allergische Dermatosen
beschränkt haben. Die durch eine allergische Testreaktion oder akute allergische
Hautreaktionen spontaner Natur hervorgerufene Histaminliberation kann ausreichend sein, um bei entsprechender Disposition einen Asthmaanfall schwersten
Grades auszulösen. 2—3 γ Histamindihydrochlorid i.v. können ausreichen, um
einen schweren Asthmaanfall zu provozieren, und auch die intramuskuläre Injektion von 1 mg Histamin führt bei empfindlichen Personen gelegentlich zu
Blutverteilungsstörungen, Kollaps, kardialen Erregungsleitungsstörungen und
schließlich auch zu Asthmaanfällen, um die Komplikationen anzuführen, die wir
bei der Histaminbelastung von Allergikern beobachten konnten. Die Organ-
empfindlichkeit auf Histamin (Haut, Lunge) ist offenbar verschieden und unterliegt einer individuellen Varianz.

d) Acetylcholin

$$(CH_3)_3 \equiv \overset{\displaystyle OH^-}{\overset{\displaystyle +}{N}}—CH_2—CH_2—O(CH_3CO)$$

N-Trimethyläthanolacetatammoniumhydroxyd, $C_7H_{17}O_3N$

Acetylcholin wurde 1914 von Dale und Ewins als Bestandteil des Mutter-
korns aufgefunden und als für die menschliche Physiologie bedeutsamer Stoff
von Loewi 1921 erkannt („Vagusstoff").

Eine erhöhte Wirksamkeit des cholinergischen Wirkstoffes Acetylcholin bei
allergischen Vorgängen geht im wesentlichen auf die Vorstellungen zurück, daß
diese Aktionssubstanz des Nervensystems (v. Muralt) in enger Beziehung zur
vegetativen Regulation steht. Tierexperimentell und klinisch ließ sich nämlich
ein Anhalt dafür finden, daß unter allergischen Erkrankungen das autonome
Nervensystem eine Neigung zeigt, im Sinne einer Vagotonie zu reagieren. Während
Danielopolu der Meinung war, daß Acetylcholin aus einer Eiweißbindung im
anaphylaktischen Schock freigesetzt wird, kann andererseits auch eine Hemmung
des hydrolysierenden Ferments Cholinesterase eine verstärkte Wirkung des
Acetylcholins bewirken (Horster, Albus, Heim). Acetylcholin wird an den
cholinergischen Nervenendigungen des autonomen Nervensystems und an der
motorischen Endplatte der Muskeln in Freiheit gesetzt. Die freigesetzte Menge
wird in $^1/_{1000}$ sec hydrolysiert und so pharmakologisch inaktiviert. Aus den
Spaltprodukten dieser Hydrolyse kann durch die Cholinacetylase Acetylcholin

wieder resynthetisiert werden. Als Cofermente wirken bei diesem Vorgang Adenosintriphosphat und Coenzym A (NACHMANSOHN).

Die Wirkungen des Acetylcholins an der Haut bei intracutaner Injektion bestehen in einer direkten Erweiterung der Arteriolen, einer erhöhten Durchblutung des Capillarsystems und einem Sekretionsreiz auf die ekkrinen Schweißdrüsen (DUNÉR u. PERNOW).

Sonderform einer Acetylcholin-Wirkung nach intracutaner Injektion in die menschliche Haut ist die Entwicklung einer Hautblässe beim endogenen Ekzematiker (s. S. 733); weiterhin die Quaddelentstehung im Zuge einer Reizung der ekkrinen Schweißdrüsen bei der cholinergischen Urticaria (s. S. 726).

c) Cholinesterase

$$CH_3CO \cdot OCH_2 \cdot CH_2 \overset{+}{N} (CH_3)_3 \ \underset{\substack{+ \ ATP \\ + \ Coenzym \ A \ + \ Energie \\ Cholinacetylase \ (QUASTEL, \ NACHMANSOHN)}}{\overset{\substack{Cholinesterase \\ + \ H_2O}}{\rightleftharpoons}} \ CH_3COOH + HO \cdot CH_2 \cdot CH_2 \overset{+}{N} (CH_3)_3$$

Die Bestimmung der Fermentaktivität der Cholinesterase (AMMAN, STEDMAN) ist technisch kein so kompliziertes Problem, daß es sich am klinischen Untersuchungsgut nicht ohne weiteres durchführen lassen könnte, während der direkte Nachweis des Acetylcholins auf Grund der minimalen Konzentrationen und der schnellen Hydrolysierbarkeit trotz Zusatz von Hemmstoffen der Cholinesterase wie Prostigmin bereits tierexperimentell (Froschlungen-Test) nicht einfach ist, und klinische Untersuchungen entsprechende Schwierigkeiten aufweisen.

Die Cholinesterase, deren Name von STEDMAN und EASON stammt, ist nun kein einheitliches Ferment (AUGUSTINSSON). Es werden unterschieden:

1. die spezifische Cholinesterase (Acetylcholinesterase), welche eine besondere Affinität zu Acetylcholin besitzt. Hemmstoff z.B. Coffein.

2. Die unspezifische Cholinesterase, welche vornehmlich eine Affinität zu anderen Cholinestern als Acetylcholin, wie Propionylcholin, Butyrylcholin und Pyruvoylcholin besitzt. Diese unspezifische Cholinesterase wird durch Histamin und eine Reihe anderer Substanzen, wie Methylenblau und Phenothiazin, gehemmt.

Als synthetisches Substrat der spezifischen Cholinesterase gilt Acetyl-β-methylcholin, welches von der unspezifischen Cholinesterase nicht hydrolysiert wird, die bei der Hydrolyse des Butyrylcholins aktiver ist.

Betrachten wir die menschlichen Gewebe, so läßt sich zeigen, daß die spezifische Cholinesterase sich in Erythrocyten und Nervengeweben findet, während die unspezifische Cholinesterase im Plasma und allgemein im Gewebe vorkommt.

Aus den dargelegten technischen Gründen ist die Untersuchung der Plasma-Cholinesterase als unspezifischer Cholinesterase ein besonderes Anliegen der klinisch-experimentellen Forschung gewesen, und es wurden beachtenswerte Unterschiede in der Aktivität dieser Cholinesterase bei den verschiedenartigsten Krankheitsbildern aufgefunden.

Demgegenüber konnte die Untersuchung der Erythrocytencholinesterase keine wesentlichen Unterschiede erbringen, zumal die Aktivität dieses an Erythrocyten gebundenen Fermentes so stark ist, daß fermentkinetisch die Hemmung oder Aktivierung dieses Fermentes im Rahmen von Krankheitszuständen im Hinblick auf die effektive Acetylcholinhydrolyse unter Wahrung physiologischer Dosen keine besondere Rolle spielt. Eine Ausnahme macht die Hemmung der gesamten

Cholinesterasen durch insecticide Giftstoffe auf der Basis von organischen Phos-
phorsäureestern, die allerdings die unspezifische Cholinesterase stärker hemmen
(s. Guggenheim) (E 605), bei Resorption in die Blutbahn beim Menschen ein
schweres toxisches Krankheitsbild verursachen und als Antidot hohe Atropindosen
erfordern, die beim Nichtvergifteten toxisch sind.

Betrachten wir nun allgemein die Ergebnisse der Untersuchungen allergischer
Erkrankungen (Ruete u. Heim, Ströder u. Stüttgen, Schoog) oder der tierexperimentellen Forschung im anaphylaktischen Schock (Heim), so ließ sich darstellen,
daß in der Tat die unspezifische Cholinesterase inhibiert erscheint. Unabhängig
von teleologischen Betrachtungen schien also die Hemmung der unspezifischen
Cholinesterase mit ein Zeichen einer allergischen Erkrankung zu sein. Es schälte
sich bald heraus, daß diese Fermenthemmung kein spezifisches Zeichen einer

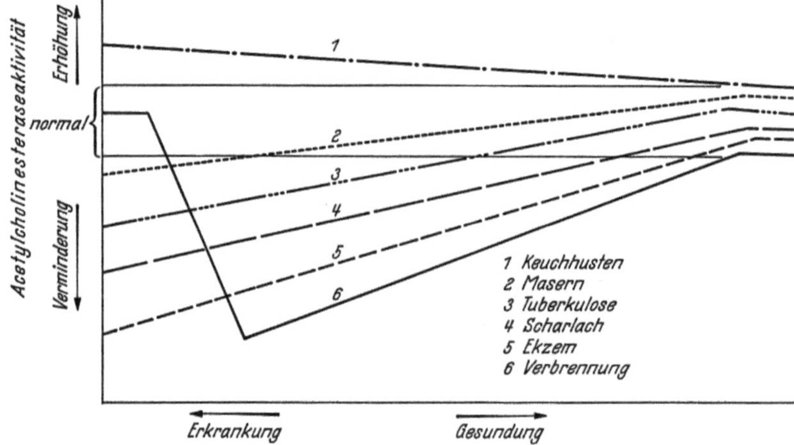

Abb. 7. Schematische Darstellung des Verlaufs der Cholinesterasehemmung im Serum bei Erkrankungen aus
der Kinderheilkunde und der Erwachsenenmedizin. [Ströder u. Stüttgen: Z. Kinderheilk. 65, 179 (1947)]

allergischen Erkrankung ist, sondern bei Erkrankungen vielfältiger Pathogenese
auftritt (Abb. 7). Da durch die Untersuchungen von Wense, Werle und
Stüttgen bekannt geworden war, daß Histamin ein Hemmstoff der unspezifischen Cholinesterase ist, nahm es nicht wunder, daß eine Hemmung der unspezifischen Cholinesterase im Plasma besonders bei den Erkrankungen beobachtet werden konnte, für die eine Histaminfreisetzung nachgewiesen oder
diskutiert wurde.

Weiterhin zeigt sich eine Hemmung der Plasma-Cholinesterase bei Leber-
erkrankungen (Maier). Diese Hemmung beruht offenbar darauf, daß die Erniedrigung dieses Fermentes im Plasma ein Hinweis für eine partielle Eiweiß-
synthese-Störung in der Leber sein kann.

Betrachten wir nun die besonderen Belange der allergischen Hauterkrankungen,
so haben Bestimmungen der spezifischen und unspezifischen Cholinesterase
ergeben, daß in der Epidermis nur eine unspezifische Cholinesterase vorliegt,
während im Corium histochemisch (Koelle, Avik, Thies) die spezifische Cholinesterase an nervalen Organen nachgewiesen werden konnte. Entsprechend diesen
Ergebnissen konnte mit pharmakologischen und biochemischen Untersuchungen
nachgewiesen werden, daß in der Epidermis nur die unspezifische Cholinesterase
vorkommt, während im Corium eine spezifische Cholinesterase vorhanden ist.
Diese Untersuchungen wurden nach der manometrischen Methode durch Magnus

und Thompson an Hand des Gebrauchs unterschiedlicher Substrate für die Charakterisierung beider Cholinesterasen vorgenommen, während Stüttgen ähnliche Untersuchungen mit Hilfe von Inhibitoren beider Cholinesterasen durchführte. Quantitative Unterschiede zwischen der Aktivität des Hautmaterials verschiedener Dermatosen waren zwar festzustellen, doch die erhaltenen Ergebnisse reichten bei der manometrischen Methode nicht aus, um Unterschiede in der Pathogenese der Erkrankung darzustellen. Bei Gebrauch der pharmakologischen Differenzmethode am Mäusedarm konnte allerdings aufgefunden werden, daß der Zusatz von Hautextrakten entzündlicher Dermatosen die Plasma-Cholinesterase eindeutig hemmt (Stüttgen); (der Mäusedarm reagiert nicht auf Histamin). Dementsprechend drängt sich der Verdacht auf, daß Wirkstoffe der Entzündung vom Histamintyp auch in der Epidermis bzw. im Corium die unspezifische Cholinesterase hemmen.

Wir haben schon darauf hingewiesen, daß bei Dermatosen eine geringere Cholinesteraseaktivität des Plasmas demonstriert werden konnte, und es dürfte meiner Meinung nach ausreichend belegt worden sein, daß der Mechanismus der Hemmung der Cholinesterase im Plasma bei Dermatosen einmal eine Funktion der Liberation von histaminartigen Substanzen aus der Haut und Übergang ins Blut darstellt, zum andern eng mit der Ausdehnung der Dermatose gekoppelt ist und somit von der Dosis der Hemmstoffe abhängig ist. Inwieweit nun bei derartigen Hauterkrankungen am Organ selbst durch eine Funktionsänderung der unspezifischen Cholinesterase eine pathophysiologische Wirkung zum Tragen kommt, muß weiteren Untersuchungen vorbehalten bleiben.

Es ergeben sich auch Beziehungen zwischen den bisher besprochenen Wirkstoffen einer allergischen Reaktion und ihren abbauenden Fermenten mit dem Prinzip Acetylcholin-Cholinesterase, die so in vitro darstellbar sind, daß Histamin die Acetylcholinhydrolyse durch die unspezifische Serumcholinesterase hemmt, wenn es nicht durch Diaminoxydase enthaltende Eiweiße gebunden wird. Auf der anderen Seite können derartige histaminasehaltige Eiweiße den Abbau des Acetylcholins hemmen, wenn kein Histamin im Ansatz vorhanden ist (Stüttgen).

Versuchen wir nunmehr, zu einer ähnlichen *Bewertung des Acetylcholins* im Verlauf allergischer Dermatosen zu kommen, wie wir es beim Histamin ausgeführt haben, so können wir eine entsprechend exakte Gegenüberstellung aus der bisherigen Literatur über die Pathogenese allergischer Erkrankungen nicht durchführen. Dieser Literaturmangel kann auch als Hinweis dafür gewertet werden, daß offenbar das Prinzip der Anschauung, daß Acetylcholin ein wesentlicher Faktor im Rahmen der Entstehung und Unterhaltung einer Antigen-Antikörper-Reaktion ist, nicht den heutigen Vorstellungen entspricht — obwohl auch Hinweise gegeben sind, daß Acetylcholin lokal zu Ödem und Leukocytenemigration in einer Dosis von 10 γ führen kann (Heinlein).

Die Toleranz gegenüber intracutan injiziertem, intravenös gegebenem oder intraarteriell verabfolgtem Acetylcholin ist auf Grund der erwähnten fermentativen Hydrolyse so groß, daß ein Vergleich allergischer und nichtallergischer Patientenkollektive keinen Anhalt für eine unterschiedliche Hautreaktion gibt. Um zu Permeabilitätsstörungen durch intracutan injiziertes Acetylcholin zu kommen, ist es notwendig, unphysiologische Dosen zu geben, wie 0,1 cm^3 einer 0,1%igen Lösung. Ein Sonderfall in der Reaktion auf intracutan injiziertes Acetylcholin war wiederum beim endogenen Ekzem zu beobachten, bei dem die Injektion zur „delayed blanch" (Lobitz und Campbell) führte, die darin besteht, daß im Verlaufe der Hautreaktion nach einigen Minuten die Entwicklung eines anämischen Bezirks mit pseudopodienartigen Ausläufern beobachtet wird. Dieser Vorgang dürfte darauf beruhen, daß die anämische Hautfarbe durch Konstriktion der

Hautgefäße — im Zuge einer durch Acetylcholin bewirkten Freisetzung von gefäßkontrahierenden Substanzen (Noradrenalin? gefäßaktives Polypeptid?) — entsteht.

Auf Grund dieser abartigen Reaktion auf Acetylcholin besteht kein Grund, das endogene Ekzem in den Formenkreis allergischer Erkrankungen einzuordnen, denn das Phänomen der „delayed blanch" ist bei sicher allergischen Dermatosen (allergisches Ekzem, allergische Urticaria) nicht die Regel.

Wir können in dem zur Verfügung stehenden Rahmen hier auf die Wertigkeit sympathicotoner und vagotoner Reaktionslagen des Gesamtorganismus noch nicht näher eingehen. Wichtig erscheint die Aussage allerdings, daß ebenso wie die Bedeutung der Histaminase auch die der unspezifischen Cholinesterase nicht in dem Lichte gesehen werden kann, daß eine Hemmung dieser Fermente eine sichere Erniedrigung der Reizschwelle gegenüber diesen biogenen Aminen bewirkt — so verlockend die Konzeption auch sein mag, daß auf diese Art und Weise die Empfindlichkeit des Allergikers gegenüber biogenen Wirkstoffen belegt werden könnte (ALBUS). Inwieweit die unspezifische Cholinesterase eine physiologische Bedeutung hat, wird die Forschung der kommenden Jahre noch zeigen müssen.

f) Serotonin

$$\text{5-Hydroxytryptamin}, \quad C_{10}H_{12}ON_2$$

Über Wirkung und Stoffwechsel des 5-Hydroxytryptamin sind seit Auffinden dieser Substanz, die zuerst aus den enterochromaffinen Zellen des Darmes isoliert wurde (ERSPAMER), zahlreiche Arbeiten erschienen, die pharmakologische Effekte, deren Beurteilung bei normalen und krankhaften Vorgängen im Organismus und schließlich deren Stoffwechsel betreffen.

Durch Oxydierung des Tryptophans zum 5-Hydroxytryptophan und anschließender Decarboxylierung entsteht das 5-Hydroxytryptamin = Serotonin auf fermentchemischem Wege (Abb. 8). Dieses Serotonin wird durch die Monaminoxydase zum Aldehyd und weiter durch die Aldehyddehydrogenase zur 5-Hydroxyindolessigsäure abgebaut, die als Endprodukt nachweisbar ist und einen indirekten Hinweis auf die Höhe der Serotoninfreisetzung erlaubt.

Nachweisbar wird Serotonin durch Aufnahme aus Serum oder Extrakten in Aceton, Einengung der Acetonextrakte und Aufnahme des Rückstandes mit wenigen Tropfen Methanol—H_2O (4:1). Anschließend ist eine hochspannungselektrophoretische Auftrennung durchführbar (STURM). Die Identifizierung ist mit Farbreaktionen und Fluorophotometrie möglich. Die Eluate oder auch entsprechende Extrakte können an der isolierten Meerschweinchensamenblase und unter anderem an der Froschlunge (Erschlaffung) und am terminalen Ileum des Meerschweinchens (RUMMEL) getestet werden. Hemmung der Kontraktion durch Lysergsäureabkömmlinge (Diäthylamid).

Als beim sog. Carcinoid-Syndrom des Menschen (LEMBECK, THORSON, BIÖRCK, BJÖRKMAN u. WALDENSTRÖM) typische Symptome, wie Flush, Hitzewallungen, Tachykardie, Diarrhoe, asthmaartige Anfälle, beschrieben wurden, wuchs das Interesse am Serotonin für die menschliche Pathophysiologie. Tierexperimentell war der Boden für die Diskussion über eine mögliche Bedeutung dieser Substanz für allergische Erkrankungen beim Menschen dadurch vorbereitet worden, daß bei Maus, Ratte, Kaninchen und Meerschweinchen

Serotonin bei anaphylaktischen Vorgängen freigesetzt wurde. Die anfängliche Bewertung dieser Serotoninfreisetzung war so gewichtig, daß SÖHRING vom pharmakologischen Standpunkt aus die Meinung vertrat, daß lediglich historische Gründe dem Histamin den Vorrang in der pathogenetischen Bewertung gegeben haben. Serotonin liegt einmal in Mastzellen der genannten Tiere vor und ist zudem in Thrombocyten, auch in menschlichen Thrombocyten, gespeichert. Weiterhin findet sich Serotonin und andere verwandte Katecholamine in den Regionen des Zwischenhirns (AMIN, CRAWFORD u. GADDUM) und hat dort offenbar funktionelle Aufgaben (PLETSCHER, SHORE u. BRODIE), da eine Sekretion von Serotonin mit Hilfe histochemischer Verfahren von der Bargmannschen Schule nachgewiesen werden konnte. Während Mastzell-Liberatoren zu einer Serotoninausschüttung bei den Tieren führen, die Serotonin in Mastzellen besitzen, wird z.B. durch Reserpin Serotonin auch aus anderen Gewebsstrukturen, wie Blutplättchen (WAALKES u. COBURN 1959) freigesetzt, und der Wirkungsmechanismus dieses Medikaments, wie Blutdrucksenkung und zentrale Sedation beim Menschen, wird mit einem derartigen Mechanismus in Zusammenhang gebracht. Für die Bewertung des Serotonins bei allergischen Vorgängen ist der Hinweis wichtig, daß die menschlichen Mastzellen kein Serotonin enthalten und somit eine wesentliche Quelle fehlt, die dafür verantwortlich ist, daß Serotonin bei allergischen Vorgängen der genannten Tierarten freigesetzt wird. In den menschlichen Mastzellen ist allerdings die Vorstufe des Serotonins, 5-Hydroxytryptophan, nachweisbar (STURM u. STÜTTGEN), die durch Decarboxylierung in Serotonin umgebaut wird. Eine derartige Decarboxylase ist in den menschlichen Mastzellen nicht vorhanden (BIRT et al.).

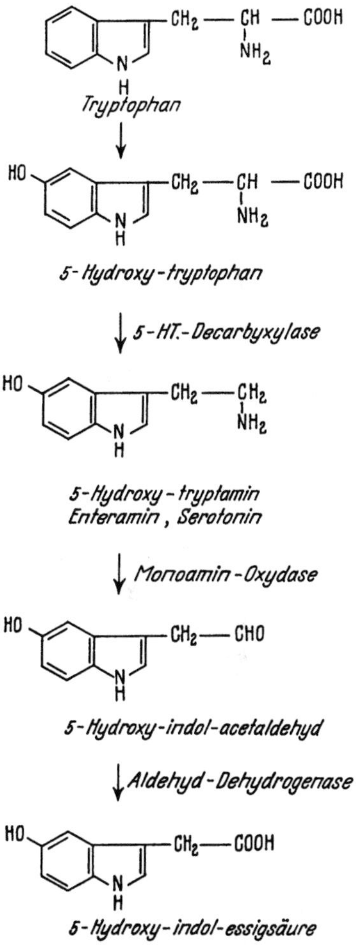

Der Gehalt an Serotonin der menschlichen Haut wird von WEST mit 0,01 γ pro Gramm Frischgewicht angegeben. Betrachten wir uns nun die Dosen von Serotonin, die notwendig sind, um dessen pharmako-dynamische Wirkung an der Haut sichtbar werden zu lassen,

Abb. 8. Bildung und Abbau des Serotonins und Möglichkeiten der Beeinflussung des 5-HT-Stoffwechsels (Fermenthemmer etc.)

so ist aus klinisch-experimentellen Untersuchungen bekannt (RODDIE, SHEPHERD u. WHELAN; FUGA), daß bei einer intraarteriellen Zufuhr von 1 γ pro min lediglich eine Gefäßdilatation erzielt wird. Bei höheren Dosen tritt eine Minderung der Gesamtdurchblutung, z.B. an den Fingern ein, wenn die Injektion in die A. brachialis erfolgt. Eine histaminähnliche Wirkung, bei der sich also zusätzlich zur Erythembildung eine Quaddelbildung als Ausdruck einer Permeabilitätsstörung hinzugesellt, wird erst in Dosen erzielt, die mindestens 100mal höher liegen als beim Histamin. Bei einer solchen Konzentration wurde diskutiert, ob Serotonin Histamin freisetzt (FELDBERG), zumal die Quaddelbildung durch Antihistamine reduzierbar war (STÜTTGEN u. SCHIPPEL).

Bereits aus dem Vergleich zwischen Histamin- und Serotoninkonzentration unter
Berücksichtigung der wirksamen Dosen ist zu entnehmen, daß Serotonin eine wesentliche Rolle im Rahmen der Pathophysiologie allergischer Hauterkrankungen nicht
spielen kann. Im Verein mit dem fehlenden Nachweis von Serotonin in den
menschlichen Mastzellen, der geringen Konzentration in der menschlichen Haut
und einem pharmakologisch nicht bedeutungsvollen Plasmaspiegel ist es also
unwahrscheinlich, daß dieses biogene Amin als wesentliche Wirksubstanz am
Orte der allergischen Reaktion eine Rolle spielt. Damit ist nicht gesagt, daß
Serotonin bei Regulationsvorgängen unter Kontrolle des Zwischenhirns während
einer allergischen Reaktion oder in der Sensibilisierungsphase keine Rolle spielt.
Der Schwerpunkt der Serotoninforschung hat sich zweifelsohne beim Menschen
zu den zentralen Regionen hin verlegt, und wir würden uns z.Z. zu sehr in hypo-
thetischen Vorstellungen verlieren, wenn wir bei unseren Betrachtungen auf den
Sekretionsmechanismus des Serotonins im menschlichen Hirn eingehen würden.
Es gibt allerdings Hinweise, die belegen können, daß bei einer allergischen Reaktion eine Liberation von Serotonin auftreten kann. So wiesen HUMPHREY und
JAQUES eine Freisetzung von Serotonin aus menschlichen Leukocyten und
Thrombocyten in einer Antigen-Antikörper-haltigen Lösung nach. McHAFFIE,
MENEBROCKER, MAHLER u. BARAK fanden im normalen menschlichen Plasma
0,15 γ Serotonin/ml gegenüber 0,207 γ/ml im Plasma von Allergikern. Klinisch
ist durch eine thrombopenische Reaktion bei allergischen Vorgängen die Möglichkeit gegeben, daß Serotonin freigesetzt wird. SCHEIFFARTH zeigte so experimentell
bei Arzneimittelexanthemen neben einer Histaminfreisetzung auch eine Serotoninliberation, die auf eine strukturelle Auflockerung von Blutplättchen zu
beziehen war. Im Urin fand IPPEN bei einem Arzneimittelexanthem 11,2 mg/d
5-Hydroxyindolessigsäure. Die individuelle Schwankungsbreite der Ausscheidung
dieses Endproduktes des Serotonin-Stoffwechsels im Urin ist bei Normalpersonen
unter Standardbedingungen nach STURM jr. 1,0—14,2 mg/d. Eine Erhöhung der
Serotoninausscheidung findet sich u.a. bei pathogenetisch verschiedenartigen
Schockzuständen.

g) Heparin und Blutgerinnung

Chemisch: Mucopolysaccharid-Schwefelsäureester.
$C_{28}H_{37}O_{38}N_2S_5Na_7$ (REINERT u. WINTERSTEIN 1939)
$C_{24}H_{31}O_{35}N_2S_5Na_7$ (SNELLMANN 1948)
Mol.-Gew. = $\approx 16\,000$

Die Verlängerung der Blutgerinnungszeiten bei allergischen Prozessen war
schon frühzeitig beobachtet worden, doch erst durch die tierexperimentellen Untersuchungen von ROCHA E SILVA, MONKHOUSE, FIDLER u. BARLOW und die klinischen
Beobachtungen von DYKERHOFF, MARX und ZIEGLER wurde offenbar, daß
diese Verlängerung der Blutgerinnungszeit auf einer Heparinfreisetzung bzw.
einer Erhöhung des Antithrombintiters im Serum beruhen dürfte. Diese Untersuchungen fanden schließlich durch den Nachweis einer Erhöhung des Anti-
thrombinspiegels bei allergischen Dermatosen durch KOLLER, HOIGNÉ und
STORCK sowie SCHUPPLI ihre Bestätigung. Bei dieser Gerinnungsänderung dachte
ROCHA E SILVA zunächst nicht an die Freisetzung von Heparin aus Mastzellen, die
erst später von WEST demonstriert wurde und damit auch nähere Beziehung zur
Haut gewann, sondern mehr an einen fermentativen Prozeß, der durch Thrombo-
cytenzerfall und Freisetzung einer Tryptokinase induziert wird. Diese Tryptokinase, die normal in einer Eiweißbindung vorliegt, setzt nun nach ihrer Aktivierung
bei allergischen Vorgängen aus der Leber Heparin und Histamin gleichzeitig frei.

In menschlichen Mastzellen sind sulfatierte saure Mucopolysaccharide von
JORPES chemisch analysiert worden, und die biologischen Teste mit Mastzellen-

extrakten führten dann zu einer deutlichen Darstellung eines Antithrombins, wenn technisch dafür Sorge getroffen war, daß Thrombokinase nicht gleichzeitig die antikoagulative Wirkung abschwächte. Es war so möglich gewesen, aus Blasenflüssigkeit bei Mastocytosen Antithrombinsubstanzen eindeutig nachzuweisen (KONRAD und WINKLER, STÜTTGEN, STURM jr. und BRÜSTER). Die Hautmassage derartiger Patienten zeigte eine Verlängerung der physiologischen Gerinnungszeiten. Die globale Gerinnungszeit ist dabei weniger verändert, da durch die gleichzeitige Freisetzung von Histamin eine Gerinnungsverkürzung eintritt, die durch Antihistamine tierexperimentell von ZELLER und klinisch-experimentell (STÜTTGEN) aufgehoben werden konnte.

Neben der Einwirkung auf die Blutgerinnung im Sinne einer antikoagulativen Wirkung spielt Heparin wohl auch als stark negativ geladenes saures Mucopolysaccharid eine Rolle, die in der Heparinatbildung mit basischen Substanzen Bedeutung besitzt (Histamin-Heparinat: WERLE u. AMANN; Heparin-Chelat-Histamin: KERP u. STEINHAEUSER). Ein chemisch so aktiver Körper kann z.B. Hemmstoffe, aber auch Aktivatoren fermentativer Prozesse absorbieren. In Abhängigkeit von der Konzentration ist so bei niedrigen Dosen eine Aktivierung der Proteolyse und bei hoher Konzentration eine Hemmung dieses Vorgangs nachzuweisen (STÜTTGEN, HOFMANN u. SIMMICH). Unter bestimmten Versuchsbedingungen zeigt sich auch eine Aktivierung der Diaminoxydase. Darüber hinaus hat Heparin eine Wirkung auf die Gefäßpermeabilität, die eine Förderung erfährt (WITTE). Die Eigenschaft, auf Hyaluronidase inhibierend zu wirken, beruht auf einer kompetitiven Hemmung dieses Ferments und einer Inhibierung des Spreadingeffekts. Unter dem Spreadingeffekt (CHAINE u. DUTHIE) versteht man die Depolymerisierung bindegewebiger Strukturen vom Hyaluronsäuretyp, die es ermöglicht, das Diffusionsvermögen von in die Haut eingebrachten Substanzen zu erhöhen, ohne daß aber damit gleichzeitig eine erhöhte Resorption durch Lymph- oder Blutgefäße kombiniert sein muß (RUSZNYÁK, FÖLDI u. SZABO). Hyaluronidase ist auch als mastzellendegranulierende Substanz beschrieben worden, und an der menschlichen Haut setzt Hyaluronidase eine Substanz frei, die heparinähnliche Wirkungen hat. Heparinkörper mobilisieren aus Geweben, insbesondere der Leber, den sog. Heparinklärfaktor (HAHN), der lipolytischen Charakter hat. Ein Lipoidschwund bei akuten allergischen Vorgängen (INDERBITZIN) könnte so auf eine Heparinfreisetzung und eine dadurch bewirkte Mobilisierung des Klärfaktors zurückgeführt werden; in vitro fällt Heparin Lipoproteine. Die Wirkung des Postheparinklärfaktors ist durch Trübungsaufhellung spektrophotometrisch einfach zu erfassen (REBER und STUDER) und stellt einen empfindlichen Indicator einer Heparinwirkung dar. Intracutane Injektionen in die menschliche Haut führen zur histaminähnlichen Wirkung, wie SCHNITZER belegen konnte; neben einer fibrillären Verquellung ist ein Austritt von Leukocyten und eine eosinotaktische Wirkung festzustellen.

Heparin kann in bestimmter Hinsicht als ein Antagonist des ACTH angesehen werden, da es in der Lage ist, die Eosinopenie nach ACTH aufzuheben (WEISSBECKER und HITZELBERGER). Durch Heparin wird auch die Entstehung eosinophiler Zellen humoral und cellulär aktiviert (GODLOWSKI). Andererseits werden aber Leukocytopenie und Thrombocytopenie durch Heparin ausgelöst (JUCKER, COPLEY und ROCK); diese Befunde würden sich im Verein mit der obengenannten Induzierung einer Eosinophilie als Bindeglieder im Rahmen humoralcytologischer Verschiebungen während einer allergischen Reaktion gut einordnen. Auch über die Eigenschaften des Heparins als antikomplementäre Substanz, die in ihrer Wirkung reversibel ist, lassen sich Brücken zur Einwirkung des Heparins auf allergische Vorgänge schlagen, die tierexperimentell durch Hemmung des anaphylaktischen Schocks und durch Blockierung der allergischen Ekzemreaktion bei einer Sensibilisierung mit Dinitrochlorbenzol unterbaut wurden (GENTELE und HOLMGREN). Das Shwartzman-Sanarelli-Phänomen wird durch Heparin gehemmt (CLUFF u. BERTHRONG).

Es ist also festzuhalten, daß Heparin bei allergischen Hautveränderungen beim Menschen freigesetzt wird und somit einen Faktor im Mosaik der Substanzen darstellt, die bei einer Antigen-Antikörper-Reaktion zur Wirkung kommen. Dabei beschränkt sich die Wirkung des Heparins offenbar nicht allein auf seinen Effekt als Antikoagulans, sondern dürfte auch bei Permeabilitätsmechanismen und fermentativen Prozessen außerhalb der Fibrinolyse direkt oder indirekt eingreifen.

Bisher haben wir gesehen, daß Lücken in der summarischen Aufzählung der Wirkstoffe einer allergischen Reaktion bestehen. Einmal sind die genannten Wirkstoffe nicht in der Lage, das gesamte Bild einer allergischen Dermatose zu provozieren, und zum anderen hat die Inhibierung dieser Wirkstoffe zwar eine Abschwächung, aber keine Aufhebung einer allergischen Hautreaktion zur Folge.

Tabelle 7. *Roter Hof und Quaddel durch intradermale Injektionen (0,1 cm³) von Bradykinin, Kallidin, Kallikrein, Histamin und Serotonin beim Menschen.* [Nach SCHACHTER und HERXHEIMER, Nature 183, 1510 (1959)]

Substanz	Konzentration (γ/cm^3)	Durchmesser	
		Hof	Quaddel (blaue Zone)
Bradykinin	1000	30	15
	333	27	13
	100	0	12
	10	0	10
Kallidin.	1000	28	15
	333	20	9
	100	0	11
	10	0	9
Kallikrein.	500	Spur	18
	50	0	15
Kinin.	100	52	18
Histamin	100	58	20
5-Hydroxytryptamin	100	34	0—4
Isoton. Kochsalzlösung		0	0—4

h) Kinine

$$\text{Bradykinin} \xleftarrow{\text{Trypsin usw.}} \text{Bradykininogen (ROCHA e SILVA)}$$

$$\text{Kallidin} \xleftarrow{\text{Kallikrein}} \text{Kallidinogen (WERLE)}$$

$$\text{Neurokinin} \xleftarrow{\substack{\text{Neurokinin} \\ \text{forming-Enzym}}} \text{Plasma (CHAPMAN)}$$

In den letzten Jahren haben sich neuartige, der Histaminwirkung ähnelnde Wirkstoffklassen in den Vordergrund geschoben, die unter dem Begriff der Kinine im Hinblick auf allergische Prozesse eine besondere Beachtung verdienen. Es handelt sich bei diesen Wirkstoffen um Polypeptide, die in Vorstufen im Plasma oder im Gewebe vorliegen und nun durch besondere Proteasen in die pharmakodynamisch aktive Substanz umgewandelt werden (BERALDO, CORMIA, DOUGHERTY, LEWIS, WEBSTER u. PIERCE). So wird Kallidin oder das in der Wirkung ähnliche Bradykinin (Abb. 9) durch die Protease Kallikrein aus Vorstufen im Plasma (α_2-Globulin) gebildet, und im Tierexperiment ist es möglich, diese Kinine durch Einwirkung von Trypsin darzustellen. Auf dem gleichen Wege ist die Entstehung des Hypertensins, also einem vasoconstrictorisch wirkenden Stoff aus Eiweißvorstufen, durch fermentative Einwirkung des Renins auf Hypertensinogen bekannt geworden.

Proteasen werden durch Antiproteasen gehemmt, und somit unterliegt auch die Bildung von Kininen einer Steuerung durch derartige Hemmstoffe. SCHACHTER und HERXHEIMER konnten bei Untersuchungen verschiedener Kinine, die

intracutan in die menschliche Haut injiziert wurden, darstellen, daß es zu
Erythem-, Quaddelbildung und Schmerzsensationen kommt, die Analogien zu

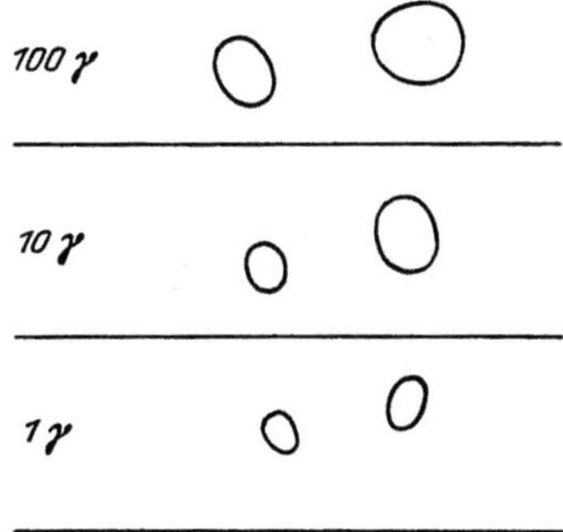

Abb. 9. Darstellung der Strukturformel des Bradykinins (Sandoz: Triangel 1961)

allergischen Sofortreaktionen besitzen (Abb. 10, Tabelle 7). Die Kinine sind
in ihrer Wirkung histaminähnlich, ohne daß sie aber durch Antihistamine
hemmbar sind. Diese Substanzgruppe wäre somit in der Lage, die Lücke im Spektrum der Wirkstoffe einer allergischen Reaktion zu verkleinern.

Die Wirkung der Kinine wird pharmakologisch an isolierten Darmpräparaten getestet. Der Hinweis auf den Kinincharakter wird durch die fehlende spasmolytische Wirkung von Antihistamin und durch den kinetischen Vorgang der Darmkontraktion erbracht.

Bradykinin spielt offenbar auch beim Menschen insbesondere für die Durchblutungssteigerung eine Rolle (Abb. 11). GERSMEYER u. SPITZBARTH fanden beim Menschen Abfall des systolischen und diastolischen Blutdrucks sowie eine Steigerung der Hautdurchblutung. Der Nachweis im menschlichen Schweiß gelang FOX u. HILTON. Erinnert sei daran, daß die intracutane Injektion von menschlichem Schweiß in Abhängigkeit von der Konstitution des Probanden zu einer Erythem- und Quaddelreaktion führt, die nur in beschränktem Maße durch Antihistamine hemmbar ist. All diese Untersuchungsserien stehen erst im Anfang und lassen z.Z. schwer beurteilen, ob es sich bei diesen Substanzen um hauteigene Produkte handelt, oder ob diese Wirkstoffgruppen in der Haut gespeichert werden, die im Zuge einer Schweißsekretion aus der Haut geschleust und gegebenenfalls bei einer allergischen Reaktion freigesetzt

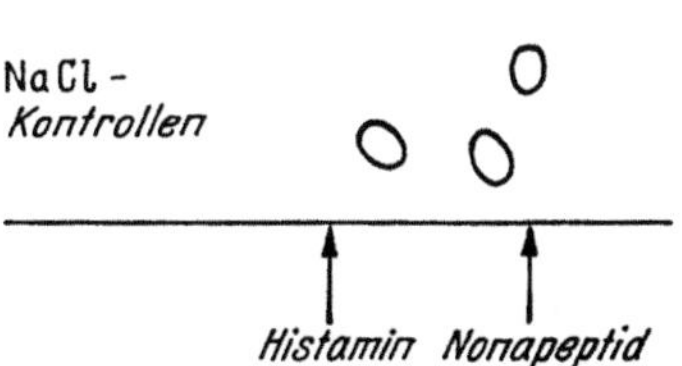

Abb. 10. Der Effekt einer intradermalen Injektion des bradykininähnlichen Nonapeptids A und von Histamin in der Auswirkung auf die Capillarpermeabilitätserhöhung bei Meerschweinchen, denen Evans-Blau injiziert wurde. (Die Farbe akkumuliert sich in Abhängigkeit von der Stärke der Capillarpermeabilitätserhöhung an der Stelle der intracutanen Injektion.) [Nach H. KONZETT u. E. STÜRMER: Brit. J. Pharmacol. 15, 544 (1960).]

werden. Im Tierexperiment konnte durch Injektion von Trypsin das morphologische und histologische Bild einer Permeabilitätsstörung hervorgerufen werden, die auf Antihistamine weitgehend refraktär blieb (CRAPS und INDERBITZIN). Dem entsprechen auch Untersuchungen, bei denen urticarielle Hautreaktionen durch intracutane Injektion von sterilen und histaminfreien Gewebsextrakten zu beobachten waren, die bei ausgeprägter exsudativer Reaktion sich unempfindlich gegen Antihistamine darstellen. Eine allergische Reaktion gegen diesen Gewebsextrakt konnte nicht sicher belegt werden. Wir haben so z.B. auf Hyaluronidase exsudative Reaktionen und Erytheme ausgeprägter Art an der Haut nach intracutanen Injektionen beobachten können, ohne daß es dabei zu Allgemeinwirkungen oder auch zu subjektiven Empfindungen ähnlich wie nach Histamin gekommen wäre. Im Tierexperiment sind Beziehungen der Kinine zu der durch einen allergischen Schock ausgelösten Aktivierung des Plasmins bzw. Fibrinolysins aufgefunden worden, und man hat somit die Vorstellungen von UNGAR erweitern können, der die Fibrinolyse bzw. das Plasmin als ein wesentliches Glied in der Kette einer allergischen Reaktion ansieht. Nach der nun erfolgten Synthese des Bradykinins durch ELLIOT, LEWI u. HORTON bzw. BOISSONNAS, GUTTMANN, JAQUENOND, KONZETT u. STÜRMER (Nonapeptid) wird es eine Sache der Zeit

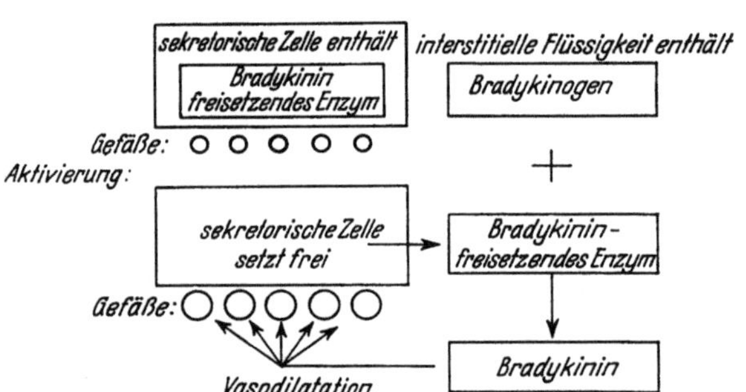

Abb. 11. Mechanismus der Gefäßerweiterung durch Bradykinin. (Nach CERLETTI u. STÜRMER: Dtsch. med. Wschr. **1961**, 678)

sein, festzustellen, ob den Kininen in der Physiologie oder Pathophysiologie der Haut eine besondere Rolle zukommt.

i) Slow-Reacting-Substance

Die Slow-Reacting-Substance, die von KELLAWAY als biologischer Wirkstoff dargestellt wurde, entstand durch Einwirkung von Kobragift auf Gewebsbrei. Diese Substanz hatte eine Kontraktionsfähigkeit auf den Meerschweinchendarm, zeigte aber eine wesentlich protrahierte Reaktion, aus der sich der Name ableitete. In Verfolgung der weiteren Möglichkeiten der Bildung dieser Substanz wurde nun nachgewiesen, daß auch bei einer allergischen Reaktion, und zwar vornehmlich in der Lunge, dieser Wirkstoff freigesetzt wird. Chemisch handelt es sich wahrscheinlich um ein Lipopolysaccharid (BROCKLEHURST). Diese Slow-Reacting-Substance ist gegen Antihistamine resistent, und aus experimentellen Versuchen und auch aus klinischer Erfahrung war bekannt, daß der akute allergische Asthmaanfall weniger auf Antihistamine anspricht, wenn man die reine Antihistaminwirkung und nicht die der Nebenwirkungen dieser Medikamentengruppe, die atropinartig oder mehr zentralsedativ sind, dabei in Betracht zieht. Die Wirkung dieser Slow-Reacting-Substance auf die menschliche Haut ist bisher noch nicht bearbeitet worden; es hatte sich bisher auch kein Anlaß gegeben, diese vornehmlich in der Pathogenese allergischer Lungenreaktionen bedeutsamen Substanz in ihrer Einwirkungsmöglichkeit auf die Haut zu prüfen, zumal die chemische Konstitution im Gegensatz zu dem nun synthetisierten Bradykinin noch nicht endgültig geklärt ist.

j) Permeabilitätsfaktoren

Während wir bisher vornehmlich Wirkstoffe diskutierten, die relativ niedermolekular waren und in ihrer chemischen Charakterisierung bestimmte Wirkgruppen erkennen ließen, werden unter Permeabilitätsfaktoren *Eiweißfraktionen* verstanden, die eine Permeabilitätserhöhung verursachen. So konnten MÖLLER und RORSMAN zeigen, daß Alpha-Globuline eine etwa 100fach höhere exsudative Wirkung haben als die entsprechend verdünnten Injektionen von Serum. Weiterhin bewirkt der Inhalt klinisch entstandener Blasen bei intracutaner Injektion dieser Flüssigkeit eine stärkere Permeabilitätsstörung als derjenige experimenteller Blasen (SCHAPOSCHNIKOW). Bei der Gewinnung der Flüssigkeiten oder auch bei Serumverdünnungen ist in Betracht zu ziehen, daß durch eine derartige Prozedur eine Änderung der physikalisch-chemischen Eigenschaften eintritt, die unter Umständen Faktoren zur Auswirkung kommen lassen, die sich vorher durch Bindung oder auch durch Überwiegen von Hemmstoffen nicht darstellen ließen. In diesem Zusammenhang sei daran erinnert, daß die Serumproteolyse oder auch die Fibrinolyse erst im verdünnten Serum nachweisbar wird. Bei der Betrachtung einer allergischen Reaktion, die unter Umständen mit einer „Initialzündung" durch Histamin oder Bradykinin eingeleitet wird und in deren Gefolge nun eine Permeabilitätsstörung eintritt, ist es vorstellbar, daß nunmehr die unter dem Titel Permeabilitätsfaktoren aufgeführten Systeme zur Wirkung kommen oder sich unter den gegebenen Verhältnissen als Wirkstoffe entwickeln. Eine Entzündung geht nach MENKIN mit Entstehung differenter Substanzen meistens vom Polypeptid-Typ einher, die sich durch eine präparative Aufarbeitung trennen lassen und sich im biologischen Versuch durch die Erzeugung verschiedener Entzündungsstufen voneinander abheben. Eine Entstehung derartiger Substanzen ist durch einen fermentativen Proteinabbau erklärbar, und DUTHIE und CHAIN konnten in vitro die Entstehung einer dieser Menkinschen Substanzen, des Leukotoxins, auf proteolytischem Wege wahrscheinlich machen. Dieses Leukotoxin, wie auch der „Leukocytosis promoting factor", „leucopenic factor", Nekrosin und Pyrexin, sind in ihrer Gesamtheit Substanzen, die durch die ihnen eigentümlichen Reizungen Gewebsveränderungen bewirken, die in der Addition der Effekte, aber auch in fragmentarisch isolierter Form bei den verschiedenartigen Entzündungen unter Einschluß einer allergischen Reaktion vorkommen können. Hinsichtlich des Gesamtbildes einer Entzündung dürfte das Spektrum der verschiedenen Menkinschen Substanzen in ihrer Wirkung auf das Gewebe bestimmenden Einfluß haben, obwohl die einschränkende Aussage gemacht werden muß, daß wir es bei diesen Substanzen nicht immer mit chemisch-physiologisch eindeutig zu unterscheidenden Wirkgruppen zu tun haben. Die Möglichkeiten der Bildung dieser Substanzen sind menschlichen, tierischen wie auch bakteriellen Zellen gegeben und lassen eine Artspezifität nicht erkennen.

Ich bin auf die Menkin-Stoffe hier eingegangen, weil sie unabhängig von ihrer möglichen Bedeutung für allergische Prozesse ein anschauliches Bild dafür geben, aus welchen Grundstoffen und auf welchem Wege die Entwicklung derartiger Substanzen vor sich geht und welche Angriffspunkte diese schließlich aufweisen. Das Schema (Abb. 12) der von MENKIN aus Exsudaten isolierten Entzündungsstoffe (nach G. SCHUMACHER) gibt für diese Fragestellung eine gute Übersicht. Betrachten wir uns die Wirkungen insbesondere der Polypeptide Leukotaxin und Exudin, so sind ohne weiteres pathophysiologische Verwandtschaften zu bereits besprochenen Wirkstoffgruppen aufzufinden. Ähnlichkeiten mit den Kininen und auch den Permeabilitätsfaktoren, die vornehmlich an Alpha-II-Globuline gebunden sind, sind unverkennbar. Die gemeinsame Eigenschaft all derartiger Substanzen ist die Fähigkeit, die Permeabilität der Hautcapillaren zu erhöhen und leukotaktisch zu wirken. Damit haben sie äquivalente Wirkungen auf eine allergische Sofortreaktion. Die weitere Aufzählung vornehmlich an Hand pharmakologischer Testmethoden läßt nunmehr Differenzen sichtbar werden, da auf der einen Seite die Kinine constrictorische Wirkungen auf die glatte Muskulatur haben, während die Permeabilitätsfaktoren spasmolytisch wirken und auch den constrictorischen Effekt des Histamins am isolierten Meerschweinchenileum inhibieren (s. Schuhmacher). Ich habe im Anfang bereits auf die Proteose im Urin, die Orielsche Substanz, hingewiesen, mit der wir uns näher beschäftigt hatten. Diese Orielsche Substanz zeigte in der Prüfung am Patienten in Analogie zu Untersuchungen von Hüllstrung eine fakultative lymphagoge Wirkung an der menschlichen Haut und in der pharmakologischen Austestung eine lytische Wirkung am Meerschweinchendarm, kontrahierende Effekte an isolierten

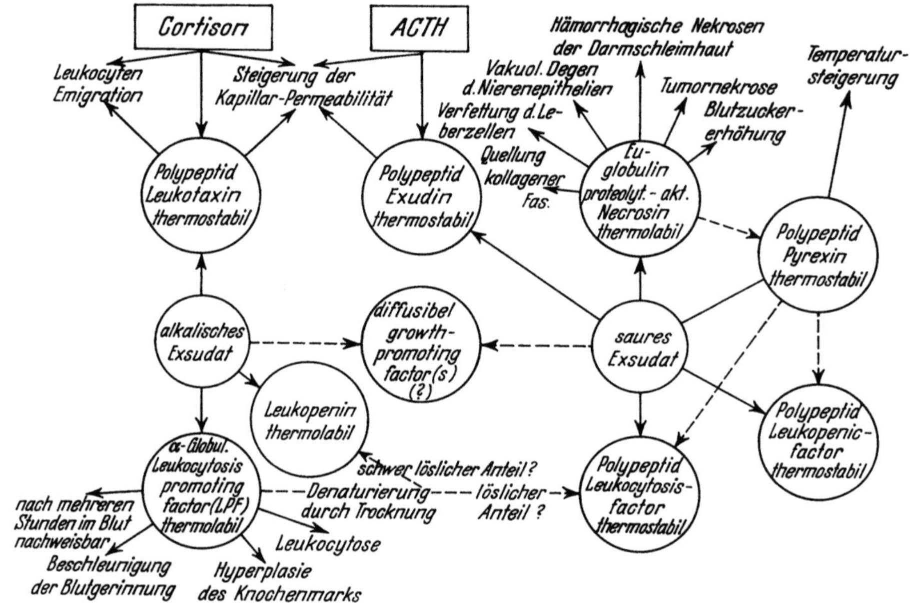

Abb. 12. Schema der von Menkin aus Exsudaten isolierten Entzündungsstoffe und ihre Beeinflussung durch Cortison und ACTH. [Nach G. Schuhmacher: Allergie u. Asthma **3**, 343 (1957).]

Organen für den Nachweis sympathico-mimetischer Substanzen und schließlich eine acetylcholinähnliche Wirkung am Mäusedarm. Es war uns nicht möglich, dieser Substanz eine definierte pathogenetische Deutung zu geben. Sowohl beim klinisch Gesunden als auch bei den verschiedenartigsten Erkrankungen zeigte sich eine von dem Grundleiden unabhängige quantitative Ausscheidung. Nur bei einer Kälte-Urticaria war eine auffallend hohe Ausscheidung dieser Substanz festzustellen. Soweit nicht eindeutig zu analysierende Wirkstoffgruppen vorliegen, die chemisch bzw. pharmakologisch spezifische Eigenschaften aufweisen, ist die Zuordnung der einen oder anderen Substanz bei allergischen Hauterkrankungen nicht möglich. Auf dem Gebiete der Bakterienreizstoffe ist Westphal zur Isolierung pyrogener Stoffe gekommen, die in Spuren unter einem Gamma Allgemeinreaktionen am Menschen auslösen. Es ist nicht ausgeschlossen, daß als Wirkstoff einer allergischen Reaktion in der Zukunft Substanzen bekannt werden, deren nähere Definition hier nicht möglich war, die aber auf dem hier im Prinzip dargestellten Wege entstanden sein können.

k) Anaphylatoxin

Durch grundlegende Arbeiten von Hahn und Rocha e Silva ist das Anaphylatoxin in den letzten Jahren wieder in die Diskussion als möglicher Weg der Bildung allergischer Wirkstoffe eingetreten. Die Arbeitsgruppe von HAHN gelangte über Arbeiten mit dem Serotoninschock zu neuen Ergebnissen der Anaphylatoxin-Forschung. Die alte Konzeption von FRIEDBERGER, der im Anaphylatoxin einen Allergenmetaboliten sah, muß heute in dieser Form abgelehnt werden. Es wurde gefunden, daß im Serum aus inaktiven Stufen humorale Wirkstoffe entstehen, wenn Anaphylatoxin unter den für die jeweilige Tierart besonders günstigen verschiedenen Bedingungen hergestellt wird. HAHN, GIERTZ und LANGER konnten nachweisen, daß z.B. der Dextran-Zusatz zum Serum von Ratten und Meerschweinchen eine Verschiebung von Bluteiweißen bewirkt, die ermöglicht, mit Hilfe der Cohnschen Fraktionierung den Weg zur Anaphylatoxin-Bildung in den albuminfreien Fraktionen I—II—III und I—III nachzugehen und den Wirkstoff weitgehend gereinigt zu isolieren. Der patho-physiologisch interessanteste Befund an den Hahnschen Untersuchungen ist wohl die Tatsache, daß offenbar lediglich durch eine physiko-chemische Einwirkung in Abhängigkeit von einem Temperatur-Koeffizienten die Entstehung einer toxischen Substanz induziert wird, die nun ihrerseits wieder eine Kette von Veränderungen einschließlich einer Histaminliberation in vivo bewirken kann, die einer allergischen Reaktion ähnlich ist, sich aber von ihr unterscheidet. Es erscheint daher arbeitshypothetisch diskutabel, in einer Antigen-Antikörper-Reaktion nur eine der vielfältigen Möglichkeiten zu sehen, die zu der Entstehung derartiger Wirkstoffe führt. Damit gewinnt auch die Möglichkeit an Gewicht, daß nicht jede Summe von Schockäquivalenten auf dem klinischen Sektor Ausdruck einer vorausgegangenen Antigen-Antikörper-Reaktion sein muß. Anaphylatoxin ist in der Lage, in Abhängigkeit von der Tierart direkt Histamin aus Blutplättchen zu entbinden, doch scheint dieser Vorgang z.B. beim Kaninchen nur eine unwesentliche Rolle zu spielen; die Hauptmenge des Histamins stammt aus der Leber und anderen Organen. Die Möglichkeit, durch Anaphylatoxin Hautreaktionen auszulösen, insbesondere an der menschlichen Haut, hat bisher zu keinem positiven Resultat geführt. Für einen derartigen Vorgang wäre wohl auch eine Anaphylatoxin-Entstehung beim Menschen zu fordern, also eine für die Pathophysiologie des Menschen spezifische Substanz, für deren Existenz im Sinne der Anaphylatoxin-Entwicklung noch keine Unterlagen vorhanden sind. Die Möglichkeiten der Anaphylatoxin-Entstehung durch Dextran oder auch Periston und andere hochmolekulare Substanzen sind eindeutig ein auf die Tierart beschränktes Phänomen, und schließlich steht die Histamingebundenheit der Anaphylatoxinwirkung wesentlich mehr im Vordergrund als die einer allergischen Reaktion.

Eine Aktivierung einer Proteolyse konnte von GIERTZ und HAHN bei Entstehung des Anaphylatoxins oder auch als Modus der Wirkung des Anaphylatoxins nicht belegt werden.

5. Zum Mechanismus der Freisetzung von Wirkstoffen bei der allergischen Reaktion

Es dürfte wohl kein Zweifel bestehen, daß nach den bisherigen Darlegungen Wirkstoffe aus Vorstufen bei einer allergischen Reaktion entstehen, bzw. gebundene Substanzen in aktiver Form freigesetzt werden. Die bisherige Frage war die, ob eine der Substanzen von besonderer Bedeutung für eine allergische Hautreaktion ist. Bei der nun anschließenden Betrachtung über den Mechanismus der Liberation von Wirkstoffen haben wir uns mehr mit Vorgängen vornehmlich fermentativer Art zu befassen, die in der Lage sind, Bindungen zu lösen, bzw. präformierte Substanzen in die eigentlichen Wirkstoffe umzuformen.

Histamin kann als Salz gebunden sein oder mit Nebenvalenzen (van der Waalsche Kräfte) absorbiert sein. Die Wirkstoffe der Plasmakinine, der

Polypeptide und somit auch einige der Menkinschen Substanzen, die der gleichen
Stoffklasse angehören, erlauben die Diskussion, ob nicht bei der Bildung derartiger

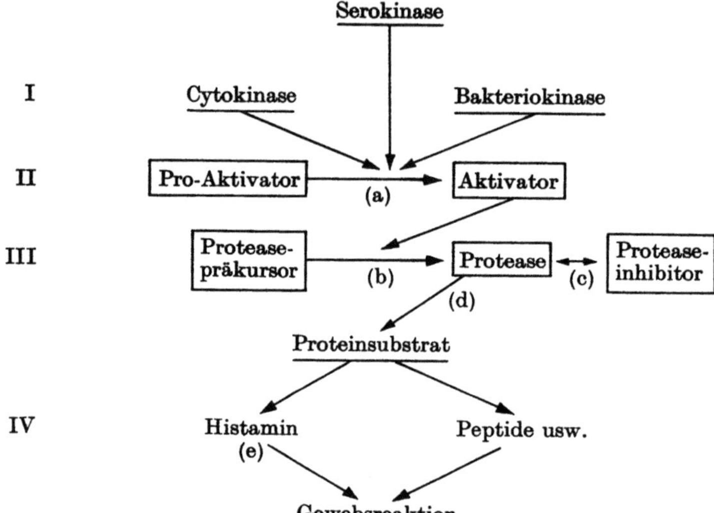

Abb. 13a. Diagramm der Reihenfolge von biochemischen Prozessen, die zur Gewebsreaktion führen, die mit einer
Histaminfreisetzung verbunden sind. Die Buchstaben (a)—(e) zeigen die Stellen, an denen die Reaktion gehemmt
werden kann (UNGAR 1956)

Körper eine Aktivierung der Proteolyse eine Rolle spielt (Abb. 13a, b). Seit
Jahrzehnten wird die Frage einer Liberation in diesem Sinne als Proteolysevor-
gang diskutiert, und es war besonders UNGAR, der diesen Gesichtspunkt in den

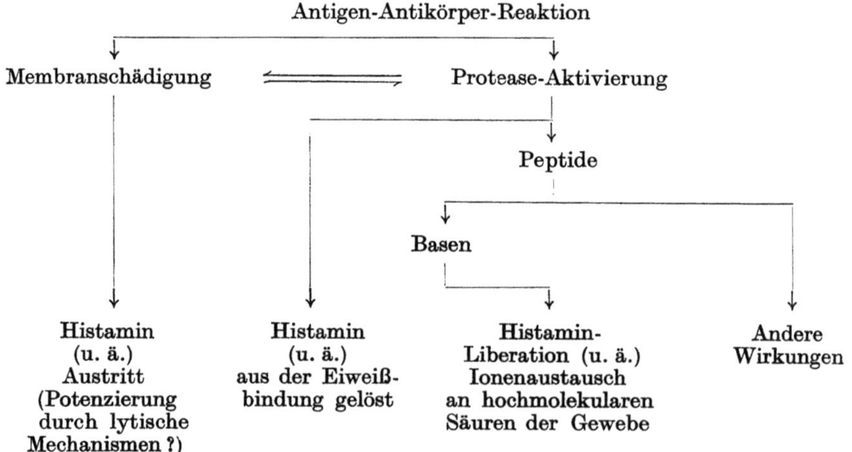

Abb. 13b. Eine Ableitung einer indirekten Histaminfreisetzung durch eine AAR (nach PATON 1956)

letzten Jahren wieder in den Vordergrund gerückt hat. Es gibt Anhaltspunkte
dafür, daß in der Tat ein proteolytischer, fermentativer Ablauf für die Liberation
von Wirkstoffen der Antigen-Antikörper-Reaktion von Bedeutung ist, zumal auch
dem Komplement eine proteolytische Wirkung zukommt (BECKER).

Der Angelpunkt der Untersuchungen von UNGAR ist die Aktivierung der
Fibrinolyse während eines allergischen Schocks beim Meerschweinchen. UNGAR

wies auch beim Meerschweinchen nach, daß die Zufuhr von Histaminliberatoren mit einer Aktivierung der Proteasen im Serum einhergeht. An dieser Aktivierung einer Proteolyse während einer allergischen Reaktion besteht heute wohl kein Zweifel mehr. Die Schwierigkeiten in der Interpretation der Bedeutung der Befunde von Ungar liegen aber in dem Versuch, diese Proteolyseaktivierung als Mechanismus einer Liberation von Histamin zu demonstrieren. Die wesentlichsten Gegenargumente sind folgende:

1. Histamin liegt im Organismus nicht in einer Peptidbindung vor, braucht also nicht durch einen proteolytischen Vorgang abgespalten zu werden (McIntire, Schayer, Feldberg).

2. Die Proteolyse geht der Histaminfreisetzung bei einer Antigen-Antikörper-Reaktion nicht parallel. Die Histaminfreisetzung hört auf, obwohl aus dem Gewebe später noch trotz Weiterlaufen der Proteolyse weiteres Histamin gewonnen werden kann (McIntire).

3. Es ist bisher lediglich vom Trypsin bekannt, daß es nach Injektion im Gewebe Histamin freisetzt.

Diese einzelnen Punkte können zum Teil entkräftet werden. Ungar ist der Meinung, daß Histamin in einem Netzwerk von Proteinstrukturen festgehalten werden könne, und wie immer auch die Erklärung für die Histaminfreisetzung sei, es bleibe die Tatsache bestehen, daß Histamin während einer Proteolyse freigesetzt wird. Es sind sicherlich noch nicht alle proteolytischen Fermente in ihren Daten so charakterisiert, daß man nur dem Trypsin eine Histaminfreisetzung zubilligen kann. Offenbar ist es nämlich nicht das Trypsin, welches bei einer allergischen Reaktion vornehmlich aktiviert wird, da entsprechende Trypsininhibitoren, wie der Sojabohnen-Trypsin-Inhibitor (Craps und Inderbitzin), Serum, oder der Kallikrein-Inaktivator nicht in der Lage sind, die bekannten allergischen Hautreaktionen zu hemmen. Es dürfte aber kein Zweifel darüber bestehen, daß die Zahl der Proteasen höher ist als die der bekannten spezifischen Inhibitoren einer Proteolyse. Wir haben schon mehrfach darauf hingewiesen, daß Histamingehalt der Organe, Zahl und Typ der Mastzellen oder Histaminempfindlichkeit Eigenart der jeweiligen Tierspecies sind. Entsprechende Differenzen im Typ der Proteasen liegen auch bei den verschiedenen Tieren vor. Die Histaminliberation ist, wie wir es bereits in den vorhergehenden Abschnitten behandeln konnten, offenbar eine Summe von Vorgängen differenter Kinetik.

Zusammenfassend ist aus der allgemeinen Allergieforschung zu sagen, daß die Proteolyse als Modus der Bildung oder Aktivierung bisher diskutierter Wirkstoffe einer allergischen Reaktion im speziellen Einzelfall Gültigkeit haben kann und z.B. eine Korrelation zwischen Proteinabbau und Histaminfreisetzung im Gewebe bestehen kann, ohne daß aber dieser Befund ein spezifisches Kennzeichen einer allergischen Reaktion ist bzw. ein nicht wesentliches Begleitphänomen darstellt.

Betrachten wir nun die speziellen Verhältnisse an der Haut im Hinblick auf Auswirkung bzw. Aktivierung ihrer Proteasen, so ist zunächst die Tatsache wichtig, daß in der Haut verschiedene Proteasen (Beloff, Martin u. Axelrod) vorhanden sind, die einmal Eiweißstrukturen bis zu Polypeptiden abbauen, und weiterhin in der Haut reichlich Peptidasen (Braun-Falco) vorhanden sind, die derartige Eiweißbruchstücke weiter zu Aminosäuren spalten. Die Haut ist also für die Untersuchung der Fragestellung des Einflusses einer Proteolyse auf die Liberation von Wirkstoffen einer Antigen-Antikörper-Reaktion geeignet. Unabhängig von den hier im Vordergrund stehenden Betrachtungen der allergischen Reaktion sind Untersuchungen über die Bedeutung proteolytischer Vorgänge beim Juckreiz und auch bei der Blasenbildung an der menschlichen Haut durchgeführt worden, da der Modus der Entwicklung von pharmako-dynamischen Substanzen bei solchen Vorgängen in ähnlicher Weise zur Diskussion stand, wie bei einer Antigen-Antikörper-Reaktion (Dougherty u. McCormia, Arthur u. Shelley).

Tierversuche zeigen, daß nach Auslösung des Arthus-Phänomens an der Haut des Meerschweinchens eine erhöhte Proteaseausscheidung im Urin beobachtet werden konnte. Leider ist die Untersuchung noch nicht durchgeführt worden, ob diese Proteasen in der Lage sind, das Bild einer allergischen Reaktion besonders deutlich nachzuahmen, oder ob durch diese Proteasen eine Histaminfreisetzung

Tabelle 8. *Bewertung der Proteolyse als Mechanismus der Freisetzung von Wirkstoffen bei einer Antigen-Antikörper-Reaktion*

Positiv	Negativ
Blut:	
Verminderte Protease-Inhibitoren während Anaphylaxie (Burdon)	Keine Aktivierung der Plasmaprotease im anaphylaktischen Schock oder bei Histaminfreisetzung (McIntire)
Aktivierung des Plasminogens (Kaninchen) (Geiger, Muellertz)	Aktivierungen der Plasmaprotease mit Streptokinase oder Fibrinolysin lösen keine Schockfragmente aus (McIntire)
Proteolyse-Aktivierung (Ungar)	
Histamin- und Serotonin-Freisetzung kombiniert mit Proteolyse-Aktivierung (Humphrey und Jaques, Ungar)	Trypsin-Inhibitoren verhindern nicht einen allergischen Schock
Komplement hat Protease-Wirkung (Becker)	Wenn Komplement ein proteolytisches Enzym ist, dann nicht identisch mit Thrombin oder Plasmin (Waksman)
Gewebe:	
Proteolyse ist mit Histamin- und Heparinfreisetzung kombiniert und durch Sojabohnen-Trypsin-Inhibitor, Polylysin und Na-Salicylat zu hemmen (Ungar, Herberts)	Keine Hemmung allergischer Hauttestreaktionen durch Zusatz von z. Zt. bekannten Antiproteasen (Craps und Inderbitzin, Stüttgen)
Freisetzung einer spezifischen Gewebskinase (Rocha e Silva)	Kein sicherer Komplementnachweis bei allergischen Hauttestreaktionen
Die Histaminfreisetzung ist an einen energieliefernden Prozeß gebunden und wird durch Oxydationshemmer blockiert (nur bei allergischen Prozessen, nicht bei Histaminliberatoren) (Mongar und Schild). Hinweis für aktive Permeation durch Membrane ?	
Lymphocyten (Ekzem) sind Protease-haltig (Rona und Kleinmann)	

verursacht wird. Werden proteolytische Fermente in die Haut injiziert, und zwar am intakten Tier, so zeigen sich histologische und morphologische Reaktionen, die einer allergischen Reaktion ähneln. Craps und Inderbitzin, die systematisch den Einfluß bekannter proteolytischer Fermente an der Tierhaut untersucht haben, kamen zu dem Ergebnis, daß durch die intracutane Injektion von proteolytischen Fermenten, wie Trypsin oder Streptokinase, eine durch Histamin und Serotoninantagonisten nicht beeinflußbare Gefäßpermeabilitätserhöhung, weiterhin eine Freisetzung bzw. eine Aktivierung von Gewebshistamin und Serotonin und schließlich eine polynucleär-leukocytäre Gewebsinfiltration erfolgte. Zu erwähnen ist in diesem Zusammenhang, daß auch Blutzellen fermenthaltig sind und so Lymphocyten nach Rona und Kleinmann Träger einer sauren Protease sind. Wird Trypsin in die überlebende menschliche Haut injiziert, so zeigt sich eine Kontinuitätstrennung zwischen Epidermis und Corium (Burbach). Die funktionellen Auswirkungen einer Injektion von proteolytischen Fermenten brauchen nicht immer morphologisch bzw. histologisch faßbar zu sein, denn die Juckreiz-Provokation durch intracutan injizierte Proteasen in entsprechender Verdünnung führte lediglich zu den subjektiven Empfindungen, ohne daß sich histologische Veränderungen darboten (SHELLEY).

Eine Hemmung menschlicher Hautproteasen durch Trypsin-Inhibitoren haben wir nach Extraktion dieser Proteasen nicht feststellen können, und dem steht auch der Befund zur Seite, daß die allergische Hautreaktion durch Hemmstoffe des Trypsins nicht sicher gehemmt wird.

Die weitere Bearbeitung der Problemstellung führte zu Ergebnissen, die denen der Fermentliberation bei Gewebstraumatisierung entsprechen. BELOFF und

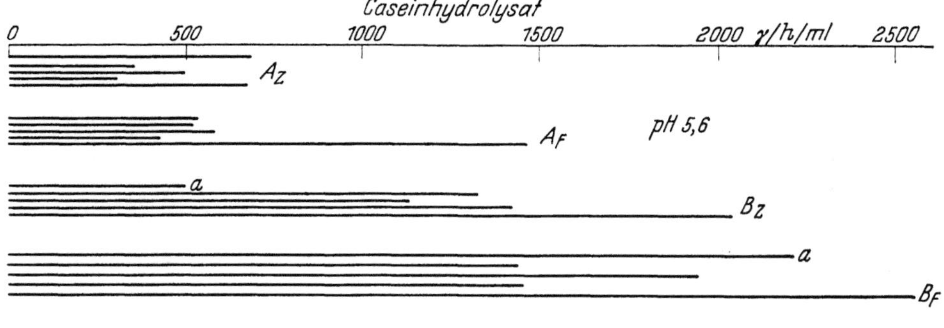

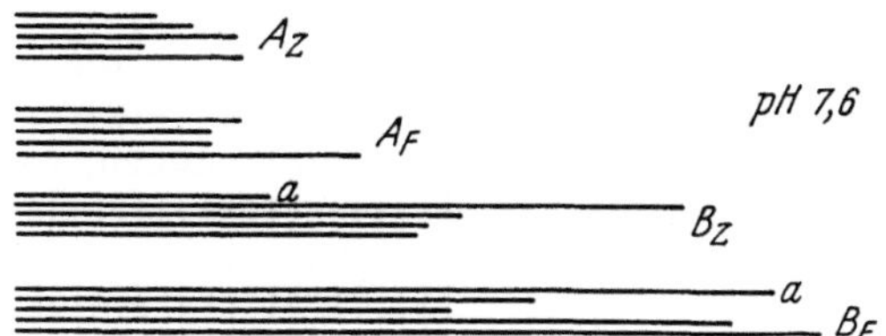

Abb. 14. Darstellung der Proteolyse normaler und entzündlich veränderter Haut bei verschiedenem pH. [STÜTTGEN: Acta allerg. (Kbh.) 13, 354 (1959).] Extraktion von 1 g Haut (Aceton-Trockenpulver) mit 10 ml KCl 5 %. Extinktionswerte nach FOLIN-CIOCALTEU und Spektrophotometrie (290 mμ) umgerechnet auf Caseinhydrolysat nach Eichkurven. A_Z normale Haut (Spektrophotometrie). A_F Normale Haut (FOLIN-CIOCALTEU). B_Z Entzündete Haut (Spektrophotometrie). B_F Entzündete Haut (FOLIN-CIOCALTEU). a akut entzündete Haut

PETERS fanden bei Hautverbrennungen eine Mobilisierung einer alkalischen Dermoprotease, die durch Kaliumchlorid aus Hautgewebe gut zu gewinnen ist. In urticarieller Haut fanden STÜTTGEN u. Mitarb. eine Verminderung einer Protease, die im sauren Milieu ihr Aktivitätsmaximum hatte, und schließlich konnten INDERBITZIN und GÖTTSCHMANN ebenfalls belegen, daß an der Ratte bei einer allergischen Sofortreaktion eine Fermentverarmung an Proteasen, insbesondere der sauren Protease stattfindet. Auch die Leber zeigt nach einem Schock (Kaninchen) verringerte proteolytische Werte bei saurem pH (GREUER, STÜTTGEN). Die Frage ist z.Z. schwer zu entscheiden, ob es eine echte Fermentliberation ist, die ihre Parallelen in der Freisetzung von Muskelenzymen beim Herzinfarkt usw. hat, oder ob es sich um einen Effekt von Antiproteasen handelt, die bei einer allergischen Reaktion oder einer exsudativen Reaktion zur Wirkung kommen. Die systematische Prüfung der Hautproteolyse bei verschiedenem pH, bei allergischen und nichtallergischen Hautprozessen beim Menschen, führte nach STÜTTGEN zu dem Ergebnis, daß sowohl nach methodischer Erfassung der Spaltprodukte einer Proteolyse mit Hilfe spektrophotometrischer Methoden als auch mit der Reaktion nach FOLIN-CIOCALTEU eine eindeutige Unterscheidung zwischen allergischen und nichtallergischen Entzündungen nicht getroffen werden kann. Bei allergischen und nichtallergischen chronischen Hautentzündungen mit acanthotischer Reaktion stellte sich eindeutig eine erhöhte Proteolyse in der Form dar, daß zugegebene Substrate, wie Casein, vermehrt abgebaut werden. Auch die Autolyse, also die Entwicklung von Spaltprodukten durch Eigenverdauung, ergab höhere Werte. Es zeigen sich also Unterschiede in dem Proteasegehalt *akut entzündeter* Haut, die eine *Verminderung* der Fermente aufweisen kann, und der *chronisch entzündeten* Haut, die eine *Erhöhung* des Proteasentiters aufeist (Abb. 14). Welche Gewebsanteile für eine Erhöhung der proteolytischen Fermente verantwortlich zu machen sind, ist noch nicht entschieden.

Die Aktivität derartiger Proteolysen war insbesondere im alkalischen Milieu der Dermoprotease durch Serumverdünnungen zu hemmen (KAISER, WELLS u. BABCOCK, STÜTTGEN, WÜST u. ORFANOS), während Gamma-Globuline allein diesen Effekt nicht aufwiesen. Entsprechend ist aus der Fermentkinetik bekannt, daß proteolytische Vorgänge durch Antiproteasen des Serums gehemmt werden können (SHULMAN). Bei exsudativen Prozessen, also bei einer Eiweißpermeation durch die Gefäße, addiert sich nicht die proteolytische Aktivität des Serums zu der des Hautgewebes, sondern es zeigt sich mehr ein Trend zur Hemmung, und wir sehen also schließlich, daß der Verdacht von CRAPS und INDERBITZIN für die Aktivierung von Antiproteasen bei exsudativen Hautprozessen nicht zu Unrecht besteht.

6. Pharmako-analytische Studien bei allergischen Hauterkrankungen

Unter pharmako-analytischen Studien ist die Beeinflussung allergischer Hautreaktionen durch pharmakologisch definierte Medikamente zu verstehen, die eine Aussage darüber zulassen, ob der diesen therapeutisch verwandten Substanzen eigene Antagonismus eine Aussage über die Wertigkeit des inhibierten Wirkstoffes erlaubt. Diese Pharmako-Analyse bezieht sich auf Medikamente, die so gegeben werden können, daß sie vornehmlich die Haut sättigen oder auch an Organen oder Strukturen angreifen, die mit der Haut in Verbindung stehen, wie z. B. das Nervensystem. Voraussetzung ist, daß an Hand von Testversuchen nachgewiesen wird, daß unter der entsprechenden Applikationsform der Gewebsspiegel eine solche Höhe erreicht, daß eine antagonistische Wirkung auf die Substanz besteht, gegen die das Medikament hemmend wirken soll. Auf die Verhältnisse des Studiums allergischer Hautreaktionen übertragen, ist so bei der Anwendung von Antihistaminen z.B. vorher zu prüfen, ob bei einer Anwendung eines entsprechenden Antihistamins eine Hemmung intracutan injizierten Histamins an der Haut eintritt. Derartige Untersuchungen sind von mehreren Autoren durchgeführt worden. *Antihistamine:* EPSTEIN u. PAULSON, FOND, FREY, FRANDSEN, HAXTHAUSEN, NILZÉN, LINDEMAYR, OLIVETTI, RASMUSSEN. *Cortison-Derivate:* BRODTHAGEN, CARRIÉ u. NEUHAUS, GOLDMAN u. BARNETT, GOLDMAN, (BUSINCO, CHAPPEL, EBERT, BARCLAY) PRESTON u. ROCKWELL, HAXTHAUSEN, MALKINSON u. FERGUSON, SCOTT u. KALZ. STÜTTGEN und KRAUSE haben besonders den Zeitpunkt der optimalen Hautsättigung mit Antihistaminen beachtet, der etwa 4 Std nach Anwendung einer Antihistaminsalbe oder 3 Std nach Anwendung eines Antihistamin-Gels festgestellt werden konnte. Diese zeitlichen Verhältnisse sind bei der Prüfung allergischer Testmethoden in den so vorbehandelten Hautarealen zu beachten. Auch bei der Anwendung von Cortisonsalben ist das Hauttestareal längere Zeit vor Beginn der Testungen vorzubehandeln. Bei intracutaner Injektion von Allergenen kann auch die Mischinjektion gewählt werden, d.h. man setzt der Allergenlösung die Hemmsubstanz zu; bei diesen Untersuchungen hat man sich aber vorher zu überzeugen, ob das Medikament Eigenwirkungen im Sinne einer Quaddel- oder Erythembildung hat, wie es z.B. beim Atropin bekannt ist. Diese pharmakoanalytischen Untersuchungen sind in folgende Abschnitte zu unterteilen:

1. Die Wirkung von Antihistaminen oder Cortisonderivaten auf physikalisch ausgelöste Urticariaformen.

2. Der Einfluß von Antihistamin und Cortisonderivaten auf die allergische Sofortreaktion der Haut.

3. Die Wirkung von Antihistamin und Cortisonderivaten auf die Spätreaktion vom Tuberkulintyp.

4. Derartige Einwirkungen auf die Ekzemreaktion.

Diese Prüfserien können durch orale und lokale bzw. parenterale Applikation der Medikamente erfolgen. Bei oraler oder parenteraler Applikation ist zu beachten, daß Nebenreaktionen über Beeinflussung des zentralen oder peripheren Nervensystems z.B. eine pharmako-analytische Aussage erschweren können.

Zu 1. Der Einfluß von Antihistaminen auf die Provokation einer physikalischen Urticaria.

Zur Prüfung gelangten die Urticaria factitia, die Kälte- und Wärme-Kontakt-Urticaria.

Es konnte eindeutig belegt werden, daß unter einer Vorbehandlung der Haut mit Antihistamin-Salben oder Gelen die Quaddelreaktion um etwa 50% gehemmt werden konnte (ILLIG). Ebenfalls zeigte sich eine Hemmung der Erythembildung. Im Vergleich zur Beeinflussung einer Histaminreaktion (5γ auf $0{,}05$ cm^3 intracutan) war ein wesentlicher Unterschied in der Beeinflussung der Quaddelreaktion nicht zu beobachten; die Erythemhemmung bei Urticaria factitia war deutlicher.

Die chronische Urticaria ist durch lokale Antihistaminapplikation offenbar nicht zu beeinflussen, obwohl in dem so vorbehandelten Hautgebiet die Histaminreaktion wie üblich gehemmt wird.

Die Wärme- und Kälte-Urticaria, und zwar die Kontaktform nach der Einteilung von DUKE, ließ sich im Vergleich mit der Histaminquaddel lokal wesentlich schwächer beeinflussen. Es zeigt sich zusammenfassend, daß die Urticaria factitia pharmako-analytisch unter den entsprechenden Versuchsbedingungen mehr einer Histaminreaktion entspricht als die Kälte-Urticaria. Bei der Kälte- und Wärme-Urticaria ist die Histaminliberation als Folge eines fraglichen allergischen Hautprozesses noch zu diskutieren (ROTHMAN). Cortisonderivate haben keinen wesentlichen Einfluß auf die physikalischen Urticaria-Formen bei lokaler Applikation, die Hemmung von Erythemen gilt als Hinweis für den vasoconstrictorischen Effekt der Cortisonderivate (STÜTTGEN).

Zu 2. Die allergische Sofortreaktion ist durch Antihistamine zu hemmen. Die dazu notwendige Konzentration bei der Mischinjektion ist allerdings erfahrungsgemäß wesentlich höher als bei der Inhibierung einer äquipotenten Histaminreaktion an der Haut. Die gleichzeitige Injektion von Allergenen und wasserlöslichen Cortisonderivaten ist offenbar nicht so wirksam wie ein Antihistamin.

Zu 3. Die Tuberkulinreaktion der Haut ist durch Antihistamine nicht zu beeinflussen, demgegenüber besitzen Cortisonderivate in Form der Mischinjektion einen deutlich hemmenden Einfluß, der davon abhängig ist, wie lange das Medikament am Orte der Injektion liegenbleibt. Wird das Medikament vorher aus dem Gebiete der Tuberkulinreaktion resorbiert, so können die offenbar haftenden oder langsam entstehenden Wirkstoffe dieser allergischen Spätreaktion mit einer „Phasenverschiebung" noch das Bild einer Tuberkulinreaktion verursachen, die nicht wesentlich gehemmt erscheint.

Zu 4. Die experimentelle Ekzemreaktion ist durch Antihistaminvorbehandlung oder auch durch Gabe von Cortisonderivaten nicht wesentlich zu hemmen, wenn man die Beeinflussungsmöglichkeit bei den vorhergehenden drei Formen einer allergischen Hautreaktion zum Vergleich nimmt. Antihistamine können die

Erythemreaktion abschwächen (MAYER), aber auch nach Eigenbeobachtungen gelegentlich die Reaktion verstärken. Wir hatten im Anfang schon darauf hingewiesen, daß offenbar Histamin eine physiologische Aufgabe hat, die in einem Verdünnungseffekt auf körperfremde Substanzen bei entsprechender exsudativer Reaktion gesehen werden kann. Cortisonderivate sind im Tierexperiment (FREY und STUDER) und bei oralen Applikationen nur unwesentlich wirksam, und die Vorbehandlung der Hautareale mit Cortisonderivaten verhindert nicht die ekzematöse Reaktion, wenn man nicht wie SIDI u. Mitarb. das Gebiet des Allergenkontakts an der menschlichen Haut mit Cortisonderivaten in Kristallform unterspritzt. Bei längerer Vorbehandlung der menschlichen Haut mit Dexamethasonsalben wurde von STÜTTGEN und KRAUSE ein hemmender Effekt auf die epicutane Testreaktion gesehen, der subjektiv mit 30% einzuschätzen ist. Serotonin-Antagonisten bzw. Antihistamine mit gleichzeitigem Serotonin-Antagonismus lassen keinen Anhalt für eine besondere Bedeutung des Serotonins bei allergischen Hauterkrankungen zu.

Im Anschluß an die Studie über die Beeinflussung der allergischen Hautveränderungen ist die Untersuchung von FASSBENDER von pathologisch-anatomischer Seite aus hervorzuheben, der den Versuch unternahm, den Effekt von Antagonismen der Histamin- und Acetylcholinwirkung auf die verschiedenen allergischen Gewebsantworten zu analysieren. Für dermatologische Belange ist dabei interessant, daß der Serumschock beim Meerschweinchen völlig, die allergisch-hyperergische Arteriitis deutlich, die entsprechende arthritische Form einer Entzündung geringer und schließlich das Arthus-Phänomen nicht durch Antihistamine gehemmt werden kann. Atropin als anticholinergischer Stoff zeigt bei den angeführten allergischen Entzündungsformen keine Wirkung. Diese Ergebnisse insgesamt unterstreichen die Schwierigkeit, die verschiedenen allergischen Gewebsäußerungen hinsichtlich auslösender Substanzen auf einen Nenner zu bringen. Es muß bei solchen Versuchen gefordert werden, daß die antagonistischen Substanzen bei den verschiedenen Prüfungen die gleiche Gewebskonzentration besitzen, doch ist bereits aus histologischer Sicht, z. B. beim Arthus-Phänomen, der Histamineffekt weniger zu berücksichtigen als die leukotaktische Komponente (FASSBENDER); die pharmako-analytischen Studien sind mit vielen Fehlermöglichkeiten behaftet und dürfen nur als Hinweis gewertet werden.

7. Zur Bedeutung des cerebro-spinalen und des autonomen Nervensystems (Aktionssubstanzen) in der Pathogenese allergischer Haut- und Schleimhauterkrankungen

a) Cerebro-spinales Nervensystem

Es hat sich bis heute noch kein experimenteller oder klinischer Anhalt dafür ergeben, daß die Sensibilisierungsfähigkeit vom cerebro-spinalen Nervensystem abhängig ist (STORCK). Eine sorgfältige Denervierung von Hautexplantaten im Tierexperiment schwächte die Sensibilisierungsfähigkeit nicht ab (FREY und GELEICK) und verhinderte auch nicht z. B. die passive cutane Anaphylaxie (OVARY). Auch konnte klinisch kein Anhalt dafür gefunden werden, daß im Bereich sensibler oder motorischer Lähmungen eine wesentlich unterschiedliche Früh- oder Spätreaktion allergischen Typs nachweisbar war.

Ekzematöse allergische Hautreaktionen waren im Bereich peripherer und zentraler Lähmungen in ihrer Intensität den nicht betroffenen Hautarealen gleich auszulösen. Die Allergisierung auf Paraphenylendiamin konnte ebenfalls unabhängig von dem Typ der nervösen Versorgung bei entsprechenden klinischen

Krankheitsbildern durchgeführt werden (CARRIÉ und STELZER); dem entsprechen klinisch-experimentelle Studien von RAMOS E SILVA an Patienten mit Lepra. Die Sensibilisierung mit Dinitrochlorbenzol gelang im anaesthetischen Hautfeld, und allergische Erfolgsreaktionen wurden an normaler und anaesthetischer Haut erzielt.

Das Ausmaß einer Reaktion auf Histamin, Morphin, Hausstaub oder Pollenextrakt bei Allergikern ist aber in Vollnarkose deutlich zu unterdrücken (BIBERGAL, PLASZEWSKA u. PABOWSKI, STÜTTGEN und ABDELWAHAB), während tierexperimentell die anaphylaktischen Erscheinungen nicht wesentlich beeinflußt werden (MURTULA, OVARY). Die Hemmung dieser vasculär-cutanen Reaktion am Menschen zeigt sich bei den einzelnen Testsubstanzen einheitlich und betrifft sowohl Quaddelbildung als auch Ausdehnung des Erythems. Bei dieser Versuchsserie wurde besonders auf konstante Blutdruckverhältnisse geachtet, und die Minderung dieser Reaktionen war nicht auf kollapsähnliche Veränderungen des peripheren Kreislaufs zurückzuführen, zumal die Hauttemperaturen die Erhaltung der peripheren Durchströmung belegten. Damit wäre der Übergang gegeben zu:

b) Beeinflussung der allergischen Hautreaktion durch das autonome Nervensystem

Im Tierversuch konnte STORCK einen Anhalt dafür gewinnen, daß durch Ganglienblocker und auch durch partielle Resektion von Anteilen des Grenzstrangs die Sensibilisierungsfähigkeit der Haut gemindert werden konnte. Entsprechende Hinweise gab POLAK (s. STORCK, Erg.-Werk Bd. II/1). Resektionen des Grenzstrangs scheinen für das schon bestehende allergische Asthma des Menschen keine besondere Bedeutung zu haben (FUCHS u. GRONEMEYER). SCHNYDER erreichte ähnliche Resultate durch das zentral angreifende Serpasil, welches allerdings auch zu Liberation von biogenen Aminen, z.B. aus Blutplättchen, führen kann. Eine Übersicht über medikamentöse Angriffspunkte am autonomen Nervensystem gibt Abb. 15.

Die allergischen Hautreaktionen beim Menschen sowohl cutan-vasculärer als auch ekzematöser Natur wurden durch parenterale oder orale Gaben von Ganglienblockern, Sympathicolytica oder Anticholinergica in klinisch zu verantwortender Dosierung nicht wesentlich alteriert. Dem entsprechen auch die klinischen Erfahrungen bei allergischen Erkrankungen der Haut und Schleimhäute. Unter Ganglienblockern (80 mg Pendiomid) zeigt sich allerdings eine Verringerung der Erytheme, auf biogene Amine i.c. (NEVELING u. STÜTTGEN), während die Quaddelreaktion nur unwesentlich beeinflußt wird. 140 min nach der Injektion des Ganglienblockers war dieser Effekt abgeklungen. Unter dem erwähnten Ganglienblocker (50 mg subcutan) konnte auch eine Erniedrigung der Reizschwelle auf Privin, also einem Adrenergicum, erreicht werden. Vom pharmako-analytischen Standpunkt aus gesehen, wird im Hinblick auf die Haut durch Ganglienblocker oder auch durch Novocain-Infiltrationen des Ganglium stellatum die Impulsvermittlung cholinergischer und adrenergischer Reize blockiert. Diese Hemmung cholinergischer Impulse konnte an Hand der cholinergischen Urticaria oder Schwitz-Urticaria von HERXHEIMER jr. belegt werden. Im blockierten Gebiet trat bei Patienten mit cholinergischer Urticaria auf Schwitzreize keine Transpiration und dementsprechend keine Quaddelbildung auf. Eine derartig wirksame chemische Blockade hat keinen wesentlichen Einfluß auf die Intensität einer allergischen Sofort- oder Spätreaktion. Es darf allerdings nicht außer acht gelassen werden, daß bei einer AAR nicht nur eine lokale Liberation von Wirkstoffen eintritt, sondern daß diese Wirkstoffe auch eine Verteilung im Organismus erfahren. Offenbar gelingt es, durch derartige Eingriffe am autonomen Nervensystem die Reizschwelle für exsudativ wirkende Substanzen zu senken und für adrenergisch-constrictorische Reize zu erhöhen. Der Einfluß des autonomen Nervensystems auf allergische Hautreaktionen dürfte sich somit nur auf Wirkstoffe beziehen, die ihren Angriff an Strukturen haben, die von dem autonomen Nervensystem reguliert werden. Es gibt Sonderfälle, wie das endogene Ekzem, welches paradoxe Gefäßreaktionen auf gefäßerweiternde Reize, wie Nicotinsäurebenzylester, aufweist und zusätzlich eine allgemeine Hemmung der Erythemneigung zeigt, ohne daß aber damit ein sicherer Zusammenhang mit allergischen Vorgängen gekoppelt sein muß. Das gleiche läßt sich auch für eine erhöhte Reaktionsbereitschaft auf erythembildende und permeabilitätserhöhende Substanzen im allgemeinen sagen, deren Reaktionsstärke ebenfalls nicht in einem sicheren statistischen Zusammenhang mit dem

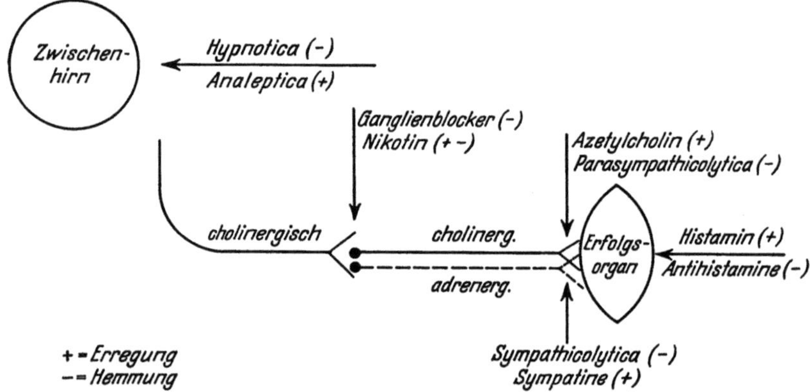

Abb. 15. Schematische Übersicht über den Angriffspunkt von Wirkstoffen und Medikamentgruppen im Bereiche des zur Haut ziehenden autonomen Nervensystems. [STÜTTGEN u. NEVELING: Allergie u. Asthma 1, 32 (1955)]

Vorliegen einer Sensibilisierung stehen muß. Es ist aber auf die Untersuchung von ROTHLIN und BIRCHER sowie KUNZ zu verweisen, die hervorheben, daß für die Manifestation der allergischen Erkrankung die Reizschwelle des vegetativen Nervensystems eine besondere Rolle spielt. In diesem Sinne darf die Beeinflussung allergischer Hautresektionen durch neuro-vegetativ wirksame Pharmaka gesehen werden. Der Ablauf einer Antigen-Antikörper-Reaktion ist nach KÄMMERER unabhängig vom Nervensystem, während für die Folgen einer derartigen Freisetzung von pharmako-dynamisch aktiven Substanzen das Nervensystem Bedeutung erlangt. OBERSTE-LEHN konnte an Hand der Beeinflussung der Tuberkulin-Reaktion belegen, daß die Intensität dieser Reaktion zu beeinflussen ist: künstliches Fieber hemmt, Prostigmin und Methylenblau i.v. verstärkt, Vigantol hemmt.

Wenn wir im folgenden auf die endokrinologischen Verhältnisse, Bluteiweißveränderungen, Blutbildveränderungen und schließlich Elektrolytverschiebungen bei allergischen Erkrankungen eingehen, so soll der Grundtenor unseres Beitrags der Pathophysiologie allergischer Dermatosen unter besonderer Berücksichtigung der Wirkstoffe einer allergischen Reaktion beibehalten werden, und dieser Gesichtspunkt soll sich wie ein roter Faden durch die weiteren Betrachtungen ziehen, da an anderer Stelle eine eingehendere Besprechung dieser Kapitel erfolgen wird.

8. Endokrinologische Betrachtungen

Der Einfluß von Hormonen der Nebennierenrinde, wie Cortison und seiner Derivate, ist oben bereits besprochen worden. Zu ergänzen ist, daß unter Desoxycorticosteron im Tierexperiment eine Erhöhung der Reizschwelle gegenüber allergischen Reaktionen eintreten soll (CRIEP, WEIGLER und MAYER). Eine Adrenalinausschüttung kombiniert sich nach STAUB sowie KOCH und SZERB mit einer Histaminämie. Das Nebennierenmark ist über endokrinologische Kettenreaktionen mit Bildung und Freisetzung von Nebennierenrindensteroiden verbunden. Bei akuten Dermatitiden konnte TUSCHIOMUNAMI eine Verminderung des Adrenalingehaltes der Nebennieren nachweisen, und entsprechend wies SURANY auf einen erhöhten Adrenalinspiegel im Blut während allergischer Vorgänge hin.

Tabelle 9. *Die endokrinologische Beeinflussung der akuten Entzündung (einschließlich der allergisch bedingten) und des Histaminspiegels, des Histaminabbaus, der Histaminbindung und der Histaminneubildung*

	Entzündung	Histamin	Histaminbindung Histaminabbau
Hypophyse			Nach Hypophysektomie: Histaminopexie — (PARROT)
Wachstumshormon	+		
Thyroxin	÷	Haut-Histaminspiegel + (FELDBERG u. LOESER)	
Sexualhormone . .	—		
Oestrogene . . .			Histaminase +
Androgene . . .			Histaminase — (KAPELLER-ADLER)
Desoxycorticosteron	+	Aktivierung der Histaminbildung (HALPERN)	Histaminase — (KAPELLER-ADLER)
Cortison	—	Hemmung der Histaminbildung (SCHAYER, HALPERN) Hemmung der Histaminliberation (HALPERN) Senkung des Blutspiegels bei Abfall der Eosinophilen und der Basophilen im Blut (CODE)	
Parathormon . . .	—		

Aktivierung = +, Hemmung = — (Entzündungsbeeinflussung nach Schema von G. MIESCHER sowie E. L. SCHÄFER).

Die Regulation des Blutzuckers zeigt unter dem anaphylaktischen Schock und auch unter Histamingaben Schwankungen (DZSINICH und PELY), die verständlich werden lassen, daß bei Allergikern im allgemeinen eine Hypoglykämie besteht (UKRAINCZYK und LABORIE). Diese Autoren sprechen generell von einem hypopankreatischen Syndrom. Die Neigung zur Hypoglykämie wird auch durch einen negativen Staub-Traugott-Effekt bei Ekzematikern von SCHAEFER belegt, Beobachtungen, die durch den Hinweis von WALDBOTT und ASHER abgerundet werden, daß bei einer Desensibilisierung mit Pollenextrakten eine Senkung des Blutzuckers beobachtet werden kann. Diese Hinweise lassen erkennen, daß der Allergiker cholinergisch reagiert und die eben zitierte Adrenalin-Ausschüttung im Blut eine isolierte Betrachtung darstellt, die nicht im Rahmen der Gesamtumstellungen in dieser Hinsicht zur Wirkung kommt.

Die Schilddrüse zeigt eine Vergrößerung bei sensibilisierten Kaninchen, die ausbleibt, wenn der Grenzstrang durchschnitten wird. Im allgemeinen können

Schilddrüsenhormone den anaphylaktischen Schock verstärken, und die Untersuchungen von Eickhoff weisen auf eine besondere Aktivität der Schilddrüse im allergischen Geschehen hin. Unter Parathormon wird die allergische Entzündung gemindert (Hajos). Es darf vermutet werden, daß die Beziehungen des Parathormons zum Kalkspiegel über den Elektrolyt-Haushalt zur Wirkung kommen und die Wahrscheinlichkeit liegt nahe, daß auf diesem Wege auch die antiallergische Wirkung des Vitamin D (Dainow) abläuft.

Die Steroide der Sexualdrüsen haben einen unterschiedlichen Einfluß auf die Reaktionsbereitschaft des allergisierten Organismus. Der entzündungshemmende Einfluß soll nach Taubenhaus und Amromin im wesentlichen auf eine antihypophysäre Wirkung zurückzuführen sein. Klinisch ist die Beeinflussung allergischer Erkrankungen durch Cyclus oder Schwangerschaft zweifelsohne nach Effkemann oder Hajos erkennbar, ohne daß aber eine gesetzmäßige Einflußnahme dieser endokrinologischen Abläufe auf allergische Erkrankungen festzustellen ist. Die derzeitige Situation der Zusammenhänge zwischen Hormonen und Allergie erlaubt nicht die Annahme einer gesicherten festen Korrelation (E. L. Schäfer) (Tabelle 9). Die therapeutische Wirkung entsprechend dosierter Cortisonderivate steht dazu nicht im Gegensatz. Es ist bisher nicht erwiesen, daß das Allergikerkollektiv eine verminderte physiologische Bildung dieser Steroide aufweist.

9. Bluteiweißveränderungen

Mit der Möglichkeit der routinemäßigen elektrophoretischen Auftrennung von Serumeiweißen in Albumin und Globulin konnte der Frage nach den Eiweißverschiebungen während einer allergischen Erkrankung klinisch im großen Umfange nachgegangen werden. Die Hoffnung, allein aus einer Vermehrung der Globuline, insbesondere der Gamma-Globuline, in deren Fraktion sich die Antikörper finden, auf die Pathogenese der jeweiligen Entzündung schließen zu können, erwies sich bald als trügerisch. Es bot sich sowohl bei allergischen als auch bei nichtallergischen Dermatosen, soweit sie dem gleichen Entzündungsstadium entsprachen, kein wesentlich differentes Bild. Die akute Entzündung mit Exsudation von Eiweißen ins Gewebe und bei nässenden Ekzemen nach außen wird gekennzeichnet durch eine Senkung des Gesamt-Eiweißes (Aubry, Thiodet und Ribère, Ricciardi, Grennel, Bonnet, Midana), einer Verminderung der Albumine und einer Vermehrung der Alpha- und Beta-Globuline, dem später ein Ansteigen der Gamma-Globuline folgt. Sämtliche quantitativen Veränderungen der Globuline gehen auf Kosten der Albumine. Die Unspezifität elektrophoretisch nachweisbarer Eiweißveränderungen schließt nicht aus, daß während einer Sensibilisierungsphase die Antikörper sich in der Globulinfraktion anreichern, wie es Scheiffarth in der experimentellen Kombination der Serumeiweißverschiebung und der quantitativen Erfassung der Antikörper nach Heidelberger nachweisen konnte. In der monographischen Darstellung von Leinbrock und den Mitteilungen von Röckl und Jaroschka, Theismann, Serri und Kirman über die Serumeiweißveränderungen bei Dermatosen kommt im Hinblick auf die Pathogenese eine gewisse Unspezifität der Eiweißverschiebungen gut zum Ausdruck. Leinbrock weist auch darauf hin, daß nicht jeder Antikörper in der Gamma-Globulin-Fraktion zu finden ist und nicht alle Gamma-Globuline Antikörper sind. Immerhin stellt aber das elektrophoretische Eiweißbild im Rahmen des gesamten Krankheitsverlaufes mit seiner therapeutischen Beeinflussung ein verwertbares Kriterium dar, wie es Leinbrock im einzelnen ausführen konnte. In der Beurteilung der die Eiweißveränderung auslösenden Vorgänge kommt zum Vorschein, daß das primum movens die Hautentzündung darstellt, und die Verschiebungen der Serumeiweiße reaktiver Natur sind. Es ist allerdings auch möglich, daß auf dem Boden einer exzessiven Eiweißverschiebung durch eine Organerkrankung, die nicht die Haut betrifft, Hautveränderungen entstehen, die Folge einer Dys- oder Paraproteinämie sein können, wie die Purpura Waldenström und die Purpura Schamberg (OBERSTE-LEHN, KORTING). Eine solche Bluteiweißveränderung auf Grund einer Lebererkrankung oder RES-Reaktion kann Folge einer AAR sein (SCHMENGLER und ESSER).

Abgerundet werden können unsere Betrachtungen durch den Hinweis auf Properdin (PILLEMER), also einer Serumeiweißfraktion aus der Globulinreihe, die in den letzten Jahren zunehmendes Interesse gefunden hat, da offenbar Properdin die Fähigkeit besitzt, auf proteolytischem Wege die verschiedenartigen Eiweiße abzubauen und mit dem Problem der Immunität auf diesem Wege in Beziehung steht. Auch die körpereigene Zelle wird, falls sie nicht mehr intakt ist, über eine Properdin-Beeinflussung abgebaut (WESTPHAL). Sichere Beziehungen dieses Eiweißkörpers zur Allergie haben sich über den Verdacht hinaus, daß Properdin Antikörperstruktur besitzt, noch nicht darstellen lassen.

Im Gegensatz zu der reaktiven Veränderung der Bluteiweiße durch allergische Erkrankungen hat die einfache Bestimmung der Blutkörperchensenkungsgeschwindigkeit nach WESTERGREN keine einheitliche Tendenz, wenn auch aus den Literaturangaben herauszulesen ist, daß mehr ein Trend zur Senkungsverlangsamung (WALTER, ELLIS, SCHULHOFF, MALLINCKRODT-HAUPT) als eine Beschleunigung beschrieben wird (TIHARA, BABNIK, ALBUS, UKRAINCZYK und LABORIE).

Der Glutathionspiegel im Blut scheint keine pathogenetische Bedeutung bei Hautveränderungen zu haben (MOREL, GATÉ und DORCHE).

10. Blutbildveränderungen

Wir haben bisher vornehmlich die humoralpathologischen Veränderungen bei Dermatosen betrachtet, die im wesentlichen unabhängig von Blutzellen waren. Wenn wir uns nun den cellulären Veränderungen des Blutes zuwenden, so sind Rückgriffe auf bereits gestreifte Gegebenheiten notwendig, die in diesem Zusammenhang ergänzt werden können.

Die Veränderungen der Blutzellen bei allergischen Erkrankungen zeigen im Tierexperiment und in klinischen Untersuchungen im Prinzip gleichsinnigen Charakter, der sich aus der Summe der Einwirkungen auf die Gefäßdynamik, die Blutbildungsstätten, die Cytolyse und taktische Reize ergibt. Eine Leukocytose oder auch eine Leukopenie muß nicht ubiquitär in allen Gefäßen gegeben sein, sondern kann Ausdruck eines Füllungszustandes peripherer Blutgefäße sein, der letztlich von der Gefäßweite und leukotaktischen Reize abhängig ist. Die Cytopenie bei allergischen Erkrankungen (VAUGHAN) bzw. im Experiment beruht auf einem Schwund der Leukocyten und insbesondere der Thrombocyten (STORCK, HOIGNÉ und KOLLER), der auf eine periphere Agglutination bezogen werden kann oder in Zusammenhang mit organabhängiger Absorption steht. Nach SCHLECHT zeigen die eosinophilen Leukocyten relativ und absolut einen Anstieg. Der Versuch, im Rahmen des leukopenischen Index den Leukocytenabfall diagnostisch zu verwerten, führte im klinischen Experiment zu Ergebnissen, die einer statistischen Sicherung nicht standhielten (PROPPE, HÜLLSTRUNG, DORFMANN). Es ist aber nicht abzustreiten, daß es beim allergischen Schock und insbesondere beim Tierexperiment zu einer Leukocytensenkung kommt (ROST, SCHUPPLI, MEMMESHEIMER). Der leukopenische Index als diagnostische Methode ist letztendlich die Überforderung eines pathophysiologischen Phänomens als differentialdiagnostisches Kriterium.

Die eosinophilen Leukocyten entstehen aus Vorstufen im Knochenmark und gelten allgemein als Zeichen einer Allergie, obwohl alles dafür spricht, daß die Eosinophilie auch bei anderen Prozessen als bei allergischen auftreten kann. Wir haben schon darauf verwiesen, daß es unter Histamin und Heparin bei entsprechender Dosierung zu einer Erhöhung der Eosinophilen im peripheren Blut kommen kann, ganz abgesehen davon, daß es eine angeborene Eosinophilie gibt, und schließlich eosinophile Leukämien lediglich die Autonomie der Bildung eosinophiler Leukocyten betonen, die nicht mit einer Antigen-Antikörper-Reaktion in Beziehung stehen müssen (Lübbers). Immerhin sind aber die eosinophilen Leukocyten im Blut so häufig vermehrt, daß im Sinne von Campbell, Brennan und Rettier mehr die allergische Reaktion als der Einfluß des Fremdeiweißes allein als Stimulans für die Eosinophilie anzusehen ist. Daneben betont Arneth die Wichtigkeit des qualitativen Hämatogramms, das bei der Allergie eine Eosinophilie und eine Rechtsverschiebung erkennen läßt. Bei Untersuchung von allergischen, seborrhoischen und mykotischen Dermatosen konnten Carrié und Grevenkämper mit Hilfe der Eosinophilenzählung nach Dunger feststellen, daß offenbar hinsichtlich der Sicherung der allergischen Genese einer Dermatose die Eosinophilie keine wesentliche Bedeutung besitzt, sondern mehr in Abhängigkeit von dem jeweiligen Hautzustand steht und die Tendenz besitzt, mit der Besserung der Hautveränderungen abzuklingen. Abgesehen von diesen Bluteosinophilen, die sich aus dem Knochenmark ableiten, wird von mehreren Arbeitskreisen eine Entstehung von Eosinophilen in anderen Geweben diskutiert und zum Teil auch belegt (Burckhardt, Montgomery). Diese eosinophilen Zellen werden zum Unterschied von den aus dem Knochenmark stammenden Eosinophilen als Pseudoeosinophile bezeichnet (Gauthier-Villars, Godlowski). Bluteosinophilie und Gewebseosinophilie gehen nicht immer parallel (Neumann und Kreis), insbesondere nicht bei Dermatosen, und zeigen darüber hinaus morphologische Differenzen, wie schwächer ausgebildete Granula bei Gewebseosinophilen. In Übereinstimmung mit Godlowski konnten wir auch die Beobachtung machen, daß sich die Gewebseosinophilen im Gegensatz zu den Bluteosinophilen bei oraler Applikation weniger durch Cortison und seine Derivate verringern lassen. Nödl hat sich eingehend mit der Morphologie der Eosinophilen und ihrer Genese beschäftigt und konnte den Begriff der Essaimage von Audibert an Hand des Erythema anulare Darier belegen. Unter dieser Essaimage ist eine Granula-Ausschwemmung aus dem Eosinophilenleib zu verstehen. Es paart sich damit die Vorstellung, daß diese Granula bestimmte Funktionen haben, die z.B. in einer proteolytischen Verdauung von Fremdeiweißen beruhen könnten. Diese Proteolyse konnte von Herberts allerdings nicht belegt werden, und der Schluß, daß die Essaimage von bestimmter funktioneller Bedeutung ist, steht auf dem biologischen Sektor als nicht sicher bewiesen da und bedarf auf Grund der histogenetischen Beobachtung von Nödl, der die Granula mit der Färbetechnik Sudanschwarz und Gegenfärbung mit Kernechtrot sicher definieren konnte, einer weiteren Bearbeitung. Als Träger pharmako-dynamischer Wirkstoffe (Histamin) scheinen die basophilen Blutzellen eine größere Rolle zu spielen (Rorsman).

11. Elektrolyte

Ordnen wir die allergischen Reaktionen allgemein in den Formenkreis der Entzündungen ein, so ist es nicht zu verwundern, daß Verschiebungen im Elektrolytgehalt des Blutes, der Haut und der Hautblasenflüssigkeit festgestellt wurden. Aus der Pathophysiologie der Entzündung ist bekannt, daß Kalium als das Kation des Zellinneren freigesetzt wird (Fleckenstein) und eine Anzahl pharmakodynamischer Vorgänge, wie z.B. die besondere Empfindlichkeit gegenüber Acetylcholin oder Histamin, durch Erhöhung des Kaliumspiegels ausgelöst werden, und daß weiterhin Histamin Kalium freisetzt, eine Eigenschaft, die durch Antihistamine gehemmt wird (MACMILLIAN). Kalium ist auch in der Lage, Acetylcholin freizusetzen (GADDUM). Es scheint aber so zu sein, daß sich die Kaliumfreisetzung nicht in konstanter Form über alle Stadien einer allergischen Entzündung hinzieht, sondern daß vornehmlich im Stadium der akuten Entzündung Kalium signifikant ansteigt (RUSK, WEICHSELBAUM u. SOMOGYI, JÄGER), während im Abklingen der Entzündung der Kaliumspiegel wieder sinkt, und sich die Kalium-Calcium-Relation normalisiert (UMANSKI, JANITZKI und ELINA, SHERMAN). Für den gesamten Ablauf einer allergisch bedingten Dermatose kann von einer signifikanten Änderung der Serum-Mineralkonzentration nicht gesprochen werden, wie es SPIER anhand einer exakten Analyse von Na, K, Ca und Mg darstellen konnte. Obwohl bei akuten allergischen Zuständen die Calciumverabreichung von Wert ist (KALLOS 1935), haben die verschiedensten Autoren ein Sinken des Ca im Blut oder auch in der Haut nicht feststellen können. Diese Beobachtungen beschränken sich auf die absoluten Ca-Werte und betreffen nicht das Verhältnis zu anderen Mineralien, bei dem eine Verschiebung zu dem einen oder anderen Ion für Entzündungsvorgänge von Bedeutung ist. Sowohl die anaphylaktische Reaktion als auch die Serum-Komplement-Reaktion benötigen Calcium. Calcium ist für die Bindung und Aktivierung der ersten Komponente des Komplements notwendig, und es erscheint möglich, daß Calcium eine ähnliche Rolle in der intracellulären Reaktion spielt, wie sie im Verlaufe der Anaphylaxie vor sich geht (SCHILD 1958).

Den Phosphorgehalt im Serum fand auch SPIER bei allergischen Dermatosen unverändert.

An dieser Stelle kann noch eingefügt werden, daß offenbar beim Ekzematiker eine Harnsäureretention erfolgt (MAYER), und die Cholesterinwerte im Serum bei allergischen Dermatosen keine einheitlichen Veränderungen erkennen lassen (TIHARA, BABNIK, ALBUS, UKRAINCZYK und LABORIE). Auch erscheint der Glutathionspiegel, wenn er bei Hautveränderungen sinkt (MOREL, GATÉ und DORCHE), keine hinweisende Bedeutung hinsichtlich der Pathogenese zu haben.

12. Funktionell-morphologische Gesichtspunkte und die geweblichen Veränderungen unter dem Einfluß von Wirkstoffen einer Antikörper-Reaktion

Im Rahmen dieser Darstellung sehe ich eine Aufgabe darin, eine Brücke von humoral-pathologischen Veränderungen zu den cellulären Veränderungen der allergischen Hauterkrankung zu schlagen.

Die allergische Entzündung unterscheidet sich in der Auswahl ihrer Einzelsymptome nicht von Entzündungen anderer Pathogenese (BOHROD). Als Hinweis auf die Wahrscheinlichkeit eines allergischen Prozesses gilt histologisch das Arrangement der Symptome oder die Zellformel (WERNER, v. ALBERTINI.) Aus einem einzelnen Zeichen im histologischen Bild läßt sich der pathergische Charakter nicht erschließen (RÖSSLE). Chronisch-allergische Reize zeigen die Tendenz zur histiocytären granulomatösen Gewebsreaktion (PAGEL), ohne daß wir hinsichtlich der Pathogenese in der Lage sind, diese von anderen reaktiven Gewebsveränderungen zu trennen (s. Allergie und Granulombildung, SPIER). LETTERER sieht einen gleitenden Übergang von der leukocytär-lymphocytären bis zur histiocytär-granulomatösen Gewebsreaktion mit sich entwickelnder Immunität, die schließlich in eine völlige Immunität bei fehlender Gewebsantwort einmünden kann. Die verschiedenen Phasen können sich kontinuierlich entwickeln, auch offenbar primär entstehen und in einer solchen Stufe verharren oder abklingen. Die Gesamtheit der Grundelemente — der Symplex — kann also allergisch-hyperergisch reagieren. Wie im klinischen Bilde können die Hautreaktionen auch histogenetisch in Frühreaktionen, also urticarielle Sofortreaktion, Arthus-Phänomen, Spätreaktion vom Tuberkulintyp, ekzematöse Gewebsantwort und schließlich granulomatöse-hyperergische Reaktion getrennt werden. Für das Arthus-Phänomen, welches nach LETTERER einen Sonderfall einer Sofortreaktion darstellt, ist immunbiologisch der humorale Titer präzipitierender Antikörper entscheidend; die Menge des Antigens ist von geringerer Bedeutung. Die verschiedenartigen allergischen Hautreaktionen sind Ausdruck variierender Antikörper in Zahl und Qualität, sowie ein Zeichen verschiedener Orte einer Antigen Antikörper-Reaktion. Vom biochemischen Standpunkt aus ist das Spektrum der liberierten Wirkstoffe verschieden und die Kinetik der Reaktion different.

Der Gewebsstoffwechsel nach Zusatz eines Allergens, welches keinen Einfluß auf die Hautatmung hat, löst in vitro in der Versuchsanordnung nach WARBURG keine Veränderung des oxydativen Gewebsstoffwechsels aus (BOSTRÖM). Eigene Untersuchungen bestätigten diese Ergebnisse, und neben einer unveränderten Atmung fanden GERSHBEIN, KROTOSZYNSKI, BRUNNER und DOMNAS auch keine Differenzen im Nucleinsäuregehalt der Haut nach der Sensibilisierung. Der oxydative Stoffwechsel, also die Atmung der Haut, ist an Mitochondrien gebunden, Gewebselemente, die sich elektronenmikroskopisch darstellen und präparativ anreichern lassen und somit einer isolierten biochemischen Untersuchung zugänglich werden. Wir können damit die Aussage machen, daß die isolierte Haut bei Zugabe des Allergens nicht so reagiert, daß der Stoffwechsel der Mitochondrien gestört wird, und daß auch im Zellkern keine qualitativen Veränderungen eintreten, soweit diese durch biochemische Analysen faßbar wurden. Wir müssen somit wieder auf die Untersuchungen von EPSTEIN und KLIGMAN zurückgreifen, die eindeutig belegen konnten, daß zur Auslösung einer allergischen Reaktion ein intaktes Gefäßnetz gehört. Prüft man die akut entzündete Haut, die entsprechende histologische Kriterien aufweist und deren Veränderungen durch einen allergischen Prozeß ausgelöst wurden, so ist zu erkennen, daß ein solches Hautgewebe eine geringere Gewebsatmung aufweist als entsprechende Kontrollen der gleichen Schichtdicke. Die isolierte Haut zeigt ebenfalls eine Verminderung der Atmung bei Zugabe von Histamin.

Für die Pathophysiologie der morphologisch faßbaren Veränderungen bei allergischen Vorgängen war die Markierung von Antigenen und Antikörpern von wesentlicher Bedeutung, die mit verschiedenen Techniken die Frage nach der Wanderung, Fixierung und Nachweisdauer der Antigene bzw. Antikörper experimentell zugänglich machte. Sowohl die Markierung von Allergenen mit ^{131}J (Autoradiographie) als auch mit fluorescierenden Farbstoffen konnte belegen, daß intravasal injizierte Allergene die Gefäßwand permiieren und lange Zeit in ihr verbleiben können (COONS, WARREN, DIXON). DIXON, BUBANTZ und DAMMIN fanden eine Anreicherung des Allergens in eosinophilen, intracellulären Massen. Aus derartigen Experimenten konnte auch die Organwahl der allergischen Reaktion je nach Tierart einer Deutung zugeführt werden, da sich bei den reagierenden Geweben tatsächlich eine Kumulation von Antigenen und auch Antikörpern nachweisen ließ. Es sprechen also mehr Gründe für eine selektive Organauswahl der allergischen Reaktion als eine organbedingte besondere Empfindlichkeit auf Wirkstoffe einer allergischen Reaktion, die dann als Fernreaktion des Organs auf liberierte pharmaco-dynamische Substanzen gedeutet werden müßte.

Der Nachweis von Antikörpern wird technisch durch die sog. Sandwich-Methode vorgenommen, die darauf beruht, daß ein Gewebsschnitt mit an Organstrukturen fixiertem Allergen (Globulin, Polysaccharid) mit gegen dieses Allergen gerichteten markierten (Fluorescein, Isotope) Antikörpern überschichtet wird. Von KLEIN ist die Coons-Technik zum Nachweis von Komplement weiterentwickelt worden, die darauf beruht, daß ein Antigen-Antikörper-Komplex eine ausgeprägte Gier nach Komplement hat. Der erhaltene Schnitt wird also mit Komplement überschichtet, welches sich fest an den Antigen-Antikörper-Komplex bindet. Danach überschichtet man den Schnitt mit markiertem Antikomplement und weist somit indirekt am Orte der Fixation des markierten Antikomplements an den Antigen-Antikörper-Komplement-Komplex, den Ort der allergischen Reaktion nach. Wir haben bereits im Anfang darauf hingewiesen, daß es der Arbeitsgruppe KLEIN und LANGER nicht gelungen ist, auf diese Art und Weise in den von uns zur Verfügung gestellten Exzisionen allergischer Hauttestreaktionen komplementverbrauchende Antigen-Antikörper-Systeme nachzuweisen. Da es nicht notwendig ist, daß nur komplementverbrauchende Systeme bei allergischen Reaktionen auftreten, bleibt die Frage offen, ob der Typ der Antikörper ein anderer ist, oder ob eine Komplementbindung nicht in der gewünschten Fixierung erfolgte. Unbeeinflußt von dem Typ der Antikörper ist aber die allergische Reaktion sowohl an der Tierhaut — die komplementverbrauchende Antigen-Antikörper-Systeme zur Erzeugung lymphagoger Reaktionen braucht (ISHIZIKA) — als auch an der menschlichen Haut, bei der ein solcher Komplementverbrauch nicht nachweisbar war, durch die gleichen antagonistischen Prinzipien zu hemmen. Das Spektrum der Wirkstoffe ist folglich einander ähnlich. Dem entsprechen auch die verschiedenen Charakteristika einer allergischen Entzündung. Die Stereotypie der geweblichen Veränderung findet wohl auch ihren Ausdruck in einer gewissen Monotonität der liberierten Substanzen bzw. der Bildung pharmako-dynamisch aktiver Stoffe, wie wir sie näher dargelegt haben. Sämtliche allergischen Hautreaktionen und die ähnliche Veränderungen erzeugenden Prozeduren, wie Injektion von Proteasen, Histamin und Heparin, zeigen primär einen Angriffspunkt am Hautgefäßsystem (CIVATTE, DEGOS, MIESCHER, BANDMANN, CRAPS und INDERBITZIN, FORLEN und STÜTTGEN). Es muß allerdings dabei beachtet werden, daß dieser Befund nicht ausschließt, daß zwischen Wirkung dieser Substanzen und Erfolg am Gefäßsystem ein Stoff zwischengeschaltet ist, der z. B. aus der Epidermis stammen kann, und somit die Permeabilitätsveränderung der Gefäße ein sekundärer Vorgang ist, wie es BURBACH bei der Blasenbildung annimmt. Der degenerative Reiz, der zu obligaten Veränderungen toxischer Natur an der Epidermis führt, läßt allerdings durch diese „traumatische" Schädigung keinen Wirkstoff vermuten, der unsichtbar aus der Epidermis freigesetzt wird und nun ebenfalls gleichzeitig oder vorzeitig das Gefäßsystem angreift.

Der Vergleich der histologischen Befunde der intracutanen Reaktionen auf Allergene und Histamin zeigt im feingeweblichen Aufbau Unterschiede. Das Kennzeichen der allergischen Reaktion ist die fibrilläre Aufquellung und die Schwellung der Gefäßendothelien. Diese Veränderungen sind beim Histamin schwach ausgebildet, gemeinsam ist beiden Prinzipien das Ödem und der Reiz zur Leukocytenemigration, sowie die Dilatation der Lymphcapillaren und der Blutgefäße. Bei der intracutanen Histaminreaktion konnte unter Anreicherung der Haut mit Histamin (SCHNITZER) eine kräftige Leukocytenanschoppung und ein Leukocytenzerfall beobachtet werden. Bei länger dauernden Injektionen von Histamin — 10γ 2mal wöchentlich intracutan — traten allmählich die Leukocyten zurück, um Bindegewebszellen verschiedener Größe Platz zu machen. Bei der allergischen Reaktion ist die perivasculäre lymphoide Zellansammlung um

Arteriolen und Capillaren ausgeprägter als bei der Histaminreaktion, bei der keine nennenswerte Emigration der intravasal angelockten eosinophilen Leukocyten auftritt, und die perivasculären lymphatischen Zellmäntel gering ausgebildet sind (Tabelle 10). Tabelle 11 gibt einen Überblick über immunbiologische Verhältnisse und histologische Charakteristika beim Vergleich der anaphylaktischen Sofortreaktion und des Arthus-Phänomens.

Tabelle 10. (Nach M. Werner, Allergie und Asthma, 1957)

	Histaminquaddel	Allergische Frühreaktion
I. Exsudative Veränderungen:		
Epidermis	Vacuolenbildung in basalen Zellen	Vacuolenbildung in basalen Zellen
Bindegewebe . . .	nur Ödem	Ödem und Verquellung
Capillaren	geringe Endothelschwellung; geringe Verbreiterung des Grundhäutchens	Endothelschwellung; Verbreiterung des Grundhäutchens
Arteriolen	keine Wandveränderungen	Mediaverbreiterung durch Ödem oder Quellung
II. Kreislauf-Veränderungen:		
Venen	Hyperämie oder Gefäßleukocytose ohne Emigration; intravasale Eosinophilie	Hyperämie oder starke Leukocytenfüllung mit Emigration; intravasale Eosinophilie
Arteriolen	hyperämisch oder leer	meist leer
Capillaren	hyperämisch oder leer	leer oder leukocytengefüllt
Perivasculäre Räume	ausgebildet	ausgebildet
Lymphgefäße . . .	erweitert	nicht auffallend
Kreislaufveränderung in auffallend fleckiger Verteilung		
III. Celluläre Reaktionen:		
Um Venen	keine Leukocytenemigration; keine Gewebseosinophilie	Leukocytenmäntel; wechselnde Gewebseosinophilie
Um Arteriolen . .	geringe lymphohistiocytäre Zellmäntel	lymphohistiocytäre Zellmäntel
Um Capillaren . .	keine Zellulation	wechselnd wie bei Venen oder Arteriolen

Tabelle 11. *Unterschiede zwischen Arthus-Phänomen und anaphylaktischer Sofortreaktion.* (Nach Waksman, in: Cellular and humoral aspects of the hypersensitive states. London: Cassell 1959)

Anaphylaxie	Arthus-Phänomen
Schädigung der Mastzellen und Blutplättchen ↓ Freisetzung von Histamin, Serotonin usw. ↓ Sekundäre Permeabilitätsstörung, Kontraktion der glatten Muskulatur, Gerinnungsverzögerung, Leukocytenzerfall (Lunge) = Leukopenie	Thrombenbildung durch Verklebung der Plättchen, Leukocyten und Gefäßendothelien ↓ Gewebsinfarkt ↓ Peptidfreisetzung (Permeabilitätsfaktor)
Fakultative Fixation der Antikörper in oder an Zellen	Keine Antikörper-Fixation
Geringer Antikörpergehalt (0,003 γ) reichen für Reaktion an Meerschweinchen- oder Menschenhaut	Hoher Antikörpergehalt. 10 γ werden für schwache Reaktionen an der Meerschweinchenhaut benötigt
Die Präcipitierfähigkeit des Antikörpers entscheidet nicht über seine Wirkung	Der Antikörper muß präcipitabel sein

Bei über Jahre andauernder Unterhaltung einer allergischen chronischen Entzündung am Kaninchenohr konnte REUTERWALL und nachfolgend HARD zeigen, daß Veränderungen der Epidermis — wie Papillomatose und Keratose mit Gefäßveränderungen — und die Entwicklung eines Präcipitationstiters gegen Allergene vom Eiweißtyp in der Form zusammenhängen, daß die Quantität der Allergene und die Häufigkeit der Applikation für die Provokation des Typs einer chronisch allergischen Hautveränderung wesentlich ist. Ein hoher humoraler Antikörpertiter bindet zugeführte Allergene so ab, daß es zu einer abgeschwächten Antigen-Antikörper-Reaktion am Gewebe kommt; die Folge ist eine histiocytär-monocytäre Reaktion, die aber nach GELL und HINDE durch eine verstärkte Antikörperbildung bedingt sein kann. Wir kennen z. Z. keinen pharmakologischen Wirkstoff, der in der Lage ist, durch isolierte chronische Zufuhr die Kennzeichen einer chronischen allergischen Reaktion der Haut unter Einschluß der akanthotischen Veränderungen zu provozieren. Die allergische Reaktion vasculärer Natur ist eine entzündliche vom eosinophilen Typ, und das Zellbild zeigt in Abhängigkeit von dem Zeitpunkt nach der Allergeninjektion bis zu 30 min nach Ablauf der Reaktion eine ständige Zunahme der Eosinophilen bis auf 90%. Der allergischen Sofortreaktion entsprechende Bilder finden wir auch bei der histologischen Betrachtung der Prausnitz-Küstner-Reaktion. Im Einklang mit der unterschiedlichen Hemmung allergischer Reaktionen cutan-vasculären Typs, fehlt bei der allergischen epicutanen Kontaktreaktion weitgehend die Eosinophilie. Wir möchten die histologischen Charakteristika der allergischen Hautreaktionen als Erweiterung der Beurteilung der verschiedenartigen Wirkstoffe und ihrer Spezifität verstanden wissen. Offenbar spielt aber auch das Gewebe mit seinen Eigenheiten eine besondere Rolle. Wir haben bei der ekzematösen Schleimhautreaktion eine stärkere Provokation von Eosinophilen und insbesondere eine Durchsetzung von eosinophilen Granula beobachten können, die bei parallel durchgeführten epicutanen Hauttesten sich nicht in der ausgeprägten Form darbot (FORLEN und STÜTTGEN). Es ist möglich, daß gleiche Wirkstoffe entstehen, die aber auf Grund geweblicher Verschiedenheiten einer differenten Absorption unterliegen, und daß somit eine verschiedenartige Bildung von Wirkstoffen vorgetäuscht wird.

Literatur

ADAMIC, S., u. P. STERN: Die Resorptionsfähigkeit der Haut bei Serotoninmangel Allergie u. Asthma 5, 29 (1959). — ADO, A. D.: The physiological mechanism of allergic reactions. Proc. 4. Europ. Congr. of Allergy, Munksgaard (Kobenhavn), 15. Suppl. 7, 73 (1960). — ALBERTY, J., u. R. TAKKUNEN: Der Anteil von Histamin an der anaphylaktischen und der durch einen chemischen Histaminfreisetzer hervorgerufenen vasculären Hautreaktion. Int. Arch. Allergy 10, 285—304 (1957). — ALBUS, G.: Physiologisch-chemische Untersuchungen am latenten Allergiker als Beitrag zur Frage der allergischen Konstitution. Z. ges. exp. Med. 108, 592 (1941). — AMIN, A. H., T. B. B. CRAWFORD and J. H. GADDUM: Distribution of substance P and 5-hydroxytryptamine in central nervous system of dog. J. Physiol. (Lond.) 126, 596 (1954). — ABRAMSON, H. A., M. ENGEL, v. SUBKIN and J. OCHS: Reversed iontophoreses of histamine from human skin. Proc. Soc. exp. Biol. (N.Y.) 38, 65 (1938). — ANDERSON, F. E.: Biochemical experiments on binding of chrom to skin. Brit. J. Derm. 72, 149 (1960). — ANDREASEN, E., and H. HAXTHAUSEN: Lymphnode response to cutaneous sensitization with Dinitrochlorbenzene. Acta path. microbiol. scand. 29, 345 (1951). — ANREP, G. V., M. S. AYADI, G. S. BARSOUM, J. R. SMITH and M. M. TALAAT: Excretion of histamine in urine. J. Physiol. (Lond.) 103, 155 (1944). — APITZ, K.: Über haemorrhagische Hautreaktionen nach örtlicher Umstimmung. Z. ges. Med. 89, 699 (1933). — ARMSTRONG, P., J. B. JEPSON, C. A. KEELE and J. W. STEWART: Pain producing substance in human inflammatory exsudates and plasma. J. Physiol. (Lond.) 135, 350 (1957). — ARNETH, J.: Die quantitative Blutlehre „Allergisches Verhalten der Blutzellen". Ärztl. Wschr. 1950, 551. — ALBERTINI, A. v.: Aussprache zu Arteriitis, S. 381. Fibrinoide Degeneration, S. 714. Verh. Ges. Inn. Med. 1954. — ARTHUR, R. P., and W. B. SHELLEY: The role of proteolytic enzymes in the production of pruritus in man. J. invest. Derm. **25**, 341 (1955). — ASBOE-HANSEN, G., and O. WEGELIUS: Mast cells and histamine. Proc. 11. Internat. Congr. Dermat. Stockholm 1957. **2**, 164 (1960). — ASPEGREN, N., and H. RORSMAN: The exsudatory and vasodilatatory effects in human skin of 1-Methyl-4-Beta-Aminethyl Imidazole (Methyl-Histamine). J. invest. Derm. **37**, 65 (1961). — AUBRY, G., THIODET et RIBÉRE: L'équilibre protidique du sérum au cour de la sensibilitation et choc sériques. C. R. Soc. Biol. (Paris) **122**, 209 (1936). — AUGUSTINSSON, K. B.: Cholinesterases, a study in comparative enzymologie. Acta physiol. scand. **15**, Suppl. 52 (1948).

BABNIK, H.: Was kann die Dermatologie von blutchemischen Untersuchungen erwarten? Arch. Derm. Syph. (Berl.) **181**, 110 (1940). — BAER, R. L., ST. A. ROSENTHAL and CH. SIMS: Contact dermatitis with spongiosis and intra-epidermal vesiculation in the acanthotic skin of Guinea pigs. J. invest. Derm. **27**, 4, 249 (1956). — BAER, R. L., and M. B. SULZBERGER: Attempts at passive transfer of allergic eczematous sensitivity in man. J. invest. Derm. **18**, 53 (1952). — BANDMANN, H. I.: Beitrag zur Histopathologie allergischer epicutaner Testreaktionen. Hautarzt **11**, 258, 310, 355, 393 (1960). — BARBER, H. W., u. S. H. ORIEL: Biochemische Untersuchungen bei allergischen Zuständen. Brit. med. J. **1928** II, 880. — BARTOSCH, R., W. FELDBERG u. E. NAGEL: Das Freiwerden eines histaminähnlichen Stoffes bei der Anaphylaxie des Meerschweinchens. Pflügers Arch. ges. Physiol. **230**, 129 (1932). — BAUR, H., u. H. STAUB: Histaminämie nach Sympatol. Helv. physiol. pharmacol. Acta **6**, 462 (1948). — BECKER, E. L.: Concerning the mechanism of complement action. II. Nature of first component of complement. J. Immunol. **77**, 469 (1956). — BECKMANN, H.: Allergie considered as a specific type of alkalosis. J. Allergy **1**, 496 (1930). — BENDA, L., A. LOCKER u. E. RISSEL: Zellstoffwechsel und Entzündung. V. Mitt. Die Gewebsatmung der Leber bei anaphylaktischem Schock. Z. ges. exp. Med. **124**, 189 (1954). — BERALDO, W. T.: Formation of bradycinin in anaphylaxis and peptone shock. Amer. J. Physiol. **163**, 283 (1950). — BERDAL, P.: Serological investigations of the oedema fluid from nasal polyps. J. Allergy **23**, 11 (1952). — BERGER, W.: Die Beteiligung der Haut an der Allergie innerer Organe. Wien. klin. Wschr. **513**, 548 (1930). — BERGER, W., u. F. J. LANG: Ein histopathologischer Beitrag zur Histaminhypothese der allergischen Reaktion. Z. Hyg. Infekt.-Kr. **113**, 206 (1931). — BERNSTEIN, F.: Zur Frage des Badetodes. Münch. med. Wschr. **1932** II, 1889. — BERNSTEIN, J. L., and M. FEINBERG: Liberation and depletion of histamine in human skin. Effect of an antihistamine and hydrocortisone on the activity of the histamine liberator compound 48/80. J. Allergy **27**, 231 (1956). — BIBERGAL, S., J. PLAZEWSKA and J. PABOWSKI: Investigations on the vasomotor skin reaction to histamine. Przegl. Derm. Wener. **2**, 501 (1953). — BIJL, W. J. F. VAN DER: Studies of the technique of skin testing in allergy, Leiden: H. E. Stenfert Kroese N.V.; Springfield, Ill.: Ch. C. Thomas 1960. — BINAZZI, M.: Weitere Untersuchungen über die Histogenese, Antikörper-Genese und humorale Reaktion. G. ital. Derm. Sif. **94**, 489 (1953). — BINAZZI, M., u. G. LANDI: Untersuchungen über die Hautreaktivität beim Menschen mittels Histaminliberator 48/80. Dermatologia (Napoli) **10**, 97 (1959). — BINAZZI, M., and L. RAMPICHINI: Investigations on the regional distributions of mast cells in human skin. Ital. gen. Rev. Derm. **1**, 17 (1959). — BIRT, A., P. HAGEN and E. ZEBROWSKI: Aminoacid decarboxylase of Urticaria pigmentosa mast cells. J. invest. Derm. **37**, 273 (1961). — BIZZOZERO, E., u. M. DEPAOLI: Über die Histogenese der allergischen Hautreaktionen äußeren Ursprungs. Hautarzt **7**, 487 (1956). — BLAICH, W., u. H. NIERMANN: Pathophysiologische Untersuchungen bei der Neurodermitis. Hautarzt **8**, 243 (1957). — BLASCHKO, H.: Oxydation des 1,4-Methylhistamins durch Plasma von Säugetieren. J. Physiol. (Lond.) **148**, 570 (1959). — BLOCH, BR.: Allergie, Anaphylaxie und Idiosyncrasie in der Dermatologie. 8. Internat. Dermatol. Kongr. Kopenhagen 1930. — BLOOR, W. R., A. G. BLAKE and ST. S. BULLEN: Lipids of the blood plasma and hayfever and asthma. J. Allergy **9**, 227 (1938). — BOHROD, M. G.: Histology of allergy and related lesions. In P. KALLOS, Progress in allergy, vol. IV, p. 31. Basel u. New York: S. Karger 1954. — BONNEVIE, P.: Ätiologie und Pathogenese der Ekzemkrankheiten. Leipzig: Johann Ambrosius Barth 1939. — BORELLI, S.: Histologie von Läppchenproben mit Kaltwellpräparaten. Zur Unterscheidung toxischer und allergischer Testreaktionen. Hautarzt **8**, 498 (1957). — BORELLI, S., C. G. SCHIRREN u. H. W. SPIER: Vegetativer Hautgefäßtonus bei der Neurodermitis. Münch. med. Wschr. **187**, 224 (1954). — BOREUS, L. O., u. N. CHAKRAVARTY: Der Histamingehalt von Mastzellen des Meerschweinchens. Experientia (Basel) **16**, 192 (1960). — BORN, G. V. R., J. R. VANE and F. J. PHILPOT: The quantitative determination of diffusible histamine in blood. Brit. J. Pharmacol. **7**, 298 (1952). — BOSTRÖM, G.: A studie on the allergic metabolism reaction in isolated tissues with special reference to allergic skin affections. Acta derm.-venereol. (Stockh.) **18**, Suppl. 4 (1937); **19**, 540 (1938). — BOWMAN, K. L., and M. WALZER: Studies in reaginic and histaminic wheals. J. Allergy **24**, 126 (1956). — BRAUNSTEINER, H., G. GIEBISCH, H. KOLDER u. G. WERNER: Die Reaktion von Leukocyten in der Lunge. Wien. Z. inn. Med. **33**, 98 (1952). — BRECHT, K., u. D. JESCHKE: Über die Wirkung des Serotonins auf die Froschlunge. Naturwissenschaften **47**, 29 (1960). — BROCKLEHURST, W. E.: Response of the cavy ileum to „SRS-A" from lung of man and of cavy. J. Physiol. (Lond.) **120**, 16 (1953); **128**, 1 P (1955). — Histamine an other mediators in hypersensitivity. III. Congr. Internat. d'Allergologie, p. 361. Paris: Medicales Flammarion 1958. — BROCKLEHURST, W. E., J. H. HUMPHREY and W. L. M. PERRY: The role of histamine in cutaneous antigen-antibody reactions in rat. J. Physiol. (Lond.) **129**, 205 (1955). — BRONFENBRENNER, J.: Studies on so-called protective ferments i.v.: The Abderhalden test is rendered negative by the addition of serum-antitrypsin. Proc. Soc. exp. Biol. (N.Y.) **12**, 6 (1914). — BUCHANAN, T. J., and E. A. FAIRBURN: Radio sodium clearance and histamine response in normal human skin. Brit. J. Derm. **68**, 294 (1956). — BUCHWALD, H.: Untersuchungen über den Einfluß des sensiblen Nervensystems auf die Pathogenese allergischer Hauterkrankungen. Med. Klin. **1940**II, 1032. — BÜSING, H. K.: Die Hemmbarkeit des Komplements bei Antigen-Antikörper-Reaktionen. Allergie u. Asthma **3**, 15 (1957). — BURBACH, J. P. E.: Experimente über die Blasenbildung. (Untersuchungen mit proteolytischen Enzymen und Hyaluronidase.) Dermatologica (Basel) **118**, 379 (1959). — BURCKHARDT, R. J., and H. MONTGOMERY: Dermatologica significans of tissue eosinophilia. Arch. Derm. Syph. (Chicago) **49**, 19 (1944). — BURCKHARDT, W.: Photoallergie gegen Sulfonamide. Internat. Photobiol. Kongr., Turin 1957, S. 217. — BURCKHARDT, W., K. SCHWARZ u. M. SCHWARZ-SPECK: Photoallergische Ekzeme durch Nadisan. Schweiz. med. Wschr. **1957**, 954. — BURDON, K. L.: Changes in antitryptic power of the blood associated with anaphylaxis in guinea pigs. Proc. Soc. exp. Biol. (N.Y.) **49**, 24 (1942). — BUSINCO, L., M. GRUNELLI, A. GUFFI and V. GERACI: The effect of Dexamethason on histiocapillary unity. Int. Arch. Allergy **18**, 180 (1961). — BUSINCO, L., and L. RICCIARDI: L'istaminemia in alcine mallatie cutanee. G. ital. Derm. Sif. **83**, 75 (1942).

CAMPBELL, A. C. P., A. M. BRENNEN and T. RETTIE: The relationship of eosinophile leukocyts to allergy and anaphylaxis. J. Path. Bact. **40**, 357 (1937). — CANNON, P. R., and F. L. SULLIVAN: Local formation of antibody by the skin. Proc. Soc. exp. Biol. (N.Y.) **29**, 517 (1932). — CARRIÉ, C., u. K. SCHREINER: Allergische Krankheiten der Haut. In Allergie, herausgeg. von K. HANSEN. Stuttgart: Georg Thieme 1957. — CARRIÉ, C., u. E. STELZER: Persönliche Mitteilung. Unveröffentlichte Versuche. — CERUTTI, D., u. G. SANTOJANNI: Über Periarteriitis cutanea benigna. Hautarzt **8**, 113 (1957). — CHAIN, E., and E. DUTHIE: Mucolytic enzymes in testis extracts. Nature (Lond.) **144**, 8777 (1939). — CHAPPEL, J. W., R. EBERT and W. R. BARCLAY: The effects of cortisone on the cutaneous histamine response of rabbits using Evans-blue. J. Lab. clin. Med. **39**, 86 (1959). — CHASE, M. W.: The mechanism of sensitization. J. Allergy **28**, 30 (1957). — Cellular antibodies. Zellulärer Übertragungsfaktor beim Tuberkulintyp. III. Congr. Internat. d'Allergologie, p. 193. Paris: Medicales Flammarion 1958. — Immunological reactions mediated through cells. In: The nature and significance of the antibody respons, edit. A. M. PAPPENHEIMER jr., p. 156. New York: Columbia University Press 1953. — CHIRIBUGA, J., and J. LELLINIK: Heparinemia and eczema. Rev. argent. Dermatosif. **36**, 289 (1952). — CHOBOT, R., and H. D. DANDY: Serumcholesterol in allergy. J. Allergy **9**, 231 (1938). — CHURG, J., and L. STRAUSS: Allergic granulomatosis allergic angiitis and periangiitis nodosa. Amer. J. Path. **27**, 277 (1951). — CIRSTEA, M., u. M. GRÜNSPAN: Untersuchungen über die Beteiligung des Extrinsic-Histamins beim Zustandekommen des anaphylaktischen Bronchospasmus beim Hunde. Allergie u. Asthma **6**, 57 (1960). — CIVATTE, A.: Anatomie pathologique de l'allergie. Bull. Soc. franç Derm. Syph. **57**, 13 (1950). — CLAESSON, ST., L. JUHLIN and G. WETTERMARK: The action of ultraviolett light on skin with and without horny layer. The effect of 48/80 and methotrime prazin. Acta derm.-venereol. (Stockh.) **39**, 3 (1959). — CLUFF, L. E., and M. BERTHRONG: The inhibition of the local Shwartzman-Reaction by Heparin. Bull. Johns Hopk. Hosp. **92**, 353 (1953). — COCA, A.: A critical review of investigations of allergic diseases. Ergebn. Hyg. Bakt. **14**, 538 (1933). — CODE, C. F., and R. G. MITCHELL: Histamine, eosinophils and basophils in the blood. J. Physiol. (Lond.) **136**, 449 (1957). — COHEN, S. G., u. S. C. MINES: Reserpineffekte und experimentell erzeugte Läsionen durch cardio-vasculäre Sensibilisierung und Eosinophilie. J. Allergy **30**, 169 (1959). — COHEN, S. G., and TH. SAPP: Serotonine and histamine-affecting agents and experimental sensitization. Int. Arch. Allergy **31**, 248 (1960). — COLLINS, I., E. DUNLAS, H. EDGAR and I. H. TOOGOID: Experimental skin wheal and its suppression. J. Allergy **31**, 387 (1960). — COMEL, M.: Harnsäure und Ekzem. G. ital. Derm. Sif. **74**, 297 (1933). — CONWAY, H., R. B. STARK and D. JOSLIN: Cutaneous histamine reaction as a test of circulatory efficiency of tubed pedicles and flaps. Surg. Gynec. Obstet. **93**, 185 (1951). — COONS, A. H.: The penetration of antigens into connective tissues. In: Rheumatic fever symposion. Minniapolis: University of Minnesota Press 1952. — CORELLI, F.: Das Phänomen der histaminischen Wiederaufflackerung cutaner und visceraler allergischer Erkrankungen. Policlinico, Sez. med. **44**, 491 (1937). — CORMIA, F. E., and B. M. APLIN: Autoeczematisation preliminary. Arch. Derm. Syph. (Chicago) **61**, 931 (1950). — CORMIA, F. E., and J. W. DOUGHERTY: Proteolytic activity in development of pain and itching. Cutaneous reactions to bradykinin and kallikrein. J. invest. Derm. **35**, 21 (1960). — CORMIA, F. E., J. W. DOUGHERTY and SH. A. UNRAU: Proteolytic activity in dermatoses. Preliminary observations on inflammation and pruritus. J. invest. Derm. **28**, 425 (1957). — Studies of blood of patients with Pruritus. J. invest. Derm. **30**, 21 (1958). — CORMIA, F. E., and V. KUY-

Kendall: Experimental histamine pruritus. J. invest. Derm. **20**, 429 (1953). — Experimental histamine pruritus. III. Arch. Derm. Syph. (Chicago) **69**, 206 (1954). — Craps, L., u. Th. Inderbitzin: Histamin in gesunder und kranker menschlicher Haut. Arch. belges Derm. **13**, 113 (1954). — Hautanaphylaxie und Proteolyse. Dermatologica (Basel) **114**, 218 (1957). — Die Proteolyse als möglicher Mechanismus der cutanen Anaphylaxie. Arch. klin. exp. Derm. **211**, 320 (1960). — Criep, L. H., R. R. Weigler and D. Mayer: Effect of adrenal complex in allergy. I. Effect on experimental hypersensibility. J. Allergy **23**, 541 (1952). — Cruchaud, A., J. P. Girard, E. Domine et H. Michel: Etude critique du pouvoir de fixation de l'histamine et de la serotonine par le serum sanguin. Int. Arch. Allergy **19**, 65 (1961). — Curtis, G. H.: An attempt to demonstrate antibodies in eczematous contact type dermatitis. A.M.A. Arch. Derm. Syph. **65**, 149 (1952).

Dainow J.,: Recherches clinices sur certaines proprietes antiallergices de la nicotinamide. Z. Vitaminforsch. **15**, 245 (1944). — Dale, H.: Introduction to biochemical aspects of hypersensitivity. III. Congr. Internat. d'Allergologie, p. 337. Paris: Medicales Flammarion 1958. — Dale, H. H.: Das Freiwerden wirksamer Stoffe (Histamin) aus den Geweben beim anaphylaktischen Symptomenkomplex. In I. H. Gaddum, Gefäßerweiternde Stoffe der Gewebe, S. 161. Leipzig: Georg Thieme 1936. — Danielopolu, D.: Identität der anaphylaktischen Phänomene mit Acetylcholinwirkung. Dtsch. med. Wschr. **1943**, 529. — Darier, J., A. Sézary et A. Tzank: La question des tests en dermatologie. Bull. Soc. franç. Derm. Syph. **1**, 42 (1935). — David, M.: Über das lokale Blutbild der Hautkrankheiten. Derm. Wschr. **1939**II, 943. — De Gara, P. F.: Chemical determination of histamine in blood in health and disease. J. Allergy **22**, 429 (1951). — Dérobert, L.: L'eosmophilée générale et locale. Paris. J. B. Bailliére & Fils 1942. — Diedey, M.: De la suppression des reaction anaphylactique et urticariennes. Dermatologica (Basel) **96**, 418 (1948). — Dixon, J. B.: Histamin, 5-Hydroxytryptamin und Serum-Globuline der fötalen und neugeborenen Ratte. J. Physiol. (Lond.) **147**, 144 (1960). — Döhrenberg: Tagg der Ung. Dermatologischen Ges., Budapest 12.—13. VI. 1942. — Die Bestimmung des Histamingehaltes des Gesamtblutes bei allergischen Hautkrankheiten. Z. Hyg. Infekt.-Kr. **70**, 341 (1943). — Doerr, R.: Die Immunitätsforschung. Ergebnisse und Probleme in Einzeldarstellungen. Wien: Springer 1947. — Dogliotti, M., e M. Depaoli: La formula leucocitaria nella reazione allergica da 2—4-dinitro-chlorbenzolo. Minerva derm. (Torino) **29**, 410 (1954). — Dougherty, G.: The demonstration of antibodies in lymphocytes. Proc. Soc. exp. Biol. (N.Y.) **57**, 295 (1944). — Mechanismen of action of cortisone in resistance to Sequels of anaphylaxis. Bull. schweiz. Akad. med. Wiss. 8, 143 (1952). — The mechanism of action of adrenocortical hormons in allergy. In P. Kallos, Progr. in allergy, vol. IV, p. 319. Basel u. New York: S. Karger 1954. — Dragstedt, C. A., and F. B. Mead: Further observations on nature of active substance (anaphylatoxin) in kanine anaphylactic. J. Immunol. **30**, 319 (1936). — Histamin, its pharmacology and role in anaphylaxis. J. Allergy **26**, 287 (1955). — Dunér, H., and B. Pernow: Cutaneous reactions produced by local administration of acetylcholine, acetyl-Beta-methylcholine, piperidine and histamine. Acta physiol. scand. **25**, 38 (1952). — Duperrat, B.: Etude anatomo-pathologique des dermatoses allergiques. Bull. Soc. franç. Derm. Syph. **57**, 32 (1950). — Duthie, E. S., and E. Chain: Polypeptide responsible for some of the phenomena of acut inflamation. J. exp. Path. **20**, 417 (1939). — Dyckerhoff, H., R. Marx u. W. Ziegler: Anaphylaxie und Blutgerinnung. Z. ges. exp. Med. **108**, 772 (1941). — Dzsinich, A., u. M. Péty: Veränderungen des Kohlehydratstoffwechsels bei allergischen Zuständen und während der Histaminreaktion. Klin. Wschr. **1935**II, 1499.

Effkemann, G.: Das Verhalten allergischer Erkrankungen während der Schwangerschaft. Z. Geburtsh. u. Frauenheilk. **10**, 85 (1950). — Egger, F.: In vitro Nachweismethoden von Pollenantikörpern aus dem Serum. Proc. 4. Europ. Congr. Allergy, S. 101. Kobnhaven: Munksgaard 1960. — Ehrich, W. E.: Die cellulären Bildungsstätten der Antikörper. Klin. Wschr. **33**, 315 (1955). — Eigenschaften und Bildung humoraler und zellständiger Antikörper. Tagg Dtsch. Dermat. Ges. Hamburg, Mai 1960. Arch. klin. exp. Derm. **213**, 313 (1961). — Ehrmann, G., u. W. Lindemayr: Über in vitro-Untersuchungen bei medikamentöser Allergie. Hautarzt 5, 406 (1954). — Eickhoff, W.: Blutkörpersenkungsreaktion und Allergie. Klin. Wschr. 15, 1724 (1936). — Schilddrüse und Allergie. Virchows Arch. path. Anat. **303**, 481 (1939). — Die pathologisch-anatomischen Grundlagen der Allergie. Stuttgart: Georg Thieme 1948. — Ellis, R. V.: Is there an increased suspension stability of the erythrocytes in allergic diseases. J. Allergy 7, 64 (1935). — El-Sared, M. F. A.: Estimation of blood histamine in allergic skin diseases. J. roy. egypt. med. Ass. **33** (1951). — Emanuel, D. A., J. Scott, R. Collins u. F. J. Haddy: Die lokale Serotonin-Wirkung auf den renalen Gefäßwiderstand und die Urinausscheidung. Amer. J. Physiol. **106**, 1122 (1959). — Emmelin, N., S. S. Kahlson and K. Lindstrom: The liberation of histamine from the skin during anaphylactic reaction in the guinea pig. Acta physiol. scand. **2**, 78 (1941). — Engelhardt, A. W., J. Funk u. H. J. Heite: Zur diagnostischen Bedeutung der quantitativ erfaßten Histaminreaktion bei einigen Dermatosen. Arch. klin. exp. Derm. **207**, 339 (1958). — Eppinger, H.: Permeabilitätspathologie. Wien: Springer 1949. — Epstein, S.: Photoallergy and primary photosensitivity to sulphanilamide. J. invest. Derm. **2**, 43 (1939). — Epstein, S., and R. J. Rowe: Photoallergy and photocross-sensitivity to phenergen. J. invest. Derm. **29**, 319 (1957). — Epstein, W. L., and A. M. Kligman: Transfer of allergic contacttype delayed sensitivity in man. J. invest. Derm. **28**, 291 (1957). — Structural changes in burned human skin. J. invest. Derm. **28**, 377 (1957). — Some factors affecting the reactions of allergic contact dermatitis. J. invest. Derm. **33**, 231 (1959). — Epstein, W. L., F. J. Sullivan and E. H. Ferguson: A histamine analogue that does not couse itching. Arch. Derm. Syph. (Chicago) **84**, 290 (1961). — Erspamer, V.: Pharmakology of Indolealkylamines. Pharmacol. Rev. **6**, 425 (1954).

Fassbender, H. G.: Experimentelle Studien zur allergisch-hyperergischen Entzündung. Acta allerg. (Kbh.) Suppl. **4** (1955). — Feinberg, S. M.: Discussion to Sherman. J. Allergy **28**, 62 (1957). — Feldberg, W.: Ann. Rev. Physiol. **3**, 671 (1941). — Histamine and anaphylaxis. Int. Arch. Allergy **8**, 15 (1956). — Allergische Reaktionsmechanismen. Tagg Dtsch. Dermatol. Ges. Hamburg, Mai 1960. Arch. klin. exp. Derm. **213**, 343 (1961). — Feldberg, W., and A. A. Loeser: Histamine content on human skin in different clinical disorders. J. Physiol. (Lond.) **126**, 286 (1954). — Feldberg, W., and M. Schachter: Histamine relase by horse serum from skin of the sensitized dog and nonsensitized cat. J. Physiol. (Lond.) **118**, 124 (1952). — Feldberg, W., u. E. Schilf: Histamin. Berlin: Springer 1930. — Feldberg, W., and A. N. Smith: Release of histamine by tryptamine and 5-hydroxytryptamine. J. Physiol. (Lond.) **122**, 62 P (1953). — Felix, K.: Polypeptide, ihre physiologische und pathologische Bedeutung. Dtsch. med. Wschr. **1957**, 694. — Fiessinger, N., et A. Gajdos: L'hyperergie cutanée histaminique acquise dans l'urticaire. Presse méd. **53**, 1 (1945). — Fischer, E.: Zur Frage der Übertragung des ekzematösen allergischen Prinzips durch Lymphocyten. Int. Arch. Allergy Suppl. **5**, 73 (1954). — Fisher, E. R., and M. R. Hellstrom: Effects of mast cell depletion on wound healing. J. invest. Derm. **36**, 189—192 (1961). — Fleckenstein, A.: Die periphere Schmerzauslösung und Schmerzausschaltung. Dresden: Theodor Steinkopff 1950. — Fleckenstein, A., u. A. Hardt: Wirkungsmechanismus der Lokalanaesthetika und Antihistaminkörper. Klin. Wschr. **1949**, 360. — Floru, R., M. Sterescu-Volanschi, A. Costin u. I. Popescu: Untersuchungen über die zentralen Beziehungen zwischen Serotonin und manchen psychotropen Arzneien. Stud. Cercet. Fiziol. **5**, 89 (1960). — Forlen, H. P., u. G. Stüttgen: Vergleichende Studien über die allergische Reaktion an Haut und Mundschleimhaut. Dermatologica (Basel) **122**, 417 (1961). — Forman, C., E. Mertens, M. Graub and W. E. Ehrich: Bloodhistamine, leucocyts and platelets in experimental serum diseases in rabbits. Proc. Soc. exp. Biol. (N.Y.) **72**, 439 (1949). — Fox, R. H., and S. M. Hilton: Bradycinin formation in human skin as a factor in heat vasodilatation. J. Physiol. (Lond.) **142**, 219 (1958). — Freedman, S. O., J. Bliss, J. C. Hutchison and A. S. V. Burger: Cutaneous and systematic reactions to human plasma. J. Allergy **31**, 134 (1960). — Frey, J. R.: Quantitative Untersuchungen bei epidermaler Sensibilisierung von Meerschweinchen mit Dinitrochlorbenzol. Dermatologica (Basel) **102**, Nr 1 (1951). — Kontaktekzem und Antikörper. Akt. Probl. Derm. **1**, 189 (1959). — Frey, J. R., u. H. P. Bächtold: Versuche zur Beeinflussung des Dinitrochlorbenzol-Kontakt-Ekzems am Meerschweinchen mit Cortison und verschiedenen Pharmaka. Bull. schweiz. Akad. med. Wiss. **8**, 180 (1952). — Frey, J. R., u. H. Geleick: Zur Frage der Beteiligung des cerebro-spinalen Nervensystems in der Pathogenese des Kontakt-Ekzems des Meerschweinchens. Dermatologica (Basel) **121**, 40 (1960). — Desensibilisierung durch intravenöse Injektion von Dinitrochlorbenzol beim Kontaktekzem des Meerschweinchens. Int. Arch. Allergy **19**, 409 (1961). — Frey, J. R., u. A. Studer: Cortison und experimentelles Kontaktekzem mit Dinitrochlorbenzol am Meerschweinchen. Dermatologica (Basel) **103**, 65 (1951). — Frey, J. R., u. P. Wenk: Experimentelle Untersuchungen zur Pathogenese des Kontaktekzems. Dermatologica (Basel) **112**, 265 (1956). — Experimental studies on the pathogenesis of contact eczema in the Guinea-Pig. Int. Arch. Allergy **11**, 81 (1957). — Über die Funktion der regionalen Lymphknoten bei der Entstehung des Dinitrochlorbenzol-Kontaktekzems am Meerschweinchen. Dermatologica (Basel) **116**, 243 (1958). — Friebel, H.: Histamin und anaphylaktischer Schock. 1. Beiheft Aerosolforschung und Therapie. Stuttgart: Schattauer 1953. — Fuchs, E., u. M. Gronemeyer: Zur Beeinflussung des exogen-allergischen Bronchialasthmas durch operative Eingriffe am vegetativen Nervensystem. Int. Arch. Allerg. **13**, 145 (1961). — Fuga, G. C.: Wirkung des 5-Oxytryptamins auf die Funktion der Hautkapillaren bei alternden Menschen. Dermatologica (Basel) **10**, 80 (1959).

Gaddum, J. H.: Pharmakologie. Übersetzt von W. Schröder. Darmstadt: Dr. Dietrich Steinkopff 1952. — Gahlen, W.: Die Hautläppchenprobe in quantitativer Betrachtung. Hautarzt **1**, 172 (1950). — Gale, E. F.: Production of amines by bacteria. Biochem. J. **35**, 66 (1941). — Ganley, O. H., u. H. J. Robinson: Antianaphylactixie und Antiserotonin-Aktivität einer Verbindung gewonnen aus Eigelb, Erdnußöl und Sojabohnenlicithin. J. Allergy **30**, 415 (1959). — Gaubert, J., P. Claverie u. J. Gaubert: Die Bedeutung der Eosinophilie bei Neugeborenen und Kindern. Presse méd. **68**, 265 (1960). — Gauthier-

Villars, P.: In: Études cliniques experimentelles et therapeutiques sur l'allergie by Pasteur Vallery-Radot et A. Tzank. L'expansion scientifique Francaise 1951. — Geiger. W. B.: Protease activation in immune reaction. J. Immunol. **68**, 11 (1952). — Involvement of complement-like factor in the activation of blood protease. J. Immunol. **69**, 597 (1952). — Gell, P. G. H., u. B. Benecerraf: Imm. pathol. 1. Internat. Symp. S. 277ff. Basel u. Stuttgart: Benno Schwabe 1959. — Gell, P. G. H., and J. T. Hinde: Observations on the histology of the Arthus reaction and its relation to other known types of skin hypersensitivity. Int. Arch. Allergy **5**, 23 (1954). — Gentele, H., and H. Holmgren: Investigation of a possible inhibition action of Heparin upon certain experimental allergic dermatoses. Acta derm.-venereol. (Stockh.) **31**, 322 (1951). — Gersmeyer, E. F., u. H. Spitzbarth: Über Kreislaufwirkungen von synthetischem Bradykinin beim Menschen und beim wachen Hund. Klin. Wschr. **39**, 1227 (1961). — Giertz, H., u. F. Hahn: Die inverse Anaphylaxie vom Standpunkt der Histamintheorie der Anaphylaxie. Int. Arch. Allergy **6**, 23 (1955). — Die Wirkung von Azulen auf den Histamin-, den Serotonin- und den anaphylaktischen Schock des Meerschweinchens. Arzneimittel-Forsch. **9**, 553 (1959). — Weitere Untersuchungen über die Bildung und die Natur des Anaphylatoxins. Int. Arch. Allergy **19**, 94 (1961). — Giertz, H., F. Hahn u. W. Schmutzler: Untersuchungen über die Beziehung zwischen der Intensität der anaphylaktischen Reaktionen des Meerschweinchens und dem Zeitintervall zwischen Erst- und Reinjektion des Antigens. Int. Arch. Allergy **19**, 178 (1961). — Godlowski, Z. Z.: Encymatic concept of anaphylaxis and allergie and the role of eosinophils in anaphylactic reactions related to hormonal alterations. Edinburgh and London: E. & S. Livingstone 1953. — Gözsy, B., and L. Kátó: Factors other than histamine affecting capillary permeability. Int. Arch. Allergy **19**, 168 (1961). — Gottlieb, Ph. M., S. Stupniker and S. J. Asboritz: The reproducibility of intradermal skin tests. Ann. Allergy **18**, 949 (1960). — Grabar, P., et C. A. Williams: Méthode permettant l'etude conjuguées des propriétés électrophorétiques et immunochimiques d'un mélange de protéines. Biochim. biophys. Acta **10**, 193 (1953). — Graf, P.: Beiträge zum Wirkungsmechanismus der Hautreize. Arch. klin. exp. Derm. **202**, 183 (1956). — Graham, H. T., O. H. Lowry, N. Wahl and M. K. Priebat: Mast cells as sources of tissue histamine. J. exp. Med. **102**, 307 (1955). — Grant, R. T., R. S. B. Pearson and W. J. Comean: Observations on urticaria provoced by emotion by excercise and by warming the body. Clin. Sci. **3**, 273 (1938). — Graul, E. H.: Die epidermale Sensibilisierung als physiologisch-chemisches Problem. Arch. Derm. Syph. (Berl.) **188**, 82 (1949). — Die epidermale Sensibilisierung als physiologisch-chemisches Problem. Arch. Derm. Syph. (Berl.) **187**, 660 (1949). — Grevenkämper, A.: Zur Abhängigkeit des eosinophilen Blutbildes von Ausdehnung und Zustand verschiedener Ekzemerkrankungen. Diss. Med. Akad. Düsseldorf 1948. — Grob, D., J. L. Lilienthal and A. M. Harrey: On certain vascular effects of curare in man; „the histamine reaction". Bull. Johns Hopk. Hosp. **80**, 299 (1947). — Gross, F., u. R. Meier: Die Bedeutung der Nebennierenrinde für das allergische Geschehen. Schweiz. med. Wschr. **1941**, 949. — Grumbach, A.: Die Therapie der allergischen Krankheiten. B. Unspezifische Immunotherapie. Fortschr. Allergielehre **1**, 368 (1939). — Guggenheim, M.: Die biogenen Amine. Basel u. New York: S. Karger 1951. — Guillot, C. F., F. Manjon u. R. N. Corti: Hauthistaminwerte (H-Substanz) beim künstlichen Ekzem des Menschen. Rev. argent. Dermatosif. **34**, 64 (1950).

Haas, H.: Histamin und Antihistamine. Aulendorf: Editio Cantor 1951. — Haerd, S.: Studies of the chronic local anaphylactic reaction in rabbit ears. Acta derm.-venereol. **36**, 303, 400, 429 (1956). — Hahn, F.: Zur Anaphylatoxinfrage. Naturwissenschaften **41**, 425 (1954). — Das Anaphylatoxin. Dtsch. med. Wschr. **81**, 1268 (1956). — Hahn, F., u. H. Giertz: Die theoretischen Grundlagen der Allergie. Arch. Ohr.-, Nas.- u. Kehlk.-Heilk. **176**, 1 (1960). — Hahn, P. F.: Abolishment of alimentary lipemia following injection of heparine. Science **98**, 19 (1943). — Hajos, K.: Die Beziehungen der allergischen Krankheiten zur inneren Sekretion. Wien. klin. Wschr. **1**, 421 (1930). — Halpern, B. N.: Substances histamino-liberatrices et processus de Liberation d'histamine endogene. III. Congr. Internat. d'Allergologie, p. 385. Paris: Medicales Flammarion 1958. — Halpern, B. N., Th. Neveu u. C. W. M. Wilson: Verteilung und Schicksal von radioaktivem Histamin in der Ratte. J. Physiol. (Lond.) **147**, 437 (1959). — Hansen, K.: Allergie. Stuttgart: Georg Thieme 1957. — Harris, T.: The role of lymphocytes in antibody formation. J. exp. Med. **81**, 73 (1945). — Haurowitz, F.: Mechanismus und Lokalisation der Antikörperbildung. Tagg Dtsch. Ges. für Hygiene u. Mikrobiologie, Düsseldorf, Mai 1961. — Hawes, R. C., and A. A. Gordon: Cholinesterases in the blood of allergic patients. J. Allergy **12**, 1 (1940). — Hawkins, D. F., and L. M. Rosa: Some descrepancies in the histamine theory of anaphylaxis in smooth muscle. Ciba Foundation Symp. on Histamine, p. 180. London: J. & A. Churchill 1956. — Haxthausen, H.: Artfremdes Protein als mitwirkender Faktor bei der Allergie der Haut gegenüber einfachen chemischen Verbindungen. Acta derm.-venereol. (Stockh.) **17**, 275 (1936). — Some problems concerning pathogenesis of allergic eczemas elucidated by experiments on sensitization with Dinitrochlorbenzene. Acta derm.-venereol. (Stockh.) **20**, 257 (1939). — Further experiments on sensitization of the skin with Dinitrochlorbenzene. Acta derm.-venereol. (Stockh.) **21,** 158 (1940). — Some observations on the intracutaneous reactions in allergic eczema elucidated by transplantation experiments on identical tzwins. Acta derm.-venereol. (Stockh.) **23,** 438 (1943). — The occurrence of humoral antibodies in allergic eczema investigated through parabiosis experiments on guinea-pigs. Acta derm.-venereol. (Stockh.) **24,** 286 (1944). — Studies on the role of the lymphocytes as „transmitter" of the hypersensitiveness in allergic eczema. Acta derm.-venereol. (Stockh.) **27,** 275 (1947). — Passive transmission of Dinitrochlorbenzene allergy with white blood cells from sensitized guinea pigs. Acta derm.-venereol. (Stockh.) **31,** 659 (1951). — The pathogenesis of allergic eczema, illustrated by transplantation experiments. Acta derm.-venereol. (Stockh.) **31,** 42 (1951). — HECHT, R., M. B. SULZBERGER u. H. WEIL: Studies in sensitization to skin. J. exp. Med. **78,** 59 (1943). — HEIM, F.: Allergie und vegetatives Nervensystem. Naunyn-Schmiedeberg's Arch. exp. Path. Pharmak. **196,** 151 (1948). — HEIM, F., u. A. RUETE: Serumcholinesterasewerte und Blutzuckerwerte bei einigen insbesondere allergiebedingten Hauterkrankungen. Klin. Wschr. **47,** 86 (1946). — HEINLEIN, H.: Entzündung und körpereigene Wirkstoffe. Beitr. path. Anat. **108,** 58 (1943). — HELANDER, E., S. E. LINDELL, K. NILSSON and H. WESTLING: Catabolism of C^{14} labelled histamine in patients with allergic diseases. Acta allerg. **17,** 86 (1962). — — HELLERSTRÖM, S.: Haut- und Bluthistamin. Arch. Derm. Syph. (Berl.) **189,** 225 (1949). — HERBERTS, G.: Prevention of anaphylactic shock by enzyme inhibitors. Acta Soc. Med. upsalien. **58,** 253 (1953). — On the function of the eosinophils in anaphylactic reaction. Acta allerg. (Kbh.) **9,** 53 (1955). — HERRMANN, W. P.: Die Immunoelektrophorese und ihre Anwendung in der Dermatologie. Arch. klin. exp. Derm. **212,** 88 (1960). — HERXHEIMER, A.: The nervous pathway mediating cholinogenic urticaria. Clin. Sci. **15,** 195 (1956). — HERXHEIMER, A., and M. SCHACHTER: Weal and flare in human skin produces by histamine and other substances. Nature (Lond.) **183,** 1510 (1959). — HÖGBERG, B., and B. UVNÄS: Inhibitory action of allicin on degranulation of mast cells produces by compound 48/80, histamine liberator from ascaris lecithinase and antigene. Acta physiol. scand. **44,** 157 (1958). — HOIGNÉ, R., F. KOLLER u. H. STORCK: Die Beeinflussung des experimentellen Shwartzman-Sannarelli-Phänomens durch ACTH. Dermatologica (Basel) **103,** 234 (1951). — HOIGNÉ, R., u. H. STORCK: Über die Bedeutung der Thrombocyten bei allergischen Vorgängen. Schweiz. med. Wschr. **19,** 718 (1953). — HORSTER, H.: Allergie, Parallergie und vegetatives System. Med. Welt **1937,** 1733. — HÜLLSTRUNG, H.: Über Erfahrungen mit der P-Substanz (ORIEL). Derm. Z. **76,** 273 (1937). — HUMPHREY, J. H., and R. JAQUES: The histamine and serotonin content of the platelets and polymorphonuclear leucocytes of various species. J. Physiol. (Lond.) **124,** 305 (1954).

ILLIG, L.: Die Reaktion der Haut des Neurodermitikers auf zwei nikotinsäureesterhaltige Reizstoffe. Derm. Wschr. **126,** 753 (1952). — INDERBITZIN, TH.: Zur Frage der anaphylaktischen Cytopenien. Dermatologica (Basel) **110,** 283 (1955). — The effect of acute and delayed cutaneous allergic reactions on the amount of histamine in the skin. Int. Arch. Allergy **7,** 140 (1955). — Zum Mechanismus der Hautanaphylaxie. Hautarzt **8,** 496 (1957). — Das Problem der allergischen Reaktionsmechanismen. Int. Arch. Allergy **9,** 146 (1957). — A propos d'un test serologique nouveau des états allergiques. L'absence de pouvoir histaminopeque du sérum sanguin. Int. Arch. Allergy **11,** 283 (1957). — INDERBITZIN, TH., and L. CRAPS: Die Rolle des Histamins und des Serotonins in der Pathogenese der capillaren Permeabilitätserhöhung der Haut anaphylaktischen Typs. Dermatologica (Basel) **114,** 208 (1957). — INDERBITZIN, TH., u. V. DOBRIC: Die Histaminbeteiligung bei der cutanen anaphylaktischen Reaktion. Dermatologica (Basel) **118,** 229 (1959). — INDERBITZIN, TH., V. DOBRIC u. I. GOETSCHMANN: Anaphylaktisch und proteolytische Histaminfreisetzung. Int. Arch. Allergy **15,** 270 (1959). — INDERBITZIN, TH., u. I. GOETSCHMANN: Sind hauteigene proteolytische Fermente am Reaktionsmechanismus der bei Ratten passiv erzeugten cutanen Anaphylaxis (PCA) beteiligt? Int. Arch. Allergy **17,** 323 (1960). — IPPEN, H.: Über eine lichtabhängige Reaktion im Blutserum. Ein Beitrag zur Photoallergie. Klin. Wschr. **36,** 587 (1958). — Zur Spezifität der Photoallergie. 24. Kongr. Dtsch. Dermatol. Ges. Düsseldorf 1958. — IPPEN, H., u. G. V. HAEHLING: Ausscheidung von 5-Hydroxyindolen mit dem Urin. Arch. klin. exp. Derm. **214,** 513 (1962). — ISHIZAKA, M., T. ISHIZAKA and D. H. CAMPBELL: Aktivity of soluble antigen-antibody complexes. J. Immunol. **2,** 116 (1959).

JADASSOHN, W.: Immunbiologie der Haut. In Handbuch für Haut- und Geschlechtskrankheiten, Bd. 32. Berlin: Springer 1929. — Studie über das Ekzem, das durch bekannte Substanzen hervorgerufen wird. Acta allerg. (Kbh.) **15,** Suppl. 17, 185 (1960). — JÄGER, H.: Über den Chemismus der allergischen Krankheit. Med. Welt **24,** 599 (1942). — JAKOB, W., u. G. STÜTTGEN: Der Histaminabbau im menschlichen Blut im Rahmen der vegetativen Regulation. Klin. Wschr. **1949,** 457. — JIMINEZ-DIAZ, C., E. ARGONA and J. PERIANES: Studies on histamine in allergic patients. Int. Arch. Allergy **6,** 243 (1955). — JOBLING, J. W., W. F. PETERSEN u. A. A. EGGSTEIN: Studien über Serumfermente und Antifermente. Z. Immun.-Forsch. **24,** 459 (1916). — JOHNSON jr., H. H.: A microchemical method for the determination of histamine. Its application to skin biopsies. Arch. Derm. Syph. (Chicago) **72,** 307

(1955). — Histamine levels in human skin. A.M.A. Arch. Derm. **76**, 726 (1957). — JOHNSON, H. H.: Variations in histamine levels in guinea pig skin related to skin region. J. invest. Dermat. **27**, 159 (1956). — JOHNSON, H. H., G. DE OREO, W. LASCHEID and F. MITCHELL: Skin histamine levels in chronic stopic dermatitis. J. invest. Derm. **34**, 237 (1960).

KÄMMERER, H.: Zur Frage Allergie und Nervensystem. Ärztl. Forsch. **2**, 101 (1948). — KAHLSON, G., E. ROSENGREN u. T. WHITE: Fötale Bildung von Histamin bei Ratte und Mensch. J. Physiol. (Lond.) **145**, 30 (1959). — KAISER, W.: Plasmahistamin-Untersuchungen bei allergischen und nichtallergischen Krankheitsbildern. Allergie u. Asthma **3**, 286 (1957). — KAISERLING, H.: Untersuchungen zur Frage der Beziehungen des Nervensystems zur allergisch-hyperergischen Entzündung. Virchows Arch. path. Anat. **299**, 253 (1937). — KALBFLEISCH, H. H.: Allergie und Nervensystem. Ärztl. Forsch. **2**, 104 (1948). — KALKHOFF, K. W.: Studien über den Vorgang der epidermalen Sensibilisierung. Arch. Derm. Syph. (Berl.) **186**, 493 (1948). — KALLOS, P.: Experimentelle Beiträge zur Membranhypothese der allergischen Reaktion. Schweiz. Z. allg. Path. **1**, 192 (1938). — KALLOS, P., u. L. KALLOS-DEFFNER: Experimentelle Untersuchungen zur Calciumtherapie allergischer Zustände. Klin. Wschr. **1935 II**, 1247. — KAPELLER-ADLER, R.: Is histaminase identical with diamine oxidase? Histamine. Ciba Found. Symp. London: Churchill 1956. — The effect of sex hormones on histaminase. Histamine. Ciba Found. Symp. London: Churchill 1956. — KARADY, S., A. KOVACS, J. KOVACS, M. SZERDAHELYIAND u. P. VAJDA: Versuche zum Nachweis eines im Organismus entstehenden bisher unbekannten Stoffes mit Antihistaminwirkung (Resistin). Arch. int. Pharmacodyn. **88**, 253 (1951). — KATZ, G.: Histamine release in the allergic skin reaction. Proc. Soc. exp. Biol. (N.Y.) **49**, 272 (1942). — KATZ, G., and S. COHEN: Experimental evidence for histamine release in allergy. J. Amer. med. Ass. **117**, 1782 (1941). — KAUFMANN, R.: The effect of histamine injections on blood eosinophilia in allergic patients. Yale J. Biol. Med. **13**, 813 (1941). — KELLAWAY, C. H., and E. R. TRETHERIE: The liberation of a slow reacting smooth muscle stimulating substance in anaphylaxis. Quart. J. exp. Physiol. **30**, 121 (1940). — KELLER, W.: Die Parallergie und ihre klinische Bedeutung. Dtsch. med. Wschr. **1928**, 307. — KERN, R. A., and J. TELLER: Basal metabolisme and blood calcium studies in asthma and allergic ekzema. J. Allergy **2**, 488, 507 (1931). — KIMMIG, J.: Ursache und Behandlung der Lichtdermatosen. Fortschritte der praktischen Dermatologie, Bd. I, S. 33. Berlin-Göttingen-Heidelberg: Springer 1952. — KLEIN, P.: Untersuchungen über den Mechanismus der Komplementinaktivierung durch einige Anticoagulantien. Med. Habil. Düsseldorf 1956. — Über die lichtoptische Darstellung der Komplementbindung bei der Masugi-Niere mit markiertem Antikomplement. Allergie und Asthmaforschung, Bd. 4, S. 306: Aktuelle Allergiefragen. Leipzig: Johann Ambrosius Barth 1961. — KLINGER, F.: Allergie und Entzündung. In: Normale und krankhafte Steuerung im menschlichen Organismus. Jena: Gustav Fischer 1937. — KOBAYASHI, Y., u. A. L. IVY: Histaminabbaufähigkeit durch Magen und Darm der Ratte. Amer. J. Physiol. **196**, 835 (1959). — KOCH, J., and J. SZERB: Liberation of histamine by adrenaline from isolated lung. Arch. int. Pharmacodyn. **81**, 91 (1950). — KOJI, A.: On the histamine in the urine. Jap. J. Derm. **70**, 107 (1960). — KOLLER, F.: Hämorrhagische Phänomene in der Dermatologie. Dermatologica (Basel) **102**, 124 (1951). — KONZETT, H., and E. STÜRMER: Biological activity of synthetic polypeptides with bradykinin-like properties. Brit. J. Pharmacol. **15**, 544 (1960). — KORTING, G.: Zur Pathogenese des endogenen Ekzems. Stuttgart: Georg Thieme 1954. — KÜPPER, KL., E. LANGER u. P. KLEIN: Nachweis komplementbindender Strukturen im Aschoff'schen Knötchen operativ entfernter Herzohren. Virchows Arch. path. Anat. **334**, 342 (1961). — KUHNS, W. J.: Certain forms of hypersensitivity in man mediated by antigen-antibody reactions—an experimental approach to the immediate wheal-type allergiens. In: Cellular and humoral aspects of the hypersensitive states. London: Cassell 1959.

LAGUNOFF, D., u. E. BENDITT: Die Wirkung der 5-Hydroxytryptophan-Decarboxylase auf Ratten-Mastzellen. Amer. J. Physiol. **196**, 993 (1959). — LANDSTEINER, K.: Die Spezifität der serologischen Reaktionen. Springfield: Ch. K. Thomas 1936. — Specifity of serological reactions. Cambridge, Mass.: Harvard University Press 1945. — LANDSTEINER, K., and C. M. CHASE: Studies on the sensitisation of animals with simple chemicals compounds. J. exp. Med. **69**, 767 (1939). — LANDSTEINER, K., and J. JACOBS: Studies on the sensitisation of animals with simple chemicals compounds. J. exp. Med. **64**, 717 (1936). — LANGE, A., u. G. L. HABERLAND: Über die Antikörper-inaktivierende Wirkung der Antirheumatika. Z. Hyg. Infekt.-Kr. **145**, 367 (1958). — LANGEN, C. P. DE: Kapillarfunktion und Histamine. Schweiz. med. Wschr. **81**, 35 (1951). — LECOMTE, J.: Liberation d'histamine endogene chez l'homme. Arch. int. Pharmacodyn. **101**, 375 (1955). — Histaminentzug und cutanes Arthus-Phänomen beim Kaninchen. Int. Arch. Allergy **8**, 343 (1956). — Die physiologische Bedeutung des Histamin für den Menschen. Acta allerg. (Kbh.) **12**, Suppl. 5, 43 (1958). — Die Bedeutung des Serotonins in der Pathogenese allergischer Reaktionen. Acta allerg. (Kbh.) Suppl. 7, 81 (1960). — LECOMTE, J., et J. HUGUES: Action inhibitrice de l'heparine sur le phenomen d'Arthus. Int. Arch. Allergy **5**, 367 (1954). — LEHNER, E., u. E. RAJKA:

Über das Wesen der Allergie. Klin. Wschr. 1929, 1724. — LEHNER, J.: Die Rolle der Gewebs-stoffe bei der allergischen Reaktion. Zbl. Haut- u. Geschl.-Kr. 64, 113 (1940). — LEIN-BROCK, A.: Die quantitative Elektrophorese in der Medizin, herausgeg. von H. J. ANT-WEILER. Berlin-Göttingen-Heidelberg: Springer 1952. — LEMBECK, F.: 5-Hydroxytryptamine in carcinoid tumor. Letters to the editor. Nature (Lond.) 172, 910 (1953). — Über den Nach-weis von 5-Oxytryptamin (Enteramin, Serotonin) in Carcinoidmetastasen. Naunyn-Schmiede-berg's Arch. exp. Path. Pharmak. 221, 50 (1954). — LENDLE, L., u. U. WEISSER: Anaphylac-toide Reaktionen im Hühnereiweiß und Dextran an isolierten Organen von Ratten. Int. Arch. Allergy 20, 143 (1962). — LETTERER, E.: Morphische Manifestationen allergisch-hyperergischer Vorgänge im Verlaufe von Infektionskrankheiten. Acta allerg. (Kbh.) 3, 79 (1953). — Die allergisch-hyperergische Entzündung. In Handbuch der allgemeinen Pathologie. Berlin-Göttingen-Heidelberg: Springer 1956. — LEWIS, G. P.: Plasma-kinin forming enzymes inbody fluid and issues. J. Physiol. (Lond.) 147, 458 (1959). — LEWIS, TH.: Die Blutgefäße der menschlichen Haut. Berlin: S. Karger 1928. — LIEBNER, E.: Mechanische und thermische Allergie. Zbl. Haut- u. Geschl.-Kr. 47, 453 (1933). — LINDELL, S. E., H. RORSMAN and H. WESTLING: Histamine formation in urticaria pigmentosa. Acta derm.-venereol. (Stockh.) 41, 277 (1957). — LINDELL, S. E., K. NILSSON and H. RORSMAN: Metabolism of histamine in cold-urticaria. J. invest. Derm. 36, 17 (1961). — LINDEMAYR, W.: Über den Wert der Kom-plementbindungsreaktionen zum Nachweis der Arzneimittelallergien. Proc. 11. Internat. Congr. Dermatol. Stockholm 1957. 3, 578 (1960). — LIPSON, R. L., and G. J. BALDES: Histamine and photodynamic action. Arch. Derm. Syph. (Chicago) 83, 417 (1961). — LOBITZ jr., W. C., and C. J. CAMPBELL: Physiologic studies in atopic dermatitis, disseminated neurodermatitis. The local cutaneus response to intradermally injected acethylcholine and epinephrine. Arch. Derm. Syph. (Chicago) 67, 575 (1953). — LOOS, H. O.: Histamin und Entzündung. Arch. Derm. Syph. (Berl.) 177, 149 (1938). — LOVELESS, M., R. DORFMANN and S. L. DOWNING: A statistical evaluation of the leucophenic index in allergy. J. Allergy 9, 328 (1938). — LÜBBERS, P.: Blutbildende Organe. In: Allergie. Stuttgart: Georg Thieme 1957. — LYNDIAN, J.: Die Schwierigkeit der Bewertung einer Prausnitz-Küstner-Reaktion bei physikalisch ausgelöster Hauterkrankung. Tagg Dtsch. Ges. für Allerg. Frankfurt 1956.

MACHER, E.: Zur Funktion der regionären Lymphknoten beim tierexp. allerg. Kontakt-ekzem. Tagg Nordrhein.-Westf. Dermatol. Dortmund 1959. — Die Reaktion der regionären Lymphknoten beim tierexperimentellen allergischen Kontaktekzem. Hautarzt 13, 18, 126 (1962). — MACMILLAN, W. H.: Anta- gonism of depressed extracellular potassium levels against histamine toxicity in mice. Amer. J. Physiol. 191, 583 (1957). — MAGNUS, I. A.: The conjugation of nickel, cobalt, chrom and eosin with protein as shown by paper electrophoresis. Acta derm.-venereol. (Stockh.) 38, 20 (1958). — MALIS, G.: Rôle du systéme nerveux central dans les reactions allergiques de la peau. C. R. Soc. Biol. (Paris) 120, 1220 (1938). — MALLINCKRODT-HAUPT, A. ST. v.: Die Beteiligung innerer Organe bei allergischen Haut-erkrankungen. Z. klin. Med. 149, 108 (1952). — Ekzem und Kalziumstoffwechsel. Derm. Wschr. 129, 289 (1954). — MANWARING, W.: Hepatic reactions in anaphylaxis, hepatic ana-phylatoxin. J. Immunol. 10, 575 (1925). — MARAGNANI, U.: Untersuchungen über die Wirkung des Histaminliberators 48/80 in der Dermatologie. Minerva derm. (Torino) 35, 89 (1960). — MARCHIONINI, A., u. B. OTTENSTEIN: Schwitz-Urticaria. Arch. Derm. Syph. (Berl.) 163, 61 (1931). — MARCUS, S., and D. M. DONALDSON: Suppression of the Shwartzman-Phenomen by adreno-corticotropic hormone and cortison, quantitative aspects. J. Immunol. 69, 101 (1952). — MAYER, R. L.: Pyribenzamine in experimental nonallergic and allergic dermatitis. J. invest. Derm. 8, 67 (1947). — The significance of fibroid protein carriers for the develop-ment of allergy skin reaction of the delayed type. Int. Arch. Allergy 10, 13 (1957). — MAYR, J., u. C. MONCORPS: Eosinophilie und Milz. Münch. med. Wschr. 1926, 1777. — McCARDLE, C. R., M. F. ENGMAN jr. and M. F. ENGMAN sen.: Spectrographic analysis of neurodermatitis lesion. A human magnesium deficiency. Arch. Derm. Syph. (Chicago) 44, 429 (1941). — McHAFFIE, R. A., L. R. MENEBROKER, D. J. MAHLER and A. BARAK: Serotonin levels in human. Allergy 31, 106 (1960). — McINTIRE, F. C.: The mechanism of histamine release in rabbit blood. Int. Arch. Allergy 10, 32 (1957). — McINTIRE, F. C., and L. W. ROTH: Hisamine release form sensitized rabbit blood cells. Further evidence against the participation of plasma protease. Fed. Proc. 11, 104 (1952). — MELCZER, M., u. S. KULCSAV: Über den Histamingehalt von Calli und Clavi. Börgyögy vener. Szle 6, 48 (1952). — MEMMESHEIMER, A.: Die Bedeutung des leukopenischen Index für die Erkennung der Nahrungsmittelallergie. Arch. Derm. Syph. (Berl.) 187, 206 (1949). — MENEGHINI, C. L., u. L. LEVI: Histamin-Liberatoren, Histamin-ämie und zirkulierende Mastocyten bei einigen Dermatosen. Arch. ital. Derm. Sif. 100, 613 (1959). — Hautreaktivität im Hinblick auf histaminweckende Substanzen. Arch. ital. Derm. Sif. 100, 255 (1959). — Beobachtungen über die Histaminopexie im Blut bei Patienten mit allergischen Hautkrankheiten. Tagg Dtsch. Dermatol. Ges. Hamburg, Mai 1960. — MENKIN, V.: Modern view on inflammation. Int. Arch. Allergy 4, 131 (1953). — Newer concepts of inflammation. Springfield, Ill.: Ch. C. Thomas 1948. — MESSERKLINGER, W.: Über die

Mastzellen in der Schleimhaut der oberen Luftwege. Z. Laryng. Rhinol. **39**, 447 (1960). —
MICHEL, H.: Der Wert immunhämatologischer Untersuchungen für die klinische Arzneimittel-
prüfungen. Klin. Wschr. **1960**, 232. — MIDANA, A.: Sul compora tumento dell'azoto incoagula-
bile del sangue in dermatiti acute artificial mente prorocute. Dermatosifilografo **6**, 621
(1931). — MIESCHER, G.: Histologie der allergischen Reaktionen. 1. Internat. Allergie-Kongr.
Zürich 1951, S. 137. Basel u. New York: S. Karger 1952. — Beiträge zur Ekzemfrage. I. Zur
Frage der Spezifität der ekzematösen Hautreaktion. Arch. Derm. Syph. (Berl.) **173**, 117
(1935). — MIESCHER, P. A., u. F. W. JACKSON: Autoimmunphänomene im Verlaufe von
Arzneimittelallergien. Schweiz. med. Wschr. **92**, 384 (1962). — MIESCHER, P., u. K. O. VOR-
LAENDER: Immunopathologie in Klinik und Forschung und das Problem der Autoantikörper.
Stuttgart: Georg Thieme 1957. — MILES, A. A., and E. M. MILES: Vascular reactions to
histamine, histamine liberator and leukotaxine in the skin of gunieapigs. J. Physiol. (Lond.)
118, 228—257 (1952). — MILLER, R. F., and R. B. STOUGHTON: Enzymatic vesication in vivo.
Effects of papain in human skin. J. invest. Derm. **35**, 141 (1960). — MITUMOTO, S.: Histamingehalt im Blut und Harn bei Hauterkrankten. Jap. J. Derm. **49**, 25 (1941). — MÖLLER, H.,
and H. RORSMAN: Studies on vascular permeability factors with sodium fluorescein. Acta
derm.-venereol. (Stockh.) **38**, 233, 243 (1958). — Studies on vascular permeability factors
with sodium fluorescein. Acta derm.-venereol. (Stockh.) **39**, 12 (1959). — MONGAR, J. L.,
and H. O. SCHILD: A comparison of the effects of anaphylactic shock and of chemical histamine releasers. J. Physiol. (Lond.) **115**, 461 (1952). — Effect of histamine releasers and
anaphylaxis on intracellular particles of guinea pig lung. J. Physiol. (Lond.) **126**, 44 P
(1954). — Effect of antigen and organic bases on intracellular histamine in guinea pig lung.
J. Physiol. (Lond.) **131**, 207 (1956). — Inhibition of the anaphylactic reaction. J. Physiol.
(Lond.) **135**, 301 (1957). — Effect of temperature on the anaphylactic reaction. J. Physiol.
(Lond.) **135**, 320 (1957). — The need for calcium in the anaphylactic reaction. J. Physiol.
(Lond.) **136**, 31 P (1957). — Inhibition by gamma-globulins of passive sensitization in vitro.
J. Physiol. (Lond.) **145**, 46 (1959). — MONKHOUSE, F. C., E. FIDLER and J. C. D. BARLOW:
Release of heparin in anaphylactic shock in irradiated and non-irradiated animals. Amer.
J. Physiol. **169**, 712 (1952). — MOREL, A., J. GATÉ et J. DORCHE: Note préliminaire sur
les variations du gluthathion sanguin dans certaines dermatoses, en particulier dans l'eczema
et psoriasis. Bull. Soc. franç. Derm. Syph. **39**, 51 (1932). — MORGAN, J. K.: Observations on
cholinogenic urticaria. J. invest. Derm. **21**, 773 (1953). — MORICHAU-BEAUCHANT, G.: Behandlung des Bronchialasthma mit subkutanen Injektionen von einem Gamma-Globulin-
Histamin-Komplexpräparat. Presse méd. **68**, 1512 (1960). — MORO, E.: Über Allergie und
Parallergie. Mschr. Kinderheilk. **34**, 193 (1926). — MOSEBACH, K. O.: Die pharmakologische
Wirksamkeit der Abbauprodukte des Histidins und Histamin am isolierten Meerschweinchendarm. Klin. Wschr. **39**, 80 (1961). — MOTA, I.: Die Wirkung von Antigen und Oktylamin
auf die Mastzellen und den Histamingehalt von Körpergeweben sensibilisierter Meerschweinchen. J. Physiol. (Lond.) **147**, 425 (1959). — MUELLERTZ, S.: The plasmin activator system
in human blood. In: Thrombose und Embolie, S. 79. Basel: Benno Schwabe & Co. 1955. —
MÜNCH, D.: Über die Rolle des Histamins bei der allergischen Entzündung. Virchows Arch.
path. Anat. **319**, 81 (1950). — MURALT, A. v.: Neue Ergebnisse der Nervenphysiologie. Berlin-
Göttingen-Heidelberg: Springer 1958. — MURTULA, G.: Allergia e narcose. Dermosifilografo
25, 468 (1950).

NACHMANSOHN, D., and I. B. WILSON: The enzymic hydrolysis and synthesis of acetylcholin. Advanc. Enzymol. **12**, 259 (1951). — NAEGELI, O., F. DE QUERVAIN u. W. STALDER:
Nachweis des zellulären Sitzes der Allergie beim fixen Antipyrin-Exanthem. Klin. Wschr.
1930, 924. — NEUMANN, H., u. C. KREIS: Allergie und Gewebseosinophilie. Verh. Dtsch.
Ges. Inn. Med. 1954, S. 818. — NEXMAND, P. H.: Clinical aspects and skin tests with various
groups of allergy including the allergy to infectious agents. III. Congr. Internat. d'Allergologie, p. 643. Paris: Medicales Flammarion 1958. — NICOLAU, S. G., u. A. BANDANOIU:
Experimentelle Studie über den intracutanen allergischen Schock. Arch. klin. exp. Derm.
210, 355 (1960). — NILZÉN, A.: Studies in histamine (H-substance) with special reference
to conditions obtaining in urticaria and related skin-changes. Acta derm.-venereol. **27**, Suppl.
17, 1 (1947). — Toxic and histamine-inactivating properties of Penicillin. Acta derm.-venereol.
(Stockh.) **31**, 97 (1951). — Some endocrine aspects of skin sensitization and primary irritation.
J. invest. Derm. **18**, 7 (1952). — Experimental background of some abnormal vascular reaction
in atopic dermatitis and significances of skin tests in man. III. Congr. Internat. d'Allergologie,
p. 635. Paris: Medicales Flammarion 1958. — NÖDL, F.: Zur Histopathogenese des Erythema
anulare centrifugum. Arch. klin. exp. Derm. **202**, 407 (1956). — NORLANDER, N. B.: The
use of a new histamine liberating substance, Compound 48/80, in human subjects. Acta med.
scand. **157**, 235—240 (1957).

OBERSTE-LEHN, H.: Über die Beeinflußbarkeit der allergischen Reaktion. Hautarzt 1, 512
(1950). — ORIEL, G. H.: Some observations on the pathogenesis of ekzema of internal origin
and other allergic diseases. Proc. roy. Soc. Med. **24**, 1171 (1931). — ORIEL, G. H., W. STORM

van Leuven, R. S. B. Pearson, J. Freeman and G. Bray: Discussion on spezific and non specific desensitization in allergic diseases. Proc. roy. Soc. Med. **25**, 1449 (1932). — Ott, F., u. H. Storck: Kein Einfluß von Sympathektomie beim Meerschweinchen auf eine 3 Wochen später folgende ekzematöse DNCB-Sensibilisierung. Derm. Wschr. **142**, 1102 (1960). — Ovary, Z.: L'influence de l'anestésie générale par l'ether et par narconu mal sur le choc anaphylactic. Acta allerg. (Kbh.) **4**, 320 (1951). — Cutaneous anaphylaxis in the albino rat. Int. Arch. Allergy **3**, 293 (1952). — Immediate reactions in the skin of experimental animal provoked by Antibody-Antigen-Interaction. Progr. in Allergy V. Basel u. New York: S. Karger 1958.

Page, I. H.: Serotonin (5-Hydroxytryptamine). Physiol. Rev. **34**, 563 (1954). — Pagel, W.: Pathologie und Histologie der allergischen Erscheinungen. In P. Kallos, Progr. in Allergy, Bd. I, S. 74. Basel u. New York: S. Karger 1939. — Panconesi, E., F. Sicuteri, M. Ricci u. S. Sertoli: Erste Erfahrungen mit dem Histaminliberator 48/80 in der Dermatologie. Rass. Derm. Sif. **12**, 58 (1959). — Parker, Ch. W., M. Kern and H. N. Eisen: Polyfunctional dinitrophenyl haptens as regards for elicitation of immediate type allergic skin responses. J. exp. Med. **115**, 789 (1962). — Parrot, J. L.: Les manifestation de l'anaphylaxis et les substance histaminiques. Paris: Balliere & Fils 1938. — Parrot, J. L., Cl. Laborde et M. Mordelet-Dambrine: L'histaminopexie innée ou acquise du plasma sanguin. Caractéres differentiels. J. Physiol. (Paris) **50**, 435 (1958). — Parrot, J. L., E. Sidi, A. Reinberg, Cl. Laborde et A. Lebel: Le pouvoir histaminopexique du sérum sanguin et ses variations au cours de l'aczéma diathésique. Proc. 11. Internat. Congr. Dermatol. Stockholm 1957. **3**, 78 (1960). — Parrot, J. L., D. A. Urquia et Cl. Laborde: Action du sérum humain provenant de sujets normaux ou asthmatiques sur l'activité biologique de l'histamine. C. R. Soc. Biol. (Paris) **145**, 885 (1951). — Captation de l'histamine par le sérum sanguin. J. Physiol. (Paris) **44**, 310 (1952). — Paton, W. P.: The relation of histamine liberation to anaphylaxis. III. Congr. Internat. d'Allergologie, p. 433. Paris: Medicales Flammarion 1958. — The release of histamine. Progr. Allergy **5** (1958). — Pepys, J.: Effect of local adrenaline and histamine on tuberculine reactions. Acta allerg. (Kbh.) **6**, 265 (1953). — Pillemer, L., L. Blum, I. H. Lepow, O. A. Ross, E. W. Todd and A. C. Wardlaw: The properdin system and immunity. I. Demonstration and isolation of a new serum Protein, Properdin and its role in immune phenomena. Science **120**, 279 (1954). — Pirquet, C. v.: Allergie. Berlin: August Hirschwald 1910. — Pletscher, A., P. A. Shore and B. B. Brodie: Serotonin as a mediator of reserpine action in brain. J. Pharmacol. exp. Ther. **116**, 84 (1956). — Prausnitz, C., u. H. Küstner: Studien über die Überempfindlichkeit. Zbl. Bakt., I. Abt. **36**, 160 (1931). — Proppe, A., u. K. Maass: Der leukopenische Index beim Rostschen spätexsudativen Ekzematoid. Hautarzt **2**, 162 (1951).

Rajka, E.: Zur Pathogenese des urticariell entzündlichen Juckens. IV. Beiträge zur Theorie des zweiphasigen Juckmechanismus. Vergleichende Untersuchungen mit anderen Hautaxonreflexen. Dermatologica (Basel) **112**, 189 (1956). — Rajka sen., E.: Über die Capillarvasoparese verursachende Wirkung des Histamins. Hautarzt **10**, 348 (1959). — Rajka, E., A. Korossy u. M. Gózony: Über die Pathogenese des urticariell entzündlichen Juckens. Dermatologica (Basel) **107**, 38 (1953). — Zur Pathogenese des urticariell entzündlichen Juckens. II. Juckversuche an menschlicher Haut bei Ausschaltung der Blutzirkulation. Dermatologica (Basel) **112**, 1 (1956). — Beitrag zum Mechanismus der kokkogenen Komplex-(Auto- ?)Antigenbildung und der staphylogenen Sensibilisation. Allergie u. Asthma **5**, 267 (1957). — Rajka, G.: Über berufliche Photoallergosen. Berufsdermatosen **4**, 261 (1956). — Rajka, Ö.: Kapilläre gefäßlähmende Wirkung des Histamins. Orv. Hetil. **100**, 1432 (1959). — Ramos e Silva, J.: Die Innervation der Haut scheint keine Rolle beim Mechanismus der Sensibilisation gegenüber Dinitrochlorbenzol zu spielen. Dermatologica (Basel) **111**, 1 (1959). — Reed, W. B., R. R. Kierland and Ch. F. Code: Vascular reactions in chronically inflamed skin III, II. Arch. Derm. Syph. (Chicago) **77**, 181, 263 (1958). — Reis, H.: Über Veränderungen der Hautallergie unter Einwirkung von Drüsenextrakt und vegetativen Giften. Arch. Derm. Syph. (Berl.) **161**, 462 (1930). — Reuterwall, O.: Local anaphylactic changes in rabbits ears with special reference to anaphylactic hyperkeratosis and papillomatosis and a survey of the mechanismen. Acta derm.-venereol. (Stockh.) **30**, Suppl. 36 (1956). — Ricci, M. U.: Erschöpfung der Hautreaktivität des Menschen durch den Histaminliberator 48/80. Folia allerg. (Roma) **6**, 33 (1959). — Ricciardi, L.: Elektrophoretische Analyse der Serumproteine. Minerva derm. (Torino) **27**, 1, 22 (1952). — Rich, A. R., and R. H. Follis: Studies on the side of sensitivity in the Arthus-phenomen. Bull. Johns Hopk. Hosp. **66**, 106 (1940). — Riley, J. F.: The mast cells. Edinburgh and London: E. u. S. Livingstone, Ltd. 1959. — Riley, J. F., and G. B. West: Histamine in tissue mast cells. J. Physiol. (Lond.) **117**, 72 (1952). — Skin histamine. Its location in the tissue mast cells. Arch. Derm. Syph. (Chicago) **74**, 471 (1956). — Roberts, M., and H. M. Adam: New methods for the quantitativ estimation. Brit. J. Pharmacol. **5**, 526 (1950). — Rocha e Silva, M.: Concerning the mechanism of anaphylaxis and allergy. Brit. med. J. **1952** I, 779. — Histamine. Its role in anaphylaxis and allergy. Springfield, Ill.: Ch. C. Thomas 1955. — Polypeptides which affect. Smooth muscles and blood vessel. Oxford-London-New York-Paris: Pergamon Press 1960. — ROCHA E SILVA, M., and S. O. ANDRADE: Rôle played by leucocytes platelets and plasmatrypsin in peptone shock in dog. Proc. Soc. exp. Biol. (N.Y.) 61, 976 (1946). — ROCHA E SILVA, M., S. O. ANDRADE and R. M. TEXEIRA: Fibrinolysis in peptone and anaphylactic shock in dog. Nature (Lond.) 157, 861 (1946). — RÖCKL, H., u. R. JAROSCHKA: Verhalten der Serumeiweißkörper bei Dermatosen. II. Teil. Arch. Derm. Syph. (Berl.) 196, 223 (1956). — RÖSSLE, R.: Allergie und Pathergie. Klin. Wschr. 1933, 574. — RONA, P., u. K. KLEINMANN: Untersuchungen über tierische Gewebsproteasen. VI. Mitt. Über die Art der in Lymphdrüsen vorhandenen tierischen Proteasen. Biochem. Z. 241, 283 (1931). — ROSE, B.: Studies on blood histamine in patients with allergy. J. clin. Invest. 20, 419 (1941). — ROST, G. A.: Nahrungsmittel-allergie-Prüfungen bei allergischen Hautkrankheiten. Klin. Wschr. 1939, 187. — ROSTEN-BERG, A.: Studies on the eczematous sensitization. I. The route by which the sensitization generalizes. J. invest. Derm. 8, 345 (1947). — ROTHLIN, E., and R. BIRCHER: Allergy, the autonomic nervous system and autonomic drugs. Progr. Allergy 3, 436 (1952). — RUMMEL, W.: Vergleichende Untersuchung Serotonin-, Adrenalin- und Histaminantagonistischer Eigenschaften von Phenothiazinderivaten am terminalen Ileum der Meerschweinchen. Med. exp. 4, 126 (1961). — RUPP, E., F. STRECKERT u. G. STÜTTGEN: Die Beeinflussung der allergischen Reaktion durch Dauer-Medikation eines Antikoagulans vom Heparin-Typ. Arzneimittel-Forsch. 9, 146 (1959). — RUSK, H. A., T. E. WEICHSELBAUM and M. SOMOGYI: Changes in serum potassium in certain allergic states J. Amer. med. Ass. 112, 2395 (1939). — RUSZNYAK, I., M. FÖLDI u. G. SZABÓ: Physiologie und Pathologie des Lymphkreislaufes. Jena: Georg Fischer 1957.

SALÉN, E. B., u. C. JUHLIN-DANNFELT: Über Vorkommen von sog. latenter Allergie, gleichzeitig einige Gesichtspunkte über gewisse prinzipielle bedeutungsvolle Allergieprobleme. Acta med. scand. 86, 505 (1935). — SCHÄFER, E. L.: Innere Sekretion und Allergie. Medizinische 46, 1531 (1954). — SCHÄFER, H.: Über das normale Verhalten der Cholinesterase im Blut. Pflügers Arch. ges. Physiol. 249, 405 (1948). — SCHÄFER, R.: Zur Diagnostik allergischer Hautkrankheiten durch Blutzuckerbelastungsproben. Arch. Derm. Syph. (Berl.) 191, 141 (1950). — SCHÄFER, W.: Der Einfluß von Follikelhormonen auf die Reaktionsbereitschaft des allergischen Organismus. Med. Klin. 1937II, 1061. — SCHAPOSCHNIKOW, O. K.: Die Beteiligung des Histamins und histaminartig wirkender Substanzen am Störungsmechanismus der Permeabilität der Hautgefäße bei der Bildung bullöser Elemente. Derm. Wschr. 141, 381 (1960). — SCHAUER, A., u. M. EDER: Nachweis und Bedeutung der Bindung von Histamin und ATP. Klin. Wschr. 39, 76 (1961). — SCHAUER, A., u. E. WERLE: Zur histochemischen Darstellung des Histamins der Mastzellen. Z. ges. exp. Med. 131, 100 (1959). — SCHAYER, R. W.: Histamin-Metabolism. III. Congr. Internat. d'Allergologie, p. 377. Paris: Medicales Flammarion 1958. — SCHEIFFARTH, F.: Die pathologische Physiologie des Allergieprinzips. Allergie u. Asthma 3, 1 (1957). — Biochemische Faktoren bei der Antigen-Antikörper-Reaktion. Allergie u. Asthma 4, 164 (1958). — SCHEIFFARTH, F., u. G. BERG: Pathophysiologische Probleme der Allergietheorie. Ärztl. Wschr. 1955, 353. — SCHILD, H. O.: Mechanismus der Anaphylaxie. III. Congr. Internat. d'Allergologie, p. 351. Paris: Medicales Flammarion 1958. — Histamine release and anaphylaxis. Histamine. Ciba Foundation Symp. London: Churchill 1956. — SCHILD, H. O., D. F. HAWKINS, J. L. MONGAR and H. HERXHEIMER: Reactions of isolated human asthmatic lung and bronchial tissue to a specific antigen. Lancet 261, 376 (1951). — SCHLECHT, H., u. G. SCHWENTKER: Über die Beziehung der Eosinophilen zur Anaphylaxie. Dtsch. Arch. klin. Med. 108, 405 (1912). — SCHMENGLER, F. E., u. H. ESSER: Zur Pathogenese der Purpura hyperglobulinaemica. Klin. Wschr. 1952, 30. — SCHMIDT, H.: Fortschritte der Serologie. Darmstadt: Dr. Dietrich Steinkopff 1955. — SCHMIDT, W.: Über Vorkommen von regionären Verschiedenheiten und zeitlichen Schwankungen im Reaktionsausfall intrakutaner Allergene. Z. Immun.-Forsch. 97, 133 (1939). — SCHNITZER, A.: Histaminmechanismus und allergische Reaktion. Int. Arch. Allergy 5, 87 (1954). — Experimentelle Untersuchungen zum Problem der Sensibilisierung. Dermatologica (Basel) 112, 479 (1956). — Experimentell-histologische Untersuchungen zur Abwehrreaktion der Haut. Dermatologica (Basel) 114, 257 (1957). — Heparin und Haut. Arch. klin. exp. Derm. 206, 563 (1957). — SCHÖNFELD, W.: Histaminausscheidung im Urin bei allergischen Schwangerschaftsdermatosen und deren Behandlung mit Histamin. Dermosifilografo 25, Suppl., 68 (1951). — SCHOOG, M.: Serumcholinesterase und vegetative Reizung bei allergischen Hautkrankheiten. Med. Klin. 1949, 1500. — SCHREIBER, W., u. W. MÜLLER: Grundlegender Versuch zur Klärung der Frage, auf welchem Wege sich die Sensibilisierung in der Epidermis ausbreitet. Derm. Wschr. 107, 1393 (1938). — SCHREUS, H. TH.: Die Beziehungen der Idiosyncrasie zur anatomischen Struktur der Epidermis. Klin. Wschr. 1938II, 1171. — Über exsudatives Ekzematoid mit besonderer Berücksichtigung der Nahrungsmittelallergie. Münch. med. Wschr. 86, 1027 (1939). — Zur Pathogenese des exsudativen Ekzematoids nebst Bemerkungen zur Nomenklatur und Systematik der Pathergie. Derm. Wschr. 109, 1275 (1939). — SCHÜRMANN, P.,

u. H. E. McMahon: Die maligne Nephrosclerose. Zugleich ein Beitrag zur Frage der Bedeutung der Blutgewebsschranke. Virchows Arch. path. Anat. 291, 471 (1933). — Schulhof, K.: Increased suspension stability of erythrocyts; its frecency in allergic individuals and their relatives. J. Amer. med. Assoc. 100, 318 (1933). — Schultz, H. J., Ch. F. Code and L. A. Brunsting: Blood histamine and basophil-eosinophil counds in skin diseases. A.M.A. Arch. Derm. 80, 44 (1959). — Schulz, K. H.: Chemische Struktur und allergene Wirkung. Aulendorf (Württ.): Editio Cantor KG. 1962. — Schulz, K. H., A. Wiskemann u. K. Wulf: Klinische und experimentelle Untersuchungen über die photodynamische Wirksamkeit von Phenothiazinderivaten, insbesondere Megaphen. Arch. klin. exp. Derm. 202, 285 (1956). — Schuppli, R.: Klinische und experimentelle Studien zur Pathogenese allergischer Zustände. Dermatologica (Basel) 96, 73 (1948). — Schwartzmann, G.: Studies on bacillus typhosus toxic substances, effect of sera upon factors determining local skin reactivity to filtrates of bacillus typhosus cultures. J. exp. Med. 49, 593 (1929). — Schwarz, E., u. H. W. Spier: Die percutane Resorption von 3- und 6-wertigem Chrom (Cr^{51}). Arch. klin. exp. Derm. 210, 202 (1960). — Schwarz, G.: Eine neue Methode des Antikörpernachweises bei Arzneimittelallergie. Dtsch. Arch. klin. Med. 197, 417 (1950). — Schwarz, K., u. M. Speck: Experimentelle Untersuchungen zur Frage der Photoallergie der Sulfonamide. Dermatologica (Basel) 114, 232 (1957). — Selye, H.: Allergy and the general adaption syndrome. Int. Arch. Allergy 3, 267 (1952). — Serafini, U.: Studies in histamine and histamine-antagonists. J. Allergy 19, 256 (1948). — Serri, F., and T. Moschos: The passive transfer of allergic eczematous contacttype sensitivity. XII. Internat. Congr. of Dermatology Washington D.C., September 14, 1962. Symp. XIV, Immunology and Allergy Chairmann: R. L. Baer. — Shelley, W. B., and R. P. Arthur: The neurohistology and neurophysiology of the itch sensation in man. Arch. Derm. Syph. (Chicago) 76, 296 (1957). — Sherman, W. B.: Reaginic and blocking antibodies. J. Allergy 28, 1, 62 (1957). — Sherman, W. B., and M. Glidden: The calciumjon concentration of the serum in allergic diseases. Amer. J. Med. Sci. 194, 674 (1937). — Shulman, N. R.: Studies in the inhibition of proteolytic enzymes by serum. J. exp. Med. 95, 593 (1952). — Siegel, B. B., K. L. Bowman and M. Walzer: Studies in reaginic and histaminic wheals. J. Allergy 24, 212 (1953). — Skog, E.: Experimentelle Studie über die Überempfindlichkeit auf 2,4-Dinitrochlorbenzol und Tuberkulin bei Tieren. Acta derm.-venereol. (Stockh.) 35, 93, 401 (1955). — Smith, D. D., and A. A. Miles: The rôle of histamine in early bacterial inflammation of the rat peritoneal cavity. Brit. J. exp. Path. 41, 305 (1960). — Sönnichsen, N., u. R. Gräps: Zur Problematik allergischer Reaktionen durch Antihistamine. Z. Haut- u. Geschl.-Kr. 24, 283 (1960). — Spier, H. W.: Mineral-Blutspiegel bei allergisch bedingten Dermatosen. I. Internat. Allergie-Congr. Basel, S. 1049. Karger 1953. — Spiro, P.: Zum klinischen Nachweis der allergischen Diathese. Z. klin. Med. 122, 711 (1932). — Staub, H., K. Mezey u. G. Godandas: Leukopenie nach intravenöser Zufuhr kolloidaler Kohlenhydrate. Klin. Wschr. 43, 1501 (1938). — Stern, P.: Die Bedeutung des Histamins in der Entstehung des Ekzems. Arch. int. Pharmacodyn. 105, 279—284 (1956). — Die Rolle des Histamins in der Pathophysiologie der Entzündung und in der allergischen Reaktion. Ther. Umsch. 17, 144 (1960). — Stern, P., u. E. G. Nikulin: 5-Hydroxytryptamin und Histamin im Entzündungsprozeß. Int. Arch. Allergy 16, 157 (1960). — Storck, H.: Über hämorrhagische Phänomene in der Dermatologie. Dermatologica (Basel) 102, 197 (1951). — Zur Frage der Bedeutung des vegetativen Nervensystems im Moment der ekzematösen Sensibilisierung. Int. Arch. Allergy Suppl. ad vol. 1, 25 (1950). — Storck, H., u. W. P. Koella: Tierexperimentelle Untersuchungen zur Frage der Beteiligung des vegetativen Nervensystems beim allergischen Ekzem. Hautarzt 3, 509 (1952). — Ströder, J., u. G. Stüttgen: Untersuchungen über die Aktivität des Acetylcholin zerstörenden Blutfermentes bei Krankheiten aus dem Gebiet der Kinderheilkunde und Erwachsenenmedizin. Z. Kinderheilk. 65, 113 (1947). — Stüttgen, G.: Die Beeinflussung der Acetylcholinaktivität durch den fermentativen Abbau des Histamins. Klin. Wschr. 1948, 136. — Die Ausscheidung von Histamin und histaminoiden Substanzen im menschlichen Urin bei Dermatosen. Arch. Derm. Syph. (Berl.) 196, 279 (1953). — Über humorale Veränderungen bei allergischen Dermatosen. Allergie u. Asthma 1, 107 (1955/56). — Ausmaß und Beeinflussung der Hautproteolyse bei allergischen und nicht-allergischen Hautprozessen. Acta allerg. (Kbh.) 13, 354 (1959). — Urticarielle Streuphänomene bei chemischen und physikalischen lymphagogen Hautreaktionen und ihre Beziehung zur cholinergischen Urticaria. Arch. klin. exp. Derm. 212, 100 (1960). — Die allergisch-vaskuläre kutane Test-Reaktion vom Spättyp unter Dexamethason i.c. Allergie u. Asthma 6 (1960). — Stüttgen, G., u. P. Atzwanger: Zur urticariogenen Wirkung des Schweißes. Hautarzt 12, 449 (1961). — Stüttgen, G., N. Hofmann u. W. Simmich: Die Aktivierung der Proteolyse des menschlichen Serums und der Haut durch Heparine. Klin. Wschr. 1957, 1168. — Stüttgen, G., W. Keller u. K. Knobel: Zum Einfluß von Heparinen und Adenosinphosphorsäuren auf Substrate und Aktivität der Mono- und Diaminoxydasen. Z. ges. exp. Med. 134, 446 (1961). — Stüttgen, G., u. H. Krause: Die Wirkung verschieden incorporierten Antihistamins auf lymphagoge Reaktionen der Haut. Z. Haut- u. Geschl.-Kr. 17, 37 (1957). — Über die lokale Beeinflussung der allergischen Reaktion an der Haut unter pharmaco-analytischen Gesichtspunkten. Z. Haut- u. Geschl.-Kr. **29**, 215 (1960). — STÜTTGEN, G., H. MIEBACH u. CH. RAUSCHE: Zur Wirkung einer lokalen großflächigen Anwendung von Cortisonderivaten und Heparin auf die menschlichen Bluteosinophilen. Derm. Wschr. **142**, 1313 (1960). — STÜTTGEN, G., u. R. NEVELING: Der Verlauf allergischer Erkrankungen an Haut und Schleimhäuten unter Beeinflussung des vegetativen Nervensystems. Allergie u. Asthma **1**, 32 (1955/56). — STÜTTGEN, G., u. T. SCHILLING: Zur Beeinflussung der Proteolyse menschlicher Haut durch Prednisolon, Kallikrein-Inaktivator und Röntgenstrahlen. Z. ges. exp. Med. **132**, 51 (1959). — STÜTTGEN, G., u. M. SCHIPPEL: Die pharmakologische Serotoninwirkung an der menschlichen Haut. Arch. klin. exp. Derm. **212**, 180 (1961). — STÜTTGEN, G., A. STURM jr. u. H. BRÜSTER: Biochemische Studien zur Reaktivität mastzellenreicher menschlicher Haut. Arch. klin. exp. Derm. **214**, 362 (1962). — STURM jr., A.: Die Bestimmungen der 5-Hydroxyindolessigsäure mit Hilfe der Hochspannungselektrophorese. Clin. chim. Acta **7**, 714—721 (1962). — SULZBERGER, M.: Discussion zu CURTIS (s. dort). Arch. Derm. Syph. (Chicago) **65**, 153 (1952). — SULZBERGER, M. B., and R. L. BAER: Sensitization to simple chemical compounds. J. invest. Derm. **1**, 45 (1938). — SURANY, G., u. J. ZIMÁNY: Adrenalin bestimmung im Blut während allergischer Vorgänge. Mag. Bör. Arch. **40**, 429 (1939).

TABOR, H.: Metabolic studies on histidine, histamine and related imidazoles. Pharmacol. Rev. **6**, 299 (1954). — TAPPEINER, J., H. TIRSCHEK u. P. WODNIANSKY: Die Bestimmung der Histaminopexie zur Feststellung des Allergenterrains. Auswertungsergebnisse bei verschiedenen Dermatosen. Arch. klin. exp. Derm. **207**, 261 (1958). — TAUBENHAUS, M., and G. D. AMROMIN: Influence of steroid hormons in granulations tissue. Endocrinology **44**, 359 (1949). — THADDEA, S.: Allergie und vegetatives System. Zbl. inn. Med. **60**, 146 (1939). — THANNHAUSER, S. Y.: Kälteallergie. Münch. med. Wschr. **1932**II, 1890. — THEISMANN, H.: Über Serumeiweißuntersuchungen bei Hautkrankheiten. Arch. Derm. Syph. (Berl.) **191**, 657 (1950). — Kritisches zu Bluteiweißveränderungen bei Dermatosen. Arch. Derm. Syph. (Berl.) **200**, 550 (1955). — THOMAS, L., and R. A. GOOD: The effect of cortisone on the Shwartzman-reaction. J. exp. Med. **95**, 409 (1952). — Studies on the generalized Shwartzman-reaction. J. exp. Med. **96**, 605, 625 (1952). — THORSON, A., G. BIÖRCK, G. BJÖRKMAN and J. WALDENSTRÖM: Malignant carcinoid of small intestine with metastases to liver, valvular. Disease of right side of hearth (pulmonary stenosis and tricuspid regurgitation without septal defects). Periphal vasomotor symptoms, bronchoconstriction and unusual type of cyanosis: clinical and pathologie syndrome. Amer. Heart J. **47**, 795 (1954). — TIHARA, R.: Über den Cholesteringehalt im Serum und die Leberfunktion bei allergischen Dermatosen. Hihu-to-Hitung **5**, 173. — Zbl. Haut- u. Geschl.-Kr. **58**, 173. — TOSHIMA, E.: Über den Einfluß ekzematöser Hautveränderungen auf die Nebenniere. Jap. J. Derm. **39**, 423 (1936). — TZANCK, A., E. SIDI et S. DOBKÉVITCH: Histamine et tests. Bull. Soc. franç. Derm. Syph. **46**, 879 (1939).

UKRAINCZYK-LABORIE, F., et R. LABORIE: Certains aspects de pathophysiologie ches l'allergique. Int. Arch. Allergy **4**, 41 (1952). — UMANSKI, G. J., u. A. P. STEPANOYA: Schwankungen des K/Ca im Blut von Personen mit akutem Ekzem und Dermatitis. Wien. klin. Wschr. **1933**II, 1261. — UNGAR, G.: Release of proteolytic enzyme in anaphylactic and peptone shock in vitro. Lancet **1947**I, 708. — Biochemical mechanism of the allergic reaction. Int. Arch. Allergy **4**, 258 (1953). — Ciba Foundation Symp. on Histamine, p. 431. London: Churchill 1956. — URBACH, E.: Zur Pathogenese der sogenannten physikalischen Allergie. Klinik und Therapie der allergischen Krankheiten. Wien: Wilhelm Maudrich 1935.

VAMOS, L.: Die Wirkung von Blockierungsmitteln des reticulo-endothelialen Systems auf den anaphylaktoiden Schock. Orv. Hetil. **341** (1937). — Zbl. Haut- u. Geschl.-Kr. **57**, 100. — VAUGHAN, W. R.: Food allergens. A genetic classification with results of grouptesting. J. Allergy **1**, 385, 455 (1930). — VOLTERRANI, O.: Zahlenmäßige Veränderungen der Bluteosinophilie bei Bronchialasthmatikern durch Injektion von Histamin. Minerva med. (Torino) **50**, 2716 (1959). — VOORHORST, R.: Verschiedene Ursachen der Eosinophilie. Allergie u. Asthma **5**, 276 (1959). — VORLAENDER, K. O.: Weitere Untersuchungen zur Frage der klinischen Bedeutung von Auto-Antikörpernachweisen beim Rheumatismus und bei entzündlichen Organerkrankungen. Z. ges. exp. Med. **120**, 9 (1952). — VOSS, F.: Zur Wirkung der H-Substanzen bei Hautentzündungen. Strahlentherapie **69**, 695 (1941).

WAALKES, T. P., u. H. COBURN: Die Rolle der Thrombocyten und die Freisetzung von Serotonin und Histamin während der Anaphylaxie des Kaninchens. J. Allergy **30**, 394 (1959). — WAALKES, T. P., H. COBURN u. L. TERRY: Die Wirkung des Reserpin auf Histamin und Serotonin. J. Allergy **30**, 408 (1959). — WACHOLDER, K., A. BECKMANN u. H. WALTER: Änderungen des weißen Blutbildes nach Nahrungsaufnahme. Pflügers Arch. ges. Physiol. **251**, 459 (1949). — WALDBOTT, G. L., M. S. ASCHER and S. ROSENZWEIG: Serial studies of blood sugar, blood pressure and white blood cell count in allergic shock. J. Allergy **10**, 220 (1939). — WALTER, G.: Das Verhalten der Blutkörperchensenkungsgeschwindigkeit bei allergischen und parallergischen Vorgängen. Klin. Wschr. **1940**I, 547. — WEBSTER, E., and J. V. PIERCE: Studies on plasma kallikrein and its relationship to plasmine. J. Pharmacol.

exp. Ther. **130**, 484 (1960). — Weissbecker, L., u. A. Hitzelberger: Gibt es ein Regulationssystem ACTH-Heparin; vorläufige Mitteilung. Klin. Wschr. **1953**, 2288. — Werle, E.: Der Histaminstoffwechsel. Allergie u. Asthma **3**, 335 (1957). — Polypeptides which affect smooth muscles and blood vessels. Oxford-London-New York-Paris: Pergamon Press 1960. — Werle, E., u. R. Amann: Über die Bindung des Histamins an Heparin. Naturwissenschaften **42**, 583 (1955). — Zum Wirkungsmechanismus des Heparins als Antithrombin. Klin. Wschr. **35**, 22 (1957). — Werle, E., u. E. v. Pechmann: Zur Kenntnis der Mon- und der Diaminoxydase von tierischen Geweben. Z. Vitamin-, Hormon- u. Fermentforsch. **2**, 433 (1948/49). — Werle, E., u. H. Schmidt-Elmendorff: Allergie und Schwangerschaft. Geburtsh. u. Frauenheilk. **10**, 605 (1950). — Werle, E., u. G. Stüttgen: Zur Kenntnis der Cholinesterase des Blutserums. Klin. Wschr. **1942**, 821. — Werner, M.: Die allergischen Testreaktionen. Int. Arch. Allergy **4**, 14, 307 (1953). — Die Morphologie der Histaminreaktion der Haut im Vergleich zu der der allergischen Intrakutanreaktionen. Allergie u. Asthma **3**, 197 (1957). — West, G. B.: Histamine and mast cells. Ciba Foundation Symp. London: Churchill 1956. — 5-Hydroxytryptamine, tissue mast cells and skin oedema. Int. Arch. Allergy **10**, 257 (1957). — Einige Faktoren, welche den Histaminstoffwechsel bei der Gravidität der Ratten beeinflussen. Int. Arch. Allergy **16**, 39 (1960). — Chemical nature and possible role of mediators in allergic reactions. Int. Arch. Allergy **18**, 56 (1961). — West, G. B., and I. R. Parrot: 5-Hydroxytryptamine and the skin. Arch. Derm. Syph. (Chicago) **76**, 336 (1957). — Witte, S.: Morphologische Befunde über die funktionellen Beziehungen zwischen Blutgerinnung und Blutgefäßen. Ingelheim a. Rhein: C. H. Boehringer 1960. — Wodniansky, P., u. H. Ebruster: Vergleichende Untersuchungen mit dem Pricktest und der Histaminopexiebestimmung bei allergischen Erkrankungen. Arch. klin. exp. Derm. **213**, 420 (1961). — Wodniansky, P., J. Tappeiner u. H. Tirschek: Ist die Bestimmung der Histaminopexie zur Feststellung allergischer Dermatosen verwertbar? Proc. 11. Internat. Congr. Dermatol. Stockholm 1957. **3**, 81 (1960). — Wodniansky, P., u. H. Tirschek: Die Bedeutung der Histaminopexie in der dermatologischen Forschung. Arch. klin. exp. Derm. **208**, 214 (1959).

Zeller, E. A.: The fate of histamine in the body, with particular reference to the enzymology of histamine oxidation. Histamine. Ciba Foundation Symp. London: Churchill 1956. — Influence of histamine on adenosine triphosphatase. Proc. Soc. exp. Biol. (N.Y.) **69**, 450 (1948). — Zicha, L., F. Scheiffarth, E. Schmid, H. Koschera u. N. Graf: Vergleichende Untersuchungen mit neueren Corticoidderivaten am Histamin- und Serotonin-Asthma des Meerschweinchens. Arzneimittel-Forsch. **10**, 728 (1960). — Zon, L., E. T. Ceder and W. Crigler: Presence of histamine in platelets of rabbit. Publ. Hlth Rep. (Wash.) **54**, 1978 (1939). — Zorn, B.: Flüchtige biogene Amine in den Schuppenkrusten bei Psoriasis. Arch. Derm. Syph. (Berl.) **197**, 179 (1954).

Namenverzeichnis

Die *kursiv* gesetzten Seitenzahlen beziehen sich auf die Literatur

Sachverzeichnis

Alopécie du chignon nach Zangengeburt 374
Alpha-Keratin, Röntgendiagramm 294
Altersabhängigkeit im Kollagengehalt der Haut 379
Altersunterschiede in der Hautelastizität 8
Aluminiumgas, Haarausfall 476
Ameisensäure als Schmerzreizstoff 230
Aminopeptidase, Vorkommen im Histiocyten 663
Aminopterin, Haarausfall durch 480
Aminosäure, allgemeiner Überblick 285
Aminosäureendgruppen, freie, Bestimmung 590
— in Hautproteinen 590
Aminosäurefütterung bei Alopecie 358
Aminosäuregehalt der Barriere 97
— und Haarfarbe 288
Aminosäuremangel und Haarfarbe 317
— in Angorawolle 289
—. Anteil der einzelnen AS in Kollagen und Elastin 588
—. basische 286
—. —, in Fingernägeln 292
—. —, molekulares Verhältnis in Keratin 292
—. —, in Rinderhorn 293
Aminosäuren in Federkeratin 289
—. freie, Vorkommen im Haar 306
— im Kaninchenhaar 284
— in Keratinstrukturen, Tabelle 293
—, kettenendige, im Haar 287
—. —, kettenendigende, in Wolle 287
—, neutrale 285
—, Periodizität der Anordnung in Faserproteinen 287
—. percutane Absorption 119
— mit Säureamidgruppen 284
—. saure 286
—. —, Vorkommen im Haar 292
—. schwefelhaltige, Vorkommen im Keratin 289
Ammoidin bei Alopecia areata 456
Ammoniak, percutane Absorption 121
Ammoniak-Methode zur Epidermis-Corium-Trennung 25
Ammoniumsalze, Auslösung von Juckreizen 256

Ammoniumsulfidlösung, Resorption bei Kaltwellung 522
Ammoniumthioglykolat, Einwirkung auf Haare 392
Amplitudenunterschiedsschwelle der Haut 200
Ampullen, Lorenzinische, des Rochens 210
Amputationsneuromschmerz 219
Amyloid, Vorkommen in der Haut 686
Amyloidose, Hexosamingehalt der Haut 687
—, Serummucopolysaccharidspiegel 687
Anämie, perniciöse bei Alopecia areata 441
Anaesthesie, ischämische 220
Anaesthetika, Penetration des stratum corneum 98
Analgesie, adrenergische 231
Analgetica, percutane Absorption 116
Anaphylatoxin 742
Androgene, Beeinflussung des Histaminspiegels 753
— und Haarfarbe 320
— und Hirsutismus 361
—, Wirkung auf das Federkleid 362
Androgen-Oestrogen, Quotient bei Hypertrichosis 422
Androtrichie 417
Anetodermie 10
Anfangsdehnung des Haares 335
Angina und Alopecia areata 441
Angiospasmen bei Alopecia areata 436
Angorahaar, Aminosäuregehalt 289
Anidrose polydysplasique 488
Anidrosis hypotrichica 488
Anilin, percutane Intoxikation und Blasencarcinom 140
—, Schmerzschwellenerhöhung 232
Anionen, percutane Absorption 106
Anomalien der Hautelastizität 9
Anonychie bei ektodermalen Dysplasien 490
Anthralin, Haarverfärbung 383
Anthropoide, Behaarung 340
Anticoagulantien, Haarausfall 479
Antigen-Antikörper-Reaktion, Bedeutung der Zellmembran 716
—, Mechanismus und Wirkstoffe 715
Antigraufaktor 318

Antihistamine 721
—, pharmako-analytische Studien 748
Antihistaminica, percutane Absorption 116
Antihistamin-Salben, Einfluß auf Quaddelbildung 749
Antikörper 711
—, Nachweis in der Haut 711
—, sessile 711
—, zirkulierende 711
Antikörperreaktion, funktionell-morphologische Gesichtspunkte 757
Antimon, percutane Absorption 118
Antipyretica, Schmerzschwellenerhöhung 232
Antiseptica, percutane Absorption 116
Antithrombin 737
Antithrombinspiegel bei allergischen Dermatosen 736
Aplasia cutis congenita circumscripta 504
— — — —, Histologie 505
— pilorum moniliformis 509
apparatus, pilosebaceous, percutaneous absorption 102
Arginin, Vorkommen in Kollagen, Reticulin und Elastin 585
—, — in verschiedenen Keratinen 293
Arrhenoblastome, Hirsutismus bei 370, 418
Arsen, Ausscheidung im Haar 515
—, percutane Absorption 118
—, Vorkommen im Haar 328
Arsenobenzolderivate, Haarausfall durch 476
Arthrose der Cervicalwirbel, Alopecie bei 473
Arthus-Phänomen, immunbiologische Verhältnisse 760
—, Sonderform 716
Artspezifität und Talgdrüsenprodukte 325
Arzneimittelexanthem, Serotoninliberation bei 736
Arzneimittelforschung, Anwendung elektrophysiologischer Methoden 64
Asparaginsäure, Vorkommen im Haar 292
—, — in Hautfraktionen (Tabelle) 590
—, — in Kollagen, Retikulin und Elastin 585
Astheniker, Behaarung 400
Atrichia congenita circumscripta 502
— maculosa 502
Atrichie *500*

53*

Entenschnabel, Gandrysche
Körperchen 186
Entfetten, Einfluß auf Rei-
bungskoeffizient 27
Entgiftungsfunktion der Haare
515
Entschlüsselung der sinnesphy-
siologischen Information
175
Entschlüsselungssystem 157
Entzündung, akute, endokrino-
logische Beeinflussung
753
—, Erhöhung der perkutanen
Absorption 133
Enzyme der Haut 666
Ephedrin, Schmerzschwellen-
senkung 231
Epicuticula, Aminosäuregehalt
284
Epidermis-Corium, thermische
Trennung 20
—, Trennung 19
Epidermis-Corium-Trennung
und experimentelle Bla-
senbildung durch pro-
teolytische Fermente 30
— durch Fermentwirkung 24
—, Vergleich der verschiedenen
Verfahren 25
Epidermis, elektrophysiologi-
sche Struktur 84
—, endosmotische Reizvor-
gänge 78
—, Gleichstromwiderstand,
Lokalisierung 82
—, Resorption von Substanzen
96
—, Vorkommen von Proteasen
18
Epidermolysis bullosa, Hyper-
trichosis bei 419
Epikraniotomie zur Therapie
der Glatze 368
Epilation, therapeutische,
durch Bestrahlung 398
Epilepsie und Pigmentstörung
413
Epitheliogenesis imperfecta 504
Epithelschädigung, Änderung
des Membranpotentiales 48
Erdalkalimetalle, Ausscheidung
im Haar 515
Ergotamintartrat, Schmerzschwellensenkung 232
Ergrauen der Haare 405
— —, plötzliches 408
Ermüdung als komplexe Hautreaktion 47
Ermüdungserscheinung, neurogalvanische 47
Ernährung und Haarwachstum
356
—, perkutane 90

Erregbarkeitsänderung der cor-
ticalen Rindenfelder 176
Erregungsleitung, saltatorische
171
Erregungsstufen pro Reiz-In-
tensitätsstufe 167
Erregungszustand, vegetativer
und Tonuspotential 42
Erstverschlüsselung 175
Erythematodes, Alopecie bei
474
—, Serum-Mucopolysaccharid-
spiegel 684
Erythrocytencholinesterase 731
Erythrodermia ichthyosiformis
congenitalis, Hypertricho-
sis bei 419
Erythrodermie, Serummuco-
polysaccharidspiegel 684
Eskimo, Haare 403
Esmarchsche Blutleere und
Elastizität der Haut 4
Esterase, Aktivität im Histio-
cyten 663
Eukalyptusöl, Förderung der
perkutanen Absorption
durch 128
Eukeratin 288
Eukolloidität der gesunden
Haut 3
Evipan-Natrium und Schmerz-
schwelle 232
excretion, percutaneous 90
Expulsionsphase 481
Extension der Haut unter der
Saugglocke 7
Exudin 742

Färben der Haare, Überemp-
findlichkeitsreaktion
385
— —, unbeabsichtigtes 382
Farbänderung der Haare, post-
mortale 521
— nach Heiß- oder Kaltwellung 382
Farbvarietäten der Haare 403
Fasern, elastische 1
—, —, Struktur und Stoff-
wechsel 622
—, kollagene, chemische Eigenschaften der unlös-
lichen Anteile 613
—, —, Rekonstitutionsbedin-
gungen 609
—, —, Synthese 614
—, Reißbarkeit 13
Faserdicke von Hautnerven
(Schmerz) 225
Faserdurchmesser von
Schmerzfasern 223
Faserkeratine, Quellung 387
Faserproteine 287
—, allgemeine makromoleku-
lare Struktur 596

Faserproteine der Haut, chemische Eigenschaften 580
—, mechanische Eigenschaften
598
—, Resistenz gegenüber enzymatischer Hydrolyse 597
Faserspannung 3
Federfeldstärke der Haut und
Reizauswahl 185
Federkeratin, Aminosäuregehalt 289
—, farbige 289
Federn, Wirkung der Androgene 362
feedback-facilitation (positive
Rückkoppelung) 194
Fenchelöl, Förderung der percutanen Absorption durch
128
Fermente, Epidermis-Corium-
trennung durch 24
— der Haut 666
—, melaninbildendes 311
—, proteolytische, experimentelle Blasenbildung 30
—, Lokalisation im Haar 284
Fermentbeutel bei Alopecia
areata 447
Fermenthemmung, Einfluß auf
Blasenbildung 23
Fermentresistenz und Cystingehalt 289
Fette, tierische und pflanzliche,
percutane Absorption 119
Fettdepots bei Diabetes mellitus 669
— der Haut 667
—, subcutane bei Diabetes,
mellitus 669
Fettlöslichkeit und percutane
Absorption 103
Fettlösungsmittel, Erhöhung
der percutanen Absorption
133
Fettsäuren, freie, im Haar 321
—, —, im Wollfett 321
— im Haarfett 320
— und Haarwachstum 357
—, percutane Absorption 119
Fettstoffe, Zusammensetzung
im menschlichen Haar (Ta-
belle) 326
Feuchtigkeit, Einfluß auf die
percutane Absorption 131
Fibrillen, Elektronenmikro-
skopie 600
—, kollagene, Elektronenoptik
13
Fibrinolyse, Aktivierung im
allergischen Schock 744
Fibroblast, Hyaluronsäuresyn-
these 650
Fibroblasten, Hemmung durch
Corticosteroide 676
—, Stoffwechselfunktionen 662

If you have any concerns about our products,
you can contact us on
ProductSafety@springernature.com

In case Publisher is established outside the EU,
the EU authorized representative is:
Springer Nature Customer Service Center GmbH
Europaplatz 3, 69115 Heidelberg, Germany

Printed by Libri Plureos GmbH
in Hamburg, Germany